Die Krankheiten der Schilddrüse

Von K. Oberdisse, E. Klein und D. Reinwein

Mit Beiträgen von
B. Egloff, Chr. Hedinger,
K. Keminger, C. R. Pickardt
und P. C. Scriba

2., überarbeitete und erweiterte Auflage

217 Abbildungen in 324 Einzeldarstellungen, davon 44 farbig, 93 Tabellen

1980
Georg Thieme Verlag Stuttgart · New York

CIP-Kurztitelaufnahme der Deutschen Bibliothek

Oberdisse, Karl:
Die Krankheiten der Schilddrüse / K. Oberdisse,
E. Klein u. D. Reinwein. Mit Beitr. von B.
Egloff ... – 2., überarb. u. erw. Aufl. –
Stuttgart, New York : Thieme, 1980.
NE: Klein, Erich ; Reinwein, Dankwart:

1. Auflage 1967

Geschützte Warennamen (Warenzeichen) werden *nicht* besonders kenntlich gemacht. Aus dem Fehlen eines solchen Hinweises kann also nicht geschlossen werden, daß es sich um einen freien Warennamen handele.
Alle Rechte, insbesondere das Recht der Vervielfältigung und Verbreitung sowie der Übersetzung, sind vorbehalten. Kein Teil des Werkes darf in irgendeiner Form (durch Photokopie, Mikrofilm oder ein anderes Verfahren) ohne schriftliche Genehmigung des Verlages reproduziert oder unter Verwendung elektronischer Systeme verarbeitet, vervielfaltigt oder verbreitet werden.

© 1967, 1980 Georg Thieme Verlag, Herdweg 63, Postfach 732, D-7000 Stuttgart 1
Printed in Germany
Satz: G. Müller, Heilbronn, gesetzt auf VIP-Comet
Druck: K. Grammlich, Pliezhausen

ISBN 3 13 383602 1

Vorwort zur 2. Auflage

Bei der Bearbeitung der zweiten Auflage sahen sich die Autoren einem so stark angewachsenen Stoff gegenüber, daß dieses Buch in weiten Teilen völlig neu zu schreiben war. Die rasche Vermehrung der Kenntnisse betrifft besonders die Grundlagenforschung und die klinische Diagnostik, in geringerem Maße auch die Therapie. Während pathophysiologische Arbeiten über die Kinetik des Jodstoffwechsels in den Hintergrund getreten sind, ist die Immunpathologie in schnellem Fortschritt begriffen (Immunthyreoiditis, Hyperthyreose, Hypothyreose, endokrine Ophthalmopathie; dies gilt insbesondere auch für die noch in vollem Fluß befindliche Bearbeitung der die Schilddrüse stimulierenden Immunglobuline). Analyse und Synthese des den Hypophysenvorderlappen stimulierenden hypothalamischen Faktors, des TRH, erlauben eine exakte Beurteilung des Rückkoppelungsmechanismus zwischen Hypothalamus, Hypophysenvorderlappen und Schilddrüse. Von nicht nur theoretischem Interesse ist die Kenntnis der peripheren Konversion von Thyroxin zu Trijodthyronin und die Entdeckung des reverse Trijodthyronin.

Die bereits in der ersten Auflage betonte, schon damals ungewöhnliche Präzision bei der Diagnostik der Schilddrüsenerkrankungen, ihre Differentialdiagnose und ihre Abgrenzung von normalen Zuständen ist in der Zwischenzeit erheblich verfeinert worden. Gekennzeichnet ist die derzeitige Funktionsdiagnostik durch das Zurücktreten der in vivo-Methoden zugunsten der in vitro-Methoden zur Bestimmung der Hormone und ihrer Zustandsformen. In der Routinediagnostik steht heute die radioimmunologische Diagnostik vor dem Radiojodzweiphasentest ohne Zweifel an der ersten Stelle. Als besonders wertvoll hat sich die radioimmunologische Bestimmung des Thyreotropin erwiesen, mit deren Hilfe der „Lupeneffekt" des TSH-TRH-Tests ermöglicht wurde. Dabei haben sich neue Gesichtspunkte für die klinische Beurteilung der Hyperthyreose, der Hypothyreose (auch in ihrer sekundären und tertiären Form) sowie der Immunthyreoiditis und der euthyreoten Struma ergeben. Diese methodischen Fortschritte erlauben zudem ein „screening" der Schilddrüsenkrankheiten, wie es vordem nicht bekannt war. Eine nicht unwesentliche Rolle spielt bei Abschluß dieses Buches die Diskussion über die Natur des autonomen Adenom und die Erkennung autonomer Bezirke im Bereich blander Knotenstrumen, die zwar zu einer Hyperthyreose führen können, in ihrem Wesen aber nicht mit der immunologisch bedingten Hyperthyreose vom Basedow-Typ verwandt sind. Ätiologie und Pathogenese dieser letztgenannten Krankheit stellen nach wie vor ein fundamentales Problem der Schilddrüsenforschung dar. Zwar sind viele Einzelheiten noch immer strittig. Eine Lösung im immunpathologischen Bereich zeichnet sich jedoch ab. Die erst durch neuere Untersuchungen stärker ins Bewußtsein gerückte Bedeutung der zunehmenden Jodkontamination, besonders durch Kontrastmittel und jodhaltige Medikamente, hat die Gefahren der Jodinduktion der Hyperthyreose deutlich werden lassen.

In der Therapie, die sich in ihren grundsätzlichen Zügen nicht gewandelt hat, gibt es dessenungeachtet manche offene Fragen. Die Differentialtherapie wurde, besonders was die Strahlenbehandlung mit den Radioisotopen des Jod und die Substitutionstherapie angeht, weiterhin ausgebaut; auch wurden neue Kriterien für die Erfolgsbeurteilung und die Prognose gefunden. Die Notwendigkeit einer Jodsalzprophylaxe der auch in Deutschland endemischen Struma wird stark befürwortet.

Nach wie vor ist die Darstellung der Klinik der Schilddrüsenkrankheiten mit ihren diagnostischen und therapeutischen Aspekten das wesentliche Anliegen dieses Buches. Dabei haben wir uns allerdings bemüht, nicht nur Fakten und gesicherte Erkenntnisse aufzuführen, sondern bei strittigen Fragen auch das Für und Wider zu erörtern, so daß der Leser sich eine eigene Meinung über die Problematik zu bilden vermag. Die Autoren konnten in zahlreichen Kolloquien, besonders in den Aussprachen der „Sektion Schilddrüse" der Deutschen Gesellschaft für Endokrinologie ungeklärte Fragen untereinander und mit ihren Fachkollegen eingehend diskutieren, so daß in wichtigen Fragen Übereinstimmung besteht. Trotzdem wird der Leser bemerken, daß in einzelnen wenigen Abschnitten dieses Buches auch differente Meinungen vertreten werden, was der Monographie nicht zum Nachteil gereichen sollte.

Das Anwachsen des Stoffes machte es erforderlich, weitere Autoren zur Bearbeitung des Buches heranzuziehen. So übernahm D. REINWEIN – Essen, jetzt gleichzeitig Mitherausgeber des Buches, die Abschnitte „Physiologie" und „Kretinismus und kongenitale Hypothyreose", P. C. SCRIBA und C. R. PICKARDT – München den Abschnitt „Blande Strumen". P. FUCHSIG ist zu unserem Leidwesen in der Zwischenzeit verstorben. Sein früherer Mitarbeiter K. KEMINGER – Wien hat nunmehr den chirurgischen Teil allein bearbeitet. Dabei sind die chirurgischen Abschnitte jetzt den einzelnen Kapiteln des Buches zugeteilt worden, während die „Chirurgische Technik" am Schluß des Buches behandelt wird. Dankenswerterweise haben CHR. HEDINGER – Zürich und B. EGLOFF –

Winterthur wiederum die Abschnitte „Normale Anatomie" und „Pathologische Anatomie" übernommen, die zusammen mit dem Abschnitt „Physiologie" von D. REINWEIN die unbedingt notwendigen Voraussetzungen für das Verständnis der klinischen Befunde schaffen.

Das Literaturverzeichnis wurde, wie es sich vordem bewährt hat, den einzelnen Unterabschnitten zugeteilt. Wiederum kann es nicht auf Vollständigkeit Anspruch erheben. Jedoch ist ein tieferes Eindringen in den Stoff auf Grund der Literaturangaben möglich. Andererseits wurde auch Wert auf die Zitierung von Übersichtsarbeiten gelegt. Für die Bearbeitung des Registers sind wir Herrn Oberarzt Dr. G. BENKER – Essen zu großem Dank verpflichtet.

Unser Dank gilt ferner den früheren Mitarbeitern der Düsseldorfer Schilddrüsengruppe, besonders den Herren K. HACKENBERG, F. A. HORSTER und W. WILDMEISTER. Anregungen verdanken wir ferner zahlreichen in- und ausländischen Fachkollegen, besonders aber den Mitgliedern der „Sektion Schilddrüse". Für Beratung sind wir den Herren W. KÜBLER – Heidelberg, H. K. KLEY – Düsseldorf und G. GEHRMANN – Wuppertal zu Dank verpflichtet. Unser Dank gilt ferner der finanziellen Unterstützung von Einzelarbeiten durch die Deutsche Forschungsgemeinschaft, der Hilfe unserer Sekretärinnen, Frau Chr. BANKS und Frau KLOSOWSKY, und nicht zuletzt dem Verlag, Herrn Dr. med. h. c. GÜNTHER HAUFF sowie Herrn ACHIM MENGE für Anregungen bei der Planung und für die Ausstattung des Buches.

Düsseldorf, Bielefeld und Essen   K. OBERDISSE
Im Februar 1980   E. KLEIN
    D. REINWEIN

Vorwort zur 1. Auflage

Durch die Fortschritte und Erfolge der biochemischen Forschung hat die Endokrinologie seit etwa 1945 ständig an Bedeutung gewonnen und zunehmendes Interesse gefunden. Das gilt insbesondere für die Schilddrüse, deren Krankheiten sehr häufig und ungewöhnlich genau zu diagnostizieren sind. 1915 wurde das Thyroxin, nicht früher als 1950 das zweite Schilddrüsenhormon, das Trijodthyronin, entdeckt. Danach erst konnten die heute wesentlichen Vorstellungen über Synthese und Stoffwechsel der Schilddrüsenhormone sowie die endokrine Regulation der Drüsentätigkeit mit ihren sehr weitgehenden Auswirkungen auf die Klinik entwickelt werden. Während einige neuere bzw. neu herausgegebene Monographien angelsächsischen Ursprungs diesen Verhältnissen Rechnung tragen, fehlte im deutschen Sprachgebiet als Fortsetzung der umfassenden Darstellung der Schilddrüsenkrankheiten von H. W. BANSI im Handbuch der Inneren Medizin von 1955 eine Bearbeitung des Themas mit Berücksichtigung der experimentellen medizinischen und klinischen Fortschritte in den darauffolgenden 12 Jahren.

Diesen Platz möchte das hier vorgelegte Buch einnehmen, ohne indessen das gesamte Stoffgebiet lückenlos abhandeln zu wollen. Es stützt sich vielmehr weitgehend auf die persönlichen Ansichten und Erfahrungen der Verfasser, die sich während einer 10 Jahre langen engen Zusammenarbeit in der Düsseldorfer Klinik und Poliklinik an einem sehr großen Krankengut herausgebildet und bewährt haben. Da es sich hierbei vorwiegend um sporadisch vorkommende Schilddrüsenkrankheiten handelte, sind wir für die bereitwillig zur Verfügung gestellten Beiträge der Chirurgen Prof. Dr. FUCHSIG und Dozent Dr. KEMINGER sowie der Pathologen Prof. Dr. HEDINGER und Dr. EGLOFF besonders dankbar, zumal sie bei langjähriger Beschäftigung mit der Schilddrüse und ihren Krankheiten in Österreich sowie in der Schweiz bevorzugt die Situation bei endemischem Kropfvorkommen überblicken.

Prof. FUCHSIG war uns darüber hinaus als chirurgischer Mitarbeiter besonders willkommen, weil er sich mit seiner Wiener Schule erfolgreich darum bemüht, den Gegensatz zwischen den „Fächern" zu überbrücken, um anstelle einer einseitig konservativen oder ebenso einseitig operativen eine ärztlich-medizinische Indikationsstellung bei der Behandlung von Schilddrüsenkrankheiten zu erreichen.

Wir hoffen, daß dieses Buch auch dadurch einen besonderen Reiz gewinnt, daß die Ansichten der verschiedenen Autoren über manche Einzelheiten zwar einander angepaßt, nicht aber zugunsten einer unbedingt homogenen Darstellung abgestimmt wurden.

Dem Medizinhistoriker Prof. H. SCHADEWALDT, Düsseldorf, sind wir für die Durchsicht der Geschichtstabellen und für wertvolle Hinweise, besonders aus der Frühgeschichte der Schilddrüsenforschung, zu großem Dank verpflichtet.

Die Grundlagenforschung in der Schilddrüsenphysiologie und -pathologie hat sich nahezu unübersehbar ausgeweitet und zu vielen neuen Erkenntnissen über die Tätigkeit des gesunden und kranken Organs sowie seine regulatorische Abhängigkeit von Hypophyse und Hypothalamus geführt. Sie beruht auf einer Vielzahl von zum Teil schwierigen Methoden, in deren Mittelpunkt die Analyse des Verhaltens von Jod, körpereigener jodhaltiger Verbindungen, von Schilddrüsenhormonen und deren Abbauprodukten steht. Dazu gehören chromatographische und elektrophoretische Trennungsverfahren der verschiedensten Systeme unter Zuhilfenahme auch von Radiojod ebenso wie Untersuchungen über die beteiligten enzymatischen Reaktionen und deren Kinetik. Sie sind nicht immer leicht verständlich und werden hier nur insoweit erklärt und berücksichtigt, als sie die Grundlage für die moderne Diagnostik und für differentialtherapeutische Erwägungen darstellen. In diesem Sinne mögen sie als Voraussetzung und Bereicherung für das Hauptanliegen dieses Buches, die Darstellung der Klinik der Schilddrüsenkrankheiten, aufgefaßt werden. Diese hat in den letzten 20 Jahren deutliche Wandlungen erfahren. Neue Gesichtspunkte ergaben sich insbesondere durch den zunehmenden Anteil älterer Menschen an der Gesamtbevölkerung mit der inzwischen erkannten Biomorphose der einzelnen Krankheitsbilder, die bessere Einordnung von sog. Grenzfällen, die sichere Entlarvung von kaschierten Krankheitsformen einerseits und von verdächtigen, aber vieldeutigen Symptomen extrathyreoidaler Natur andererseits. Schließlich weichen die derzeitigen Kenntnisse über einige Krankheitsgruppen, z.B. die endokrine Ophthalmopathie, den sporadischen Kretinismus oder die lymphomatöse Struma, stark von früheren Vorstellungen ab; immunologische Aspekte, erfolgreiche Diagnose- und hochwirksame Therapieverfahren sind völlig neu erarbeitet worden.

Die Literaturauswahl wurde bewußt beschränkt, ermöglicht aber dem Interessierten in jedem Fall auch ein tieferes Eindringen in spezielle Gebiete von Anatomie, Physiologie, Pathologie und Klinik der Schilddrüse und ihrer Krankheiten.

Zu großem Dank verpflichtet fühlen wir uns den Mitarbeitern in der Schilddrüsengruppe der Düsseldorfer Klinik, insbesondere den Privatdozenten Dr. D. REINWEIN und Dr. F. A. HORSTER sowie den medizinischtechnischen Assistentinnen Frl. E. JANZYK und Frl. E. SCHUMANN für ihre jahrelange Hilfe bei allen klinischen, wissenschaftlichen und laboratoriumstechnischen Arbeiten. Darüber hinaus verdanken wir zahlreiche Anregungen für die Bearbeitung der einzelnen Kapitel den Gesprächen mit dem inzwischen verstorbenen Pharmakologen Prof. Dr. W. GRAB (Gießen) und den Klinikern Prof. Dr. H. W. BANSI (Hamburg) und Prof. Dr. F. HOFF (Frankfurt/Main). Schließlich gilt unser Dank der großzügigen finanziellen Unterstützung eigener Forschungsarbeiten auf dem Schilddrüsengebiet durch die Deutsche Forschungsgemeinschaft, das Landesamt für Forschung des Landes Nordrhein-Westfalen und die Stadt Düsseldorf, ferner der Mithilfe unserer Sekretärinnen Frau LÜBBERS, Frau BANKS, Frl. WESSELS und Frl. SCHÖPKER bei der Niederschrift der Manuskripte. Sehr herzlich möchten wir dem Verlag, insbesondere Herrn Dr. med. h. c. GÜNTHER HAUFF, für die großzügige Ausstattung des Buches danken.

Düsseldorf und Bielefeld,   KARL OBERDISSE
im Sommer 1967   ERICH KLEIN

Anschriften

EGLOFF, BRUNO, Priv.-Doz. Dr. med., Leiter des Pathologischen Instituts, Kantonsspital, 8401 Winterthur/Schweiz

HEDINGER, CHRISTOPH, Prof. Dr. med., Direktor des Pathologischen Instituts der Universität Zürich, Kantonsspital, Schmelzbergstraße 12, 8091 Zürich/Schweiz

KEMINGER, KURT, Univ.-Prof. Dr., Vorstand der Chirurgischen Abteilung des Kaiserin-Elisabeth-Spitals der Stadt Wien, Huglgasse 1–3, 1150 Wien/Österreich

KLEIN, ERICH, Prof. Dr. med., Leitender Chefarzt der Städtischen Krankenanstalten Bielefeld-Mitte, Chefarzt der I. Medizinischen Klinik, Oelmühlenstraße 26, 4800 Bielefeld

OBERDISSE, KARL, Prof. Dr. med., emerit. Direktor der 2. Medizinischen Universitätsklinik und Poliklinik, Schloßmannstraße 32, 4000 Düsseldorf 1

PICKARDT, CAROLINE R., Prof. Dr. med., Oberärztin, Medizinische Klinik Innenstadt der Universität, Ziemssenstraße 7, 8000 München 2

REINWEIN, DANKWART, Prof. Dr. med., Direktor der Abteilung für Klinische Endokrinologie der Medizinischen Klinik und Poliklinik der Universität, Hufelandstraße 55, 4300 Essen

SCRIBA, PETER C., Prof. Dr. med., Direktor der Klinik für Innere Medizin, Medizinische Hochschule, Ratzeburger Allee 160, 2400 Lübeck 1

Abkürzungen

ACTH	Adrenocorticotropes Hormon	LATS-P	LATS-Protector
ADH	Antidiuretisches Hormon	LH	Luteinisierendes Hormon
Ag	Antigen	LH-RH	LH-releasing hormone
AK	Antikörper	LT_3	L-Trijodthyronin
ASR	Achillessehnen-Relaxationszeit	LT_4	L-Thyroxin
ATP	Adenosintriphosphat		
BEI	Butanol extractable iodine	MIF	Migration inhibition factor
Bq	Becquerel (37 GBq = 1 Ci)	MIT	Monojodtyrosin
		MTS	Mouse thyroid stimulator (= LATS)
cAMP	Zyklisches Adenosinmonophosphat	NBEI	Non butanol extractable iodine
CF	Komplementbindungsreaktion	NNM	Nebennierenmark
Ci	Curie	NNR	Nebennierenrinde
CPBA	Kompetitive Proteinbindungsanalyse	NTR	Normale Thyroxin-Ratio
CRH	Corticotrophin-releasing-Faktor		
DIT	Dijodtyrosin	PBI	Protein-gebundenes Jod ($PB^{127}I$)
		PIF	Prolactin release-inhibiting factor
e. O.	Endokrine Ophthalmopathie (Orbitopathie)	PRL	Prolactin
EPF	Exophthalmus produzierender Faktor	rad	Roentgen absorbed dose
ETR	Effektive Thyroxin-Ratio	RAIU	Radioactive iodide uptake
FSH	Follikel-stimulierendes Hormon	rem	Roentgen equivalent man
FT_3	Freies Trijodthyronin	rep	Roentgen equivalent physical
FT_4	Freies Thyroxin	RT_3U	Resin T_3 uptake
FTBP	Freies Thyroxin-bindendes Protein	SRF	Somatotropin-releasing factor
FTI	Index des freien Thyroxin	STH	Somatotropin; somatropic hormone
GH	Growth Hormone	T_3	Trijodthyronin
GTT	Glukosetoleranztest	$T_3(D)$	Trijodthyronin (kompetitive Proteinbindungsanalyse, CPBA)
GU	Grundumsatz		
Gy	Gray (0,01 Gy = 1 rad)	$T_3(RIA)$	Trijodthyronin (immunologisch bestimmt)
HL-A	Menschliches Haupt-Histokompatabilitäts-Antigen	T_3U	T_3-in-vitro-Test
		T_4	Thyroxin
HCG	Human chorionic gonadotropin	$T_4(D)$	Thyroxin (kompetitive Proteinbindungsanalyse)
HGH	Human growth hormone		
HTACS	Human thyroid-adenylcyclase stimulator	T_4J	Thyroxin-Jod
HTS	Human thyroid-stimulator	$T_4(RIA)$	Thyroxin (immunologisch bestimmt)
HVL	Hypophysen-Vorderlappen	TBG	Thyroxin-bindendes Globulin
		TBPA	Thyroxin-bindendes Präalbumin
IE	Internationale Einheit (= IU)	TDA	Thyrotrophin-displacement activity
ILA	Insulin-like activity	Tetrac	Tetrajodthyroessigsäure
IRI	Immunreaktives Insulin	TG	Thyreoglobulin
		TRC	Tannedred-cell-Test
LATS	Long acting thyroid stimulator	Triac	Trijodthyroessigsäure
		TSH	Thyroid stimulating hormone

Inhaltsverzeichnis

Vorworte III

Anschriften VII

1 Zeittafel zur Geschichte der Schilddrüsenforschung 1
Von K. Oberdisse, E. Klein und D. Reinwein

2 Normale und pathologische Anatomie der Schilddrüse 6
Von Chr. Hedinger und B. Egloff

Normale Anatomie 6

Pathologische Anatomie	10	Gutartige Tumoren	24
Mißbildungen	10	Adenom	25
Regressive Veränderungen	11	Andere Adenome	28
Entzündungen	12	Bösartige Tumoren	29
Funktionsstörungen	18	Einteilung	29
Hypothyreose	18	Bösartige epitheliale Tumoren	30
Hyperthyreose	21	Maligne nichtepitheliale Tumoren	42
Euthyreote Struma	22	Andere maligne Tumoren	43
Geschwülste	24	Metastatische Schilddrüsentumoren	44

3 Physiologie der Schilddrüse und ihrer Hormone 47
Von D. Reinwein

Historische Vorbemerkungen	47	Faktoren, die den thyreoidalen Jodidtransport beeinflussen	57
Funktion der Schilddrüse	48	Biosynthese von T_4 und T_3	58
Funktionelle Embryologie	48	Verteilung der Jodaminosäuren in der Schilddrüse	59
Schilddrüsenfunktion bei niederen Tieren ..	48		
Hypothalamische und hypophysäre Kontrolle	49	Zur Verteilung von ^{131}J unter den Aminosäuren der Schilddrüse	59
Ontogenese	49	Mechanismus der Jodierung in der Schilddrüse	60
Basisstoffwechsel der Schilddrüse	49		
Kohlenhydrat- und Energiestoffwechsel ...	49	H_2O_2-Entstehung	60
Mitochondriale Atmung	50	Schilddrüsenperoxydase	60
Elektronentransport und oxydative Phosphorylierung	50	Mechanismus der peroxydasekatalysierten Jodination	61
RNA- und DNA-Stoffwechsel	50	Kondensation von Jodtyrosin (Kopplung) ..	61
Proteinstoffwechsel	50	Extrathyreoidale Bildung von Jodaminosäuren	62
Lipidstoffwechsel	50		
Mucopolysaccharidstoffwechsel	51	Thyreoglobulin und ähnliche Proteine	64
Prostaglandine	51	Thyreoglobulin	64
TSH-Wirkung	51	Andere Jodproteine	65
		Thyreoglobulinspeicherung	65
Hormonsynthese und -sekretion	53	Hormonsekretion	66
Jodstoffwechsel	53	Enzyme	67
Extrathyreoidale Jodidkonzentration	55	Sekretionsprodukte	68
Die thyreoidale Jodaufnahme	56	Hormontransport	69
Transport anderer Ionen und Hemmung des Jodidtransports	56	Speziesdifferenzen	70

Stoffwechsel der Schilddrüsenhormone 71
Umsatz und kinetische Daten 71
    Extravasale Verteilung der Schilddrüsen-
    hormone 71
Stoffwechsel der Schilddrüsenhormone 74
    Dejodierung 74
    Konversion 75
    Enterohepatischer Stoffwechsel der
    Schilddrüsenhormone 75
    Absorption und Ausscheidung 76

Wirkungsweise der Schilddrüsenhormone 78
    Organ- und speziesspezifische
    Unterschiede 78
    Muster biochemischer Änderungen durch
    Schilddrüsenhormone 79
    Subzelluläre Wirkungen 80
    Wirkungsangriff 80
    Wirkungsfolgen 80
    Wirkungsregulation 81

Biologische Wirkungen 83
Wirkungen auf Wachstum und Entwicklung 83
Wirkungen auf den Stoffwechsel 85
    Energiestoffwechsel 86
    Temperaturregulation 86
    Eiweißstoffwechsel 87
    Kohlenhydratstoffwechsel 87
    Fettstoffwechsel 88
    Mineralhaushalt 89
    Muskelstoffwechsel 90
Schilddrüsenhormonanaloga und -antagonisten . 90
    Tests 90
    Strukturelle Voraussetzungen für eine
    thyreomimetische Wirkung 91
    Besonderheiten der T_4-verwandten
    Verbindungen 92
    Antithyroxinverbindungen 92

Regulation der Schilddrüsenfunktion 95
Neuroendokrine Regulation der Schilddrüse 96
    TRH und Prolactin 97
    Physiologie der TRH-Sekretion 97
    Hypothalamus und TSH-Spiegel 97
Hypophysäre Regulation der Schilddrüse 98
    Struktur von TSH 98
    Bestimmungsmethoden 98
    Stoffwechsel von TSH 99
    Kontrolle durch TSH 99
Autonome Regulation der Schilddrüse 100
    Autoregulation ohne TSH bei
    Jodüberschuß 100
    Autoregulation bei Jodmangel 100

Autoregulation mit TSH bei Jodexzeß 101
Extrathyreoidale Regulationen 102
    Einfluß der T_4-bindenden Proteine 102
    Regulation der Konversion von T_4 nach T_3 . 103

**Die Schilddrüsenfunktion im Laufe
des Lebens** 106
Schilddrüse und Alter 106
    Entwicklung der fetalen Schilddrüsen-
    funktion 106
    Perinatales Verhalten der Schilddrüsen-
    hormone 107
    Schilddrüsenhormon und fetale
    Entwicklung 108
    Schilddrüsenhormon und Plazenta 108
    Schilddrüsenhormone bei Kindern 109
    Jodstoffwechsel und Alter 109
    Schilddrüsenhormone bei Erwachsenen 109
    Schilddrüsenfunktion in der
    Schwangerschaft 110
Schilddrüsenaktivität und andere endokrine
    Drüsen 112
    Nebennierenmark und Katecholamine 112
    Nebennierenrinde und Schilddrüsen-
    hormone 113
    Oestrogene und Schilddrüsenhormone 113
    Androgene und Schilddrüsenhormone 114
    Schilddrüsenhormon und Vasopressin 114
    Schilddrüsenhormon und Wachstums-
    hormon 114
    Parathormon und Schilddrüsenhormon 115
Schilddrüse und extrathyreoidale
    Krankheiten 117
    Leberkrankheiten 117
    Nierenkrankheiten 117
    Konsumierende Erkrankungen 118

Schilddrüse und externe Faktoren 120
Temperatureinfluß 120
Streß 121
Höhe, Anoxie, Hunger 121
    Körperliches Training 122
    Malnutrition 122
Schilddrüse und Medikamente 122
    Störungen durch jodhaltige Verbindungen ... 122
    Änderungen von T_4, T_3, TSH unter Jodid
    und organischen Jodverbindungen 123
    Störungen durch jodfreie Verbindungen 124
    In der Nahrung vorkommende
    strumigene Substanzen 124
    Verschiedene Medikamente 125
    Rebound-Phänomen 127

4 Untersuchungsmethoden der Schilddrüse 132
Von E. KLEIN

Vorgeschichte 132
Körperliche Untersuchung 134
Röntgenuntersuchungen, Computer-
tomographie 140

Probeexzision, Aspirationspunktion,
Zytodiagnostik 140
Jod und Radiojod 143

Laboratoriumsmethoden 145
Lokalisationsdiagnostik 145
    Das Schreiben einer Isoimpulskarte 145
    Szintigraphie 146
    Lokalisation mit Radiophosphor (^{32}P) 147
    Lokalisation mit Ultraschall und
    Thermographie 147
Funktionsdiagnostik 150
    Jodstoffwechseldiagnostik 150
        Thyreoidaler Jodumsatz 151
        Konzentration und Transport der
        Schilddrüsenhormone im Blut 157
        Der Hormonumsatz in der Körper-
        peripherie 166
        Bestimmung von Jodid im Blut 167
        Bestimmung von Jod im Harn 167
        Belastungsuntersuchungen zur Abklärung
        einer Jodfehlverwertung 168
    Regulationsdiagnostik der Schilddrüsen-
    funktion 168
        Suppressionstest 169
        TSH-Stimulationstest 169
        TSH-Reserve-Test 170
        TSH (Thyroid Stimulating Hormone)
        im Blut 170
        TRH-Stimulationstest 170
    Die Schilddrüse stimulierende Immun-
    globuline (TSI: Thyroid Stimulating
    Immunoglobulins) 171
    Exophthalmus produzierender Faktor
    (EPF) 171
Unspezifische Laboratoriumsmethoden
(Effektivitätsdiagnostik) 171
    Der Grundumsatz 172
    Das Serumcholesterin 173
    Glutathion im Serum 174
    Hydroxyprolin 174
    Creatininstoffwechsel 174
    Bestimmung der ^{32}P-Aufnahme von
    Erythrozyten in vitro 175
    Tyrosin im Plasma 175
    Serumfermente 175
    Achillessehnenreflexzeit 175
Immundiagnostik 176
    Aggressiv-destruktive Autoantikörper und
    ihre Bestimmungsmethoden 177
    Stimulierende Schilddrüsenantikörper
    (Thyroid Stimulating Immuno-
    globulins: TSI) 178
Gesichtspunkte für den Einsatz der
einzelnen Laboratoriumsmethoden 179

5 Die Hyperthyreose 189
Von K. OBERDISSE

Einleitung, Definition, Klassifizierung 189
Historische Vorbemerkungen 190
Epidemiologie 191
Manifestationsalter 192
Geschlechtsverteilung 192
Geographische Verbreitung 193

Ätiologie und Pathogenese 193
    Genetische Faktoren 193
    Die Bedeutung des HL-A8-Antigen 195
    Die Bedeutung des Hypophysenvorderlappen-
    Hypothalamus-Systems 195
    Die durch Hypophysentumoren erzeugte
    „sekundäre" Hyperthyreose 196
    Die Hyperthyreose ist nicht durch
    Hyperpituitarismus bedingt 196
    Die immunpathologische Genese 197
    Die Bedeutung der die Schilddrüse
    stimulierenden Immunglobuline TSI 199
    Die zelluläre Immunität 200

Die Diagnostik der Hyperthyreose mittels
biochemisch-technischer Verfahren 205
    Die isotopentechnische In-vivo-Diagnostik ... 206
    Die ^{131}J-Zweiphasenuntersuchung 206
    Die Lokalisationsdiagnostik 206
    Die In-vitro-Diagnostik 206
    Das Gesamtthyroxin 206
    Das Gesamttrijodthyronin 207
    Der T$_3$-in-vitro-Test 207
    Das thyroxinbindende Globulin 207
    Der Suppressionstest 208
    Der TSH-TRH-Test 209
    Gesamtstoffwechsel und Grundumsatz 210
    Die diagnostische Bedeutung der
    Schilddrüsenantikörper 210
    Indikationen und Treffsicherheit der
    diagnostischen Verfahren 210

Pathophysiologie 212
Eiweißstoffwechsel 212
    Serumproteine 213
Kohlenhydratstoffwechsel 214
    Pathophysiologie 214
    Klinische Befunde 215
    Latente Funktionsstörungen im Kohlen-
    hydratstoffwechsel 216
    Insulinreserve des Inselsystems und
    Insulinempfindlichkeit der Gewebe 217
    Störungen der Schilddrüsenfunktion beim
    manifesten Diabetes 217
    Sulfonylharnstoffe und Schilddrüsen-
    funktion 218
    Wertung der Befunde 218
Lipidstoffwechsel 220
    Fettsäuren 221
    Triglyceride 222
    Cholesterin 222
    Phospholipide 223
    Plasmalipoproteine 223
    Polyensäuren 224
    Klinische Bedeutung der Plasmalipide 224
Schilddrüsenhormone und Bindegewebe 226

Die Klinik der Hyperthyreose 227
    Anamnestische Daten 227
    Erhebung des Allgemeinbefundes,
    Inspektion, Palpation und
    Auskultation der Schilddrüse 228

**Psychische Veränderungen, Persönlichkeits-
struktur und die Frage der psychogenen
und zentralnervösen Entstehung
der Hyperthyreose** 232

**Die Veränderungen der Haut und ihrer
Anhangsgebilde** 236

Das kardiovaskuläre System 237
    Pathophysiologie 238
        Direkte Einwirkung der Schilddrüsen-
        hormone auf den Herzmuskel 238
        Interferenz mit den Katecholaminen 238
        Minutenvolumen, Schlagvolumen und
        Herzfrequenz 240
        Zirkulierende Blutmenge und Kreislaufzeit . 240
        Blutdruck 241
        Pulswellenerscheinungszeit 241
    Morphologische Befunde am Herzmuskel 241
    Klinische Befunde 241
        Subjektive Beschwerden 241
        Klinischer Untersuchungsbefund und
        Herzgröße 242
        Rhythmusstörungen und elektrokardio-
        graphische Befunde 242
        Stauungsinsuffizienz 243
        Hyperthyreose und Koronarinfarkt 243
        Die Thyreokardiopathie und die
        maskierte Hyperthyreose 244
        Die Wirkung der Digitalisglycoside bei
        verschiedenen Funktionszuständen
        der Schilddrüse 244
        Die Behandlung der Kreislauf-
        komplikationen 245

Das blutbildende System 247
    Klinische Befunde 248
        Das erythrozytäre System 248
        Hyperthyreose und perniziöse Anämie 249
        Das leukozytäre System 250
        Die Blutgerinnung 250

Die hyperthyreote Osteopathie 251
    Der Calcium- und Phosphatstoffwechsel
    und die Bedeutung der Neben-
    schilddrüsen 252
    Die Bedeutung des Hydroxyprolin 253
    Histologische Befunde 253
    Bemerkungen zu Klinik und Therapie 254
    Die Beziehung der Osteogenesis imperfecta
    zur Schilddrüsenfunktion 254

Die hyperthyreote Myopathie 256
    Die chronische hyperthyreote Myopathie .. 256
    Myasthenia gravis und Hyperthyreose 256
    Hyperthyreose und periodische
    Lähmungen 258

Der Gastrointestinaltrakt 259
    Mundhöhle 259
    Magen 259
    Dünndarm 260
    Kolon............................... 261

Die Leber 262
    Wechselwirkungen zwischen Leber und
    Schilddrüse 262
    Die Wirkungen der Hyperthyreose auf
    Funktion und Morphologie der Leber 262
        Pathologische Enzymaktivitäten im Serum . 263
        Kardiovaskuläre Einflüsse 263
        Morphologische Befunde 263
    Der Einfluß primärer Lebererkrankungen
    auf die Schilddrüse und den Haushalt
    ihrer Hormone 264
        Leberzirrhose 264
        Virushepatitis 264
        Die Wirkung antithyreoidaler Substanzen .. 265
    Die Behandlung von Leberschäden bei der
    Hyperthyreose 265

**Nieren und Hyperthyreose.
Elektrolyt- und Wasserhaushalt** 266
    Die Nieren 266
        Die Bedeutung der Nieren im Meta-
        bolismus der Schilddrüsenhormone 266
        Die Nieren bei der Hyperthyreose 267
    Elektrolyt- und Wasserhaushalt 267
        Die Elektrolyte im Serum 268
        Nephrokalzinose 268
        Magnesium 269
        Säure-Basen-Haushalt 269
        Calcitonin 269
    Die Schilddrüsenfunktion und der
    Metabolismus der Schilddrüsenhormone
    bei primären Nierenerkrankungen 270
        Nephrotisches Syndrom 270
        Chronische Niereninsuffizienz 271
        Chronische Nierenerkrankungen 271

**Nebennierenrindenfunktion und
Hyperthyreose** 272
    Einwirkungen der Corticosteroide auf die
    Schilddrüse und ihre Funktion,
    insbesondere bei der Hyperthyreose 272
    Die Wirkungen des Exzesses von Schild-
    drüsenhormonen bei der Hyperthyreose
    auf die Funktion der Nebennierenrinde 274
    Zusammentreffen von Hyperthyreose und
    Cushing-Syndrom 275
    Zusammentreffen von Hyperthyreose und
    Addisonscher Krankheit 276
    Therapeutische Konsequenzen 277

**Wirkung und Metabolismus der Katecholamine
bei Schilddrüsenerkrankungen** 279
    Die Wirkung der Katecholamine auf die
    Schilddrüse und den Metabolismus
    der Schilddrüsenhormone 279
    Die Wirkung der Schilddrüsenhormone auf
    den Metabolismus der Katecholamine 280

Reproduktionssystem, Gravidität und Hyperthyreose 282
    Pathophysiologische Vorbemerkungen 282
    Klinische Befunde 284
    Die Behandlung der Hyperthyreose in der Gravidität 285
    Andere Störungen des weiblichen Reproduktionssystems bei der Hyperthyreose 286
    Männliche Reproduktionsorgane und Hyperthyreose 287

Die thyreotoxische Krise 289
    Vorkommen 289
    Auslösende Ursachen und Pathogenese 289
    Biochemisch-technische Befunde und Pathogenese 291
    Interferenzen mit anderen Hormonen 291
    Klinik und Symptomatologie 292
    Dauer, Verlauf und Letalität 293
    Prophylaxe und Therapie 293

Das autonome Adenom 296
    Szintigraphische Einteilung 298
        Das kompensierte autonome Adenom 298
        Das dekompensierte autonome Adenom ... 299
    Differentialdiagnose 301
    Therapie 301

Die Hyperthyreose im Alter 305

Die Hyperthyreose in der Kindheit 306
    Pathophysiologische Vorbemerkungen 306
    Klinische Befunde 306
    Differentialdiagnose und Diagnose 307
    Therapie 307

Die Hyperthyreose des Neugeborenen (neonatale Hyperthyreose) 308

Besondere Verlaufsformen 311
    Trijodthyronin-Hyperthyreose 311
        Pathophysiologische Vorbemerkungen 311
        Klinik, Pathogenese, Therapie 311
    Jodinduzierte Hyperthyreose 314
    Hyperthyreosis factitia 317
    Die sekundäre Hyperthyreose, die durch trophoblastisches Thyreotropin hervorgerufen wird, und die paraneoplastische Hyperthyreose 318
    Schilddrüsenkarzinom und Hyperthyreose ... 319
    Struma ovarii 320
    Hyperthyreose und Immunthyreoiditis 321

Die Behandlung der Hyperthyreose 322
    Allgemeine Maßnahmen 323
Behandlung mit Thiocarbamiden als antithyreoidalen Substanzen 323
    Geschichtliche Entwicklung 323
    Die Pharmakokinetik der Thiocarbamide .. 324
    Wirkungsmechanismus 324
    Die Hemmung der extrathyreoidalen Konversion von T_4 zu T_3 durch Propylthiouracil 326
    Die Auswirkung von Jodidgaben bei der Behandlung mit Thiocarbamiden 327
    Indikationen zur Behandlung mit Thiocarbamiden, die Initial- und die Dauerbehandlung, Therapiefehler 327
    Unerwünschte Nebenwirkungen der Therapie mit Thiocarbamiden 332
    Nachteile und Vorteile der Behandlung mit Thiocarbamiden 333
    Zusammenfassung der Indikationen und Kontraindikationen 334
Behandlung mit Jodid 335
    Monovalente Ioneninhibitoren 336
Behandlung mit Lithiumsalzen 337
Verwendung von Sympathikusblockern 339
Therapie mit Radioisotopen des Jod 339
    Der Wirkungsmechanismus der Radiojodbehandlung 340
    Die Dosierung des ^{131}J 341
        Initialerfolge 343
        Begleittherapie 343
        Kontrolluntersuchungen während und nach der Behandlung 344
    Erfolge der Radiojodtherapie 345
    Die posttherapeutische Hypothyreose 345
    Das Risiko der Karzinom- und Leukämieinduktion 348
    Das genetische Risiko 350
    Die Behandlung der Hyperthyreose mit ^{125}Jod 351
    Nachteile und Vorteile der Radiojodtherapie 352
    Indikation zur Radiojodbehandlung 352
Bemerkungen zur präoperativen Behandlung vom Standpunkt des Internisten 353

Chirurgie der Hyperthyreose 362
Von K. KEMINGER

Eigenes Krankengut 363
Operationsvorbereitung 364
    Antithyreoidale Therapie 364
    β-Rezeptoren-Blockade 365
    Neurovegetative Blockade 366
Postoperative thyreotoxische Krisen 366
    Peritonealdialyse 367
    Totale Thyreoidektomie bei maligner endokriner Ophthalmopathie 367
    Nachuntersuchung und Ergebnisse 367
    Komplikationen 368
Zur konservativen Therapie der Hyperthyreose aus der Sicht des Chirurgen 368

6 Die endokrine Ophthalmopathie (endokrine Orbitopathie), die endokrine Dermatopathie und die Akropachie 370

Von K. OBERDISSE

Die endokrine Ophthalmopathie 370
    Einleitung und Begriffsbestimmung 370
    Prävalenz 370
    Pathologisch-anatomische Veränderungen . 373
Symptomatologie und Klinik 373
Differentialdiagnose 374
    Biochemisch-technische Möglichkeiten
    bei der Diagnostik der euthyreoten Form
    der endokrinen Ophthalmopathie 376
Zur Pathogenese der endokrinen
Ophthalmopathie 376
Therapie 378

Spezielle Maßnahmen 379
Behandlungsvorschläge entsprechend der
Stadieneinteilung 380
Allgemeine Maßnahmen 380

**Die endokrine Dermatopathie und die
Akropachie** 383
    Klinisches Bild 383
    Pathogenese 383
    Therapie 384
Akropachie 386

7 Die erworbene Hypothyreose 388

Von K. OBERDISSE

    Einleitung und Definition 388
    Terminologie 389
    Klassifizierung 389
    Historische Vorbemerkungen 389
    Epidemiologie 391
    Manifestationsalter und Altersgipfel 391
    Sexualquotient 392

Ätiologie der erworbenen Hypothyreose 392
Die immunpathologisch bedingte Hypothyreose
und die sog. idiopathische Form 392
Die iatrogene Hypothyreose durch Einwirkung
ionisierender Strahlen und operative Eingriffe ... 395
Die jodinduzierte Hypothyreose 395
    Mechanismus der Induktion einer Hypo-
    thyreose durch exzessive Jodidmengen 396
    Jodid-induzierte Hypothyreose beim
    Neugeborenen 397
Durch periphere Resistenz gegenüber den
Schilddrüsenhormonen hervorgerufene
Hypothyreose 397
    Das Syndrom des niedrigen Trijodthyronin-
    spiegels 398

**Die Diagnostik der Hypothyreose
mittels biochemisch-technischer Verfahren** 400

Pathophysiologie 402
Der Eiweißstoffwechsel 402
Der Kohlenhydratstoffwechsel 403
    Pathophysiologische Vorbemerkungen 403
    Koinzidenz von Diabetes mellitus und
    Hypothyreose 404
    Klinische Befunde bei Belastungen 405
    Wertung der Befunde 405
Der Lipidstoffwechsel 406
    Der Stoffwechsel der Fettsäuren 407
    Der Stoffwechsel der Triglyceride 407
    Der Stoffwechsel des Cholesterin 407
    Beurteilung des Arterioskleroserisikos 407
    Beurteilung der Plasmalipidwerte 408

Klinik 409
    Subjektive Beschwerden 409
    Objektive Symptome 410
    Maskierte Krankheitsbilder 410
Differentialdiagnose 411

Psychische Veränderungen 412
    Psychotische Zustände im Verlauf der
    Hypothyreose 413

Neurologische Manifestationen 413
    Liquor cerebrospinalis 414

**Veränderungen an der Haut und ihren
Anhangsgebilden. Karotinämie** 415

Das kardiovaskuläre System 416
    Pathologisch-anatomische und
    histologische Veränderungen 417
    Pathophysiologie und hämodynamische
    Befunde 417
    Arteriosklerose und Herzinfarkt 418
    Die Wirkung der Digitalisglycoside 419
    Klinische Befunde 419
    Elektrokardiogramm 420
    Die Behandlung der kardialen
    Komplikationen 420

Das blutbildende System 422
    Erythrozytäres System 422
    Normozytär-normochrome Anämie 422
    Mikrozytär-hypochrome Anämie 422
    Makrozytär-hyperchrome Anämie 423
    Megalozytär-hypochrome Anämie in
    Kombination mit einer perniziösen
    Anämie 423
    Leukozytäres System 424
    Blutgerinnung 424
    Anämie bei der hypophysären sekundären
    Hypothyreose 424
    Zur Therapie der hämatologischen
    Veränderungen 424

Die hypothyreote Myopathie 425
   Zur Pathophysiologie des Mineral-
   stoffwechsels 426
   Histologische Befunde 427
   Klinische Befunde 427
   Rheumatische Gelenkerscheinungen 428

Der Gastrointestinaltrakt 429
   Mundhöhle 429
   Magen 429
   Dünndarm 429
   Kolon 429

Die Leber 430

**Die Nieren und der Elektrolyt- und
Wasserhaushalt** 431
   Morphologische Veränderungen 431
   Hämodynamik und Glomerulumfiltration . 431
   Tubuläre Transportkapazität 431
   Die Konzentrations- und Verdünnungs-
   fähigkeit der Nieren 432
   Das antidiuretische Hormon 433
   Andere gelöste Stoffe und Elektrolyte 433
   Plasmaproteine 433
   Liquor cerebrospinalis 433
   Calcium- und Phosphorstoffwechsel 433
   Magnesium 433

**Reproduktionssystem, Gravidität und
Hypothyreose** 434
   Gravidität 434
   Störungen des weiblichen Reproduktions-
   systems 435
   Störungen des männlichen Reproduktions-
   systems 435

Die Nebennierenrinden 436
   Die Kombination von Hypothyreose und
   Addisonscher Krankheit 438

Das hypothyreote Koma 439
   Die CO_2-Retention, die Hypoxie und die
   Veränderungen am Respirationstrakt 439
   Hyponaträmie und Wasserhaushalt 440
   Hypothermie 441
   Kardiovaskuläre Störungen und die
   Beteiligung des Zentralnervensystems 441

   Der Hypophysenvorderlappen und die
   Nebennierenrinde 441
   Therapie 441

Die Hypothyreose im Alter 443
   Einleitung und pathophysiologische
   Vorbemerkungen 443
   Klinisches Bild und Prävalenz 444
   Ätiologie der Altershypothyreose 445
   Besonderheiten der subklinischen
   Hypothyreose im Alter 445
   Behandlung der Altershypothyreose 445

Die erworbene Hypothyreose des Kindes 446
   Prävalenz 447
   Ätiologie 447
   Klinische Anzeichen 447
   Laboratoriumsdiagnostik 448
   Differentialdiagnose 449
   Therapie 449

**Die hypophysäre und die hypothalamische
Hypothyreose** 451
   Zytologie 452
   Klinische Besonderheiten 453
   Die Ergebnisse der Funktionsdiagnostik ... 453
   Isolierte TSH-Defekte 456
   Isolierter TRH-Ausfall 456
   Sekundäre Hypophysenvergrößerung bei
   primärer Hypothyreose 457
   Die Schilddrüsenfunktion bei
   verschiedenen hypophysären und hypo-
   thalamischen Erkrankungen 457
   Therapie der hypophysären Hypothyreose . 458

Therapie der Hypothyreose 461
   Die Wahl des Substitutionspräparates 461
      Glandulae thyroideae siccatae 461
      Thyroxin 462
      Monobehandlung mit Trijodthyronin 466
      Kombinierte Behandlung mit Thyroxin
      und Trijodthyronin 466
   Behandlung bei kardialen und zerebralen
   Komplikationen 467
   Beurteilung des Therapieerfolgs 467
   Behandlung mit Analogen der Schilddrüsen-
   hormone 468
   Versuche, die Adipositas mit Schilddrüsen-
   hormonen zu behandeln 468

8 Kretinismus und kongenitale Hypothyreose 472
Von D. REINWEIN

Historische Vorbemerkungen 472
Definition des Kretinismus 472
Einteilung des Kretinismus und der
kongenitalen Hypothyreose 473

Endemischer Kretinismus 473
   Verbreitung und Pathogenese 473

   Pathophysiologie des endemischen
   Kretinismus 474
   Klinik des endemischen Kretinismus 476
   Therapie und Prophylaxe 478

Kongenitale Hypothyreose 478
   Ätiologie und Pathophysiologie 478

Hormonsynthesestörung (Dyshormogenese) 479	Diagnostik 485
Klinik der kongenitalen Hypothyreose 483	Voruntersuchungen für angeborene Hypothyreosen 486
Störungen der Skelettreifung 484	Therapie, Prognose und Prophylaxe 486
Störung der Gehirnentwicklung 484	

9 Die blande Struma 493

Begründet von E. KLEIN, neubearbeitet von P. C. SCRIBA und C. R. PICKARDT

Geschichte 493	Untersuchung der lokalen Komplikationen 515
Definition 493	**Behandlung der blanden Struma** 519
Epidemiologie 494	Radiojodtherapie 519
Ätiologie 496	Schilddrüsenhormonbehandlung 520
Jodmangel 497	Anhang: Struma neonatorum und kindliche
Strumigene Stoffe in Nahrung und/ oder Wasser 499	blande Strumen 522
Medikamente 501	Prophylaxe 522
Exzessive Jodzufuhr 501	Gültige gesetzliche Grundlagen und
Hereditäre Defekte 501	geeignete jodierte Salze 523
Seltene spezielle Ursachen 502	Zur Frage des „Jod-Basedow" 523
Pathophysiologie 502	
Jodstoffwechsel 502	**Chirurgie der blanden Struma, einschließlich der Rezidivstruma** 529
Schilddrüsenhormone 503	
Thyreotropinsekretion 504	Von K. KEMINGER
Morphogenese 506	
	Indikation 529
Klinik der blanden Struma 508	Zur Operationstechnik 530
Beschwerden und Symptome 508	Struma und Gravidität 531
Klinische Untersuchung 508	Rezidivstruma 532
In-vitro-Parameter 509	Häufigkeit von Kropfrezidiven 532
Nuklearmedizinische In-vivo-Diagnostik,	Indikation zur Rezidivoperation 533
Biopsien 510	Postoperative Komplikationen 534

10 Die bösartigen Geschwülste der Schilddrüse 538

Von E. KLEIN

Geschichtliches 538	Ektopisch entstehende Schilddrüsen-
Definition der Bösartigkeit 538	malignome 555
Einteilung der Schilddrüsenmalignome 539	Metastasen und Infiltrationen anderer
Epidemiologie der Schilddrüsenmalignome 541	Organmalignome in der Schilddrüse 555
Pathogenese der Schilddrüsenmalignome 543	Stadien der Tumorausdehnung 558
Experimentelle Befunde zur Tumor- pathogenese 543	Diagnostik der Schilddrüsenmalignome 559
	Anamnese und körperliche Untersuchung 559
Klinische Erfahrungen zur Tumor- pathogenese 545	Malignomverdächtige örtliche Symptome .. 559
	Malignomverdächtige, örtlich bedingte
Chronischer Jodmangel und endemische Strumen einschließlich Rezidivstrumen 545	Symptome 560
	Allgemeinsymptome 561
Strahleneinwirkung 547	Fernsymptome 561
Medikation antithyreoidaler Substanzen ... 549	Spezialuntersuchungen 561
Weitere pathogenetische Faktoren 549	Röntgenuntersuchungen 561
Pathophysiologie der Schilddrüsen- malignome 550	Kehlkopfuntersuchungen 564
	Nuklearmedizinische Lokalisations- diagnostik (Szintigraphie) 564
Klinik der Schilddrüsenmalignome 552	Feinnadelpunktion und Zytodiagnostik ... 569
Probleme der Solitärknoten 552	Sonographie und Thermographie 569
Besonderheiten der einzelnen Tumorformen .. 553	Jodstoffwechseldiagnostik und Tumor-
Papilläre Karzinome 553	marker bei Schilddrüsenmalignomen 570
Folliculäre Karzinome 554	Diagnostik durch Verlaufskontrolle 570
Medulläre Karzinome (C-Zell-Karzinom) .. 554	Fehldiagnosen bei Schilddrüsen-
Undifferenzierte (anaplastische) Karzinome und seltene Karzinome 555	malignomen 571

Therapie der Schilddrüsenmalignome 571
   Hormonbehandlung 572
   Operative Behandlung 573
   Radiojodtherapie 575
   Externe Strahlentherapie 577
   Chemo- und zystostatische Therapie 578
   Behandlungsergebnisse 579

Die chirurgische Therapie der bösartigen Geschwülste der Schilddrüse 589
Von K. Keminger

   Das maligne Rezidiv 590
   Der Sekundäreingriff 591
   Palliativoperationen................... 591
   Komplikationen 592
   Operationsart und Ergebnisse 592

11 Die Entzündungen der Schilddrüse (Thyreoiditis) 594
Von E. Klein

Akute Thyreoiditiden...................... 595
   Akut-eitrige Thyreoiditis 595
   Akut-nichteitrige Thyreoiditiden 597
      Akut-nichteitrige, bakterielle Thyreoiditis .. 597
      Strahlenthyreoiditis 597
      Akut-traumatische Thyreoiditis 598
      Akut-virale Thyreoiditis 600
Subakute Thyreoiditis 600

Chronische Thyreoiditiden 603
   Lymphozytäre Thyreoiditis
   (Immunthyreoiditis)..................... 603
   Fibröse Thyreoiditis 615
   Perithyreoidale chronische Thyreoiditis
   (Riedel) 615
   Spezifische Thyreoiditiden 616

12 Seltene Schilddrüsenkrankheiten 623
Von E. Klein

13 Die chirurgische Technik bei Schilddrüsenoperationen 624
Von K. Keminger und P. Fuchsig, †

   Anästhesie 624
   Lagerung 625
   Instrumente und Nahtmaterial 626
Operationen bei blanden Strumen 627
   Arterienligatur 629
   Präparation des Nervus laryngeus
   recurrens 630
   Wundverschluß 631
Operation einzelner Strumaformen 632
   Enukleation 632

   Operation von Basedow-Strumen 632
   Struma intrathoracalis 632
   Mediane Sternofissur 633
   Rezidivstruma 634
   Operationen bei Struma maligna 635
   Tracheopexie bei Tracheomalazie 641
   Tracheotomie 644
   Operation bei intratrachealer Struma 644
   Eingriffe bei Strumitis 645

Sachverzeichnis 648

1 Zeittafel zur Geschichte der Schilddrüsenforschung

Von K. Oberdisse, E. Klein und D. Reinwein

Um 16 v. Chr.	VITRUVIUS[1]	Beschreibung des Kropfes bei Bewohnern der Alpen und der Sabinerberge. Ursache wird im Wasser gesehen.
Um 50 n. Chr.	PLINIUS[2]	Beschreibung des Kropfes bei Bewohnern der Lombardei, in der Antike „Bronchokele" oder „Hernia gutturalis" genannt. Der Ausdruck „Struma" wird ursprünglich für Skrophulose gebraucht und erst mit Beginn der Neuzeit, so bei PARACELSUS, für den Kropf benutzt.
Um 150 n. Chr.	GALEN[2a]	Macht als erster auf Grund anatomischer Studien auf die Verletzung der großen Gefäße und des N. laryngeus recurrens bei Entfernung des Kropfes aufmerksam. Die Schilddrüse war für ihn eine Schlunddrüse ohne spezifische Bedeutung. Bezeichnung des Schildknorpels als „Chondros thyreoides".
Um 1000 n. Chr.	ABULQUASIM[3]	Früher Hinweis auf eine Thyreoidektomie (Zystenfernung?).
1170	ROGER VON PALERMO[4]	Erste Erwähnung von Spongia usta als Mittel gegen Kropf.
1220	JACQUES DE VITRY[5]	Hinweis auf endemischen Kropf in Burgund.
1527	PARACELSUS[6] gedruckt erst 1563 bzw. 1577	Erste Mitteilung über den Kretinismus. Glaubt ebenfalls an Mineralwässer als Ursache.
1543	VESAL	Anatomische Beschreibung der Schilddrüse.
1548	STUMPF[7]	Früher Hinweis auf Kretinismus bei Kropfträgern.
1559	COLOMBO[8]	Richtige Beschreibung der Schilddrüse als Organ, allerdings noch ohne Erwähnung des Isthmus.
1574	SIMLER[9]	Ausführliche Beschreibung von Kretins, die als „Gauch" bezeichnet werden.
1602	PLATTER[10]	Klassische medizinische Beschreibung des Kretinismus.
1656	WHARTON[11]	Erstmalige Benennung der Schilddrüse als „Glandula thyreoidea".
1721	HEISTER[12]	Endgültige Erkennung der Schilddrüse als eines durch den Isthmus verbundenen Organs.
1722	SAINT YVES[13]	Beschreibung von 3 Fällen von Exophthalmus, Herzerkrankung und kleiner Struma.
1750	MAUGIRON[14]	Erstmalige Verwendung des Ausdrucks „Crétin", der sogleich in die „Encyclopédie" von DIDEROT und D'ALEMBERT 1754 übernommen wurde.
1750	RUSSELL[15]	Empfehlung von (jodhaltigem) Seewasser zur Therapie des Kropfes.
1769	PROSSER[16]	Verwendung eines Spezialpulvers aus verkalkten Schwämmen zur Kropfbehandlung.
1789	MALACARNE[17]	Erste exakte wissenschaftliche Arbeit über den Zusammenhang zwischen Kropf und Kretinismus.
1789–1800	FODÉRÉ[18]	Ausführliche Studien über den endemischen Kretinismus. Hinweis auf Skelettveränderungen.
1800	HEDENUS	Erste Totalextirpation eines Kropfes mit Heilung.
1802	FLAJANI	Bericht über 2 Fälle von Hyperthyreose. Früheste Mitteilung eines Exophthalmus.
1813	COURTOIS	Entdeckung des Elementes Jod.

1819	Proust	Empfehlung von Seetang als Kropftherapeutikum, die allerdings erst 1834 veröffentlicht wurde.
1820	Coindet	Bericht über erfolgreiche Behandlung des Kropfes mit Jod.
1825	Parry	Erkennung der Beziehungen zwischen Vergrößerung der Schilddrüse, Tachykardie und Herzerweiterung sowie Beschreibung des Exophthalmus. Die Beobachtung erfolgte bereits 1782–1786.
1833	Boussingault	Erste Empfehlung der Kropfprophylaxe durch Jodsalz.
1834	Langenbeck	Erste genaue Beschreibung der Kropfexstirpation mit allen chirurgischen und anatomischen Einzelheiten. Beschreibung der Unterbindung der Schilddrüsenarterien.
1835	Graves	Bericht über 3 Fälle von Hyperthyreose mit Tachykardie, Exophthalmus und allgemeiner Körperschwäche.
1836	King	Vermutete bereits eine Einflußnahme der Schilddrüse über das Blut und nahm damit die Theorie von den Hormonfunktionen voraus.
1840	v. Basedow	Klassische Beschreibung der Hyperthyreose anhand von 4 Fällen, sogenannte Merseburger Trias: Exophthalmus, Struma und Tachykardie. Hinweis auf Hyperhidrose, Abmagerung. Verordnung von jodhaltigen Mineralwässern.
1842	Marsh	Mitteilung über Kropffälle mit Herzdilatation.
1845	Kommission des Königs von Sardinien	Erste systematische Untersuchung einer Kropfendemie.
1846	Prevot und Maffoni	Erstmals Jodmangel als Kropfursache angenommen.
1850	Chatin	Erkannte, daß Jod endemischen Kropf und Kretinismus verhindern kann.
1850	Curling	Obduktion von 2 kretinähnlichen Kranken, denen die Schilddrüse fehlte.
1862	Billroth	Beginn der Exstirpation von Parenchymkröpfen.
1864	v. Graefe	Beschreibung der Retraktion des Oberlides bei der Hyperthyreose.
1867	Sick	Erste totale Thyreoidektomie mit folgender Cachexia strumipriva.
1868	Luecke	Erste Kropfexstirpation unter antiseptischen Kautelen.
1869	Cheadle	Empfehlung von Jod gegen Hyperthyreose.
1871	Fagge	Bericht über 4 Fälle von sporadischem Kretinismus.
1873	Gull	Bericht über 2 Frauen mit „kretinoider Verfassung". Klassische Beschreibung des Myxödem.
1873	Watson	Wesentliche Verbesserung der Thyreoidektomie.
1876	Cohnheim	Erstmalige Beschreibung eines Falles von metastasierendem Adenom.
1878	Charcot	Hypothyreose als „Cachexie pachydermique".
1878	Ord	Beschreibung der Hautveränderungen bei der Hypothyreose. Von ihm stammt die Bezeichnung „Myxödem".
1880	Tillaux	Erste operative Behandlung der Schilddrüse bei einer Hyperthyreose.
1880	Bourneville	Endgültige Anerkennung des Zusammenhangs von Kretinismus und Myxödem.
1882	Reverdin	Erkennung des Zusammenhangs zwischen Schilddrüsenexstirpation beim Menschen und nachfolgender schwerer Hypothyreose. „Myxoedème opératoire."
1883	Kocher in Zusammenarbeit mit Fetscherin	Bericht über die Folgen der Totalexstirpation der Schilddrüse anhand von 16 Krankheitsbildern. Schuf den Begriff „Cachexia strumipriva".

1883	SEMON	Zurückführung der Cachexia strumipriva, Myxödem und Kretinismus auf eine Unterfunktion der Schilddrüse auch ohne manifesten Kropf.
1883	WÖLFLER	Klassifizierung von Thyreoideatumoren. Erstbeschreibung des fetalen Schilddrüsenadenom.
1884	HORSLEY	Erzeugung von Myxödem durch Thyreoidektomie beim Affen.
1884	REHN	Erste Schilddrüsenresektion bei Hyperthyreose in Deutschland.
1884	SCHIFF	Behandlung der Cachexia strumipriva durch Transplantation von Schilddrüsengewebe, durch orale und subkutane Verabfolgung von Schilddrüsen.
1886	MOEBIUS	Überfunktion der Schilddrüse als Ursache der Basedowschen Krankheit erkannt.
1888	Bericht der Myxödem-Kommission der „Clinical Society" von London	U. a. Bestätigung der Feststellungen von SEMON 1883.
1889	EISELSBERG	Tierexperimenteller Nachweis der Tetania parathyreopriva.
1898–1909	VASSALE und GENERALI; WELSH; MCCALLUM und VOEGTLIN	Differenzierung der Funktion der Nebenschilddrüsen von der der Schilddrüse, desgl. von Hypothyreose und Tetanie; die Bedeutung der Nebenschilddrüsen für den Calciumstoffwechsel.
1890	BETTENCOURT mit SERANO sowie LANNELONGUE	Erfolgreiche Schilddrüsentransplantationen bei Patienten mit Myxödem.
1891	GLEY	Nachweis von Jod in Schilddrüse und Blut.
1891	MURRAY	Behandlung der Hypothyreose mit subkutanen Injektionen von Schilddrüsenextrakten.
1892	MACKENZIE	Erfolgreiche orale Therapie mit frischer Schilddrüsensubstanz bei Myxödem.
1893	GREENFIELD	Erste histologische Befunde an der Schilddrüse bei Hyperthyreose.
1893	MÜLLER	Nachweis der Erhöhung des Gesamtstoffwechsels bei der Hyperthyreose durch Bilanzversuche.
1894	BRUNS	Kropfbehandlung durch Fütterung mit Schilddrüsensubstanz.
1894	HÜRTHLE	Studium der Sekretionsvorgänge in der Schilddrüse.
1895	BAUMANN	Erkennung des Jodreichtums der Schilddrüse und Isolierung einer organischen Jodverbindung, des „Thyrojodin".
1895	MAGNUS-LEVY	Nachweis der Erhöhung, bzw. der Erniedrigung des Gesamtstoffwechsels im Respirationsversuch bei der Hyper- und Hypothyreose.
1896	RIEDEL	Beschreibung eines Krankheitsbildes mit chronischer Thyreoiditis und eisenharter Struma.
1898	WAGNER-JAUREGG	Energische Propagierung der Therapie des Kretinismus mittels Schilddrüsentabletten.
1900	HUNT	Feststellung der Bedeutung des Jods für die physiologische Funktion der Schilddrüse.
1901	OSWALD	Reindarstellung der Jodthyreoglobulin.
1902	PINELES	Differenzierung des sporadischen vom endemischen Kretinismus.
1904	DE QUERVAIN	Beschreibung der akuten und subakuten Thyreoiditis.
1907	LANGHANS	Einteilung der Schilddrüsentumoren und Prägung des Begriffes „Wuchernde Struma".
1909	HEDINGER	Abgrenzung des Hämangioendotheliom.
1910	KOCHER	Beschreibung des „Jod-Basedow".
1912	HASHIMOTO	Beschreibung der Struma lymphomatosa anhand von 4 Krankheitsfällen.
1913	PLUMMER	Bericht über das „toxische" autonome Adenom als besondere Form der Hyperthyreose.

1 Zeittafel zur Geschichte der Schilddrüsenforschung

1913	GUDERNATSCH	Entdeckung der Abhängigkeit der Kaulquappenmetamorphose von der Schilddrüse.
1915	KENDALL	Kristalline Reindarstellung von Thyroxin und Verwendung bei Hypothyreose.
1915	MARINE und KIMBALL sowie HUNZIKER	Erste praktische Vorschläge zur Jodprophylaxe des endemischen Kropfes.
1915	CANNON mit BINGER und FITZ	Experimentelle Erzeugung von Kropf mit Exophthalmus.
1918	ZONDEK	Histologische Untersuchung des Herzens bei Hypothyreose. Das „Myxödemherz".
1923	v. FELLENBERG und MCCLENDON	Erste grundlegende Arbeiten zur Mikrojodanalyse und über den Jodgehalt von Nahrungsmitteln und Böden.
1923	PLUMMER	Erfolgreiche Operationsvorbereitung mit Jodid.
1926	HARINGTON	Aufklärung der chemischen Konstitution des Thyroxin.
1927	HARINGTON und BARGER	Erste Thyroxinsynthese.
1927	HEKTOEN, FOX und SCHULHOFF	Entdeckung einer Präzipitinreaktion gegen Thyreoglobulin.
1928	CHESNEY, CLAWSON und WEBSTER	Entdeckung strumigener Substanzen in Vegetabilien.
1929	ARON und LOEB	Entdeckung des thyreotropen Hormons.
1929	HARINGTON mit RANDALL	Erkennung des Dijodtyrosin als Bestandteil des Thyreoglobulin.
1930	POPA und FIELDING	Entdeckung der portalen Zirkulation zwischen Hypothalamus und Hypophyse.
1931	LAHEY	Operationsverfahren bei substernaler Struma.
1931 1932	SCHOCKAERT, sowie LOEB und FRIEDMAN	Versuch des Nachweises der exophthalmusproduzierenden Wirkung von Hypophysenextrakten.
1932	JUNKMANN und SCHOELLER	Isolierung des thyreotropen Hormons.
1936	DE QUERVAIN und WEGELIN	Klassische Beschreibung des Kretinismus.
1936	DE QUERVAIN und GIORDANENGO	Akute und subakute nicht-eitrige Thyreoiditis.
1936	LUDWIG und MUTZENBECHER	Thyroxinsynthese durch Eiweißjodierung.
1938	HERTZ, ROBERTS und EVANS sowie HAMILTON und SOLEY	Funktionsanalyse der Schilddrüse mit Radiojod.
1939	UOTILA	Nachweis von Impulsen des Hypothalamus durch den Hypophysenstiel zum Hypophysenvorderlappen unter Kältereiz.
1942	HERTZ, ROBERTS, HAMILTON und EVANS sowie LAWRENCE	Einführung des Radiojods in die Behandlung der Schilddrüsenkrankheiten.
1943	ASTWOOD	Einführung der antithyreoidalen Substanzen in die Behandlung der Hyperthyreose (Thiocarbamide).
1947	COPE, RAWSON und MCARTHUR	Aufklärung der pathophysiologischen Besonderheiten des „toxischen" autonomen Adenom.
1948	HARRIS	Hinweise auf die Regulation des Hypophysenvorderlappens durch den Hypothalamus mittels elektrischer Stimulation.
1951	GREER	Hinweise auf die Kontrolle des Hypophysenvorderlappens durch den Hypothalamus.
1951	GROSS und PITT-RIVERS sowie ROCHE u. Mitarb.	Entdeckung des zweiten Schilddrüsenhormons Trijodthyronin.
1954	DOBYNS und WILSON	Versuch des Nachweises eines exophthalmusproduzierenden Faktors im Serum von Patienten mit endokriner Ophthalmopathie.
1956	ROITT, DONIACH, CAMPBELL und HUDSON	Entdeckung von Schilddrüsenautoantikörpern bei der Hashimoto-Thyreoiditis.
1956	ROSE und WITEBSKI	Nachweis von Antikörpern gegen Thyreoglobulin.

1956	ADAMS und PURVES	Entdeckung des ersten schilddrüsestimulierenden Stoffes im Serum von Hyperthyreosekranken, des LATS.
1960	YALOW und BERSON	Erstmalige radioimmunologische Bestimmung eines Hormons (Insulin) im Serum.
1962	COPP, CAMERON und CHENEY	Entdeckung des Calcitonin.
1963	HIRSCH, GAUTHIER und MUNSON	Aufdeckung der Beziehung zwischen Calcitonin und den C-Zellen der Schilddrüse.
1965	ODELL, WILBER und PAUL	Radioimmunologischer Nachweis des Thyreotropin im Serum des Menschen.
Seit 1966	SCHALLY u. Mitarb. sowie GUILLEMIN u. Mitarb.	Etwa gleichzeitig Entdeckung, Analyse und Synthese des hypophysestimulierenden hypothalamischen Hormons, des TRH.
1966	WILLIAMS u. Mitarb.	Erkennung der Sonderstellung des C-Zell-Karzinoms durch vermehrte Calcitonininkretion.
1968	Union internationale contre le cancer	Neue Nomenklatur und Neueinteilung der Stadien der Schilddrüsenmalignome.
1968	MCKENZIE	Nachweis und Analyse des LATS als Immunglobulin.
1970	BRAVERMAN, INGBAR und STERLING	Entdeckung der peripheren Konversion des Thyroxin zu Trijodthyronin.
1972	VOLPÉ und viele andere	Hinweise auf eine zellständige Immunität bei der Hyperthyreose und bei der endokrinen Ophthalmopathie.
1975	CHOPRA	Entdeckung des „reverse" Trijodthyronin und seiner metabolischen Bedeutung.

Literatur

(sofern sie nicht bei Erörterung in den einzelnen Abschnitten aufgeführt ist)

1 Vitruvius: De architectura. Lib. 8., Cap. 3, Pars 20
2 Plinius, C. sec.: Historia naturalis. Lib. 37, Cap. 3 und Lib. 11, Cap. 37
2a Galen: Galeni Opera omnia Bd. VIII, hrsg. von C. G. Kühn. Leipzig 1824 (S. 55)
3 Abulquasim: Tractatus de operatione manus seu de chirurgia, Bd. 1. Arabisch-lateinische Ausgabe von J. J. Channing. Oxford 1778 (S. 229)
4 Roger von Palermo: Practica chirurgiae. In: Glossulae quatuor magistrorum super chirurgiam Rogerii et Rolandi, Bd. II, hrsg. von Renzi. Neapel u. Paris 1854 (S. 602)
5 Jacques de Vitry: Historia orientalis et occidentalis. (Manuskript Bibliothèque Nationale Paris)
6 Paracelsus: De struma vulgo der Kropf (1577). In: Paracelsus sämtliche Werke. Bd. IV, hrsg. von K. Sudhoff. München 1931 (S. 222)
7 Stumpf, J.: Gemeiner löblicher Eydgnoschafft stetten landen und völckeren chronick widriger thaaten beschreybung... Bd. II, Fol. 319b. Zürich 1548
8 Colombo, R.: De re anatomica. Venedig 1559
9 Simler, J.: Vallesiae descriptio. Fol. 3 b ff. Zürich 1574
10 Platter, F.: Praxeos, seu de cognoscendis, praedicendis praecavendis curandisque affectibus homini incommodantibus tractatus, Bd. I. Basel 1602 (S. 95) und: Observationum in hominis affectibus liber., Basel 1614
11 Wharton, Th.: Adenographia, sive glandularum totius corporis descriptio. London 1656
12 Heister, L.: Compendium anatomicum. Dtsch. Übers. Nürnberg 1721
13 Saint Yves, Ch. de: Nouveau traité des maladies des yeux. Paris 1722
14 Maugiron, Comte de, T. G. F.: Voyage en Suisse (Manuskript 1750) In: Encyclopédie ou Dictionnaire raisonné des sciences... Bd. IV, hrsg. von Diderot u. D'Alembert. Paris 1754 (S. 495)
15 Russell, R.: De tabe glandulari sive de usu aquae marinae in morbis glandularum dissertatio. Oxford 1750
16 Prosser, Th.: An account and method of cure of the bronchocele or Derby neck. London 1769
17 Malacarne, M. V. G.: Sui gozzi e sulla stupidità dei cretini. Turin 1789
18 Fodéré, F. E.: Essai sur le goitre et le cretinage. Turin 1792

2 Normale und pathologische Anatomie der Schilddrüse

Von Chr. Hedinger und B. Egloff

Normale Anatomie

Die Entwicklung des follikulären Anteils der menschlichen Schilddrüse geht vor allem von einer unpaarigen Anlage am Boden der Mundbucht aus. In einer grübchenförmigen Einsenkung bildet sich ein entodermaler Epithelwulst, das Tuberculum thyreoideum, das sich keulenförmig in das anliegende Mesenchym einsenkt. Die Schilddrüsenanlage wird während der weiteren Entwicklung mit dem Truncus arteriosus kaudalwärts verlagert, bleibt vorerst durch den Ductus thyreoglossus aber noch mit der Ursprungsstelle am Mundboden verbunden. Später wird dieser Strang in der Regel unterbrochen. Kaudale Reste des Ductus thyreoglossus können den sehr häufig nachweisbaren Lobus pyramidalis bilden. Die ursprüngliche Verbindungsstelle mit dem Mundboden ist durch das Foramen caecum gekennzeichnet. Die Hauptmasse der Schilddrüse wird durch die beiden Seitenlappen geformt, die anfänglich solide Zellplatten bilden. Am Ende des dritten Embryonalmonats treten aber bereits Follikel und Kolloid auf. Gleichzeitig erwirbt die Drüse die Fähigkeit, Jod zu konzentrieren und organische Jodverbindungen zu synthetisieren.

Eine Beteiligung seitlicher Anteile der vierten Kiementasche am Aufbau des follikulären Anteils der Schilddrüse ist nicht gesichert. Dagegen scheinen die sogenannten Ultimobranchialkörper, die aus der fünften Kiementasche stammen, für die Entwicklung der *C-Zellen, der calcitoninbildenden Zellen der Schilddrüse*, eine Rolle zu spielen, indem die aus der Neuralleiste stammenden C-Zellen zuerst in die Gegend dieser Ultimobranchialkörper und erst mit diesen zusammen in die Schilddrüse einwandern sollen.

Beim *Neugeborenen* ist die Schilddrüse 1,5–2 g schwer, macht im ersten halben Jahr nach der Geburt einen Gewichtsabfall von ungefähr 10% durch und erreicht das Geburtsgewicht wieder nach einem Jahr. Mikroskopisch kann das Schilddrüsenbild in den letzten Fetalmonaten und zur Zeit der Geburt recht verschieden sein. Neben kolloidfreien Schilddrüsen mit starker Epitheldesquamation findet man Drüsen, deren histologische Struktur derjenigen von Schilddrüsen Erwachsener entspricht (Abb. 2.**1**). Ursache und Bedeutung dieser Unterschiede sind nicht geklärt (4, 17, 19, 25).

Im *Kindesalter* nimmt die Schilddrüse ziemlich regelmäßig an Größe zu, wobei sich die Follikel vergrößern und vermehren. Die Vermehrung erfolgt durch Knospung und Teilung bestehender Follikel. Histologisch gleicht das Schilddrüsenbild beim Kind bereits weitgehend demjenigen des Erwachsenen.

Die Thyreoidea des *Erwachsenen* liegt als H-förmiges Gebilde vor der Trachea, der sich die Seitenlappen eng anschmiegen. Der beide Lappen verbindende Isthmus kreuzt die Trachea in Höhe des 2.–3. Trachealknorpels. Er kann ganz verschieden groß sein oder sogar vollkommen fehlen. In mehr als der Hälfte der Fälle ist ein kegelförmiger Lobus pyramidalis ausgebildet, dessen Basis am Isthmus liegt und dessen Spitze gegen das Zungenbein zieht. Die Seitenlappen selbst sind ebenfalls pyramidenförmig, wobei ihre Basis ungefähr auf Höhe des 5. und 6. Trachealknorpels steht (Abb. 2.**2**). WEGELIN (28) gibt als *Normalmasse* der ausgewach-

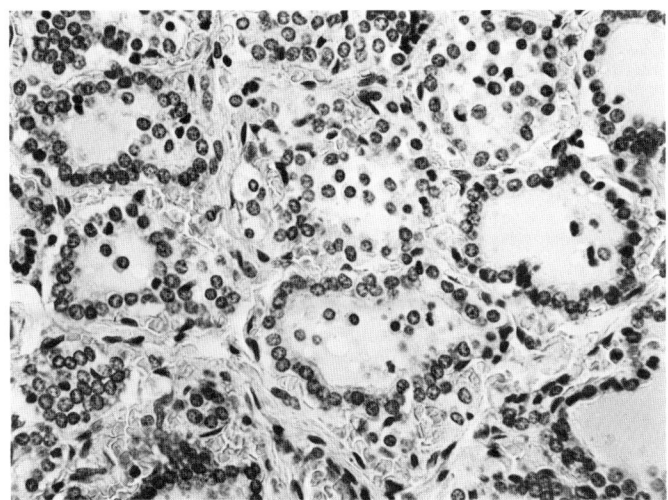

Abb. 2.**1** Schilddrüse eines Neugeborenen. Unterschiedliche, zum Teil sehr starke Epitheldesquamation bei an sich gut erhaltenen Follikeln (Neugeborenes. Tod an intrazerebraler Blutung, SW 317/63, HE, Paraffin, 350×).

Normale Anatomie 7

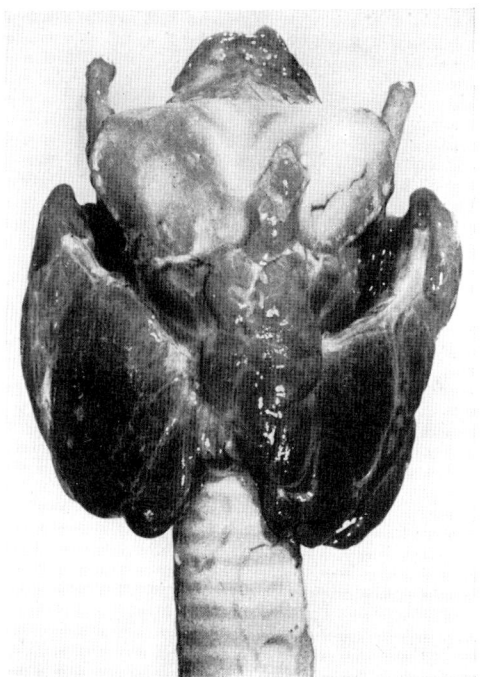

Abb. 2.2 Normale Schilddrüse mit Kehlkopf. Vor dem Larynx ist der Lobus pyramidalis deutlich erkennbar (22jährige Frau, Suizid durch Leuchtgas, SW 134/60).

senen Schilddrüse eine Gesamtbreite von 6 bis 7 cm und eine Höhe der Seitenlappen von 4 bis 5 cm, eine Breite von 2 bis 3 cm und eine Dicke von 1,5 bis 2 cm an. Die *Normalgewichte* werden je nach Untersuchungsort recht verschieden eingeschätzt. In sicher kropffreien Gegenden kann in Europa mit einem Durchschnittsgewicht von 20 bis 25 g gerechnet werden. In Kropfgegenden erreichen die anscheinend normalen und knotenfreien Schilddrüsen dagegen rasch wesentlich höhere Durchschnittsgewichte. Sozusagen einen Mittelwert europäischer Verhältnisse liefern die Durchschnittszahlen von RÖSSLE u. ROULET (23), die an Sektionsmaterial von Jena und Basel gewonnen wurden (Tab. 2.1). Sie liegen für eindeutig kropffreie Gegenden, wie schon die Gewichte der Schilddrüsen Neugeborener zeigen, sicher etwas zu hoch. Ein wesentlicher Unterschied zwischen den Ge-

Tabelle 2.1 Gewichte knotenfreier Schilddrüsen nach Sektionsmaterial von Jena und Basel (aus *Rössle* u. *Roulet* [23])

Alter	Mittelgewicht ♂	Mittelgewicht ♀
Geburt bis 1 Mon.	2,91 g	2,75 g
2–12 Monate	3,05 g	2,19 g
1– 5 Jahre	6,07 g	4,35 g
6–10 Jahre	8,38 g	7,75 g
11–15 Jahre	12,52 g	11,50 g
16–20 Jahre	23,54 g	20,74 g
21–30 Jahre	27,77 g	28,94 g
31–40 Jahre	13,82 g	32,98 g
41–50 Jahre	31,40 g	29,80 g
51–60 Jahre	30,00 g	28,78 g
61–70 Jahre	30,45 g	31,14 g
71–90 Jahre	28,96 g	31,06 g

wichten weiblicher und männlicher Schilddrüsen scheint nicht zu bestehen. Mit dem Alter nimmt das Gewicht der kropffreien Schilddrüse geringgradig ab. Die *Oberfläche* der normalen Schilddrüse ist glatt oder fein gekörnt, die *Schnittfläche* gekörnt und rot oder etwas gelblich-braun gefärbt. Bei normalem Kolloidgehalt fleischartig, erhält die Schnittfläche bei vermehrtem Kolloid einen glasigen Glanz. Die *Konsistenz* ist relativ derb.
Die Schilddrüse ist sehr reich an *Gefäßen*. Die *arterielle Versorgung* erfolgt durch die beiden oberen und unteren Schilddrüsenarterien, gelegentlich zusätzlich noch durch eine A. thyreoidea ima. Die A. thyreoidea superior versorgt vor allem die Vorderfläche, die A. thyreoidea inferior die Rückfläche der Schilddrüse, wobei alle Schilddrüsenarterien reichlich Anastomosen aufweisen. Auch die *Venen* sind groß, zahlreich und geflechtartig miteinander verbunden. Die oberen Schilddrüsenvenen leiten das Blut vor allem in die V. jugularis, die unteren in die V. jugularis und Vv. brachiocephalicae ab. Die *Lymphgefäße* der Schilddrüse münden einerseits in prälaryngeale und prätracheale Lymphknoten, die mit vorderen mediastinalen Lymphknotengruppen in Verbindung stehen, anderseits in paratracheale und tiefe zervikale Lymphknoten. Beide Lymphknotengruppen haben Beziehungen zu den supraklavikulären Lymphknoten. Auf der linken Seite münden die Lymphgefäße schließlich in den Ductus thoracicus, auf der rechten in den Ductus lymphaticus dexter.
Die *Schilddrüsenkapsel* besteht aus 2 Blättern, einer inneren Organkapsel, die mit dem Schilddrüsengewebe selbst verwachsen ist, und einer äußeren Kapsel, die Schilddrüse, Nebenschilddrüsen und größere Blutgefäße sackartig umschließt. Zahlreiche *vegetative Nervenfasern* dringen mit den Gefäßen oder direkt durch die Kapsel in die Schilddrüse ein. Die A. thyreoidea inferior tritt in enge topographische Beziehung zum N. laryngeus recurrens n. vagi und zum Truncus sympathicus, Nervenstränge, die bei operativen Eingriffen relativ leicht verletzt werden können. Was die Einzelheiten ihrer Topographie und vor allem auch ihrer abnormen Verlaufsformen anbelangt, sei auf die Darstellung von TÖNDURY (26) verwiesen.
Mikroskopisch baut sich die Schilddrüse aus Läppchen auf, die ihrerseits aus Follikeln zusammengesetzt sind (Abb. 2.3). Die Läppchen werden von schmalen Bindegewebssepten umgeben, die Follikel von einem sehr dichten Kapillarnetz, dessen Gitterfasernetz mit der Basalmembran der Follikel versponnen ist. Die Follikel sind kugelig bis schlauchartig und weisen in der Regel einen Durchmesser von $^1/_4$ bis $^1/_2$ mm auf. Sie werden von einem einschichtigen Epithel ausgekleidet, das einer deutlichen Basalmembran aufsitzt. Form und Größe der Follikel, Gestalt des Follikelepithels und Kolloidgehalt sind nicht konstant, sondern ändern sich je nach dem Funktionszustand (Abb. 2.4). In der aktiven Sekretionsphase sind die Follikel zylindrisch. Die Kerne rücken an die Zellbasis, in dem der Follikellichtung zugewendeten Zytoplasmateil treten Kolloidtropfen auf. Das Kolloid im Follikelinnern ist

2 Normale und pathologische Anatomie der Schilddrüse

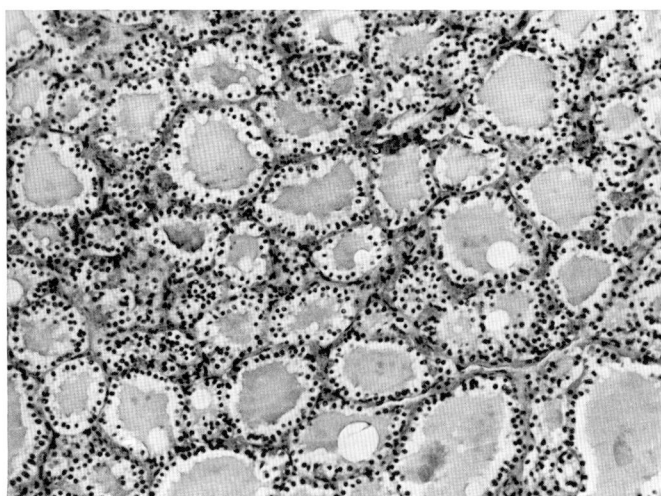

Abb. 2.3 Histologisches Bild einer normalen Schilddrüse: relativ gleichmäßige Follikel und Kolloidgehalt (22jähriger Mann, plötzlicher Tod, SW 832/62, HE, Paraffin, 150×).

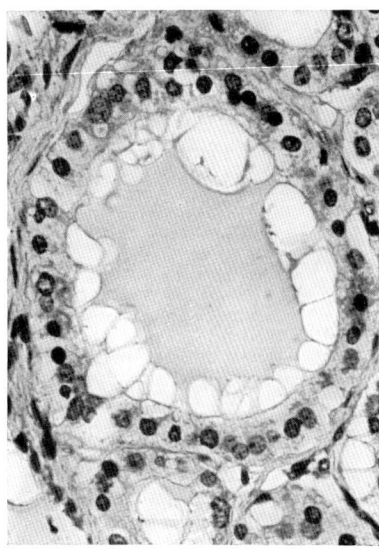 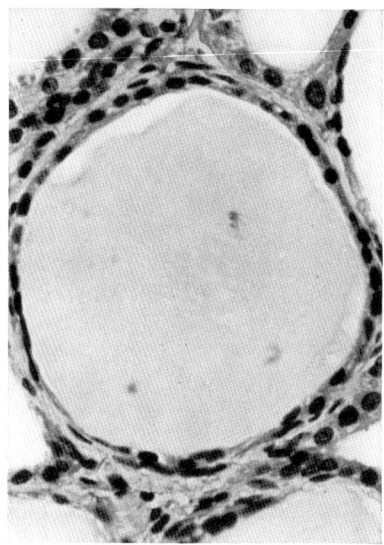

Abb. 2.4 Wechselnder Funktionszustand der Follikel in gleicher Schilddrüse bei leichter Hyperthyreose, links aktivierter Follikel mit Verflüssigung des Kolloids und Randvakuolen. Epithelien zylindrisch. Rechts Stapelform mit homogenem Kolloid und stark abgeflachten Epithelien (45jährige Frau, BW 2123/61, HE, Paraffin, 600×).

in solchen Phasen meist hell, dickt sich aber bei positiver Hormonbilanz ein und nimmt eine intensivere Färbung an. Das andere Extrem stellt die Ruheform, die sogenannte Stapelform dar. Die Epithelien sind kubisch oder flach. Zeichen aktiver Sekretion fehlen. Das Kolloid ist eingedickt und homogen. Bei Aktivitätssteigerung werden die Zellen wieder zylindrisch, das Kolloid wird vom Rande her verflüssigt, wobei Aufhellungen und schließlich Randvakuolen auftreten. Die Aktivität der Drüse läßt sich somit vor allem an der Gestalt der Epithelien ablesen, die Hormonbilanz an der Färbbarkeit des Kolloids. Proliferative eptheliale Prozesse gehen in der Regel mit einer Steigerung histochemisch nachweisbarer Enzymaktivitäten einher.

Elektronenoptisch (Abb. 2.5a u. b) findet man an der dem Kolloid zugewendeten Seite der Epithelien Mikrovilli, Mikrozotten, die in die Follikellichtung hineinragen. Die Größe dieser Mikrovilli ändert sich je nach dem Funktionszustand. Ruhende Follikelzellen besitzen nur wenige und kurze derartige Zotten, während sie bei aktiv sezernierenden Zellen vergrößert erscheinen. Bei Rückresorption des Kolloids sollen sogar fingerartige Zytoplasmafortsätze auftreten, die der Phagozytose des Kolloids dienen. Das Zytoplasma enthält Mitochondrien mit typischen Lamellenstrukturen, multivesikuläre Körperchen und Lysosomen. Das endoplasmatische Retikulum besteht aus lamellenartigen Formationen mit Ribosomen und aus Bläschen. Der Kern liegt basal. Die Epithelien sind seitlich durch Schlußleisten verbunden. Sie sitzen mit stark gebuchteten Zellgrenzen einer Basalmembran auf. Die einzelnen Fragmente des Thyreoglobulins werden am rauhen endoplasmatischen Retikulum gebildet und im Golgi-Apparat zusammengesetzt. In kleinen Vesikeln erfolgt der Transport zur apikalen Zelloberfläche, wo diese Vesikel mit der Zellmembran verschmelzen und ihren Inhalt an die Follikellichtung abgeben. In diesem Zeitpunkt erst wird das Thyreoglobulin jodiert. Bei Rückresorption werden die Lysosomen in den follikelnahen Zellabschnitten konzentriert, wo sie mit dem phagozytierten Thyreoglobulin verschmelzen. Das abgespaltene Schilddrüsenhormon wird in Lymphgefäße und Kapillaren abgegeben.

Normale Anatomie

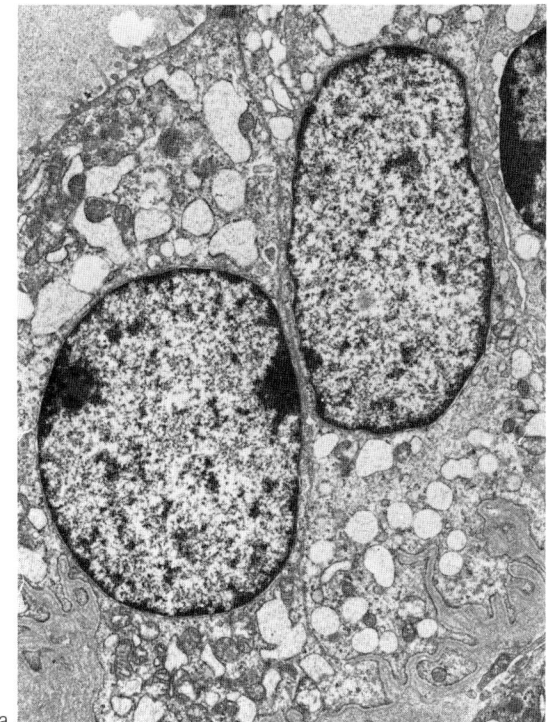

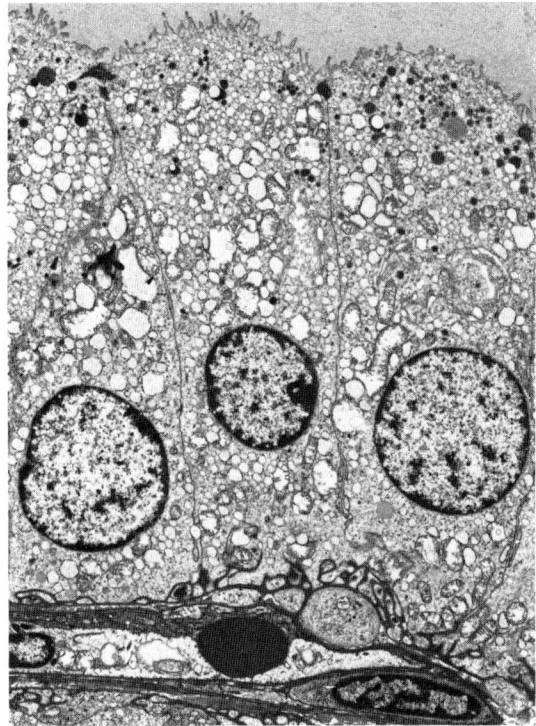

Abb. 2.**5 a** u. **b** Elektronenmikroskopisches Bild einer normalen und einer aktivitätsgesteigerten Schilddrüsenzelle.
a Normale Schilddrüsenzelle. Follikellichtung am oberen Bildrand links mit Mikrovilli der Follikelzelle, die in das Kolloid hineinragen. An der Basis stark aufgefaltete Basalmembran (EM-Vergrößerung 7600×).
b Aktivitätsgesteigerte Schilddrüsenzelle bei Morbus Basedow (EM-Vergrößerung 6500×).

Vor allem bei Schilddrüsenkrankheiten treten Follikelepithelien auf, die von den geschilderten Zellen mit ihren verschiedenen Aktivitätsmustern abweichen. In erster Linie ist hier die *Askanazy-Zelle* zu nennen, die auch als *Onkozyt* oder fälschlicherweise als *Hürthle-Zelle* bezeichnet wird. Sie ist lichtmikroskopisch durch ihre Größe und ihr eosinophil granuliertes Zytoplasma charakterisiert, elektronenoptisch durch ihren Mitochondrienreichtum. BÖCKER (3) grenzt zwei weitere Zellarten ab, eine *ergastoplasmareiche Zelle*, deren Zytoplasma mit großen Zisternen des rauhen endoplasmatischen Retikulums gefüllt ist, und eine *mitochondrienreiche Zelle,* die mit der Askanazy-Zelle nicht identisch sein soll.

Neben eigentlichen Follikelzellen kommen in der Schilddrüse *calcitoninbildende C-Zellen* vor (11, 14, 21). Sie sind in den mediodorsalen Abschnitten der oberen zwei Drittel der Seitenlappen besonders zahlreich. Typischerweise sind sie zwischen Follikelzellen zu finden, wobei sie der Basalmembran der Follikel breit anliegen, mit ihren kolloidnahen Zellabschnitten die Follikellichtung aber nicht erreichen. Daneben findet man sie gelegentlich auch in kleineren Zellgruppen zwischen den Follikeln. Recht typisch ist ferner ihre Beziehung zu den sogenannten soliden Zellnestern in der Schilddrüse, Epithelnester, die an Pflasterepithelinseln erinnern (8). Sie werden in der deutschen Literatur fälschlicherweise auch als von Ebnersche Zellnester bezeichnet. Es handelt sich sehr wahrscheinlich um Reste der sogenannten Ultimobranchialkörper.
C-Zellen, die Calcitonin gespeichert haben, lassen sich mit der Grimelius-Methode versilbern. Zuverlässig können sie nur immunhistologisch oder ultrastrukturell dargestellt werden (Abb. 2.**6**). Elektronenoptisch enthalten sie elektronendichte Granula von 200–300 nm Durchmesser mit einfacher Membran (s. Abb. 2.**52**).

Hypophyse und Schilddrüse. Die Schilddrüse untersteht dem dauernden Einfluß des Hypophysenvorderlappens. Umgekehrt wirken sich Schilddrüsenveränderungen auch an der Hypophyse aus. Die für die thyreotrope Funktion zuständigen Hypophysenvorderlappenzellen liegen in den anteromedialen und kranialen Abschnitten des Hypophysenvorderlappens. Je nach verwendeten Färbemethoden wurden sie folgenden Zellgruppen zugerechnet: den γ-Zellen nach ROMEIS (23), den PAS-positiven, das heißt mukoiden Zellen nach PEARSE (20) und den Amphophilen nach RUSSFIELD (24). Effektiv handelt es sich um basophile Zellen, die sich in Kombinationsfärbungen mit PAS und Alcianblau oder Thioninaldehyd besonders klar darstellen lassen (s. bei HERLANT u. PASTEELS [7]). Heute werden für die Identifizierung thyreotroper Zellen vor allem aber immunhistologische Methoden verwendet. Elektronenoptisch sind diese Zellen durch auffallend kleine Granula charakterisiert, deren Durchmesser 100–150 nm beträgt. Die Mitochondrien sind dagegen relativ groß (10, 13).

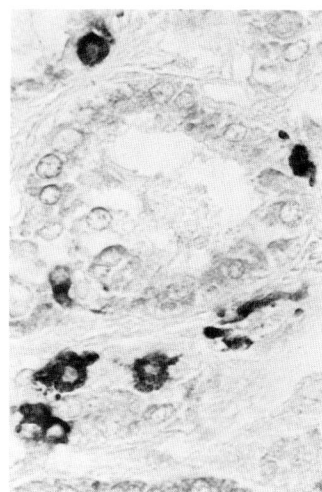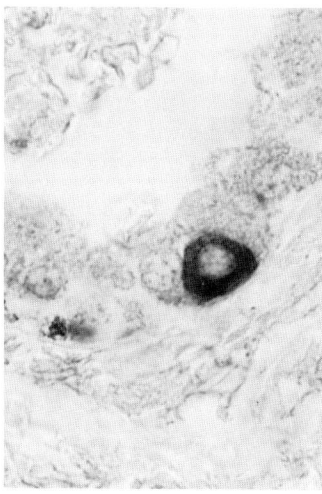

Abb. 2.6 C-Zellen der Schilddrüse, intra- und parafollikulär. Die in Follikeln liegenden C-Zellen werden von Thyreozyten gegen die Follikellichtung abgedeckt (Immunperoxydasemethode mit Anti-Calcitonin. 71jähriger Mann, AZ 230/77, Tod an Blasenkarzinom, li. 500×, re. 1000×).

Literatur

(Für die ältere Literatur sei, was die Morphologie der Schilddrüse und der Schilddrüsenerkrankungen anbelangt, auf die große Übersicht von C. Wegelin verwiesen.)

1 Arvy, L.: Histoenzymology of the Endocrine Glands. Pergamon Press, Oxford 1971
2 Bargmann, W.: Die Schilddrüse. In: Handbuch der mikroskopischen Anatomie des Menschen, Bd. VI/2, hrsg. von W. v. Möllendorff. Springer, Berlin 1939
3 W. Böcker: Morphologie der Funktionsstörungen der Schilddrüse. Verh. dtsch. Ges. Path. 61 (1977) 162
4 Eickhoff, W.: Über das perinatale menschliche Schilddrüsenbild. Frankfurt Z. Path. 69 (1958) 80
5 Ezrin, C., H. E. Swanson, J. H. Humphrey, J. W. Dawson, F. M. Hill: The cells of the human adenohypophysis in thyroid disorders. J. clin. Endocr. 19 (1959) 958
6 Heimann, P.: Ultrastructure of human thyroid. Acta endocr. (Kbh.) 53 (1966) Suppl. 110
7 Herlant, M., J. L. Pasteels: Pituitary changes in myxoedema and chronic thyroiditis. In: Thyroiditis and Thyroid Function. Clinical, Morphological and Physiopathological Studies, hrsg. v. P. A. Bastenie, A. M. Ermans. Pergamon Press, Oxford 1972 (S. 251–260)
8 Janzer, R. C., E. Weber, Chr. Hedinger: The relation between solid cell nests and C cells of the thyroid gland. Cell Tiss. Res. 197 (1979) 295
9 Kind, C.: Das endokrine System der Anencephalen mit besonderer Berücksichtigung der Schilddrüse. Helv. paediat. Acta 17 (1962) 244
10 Kistler, G.: Die Adenohypophyse. Embryologie und Anatomie. S. 71–79. In: A. Labhart. Klinik der inneren Sekretion, 3. Aufl., Springer, Berlin 1978
11 Kracht, J.: C-Zellen und C-Zellengeschwülste. Verh. dtsch. Ges. Path. 61 (1977) 235
12 Kurosumi, K., H. Fujita: Functional Morphology of Endocrine Glands. An Atlas of Electron Micrographs. Thieme, Stuttgart, Igaku Shoin, Tokio 1974
13 Landolt, A. M.: Ultrastructure of human sella tumors. Acta neurochir. (Wien), Suppl. 22 (1975)
14 Lietz, H.: C-cell, source of calcitonin. A morphological review. Curr. Top. Path. 55 (1971), 109
15 Lindsay, S., I. M. Arico: Enzyme histochemistry of the human thyroid gland. Arch. Path. 75 (1963), 627
16 Lupulescu, A., A. Petrovici: Ultrastructure of the Thyroid Gland. Karger, Basel 1968
17 Murray, I.: The thyroid gland in the full-time human foetus and in the newly born infant. Brit. med. J. 1927/I, 5
18 Neumann, K.: Die Morphokinetik der Schilddrüse. Fischer, Stuttgart 1963
19 Nicod, J. L.: La thyroïde dans la période périnatale. Schweiz. med. Wschr. 91 (1961) 626
20 Pearse, A. G. E.: Histochemistry, 3. Aufl., Churchill, London 1968
21 Roediger, W. E. W.: The oxyphil and C-cells of the human thyroid gland. A cytochemical and histopathological review. Cancer (Philad.) 36 (1975) 1758
22 Romeis, B.: Hypophyse. In: Handbuch der mikroskopischen Anatomie des Menschen, Bd. VI/3, hrsg. von W. v. Möllendorff, W. Bargmann, Springer, Berlin 1940
23 Rössle, R., F. Roulet: Maß und Zahl in der Pathologie. Springer, Berlin 1932
24 Russfield, A. B.: Histology of the human hypophysis in thyroid disease – hypothyroidism, hyperthyroidism and cancer. J. clin. Endocr. 15 (1955) 1393
25 Sclare, G.: The histological structure of the thyroid in the newborn. Scot. med. J. 1 (1956) 251
26 Töndury, G.: Angewandte und topographische Anatomie, 4. Aufl., Thieme, Stuttgart 1970
27 Tonutti, E.: Normale Anatomie der endokrinen Drüsen und endokrine Regulation. A. Die Schilddrüse. In: Lehrbuch der speziellen pathologischen Anatomie, 11. u. 12. Aufl., Bd. I/2, hrsg. von M. Staemmler. de Gruyter, Berlin 1956
28 Wegelin, C.: Schilddrüse. In: Handbuch der speziellen pathologischen Anatomie und Histologie, Bd. VIII, hrsg. von O. Lubarsch, F. Henke, R. Rössle, E. Uehlinger. Springer, Berlin 1926

Pathologische Anatomie

Mißbildungen

Vollständiges Fehlen der Schilddrüse wird als *Athyreose* bezeichnet. Fehlt nur ein Teil, z.B. ein Lappen, oder ist die Schilddrüse nur unvollständig ausgebildet, so spricht man von einer *partiellen Aplasie* oder *Hypoplasie*. Ein vollständiger Schilddrüsenmangel darf nur dann angenommen werden, wenn nicht nur an typischer Stelle, sondern auch an allen anderen möglichen Lokalisationen heterotopen Drüsengewebes keine Schilddrüsenreste nachweisbar sind. Häufig täuscht nämlich eine *Schilddrüsenheterotopie* die viel seltenere Athyreose vor (3, 7). Klinisch bedeutungsvoll ist vor allem der mangelhafte Deszensus mit Liegenbleiben der Schilddrüsenanlage in der Zungengegend, da diese Form der Heterotopie in einer Großzahl der

Fälle mit schweren Ausfallserscheinungen bis zum Bilde der vollkommenen Athyreose einhergeht (5). Führt der Deszensus zu weit, so kann Schilddrüsengewebe bis auf Höhe des Zwerchfells verlagert werden. Intralaryngeale und intratracheale Schilddrüsenteile stehen in der Regel mit der Schilddrüse in direkter Verbindung. Sie treten klinisch besonders im Rahmen von Strumen in Erscheinung und können bei entsprechendem Wachstum zu schweren Stenosen der Luftwege führen.

Der *Ductus thyreoglossus* kann Ursache von Zysten und meist median gelegenen Halsfisteln werden. Als seltene Komplikationen sind Karzinome von Resten dieses Ganges beschrieben worden (1, 2, 6).

Auf *besondere Gewebseinschlüsse in sonst normalen Schilddrüsen* ist schon auf S. 9 hingewiesen worden. In erster Linie sind hier die sogenannten soliden Zellnester und die Wölflerschen Herde zu erwähnen. Die soliden Zellnester, sehr wahrscheinlich Reste der Ultimobranchialkörper, bestehen meist aus soliden, etwas pflasterepithelähnlichen Zellansammlungen, daneben aber auch aus follikelartigen Strukturen, die vom gleichen Epithel ausgekleidet werden. In diesen Epithelmassen sind calcitoninhaltige Zellen eingelagert. Die soliden Zellnester treten bei fokalen Thyreoiditiden besonders in Erscheinung, wo sie von Pflasterzellmetaplasien abgegrenzt werden müssen. Die parafollikulären Zellgruppen entsprechen Ansammlungen von C-Zellen, die Wölflerschen Herde dagegen Gruppen von Follikelzellen, handle es sich um Tangentialschnitte durch Follikel oder ausknospende Follikelteile. Abgesehen von den genannten Zellgruppen kommen in die Schilddrüse verlagerte Epithelkörperchen, Thymusreste, Epithelzysten und Fettgewebsinseln vor. Schließlich sind auch Paraganglien zu erwähnen, die in die Schilddrüse verlagert und Ursache scheinbarer Schilddrüsengeschwülste sein können.

Die *Struma ovarica* hat mit der Schilddrüse ihres Trägers keine direkten Beziehungen. Es handelt sich um ein reifes, ovarielles Teratom mit Ausdifferenzierung von Schilddrüsengewebe in der Geschwulst.

Regressive Veränderungen

Die *Atrophie* der Schilddrüse äußert sich vor allem in einer Reduktion der Organgröße, meist auch in einer Vermehrung des Bindegewebes. Die Follikel werden kleiner, das Kolloid dickt ein, die Epithelien werden flacher und enthalten häufig reichlich lipofuszinartiges Pigment. Derartige Atrophien werden vor allem im Alter und bei Kachexie beobachtet.

Degenerative Veränderungen betreffen Follikel und Zwischengewebe. So können die Follikelepithelien verfetten und in die Follikellichtungen desquamieren. Die Kerne degenerierender Epithelien sind zum Teil klein und pyknotisch, zum Teil aber auch stark vergrößert, bizarr gelappt und verklumpt (Abb. 2.**7**). Neben einkernigen Riesenzellen sind auch mehrkernige Formen zu sehen. Das histologische und zytologische Bild kann derart polymorph werden, daß ungewöhnlich proliferative, das heißt maligne Prozesse in Betracht gezogen werden müssen. Polymorphe Bilder treten bereits im Rahmen banaler Strumen auf. Besonders ausgeprägte Formen sieht man in Schilddrüsen bei Lithiumbehandlung, bei kongenitalen oder therapiebedingten Synthesestörungen und bei Entzündungen. Im Erschöpfungszustand besonders beanspruchter Schilddrüsenteile findet man ferner häufig eosinophil gekörnte Onkozyten (Abb. 2.**8** s. Abb. 2.**13b**). Das Kolloid degenerierender Follikel dickt ein und kann verkalken. Häufig betrifft die Verkalkung allerdings das Zwischengewebe. Ausnahmsweise kommen auch in normalen Schilddrüsen und Strumen eigentliche Psammomkörper vor, die sonst vor allem in papillären Karzinomen gefunden werden. Das Zwischengewebe weist ferner gelegentlich nicht nur eine Fibrose, sondern eine eigentliche Hyalinose auf, ein Vorgang, den man besonders in Knotenstrumen beobachten kann. In derartigen Knoten treten zudem häufig Blutungen und zystische Erweichungen auf. Bei allgemeiner Amyloidose wird die Schilddrüse fast regelmäßig mitbefallen. Bemerkenswert sind schließlich Pigmentablagerungen. Es handelt sich einerseits um lipofuszinartige Pigmente, die vor allem die Epithelien betreffen. An-

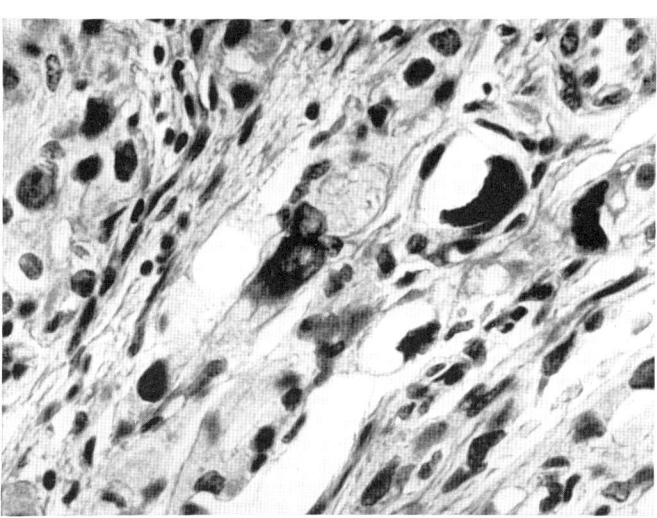

Abb. 2.**7** Degenerative Veränderungen in Schilddrüse mit Bildung von Riesenzellen und verklumpten Riesenkernen, sogenannte degenerative Polymorphie. Ausschnitt aus dem Restparenchym bei Struma nodosa colloides partim fibrosa partim calculosa partim basedowificata (66jährige Frau, BW 2499/59, HE, Paraffin, 600 ×).

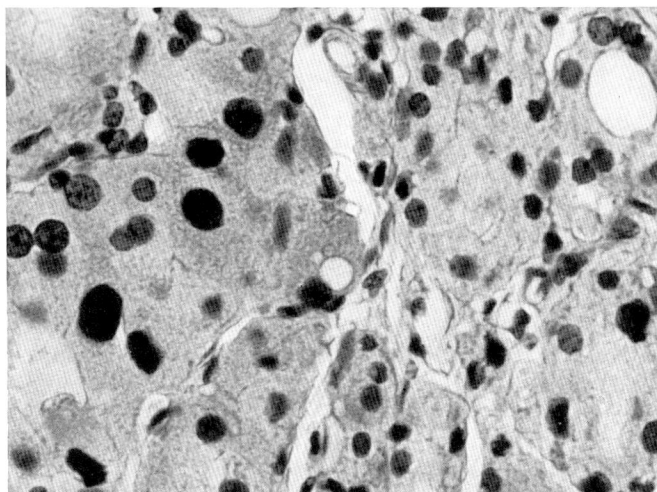

Abb. 2.**8** Degenerierende Schilddrüsenepithelien mit Übergang in großzellig-eosinophile Anteile mit gekörntem Zytoplasma und chromatinreichen, verklumpten Kernen (links). Ausschnitt aus dem Restparenchym (gleicher Fall wie Abb. 2.**7**, HE, Paraffin, 600 ×).

derseits findet man sowohl in Follikelepithelien wie im Zwischengewebe recht häufig Hämosiderin, meist Folge älterer Blutungen. Hämosiderosen treten aber auch als Begleiterscheinungen einer allgemeinen Hämochromatose auf. Schließlich betreffen degenerative Veränderungen auch die Gefäße, die sehr häufig eine recht ausgesprochene und den Rahmen der Arterienveränderungen des übrigen Organismus überschreitende Sklerose der Intima und vor allem auch der Media aufweisen.

Literatur

1 Bhagavan, B. S., D. R. Govinda Rao, T. Weinberg: Carcinoma of thyroglossal duct cyst: Case reports and review of the literature. Surgery 67 (1970) 281
2 Jaques, D. A., R. G. Chambers, J. E. Oertel: Thyroglossal tract carcinoma. A review of the literature and addition of eighteen cases. Amer. J. Surg. 120 (1970) 439
3 Joss, E., M. P. König: Bedeutung der Schilddrüsenektopie bei der sporadischen kongenitalen Hypothyreose. Schweiz. med. Wschr. 96 (1966) 722
4 König, M. P.: Die kongenitale Hypothyreose und der endemische Kretinismus. Springer, Berlin 1968
5 König, M. P., F. Escher: Zungengrundschilddrüsen mit verschiedener klinischer Symptomatologie. Schweiz. med. Wschr. 89 (1959) 1234
6 Livolsi, V. A., K. H. Perzin, L. Savetsky: Carcinoma arising in median ectopic thyroid (including thyroglossal duct tissue). Cancer (Philad.) 34 (1974) 1303
7 MacGirr, E. M., J. H. Hutchison: Dysgenesis of the thyroid gland as a cause of cretinism and juvenile myxedema. J. clin. Endocr. 15 (1955) 668
8 Neinas, F. W., C. A. Gorman, K. D. Devine, L. B. Woolner: Lingual thyroid. Ann. intern. Med. 79 (1973) 205

Entzündungen

Bei den *Schilddrüsenentzündungen* lassen sich je nach Vorzustand der befallenen Schilddrüse, Ausdehnung des Prozesses, Art der entzündlichen Reaktion und Verlauf verschiedene Formen abgrenzen. Üblicherweise wird zwischen einer *Thyreoiditis* und einer *Strumitis* unterschieden. Unter Thyreoiditiden versteht man Entzündungen einer vorher normalen Schilddrüse. Bei der Strumitis spielt sich die Entzündung dagegen in einer bereits pathologisch vergrößerten Schilddrüse, damit in einem vorbestehenden Kropf, in einer Struma ab. Da die Thyreoiditis häufig zu einer Vergrößerung der Schilddrüse und damit zu einer Struma führt, hat sich auch für einzelne Thyreoiditiden der Begriff einer Struma eingebürgert, wie z. B. die eisenharte Struma Riedel. Die Grenzen zwischen Thyreoiditis und Strumitis verschieben sich damit immer mehr.

Was die Ausdehnung des Entzündungsprozesses betrifft, so lassen sich *fokale* und *diffuse Prozesse* unterscheiden. Die *fokalen Entzündungen*, besonders die lymphoplasmazellulären Entzündungen, stellen den Pathologen immer wieder vor diagnostische Probleme, werden doch umschriebene Entzündungsherde bei histologischer Kontrolle operativ entfernter Schilddrüsen sehr häufig angetroffen, handle es sich um banale Kröpfe des Strumaendemiegebietes, Basedow-Strumen oder um das Restparenchym bei Exstirpation eines Schilddrüsentumors. Zum Teil können derartige Herde als entzündliche Sekundärreaktion auf eine primäre Epitheldegeneration aufgefaßt werden. Das gilt vor allem für große euthyreote Strumen und für funktionell besonders beanspruchte Drüsen. Eigenartigerweise scheinen aber gerade in Strumaendemiegebieten mit der Jodsalzprophylaxe und dem damit verbundenen Rückgang von Kropfhäufigkeit und Kropfgröße derartige entzündliche Infiltrate nicht spärlicher, sondern häufiger zu werden (10). Immer wieder stellt sich jedoch auch die Frage, ob derartige Entzündungsherde nicht nur Folge, sondern Ursache oder doch wenigstens pathogenetisch wichtiger Faktor bei der Entwicklung der Schilddrüsenerkrankung sein könnten. Das gilt für die Basedow-Struma, bei der lymphoplasmazelluläre Herde zum typischen histologischen Bild gehören (S. 21) und vor allem für die Frühformen der chronischen lymphozytären Thyreoiditis, der Thyreoditis Hashimoto. Wo liegen die Grenzen zwischen einer banalen, fokalen lymphoplasmazellulären Thyreoiditis und einer noch umschriebenen, das heißt fokalen Form einer Thyreoiditis Hashimoto? Der Pathologe wird hier häufig keine klare Antwort

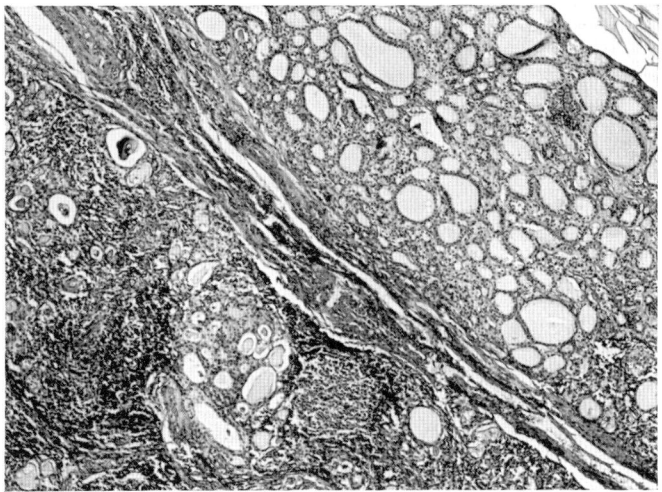

Abb. 2.9 Umschriebene lymphatische Infiltrate am linken unteren Bildrand im Restparenchym einer Struma nodosa microfollicularis partim colloides (44jährige Frau, BW 1824/63, HE, Paraffin, 60×).

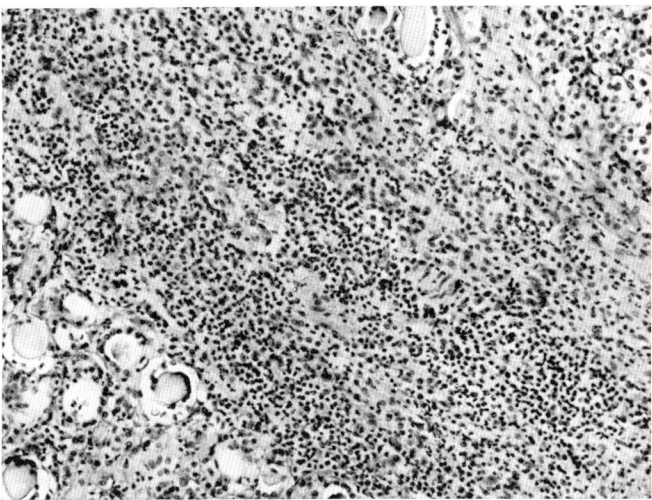

Abb. 2.10 Eitrige Strumitis. Dichte Durchsetzung der Knotenrandzone mit polynukleären Leukozyten (67jährige Frau, BW 554/61, HE, Paraffin, 150×).

geben können. Möglicherweise werden hier ultrastrukturelle und immunhistologische Untersuchungen mit Nachweis von Immundepots in der Schilddrüse diagnostisch weiterführen. Nach DONIACH (5), WILLIAMS u. DONIACH (23) sowie BASTENIE u. Mitarb. (3) machen klinisch bedeutungslose fokale lymphozytäre Thyreoiditiden, die in normalen Schilddrüsen und banalen Strumen bei 6–30% der Fälle, besonders bei Frauen, anläßlich der Autopsie zufällig gefunden werden, nur geringe Erhöhungen der Antikörpertiter, vor allem soll der mikrosomale Agglutinationstest meist negativ ausfallen.

Was die Entzündungsart betrifft, unterscheidet man eitrige und nichteitrige Thyreoiditiden oder Strumitiden. Die *eitrige Thyreoditis* wird vorwiegend durch Staphylokokken verursacht, die in der Regel auf dem Blutwege in die Schilddrüse gelangen. Die Schnittfläche des höchstens mäßig stark vergrößerten Organs ist mehr oder weniger dicht durchsetzt mit Eiterherden. Die Gruppe der *nichteitrigen Thyreoiditiden* umfaßt folgende Formen:
– Nichteitrige Thyreoiditis de Quervain (subakute oder akute nichteitrige Thyreoiditis, granulomatöse Thyreoiditis, Riesenzellthyreoiditis).
– Struma lymphomatosa Hashimoto (chronisch lymphozytäre Thyreoiditis, Autoimmunthyreoiditis, mit oder ohne Struma).
– Eisenharte Struma Riedel (chronisch invasiv-fibröse Thyreoiditis, chronisch perithyreoideale Thyreoiditis).
– Atrophische Thyreoiditis.

Die nichteitrige Thyreoiditis de Quervain entspricht einer akuten bis subakuten Erkrankung, die drei anderen Thyreoiditiden stellen dagegen ausgesprochen chronische Prozesse dar.

– **Nichteitrige Thyreoiditis de Quervain.** Die Thyreoiditis de Quervain stellt in Kropfendemiegebieten, wie bei uns in der Schweiz, die häufigste Form der Schilddrüsenentzündung dar, im Gegensatz zu anderen Ländern, wo die Struma lymphomatosa Hashimoto an Häufigkeit überwiegt. Die ersten Symptome der Thyreoiditis de Quervain treten akut oder schleichend auf, weshalb bald von einer akuten, bald von einer mehr subakuten Thyreoiditis ge-

2 Normale und pathologische Anatomie der Schilddrüse

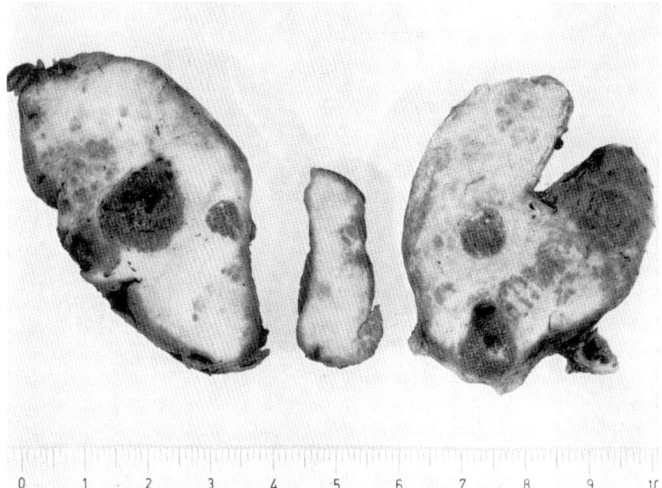

Abb. 2.11 Thyreoiditis de Quervain. Operationspräparat mit beiden Seitenlappen und Lobus pyramidalis, Schnittflächen. Schilddrüsengewebe und Narbenstränge ersetzt, knotenförmig noch Reste des Schilddrüsenparenchyms erhalten (49jährige Frau, BW 1921/60).

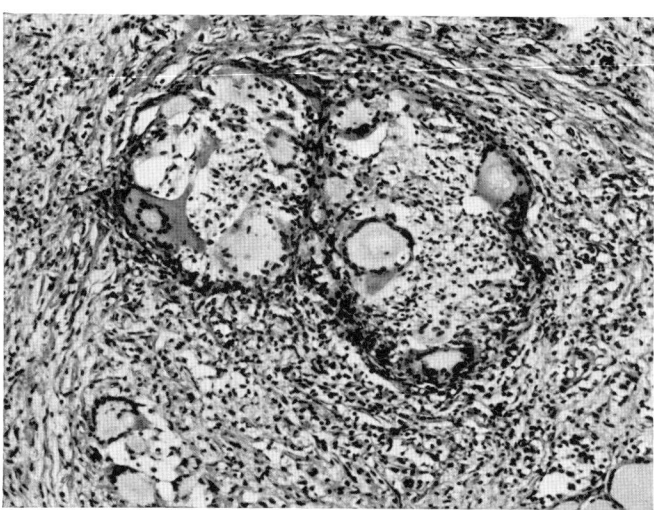

Abb. 2.12 Thyreoiditis de Quervain mikr. Bild. Typische Granulombildung mit Riesenzellen und Kolloidresten, dichte entzündliche Infiltration des umliegenden Gewebes mit Lymphozyten, Plasmazellen und teilweise auch mit Leukozyten (51jährige Frau, BW 4645/62, HE, Paraffin, 150×).

sprochen wird. Da Riesenzellen das histologische Bild beherrschen, wird diese Form der Schilddrüsenentzündung auch als Riesenzellthyreoiditis bezeichnet. Die Erkrankung betrifft häufiger Frauen, kommt aber auch bei Männern vor. Sie befällt die Schilddrüse in ihrer ganzen Ausdehnung oder nur herdförmig.

Die Thyreoidea ist vergrößert und druckschmerzhaft. Die Umgebung kann mit der Drüse verwachsen und ödematös verquollen sein. Die Schilddrüse selbst besitzt eine glatte Oberfläche. Auch die Schnittfläche braucht keine wesentlichen Veränderungen aufzuweisen, kann aber gelblich verfärbt und von Narbensträngen durchsetzt sein (Abb. 2.11).

Das mikroskopische Bild ist durch eine Destruktion der Follikel mit Granulombildung um die Kolloidreste charakterisiert (Abb. 2.12). Im Vordergrund stehen Riesenzellen, die sich an Kolloidschollen anlagern. Diese Riesenzellen sind möglicherweise teils epithelialen Ursprungs. Häufig erinnern sie aber auch durchaus an Fremdkörperriesenzellen oder Langhanssche Formen, so daß eine Beteiligung nichtepithelialer Elemente wahrscheinlich ist. Neben den Riesenzellen treten in den Granulomen Histiozyten und neutrophile und eosinophile Leukozyten auf, im Interstitium auch Lymphozyten und Plasmazellen. Es entstehen damit Bilder, die sehr an Tuberkel erinnern. Meist sind nicht alle Follikel gleichmäßig betroffen, auch können die erkrankten Follikel regenerieren. Funktionsstörungen sind daher in der Regel wenig ausgeprägt. Immerhin kann sich relativ rasch eine Fibrose und damit bei starker Vernarbung auch eine Dauerhypothyreose entwickeln.

Als Ursache der Thyreoiditis de Quervain werden in erster Linie Virusinfektionen diskutiert. Der Grund der Riesenzellbildung dürfte in einer Fremdkörperreaktion auf das Kolloid zu suchen sein.

- **Struma lymphomatosa Hashimoto.** Die Struma lymphomatosa Hashimoto hat im Gegensatz zu der de Quervainschen Form einen ausgesprochen schleichenden Verlauf. Die Erkrankung betrifft fast ausschließlich Frauen. Sie ist auch in unseren Gebie-

Abb. 2.**13 a** u. **b** Thyreoiditis lymphomatosa Hashimoto. Durchsetzung der Schilddrüse mit lymphoplasmazellulären Infiltraten und Lymphfollikeln. Großzellig-eosinophile Umwandlung der Thyreozyten (46jährige Frau, HZ 6593/76).
a 35×.
b Ausschnitt aus Abb. 2.**13 a**, 350×.

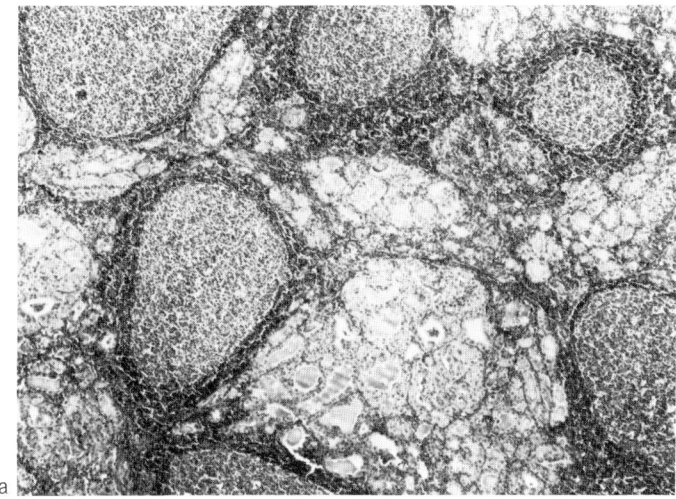

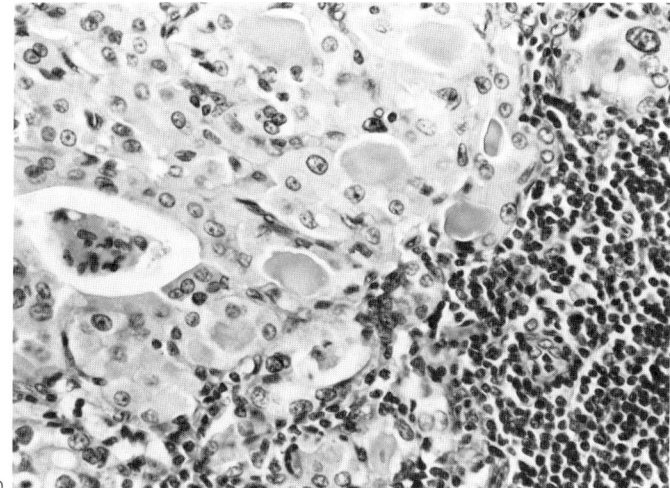

ten mit endemischer Struma, wo früher die Struma lymphomatosa eine sehr seltene Erkrankung war, in den letzten Jahren häufiger geworden.
Makroskopisch ist die Schilddrüse bei der typischen Form, die vor allem ältere Patientinnen betrifft, und bei der Erkrankung von Jugendlichen, der Adoleszentenform vergrößert. Die Oberfläche bleibt dabei meist glatt, kann aber auch gekörnt sein. Die Drüse ist derb, nicht verwachsen, kaum druckempfindlich. Die Schnittflächen sind homogen, gelb oder gelbrot. Bei der fibrösen Variante wird die Schnittfläche dagegen von Narben durchzogen und weißlich verfärbt.
Histologisch ist häufig die ganze Drüse verändert. Der Prozeß kann aber auch auf Herde beschränkt sein. Im Vordergrund stehen dichte Infiltrate aus Lymphozyten und Plasmazellen mit eigentlichen Lymphfollikeln und Reaktionszentren (Abb. 2.**13 a** u. **b**). Die Follikel sind schwer geschädigt, oft ganz zerstört oder nur noch in kleinen Epithelinseln erhalten. Die Lymphozyten dringen destruierend in die Epithelien selbst ein, man spricht von der sogenannten Emperiopolese. In der Restlichtung der Follikel können Riesenzellen auftreten, spärliche und kleinere Formen als bei der de Quervainschen Thyreoiditis. Die restlichen Epithelien sind häufig gebläht und eosinophil gekörnt, entsprechen somit den sogenannten Askanazy-Zellen oder Onkozyten, fälschlicherweise auch als Hürthle-Zellen bezeichnet. Neben diesen großzellig-eosinophilen Elementen, deren Zytoplasmaveränderungen auf einen besonderen Reichtum an großen Mitochondrien zurückgehen, treten aktivierte, hochzylindrische Thyreozyten mit reichlich apikalen Kolloidtropfen auf, ferner Epithelien, die homogene Massen vakuolenartig einschließen. Die hochzylindrischen Zellen sind Ausdruck der kompensatorischen Hyperplasie des Restparenchyms, die so ausgeprägt und polymorph werden kann, daß karzinomähnliche Bilder entstehen. Kombinationen mit Malignomen, Karzinomen und malignen Lymphomen sind bekannt (2, 4, 14). Bei länger dauernder Krankheit kann es aber auch zu einer ausgedehnten Destruktion des Schilddrüsenparenchyms kommen,

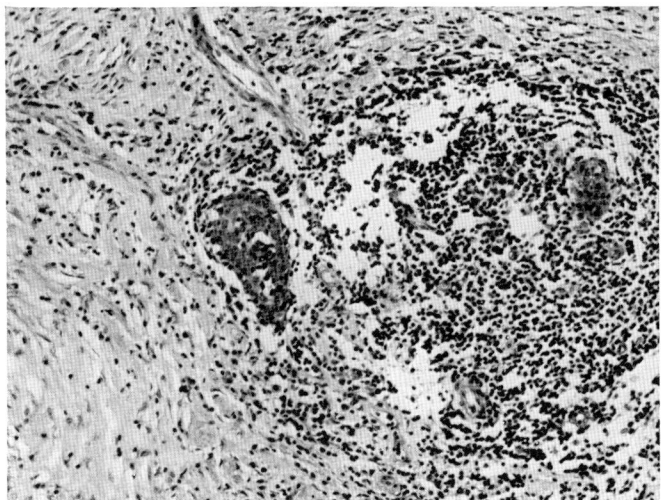

Abb. 2.**14** Eisenharte Struma Riedel. Schilddrüsengewebe durch entzündliche Infiltrate und Narbengewebe weitgehend ersetzt. Im Zentrum noch Reste eines Follikels mit typischer Pflasterzellmetaplasie (28jährige Frau, HE, Paraffin, 150 ×).

das durch Narben ersetzt wird, in denen Reste entzündlicher Infiltrate und Epithelinseln mit Pflasterzellmetaplasie zu sehen sind. Die an Pflasterepithel erinnernden Epithelinseln entsprechen möglicherweise zum Teil auch Resten der Ultimobranchialkörper, den sogenannten soliden Zellnestern (s. S. 9, 11). Bei der atrophischen Variante der chronisch lymphozytären Thyreoiditis steht dieser vernarbende Prozeß ganz im Vordergrund, es kommt damit nicht zu einer Schilddrüsenvergrößerung, zu einer Struma, wie bei den gewöhnlichen Formen, sondern zu einer schweren Schilddrüsenatrophie. Pathogenetisch spielt das Auftreten von gegen Kolloid und Zytoplasmabestandteile gerichteten Antikörpern eine entscheidende Rolle. Die Ursache dieser abnormen Antikörperbildung ist unklar. Konstitutionelle Faktoren dürften wahrscheinlich von Bedeutung sein.

– **Eisenharte Struma Riedel.** Dank ihrem prägnanten Namen ist sie wohl die bekannteste Schilddrüsenentzündung, spielt effektiv aber eine ganz geringe Rolle. Sie ist außerordentlich selten, viel weniger häufig als die drei anderen Formen. Auch sie befällt vorwiegend, aber nicht ausschließlich, Frauen.
Die Erkrankung betrifft in ungefähr der Hälfte der Fälle nur einen Teil der Schilddrüse, einen Lappen. Bei der anderen Hälfte der Patienten ist die ganze Schilddrüse erkrankt. Die Thyreoidea kann stark vergrößert sein. Sie ist in den befallenen Zonen auffallend derb, ja hart, weshalb von einer eisenharten oder hölzernen Struma (lignous goiter) gesprochen wird. Charakteristisch ist das Übergreifen der Entzündung auf die Umgebung, was zu massiven Verwachsungen, Kompression und Verdrängung der umliegenden Gewebe führt. Die Beteiligung der angrenzenden quergestreiften Muskulatur stellt ein typisches diagnostisches Zeichen dar. Die Oberfläche kann Knoten aufweisen. Auch die Schnittfläche wird, falls nicht das ganze Organ befallen ist, von Herden weißer, außerordentlich derber Schwielen durchsetzt. Meist sind noch Parenchyminseln erhalten, was erklärt, daß funktionelle Ausfallserscheinungen wenig ausgesprochen und jedenfalls nicht obligat sind.
Mikroskopisch handelt es sich um eine chronische Entzündung mit überwiegender Narbenbildung. Die Schwielen sind aus zellarmem und zum Teil hyalinisiertem, kollagenfaserreichem Bindegewebe aufgebaut, das Infiltrate aus Lymphozyten und Plasmazellen und in geringer Zahl auch aus neutrophilen und eosinophilen Granulozyten einschließt (Abb. 2.14). Die Narben gehen in eigentliche Granulationsgewebsteile über, die mit gleichartigen Infiltraten durchsetzt sind. Auch die Gefäße können entzündliche Infiltrate aufweisen. Schließlich folgen besonders im Zentrum der Herde noch erhaltene Schilddrüsenteile. In den entzündlich veränderten Abschnitten sind die Follikel dagegen atrophisch. Riesenzellen und Onkozyten kommen auch hier vor, Pflasterzellmetaplasie ist relativ häufig. Das verschonte Parenchym ist hyperplastisch. Das Granulationsgewebe dringt über die Kapsel auch auf die umliegenden Gewebe vor, besonders auf die quergestreifte Muskulatur, und löst damit die für die Riedelsche Thyreoiditis typischen massiven Verwachsungen aus (Abb. 2.**15**).
Die Ursache der eisenharten Struma Riedel ist nicht bekannt. Antikörper sind auch hier nachgewiesen worden. Ferner wird die Möglichkeit einer primären Gefäßentzündung diskutiert (7, 18). Wegen der derben Konsistenz der Schilddrüse und des Übergreifens des Prozesses auf die Umgebung stellt sich differentialdiagnostisch immer wieder die Frage nach einem Malignom.

– **Atrophische Thyreoiditis.** Die atrophische Thyreoiditis ist im Gegensatz zu den bisher erwähnten Formen durch eine sehr deutliche Verkleinerung der Schilddrüse gekennzeichnet. Die Ursache der atrophischen Entzündung ist häufig unklar, die Pathogenese wahrscheinlich uneinheitlich. Gelegentlich weisen Restinfiltrate noch auf die ursprüngliche Krankheit, wie z. B. eine bestimmte Thyreoiditis-

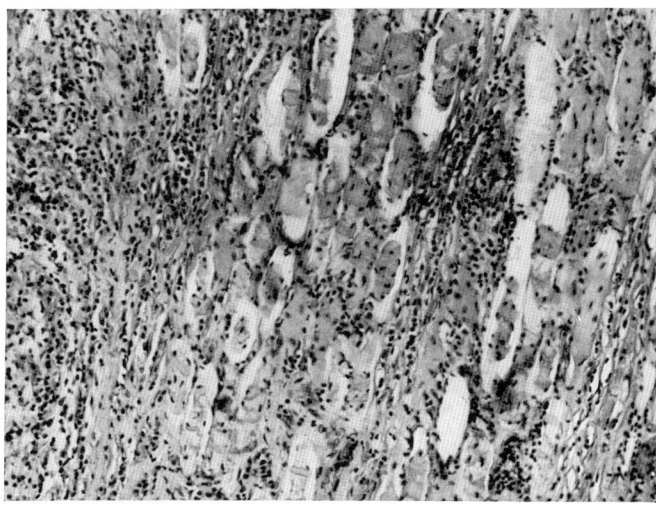

Abb. 2.15 Eisenharte Struma Riedel, gleiche Patientin wie Abb. 2.14. Übergreifen der Entzündung auf die umliegende quergestreifte Halsmuskulatur (HE, Paraffin, 150 ×).

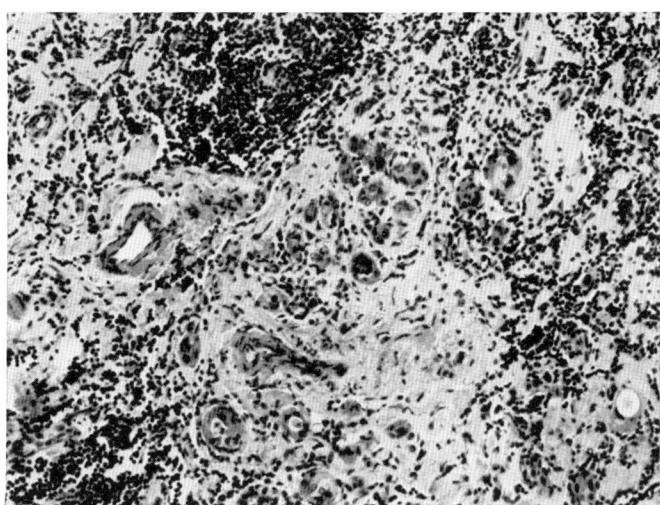

Abb. 2.16 Atrophische Thyreoiditis. Schilddrüsengewebe durch Narbengewebe und entzündliche Infiltrate weitgehend ersetzt. Das Bild gleicht Abb. 2.15, die entzündlichen Infiltrate greifen aber nicht auf die umliegende quergestreifte Muskulatur über, zudem ist die Schilddrüse deutlich verkleinert (80jährige Frau, SW 1020/62, HE, Paraffin, 150 ×).

form hin. So kann man mikroskopisch ein vernarbtes Organ mit vorwiegend lymphozytären Infiltraten und eine hochgradige Follikelatrophie mit Degeneration des Epithels finden (Abb. 2.16), Veränderungen, die als Ausdruck einer weitgehend ausgebrannten lymphozytären Thyreoiditis Hashimoto gedeutet werden müssen. Daneben werden aber auch Stoffwechselstörungen und toxische Einflüsse als Grundlage der Erkrankung diskutiert. Dem Pathologen, dem der Verlauf der Krankheit häufig unbekannt ist, ist der Begriff der atrophischen Thyreoiditis unentbehrlich. Es kann nicht genug betont werden, daß derartige atrophische Thyreoiditiden nicht einfach der chronisch invasiven Thyreoiditis, der eisenharten Struma Riedel, gleichgesetzt werden dürfen.

Die geschilderten makroskopischen und mikroskopischen Bilder der verschiedenen Formen nichteitriger Thyreoiditiden entsprechen ausgeprägten Befunden. In Einzelfällen kann die Abgrenzung große Schwierigkeiten machen, da sich die Bilder nicht selten etwas überdecken. Immerhin werden sich die meisten Fälle bei genauerer histologischer Kontrolle und vor allem auch bei Kenntnis des Verlaufs und der klinischen Daten klassifizieren lassen. Da es sich häufig um recht ausgedehnte Prozesse handelt, wird bei entzündlichen Schilddrüsenerkrankungen die diagnostische Nadelbiopsie empfohlen.

Spezifische Thyreoiditiden, in erster Linie ist hier die *Tuberkulose* aufzuführen, sind selten. Bei Durchsetzung der Schilddrüse mit miliaren tuberkulösen Herden muß differentialdiagnostisch die Riesenzellthyreoiditis in Erwägung gezogen werden. Eine Beteiligung der Schilddrüse ist ferner bei Brucellosen, Morbus Boeck, Pilzerkrankungen und Parasiten, wie Echinokokken, bekannt. Andere typische Erreger führen wohl zu Schilddrüsenkomplikationen, aber meist nicht zu spezifischen Entzündungsbildern.

Literatur

1 Bastenie, P. A., A. M. Ermans: Thyroiditis und Thyroid Function. Clinical, Morphological and Physiopathological Studies. Pergamon Press, Oxford 1972

2 Bastenie, P. A., A. M. Ermans, G. Delespesse: Chronic lymphocytic thyroiditis and cancer of the thyroid. In: Thyroiditis and Thyroid Function. Clinical, Morphological and Physiopathological Studies, hrsg. von P. A. Bastenie, A. M. Ermans. Pergamon Press, Oxford 1972 (S. 159)
3 Bastenie, P. A., A. M. Ermans, P. Nève: Focal lymphocytic thyroiditis in simple goitre. In: Thyroiditis and Thyroid Function. Clinical, Morphological and Physiopathological Studies, hrsg. von P. A. Bastenie, A. M. Ermans. Pergamon Press, Oxford 1972 (S. 143)
4 Dailey, M. E., S. Lindsay, R. Skahen: Relation of thyroid neoplasms to Hashimoto disease of the thyroid gland. Arch. Surg. 70 (1955) 291
5 Doniach, Deborah: Humoral and genetic aspects of thyroid autoimmunity. Clin. Endocr. Metabol. 4 (1975) 267
6 Haferkamp, O.: Autoantikörperbedingte Thyreoiditis. Dtsch. med. Wschr. 88 (1963) 1275
7 Hardmeier, Th., Chr. Hedinger: Die eisenharte Struma Riedel – eine primäre Gefäßerkrankung? Virchows Arch. path. Anat. 337 (1964) 547
8 Harland, W. A., V. K. Frantz: Clinico-pathologic study of 261 surgical cases of so-called „thyroiditis". J. clin. Endocr. 16 (1956) 1433
9 Hess, M. W., Ch. Ruchti, H. Cottier: Immunpathologie der Schilddrüsenkrankheiten. Verh. dtsch. Ges. Path. 61 (1977), 182
10 Hofstädter, F., F. Aigner, W. Zechmann: Lymphozytenherde in normalen und pathologisch veränderten Schilddrüsen (sogenannte fokale lymphozytäre Thyreoiditis). Wien. klin. Wschr. 90 (1978) 258
11 Holmes, H. B., A. Kreutner, P. H. O'Brien: Hashimoto's thyroiditis and its relationship to other thyroid diseases. Surg. Gynec. Obstet. 144 (1977) 887
12 Kalderon, A. E., H. A. Bogaars: Immune complex deposits in Grave's disease and Hashimoto's thyroiditis. Amer. J. Med. 63 (1977) 729
13 Lindsay, S., M. E. Dailey: Granulomatous or giant cell thyroiditis. Surg. Gynec. Obstet. 98 (1954) 197
14 Lindsay, S., M. E. Dailey: Malignant lymphoma of the thyroid and its relation to Hashimoto's disease. A clinical and pathological study of 8 patients. J. clin. Endocr. 15 (1955) 1332
15 Lindsay, S., M. E. Dailey, J. Friedlander, G. Yee, M. H. Soley: Chronic thyroiditis: A clinical and pathologic study of 354 patients. J. clin. Endocr. 12 (1952) 1578
16 Maagoe, H., I. Reintoft, H. E. Christensen, J. Simonsen, E. F. Mogensen: Lymphocytic thyroiditis. I. Correlation between morphological, immunological and clinical findings. Acta med. scand. 201 (1977) 299
17 Maagoe, H., I. Reintoft, H. E. Christensen, J. Simonsen, E. F. Mogensen: Lymphocytic thyroiditis. II. The course of the disease in relation to morphologic, immunologic and clinical findings at the time of biopsy. Acta med. scand. 202 (1977) 469
18 Meijer, S., R. Hausman: Occlusive phlebitis, a diagnostic feature in Riedel's thyroiditis. Virchows Arch. path. Anat. A 377 (1978) 339
19 Nève, R., A. M. Ermans, P. A. Bastenie: Struma lymphomatosa (Hashimoto) in Thyroiditis and Thyroid Function. Clinical, Morphological and Physiopathological Studies, hrsg. von P. A. Bastenie, A. M. Ermans. Pergamon Press, Oxford 1972 (S. 109)
20 Schwarzlmüller, B., F. Hofstädter: Fibromatose der Schilddrüsenregion. Eine elektronenmikroskopische und enzymhistochemische Studie. Virchows Arch. path. Anat. A 377 (1978) 145
21 Taşcă, C., L. Ştefăneanu: A pathomorphological study of chronic thyroiditis. Endocrinologia (Buc.) 14 (1976) 265
22 Vickery, A. L., E. Hamlin: Struma lymphomatosa (Hashimoto's thyroiditis). Observations on repeated biopsies in 16 patients. New Engl. J. Med. 264 (1961) 226
23 Williams, E. D., I. Doniach: The post-mortem incidence of focal thyroiditis. J. Path. Bact. 83 (1962) 255
24 Woolner, L. B., W. M. McConahey, O. H. Beahrs: Invasive fibrous thyroiditis (Riedel's Struma). J. clin. Endocr. 17 (1957) 201
25 Woolner, L. B., W. M. McConahey, O. H. Beahrs: Granulomatous thyroiditis (de Quervain's thyroiditis). J. clin. Endocr. 17 (1957) 1202
26 Woolner, L. B., W. M. McConahey, O. H. Beahrs: Struma lymphomatosa (Hashimoto's thyroiditis) and related thyroid discorders. J. clin. Endocr. 19 (1959) 53

Funktionsstörungen

Hypothyreose

Die *Schilddrüsenveränderungen* bei der Hypothyreose sind ganz uneinheitlich, da ihr verschiedenartigste Störungen, wie eine zu geringe hypophysäre oder hypothalamische Stimulation, ein funktionelles Ungenügen der Thyreoidea selbst oder ein Mangel an Schilddrüsengewebe zugrunde liegen können. Je nach dem Grundprozeß ist die Schilddrüse daher zu klein, sie fehlt sogar vollkommen, oder sie ist stark vergrößert. Die hypothyreoten Veränderungen des Gesamtorganismus sind dagegen weniger von der Grundkrankheit als vom Ausmaß des Schilddrüsenausfalles und vor allem vom Zeitpunkt des Einsetzens der Hypothyreose abhängig. Das Gesamtbild der Hypothyreose ist daher, was die Schilddrüse selbst und ihre abhängigen Gewebe anbelangt, recht bunt. Bei der *primären Hypothyreose,* beim primären Myxödem, liegt der Schaden in der Schilddrüse selbst. Die *sekundäre Hypothyreose* wird dagegen durch einen primären Hypophysenausfall bedingt. Nach Pathogenese und Morphologie der zugrunde liegenden Schilddrüsenerkrankungen lassen sich daher ohne Berücksichtigung des Zeitpunktes der Entstehung der Hypothyreose und damit der unterschiedlichen pathologischen Prozesse an den Erfolgsorganen die in Tab. 2.2 zusammengefaßten Gruppen bilden.

Tabelle 2.2   Schilddrüsenerkrankungen mit Hypothyreose

Primäre Hypothyreose

Mißbildungen der Schilddrüse
– Vollständiges Fehlen
– Dystopie, besonders Struma lingualis

Destruktion der Schilddrüse
– Primäre Atrophie
– Entzündungen
– Tumoren, primär oder metastatisch
– Operative Entfernung
– Schädigung durch ionisierende Strahlen wie Röntgen, radioaktives Jod

Funktionelles Ungenügen der Schilddrüse
– Angeborene Synthesestörung der Schilddrüsenhormone
– Thyreostatische Behandlung

Sekundäre Hypothyreose

Primäre Hypothyreose. Die erste Untergruppe primärer Hypothyreose mit den *Mißbildungen* wie Athyreose und Schilddrüsendystopie ist bereits besprochen worden. Besondere Beachtung verdienen hier vor allem noch die sogenannte primäre Atrophie und die operative Schilddrüsenschädigung, zwei relativ häufige Ursachen der Hypothyreose.
Die *primäre Atrophie* kann Folge jeder Schädigung sein, die zu einem Ersatz des Schilddrüsenparenchyms durch ein Narbengewebe führt. Es handelt sich somit um einen Endzustand verschiedenartigster degenerativer und entzündlicher Schilddrüsenkrankheiten (s. S. 16), die man an dem fortgeschrittenen Narbensta-

dium nicht mehr identifizieren kann. Die Schilddrüse ist makroskopisch hochgradig verkleinert und derb. Mikroskopisch besteht sie nur noch aus Narbengewebe. Sind entzündliche Infiltrate zu sehen und kann deshalb die entzündliche Genese noch vermutet werden, so spricht man besser von einer atrophischen Thyreoiditis (S. 16).

Die *strumiprive Hypothyreose* ist besonders in Kropfländern wohl eine der häufigsten Ursachen des Myxödems. Es kann sich dabei ausschließlich um eine zu massive Reduktion des Schilddrüsengewebes handeln (Abb. 2.**17**). Die Bedeutung einer ungewöhnlichen entzündlichen Reaktion im Schilddrüsenrest steht noch zur Diskussion. Ionisierende Strahlen, insbesondere Behandlung mit radioaktivem Jod, bedingen ebenfalls schwere primäre Atrophien und Fibrosen der Schilddrüse.

Mißbildungen und Destruktion der Schilddrüse gehen in der Regel mit einer Verkleinerung bis zum vollständigen Fehlen des Organs einher, falls die Destruktion nicht durch proliferierende Entzündungen oder Tumorgewebe verursacht wird. Sekundär kann es ferner bei allen Schilddrüsendestruktionen infolge der hypophysären Stimulation des Restgewebes zu hyperplastischen Erscheinungen und damit möglicherweise auch zur Entwicklung von Malignomen kommen.

Die dritte Gruppe der primären Hypothyreose mit *funktionellem Ungenügen* der Schilddrüse ist dagegen fast ausnahmslos durch eine zu große Schilddrüse, eine Struma charakterisiert, da sowohl bei angeborenen Synthesestörungen wie bei thyreostatischer Behandlung mit Hemmung der Hormonsynthese die Schilddrüse in der Regel einer massiven hypophysären Stimulation unterworfen und damit vergrößert wird. Eine Ausnahme machen nur solche Präparate, die eine hypophysäre oder hypothalamische Hemmung und damit eine sekundäre Hypothyreose bedingen.

Bei angeborenen *Synthesestörungen* ist die Schilddrüse stark vergrößert, meist knotig-hyperplastisch. Das mikroskopische Bild ist recht bunt. Die Knoten sind mikrofollikulär, trabekulär oder makrofollikulär gebaut, das umliegende Schilddrüsengewebe meist mikrofollikulär. Der Kolloidgehalt ist bescheiden. Die Epithelien sind groß und besitzen häufig verklumpte Riesenkerne (Abb. 2.**18**, 2.**19**). Die proliferativen Prozesse und die Kernpolymorphie können derart ausgesprochen sein, daß sich histologisch die Diagnose eines Schilddrüsenkarzinoms aufdrängt. Metastasen scheinen bisher allerdings noch kaum beobachtet worden zu sein (9, 11).

Das Schilddrüsenbild bei *Behandlung mit Thyreo*-

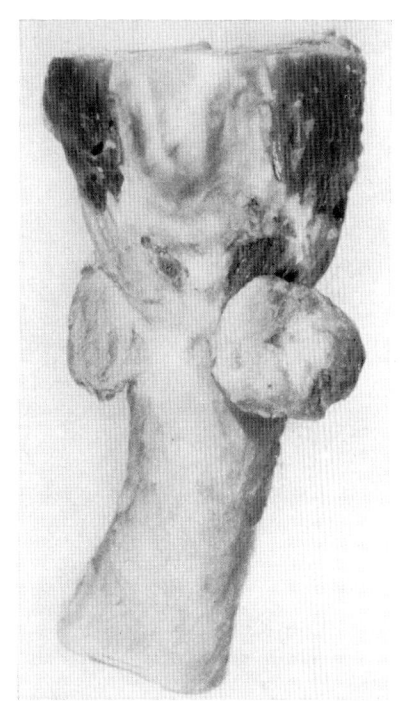

Abb. 2.**17** Strumiprive Hypothyreose. Makroskopisches Bild des Schilddrüsenrestes von der Ventralseite her mit Kehlkopf und oberen Teilen der Trachea. Beidseits nur noch sehr kleine Schilddrüsenreste erkennbar. Klinisch deutliche Hypothyreose (57jähriger Mann, SW 361/59).

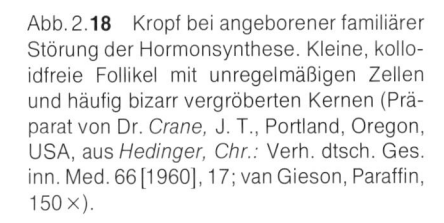

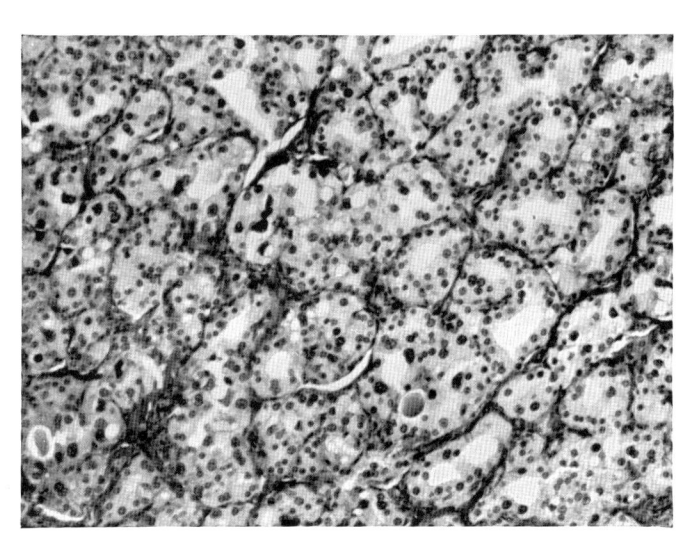

Abb. 2.**18** Kropf bei angeborener familiärer Störung der Hormonsynthese. Kleine, kolloidfreie Follikel mit unregelmäßigen Zellen und häufig bizarr vergröberten Kernen (Präparat von Dr. *Crane, J. T.*, Portland, Oregon, USA, aus *Hedinger, Chr.:* Verh. dtsch. Ges. inn. Med. 66 [1960], 17; van Gieson, Paraffin, 150×).

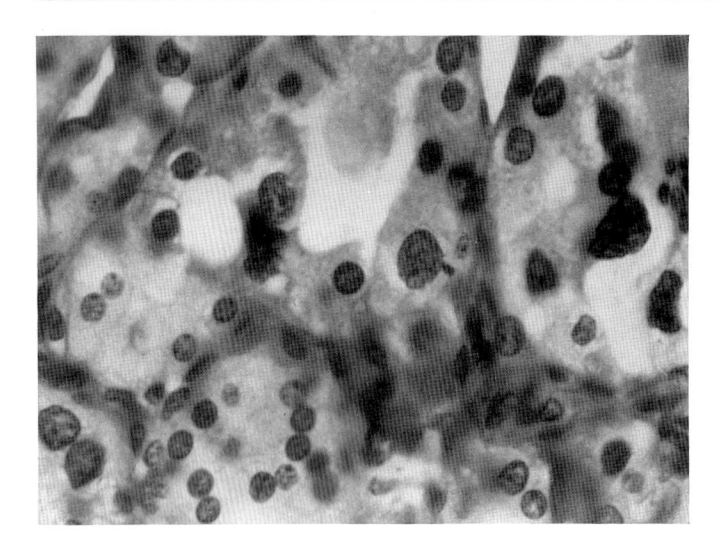

Abb. 2.**19** Kropf bei angeborener familiärer Störung der Hormonsynthese, gleicher Fall wie Abb. 2.**18**. Bizarre Kernvergröberungen (van Gieson, Paraffin, 600×).

statika, die zu einer gestörten Schilddrüsenhormonproduktion führen, ist ebenfalls durch seine proliferativen Veränderungen gekennzeichnet. Auch hier kommt es zu einer starken Deformierung der Follikel, zu Epithelsprossen, zur Papillenbildung und schließlich zu Bildern, die an Karzinome erinnern (s. Abb. 2.**22**). Vereinzelt sind auch hier Übergänge bis zu Schilddrüsenmalignomen beschrieben worden (8, 15). Was die Einzelheiten derartiger Befunde anbelangt, sei auf das Kapitel der Hyperthyreose (S. 21) verwiesen. Bei allen Formen der primären Hypothyreose ist die *Hypophyse* in der Regel vergrößert, wobei die Vergrößerung auf einer Volumenzunahme des Hypophysenvorderlappens beruht. Die thyreotropen Zellen sind vermehrt, vor allem schwach anfärbbare, weitgehend entgranulierte Zellen, die sogenannten Thyreoidektomiezellen. Übergänge bis zu eigentlichen Adenomen kommen vor (7, 12).

Sekundäre Hypothyreose. Die sekundäre Hypothyreose ist in der Regel Folge einer *Destruktion des Hypophysenvorderlappens,* wobei verschiedenartigste Grundprozesse wie Nekrosen, entzündliche Veränderungen oder Tumoren des Hypophysenvorderlappens in Frage kommen. Die *Schilddrüse* selbst ist atrophisch. Die Follikel werden kleiner und die Epithelien flacher, der Kolloidgehalt nimmt ab.

An den *übrigen Organen und Geweben* sind die morphologischen Auswirkungen der Hypothyreose wie bereits betont nicht nur von der Intensität der Schilddrüseninsuffizienz, sondern vor allem auch vom Zeitpunkt des Einsetzens der Hypothyreose abhängig. Bei *angeborener Hypothyreose* brauchen bei der Geburt noch keine Veränderungen erkennbar zu sein, vor allem wenn es sich nicht um eine vollkommene Athyreose, sondern um eine Dystopie mit mangelhafter Schilddrüsenentwicklung handelt. Nach der Geburt kommt es dagegen in unbehandelten Fällen zu einem *allgemeinen körperlichen und geistigen Entwicklungsrückstand.* Die *Knochenentwicklung* ist verzögert. Die Knochenkerne treten verspätet auf. Die Epiphysen bleiben lange oder dauernd offen. Ihre Verkalkung erfolgt unregelmäßig. Die präparatorische Verkalkungszone ist ungewöhnlich dicht, ungleichmäßig kalkhaltig und schließt die primitiven Markräume häufig durch eine eigentliche Knochenplatte vom wachsenden Knorpel ab. Infolge der Epiphysen- und Verkalkungsstörung bleibt die Synchondrosis sphenooccipitalis typischerweise unverkalkt, und am Hüftgelenk entwickelt sich eine Perthes-artige Erkrankung, die später in eine schwere Koxarthrose, die sogenannte Kretinenhüfte, übergeht. Folge der Entwicklungsstörung ist ein Zwergwuchs von kindlichen Proportionen. Ferner findet man alle Veränderungen des *Myxödems* wie bei der erworbenen Hypothyreose.

Ein *Kretinismus* ist dann anzunehmen, wenn es bereits in utero zu einer irreversiblen Schädigung von fetaler Schilddrüse und Organismus kommt. Früher war der endemische Kretinismus im Rahmen unserer Kropfendemie nicht selten. Er ist seit der Jodsalzprophylaxe weitgehend verschwunden. Beim Vorkommen außerhalb von Endemiegebieten wird von sporadischem oder eventuell familiärem Kretinismus gesprochen, wobei in erster Linie angeborene Störungen des Auf- und Abbaues des Schilddrüsenhormons in Betracht gezogen werden müssen. Da die Schädigung des Organismus bereits bei der Geburt besteht, kann sie auch durch richtig dosierte Hormonbehandlung nicht einfach behoben werden. Das morphologische Bild des Kretinismus gleicht der unbehandelten Athyreose, zeigt aber gewisse, allerdings nicht regelmäßige Abweichungen wie Vorkommen von Strumen und Fehlen myxödematöser Hautveränderungen.

Bei der *erworbenen Hypothyreose des Erwachsenen* steht morphologisch das *Myxödem der Haut* im Vordergrund, eine Verquellung des Koriums mit Ablagerung schleimartiger Massen (1, 6). Diese enthalten saure Mucopolysaccharide. Die Mastzellen sind vermehrt. Auch an der Skelettmuskulatur findet man eine myxödematöse Durchsetzung und eine Einlagerung basophiler, schleimartiger Massen in die Muskelfasern selbst. Ähnliche Veränderungen treten auch an *Herz und Gefäßen* auf (4).

Abb. 2.**20** Struma Basedow. Ungleich-großeFollikelmitauffallendhellemKolloid. Angedeutete Papillenbildung. Lymphatische Infiltrate mit Lymphfollikeln im Zwischengewebe (38jährige Frau, MB 10309/57, Path. Inst. der Universität Zürich, HE, Paraffin, 60×).

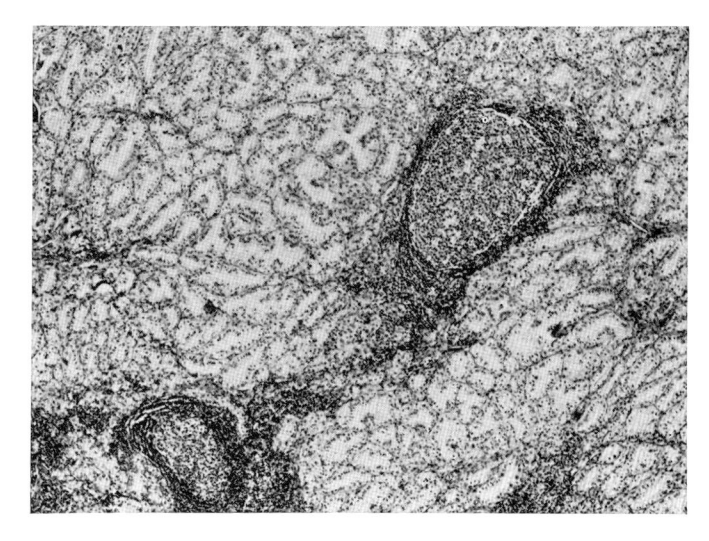

Abb. 2.**21** Struma Basedow, gleiche Patientin wie Abb. 2.**20**. Lymphozyteninfiltrat mit Reaktionszentrum und Onkozytenherd in der linken unteren Bildecke (HE, Paraffin, 150×).

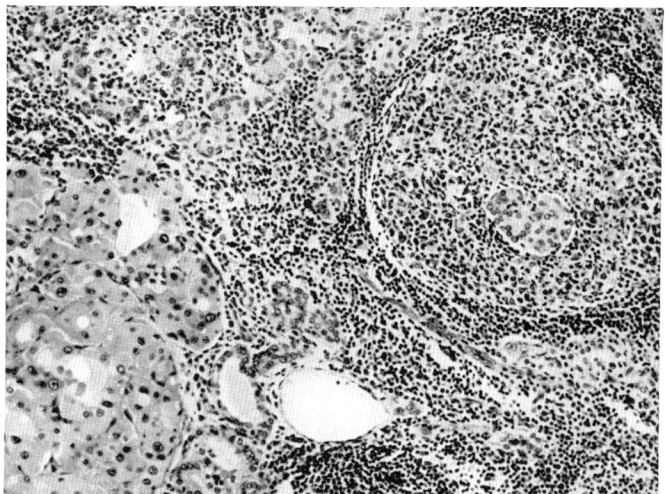

Hyperthyreose

Die der Hyperthyreose zugrunde liegenden Schilddrüsenveränderungen sind nicht einheitlich. Bei Basedowscher Krankheit mit ausgedehntem, meist diffusem Befall einer vorher gesunden Schilddrüse spricht man von einer Struma Basedow. Pfropft sich der hyperthyreotische Prozeß dagegen auf eine vorbestehende Struma auf, so wird die Schilddrüsenveränderung als Struma basedowificata bezeichnet. Bei der dritten Form schließlich, bei dem toxischen Adenom, lösen ein oder mehrere überaktive Knoten die Hyperthyreose aus.
Die typische *Struma Basedow* ist deutlich vergrößert, ihre Konsistenz vermehrt. Die Schnittfläche ist sehr blutreich, fleischartig und weist einen verminderten Glanz auf. Mikroskopisch ist mehr oder weniger die ganze Drüse betroffen (Abb. 2.**20**). Die Follikel sind ungleich groß, vielgestaltig und mit Buchten und Papillen versehen. Die Epithelien wuchern und bilden solide Zellgruppen und papillenartige Zellknospen. Die Zellen selbst sind zylindrisch, die Kerne basalständig. Das Kolloid ist nur schwach färbbar und weist Randvakuolen auf. Gelegentlich werden zahlreiche Epithelien in die Follikellichtung abgestoßen. Im Zwischengewebe liegen dichte Infiltrate aus Lymphozyten und eigentlichen Lymphfollikeln, ferner Plasmazellen. Gerade im Zusammenhang mit derartigen Herden treten häufig Gruppen von vergrößerten und eosinophil gekörnten Epithelien, von sogenannten Askanazy-Zellen oder Onkozyten auf (Abb. 2.**21**). Der Reichtum an Blut und Blutgefäßen tritt auch mikroskopisch hervor. Das makroskopische und mikroskopische Bild der *Struma basedowificata* wird vor allem durch die Struktur der vorbestehenden Struma bestimmt. Veränderungen im Sinne einer Struma Basedow sind in erster Linie im Restparenchym zu suchen, wo sie auch zwischen den Knoten einer Struma noch erkennbar sein können. Dagegen lassen derartige Veränderungen im Knoten selbst keine entsprechenden Schlüsse zu, findet man doch im banalen Strumaknoten recht häufig morphologische Zeichen einer gesteigerten Aktivität. Diese kann hormonal offenbar bedeutungslos sein, löst jedenfalls klinisch keine hyperthyreotischen Erscheinungen aus. Bemerkenswert sind Thyreotoxiko-

sen bei Knotenkröpfen, die histologisch bei gewöhnlicher Untersuchung Zeichen einer gesteigerten Aktivität vermissen lassen, bei denen man aber autoradiographisch mit ^{125}J, kurz vor der Strumektomie verabreicht, in den histologischen Präparaten eine übermäßige funktionelle Aktivität in einzelnen, zahlreichen oder schließlich fast allen Follikeln nachweisen kann, wobei jedoch antimikrosomale oder gegen Thyreoglobulin gerichtete Antikörper fehlen (16).

Geht die Hyperthyreose eindeutig von einem Knoten, und zwar von einem Adenom aus, dann muß korrekterweise auch bei einer vorbestehenden Struma nicht von einer Struma basedowificata, sondern von einem *toxischen Adenom* im Rahmen einer Struma gesprochen werden. Derartige toxische Adenome kommen aber auch als isolierte Knoten verschiedenster Bauart bei sonst unveränderter Schilddrüse vor. Mikroskopisch braucht man dem toxischen Adenom seine Aktivität nicht anzusehen. Anderseits dürfen, wie bereits betont, rein morphologische Aktivitätserscheinungen auch in einem isolierten Knoten nicht ohne weiteres als Zeichen einer vermehrten Bildung normalen Schilddrüsenhormons und damit als Grundlage einer Hyperthyreose aufgefaßt werden. Ein toxisches Adenom ist dann zu vermuten, wenn das restliche Schilddrüsengewebe infolge Überschwemmung des Organismus durch Schilddrüsenhormon und der dadurch bedingten Verminderung der hypophysären Stimulierung eine Ruhigstellung mit Abflachung der Epithelien aufweist. Die besondere endokrine Aktivität eines Adenoms kann morphologisch ferner durch den autoradiographischen Nachweis einer vermehrten Jodspeicherung in diesem Adenom demonstriert werden. *Behandlung der Basedowschen Krankheit mit Thyreostatika* führt trotz Rückgang der klinischen Symptome dann zu einer weiteren Vergrößerung der Schilddrüse und zu einer Verstärkung der Proliferation, wenn das Medikament eine Synthesestörung des Schilddrüsenhormons und damit eine Enthemmung der Hypophyse bewirkt. Die Epithelproliferation kann derart ausgesprochen werden, daß Bilder entstehen, die an Ausschnitte aus malignen Tumoren erinnern (Abb. 2.**22**). Tatsächlich sind Übergänge bis zum Karzinom beschrieben worden. Umgekehrt bewirken medikamentöse Behandlungen mit Jod oder Schilddrüsenhormon eine vorübergehende Hemmung der Schilddrüsentätigkeit und damit eine Beruhigung des Schilddrüsenbildes mit Kolloidspeicherung.

An den *übrigen Organen und Geweben* äußert sich die Hyperthyreose in einer Reihe von mehr oder weniger typischen Veränderungen. Die *Hypophyse* ist nicht einheitlich alteriert. Typischerweise äußert sich die Hyperthyreose an der Hypophyse in einer Verminderung der Zahl der thyreotropen Zellen und einer Vermehrung der Azidophilen. Anderseits können aber auch Hypophysentumoren mit einer Hyperthyreose einhergehen. Entsprechende Beobachtungen sind bei Akromegalie gemacht worden. Primäre Hypophysenadenome mit thyreotroper Aktivität sind dagegen sehr selten. Das *lymphatische System* ist hyperplastisch, was sich auch in *Thymuspersistenz oder Vergrößerungen* manifestiert. *Herz- und Skelettmuskulatur* sind nicht selten beteiligt. Am Herzmuskel findet man Hypertrophien, herdförmige Nekrosen, Fibrosen und Lymphozyteninfiltrate, an der Skelettmuskulatur dagegen Atrophien mit Kernwucherungen und Zelleinschlüssen der Fasern selbst sowie Fettzell- und Lymphozytendurchsetzungen des Zwischengewebes. Am *Skelett* sind verschiedene Prozesse von der einfachen Osteoporose bis zur Osteomalazie und Fibroosteoklasie nachgewiesen worden. Typisch ist eine hypertrophische Osteoarthropathie mit Trommelschlägerfingern und prätibialem Myxödem. Sonst ist die *Haut* eher zart. An *Leberkomplikationen* sind eigentliche Zirrhosen beschrieben worden, vor allem aber herdförmige Nekrosen und Fibrosen.

Euthyreote Struma

Die euthyreote Struma entspricht einer kompensatorischen Schilddrüsenvergrößerung ohne wesentliche Zeichen einer Funktionsstörung. Derartige Kröpfe tre-

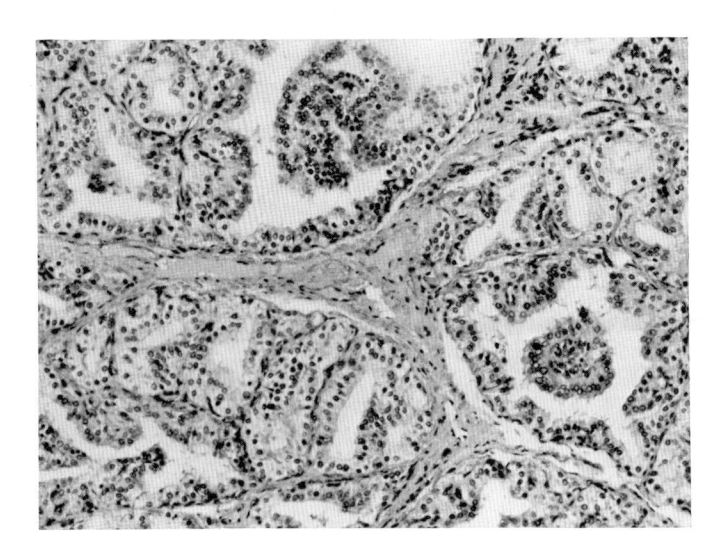

Abb. 2.**22** Struma Basedow bei Behandlung mit Thyreostatika (Thiomidil). Verstärkung der proliferativen Erscheinungen mit deutlicher Papillenbildung (27jährige Frau, MB 8961/52, Path. Inst. der Universität Zürich, HE, Paraffin, 150×).

ten sehr häufig endemisch auf, wobei in Gebirgsländern wie in der Schweiz der Jodmangel eine entscheidende Rolle spielen dürfte. Euthyreote Kröpfe können aber auch durch verschiedenartige Substanzen und genetisch bedingte Störungen ausgelöst werden, falls sie die Hormonsynthese hemmen und damit eine kompensatorische Wucherung von Schilddrüsengewebe verursachen (S. 19).

In der Regel ist zu Beginn der Erkrankung die ganze Schilddrüse in Form einer diffusen Hyperplasie beteiligt. Später kommt es jedoch infolge Ausbildung einzelner Proliferationszentren zu einer knotigen Hyperplasie und schließlich, falls der herdförmig betonte proliferative Prozeß fortschreitet, zur adenomatösen Hyperplasie, zur Struma nodosa. Früher bestand die Tendenz, alle Knotenstrumen sozusagen als multiadenomatöse Formationen, d.h. als Ansammlung multipler Adenome zu interpretieren. Heute ist man in dieser Beziehung etwas zurückhaltender geworden (S. 24).

Da sich die verschiedenen Formen der Schilddrüsenhyperplasie miteinander kombinieren können, ist das makroskopische Bild euthyreoter Strumen gerade in Endemiegebieten außerordentlich vielgestaltig. Aber auch mikroskopisch können die Strumen recht unterschiedlich gebaut sein. Unter Berücksichtigung der verschiedenen Möglichkeiten lassen sich folgende Strumaformen abgrenzen:

Bei der *diffusen Struma* ist das ganze Organ relativ gleichmäßig vergrößert, auch die Schnittfläche zeigt eine gleichförmige Beschaffenheit. Bei der *parenchymatösen Form* entspricht die Schnittfläche weitgehend derjenigen einer normalen Schilddrüse. Mikroskopisch sind die Läppchen vergrößert, die Follikel vermehrt, aber eher klein. Der Kolloidgehalt ist meist spärlich. Die Epithelien sind je nach Funktionszustand verschieden geformt. In der *Kolloidstruma* ist der Kolloidgehalt deutlich vermehrt, die Schnittfläche ist daher ungewöhnlich glänzend und weist eine vergrößerte Körnung auf. Mikroskopisch sind die Follikel etwas vergrößert, die Epithelien dagegen häufig abgeflacht. Im Rahmen der sogenannten makropapillären Form kommt es zur Papillenbildung, wobei die relativ plumpen Papillen in die Kolloidmassen großer Follikel hineinragen. Im Papillenstroma sind im Gegensatz zu den schlanken Papillen entsprechender Karzinome Follikel ausdifferenziert. Psammomkörper fehlen (s. auch Adenome, S.25).

Die *Struma diffusa mit knotiger Hyperplasie* entspricht in der Regel einer Kolloidstruma, in der es herdförmig zu einem gesteigerten Wachstum und damit zu einer angedeuteten Knotenbildung gekommen ist (Abb. 2.23). Makroskopisch ist die Schilddrüse in der Regel beträchtlich vergrößert. Die Schnittfläche zeigt dichtliegende Knötchen mit einem Durchmesser von meist nur wenigen Millimetern, die vom übrigen Parenchym undeutlich abgegrenzt sind. Sie besitzen eine glasige, rotbraune Schnittfläche, die häufig etwas vorquillt. Mikroskopisch handelt es sich fast immer um Gruppen kolloidhaltiger, in Form und Größe recht variabler Follikel, die sich vom restlichen Parenchym

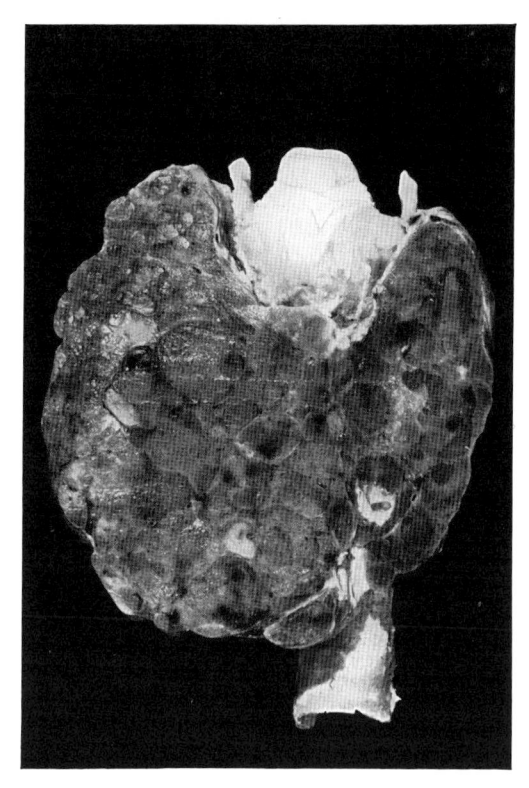

Abb. 2.**23** Struma diffusa mit knotiger Hyperplasie. Ansicht der angeschnittenen Schilddrüse von vorne mit Kehlkopf und Trachea. Das diffus vergrößerte Schilddrüsengewebe wird von knotenartigen, aber unscharf begrenzten, hyperplastischen Zonen durchsetzt.

unscharf absetzen und keine deutliche Kapsel besitzen. Eine Kompression des angrenzenden Parenchyms fehlt. Das Epithel der Follikel ist meist flach; es kommen aber auch Polster vor, was darauf hinweist, daß die Knoten nicht nur durch Kolloidstapelung und Ausweitung der Follikel, sondern auch durch Proliferation entstehen.

Bei der *Knotenstruma* schließlich wird die stark vergrößerte Schilddrüse von meist multiplen Knoten durchsetzt (Abb. 2.**24**, 2.**25**). Diese komprimieren das

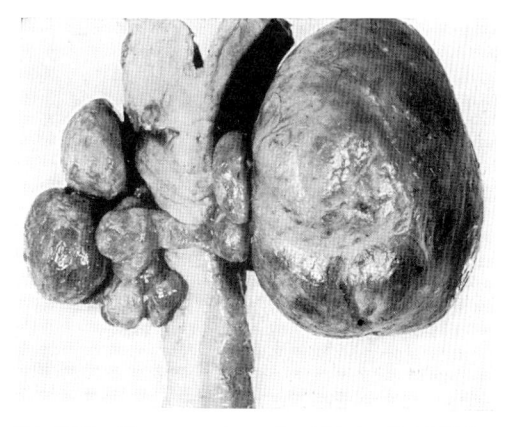

Abb. 2.**24** Struma nodosa. Ansicht der Schilddrüse von vorne mit Kehlkopf und Trachea.

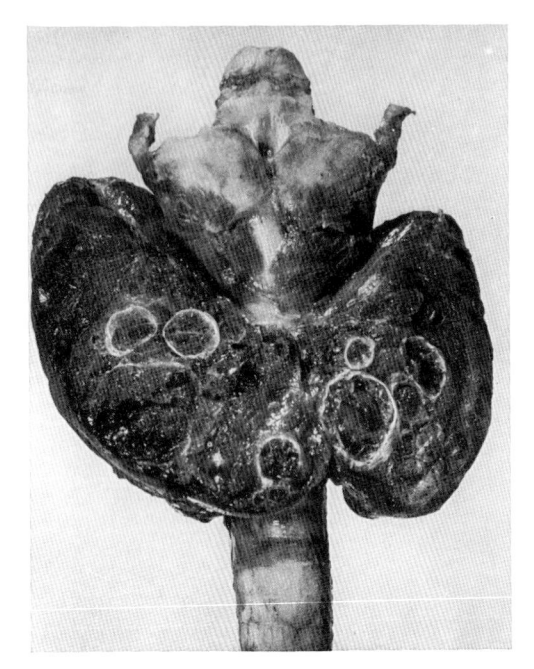

Abb. 2.25 Struma diffusa et nodosa. Ansicht der angeschnittenen Schilddrüse von vorne mit Kehlkopf und Trachea. Diffus vergrößerte Schilddrüse mit im Gegensatz zu Abb. 2.23 deutlich abgegrenzten Knoten durchsetzt.

angrenzende Schilddrüsengewebe und besitzen meist eine deutliche Kapsel. In älteren Knotenstrumen treten häufig ausgeprägte degenerative Veränderungen auf, Zysten, Blutungen, Hyalinosen und Verkalkungen. Mischen sich Kolloidmassen mit Blutungen und Blutungsresten, so kommt es zur Bildung des sogenannten Kautschukhyalins.

Was die Veränderungen an anderen Organen anbelangt, so müssen vor allem die mechanischen Auswirkungen vergrößerter Schilddrüsen an den umliegenden Strukturen berücksichtigt werden. Gefährdet ist besonders die Trachea, die durch große Kröpfe eingeengt und häufig säbelscheidenartig verformt wird. Anderseits drücken auch die umliegenden Strukturen der Schilddrüse selbst ihren Stempel auf. So kann eine retrosternal wachsende Struma durch die obere Thoraxapertur deutlich eingeschnürt werden.

Literatur

1 Andersen, H., G. Asboe-Hansen, F. Quaade: Histopathologic examination of the skin in the diagnosis of myxedema in children. J. clin. Endocr. 15 (1955) 459
2 Böcker, W.: Morphologie der Funktionsstörungen der Schilddrüse. Verh. dtsch. Ges. Path. 61 (1977) 162
3 Bürgi, H.: Neuere Aspekte der Pathophysiologie der Schilddrüse. Verh. dtsch. Ges. Path. 61 (1977) 154
4 Doerr, W., K. Holldeck: Über das Myxödemherz. Virchows Arch. path. Anat. 315 (1948) 653
5 Fontolliet-Girardier, Ch.: Morphologie et morphométrie de l'adénome toxique de la thyroïde. Virchows Arch. path. Anat. A 355 (1972) 253
6 Gabrilove, J. L., A. W. Ludwig: The histogenesis of myxedema. J. clin. Endocr. 17 (1957) 925
7 Herlant, M., J. L. Pasteels: Pituitary changes in myxoedema and chronic thyroiditis. In: Thyroiditis and Thyroid Function. Clinical, Morphological and Physiopathological Studies, hrsg. von P. A. Bastenie, A. M. Ermans. Pergamon Press, Oxford 1972 (S. 251)
8 Herrmann, E.: Die Bedeutung fortgesetzter Thiouracilmedikation für die Proliferation des Schilddrüsengewebes. Schweiz. med. Wschr. 81 (1951) 1097
9 Kennedy, J. S.: The pathology of dyshormonogenetic goitre. J. Path. Bact. 99 (1969) 251
10 König, M. P.: Die kongenitale Hypothyreose und der endemische Kretinismus. Springer, Berlin 1968
11 Moore, G. H.: The thyroid in sporadic goitrous cretinism. Arch. Path. 74 (1962) 35
12 Mösli, P., Chr. Hedinger: Noduläre Hyperplasie und Adenome des Hypophysenvorderlappens bei Hypothyreose. Acta endocr. (Kbh.) 58 (1968) 507
13 De Quervain, F., C. Wegelin: Der endemische Kretinismus. Springer, Berlin 1936
14 Riccabona, G.: Die endemische Struma. Pathogenese, Klinik und Prophylaxe. Urban & Schwarzenberg, München 1972
15 Schauer, A., E. Kunze, B. Matzner: Pseudocarcinomatöse Schilddrüsenveränderungen nach thyreostatischer Therapie. Verh. dtsch. Ges. Path. 56 (1972) 369
16 Studer, H., H. R. Hunziker, C. Ruchti: Morphologic and functional substrate of thyrotoxicosis caused by nodular goiters. Amer. J. Med. 65 (1978) 227
17 Young, R. J., M. B. Sherwood, J. G. Simpson, A. G. Nicol, W. Michie, J. Swanson Beck: Histometry of lymphoid infiltrate in the thyroid of primary thyrotoxicosis patients. Relation of extent of thyroiditis to preoperative drug treatment and postoperative hypothyroidism. J. clin. Path. 29 (1976) 398

Geschwülste
Gutartige Tumoren

Nichtepitheliale gutartige Tumoren der Schilddrüse spielen praktisch keine Rolle. Dagegen sind die epithelialen gutartigen Geschwülste, die Adenome häufig. Die Grenze zwischen hyperplastischen Knoten und echtem Adenom ist unscharf. Die Differenzierung kann daher große Schwierigkeiten machen oder morphologisch sogar unmöglich sein. Adenome sind vor allem dann anzunehmen, wenn es sich um isolierte Knoten in einer sonst normalen Schilddrüse handelt. Im Kropfendemiegebiet ist der solitäre Knoten aber nicht typisch. Oft finden sich Knoten, welche alle Kriterien eines Adenoms erfüllen. Die Abgrenzung adenomatös-hyperplastischer Strumen von multiadenomatösen Schilddrüsen ist jedoch nicht unwichtig, da bei autonomen Adenomen immer mit der Möglichkeit einer malignen Entwicklung gerechnet werden muß, eine Gefahr, die bei funktionell noch geregelten adenomatösen Hyperplasien viel geringer ist. MEISSNER u. WARREN (29) geben die in Tab. 2.3 geschilderten differentialdiagnostischen Kriterien an.

Tabelle 2.3 Differentialdiagnostische Kriterien zwischen knotiger Hyperplasie und Adenom (nach *Meissner* u. *Warren* [29])

Knotige Hyperplasie	Adenom
Multiple Knoten	Solitärer Knoten
Knoten schlecht abgekapselt	Gut abgekapselt
Variable Struktur	Uniforme Struktur
Vergleichbare Wachstumsart im angrenzenden Drüsengewebe	Unterschiedliche Wachstumsart im angrenzenden Drüsengewebe
Keine Kompression des angrenzenden Drüsengewebes	Kompression des angrenzenden Drüsengewebes

Adenom

Das Adenom ist eine echte gutartige Geschwulst, die in ihrer Struktur dem normalen oder embryonalen Schilddrüsenparenchym gleicht. Makroskopisch handelt es sich um einen scharf begrenzten, gut abgekapselten Knoten in einer sonst nicht oder nur wenig veränderten Drüse. Er ist meist rund oder ovalär, ziemlich konsistent, aber selten derb. Im Zentrum sind häufig bindegewebige und hyaline Narben, Verkalkungen oder zystische Hohlräume erkennbar. Je nach dem Kolloidgehalt ändert die Farbe von braun bis graurot, und auch die Transparenz der Schnittfläche ist verschieden stark. Die Größe des Knotens wechselt von einigen Millimetern bis zu Orangengröße. Der Knoten überragt auf der Schnittfläche meist deutlich das benachbarte, komprimierte Gewebe.

Mikroskopisch weist das Adenom in seiner ganzen Ausdehnung prinzipiell die gleiche Architektur auf. Eine gewisse Variation, insbesondere des Kolloidgehalts, ist aber fast immer vorhanden.

Adenome, die überwiegend oder ausschließlich aus großen Epithelien mit granuliertem, azidophilem Zytoplasma und bläschenförmigen, meist nur wenig vergrößerten, oft aber recht unregelmäßigen Kernen zu-

sammengesetzt sind, werden bei MEISSNER u. WARREN (29) als eigene Gruppe mit der Bezeichnung oxyphile Adenome unter den follikulären Adenomen eingereiht. Bei der WHO-Einteilung werden derartige Tumoren nach der Grundstruktur klassifiziert, jedoch mit der Zusatzbezeichnung oxyphile Zellen. Sie werden somit gleich behandelt wie Tumoren, die vorwiegend oder ausschließlich aus Zellen mit wasserklarem Zytoplasma bestehen. Diese erhalten die Zusatzbezeichnung klarzellig.

Trabekuläres Adenom

Der Knoten besitzt eine ziemlich solide Konsistenz. Seine Schnittfläche ist grauweiß, der glasige Aspekt fehlt, daher die Zuteilung derartiger Adenome zur parenchymatösen Form. Das histologische Bild (Abb. 2.26) ist durch solide Zellstränge charakterisiert, die sich aus Schilddrüsenepithelien zusammensetzen. Diese Zellstränge gleichen in ihrem Bau der embryonalen Schilddrüse. Anordnung und Breite der Zellstränge können stark wechseln. Häufig sind die Stränge in radiärer Richtung angeordnet, so daß der Eindruck eines radiären Wachstums entsteht. Die Zellen sind meist kubisch bis polyedrisch, zu einem dichten Verband zusammengefügt. Zwischen den Trabekeln liegt ein spärliches Stroma, das sinusoidale Kapillaren enthält. Stellenweise kommen auch breitere Bindegewebszüge und hyaline Balken vor.

Tubuläres Adenom

Der makroskopische Aspekt ist von jenem des trabekulären Adenoms wenig verschieden. Das histologische Bild (Abb. 2.27) zeigt eine Weiterentwicklung gegenüber dem trabekulären Adenom, indem in den Trabekeln Lichtungen auftreten, die gelegentlich Kolloid enthalten. Die schlauchartigen Strukturen sind oft aufgeteilt. Das tubuläre Bild ist selten rein, meist liegen auch trabekuläre und follikuläre Anteile vor. Das Stroma ist spärlich, stark vaskularisiert.

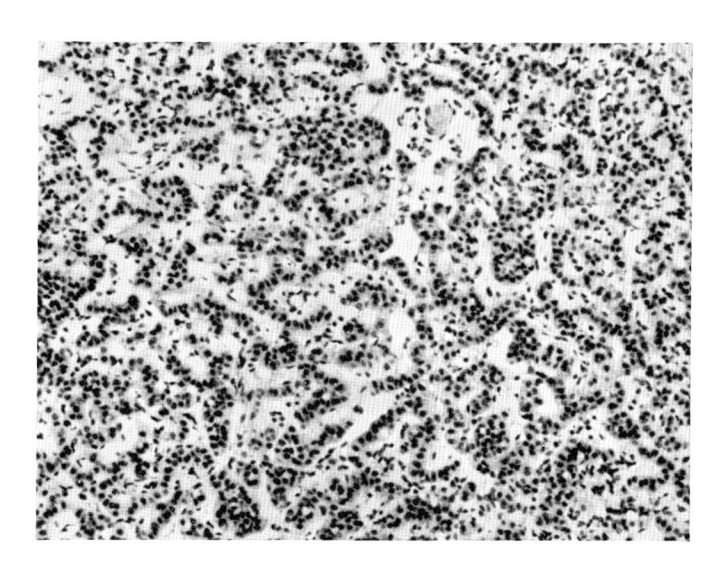

Tabelle 2.4 Einteilung der Adenome

Meissner u. Warren (29)	WHO (19)
Follikuläre Adenome	Follikuläre Adenome
Papilläre Adenome	Andere Adenome
Nach Ausreifungsgrad der epithelialen Strukturen werden die follikulären Adenome weiter unterteilt. Die WHO-Nomenklatur entspricht weitgehend der Einteilung von Wegelin (39)	
Embryonales Adenom	Trabekuläres Adenom
–	Tubuläres Adenom
Fetales Adenom	Mikrofollikuläres Adenom
Einfaches Adenom	Normofollikuläres Adenom
Kolloidadenom	Makrofollikuläres Adenom

Abb. 2.26 Trabekuläres Adenom (33jährige Frau, BW 6352/62, HE, Paraffin, 150×).

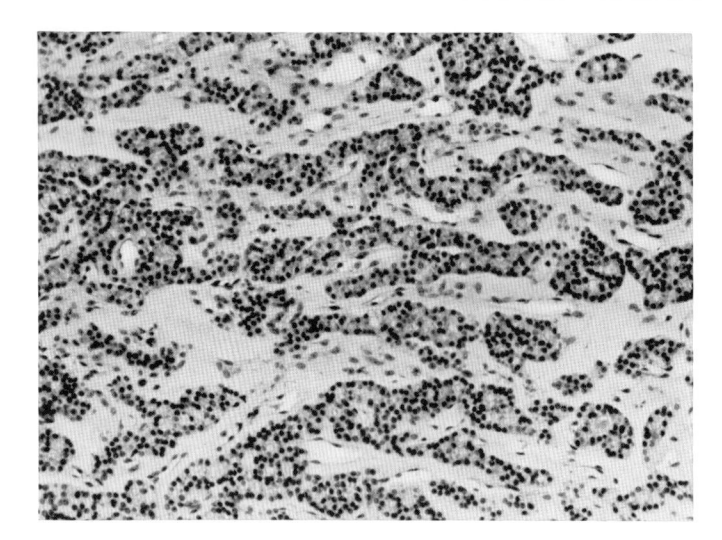

Abb. 2.**27** Tubuläres Adenom (25jährige Frau, BW 3569/63, HE, Paraffin, 150×).

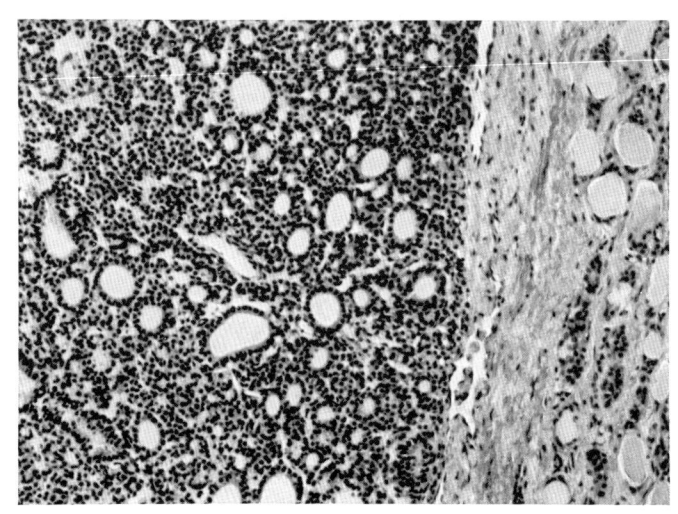

Abb. 2.**28** Mikrofolliculäres Adenom. Deutliche Kapsel und Kompression des restlichen Schilddrüsengewebes am rechten Bildrand (36jähriger Mann, BW 3835/60, HE, Paraffin, 150×).

Mikrofollikuläres Adenom

Die Knoten sind makroskopisch ebenfalls graurot, zum Teil bräunlich-grau. Die Konsistenz ist etwas weniger fest. Das mikroskopische Bild (Abb. 2.28) zeigt eine noch höhere Entwicklungsstufe, indem keine Epithelstränge mehr vorliegen, sondern Follikel. Das Gewebe ist jedoch nicht voll ausgereift. Die Follikel sind klein, aber mit einem deutlichen Lumen versehen, das von einem kubischen Epithel ausgekleidet wird. Als oberer Grenzwert des Follikeldurchmessers für die Abgrenzung vom großfollikulären Adenom gibt WEGELIN (39) 75 μm an. Neben mikrofollikulären Bezirken kommen häufig auch trabekuläre und makrofollikuläre Teile vor. Die Knoten weisen gelegentlich in ihrer ganzen Ausdehnung eine regelmäßige Follikelverteilung auf; oft stehen aber die Follikel in Kapselnähe viel dichter als in zentralen Abschnitten. Der Kolloidgehalt ist meist gering, das Kolloid hell gefärbt. Das Stroma kann spärlich sein, häufig sind aber gerade kleinfollikuläre Adenome ausgedehnt hyalinisiert.

Normo- und makrofollikuläres Adenom

Das großfollikuläre Adenom ist makroskopisch infolge seines Kolloidreichtums durch eine glasige, transparente Beschaffenheit der Schnittfläche gekennzeichnet. Das mikroskopische Bild (Abb. 2.29) ist durch die meist prall mit Kolloid ausgefüllten Follikel charakterisiert, die bei der makrofollikulären Form beträchtliche Größen bis zu 1000 μm erreichen können. Das Kolloid ist wechselnd intensiv gefärbt. Die Epithelien sind fast immer flach bis höchstens kubisch. Das Stroma ist sehr spärlich, die Konsistenz des Knotens entsprechend weich. Gelegentlich treten sogenannte makropapilläre Formationen auf (Abb. 2.30).

Adenom mit großen, eosinophilen (oxyphilen) Zellen

Charakteristisch für diese Adenome ist die große, stark eosinophil gefärbte, fein gekörnte Zelle. Sie wird mit verschiedenen Namen bezeichnet, wie Onkozyt,

Abb. 2.29 Makrofollikuläres (kolloides) Adenom (25jährige Frau, BW 3569/63, HE, Paraffin, 150×).

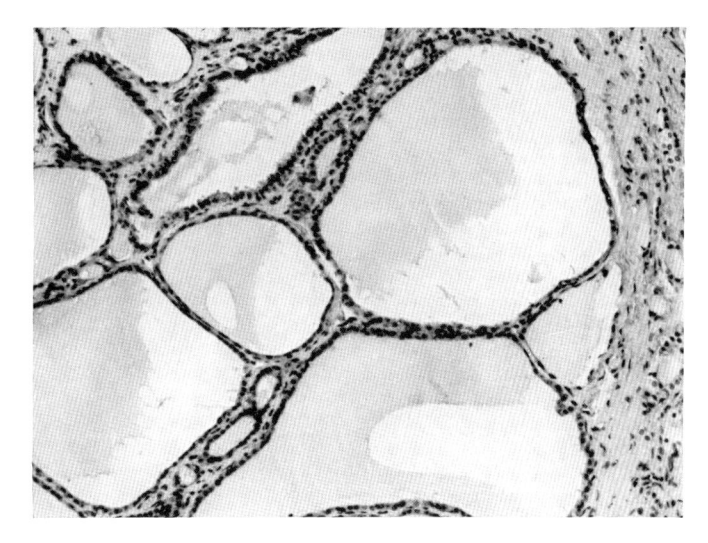

Abb. 2.30 Makropapilläre Struktur in makrofollikulärem Knoten (14jähriges Mädchen, BT 8515/77, 150×).

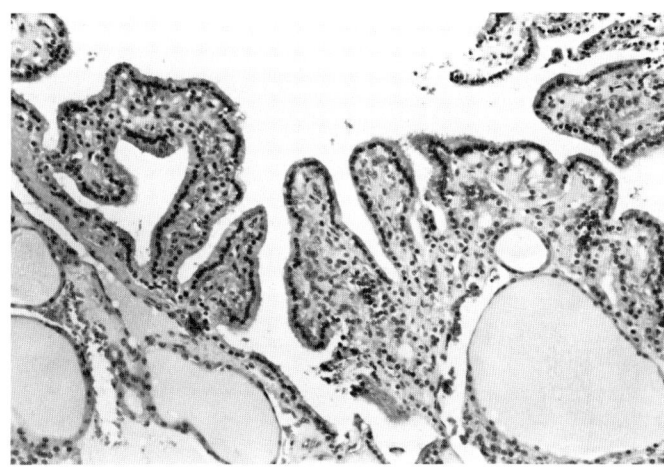

Hürthle-Zelle, Askanazy-Zelle. Große eosinophile Zellen können in verschieden gebauten Adenomen vorkommen. Während LANGHANS (27) noch ausschließlich von der großzellig-kleinalveolären Struma sprach, die er übrigens zu den malignen Formen rechnete, gibt es auch großzellige Tumoren, deren Architektur trabekulär, makrofollikulär oder papillär ist. Die eosinophile Zelle gibt dem Tumor eine ganz charakteristische Braunfärbung, die meist schon makroskopisch die richtige Diagnose ermöglicht. Die Knoten sind ziemlich brüchig. Mikroskopisch muß die Eosinophilie das ganze Adenom betreffen (Abb. 2.31). Die Eosinophilie ist allerdings nicht immer in allen Abschnitten gleich ausgeprägt. Das Vorliegen einzelner großzelliger Elemente in einem Knoten erlaubt die Diagnose eines großzelligen Adenoms noch nicht, kommen doch derartige Zellen auch in der normalen oder in der basedowifizierten Drüse vor. Das Stroma ist je nach der zugrundeliegenden Architektur verschieden stark ausgeprägt. Elektronenoptisch ist die große eosinophile Zelle durch einen besonderen Mitochondrienreichtum charakterisiert, was von den einen Autoren als Ausdruck einer Erschöpfung, von andern als Zeichen einer besonderen Stimulation einer Zelle aufgefaßt wird, die unter partiellem Verlust der Funktion nur noch Thyreoglobulin, aber kein vollständiges Hormon mehr aufbauen kann. WALTHARD (37) vermutet, daß es sich um eine besonders stimulierte Zelle handle. Tatsächlich ist das großzellige Element in solchen Drüsen häufig zu finden, von denen angenommen werden darf, daß sie unter vermehrter thyreotroper Stimulation stehen. Als Beispiel mögen die Rezidivstruma oder das Restparenchym einer Struma Hashimoto mit massivem Parenchymuntergang dienen. Auch die nur bedingte Gutartigkeit des großzelligen Adenoms wäre durch die Proliferationstendenz unter thyreotroper Stimulation erklärt. Trotzdem sollte aus der häufigen malignen Entartung des großzelligen Adenoms nicht auf eine generelle Bösartigkeit dieses Tumors geschlossen werden.

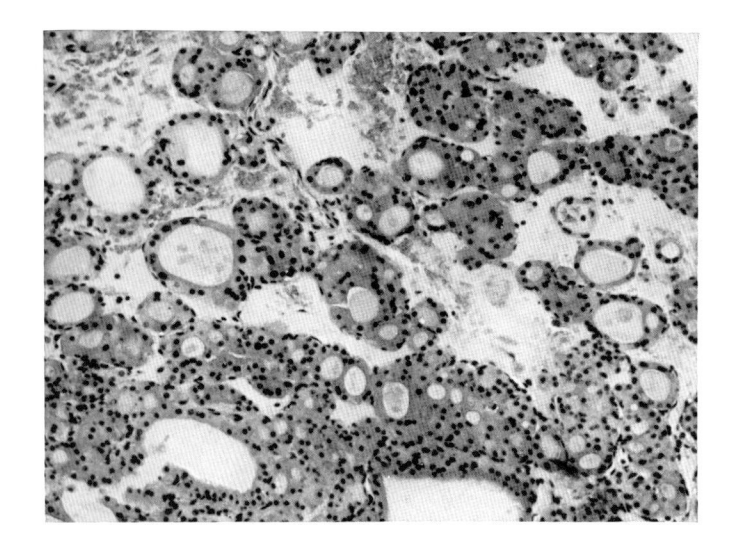

Abb. 2.**31** Großzellig-eosinophiles Adenom (45jährige Frau, BW 285/63. Seit Jahren weiche Struma ohne Hyperthyreosezeichen. HE, Paraffin, 150 ×).

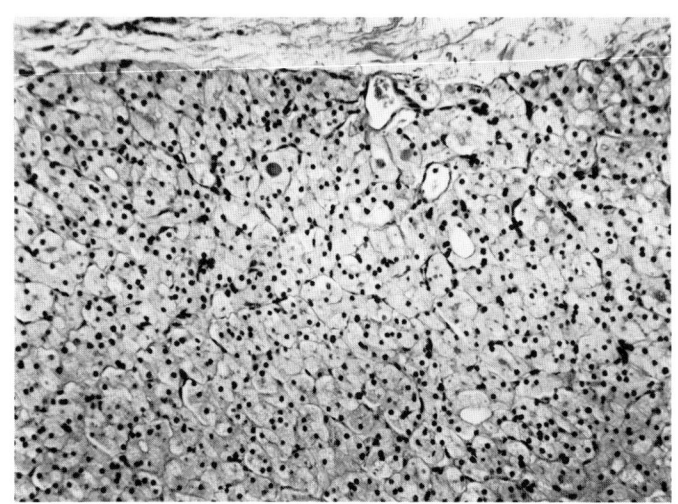

Abb. 2.**32** Hellzelliges Adenom (51jährige Frau, BW 8353/73, 150 ×).

Adenom mit wasserklaren Zellen

Vereinzelte wasserklare Epithelien sind häufig in Adenomen zu beobachten, die relativ ausgeprägte degenerative Erscheinungen erkennen lassen. Eigentliche Adenome, die ausschließlich oder doch in weit überwiegendem Maße aus klarzelligen Epithelien zusammengesetzt sind, kommen nur selten vor. STOLL u. LIETZ (35) fanden unter 4271 Strumaresektaten nur 2 Fälle mit hellzelligem Adenom. Eher häufiger, wenn auch immer noch selten, können hellzellige Karzinome in der Schilddrüse gefunden werden. Dort stellt sich dann vor allem die Frage, ob es sich um einen primären Schilddrüsentumor handelt oder um eine Metastase. Ähnlich wie beim Adenom mit oxyphilen Zellen wird auch beim Adenom mit wasserklaren Zellen die Dignität nicht durch die Zellart, sondern durch die Grundarchitektur des Tumors bestimmt. Gute Abkapselung des Tumors und Fehlen von Kapsel- und Gefäßeinbrüchen kennzeichnen den gutartigen Tumor. Die Adenome sind meist mikrofollikulär-trabekulär gebaut (Abb. 2.32). In der PAS-Färbung findet sich eine geringe bis fehlende Anfärbung des Zytoplasmas, das in der Routinefärbung oft fein granuliert erscheint. Im elektronenmikroskopischen Bild imponiert eine vesikuläre Auflockerung des Zytoplasmas. Klinisch stellt sich das hellzellige Adenom als kalter Knoten dar. Die Strukturveränderung des Zytoplasmas ist somit Ausdruck einer Störung der Hormonsynthese.

Andere Adenome

Papilläres Adenom

Gutartige Tumoren, die sich durch die Papillenbildung von follikulären Adenomen unterscheiden, sind so selten, daß sie in der WHO-Nomenklatur nicht speziell klassifiziert werden. Es handelt sich um meist zufällig gefundene, kleine und typischerweise zystische Tumoren, die sich gegenüber dem papillären Karzinom nur durch das Fehlen der Invasion von Kapsel, angrenzendem Schilddrüsenparenchym oder Gefäßen unterscheiden. Die Diagnose eines papillären Adenoms darf daher erst nach sorgfältigem Ausschluß eines papillären Karzinoms gestellt werden.

Die in der älteren Nomenklatur als „makrofollikulär-papilläre Adenome" oder in der WHO-Nomenklatur als makropapilläre Strukturen bezeichneten Gebilde kommen meist als kleine, glasige Knötchen in knotig-hyperplastischen Schilddrüsen vor. Zur Papillenbildung kommt es durch Epithelwucherung, die auch zur Follikelbildung führen kann. Die Papillen sind stets Bestandteil eines stark erweiterten Follikels, der meistens prall mit Kolloid gefüllt ist. Das Papillenstroma ist spärlich entwickelt, besteht vorwiegend aus Kapillaren und schließt typischerweise kleine Follikel ein (s. Abb. 2.**30**). Psammomkörper kommen nicht vor. Es handelt sich bei diesen makropapillären Formationen um umschriebene Hyperplasien im Rahmen eines meist endemischen Kropfes.

Atypische Adenome (proliferierende Adenome)

Als atypische Adenome werden malignitätsverdächtige Tumoren bezeichnet, die im wesentlichen aber den Bau eines follikulären Adenoms zeigen (Abb. 2.**33**). Meistens handelt es sich um Formen mit relativ geringer Gewebsreife, wie trabekuläre Adenome. Aufgrund einer gesteigerten Mitoserate ist eine verstärkte Proliferation des Tumors anzunehmen, gleichzeitig ist das Zellbild oft pleomorph, die Kerne erscheinen oft etwas vergröbert. Diese Befunde sind somit äußerst verdächtig auf das Vorliegen eines hochdifferenzierten follikulären Karzinoms. Trotz sorgfältiger Untersuchung zahlreicher Schnitte gelingt es aber bei dem atypischen Adenom nicht, die für die Diagnose des Karzinoms entscheidenden Befunde zu erheben wie Durchbrüche des Tumorgewebes durch die Kapsel und Einbrüche des Tumors in Gefäße. Das atypische Adenom könnte daher als Tumor definiert werden, der wie ein gutdifferenziertes follikuläres Karzinom aussieht, aber mangels Beweisen nicht als solches bezeichnet werden darf. Es liegt auf der Hand, daß die Diagnose des atypischen Adenoms am Schnellschnitt nicht mit genügender Sicherheit gestellt werden kann. Diese Situation ist natürlich für den operierenden Chirurgen höchst unbefriedigend. Man hofft daher, mit der zytologischen Untersuchung am Feinnadelpunktat derartiger Knoten präzisere Angaben über die Dignität des punktierten Knotens zu erhalten. Tatsächlich soll nach LANG u. Mitarb. (26) mit Hilfe der zytologischen Untersuchung eine sichere Grenze zwischen atypischen Adenomen und Karzinomen gezogen werden können. Diese erst kürzlich mitgeteilten Ergebnisse bedürfen aber noch der Bestätigung durch andere Arbeitsgruppen.

Bösartige Tumoren

Einteilung

Noch vor wenigen Jahren bestanden kaum bei einem Organ so viele unterschiedliche Klassifizierungen der Malignome wie bei der Schilddrüse. Im deutschen

Tabelle 2.**5** Einteilung der malignen Schilddrüsentumoren nach der Weltgesundheitsorganisation (19)

Epitheliale Tumoren

Follikuläres Karzinom
Papilläres Karzinom
Pflasterzelliges Karzinom
Undifferenziertes (anaplastisches) Karzinom
    – spindelzelliger Typ
    – riesenzelliger Typ
    – kleinzelliger Typ
Medulläres Karzinom

Nichtepitheliale Tumoren

    Fibrosarkom
    Andere

Verschiedene Tumoren

    Karzinosarkom
    Malignes Hämangioendotheliom
    Malignes Lymphom
    Teratom

Abb. 2.**33** Atypisches Adenom. Auffallend große Kerne der Follikelepithelien im Adenom, aber keine Kapseldurchbrüche oder Gefäßeinbrüche (60jährige Frau, BW 12598/78, 150×).

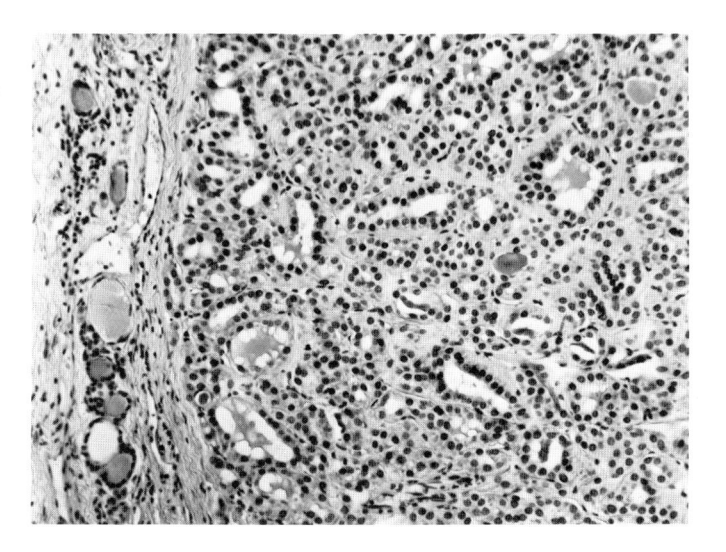

Sprachbereich allein waren mehrere Einteilungen gebräuchlich, die in den Grundzügen auf die Wegelinsche Einteilung zurückzuführen waren. Bei diesen Verhältnissen waren Vergleiche der Inzidenz verschiedener Tumorformen aufgrund von Literaturangaben kaum möglich. Seit der Publikation der Einteilung der Schilddrüsengeschwülste der Weltgesundheitsorganisation hat sich diese Situation entscheidend gebessert. Diese Klassifizierung hat sich in der noch kurzen Zeit seit der Publikation als brauchbar erwiesen (1, 13, 22, 30).

Übersichten über maligne Schilddrüsentumoren, die auf der WHO-Einteilung basieren, lassen erkennen, daß die anfangs erwähnten beträchtlichen Unterschiede der Häufigkeit der verschiedenen Tumorformen nicht allein den früher uneinheitlichen Klassifizierungen zu Lasten gelegt werden können. Auch in den neueren Arbeiten finden sich recht unterschiedliche Anteile der einzelnen Tumorformen an der Gesamtzahl der Malignome, je nach Gegend, aus der die Zusammenstellung stammt.

Schilddrüsenkarzinome sind relativ seltene Tumoren. Größere Statistiken aus dem Biopsiegut verschiedener Zentren Deutschlands und der Schweiz ergeben einen Anteil von ca. 1‰ der Schilddrüsenmalignome am Gesamteinsendegut. Daten aus Krebsregistern verschiedener Länder der ganzen Welt ergeben dagegen teilweise massive Unterschiede in der Häufigkeit (6). Ziemlich gute Übereinstimmungen der Anteile der einzelnen Tumoruntergruppen finden sich in den verschiedenen Ländern mit vergleichbarer Ausprägung der Kropfendemie. So haben sich die Verhältnisse in der Schweiz nach Einführung der Jodkochsalzprophylaxe den Verhältnissen in Ländern ohne Kropfendemie angenähert. BUBENHOFER u. HEDINGER (1) konnten in zwei Kollektiven vor und nach Einführung der Prophylaxe den auch von anderen Autoren berichteten Trend bestätigen, daß nämlich unter dem Einfluß der Jodzufuhr eine Verschiebung von den undifferenzierten zu den differenzierten Formen eintritt und die papillären Karzinome auf Kosten der follikulären Typen zunehmen. Immerhin scheint das Verhältnis in Basel (22) und Zürich (1,30) noch nicht so massiv zugunsten der papillären Tumoren verschoben zu sein wie in Schweden oder in den USA.

Während das follikuläre, und in besonderem Maße das undifferenzierte Karzinom ein Tumor des höheren Alters ist, hat das papilläre Karzinom einen doppelten Häufigkeitsgipfel mit einem ersten Gipfel um das 3. Jahrzehnt und einem zweiten Gipfel um das 7. Jahrzehnt herum. Die Schilddrüsenkarzinome zeigen eine auffallende Bevorzugung des weiblichen Geschlechts. Besonders deutlich tritt dies bei den differenzierten Tumoren, vor allem beim papillären Karzinom, in Erscheinung. Mit der Verschiebung zugunsten der differenzierten Karzinome unter der Jodsalzprophylaxe ist auch eine Verschiebung des Geschlechtsverhältnisses zugunsten der Frauen zu beobachten.

Zytologische Besonderheiten der Karzinome werden bei der Einteilung nicht berücksichtigt. Je nach Grundarchitektur werden somit großzellig-eosinophile (azidophile), hellzellige oder zylinderzellige Tumoren bei den papillären, follikulären oder undifferenzierten Karzinomen eingereiht.

Schwierigkeiten kann die Abgrenzung follikulärer Karzinome von papillären Tumoren bereiten, besonders, wenn nur spärliche papilläre Formationen vorkommen, die typischen Milchglaskerne fehlen oder die Struktur durch einen großzellig-eosinophilen Zellcharakter verschleiert wird. GEORGII (13) konnte bei seinen Fällen oft erst mit 5, ja sogar erst mit 12 histologischen Schnitten eine sichere Einteilung vornehmen. NERACHER u. HEDINGER (30) hatten in einer Serie von 327 Malignomfällen in fast 4% der Fälle Schwierigkeiten bei der Zuteilung des Tumors zu den papillären oder follikulären Karzinomen.

Bösartige epitheliale Tumoren

Follikuläres Karzinom

Nach der Definition der WHO ist das follikuläre Karzinom „ein maligner epithelialer Tumor mit Wachstumsformen und Zellen, welche jenen gleichen, die in normalen oder sich entwickelnden Schilddrüsen gefunden werden. Papilläre Strukturen sollten nicht vorhanden sein." Somit setzen sich diese Tumoren entweder aus Follikeln unterschiedlicher Größe oder aus soliden epithelialen Strängen oder aus einem Gemisch oder Übergangsformen dieser Strukturen zusammen.

Tabelle 2.6 Anteile der follikulären, papillären und undifferenzierten Karzinome an allen Schilddrüsenkarzinomen, ohne nichtepitheliale Formen

				Karzinome		
			total	follikuläre	papilläre	undifferenzierte
Cabanne u. Mitarbeiter (3)	Paris/Bruxelles	1974	524	28%	45%	19%
Jereb u. Mitarbeiter (24)	Stockholm	1975	738	19%	58%	16%
Neracher u. Hedinger (30)	Zürich	1975	308	32%	40%*	25%
Cady u. Mitarbeiter (4)	Boston	1976	964	20%	46%	15%
Heitz u. Mitarbeiter (22)	Basel	1976	550	41%	26%	26%
Georgii (13)	Hannover	1977	309	42%	46%	6%

* Inklusive nicht ganz eindeutig abgrenzbarer papillärer oder follikulärer Karzinome. Die eindeutig papillären Karzinome machen nur 35% aller Karzinome aus.

Je nach Ausreifungsgrad, d.h. nach Ähnlichkeit der Tumorstruktur mit der normalen, adulten Schilddrüse, werden Differenzierungsgrade des follikulären Karzinoms unterschieden.

Das *gut differenzierte* follikuläre Karzinom wurde früher auch als metastasierendes Adenom bezeichnet, da der Tumor oft erst über den Umweg einer Metastase erkannt wird und eher die histologischen Kriterien eines Adenoms als jene eines Karzinoms erfüllt (Abb. 2.**34a**). Das metastasierende Adenom galt zudem insbesondere im Kropfendemiegebiet als selten. So sind im Sektionsgut des Pathologischen Instituts Zürich der Jahre 1941–1959 unter 153 malignen Schilddrüsentumoren nur 4 und in der Operationsstatistik von DE QUERVAIN (32) unter 200 Fällen nur 2 Tumoren als metastasierende Adenome klassifiziert worden.

Heutzutage stellt das gut differenzierte follikuläre Karzinom der Schilddrüse dagegen für den Pathologen fast ein Alltagsproblem dar. Dazu haben die in den letzten Jahren zur Routine gewordenen verfeinerten Methoden der Schilddrüsendiagnostik wie Szintigraphie und Zytologie geführt. So muß der kalte Schilddrüsenknoten, der in der zytologischen Untersuchung der Feinnadelpunktion einen gewissen Verdacht auf Malignität erweckt, der histologischen Untersuchung durch operative Entfernung des Knotens zugeführt werden. Damit ist auch die Fragestellung, hochdifferenziertes follikuläres Karzinom oder Adenom, eventuell atypisches Adenom, sehr häufig geworden (s. auch S. 29).

Makroskopisch handelt es sich mehrheitlich um Knoten von grau-weißer Farbe und geringer Transparenz. Die Diagnose des gut differenzierten follikulären Karzinoms beruht auf dem Nachweis des invasiven Wachstums, insbesondere der Invasion der Kapsel und der umliegenden Anteile, von Lymphspalten und hauptsächlich von Gefäßen (Abb. 2.**34b**). Eine sorgfältige Untersuchung der Kapselregion derartiger Knoten, notfalls an zahlreichen Schnitten und Blöcken, ist für die Diagnose entscheidend. Bei bloßer Enukleation des Knotens durch den Chirurgen kann deshalb eventuell eine sichere Diagnosestellung unmöglich sein.

Das follikuläre Karzinom metastasiert fast ausschließ-

Abb. 2.**34a** u. **b** Gut differenziertes follikuläres Karzinom.
a 25jähriger Mann, HZ 25822/78, 350×.
b Gefäßeinbruch am linken Bildrand (gleicher Patient wie Abb. 2.**34a**, 150×).

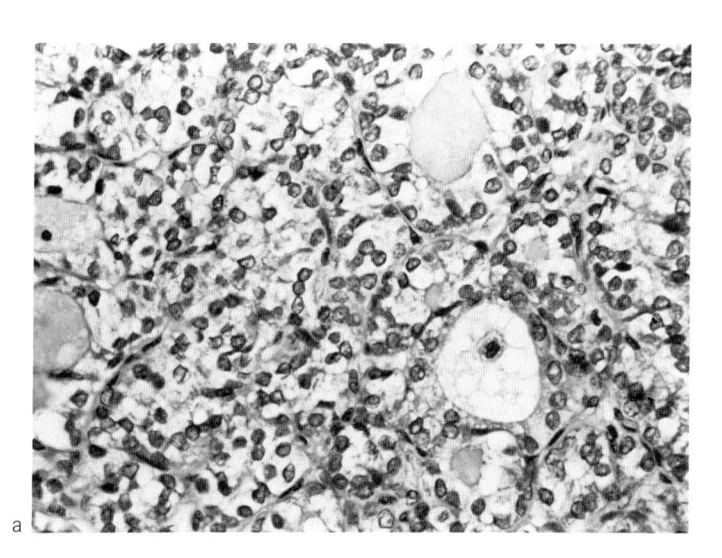

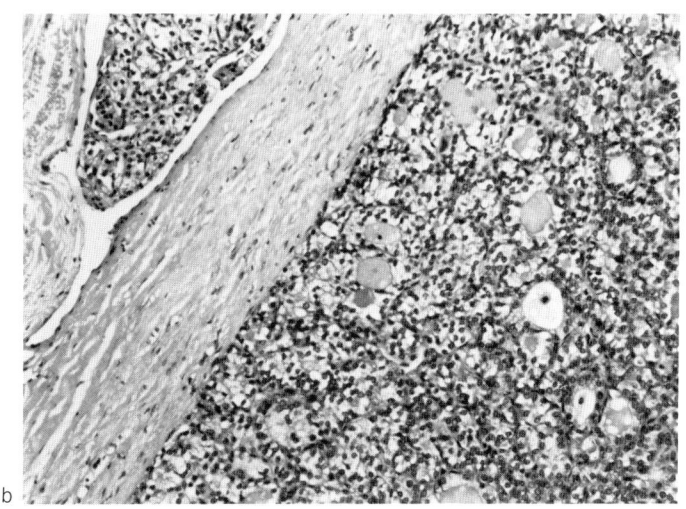

lich hämatogen, wobei für die hochdifferenzierte Form die Knochenmetastasen besonders typisch sind (Abb. 2.35). Bevorzugter Sitz sind Schädel und Wirbelsäule. Die Metastasen sind osteolytisch und können zu Spontanfrakturen führen. Die Metastasen behalten die hohe Differenzierung des Primärtumors bei, so daß sie histologisch leicht dem Primärtumor zuzuordnen sind. Die Prognose des gut differenzierten follikulären Karzinoms ist in Fällen, bei welchen sich der Tumor noch nicht über die Schilddrüsenkapsel hinaus ausgebreitet hat, ausgezeichnet und auch bei den übrigen relativ günstig (36).

Mäßig differenziertes folliculäres Karzinom. Neben soliden Zellverbänden und Trabekeln als Zeichen der geringeren Gewebsreife finden sich in wechselndem Ausmaße gut ausdifferenzierte Follikel. Einzelne Tumoren lassen auch eine gewisse Gesetzmäßigkeit ihres Aufbaues erkennen: In Kapselnähe finden sich radiär gelagerte solide Stränge, abwechselnd mit polygonalen Feldern. Zwischen den Feldern liegt ein nur spärliches, zartes gefäßführendes Stroma. In den Strängen und Feldern sondern sich Zellgruppen aus, die sich zu Follikeln ordnen. Meistens gegen das Zentrum zu nimmt die Zahl der follikelähnlichen Strukturen zu, so daß die Stränge schließlich einen gitterartigen Aspekt bieten können, da Kolloid meistens fehlt (Abb. 2.36). Im Knotenzentrum schließlich können ausgedehnte Narbenfelder auftreten. Diese mäßig differenzierte Form des follikulären Karzinoms wurde früher als wuchernde Struma Langhans bezeichnet.

Die Metastasierung der mäßig differenzierten follikulären Karzinome erfolgt, wie bei den gut differenzierten, vorzugsweise auf dem Blutweg. Lungen und Schädel- sowie Stammskelett sind wiederum die bevorzugten Metastaseorte.

Wenig differenziertes folliculäres Karzinom. Diese Gruppe der follikulären Karzinome wird in der WHO-Nomenklatur nicht näher umschrieben. Zu ihr zählen somit alle follikulären Karzinome, die die höheren Differenzierungsmerkmale der beiden vorgängig beschriebenen Gruppen nicht besitzen. Daher wurden diese Tumoren früher im Gegensatz zum „metastasierenden Adenom" und der „wuchernden Struma" als echte Karzinome bezeichnet.

Die Malignität dieser Tumoren ist offensichtlich: Häufig findet sich ein ausgesprochen invasives Wachstum

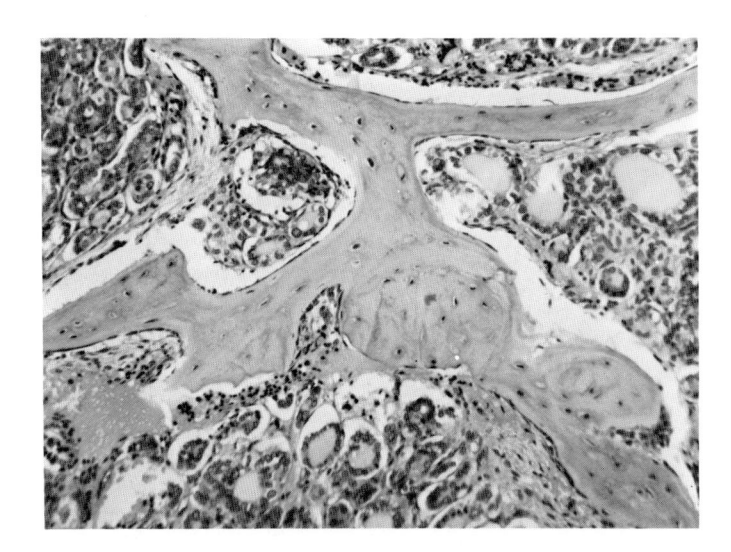

Abb. 2.35 Gut differenziertes folliculäres Karzinom. Knochenmetastase (60jährige Frau, BW 2483/68, 150×).

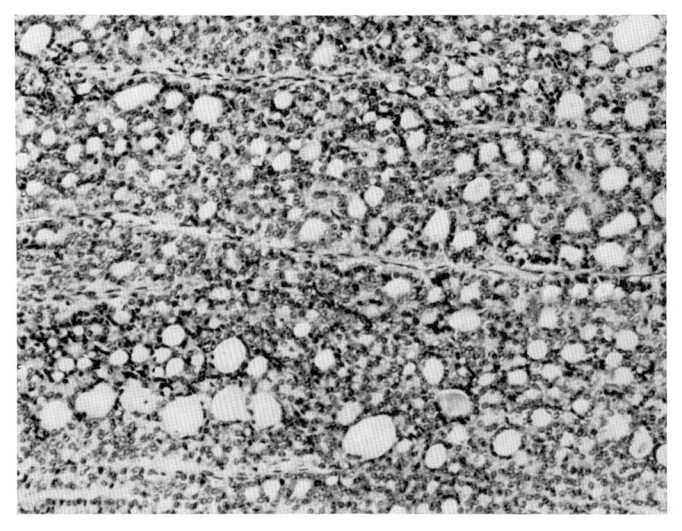

Abb. 2.36 Mäßig differenziertes folliculäres Karzinom. Entsprechende Tumoren wurden früher als „wuchernde Struma Langhans" bezeichnet (34jährige Frau, MB 3104/52, 150×).

in die Umgebung. Der Tumor ist nicht selten von ausgedehnten Nekrosebezirken durchsetzt, welche makroskopisch eine gelbe Farbe erzeugen. Da diese Tumoren meistens wenig Kolloid enthalten, fehlt auch der durch das Kolloid bedingte Glanz der Schnittfläche, wodurch schon makroskopisch der Verdacht auf ein Karzinom erweckt wird. Zytologisch ist der Tumor durch Zellen mit den Merkmalen des Karzinoms charakterisiert. Histologisch finden sich am häufigsten solide Zellbalken, die oft Lücken in Form einzelner Follikel aufweisen (Abb. 2.37). Diese Follikel oder follikelartigen Strukturen sind zufällig verteilt. Manchmal können follikuläre Bilder auch überwiegen.

Das follikuläre Karzinom ist eine Tumorform, welche in Kropfendemiegebieten häufig ist. Unter dem Einfluß der Kropfprophylaxe mit jodiertem Kochsalz ist der Anteil an follikulären Karzinomen zugunsten der papillären Karzinome zurückgegangen: BUBENHOFER u. HEDINGER (1) finden im histologisch nachkontrollierten Untersuchungsgut des Pathologischen Instituts der Universität Zürich einen Rückgang des Anteils der follikulären Karzinome von 41,8% im Zeitraum 1925–1941 auf 29,7% im Zeitraum von 1962–1973.

Im Gegensatz dazu ist es zu einem Anstieg des Anteils der papillären Karzinome von 7,8% auf 33,4% gekommen. Gefühlsmäßig hat man auch den Eindruck, daß innerhalb der follikulären Karzinome eine Verschiebung zugunsten der höher differenzierten Formen stattgefunden hat. Statistische Angaben, welche auf einer Unterteilung der follikulären Karzinome in die verschiedenen Differenzierungsgrade beruhen, stehen aber noch nicht zur Verfügung.

Besondere Zelltypen des follikulären Karzinoms

Großzellig-eosinophiles Karzinom. Ebenso wie Adenome können auch Karzinome ausschließlich aus den dort beschriebenen azidophilen Zellen zusammengesetzt sein (Abb. 2.**39a–c**). Diese besitzen auch die gleichen ultrastrukturellen Merkmale wie bei den Adenomen (Abb. 2.**39c**). Hingegen erscheinen sowohl licht- als auch elektronenoptisch die Kerne größer und unregelmäßiger gestaltet. Makroskopisch findet sich ebenfalls die auffällige bräunliche Färbung des Tumors, dagegen ist das invasive Wachstum anhand einer unscharfen Begrenzung oft schon mit bloßem Auge zu vermuten (Abb. 2.**38**).

Abb. 2.**37** Schlecht differenziertes follikuläres Karzinom (62jähriger Mann, BW 1074/61, 150×).

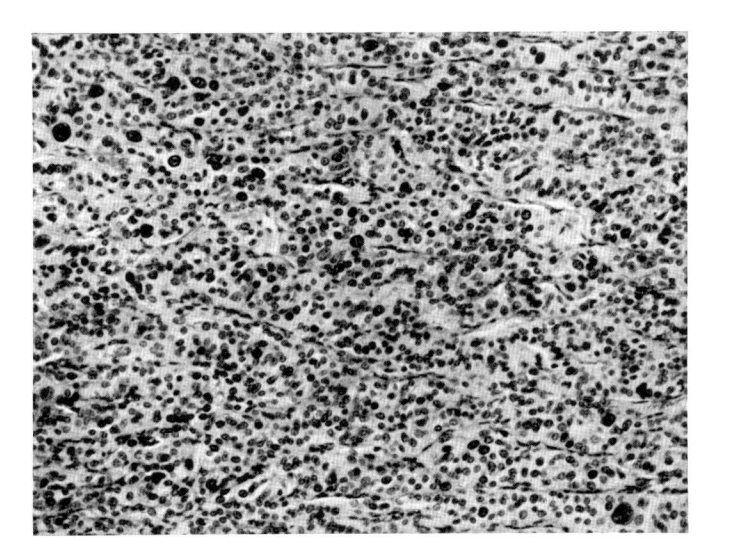

Abb. 2.**38** Gut differenziertes follikuläres, großzellig-eosinophiles Karzinom. Struma mit Kompressionszeichen und Schmerzen der rechten Halsseite. 64 g schweres Strumaresektat von rechts (63jährige Frau, BW 6492/61).

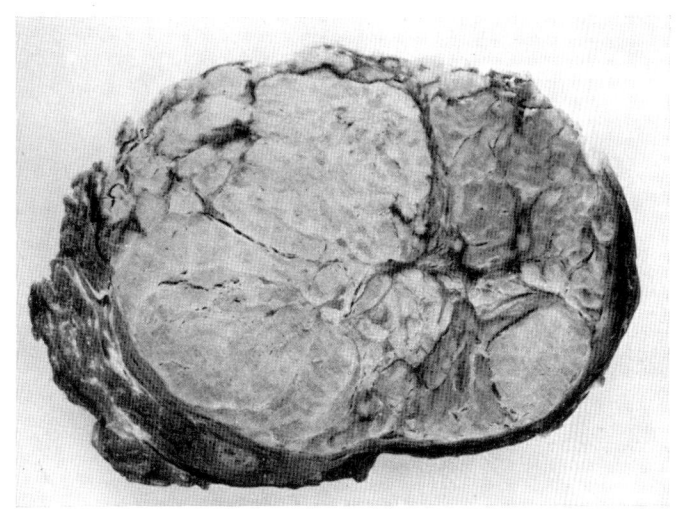

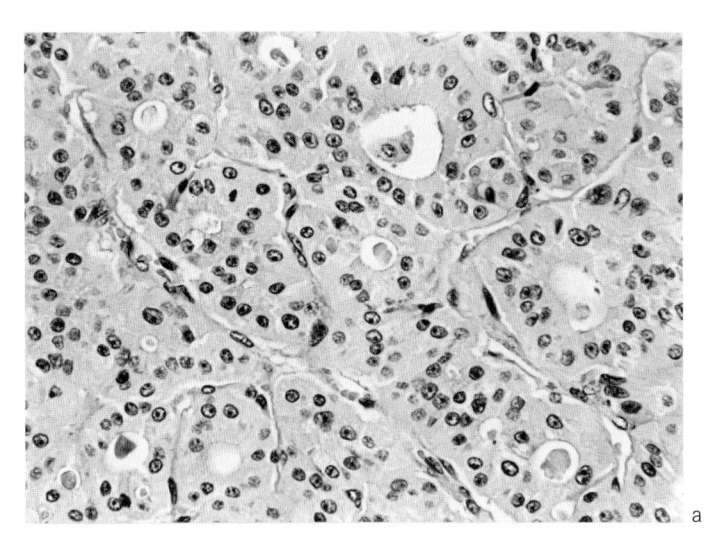

34   2 Normale und pathologische Anatomie der Schilddrüse

Abb. 2.**39 a–c**
a Folliküläres, großzellig-eosinophiles Karzinom (58jährige Frau, HZ 15777/73, 350 ×).
b Folliküläres, großzellig-eosinophiles Karzinom. Gefäßeinbruch (79jährige Frau, HZ 26628/78, 35 ×).
c Großzellig-eosinophiles Karzinom, Lymphknotenmetastase. Mitochondrienreiches Zytoplasma (67jähriger Mann, BW 11047/74, EM-Vergrößerung 4500 ×).

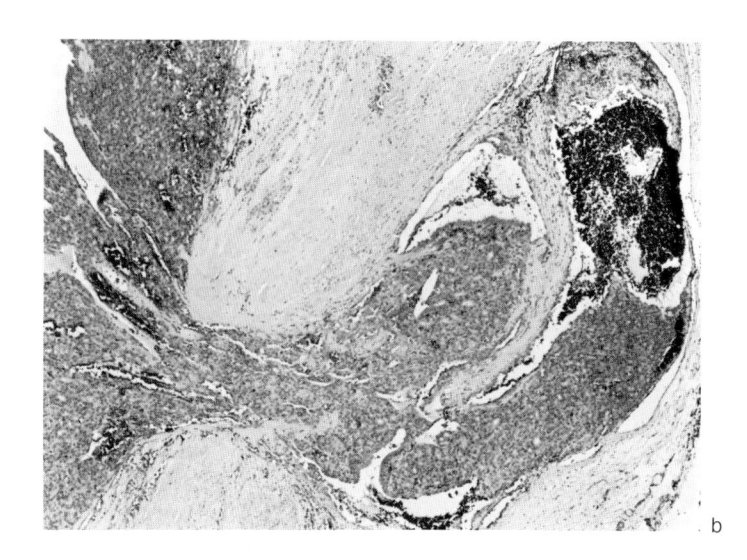

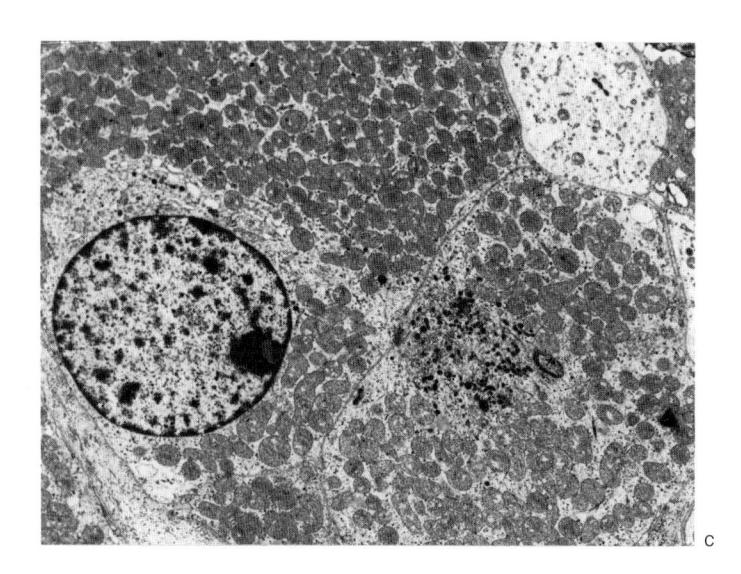

Das Verhalten der großzellig-eosinophilen Karzinome wird nicht durch die besondere Zellart, sondern durch die Grundarchitektur bestimmt. Somit ist auch bei den großzellig-eosinophilen follikulären Karzinomen je nach Differenzierungsgrad ein unterschiedlich aggressives Verhalten des Tumors und damit eine unterschiedliche Prognose zu erwarten.

Die Unterscheidung zwischen atypischem Adenom und hochdifferenziertem Karzinom kann gerade bei den großzellig-eosinophilen Tumoren besonders schwierig sein. Dazu kommt, daß die azidophile Zelle nicht nur follikuläre, sondern auch papilläre Tumoren aufbauen kann. Durch die azidophile Zelle kann die Grundarchitektur so verwischt werden, daß eine sichere Zuteilung zu den follikulären oder den papillären Formen verunmöglicht wird. So handelt es sich denn auch bei den 3,9% der Schilddrüsentumoren, bei denen NERACHER u. HEDINGER (30) keine sichere Zuteilung zu den follikulären oder papillären Karzinomen vornehmen konnten, vornehmlich um großzellig-eosinophile.

Hellzelliges Karzinom. Diese seltene Unterform des follikulären Karzinoms tritt vorwiegend in Form eines oder mehrerer Knoten auf, die meistens eine Kapsel besitzen. Diese wird typischerweise vom Tumorgewebe durchbrochen. Mikroskopisch besteht das Tumorgewebe meistens aus soliden, trabekulären Verbänden. Follikel sind selten ausgebildet. Dagegen kommen nicht selten kleinere oder größere Blutseen vor. Die einzelnen Tumorzellen sind länglich oder polyedrisch und besitzen ein schwach angefärbtes bis wasserklares Zytoplasma in deutlichen Zellgrenzen (Abb. 2.**40a**). Der Tumor erinnert somit histologisch sehr stark an ein hellzelliges Nierenkarzinom. Die Ähnlichkeit dieses in der älteren deutschsprachigen Literatur als Parastruma maligna bezeichneten Tumors ist von besonderem Interesse. In der überwiegenden Zahl von Fällen hellzelliger Tumoren in der Schilddrüse handelt es sich tatsächlich um Metastasen eines hellzelligen Nierenkarzinoms (20). Wir besitzen aber im eigenen Material Fälle, bei welchen ein hypernephroides Karzinom mit Sicherheit ausgeschlossen werden kann. Leider lassen färberische Methoden eine sichere Unterscheidung der beiden Tumoren nicht zu, da entgegen der in der älteren Literatur geäußerten Meinung auch in hellzelligen Schilddrüsenkarzinomen gelegentlich Fett nachgewiesen werden kann. Hingegen kann die elektronenmikroskopische Untersuchung die Diagnose erleichtern (Abb. 2.**40b**).

Abb. 2.**40a** u. **b** Hellzelliges Karzinom.
a Autoptisch Nierenkarzinom ausgeschlossen (83jähriger Mann, HZ 21632/78, 150 ×).
b Bläschenförmige Zytoplasmaeinschlüsse, reichlich Ribosomen (66jährige Frau, BW 877/77, EM-Vergrößerung 4500 ×).

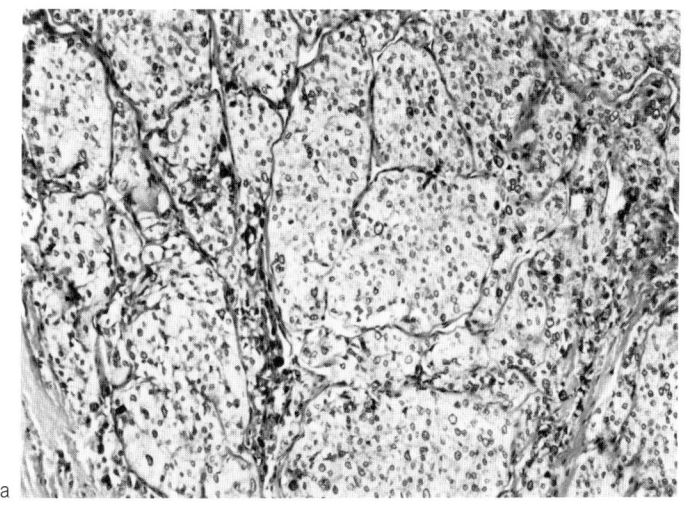

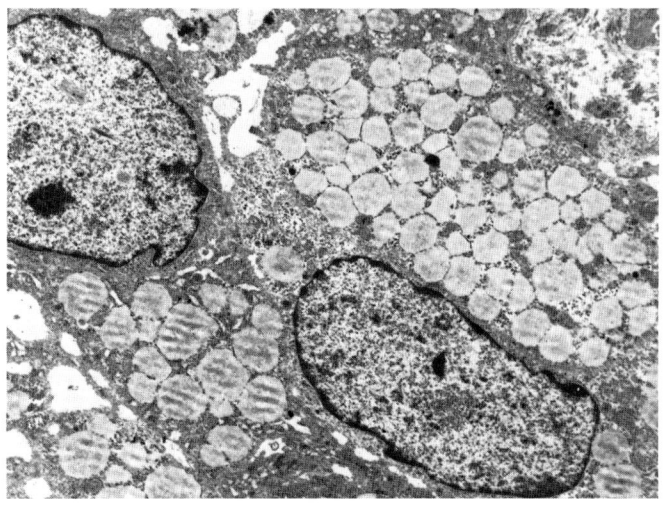

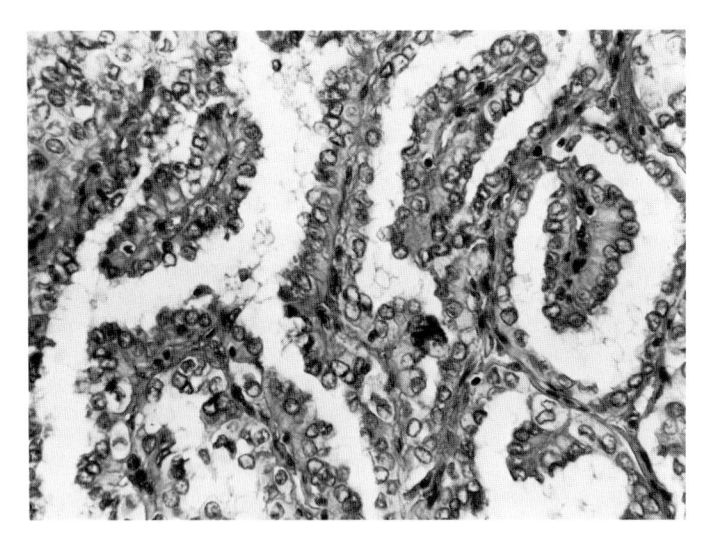

Abb. 2.**41** Papilläres Karzinom (19jährige Frau, HZ 15936/65, 350×).

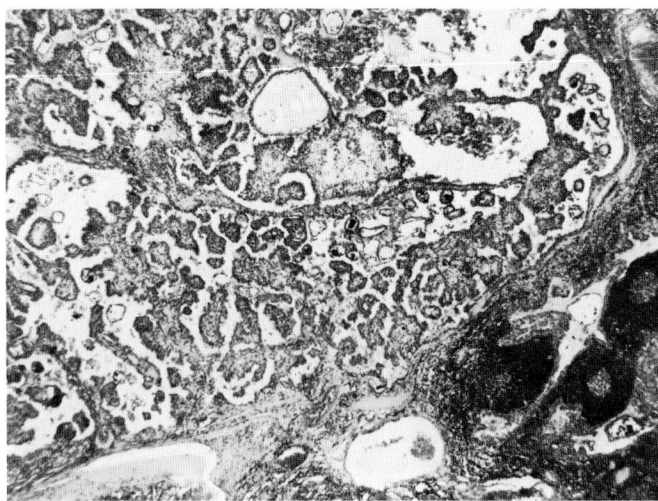

Abb. 2.**42** Papilläres Karzinom, Lymphknotenmetastase (35jähriger Mann, BW 1518/68, 50×).

Papilläres Karzinom

Die Diagnose des papillären Karzinoms kann unter Umständen schon makroskopisch gestellt werden. Die Schnittfläche des soliden, gelegentlich mikroskopisch kleinen Knotens ist gekörnt und wegen Kalkkörnern im Tumor wie sandig. Die Farbe ist grau-weiß, die Konsistenz ziemlich derb. Oft liegt eine deutliche Kapsel vor, manchmal ist aber keine scharfe Grenze festzustellen. Bei der zystischen Form können einfache oder mehrfache Hohlräume beobachtet werden, die gelegentlich an der Zystenwand Zotten aufweisen. Die Knoten kommen solitär, manchmal aber auch multilokulär und in allen Drüsenlappen vor.

Mikroskopisch finden sich stark verzweigte Papillen, die gelegentlich zystische, epithelial ausgekleidete Hohlräume ausfüllen. Das Epithel der Papillen ist meist zylindrisch, einschichtig, manchmal auch mehrschichtig. Als besonders typisch gilt eine gewisse Überlagerung der Kerne der Epithelzellen ähnlich den Ziegeln oder Schindeln auf dem Dach (Abb. 2.**41**). Das Stroma besteht aus Bindegewebe und Gefäßen und ist in der Regel ziemlich locker. Im Stroma der Papillen kommen die für das papilläre Karzinom typischen, meist eine konzentrische Schichtung aufweisenden Kalkkugeln, die Psammomkörper oder Kalkosphäriten, vor.

Neben rein papillär gebauten Tumoren sind Geschwülste recht häufig, bei welchen papilläre Strukturen wohl den Tumorcharakter bestimmen, bei denen aber größere Gebiete auch follikulär gebaut sind. Die Tendenz zur follikulären Differenzierung kann so stark werden, daß follikuläre Strukturen das Tumorbild schließlich völlig beherrschen. Obschon der Tumor dann auf den ersten Blick wie ein follikuläres Karzinom aussieht, handelt es sich um ein papilläres Karzinom, das sich aber oft nur noch an den Tumorzellen selbst erkennen läßt. Charakteristisch für die Zelle des papillären Karzinoms ist der Zellkern, der relativ groß ist, eine zarte aber deutliche Kernmembran aufweist und ein eher spärliches, zartes Chromatin enthält, welches fein verteilt dem Kern den Aspekt von Milchglas („ground-glass-nuclei") gibt (Abb. 2.**43**, Abb. 2.**41**). Das Verhalten dieses follikulär gebauten Tumors in bezug auf Wachstum und Metastasierung und die Prognose entsprechen aber dem papillären

Abb. 2.43 Papilläres Karzinom. Homogene, blasse Kernstruktur. Deutliche Zellgrenzen mit apikalen interzellulären Verbindungen (26jähriger Mann, BW 4463/76, EM-Vergrößerung 4500×).

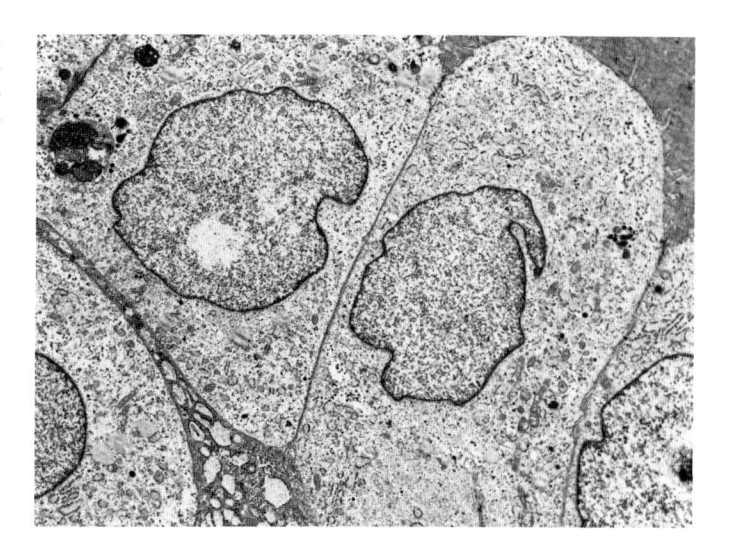

Karzinom. Er wird von LINDSAY (28) als besondere follikuläre Variante des papillären Karzinoms betrachtet.

Wegen der Tendenz des papillären Karzinoms, in Lymphspalten einzubrechen, erfolgt seine Ausbreitung in erster Linie auf dem Lymphweg. Dabei werden fast ausschließlich die regionären Halslymphknoten befallen, während Fernmetastasen relativ selten sind. Hämatogene Metastasen liegen hauptsächlich in den Lungen. Bei der sogenannten lateralen aberrierenden Struma, bei welcher papillär gebautes Schilddrüsengewebe in lymphatischem Gewebe liegt, handelt es sich immer um eine Lymphknotenmetastase eines papillären Karzinoms (Abb. 2.42). Der Primärtumor kann dabei mikroskopisch klein sein.

Hingegen ist die Frage der Bedeutung rein follikulär gebauter Schilddrüsenherde in Halslymphknoten noch unklar. Neben Befunden, die bei Kenntnis der follikulären Varianten als Metastasen eines papillären Karzinoms gedeutet werden können, findet man in seltenen Fällen Herde, die aus völlig normal erscheinendem Schilddrüsengewebe bestehen. Diese Herde weisen nicht nur zytologisch keine Zeichen von Malignität auf, sondern verhalten sich auch gegenüber dem umliegenden Gewebe völlig indifferent. GRICOUROFF (17) und GÉRARD-MARCHANT (14) vergleichen diese Herde mit der Endometriose und bezeichnen sie entsprechend als Thyreoidose.

Differentialdiagnostische Schwierigkeiten ergeben sich bei dem typischen Bau des papillären Karzinoms nur gegenüber den makropapillären Strukturen der knotigen Hyperplasie (s. Abb. 2.30). In Fällen mit Kapselbildung um den neoplastischen Prozeß ist auf den Nachweis von Kapseleinbrüchen und hauptsächlich von Lymphgefäßinvasion größtes Gewicht zu legen.

Das papilläre Karzinom ist in kropffreien Gebieten häufig, in Endemiegebieten dagegen seltener. In der Schweiz ist seit der Einführung der Kochsalzjodprophylaxe eine Zunahme der Häufigkeit der papillären Karzinome festzustellen. Da sich Häufigkeit von Kropf und papillärem Karzinom offenbar umgekehrt proportional verhalten, darf wohl abgeleitet werden, daß das papilläre Karzinom nicht in einem vorbestandenen Adenom, sondern direkt in der unveränderten Drüse entsteht.

In der Literatur wird immer wieder auf Schilddrüsenkarzinome, hauptsächlich papilläre, aufmerksam gemacht, die nach Röntgenbestrahlung von Hals und Kopfregion im Kindesalter entstanden sind. Besonders bei Karzinomen Jugendlicher ist nicht selten in der Anamnese eine durchgemachte Röntgenbestrahlung zu finden. In 31 von 36 Karzinomen bei Jugendlichen bis 18 Jahren, die von NISHIJAMA u. Mitarb. (31) untersucht wurden, handelte es sich um papilläre Karzinome. 17 der 36 Patienten hatten eine Bestrahlung durchgemacht. In der Serie von WINSHIP u. ROSVOLL (40) sind sogar 80% ihrer Patienten bestrahlt worden. Aber auch ohne vorausgegangene Bestrahlung ist das papilläre Karzinom im jugendlichen Alter nicht selten. Das Durchschnittsalter der an Schilddrüsenkarzinom Erkrankten liegt für das papilläre Karzinom am niedrigsten.

Im Gegensatz zu vielen Karzinomen anderer Organe hat das papilläre Karzinom der Schilddrüse beim Jugendlichen eine bessere Prognose als beim älteren Patienten. Jahrzehntelanges Überleben auch nach Feststellen von Metastasen ist nicht selten. Aber auch für die übrigen Altersklassen ist die Prognose des papillären Karzinoms relativ günstig. CRILE (7) findet eine Fünfjahresheilung in 94% seiner 107 chirurgisch behandelten Fälle, andere Autoren geben teilweise sogar noch bessere Resultate an. Es handelt sich somit um eine Krebserkrankung, die nicht unbedingt zum Tode des Befallenen führen muß und bei der zumindest mit einem sehr langsamen Verlauf gerechnet werden darf.

Pflasterzelliges Karzinom

Eindeutig von der Schilddrüse ausgehende Plattenepithelkarzinome sind eine Rarität. Ursprünglich als primäre Plattenepithelkarzinome der Schilddrüse diagnostizierte Fälle erweisen sich meistens als Metasta-

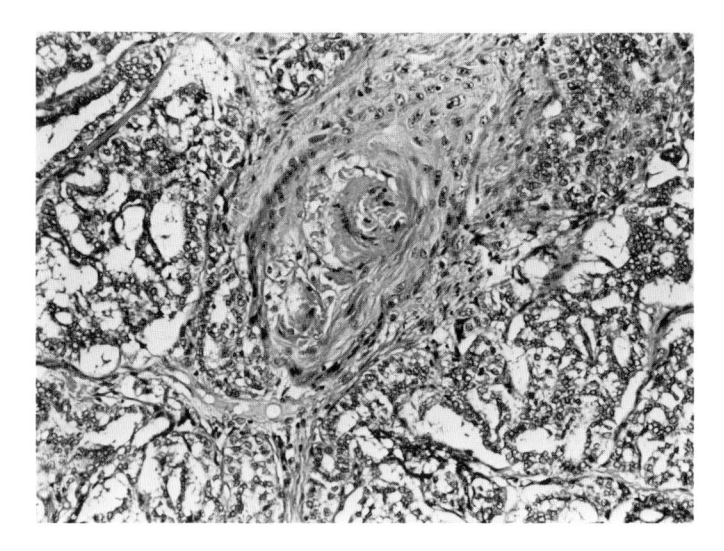

38 2 Normale und pathologische Anatomie der Schilddrüse

Abb. 2.**44** Papilläres Karzinom mit Pflasterzellmetaplasie (76jähriger Mann, BM 4215/78, 150×).

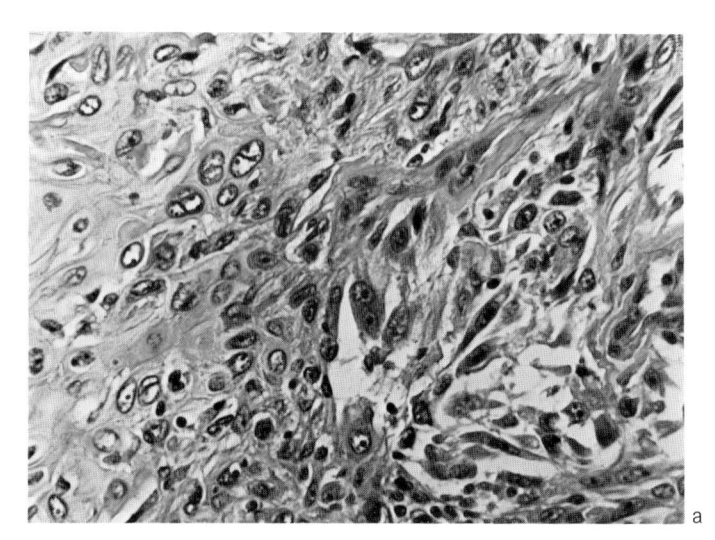

Abb. 2.**45** Pflasterzelliges Karzinom.
a Undifferenziertes spindel-, z.T. pflasterzelliges Karzinom (74jähriger Mann, BW 2939/71, 350×).
b Papilläre Lungenmetastasen bei undifferenziertem, spindel- und pflasterzelligem Karzinom (74jähriger Mann, SW 400/71, Autopsiematerial, gleicher Fall wie Abb. 2.**45a**, 200×).

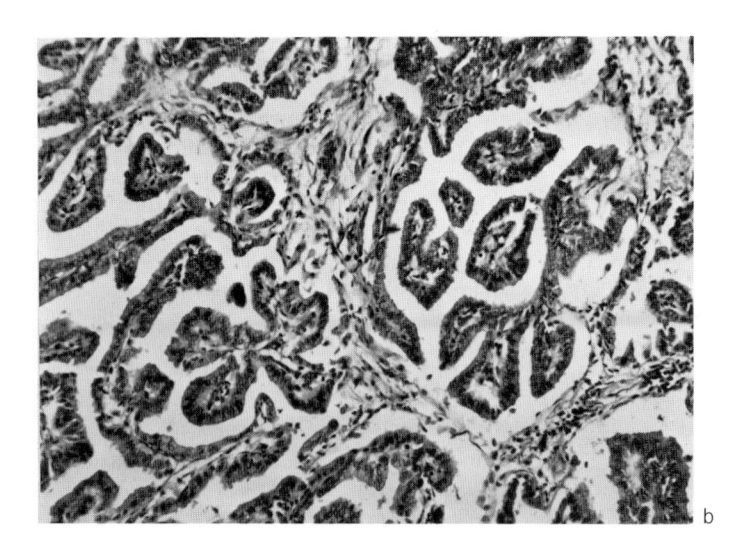

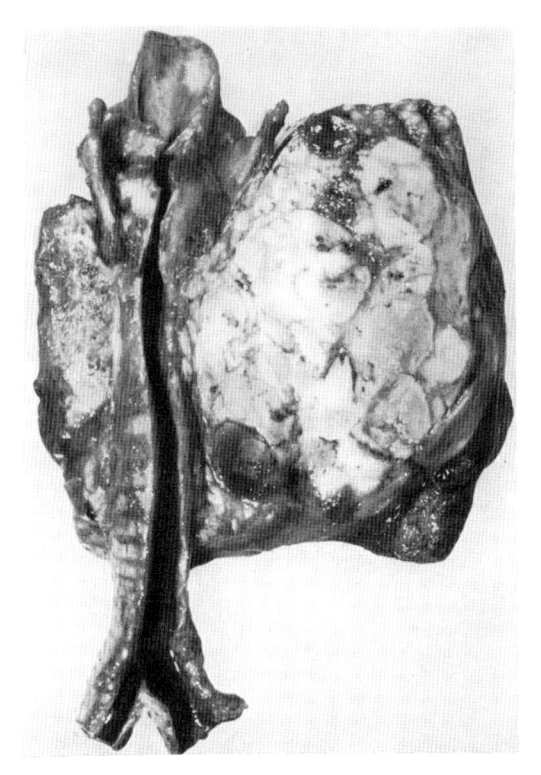

Abb. 2.46 Undifferenziertes Karzinom (74jährige Frau, SW 817/62. 2 Monate vor Tod plötzliche Zunahme des Halsumfanges, Schmerzen, Dyspnoe).

Ursprung dieses Karzinoms wird heute in erster Linie in einer Pflasterepithelmetaplasie, entstanden aus dem Follikelepithel, gesucht. In Betracht kommen auch die sogenannten soliden Zellnester, die in der normalen Schilddrüse vorkommen (S. 9, 11). Über den klinischen Verlauf dieser Tumorform ist in der Literatur wenig zu erfahren.

Undifferenziertes (anaplastisches) Karzinom

Nach WHO-Definition „ein maligner, epithelialer Tumor, der zu schlecht differenziert ist, als daß er in eine der anderen Gruppen der Karzinome eingeordnet werden könnte" (Abb. 2.46). Zu dieser Gruppe zählen somit jene Tumoren, die sowohl zellmäßig eine starke Entdifferenzierung aufweisen als auch in bezug auf ihre Architektur so weit verändert sind, daß kaum noch Hinweise auf ursprüngliche Bauelemente der Schilddrüse zu finden sind. Der Charakter der einzelnen Zelle ist oft so stark alteriert, das Baugefüge so aufgelockert, daß manchmal Zweifel entstehen können, ob es sich tatsächlich um ein Karzinom und nicht eher um ein Sarkom handelt. Deshalb wurden diese Tumoren früher auch oft als Sarkome ohne Interzellulärsubstanz klassiert. Mit Hilfe von zahlreichen Schnitten, bei Autopsien auch von Metastasen, gelingt es aber meistens, Abschnitte im Tumor nachzuweisen, die weniger entdifferenziert sind. So findet man plötzlich einzelne Zellgruppen, die eine angedeutete Follikelbildung zeigen. Mit Hilfe der PAS-Färbung gelingt es gelegentlich, violette Kolloidtropfen nachzuweisen, die wie in Siegelringzellen verschleimender Karzinome manchmal intrazellulär liegen. Ferner sieht man Tumoren, in denen relativ hochdifferenzierte Abschnitte und völlig entdifferenzierte Teile sowie manchmal auch Herde mit Knorpel oder Knochen dicht nebeneinander vorkommen, so daß der Eindruck entstehen kann, es bestehe ein karzinomatöser und ein sarkomatöser Tumor, was zu der Diagnose des Karzinosarkoms führen kann. Diese Diagnose läßt sich aber meist

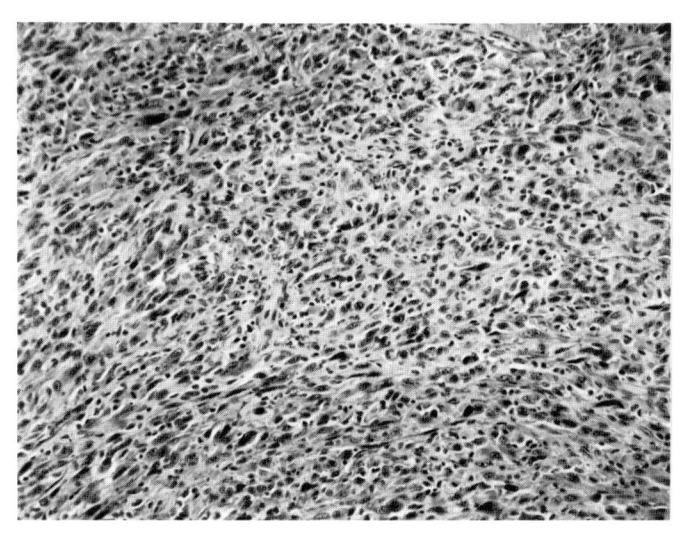

sen, z.B. eines Karzinoms der Bronchien oder der Mund- und Rachenhöhle. Pflasterzellige Anteile in undifferenzierten Karzinomen sind etwas häufiger anzutreffen (Abb. 2.44, 2.45a u. b). In den meisten Zusammenstellungen über Schilddrüsenkarzinome wird das Plattenepithelkarzinom überhaupt nicht erwähnt. Einige Untersucher finden es in einem Prozentsatz von unter 1%. Einzig HEITZ u. Mitarb. (22) finden in ihrem Untersuchungsgut 4% Plattenepithelkarzinome. Der

Abb. 2.47 Undifferenziertes spindelzelliges Karzinom (74jähriger Mann, BW 2939/71, 150×).

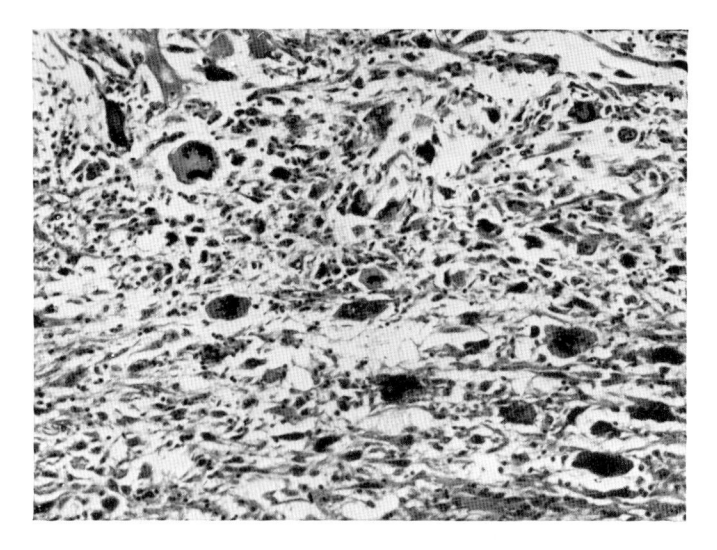

Abb. 2.**48** Undifferenziertes Karzinom, spindel- bis polymorphzellig (72jährige Frau, MB 6334/54, HE, Paraffin, 150×).

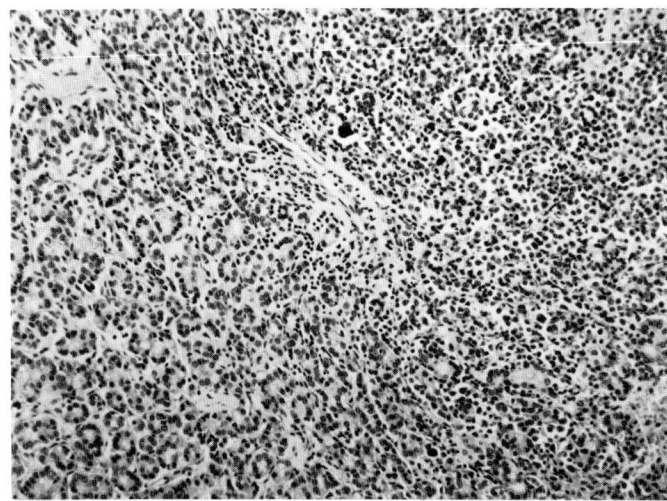

Abb. 2.**49** Undifferenziertes kleinzelliges Karzinom. Übergang von follikulär differenzierten Abschnitten in undifferenzierte kleinzellige Anteile (39jähriger Mann, BW 6512/66, 150×).

nicht aufrechterhalten, sind doch oft fließende Übergänge von hochdifferenzierten in undifferenzierte Abschnitte nachweisbar.

Spindelzelliger Typ. Dieser Tumor setzt sich aus spindeligen Zellen zusammen, die manchmal so ausschließlich vorkommen und so dicht gelagert sind, daß durchaus der Eindruck eines Sarkoms entstehen kann (Abb. 2.**47**). Besonders wenn noch relativ reichlich kollagene Zwischensubstanz dazutritt, kann die Unterscheidung gegenüber einem Fibrosarkom schwierig sein. In solchen Fällen hilft manchmal die elektronenoptische Untersuchung des Tumorgewebes weiter. Wenn die Spindelzellen untereinander Zellverbindungen aufweisen, darf der epitheliale Charakter des Tumors als gesichert angenommen werden. Wenn jedoch reichlich Interzellularsubstanz und insbesondere kollagene Fibrillen nachgewiesen werden, kann die Entscheidung auch mit dem Elektronenmikroskop nicht immer getroffen werden. Häufig ist jedoch die epitheliale Herkunft der spindelzelligen Karzinome schon lichtmikroskopisch erkennbar. Neben den undifferenzierten spindelzelligen Anteilen kommen meistens immer noch Abschnitte mit deutlich epithelialen Verbänden vor, und oft ist im Mikroskop der Übergang von etwas besser differenzierten zu undifferenzierten Abschnitten direkt zu verfolgen.

Riesenzelliger Typ. Riesenzellen beherrschen, neben Spindel- und Rundzellen, das histologische Bild. Die Zellen sind oft bizarr geformt, und es finden sich auch reichlich atypische Mitosen (Abb. 2.**48**). Der epitheliale Ursprung kann bei dieser Tumorform manchmal durch den Nachweis von intrazellulären Kolloidtropfen erbracht werden. Mehrere Untersucher konnten auch mit dem Elektronenmikroskop den epithelialen Charakter des Tumors bestätigen, insbesondere auch die epitheliale Herkunft der Tumorriesenzellen.

Kleinzelliger Typ: Diese Unterform anaplastischer Karzinome setzt sich aus Rundzellen zusammen, welche kleiner sind als die Spindel- oder Riesenzellen und wenig Zytoplasma besitzen. Sie sind zu kompakten Haufen oder Feldern zusammengefaßt und gleichen sehr oft einem malignen Lymphom (Abb. 2.**49**). Es gibt Autoren, die daher die Existenz der kleinzelligen Karzinome stark in Zweifel ziehen oder rundweg verneinen. Tatsächlich werden nicht selten Tumoren, die ursprünglich als kleinzellige Karzinome klassifiziert

Abb. 2.**50** Medulläres Karzinom mit Amyloidablagerung, spindelzellig (64jähriger Mann, AZ 48/77, 350×).

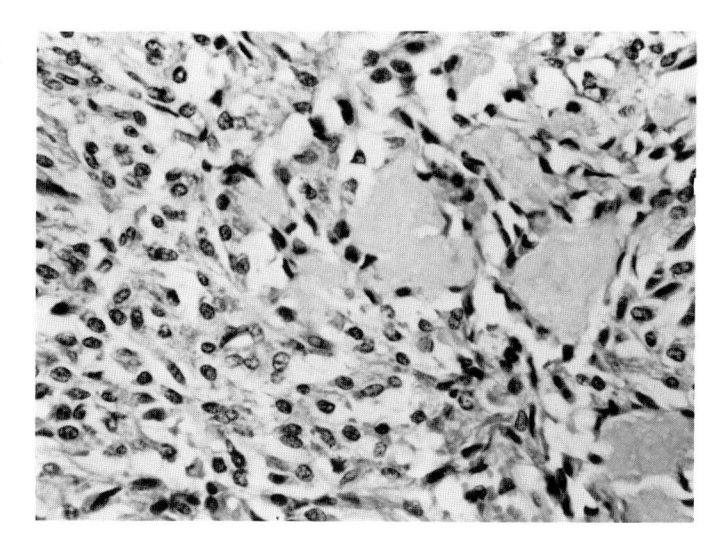

Abb. 2.**51** Medulläres Karzinom mit Amyloidablagerungen, karzinoidartig (Sipple-Syndrom: beidseitige medulläre Schilddrüsenkarzinome, beidseitige Phäochromozytome), (31jährige Frau, AZ 698/71, 350×).

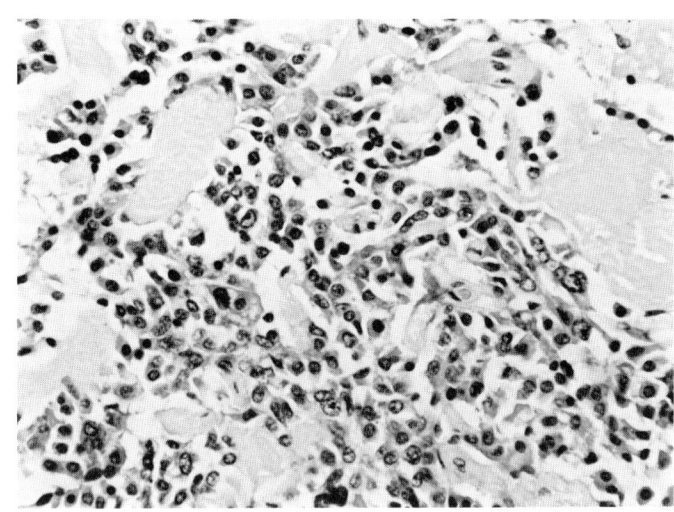

wurden, später als maligne Lymphome erkannt, was aber noch nicht heißt, daß kleinzellige Karzinome überhaupt nicht existieren. Wiederum mit Hilfe des Elektronenmikroskops kann hier eine recht gute Unterscheidung zwischen den kleinzelligen Tumoren epithelialen Ursprungs und den Lymphomen vorgenommen werden.

Makroskopisch unterscheiden sich die undifferenzierten Karzinome in keiner Weise von Karzinomen anderer Organe. Der Tumor breitet sich ungehemmt in der Schilddrüse und den Nachbarorganen aus. Ausgedehnte Nekrosezonen sind häufig (s. Abb. 2.**46**).

Die Metastasierung erfolgt sowohl lymphogen als auch hämatogen. Häufig wächst aber der Primärtumor so rasch, daß es gar nicht zu einer massiven Metastasierung kommt. Damit ist auch schon die sehr schlechte Prognose dieser Tumoren charakterisiert. Sie sind anläßlich der Diagnosestellung oft schon inoperabel. Der Tod erfolgt meist innerhalb weniger Monate, entweder durch lokale Zerstörungen oder durch Metastasen. Diese undifferenzierten Schilddrüsenkarzinome gehören somit zu den bösartigsten Karzinomen des Menschen.

Medulläres Karzinom

„Ein maligner Tumor, der oft Amyloid enthält und zusammengesetzt ist aus spindelförmigen, polygonalen oder runden Zellen, die sich in Feldern, Strängen oder Trabekeln ordnen." (Abb. 2.**50**, 2.**51** u. 2.**52**).

Dieser Tumor, der erst 1959 durch HAZARD u. Mitarb. (18) als eigenständiger Tumor erkannt wurde, ist kein Tumor der Follikelepithelzellen. Es handelt sich vielmehr um einen Tumor der parafollikulären oder C-Zellen der Schilddrüse (s. S. 9), wobei eigenartigerweise gutartige Formen von Tumoren dieser Zellen nicht bekannt sind. Die C-Zellen werden dem APUD-System zugerechnet, sie lassen sich entsprechend auch versilbern. Wie die normale C-Zelle können auch die medullären Karzinome Calcitonin produzieren. Daneben ist aber auch immunhistologisch die Bildung anderer Hormone, insbesondere von Prostaglandin, Serotonin und Histamin nachgewiesen worden. Wie bei anderen APUD-Tumoren ist das histologische Bild des medullären Karzinoms relativ vielfältig, weshalb von einzelnen Autoren neben dem „klassischen" medullär-soliden Standardtyp verschiedene Sonderfor-

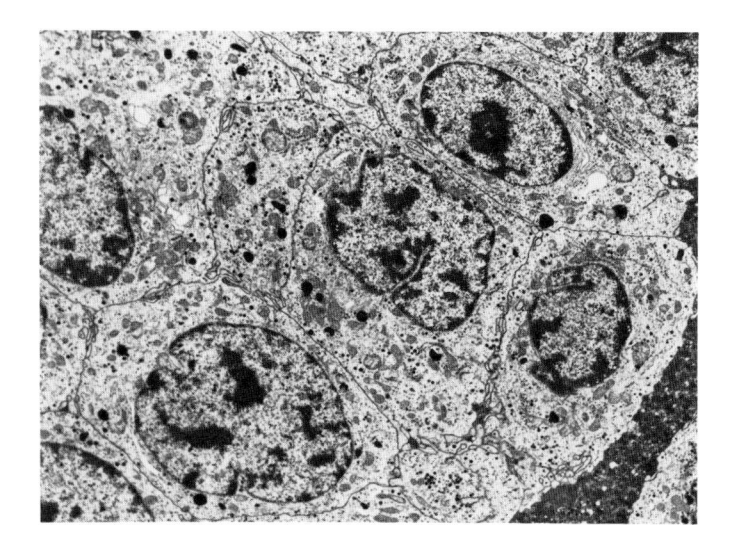

42 2 Normale und pathologische Anatomie der Schilddrüse

Abb. 2.**52** Medulläres Karzinom, Lymphknotenmetastase. Starke Interdigitation der Zellmembranen, Sekretgranula (40jähriger Mann, BW 9845/74, EM-Vergrößerung 4000×).

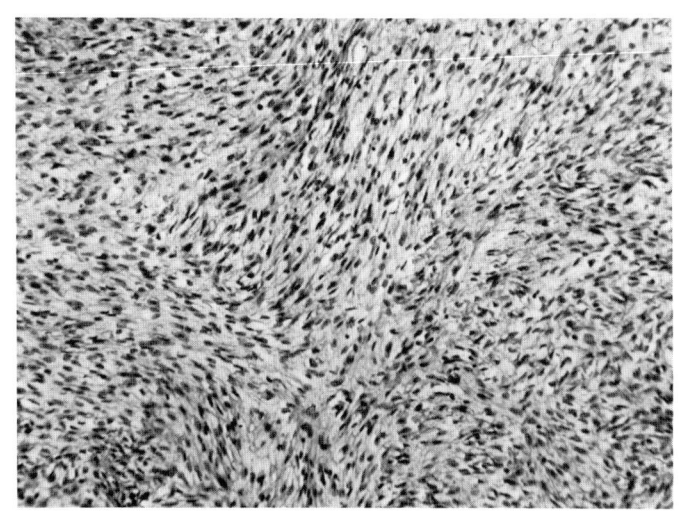

Abb. 2.**53** Fibrosarkom. Bündelung der Tumorzellen (44jährige Frau, MB 5156/65, 250×).

men wie spindelzellige, kleinzellige, karzinoidartige und paragangliomähnliche Tumoren abgegrenzt werden. Charakteristisch ist die Amyloidablagerung. Das Amyloid wirkt manchmal als Fremdkörper und kann eine durch Riesenzellen charakterisierte Fremdkörperreaktion auslösen. Gelegentlich fehlt aber die Amyloidablagerung vollständig. Derartige Tumoren können der Identifizierung leicht entgehen, und eine sichere Diagnose ist nur mit Hilfe von Spezialfärbungen möglich. Die Erkennung des Tumors ist aber klinisch von großer Bedeutung, ist doch die Prognose des medullären Karzinoms wesentlich günstiger als jene der undifferenzierten Karzinome, mit denen es in erster Linie verwechselt werden kann.

Medulläre Karzinome kommen auch doppelseitig und in Kombination mit anderen endokrinen Tumoren vor. Die Kombination eines medullären Schilddrüsenkarzinoms mit Phäochromozytomen ist als Sipple-Syndrom bekannt. Die bei medullären Karzinomen häufige ausgedehnte Verkalkung kann in der makroskopischen Diagnosestellung verwertet werden. Medulläre Karzinome sind relativ selten. Die Häufigkeitsangaben liegen je nach Untersuchungsgut zwischen 2% und 7% der malignen Schilddrüsentumoren.

Maligne nichtepitheliale Tumoren

Gutartige nichtepitheliale Tumoren der Schilddrüse kommen wie bereits betont praktisch nicht vor. Es sind zwar einzelne Fälle von Hämangiomen, Leiomyomen oder Fibromen beschrieben worden.

Fibrosarkom

Diese Tumorform ist die einzige der sogenannten Sarkome mit Interzellularsubstanz, welche eine gewisse praktische Bedeutung hat (Abb. 2.**53**). Wie schon bei den undifferenzierten spindelzelligen Karzinomen (S. 39) diskutiert wurde, kann die sichere Unterscheidung dieser beiden Tumoren größte Mühe bereiten. Bei den im histologischen Schnitt im spindelzelligen Tumorgewebe nachweisbaren Follikeln, die oft stark verändert erscheinen, stellt sich immer die Frage, ob es sich um Überbleibsel der vom Tumor durchwachsenen Schilddrüse oder um Bestandteile des Tumors selbst

Abb. 2.54 Hämangioendotheliom (70jähriger Mann, BW 1985/59. Struma seit vielen Jahren. HE, Paraffin, 150×).

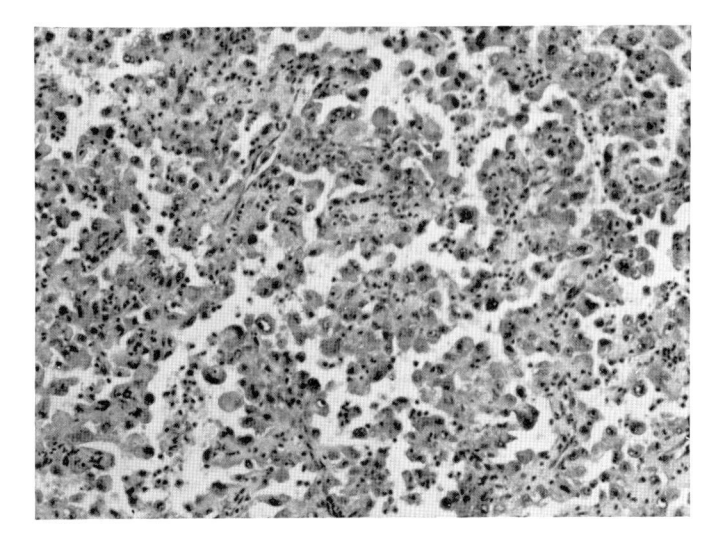

Abb. 2.55 Hämangioendotheliom. Rechte Bildhälfte zeigt den Tumor, linke das Einwachsen in inakte Drüsenteile (70jähriger Mann, BW 1985/59, HE, Paraffin, 600×).

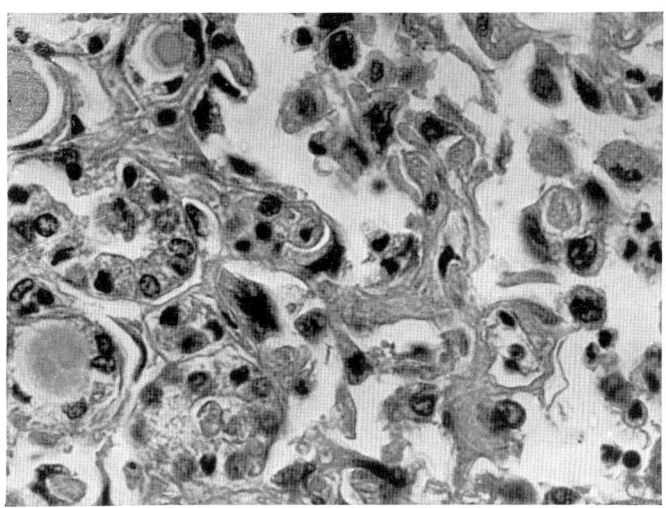

handelt. Als einigermaßen gesichert darf die Diagnose eines Fibrosarkoms gelten, wenn um die individuellen spindeligen Tumorzellen herum kollagene Fasern nachgewiesen werden können und wenn im ultrastrukturellen Bereich zwischen den fibroblastenartigen Tumorzellen keine Zellverbindungen zu sehen sind. Derart gesicherte Fibrosarkome sind selten.
Andere Sarkome sind noch seltener. In der Literatur werden vereinzelte Osteosarkome mitgeteilt. Eine metaplastische Knochenbildung kommt in undifferenzierten Karzinomen gelegentlich vor und darf nicht Anlaß zur Einreihung dieses Tumors bei den Osteosarkomen geben. Für diese Diagnose ist der Nachweis einer neoplastischen Knochenbildung zu fordern.

Andere maligne Tumoren

Karzinosarkome sind derart selten, daß sie auch in der spezialisierten Literatur kaum erwähnt werden. *Maligne Teratome* sind ebenfalls äußerst selten, hingegen ist das *Teratom in seiner gutartigen Form* beim Neugeborenen gelegentlich zu finden.

Malignes Hämangioendotheliom

Dieser Tumor dagegen spielt in Europa, insbesondere in der Schweiz, immer noch eine relativ wichtige Rolle. NERACHER u. HEDINGER (30) fanden im Biopsiegut des Pathologischen Instituts der Universität Zürich der Jahre 1962–1973 unter 327 Schilddrüsenmalignomen immerhin 14 maligne Hämangioendotheliome. Die Unterschiede in der angegebenen Häufigkeit dieser Tumorform sind zu einem beträchtlichen Teil auf unterschiedliche Interpretation des histologischen Bildes zurückzuführen. So wird wohl ein Teil dieser Tumoren bei den undifferenzierten Karzinomen eingereiht, was verständlich ist, da die früher postulierte Histogenese dieses Tumors aus Blutgefäßendothelien keineswegs gesichert ist. Auch aufgrund elektronenmikroskopischer Untersuchungen an derartigen Tumoren konnte bisher die Frage der Histogenese nicht sicher beantwortet werden. Endothelspezifische Befunde wurden bislang in den Tumorzellen nicht nachgewiesen, anderseits schließen die manchmal gefundenen Zellverbindungen den endothelialen Ursprung nicht aus. Sowohl makroskopische als auch mikroskopische Befunde sind aber für den mit diesem Tumor vertrauten Untersucher so charakteristisch, daß sich nach wie vor eine eigene Tumorgruppe rechtfertigt.

Makroskopisch bietet das Hämangioendotheliom ein von den übrigen malignen Strumen etwas abweichendes Bild, so daß die Diagnose gelegentlich schon makroskopisch zu vermuten ist. Es handelt sich meist um einen einzelnen, gelegentlich um mehrere Knoten, die durch eine kräftige Kapsel gut begrenzt sind, sofern diese Kapseln nicht durchbrochen werden. Innerhalb der Kapsel liegt eine wechselnd breite Zone eines teils grau-weißen, teils grau-rötlichen Gewebes, mit größeren oder kleineren Blutungen und Nekrosen. Auf diese Zone folgt nach innen ein braun-rotes Gewebe mit Kautschukhyalin, das oft im Zentrum dünnflüssiges Blut enthält. Diese Schichten gehen unscharf ineinander über oder durchflechten sich.

Mikroskopisch finden sich gefäßartige Spalträume, die von plumpen endothelartigen Tumorzellen ausgekleidet sind. Oft sind, zum Teil in den Spalträumen, Wucherungen von soliden Zellzapfen zu finden (Abb. 2.54 u. 2.55). Das Tumorgewebe ist oft ausgedehnt nekrotisch und hämorrhagisch. Dabei hat man lichtmikroskopisch nicht selten den Eindruck, daß die Tumorzellen Erythrozyten phagozytieren. Hämosiderinablagerungen kommen ebenfalls vor.

Das Hämangioendotheliom tritt offenbar fast ausschließlich in kropfig veränderten Schilddrüsen auf, und zwar meist in schon seit langem bestehenden und zum Teil degenerierten Knotenkröpfen. Es wird als ein auf Hämangioendotheliom verdächtiges Zeichen gewertet, wenn ein seit Jahren bestehender Kropf plötzlich zu wachsen beginnt. Es scheint damit eine enge Beziehung zur Kropfendemie vorzuliegen. Im Gegensatz zu den übrigen Schilddrüsenmalignomen besteht kein bevorzugter Befall von Frauen. Bei den 14 Fällen von NERACHER u. HEDINGER (30) stand sogar 13 Hämangioendotheliomfällen von Männern nur ein einziger Fall bei einer Frau gegenüber.

Malignes Lymphom

Der Befall der Schilddrüse im Rahmen eines generalisierten malignen Lymphoms ist nicht ungewöhnlich. Eher selten präsentiert sich jedoch das maligne Lymphom auch als Primärtumor der Schilddrüse. Immerhin konnten BURKE u. Mitarb. (2) allein im Material des M.D. Anderson-Instituts in Houston 35 gesicherte Fälle sammeln. Diese Patienten kommen durchwegs mit Klagen über einen Tumor am Hals in ärztliche Untersuchung. Die Vermutungsdiagnose des Untersuchers geht in Richtung Schilddrüsenkarzinom, ein Lymphom wird normalerweise nicht vermutet.

Die Schwierigkeiten der histologischen Abgrenzung des malignen Lymphoms von kleinzelligen undifferenzierten Karzinomen wurden schon erwähnt (S. 40) (Abb. 2.56, 2.57 u. 2.58). Eine gewisse Hilfe bei der Diagnose stellt die im Restparenchym fast immer nachweisbare Entzündung dar, bei der es sich vorwiegend um eine chronische lymphomatöse Thyreoiditis Hashimoto, manchmal um eine granulomatöse Form handelt. Dieses Zusammentreffen könnte ein Hinweis für Entwicklung des malignen Lymphoms aus der chronischen Thyreoiditis sein. Im Untersuchungsgut des M.D. Anderson-Instituts herrschte die lymphozytäre Form des Lymphoms bei weitem vor. HEIMANN u. Mitarb. (21) unterteilten ihre 12 beobachteten Fälle nach den Kriterien der Kieler Nomenklatur für Lymphome und fanden 7 Fälle mit niedriger Malignität, besonders zentroblastisch-zentrozytische sowie 5 mit hoher Malignität (immunoblastisch, zentroblastisch oder lymphoblastisch). Alle Fälle bei HEIMANN u. Mitarb. (21) betrafen Frauen im Alter zwischen 51 und 83 Jahren, und auch bei BURKE u. Mitarb. (2) betrug das Verhältnis Frau zu Mann 2,9 : 1. Die Prognose des Lymphoms der Schilddrüse entspricht jener der entsprechenden Lymphomgruppe.

Metastatische Schilddrüsentumoren

Schilddrüsenmetastasen bösartiger Tumoren anderer Organe sind nicht selten. SHIMAOKA u. Mitarb. (34) fanden 10mal häufiger metastatische Tumoren der Schilddrüse als primäre Malignome dieses Organs, nämlich in 8,6% aller autoptisch untersuchten Tumorfälle. Das maligne Melanom ist nach den Erfahrungen dieser Untersucher der am häufigsten zu Schilddrüsenmetastasen führende maligne Tumor, gefolgt vom Mammakarzinom. Auch im Sektionsgut des Pathologischen Instituts Winterthur (15) sind unter 130 in der Schilddrüse nachgewiesenen Malignomen 37 (28%) primär, 93 (72%) dagegen sekundär. Schilddrüsenmetastasen finden sich hier autoptisch in 5,1% aller Malignomfälle. Am häufigsten sind hier Schilddrüsenmetastasen bei Bronchus- und Mammakarzinom sowie

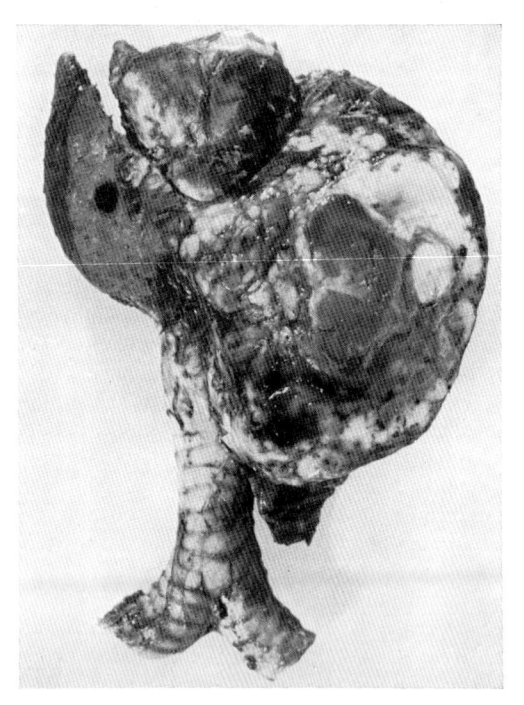

Abb. 2.56 Malignes Lymphom. Seit Jahren Struma. In den letzten Wochen rasch größer geworden, Ruhedyspnoe (69jährige Frau, SW 326/63).

Abb. 2.**57** Malignes Lymphom (78jährige Frau, HZ 3057/75, 350×).

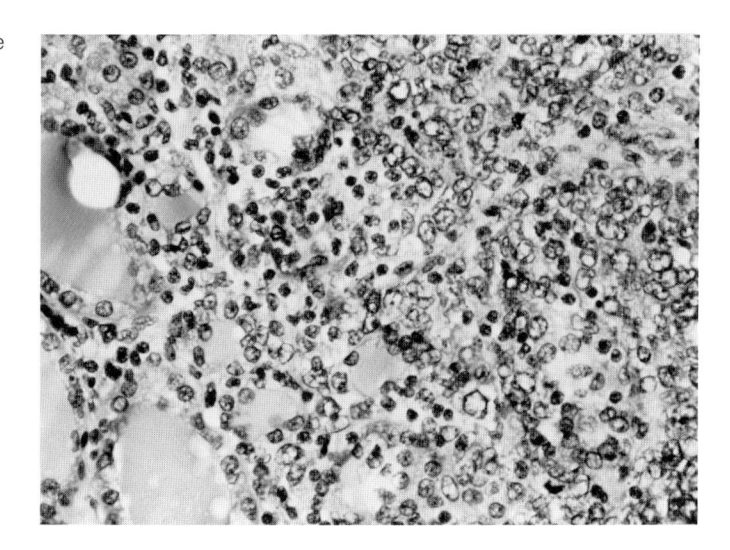

Abb. 2.**58** Malignes Lymphom (gleicher Fall wie Abb. 2.**57**, Silberfaserfärbung, 350×).

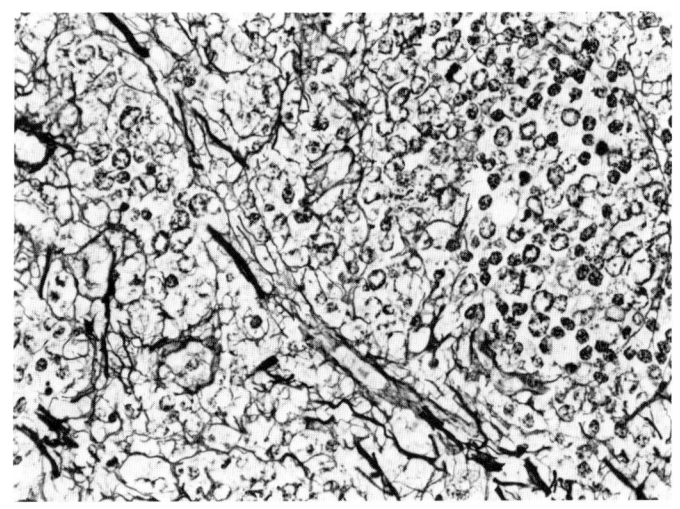

der Befall bei Neoplasien des lymphoretikulären Gewebes. Im Sektionsgut der Universität Zürich findet WALTHER (38) folgende Reihenfolge: Bronchuskarzinom, Mammakarzinom, Nierenkarzinom und malignes Melanom. Interessanterweise siedeln sich die Metastasen mit Vorliebe in den Adenomknoten, nicht im normalen Gewebe an, was WEGELIN (39) auf die besonderen Kreislaufverhältnisse im Adenom zurückführt. Die klinische Bedeutung der metastatischen Schilddrüsentumoren ist gering, da sie meistens erst im Endstadium der Tumorkrankheit auftreten. Sie führen höchstens gelegentlich zu Hyperthyreose. Eine Verwechslung mit einem primären Schilddrüsenmalignom ist selten, abgesehen von Metastasen bei hellzelligen Nierenkarzinomen (s. S. 28 u. 35).

Literatur

1 Bubenhofer, R., Chr. Hedinger: Schilddrüsenmalignome vor und nach Einführung der Jodsalzprophylaxe. Schweiz. med. Wschr. 107 (1977) 733
2 Burke, J. S., J. J. Butler, L. M. Fuller: Malignant lymphomas of the thyroid. Cancer (Philad.) 39 (1977) 1587
3 Cabanne, F., R. Gérard-Marchant, R. Heimann, E. D. Williams: Tumeurs malignes du corps thyroïde. Problèmes de diagnostic histopathologique. A propos de 692 lésions recueillies par le groupe coopérateur des cancers du corps thyroïde de l'O.E.R.T.C. Ann. Anat. path. 19 (1974) 129
4 Cady, B., C. E. Sedgwick, W. A. Meissner, J. R. Bookwalter, V. Romagosa, J. Weber: Changing clinical, pathologic, therapeutic, and survival patterns in differentiated thyroid carcinoma. Ann. Surg. 184 (1976) 541
5 Cameron, R. G., Th. A. Seemayer, N. S. Wang, M. N. Ahmed, E. J. Tabah: Small cell malignant tumors of the thyroid. Human Path. 6 (1975) 731
6 Correa, P., C. Cuello, H. Eisenberg: Epidemiology of different types of thyroid cancer. In: Thyroid Cancer. UICC Monograph Series, Bd. 12, hrsg. von Chr. E. Hedinger, Springer, Berlin 1969 (S. 81–93)
7 Crile, jr., G.: Papillary carcinoma of the thyroid. In: Clinical Endocrinology, Bd. I, hrsg. von E. B. Astwood. Grune & Stratton, New York 1960
8 Egloff, B.: The Haemangioendothelioma of the Thyroid. Habil.-Schr., Zürich 1976
9 Fisher, E. R., R. Gregorio, R. Shoemaker, B. Horvat, C. Hubay: The derivation of so-called „giant-cell" and „spindle-cell" undifferentiated thyroidal neoplasms. Amer. J. clin. Path. 61 (1974) 680
10 Franssila, K.: Value of histologic classification of thyroid cancer. Acta path. microbiol. scand., Sect. A, Suppl. 225 (1971)
11 Franssila, K.: Is the differentiation between papillary and follicular thyroid carcinoma valid? Cancer (Philad.) 32 (1973) 853

12 Gaal, J. M., E. Horvath, K. Kovacs: Ultrastructure of two cases of anaplastic giant cell tumors of the human thyroid gland. Cancer (Philad.) 35 (1975) 1273
13 Georgii, A.: Die epithelialen Tumoren der Schilddrüse. Verh. dtsch. Ges. Path. 61 (1977) 191
14 Gérard-Marchant, R.: Thyroid follicle inclusion in cervical lymph nodes. Arch. Path. 77 (1964) 633
15 von Goumoëns, E.: Sekundäre Geschwülste der Schilddrüse. Schweiz. med. Wschr. 98 (1968) 19
16 Graham, H., C. Daniel: Ultrastructure of an anaplastic carcinoma of the thyroid. Amer. J. clin. Path. 61 (1974) 690
17 Gricouroff, G.: La thyroidose métastatique bénigne et ses tumeurs. Bull. Ass. franç. Cancer 49 (1962) 300
18 Hazard, J. B., W. A. Hawk, G. Crile: Medullary (solid) carcinoma of the thyroid: ca clinico-pathologic entity. J. clin. Endocr. 19 (1959) 152
19 Hedinger, Chr., L. H. Sobin: Histological Typing of Thyroid Tumours. International Histological Classification of Tumours, Nr. 11. World Health Organization, Genf 1974
20 Hedinger, Chr., F. Corbat, B. Egloff: Schilddrüsenmetastasen hypernephroider Nierenkarzinome. Schweiz. med. Wschr. 97 (1967) 1420
21 Heimann, R., A. Vannineuse, C. de Sloover, P. Dor: Malignant lymphomas and undifferentiated small cell carcinoma of the thyroid: A clinicopathological review in the light of the Kiel classification for malignant lymphomas. Histopathology 2 (1978) 201
22 Heitz, Ph., H. R. Moser, J. J. Staub: Thyroid cancer. A study of 573 thyroid tumors and 161 autopsy cases observed over a thirty-year period. Cancer (Philad.) 37 (1976) 2329
23 Jao, W., V. E. Gould: Ultrastructure of anaplastic (spindle and giant cell) carcinoma of the thyroid. Cancer (Philad.) 35 (1975) 1280
24 Jereb, B., J. Stjernswärd, T. Löwhagen: Anaplastic giant-cell carcinoma of the thyroid. Cancer (Philad.) 35 (1975) 1293
25 Kracht, J.: C-Zellen und C-Zellengeschwülste. Verh. dtsch. Ges. Path. 61 (1977) 235
26 Lang, W., Z. Atay, A. Georgii: Die zytologische Unterscheidung follikulärer Tumoren in der Schilddrüse. Virchows Arch. A path. Anat. 378 (1978) 199
27 Langhans, Th.: Über die epithelialen Formen der malignen Struma. Virchows Arch. path. Anat. 189 (1907) 69
28 Lindsay, S.: Carcinoma of the Thyroid. Thomas, Springfield/Ill. 1960
29 Meissner, W. A., S. Warren: Tumors of the thyroid gland. In: Atlas of Tumor Pathology, 2. Ser., Fasc. 4. Armed Forces Institute of Pathology, Washington 1969
30 Neracher, H., Chr. Hedinger: Klassifizierung der Schilddrüsenmalignome nach der Nomenklatur der WHO 1974. Schweiz. med. Wschr. 105 (1975) 1000, 1052
31 Nishijama, R. H., R. W. Schmidt, J. G. Batsakis: Carcinoma of the thyroid gland in children and adolescents. J. Amer. med. Ass. 181 (1962) 1034
32 De Quervain, F.: Die Struma maligna. Enke, Stuttgart 1941
33 Saito, R., K. Sharma: Fine structure of a diffuse undifferentiated small-cell carcinoma of the thyroid. Amer. J. clin. Path. 65 (1976) 623
34 Shimaoka, K., J. E. Sokal, J. W. Pickren: Metastatic neoplasms in the thyroid gland. Cancer (Philad.) 15 (1962) 557
35 Stoll, W., H. Lietz: Zur Kenntnis und Problematik des hellzelligen Adenoms in der Schilddrüse. Virchows Arch. path. Anat. A 361 (1973) 163
36 Thomas, C. G.: Thyroid cancer: Clinical aspects. In: The Thyroid, hrsg. von S. C. Werner, S. H. Ingbar. Harper & Row, New York 1971
37 Walthard, B.: Der Gestaltwandel der Struma maligna mit Bezug auf die Jodprophylaxe des Kropfes. Schweiz. med. Wschr. 93 (1963) 809
38 Walther, H. E.: Krebsmetastasen. Schwabe, Basel 1948
39 Wegelin, C.: Schilddrüse. In: Handbuch der speziellen pathologischen Anatomie und Histologie, Bd. VIII, hrsg. von O. Lubarsch, F. Henke, R. Rössle, E. Uehlinger. Springer, Berlin 1926
40 Winship, Th., R. V. Rosvoll: A study of thyroid cancer in children. Amer. J. Surg. 102 (1961) 747

Übersichten, in denen auch die pathologisch-anatomischen Probleme berücksichtigt werden

Bürgi, H., A. Labhart: Die Schilddrüse. In: Klinik der inneren Sekretion, 3. Aufl., hrsg. von A. Labhart. Springer, Berlin 1978 (S. 135–285)
DeGroot, J. L., J. B. Stanbury: The Thyroid and Its Diseases. 4. Aufl., Wiley, New York 1975
Fassbender, H. G.: Pathologische Anatomie der endokrinen Drüsen. A. Die Schilddrüse. In: Lehrbuch der speziellen pathologischen Anatomie, 11. u. 12. Aufl., Bd. I/2, hrsg. von M. Staemmler. de Gruyter, Berlin 1956
Hazard, J. B., D. E. Smith: The Thyroid. International Academy of Pathology Monograph. Williams & Wilkins, Baltimore 1964
Hedinger, Chr.: Thyroid Cancer. UICC Monograph Series, Bd. 12. Springer, Berlin 1969
Hedinger, Chr., G. Dhom: Peripheres disseminiertes endokrines Zellsystem (APUD-System), Schilddrüse. 61. Verh. dtsch. Ges. Path. 1977. Fischer, Stuttgart 1978
Ingbar, S. H., K. A. Woeber: The thyroid gland. S. 95–232. In: Textbook of Endocrinology, 5. Aufl., hrsg. von R. H. Williams. Saunders, Philadelphia 1974
Klein, E.: Die Schilddrüse, 2. Aufl., Springer, Berlin 1978
Walthard, B.: Die Schilddrüse. In: Spezielle pathologische Anatomie, Bd. IV, hrsg. von W. Doerr, G. Seifert, E. Uehlinger. Springer, Berlin 1969 (S. 321)
Wegelin, C.: Schilddrüse. In: Handbuch der speziellen pathologischen Anatomie und Histologie, Bd. VIII, hrsg. von O. Lubarsch, F. Henke, R. Rössle, E. Uehlinger. Springer, Berlin 1926
Werner, S. C., S. H. Ingbar: The Thyroid, 4. Aufl., Harper & Row, Hagerstown 1978

3 Physiologie der Schilddrüse und ihrer Hormone

Von D. Reinwein

Historische Vorbemerkungen

Die Entwicklung der Schilddrüsenforschung läßt sich nur in Zusammenhang mit der Jodstoffwechselforschung betrachten und verstehen. Die Bedeutung der Schilddrüse ist durch die Jahrhunderte sehr unterschiedlich interpretiert worden. Das Spektrum reicht von Schutz und Befeuchtung des Kehlkopfes, Bewahrung des Gehirns vor zu starker Blutfülle bis zur Verschönerung, insbesondere der weiblichen Halslinie, um nur einige Beispiele zu nennen (7). Das 1813 von COURTOIS entdeckte Element Jod wurde 1820 von COINDET erstmals bewußt als Schilddrüsenmedikament gegen den Kropf benutzt. Zur gleichen Zeit stellte FYFE 1819 fest, daß die seit alters her zur Kropfbehandlung angewandten Schwämme jodhaltig sind. Das exogene Vorkommen von Jod wurde 1850 bis 1876 von CHATIN und 1899 von GAUTIER systematisch untersucht.

Den Zusammenhang von Strumektomie und postoperativem Myxödem erkannte erstmals KOCHER (1883–1895) richtig. Ein neuer Abschnitt der Jodforschung begann mit den Berichten des Freiburger Chemikers BAUMANN (1895). Er konnte in Schilddrüsen große Mengen einer organischen Verbindung mit einem Jodgehalt von etwa 10% nachweisen und hatte damit die Schilddrüse als das jodreichste Organ des Körpers entdeckt. Damit war die Erforschung des endogenen Jodstoffwechsels eingeleitet. OSWALD bemühte sich 1901 um die Reindarstellung der von ihm erstmals „Jodthyreoglobulin" genannten Verbindung und lokalisierte sie in das Kolloid. KENDALL glückte 1915 nach alkalischer Hydrolyse dieses Globulinkomplexes die kristalline Reindarstellung des eigentlichen Hormons Thyroxin. Die chemische Konstitution wurde von HARINGTON 1926 ermittelt, die erste Synthese gelang HARINGTON und seinem Lehrer BARGER 1927. Wenig später konnte auch Dijodtyrosin als Bestandteil des Jodthyreoglobulins erkannt und synthetisiert werden, von FOSTER 1929, von HARINGTON und RANDALL 1929.

1912 und 1913 studierten GUDERNATSCH und ROMEIS als erste die Abhängigkeit der Kaulquappen-Metamorphose von der Schilddrüse, und 1916 fanden SMITH und ALLEN gleichzeitig, daß der Gestaltwandel auch ausbleibt, wenn statt der Schilddrüse die Hypophyse entfernt wird. Ebenfalls unabhängig voneinander entdeckten dann ARON 1929 und LOEB 1929 das thyreotrope Hormon des Hypophysenvorderlappens als wichtigsten Faktor für die Regulation der Schilddrüsentätigkeit. JUNKMANN und SCHOELLER konnten es 1932 annähernd rein darstellen, während sein Einfluß auf die Schilddrüsenfunktion von KUSCHINSKY (1933) und LOESER (1934–1937) genauer untersucht wurde.

ABELIN gewann 1933 durch künstliche Jodierung von Eiweiß Substanzen mit Hormoncharakter. Drei Jahre später konnten LUDWIG und MUTZENBECHER auf ähnliche Weise neben anderen jodhaltigen Aminosäuren auch Thyroxin darstellen. Ihre Befunde erlaubten erste Rückschlüsse auf die Biosynthese des Hormons. Inzwischen waren brauchbare Verfahren zur Mikroanalyse des Jodes erarbeitet worden, die es ermöglichten, den Spuren von Jod außerhalb der Schilddrüse nachzugehen. Die grundlegenden methodischen Arbeiten stammen von MCCLENDON (1923, 1924) und v. FELLENBERG (1923, 1926). Ihre Methoden wurden bei ausgedehnten Untersuchungen über den endogenen Jodhaushalt vielfach modifiziert und führten zu ersten wertvollen Erkenntnissen über die Verteilung des Jodes im menschlichen Organismus.

Durch die Entdeckung der antithyreoidalen Substanzen (CHESNEY, WEBSTER, MARINE, ASTWOOD, 1928–1943) erhielt die experimentelle Kropfforschung neue Impulse. Die moderne Ära der Schilddrüsenforschung beginnt aber erst mit der Anwendung von Radiojod. Hiermit waren erstmals direkte Einblicke in dynamische Vorgänge des Stoffwechsels möglich. HAMILTON und SOLEY sowie die Arbeitsgruppe um HERTZ (1938–1942) sammelten erste klinische Erfahrungen mit diesen Methoden. 1951 wurde das zweite Schilddrüsenhormon Trijodthyronin von GROSS und PITT-RIVERS und ROCHE u. Mitarb. (1951) entdeckt. Entscheidende Fortschritte kamen Anfang der siebziger Jahre durch Anwendung von Radioimmunoassays zur Bestimmung von TSH, später von Trijodthyronin, Thyroxin, thyroxinbindendes Globulin und Thyreoglobulin. Die grundlegenden methodischen Arbeiten beruhen auf der von BERSON und YALOW 1955 gemachten Entdeckung. Die radioimmunologischen Verfahren ermöglichten erstmals tiefere Einblicke in die Neuroregulation der Schilddrüse. Das für die neuroendokrine Kontrolle zuständige Hypothalamushormon Thyreotropin Releasing Hormon wurde von SCHALLY und GUILLEMIN 1971 identifiziert und später synthetisiert. Die Wirkungsmechanismen und die Wirkungen der Schilddrüsenhormone in der Körperperipherie wurden genauer von TATA, OPPENHEIMER und SAMUELS (1971–1976) untersucht.

Literatur

1 Bansi, H. W.: Krankheiten der Schilddrüse. In: Handbuch der inneren Medizin, Bd. VII/1, hrsg. von G. Bergmann, W. Frey, H. Schwiegk, Springer, Berlin 1955
2 Grab, W., K. Oberdisse: Die medikamentöse Behandlung der Schilddrüsenerkrankungen. Thieme, Stuttgart 1959
3 DeGroot, L. J., J. B. Stanbury: The Thyroid and Its Diseases. Wiley, New York 1975
4 Harington, C. R.: The Thyroid Gland. Its Chemistry and Physiology. Oxford University Press, London 1933
5 Klein, E.: Der endogene Jodhaushalt des Menschen und seine Störungen, Thieme, Stuttgart 1960
6 Lamger, P.: History of goitre. In: Endemic Goitre. WHO, Genf 1960
7 Merke, F.: Geschichte un Ikonographie des endemischen Kropfes und Kretinismus. Huber, Bern 1971
8 Pitt-Rivers, R., J. R. Tata: The Thyroid Hormones. Pergamon Press, London 1959
9 Reichlin, S., J. B. Martin, M. Mitnick, R. L. Bosham, Y. Grimm, J. Bolinger, J. Gordon, J. Malacra: The hypothalamus in pituitary thyroid regulation. Recent Progr. Hormone Res. 28 (1972) 229

Funktion der Schilddrüse

Ein unbedingt notwendiges Organ ist die Schilddrüse nur während der Wachstums- und Entwicklungszeit. In der Erwachsenenphase ist die Schilddrüse nicht mehr lebensnotwendig, allerdings kommt es bei ihrem Ausfall zu schweren körperlichen und seelischen Störungen. Von vitaler Bedeutung ist sie für die Metamorphose der Tiere.

Funktionelle Embryologie

In der Phylogenese der Schilddrüse entwickelt sich zunächst in bestimmten Zellen die Fähigkeit, Jodid zu speichern und an Protein zu binden. Diese Aktivität findet man weit verbreitet unter den Pflanzen und den wirbellosen Tieren. Schwämme und Korallen enthalten große Mengen Jod als Jodtyrosin, Jodhistidin und Bromtyrosin (14). In Sternfischen, Mollusken, Anneliden, Krustazeen und Insekten hat man Mono- und Dijodtyrosin nachgewiesen (6, 28, 54); T_4 und T_3 kommen gelegentlich vor. Allerdings ist die Existenz von Jodthyronin in Phyla unterhalb der Chordaten anzuzweifeln (56). An der Bildung von Mono- und Dijodtyrosin ist bei Seealgen wie bei Säugetierschilddrüsen eine Peroxydase beteiligt (71).
Der erste Hinweis auf ein schilddrüsenähnliches Organ kommt von Protochordaten, zu denen u. a. Hemichordaten, Amphioxus lanceolatus und Tunikaten gehören. Hier findet man am Boden des Pharynx eine Aussackung; Aussackung und Pharynx sind durch einen Gang (Endostyle) verbunden. An der Endostyle sind Zellnester, die beim Amphioxus jodiertes Glycoprotein bilden (4). Dieses wird offensichtlich zusammen mit Schleim in den Pharynx sezerniert, von wo es in den weiteren Verdauungstrakt gelangt. Bei diesen Spezies wurde auch T_4 und T_3 nachgewiesen (10, 55, 72). Bei Tunikaten kommt ein anderes Organ, nämlich ein Branchialsack, als ältestes Schilddrüsengebilde in Betracht; es bildet jodierte Proteine verschiedener Größen und wahrscheinlich auch T_4. Das Protein ähnelt in seiner Struktur Thyreoglobulin (67). Man findet also bei den Protochordaten erstmals eine Schilddrüsenanlage; sie ist aber noch nicht als eine selbständige, vom Pharynx getrennte Einheit entwickelt. Thyroxin hat bei diesen Spezies selbst keine Wirkung (24). Erst bei den Wirbeltieren kann definitiv eine Schilddrüse nachgewiesen werden, die Follikel enthält und Sekrete speichert. Die primitivste Anlage sieht man bei Ammocoeten Lampetra Reissneri, einem Zyklostoma (68). Die Schilddrüse ist bei den Knochenfischen neben der Bauchaorta, bei Schlangen über dem Perikard, bei Vögeln im Thymus und bei den Säugetieren schließlich in der Halsregion zu finden (12). Die Abschnürung der Schilddrüsenanlage vom Magen-Darm-Trakt scheint erst dann zu erfolgen, wenn eine drüseneigene Protease vorhanden ist, so daß die Hormone das Organ nach Abspaltung aus dem Komplex in wirksamer Form verlassen können. Die Protease läßt sich frühestens bei der Larve eines Zyklostoma nachweisen, bei der die Drüse noch mit einem Gang in den Hypopharynx mündet (57); hier findet sich auch erstmals ein T_4-bindendes Protein. Für die Bildung großer 19 S-Jodproteine bei Lampetra Reissneri ist zunächst die Entwicklung von Follikeln und intrafollikuläre Sekretion notwendig (56). Bisher ist noch nicht bekannt, welche besondere Situation im Lauf der Phylogenese den Anlaß dazu gegeben hat, daß sich entsprechende Zellen mit ihren spezifischen Enzymen zu einem drüsigen Konglomerat zusammengeschlossen haben. Es kann weder der Übergang von Wasser- zu Landleben noch der vom Poikilo- zum Isothermen-Dasein dafür verantwortlich sein; denn Schilddrüsen gibt es ebenso schon bei einigen Wassertieren wie bei Kaltblütern.
Die Beziehungen der Schilddrüse zum Gastrointestinaltrakt gehen aus phylogenetischen Untersuchungen hervor. Bei Säugetieren behalten die Magenschleimhaut und die Speicheldrüsen noch die funktionelle Beziehung zur Schilddrüse: Sie können Jod konzentrieren (8); Speicheldrüsen enthalten eine Peroxydase.
Die Funktion der Schilddrüse variiert nicht nur innerhalb der Spezies, sondern auch innerhalb bestimmter Lebensphasen ganz erheblich. Das beste Beispiel hierfür ist der Atlantiksalm; hier ändert sich die Schilddrüsenaktivität in Abhängigkeit von den schnellen Wachstumsperioden (40). Das gleiche gilt für Amphibien. Saisonale Schwankungen der Schilddrüsenaktivität hat man sowohl bei Warm- wie bei Kaltblütern festgestellt. Generell zeigen Kaltblüter eine erhöhte Aktivität während des Frühjahrs und des Sommers. Warmblüter haben während der kalten Jahreszeit die größte Aktivität. Bestimmte morphologische Änderungen treten auch noch nach der biochemischen Evolution der Schilddrüse auf. So findet man bei Fischen die Follikel weit verstreut, einzeln oder in Gruppen, besonders im Verlauf der Bauchaorta und der Nieren.

Schilddrüsenfunktion bei niederen Tieren

In der Phylogenese sind Stoffwechselwirkungen von Schilddrüsenhormonen schwieriger nachzuweisen als morphologische Effekte. So findet man nach radiologischer Zerstörung der Schilddrüse bei unreifen Forellen ein vermindertes Wachstum, eine zunehmende

Pigmentierung, einen kleineren Kropf, eine verminderte Entwicklung der Sexualorgane, Koordinationsstörungen und eine Anämie. Dieses Bild läßt sich mit dem des Kretinismus vergleichen (44). Die auffälligste Wirkung von Schilddrüsenhormonen ist die erstmals von GUDERNATSCH 1912 beschriebene Induktion der Metamorphose bestimmter Amphibien. Kleinste Zugaben von Schilddrüsenextrakt zum Zuchtwasser beschleunigen die Umwandlung von Kaulquappen in Frösche. Die Metamorphose erfolgt aber nur, wenn der Organismus einen bestimmten prädeterminierten Entwicklungsstand erreicht hat (35). Bei Reptilien, Vögeln und Säugetieren kennt man kein der Metamorphose vergleichbares physiologisches Ereignis, es sei denn, man betrachtet die Knochenreifung als ein Beispiel für die Metamorphose (28).
Andererseits gibt es im Tierreich vereinzelt Beispiele für eine Metamorphose ohne Schilddrüse sowie ein Ausbleiben der Metamorphose trotz Zugabe von Schilddrüsenhormonen (19, 25). Offensichtlich besteht eine Korrelation zwischen Hormonwirkung und Hormondejodierung (22, 23). Das Gewebe erwachsener Frösche ist nämlich im Gegensatz zu dem von Kaulquappen weder in der Lage, T_4 zu dejodieren, noch im Stoffwechsel auf T_4 zu reagieren. Im Muskel dieser Tiere wurde ein hitzestabiles dejodierendes System nachgewiesen (3, 13).

Hypothalamische und hypophysäre Kontrolle

Die hypothalamische und hypophysäre Kontrolle der Schilddrüsenfunktion ist bei Fischen, Amphibien und höheren Formen sicher vorhanden. Einige Spezies können die Schilddrüsenfunktion mit der Hypophyse allein aufrechterhalten, bei anderen, z.B. Amphibienlarven, ist eine hypothalamische Kontrolle erforderlich (19). Das übliche TRH ist hierbei wahrscheinlich nicht beteiligt, denn es kann nicht die TSH-Sekretion bei Kaulquappen oder Lungenfischen anregen (26). Schilddrüsenhormon ist notwendig für die Reifung der Eminentia mediana bei Amphibien, die ihrerseits im Sinne eines positiven Feedback-Mechanismus die Schilddrüsenhormonsynthese stimuliert.
T_4 hemmt direkt die hypophysäre Abgabe von TSH beim Goldfisch wie bei Säugetieren. Außerdem wird die Schilddrüsenaktivität durch einen hypothalamischen Hemmfaktor unterdrückt, der die TSH-Abgabe aus der Hypophyse verhindert (49). Der hetero-thyreotrope Faktor (HTF), ein vom TSH verschiedenes Glycoprotein aus der Hypophyse von Säugetieren mit schilddrüsenstimulierender Aktivität, hat sich als FSH und LH herausgestellt. Die Struktur der α-Subunits dieser Hormone ähnelt der α-Subunit von TSH und weist damit auf eine phylogenetische Verwandtschaft hin. Offensichtlich ist die Schilddrüsenreaktion auf FSH und LH bei Säugetieren, im Gegensatz zum Fisch, verlorengegangen. Ein anderes HVL-Hormon, Prolactin, spielt wahrscheinlich bei der Amphibienmetamorphose eine Rolle. Hier hemmt es die durch T_4 induzierte Resorption des Kaulquappenschwanzes (32).

Dadurch, daß Prolactin den negativen Feedback zur Hypophyse verhindert, kommt diesem Hormon auch ein antithyreoidaler Effekt zu (19).

Ontogenese

Die Ontogenese wiederholt die Phylogenese (S. 48). Die Einzelheiten der Ontogenese sind gut bekannt (65). Die Hauptanlage der Schilddrüse entwickelt sich vor der 3. Embryonalwoche durch einen Deszensus von der Zunge aus. Um den 30. Tag entwickelt sich die zweilappige Struktur. Um den 40. Tag atrophiert der Schlauch, der die Schilddrüse noch mit dem Pharynxboden verbindet. Kurz danach nehmen die lateralen Anteile der Schilddrüsenlappen Kontakt auf mit den ultimobranchialen Körpern, die sich von der 4. Schlundtasche aus entwickeln. Die Ultimobranchialzellen sind verantwortlich für die calcitonin-sezernierenden C-Zellen in der Schilddrüse (65). Um die 8. Woche haben die Zellen eine tubuläre Anordnung und treten als Zellhaufen auf. 2 Wochen später, bei einer Embryolänge von 80 mm, sind Follikel nachzuweisen, die wenig später Kolloid enthalten. Jod wird von der 11. bis 12. Woche an gebunden.

Basisstoffwechsel der Schilddrüse

In diesem Kapitel über den Basisstoffwechsel der Schilddrüse sollen einige allgemeine Aspekte des Stoffwechsels besprochen werden. Auf die speziellen Leistungen im Jodstoffwechsel wird auf S. 53 eingegangen. Der Stoffwechsel der Schilddrüse wurde in vivo, in situ oder in vitro durch Perfusionen, in Schnitten, Homogenaten oder subzellulären Fraktionen untersucht. Diese Arbeiten zielen darauf ab, die Mechanismen aufzuklären, mit denen TSH die Schilddrüse stimuliert (16).

Kohlenhydrat- und Energiestoffwechsel

Glucose wird in der Schilddrüse durch den Hexosemonophosphatweg (HMP), durch Glykolyse und schließlich durch den Krebszyklus metabolisiert. Der HMP ist im Vergleich zur Leber gering (52), spielt aber stoffwechselmäßig eine besondere Rolle, weil er NADPH liefert. Durch die Glykolyse wird etwa 20% der Zell-ATP gebildet, 80% kommt von der oxidativen Phosphorylierung nach Untersuchung an Schilddrüsengeweben vom Hund (17). TSH führt zu einer erhöhten Glucoseakkumulation, indem es wahrscheinlich den Glucosetransport direkt erhöht. TSH stimuliert den Stoffwechsel via HMP, im geringeren Maße auch via Glykolyse. Möglicherweise kommt es durch TSH zu einer erhöhten NADPH-Utilisation, und zwar bei der Jodtyrosindejodierung, H_2O_2-Generation, Jodbindung und bei der Oxydation durch die Glutathionreduktase (16). TSH erhöht auch die Konzentration von NADPH und $NADP^+$ auf dem Weg über die NAD^+-Kinase-Aktivität (20). TSH beschleunigt den Einbau von Glucose-C-Atom als Glycerophosphat in die Lipoide der Schilddrüse (17). Die Wirkungen von TSH auf den Kohlenhydratstoffwechsel werden wahrscheinlich durch zyklisches AMP vermittelt, da dieses Nukleotid die TSH-Effekte auf die Glucoseaufnahme, den HMP und die Glykogenolyse sowie auf die Inkorporation in Proteine und Lipoide reproduzieren kann (1). Dies sind primäre Wirkungen, sie treten nicht erst *nach* der Endozytose auf. Bei Mensch und Schaf haben die Krebszyklusenzyme in der Schilddrüse Aconitase, Fumarase, Isocitronensäuredehydrogenase, α-Ketoglutarsäuredehydrogenase, Bernsteinsäuredehydrogenase, Apfelsäuredehydrogenase und kondensierendes Enzym nur 1/5 bis 1/2 der Aktivität wie in der Leber (16, 53).

Mitochondriale Atmung

80% des QO_2 der Schilddrüse gehen auf Kosten der mitochondrialen Atmung. Mitochondrien, die aus Schilddrüsen präpariert sind, haben eine eng gekoppelte oxydative Phosphorylierung und eine gute Atmungskontrolle; sie verhalten sich wie diejenigen der Leber (29). TSH erhöht den QO_2 von Schilddrüsenschnitten um 20–30% innerhalb weniger Minuten, und zwar über Mechanismen, die unabhängig von exogenem Substrat sind. Die erhöhte Atmung wird durch Oligomycin und Antimycin gehemmt, d. h. sie ist vorwiegend mitochondrialer Natur. TSH stimuliert die mitochondriale Atmung nicht direkt (37). In vitro erhöht TSH die Oxydation von Pyruvat und Acetat durch Schilddrüsenschnitte (59).

Elektronentransport und oxydative Phosphorylierung

Die Aktivität der beim Elektronentransport beteiligten Enzyme ist in der Schilddrüse des Menschen und bei Kalb und Ratte untersucht worden (27, 28). Die Cytochromoxydaseaktivität entsprach etwa derjenigen im Muskel, in der Leber und Niere. Bei anderen Untersuchungen (69) fand man einen größeren Quotienten Flavin/Cytochromoxydase-Aktivität, als es der Atmungskette entspricht. Dies läßt darauf schließen, daß Flavin in anderen Enzymsystemen bei der Produktion von H_2O_2, und damit auch bei Jodierungsreaktion beteiligt ist. Die Untersuchungen lassen vermuten, daß die Schilddrüse ein normales Elektronentransportsystem hat. Die Enzymausstattung mit Dehydrogenasen, NADPH-Oxydasen und NADPH-Cytochrom-c-Reduktase gewährleistet, NADPH im reduzierten Zustand zu halten (47). Ein hoher NADPH/NADP-Quotient scheint für intrathyreoidale Synthesemechanismen notwendig zu sein.

RNA- und DNA-Stoffwechsel

Der RNA- und DNA-Gehalt des Schilddrüsengewebes in Laboratoriumstieren beträgt etwa 2 bzw. 2–4 μg/mg (mg/g) Feuchtgewicht (43, 5). Bezogen auf die folliculäre Zellmasse liegt der RNA-Gehalt etwa bei 6–7 μg/mg (mg/g) und der DNA-Gehalt etwa bei 16 μg/mg (mg/g) (43).
Bei chronischer TSH-Stimulierung ist der Hauptzuwachs an Drüsen-RNA auf Bildung neuer Zellen zurückzuführen (77). Im akuten Versuch beschleunigt TSH die Aufnahme und den Einbau von RNA-Präkursoren innerhalb einer Stunde (28). TSH stimuliert auch Zellaufnahme und Synthese von Purinen sowie Pyrimidinpräkursoren (41).
TSH beschleunigt die Markierung von m-RNA und r-RNA (31). Auf den Abbau von RNA hat TSH keinen Einfluß (16). TSH soll die nukleäre RNA-Polymerase der Schilddrüse in vitro direkt stimulieren (64). Zyklisches AMP spielt hierbei wahrscheinlich die Rolle eines Second-messenger.

Proteinstoffwechsel

Die kinetischen Daten des Proteinstoffwechsels variieren erheblich, und zwar abhängig von den Zellbestandteilen und vom Funktionszustand. TSH induziert in isolierten Schilddrüsenzellen die Aufnahme von Aminosäuren und beschleunigt innerhalb 1/2–4 Stunden die Proteinsynthese (70, 73). In intakten Geweben ist der Nachweis einer Stimulierung wegen der Wirkung auf den Thyreoglobulinabbau und der damit zusammenhängenden Verdünnung des Aminosäure-Präkursorenpools schwierig. Unter bestimmten Bedingungen, z. B. wenn Schilddrüsenschnitte mit hohen Konzentrationen Leucin inkubiert werden, läßt sich eindeutig eine durch TSH beschleunigte Proteinsynthese nachweisen (38).
Große Polysome, die aus etwa 40 ribosomalen Einheiten bestehen und durch m-RNA verbunden sind, wurden in der Schilddrüse nachgewiesen (34); sie inkorporieren Präkursoren in thyreoglobulinähnliche Peptide (36). TSH bringt auch Schilddrüsenmonosome zu Polysomen, ein Vorgang, der durch zyklisches AMP stimuliert wird. Dies läßt auf einen direkten Effekt auf die Translation vermuten (39). Zyklisches AMP bringt Schilddrüsenribosome in Polysomen zur Aggregation und imitiert damit die Wirkung von TSH auf die Proteinsynthese von Schilddrüsenzellen (15). Die chronische Verabreichung von zyklischem AMP kann eine Vergrößerung der Schilddrüse verursachen (50).

Lipidstoffwechsel

Phosphor wird in vivo und in Gewebsschnitten schnell in wasserlösliche Monoester, Phosphocholin, Phosphaetholamin, wasserlösliche Diester, Glycerophosphocholin und Glycerophosphoaethanolamin und Phospholipide eingebaut (21). TSH erhöht die ^{32}P-Inkorporation (61); die TSH-Wirkung ist innerhalb von 10 min nachweisbar und wird begleitet von einer Zunahme des Sauerstoffverbrauchs. TSH beschleunigt auch die Lipogenese aus Glucose. TSH erhöht spezifisch die Synthese von Phosphatidsäure aus Glycerophosphat nach In-vivo-Verabreichung (60). Da diese frühe Reaktion begleitet wird von einer Kolloidtröpfchenformation, die möglicherweise die Bildung von Membranen erfordert, könnte man annehmen, daß die Phospholipidsynthese erst nach der Tröpfchenbildung auftritt (62). In einigen Spezies können jedoch Dibutyryl, c-AMP und Prostaglandin die Tröpfchenbildung stimulieren, ohne selbst die Phospholipidsynthese zu ändern (9). In anderen Spezies beschleunigen diese

Substanzen die Phospholipidbildung, die Reaktion geht aber nicht genau der von TSH parallel. Wahrscheinlich ist daher c-AMP nicht ein Zwischenprodukt in der Wirkung von TSH bei diesen Reaktionen (28).

Mucopolysaccharidstoffwechsel

TSH führt bei Verabreichung über 3–13 Tage zu einer Verdopplung des Mucopolysaccharidgehalts in der Hundeschilddrüse (7). Die N-Acetylneuraminsäure der Rattenschilddrüse ist zu 20% in den Zellen und zu 80% im Thyreoglobulin nachzuweisen. TSH führt zu einer Abnahme des Gesamtneuramingehalts und zur Zunahme der freien Säure (76).

Prostaglandine

Diese überall vorkommenden Metabolite hängen vielleicht eng mit der Regulation der Schilddrüsenaktivität zusammen. In vitro aktiviert Prostaglandin (PGE) die Jodisation, den Kohlenhydratstoffwechsel, die Kolloidtröpfchenbildung und die Hormonsekretion (11, 18, 74); Prostaglandine erhöhen die c-AMP-Akkumulation in der Schilddrüse und verstärken dadurch die Folgereaktionen. Umgekehrt erhöht TSH auch die Prostaglandinsynthese und die Prostaglandinspiegel in den Schilddrüsenzellen. Als Arbeitshypothese gilt zur Zeit, daß die TSH-Stimulation von Adenylcyclase durch Prostaglandine moduliert wird (42, 58, 79).

TSH-Wirkung

Die wichtigste Rolle bei der Kontrolle der Schilddrüsenfunktion spielt der Serum-TSH-Spiegel. TSH bindet sich an Rezeptoren der Zellmembran (2, 48) und löst von außen seine Stoffwechselwirkung aus. Der Membranrezeptor befindet sich in einem Komplex mit dem Enzym Adenylcyclase, das dem Inneren der Zelle zugewandt ist. Die Rezeptorseite benötigt wahrscheinlich Calcium und enthält Phospholipide, da die TSH-induzierte Adenylcyclaseaktivierung durch Phospholipase A reduziert wird (75, 78). Die Bindung von TSH aktiviert innerhalb einer Minute die Adenylcyclase, die dann zur Bildung von c-AMP aus ATP führt (46). Die meisten Reaktionen auf TSH werden durch den „Second-messenger" c-AMP moduliert (Abb. 3.1). Der genaue Mechanismus, mit dem c-AMP die Stoffwechselreaktionen induziert, ist unbekannt. Von den intrazellulären Wirkungen des c-AMP ist am besten die Aktivierung der Phosphokinase bekannt (66). Die Phosphokinase ihrerseits induziert den Transfer von energiereichem Phosphat von ATP auf verschiedene Akzeptoren, wie Enzyme (66), ribosomale Proteine, Histone und möglicherweise Tubulin (18, 28, 51). Die Konzentrationen von c-AMP in der Zelle werden ihrerseits moduliert durch Phosphodiesterasen, Enzyme, die c-AMP abbauen. Wahrscheinlich steht die Aktivität dieser Enzyme ebenfalls unter hormoneller Kontrolle.

Die durch TSH verursachten Stoffwechselwirkungen entsprechen in jeder Beziehung den oben beschriebenen Wirkungen der Zelle. Unter TSH-Stimulation schwillt die apikale Membran an, das intrazelluläre Volumen nimmt zu. Pseudopodien erscheinen innerhalb von 5 min, und Kolloidtröpfchen nehmen an Zahl zu. Kolloid wird schneller in die Zelle transportiert, und die Sekretion von T_4, T_3 und Jodid nimmt zu. Gleichzeitig werden die RNA-Synthese, die Proteinsynthese, die Phospholipidsynthese und die Oxydation via Embden-Meyerhof-Schema und der Hexosemonophosphatshunt stimuliert. Der Transport von Jodid in die Zelle nimmt langsam zu; er erfordert wahrscheinlich die Synthese von neuem Transportprotein. Die Oxydation und Bindung von Jodid und Jodtyrosinkopplung werden sofort beschleunigt. Alle diese

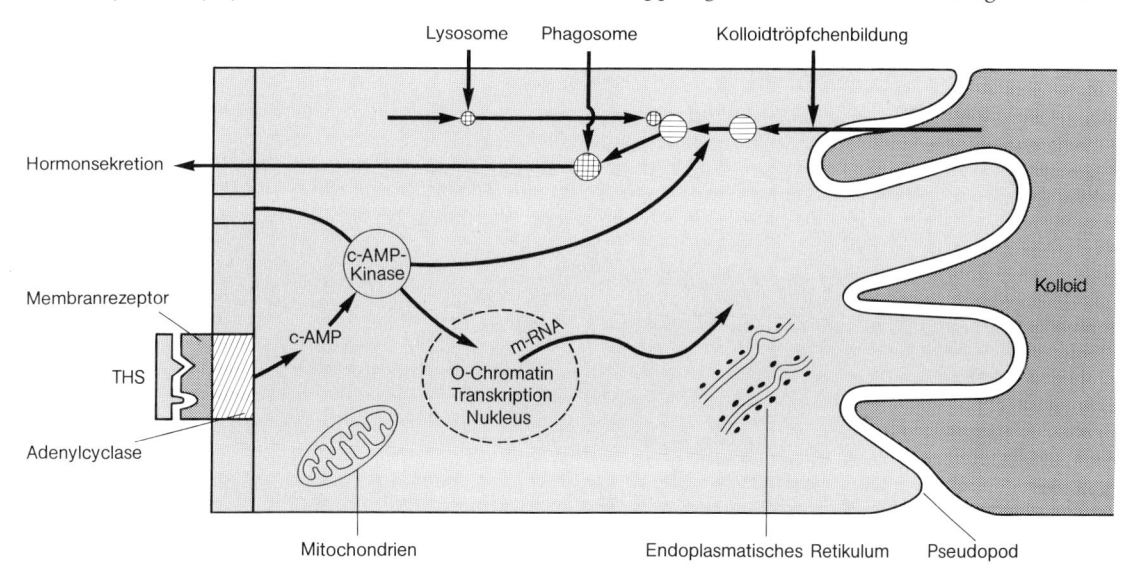

Abb. 3.1 Vorstellung von der TSH-Wirkung. TSH bindet sich an einen Membranrezeptor, der die Adenylcyclase aktiviert und damit zur Mehrbildung von c-AMP führt. Wahrscheinlich werden durch eine Kinase andere Proteine phosphoryliert und aktiviert. In der weiteren Folge nimmt die m-RNA-Bildung und Proteinsynthese, die Resorption von Kolloid und die Aktivierung des Jodtransports zu (nach *DeGroot* [28]).

Reaktionen lassen sich durch In-vivo- und In-vitro-Versuche mit TSH unter entsprechenden Bedingungen nachvollziehen. Das gleiche gilt, mit wenigen Ausnahmen (28), für c-AMP und sein aktiveres Dibutyrylderivat. Ob es durch den TSH-Adenylcyclase-c-AMP-Weg zu einer Kaskadenreaktion kommt mit einer auslösenden primären Reaktion, die dann zu weiteren Reaktionen führt, oder ob mehrere Reaktionen gleichzeitig durch c-AMP ausgelöst werden, ist nicht bekannt. Prostaglandine spielen wahrscheinlich bei der TSH-Reaktion eine Rolle, indem sie die Reaktion der Adenylcyclase auf TSH modulieren (33, 45, 63). Die Wirkungen von TSH auf die Hormonsynthese sind besonders intensiv. TSH verursacht einen Efflux von Jodid aus der Schilddrüse. Mit zunehmender Aktivität des Transportsystems nimmt die Jodclearance der Schilddrüse zu; auch die Durchblutung der Schilddrüse steigt unter TSH an. Stimuliert werden ferner die Organifizierung von Jodid und die Jodtyrosinkopplungsreaktion. Bei kontinuierlicher TSH-Einwirkung kommt es zur Zellproliferation. Die Stimulierung der Kolloidresorption, Proteolyse und Hormonsekretion tritt früh und so intensiv auf, daß alles Kolloid verschwindet. Die Thyreoglobulinsynthese wird ebenfalls beschleunigt. Unter gewöhnlichen Umständen ist die Jodpumpe wahrscheinlich der geschwindigkeitsbegrenzende Schritt der Hormonsynthese.

Literatur

1 Ahn, C. S.: Glycogen metabolism of the thyroid. Endocrinology 88 (1971) 1341
2 Amir, S. M., T. F. Carraway, L. D. Kohn, R. J. Winand: The binding of thyrotropin to isolated bovine thyroid plasma membranes. J. biol. Chem. 248 (1973) 4092
3 Ashley, H., E. Frieden: Metabolism and distribution of triiodothyronine and thyroxine in the bullfrog tadpole. Gen. Comp. Endocrinol. 18 (1972) 22
4 Barrington, E. J. W.: Some endocrinological aspects of the protochordata. In: Comparative Endocrinology, hrsg. von A. Gorbman. Wiley, New York 1959 (S. 250)
5 Begg, D. J., E. M. McGirr, H. N. Munro: Protein and nucleic acid content of the thyroid glands of different animal. Endocrinology 76 (1965) 171
6 Berg, O., A. Gorbman, H. Kobayashi: The thyroid hormones in invertebrates and lower vertebrates. In: Comparative Endocrinology, hrsg. von A. Gorbman. Wiley, New York 1959 (S. 302)
7 Bollet, A. J., W. H. Beierwaltes, R. F. Knopf, J. Matovinovic, H. R. Clure: Extraocular muscle, sceletal muscle and thyroid gland mucopolysaccharide response to thyroid-stimulating hormone. J. Lab. clin. Med. 58 (1961) 884
8 Brown-Grant, K.: Extrathyroidal iodide concentrating mechanism. Physiol. Rev. 41 (1961) 189
9 Burke, G.: On the role of adenyl cyclase activation and endocytosis in thyroid slice metabolism. Endocrinology 86 (1970) 353
10 Covelli, I., G. Salvatore, L. Sena, J. Roche: Sur la formation d'hormones thyroidiennes et de leurs precurseurs par Branchiostoma lanceolatum (Amphioxus). Soc. Biol. (Paris) 154 (1960) 1165
11 Derubertis, F., J. B. Field: Protein kinase activation in thyroid slices by thyroid-stimulating hormone (TSH) and prostaglandine E_1 (PGE_1). 66th Ann. Meet. Amer. Soc. for Clin. Investig. No. 72. (1974) (abstr.) Rockefeller Univ. Press, New York
12 Dodd, J. M., A. J. Matty: Comparative aspects of thyroid function. In: The Thyroid Gland, Bd. I hrsg. von R. Pitt-Rivers, W. R. Trotter. Butterworths, London 1964 (S. 303)
13 Dowling, J. T., D. Razevska, C. J. Goodman: Metabolism of thyroid hormones in frogs and toads. Endocrinology 75 (1964) 157
14 Drechsel, H. F. E.: Beiträge zur Chemie einiger Seetiere. II. Über das Achsenskelett der Gorgonia cavolini. Z. Biol. 33 (1896) 85
15 Dumont, J. E.: The action of thyrotropin on thyroid metabolism. Vitam. u. Horm. 29 (1971) 287
16 Dumont, J. E.: Carbohydrate metabolism of the thyroid. Endocrinology 88 (1971) 1341
17 Dumont, J. E., T. Tondeur-Montenez: Evaluation de l'hormone thyréotrope sur la métabolisme énergétique du tissu thyroidien. Biochim. biophys. Acta (Amst.) 111 (1965) 258
18 Eil, C., I. G. Wood: Phosphorylation of rat liver ribosomal subunits: partial purification of two cyclic-AMP activated protein kinases. Biochem. biophys. Res. Comm. 43 (1971) 1001
19 Etkin, W., A. G. Gona: Evolution of thyroid function in poikilothermic vertebrates. In: Handbook of Physiology, Sect. 7: Endocrinology, Bd. III: Thyroid, hrsg. von M. A. Greer, D. H. Solomon. American Physiological Society, Washington 1974 (S. 5)
20 Field, J. B., S. M. Epstein, A. K. Remer, C. Boyle: Pyridine nucleotides in the thyroid. Biochim. biophys. Acta (Amst.) 121 (1964) 241
21 Freinkel, N.: Further observations concerning the action of pituitary thyrotropin on the intermediary metabolism of sheep thyroid tissue in vitro. Endocrinology 66 (1960) 851
22 Galton, V. A., S. H. Ingbar: Observations on the relation between the action and the degradation of thyroid hormones as indicated by studies in the tadpole and the frog. Endocrinology 70 (1962) 622
23 Galton, V. A., S. H. Ingbar: Observations on the effects and the metabolism of thyroid hormone in Necturus maculosus. Endocrinology 71 (1962) 369
24 Goldsmith, E. D.: Phylogeny of the thyroid: Descriptive and experimental. Ann. N. Y. Acad. Sci. 50 (1949) 283
25 Gorbman, A.: Some aspects of the comparative biochemistry of iodine utilization and the evolution of thyroidal function. Physiol. Rev. 35 (1955) 336
26 Gorbman, A., M. Hyder: Failure of mammalian TRH to stimulate thyroid function in the lungfish. Gen. comp. Endocr. 20 (1973) 588
27 DeGroot, L. J., A. D. Dunn: Electron transport enzyme activities of human thyroid glands. J. Lab. clin. Med. 71 (1968) 984
28 DeGroot, L. J., J. B. Stanbury: The Thyroid and Its Diseases. Wiley, New York 1975 (S. 2)
29 DeGroot, L. J., A. D. Dunn, S. Jaksina: Thyroid mitochondrial respiration. Endocrinology 79 (1966) 28
30 Gudernatsch, J. F.: Fütterungsversuche an Amphibienlarven. Zbl. Physiol. 26 (1912) 323
31 Hall, R., J. Tubman: The mechanism of action of thyroid stimulating hormone on nucleotide biosynthesis in the thyroid. In: Current Topics in Thyroid Research, hrsg. von C. Cassano, M. Andreoli. Academic Press, New York 1965 S. 564
32 Jaffe, R. C., I. I. Geschwind: Studies on prolactin inhibition of thyroxine-induced metamorphosis in Rana catesbeiana tadpoles. Gen. comp. Endocr. 22 (1974) 289
33 Kaneko, T., U. Zov, J. B. Field: Thyroid stimulating hormone and prostaglandin E, stimulation of cyclic 3', 5'-adenosin monophosphate in thyroid slices. Science 163 (1969) 1062
34 Keyham, E., A. Claude, R. E. Lecocg, J. E. Dumont: An electron microscopic study of ribosomes and polysomes isolated from sheep thyroid gland. J. Microsc. 10 (1971) 269
35 Kollros, J. J.: Thyroid gland function in developing cold-blooded vertebrates. In: Comparative Endocrinology, hrsg. von A. Gorbman. Wiley, New York 1959 (S. 340)
36 Kondo, Y., P. DeNayer, G. Salabe, J. Robbins, J. E. Rall: Function of isolated bovine thyroid polyribosomes. Endocrinology 83 (1968) 1123
37 Lamy, F. M., F. R. Rodesch, J. E. Dumont: Action of thyrotropin on thyroid energetic metabolism. Exp. Cell. Res. 46 (1967) 518
38 Lecocg, R. E., J. E. Dumont: Stimulation by thyrotropin of amino acid incorporation into proteins in dog thyroid slices in vitro. Biochim. biophys. Acta (Amst.) 281 (1972) 434
39 Lecocg, R. E., J. E. Dumont: In vivo and in vitro effects of thyrotropin on ribosomal pattern of dog thyroid. Biochim. biophys. Acta (Amst.) 299 (1973) 304
40 Leloup, J., M. Fontaine: Iodine metabolism in lower vertebrates. Ann. N. Y. Acad. Sci. 86 (1960) 316
41 Lindsay, R. H., A. G. Cash, J. B. Hill: TSH-stimulation of orotic acid conversion to pyrimidine nucleotides and RNA in bovine thyroid. Endocrinology 84 (1969) 534
42 Mashiter, K., G. D. Mashiter, J. B. Field: Effects of prostaglandin E, ethanol, and TSH on the adenylate cyclase activity of beef thy-

roid plasma membranes and cyclic AMP content of dog thyroid slices. Endocrinology 94 (1974) 370
43 Matovinovic, J., A. L. Vickery: Relation of nucleic acids to the structure and function of the guineapig thyroid gland. Endocrinology 64 (1959) 149
44 Matty, A. J.: Thyroidectomy and its effect upon oxygen consumption of a telost fish, Pseudosacarus guacamia. J. Endocrin. 15 (1957) 1
45 Onaya, T., D. H. Solomon: Stimulation by prostaglandin E, of endocytosis and glucose oxidation in canine thyroid slices. Endocrinology 86 (1970) 423
46 Pastan, I., R. Katzen: Activation of adenyl cyclase in thyroid homogenates by thyroid-stimulating hormone. Biochem. biophys. Res. Comm. 29 (1967) 792
47 Pastan, I., B. Herring, J. B. Field: Changes in diphosphopyridine nucleotide and triphosphopyridine nucleotide levels produced by thyroid-stimulating hormone in thyroid slices in vitro. J. biol. Chem. 236 (1961) 25
48 Pastan, I., J. Roth, V. Macchia: Binding of hormone to tissue: The first step in polypeptide hormone action. Proc. nat. Acad. Sci. (Wash.) 56 (1966) 1802
49 Peter, R. E.: Feedback effects of thyroxine in goldfish Cavassius auratus with an autotransplantated pituitary. Neuroendocrinology 17 (1972) 273
50 Pisarev, M. A., L. J. DeGroot, J. F. Wilber: Cyclic-AMP production of goiter. Endocrinology 87 (1970) 339
51 Platz, R. D., L. S. Hnilica: Phosphorylation of nonhistone chromatin proteins during sea urchin development. Biochem. biophys. Res. Comm. 54 (1973) 222
52 Reinwein, D.: Hormonsynthese und Enzymspektrum bei Erkrankungen der menschlichen Schilddrüse. Acta endocr. (Kbh.), Suppl. 94 (1964) 1
53 Reinwein, D., A. Englhardt: Enzymmuster der menschlichen Schilddrüse. Normale Schilddrüse. Klin. Wschr. 42 (1964) 731
54 Roche, J.: Biochimie comparée des scléroproteines iodées des Anthozoaires et des Spongiaires. Experientia (Basel) 8 (1952) 45
55 Roche, J., G. Salvatore, G. Rametta, S. Varrone: Sur la présence d'hormones thyreoidiennes (3 : 5 : 3'-triiodothyronine et thyroxine) chez un Tunicier (Ciona intestinalis L.). C. R. Soc. Biol. (Paris) 153 (1959) 1751
56 Salvatore, G.: Thyroid hormone biosynthesis in agnatha and protochordata. Gen. comp. Endocr., Suppl 2 (1969) 535
57 Salvatore, G., I. Covelli, L. Sena, J. Roche: Fonction thyroidienne et métabolisme de l'iode chez la larve de Cyclostome (Petromyzon planeri Bl.) C. R. Soc. Biol. (Paris) 153 (1959) 1693
58 Sato, S., M. Szabo, K. Kowalski, G. Burke: Role of prostaglandin in thyrotropin action on thyroid. Endocrinology 90 (1972) 343
59 Schell-Frederick, E., J. E. Dumont: Mechanism of action of thyrotropin. In: Biochemical Actions of Hormones, Bd. I, Kap. 10, hrsg. von G. Litwack. Academic Press, New York 1970 (S. 415)
60 Schneider, P. S.: Thyroidal synthesis of phosphatidic acid. Endocrinology 82 (1968) 969
61 Scott, T. W., B. F. Good, K. A. Ferguson: Comparative effects of LATS and pituitary thyrotropin on the intermediate metabolism of thyroid tissue in vitro. Endocrinology 79 (1966) 949
62 Scott, T. W., S. M. Jay, N. Freinkel: Further studies on the action of pituitary thyrotropin on the individual phosphotides of thyroid tissue. Endocrinology 79 (1966) 591
63 Sherwin, J. R., W. Tong: The actions of iodide and TSH on thyroid cell showing a dual control system for the iodide pump. Endocrinology 94 (1974) 1465
64 Shimada, H., I. Yasumasu: Effect of thyroid stimulating hormone in vitro on the thyroid nuclear RNA synthesis. Gunma Symp. 3 (1966) 47
65 Soyama, F.: Development and differentiation of lateral thyroid. Endocr. Jap. 20 (1973) 565
66 Sutherland, E. W.: Studies on the mechanism of hormone action. Science 177 (1972) 401
67 Suzuki, S., Y. Kondo: Demonstration of thyroglobulin-like iodinated proteins in the branchial sac of tunicates. Gen. comp. Endocr. 17 (1971) 402
68 Suzuki, S., Y. Kondo: Thyroidal morphogenesis and biosynthesis of thyroglobulin and after metamorphosis in the lamprey, Lampetra reissueri. Gen. comp. Endocr. 21 (1973) 451
69 Suzuki, M., M. Nagashima: Studies on the mechanism of iodination by the thyroid gland. 3. Concentrations of catalase, flavine and cytochrome C-oxidase in the pig thyroid gland and other tissues. Gunma J. med. Sci. 10 (1961) 168
70 Tong, W.: TSH-Stimulation of ^{14}C amino acid incorporation into protein by isolated bovine thyroid cells. Endocrinology 80 (1967) 1101
71 Tong, W., I. L. Chaikoff: Metabolism of ^{131}I by the marine alga, Nereocystis leutkana. J. biol. Chem. 215 (1955) 473
72 Tong, W., P. Kerkof, I. L. Chaikoff: Identification of labeled thyroxine and triiodothyronine in Amphioxus treated with ^{131}I. Biochim. biophys. Acta (Amst.) 56 (1962) 326
73 Wagar, G., R. Ekholm, U. Bjorkman: Action on thyrotrophin (TSH) on thyroid protein synthesis in vivo and in vitro. Acta endocr. (Kbh.) 72 (1973) 453
74 Walton, G. M., G. N. Gill, I. B. Abrass, L. D. Garren: Phosphorylation of ribosome-associated protein by an adenosine 3', 5'-cyclic monophosphate-dependent protein kinase: Location of the microsomal receptor and protein kinase. Proc. nat. Acad. Sci. (Wash.) 68 (1971) 880
75 Wolff, J., A. B. Jones: The purification of bovine thyroid plasma membranes and the properties of membrane-bound adenyl cyclase. J. biol. Chem. 246 (1971) 3939
76 Wollman, S. H., L. Warren: Effects of thyrotropin and thiouracil on the sialic acid concentration in the thyroid gland. Biochim. biophys. Acta (Amst.) 47 (1961) 251
77 Yamamoto, K., L. J. DeGroot: Peroxidase and NADPH-cytochrome c reductase activity during thyroid hyperplasia and involution. Endocrinology 95 (1974) 606
78 Yamashita, K., J. B. Field: The role of phospholipids in TSH stimulation of adenyl cyclase in thyroid plasma membranes. Biochim. biophys. Acta 304 (1973) 686
79 Yu, S. C., L. Chang, G. Burke: Thyrotropin increases prostaglandin levels in thyroid cells. J. clin. Invest. 51 (1972) 1038

Hormonsynthese und -sekretion

Die beiden wichtigsten Schilddrüsenhormone sind die Aminosäuren L-Thyroxin (Tetrajodthyronin, T_4) und L-Trijodthyronin (T_3). Nach der derzeitigen Auffassung wirkt T_4 zum größten Teil erst nach Konversion durch Dejodierung zu T_3. Im folgenden wird von T_4 und T_3 als den Schilddrüsenhormonen gesprochen. Jod ist der entscheidende Bestandteil der Schilddrüsenhormone; es macht beim T_4 65% und bei T_3 58% des Molekulargewichts aus. Der Jodstoffwechsel bedarf daher bei der Besprechung der Synthese von Schilddrüsenhormonen eine besondere Beachtung. Jodid in der Nahrung wird im Dünndarm resorbiert und auf dem Blutwege der Schilddrüse zugeführt. Jodid wird in der Schilddrüse konzentriert, oxydiert und in Peptide im Thyreoglobulin eingebaut. Hier findet man das Jod wieder in den Hormonpräkursoren Monojodtyrosin (MJT) und Dijodtyrosin (DJT) sowie in den fertigen Hormonen T_4 und T_3. Nach verschieden langer Verweildauer im Thyreoglobulin werden die Jodaminosäuren durch Peptidasen und Proteasen freigesetzt. Die Jodthyronine, nicht dagegen die Jodtyrosine, gelangen in das Blut, werden dort von besonderen Transportproteinen gebunden, um dann zu den Körperzellen zu gelangen, wo sie den Stoffwechsel in charakteristischer Weise stimulieren.

Jodstoffwechsel

Der menschliche Organismus ist auf die Zufuhr von Jod angewiesen und braucht besondere Mechanismen, um es zu konzentrieren und metabolisieren. Jod ist ein seltenes Element und macht nur $6,7 \times 10^{-6}$% der Erdoberfläche aus (53). In der Reihenfolge der Häufigkeit der Elemente erscheint es an der 61. Stelle (32).

Das *Vorkommen* von Jod ist regional sehr unterschiedlich. Es hängt zum einen von dem exogenen Jodkreislauf als natürliche Jodquelle ab, zum anderen sind heute in zunehmendem Maße jodhaltige Zivilisationsprodukte wie jodhaltige Medikamente, Kosmetika, Kontrastmittel und jodiertes Brot zu berücksichtigen (S. 123). Der exogene Jodkreislauf sieht folgendermaßen aus: Jod verdunstet aus dem Meerwasser oder gelangt nach Oxydation an Wasseroberflächen in Form von elementarem Jod in die Atmosphäre; mit dem Regen fällt es auf das Land und reichert sich dort, abhängig von der Vegetation, in den verschiedenen Bodenschichten mehr oder weniger stark an. Der Jodgehalt in den Bodenschichten wird gefördert durch jodkonzentrierende Pflanzen, Humusbestandteile, Gehalt an jodreichen Seewasserorganismen und Regenfall; er wird vermindert durch hohen Alkaligehalt, Durchlaufwasser und Elemente, wie Eisen und Mangan, die Jod wieder verflüchtigen. Auf diese Weise sind die erdzeitmäßig älteren Böden jodreicher als die tieferen Lagen. Die Ursprungsgesteine weisen mit 500–1500 µg (4–12 µmol) Jod stets weniger Jod auf, als die sich von ihnen herleitenden Böden mit 4000–9000 µg/kg (31,5–71 µmol/kg) (33). Meerwasser enthält durchschnittlich 50µg Jod/l; (0,4 µmol/l). Flußwasser ist deutlich jodärmer mit regional unterschiedlichen Werten zwischen 0,1 und 90 µg/l (0,8 µmol–0,7 µmol/l) (Tab. 3.1). Seesalz ist mit 200 µg/kg (1,6 µmol/kg) jodreicher als das nichtjodierte Tafelsalz mit 1,5 µg/kg (0,012 µmol/kg) (14). Da das Jod in Pflanzen und Tieren letzten Endes aus Wasser und Boden stammt, sind sie ebenso unterschiedlich jodhaltig wie diese. Seit langem bekannt sind der Jodreichtum von Meerschwämmen und -algen (5000–90 000 µg/kg (40–700 µmol/kg) sowie der relativ hohe Jodgehalt von Meerestieren (Muscheln und Fische zwischen 500 und 10 000 µg/kg (4–80 µmol/kg) gegenüber der übrigen Nahrung (z.B. Milch und Eier zwischen 25 und 250 µg/kg (0,2–2,0 µmol/kg) (58). Dabei ist das Jod teilweise anorganisch, teils organisch gebunden.

Die *Jodaufnahme* des gesunden Menschen variiert erheblich und beträgt in Gegenden mit extremem Jodmangel weniger als 10 µg (80 nmol) täglich und reicht bis auf Werte von mehreren Gramm bei Personen, die jodhaltige Medizin einnehmen. Der Jodbedarf liegt etwa bei 100–150 µg (0,8–1,2 µmol) Jodid täglich (23, 41, 58). Er ergibt sich aus der Summe der Ausscheidung von Jod im Harn und Stuhl. Exakte Bilanzierungen über einen genügend langen Zeitraum fehlen. Die Jodmenge, die einen Kropf verhütet, ist regional und individuell sehr verschieden. Als kritische Grenze gilt 50 µg (0,4 µmol) Jod täglich (23, 52, 58). „Normale" obere Grenzen sind kaum anzugeben, da die Zufuhr von Jod selbst in einem ganz umschriebenen Bezirk von sehr verschiedenen diätetischen Gewohnheiten abhängt. In den USA beträgt z.B. heute die tägliche Jodaufnahme 240–740 (1,9–5,8 µmol) bzw. 110–1300 µg (8,7–10,2 µmol) (38), in Japan, wo jodreiche Nahrung in großen Mengen verzehrt wird, sogar mehrere Milligramm.

Jod in der Nahrung wird vor der Resorption im Darm zu Jodid reduziert. Jodid wird in allen Abschnitten des Darmes, vorzugsweise aber im Dünndarm, zu fast 100% resorbiert (12). Nur in der ersten Stunde bestehen Unterschiede zwischen nüchternem und postprandialem Zustand. Jodierte Aminosäuren einschließlich Jodtyrosine, T_4 und T_3, werden unverändert durch die Darmwand transportiert. Kurzkettige jodierte Peptide und zum Teil auch jodhaltige Kon-

Tabelle 3.1 Jodgehalt im Trinkwasser

Autor	Jahr	Land	Jod in µ/l Trinkwasser	nmol/l
Murray	1948	England		
		Kropfendemiegebiet	2,1	16,5
		Nichtendemiegebiet	4,8	37,8
Stanbury	1954	Mendozza/Argentinien	2–3	15,8–23,6
Mertz	1973	Südbaden, BRD	4,5	35,5
Klein	1976	Essen, BRD	4,6	36,2
Costa	1973	Sardinien	4,5	35,5
Costa	1973	Piemont	0–18,0	0–142
Riccabona	1972	Tirol/Österreich	0,3–2,9	2,4–22,9
Podoba	1966	Slowakei/ČSSR	1,3	10,2
Barzeletto	1967	Pedrego/Chile	0,4	3,2
Abdul Mawjond	1975	Tell Afar/Irak		
		lokales Quellwasser	17,5	138
		nach Umstellung der Trinkwasserversorgung auf das Flußwasser des Tigris	3,0	23,6
Reith	1933	Holland	0,9–89,2	7,1–703
Mc Clendon	1939	Wisconsin, USA	0,2–3,0	1,6–23,6
De Visscher	1961	Kongo	0,2–1,5	1,6–11,8
Malamos	1966	Griechenland	1,1–7,8	8,7–61,5
Ogihara	1982	Borneo	0,1–0,6	0,8–4,7
Caughey	1973	Iran	0,3–1,8	0,24–14,2
Ghaliongui	1965	Ägypten	6,2–11,0	48,9–86,7

trastmittel können ebenfalls ohne vorherige Spaltung der Peptidbindung und ohne vorherige Dejodierung resorbiert werden (65).

T_3 wird praktisch quantitativ resorbiert (21, 55). Für T_4 wurden bisher sehr unterschiedliche Werte angegeben (20, 45, 55), die offensichtlich mit der Art der gallenischen Aufbereitung des T_4 zusammenhängen. Bei früheren Angaben über die T_4-Resorption beim Menschen wurden Versuche mit lactosehaltigen Präparaten in Gelatinekapseln durchgeführt. Man fand mittlere Resorptionswerte von 40,3 (20) bzw. 63,4% (37). Mit Lactosepräparaten, die Tabletten kommerziellen Ursprungs entsprechen, wurden von 100 µg T_4 (0,13 µmol) im Mittel 70,6% resorbiert (59). Von einer 3 mg (3,9 µmol) L-T_4-Dosis wurden nur 48,2% resorbiert. Nüchtern wird fast 10% mehr aufgenommen als zusammen mit einer Mahlzeit.

Nach der Resorption verteilt sich das Jodid innerhalb von 2 Stunden gleichmäßig auf den Extrazellulärraum. Das Verteilungsvolumen des resorbierten Jodids entspricht etwa 38% des Körpergewichts in kg (12). Intrazellulär finden sich nur geringe Mengen in den Erythrozyten und den Knochen. Der Verteilungsraum hängt im wesentlichen davon ab, in welchem Ausmaß andere Organe als Schilddrüse und Nieren Jodid aus ihm entnehmen und in sich anreichern. Es sind dies Magen-, Brust- und Speicheldrüsen, außerdem zum geringen Teil Chorioidplexus, Ziliarkörper, Dünndarm, Haut, Haar und Placenta (6, 44, 62).

Die mittleren Jodkonzentrationen der menschlichen Schilddrüse variieren mit der Jodzufuhr. Jodkonzentrationen unter 2 mg/g Trockengewicht bzw. 0,45 mg/g Feuchtgewicht sprechen für ein Jodmangelgebiet. Als Gesamtjodgehalt der Schilddrüse werden Zahlen zwischen 5,7 und 17,9 mg Jod genannt (21a, 46).

Extrathyreoidale Jodidkonzentration

Die Speicheldrüsen eignen sich ausgezeichnet für Untersuchungen des Jodidtransportes in vivo und in vitro. Es bestehen aber erhebliche Variationen zwischen den Spezies und einzelnen Individuen (44), z.B. konzentrieren die Speicheldrüsen der Ratte überhaupt nicht im Gegensatz zu denen bei Hund, Katze, Hamster, Meerschweinchen, Maus und Mensch. Im menschlichen Speichel ist Jod nur in der Form von Jodid enthalten (31). Mit zunehmendem Speichelfluß nimmt das Verhältnis Speicheldrüse–Jodid zu Plasma–Jodid ab, obwohl die Jodidclearance ansteigt (19). Das Jodkonzentrationsvermögen der Speicheldrüsen wird nicht durch eine Hypothyreose, Hyperthyreose oder TSH-Injektion beeinflußt (6, 19); es wird, wie das der Schilddrüse, durch Thiocyanat und Perchlorat, nicht aber durch organische antithyreoidale Substanzen, gehemmt (36).

Die Jodidkonzentrierung durch Speicheldrüsen und Magen ist von fraglicher biologischer Bedeutung (6). Da das konzentrierte Jodid schnell im Dünndarm resorbiert wird, scheint es so, daß die Jodidakkumulation in der Speicheldrüse und im Magen dazu beitragen könnte, den anorganischen Jodidspiegel aufrechtzuerhalten, indem sie die Harnjodausscheidung verzögert. Die Jodidclearance der Speicheldrüse und des Magens zusammen beträgt beim Menschen etwa das Doppelte der normalen Schilddrüsenjodidclearance (18). Perchlorat hemmt bei einzelnen Spezies die Jodkonzentrierung durch die Magendrüsen (6), bei anderen nicht (25).

Die Jodidclearance der menschlichen Brustdrüsen kann 9–15 ml/min (0,15–0,25 ml/s) erreichen, die Jodidkonzentration der Muttermilch ist 20- bis 30fach höher als die des Plasmas (58). Nur bei Tieren ließen sich bisher Spuren des Milchjodes als organisch gebunden nachweisen (6). Der Schweiß enthält nicht mehr Jodid als das Blutplasma.

Das anorganische Jodid des Blutplasmas (PII) ist normalerweise zu niedrig, um es mit chemischen Methoden genau messen zu können. Man kann es aber über die spezifische Aktivität des Jodids im Speichel nach Gabe von radioaktivem Jod (RAJ⁻) mit der Formel berechnen:

PII = (Speichel ^{127}J × Plasma RAJ⁻) / Speichel RAJ⁻.

Die Schilddrüsenjodidclearance wird dann über die Radiojodaufnahme der Schilddrüse berechnet:

$$\frac{(150 \text{ min RAJ}^- \text{ Aufnahme} - 60 \text{ min RAJ}^- \text{ Aufnahme})}{\text{Plasma RAJ}^- \times \text{min zwischen 2 Aufnahmen}}.$$

Die absolute Jodaufnahme der Schilddrüse lautet:
PII × Clearance.

Die spezifische Aktivität des Harnjodids läßt sich zu diesen Berechnungen in gleicher Weise heranziehen (5).

Die Jodidkonzentration des extrazellulären Jodraums läßt sich im Blutplasma erfassen. Sie ist individuell und regional sehr unterschiedlich und liegt zwischen 0,01–0,5 µg/100 ml (0,8–40 nm) (23, 58).

Jodid wird aus dem Plasma größtenteils durch die Nieren und die Schilddrüse entfernt. Die renale Clearance des Jodids liegt zwischen 15 und 60 ml Plasma/min (0,25–1,0 ml/s), im Mittel 30–40 ml/min (0,5–0,67 ml/s) (12). Sie ist stets in einem bestimmten Verhältnis kleiner als die Creatininclearance, da etwa 72% des Jodids aus dem glomerulären Primärharn in beiden Teilen des Tubulus rückresorbiert werden und hängt direkt vom Plasmajodidspiegel ab (58). Eine tubuläre Sekretion ist bisher für Jodid nicht bewiesen worden. Thiocyanat und Quecksilberdiuretika ändern die renale Jodidclearance. In geringem Maße ist sie bei der Hypothyreose erniedrigt und bei der Hyperthyreose erhöht (7).

Die Jodidausscheidung im Harn ist ein gutes und allgemein anerkanntes Kriterium für die Jodidzufuhr. Bewährt hat sich die Berücksichtigung des Gesamtcreatinins bei den Untersuchungen und die Angabe µg/g (µmol/g) Creatinin (16). Die Normalwerte liegen über 100 µg (0,8 µmol) Jodid, in Kropfgegenden liegen die Werte unter 50 µg (0,4 µmol). Durchschnittswerte über 300 µg (2,4 µmol) Jodid sind hierzulande meistens auf die Einnahme jodierter Nahrungsmittel oder Präparate (kosmetische, medizinische) zurückzuführen (26, 38).

Die Jodtransportmechanismen in verschiedenen Geweben sind genetisch miteinander verbunden, da mehrere hypothyreote Patienten mit Struma gleichzeitig ein fehlendes Konzentrationsvermögen der Schilddrüse, Speicheldrüsen, Magenmukosa und Chorioidplexus aufwiesen (40, 64).

Die thyreoidale Jodaufnahme

Um eine adäquate Menge Schilddrüsenhormon synthetisieren zu können, konzentriert die Schilddrüse Jodid (J⁻) aus dem zirkulierenden Blut. Die Konzentrierung des Jodids erfolgt im Inneren der Schilddrüsenzelle und im Kolloid (3) und ist das Resultat von zwei Prozessen: Eintritt von J⁻ (J⁻-Clearance, J⁻-Pumpe, aktiver J⁻-Transport, J⁻-Influx) und sein Austritt (J⁻-Efflux). Bezeichnungen wie J⁻-Trap, J⁻-Konzentrationsmechanismus und in einigen Fällen Jodidpumpe und Jodidtransport beschreiben den Gesamtprozeß. Etwa ein Fünftel des Jodids, das die Schilddrüse perfundiert, wird bei jeder Passage durch die Drüse entfernt (42). Auch die Konzentration des freien Jodids innerhalb der Schilddrüse ist zu jeder Zeit bestimmt durch die Beziehung zwischen der Rate des Jodideintritts in die Zelle und der Rate des Jodidaustritts. Letzteres erfolgt entweder durch Oxydation und Bindung an ein Protein oder durch passive Diffusion zurück ins Blut. Im Steady-state ist weniger als 1% des Totaljods der Schilddrüse freies Jodid, und davon stammt noch eine größere Fraktion von der Dejodierung von MIT und DIT ab.

Der Jodidtransport entspricht *enzymatischen* Reaktionen. Er wird wahrscheinlich durch ein Carrier vermittelt und ist ein aktiver Prozeß, der gegen einen elektrochemischen Gradienten arbeitet. Der Transport wird durch einen Überschuß an Jodid gesättigt und durch verwandte Anionen kompetitiv gehemmt (62). Man kann somit die Michaelis-Menten-Hypothese von Enzymreaktionen anwenden (44). Sie lautet:

1. Enzym + Substrat $\underset{k_2}{\overset{k_1}{\rightleftharpoons}}$ Enzym–Substrat–Komplex
   (Carrier-J⁻-Komplex)
2. Enzym–Substrat–Komplex $\overset{k_3}{\rightarrow}$ Enzym + Produkt
   (Carrier-J⁻-Komplex)   (Carrier + J⁻)

k_1, k_2 und k_3 sind die entsprechenden Geschwindigkeitskonstanten. Km definiert als die Substratkonzentration (J⁻), die die halbmaximale Geschwindigkeit gibt, läßt sich nach LINEWEAVER und BURK berechnen (5). Wahrscheinlich ist es der Transport und nicht der Bindungsprozeß, der für die Hormonsynthese die metabolische Schaltstelle darstellt. Hierbei scheint der Carrier-J⁻-Komplex eine sehr weite Funktionsbreite zu haben, um auch exzessive Jodladungen anzunehmen.

Morphologische Aspekte. Die Ultrastruktur der Basalmembran der Schilddrüsenfollikelzelle ist derjenigen von anderen Zellen ähnlich, die beim Ionentransport eine Rolle spielen. Die Basalmembran hat einige stumpfe Asstülpungen, die bei chronischer oder akuter Stimulation an Länge und Zahl zunehmen können (61). Bei einem Patienten mit einem partiellen Jodid-Trapping-Defekt wurde elektronenmikroskopisch ein ähnliches Bild nachgewiesen (40). Danach ist eine normale Basalmembranultrastruktur nicht die einzige Voraussetzung für den Jodidtransport. Das Follikellumen ist für den Konzentrationsmechanismus nicht erforderlich. Jodid reichert sich auch dann an, wenn die Jodinationsreaktion fehlt, wie z. B. durch die thionamidblockierte Drüse (62), bei bestimmten Kretinen (31), im transplantablen Rattenschilddrüsentumor (62) und im Schilddrüsenkarzinom beim Menschen (54). Umgekehrt ist auch die Synthese von Jodaminosäuren unabhängig von der Jodidakkumulation. Bei Kretinen mit einem Defekt der Jodkonzentrierung kann eine normale Menge Schilddrüsenhormon synthetisiert werden, wenn man genügend Jodid anbietet, das per diffusionem der Schilddrüse als Substrat angeboten wird (64). Die Jodkonzentrierung findet wahrscheinlich an der Basalmembran statt (3). Von dort diffundiert das Jodid entlang einem Konzentrations- und elektrischen Ladungsgradienten zum Kolloid.

Membranpotential. Schilddrüsenfollikelzellen halten eine Potentialdifferenz von −40 bis −50 mv durch die Basalmembran aufrecht (60), was darauf hinweist, daß der Jodidtransport gegen einen elektrischen wie auch gegen einen chemischen Gradienten arbeitet. Die transmembrane Potentialdifferenz wird durch TSH vermindert und umgekehrt durch Hypophysektomie verstärkt (5). Der membrandepolarisierende Effekt des TSH ist möglicherweise sekundär nach einem Einstrom von Natrium.

Voraussetzungen für den Jodidtransport. Der Jodidtransport ist abhängig von zellulärem Adenosintriphosphat (ATP), das durch aerobe ATP-Synthese in den Mitochondrien oder durch anaerobe Glykolyse (56) zur Verfügung gestellt werden kann. Dementsprechend wird der Jodidtransport auch durch CN⁻ und Dinitrophenol gehemmt. Na^+ und K^+ sind für die Jodidakkumulation notwendig. Die Fähigkeit von Schilddrüsenschnitten, Jod zu akkumulieren, ist direkt korreliert zur Natriumkonzentration im Medium (22) über einen Bereich von 0–170 mmol. In Schilddrüsenschnitten hemmen Ouabain und andere Herzglycoside die Na-K-Adenosintriphosphatase-Aktivität und die Jodidakkumulation in ähnlicher, konzentrationsabhängiger Weise. Durch Kalium läßt sich die Hemmung beider Funktionen wieder aufheben (62). Die genaue Rolle der Na-K-abhängigen Adenosintriphosphataktivität beim Jodidtransport ist noch unklar. Ca^{2+}, nicht aber Mg^{2+} sind für die Jodidakkumulation in Schilddrüsenschnitten notwendig. Möglicherweise wird Jodid durch bestimmte lecithinreiche Phospholipidfraktionen (5, 57) wasserlöslich; am aktivsten erwies sich α-Acyl-β-nervonic-L-α-Lecithin, Jodid in einen Phospholipidkomplex überzuführen.

Transport anderer Ionen und Hemmung des Jodidtransports

Außer Jodid werden Halogene in der VII. periodischen Gruppe, Astatid (At⁻), Bromid (Br⁻) und auch das Peroxydanion einiger Nichthalogene der Gruppe VII A, Perrhenat (ReO₄⁻) und Pertechnat (TcO₄) in der Schilddrüse konzentriert (62). Die Schilddrüse konzentriert auch die komplexen Anionen Perchlorat (ClO₄) (9) und Fluoroborat. Alle bisher untersuchten

stabilen Verbindungen hemmen den Jodtransport. Die Pseudohalogene Thiocyanat (SCN^-) und Selencyanat haben ein ähnliches molares Ionenvolumen, sind aber linear; sie hemmen kompetitiv den Jodtransport, werden selbst aber nicht transportiert. Die Reihenfolge der zunehmenden Km für den Schilddrüsenjodidtransport lautet:
$TcO_4^- < ClO_4^- < ReO_4^- < SeCN^- \cong SO_3F^- < SCN^- < J^- < NO_2^- < OCN^- \cong Br^-$.
Zwischen dem negativen log der Km-Werte und den molaren ionischen Volumina der Anionen besteht partiell eine lineare Abhängigkeit (62).
Der antithyreoidale Effekt von SCN^- ist seit 1936 bekannt, als einige Patienten wegen Hypertonie mit SCN^- behandelt wurden und darunter Strumen und/oder Hypothyreosen entwickelten (62). SCN^- hemmt die Jodidkonzentrierung sowohl in vivo als auch in vitro in verschiedenen jodidkonzentrierenden Geweben; selbst wird es als Anion in den Speicheldrüsen, Magenmukosa und Chorioidplexus konzentriert, nicht aber in der Schilddrüse und in der Milchdrüse. SCN^- wird in der Schilddrüse enzymatisch zu Sulfat metabolisiert; J^- und CNS^--Oxydation werden gehemmt, und zwar die Oxydation des einen durch die Oxydation des anderen (30, 46). Bei Ratten ist die strumigene Wirkung des Thiocyanats etwa genauso stark wie die des Propylthiouracils, aber sehr viel stärker als die des Perchlorats (2).
Perchlorat gilt allgemein als der stärkste Inhibitor des Jodidtransports. Es handelt sich dabei um eine kompetitive Hemmung. Perchlorat hemmt sowohl die Jodidaufnahme durch die Schilddrüse als auch die Rezirkulation des Jodids innerhalb der Drüse (49). Perchlorat beeinträchtigt etwas die Bildung von Jodtyrosin im zellfreien System (62), hemmt aber deutlich die organische Bildung von Jod in Rattenschilddrüsen in vivo und in vitro (15).

Faktoren, die den thyreoidalen Jodidtransport beeinflussen

TSH ist der wichtigste Faktor bei der Regulation des thyreoidalen Jodidtransports. Der Jodidtransport wird durch chronische TSH-Stimulation erhöht und durch TSH-Suppression vermindert. TSH induziert zunächst eine Zunahme des thyreoidalen J^- Efflux und damit eine Abnahme des Gradienten Schilddrüsenjod zu Serumjod; erst Stunden später erfolgt dann die beschleunigte Aufnahme des Jodids und damit die erhöhte Clearance (Einzelheiten s. bei TSH-Wirkungen, S. 99).
Viele der TSH-Effekte werden durch das zyklische AMP vermittelt. So ist auch verständlich, daß viele Faktoren, die das Cyclasesystem beeinflussen, auch den Jodidtransport ändern. Hierzu zählen die Adenylcyclaseinhibitoren Phosphodiesterase, Lithium und Chlorpromazin (5).
Pharmakologische Dosen von *Jodid* hemmen vorübergehend die organische Bindung von Jod. Ein „Escape" von dieser Jodhemmung kommt wahrscheinlich durch den Verlust der Drüse zustande, Jodid zu konzentrieren, ein Vorgang, der durch die Bildung eines hypothetischen intrathyreoidalen jodierten organischen Inhibitors des J^--Transports erklärt wird (63). Ein ähnlicher Kontrollmechanismus scheint auch bei physiologischen Joddosen zu existieren (17). Der Inhibitor ist möglicherweise einer der kleineren Produkte der organischen Jodination, wie z.B. eine freie jodierte Aminosäure, ein Jodpeptid oder Jodlipid (51).

Literatur

1 Abdul Mawjoud, A. I., T. Q. Al Dabbagh: The change of source of drinking water supply on the prevalence of goitre in Tell-Afar. Ann. Coll. Med. Mosul 2 (1975) 309
2 Alexander, W. D., J. Wolff: Cation requirements for iodide transport. VIII. Relation between transport, goitrogenic and antigoitrogenic properties of certain anions. Endocrinology 78 (1966) 581
3 Andros, G., S. H. Wollman: Autoradiographic localization of radioiodide in the thyroid gland of the mouse. Amer. J. Physiol. 213 (1967) 198
4 Barzelatto, J., C. Beckers, C. Stevenson, E. Covarrubias, A. Gianetti, E. Bodadilla, A. Pardo, H. Denoso, A. Atria: Endemic goitre in Pedregoso (Chile). I. Description and function studies. Acta endocr. (Kbh.) 54 (1967) 577
5 Bastomsky, C. H.: Thyroid iodide transport. In: Handbook of Physiology, Sect. 7: Endocrinology, Bd. III: Thyroid, hrsg. von M. A. Greer, D. H. Solomon. American Physiological Society, Washington 1974 (S. 81)
6 Brown-Grant, K.: Extrathyroidal iodide concentrating mechanisms. Physiol. Rev. 41 (1961) 189
7 Cassano, C., L. Baschieri, D. Andreani: Etude de 48 cas de goitre simple avec élévation de la clearance rénal de l'iode. In: Advances in Thyroid Research, hrsg. von R. Pitt-Rivers. Pergamon Press, London (1961) 58
8 Caughey, J. E.: The spectrum of iodine malnutrition and suggested management. Studies in Irac and Iran in the Tigris river basin. Acta endocr. (Kbh.), Suppl. 179 (1973) 11
9 Chow, S. Y., D. M. Woodbury: Kinetics of distribution of radioactive perchlorate in rat and guineapig thyroid glands. J. Endocr. 47 (1970) 207
10 Costa, A.: Epidemiology of endemic goitre in Piemont (Italy). Acta endocr. (Kbh.), Suppl. 179 (1973) 19
11 Costa, A.: Sal contenuto in iodio di aque potabili della Sardegna. Folia endocr. (Roma) 26 (1973) 134
12 DeGroot, L. J.: Kinetic analysis of iodine metabolism. J. clin. Endocr. 26 (1966) 149
13 DeVisscher, M., P. Bastenie, C. Beckers, A. M. Ermans, H. G. van den Schrieck, H. Galperin: Endemic goiter in the Uele region, Republic Kongo. In: Advances in Thyroid Research, hrsg. von R. Pitt-Rivers. Pergamon Press, London 1961
14 Goldschmidt, V. M.: In: Geochemistry, 2. Aufl., hrsg. von A. v. Muir. Clarendon, Oxford 1954
15 Greer, M. A., A. K. Stott, K. A. Milne: Effect of thiocyanate, perchlorate and other anions on thyroidal iodine metabolism. Endocrinology 79 (1966) 237
16 Habermann, J., H. G. Heinze, K. Horn, R. Kantlehner, I. Marschner, J. Neumann, P. C. Scriba: Alimentärer Jodmangel in der Bundesrepublik Deutschland. Dtsch. med. Wschr. 100 (1975) 1937
17 Halmi, N. S.: The accumulation and recirculation of iodide by the thyroid. In: The Thyroid Gland, Bd. I, hrsg. von R. Pitt-Rivers, W. R. Trotter. Butterworths, Washington (1964) (S. 71)
18 Harden, R. McG., W. D. Alexander, J. Shimmins, D. Chisholm: A comparison between the gastric and salivary concentration of iodide, pertechnetate and bromide in man. Gut 10 (1969) 928
19 Harden, R. McG., W. D. Alexander, J. Shimmins, J. W. K. Robertson: A comparison between the inhibiting effect of perchlorate on iodide and pertechnetate concentrations in saliva in man. Quart. J. Exp. Physiol. 53 (1968) 227
20 Hays, M. T.: Absorption of oral thyroxine in man. J. clin. Endocr. 28 (1968) 749
21 Hays, M. T.: Absorption of triiodothyronine in man. J. clin. Endocr. 30 (1970) 675

21a Hellstern, P., H. E. Keller, B. Weinheimer, H. Wesch: Thyroid iodine concentration and total thyroid iodine in normal subjects and in endemic goitre subjects. Clinical Endocrinology 9 (1978) 351
22 Iff, H. W., W. Wilbrandt: Die Abhängigkeit der Jodakkumulation in Schilddrüsenschnitten von der ionalen Zusammensetzung des Inkubationsmediums und ihre Beeinflussung durch Herzglykoside. Biochim. biophys. Acta (Amst.) 78 (1963) 711
23 Klein, E.: Der endogene Jodhaushalt des Menschen und seine Störungen. Thieme, Stuttgart 1960
24 Klein, G. C.: Der Jodgehalt im Trinkwasser von Essen, einem endemischen Kropfgebiet. Inaug.-Diss., Essen 1976
25 Lewitus, Z., Y. Shaham: An extrathyroidal iodine concentration pool as a first stage in the thyroidal iodine uptake in the lizard. 6th Intern. Thyroid Conf., Wien 1970. Abstr. (S. 56). Verlag Wiener Mediz. Akademie, Wien 1971
26 London, W. T., R. L. Vought, F. A. Brown: Bread – a dietary source of large quantities of iodine. New Engl. J. Med. 273 (1965) 381
27 McClendon, J. F.: Iodine and the Incidence of Goiter. Univ. Minnesota Press, Minneapolis 1939
28 McGirr, E. M., J. A. Thomson: Hypothyroidism due to enzyme defects. Postgrad. med. J. 44 (1968) 398
29 Malamos, B., K. Miras, D. A. Koutras, P. Kostamis, D. Binopoulos, J. Manzzos, G. Rigopoulos, N. Zerefos, C. N. Tassapoulos: Endemic goiter in Greece. Metabolic studies. J. clin. Endocr. 26 (1966) 696
30 Maloof, F., M. Soodak: Oxidation of thiocyanate, another index of thyroid function. Endocrinology 78 (1966) 1198
31 Mason, D. K., R. McG. Harden, W. D. Alexander: The salivary and thyroid glands. J. Brit. dental Ass. 122 (1967) 485
32 Means, J. H., L. J. DeGroot, J. B. Stanbury: The Thyroid and Its Diseases, 3. Aufl., McGraw-Hill, New York 1963
33 Merke, F.: Die Eiszeit als primordiale Ursache des Kropfes. Schweiz. med. Wschr. 95 (1965) 1183
34 Mertz, M. M., M. Stelzer, M. Heizmann, B. Koch: Der Jodgehalt des Trinkwassers im endemischen Kropfgebiet von Südbaden. Schweiz. med. Wschr. 103 (1973) 550
35 Murray, M. M., J. A. Ryle, B. W. Simpson, D. C. Wilson: Thyroid enlargement and other changes related to mineral content of drinking water. Med. Res. Council Memorand. Nr. 18, Paper 9 d, Pp. 39, His Majesty's Stat. Off. London 1948
36 Myant, N. B.: Iodine metabolism of salivary glands. Ann. N. Y. Acad. Sci. 85 (1960) 208
37 Oddie, T. H., D. A. Fisher, D. Epperson: Effect of exogenous thyroxine on thyroid accumulation and secretion in euthyroid subjects. J. clin. Endocrin. 25 (1965) 1196
38 Oddie, T. H., D. A. Fisher, W. M. McConahey, C. S. Thomson: Iodine intake in the United States. A reassessment. J. clin. Endocr. 30 (1970) 659
39 Ogihara, T., K. Oki, Y. Iida, S. Hayashi: Endemic goiter in Sarawak, Borneo Island; prevalence and pathogenesis. Endocr. Jap. 19 (1972) 285
40 Papadopoulos, S. N., A. G. Vagenakis, A. Moschos, D. A. Koutras, N. Matsaniosis, B. Malamos, J. Bismuth, M. M. Bechet, S. Lissitzky: A case of partial defect of the iodide trapping mechanism. J. clin. Endocr. 30 (1970) 302
41 Pitt-Rivers, R., J. R. Tata: The Thyroid Hormones. Pergamon press, London 1959
42 Pochin, E. E.: Investigation of thyroid function and disease with radioactive iodine. Lancet ii (1950) 41
43 Podoba, J.: Etiological factors in goitre incidence. In: Endocrinologica experimentalis, Bd. III: Endemic and Allied Diseases, hrsg. von K. Siliak, K. Cerny. Publishing House Slovak Academy of Science, Bratislava 1966 (S. 169)
44 Rall, J. E., J. Robbins, C. G. Lewallen: The thyroid. In: The Hormones, Bd. V, hrsg. von G. Pincus, K. V. Thimann, E. B. Astwood. Academic Press, New York 1964 (S. 159)
45 Read, D. G., M. T. Hays, J. M. Hershman: Absorption of oral thyroxine in hypothyroid and normal man. J. clin. Endocr. 30 (1970) 798
46 Reinwein, D.: Hormonsynthese und Enzymspektrum bei Erkrankungen der menschlichen Schilddrüse. Acta endocr. (Kbh.), Suppl. 47 (1964) 1
47 Reith, J. F.: Goitre and iodine in the Netherlands. Schweiz. med. Wschr. 63 (1973) 791
48 Riccabona, G.: Die endemische Struma. Urban & Schwarzenberg, München 1972
49 Seranton, J. R., N. S. Halmi: Thyroidal iodide accumulation and loss in vitro. Endocrinology 76 (1965) 441
50 Shaliongui, P.: Thyroid Enlargement in Africa With Reference to the Nile Basin. National Information and Documentation Centre (Nidoc), Kairo 1965
51 Socolow, E., D. Dunlap, R. A. Sobel, S. H. Ingbar: A correlative study of the effect of iodide administration in the rat on thyroidal iodide transport and organic iodine content. Endocrinology 83 (1968) 737
52 Stanbury, J. B., G. L. Brownell, D. S. Riggs, H. Perinetti, J. Itoiz, F. B. Castillio: Endemic Goitre. Harvard University Press, Cambridge/Mass. 1954
53 Stecher, P. G., M. Windholz, D. S. Leahy: The Merck Index, 8. Aufl., Merck, Darmstadt 1968 (S. 569)
54 Steinberg, M., R. R. Cavalieri, S. H. Choy: Uptake of technetium 99-pertechnetate in a primary thyroid carcinoma: need for caution in evaluating thyroid nodules. J. clin. Endocr. 31 (1970) 81
55 Surks, M. I., A. R. Schadlow, J. M. Stock, J. H. Oppenheimer: Determination and conversion of L-thyroxine to L-triiodothyronine using turnover rate techniques. J. clin. Invest. 52 (1973) 805
56 Tyler, D. D., J. Gonze, F. Lamy, J. E. Dumont: Influence of mitochondrial inhibitors on the respiration and energy dependent uptake of iodide by thyroid slices. Biochem. J. 106 (1968) 123
57 Vilkki, P., I. Jaakoumaki: Role of fatty acids in iodide-complexing lecithin. Endocrinology 78 (1966) 453
58 Wayne, E. J., D. A. Koutras, W. D. Alexander: Clinical Aspects of Iodine Metabolism. Blackwell, Oxford 1964
59 Wenzel, K. W., H. E. Kirschsieper: Aspects of the absorption of oral L-thyroxine in normal man. Metabolism 26 (1977) 1
60 Williams, J. A.: Electrical polarization of thyroid follicles in the perfused rabbit thyroid gland. Amer. J. Physiol. 217 (1969) 1094
61 Wissig, S. L.: Morphology and cytology. In: The Thyroid Gland, Bd. I, hrsg. von R. Pitt-Rivers, W. R. Trotter, Butterworths, Washington 1964 (S. 32)
62 Wolff, J.: Transport of iodide and other anions in the thyroid gland. Physiol. Rev. 44 (1964) 45
63 Wolff, J.: Iodide goitre and the pharmacological effects of excess iodide. Amer. J. Med. 47 (1969) 101
64 Wolff, J., R. H. Thompson, J. Robbins: Congenital goitrous cretinism due to absence of iodide-concentrating ability. J. clin. Endocr. 24 (1964) 699
65 Wynn, S. O.: Components of the serum protein-bound iodine following administration of ^{131}I-labelled hog thyroglobulin. J. clin. Endocr. 21 (1961) 1572

Biosynthese von T$_4$ und T$_3$

Jod ist in der Schilddrüse vorwiegend in organischer Form an ein charakteristisches Protein, Thyreoglobulin gebunden. Die wesentlichen Aminosäuren im Thyreoglobulin sind Thyroxin (T$_4$), Trijodthyronin (T$_3$), 3,5-Dijodtyrosin (DIT) und 3-Monojodtyrosin (MIT). Den größten Teil der jodierten Aminosäuren nehmen die Jodtyrosine ein. Sie selbst sind physiologisch inaktiv. Die Strukturen der verschiedenen Aminosäuren der Schilddrüse zeigt Abb. 3.2.

Spuren von 4-Jodhistidin kommen im Schilddrüsenhomogenat vor. In Rattenschilddrüsen fanden WOLFF u. COVELLI (53) nur 0,2% des Gesamtschilddrüsenjods als 4-Jodhistidin. Es hat physiologisch keine Bedeutung. Stoffwechselunwirksam sind auch das in verschiedenen Spezies nachgewiesene reverse Trijodthyronin (3,3', 5'-Trijodthyronin) und 3,3'-Dijodthyronin (30, 43). Bei im Äquilibrium markierten Ratten fand man bei mäßiger Jodzufuhr je 1% Dijodthyronin und rT$_3$ (45).

Abb. 3.2 Strukturformeln von Jodaminosäuren im Thyreoglobulin.

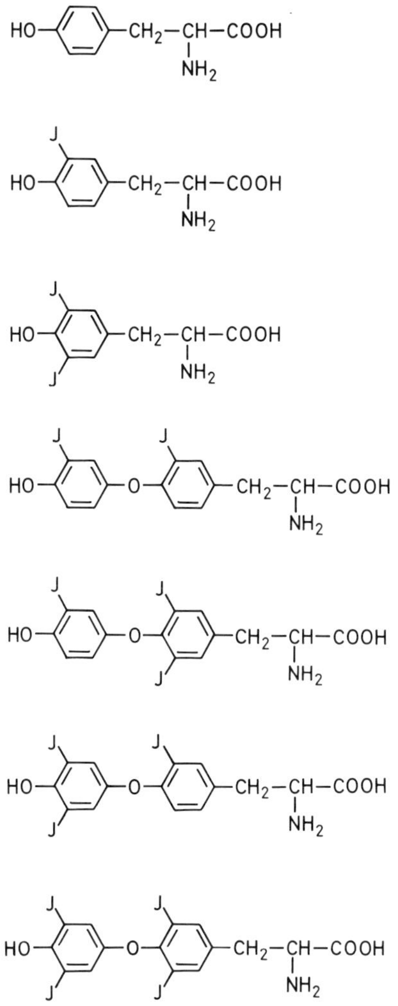

Tyrosin

3 - Monojodtyrosin (MJT, MIT)

3,5 - Dijodtyrosin (DJT, DIT)

3,3' - Dijodthyronin (T_2)

3,3',5 - Trijodthyronin (T_3)

3,3',5' - Trijodthyronin (rT_3)

3,3',5,5' - Tetrajodthyronin (T_4, Thyroxin)

Verteilung der Jodaminosäuren in der Schilddrüse

Die Verteilung von stabilem Jod innerhalb der verschiedenen Jodaminosäuren variiert mit der Jodzufuhr. Diskrepanzen von Literaturangaben über die Verteilung sind auf Unterschiede in der Jodzufuhr, ferner nicht selten auf die unterschiedlichen Verfahren der Hydrolyse und die Art der Chromatographie zurückzuführen (14, 33, 39, 45). Bei ausreichend jodernährten Ratten lautet nach isotopentechnischen Meßverfahren der molare Quotient MIT : DIT/T4 : T3 etwa 34:32/12:1. Unter Berücksichtigung der Ergebnisse von EDELHOCH (6) und ROLLAND u. Mitarb. (31) kann man zur Zeit keine präzisen Werte für die Jodaminosäureverteilung in normalen Schilddrüsen angeben.

Zur Verteilung von ^{131}J unter den Aminosäuren der Schilddrüse

Ausgiebige Untersuchungen mit Autoradiographie und Äquilibriummarkierungen haben ergeben, daß sich die Schilddrüse sowohl intra- wie auch interfollikulär sehr heterogen verhält (22). Die Rattenschilddrüse enthält z.B. 2 Populationen von Follikeln, die sich in der Größenverteilung, Lage in der Drüse und im Jodumsatz unterscheiden. Die zentral gelegenen Follikel sind im allgemeinen kleiner und zeigen einen schnelleren Jodumsatz als die peripheren Follikel. Die Wirkung verschiedener Joddosen auf die Verteilung der Jodaminosäure in der Schilddrüse ist in mehreren Laboratorien untersucht worden (3, 19, 28, 42). Wie Abb. 3.3 zeigt, kann die ^{131}J-Aminosäure-Verteilung in der Schilddrüse von jodarm ernährten Ratten eindeutig durch gleichzeitige Verabreichung von ^{127}J zusammen mit dem ^{131}J modifiziert werden. Werden 3 μg ^{127}J zusammen mit ^{131}J injiziert, findet man eine Verteilung von ^{131}J-Aminosäuren in der Schilddrüse, die jetzt derjenigen von ausreichend jodernährten Ratten entspricht. T4 erreicht 27,4% des Total-^{131}J, verglichen mit 5,4% bei Ratten, die kein stabiles Jod enthielten (15). Im Jodmangel wird nicht nur T4 und DIT reduziert, es nimmt auch der Quotient von DIT zu T4 signifikant ab. Dieser Quotient kann als ein Index für die Effektivität der Konversion von DIT nach T4 aufgefaßt werden. Nach diesen Ergebnissen wird die Kopplungsreaktion durch Jodmangel stark behindert.

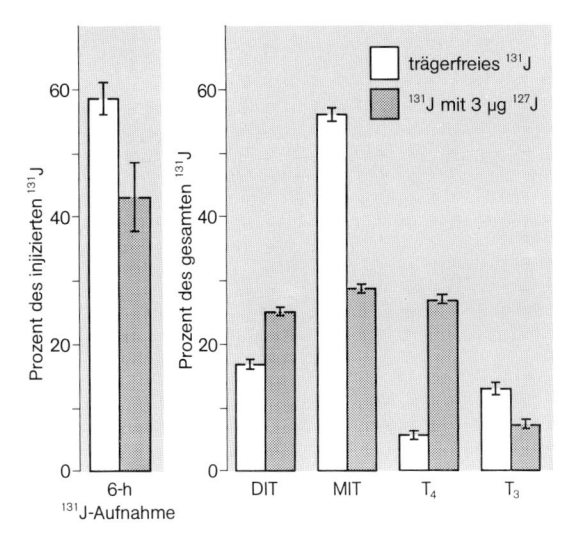

Abb. 3.3 Wirkung einer akuten Injektion von stabilem Jod auf die Verteilung von ^{131}J-markierten Jodaminosäuren in Schilddrüsen von jodarmernährten Ratten. 3 Ratten jeder Gruppe wurden 6 h nach Injektion von trägerfreiem ^{131}J bzw. von ^{131}J enthaltendem 3 µg ^{127}J getötet (aus *Inoue* u. *Taurog* [14]).

Bei extremem Jodmangel kommt es daher nicht nur durch die begrenzte Verfügbarkeit von Jod, sondern auch durch Hemmung der Kopplungsreaktion zu einer verminderten Hormonbildung. Möglicherweise erklärt sich die verminderte Kopplungsreaktion durch das sparsam jodierte Thyreoglobulin, das besonders wenig DIT enthält.

Bei T$_3$ ist die Situation etwas anders als bei T$_4$. Bei geringer Jodierung von Thyreoglobulin, wenn DIT im Verhältnis zu MIT sehr niedrig ist, ist die Reaktion zwischen MIT und DIT stärker als die zwischen DIT und DIT, d. h. die Bildung von T$_3$ wird gegenüber T$_4$ favorisiert.

Wichtig ist, daß tierexperimentell relativ geringe Änderungen der täglichen Jodaufnahme von 0,3 bis 0,9 µg (2,4–7,2 µmol) Jod die Jodaminosäureverteilung sehr stark beeinflussen können. Jodthyronine erscheinen kurz nachdem MIT und DIT gebildet worden sind (12).

Mechanismus der Jodierung in der Schilddrüse

Entgegen früheren Ansichten findet die Jodierung (Jodination) in der Schilddrüse *nach* und *nicht vor* der Bildung von Polypeptiden im Thyreoglobulinverband statt. Mit Puromycin, einem Hemmer der Proteinsynthese, konnte gezeigt werden (43), daß in Schilddrüsenschnitten zwar der Einbau von ^{14}C-Leucin und ^{14}C-Tyrosin in das Schilddrüsenprotein, nicht aber gleichzeitig die Bildung von proteingebundenem ^{131}J gehemmt wird. Demnach findet die Jodination am präformierten Thyreoglobulin oder seinen Subunits statt. Diese In-vitro-Ergebnisse sind auch in vivo bestätigt worden (15, 20, 23, 36, 40, 50).

Das Jodidion muß zunächst oxydiert werden, bevor es selbst als effektives Jodierungsagens wirken kann. Von den biologischen Oxydationssystemen sind nur H$_2$O$_2$ und O$_2$ genügend stark, um J$^-$ oxydieren zu können. Frühere Untersuchungen haben sich daher mit dem Nachweis von Peroxydase und seiner partiellen Reinigung befaßt. SERIF u. KIRKWOOD (37), ALEXANDER (1); und SHAW u. HAGER (38) wiesen erstmals nach, daß eine Peroxydase bei der biologischen Jodierung beteiligt ist. Die Existenz der Schilddrüsenperoxydase wurde in der Zwischenzeit von mehreren Arbeitsgruppen bestätigt (45). Das Enzym wurde isoliert und liegt in hochgereinigter Form vor (47).

H$_2$O$_2$-Entstehung

Wenn die Schilddrüsenperoxydase bei der Jodinationsreaktion eine Schlüsselrolle spielen sollte, dann ist auch anzunehmen, daß die Drüse Mechanismen für die H$_2$O$_2$-Produktion besitzt. Der genaue Mechanismus der H$_2$O$_2$-Entstehung ist noch nicht bekannt. Es gibt drei Hypothesen (45):

– Oxydation von reduziertem Pyridinnucleotid durch Flavinenzyme (12, 35). Man fand, daß die Jodination in den Schilddrüsenhomogenaten durch NADPH- und Flavin-Adenin-Dinucleotid (FAD) stark stimuliert wurde (27). Möglicherweise ist für die Jodination dieser Partikel die NADPH-Cytochrom-c-Reduktase als eine der H$_2$O$_2$-Quellen bedeutungsvoll (55).
– Peroxydation von reduziertem Pyridinnucleotid. KLEBANOFF u. Mitarb. (16) nahmen an, eine Peroxydase könne als eigenes H$_2$O$_2$ generierendes System in einer Mn^{2+}-abhängigen Oxydation von Pyridinnucleotiden fungieren.
– Oxydation von Tyramin. Dieser Vorschlag geht auf FISHER u. Mitarb. (9) zurück. In einer mikrosomalen Fraktion von Rinderschilddrüsen wurde die Jodination durch Tyramin in einer Konzentration von 0,3 mmol/l stimuliert. Dies wurde auf eine vermehrte Bildung von H$_2$O$_2$ durch die Schilddrüsenmonaminoxydase zurückgeführt.

Von den hier genannten Mechanismen scheinen die beiden letztgenannten nur eine untergeordnete Rolle zu spielen.

Schilddrüsenperoxydase

Verschiedene gereinigte Peroxydasen, die mit H$_2$O$_2$ oder mit einem H$_2$O$_2$-generierenden System supplementiert wurden, können die Jodination von Tyrosin und Tyrosinresten im Protein katalysieren (44). Es sind dies u. a. Chloroperoxydase, Lactoperoxydase, Myeloperoxydase, Horse-radish-Peroxydase, Xanthinoxydase (18) und gereinigte Schilddrüsenperoxydase. Unter geeigneten Bedingungen ist die Bildung von T$_4$ das Reaktionsprodukt. Neu und wichtig ist der Befund, daß nur *ein einziges* Enzym, die Peroxydase, für *beide Reaktionsschritte* die Oxydation des Jodids und den Transfer des oxydierten Jods in das Tyrosin, notwendig ist. Eine spezielle Tyrosinjodinase (11) ist daher überflüssig.

Die Peroxydase ist in Mitochondrien, Lysosomen und Mikrosomen enthalten. Elektronenmikroskopische und histochemische Untersuchungen ergaben, daß das Enzym im endoplasmatischen Retikulum, Golgi-Apparat, in den sekretorischen Droplets und in den apikalen Zellmembranen nachzuweisen ist (13, 41, 49). Die Jodination findet demnach innerhalb der Zelle statt. Radioautographische Untersuchungen zeigten dagegen, daß die Jodination nahe der apikalen Zellgrenze zu lokalisieren ist, wobei das proteingebundene Jod vorwiegend innerhalb der Follikel liegt (54).

Mechanismus der peroxydasekatalysierten Jodination

Der genaue Mechanismus der Jodination ist noch unbekannt. TAUROG (45) untersuchte die Jodierung von Thyreoglobulin und Rinderserumalbumin in Abhängigkeit von der Jodidzufuhr. Bis zu einer Jodidkonzentration von 1 mmol/l stieg die Menge proteingebundenen Jods proportional zur Jodkonzentration an; bei einer Konzentration über 10 mmol/l war dagegen kaum noch eine Jodination nachzuweisen. Danach stellt sich die Frage, ob bei diesem Mechanismus der peroxydasekatalysierten Jodination die Bildung von J_2 dazugehört oder nicht.

Wenn In-vitro-Modellversuche auf die Verhältnisse in vivo übertragbar sind, läßt sich nach TAUROG (45) folgende Hypothese vertreten: Bei der Reaktion entsteht nichtmolekulares Jod als ein Intermediärprodukt bei der peroxydasekatalysierten Jodination. Die Hemmung der Jodination durch exzessives Jodid ist nicht durch eine Reaktion zwischen Jodid und molekularem Jod mit der Bildung von J_3^- zu erklären. Auch eine direkte Hemmung der Schilddrüsenperoxydase erscheint unwahrscheinlich. Hierfür sprechen folgende vier Punkte: 1. Im Modellversuch ist die Bildung von J_2 bei verschiedenen Jodidkonzentrationen nicht identisch mit der Bildung von jodiertem Protein. 2. Mit Konzentrationen von J_2, mit denen im vollen Peroxydasesystem eine maximale Jodination erreicht wurde, läßt sich *ohne* Enzym nur eine geringe Jodination nachweisen. 3. Wenn L-Tyrosin nichtenzymatisch jodiert wird, findet man gegenüber der enzymatischen Jodination hinsichtlich der MIT- und DIT-Bildung grundsätzliche Unterschiede. 4. Vergleicht man die Horse-radish-Peroxydase mit der gereinigten Schilddrüsenperoxydase auf der Basis gleicher Oxydationsraten von Jodid zu Jod miteinander, so findet man in Gegenwart des Akzeptors mit der Schilddrüsenperoxydase eine 5–10mal so starke Jodination. Es besteht also eine Dissoziation zwischen der J_2-Bildung und der Jodierung. Dieser Befund ist das stärkste Argument gegen die Annahme einer intermediären Rolle von J_2. Der Hemmeffekt durch hohe Jodgaben auf die durch die Schilddrüsenperoxydase katalysierten Jodinationen wird durch eine Konkurrenz zwischen Jodid und Tyrosylresten des Proteins um das aktive Jod am Enzym erklärt. Andere Autoren postulieren hierfür enzymgebundene Jodiniumzwischenverbindungen (24), oder einen Mechanismus mit freien Radikalen (26, 56). Antithyreoidale Substanzen sollen in diesen Mechanismus eingreifen (S. 125).

Kondensation von Jodtyrosin (Kopplung)

Kurz nach der Bildung von Jodtyrosinen erscheinen Jodthyronine. Es dauert etwa 14–60 min, bis man entsprechende Mengen nachweisen kann (12). Das Jodthyronin entsteht durch Verbindung der jodierten Hydroxyphenylgruppe des einen Jodtyrosinrestes mit der phenolischen Hydroxylgruppe des anderen. Diese Reaktion heißt Kopplungsreaktion. Sie erfolgt nur mit jodsubstituierten Aminosäuren und nicht mit Tyrosinen allein. Eine spätere Jodination von peptidgebundenen Thyroninen ist nicht bekannt. Der direkte Beweis für die obengenannte Sequenz wurde mit ^{14}C-Tyrosin-Versuchen erbracht (52). ^{14}C-Tyrosin wurde in das Thyreoglobulin inkorporiert; später fand man ^{14}C im MIT, DIT und dann erst später im T_4.

Auch bei der Kopplungsreaktion spielt die Schilddrüsenperoxydase eine direkte Rolle (17). Die Peroxydase vermittelt die Kopplungsreaktion, ohne daß dabei Jod beteiligt ist. Ein besonderes Kopplungsenzym scheint ebenfalls nicht notwendig zu sein, da in In-vitro-Modellen lediglich Jodtyrosine, Peroxydase und ein H_2O_2-lieferndes System für diese Reaktion benötigt werden. Ähnliche Verhältnisse zwischen MIT, DIT und T_4-Bildung wie bei diesem Peroxydasensystem wurde früher bei der Jodierung des Thyreoglobulins mit molekularem Jod beobachtet (4, 57).

Thyreoglobulin hat sich als ein gutes Substratprotein für die Tyrosinjodinierung und die Kopplung erwiesen (31). Bei In-vitro-Jodierungen lassen sich unter optimalen Bedingungen mehr als 6% des zugefügten Jods im T_4 nachweisen. Thyreoglobulin ist diesbezüglich nicht das einzige Substrat. Wie Tab. 3.2 zeigt, können auch andere Proteine verschiedenen Molekulargewichts, wie Fibrinogen, Casein, menschliches IgM und menschliches γ-Globulin jodiert werden. Prozentual ist der Tyrosingehalt im Thyreoglobulin am niedrigsten unter allen getesteten Proteinen. Die Proteinkonzentration der Tab. 3.2 wurde ausgewählt, um äquivalente Tyrosinkonzentrationen zu haben. Es fällt auf, daß die hohe Ausbeute an T_4 im Thyreoglobulin des Strumagewebes nicht auf eine ungewöhnlich hohe Tyrosinkonzentration zurückgeführt werden kann. Möglicherweise spielt das hohe Molekulargewicht des Thyreoglobulins für die T_4-Bildung eine besondere Rolle. Bei einem hohen Molekulargewicht nimmt die Zahl der Tyrosinreste pro Molekül zu; dies führt zu einer Zunahme der Zahl der DIT-Reste pro Molekül und damit zu einer größeren Wahrscheinlichkeit, daß 2 DIT-Moleküle für die Kopplung günstig gelagert sind. Bei den verschiedenen Proteinen, die in Tab. 3.2 untersucht wurden, besteht eine signifikant positive Korrelation zwischen Molekulargewicht und Wirksamkeit der T_4-Bildung. Bei niedriger oder mäßiger Jodierung liefert Thyreoglobulin die beste T_4-Ausbeute. Daraus kann man schließen, daß bisher noch nicht bekannte Besonderheiten dieses Protein besser als andere Proteine für die T_4-Bildung geeignet erscheinen lassen.

Tabelle 3.2 T_4-Bildung in Proteinen; jodiert mit Schilddrüsenperoxydase in Gegenwert von 1×10^{-4} M (0,1 nmol) Jodid (nach *Taurog* [45])

	Proteinkonzentration mg/ml (g/e)	an Protein gebundenes Jod		gebildetes T_4		T_4-Reste pro Molekül	Angenommenes Molekulargewicht in Tausend
		Äqu. J Mol. Protein	% J im Protein	zugesetztes J in % des vorlieg. T_4	Reste von T_4 pro Molekül Protein	% J im Protein	
Struma Thyreoglobulin	1,00	58,6	1,13	10,93	1,81	1,6	660
Fibrinogen	0,66	45,9	1,76	6,02	0,75	0,43	330
Casein	0,60	40,9	1,38	4,36	0,68	0,49	375
Humanes IgM	0,57	143,0	2,03	3,49	1,38	0,68	900
Humanes γ-Globulin	0,56	26,4	2,11	3,04	0,22	0,10	160
Bovines Serumalbumin	0,76	8,4	1,61	1,10	0,024	0,014	67
Eieralbumin	1,05	2,4	0,76	0,68	0,006	0,008	45

Jedes Protein wurde mit 5 µg Schilddrüsenperoxydase 100 mµmol (nmol) Jodid-^{131}J, 1mg (5,55 µmol) Glucose, 2,5 µg Glucoseoxydase in 1,0 ml 0,05 M (mol/l) Phosphatpuffer, pH 7,0, für 60 min bei 37° C inkubiert.

Extrathyreoidale Bildung von Jodaminosäuren

DIT war die erste organische Jodverbindung, die aus biologischem Material, und zwar aus alkalischem Hydrolysat von Proteinen der Koralle Gorgonia Cavolinii (5) isoliert wurde. T_4 kommt bei dieser Spezies nur in Spuren vor (29). Der Jodstoffwechsel bei anderen wirbellosen Tieren ist vorwiegend mit der ^{131}J-Markierungstechnik untersucht worden. Bei bestimmten Insekten, Würmern und Mollusken ist außer der Bildung von MIT-^{131}J und DIT-^{131}J auch die Bildung von T_4-^{131}J beschrieben worden (2). Ob tatsächlich Jodthyronin nachweisbar ist, scheint allerdings zweifelhaft (34, 51) (s. auch Phylogenese, S. 48).
Die Entdeckung von LUDWIG und MUTZENBECHER (45), daß T_4 isoliert werden kann aus Jodierungsprodukten von Nichtschilddrüsenproteinen, ließ die Frage aufkommen, ob T_4 nicht auch in schilddrüsenlosen Tieren auftreten kann. Bei thyreoidektomierten Ratten konnte isotopentechnisch im Plasma und im Gewebe T_4-^{131}J nachgewiesen werden (2, 10, 25). Diese Ergebnisse ließen sich allerdings bei Verwendung von trägerfreiem ^{131}J in Einzeldosen nicht bestätigen (48, 51). Werden dagegen hohe Joddosen verabreicht, läßt sich möglicherweise außerhalb der Schilddrüse eine beträchtliche T_4-Formation nachweisen (8). Mit Joddosen zwischen 1 und 5 mg (8–40 µmol), die thyreoidektomierten Ratten mit dadurch bedingtem Wachstumsstillstand injiziert wurden, kam es zu einem raschen Aufholen des Wachstums. Dies war Anlaß für die Annahme, Jod in hohen Dosen habe einen T_4-ähnlichen Effekt auf die Zellen. Der wachstumsfördernde Effekt des Jods bei thyreoidektomierten Ratten konnte durch gleichzeitige Gaben von PTU gehemmt werden, während die Wirkung von kleinen, täglichen T_4-Dosen (0,25 µg [0,32 nmol] täglich) unter den gleichen Bedingungen unbeeinflußt blieb (7). Danach beruht der Stimulationseffekt des Jods auf seiner extrathyreoidalen Konversion zu T_4.
Kürzlich ließ sich die extrathyreoidale Bildung von T_4-^{131}J aus ^{131}J dadurch sicher nachweisen, daß man stabiles Jod nicht mit einer einzigen Dosis zusammen mit ^{131}J, sondern über 7 Tage täglich injizierte. Die tägliche Dosis muß hierbei höher als 5 mg Jod sein (46). Eine mögliche Erklärung für diese notwendig hohe Dosis ist, daß die T_4-Bildung intrazellulär abläuft, und das Jodid als primäres, extrazelluläres Anion nur die Zellmembran bei hohen extrazellulären Jodkonzentrationen passieren kann. An welcher Stelle diese extrathyreoidale T_4-Bildung stattfindet, ist ungewiß. In Anbetracht der T_4-Bildung durch verschiedene Peroxydasen in vitro könnte in verschiedenen Zellen, die normalerweise eine Peroxydase enthalten und eine potentielle H_2O_2-Quelle haben, mit verschiedenen Proteinen T_4 entstehen (44). Dies ist aber nur bei extrem hohem Jodangebot, nicht aber bei normaler Jodaufnahme möglich.

Literatur

1 Alexander, N. M.: Iodide peroxidase in rat thyroid and salivary glands and its inhibition by antithyroid compounds. J. biol. Chem. 234 (1959) 1530
2 Berg, O., A. Gorbman, H. Kobayashi: The thyroid hormones in invertebrates and lower vertebrates. In: Comparative Endocrinology, hrsg. von A. Gorbman, Wiley, New York 1959 (S. 302)
3 Bois, I., L. G. Larsson: Effect of varying iodine supply on labeled iodine fractions in the thyroid gland after ^{131}I administration. Acta endocr. (Kbh.) 28 (1958) 262

4 De Crombrugghe, B. H., H. Edelhoch, C. Beckers, M. De Visscher: Thyroglobulin from human goiters; effects of iodination on sedimentation and iodoamino acid synthesis. J. biol. Chem. 242 (1967) 5681
5 Drechsel, H. F. E.: Beiträge zur Chemie einiger Seetiere. Z. Biol. 33 (1896) 85
6 Edelhoch, H.: The iodination of thyroglobulin. J. biol. Chem. 237 (1962) 2778
7 Evans, E. S., R. A. Schooley, A. B. Evans, C. A. Jenkins, A. Taurog: Biological evidence for extrathyroidal thyroxine formation. Endocrinology 78 (1966) 983
8 Evans, E. S., A. Taurog, A. A. Koneff, G. D. Potter, I. L. Chaikoff, M. E. Simpson: Growth response of thyreoidectomized rats to high levels of iodide. Endocrinology 67 (1960) 619
9 Fisher, A. G., A. R. Schulz, L. Oliner: The possible role of thyroid monoamino-oxidase in iodothyronine synthesis. Life Sci. 5 (1966) 995
10 Gorbman, A.: Some aspects of the comparative biochemistry of iodine utilisation and the evolution of thyroidal function. Physiol. Rev. 35 (1955) 336
11 DeGroot, L. J.: Current views on formation of thyroid hormones. New Engl. J. Med. 272 (1965) 243
12 DeGroot, L. J., A. M. Davis: The early stage of thyroid hormone formation: Studies on rat thyroids in vivo. Endocrinology 69 (1961) 695
13 Hosoya, T., S. Matsukawa, Y. Kurata: Cyclochemical localization of peroxidase in the follicular cells of pig thyroid gland. Endocr. Jap. 19 (1972) 359
14 Inoue, K., A. Taurog: Acute and chronic effects of iodide on thyroid radioiodine metabolism in iodine-deficient rats. Endocrinology 83 (1968) 279
15 Inoue, K., A. Taurog: Sedimentation pattern of soluble protein from thyroids of iodide deficient rats; acute effects of iodide. Endocrinology 83 (1968) 816
16 Klebanoff, S. J., C. Yip, D. Kessler: The iodination of tyrosine by beef thyroid preparations. Biochim. biophys. Acta (Amst.) 58 (1962) 563
17 Lamas, L., M. Dorris, A. Taurog: Evidence for a catalytic role for thyroid peroxidase in the conversion of diiodotyrosine to thyroxine. Endocrinology 90 (1972) 1417
18 Lee, H. S., J. D. Carlson, K. K. McMahon: Xanthineoxidase: A source of hydrogen peroxide in bovine thyroid glands. Life Sci. 20 (1977) 453
19 Leloup, J., F. Lachiver: Influence de la teneur en iode du régime sur la biosynthèse des hormones thyroidiennes. C. R. Adac. Sci. (Paris) 241 (1955) 509
20 Lissitzky, S., M. Rogues, J. Torresani, C. Simon, S. Bouchilloux: Iodination and biosynthesis of rat thyroglobulin. Biochim. biophys. Res. Commun. 16 (1964) 249
21 Loewenstein, J. E., S. H. Wolman: Kinetics of equilibrium labeling of the rat thyroid gland with ^{125}I. Endocrinology 81 (1967) 1063
22 Loewenstein, J. E., S. H. Wolman: Distribution of organic ^{125}I and ^{127}I in the rat thyroid gland during equilibrium labeling as determined by autoradiography. Endocrinology 81 (1967) 1074
23 Maloof, F., G. Sato, M. Soodak: Dissociation of iodination from protein synthesis in the rat thyroid. Medicine (Baltimore) 43 (1964) 375
24 Morris, D. R., L. P. Hager: Mechanism of the inhibition of enzymatic halogenation by antithyroid agents. J. biol. Chem. 241 (1966) 3582
25 Morton, M. E., I. L. Chaikoff, W. O. Reinhardt, E. Anderson: The formation of thyroxine and diiodotyrosine by the completely thyroidectomized animal. J. biol. Chem. 147 (1943) 757
26 Nunez, J., J. Pommier: Iodation des protéines par voie enzymatique. 3. Complexe intermédiaire enzyme-protéine et mécanisme de la réaction. Europ. J. Biochem. 7 (1968) 286
27 Ohtaki, S., K. Mashimo, I. Yamazaki: Hydrogen peroxide generating system in hog thyroid microsomes. Biochim. biophys. Acta (Amst.) 292 (1973) 825
28 Querido, A., K. Schut, J. Terpstra: Hormone synthesis in the iodine-deficient thyroid gland. Ciba Found. Colloqu. Endocrinol. 10 (1957) 124
29 Roche, J., R. Michel: Natural and artificial iodoproteins. Advanc. Protein Chem. 6 (1951) 253
30 Roche, J., R. Michel: Nature and metabolism of thyroid hormones. Recent Progr. Hormone Res. 12 (1956) 1
31 Rolland, M., R. Aquaron, S. Lissitzky: Thyreoglobulin iodoamino acid estimation after digestion with pronase and leucyl-aminopeptidase. Analyt. Biochem. 33 (1970) 307
32 Rolland, M., M. F. Montfort, S. Lissitzky: Efficiency of thyroglobulin as a thyroid hormone-forming protein. Biochim. biophys. Acta (Amst.) 303 (1973) 338
33 Rosenberg, L. L., R. R. Cavalieri: Studies of thyroglobulin of intact and hypophysectomized rats (Abstr.). 45th American Thyroid Ass. Meeting, Chikago 1969 (S. 40)
34 Salvatore, G.: Thyroid hormone biosynthesis in agnatha and protochordata. Gen. comp. Endocr., Suppl. 2 (1969) 535
35 Schussler, G. C., S. H. Ingbar: The role of intermediary carbohydrate metabolism in regulating organic iodinations in the thyroid gland. J. clin. Invest. 40 (1961) 1394
36 Seed, R. W., I. H. Goldberg: Biosynthesis of thyroglobulin. II. Role of subunits, iodination, and ribonucleic acid synthesis. J. biol. Chem. 240 (1965) 764
37 Serif, G. S., S. Kirkwood: Enzyme systems concerned with the synthesis of monoiodotyrosine. J. biol. Chem. 233 (1958) 109
38 Shaw, P. D., L. J. Hager: Biological chlorination. VI. Chloroperoxidase: a component of the I-Keto-adipate chlorinase system. J. biol. Chem. 236 (1961) 1626
39 Simon, C., S. Lissitzky: Etude quantitative par la méthod d'equilibre isotopique avec le radioisotope ^{125}I. Biochim. biophys. Acta (Amst.) 93 (1964) 494
40 Simon, C., M. Rogues, J. Torresani, S. Lissitzky: Effect of propylthiouracil on the iodination and maturation of rat thyroglobulin. Acta endocr. (Kbh.) 53 (1966) 271
41 Strum, J. M., M. J. Karnovsky: Cytochemical localization of endogenous peroxidase in thyroid follicular cells. J. Cell Biol. 44 (1970) 655
42 Studer, H., M. A. Greer: A study of the mechanisms involved in the production of iodine-deficiency goiter. Acta endocr. (Kbh.) 49 (1965) 610
43 Taurog, A.: The biosynthesis of thyroxine. Proc. Mayo Clin. 39 (1964) 569
44 Taurog, A.: Thyroid peroxidase and thyroxine biosynthesis. Recent Progr. Hormone Res. 26 (1970) 189
45 Taurog, A.: Biosynthesis of iodoamino acids. In: Handbook of Physiology, Sect. 7: Endocrinology, Bd. III: Thyroid, hrsg. von M. A. Greer, D. H. Solomon. American Physiological Society, Washington D.C. 1974 (S. 101)
46 Taurog, A., E. S. Evans: Extrathyroidal thyroxine formation in completely thyroidectomized rats. Endocrinology 80 (1967) 915
47 Taurog, A., M. L. Lothrop, R. W. Estabrook: Improvements in the isolation procedure for thyroid peroxidase: nature of the heme prosthetic group. Arch. Biochem. 139 (1970) 221
48 Taurog, A., E. S. Evans, G. D. Potter, I. L. Chaikoff: Failure to demonstrate extrathyroidal thyroxine function in thyroidectomized rats on low and moderate iodine intakes. Endocrinology 67 (1960) 635
49 Tice, L. W., S. H. Wolman: Ultrastructural localization of peroxidase on pseudopods and other structures of the typical thyroid epithelial cell. Endocrinology 94 (1974) 1555
50 Tishler, P. V., S. H. Ingbar: Correlative effects of puromycin on ^{131}I metabolism and amino acid incorporation by calf thyroid slices. Endocrinology 76 (1965) 795
51 Tong, W., I. L. Chaikoff: ^{131}I utilisation by the aquarium snail and the cockroach. Biochim. biophys. Acta (Amst.) 48 (1961) 347
52 Wain, W. H.: The biosynthesis of thyroxine: Incorporation of (U-^{14}C) tyrosine into thyroglobulin by mouse thyroidal glands in vivo and in vitro. J. Endocr. 56 (1973) 173
53 Wolff, J., I. Covelli: Factors in the iodination of histidine in protein. Europ. J. Biochem. 9 (1969) 371
54 Wolman, S. H., I. Wodinski: Localization of protein-bound ^{131}I in the thyroid gland of the mouse. Endocrinology 56 (1955) 9
55 Yamamoto, K., L. J. DeGroot: Participation of NADPH-cytochrome reductase in thyroid hormone biosynthesis. Endocrinology 96 (1975) 1064
56 Yip, C. C., L. D. Hadley: Involvement of free radicals in the iodination of tyrosine and thyroglobulin by myelo peroxidase and a purified beef thyroid peroxidase. Arch. Biochem. 120 (1967) 533
57 van Zyl, A., H. Edelhoch: The properties of thyroglobulin. XV. The function of the protein in the control of diiodotyrosine synthesis. J. biol. Chem. 242 (1967) 2423

Thyreoglobulin und ähnliche Proteine

Thyreoglobulin ist die Proteinvorstufe der Schilddrüsenhormone L-T4 und L-T3 und wird im intrafollikulären Kolloid der Schilddrüse in großer Menge gespeichert. Schilddrüsenhormone kommen in integrierten Einheiten des Thyreoglobulins vor und werden nach Hydrolyse in das Blut sezerniert. Thyreoglobulin ist nicht nur eine intakte Speicherform der Schilddrüsenhormone, sondern spielt auch eine wichtige Rolle in der Biosynthese und Sekretion der Schilddrüsenhormone. Zum Verständnis der physiologischen Rolle der Schilddrüse ist daher die Kenntnis der Biochemie des Thyreoglobulins notwendig.

Etwa 90–95% des an Protein gebundenen Jods in der Schilddrüse befindet sich im Kolloid als Teil des Thyreoglobulinmoleküls (19). Etwa 5–10% des Jods ist in den unlöslichen Zellpartikeln vorhanden, besonders in dem Material, das mit dem Zellkern assoziiert ist.

Thyreoglobulin

Thyreoglobulin ist das Hauptprotein der Schilddrüse. Es ist ein Glykoprotein mit einem Molekulargewicht von 670 000 und hat einen Sedimentationskoeffizienten von 19 S. Die Struktur ist bisher noch nicht aufgeklärt. Das Protein wird an membrangebundenen Polyribosomen in dem endoplasmatischen Retikulum synthetisiert (44), und zwar zunächst als Peptide verschiedener Größe. Sie werden gemäß ihrem Verhalten bei der Sedimentation S_{3-8}, S_{12}, S_{17-19} und S_{27} bezeichnet (13, 37). S_{12} ist wahrscheinlich eine Subunit von Thyreoglobulin. Kombinationen der S_{12}-Subunits miteinander können nichtjodierte S_{17}- oder S_{19}-Moleküle bilden. Die S_{12}-Unit kann auch als Degradationsprodukt des S_{19}-Moleküls entstehen. Über die genaue Zahl und Größe der Subunits ist man sich noch nicht einig. Das Protein der S_{4-5}-Fraktion ist wahrscheinlich nicht in Thyreoglobulinmonomeren, sondern in Komponenten wie Thyreoalbumin enthalten. Die S_{27}-Fraktion kann auch unter bestimmten Bedingungen assoziierte 19-SH-jodierte Moleküle darstellen (45). Außer der polymeren Struktur ist noch als Charakteristikum des Thyreoglobulins die nichtkovalente Bindung von kleinen Peptiden zu nennen (34). Elektronenmikroskopische Untersuchungen lassen vermuten, daß Thyreoglobulin aus zwei Subunits aufgebaut ist (2).

Die Jodierung favorisiert offensichtlich die Aggregation von Thyreoglobulin-Subunits zu 19-S- oder sogar 27-S-Formen (41). Umgekehrt kommt es bei Jodmangel zu einem Thyreoglobulin, das ganz besonders leicht in Subunits dissoziiert (16, 17, 38). Der weitere Aufbau geht folgendermaßen vor sich: Die Kohlenhydratmoleküle kommen erst nach abgeschlossener Peptidsynthese hinzu. Dieser Vorgang spielt sich noch im endoplasmatischen Retikulum ab. Die endgültige „Glykosylation" des Thyreoglobulins soll nach dem Transport zum Golgi-Apparat erfolgen, und zwar zunächst an den Subunits des Thyreoglobulins. Spezifische Enzyme für den Aufbau der Zucker sind in bestimmten Fraktionen von Schilddrüsenhomogenaten identifiziert worden (6). Das jetzt kohlenhydrathaltige Molekül wird zum Kolloid transportiert und währenddessen jodiert (30). Radioautographische Untersuchungen haben diese Reihenfolge gezeigt. Für die Synthese von Thyreoglobulin und den Transport werden mehrere Stunden benötigt (9, 13).

Die Aminosäurezusammensetzung des Thyreoglobulins ist von mehreren Autoren untersucht worden. Tab. 3.3 zeigt die Daten der Aminosäurezusammensetzung, außer Jodaminosäuren vom Mensch, Schwein, Schaf und Kalb (42). Die Zusammensetzung ist bei verschiedenen Spezies bemerkenswert ähnlich (10, 12, 23, 27, 32, 36). Das Thyreoglobulinmolekül enthält etwa 200 Cysteinreste, die fast alle im oxydierten Zustand als Disulfide vorliegen. Die Oxydation der freien SH-Gruppen zu Disulfiden kann gleichzeitig mit der Jodination des Moleküls stattfinden. Jedes Thyreoglobulinmolekül enthält etwa 110 Tyrosylreste (8). Allerdings steht nur ein kleiner Prozentsatz der Tyrosylgruppen für die Jodierung zur Verfügung; der Rest ist eingebaut und daher nicht zugänglich. Ratten, die jodreich ernährt waren, enthielten 6 DIT, 7 MIT und 1 T4-Rest pro Molekül Thyreoglobulin (21). Einen T3-Rest fand man in etwa jedem 3. Molekül. Jodarm ernährte Ratten enthielten 4 DIT, 9 MIT, 1 T4 und 1 T3-Rest pro Thyreoglobulinmolekül. Diese Daten stimmen gut mit anderen Tierexperimenten (4, 5, 26) und Untersuchungen am Menschen (1, 8, 14) dahingehend überein, daß der DIT/MIT-Quotient und der T3/T4-Quotient eine Funktion des in der Schilddrüse verfügbaren Jods darstellt.

Mit Absolutwerten für Jodaminosäuren in der Schilddrüse bestimmter Spezies muß man aus methodischen Gründen zurückhaltend sein. Bisherige Ergebnisse sind kaum miteinander vergleichbar, weil die Gewebsproben unterschiedlich aufgearbeitet und verschiedene chromatographische Verfahren bei unterschiedlich langen Markierungszeiten mit Radiojod

Tabelle 3.3   Aminosäurezusammensetzung von Thyreoglobulin

Aminosäure	Mol Aminosäuren / Mol Thyreoglobulin*			
	Mensch	Schwein	Schaf	Kalb
Lysin	195	155	164	177
Histidin	80	77	66	76
Amid	549	448	470	472
Arginin	275	371	326	345
Asparaginsäure	400	368	385	401
Thyronin	283	289	270	266
Serin	484	482	494	502
Glutaminsäure	697	673	660	697
Prolin	347	412	365	392
Glycin	394	425	417	422
Alanin	383	498	456	474
Cystein	244	233	248	248
Valin	310	327	329	338
Methionin	62	54	72	56
Isoleucin	155	131	136	155
Leucin	476	541	489	506
Tyrosin	110	101	118	115
Phenylalanin	259	251	257	269
Tryptophan	117	101	112	109

* Molekulargewicht: 670 000 (42)

angewandt wurden (S. 58). Hinzu kommt die Heterogenität der Schilddrüse. So ist es nicht verwunderlich, daß Angaben über den Quotienten bei menschlichen Schilddrüsen erheblich variieren:

NAGATAKI u. Mitarb. (29) T_3/T_4: 1/20 RIA,
CHOPRA u. Mitarb. (7) T_3/T_4: 1/20 RIA,
ROLLAND u. Mitarb. (35) T_3/T_4: 1/5 Chromatographie,
KLEIN u. REINWEIN (25) T_3/T_4: 1/2,1 Chromatographie,
ERMANS u. Mitarb. (15) T_3/T_4: 1/7,6 Chromatographie.

Selbst bei Laboratoriumstieren scheinen die Normalwerte für den T_3/T_4-Quotienten noch nicht sicher zu sein. Trotz dieser Einschränkungen lassen sich aber Änderungen des Quotienten bei jodarm ernährten Tieren unter entsprechenden Kautelen nachweisen (43). Das gleiche gilt für In-vitro-Untersuchungen über die chemische Jodierung (20) u. a. von jodarmem menschlichen Thyreoglobulin (8). Es läßt sich zusammenfassend feststellen, daß die MIT/DIT- und T_3/T_4-Quotienten direkt abhängen von dem Verhältnis von oxydiertem Jod zu verfügbaren Tyrosylrezeptoren. So hinge die Verteilung der Jodaminosäuren direkt mit dem Grad der Proteinjodierung zusammen.

Für die Klinik ergibt sich aus diesen Beobachtungen, daß bei wenig jodiertem Thyreoglobulin das stoffwechselwirksamere T_3 auf Kosten von T_4 produziert und sezerniert wird. Die Erklärung für diesen Shift ist, daß die Wahrscheinlichkeit für eine Kopplungsreaktion von MIT mit DIT größer ist als die von zwei DIT-Resten. Die kritische Grenze für die Jodthyroninsynthese scheint bei einem Jodgehalt des Thyreoglobulins von weniger als 0,1% zu liegen (15). In diesem Fall werden kaum noch T_3 und T_4 synthetisiert. Beim Menschen reicht der Thyroxinvorrat für etwa 2 Monate und verhindert damit einen akuten Hormonmangel durch Jodmangel. Vom Thyreoglobulin abgespaltenes Thyroxin kann durch Wasserstoffbindungen am Thyreoglobulin gebunden werden. Dies könnte die Dejodierung von T_4 verhindern (22).

Andere Jodproteine

Schilddrüsenextrakte enthalten eine kleine Menge ihres Jodproteins in Formen, in denen sie nicht mit Antithyreoglobulinantikörpern reagieren. Es handelt sich um Moleküle, die kleiner sind als Thyreoglobulin mit Sedimentationskonstanten von 4 S bis 7 S (33). Sie machen etwa 2–13% der Jodproteine aus. Ein Teil der 4 S-Proteine wird Thyralbumin genannt, weil es sich elektrophoretisch in der Ultrazentrifuge und in der Löslichkeit kaum von Albumin unterscheidet (24, 31). Es enthält die Jodaminosäuren in einem anderen Verhältnis zueinander als das Thyreoglobulin. Viel spricht dafür, daß Thyralbumin jedenfalls in der Schilddrüse synthetisiert und jodiert wird. Die Menge dieser Jodproteine von niedrigem Molekulargewicht in der Schilddrüse und im Blut nimmt bei bestimmten Schilddrüsenerkrankungen (33) zu, wie Schilddrüsenzysten, Hashimoto-Thyreoiditis, kongenitalen Stoffwechseldefekten, Hyperthyreosen und Karzinomen. Dieses Protein kann etwa 10–15% des non-butanolextractable Iodine (NBEI) ausmachen, das normalerweise im Serum nicht vorkommt.

Als „besonderes Jodprotein" bezeichnet man den nichtwasserlöslichen Rest nach Extraktion der Schilddrüse. Es handelt sich dabei nicht um einen Extraktionsartefakt (39). Eine bestimmte Menge dieses Materials kann durch kurze Trypsinbehandlung freigesetzt werden; es reagiert dann mit Antithyreoglobulinantikörpern, woraus man auf Vorstufen des Thyreoglobulins schließt. Unter bestimmten Umständen kann das besondere Jodprotein die Hauptfraktion des in der Schilddrüse vorhandenen Jodproteins ausmachen (28).

Thyreoglobulinspeicherung

Der größte Teil der im Thyreoglobulin enthaltenen Schilddrüsenhormone wird im Kolloid aufbewahrt. Nur ein winziger Anteil ist unter normalen Umständen in den Zellen selbst enthalten. Normalerweise wird auch das jodierte Protein innerhalb der Zelle nicht hydrolysiert. Das Thyreoglobulin wird in das Kolloid ausgestoßen. Welche Rolle dabei die Vesikel und die apikale Membran spielen, ist unbekannt. Offensichtlich wird durch Mikrovilli zunächst die Oberfläche der Membran vergrößert. Die Zeitspanne vom ersten Erscheinen von jodierten Proteinen bis zur Diffusion durch das Kolloid beträgt, je nach Follikelgröße und Aktivitätszustand der Drüse, Minuten bis Tage. Der Umsatz des Kolloids variiert mit der Aktivität der Drüse (43 a). Der organische Jodpool, der sich vorwiegend im Kolloid befindet, erneuert sich mit einer Umsatzrate von ± 1% pro Tag bei gesunden Menschen (18). Bei schnellerem Umsatz wird weniger Kolloid gespeichert. Der Extremfall ist die Hyperplasie, bei der praktisch kein Kolloid mehr nachweisbar ist. Hier wird dann der gesamte organische Jodpool *täglich* erneuert.

Abgesehen von der Jodierung weiß man über die biochemischen Vorgänge in dem Kolloid sehr wenig. Die Jodierung des Thyreoglobulins läuft im Kolloid über einige Stunden und die Bildung von T_4 und T_3 über mehrere Tage weiter. Diese Vorgänge lassen vermuten, daß entweder eine Rezirkulation des Thyreoglobulins durch die Zelle oder eine Reaktion der Jodidperoxydase mit Thyreoglobulin im Kolloid stattfindet. Möglicherweise „konditionieren" die im Kolloid nachgewiesenen Proteasen (3, 42, 46) und sauren Phosphatasen diese Aktion vor der Resorption.

Literatur

1 Beckers, C., M. DeVisscher: Thyroid proteins in endemic goiter. Metabolism 10 (1961) 695

2 Berg, G.: An electron microscopic study of the well-iodinated and poorly iodinated thyroglobulin molecule. Fifth Ann. Meet. Europ. Thyroid Ass., Jerusalem 1973, No. 27 (abstr.)

3 Bigazzi, M., L. J. DeGroot: Redistribution of iodoprotein, acid phosphatase and acid protease in thyroid subcellular fractions during endocytosis. Endocrinology 92 (1973) 1761

4 Bois, I., L.-G. Larsson: Effect of varying iodine supply on labelled iodine fractions in the thyroid gland after I^{131} administration. Acta endocr. (Kbh.) 28 (1958) 262

5 Cavalieri, R. R., G. L. Searle, L. L. Rosenberg: Studies of thyroglobulin of hypophysectomized rats. II. Nature of thyroidal iodoprotein after hypophysectomy of rats previously depleted of colloid by propylthiouracil. Endocrinology 86 (1970) 10
6 Chabaud, O., S. Bouchilloux, C. Rouin, M. Ferrand: Localization in a Golgi-rich thyroid fraction of sialyl-, galactosyl-, and N-acetylglucosaminyl-transferases. Biochemie 56 (1974) 119
7 Chopra, I. J., D. A. Fisher, D. H. Solomon, G. N. Beall: Thyroxine and triiodothyronine in the human thyroid. J. clin. Endocr. 36 (1973) 311
8 DeCrombrugghe, B., H. Edelhoch, C. Beckers, M. DeVisscher: Thyroglobulin from human goiters. Effect of iodination on sedimentation and iodoamino acid synthesis. J. biol. Chem. 242 (1967) 5681
9 Deiss jr., W. P., R. L. Peake: The mechanism of thyroid hormone secretion. Ann. Intern. Med. 69 (1968) 881
10 Dopheide, T. A. A., C. A. Menzies, M. T. McQuillan, V. M. Trikojus: Studies with purified thyroglobulin and thyroid enzymes. Biochim. biophys. Acta 181 (1969) 105
11 Dunn, J. T.: The amino acid neighbors of thyroxine in thyroglobulin. J. biol. Chem. 245 (1970) 5954
12 Edelhoch, H., J. E. Rall: The proteins and enzymes of the thyroid. In: The Thyroid Gland, Bd. I, hrsg. von R. Pitt-Rivers, W. R. Trotter. Butterworth, London 1964 (S. 113)
13 Ekholm, R., U. Strandberg: Studies on the protein synthesis in the guinea pig thyroid. II. In vitro labeling of thyroglobulin with ³H-leucine. J. Ultrastruct. Res. 17 (1967) 184
14 Ermans, A. M., J. Kinthaert, M. Camus: Defective intrathyroidal iodine metabolism in nontoxic goiter: Inadequate iodination of thyroglobulin. J. clin. Endocr. 28 (1968) 1307
15 Ermans, A. M., J. Kinthaert, C. Delcroix, J. Collard: Metabolism of intrathyroidal iodine in normal men. J. clin. Endocr. 28 (1968) 169
16 Greer, M. A., H. Haibach: Thyroid studies. In: Handbook of Physiology, Sect. 7, Endocrinology, Bd. III: Thyroid, hrsg. von R. O. Greep, E. A. Astwood. Waverley Press Maryland 1974 (S. 135)
17 Greer, M. A., Y. Grimm, H. Studer: Qualitative changes in the secretion of thyroid hormones induced by iodine deficiency. Endocrinology 83 (1968) 1193
18 DeGroot, L. J.: Kinetic analysis of iodine metabolism. J. clin. Endocr. 26 (1966) 149
19 DeGroot, L. J., E. Carvalho: Studies on proteins of normal and diseased thyroid glands. J. clin. Endocr. 20 (1960) 21
20 DeGroot, L. J., A. M. Davis: Studies on the biosynthesis of iodotyrosines. J. biol. Chem. 236 (1961) 2009
21 DeGroot, L. J., J. B. Stanbury: The Thyroid and Its Diseases. Wiley, New York 1975 (S. 57)
22 Haibach, H.: Evidence for a thyroxine deiodinating mechanism in the rat thyroid different from iodothyronine deiodinase. Endocrinology 88 (1971) 918
23 Hoshino, T., N. Ui: Comparative studies on the properties of thyroglobulins from various animal species. Endocr. jap. 17 (1970) 521
24 Jouckheer, M. H., D. M. Karcher: Thyroid albumin. I. Isolation and characterization. J. clin. Endocr. 32 (1971) 7
25 Klein, E., D. Reinwein: Die Jodfraktionen und Jodverbindungen der gesunden menschlichen Schilddrüse. Acta endocr. (Kbh.) 41 (1962) 170
26 Lachiver, F., J. Leloup: Sur l'importance du rapport monoiodotyrosine/diiodotyrosine dans la biosynthèse des hormones thyreoidiennes. C. R. Acad. Sci. (Paris) (1955) 573
27 McQuillan, M. T., V. M. Trikojus: Thyroglobulin. In: Glycoproteins. Their Composition, Structure and Function, hrsg. von A. Gottschalk. Elsevier, Amsterdam 1966 (S. 316)
28 Medeiros-Neto, G., J. B. Stanbury: Particulate iodoprotein in abnormal thyroid glands. J. clin. Endocr. 26 (1966) 23
29 Nagataki, S., H. Uchimura, Y. Masuyama, K. Nakao, K. Ito: Triiodothyronine and thyroxine in thyroid glands of euthyroid Japanese subjects. J. clin. Endocr. 35 (1972) 18
30 Nunez, J., C. Jacquemin, D. Brunn, J. Roche: Protéin iodiés particulaires thyroidiennes. II. Biosynthese proteique et iodation. Biochim. biophys. Acta (Amst.) 107 (1965) 454
31 Otten, J. M., M. H. Jonckheer, J. E. Dumont: Thyroid albumin. II. In vitro synthesis of a thyroid albumin by normal human thyroid tissue. J. clin. Endocr. 32 (1971) 18
32 Pierce, J. G., A. B. Rawitch, D. M. Brown, P. G. Stanley: Human thyroglobulin. Studies on the native and S-carboxymethylated protein. Biochim. biophys. Acta (Amst.) 111 (1965) 247
33 Rall, J. E., J. Robbins, C. G. Lewallen: The thyroid. In: The Hormones, Bd. V, hrsg. von G. Pincus, K. V. Thiemann, E. B. Astwood. Academic Press, New York 1964 (S. 159)
34 Rolland, M., S. Lissitzky: Polypeptides non-covalently associated in 19-S thyroglobulins. Biochim. biophys. Acta (Amst.) 278 (1972) 316
35 Rolland, M., R. Aquaron, S. Lissitzky: Thyroglobulin iodoamino acid estimation after digestion by Pronase and Leucyl-aminopeptidase. Analyt. Biochem. 33 (1970) 307
36 Rolland, M., J. Bismuth, J. Fondarai, S. Lissitzky: Composition en acides aminés de la thyreoglobuline de différéntes expèces animales. Acta endocr. (Kbh.) 53 (1966) 286
37 Roques, M., J. Torresani, S. Lissitzky: Biosynthese de la thyroglobuline. Precurseurs metaboliques de faible poids moleculaire. Biochim. biophys. Acta (Amst.) 194 (1969) 400
38 Rossi, G., H. Edelhoch, A. Tenore, L. van Middlesworth, G. Salvatore: Characterizations and properties of thyroid iodoproteins from severely iodine-deficient rats. Endocrinology 92 (1973) 1241
39 Salabé, G., J. Robbins: The nature of particulate thyroid proteins in an experimental rat tumor. Biochim. biophys. Acta (Amst.) (1970) 198
40 Seljelid, R., M. T. Nateken: Endocytosis of thyroglobulin and the release of thyroid hormone. Scand. J. clin. Lab. Invest. 22, Suppl. 106 (1968) 125
41 Sinadinovic, J., M. Jovanovic, M. Kraincanic, Dj. Djurdjerie: The significance of iodine in the aggregation of subunits into thyroglobulin and in the formation of 27-S iodoprotein. Acta endocr. (Kbh.) 73 (1973) 43
42 Spiro, M. J.: Studies on the protein portion of thyroglobulin. Amino acid compositions and terminal amino acids of several thyroglobulins. J. biol. Chem. 245 (1970) 5820
43 Studer, H., M. A. Greer: Die Regulation der Schilddrüsenfunktion bei Jodmangel. Huber, Bern 1966
43a Van Herle, A. J., G. Vassart, J. E. Dumont: Control of thyroglobulin synthesis and secretion. I and II. New Eng. J. Med. 301 (1979) 239 und 307
44 Vassart, G.: Specific synthesis of thyroglobulin on membrane bound thyroid ribosomes. FEBS Letters 22 (1972) 53
45 Vecchio, G., H. Edelhoch, J. Robbins, B. Weathers: Studies on the structure of 27-S thyroid iodoprotein. Biochemistry 5 (1966) 2617
46 Wolman, S. H., S. Spicer, M. S. Burstone: Localization of esterase and acid phosphatase in granules and colloid droplets in rat thyroid epithelium. J. Cell. Biol. 21 (1964) 191

Hormonsekretion

T_4 und T_3 erreichen die Zirkulation durch folgenden Mechanismus (10, 31, 39): Thyreoglobulin, das im luminalen Kolloid gespeichert ist, wird durch Endozyten in die Zelle gebracht. Proteolytische Enzyme enthaltende Lysozyme (25) wandern von der Basis der Zelle in Richtung dieser Kolloiddroplets. Die Lysozymwanderung in Richtung Apex kann direkt vom TSH beeinflußt werden und ist unabhängig von der Endozytose. Ein Droplet und ein Lysosom fusionieren und bilden zusammen ein Phagolysosom (39), das weiter in Richtung basale Zellmembran wandert. Während dieser Wanderung geht die Spaltung des Thyreoglobulins bereits vonstatten. Das Kolloid verschwindet allmählich aus dem Phagolysosom. Die Spaltprodukte, freie Aminosäuren und einige Peptide werden in die Zelle, die Kapillaren oder die um die Follikel angeordneten Lymphgefäße abgegeben. Ein Teil der Spaltprodukte bleibt zur Reutilisation in der Zelle, ein anderer tritt in den allgemeinen Kreislauf ein (Abb. 3.**4**). Eine mikrosomale Dejodase dejodiert dann die Jodtyrosine (29, 34, 36). Diese ist NADPH-abhängig und geht in ihrer Aktivität dem TSH-Spiegel nicht parallel

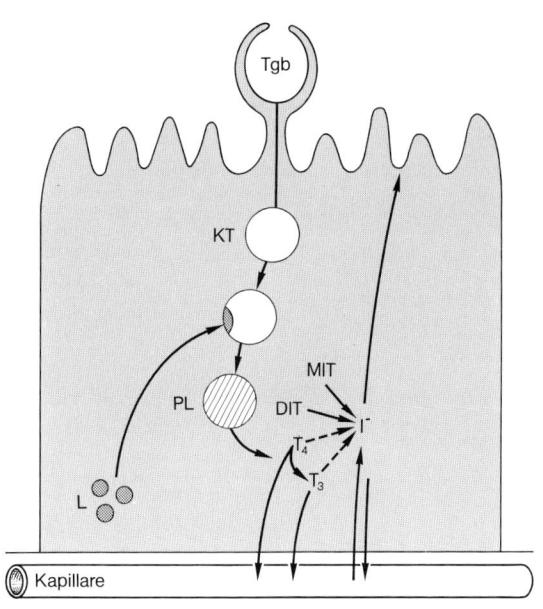

Abb. 3.4 Schema über die Schilddrüsenhormonsekretion (nach *Greer* u. *Haibach* [12]). Zunächst erfolgt eine Ingestion durch Endozytose an der apikalen Zellmembran von intrafollikulärem Kolloid. Dieses enthält Thyreoglobulin (Tgb). Die Partikel bilden Kolloidtröpfchen (KT), die jetzt zur Basalmembran wandern. Gleichzeitig wandern Lysosome (L) in umgekehrter Richtung auf die Tröpfchen zu, verschmelzen mit ihnen zu Phagolysosomen (PL). Das Thyreoglobulin wird durch Proteasen in den Phagolysosomen verdaut, und die freien Aminosäuren werden freigesetzt. Freies MIT und DIT werden praktisch vollständig in der Zelle dejodiert. Freies T$_4$ und T$_3$ werden nur zum Teil dejodiert. Etwas T$_3$ entsteht durch Dejodierung von T$_4$. T$_4$ und T$_3$ werden in die Kapillare abgegeben und sogleich von spezifischen Bindungsproteinen im Plasma praktisch vollständig gebunden. Eine unterschiedliche Menge Jodid, das von der Dejodierung stammt, verläßt die Schilddrüse auf dem Blutwege. Der Rest Jodid in der Schilddrüsenzelle wird für die Jodierung von Thyreoglobulin und die Synthese von neuen Schilddrüsenhormonen wiederverwandt.

(8). Das freigesetzte Jodid wird teilweise wiederverwendet, teils geht es aus der Zelle verloren. Der interne Jodzyklus ist entscheidend wichtig; denn 4- bis 5mal soviel Jodid wird innerhalb der Drüse täglich durch Dejodaseaktivität gebildet als in die Zelle aus dem Serum eintritt (13).
Die Vorgänge der Endozytose und der Digestion von Thyreoglobulin scheinen in der ganzen Schilddrüse zwar grundsätzlich gleich zu sein, funktionell besteht aber eine *Heterogenität*. Autoradiographisch wurde nachgewiesen, daß kleinere Follikel einen schnelleren Umsatz haben als größere (20, 38). Bei der Ratte zeichnet sich außerdem noch der zentrale Follikel gegenüber denen in der Peripherie durch einen schnelleren Umsatz aus. Ein anderer Grund für die Heterogenität liegt in der Struktur der Follikel selbst. Äquilibrium-Markierungsuntersuchungen zeigten, daß es bei der Ratte mehrere Tage dauert, bis ein Isotopenäquilibrium und eine homogene intrafollikuläre Verteilung erreicht ist (19). Kürzlich jodiertes Thyreoglobulin wird mehr in der Peripherie des Schilddrüsenfollikels konzentriert als das vor einiger Zeit jodierte. Follikel mit einem schnellen Turnover nehmen einen größeren Anteil des zugeführten Radiojods auf als Follikel mit einem langsamen Umsatz und sezernieren es auch als Hormon in die Zirkulation.
Die Ingestion von Kolloid durch Endozytose erfolgt nur an der Peripherie des Lumens. Das zuletzt jodierte Thyreoglobulin, das der apikalen Zellgrenze am nächsten liegt, wird zu einem proportional größeren Anteil verdaut als das länger jodierte Thyreoglobulin. Dieses Phänomen heißt „last come, first served phenomenon" (30). Es kann durch intrafollikuläre und interfollikuläre Unterschiede in der Verteilung jodierten Thyreoglobulins erklärt werden (S. 64). Eine der Konsequenzen dieses Phänomens im Follikel ist die preferentielle Sekretion des zuletzt jodierten Thyreoglobulins, das einen größeren Jodtyrosin-Jodthyronin-Quotienten aufweist als älteres Thyreoglobulin.

Enzyme

Welche Enzyme bei der proteolytischen Spaltung des Thyreoglobulins in freie Schilddrüsenhormone beteiligt sind, ist noch unbekannt. Die Schilddrüsenproteasen scheinen primär aktiv zu sein in einem pH-Bereich von 3,6 bis 5,7 (10, 14, 26, 33). Dieser Bereich ist sicher unphysiologisch, wenn die Enzyme innerhalb der Lysosome die größte Aktivität haben sollen. Andererseits kann aber ein derartig niedriges pH lokal durch die Besonderheiten der Lysosome aufrechterhalten werden (12). Vor der proteolytischen Spaltung des Thyreoglobulins erfolgt wahrscheinlich erst eine Reduktion der Disulfidbrücken in kleinere Fragmente. Hierdurch wird das Thyreoglobulin den Proteasen leichter zugänglich. Möglicherweise spielt hierbei reduziertes Glutathion eine Rolle (1, 24).
Die Jodtyrosine werden offensichtlich sofort nach Freisetzung durch die Hydrolyse des Thyreoglobulins dejodiert. Das gleiche gilt auch für Jodthyronine, allerdings in einem sehr viel kleineren Ausmaß (12). T$_4$ wird schneller dejodiert als T$_3$ (15) und MIT schneller als DIT (34). Wo sich die Dejodierung genau abspielt, ist nicht bekannt. Sollte sie in den Phagolysosomen stattfinden, müßte dort ein rascher Austausch nach innen und außen gewährleistet sein.
Der Quotient des freien T$_3$ zu T$_4$ ist in Rattenschilddrüsenhomogenaten immer größer als im Jodprotein der gleichen Drüse nach Spaltung mit Pancreatin oder Pronase (12). Der eine Grund hierfür ist die schnellere intrathyreoidale Dejodierung von freiem T$_4$ als von T$_3$. Der andere ist der, daß die Schilddrüsenproteasen ein pH-Optimum im stark sauren Bereich, Pancreatin und Pronase dagegen bei einem pH von 8 bis 9 haben. Für eine Reihe proteolytischer Enzyme ist nachgewiesen worden, daß der T$_3$/T$_4$-Quotient bei Änderung des pH in den alkalischen Bereich hin kleiner wird (12). Etwa 10% des bei der Dejodierung von Jodtyrosinen anfallenden Jodids werden von der Drüse in die Zirkulation abgegeben. Beim Menschen nimmt die Größe dieses „Lecks" besonders bei einer an hohe Jodzufuhr adap-

tierten Schilddrüse zu (23). Möglicherweise ist dies ein autoregulativer Vorgang, um Thyreoglobulin vor einer exzessiven Jodierung zu schützen (S. 101).

Sekretionsprodukte

Jodthyronine und Jodid sind die primären Sekretionsprodukte der Schilddrüse. Allerdings gibt es auch Hinweise dafür, daß Thyreoglobulin oder andere jodierte Proteine und Peptidfraktionen von der Drüse unter normalen physiologischen Bedingungen sezerniert werden können. Diese größeren jodierten Moleküle werden wahrscheinlich auf dem Weg über das Lymphsystem abgegeben.

T_4 und T_3 sind ohne Zweifel die wichtigsten Sekretionsprodukte. Wie oben erwähnt, muß man bei den publizierten Daten über den Gehalt an freiem T_4 und T_3 den Einfluß der bevorzugten Dejodierung von T_4 unter sauren Bedingungen der Proteolyse berücksichtigen. Für die Ratte ist nachgewiesen, daß das Verhältnis von freiem intrathyreoidalem T_3 zu T_4 dasselbe ist wie das in der Schilddrüsenvene; dies gilt sowohl für jodarm als auch für jodreich ernährte Tiere (15). In-vitro-Versuche mit Schilddrüsenzellkulturen vom Menschen lassen vermuten, daß intrathyreoidale Dejodierungsvorgänge auch schon normalerweise wirksam werden und somit der intrathyreoidale T_4/T_3-Quotient nicht mit dem aus der Schilddrüsenvene gleichgesetzt werden darf (2).

Bezüglich der Konzentration der einzelnen Sekretionsprodukte ist zu betonen, daß die Angaben entscheidend von der Jodzufuhr, von der Methode der Aufarbeitung (Hydrolyse, Enzyme, pH u.a.) und den direkten Bestimmungen für Jodthyronine abhängen (6, 28).

Physiologisch wichtig ist die große Adaptationsbreite der Sekretion bei Jodmangelzuständen. Sie erlaubt eine etwa 4fache Zunahme der physiologischen Wirkung des in Schilddrüsenhormon inkorporierten Jods, da T_3 nur 75% des T_4-Jods enthält, aber etwa 3mal so stoffwechselaktiv ist (s. Autoregulation). Für die „normale" Sekretion von T_4 werden Werte von 94 bis 110 µg (0,12–0,14 µmol) und für T_3 von 16 bis 22 µg (24,6–33,8 nmol) angegeben (3, 32). In den peripheren Zellen, vor allem der Leber, werden 15–25% des T_4 durch Monodejodierung in T_3 konvertiert. Dies führt dazu, daß etwa 60–75% des T_3 den Zellen verfügbar ist. Die thyreoidale Produktion von reverse T_3 entspricht derjenigen von T_3, gemessen anhand der Jodthyroninkonzentration des menschlichen Schilddrüsengewebes (27) oder liegt mit 12,5 µg/Tag (19,2 nmol/d), gemessen anhand der arteriovenösen Differenz, etwas niedriger (18). Wieviel davon produziert und sezerniert wird, ist noch nicht genau bekannt. In Rattenschilddrüsen sind verschiedene Raten für T_3 und rT_3 aufgrund chromatographischer Untersuchungen festgestellt worden (35). Kinetische Untersuchungen am Menschen und Schaf lassen vermuten, daß der thyreoidale Anteil am Serum-rT_3 nicht mehr als 3% beträgt (5, 7). Im Widerspruch dazu ergaben Messungen der rT_3-Konzentration in der Schilddrüsenvene und in peripheren Venen eine um etwa 60% höhere rT_3-Konzentration in der Schilddrüsenvene (17, 37). Bisher vorliegende Untersuchungen lassen jedenfalls vermuten, daß Mechanismen in den peripheren Zellen, und nicht in der Schilddrüse, für den alternativen T_4-Abbauweg die entscheidende Rolle spielen.

Normale Schilddrüsen haben eine auf 50 µg (0,4 µmol) täglich geschätzte Jodidsekretion bei einer Jodaufnahme von etwa 100 µg (0,8 µmol) (13). Wie oben erwähnt, besteht aber eine Abhängigkeit von der Jodzufuhr (11, 23). Kleine Mengen von Jodtyrosinen werden auch normalerweise schon sezerniert. Bei hyperplastischen Drüsen findet man im Blut erhöhte Werte (22). Der normale DJT-Serumspiegel bei euthyreoten Personen liegt um 150 ng/ml (0,35 µmol/l), der rT_3-Spiegel, je nach Methode, um 40 ng/100 ml (0,6 nmol/l) (4, 21).

Literatur

1 Ahn, C. S., I. N. Rosenberg: Proteolytic activity of the rat thyroid gland; studies using thyroid slices and subcellular fractions. Endocrinology 81 (1967) 1319
2 Bidey, S. P., J. Anderson, P. Marsden, C. G. McKerron: Post-secretory deiodination of iodothyronines released from normal human thyroid cells in vitro. Biochem. biophys. Acta (Amst.) 72 (1976) 67
3 Brown, J., I. J. Chopra, J. S. Cornell, J. M. Hershman, D. H. Solomon, R. P. Uller, A. J. van Herle: Thyroid physiology in health and disease. Ann. intern. Med. 81 (1974) 68
4 Chopra, I. J.: Radioimmunoassay from measurement of 3,3', 5'-triiodothyronine (reverse T_3). J. clin. Invest. 54 (1974) 583
5 Chopra, I. J., J. Sack, D. A. Fisher: Mechanisms of high reverse T_3 and low T_3 in the fetus. In: Thyroid Research, hrsg. von J. Robbins, L. E. Braverman. Elsevier, New York 1976 (S. 278)
6 Chopra, I. J., D. A. Fisher, D. H. Solomon, G. N. Beall: Thyroxine and triiodothyronine in the human thyroid. J. clin. Endocr. 36 (1973) 311
7 Chopra, I. J., U. Chopra, S. R. Smith, M. Reza, D. H. Solomon: Reciprocal changes in serum concentrations of 3,3', 5'-triiodothyronine (rT_3) in systemic illnesses. J. clin. Endocr. 41 (1975) 1043
8 Conti, A., H. Studer, F. Kneubuehl, H. Kohler: Regulation of thyroidal deiodinase activity. Endocrinology 102 (1978) 321
9 Deiss jr. W. P., R. L. Peake: The mechanism of thyroid hormone secretion. Ann. intern. Med. 69 (1968) 881
10 Deiss jr. W. P., K. Balasubramaniam, R. L. Peake, J. A. Starret, R. C. Powell: Stimulation of proteolysis in thyroid particles by thyrotropin. Endocrinology 79 (1966) 19
11 Fisher, D. A., T. H. Oddie, C. S. Thompson: Thyroidal thyronine and nonthyronine iodine secretion in euthyroid subjects. J. clin. Endocr. 33 (1971) 647
12 Greer, M. A., H. Haibach: Thyroid secretion. In: Handbook of Physiology, Sect. 7: Endocrinology, Bd. III: Thyroid, hrsg. von M. A. Greer, D. H. Solomon. American Physiological Society, Washington D. C. 1974 (S. 135)
13 DeGroot, L. J.: Kinetic analysis of iodine metabolism. J. clin. Endocr. 26 (1966) 149
14 Haddad, H. M., J. E. Rall: Purification of thyroid proteases by cellulose column chromatography. Endocrinology 67 (1960) 413
15 Haibach, H.: Fate of perfused iodothyronines in rat thyroid. Metabolism 20 (1971) 819
16 Haibach, H.: Free iodothyronines in rat thyroid gland. Endocrinology 88 (1971) 149
17 Herrmann, J., K. H. Rudorff, H. L. Krüskemper: Intrathyroidal formation of reverse-T_3 (rT_3). Acta endocr. (Kbh.), Suppl. 204 (1976) 26
18 Hooper, M. J., J. G. Ratcliffe, W. A. Ratcliffe, J. Marshall, R. E. Young, G. Ngaei, D. H. Clark: Evidence for thyroidal secretion of 3,3', 5'-triiodothyronine in man and its control by TSH. Clin. Endocr. 8 (1978) 267
19 Loewenstein, J. E., S. H. Wolman: Kinetics of equilibrium labeling of the rat thyroid gland with ^{125}I. Endocrinology 81 (1967) 1063

20 Loewenstein, J. E., S. H. Wolman: Mechanisms for abnormally slow release of some thyroid radioiodine; an autoradiographic study. Endocrinology 87 (1970) 143
21 Meinhold, H., K. W. Wenzel, P. Schürnbrand: Radioimmunoassay of 3,3', 5'-triiodo-L-thyronine (reverse T3) in human serum and its application in different thyroid states. Z. klin. Chem. 13 (1975) 571
22 Nelson, J. N., R. M. Weiss, J. E. Lewis, R. B. Wilcox, F. J. Palmer: A multiple ligand-binding radioimmunoassay of diiodotyronine. J. clin. Invest. 53 (1974) 416
23 Ohtaki, S., S. Moriya, H. Suzuki, Y. Horinsh: Nonhormonal iodine escape from the normal and abnormal thyroid gland. J. clin. Endocr. 27 (1967) 728
24 Peake, R. L., K. Balasubramaniam, W. P. Deiss jr.: Effect of reduced glutathione on the proteolysis of intraparticulate and native thyroglobulin. Biochim. biophys. Acta (Amst.) 148 (1967) 689
25 Peake, R. L., R. J. Cates, W. P. Deiss jr.: Thyroglobulin degradation: particulate intermediates produced in vivo. Endocrinology 87 (1970) 494
26 Reinwein, D.: Hormonsynthese und Enzymspektrum bei Erkrankungen der menschlichen Schilddrüse. Acta endocr. (Kbh.), Suppl. 94 (1964) 28
27 Reinwein, D., H. A. Durrer, D. Emrich, H. Meinhold, K. W. Wenzel: The thyroidal production of reverse triiodothyronine in autonomous adenoma. Clin. Endocr. 7 (1977) 171
28 Reinwein, D., H. A. Durrer, H. Wiermann, J. Löhnert, A. von zur Mühlen: The thyroidal T4/T3 ratio and its regulation in non-toxic goitre. Hormone and Metab. Res. 8 (1976) 394
29 Rosenberg, I. N., C. S. Ahn: Enzymatic deiodination of diiodotyrosine; possible mediation by reduced flavin nucleotide. Endocrinology 84 (1969) 727
30 Schneider, P. B.: Thyroidal iodine heterogeneity: „last come, first served" system of iodine turnover. Endocrinology 74 (1964) 973
31 Seljed, R., N. F. Nakkea: Endocytosis of thyroglobulin and the release of thyroid hormone. Scand. J. clin. Invest. 22, Suppl. 106 (1968) 125
32 Singer, P. A., J. T. Nicoloff: Estimation of the triiodothyronine secretion rate in euthyroid man. J. clin. Endocr. 35 (1972) 82
33 Smith, G. D., M. A. Murray, L. W. Nichol, V. M. Trikojas: Thyroid acid proteinase: properties and inactivation by diazoacetylnorleucine methyl ester. Biochem. biophys. Acta (Amst.) 171 (1969) 288
34 Stanbury, J. B., M. L. Morris: Deiodination of diiodotyrosine by cellfree systems. J. biol. Chem. 233 (1958) 106
35 Taurog, A., G. Riesco, P. R. Larsen: Formation of 3,3'-diiodothyronine and 3', 5', 3-triiodothyronine (reverse T3) in thyroid glands of rats and in enzymatically iodinated thyroglobulin. Endocrinology 99 (1976) 281
36 Voss, C., N. Hartmann: Zur physiologischen Bedeutung der Jodtyrosin-Dejodasen. Z. ges. inn. Med. 27 (1972) 193
37 Westgren, U., A. Burger, S. Ingemasson, A. Melander, S. Tibblin, E. Wahlin: Preoperative studies in thyroid activity. Secretion of T4, T3 and reverse T3 (rT3) in normal man. In: Thyroid Research, hrsg. von J. Robbins, L. E. Braverman. Elsevier, New York 1976 (S. 226)
38 Wolman, S. H.: Heterogeneity of the thyroid gland. In: Current Topics in Thyroid Research, hrsg. von C. Cassano, M. Andreoli. Academic Press, New York 1965 (S. 1)
39 Wolman, S. H., S. Spicer, M. S. Burstone: Localization of esterase and acid phosphatase in granulas and colloid droplets in rat thyroid epithelium. J. cell. Biol. 21 (1964) 191

Hormontransport

Der Transport der Schilddrüsenhormone von der Schilddrüse zu den peripheren Zellen erfolgt durch Bindung an bestimmte Plasmaproteine. Diese Bindung bleibt auch während der Elektrophorese des Plasmas erhalten (11). Der erste Hinweis auf eine physikalisch-chemische Bindung des T4 an Serumproteine stammt von TREVORROW (27). Bei pH 7,4 bis 8,0 wandert etwa 80% des Serum-T4 mit einem spezifischen Protein, genannt T4-*bindendes Globulin (TBG)* zwischen α_1- und α_2-Globulin (30). Das Molekulargewicht beträgt 64000. Ein Molekül TBG bindet ein Molekül T4 mit einer Gleichgewichtskonstanten von $1,7 \times 10^7$ l/mol^{-1}. Obwohl TBG ein Glykoprotein ist, scheint die Neuraminsäure für die T4-Bindung nicht notwendig zu sein. Die Serumkonzentration von TBG ist altersabhängig und beträgt etwa 1–2,5 mg/100 ml (10–25 mg/l) (5, 15). Über den Stoffwechsel des TBG liegen noch keine Daten vor. Aus den Änderungen der T4-Bindungen, die unter bestimmten normalen und pathologischen Umständen stattfinden (11, 20–22), kann man ableiten, daß die Leber der Ort der TBG-Synthese ist und die Syntheserate durch Oestrogene erhöht und durch Androgene erniedrigt wird.

Das *zweite* T4-bindende Protein im Plasma bewegt sich in der Papier- und Stärkegelelektrophorese vor dem Albumin. Es heißt T4-bindendes Präalbumin (TBPA) und transportiert 15% des T4 (30). Eine TBPA-Präparation, die elektrophoretisch, immunologisch und nach Kriterien der Ultrazentrifuge homogen war, wurde von OPPENHEIMER u. Mitarb. (13) und SEAL u. DOE (25) hergestellt. Die Aminosäurefrequenz und die dreidimensionale Struktur des TBPA sind bekannt (19). Das Präalbumin ist ein außergewöhnlich stabiles Molekül (1). Das Molekulargewicht liegt bei etwa 70000–73000. Es hat eine Sedimentationskonstante S 20, w von $4,58 \times 10^{-13}$ s und besitzt eine T4-Bindungsstelle pro Molekül TBPA. TBPA ist eines der am schnellsten metabolisierten Proteine des Menschen. Die Werte für die fraktionelle Verschwinderate liegen bei 26,8% bzw. 36,3% täglich, je nachdem, ob eine Analyse für ein Einzelkompartiment (24) oder ein Doppelkompartiment (12) angewandt wurde. Diese Daten lassen eine biologische Halbwertszeit dieses Proteins von etwa 2 Tagen vermuten.

Das *dritte* T4-bindende Protein ist Albumin. Es kann normalerweise bis zu 10% des Plasmahormons transportieren und hat eine Halbwertszeit von etwa 15 Tagen. Außer diesen drei gut charakterisierten Proteinen können noch andere Proteine bei dem T4-Transport beteiligt sein (8). Sie transportieren aber nur kleine Hormonmengen. T3 findet sich praktisch nur zwischen TBG und Albumin.

Die Bindungskapazität des TBG liegt bei 20 µg T4/100 ml (0,26 µmol/l) Plasma. TBPA hat bei pH 8,5 eine zehnmal höhere Kapazität für T4 als TBG; bei physiologischem pH ist die Affinität dagegen sehr viel geringer (14). Von den Hormonen liegt nur eine sehr kleine Fraktion in freier Form vor. Die Konzentration an freiem T4 beträgt normalerweise 4×10^{-11} mol/l (30 pmol/l) und die an freiem T3 etwa 1×10^{-11} mol/l (19 pmol/l). Gerade die Konzentration der freien Hormone ist die für die Stoffwechselaktivität entscheidende Größe. Dies zeigt sich z. B. bei der Schwangerschaft, bei der sowohl die T4-Bindungskapazität der Plasmaproteine als auch die Menge T4, die an Proteine gebunden ist, zunehmen (S. 110). Nicht zugenommen hat dagegen das freie T4, und daher liegt auch keine Hyperthyreose vor.

Die Bindungskonstante zwischen Hormon und menschlichem Serumalbumin bei pH 7,4 und 38 °C wird auf $1{,}1 \times 10^5$ bis 2×10^6 l·mol^{-1} für T4 geschätzt; für T3 liegt sie eine Zehnerpotenz niedriger (26). Auch diese Daten unterstreichen die Festigkeit der Bindung von T4 und Plasmaprotein gegenüber T3. Das TBG kommt zum großen Teil in der Cohn-Fraktion IV-4, IV-6 und IV-9 vor (30). Seine Bindungskonstante für T4 hat den relativ hohen Wert von etwa 2×10^{10} l·mol^{-1} bei pH 8,6 Barbitalpuffer. D-T4 bindet sich zum TBG mit einer Affinität, die etwa 1/3 der von L-T4 beträgt. Die Analoga Tetrajodthyroessigsäure und Trijodthyropropionsäure binden sich wenig an TBG, aber fester an TBPA (6, 23). Chemische Substanzen, die in der Lage sind, kompetitiv mit T4 um die Bindungsstellen am TBG zu konkurrieren, wie Diphenylhydantoin und 2,4'-Dichlordiphenyl-Dichloraethan (O'-DDD), besitzen eine an den Diphenylaether des T4 erinnernde Diphenylstruktur (10, 31). Andererseits gibt es eine Vielzahl von organischen Verbindungen, die strukturell mit T4 nichts zu tun haben und trotzdem, wenn auch schwach, mit T4 um Bindungsstellen des TBPA konkurrieren. Es sind 2,4-Dinitrophenol (31), Salicylat, andere orthohydroxysubstituierte Benzoesäurederivate (6, 28, 31) und Barbiturat (S. 126). Die Verschwinderate von „nativem" TBG aus dem Plasma beträgt T 1/2 = 4,8 Tage (18). Sie ist bei Hyperthyreose beschleunigt und bei der Hypothyreose verlangsamt. Interessant ist die Beobachtung, daß echte genetische Variationen der TBG-Spiegel im Serum hauptsächlich auf Änderungen bei der Synthese und nicht auf Änderungen beim Abbau oder auf abnorme Proteine zurückzuführen sind (7, 9, 16).

Speziesdifferenzen

Die T4- und T3-Bindungen im Serum sind bei verschiedenen Spezies besonders von zwei Arbeitsgruppen untersucht worden (3, 17). Generell kann man sagen, daß Säugetiere ein T4-bindendes α-Globulin haben, das auch T3 bindet. Bei Vögeln, Reptilien, Amphibien und Fischen fehlt es. Unter den Säugetieren zeigen nur bestimmte Primaten und das Pferd ein T4-bindendes Präalbumin neben dem TBG.
Die *physiologische Rolle* der Transportproteine ist nach wie vor unklar (s. auch S. 102). Menschen ohne TBG, mit stark erhöhtem TBG, oder mit Albuminmangel, haben offensichtlich eine normale Thyroxinutilisation (16). Nicht zuletzt deswegen ist es unwahrscheinlich, daß die Transportproteine tatsächlich die Penetration der Hormone in die Zellen kontrollieren. Die Bedeutung des TBG in der Klinik liegt in der möglichen Berücksichtigung altersabhängiger Änderungen von T4 und T3 (5, 15).
TBG ist in allen untersuchten Körperflüssigkeiten einschließlich Liquor und Gelenkflüssigkeit vertreten. Normalerweise ist die Konzentration im Serum konstant. Sie nimmt zu nach Oestrogenmedikation und nimmt durch Corticoide und Testosteron ab. TBPA bleibt während der Schwangerschaft konstant; es verringert sich bei chronischen Erkrankungen und nach chirurgischen Eingriffen (29).

Sowohl Serum als auch zellbindende Proteine beeinflussen die Verteilung von T4 und T3 zwischen Serum, interstitieller Flüssigkeit und Zellen. Wir haben aber keine Hinweise dafür, daß diese Faktoren den Einstrom der Hormone in die Zellen kontrollieren (11). T4 und T3 kommen in die Zellen als freie Hormone. Hierfür spricht, daß es keinen Defekt der Zellaufnahme im Zusammenhang mit einer Albuminämie oder einer a-TBG-Ämie gibt.
Innerhalb der Zellen werden T4 und T3 an bestimmte Partikel gebunden. Im Zytosol der Leber sind spezifische Bindungsproteine, ebenso in Muskel, Gehirn und Niere beschrieben worden (2, 4).

Literatur

1 Brauch, W. T., J. Robbins, H. Edelhoch: Thyroxine-binding prealbumin. Conformation in urea and guanidine. Arch. Biochem. 152 (1972) 144
2 Dillman, W., M. I. Surks, J. H. Oppenheimer: Quantitative aspects of iodothyronine binding to cytosol proteins of rat liver and kidney. Endocrinology 95 (1974) 492
3 Farer, L. S., J. Robbins, B. S. Blumberg, J. E. Rall: Thyroxine-serum protein complexes in various animals. Endocrinology 70 (1962) 686
4 DeGroot, L. J., J. B. Stanbury: The Thyroid and Its Diseases. Wiley, New York 1975
5 Hesch, R. D., J. Gatz, H. Jüppner, P. Stuppe: TBG-dependency of age related variations of thyroxine and triiodothyronine. Metab. Res. 9 (1977) 141
6 Ingbar, S. H.: Observations concerning the binding of thyroid hormones by human serum prealbumin. J. clin. Invest. 42 (1963) 143
7 Levy, R. P., J. S. Marshall, N. L. Velayo: Radioimmunoassay of human thyroxine-binding globulins (TBG). J. clin. Endocr. 32 (1971) 372
8 Marshall, J. S., R. P. Levy: Polyacrylamide electrophoretic study of thyroxine-binding to human serum. J. clin. Endocr. 26 (1966) 87
9 Marshall, J. S., J. Pensky: Studies on thyroxine-binding globulin (TBG). III. Some physical characteristics of TBG and its interaction with thyroxine. Arch. Biochem. 146 (1971) 76
10 Marshall, J. S., L. S. Tompkins: Affect of o.p'-DDD and similar compounds on thyroxine-binding globulin. J. clin. Endocr. 28 (1968) 386
11 Oppenheimer, J. H.: Role of plasma proteins in the binding, distribution, and metabolism of the thyroid hormones. New Engl. J. Med. 278 (1968) 1153
12 Oppenheimer, J. H., M. I. Surks, G. Bernstein, J. C. Smith: Metabolism of iodine-131-labeled thyroxine binding prealbumin in man. Science 149 (1965) 748
13 Oppenheimer, J. H., M. I. Surks, J. C. Smith, R. Squef: Isolation and characterization of human thyroxine-binding prealbumin. J. biol. Chem. 240 (1965) 173
14 Pages, R. A., J. Robbins, H. Edelhoch: Binding of thyroxine and thyroxine analogues to human serum prealbumin. Biochemistry 12 (1973) 2773
15 Pickardt, C. R., M. Bauer, K. Horn, Th. Kubiczek, P. C. Scriba: Vorteile der direkten Bestimmung des Thyroxin-bindenden Globulins (TBG) in der Schilddrüsenfunktionsdiagnostik. Internist Berl. 18 (1977) 538
16 Refetoff, S., N. I. Robin, C. A. Alper: Study of four new kindreds with inherited thyroxine-binding globulin abnormalities. Possible mutations of a single gene locus. J. clin. Invest. 51 (1972) 848
17 Refetoff, S., N. I. Robin, V. S. Fang: Parameters of thyroid function in serum of 16 selected vertebrate species: a study of PBI, serum T4, free T4, and the pattern of T4 and T3 binding to serum proteins. Endocrinology 86 (1970) 793
18 Refetoff, S., V. S. Fang, J. S. Marshall, N. I. Robin: Metabolism of thyroxine-binding globulin in man. Abnormal rate of synthesis in inherited TBG deficiency and excess. J. clin. Invest. 57 (1976) 485
19 Robbins, J.: The thyroid and iodine metabolism. In: Duncan's Diseases of Metabolism, hrsg. von P. K. Bondy, L. E. Rosenberg. Saunders, Philadelphia 1974 (S. 1008)

20 Robbins, J.: Structure and function of thyroxine transport proteins. In: Thyroid Hormone Metabolism, hrsg. von W. A. Harland, J. S. Orr, Academic Press, London 1975 (S. 1)
21 Robbins, J., J. E. Rall: The iodine containing hormones. In: Hormones in Blood, Bd. I, hrsg. von C. H. Gray, A. L. Bacharach. Academic Press, New York 1967 (S. 383)
22 Roche, J., M. Andreoli, G. Salvatore: Interaction: hormones thyreoidiennes-protéines plasmatique et transport sanguin des hormones. Ann. Biol. clin. 25 (1967) 597
23 Ross, J. E., D. F. Tapley: Effects of various analogues on the binding of labeled thyroxine to thyroxine-binding globulin and prealbumin. Endocrinology 79 (1966) 493
24 Socolow, E. L., K. A. Woeber, R. H. Purdy, M. T. Holloway, S. H. Ingbar: Preparation of I^{131}-labeled human serum prealbumin and its metabolism in normal and sick patients. J. clin. Invest. 44 (1965) 1600
25 Seal, U. S., R. P. Doe: Purification, some properties and composition of the corticosteroid- and thyroxine-binding globulins from human serum. Intern. Congr. Ser. Nr. 83. Excerpta Medica Foundation, Amsterdam 1965 (S. 325)
26 Sterling, K., M. Tabachnick: Determination of the binding constants for the interaction of thyroxine and its analogues with human serum albumin. J. biol. Chem. 236 (1961) 2241
27 Trevorrow, V.: Studies on the nature of the iodine in blood. J. biol. Chem. 127 (1939) 737
28 Woeber, K. A., S. H. Ingbar: The effects of non-calorigenic congeners of salicylate on the peripheral metabolism of thyroxine. J. clin. Invest. 43 (1964) 931
29 Woeber, K. A., S. H. Ingbar: The contribution of thyroxine-binding prealbumin to the binding of thyroxine in human serum, as assessed by immunoadsorption. J. clin. Invest. 47 (1968) 1710
30 Woeber, K. A., S. H. Ingbar: Interactions of thyroid hormones with binding proteins. In: Handbook of Physiology, Sect. 7: Endocrinology, Bd. III, hrsg. von M. A. Greer, D. H. Solomon. American Physiological Society, Washington D. C. 1974 (S. 187)
31 Wolff, J., M. E. Standaert, J. E. Rall: Thyroxine displacement from serum proteins and depression of serum protein-bound iodine by certain drugs. J. clin. Invest. 40 (1961) 1373

Stoffwechsel der Schilddrüsenhormone

Umsatz und kinetische Daten

Die Analyse des intrathyreoidalen Jodstoffwechsels wird dadurch kompliziert, daß das Zeitintervall zwischen Jodakkumulation und -sekretion der Schilddrüsenhormone lang ist und mehrere intrathyreoidale Jodräume (Pool) existieren. Der gesamte Schilddrüsenjodvorrat beträgt etwa 7 mg (55,2 µmol), wobei die tägliche Aufnahme und Schilddrüsensekretion etwa 70 µg (0,55 µmol) ausmachen; diese Zahl entspricht demnach einem Umsatz (Turnover) von 1% des intrathyreoidalen Jodraums (48). Die einzelnen Schilddrüsenfollikel haben, wie Markierungsuntersuchungen (82) zeigten, einen sehr unterschiedlichen Jodumsatz. Ein anderes wesentliches Kennzeichen der Kinetik des intrathyreoidalen Jodumsatzes ist durch die Bezeichnung „last come, first served" (67) wiedergegeben; zuletzt sezerniertes Jod enthält unverhältnismäßig viel eben erst aufgenommenes Jod. Ungeachtet dieser Schwierigkeiten hat man die Schilddrüsensekretion aus Radioaktivitätsmessungen im Plasma und Harn nach Gabe radioaktiven Jods auf Werte zwischen 60–130 µg (0,47–1,0 µmol) täglich geschätzt (15, 58). Unterschiedliche Meßergebnisse sind vor allem auf methodische Unterschiede und ihre Interpretation zurückzuführen (28). Eines der wichtigsten derzeitigen Probleme ist die Analyse der quantitativen Zusammensetzung der Schilddrüsensekretion. Zweifellos sind T_4, T_3 und vielleicht kleine Mengen von Jodid die wesentlichen Sekretionsprodukte der Schilddrüse. Wenn Thyreoglobulin unterschiedslos durch die Proteasen hydrolysiert wird und Jodthyronine intrathyreoidal nicht dejodiert werden, sollte das T_3/T_4-Verhältnis in der Schilddrüsenvene mit dem im Thyreoglobulin übereinstimmen. Der T_3/T_4-Quotient im Thyreoglobulin liegt zwischen 1:10 und 1:20 (9,41) (s. dazu auch Thyreoglobulin S. 65).

Schilddrüsenhormone im Plasma. Schilddrüsenhormone werden mindestens an 3 Plasmaproteine reversibel gebunden: thyroxinbindendes Globulin (TBG), Serumalbumin und thyroxinbindendes Präalbumin (TBPA) (47). T_3 scheint nur an TBG und Albumin gebunden zu sein. Die normale Bindungskapazität des TBG beträgt etwa 20 µg/100 ml, wohingegen die normale Bindungskapazität des TBPA etwa 250 µg/100 ml (3,8 µmol/l) beträgt. Von ROBBINS u. RALL (63) stammt das Konzept der reversiblen Bindung von T_4 an Plasmaproteine; sie schätzen die Konzentration des freien Hormons auf etwa 1/2000 der Konzentration des totalen T_4. Die Bindung des T_3 an die Plasmaproteine beträgt nur 1/10 der Bindung von T_4 (26, 42, 51). Wird die Plasmabindung in vivo gestört, entwickelt sich ein neues Steady-state, charakterisiert durch eine normale freie T_4-Konzentration. Im neuen Steady-state ist die Wirkung des Schilddrüsenhormons auf das Gewebe genau dieselbe wie unter den Originalbedingungen (s. Hormontransport S. 69) und Regulation S. 102).

Extravasale Verteilung der Schilddrüsenhormone

Die üblichen Methoden zur Bestimmung des Verteilungsvolumens* von T_4 beim Menschen basieren auf der Annahme eines Modells mit einem Kompartiment (25). Diese Analysen lassen beim Menschen ein Gesamtverteilungsvolumen von T_4 von etwa 10 l vermuten. Normalwerte scheinen mit dem Gewicht zu variieren und sind unabhängig von Alter und Geschlecht (46). Das Verteilungsvolumen des T_4 ist um 30% größer als das Verteilungsvolumen von Albumin (48). Zwischen der T_4-Verteilung im Plasma und in der Leber bestehen klare Beziehungen. Die an In-vitro-Modellen und an Leberphantomen gewonnenen Daten (5) stimmen mit den in vivo erhaltenen überein (48). Der T_4-Leberraum für schnell austauschbares T_4 beträgt etwa 3,5 l. NICOLOFF u. DOWLING (44) analysierten die periphere T_4-Verteilung mit Hilfe eines 4-Kompartiment-Systems (Plasma, interstitielle Flüssigkeit, hepatischer Raum, extrahepatischer Raum). Danach verteilt

---
* Das Verteilungsvolumen ist ein äquivalentes Plasmavolumen, das die in einem Kompartiment angegebene Menge austauschbaren Hormons enthält. Es handelt sich nicht um einen anatomischen Raum.

sich das T₄ wie folgt: 14% in der Leber, 34% extrahepatisch, 26% im Plasma und 26% in den extrazellulären Flüssigkeiten. Für die einzelnen Daten findet man allerdings unterschiedliche Angaben. Unbestritten ist aber, daß das T₄ im Plasma sich mit dem T₄ der Leber und anderer Gewebe schnell austauscht. Die Austauschbarkeit des intrazellulären T₄ wurde auch durch Entfernung von markiertem T₄ aus diesen Organen durch Austauschtransfusionen nachgewiesen (48).

Bei der Verteilung von T₄ zwischen Plasma und Muskel stellt sich ein Gleichgewicht erst relativ langsam ein. Im Rattenmuskel dauert es bis zum Erreichen eines konstanten Gleichgewichts 3–4 Stunden (48), während es in der Leber nur 15 Minuten dauert. Möglicherweise hängen diese Unterschiede mit den elektronenmikroskopisch nachgewiesenen Löchern in den Sinusepithelien zusammen, die im Gegensatz zu den Verhältnissen bei der Muskulatur eine schnellere Penetration von Plasmaprotein und deren Komplement von gebundenen Liganden, einschließlich T₄ und T₃ gestatten.

T₃ verläßt die Zirkulation sehr schnell. Der mit der konventionellen Technik ermittelte Verteilungsraum von T₃ beträgt etwa 40 l (81). Hiervon entfallen auf die Leber etwa 2,1 l, d.h. nur 5,9% des Gesamtverteilungsvolumens, verglichen mit dem Wert von T₄ von 30%. Auch für T₃ findet sich in der Leber ein schnelles Gleichgewicht; es stellt sich innerhalb von Minuten vollständig ein, während das Gleichgewicht von T₃ zwischen Muskel und Plasma 3–4 Stunden benötigt. Da die Plasmaproteinbindung von T₄ etwa zehnmal so groß ist wie die von T₃, stützen diese Ergebnisse die Hypothese, daß der Transport von T₃ und T₄ zur Zelle größtenteils in Form eines Protein-Hormon-Komplexes stattfindet.

Zelluläre Bindung. Unsere Erkenntnisse über die zelluläre Bindung der Schilddrüsenhormone und die Faktoren, die diese Bindung beeinflussen, sind heute noch sehr begrenzt. Die Kapazität der Leber, T₄ zu binden, ist z.B. bei der Leberzirrhose reduziert (49). Aus Untersuchungen an Ratten geht hervor, daß Phenobarbital die hepatozelluläre Bindung durch Zunahme der Bildung des endoplasmatischen Retikulums erhöht (1). Weitere Untersuchungen sind notwendig, um die Wirkung anderer physiologischer Faktoren auf die zellbindenden Hormone in spezifischen Zellen festzustellen (s. auch Wirkungsweise S. 78).

Extrazellulärer Stoffwechsel – kinetische Daten. Der irreversible Verlust von Schilddrüsenhormonen aus dem Körperkompartiment, wie er sich durch Isotopenmessung darstellt, ist die Summe vieler einzelner biochemischer Vorgänge.

Von diesen Vorgängen sind vor allem diejenigen wichtig, die bei der Dejodierung beteiligt sind. Der Grund hierfür ist einmal die kritische Rolle des Jods im Schilddrüsenhormonhaushalt und zum anderen die leichte Verfügbarkeit von markiertem T₄ mit radioaktivem Jod im Phenolring. Die Probleme des Hormonstoffwechsels sind aber noch vielfältiger als diejenigen, bei denen es sich nur um die Dejodierung des Phenolringes handelt. Sie werden gesondert beim Stoffwechsel besprochen. Unsere Kenntnisse über den Stoffwechsel bei der Dejodierung verdanken wir vor allem der Anwendung verschieden markierter T₄-Präparate. Die Plasmaverschwinderate von T₄, das im Tyrosylring markiert war, unterscheidet sich nicht von dem T₄, das im Phenolring das markierte Jod enthält (73). Eine Aetherspaltung mit Bildung von Tyrosin spielt bei der biologischen Transformation von Schilddrüsenhormon also keine Rolle (53, 56).

Die Transformation von Schilddrüsenhormonen bestimmt man im allgemeinen durch Messungen der Verschwinderate von markiertem Tracer im Plasma und sein Erscheinen im Harn und Stuhl nach intravenöser Injektion einer Einzeldosis markierten Hormons.

Die meisten Methoden zur Messung der Turnover-Rate markierter Hormone gehen von einer Einkompartimentanalyse aus. Die Extrapolierung zur Zeit 0 erfolgt, wenn die Plasmaverschwinderate eine lineare exponentielle Funktion erreicht. Aus dem Reziprok zur Zeit 0 ergibt sich das Verteilungsvolumen. Die Zeit, die notwendig ist, um einen exponentiellen Abfall zu erreichen, wird als die Zeit angesehen, während der sich die Verteilung abspielt. Die Trennung zwischen Dejodierung und fäkaler Exkretion wird durch die relative Exkretion der Radioaktivität im Harn und im Fäzes bestimmt. Unter Steady-state-Bedingungen wird die gesamte metabolische Clearancerate des injizierten T₃ als das Produkt aus der fraktionellen Verschwinderate (kt) und dem totalen Verteilungsraum (Vt) angesehen. Die Harndejodierungs-Clearance ist das Verhältnis der Harnjodidexkretionsrate dividiert durch die mittlere Plasma-T₄-Konzentration. Eine analoge Funktion gilt für die fäkale Clearance. Unter Steady-state-Bedingungen ist die Summe der fäkalen Clearance und der Harnjodidclearance gleich der totalen metabolischen Clearancerate des T₄. Der absolute Turnover in µg/Tag (µmol/d) ist das Produkt der Clearancerate und der Konzentration nichtradioaktiven Hormons. Auf die möglichen Fehlerquellen und Fehlinterpretationen der bisherigen kinetischen Untersuchungen gehen die ausführlichen Darstellungen von OPPENHEIMER (48) u. STERLING (71) ein.

Tab. 3.4 zeigt die von OPPENHEIMER (48) zusammengestellten Daten für das Verteilungsvolumen, den fraktionellen Turnover und die Clearanceraten für T₄ und T₃. Im Mittel variiert die Halbwertszeit (t ½) von T₃ wahrscheinlich zwischen 1,0 und 1,5 Tagen, wohingegen die t ½ von T₄ normalerweise zwischen 6 und 8 Tagen variiert. Das Verteilungsvolumen von T₄ beträgt etwa 12 l bei Normalpersonen, das von T₃ etwa 46 l. Die gesamtmetabolische Clearancerate von T₄ liegt etwa bei 1,2 l, die von T₃ bei etwa 26 l Plasma/Tag. Geht man von einem Dreikompartimentmodell aus, beträgt die metabolische Clearancerate 17 l pro Tag (24).

Konversion von T₄ nach T₃. Die Umwandlung von T₄ zu T₃ hat als ein wichtiger, irreversibler Prozeß gerade in der letzten Zeit besondere Beachtung gefunden. In den frühen fünfziger Jahren wurde die Möglichkeit für eine derartige Bildung bereits erörtert (57). Den

Tabelle 3.4
Kinetischer Parameter bei Normalpersonen (nach *Oppenheimer* [48])

Parameter	T_4			T_3		
	Liter	%	von Vc	Liter	%	von Vc
Verteilungsvolumina						
Gesamt (Vt)	12,0		250	46,0		120
Plasmaprotein (Vp)	7,2		150	7,2		19
Zellulär (Vc)	4,8		100	38,8		100
Hepatisch (Vh)	2,7		56	2,07		5,3
	3,8		79			
	3,5		73			
Andere						
Spezifische Plasmaproteinbindung (bp)	4,15	x	10^3	4,18	x	10^2
Gesamtzelluläre Bindung (Bc), Liter	19,9	x	10^3	16,2	x	10^3
Hepatozelluläre Bindung (BH), Liter	13,7	x	10^3	8,65	x	10^2
Extrahepatische Bindung (BE), Liter	6,2	x	10^3	15,3	x	10^3
Gesamtfraktion. Schwund (Kt), Tag −1	0,098			0,568		
Zellulärfrakt. Schwund (Kc), Tag −1	0,243			0,673		
Gesamtmetabolische Clearancerate (Kt, Vt), Liter/Tag	1,17			26,1		
Zelluläre metabolische Clearancerate (Kc, Bc), Liter/Tag	4,48	x	10^3	10,9	x	10^3

schlüssigen Beweis lieferten erst BRAVERMAN u. Mitarb. (3); sie berichteten über einen normalen Serum-T_3-Spiegel bei hypothyreoten Patienten unter T_4-Medikation. Entsprechende Untersuchungen mit radioaktivem T_4 bestätigten diesen Befund (54, 71). Die Quantifizierung der Konversion von T_4 nach T_3 ist aus methodischen Gründen schwierig. Da das Verteilungsvolumen und die fraktionelle Verschwinderate von T_3 aus dem Plasma sehr viel größer ist als die von T_4, ist der T_3/T_4-Quotient nach der Injektion von am Phenolring markierten T_4 etwa 1:100. Jede artifizielle Konversion von T_4 zu T_3 während der Extraktion und Chromatographie wird daher die berechnete Konversion maßgeblich beeinflussen. Die Bedeutung einer genauen Bestimmung der T_4/T_3-Konversion geht aus folgenden Überlegungen hervor: Beim Menschen ist das molare Verhältnis von T_4 zu T_3, das für eine gleich große metabolische Antwort notwendig ist, etwa 3:1. Die vorliegenden Konversionsdaten (54) von mindestens 33% deuten an, daß ein großer Teil der hormonellen Wirkung von T_4, wenn nicht überhaupt die Gesamtwirkung von der Transformation her kommt. Eine wichtige Erkenntnis der jüngsten Zeit ist, daß diese Transformation kein statistisch zufälliger Prozeß ist (10). Es stellt sich also daher die Frage, die aus technischen Gründen noch nicht schlüssig beantwortet werden kann, ob T_4 überhaupt eine eigene hormonelle Wirkung hat, die unabhängig ist von der Konversion.

Beitrag der Schilddrüsensekretion und der extrathyreoidalen Konversion von T_4 zu dem austauschbaren Pool von T_3. Alle Daten basieren auf radioimmunologischen T_3-Messungen. Eine Schätzung der T_4- zu T_3-Konversion ist bei athyreoten Individuen durchgeführt worden, die durch eine konstante Substitutionsdosis von T_4 gehalten wurde (74). Die Umsatzraten wurden durch besondere Isotopentechniken gemessen. Etwa 42% bzw. 25% (24) des T_4 wurden zu T_3 konvertiert. Wenn man von diesen Messungen ausgeht, kann man annehmen, daß die Hauptportion des zirkulierenden T_3 von der T_4-Konversion kommt und nicht direkt von der thyreoidalen Sekretion.

Für die Theorie, daß die biologischen Wirkungen des T_4 auf die Konversion zu T_3 zurückzuführen ist, sprechen folgende Beobachtungen (s. auch Regulation der Schilddrüsenfunktion S. 103):

— Die Verabreichung von PTU bei Ratten reduziert die Konversion von T_4 nach T_3 und damit die periphere Wirkung von injiziertem T_4 (48).
— Die nukleären Bindungsstellen in der Rattenleber und Niere zeigen eine sehr viel größere Avidität für T_3 als für T_4 (29, 50).
— Auch die Adenohypophyse der Ratte hat Rezeptoren für T_3 mit hoher Spezifität.
— Vor dem Hintergrund der Befunde von TATA u.

Mitarb. (76), daß T_3 frühe nukleäre Vorgänge stimuliert, scheint es sehr wahrscheinlich, daß diese Bindungsstellen auch bei der Ankurbelung der Hormonwirkungen maßgeblich beteiligt sind.

Stoffwechsel der Schilddrüsenhormone

Normalerweise wird T_4 in einem höheren Maß als T_3 sezerniert. Der normale T_4-Spiegel im Blut beträgt 6–8 µg/100 ml (77–103 nmol/l) und der T_3-Spiegel etwa 100–150 ng/100 ml (1,5–2,3 nmol/l). T_3 wirkt aber schneller und effektiver. Bei gesunden Menschen beträgt die Utilisationsrate für T_4 80 µg (102 nmol), für T_3 60 µg (92 nmol) täglich (35). Dies ist äquivalent 52 µg T_4-Jod (410 nmol) und 35 µg T_3-Jod (276 nmol), d.h. 40% des täglich verbrauchten Hormonjods wird als T_3 verwendet. Für den Stoffwechsel der Jodthyronine sind die Dejodierung und der enterohepatische Stoffwechsel am wichtigsten. Von untergeordneter Bedeutung sind die Desaminierung, Dekarboxylierung und die unveränderte Ausscheidung im Harn und Fäzes. In Abb. 3.5 sind einige chemische Änderungen wiedergegeben, die beim T_4-Molekül möglich sind.

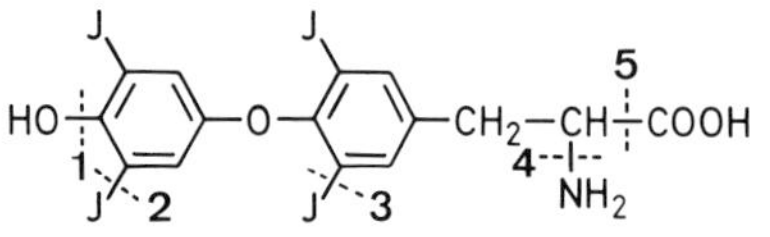

1 Konjugierung mit Glucuron- bzw. Schwefelsäure
2 Dejodierung zu T_3
3 Dejodierung zu rT_3
4 Oxydative Desaminierung zu Tetrac oder Triac
5 Decarboxylierung von Thyroxin zu Thyroxamin

Abb. 3.5 Chemische Änderungen am Thyroxinmolekül in vivo.

Dejodierung

Das bei der Dejodierung von Hormonen freigesetzte Jodid rezykliert im Körper, einschließlich der Schilddrüse. Die Aetherbrücke des Thyroxinkerns ist in vivo äußerst stabil (54).

Die oxydative Desaminierung von T_4 zu Tetrajodthyroessigsäure (Tetrac) wurde beim Menschen (3, 55) und bei der Ratte nachgewiesen. Das Schwefelderivat von 3,5,3'-Trijodthyroessigsäure (Triac) wurde in der Galle und im Plasma gefunden (65). Die Produkte der oxydativen Desaminierung wurden nach Inkubation von T_4 und T_3 mit Hirngewebe, Muskel und Niere angetroffen. Die Reaktionsprodukte Tetrac und Triac besitzen etwa 10% der biologischen Wirkung von T_4 (33). Bei der Metamorphose von Kaulquappen sind sie wirksamer als T_4. Die metabolischen Transformationen von Tetrac und Triac sind ähnlich wie bei T_4. Der Verlust eines Jodatoms von jedem Ring oder von 3 von 4 Jodatomen führt zu wenig oder überhaupt nicht wirksamen Stoffwechselprodukten. Dagegen ist 3,3',5'-T_3 ein wirksamer Inhibitor von T_4 in vielen biologischen Systemen (35) (S. 103).

Die Dejodierung von T_4 und T_3 findet in praktisch allen Organen statt (58). Oft ist im Einzelfall eine nichtenzymatische Dejodierung nicht auszuschließen (38, 39, 60, 61). Allgemein kann man sagen, daß die bei der Inkubation in vitro entstehenden Produkte den Stoffwechsel in vivo nur wenig reflektieren.

Enzymatische Systeme, die T_4 zu dejodieren in der Lage sind, wurden vielfach beschrieben. Es handelt sich um hitzestabile Dejodasen, die aus Muskel und Hirngewebe angereichert wurden (75). Dejodierende Systeme sind auch in der Niere und Leber nachgewiesen worden (35). Der Nachweis nichtenzymatischer Dejodierung durch Flavine (13) und stimulierende Wirkungen durch Fe^{2+} und Proteine (39) haben die Vorstellung erschwert, wie T_4 metabolisiert wird. Chelierende Metallionen haben einen zweifachen Effekt auf die Dejodierung von T_4: Je nach Typ und Konzentration des Chelators und des Metallions kann die Dejodierung in vitro entweder stimuliert oder inhibiert werden (60). Unter bestimmten Bedingungen können Metallchelate als synthetische Peroxydasen funktionieren (61). Grundsätzlich gleiche Ergebnisse findet man bei enzymatisch produziertem Peroxyd. In Tab. 3.5 sind verschiedene dejodierende Systeme miteinander verglichen.

Tabelle 3.5 Vergleich verschiedener in vitro dejodierender Systeme

System	FMN Reinwein (61)	H_2O_2 Reinwein (60)	Glucose-Oxydase und Glucose Reinwein (62)	Meerrettich-Peroxydase Galton (14)
Licht erforderlich	ja	nein	nein	?
Metallion erforderlich für eine basale Dejodierung	nein	ja	ja	nein
Gesteigerte Dejodierung mit:				
Fe^{2+} allein	nein	nein	nein	ja
Fe^{2+} Serien	ja	nein	nein	?
Fe^{2+} + EDTA	Abnahme	ja	ja	?
und Katalase	gesteigerte Dejodierung	--	Hemmung	Hemmung

Dejodasen, die erst durch Zusatz von Aktivatoren hochaktiv sind, sind in der Rattenleber (69, 83) nachgewiesen worden; dagegen erwies sich die membrangebundene Dejodase der Erythrozyten bereits ohne Aktivierung als aktiv (59). Aus methodischen Gründen konnte bis Anfang der siebziger Jahre bei Untersuchungen über die Dejodierung von T_4 nur ausnahmsweise T_3 als Reaktionsprodukt nachgewiesen werden. Daß die Jodabspaltung mit der Wirkung des Hormons korreliert, geht eindeutig daraus hervor, daß diese nach Hormonzufuhr stets vermehrt auftritt (58) und sich auch bei der Hyperthyreose und Hypothyreose den veränderten Hormonumsätzen entsprechend verhält (27).

Die besondere Bedeutung der Dejodierung liegt darin, daß in einem bestimmten Prozentsatz durch Konversion aus T_4 das stoffwechselwirksamere T_3 entsteht (S. 81).

Hemmung der Dejodierung. In tierexperimentellen und In-vitro-Versuchen wurde nachgewiesen, daß PTU die Dejodierung von T_4 und T_3 hemmt (35–37). Zur Frage, ob durch Hemmung der Dejodierung die biologische Wirksamkeit reduziert wird oder durch das längere Verweilen im Körper sogar eine gesteigerte Wirksamkeit resultiert, läßt sich folgendes feststellen: Die Hemmung der Dejodierung ist keineswegs komplett. Trotzdem läßt sich nachweisen, daß die Wirksamkeit des T_4 geringer wird. Einmal läßt sich der bei thyreoidektomierten Ratten durch T_4 erhöhte Sauerstoffverbrauch durch PTU und deren Derivate hemmen (70). Zum anderen benötigen im Goitre-prevention-Test PTU-gefütterte Ratten um 90% mehr T_4 als perchloratgefütterte Tiere, um die Struma zu verhindern (35). Beim Menschen konnte NICOLOFF (43) mit einer eleganten isotopentechnischen Methode eine Suppression der Dejodierung von T_4 durch PTU nachweisen.

Konversion

Der erste direkte Hinweis für eine extrathyreoidale Konversion von T_4 zu T_3 stammt von LARSON u. Mitarb. (32). An Nierenschnitten hyperthyreoter Ratten fanden sie eine erhöhte Konversion, an solchen von hypothyreoten Tieren eine niedrige T_3-Bildung. Außerdem wurde eine Hemmung der Konversion durch PTU festgestellt. rT_3 erwies sich in diesem System ebenfalls als starker Inhibitor dieser Reaktion (31). T_3 wurde als Reaktionsprodukt einer Dejodase in Leukozyten nachgewiesen (80). rT_3 erwies sich außer T_3 als Reaktionsprodukt bei der peripheren Dejodierung von T_4. Die physiologische Bedeutung von rT_3 wurde erst genauer erkannt, seitdem es quantitativ durch einen Radioimmunoassay nachgewiesen werden kann. Die metabolische Clearancerate von rT_3 war mit 76,7 l/Tag dreimal so hoch wie die von T_3 (8). Unter der Annahme, Jodthyronine würden proportional zu ihren Konzentrationen in der Schilddrüse sezerniert, wurde berechnet, daß 84% des sezernierten T_4 peripher in T_3 bzw. rT_3 umgewandelt werden. HESCH u. Mitarb. (20) konnten die Konversion in In-vitro-Systemen mit Leberperfusion wie auch durch Rattenleberhomogenat direkt nachweisen. Die Befunde wurden von VISSER u. Mitarb. (78) bestätigt. Auch Nierenhomogenat ist in der Lage, die Bildung von T_3 aus zugesetztem T_4 zu katalysieren (6). Das konvertierende Enzym ist vor allem in der mikrosomalen Fraktion lokalisiert. Es ist hitzelabil und zeigt ein pH-Optimum bei 6,0 für T_3 und 10.0 für rT_3. Die Reaktionsprodukte sind rT_3 und T_3. Ein randomisierter Prozeß ist hierbei unwahrscheinlich. Diskutiert wird, ob rT_3 und T_4 nicht selbst die Reaktion regulieren (22). Die Bildung von T_3 und rT_3 soll durch gekoppelte enzymatische Reaktionen verbunden sein (23). rT_3 ist außerordentlich instabil. Es wird zu 3,3'-T_2 abgebaut. Das molare Verhältnis von T_3 zu T_2-Produkten liegt etwa bei 1,0 (17). Dijodthyronine hemmen ebenfalls die Konversionsreaktion (8). rT_3 und 3,3'-T_2 können schilddrüsenhormonregulierte Funktionen dadurch beeinflussen, daß sie als schwache Agonisten an denselben Rezeptoren angreifen, die die T_3-Wirkungen vermitteln (52). Durch die Bildung von rT_3 ergibt sich für den T_4-Metabolismus eine physiologische Schaltstelle in eine hormonell inaktive (rT_3) und eine aktive Richtung (79). Ein interessanter Aspekt bietet sich auch durch Untersuchungen mit α-Methylpara-Tyrosin. Diese Substanz hemmt ebenfalls die Reaktion und weist damit auf einen Aminosäurestoffwechselweg von T_4 hin, der für das ZNS charakteristisch ist. Wahrscheinlich greift ein enzymatischer Prozeß in Form eines Kaskadenenzymsystems regulierend in den Stoffwechsel von T_4 ein (21).

T_3 und das metabolisch inaktive rT_3 werden unter physiologischen und pathophysiologischen Bedingungen extrathyreoidal ebenfalls unterschiedlich gebildet. Beispiele hierfür liefert die klinische Beobachtung von niedrigen T_3- und hohen rT_3-Werten im Plasma von z. B. fastenden Patienten und Patienten mit konsumierenden Erkrankungen (s. Externe Einflüsse, S. 117). Tetrac wird ebenfalls in Triac konvertiert; reverse Triac (3,3',5'-Triac) ist aber noch nicht nachgewiesen worden. Die aktuelle Konzentration von Triac im Serum ist mit einem Wert unter 10 ng/100 ml (160 pmol/l) sehr gering (4).

Enterohepatischer Stoffwechsel der Schilddrüsenhormone

Die Schilddrüsenhormone und ihre Analoge werden in der Leber wahrscheinlich durch Phenylhydroxylgruppen konjugiert. Sie werden zu Glucuroniden (12) oder zu einem kleineren Teil zu Sulfaten umgewandelt (65). Die Konjugate werden mit der Galle in das Duodenum ausgeschieden, von wo aus sie teils direkt, teils erst nach bakterieller Zersetzung resorbiert werden. Die Clearancerate für Plasma-T_4 durch die Leber und Galle beträgt beim Menschen durchschnittlich 18 ml Plasma T_4/Stunde; die T_4-Konzentration in der Galle entspricht etwa derjenigen im Plasma (40). Ein Vergleich dieser Raten mit der hepatischen Clearance von T_4 zeigt, daß nur etwa 0,6% des T_4, das von der Leber geklärt wurde, in die Galle sezerniert wird. Ein relativ kleiner Anteil davon wird, abweichend von früheren

Beobachtungen, in den Dünndarm abgegeben (18). Die Clearancerate für T3 ist nicht genau bekannt. T3 wird zum Essigsäurederivat dekarboxyliert, dejodiert, desaminiert und ebenfalls zu Glucuronsäure und Sulfat konjugiert. In der Ratte und beim Hund (11) erfolgt die Konjugation von T3 sehr viel schneller als von T4. In verschiedenen Geweben von Kaninchen und Ratte ist ein Enzym nachgewiesen worden, das L-T3 und L-T4 transaminiert (77). Dieses Enzym, das in der löslichen Zellfraktion lokalisiert ist, verbraucht vorzugsweise T3, weniger T4 und zeigt mit Brenztraubensäure als Substrat eine Spezifität für T3. Es unterscheidet sich von der früher beschriebenen T4-Aminotransferase, die in den Mitochondrien nachgewiesen wurde. Die physiologische Rolle beider Transaminasen ist unbekannt. Die L-T3-Transaminase spielt wahrscheinlich als abbauendes Enzym eine Rolle. Ihre Aktivität wird offensichtlich durch T4 und T3 selbst gesteuert, d.h. diese Hormone können ihre eigenen Abbauraten durch Transaminierung regulieren.

Die Sekretion von T4-Konjugaten in die Galle wird unter besonderen Bedingungen verdoppelt. Es sind dies Ratten, die mit PTU gefüttert werden (30), denen Phenobarbital injiziert wird oder die kälteexponiert werden (35). Für die erhöhte Glucuronidbildung gibt es verschiedene Ursachen. In einem Fall ist es die durch PTU reduzierte Dejodierung und der damit verbundenen verlängerten T4-Halbwertszeit. Im anderen Fall ist es die Aktivierung oder Induktion von Enzymsystemen, die Konjugate produzieren. Bei Kälteexposition soll der Mechanismus auf einen erhöhten Gallenfluß und eine erhöhte Gallenclearance von Plasma-T4 zurückzuführen sein.

Absorption und Ausscheidung

Die Absorption von T4 und T3 mißt man anhand der Harnausscheidung radiomarkierter Jodthyronine. Sie liegt zwischen 35 und 90% und nimmt ab, wenn Patienten zusätzlich 1%iges (10 g/l) Serumalbumin oder kommerzielle Gelatinekapseln verabreicht werden (19). T3 wird vollständiger absorbiert als T4 (s. auch Jodstoffwechsel S. 55). Bei Patienten mit Hypothyreose oder Leberzirrhosen erwies sich die Absorption als normal. Von den Faktoren, die die Absorption beeinflussen, ist an 1. Stelle die Diät zu nennen. Eine schlakkenarme Diät führt zu einer verminderten T4-Exkretion (34). Vergleichbare Daten für T3 fehlen. Beim Menschen liegt die fäkale Schilddrüsenhormonexkretion zwischen 2 und 30% des verabreichten radioaktiven Jods (2, 16, 35). Auffällig hoch ist die tägliche fäkale Jodexkretion bei Neugeborenen und bei nephrektomierten Patienten unter der Peritonealdialyse (45). Sog. „antithyreotoxische Substanzen", wie Hämoglobin, Plasmaalbumin und Gallensäuren üben ihre Wirkung dadurch aus, daß sie T4 im Darm binden und dadurch die Absorption von T4 und möglicherweise auch die Reabsorption von T4 in der Galle reduzieren.

Die radioimmunologisch gemessene Ausscheidung von T4 und T3 im Harn beträgt im Mittel 1474 ng (1,9 nmol), respektive 480 ng (0,74 nmol) täglich und stellt somit nur einen geringgradigen Verlust für den Hormonhaushalt dar. Sie ist abhängig vom Alter und von der Creatininclearance (66, 68).

Literatur

1 Bernstein, G., S. A. Artz, J. Hasen, J. H. Oppenheimer: Hepatic accumulation of ^{125}I-thyroxine in the rat: augmentation by phenobarbital and chlordane. Endocrinology 82 (1968) 406
2 Berson, S. A., R. S. Yalow: Quantitative aspects of iodine metabolism. J. clin. Invest. 33 (1954) 1533
3 Braverman, L. E., S. H. Ingbar, K. Sterling: Conversion of thyroxine (T4) to triiodothyronine in athyreotic subjects. J. clin. Invest. 49 (1970) 855
4 Burger, A., M. B. Valloton: The metabolism of tetraiodothyroacetic acid and its conversion to triiodothyroacetic acid in man. In: Thyroid Hormone Metabolism, hrsg. von W. A. Harland, J. S. Orr. Academic Press, London 1975 (S. 223)
5 Cavalieri, R. R., G. L. Searle: The kinetics of distribution between plasma and liver ^{131}I-labelled L-thyroxine in man. Observations of subjects with normal and decreased serum thyroxine-binding globulin. J. clin. Invest. 45 (1966) 939
6 Chiraseveehuprapund, P., U. Buergi, A. Goswami, I. N. Rosenberg: Conversion of L-thyroxine to triiodothyronine in rat kidney homogenate. Endocrinology 102 (1978) 612
7 Chopra, I. J.: An assessment of daily production and significance of thyroidal secretion of 3,3', 5'-triiodothyronine (reverse T3) in man. J. clin. Invest. 58 (1976) 32
8 Chopra, I. J., S. Y. Wu, D. H. Solomon: Extrathyroidal monodeiodination of T3 and reverse T3 (rT3) to 3,3'-diiodothyronine (T2) in vitro. V. Internat. Congr. Endocrinology, Hamburg 1976 (S. 49). Brühl, Gießen 1976
9 Chopra, I. J., D. A. Fisher, D. H. Solomon, G. N. Beall: Thyroxine and triiodothyronine in the human thyroid. J. clin. Endocr. 36 (1973) 311
10 Di Stefano, J. J., D. A. Fisher: Peripheral distribution and metabolism of the thyroid hormones: A preliminary quantitative assessment. Pharmac. Ther. B 2 (1976) 539
11 Flock, E. V., J. L. Bollman, J. H. Grindlay: Conjugates of triiodothyronine and its metabolites. Endocrinology 67 (1960) 419
12 Flock, E. V., J. L. Bollman, C. A. Owen, jr., P. E. Jollmann: Conjugation of thyroid hormones and analogs by the Gunn rat. Endocrinology 77 (1965) 303
13 Galton, V. A., S. H. Ingbar: A photoactivated flavin-induced degradation of thyroxine and related phenols. Endocrinology 70 (1962) 210
14 Galton, V. A., S. H. Ingbar: Role of peroxidase and catalase in the physiological deiodination of thyroxine. Endocrinology 73 (1963) 596
15 DeGroot, L. J.: Kinetic analysis of iodine metabolism. J. clin. Endocr. 26 (1966) 149
16 DeGroot, L. J., J. B. Stanbury: The Thyroid and its Diseases. Wiley, New York 1975 (S. 80)
17 Grussendorf, M., M. Ntokalou, M. Hüfner: Pathways of thyroxine monodeiodination in rat liver homogenate. Acta endocr. (Kbh.), Suppl. 208 (1977) 16
18 Hasen J., G. Bernstein, E. Volpert, J. H. Oppenheimer: Analysis of the rapid interchange of thyroxine between plasma and liver and plasma and kidney in the intact rat. Endocrinology 82 (1968) 37
19 Hays, M. T.: Absorption of oral thyroxine in man. J. clin. Endocr. 28 (1968) 749
20 Hesch, R. D., G. Brunner, H. D. Sölling: Conversion of thyroxine (T4) and triiodothyronine (T3) and the subcellular localization of the converting enzyme. Clin. chim. Acta 59 (1975) 209
21 Hesch, R. D., A. von zur Mühlen, B. Höffken, R. Ködding, R. Simon: Diagnosis of thyrotoxicosis. In: Rational Diagnosis of Thyroid Disease, hrsg. von R. Höfer. Egermann, Wien 1977 (S. 121)
22 Höffken, B., R. Ködding, R. Hehrmann, A. von zur Mühlen, H. Jüppner, R. D. Hesch: Further results on the subcellular conversion of T4 to T3 and reverse T3. In: Biochemical Basis of Thyroid Stimulation and Thyroid Hormone Action, hrsg. von A. v. zur Mühlen, H. Schleusener. Thieme, Stuttgart 1976 (S. 204)
23 Höffken, B., R. Ködding, A. von zur Mühlen, R. Hehrmann, H. Jüppner, R. D. Hesch: Biochemical aspects of monodeiodination of thyroxine. In: Schilddrüse 1975, hrsg. von J. Herrmann, H. L. Krüskemper, B. Weinheimer. Thieme, Stuttgart 1977 (S. 272)

24 Inada, M., K. Kasagi, S. Kurata, Y. Kazama, H. Takayama, K. Torizuka, M. Fukase, T. Soma: Estimation of thyroxine and triiodothyronine distribution and of the conversion rate of thyroxine to triiodothyronine in man. J. clin. Invest. 55 (1975) 1337

25 Ingbar, S. H., N. Freinkel: Simultaneous estimation of rates of thyroxine degradation and thyroid hormone synthesis. J. clin. Invest. 34 (1955) 808

26 Ingbar, S. H., L. E. Braverman, N. A. Dawber, G. Y. Lee: New method for measuring free thyroid hormone in human serum and analysis of factors that influence its concentration. J. clin. Invest. 44 (1965) 1679

27 Klein, E.: Der endogene Jodhaushalt des Menschen und seine Störungen. Thieme, Stuttgart 1960

28 Klein, E.: Physiologie der Schilddrüse und ihrer Hormone. In: Die Krankheiten der Schilddrüse, hrsg. von K. Oberdisse, E. Klein, Thieme, Stuttgart 1967 (S. 50)

29 Koerner, D., H. L. Schwartz, M. I. Surks, J. H. Oppenheimer, E. L. Jorgensen: Binding of selected iodothyronine analogues to receptor sites of isolated rat hepatic nuclei. J. biol. Chem. 250 (1975) 6417

30 Lang, S., B. N. Premachandra: Propylthiouracil and hepatic clearance of thyroid hormones. Amer. J. Physiol. 240 (1963) 133

31 Larson, F. C., E. C. Albright: Inhibition of L-thyroxine monodeiodination by thyroxine analogs. J. clin. Invest. 40 (1961) 1132

32 Larson, F. C., M. Tomita, E. C. Albright: Deiodination of thyroxine to triiodothyronine by kidney slices of rats with varying thyroid function. Endocrinology 56 (1955) 338

33 Lerman, J., R. Pitt-Rivers: Physiologic activity of triiodo- and tetraiodothyroacetic acid in human myxedema. J. clin. Endocr. 16 (1956) 1470

34 van Middlesworth, L.: Thyroxine excretion, a possible cause of goiter. Endocrinology 61 (1957) 570

35 van Middlesworth, L.: Metabolism und excretion of thyroid hormones. In: Handbook of Physiology, Sect. 7: Endocrinology, Bd. III: Thyroid, hrsg. von M. A. Greer, D. H. Solomon. American Physiological Society, Washington D. C. 1974 (S. 215)

36 Morreale de Escobar, G.: Conversion of T_4 and T_3 and its relation to hormonal activity. In: Regulation of Thyroid Function, hrsg. von E. Klein, D. Reinwein. Schattauer, Stuttgart 1976 (S. 109)

37 Morreale de Escobar, G., F. Escobar del Rey: Extrathyroidal effects of some antithyroid drugs and their metabolic consequences. Recent Progr. Hormone Res. 23 (1967) 87

38 Morreale de Escobar, G., F. Escobar del Rey, P. Rodriguez: Activation by inert proteins of the flavin-induced photodependent deiodination of thyroxine. J. biol. Chem. 237 (1962) 2041

39 Morreale de Escobar, G., P. Rodriguez, T. Jolin, F. Escobar del Rey: Activation of the flavin photodeiodination of thyroxine by „thyroxine deiodinase" and other proteins. J. biol. Chem. 238 (1963) 3508

40 Musa, B. V., R. S. Kumar, J. T. Dowling: Role of thyroxine-binding globulin in the early distribution of thyroxine and triiodothyronine. J. clin. Endocr. 29 (1969) 667

41 Nagataki, S., H. Uchimura, Y. Masuyama, K. Nakao, K. Ito: Triiodothyronine and thyroxine in thyroid glands of euthyroid Japanese subjects. J. clin. Endocr. 35 (1972) 18

42 Nauman, S. A., A. Nauman, S. C. Werner: Total and free triiodothyronine in human serum. J. clin. Invest. 46 (1967) 1346

43 Nicoloff, J. T.: A new method for measurement of acute alterations in thyroxine deiodination rate in man. J. clin. Invest. 49 (1970) 267

44 Nicoloff, J. T., J. Dowling: Estimation of thyroxine distribution in man. J. clin. Invest. 47 (1968) 26

45 Oddie, T. H., W. J. Flanigan, D. A. Fisher: Iodine and thyroxine metabolism in anephric patients receiving chronic peritoneal dialysis. J. clin. Endocr. 31 (1970) 277

46 Oddie, T. H., J. H. Meade jr., D. A. Fisher: An analysis of published data on thyroxine turnover in human subjects. J. clin. Endocr. 26 (1966) 425

47 Oppenheimer, J. H.: Role of plasma proteins in the binding, distribution, and metabolism of the thyroid hormones. New Engl. J. Med. 278 (1968) 1153

48 Oppenheimer, J. H., M. I. Surks: Quantitative aspects of hormone production, distribution, metabolism, and activity. In: Handbook of Physiology, Sect. 7: Endocrinology, Bd. III: Thyroid, hrsg. von M. A. Greer, D. H. Solomon. American Physiological Society, Washington D. C. 1974 (S. 197)

49 Oppenheimer, J. H., G. Bernstein, J. Hasen: Estimation of rapidly exchangeable cellular thyroxine from plasma disappearance curves of simultaneously administered thyroxine-^{131}I and albumin-^{125}I. J. clin. Invest. 46 (1967) 762

50 Oppenheimer, J. H., D. Koerner, H. L. Schwartz, M. I. Surks: Specific nuclear triiodothyronine binding sites in rat liver and kidney. J. clin. Endocr. 35 (1972) 330

51 Oppenheimer, J. H., H. L. Schwartz, H. C. Shapiro, G. Bernstein, M. I. Surks: Differences in primary cellular factors influencing the metabolism and distribution of 3,5,3'-L-triiodothyronine and L-thyroxine. J. clin. Invest. 49 (1970) 1016

52 Papavasiliou, S. S., J. A. Martial, K. R. Latham, J. D. Baxter: Thyroid hormonlike actions of 3,3'5'-L-triiodothyronine and 3,3'-diiodothyronine. J. clin, Invest. 60 (1977) 1230

53 Pittman, C. S., J. B. Chambers: Carbon structure of thyroxine metabolites in urine. Endocrinology 84 (1969) 705

54 Pittman, C. S., J. B. Chambers jr., V. H. Read: The rate of extrathyroidal conversion of thyroxine to triiodothyronine in man (Abstr.). J. clin. Invest. 49 (1970) 75 A

55 Pittman, C. S., J. B. Chambers jr., V. H. Read: The extrathyroidal conversion rate of thyroxine to triiodothyronine in normal man. J. clin. Invest. 50 (1971) 1187

56 Pittman, C. S., V. H. Read, J. B. Chambers jr., H. Nakafuji: The integrity of the ether linkage during thyroxine metabolism in man. J. clin. Invest. 49 (1970) 373

57 Pitt-Rivers, R., J. B. Stanbury, B. Rapp: Conversion of thyroxine to 3,5,3'-triiodothyronine in vivo. J. clin. Endocr. 15 (1955) 616

58 Rall, J. E., J. Robbins, C. G. Lewallen: The Thyroid. In: The Hormones, Bd. V, hrsg. von G. Pincus, K. U. Thimann, E. B. Astwood. Academic Press, New York 1964 (S. 159)

59 Reinwein, D., H. A. Durrer: Demonstration of a membrane-linked deiodination of thyroid hormones from human red cell membranes. Horm. Metab. Res. 4 (1972) 213

60 Reinwein, D., J. E. Rall: Nonenzymatic deiodination of thyroxine by hydrogen peroxide. Endocrinology 78 (1966) 1248

61 Reinwein, D., J. E. Rall: Nonenzymatic deiodination of thyroid hormones by flavine mononucleotide and light. J. biol. Chem. 241 (1966) 1636

62 Reinwein, D., J. E. Rall, H. A. Durrer: Deiodination of thyroxine by a hydrogen peroxidase generating system. Endocrinology 83 (1968) 1023

63 Robbins, J., J. E. Rall: Proteins associated with thyroid hormones. Physiol. Rev. 40 (1960) 415

64 Robbins, J., J. E. Rall: The iodine-containing hormones. In: Hormones in Blood, Bd. I, hrsg. von C. H. Gray, L. Bacharach. Academic Press, New York 1967(S. 383)

65 Roche, J., R. Michel, J. Closon, O. Michel: Sur la sulfoconjugaison de l'acide 3 : 5 : 3'-triiodothyroacetique (TA_3) produit de degradation de la 3 : 5 : 3' triiodo-L-thyronine (T_3). Bull. Soc. Chim. biol. (Paris) 2125 (1958)

66 Rogowski, P., K. Siersbaek-Nielsen, J. M. Hansen: Urinary excretion of thyroxine and triiodothyronine in different thyroid states in man. Acta endocr. (Kbh.) 87 (1978) 525

67 Schneider, P. B.: Thyroidal iodine heterogeneity: „Last come, first served" system of iodine turnover. Endocrinology 74 (1964) 973

68 Shakespear, R. A., C. W. Burke: Triiodothyronine and thyroxine in urine. Measurement and application. J. clin. Endocr. 42 (1976) 494

69 Stanbury, J. B.: Deiodination of the iodinated amino acids. Ann. N. Y. Acad. Sci. 86 (1960) 417

70 Stasili, N. R., R. L. Kroc, R. Edlin: Selective inhibition of the calorigenic activities in certain thyroxine analogue with chronic thiouracil treatment in rats. Endocrinology 66 (1960) 872

71 Sterling, K.: Diagnosis and Treatment of Thyroid Diseases. CRC Press, Cleveland/Ohio 1976

72 Sterling, K., M. A. Brenner, E. S. Newman: Conversion of thyroxine to triiodothyronine in normal human subjects. Science 169 (1970) 1099

73 Surks, M. I., J. H. Oppenheimer: Metabolism of phenolic- and tyrosyl-ring labeled L-thyroxine in human beings and rats. J. clin. Endocr. 33 (1971) 612

74 Surks, M. I., A. R. Schadlow, J. M. Stock, J. H. Oppenheimer: Determination of iodothyronine absorption and conversion of L-thyroxine (T_4) to L-triiodothyronine (T_3) using turnover rate techniques. J. clin. Invest. 52 (1973) 803

75 Tata, J. R.: The partial purification and properties of thyroxine deshalogenase. Biochem. J. 77 (1960) 214

76 Tata, J. R., L. Ernster, O. Lindberg, E. Arrhenius, S. Pedersen, R. Hedman: The action of the thyroid hormones at the cell levels. Biochem. J. 86 (1963) 408
77 Tergis, D., N. Fishman, R. S. Rivlin: Effects of altered thyroid function upon hepatic L-triiodothyronine amino transferase activity in rats. In: Thyroid Hormone Metabolism, hrsg. von W. A. Harland, J. S. Orr. Academic Press, London 1955 (S. 213)
78 Visser, T. J., J. v. d. Does-Tobé, R. Docter, G. Hennemann: Conversion of thyroxine into triiodothyronine by rat liver homogenate. Biochem. J. 150 (1975) 489
79 Wenzel, K. W., H. Meinhold: Triiodothyronine/reverse-triiodothyronine balance and thyroxine metabolism. Lancet 1975 II, 413
80 Woeber, K. A., S. H. Ingbar: Metabolism of L-thyroxine by phagocytosing human leukocytes. J. clin. Invest. 52 (1973) 1796
81 Woeber, K. A., R. J. Sobel, S. H. Ingbar, K. Sterling: The peripheral metabolism of triiodothyronine in normal subjects and in patients with hyperthyroidism. J. clin. Invest. 49 (1970) 643
82 Wolman, S. H.: Heterogeneity of the thyroid gland. In: Current Topics in Thyroid Research, hrsg. von C. Cassano, M. Andreoli. Academic Press, New York 1965 (S. 1)
83 Yamamoto, K.: Possible role of ascorbic acid as a physiological depressant of thyroxine degradation in rat liver. Gen. comp. Endocr. 4 (1964) 380

Wirkungsweise der Schilddrüsenhormone

Die Schilddrüsenhormone kontrollieren zahlreiche Vorgänge im Stoffwechsel. Änderungen der Schilddrüsenhormonkonzentrationen in vivo beeinflussen den Sauerstoffverbrauch, die Wärmeproduktion, das Wachstum und die Entwicklung, den Stoffwechsel der Lipide, Kohlenhydrate, Proteine, Nucleinsäuren und Vitamine sowie den Stoffwechsel und die Wirkungen anderer Hormone. Alle diese Effekte reflektieren die Umsetzung der Hormonkonzentration in biochemische Vorgänge der Empfängerzelle.

Trotz intensiver Forschung können wir heute den molekularen Mechanismus der physiologischen Wirkungen der Schilddrüsenhormone noch nicht erklären. Allerdings haben sich in den letzten 12 Jahren die Ansichten darüber, wie die Schilddrüsenhormone auf der zellulären Ebene wirken, erheblich gewandelt. Zuvor nahm man an, daß Hormone vorzugsweise über die Änderung von Enzymaktivitäten wirken, die mit dem endgültigen biologischen Effekt zusammenhängen (76). Heute ist man sich darüber einig, daß Hormone auf dem Weg über die Kontrolle spezifischer Zellbestandteile (2, 7) wirken. Aber dasselbe Hormon kann bei unterschiedlicher Dosierung oder in verschiedenen Systemen sehr unterschiedlich reagieren. Beispielsweise können Schilddrüsenhormone einen unmittelbaren oder toxischen Effekt haben, wenn sie direkt auf die Mitochondrien einwirken; aber unter anderen Bedingungen üben sie auch eine langsame anabole Wirkung aus bei demselben Gewebe, indem sie die Syntheserate spezifischer Zellbestandteile kontrollieren. Tab. 3.6 zeigt, daß eine große Dosis von T_3 fast sofort Grundumsatz und Atmung der Mitochondrien steigert. Wird dagegen eine niedrige, anabole Dosis angewandt, dauert es für die gleiche Wirkung erheblich länger. Der erste Effekt resultiert wahrscheinlich aus einer direkten Interaktion von Mitochondrien und Schilddrüsenhormonen (71). Er ist grundsätzlich verschieden von dem Mechanismus, der der Stoffwechsel- und Wachstumssteigerung durch kleinere Hormondosen zugrunde liegt, also der physiologischen Wirkungsweise.

Sauerstoffverbrauch und P/O-Quotient spiegeln nur einen Teil der biochemischen Vorgänge wider. Die wichtigste Stoffwechselwirkung der Schilddrüsenhormone ist die Steigerung der Proteinsynthese. Hierzu gehört auch die Steigerung von Enzymaktivitäten wie Hexokinase, NADPH-Cytochrom-c-Reduktase, Cytochromoxydase, Glucose-6-Phosphatase, Lactatdehydrogenase und die DNA-abhängige RNA-Polymerase; außerdem auch die Synthese neuer Enzyme, wie dies am Beispiel der α-Glycerophosphat-Dehydrogenase in der Leber hyperthyreoter Tiere (34) gezeigt wurde.

Organ- und speziesspezifische Unterschiede

Die Wirkungen von Schilddrüsenhormonen auf Entwicklung und Stoffwechsel zeigen organ- und speziesspezifische Unterschiede (73). Entwicklung und Stoffwechselaktivität einzelner Organe sind aber bei Amphibien, Fischen, Reptilien und Säugetieren verschieden, so daß eine genetische Prädetermination anzunehmen ist (30). Die organselektive Wirkung macht sich darin bemerkbar, daß der Sauerstoffverbrauch nach In-vivo-Applikation von T_4 oder T_3 im Herzmuskel, Leber, Muskel, Niere und Leukozyten ansteigt, im Gehirn, Milz, Testes dagegen unbeeinflußt bleibt, während im HVL der Sauerstoffverbrauch abnimmt (1, 49). Die Bevorzugung einzelner Organe kann sich in der Entwicklungsphase grundlegend ändern (12, 60): Das Säugetierhirn ist nur in der frühen Entwicklung, nicht aber in einer späteren Phase oder im Erwachsenenalter schilddrüsenhormonabhängig.

T_3 μg/100 ml (μmol/l)	GU,* proz. Abweichung von der Kontrolle	$\Delta Q O_2$** %	P ; O ***	Latenzperiode vor 5 % Zunahme in Std.
20 (0,31)	+ 29	+ 87	2.67	35
1,700 (26,1)	+ 59	+ 133	0.73	2

Thyreoidektomierte Ratten erhielten T_3:
* GU 48 Stunden nach Hormoninjektion. ** Lebermitochondrienrespiration nach Pyruvat und Malat als Substrat gemessen. *** Phosphorylierung.

Tabelle 3.6 Wirkungen von kleinen und großen Dosen von T_3 auf Grundumsatz (GU), $Q O_2$ und P:O-Verhältnis und ihre Beziehung zur Latenzperiode (nach Tata [74])

Muster biochemischer Änderungen durch Schilddrüsenhormone

Schilddrüsenhormone haben, wie andere Hormone auch, viele biologische Wirkungen: Sie beeinflussen das Wachstum von Säugetierzellen, die Reifung des ZNS und der Knochen, sind bei allen Vorgängen der Amphibienmetamorphose erforderlich und regulieren die Synthese einiger mitochondrialer Atmungsenzyme struktureller Elemente (47). Die Wirkungen, die vorzugsweise Wachstum und Entwicklung kontrollieren, zeichnen sich durch eine relativ lange Latenzperiode von mehreren Stunden oder sogar Tagen aus. Dies ist keine besondere Eigenschaft der Schilddrüsenhormone. Die Latenzperiode reflektiert ein allgemeines biochemisches Verhalten, das man oft während der Entwicklung einer Zelle in einem bestimmten Übergangsstadium beobachtet. Tab. 3.7 gibt einige wichtige biochemische Wirkungen in zeitlicher Reihenfolge ihres Auftretens wieder. Die meisten der schnell auftretenden Reaktionen sind assoziiert mit strukturellen Elementen der Zelle. Dies ist sowohl für die wachstumsfördernde Wirkung in der Rattenleber als auch für die metamorphoseinduzierende Wirkung in der Kaulquappenleber nachzuweisen. Die Hormonwirkung zeigt bei den verschiedenen Spezies darüber hinaus, daß sie grundsätzlich ähnlich und nur zeitlich versetzt ist.

Wird thyreoidektomierten Ratten eine Einzeldosis von T_3 verabreicht und die sequentielle Stimulierung von RNA und Proteinsynthese untersucht (72), findet man als erstes eine maximal beschleunigte RNA-Synthese durch den Nukleus nach 15 Stunden; dann erst, 15 Stunden später, folgt die Rate der Proteinsynthese durch zytoplasmatische Partikel, wie Ribosomen und Polysomen. Dieser Befund von TATA ist die entscheidende Entdeckung für das Konzept, daß Schilddrüsenhormone den Stoffwechsel primär über den Zellkern stimulieren. Die Wirkung der Schilddrüsenhormone auf die Stoffwechselaktivität unter wachstumsfördernden Bedingungen kann am besten erklärt werden durch eine bevorzugte Synthese von Respirations- und Phosphorylierungseinheiten. Die Zunahme der Respirationsaktivität durch kleine Dosen von Schilddrüsenhormonen ist daher sehr empfindlich gegenüber Inhibitoren der Protein- und RNA-Synthese wie Puromycin, Actinomycin D und 5-Fluoruracil (71). Von diesen Pionieruntersuchungen ausgehend, wurde in den folgenden Jahren nach Subfraktionen der Zellen gesucht, soweit sie selektiv das Schilddrüsenhormon aufnehmen. Dies gelang 1972 erstmals OPPENHEIMER u. Mitarb. (42) und GRISWOLD u. Mitarb. (13). Sie berichteten über den Nachweis von Rezeptoren für Schilddrüsenhormon in Rattenhypophyse, Leber, Niere, Kaulquappenlebernuklei. Seit dieser Zeit ist gerade auf diesem Gebiet von mehreren Laboratorien die Entwicklung entscheidend vorangetrieben worden (31, 40, 41, 44, 50, 51, 54–57, 63, 66, 67).

SAMUELS u. Mitarb. (52) fanden in GH_1-Zellen von Rattenhypophysen ein sehr brauchbares Modell, um die molekulare Wirkung physiologischer Konzentrationen $L-T_4$ und $L-T_3$ bestimmen zu können. Bei den GH_1-Zellen handelt es sich um Zellen, die GH und Prolactin produzieren. Diese Autoren identifizierten bestimmte zelluläre Rezeptoren für T_3 und T_4, die im Zellnukleus, nicht aber in extranukleären Fraktionen lokalisiert waren. T_3 induzierte in dem GH_1-Zellsystem eine vierfache Zunahme der Syntheserate von GH. Bei der biologischen Response spielt die T_3-Kon-

Tabelle 3.7
Biochemische Wirkungen von Schilddrüsenhormonen in der Leber von thyreoidektomierten Ratten und Kaulquappen (nach Tata [74])

Stimulierung oder Zunahme bezüglich	Latenzperiode, Std.		Maxim. Effekt, Std.	
	Ratte	Kaulquappe	Ratte	Kaulquappe
In-vivo-Synthese von schnell markiertem nukleären RNA	4–6	25–30	22	50–60
RNA-Polymerase (ribosomales RNA-Produkt)	10–12		40	
RNA-Polymerase (DNA-ähnliches RNA-Produkt)	18–20		50	
Aminosäuren inkorporiert in Proteine durch Mitochondrien und Mikrosomen	18–24		40–45	
Synthese mikrosomaler Phospholipide	12–16	32–36	40	70–80
Mikrosomale Membranenzyme	20–24		70–80	
Mitochondriale Respirationsenzyme	24–30	50–60	50–60	100
Serumalbumin		90–100		250
Reifes Hämoglobin		80–90		250
Harnstoffzyklusenzyme		60–70		150

*Eine Einzelinjektion von 15–25 µg (23–38,4 nmol) T_3 wurde thyreoidektomierten Ratten, oder eine Dosis von 0,5–1,0 µg (0,77–1,54 nmol) Rana catesbeiana Kaulquappen verabreicht.

zentration und die Inkubationszeit eine entscheidende Rolle. Offensichtlich gibt es zwei verschiedene Rezeptorpopulationen (53). T_3 moduliert den GH-Response ähnlich wie Cortisol durch einen vor der Translation eingreifenden Mechanismus (58).

Subzelluläre Wirkungen

Die Vorstellungen über die subzellulären Wirkungen der Schilddrüsenhormone lassen sich am besten erläutern, wenn man nach Wirkungsangriff, Wirkungsfolge und Wirkungsregulation trennt (25). Es besteht eine gewisse Parallelität zu der Wirkungsweise anderer Hormone, wie Steroidhormone der Nebennierenrinde und der Gonaden, die ebenfalls am Zellkern angreifen (28, 38).

Wirkungsangriff

Unter dem Wirkungsangriff versteht man die Informationsübertragung vom Augenblick des Durchtritts von T_4 durch die Zellmembran bis zur Auslösung bestimmter biochemischer Vorgänge. Hierbei wechselt die Information ihre Form bzw. ihre Dimension. Im Blut ist die Form der Information die Hormonkonzentration in µg/ml (µmol/l), an der spezifischen Bindungsstelle (Rezeptor) ist es die Anzahl der besetzten Rezeptoren. Zellkern, Mitochondrien und Mikrosomen sind die wichtigsten Angriffsorte in den subzellulären Fraktionen.
T_4 passiert die Zellmembran in freier Form, nicht an Protein gebunden durch Diffusion. Freies T_3 permeiert langsamer als T_4 (21, 22). T_3 entsteht vorwiegend intrazellulär. Zwischen den extrazellulären und intrazellulären Kompartimenten besteht aber ein schneller Austausch. T_4 wird im Zytosol durch spezifische Bindungsproteine zum Kern transportiert (Translokation), wo es in freier Form abgegeben wird (17, 64). Die Bindungsproteine sind aber für die Translokation zum Kern nicht unbedingt erforderlich (40).
Von den nukleären Rezeptoren sind folgende Daten von Bedeutung (16, 40, 45, 54): Es handelt sich um saure Nicht-Histon-Kernproteine mit hochspezifischen Bindungsstellen für T_3. Das T_3-Bindungsprotein ist hitzelabil und hat Löslichkeitscharakteristika, die denen der Steroidhormone ähnlich sind (59). Die Affinität für T_3 an diesen Rezeptor beträgt etwa 4×10^{11} $l \cdot mol^{-1}$; die Affinität für T_4 liegt mit einem Faktor von 20–40 niedriger. Die Bindungskapazität beträgt etwa 2,4 ng/g (3,7 pmol/g) Leber in vivo (15). Normalerweise ist nur etwa die Hälfte der verfügbaren Bindungsstellen besetzt (41). Möglicherweise gibt es zwei verschiedene Rezeptoren, einen mit hoher Affinität und niedriger Kapazität und einen mit niedriger Affinität und hoher Kapazität (8, 37). TATA (75) bezweifelt allerdings, daß die Hormonwirkung ausschließlich über spezifische hochaffine Kernrezeptoren zustande kommen soll. Die Bindung an die nukleären Rezeptoren erfolgt innerhalb von Minuten. Durch die Besetzung der Bindungsstellen mit T_3 ist offensichtlich die biologische Wirkung begrenzt (40). Mit wenigen Ausnahmen, wie D-T_3, Trijodthyroessigsäure (77), korreliert die Kernbildung verschiedener Jodthyronine gut mit ihrer biologischen Wirkung (16, 32, 43). Hypothyreose oder Hyperthyreose ändern die Bindungskapazität nicht.

Wirkungsfolgen

Hierzu gehören alle funktionellen und strukturellen Änderungen der Zelle mit Steigerung der Enzymsynthese und des Energiehaushalts. Man unterscheidet die nukleären, mitochondrialen und mikrosomalen Effekte.
Nukleäre Effekte. Der primäre Effekt des T_4 und T_3 ist folgender: Sie induzieren die Transkription der Desoxyribonucleinsäure (DNA) auf die Messenger-Ribonucleinsäure (m-RNS), und zwar nachdem die RNA-Polymerase stimuliert wurde (74, 79). Bedeutungsvoll ist hierbei, daß schon geringe Änderungen der Kernpolymerasen unverhältnismäßig hohe Wirkungen auf die ribosomale Proteinsynthese ausüben. Aus der Tatsache der etwa 20fach höheren Bindung von T_3 gegenüber T_4 an Kernproteine kann man annehmen, daß T_3, und nicht T_4 die kernspezifischen Wirkungen hervorruft. Ob T_4-Metaboliten regulatorisch auf die Kernbesetzung von T_3 wirken, wird zur Zeit diskutiert (25, 45).
Mitochondriale Effekte. Es handelt sich hier um zwei Wirkungen der Schilddrüsenhormone. T_4 und T_3 ändern einmal die Mitochondrien in ihrer Ultrastruktur und zum anderen aktivieren sie die Proteinsynthese (Translation) in den Mikrosomen durch den Sokoloff-Faktor (48, 61). Letzterer kann innerhalb von Stunden, unter besonderen Bedingungen auch innerhalb von Minuten (6), nachgewiesen werden. Mitochondrien liefern energiereiche Phosphate und regeln damit den Sauerstoffverbrauch und die Thermogenese.
Die Entkopplung der oxydativen Phosphorylierung galt bis vor kurzem als eine der umstrittensten Theorien für die Wirkungsweise der Schilddrüsenhormone. Normalerweise wird die Glucoseoxydation begleitet von einer Phosphorylierung von ADP zu ATP. Das auf diese Weise gebildete energiereiche Phosphat dient als Vorrat und für den Transfer. Dinitrophenol vermindert energiereiche Phosphatbindungen, d. h. Oxydation und Phosphorylierung werden entkoppelt. Man bezeichnet dieses Phänomen als Erniedrigung des P/O-Quotienten, d. h. des Verhältnisses von energiereichem Phosphat pro verbrauchtem Sauerstoffatom. Die Entkopplung der oxydativen Phosphorylierung führt zu einer unökonomischen Respiration und Thermogenese (10). Dieser Effekt ist charakteristisch für die Wirkung exzessiver Mengen von Schilddrüsenhormon auf den Gesamtorganismus, z. B. bei der Hyperthyreose (23), erklärt aber nicht die Wirkung physiologischer Konzentrationen von T_4.
Gegen die „Entkopplungstheorie" sprechen mehrere Punkte (15):
– Es handelt sich um einen Soforteffekt in vitro; – die für eine Entkopplung notwendige T_4-Konzentration liegt bei 10^{-5} mol (10 µmol/l) und damit um 6 Zehnerpotenzen höher als in den Körperzellen.

– T4-Analoge, wie D-T4 und Tetra- und Trijodthyroessigsäure entkoppeln in vitro ebenfalls, sind aber in vivo kaum wirksam.
– Bei hyperthyreoten Menschen oder Tieren hat man mit wenigen Ausnahmen keine Erniedrigung des P/O-Quotienten festgestellt (46). Ähnliche Ergebnisse kennt man auch von Mitochondrien aus Muskelgewebe (9, 29, 62, 69). Die von HOCH u. Mitarb. (7, 24) zur Stützung der Entkopplungstheorie publizierten Daten beziehen sich auf Spezialfälle und entsprechen nicht physiologischen Reaktionen.
Eine Stimulation der oxydativen Phosphorylierung durch T4 ist wiederholt in vitro (5) und in vivo (11, 19, 65, 74) nachgewiesen worden.
Als *Alternative der „Entkopplungstheorie"* gilt die Hypothese: Schilddrüsenhormone wirken über die Stimulierung der Adenosintriphosphatase (6, 33, 65) oder Acylphosphatase (18). Dies würde ebenfalls zu einem ineffektiven Stoffwechsel mit Wärmeentwicklung und Verlust energiereichen Phosphats führen. Gegen diese These werden die gleichen Argumente wie bei der Entkopplungstheorie ins Feld geführt.
Ein weiteres, seit langem beobachtetes Phänomen ist die Schwellung von Mitochondrien (68), die nach Inkubation mit T4 und seinen Analogen auftritt. Die hierfür notwendige Konzentration liegt deutlich niedriger als die, welche die Entkopplung verursacht. Eine Schwellung von Mitochondrien ist auch bei thyreotoxischen Zellen im Vergleich zu Normalzellen im Elektronenmikroskop beobachtet worden (14).
Mikrosomale Effekte. Die Proteinsynthese der Zelle ist an mikrosomale Strukturen gebunden, wobei die Information zur Herstellung aller benötigten Eiweiße im Kern der Zelle gespeichert ist. Es handelt sich dabei um das Gen in den Chromosomen, d.h. DNA, die die Information in Form der variablen Sequenz der 4 Basen Adenin, Thymin, Cytosin und Guanin enthalten. Besteht ein Bedarf eines bestimmten Proteins, wird im Zellkern eine Negativkopie dieser DNA hergestellt, d.h. ein Messenger-RNA. Die von T_3 stimulierte RNA wird vorzugsweise an die ribosomalen Partikel des endoplasmatischen Retikulums gebunden (74). Außer der Synthese von Ribosomeneinheiten wird auch die Einlagerung von Phospholipiden in die mikrosomale Membran gesteigert. Dadurch werden eine Reihe von Enzymen sowie ihre Wirkung in der Zelle und die Thermogenese durch T_3 kontrolliert. Zu den spezifischen Leistungen der Mikrosomen gehört auch die Synthese von Enzymsystemen, die T_4 zu T_3 und T_2 transformieren (35, 70). Die Bedeutung der Dejodierung oder Konversion von T_4 zu T_3 liegt in der Kontrolle wirksamer und weniger wirksamer Stoffwechselprodukte (3, 20, 80). Bisher ist bekannt, daß T_4 durch Dejodierung des äußeren Rings zu T_3 (3,5,3'-T_3) und durch Dejodierung des inneren Rings zu rT_3 (3,3',5'-T_3) enzymatisch transformiert wird. Durch weitere Dejodierung und Oxydation entstehen 3,5-T_2 und 3',5'-T_2 sowie andere Produkte, die möglicherweise in die Regulation zur Produktion des aktiven T_3 eingreifen (26). Die Konversion zu T_3 ihrerseits stellt einen Vergrößerungseffekt für den nukleären Angriff dar.

Wirkungsregulation

Zur Zeit gilt folgende Hypothese über die Regulation: T_4 wird subzellulär zu T_4-Hormonmetaboliten transformiert. Der wichtigste Metabolit ist dabei T_3, der spezifisch mit hoher Affinität an nukleäre Rezeptoren gebunden wird. T_4 und rT_3 sind diesbezüglich zu vernachlässigen. Intrazellulär entstandenes T_3 übt am Kern und an den Mitochondrien spezifisch biochemische Wirkungen aus. U. a. wird auch die Enzymsynthese konvertierender Enzyme stimuliert. Dadurch steigt entweder die überwiegende Konversion zu T_3 (Aktivierungsschritt) oder rT_3 (Inaktivierungsschritt). Damit ist die Zelle in der Lage, unabhängig vom thyreoidalen Angebot ihren Energiebedarf an T_3 selbst zu regulieren. Die These, der kalorigene Effekt von T_3 sei durch eine direkte Stimulation des aktiven Natriumtransportes durch Membranen bedingt (27, 81), läßt sich nicht mehr aufrechterhalten (15).
Eine weitere Wirkungsregulation betrifft die *Wirkung über sympathische Amine* (s. auch S. 112). Klinische Beobachtungen, wie Erhöhung des Blutdrucks und Grundumsatzes durch Epinephrin bei Hyperthyreose (36) und Besserung einiger Symptome bei Ausschaltung sympathischer Nerven (4) bzw. durch adrenergisch blockierende Substanzen (78), lassen vermuten, daß Schilddrüsenhormone auf dem Weg über die Modulierung der Reaktion auf sympathische Amine wirken. Bisher ist nicht bekannt, daß Schilddrüsenhormone die Antwort der Zelle auf Katecholamine ändern oder die Bildung oder den Abbau der Katecholamine erhöhen.

Literatur

1 Barker, S. B.: Effect of thyroid status on succinate oxidation by various tissues of the rat. Endocrinology 57 (1955) 414
2 Bernal, S., S. Refetoff: The action of thyroid hormone. Clin. Endocr. 6 (1977) 227
3 Braverman, L. E., S. H. Ingbar, K. Sterling: Conversion of thyroxine (T4) and triiodothyronine (T3) in athyreotic human subjects. J. clin. Invest. 49 (1970) 855
4 Brewster, W. R., J. P. Isaacs, P. F. Osgood, T. L. King: The hemodynamic and metabolic interrelationships in the activity of epinephrine-norepinephrine and the thyroid hormones. Circulation 13 (1956) 1
5 Bronk, J. R.: Thyroid hormones. Control of terminal oxidation. Science 141 (1963) 816
6 Buchanan, J. J., M. P. Primack, D. F. Tapley: Effect of inhibition of mitochondrial protein synthesis in vitro upon thyroxine stimulation of oxygen consumption. Endocrinology 89 (1971) 534
7 Dimino, M. J., R. A. Kuras, A. R. McCleary, F. L. Hoch: Thyroid hormone action on mitochondria. III. Resolution of iodine-containing mitochondria and subfractions by ional centrifugation. Arch. Biochem. 150 (1972) 618
8 Docter, R., T. J. Visser, N. L. van den Hout-Goemat, G. Hennemann: Binding of L-triiodothyronine to two different binding sites in rat liver nuclei. In: Biochemical Basis of Thyroid Stimulation and Thyroid Hormone Action, hrsg. von A. von zur Mühlen, H. Schleusener. Thieme, Stuttgart 1976 (S. 180)
9 Dow, D. S.: The isolation from thyrotoxic and diabetic rats of skeletal muscle mitochondria showing tight coupling, high respiratory indices, and normal adenosine triphosphate activities. Biochemistry 6 (1967) 3350
10 Edelman, I. S.: Thyroid thermogenesis. New Engl. J. Med. 290 (1974) 1303
11 Fairhurst, A. S., J. C. Roberts, R. E. Smith: Effects of physiological levels of thyroxine in vivo on respiration and phosphorylation in rat liver fractions. Amer. J. Physiol. 197 (1959) 370

12 Greenberg, A. H., S. Najjar, R. Blizzard: Effects of thyroid hormone on growth, differentiation, and development. In: Handbook of Physiology, Sect. 7: Endocrinology, Bd. III: Thyroid, hrsg. von M. A. Greer, D. H. Solomon. American Physiological Society, Washington D. C. 1974 (S. 377)
13 Griswold, M. D., M. S. Fischer, P. P. Cohen: Temperature-dependent intracellular distribution of thyroxine in amphibian liver. Proc. nat. Acad. Sci. (Wash.) 69 (1972) 1486
14 DeGroot, L. J., J. B. Stanbury: The Thyroid and Its Diseases. Wiley, New York 1975
15 DeGroot, L. J., J. Torresani: Triiodothyronine bindings to isolated liver cell nuclei. Endocrinology 96 (1975) 357
16 DeGroot, L. J., S. Refetoff, J. Bernal, P. A. Rue, A. H. Coleoni: Nuclear receptors for thyroid hormone. J. Endocr. Invest. 1 (1978) 79
17 Hamada, S., M. Fukase: Demonstration and some properties of cytosol-binding proteins for thyroxine and triiodothyronine in human liver. J. clin. Endocr. 42 (1976) 302
18 Havary, I.: The effect in vivo of thyroxine on acyl-phosphatase of rat liver and muscle. Biochim. biophys. Acta (Amst.) 29 (1958) 647
19 Herd, P., S. S. Kaplay, D. R. Sanadi: On the origin and mechanism of action of a thyroxine-responsive protein. Endocrinology 94 (1974) 464
20 Hesch, R. D., H. D. Sölling, G. Brunner: Conversion of thyroxine (T4) and triiodothyronine (T3) and the subcellular localisation of the converting enzyme. Clin. chim. Acta 59 (1975) 209
21 Hillier, A. P.: Thyroxine dissociation in human plasma. Measurement of its rate by a continuous-flow dialysis method. Acta endocr. (Kbh.) 78 (1975) 32
22 Hillier, A. P.: The exchange of thyroxine between plasma and liver. The role of free thyroxine. Acta endocr. (Kbh.) 78 (1975) 270
23 Hoch, F. L.: Thyrotoxicosis as a disease of mitochondria. New Engl. J. Med. 266 (1962) 446
24 Hoch, F. L.: Early action of injected L-thyroxine on mitochondrial oxidative phosphorylation. Proc. nat. Acad. Sci. (Wash.) 58 (1967) 506
25 Höffken, B., R. D. Hesch: Wirkungsweise der Schilddrüsenhormone. Dtsch. med. Wschr. 102 (1977) 1355
26 Höffken, B., R. Ködding, R. Hehrmann, H. Jüppner, A. von zur Mühlen, R. D. Hesch: Further results on the subcellular conversion of T4 to T3 and rT3. In: Biochemical Basis of Thyroid Stimulation and Thyroid Hormone Action, hrsg. von A. von zur Mühlen, H. Schleusener. Thieme, Stuttgart 1976 (S. 201)
27 Ismail-Beigi, F., I. S. Edelman: Mechanisms of thyroid calorigenesis: Role of active sodium transport. Proc. nat. Acad. Sci. (Wash.) 67 (1970) 1071
28 Jensen, E. V., E. R. De Sombre: Estrogen-receptor interaction. Science 182 (1973) 126
29 Kimata, S. I., E. M. Tarjan: Effects of in vivo and in vitro administered thyroxine on substrate metabolism of isolated rabbit ventricle mitochondria. II. Characteristics of oxidative phosphorylation in mitochondria of euthyroid, hyperthyroid, and thyrotoxic rabbits. Endocrinology 83 (1971) 378
30 Kistler, A., K. Yoshizato, E. Frieden: Binding of thyroxine and triiodothyronine by nuclei of isolated tadpole liver cells. Endocrinology 97 (1975) 1036
31 Koerner, D., M. I. Surks, J. H. Oppenheimer: In vitro demonstration of specific triiodothyronine binding sites in rat liver nuclei. J. clin. Endocr. 38 (1974) 706
32 Koerner, D., H. L. Schwartz, M. I. Surks, J. H. Oppenheimer: Binding of selected iodothyronine analogues to receptor sites of isolated rat hepatic nuclei. J. biol. Chem. 250 (1975) 6417
33 Lardy, H. A., G. F. Maley: Metabolic effects of thyroid hormones in vitro. Recent Progr. Hormone Res. 10 (1954) 129
34 Lee, Y. P., A. E. Takemori, H. Lardy: Enhanced oxidation of alpha-glycerophosphate by mitochondria of thyroid-fed rats. J. biol. Chem. 234 (1959) 3051
35 Lissitzky, S. M., T. Bénévent, M. Roques, J. Roche: Sur la désiodation des iodotyrosines et des hormones thyreoidiennes par le foie de rat. Mise en évidence des produits formés. Bull. Soc. Chim. biol. (Paris) 41 (1959) 1329
36 Murray, J. F., J. J. Kelly jr.: The relation of thyroidal hormone level to epinephrine response: A diagnostic test. Ann. intern. Med. 51 (1959) 309
37 Nauman, J., A. Nauman, A. Kubica, E. Witkowski, U. Wasiak, K. Pusepua, A. Konador: The binding of T3 in liver nuclei and other intracellular organelles. In: Biochemical Basis of Thyroid Stimulation and Thyroid Hormone Action, hrsg. von A. von zur Mühlen, H. Schleusener. Thieme, Stuttgart (1976) 169
38 O'Malley, B. W., A. R. Means: Female steroid hormones and target cell muscles. Science 183 (1974) 610
39 Oppenheimer, J. H.: Initiation of thyroid hormone action. New Engl. J. Med. 292 (1975) 1063
40 Oppenheimer, J. H., M. I. Surks: Biochemical basis of thyroid hormone action. In: Biochemical Actions of Hormones, hrsg. von G. Litwack. Academic Press, New York 1975 (S. 119)
41 Oppenheimer, J. H., H. L. Schwartz, M. I. Surks: Tissue differences in the concentration of triiodothyronine nuclear binding sites in the rat: liver, kidney, pituitary, heart, brain, spleen and testis. Endocrinology 95 (1974) 897
42 Oppenheimer, J. H., D. Koerner, H. L. Schwartz, M. I. Surks: Specific nuclear triiodothyronine binding sites in rat liver and kidney. J. clin. Endocr. 35 (1972) 330
43 Oppenheimer, J. H., H. L. Schwartz, W. Dillmann, H. I. Surks: Effect of thyroid hormone analogues on the displacement of ^{125}I-triiodothyronine from hepatic and heart nuclei in vivo. Possible relationship to hormone activity. Biochem. biophys. Res. Commun. 55 (1973) 544
44 Oppenheimer, J. H., H. L. Schwartz, D. Koerner, M. I. Surks: Limited binding capacity sites for L-triiodothyronine in rat liver nuclei. J. clin. Invest. 53 (1974) 768
45 Papavasiliou, S. S., J. A. Martial, K. R. Latham, J. D. Baxter: Thyroid hormone-like action of 3,3', 5'-L-triiodothyronine and 3,3'-diiodothyronine. J. clin. Invest. 60 (1977) 1230
46 Piatnek-Lennissen, D. A., R. L. A. Lennissen: Liver mitochondrial function in acute vs. chronic hyperthyroidism. Endocrinology 84 (1969) 456
47 Pitt-Rivers, R., J. R. Tata: The Thyroid Hormones. Pergamon Press, London 1959 (S. 59)
48 Primack, M. P., J. L. Buchanan, D. F. Tapley: Early stimulation of mitochondrial protein synthesis in livers from triiodothyronine-injected mice. Endocrinology 87 (1970) 1355
49 Röhrer, A.: Vergleich des Sauerstoffverbrauchs überlebender Säugetierorgane in normalem Zustande und nach Fütterung mit Schilddrüsenhormon. Biochem. Z. 145 (1924) 154
50 Samuels, H. H., J. S. Tsai: Thyroid hormone action in cell culture: Demonstration of nuclear receptors in intact cells and isolated nuclei. Proc. nat. Acad. Sci. (Wash.) 70 (1973) 3488
51 Samuels, H. H., J. S. Tsai: Thyroid hormone action. Demonstration of similar receptors in isolated nuclei of rat liver and cultured GH1 cells. J. clin. Invest. 53 (1974) 656
52 Samuels, H. H., F. Stanley, L. E. Shapiro: Dose-dependent depletion of nuclear receptors by L-triiodothyronine: Evidence for a role in induction of growth hormone synthesis in cultured GH1 cells. Proc. nat. Acad. Sci. (Wash.) 73 (1976) 3877
53 Samuels, H. H., F. Stanley, L. E. Shapiro: Modulation of thyroid hormone nuclear receptor levels by 3,5,3'-triiodo-L-thyronine in GH1 cells. Evidence for two functional components of nuclear-bound receptor and relationship to the induction of growth hormone synthesis. J. biol. Chem. 252 (1977) 6052
54 Samuels, H. H., J. S. Tsai, J. Casanova: Thyroid hormone action: In vitro demonstration of putative receptors in isolated nuclei and soluble nuclear extracts. Science 184 (1974) 1188
55 Samuels, H. H., J. S. Tsai, R. Cintrou: Thyroid hormone action: A cellculture system responsive to physiological concentrations of thyroid hormones. Science 181 (1973) 1253
56 Samuels, H. H., J. S. Tsai, J. Casanova, F. Stanley: Thyroid hormone action. In vitro characterization of solubilized nuclear receptors from rat liver and cultured GH1 cells. J. clin. Invest. 54 (1974) 853
57 Schadlow, A. R., M. I. Surks, H. L. Schwartz, J. H. Oppenheimer: Specific triiodothyronine binding sites in the anterior pituitary of the rat. Science 176 (1972) 1252
58 Shapiro, L. E., H. H. Samuels, B. M. Yaffe: Thyroid and glucocorticoid hormones synergistically control growth hormone in RNH in cultured GH1 cells. Proc. nat. Acad. Sci. (Wash.) 75 (1978) 45
59 Smuckler, E. A., J. R. Tata: Changes in the hepatic nuclear DPN-dependent RNA polymerase caused by growth hormone and triiodothyronine: Nature (Lond.) 234 (1971) 37
60 Sokoloff, L.: Action of thyroid hormones and cerebral development. Amer. J. Dis. Child. 114 (1967) 498
61 Sokoloff, L., P. Roberts, M. Januska, I. E. Kline: Mechanism of stimulation of protein synthesis by thyroid hormones in vivo. Proc. Nat. Acad. Sci. USA 60 (1968) 652

62 Solomon, D. H., L. R. Bennet, J. Brown, J. B. Peter, W. F. Pollack, J. B. Richards: Hyperthyroidism. Ann. intern. Med. 69 (1968) 1015
63 Spindler, B. J., K. M. MacLeod, J. Ring, J. D. Baxter: Thyroid hormone receptors. Binding characteristics and lack of hormonal dependency for nuclear localization. J. biol. Chem. 250 (1975) 4113
64 Sterling, K., P. O. Milch: The mitochondria as a site of thyroid hormone action. In: Thyroid Research, hrsg. von J. Robbins, L. E. Braverman. Excerpta Medica Foundation, Amsterdam 1976 (S. 342)
65 Stocker, W. W., F. J. Samaha, L. J. DeGroot: Coupled oxidative phosphorylation in muscle of thyrotoxic patients. Amer. J. Med. 44 (1968) 900
66 Surks, M. I., D. H. Koerner, J. H. Oppenheimer: In vitro binding of L-triiodothyronine to receptors in rat liver nuclei. Kinetics of binding, extraction properties and lack of requirement for cytosol proteins. J. clin. Invest. 55 (1975) 50
67 Surks, M. I., D. Koerner, W. Dillman, J. H. Oppenheimer: Limited capacity binding sites for L-triiodothyronine in rat liver nuclei. J. biol. Chem. 248 (1973) 7066
68 Tapley, D., C. Cooper, A. L. Lehninger: The action of thyroxine on mitochondria and oxidative phosphorylation. Biochim. biophys. Acta (Amst.) 18 (1955) 597
69 Tarjan, E. M., S. I. Kimata: Effects of in vivo and in vitro administered thyroxine on substrate metabolism of isolated rabbit ventricle mitochondria. III. Substrate effects on pyridine nucleotide reduction, on the reversal of electron transport, and on the „respiratory control by ATP". Endocrinology 89 (1971) 385
70 Tata, J. R.: The physiological significance of thyroxine deshalogenase. Acta endocr. (Kbh.) 37 (1961) 125
71 Tata, J. R.: Biological action of thyroid hormones at the cellular and molecular levels. In: Actions of Hormones on Molecular Processes, hrsg. von G. Litwack, D. Kritchevsky. Wiley, New York 1964 (S. 58)
72 Tata, J. R.: The formation, distribution and function of ribosomes and microsomal membranes during induced amphibian metamorphosis. Biochem. J. 105 (1967) 783
73 Tata, J. R.: The action of thyroid hormones. Gen. comp. Endocr., Suppl. 2 (1969) 385
74 Tata, J. R.: Growth and developmental action of thyroid hormones at the cellular level. In: Handbook of Physiology, Sect. 7: Endocrinology, Bd. III: Thyroid, hrsg. von M. A. Greer, D. H. Solomon. American Physiological Society, Washington D. C. 1974 (S. 469)
75 Tata, J. R.: How specific are nuclear „receptors" for thyroid hormones? Nature (Lond.) 257 (1975) 18
76 Tepperman, J. H., M. Tepperman: Some effects of hormones on cells and cell constituents. Pharmacol. Rev. 12 (1960) 301
77 Torresani, J., L. J. DeGroot: Binding of T3 to solubilized liver nuclear proteins. Endocrinology 96 (1975) 1201
78 Turner, P., K. L. Granville-Grossman, J. V. Smart: Effect of adrenergic receptor blockade on the tachycardia of thyrotoxicosis and anxiety states. Lancet 1965/II, 1316
79 Viarengo, A., A. Zoneheddu, M. Tanningher, M. Orunesu: Sequential stimulation of nuclear RNA polymerase activities in livers from thyroidectomized rats treated with triiodothyronine. Endocrinology 97 (1975) 955
80 Visser, T. J., J. v. d. Does-Tobé, R. Docter, G. Hennemann: Subcellular localization of a rat liver enzyme converting thyroxine into triiodothyronine and possible involvement of essential third groups. Biochem. J. 157 (1976) 479
81 Wallach, S., J. V. Bellavia, P. J. Gamponia, P. Bristrim: Thyroxine-induced stimulation of hepatic cell transport of calcium and magnesium. J. clin. Invest. 51 (1972) 1572

Biologische Wirkungen

Thyroxin und Trijodthyronin kontrollieren zahlreiche Stoffwechselvorgänge. Schilddrüsenhormone wirken besonders ein auf den Sauerstoffverbrauch, die Wärmeproduktion, das Wachstum, die Entwicklung, den Stoffwechsel der Lipide, Kohlenhydrate und Proteine. Die Auswirkungen sind an den einzelnen Organen und Stoffwechselsystemen verschieden und hängen entscheidend von der Hormonkonzentration ab. Wir unterscheiden einmal *physiologische* Hormonwirkungen bei einer der euthyreoten Stoffwechsellage entsprechenden Hormonkonzentration im Serum, und zum anderen *unphysiologische* oder *pharmakodynamische* Hormoneffekte, die durch endogene oder exogene Überschreitung des normalen Hormonangebots in Richtung einer Hyperthyreose zustande kommen. Die einzigartige Kontrolle von T_4 und T_3 über Stoffwechselvorgänge können wir mit dem vergleichen, was wir von Änderungen des externen Milieus, wie z. B. Kälte- und Wärmeexposition her kennen, die ihrerseits die Sekretion der Schilddrüsenhormone beeinflussen. Viele Stoffwechselvorgänge scheinen zu versuchen, sich an diese Stimuli anzupassen, indem chemische Energie in nutzbare Form und Hitze transformiert wird (49). Wir unterteilen die folgenden biologischen Wirkungen in zwei Abschnitte:
– Wirkungen, die nur während des Wachstums eine Rolle spielen und
– Wirkungen, die unabhängig vom Lebensalter den Stoffwechsel betreffen.

Wirkungen auf Wachstum und Entwicklung

Wachstum ist definiert als eine permanente Vergrößerung oder als Zunahme der Gesamtmasse eines Organismus. Damit sind vorübergehende Fluktuationen der Körpergröße, bedingt durch exzessive Einlagerungen von Wasser, Fett und Zellmultiplikationen ohne Zunahme der gesamten Körpermasse ausgeschlossen. Die Differenzierung bezieht sich dagegen auf die komplexen Veränderungen, die bei der zunehmenden Spezialisierung von Zellstruktur und Funktion beteiligt sind. Unter Entwicklung versteht man die Summe der Prozesse von Wachstum und Differenzierung.

Aufschluß über die Bedeutung der Schilddrüsenhormone für Wachstum und Metamorphose gaben zuerst die *Kaulquappenversuche* von GURDENATSCH (59). Die Metamorphose wird bei verschiedenen Frosch- (Rana-) und Kröten-(Bufo-)arten parallel zur Menge von verfütterten Schilddrüsenhormonen beschleunigt. Dieses Verhalten stellt auch heute einen der empfindlichsten Tests für den Nachweis von Schilddrüsenhormonen dar. Dieser Test ist absolut spezifisch; thyreoidektomierte Larven wachsen zwar weiter, machen aber keine Metamorphose durch. Zwischen den einzelnen Entwicklungsstadien der normalen Metamorphose und der Hormonsynthese der Tiere bestehen feste Beziehungen (90, 97).

Bei *Säugetieren* ist die Notwendigkeit der Schilddrüsenhormone für das frühe fetale Wachstum fraglich. Die fetale menschliche Schilddrüse ist vor der 10. Schwangerschaftswoche nicht dazu in der Lage, Jodthyronine zu synthetisieren (104). Im fetalen Serum läßt sich T_4 auch nicht vor der 11. Schwangerschaftswoche nachweisen (41). Hinzu kommt, daß mütterlicherseits T_4 dem Feten in signifikanten Mengen nicht zur Verfügung steht. Bei der Geburt ist der transplazentare Transfer von L-T4 (28, 29) und L-T3 (23, 61, 91) beim Menschen nur sehr begrenzt (S. 107). Bei verschiedenen Tierspezies hat man beobachtet, daß Entzug von Schilddrüsenhormonen keinen wesentlichen Einfluß auf die Größe *vor* der Geburt hat, wenn man das Gesamtgewicht als Kriterium nimmt. Auch bei Kindern mit primärer und sekundärer Hypothyreose waren die Körperlänge und das Körpergewicht im Normbereich (40). Dagegen ist die Differenzierung zumindest bei einigen Spezies nicht unabhängig von den Schilddrüsenhormonen. Bei menschlichen Kretinen sind Störungen der enchondralen Ossifikation, verspätetes Auftreten von Knochenkernen und zerebrale Reifungsstörungen beim Feten und beim Neugeborenen bekannt (120). Daraus ist zu entnehmen, daß Schilddrüsenhormone für die pränatale Zellreifung, nicht aber für das Wachstum der Körpermasse in utero notwendig sind.

Postnatal ist das Wachstum abhängig von einer ausreichenden Versorgung der Zelle, also vom euthyreoten Zustand. Mangel an Schilddrüsenhormon während dieser Periode hat einen schweren Rückstand des Wachstums und der Reifung fast aller Organsysteme zur Folge (9). Die Auswirkungen auf die einzelnen Organe sind verschieden schwer. Besonders empfindlich reagiert mit irreversiblen Schäden das ZNS. Dagegen kann sich das Skelettsystem durch die Substitutionstherapie vom Wachstumsrückstand dann wieder erholen, wenn dieser nicht bis zum Pubertätsalter angedauert hat. Ein durch die Hypothyreose verursachter sekundärer STH-Mangel kann noch zusätzlich zur Wachstumsverzögerung beitragen; entscheidend ist aber in diesen Fällen der Schilddrüsenhormonmangel (40).

Ein Überschuß an Schilddrüsenhormonen kann ebenfalls Größe und Reifung bei Mensch und Tier beeinflussen. Bei hyperthyreoten Kindern sind das Längenwachstum und das Knochenalter beschleunigt (54). Tierexperimentell fand man bei extrem hohen T4-Dosen eine Hemmung der endgültigen Größe, obwohl die Reifung anfangs beschleunigt war. Wurde das T4 sofort nach der Geburt in toxischen Dosen gegeben, kommt es zu einer lebenslänglich sekundären Hypothyreose mit Verzögerung des Wachstums in der Reifung (1).

Die wachstumsfördernden Wirkungen des T4 wurden auch bei In-vitro-Zellkulturen eindeutig nachgewiesen (6, 105). Die Stimulation der Wachstumsrate ist dosisabhängig in einem relativ kleinen Bereich von 10^{-5} bis 10^{-6} mol/l (10–1 µmol/l) Ein Mangel an Schilddrüsenhormonen wirkt sich am meisten in den Zellen aus, die schnell proliferieren, und am wenigsten an den reifen Zellen (10).

Von besonderer Bedeutung ist die irreversible *ZNS-Schädigung,* die durch T4-Mangel im frühen Lebensalter hervorgerufen wird. Die besondere Empfindlichkeit des ZNS gegen T4 reicht von der intrauterinen Zeit bis zu den ersten 2 Lebensjahren. Experimentell ist die bei Athyreose aufgetretene geistige Retardierung auf drei verschiedene Störungen zurückzuführen: morphologische Defekte im ZNS, Stoffwechselveränderungen neurologischer Zellen und intellektuelle sowie Verhaltensänderung (32, 40).

Bei der bei neugeborenen Ratten experimentell induzierten Hypothyreose findet man ein kleines Hirn mit infantilen Proportionen (43). Möglicherweise sind diese Retardierungen auf spezifische vaskuläre Störungen zurückzuführen. Experimentell konnte tatsächlich nachgewiesen werden, daß beim Gefäßmuster der Kretin-Ratte die Zahl der Hirngefäße kleiner und der Raum zwischen den Kapillaren im Gewebe der Hirnrinde größer ist als normalerweise (24). Dies könnte sich auf die Ernährung und den Stoffwechsel des Nervengewebes nachteilig auswirken. Ob dieser Defekt aber tatsächlich die primäre Ursache ist, bleibt abzuwarten. Histologisch findet man bei neonatal thyreoidektomierten Tieren eine verzögerte Reifung der kortikalen Laminae und eine verzögerte Differenzierung der Neurone. Die Folge davon ist eine erhöhte Dichte von Zelleinheiten, wobei Kerne, Achsen- und Dendritenfortsätze in Größe und Volumen reduziert sind (25). Die Myelinisierung der Axone ist verzögert, die Dendritenfortsätze sind kürzer und die Verzweigungen weniger stark ausgeprägt. Die Gesamtzahl ist allerdings nicht reduziert. Im Kleinhirn der hypothyreoten Ratte findet man als Zeichen der Unreife eine charakteristische externe granuläre Schicht. Zerebellare Glomeruli sind abnorm in ihrer Struktur, und die Verzweigungen der Purkinje-Zellen treten verzögert auf (69, 70) (Abb. 3.**6**).

Der Sauerstoffverbrauch der Großhirnrinde der fetalen Ratte wird zwar durch einen Schilddrüsenhormonmangel nicht geändert (27); er selbst hängt jedoch entscheidend von der Umgebungstemperatur ab. Bei unreifen Tieren ist die Wärmeregulation noch nicht vollständig ausgebildet und wird durch den Hormonmangel verzögert (25, 83). Die Tiere sind somit nicht in der Lage, ihre Körpertemperatur entsprechend hoch zu halten. Möglicherweise erklärt sich damit auch der fehlende Effekt auf den Sauerstoffverbrauch. Bei exzessiven Gaben von Schilddrüsenhormonen steigt dagegen der zerebrale Sauerstoffverbrauch an (25, 43), ein Phänomen, das aber offensichtlich nur während der Zeit des Wachstums und der Differenzierung des Gehirns zu beobachten ist.

Ein weiteres Phänomen, das direkt auf den Schilddrüsenhormonmangel zurückzuführen ist, ist die charakteristische geistige Retardierung. Ohne Zweifel besteht bei Kretinen eine hohe Korrelation zwischen der Zeit des Therapiebeginns mit Schilddrüsenhormonen und der nachfolgenden intellektuellen Leistung (17, 73).

Obwohl die Differenzierung ein komplexes Phänomen darstellt, ist sie sicherlich abhängig von der Zellmitose und der Reifung intrazellulärer Systeme. Da die Athyreose das Wachstum primär durch verminderte Mitosenaktivität und nicht durch Reduktion der Zellgröße beeinflußt, bedeutet das normale Wachstum in utero, daß die zelluläre Teilung in einigen Organen beim athyreoten Feten ungehindert abläuft. Daraus folgt, daß die beobachtete Retardierung der Zellentwicklung bei einem Feten mit Schilddrüsenhormonmangel wahrscheinlich von einer Reifungsstörung der Enzymsysteme und thyroxinabhängiger intrazellulärer Stoffwechselwege herrührt (41).

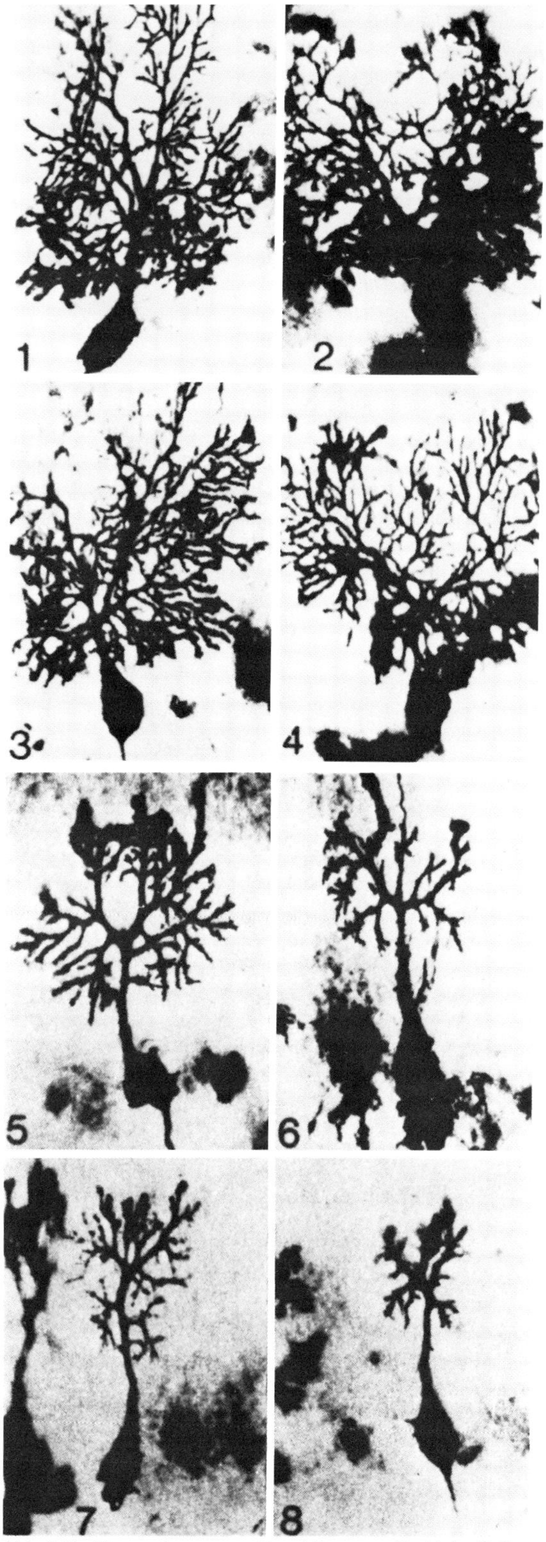

Abb. 3.6 Verzweigung von Dendriten von Purkinje-Zellen bei 14 Tage alten normalen (1–4) und hypothyreoten (5–8) Ratten. Golgi-Cox-Präparation, × 140 (aus *Legrand* [70]).

Wirkungen auf den Stoffwechsel

Die durch Hormone hervorgerufenen Stoffwechseländerungen lassen sich in zwei Abschnitte einteilen: Wirkungsmechanismus (Aktion) und Wirkung (Effekt). Der Wirkungsmechanismus betrifft die primären funktionellen oder strukturellen Änderungen, die von der Präsenz des Hormons an einer bestimmten Stelle abhängen. Da diese primären molekulären Reaktionen reversibel sind, wird das Hormon nicht aufgebraucht (53). Die Reaktionen erfolgen sofort oder mit einer Verzögerungsperiode von Minuten.

Die Wirkungen der Hormone sind hier definiert als funktionelle oder strukturelle Änderungen sekundärer Natur; sie sind also nicht mehr abhängig von der Anwesenheit des Hormons. Die speziellen Bindungsstellen (Rezeptoren) sind gewöhnlich Moleküle in den Zellen. Sie speichern und übermitteln Informationen. Die Kontrolle über den Stoffwechsel erfolgt im Gegensatz zu der primären Wirkungsweise langsam mit einer Latenzperiode von Stunden oder Tagen.

Die Schilddrüsenhormone kontrollieren den Stoffwechsel über diese beiden Mechanismen. Im Falle des mitochondrialen Elektronentransportsystems scheint es so zu sein, daß die Wirkungsmechanismen die Wirkungen verursachen. Abb. 3.7 zeigt einen Überblick der Beziehungen zwischen einigen bekannten Wirkungsmechanismen und Wirkungen von Schilddrüsenhormonen (50).

Der Wirkungsmechanismus der Schilddrüsenhormone ist im vorausgegangenen Kapitel diskutiert worden. Die metabolischen Effekte sind Wirkungen auf Enzyme oder Enzym-Carrier-Systeme, die mit oxydativen Prozessen in den Mitochondrien und im Zytosol zusammenhängen. Hierzu gehören der mitochondriale Elektronentransport, das phosphorylierende System, die Äpfelsäuredehydrogenase, Pyridin-Nucleotid-Transhydrogenase und vielleicht ein energieabhängiger Prozeß, der einen translationsstimulierenden Faktor entwickelt. Oft ist es schwierig, In-vivo-Phänomene mit Hilfe von In-vitro-Daten zu interpretieren. Dies hängt damit zusammen, daß Schilddrüsenhormone in vivo Stoffwechselprozesse gewöhnlich beschleunigen, in vitro dagegen hemmen.

Die Stoffwechselwirkungen der Schilddrüsenhormone wurden durch experimentell hervorgerufene Veränderungen der Stoffwechsellage untersucht. So wird die Hypothyreose induziert durch ^{131}J, jodarme Ernährung, antithyreoidale Substanzen oder durch Kombinationen derselben. Erhöhte Schilddrüsenhormonspiegel erreicht man andererseits durch die Medikation von L-T$_4$, L-T$_3$ oder Analogpräparaten entweder an hypothyreote oder euthyreote Probanden. Unterschiedlich hohe Hormondosen (physiologische, nichtphysiologische) und die verschiedenartige Empfindlichkeit des Probanden machen eine allgemein gültige Beschreibung dieser Effekte in Abhängigkeit von dem Grad der Hypothyreose schwierig. Das Dilemma ist, daß eine geringe Dosis von etwa 5 ng T$_4$/g (6,4 pmol/g) Körpergewicht, die man einer athyreoten Ratte gibt, alle Stoffwechselparamteter normalisiert;

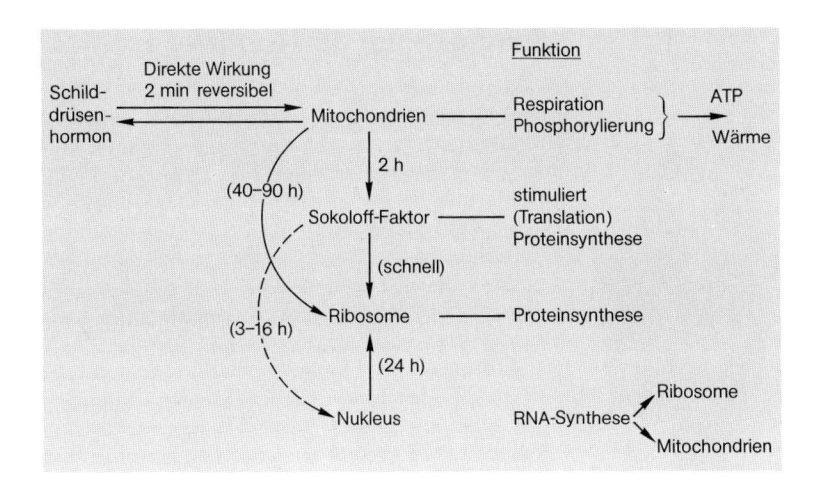

Abb. 3.7 Wirkungsmechanismus und Wirkungen der Schilddrüsenhormone (nach Hoch [50]).

bei einer normalen Ratte hat diese Dosis aber keinen sichtbaren Effekt. Die Ursache für die größere Empfindlichkeit bei der Hypothyreose ist nicht bekannt.

Energiestoffwechsel

Seit den Untersuchungen von MAGNUS-LEVY im Jahre 1895 (71) ist bekannt, daß Schilddrüsenhormone den Energiestoffwechsel über den Sauerstoffverbrauch kontrollieren. Bei über 90% des gesamten Sauerstoffverbrauchs des Körpers sind Mitochondrien beteiligt; daher konzentrieren sich Untersuchungen auf diese Organelle als Zielorgan des Hormons. Von besonderem Interesse war die Ähnlichkeit der Strukturen von L-T4 und 2,4-Dinitrophenol (DNP), dem klassischen spezifischen Entkoppler der mitochondrialen oxydativen Phosphorylierung; beide waren in der Lage, den Stoffwechsel, gemessen am Sauerstoffverbrauch, zu stimulieren (52, 67, 74, 81). Bei diesen ersten Untersuchungen wurden hohe T4-Dosen angewandt, um eine beschleunigte mitochondriale Respiration mit reduzierter phosphorylierender Wirksamkeit (= Entkopplung) zu produzieren. LARDY (66) fand, daß eine lose Kopplung, d.h. beschleunigte Respiration bei normaler Phosphorylierungswirksamkeit, anabol und energiesparend ist und damit möglicherweise die Hormoneffekte bei Hypothyreose erklärt.

Nach Hormoninjektion treten nach etwa 48 Stunden ein erhöhter Sauerstoffverbrauch und eine Zunahme der ribosomalen Translationsrate auf. Wird durch entsprechende Agenzien die Transkription oder Translation zur Zeit Null blockiert, kommt es nicht zu einem Anstieg des Grundumsatzes 48 Stunden nach Gabe von Schilddrüsenhormonen. Nach diesem Befund muß der späte, T4-induzierte Sauerstoffverbrauch sekundärer Natur sein. Die Einzelheiten des energiebenötigenden Prozesses sind noch unklar. Diskutiert werden eine Stimulation der mitochondrialen Oxydation durch ATP, um den Energiebedarf der Proteinsynthese zu decken oder eine Zunahme des Atmungssystems selbst. Letzteres scheint allerdings zu spät aufzutreten, um für den kalorischen Effekt verantwortlich sein zu können (60). Das Endresultat ist jedenfalls eine Beschleunigung aller oxydativen Prozesse mit ATP-Mangel. Die Energieeffizienz wird reduziert. Hinzu kommt noch ein weiterer ATP-Verlust durch nutzlose Stoffwechselzyklen (82). Auf die Thermogenese via Schilddrüsenhormone haben außerdem Katecholamine, und zwar abhängig von der Stoffwechsellage, Einfluß. Insulin, Glucagon, STH und ACTH haben nur eine geringe Wirkung auf die Thermogenese; sie benötigen ebenfalls die permissiven Effekte der Schilddrüsenhormone.

Nicht geklärt ist die Frage, ob Schilddrüsenhormone die kalorigenen Wirkungen durch qualitative oder quantitative Änderungen der Mitochondrien kontrollieren. Am klarsten scheinen noch die Untersuchungen über endogene Entkoppler zu sein (51); danach beeinflussen Schilddrüsenhormone die Empfindlichkeit der Mitochondrien.

Der Sauerstoffverbrauch des Gesamtorganismus bei Mensch und Tier wird über den Grundumsatz gemessen. Er entspricht der Energieproduktion pro Zeiteinheit unter Basalstoffwechselbedingungen und wird auf einen empirischen Standard von fragwürdigem Wert bezogen (s. Untersuchungsmethoden). Ohne Schilddrüsenhormone beträgt die Kalorienproduktion des Menschen etwa 23,5 kcal (98,3 kJ) m² Körperoberfläche/Stunde entsprechend einem Grundumsatz von −40% der Norm (4). Ein gesteigerter Sauerstoffverbrauch unter Schilddrüsenhormonen wird auch an einzelnen Organen, wie Leber, Herz, Muskulatur, Nieren, Magenschleimhaut, nicht aber bei Testes, Milz und Gehirn beobachtet (5, 90).

Temperaturregulation

Durch Beeinflussung des Energiestoffwechsels und der zellulären Wärmeproduktion greifen Schilddrüsenhormone auch in die Wärmeregulation ein. Eine Reihe von Kompensationsmechanismen sorgt bei Homöothermen dafür, daß die Körpertemperatur in einem bestimmten Bereich konstant gehalten wird. Bei kalter Umgebung kommt es zur Stimulation und bei warmer Umgebung zur Suppression der Hormonsekretion (56, 75, 84). Das beste Beispiel für die Einwirkung von

Schilddrüsenhormonen auf die Körpertemperatur geben die hohen Temperaturen bei einer thyreotoxischen Krise und die schwere Hypothermie bei hypothyreotem Koma.

Bei akuter Kälteexposition ist bei Tieren, neugeborenen Kindern und unter besonderen Bedingungen auch beim Menschen (65, 119) eine vermehrte TSH-Sekretion nachzuweisen, die innerhalb weniger Stunden zu einer vermehrten Abgabe von Schilddrüsenhormon führt (111). Die Rolle der Schilddrüsenhormone bei der *Adaptation* an niedrige Temperaturen ist zur Zeit noch nicht eindeutig zu übersehen.

Die Stoffwechseleffekte von Schilddrüsenhormonen bei Kälteexposition unter Laboratoriumsbedingungen führen zu einem unterschiedlichen Sauerstoffverbrauch: Dieser erfolgt einmal initial via direkte Wirkung, die zu einer Potenzierung der Adrenalinwirkung führen; der spätere erfolgt durch eine sekundäre Stimulation der Proteinsynthese. Hierzu gehört die Synthese verschiedener oxydativer Enzyme, Cytochrom c, Cytochromoxydase und Coenzym Q.

Bei der thyreotoxischen Krise kommt es andererseits zu einer dramatischen Zunahme der Wärmeproduktion infolge beschleunigter Oxydation, ohne daß hierbei ungewöhnlich hohe Hormonkonzentrationen im Blut vorliegen. Tierexperimentell kann man andererseits eine fatale Hyperthermie dadurch induzieren, daß man zuerst relativ kleine Hormondosen und dann ein Agens gibt, das die mitochondriale oxydative Phosphorylierung entkoppelt, wie z. B. Dinitrophenol, Salicylat oder große Mengen Phosphat (95). Die thyreotoxische Krise könnte somit eine Zunahme der Wärmeproduktion repräsentieren, die sich aus der mitochondrialen Ineffizienz erklärt (51).

Eiweißstoffwechsel

Bei Patienten mit Hyperthyreose kommt es unter dem Einfluß der Schilddrüsenhormone zu einer negativen Stickstoffbilanz (85). Dies ist eines der frühesten Zeichen von Stoffwechselveränderungen. Es handelt sich dabei vorzugsweise um einen Proteinverlust aus der Muskulatur. Nehmen bei länger bestehender Hyperthyreose die Körperreserven an Fett und Glycogen ab, steigt der Verbrauch an Aminosäuren für die Gluconeogenese (18, 48). In paradoxer Weise wird die verstärkte Metabolisierung von Aminosäuren begleitet von einer Abnahme der zellulären Transaminaseaktivität. Offensichtlich favorisiert die Hyperthyreose bei Ratten eine verminderte Aminosäuresynthese in der Leber; dies wurde durch eine verminderte Synthese von Alanin aus Pyruvat durch Transaminierung nachgewiesen (15).

Dem anabolen Effekt des T_4 begegnet man andererseits bei der Medikation im hypothyreoten Zustand. Hier zeigt sich, daß T_4 notwendig ist für die Erhaltung der Proteinsynthese. Die Kontrolle über den Proteinstoffwechsel erfolgt durch normale Mengen von Schilddrüsenhormonen in Mitochondrien. Diese stellen sowohl energiereiche, für die Synthese notwendige Verbindungen als auch den die Translation beschleunigenden Sokoloff-Faktor bereit (106).

Eine besondere Wirkung der Schilddrüsenhormone auf die Proteinsynthese besteht in der Akzeleration, die man bei der schwanzlosen Metamorphose sieht. T_4 stimuliert die Synthese vieler Proteine bei der Kaulquappe in einer offensichtlich sinnvollen Weise. So werden z. B. die Enzyme des synthetischen Stoffwechsels für Harnstoff de novo synthetisiert (14, 51). Dies steht im Gegensatz zu den bekannten Wirkungen der Hormone bei Säugetieren, wo lediglich die üblichen Proteine, wie Hämoglobin oder Serumalbumin, in größeren Mengen produziert werden (19, 96). Voraussetzung hierfür ist, daß T_4 die Transskription von Desoxyribonucleinsäure (DNA) nicht nur quantitativ, sondern auch qualitativ beeinflussen kann.

Die Wirkungen von Schilddrüsenhormonen auf proteinsynthetisierende Systeme sind mit Wirkungen anderer Hormone verflochten. Z. B. ist eine intakte Nebennierenrinde notwendig, damit die T_4-Medikation die beim Kohlenhydratstoffwechsel beteiligte Synthese von Enzymen stimulieren kann (34). Wachstumshormon und Insulin wirken synergistisch mit Schilddrüsenhormonen auf die Thermogenese und auf die Eiweißsynthese (121). Diese wechselseitigen Beziehungen beruhen teilweise auf stimulierenden Wirkungen der anderen Hormone oder darauf, daß der Angriffspunkt der Hormone mit dem des T_4 identisch ist (51).

Kohlenhydratstoffwechsel

Der Einfluß von Schilddrüsenhormonen auf den Kohlenhydratstoffwechsel ist vielfältig, auf verschiedenen Ebenen und vor allem von der Konzentration der Schilddrüsenhormone abhängig.

Glucoseresorption im Darm. Bei der Hyperthyreose ist die Motilität des Gastrointestinaltrakts (113) und damit die Passage beschleunigt. Ebenso beschleunigt sind die Salzsäure- und Pepsinproduktion. Durch Änderung der Motilität und Sekretion wie auch durch direkte Wirkung der Schilddrüsenhormone, erfolgt die Resorption verschiedener Zucker bei der Hyperthyreose schneller als normalerweise. Es finden sich allerdings Unterschiede, wenn isolierte intestinale Segmente untersucht werden. Die Angaben über die Resorptionsänderungen von Galactose und Xylose sind widersprüchlich (92). Für den Menschen wurde bei der Hyperthyreose eine beschleunigte Resorption von Dextrosen nicht bestätigt (44, 78). Schilddrüsenhormone wirken auf die Glucoseresorption im Darm offensichtlich nur am ganzen Tier, und dies auch erst nach einer Latenzzeit (13). Es ist daher nicht ausgeschlossen, daß die beschleunigte Glucoseresorption auf dem Umweg über andere Faktoren, z. B. Corticosteroide (2) induziert wird.

Glycogen. Der Gehalt an Glycogen, nicht aber die Syntheserate, scheint durch Schilddrüsenhormone reguliert zu werden. Allerdings sind die vorliegenden Ergebnisse zum Teil widersprüchlich (92). In den Geweben hyperthyreoter Probanden ist der Glycogengehalt vermindert, vorzugsweise die stoffwechselaktiven

Formen des Glycogens in der Leber und im Muskel. Bei der Hypothyreose ist der Glycogengehalt der Gewebe erhöht. Diese Änderungen spiegeln das gestörte Gleichgewicht zwischen den Raten der Glycogensynthese und des Glycogenabbaus wider. Die Synthese des Glycogens steht unter einem biphasischen Einfluß der Schilddrüsenhormone (117, 118). Niedrige Dosen von Schilddrüsenhormonen erhöhen in vivo und in vitro die Rate der Glycogensynthese oberhalb der Norm, höhere Dosen senken sie. Damit gehen diese wechselnden Hormoneffekte der Bildung schnell verfügbarer Energie parallel.

Schilddrüsenhormone beeinflussen indirekt die Glycogensynthese durch ihren Antagonismus und Synergismus mit anderen Hormonen, z.B. Insulin (42), Katecholamine und Glucagon (51). Wahrscheinlich erfolgt die Wirkung der Schilddrüsenhormone über eine Kontrolle des Adenylcyclasesystems, dessen Produkt der „second messenger" zyklisches AMP darstellt. Intravenös verabreichtes T_3 potenziert die Katecholaminwirkung innerhalb von 3 Stunden (11), eine Zeit, die zu kurz ist für die Induktion der Adenylcyclase auf dem Weg über die bekannten Beschleunigungen der Transskription.

Glykolyse. Die Wirkungen von Schilddrüsenhormonen auf die Glykolyse wird im Zusammenhang mit dem Sauerstofftransport diskutiert, weil das glykolytische System in den Erythrozyten diesen Transport kontrolliert. Bei der Hyperthyreose ist der Sauerstoff in den Erythrozyten schwächer und bei der Hypothyreose stärker gebunden als normalerweise (76); d.h. die $Hb-O_2$-Dissoziationskurve ist bei der Hyperthyreose nach rechts verschoben und paßt sich damit dem erhöhten Bedarf der peripheren Gewebe an. Die biochemische Basis für dieses Phänomen ist möglicherweise der Erythrozytengehalt an 2,3,-Diphosphoglycerat (2,3-DPG) (51). Hohe Dosen von Schilddrüsenhormonen in den Erythrozyten können direkt den Spiegel von 2,3-DPG anheben (110). Da dieser Effekt innerhalb einer Stunde auch in Hämolysaten demonstriert werden kann, ist der Wirkungsmechanismus nicht über eine Proteinsynthese oder über Membranwirkungen zu erklären. Insgesamt ist die Glykolyse durch Schilddrüsenhormone beschleunigt. Hierbei sind mehrere Faktoren außer der Aktivitätszunahme glykolytischer Enzyme maßgeblich beteiligt. Der Pentoseshunt ist in hyperthyreoten Geweben beschleunigt und in hypothyreoten verlangsamt. Der Stoffwechsel von Mucopolysacchariden ist vor allem bei der Hypothyreose gestört, bei der es zu entsprechenden klinischen Erscheinungen mit subdermaler Ansammlung von Mucopolysacchariden, Hyaluronsäure und Wasser kommt. Die erhöhte Konzentration dieser Produkte ist bedingt durch eine Wirkung der Schilddrüsenhormone auf die Geschwindigkeitsrate beim Abbau, nicht aber bei der Synthese. Für die Chondroitinschwefelsäure gilt das Umgekehrte. Hier wird vorzugsweise die Syntheserate unterdrückt. Durch Gabe von Schilddrüsenhormonen lassen sich diese Störungen wieder normalisieren, ohne daß der biochemische Mechanismus bekannt ist (99).

Fettstoffwechsel

Bei der Schilddrüsenüberfunktion gehört die Abnahme des Fettgewebes neben dem Verlust von Glycogen und der negativen Stickstoffbilanz zu den wichtigsten Veränderungen des Stoffwechsels. Dieser Verlust von Vorräten hängt direkt mit dem erhöhten Bedarf an Verbrennungsmaterial zur Energielieferung bei der Hyperthyreose zusammen. Synthese und Mobilisation der Fette stehen, wie die der Kohlenhydrate und Proteine, unter Kontrolle der Schilddrüsenhormone. Auch hier ist der Spiegel der Lipide in den Zellen eine Resultante aus Synthese und Verbrauch.

Fettsynthese. Nach wie vor ist nicht bekannt, wie die Schilddrüsenhormone die Synthese der Lipide beeinflussen. Bei der Cholesterinsynthese üben Schilddrüsenhormone eine biphasische Kontrolle, ähnlich wie bei der Synthese von Proteinen und Glycogen aus. Eine Stimulation der Cholesterinsynthese läßt sich tierexperimentell durch Vorbehandlung mit 20 µg T_4 (25,7 nmol), täglich 9 Tage lang, an der Inkorporation von markiertem Acetat und Cholesterin durch zellfreie Leberfraktionen (30) nachweisen; mit 30–50 µg T_4 (38,6–64,4 nmol) täglich wird die Synthese dagegen supprimiert, eine Wirkung, die wahrscheinlich durch sekundäre Effekte, wie z.B. Synthese von Protein, hervorgerufen wird. Eine wichtige Rolle bei diesen Vorgängen scheint die Menge verfügbaren ATPs und reduzierten NADPH zu spielen (51).

Die Synthese von Fettsäuren wird ebenfalls durch die Schilddrüse kontrolliert. Allerdings gibt es hier keinen Hinweis auf eine biphasische hormonelle Kontrolle in Abhängigkeit von der Hormondosis. Es besteht auch keine einfache Relation zwischen der Syntheserate der Fettsäuren und derjenigen des Cholesterins (30). Unter bestimmten experimentellen Bedingungen läßt sich an der Rattenleber unter T_4-Behandlung eine erhöhte Synthese von Fettsäuren demonstrieren (39).

Die Wirkungen von Schilddrüsenhormonen auf die Lipidsynthese sind von besonderem Interesse beim Feten und Neugeborenen. Gerade hier kommt es bei der Hypothyreose zu schwerwiegenden Verzögerungen in der Reife des Nervensystems (s. oben). Einige dieser Defekte sind zurückzuführen auf eine supprimierte Proteinsynthese (116); andere gehen auf Kosten einer verzögerten Entwicklung der Myelinscheide. Bei Ratten, die bei der Geburt hypothyreot gemacht wurden, waren Cholesterin, Cerebroside und Sulfatidkonzentrationen im Hirn sehr niedrig und konnten durch anschließende Schilddrüsenhormonsubstitution nicht wesentlich angehoben werden (115). Die Phospholipide des Gehirns scheinen nicht unter einer spezifischen Kontrolle der Schilddrüsenhormone zu stehen (51, 79).

Oxydation von Lipiden. Die Abnahme von Fettgewebe selbst bei leichter Hyperthyreose und der Nachweis einer erhöhten Syntheserate bei diesen Personen sprechen dafür, daß die Oxydation von Fettsäuren erheblich beschleunigt ist. Neben der erhöhten Oxydationsrate von Kohlenhydraten und Aminosäuren liefern die Fettsäuren den Brennstoff für die Hyperoxydation der Hyperthyreose. Da die Körpervorräte von Glycogen früh erschöpft sind, ist der hyperthyreote Patient besonders von den Fettgewebsvorräten abhängig, um seinen Bedarf an oxydierbaren Kohlenstoffen zu decken. Die erhöhte Oxydationsrate von Lipiden ist eine Wirkung der Schilddrüsenhormone. Werden Fettzellen normaler Ratten mit 3×10^{-7} mol/l (0,3 µmol/l) T_3 eine Stunde inkubiert, so steigt der Sauerstoffverbrauch um 21% (16) an. Die Oxydation von Butyrat und Palmitat durch Rattenherzhomogenate oder durch Perfusion von Hundeherzen wird durch T_4-Behandlung stimuliert und ist bei der Hypothyreose subnormal (38). Die Palmityl-CoA-Carnithin-Transferase ist das geschwindigkeitskontrollierende Enzym bei der Oxydation langkettiger Fettsäuren (12). Cholesterin wird durch oxydative Prozesse, vorzugsweise durch Bildung von Gallensäuren in der Leber metabolisiert. Schilddrüsenhormone beeinflussen diese Oxydation direkt. Der Einfluß auf die Oxydation ist stärker als auf die Synthese von Cholesterin, die ebenfalls bei der Hypothyreose erhöht ist. Dies erklärt den scheinbar paradoxen Effekt der Schilddrüsenhormone bei der Hypothyreose, die durch eine Hypercholesterinämie charakterisiert ist.

Mobilisierung von Lipiden. Schilddrüsenhormone kontrollieren durch direkte und indirekte Wirkungen die Lipolyse. Das Wirkungsmuster entspricht demjenigen bei der Glycogenese, d. h. den Wirkungen auf das Adenylcyclasesystem und auf die Systeme, die mit den adrenergischen Mechanismen zusammenhängen. Eine lipolytische Wirkung von T_4 läßt sich in vitro bereits nach einer Inkubation von 30 min nachweisen; eine Proteinsynthese ist hierbei nicht beteiligt (17). Der Angriffspunkt ist hier wahrscheinlich die Adenylcyclase. In vivo kontrollieren die Schilddrüsenhormone auch die Reaktion des Fettgewebes auf lipidmobilisierende Hormone: Kleine Dosen von Schilddrüsenhormon machen bei der Hypothyreose die Lipolyse normal empfindlich gegenüber mobilisierenden Hormonen. Große, normalen Tieren verabreichte Dosen führen zu einer Unterempfindlichkeit.

Mineralhaushalt

Der *Phosphathaushalt* ist bei der Hyperthyreose negativ, bei der Hypothyreose positiv (93). Werden hypothyreote Patienten mit Schilddrüsenhormonen behandelt, werden große Mengen Phosphat ausgeschieden. Die Nebenschilddrüse ist hierbei nicht beteiligt. Wesentlich scheint vielmehr ein T_4-abhängiger schneller Turnover des anorganischen Phosphats zu sein. Die Gewebe von hyperthyreoten Tieren verestern Phosphat langsam und enthalten mehr anorganisches Phosphat und weniger ATP als normale Gewebe. Die tubuläre Reabsorption von anorganischem Phosphat ist bei der Hyperthyreose erhöht, ohne daß man den genauen Wirkungsmechanismus kennt (72). Man kann daher annehmen, daß die Phosphaturie durch die exzessiv gesteigerte glomeruläre Filtration erklärt wird. Phosphationen spielen möglicherweise eine besondere Rolle bei der Potenzierung der Schilddrüsenhormonwirkungen. Bei Hunden, die mit T_3 leicht hyperthyreot gemacht wurden, kann man mit einer Infusion von Phosphat schnell einen Zustand induzieren, der einer thyreotoxischen Krise ähnelt (95).

Auch die Calciumbilanz ist bei der Hyperthyreose negativ. Sie kann manchmal so exzessiv sein, daß eine röntgenologisch nachweisbare Osteoporose auftritt (s. Kapitel „Hyperthyreose" von Oberdisse).

Die Veränderungen des Calciumstoffwechsels reflektieren den Gesamteinfluß der Schilddrüsenhormone. Es handelt sich dabei nicht um eine Akzentuation der Parathormonwirkung. Das Serumcalcium ist manchmal auch etwas erhöht, eine Hyperkalzämie dagegen ist selten. Neben der Calciumausscheidung ist auch die Ausscheidung von Hydroxyprolin erhöht als Zeichen dafür, daß die Knochenresorption gesteigert ist. Die Darmresorption von Calcium ist vermindert (94, 98). Der Einfluß von Schilddrüsenhormonen auf den *Magnesiumstoffwechsel* wird noch nicht einheitlich beurteilt. Es scheint so zu sein, daß die Gesamtbilanzierung des Magnesiums sich umgekehrt verhält wie die des Calciums (20, 57).

Genaue Stoffwechselbilanzierungen beim Menschen liegen nicht vor; sie werden vor allem dadurch kompliziert, daß die nahrungsbedingten Mg-Aufnahmen bei der Hyperthyreose erhöht und bei der Hypothyreose erniedrigt sind. Hinzu kommt eine Änderung des Mg^{++}-Pools, vor allem bei hyperthyreoten Patienten. Die Konzentration des Gesamt-Mg und des freien Mg im Plasma ist bei der Hyperthyreose erniedrigt (94). Der *Kaliumstoffwechsel* ist bei Schilddrüsenkrankheiten selten gestört. Bei der Hyperthyreose kommt es zur negativen Kaliumbilanz. Gelegentlich wird bei der Hypothyreose eine Hyperkaliämie und eine Hyperkaliurie beobachtet (51).

Dagegen findet man Störungen des *Natriumstoffwechsels* bei Erkrankungen der Schilddrüse relativ häufig. Schilddrüsenhormone sind notwendig für eine adäquate Funktion der zellulären Natriumpumpe; im Exzeß stimulieren sie die Pumpe auf eine übernormale Funktion (55, 85). Möglicherweise handelt es sich um einen direkten Hormoneffekt. Bei dem akuten Nierenversagen, das durch Insuffizienz der aktiven tubulären Na^+-Reabsorption bedingt ist, stimulieren Schilddrüsenhormone die aktive tubuläre Na^+-Reabsorption. Diese Erkenntnis führte bei diesem Krankheitsbild zum therapeutischen Einsatz von T_4 und T_3 (100, 108, 109).

Wasserhaushalt. Für eine normale Bilanzierung des Wasserhaushalts und eine normale Nierenfunktion spielen Schilddrüsenhormone mit ihren Wirkungen auf die Nierendurchblutung, die glomuläre Filtration und die tubuläre Sekretion eine Rolle. Bei Hormonüberschuß ändert sich vorwiegend die Nierendurchblutung. Bei Hormonmangel steht die verminderte tubuläre Sekretion im Vordergrund. Mit pharmakologischen Dosen von Schilddrüsenhormonen kann man im Tierexperiment die Volumina der extrazellulären Flüssigkeit und des Blutplasmas erhöhen. Beim Menschen sind die Ergebnisse unsicher und nicht einheitlich (20). Schilddrüsenhormone erhöhen die Polyurie beim Diabetes insipidus; andererseits wird die Polyurie durch eine Thyreoidektomie vermindert (92). Die Diurese, die man bei der Therapie der Hypothyreose induziert, scheint die Umkehr des primären Prozesses dieser Krankheit darzustellen: Akkumulation von extrazellulärem Wasser und Elektrolyten.

Muskelstoffwechsel

Schilddrüsenhormone kontrollieren die Muskelkontraktion und den Creatinstoffwechsel. Bei der Hypothyreose sind die Skelettmuskel größer und fester als normalerweise; sie kontrahieren sich wegen Störungen im Kontraktionsmechanismus langsam. Bei der Hyperthyreose ist die Muskelarbeit ineffektiv. Die „thyreotoxische Myopathie" reflektiert diesen Defekt. Es ist nicht sicher, ob Mitochondrien von Skelettmuskeln hyperthyreoter Menschen die Energie abnorm transformieren. Die Angaben über Respirations- und Phosphorylierungsraten sind widersprüchlich (51). Es wird ferner die Möglichkeit diskutiert, daß der Skelettmuskel nichts zum kalorigenen Effekt der Schilddrüsenhormone beiträgt; der Hormongehalt der Mitochondrien zeigt nämlich im Gegensatz zu den Lebermitochondrien keine Abhängigkeit von der Stoffwechsellage (22). Eine weitere Alternative ist, daß bei der Hyperthyreose eine Vielzahl normal funktionierender Skelettmuskelmitochondrien produziert wird. Im Gegensatz zum Skelettmuskel sind die Mitochondrien des Herzmuskels besonders thyroxinempfindlich (8). Das klinische Korrelat ist die oft beobachtete Herzmuskelinsuffizienz bei notwendig erhöhter Herzarbeit und verminderter Effizienz.

Schilddrüsenhormonanaloga und -antagonisten

Untersuchungen von T_4-Analogen und Antithyroxinen bieten für 3 Gebiete neue, auch für die Klinik brauchbare Aspekte:
— Sie geben die Möglichkeit, alle bekannten T_4- und T_3-Metaboliten zu identifizieren.
— Sie ermöglichen es, die minimalen strukturellen Besonderheiten für eine T_4-ähnliche Wirkung herauszustellen.
— Sie haben die sterischen Besonderheiten verschieden strukturierter Komponenten von T_4 und ihre Beziehungen geklärt.

Ob eine berechtigte Basis für die Hoffnung besteht, Analoga mit einer selektiven Stoffwechselwirkung, z.B. Cholesterinsenkung, zu finden, kann nicht beantwortet werden. Wahrscheinlich beruht die Selektivität der Wirkung, wenn sie je erreicht wird, eher in einer selektiven Permeation oder Penetration einzelner Gewebe als auf einer unterschiedlichen chemischen Wirkung.

Schilddrüsenhormone haben eine relativ einfache wie wohl ungewöhnliche Struktur. Diese strukturelle Einfachheit war Anlaß zu intensiven Untersuchungen über die strukturellen Charakteristika der eigentlichen T_4-ähnlichen Aktivitäten und über Analoga, die einige physiologische Wirkungen erhöhen oder hemmen. Bis zur Entdeckung von L-Trijodthyronin war kein T_4-Analog bekannt, das aktiver war als T_4 selbst. Bis 1955 waren 152 strukturelle Analoga des T_4 verfügbar und beurteilbar (101). Bis vor kurzem wurden Wirkungen auf Absorption, Transport und Abbau auf die biologische Aktivität des T_4-Analogs zu wenig beachtet. Der Hauptakzent lag vielmehr auf Untersuchungen über den Sauerstoffverbrauch, den kropfverhütenden Effekt, die Kaulquappenmetamorphose und den Cholesterinstoffwechsel. Zusammenfassende Untersuchungen über den Zusammenhang zwischen chemischer Struktur und biologischen Effekten der Schilddrüsenhormone stammen von STASILLI (107), MONEY (77), BANSI (3) und PITTMAN (87).

Tests

Interpretation und Korrelationen von Daten verschiedener Laboratorien werden erschwert durch die Unterschiede, die zwischen den einzelnen Referenzverbindungen, Tests, Tierspezies und Methoden der Berechnung bestehen. Die Art der Anwendung spielt eine besondere Rolle bei den Amphibienassays; auch bei den Säugetiertests kann die Aktivität derselben Analoga verschieden sein, je nachdem, ob der orale oder parenterale Weg gewählt wurde (63).

Amphibienmetamorphose. Die T_4-Wirkung auf die Geschwindigkeit der Kaulquappenmetamorphose wurde in Form eines Tests erstmalig von GADDUM (37) entwickelt. Es ist vielleicht der schnellste und am wenigsten aufwendige Test: Die Kaulquappen werden einfach in eine Lösung von T_4 oder Analog getaucht und die Rate der Metamorphose gemessen. Die hiermit erzielten Resultate können erheblich von denjenigen, die an Säugetieren bestimmt werden, abweichen. Ein besonderes Beispiel hierfür ist 3,5,3',5'-Tetrajodthyropropionsäure (35). Kritisch ist die Temperatur, bei der der Kaulquappentest durchgeführt wird (87).

Sauerstoffverbrauch. Eine andere, oft angewandte Methode beruht auf der Messung des Sauerstoffverbrauchs beim nüchternen, intakten oder thyreoidektomierten Tier nach Verabreichung der Testsubstanz (89). Entscheidend wichtig für reproduzierbare Meßdaten ist hier das Training der Tiere. Die Methode ist umständlich und zeitaufwendig. Die Herzfrequenz läßt sich leichter messen als der Sauerstoffverbrauch und ist etwa ähnlich verläßlich für die Stoffwechselaktivität des Analogons, sofern bestimmte Bedingungen eingehalten werden (87).

Kropfverhütung. Die Kropfverhütung als Test (goiter prevention assay) wurde von DEMPSEY u. ASTWOOD (21) entwickelt und wird in verschiedenen Versionen angewendet. Er entspricht in der Leichtigkeit der Applikation und der Genauigkeit den beiden obengenannten Verfahren. Hierbei werden kleinen Laboratoriumstieren antithyreoidale Substanzen verfüttert. Die thyreomimetische Aktivität der betreffenden Verbindung wird daran gemessen, wieweit sie die Strumabildung hemmt; hierbei wird die Hemmung der TSH-Sekretion des HVL reflektiert. Dieser Test ist dadurch kompliziert, daß einige antithyreoidale Substanzen,

wie z.B. PTU, eine periphere Antithyroxinwirkung haben, die von Analog zu Analog verschieden sein kann.
Andere Tests. Die T4-Wirkung wird anhand des Sauerstoffverbrauchs von Nierenschnitten, des Längenwachstums und anhand von Enzymaktivitäten gemessen. Der empfindlichste Test für eine T4-ähnliche Aktivität dürfte in der Messung der Unterschiede von TSH-Konzentrationen im Serum liegen (85, 87).

Strukturelle Voraussetzungen für eine thyreomimetische Wirkung

Ein Hormon kann nur dann seine Wirkung entfalten, wenn es zunächst mit einem makromolekularen Rezeptor reagiert hat. Eine sterische Korrespondenz zwischen der Rezeptorseite und dem Hormon erlaubt eine elektronische Reaktion. Die strukturelle Spezifität eines Hormons ist daher sowohl von sterischer als auch von elektronischer Natur. Für die Wirkungsintensität des T4 sind offensichtlich die folgenden strukturellen Eigenarten des Thyroningerüsts verantwortlich:
– Diphenylaether, substituiert mit Halogenen oder Methylgruppen an der 3- und 5-Position.
– Kleine aliphatische Säure an Position 1.
– Freie Hydroxylgruppen an Position 4.

Die Alaninseitenkette kann durch Pyruvat, Propionat, Acetat oder Format ersetzt werden. Hierbei nimmt die Aktivität ab, verschwindet aber nicht. Der Sauerstoff zwischen den beiden Phenolringen kann durch Methylen oder Schwefel ersetzt werden (36). Werden Methylgruppen, Brom, Fluor oder Nitrat in die Positionen 3, 5, 3' und 5' eingeführt, nimmt die Aktivität der Analoga in dieser Reihenfolge ab (88). Die höhere Aktivität von Analogen, die an 3 Stellen substituiert sind, kann damit zusammenhängen, daß die Asymmetrie des β-Phenolrings dem 3'-Jod-Ersatz erlaubt, eine bestimmte Konfiguration mit der Gruppe proximal am α-Ring anzunehmen. Möglicherweise hängt die dadurch gesteigerte Stoffwechselaktivität mit der Rezeptorspezifität zusammen (26). Für eine Korrelation zwischen Kernbindung und thyreomimetischer Aktivität am ganzen Tier sprechen die Untersuchungen von KOERNER u. Mitarb. (62) an 35 Jodthyroninanalogen. Die phenolische Hydroxylgruppe kann ohne Aktivitätsverlust durch eine Methoxygruppe ersetzt werden. Für eine thyreomimetische Wirkung scheinen folgende Konstellationen wichtig zu sein (36): Ein zentraler lipophiler Kern; dieser muß sterisch eingeengt sein durch große 3,5,3'-Radikale mit zwei spezifischen anionischen Gruppen; letztere müssen an den distalen Enden des Moleküls lokalisiert sein.

Tabelle 3.**8** Die relative Aktivität von Schilddrüsenhormonanalogen

Verbindung	Kaulquappenmetamorphose	Kropfverhütung	Grundumsatzstimulation	Aufrechterhaltung des Stoffwechsels an Nierenschnitten
L-Thyroxin	100	100	100	100
D-Thyroxin *	0	10–30	10–15	--
L-3,5,3'-Trijodthyronin	500	300–600	100–400	83
D-3,5,3'-Trijodthyronin	--	14	--	--
L-3,3',5'-Trijodthyronin (reverse T$_3$)	--	5–10	--	83
D,L-3,3'-Dijodthyronin	25–70	1–100	0–3	58
L-3,5-Dijodthyronin	40	5	--	42
D,L-3-Monojodthyronin	0	<2	<2	47
D,L-3,5,3',5'-Tetrachlorthyronin	0–12	0, 15–2	1	--
L-3,5,3',5'-Tetranitrothyronin	0	--	--	--
3,5,3',5'-Tetrajodthyroproprionsäure	2 100–13 000	14–75	7–10	96
3,5,3'-Trijodthyroproprionsäure	400–30 000	28–100	10–50	77
3,5,3',5'-Tetrajodthyrobrenztraubensäure	30	75	--	--
3,5,3'-Trijodthyrobrenztraubensäure	100	100	--	--
3,5,3',5'-Tetrajodthyroessigsäure	200–1 315	57–100	11	83
3,5,3'-Trijodthyroessigsäure	1 900–12 000	51–100	21	91
3,5,3',5'-Tetrajodthyroameisensäure	0–25	0–4	1–2	79
3,5,3'-Trijodthyroameisensäure	10–200	0–1	0	--
3,5,3',5'-Tetramethylthyroxin	--	--	1	--

Die Aktivitäten in den verschiedenen Testsystemen sind bezogen auf L-Thyroxin (= 100%). Literaturzusammenstellung nach *Money* u. Mitarb. (77), *Pittman* u. *Barker* (86), *Pittman* u. Mitarb. (88), *Klein* (59).
* Beachte Anmerkungen im Text.

Die klinische Anwendung von T$_4$-Analogen ist begrenzt. Einige spielen in der Therapie von Fettstoffwechselstörungen eine gewisse Rolle, wie unten gezeigt wird. In Tab. 3.**8** sind einige Verbindungen des T$_4$ zusammen mit ihrer relativen Wirkung in verschiedenen Tests wiedergegeben.

Besonderheiten der T$_4$-verwandten Verbindungen

3,3'-Dijodthyronin und 3,3',5'-Trijodthyronin (rT$_3$) kommen in der Schilddrüse von Säugetieren nur in geringen Konzentrationen vor, spielen aber möglicherweise bei der Konversion von T$_4$ in der Peripherie als regulierende Faktoren eine Rolle (s. Stoffwechsel). rT$_3$ hat bei oraler Verabreichung (320 µg täglich) (0,5 µmol) keine hormonelle Aktivität beim Menschen (80).
3,3'-Dijodthyronin wird schnell dejodiert. In der Rattenniere entsteht aus dieser Verbindung die 3,3'-Dijodthyroessigsäure (86), die die kalorigene Wirkung von T$_4$ antagonisiert.
D-Thyroxin kommt in der Natur nicht vor. Die Beurteilung des thyreomimetischen Effekts des D-Isomers wird dadurch erschwert, daß nur in wenigen Arbeiten die Reinheit des Präparats genügend berücksichtigt wurde. Die D-Isomere von T$_4$ und T$_3$ razemisieren leicht, insbesondere bei alkalischem pH, das für die Lösung verwendet wird (87). Da das L-Isomer des T$_4$ z.B. in Dosen von 200 µg/Tag (0,26 µmol/d) beim Menschen wirksam ist, das D-Isomer dagegen aber bei Dosen zwischen 4 und 8 mg (5,15–10,3 µmol), führt eine Kontamination von nur 5% von L-T$_4$ zu einer 100%igen biologischen Aktivität (s. auch Schilddrüse und externe Faktoren S. 123). D-T$_4$ hat eine kalorigene Wirkung, die zwischen 5 und 20% derjenigen des L-T$_4$ liegt. Das Derivat ist deswegen von Bedeutung, weil es den Serumcholesterinspiegel senken soll, ohne den basalen Stoffwechsel zu ändern. Ob dies damit zusammenhängt, daß D-T$_4$ in der Leber und Niere in einem größeren Ausmaß als L-T$_4$ akkumuliert wird (103), ist allerdings fraglich. Bei der Senkung des Serumcholesterinspiegels durch die T$_4$-Analoga werden grundsätzlich 4 Mechanismen diskutiert: verminderte Neusynthese von Cholesterin, verminderte Darmresorption, vergrößerte Verteilung und veränderte Kompartimentierung (87). D-T$_4$ penetriert Rattenmuskel und Hirn weniger schnell als das natürliche Isomer (112), akkumuliert aber schneller in Niere und Leber. Die Disposalrate von D-T$_4$ ist ähnlich wie die des L-Isomers bei der Hyperthyreose erhöht und bei der Hypothyreose verlangsamt (64).
Tetrajodthyroessigsäure (Tetrac) und Trijodthyroessigsäure (Triac) haben als T$_4$-Verbindungen großes Interesse und früher auch eine praktische Bedeutung erlangt (3, 7). Triac sollte den Cholesterinspiegel im Serum senken, ohne den Grundumsatz zu beeinflussen. Obwohl die Essigsäurederivate in einigen In-vitro-Systemen eine T$_4$-ähnliche Wirkung haben, sind sie bei oraler Verabreichung nur ein Zehntel so wirksam wie ihre Muttersubstanzen. Die Unterschiede der verschiedenen Assays können daher möglicherweise auf Differenzen in der Absorption im Transport oder in der Zellpermeation zu suchen sein. Hierfür spricht auch die Beobachtung, daß diese Verbindungen das Plasma der Ratte langsamer verlassen als die Muttersubstanzen und daß weniger von diesen Verbindungen im Gehirn, in der Niere und der Leber gefunden wird (45). Beim Menschen beträgt die Halbwertszeit von Triac etwa 30 min und die von Tetrac 2–3 Tage. Es wird diskutiert, ob Triac oder Tetrac nicht möglicherweise in der Zelle produziert werden und dann direkt an den Kernrezeptor gelangen. Triac bindet sich an diese Rezeptoren mit einer etwa 4mal so hohen Affinität wie L-T$_3$ und 16–40mal so großen Affinität wie die von L-T$_4$ (114).
Gemessen an den peripheren Parametern der Hormonwirkung zeigt sich, daß Triac bereits in kleinen Dosen, die den Sauerstoffverbrauch noch nicht steigern, das Serumcholesterin senken (3, 107). Dieses Medikament ist für die Prävention der Arteriosklerose empfohlen worden. Es bleibt aber nach wie vor ungewiß, ob es sich hierbei nicht doch eher um einen milden thyreomimetischen Effekt als eine selektive Wirkung auf den Stoffwechsel handelt (47).

Antithyroxinverbindungen

Die Suche nach T$_4$-Antagonisten ist von physiologischem Interesse und für die Behandlung der Hyperthyreose wichtig. Es existiert eine große Zahl von Verbindungen. Einige davon sind in Tab. 3.**9** wiedergegeben. Eines der wirksamsten T$_4$-Antagonisten ist das 3,3',5'-Trijodthyronin (rT$_3$). Es hemmt den T$_4$-stimulierten und wahrscheinlich auch den durch T$_3$ stimulierten Sauerstoffverbrauch bei Mensch und Ratte (87). Diese Verbindung wie auch 3,5-Dijodthyroessigsäure (33) ist früher erfolgreich in der Behandlung der Hyperthyreose eingesetzt worden. Es bleibt aber offen, ob es sich dabei nicht um einen Effekt des Jods gehandelt hat, das aus diesen Verbindungen in großen Mengen freigesetzt wird. Für das rT$_3$ wird eine Interferenz mit der Bindung von T$_4$ an einer kritischen Bindungsstelle diskutiert. Zur Zeit erscheint eine Hemmung der Konversion von T$_4$ zu T$_3$ durch rT$_3$ als der entscheidende Prozeß am wahrscheinlichsten (46, 68). Dies dürfte auch die fehlende Hemmung der durch 3,5,3'-Trijodthyroessigsäure (Triac) induzierten höheren Sauerstoffaufnahme bei thyreoidektomierten Ratten (90) erklären. rT$_3$ wird zu seinem Essigsäurederivaten wie auch zum 3,3'-Dijodthyronin metabolisiert (s. auch Stoffwechsel S. 75).
Von den Antithyroxinverbindungen hat das n-Butyl-4-Hydroxy-3,5-Dijodbenzoat (BHDB) besondere Beachtung gefunden. Seine Wirkung besteht wahrscheinlich darin, daß BHDB die periphere Dejodierung von T$_4$ zu T$_3$ hemmt. Außerdem wird aber durch diese Verbindung auch die fäkale Exkretion von T$_4$ gesteigert; damit steht weniger Substrat zur Dejodierung zur Verfügung. Der beschleunigte Abtransport in den Darm kann auch durch eine gesteigerte hepatische Konjugation erfolgen (31).

Tabelle 3.9
Antithyroxinwirkungen einiger Thyroxinverbindungen

Verbindung	Verhältnis Verbindung zu T_4	% Hemmung
Natriumjodid	600	10,8
3,5-Dijod-L-tyrosin	250	0
L-Thyronin	250	6,5
3,5,3',5'-Tetranitro-DL-thyronin	200	0
3,3',5'-Trijod-DL-thyronin	100	110
3,3'-Dijod-DL-thyronin	100	105
3,5-Dijod-DL-thyronin	100	15
3-Monojodthyronin	200	75
3,3',5'-Trijodthyropropionsäure	100 / 200	100 / 70
3,3',5'-Trijodthyroessigsäure	100 / 200	60 / 70
3,3'-Dijodthyropropionsäure	100	110
3,3'-Dijodthyroessigsäure	100	50
Diacetyl-2,6-Dijodhydroquinon (DDIH)		60
3'-Jod-D,L-thyronin	200	0
3',5'-Dijod-DL-thyronin	200	0

(aus *Pittman* u. *Pittman* [87], *Jorgensen* u. *Tsutsui* [58], *Serif* u. *Seymour* [102])

Literatur

1 Bakke, J. L., N. Lawrence: Persistent thyrotropin insufficiency following neonatal thyroxine administration. J. Lab. clin. Med. 67 (1966) 477
2 Banerje, S., S. D. Varma: Effect of diabetic hormones on transport of glucose in small intestine in vitro. Proc. Soc. exp. Biol. (N.Y.) 123 (1966) 212
3 Bansi, H. W.: Schilddrüsenhormonanaloge und -metaboliten und ihre klinische Bedeutung. In: Fortschritte der Schilddrüsenforschung, hrsg. von K. Oberdisse, E. Klein. Thieme, Stuttgart 1962 (S. 52)
4 Bansi, H. W.: Die klinischen Wirkungen der Schilddrüsenhormone. In: 10. Symposion der Deutschen Gesellschaft für Endokrinologie, hrsg. von E. Klein. Springer, Heidelberg 1964 (S. 52)
5 Barker, S. B., H. M. Klitgaard: Metabolism of tissues excised from thyroxine-injected rats. Amer. J. Physiol. 170 (1952) 81
6 Bartfield, H., S. M. Siegel: Antioxidant activity of thyroxine and related substances. Effect on in vitro cell growth. Exp. Cell Res. 49 (1968) 25
7 Benua, R. S., R. D. Leeper, S. Kumaoka, R. W. Rawson: Metabolic effects of thyroxine analogues in human myxedema. Ann. N. Y. Acad. Sci. 86 (1960) 563
8 Bing, R. J.: Metabolic activity of the intact heart. Amer. J. Med. 30 (1961) 679
9 Blizzard, R. M.: Differentiation, morphogenesis, and growth with emphasis on the role of pituitary hormone. In: Human Growth. hrsg. von D. R. Cheek. Lea & Febiger, Philadelphia 1968 (S. 41)
10 Brasel, J. A., M. Winick: Differential cellular growth in the organs of hypothyroid rats. Growth 34 (1970) 874
11 Bray, G. A., H. M. Goodman: Studies on the early effects of thyroid hormones. Endocrinology 76 (1965) 323
12 Bressler, R., B. Wittels: The effect of thyroxine on lipid and carbohydrate metabolism on the heart. J. clin. Invest. 45 (1966) 1326
13 Bronk, J. R., D. S. Parsons: Influence of the thyroid gland on the accumulation of sugars in rat intestinal mucosa during absorption. Nature (Lond.) 201 (1964) 712
14 Brucker, R. F., P. P. Cohen: Alterations in enzyme and cytochrome profiles of Rana catasbeiana liver organelles during thyroxine induced metamorphosis. J. biol. Chem. 251 (1976) 6161
15 Canzanelli, A., R. Guild, D. Rapport: The influence of the thyroid on alanine synthesis by the liver. Endocrinology 41 (1947) 108
16 Challoner, D. R., D. O. Allen: In vitro effect of triiodothyronine on lipolysis, cyclic AMP-[14] C accumulation, and oxygen consumption in isolated rat fat cells. Metabolism 19 (1970) 480
17 Collip, P. J., S. A. Kaplan, M. D. Kogut, W. Tasem, F. Plachte, R. Schlamm, D. C. Boyle, S. M. Ling, R. Koch: Mental retardation in congenital hypothyroidism: Improvement with thyroid replacement therapy. Amer. J. ment. Defic. 70 (1966) 432
18 Crispell, K. R., W. Parson, G. Hollifield: A study of the rate of protein synthesis before and during the administration of L-triiodothyronine to patients with myxedema and healthy volunteers using 15 N glycine. J. clin. Invest. 35 (1956) 164
19 Crispell, K. R., G. A. Williams, W. Parson, G. Hollifield: Metabolic studies in myxedema following administration of L-triiodothyronine. J. clin. Endocr. 17 (1957) 221
20 Danowski, T. S.: Hyperthyroidism: Body water and solates. In: The Thyroid. hrsg. von S. C. Werner, S. H. Ingbar. Harper & Row, New York 1971 (S. 585)
21 Dempsey, E. W., E. B. Astwood: Determination of the rate of thyroid hormone secretion at various environmental temperatures. Endocrinology 32 (1943) 509
22 Dillon, R. S., F. L. Hoch: Iodine in mitochondria and nuclei. Biochem. Med. 1 (1967) 219
23 Dussault, J., V. V. Row, G. Lickrish, R. Volpé: Studies of serum triiodothyronine concentration in maternal and cord blood. Transfer of triiodothyronine across the placenta. J. clin. Endocr. 29 (1969) 595
24 Eayrs, J. T.: The vascularity of the cerebral cortex in normal and cretinous rats. J. Anat. (Lond.) 88 (1954) 164
25 Eayrs, J. T.: Thyroid and central nervous development. The scientific basis of medicine annual reviews. University of London, Athlone Press, London 1966 (S. 317)
26 Fawcett, J. K., N. Camerman: Thyroid hormone structure: Molecular conformation of 3'-isopropyl-3,5-diiodo-L-thyronine, the

most potent known thyromimetic agent. Biophys. Res. Commun. 52 (1973) 407

27 Fazekas, J. F., F. B. Graves, R. W. Alman: The influence of the thyroid on cerebral metabolism. Endocrinology 48 (1951) 169

28 Fisher, D. A.: Thyroid function in the fetus. In: Perinatal Thyroid Physiology and Disease, hrsg. von D. A. Fisher, G. N. Burrow. Raven Press, New York 1975 (S. 21)

29 Fisher, D. A., H. Lehman, C. Lackey: Placental transport of thyroxine. J. clin. Endocr. 24 (1964) 393

30 Fletcher, K., N. B. Myant: Effect of thyroxine on the synthesis of lipids in rat liver. Endocrinology 71 (1962) 870

31 Flock, E. V., J. L. Bollmann: Effect of butyl-4-hydroxy-3,5-diiodobenzoate on the metabolism of L-thyroxine and related compounds. Endocrinology 75 (1964) 721

32 Ford, D. H., E. B. Cramer: Developing nervous system in relation to thyroid hormones. In: Thyroid Hormone and Brain Development. hrsg. von G. D. Grave, Raven Press, New York 1977 (S. 1)

33 Frawley, T. F., F. A. Zacharewicz: Antimetabolic activity of a thyroxine analogue. 3 : 5-diiodothyroacetic acid (Diac). Metabolism 11 (1962) 579

34 Freedland, R. A., E. H. Avery, A. R. Taylor: Effect of thyroid hormones on metabolism. II. The effect of adrenalectomy or hypophysectomy on responses of rat liver enzyme activity to L-thyroxine injection. Canad. J. Biochem. 46 (1968) 141

35 Frieden, E., G. W. Westmark: On the anomalous activity of thyroxine analogs in tadpoles. Science 133 (1961) 1487

36 Frieden, E., K. Yoshizato: Thyromimetic activity of methyl thyronines in the bullfrog tadpole. Endocrinology 95 (1974) 188

37 Gaddum, J. H.: Quantitative observations on thyroxine and allied substances. I. Use of tadpoles. J. Physiol. (Lond.) 64 (1927) 246

38 Gold, M., J. C. Scott, J. J. Spitzer: Myocardial metabolism of free fatty acids in control, hyperthyroid and hypothyroid dogs. Amer. J. Physiol. 213 (1967) 239

39 Gompertz, D., A. L. Greenbaum: The effects of thyroxine on the pattern of fatty acid synthesis in rat liver. Biochim. biophys. Acta (Amst.) 116 (1966) 441

40 Greenberg, A. H., S. Nayjar, R. M. Blizzard: Effect of thyroid hormone on growth, differentiation, and development. In: Handbook of Physiology, Sect. 7: Endocrinology, Bd. III: Thyroid, hrsg. von M. A. Greer, D. H. Solomon. American Physiological Society, Washington 1974 (S. 377)

41 Greenberg, A. H., P. Czernichow, R. C. Reba, S. Tyson, R. M. Blizzard: Observations on the maturation of thyroid function in early fetal life. J. clin. Invest. 49 (1970) 1790

42 Hagen, J. H.: Effect of insulin on the metabolism of adipose tissue from hyperthyroid rats. J. biol. Chem. 235 (1960) 2600

43 Hamburgh, M., E. Lynn, E. P. Weiss: Analysis of the influence of thyroid hormone on prenatal and postnatal maturation of the rat. Anat. Rec. 150 (1964) 147

44 Hann, K.: Kohlenhydratstoffwechselstörungen bei Schilddrüsenerkrankungen. Diss. Düsseldorf 1969 (S. 1)

45 Hatfield, W. B., F. F. Davidoff, J. E. Ross, D. F. Tapley: The physiological disposition in the rat of the acetic and proprionic acid analogs of thyroxine and triiodothyronine. Endocrinology 66 (1960) 676

46 Hesch, R. D., G. Brunner, H. D. Sölling: Conversion of thyroxine (T_4) to triiodothyronine (T_3) and the subcellular localization of the converting enzyme. Clin. chim. Acta 59 (1975) 209

47 Hill jr., S. R., S. B. Barker, J. H. McNeill, J. O. Tingley, L. L. Hibett: The metabolic effects of the acetic and proprionic acid analogs of thyroxine and triiodothyronine. J. clin. Invest. 39 (1960) 523

48 Hillmann, G.: Biosynthese und Stoffwechselwirkungen der Schilddrüsenhormone. Thieme, Stuttgart 1961

49 Hoch, F. L.: Biochemical actions of thyroid hormones. Physiol. Rev. 42 (1962) 605

50 Hoch, F. L.: The pharmacological basis for the clinical use of thyroid hormones. Pharmacol. Physicians 4 (1970) 1

51 Hoch, F. L.: Metabolic effects of thyroid hormones. In: Handbook of Physiology, Sect. 7: Endocrinology, Bd. III Thyroid, hrsg. von American Physiological Society, Washington D. C., A. E. Greer, D. H. Solomon. 1974 (S. 391)

52 Hoch, F. L., F. Lipmann: The uncoupling of respiration and phosphorylation by thyroid hormones. Proc. nat. Acad. Sci. (Wash.) 40 (1954) 909

53 Hoch, F. L., M. V. Motta: Reversal of early thyroid hormone action on mitochondria by bovine serum albumin in vitro. Proc. nat. Acad. Sci. (Wash.) 49 (1968) 118

54 Hung, W., L. Wilkins, R. M. Blizzard: Medical therapy of thyrotoxicosis in children. Pediatrics 30 (1962) 17

55 Ismail-Beigi, F., I. S. Edelman: Mechanism of thyroid calorigenesis: a role of active sodium transport. Proc. nat. Acad. Sci. (Wash.) 67 (1970) 1071

56 Itoh, S., T. Hiroshige, T. Koseki, T. Nakatsugawa: Release of thyrotropin in relation to cold exposure. Fed. Proc. 25 (1966) 1187

57 Jones, J. E., P. C. Desper, S. R. Shane, E. B. Flink: Magnesium metabolism in hyperthyroidism and hypothyroidism. J. clin. Invest. 45 (1966) 891

58 Jorgensen, E. C., K. Tsutsui: The evaluation of DL-3'-iodothyronine and Dl-3', 5'-diiodothyronine as thyroxine antagonists in the rat. Endocrinology 68 (1961) 171

59 Klein, E.: Biologische Wirkungen der Schilddrüsenhormone. In: Die Krankheiten der Schilddrüse, hrsg. von K. Oberdisse, E. Klein, Thieme, Stuttgart 1967

60 Klitgaard, H. M.: Effect of thyroidectomy on cytochrome c concentration of selected rat tissues. Endocrinology 78 (1966) 642

61 Koch, H. C., W. Reighert, L. Stolte, H. van Kesses, J. Seelen: Placental thyroxine transfer and fetal thyroxine utilization. Acta physiol. pharmacol. neerl. 13 (1966) 363

62 Koerner, D., H. L. Schwartz, M. I. Surks, J. H. Oppenheimer, E. C. Jorgensen: Binding of selected iodothyronine analogues to receptor sites of isolated rat hepatic nuclei. J. biol. Chem. 250 (1975) 6417

63 Kroc, R. L., N. R. Stasilli: Comparative physiological activities of thyroxine analogues. In: Derivatives and Isomers of the Thyroid Hormones, hrsg. von M. L. Sachs. University of Penna Press, Philadelphia 1960 (S. 23)

64 Krüskemper, H. L., K. D. Morgner: Einfluß von D-Thyroxin auf das PB ^{127}I im Serum. Acta endocr. (Kbh.) 61 (1969) 359

65 Lamberg, B. A.: Pathological regulating factors in thyroid disease. In: Regulation of Thyroid Function, hrsg. von E. Klein, D. Reinwein. Schattauer, Stuttgart 1976 (S. 144)

66 Lardy, H. A.: Effect of thyroid hormones on enzyme systems. Symp. Soc. exp. Biol. 7 (1954) 90

67 Lardy, H. A., G. Feldgott: Metabolic effects of thyroxine in vitro. Ann. N. Y. Acad. Sci. 54 (1951) 636

68 Larson, F. C., E. C. Albright: Inhibition of L-thyroxine monodeiodination by thyroxine analogs. J. clin. Invest. 40 (1961) 1132

69 Legrand, J.: Influence de l'hyperthyroïdisme sur la maturation descortex cérébelleux. C. R. Acad. Sci. (Paris) 261 (1965) 544

70 Legrand, J.: Analyse de l'action morphogénétique des hormones thyroidiennes sur le cervelet du jeune rat. Arch. Anat. micr. Morph. exp. 56 (1967) 205

71 Magnus-Levy, A.: Über den respiratorischen Gaswechsel unter dem Einfluß der Thyreoidea sowie unter verschiedenen pathologischen Zuständen. Berl. klin. Wschr. 32 (1895) 650

72 Malamos, B., P. Sfikakis, P. Pandos: Renal handling of phosphate in thyroid disease. J. Endocr. 45 (1969) 269

73 Man, E. B.: Maternal hypothyroxinemia: Development of 4- and 7-year-old offspring. In: Perinatal Thyroid Physiology and Disease, hrsg. von D. A. Fisher, G. N. Burrow. Raven, New York 1975 (S. 117)

74 Martius, C., B. Hess: The mode of action of thyroxine. Arch. Biochem. 33 (1951) 486

75 Melander, A., C. Rerup: Studies on the thyroid activity in the mouse. Acta endocr. (Kbh.) 58 (1968) 202

76 Miller, W. M., M. Delivoria-Papadopoulos, L. Miller, F. A. Oski: Oxygen releasing factor in hyperthyroidism. J. Amer. med. Ass. 211 (1970) 1824

77 Money, W. L., S. Kumaoka, R. W. Rawson: Comparative effects of thyroxine analogues in experimental animals. Ann. N. Y. Acad. Sci. 86 (1960) 512

78 Moseley, V., F. W. Chornock: Incubation studies of the human small intestine. XXV. The absorption of galactose from the intestine of normal individuals and thyrotoxic patients. J. clin. Invest. 26 (1947) 11

79 Myant, N. B., L. A. Cole: Effect of thyroxine on the deposition of phospholipids in the brain in vivo and on the synthesis of phospholipids by brain slices. J. Neurochem. 13 (1966) 1299

80 Nicod, P., A. Burger, G. Strauch, A. G. Vagenakis, L. E. Braverman: The failure of physiologic doses of reverse T3 to effect thyroid-pituitary function in man. J. clin. Endocr. 43 (1976) 478
81 Niemeyer, H., R. K. Crane, P. Kennedy, F. Lipmann: Action of thyroids on oxygen consumption and phosphorylation by mitochondria isolated from rat liver. Bol. Soc. Biol. Santiago 10 (1953) 54
82 Nolte, J., J. Blumenstein, P. C. Scriba: The effect of thyrotoxicosis on energy providing metabolism. In: Biochemical Basis of Thyroid Stimulation and Thyroid Hormone Action, hrsg. von A. von zur Mühlen, H. Schleusener. Thieme, Stuttgart 1976 (S. 196)
83 Oklund, S., P. S. Timiras: Influences of thyroid levels in brain ontogenesis in vivo and in vitro. In: Thyroid Hormones and Brain Development, G. D. Grave. Raven Press, New York 1977 (S. 33)
84 Panda, J. N., C. W. Turner: Effect of thyroidectomy and low environmental temperature (4.4 °C) upon plasma and pituitary thyrotrophin in the rat. Acta endocr. (Kbh.) 54 (1967) 485
85 Pitt-Rivers, R., J. R. Tata: The Thyroid Hormones. Pergamon Press, London 1959
86 Pittman, C. S., S. B. Barker: Antithyroxine effects of some thyroxine analogues. Amer. J. Physiol. 197 (1959) 1271
87 Pittman, C. S., J. A. Pittman: Relation of chemical structure to the action and metabolism of thyroactive substances. In: Handbook of Physiology, Sect. 7: Endocrinology, Bd. III: Thyroid, M. A. Greer, D. H. Solomon. American Physiological Society, Washington D. C. 1974 (S. 233)
88 Pittman, J. A., R. J. Beschi, P. Block jr., R. H. Lindsay: Thyromimetic activity of 3,5,3', 5'-tetramethylthyronine. Endocrinology, 93 (1973) 201
89 Pittman jr., J. A., R. J. Beschi, L. L. Gibbs, P. Block jr.: Studies with 3,3'5'-trichloro-DL-thyronine and a hypothesis for a test of pituitary TSH reserve. Endocrinology 84 (1969) 976
90 Pittman jr., J. A., R. J. Beschi, L. L. Gibbs, P. Block jr.: Studies with 3,3'5'-trichloro-DL-thyronine and a hypothesis for a test of pituitary TSH reserve. Endocrinology 84 (1970) 976
91 Raiti, S., C. B. Holzman, R. L. Scott, R. M. Blizzard: Evidence for the placental transfer of triiodothyronine in human beings. New Engl. J. Med. 277 (1966) 456
92 Rall, J. E., J. Robbins, C. G. Lewallen: The Thyroid. In: The Hormones Bd. V, hrsg. von G. Pincus, K. V. Thiemann, E. B. Astwood. Academic Press, New York 1964 (S. 159)
93 Rawson, R. W.: Physiologic effects of thyroxine in man. Proc. Mayo Clin. 39 (1964) 637
94 Reinwein, D.: Schilddrüsenerkrankungen. In: Klinik des Wasser-, Elektrolyt- und Säure-Basen-Haushalts, hrsg. von H. Z. Zumkley. Thieme, Stuttgart 1977 (S. 344)
95 Roberts, K. E., E. G. Firmat, J. Prunier, M. K. Schwartz, R. W. Rawson: Effects of phosphate in enhancing action of triiodothyronine. Endocrinology 59 (1956) 565
96 Rothschild, M. A., A. Baumann, R. S. Yalow, S. A. Berson: The effect of large doses of desiccated thyroid on the distribution and metabolism of albumin I^{131} in euthyroid subjects. J. clin. Invest. 36 (1957) 422
97 Saxen, L., E. Saxen, S. Toivonen, K. Sälimaka: Quantitative investigation of the anterior pituitary-thyroid mechanism during frog metamorphosis. Endocrinology 61 (1957) 35
98 Schafer, R. B., D. H. Gregory: Calcium malabsorption in hyperthyroidism. Gastroenterology 63 (1972) 235
99 Schiller, S., G. A. Slover, A. Dorfman: Effect of the thyroid gland on metabolism of acid mucopolysaccharides in skin. Biochim. biophys. Acta (Amst.) 58 (1962) 27
100 Schulte-Wissermann, H., E. Straub, P.-J. Funke: Influence of L-thyroxine upon enzymatic activity in the renal tubular epithelium of the rat under normal conditions and in mercury-induced lesions. Virchows Arch. Abt. B 23 (1977) 103
101 Selenkow, H. A., S. P. Asper jr.: Biological activity of compounds structurally related to thyroxine. Physiol. Rev. 35 (1955) 426
102 Serif, G. S., L. E. Seymour: Antithyroid effects of an iodinated hydroquinone derivative. Proc. Soc. exp. Biol. (N.Y.) 107 (1961) 987
103 Shapiro, H. C., M. I. Surks, J. H. Oppenheimer: Cellular and plasma protein determinants in the differential distribution and metabolism of D- and L-thyroxine in the rat. Endocrinology 88 (1971) 93
104 Shephard, T. H.: Onset of function in the human fetal thyroid: biochemical and radioautographic studies from organ culture. J. clin. Endocr. 27 (1967) 945
105 Siegel, S. M., C. A. Tobias: Actions of thyroid hormones on cultured human cells. Nature (Lond.) 212 (1966) 318
106 Sokoloff, L.: Role of mitochondria in the stimulation of protein synthesis by thyroid hormones. In: Regulatory Mechanisms for Protein Synthesis in Mammalian Cells, hrsg. von A. San Pietro, M. R. Lamberg, F. T. Kennedy. Academic Press, New York, 1968 (S. 345)
107 Stasilli, N. R., R. L. Kroc, R. I. Meltzer: Antigoitrogenic and calorigenic activities of thyroxine analogues in rats. Endocrinology 64 (1959) 62
108 Straub, E.: Effects of L-thyroxine in acute renal failure. Res. exp. Med. 168 (1976) 81
109 Straub, E.: Zur medikamentösen Prophylaxe des akuten Nierenversagens. Nieren- u. Hochdruckkrankh. 1 (1977) 1
110 Snyder, L. M., W. J. Reddy: Thyroid hormone control of erythrocyte 2,3-diphosphoglyceric acid concentrations. Science 169 (1970) 879
111 Tamada, T., A. Kajihara, K. Onaya, I. Kobayashi, Y. Taemura, M. Shichijo: Acute stimulatory effect of cold on thyroid activity and its mechanisms in guinea pig. Endocrinology 77 (1965) 968
112 Tapley, D. F., F. F. Davidoff, W. B. Hatfield, J. E. Ross: Physiological disposition of D- and L-thyroxine in the rat. Amer. J. Physiol. 197 (1959) 1021
113 Thomas, F. B., J. H. Caldwell, N. J. Greenberger: Steatorrhoe in thyrotoxicosis. Relation to hypermotility and excessive dietary fat. Ann. intern. Med. 78 (1973) 669
114 Torresani, J., L. J. DeGroot: Binding of T3 to solubilized liver nuclear proteins. Endocrinology 96 (1975) 1201
115 Walravens, P. H., H. P. Chase: Influence of thyroid on formation of myelin lipids. J. Neurochem. 16 (1969) 1477
116 M. E. Weichsel jr.: Thyroid hormone, under-nutrition, and cyclic AMP. Relation to cell division and thymidine kinase activity during cerebellar development. In: Thyroid Hormones and Brain Development, hrsg. von G. D. Grave, Raven Press, New York 1977 (S. 327)
117 Wertheimer, E., V. Bentor: Metabolic changes in the rat diaphragm during heat regulation, as a thyroxine effect. Metabolism 2 (1953) 536
118 Wertheimer, E., V. Bentor, M. Wurzel: In vitro demonstration of metabolic changes during heat regulation in rat. Biochem. J. 56 (1954) 297
119 Wilber, J. F., D. Baum: Elevation of plasma TSH during surgical hypothermia. J. clin. Endocr. 31 (1970) 372
120 Wilkins, L.: In: The Diagnosis and Treatment of Endocrine Disorders in Childhood and Adolescence, 3. Aufl., hrsg. von R. M. Blizzard, C. J. Migeon. Thomas, Springfield/Ill. 1965 (S. 102)
121 Widnell, C. C., J. R. Tata: Additive effects of thyroid hormone, growth hormone and testosterone on deoxyribonucleic acid-dependent ribonucleic acid polymerase in rat-liver nuclei. Biochem. J. 98 (1966) 621

Regulation der Schilddrüsenfunktion

Die Stellung der Schilddrüse im Rahmen der Regulation ist einzigartig. Die Schilddrüse arbeitet nicht autonom, sondern ist eingebettet in verschiedene Regulationssysteme (119), die komplexer und ausgedehnter sind als bei allen anderen endokrinen Organen. Die Steuerung der Hormonsynthese reicht vom zellulären Spiegel innerhalb der Schilddrüse bis hin zur Rückkopplung in einem Feedback-Mechanismus auf der Ebene Hypothalamus–Hypophyse (Abb. 3.**8**). Das Besondere der Schilddrüsenfunktion sind außerdem autoregulative Mechanismen, die z.B. eine Überschwemmung von Jod abwehren können. Die Schilddrüse kann auch, im Gegensatz zu anderen endokrinen Drüsen, Hormone in einem Vorrat anlegen. Homöo-

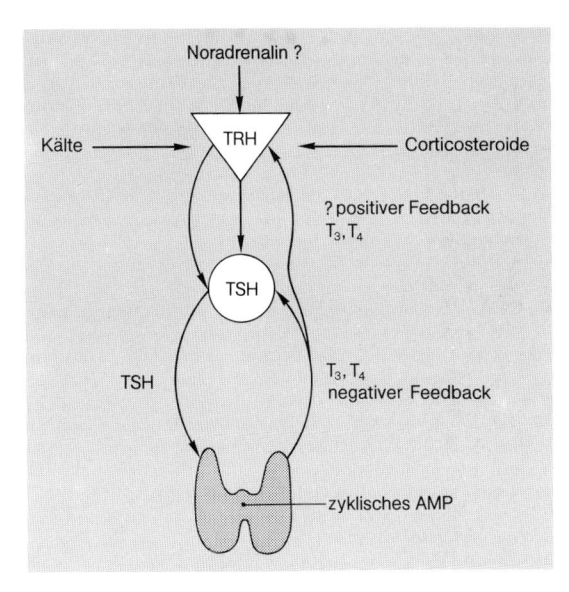

Abb. 3.8 Hypothalamisch-hypophysäre Regulation der Schilddrüse. Die negative Feedback-Kontrolle zielt darauf ab, eine Störung zu korrigieren und den Effekt zu mindern. Der Hormonspiegel im Serum wird so auf eine bestimmte Konzentration stabilisiert. Der positive Feedback-Mechanismus dagegen verstärkt eine von außen induzierte Änderung in derselben Richtung.

statische Mechanismen schließlich sorgen dafür, daß große Fluktuationen der Hormonsekretion nicht vorkommen.
Eine weitere Ausnahmestellung ergibt sich durch die Existenz zweier verschieden schnell wirkender Hormone, T_4 und T_3. T_3 kann zudem in wechselndem Ausmaß aus T_4 in der Peripherie entstehen. Die Regulation dieses Vorgangs hat zunehmende Bedeutung erlangt. Als Regel kann gelten, daß die Schilddrüse ihre Aktivität nur verändert, um den Spiegel von Schilddrüsenhormonen im Blut konstant zu halten.

Neuroendokrine Regulation der Schilddrüse

Seit Anfang der sechziger Jahre haben unsere Kenntnisse über die Faktoren des Hypothalamus, die das TSH regulieren, zugenommen. Durch die bahnbrechenden Untersuchungen in den Laboratorien von SCHALLY und GUILLEMIN (34) sind 1969 eine Reihe von hypothalamischen Releasing- und Releasing-Inhibiting-Faktoren identifiziert worden (118).
Der Hypothalamus ist für die normale Funktion der Hypophyse notwendig. Bei einer Durchtrennung des Hypophysenstiels entsteht eine Hypothyreose (45). Werden Hypophysen an irgendeine andere Stelle im Körper transplantiert, ist deren thyreotrope Funktion geringer als bei Hypophysen, die mit dem Hypothalamus in Verbindung stehen (50). Der entsprechende Faktor, der die TSH-Sekretion kontrolliert, wurde durch SCHALLY (127) und GUILLEMIN (55) extrahiert, gereinigt und identifiziert. Es handelt sich um ein Tripeptid: Pyroglutamyl-Histidyl-Prolinamid (Abb. 3.9).

Diese Verbindung heißt heute Thyreotropin-Releasing-Hormon (TRH). Sie wird in dem Hypothalamus synthetisiert, findet sich aber in fast allen Hirnabschnitten (69). TRH wird durch das Hypophysenpfortadersystem zum HVL transportiert, wo es die Abgabe von TSH stimuliert (35) und wahrscheinlich auch seine Synthese anregt (151).
Die Synthese von TSH wurde in Rattenhypothalami untersucht. Für die In-vitro-Synthese sind nur lösliche Faktoren notwendig; sie wird aber durch Puromycin und Ribonuclease nicht gehemmt. Das Enzym „TSH-Synthetase" ist noch nicht näher charakterisiert. Ihre Aktivität läßt sich durch T_4 steigern (51, 89).
TSH bindet sich an der Zellmembran der thyreotropen Zelle des HVL an spezifische Rezeptoren. Die Anzahl der Rezeptoren nimmt bei In-vitro-Experimenten an Rattenhypophysen nach Oestrogenvorbehandlung zu, nach T_4 dagegen ab. Möglicherweise wird hierdurch die Ansprechbarkeit der thyreotropen Zelle auf TRH-Stimulation moduliert (80).
Bei intravenöser Injektion hat TRH eine Halbwertszeit von wenigen Minuten (82). Zwischen 10 und 400 µg (0,028–1,1 µmol) i. v. besteht eine dosisabhängige Beziehung zwischen TRH- und TSH-Sekretion (103); das gleiche gilt für orale Dosen von 10–80 mg (28–221 µmol). Nach i.v. Gabe von TRH läßt die Reaktion nach etwa 2 Stunden nach und erreicht 4–6 Stunden später den TSH-Ausgangswert. Frauen reagieren mit der TSH-Abgabe etwas stärker als Männer. Die Antwort auf das TRH nimmt mit zunehmendem Alter ab (139, 150). Die Oestrogeneinnahme scheint keinen Einfluß auf die TSH-Sekretion zu haben. Die unterschiedliche TSH-Ausschüttung bei Frauen vor der Menopause wird von WENZEL (150) als Folge eines hypothalamo-hypophysären Shiftmechanismus gedeutet.
Die aktuellen Schilddrüsenhormonkonzentrationen wirken in der Regulation der TSH-Ausschüttung überwiegend auf hypophysärer Ebene. Durch Vorbehandlung mit T_3 konnte bei der Ratte die hypophysäre TSH-Ausschüttung komplett blockiert werden, nicht jedoch die hypothalamische TRH-Freisetzung (90). Ein weiterer Hinweis hierfür ist der Befund, daß sich der radioimmunologisch bestimmte TRH-Gehalt im Rattenhypothalamus nach Hypophysektomie nicht gegenüber intakten Tieren ändert (5). Die TSH-Freisetzung in der Hypophyse auf TRH wird schon durch geringe Erhöhung des T_3- oder T_4-Spiegels supprimiert. Man findet daher bei dekompensierter Hyper-

Pyroglutamyl - histidyl - prolinamid

Abb. 3.9 Struktur von TRH.

thyreose einen negativen TRH-Test. Bei Hypothyreose ist dagegen der basale TSH-Spiegel erhöht und wird durch TRH noch weiter erhöht. Wachstumshormon, Somatostatin und Bromocryptin, eine dopaminergische Substanz, unterdrücken die TSH-Sekretion vor und nach TRH-Gabe (119, 125, 135).

Die Freisetzung von TSH nach TRH-Gabe ist bei Patienten mit Hypophysen- und Mittelhirnerkrankungen untersucht worden. Die Ergebnisse sind in zweifacher Hinsicht bemerkenswert:
– Bei Patienten mit suprasellären Erkrankungen und sekundärer Hypothyreose fand man einen überschießenden TSH-Anstieg (61, 109).
– Das Gegenteil, einen negativen TRH-Test bei Patienten mit Hypophysenadenom und sekundärer Hypothyreose dagegen vermißt man bei einer relativ großen Zahl von Patienten. Offensichtlich sind bei Patienten mit Hypophysentumor die TRH-Produktion oder der TRH-Transport empfindlicher gegenüber Änderungen als die TSH-produzierenden thyreotropen Zellen des HVL selbst. Inzwischen sind mehrere Fälle von Hypothyreosen bekannt geworden, die auf ein Versagen der hypothalamischen TRH-Sekretion zurückzuführen sind (77, 112).

TRH und Prolactin

TRH verursacht eine Freisetzung von Prolactin aus dem HVL (60). Mit 200 µg (0,55 µmol) TRH steigt der Prolactinspiegel geschlechtsabhängig um das 3–6fache gegenüber den Ausgangswerten. Prolactin wird normalerweise hypothalamisch durch PIF (= prolactin inhibitory factor) kontrolliert. TRH überspielt diese Kontrolle und führt zu einer sehr starken Sekretion von Prolactin. TRH ist aber nicht identisch mit dem Prolactin-Releasing-Hormon. Der Angriffspunkt für das TRH liegt in der Hypophyse. Die Reaktion wird durch Schilddrüsenhormone gehemmt. Prolactin und TSH stehen unter zweifacher Kontrolle durch Releasing- und Inhibitory-Factors. TRH ist im positiven Sinn für die TSH-Sekretion und PIF im negativen, inhibitorischen Sinn für die Prolactinsekretion verantwortlich (115). Einige Stimuli, wie Saugen, Bruststimulation und sexuelle Erregung führen spezifisch zu einer Prolactinabgabe, ohne den TSH-Spiegel zu beeinflussen. Unter L-Dopa kommt es über eine PIF-Freisetzung zu einer supprimierten Prolactinsekretion. Sowohl erhöhte TSH-Spiegel wie auch die TRH-Response bei Normalen werden durch L-Dopa supprimiert (115, 136). Der Einfluß von TRH auf andere trope Hormone des HVL ist, abgesehen vom STH, nur sehr gering. TRH kommt in vielen Hirnabschnitten (69) und in der Zerebrospinalflüssigkeit (43, 130) vor. Ob TRH damit eine übergreifende Rolle als Neurotransmitter zukommt, ist Spekulation.

Physiologie der TRH-Sekretion

Die Physiologie der TRH-Sekretion liegt noch sehr im dunkeln. Dies liegt vor allem an der Schwierigkeit, TRH radioimmunologisch in physiologischen Konzentrationen nachzuweisen. Hinzu kommt, daß TRH innerhalb weniger Minuten im Blut durch Desaminierung (8, 116), Wirksamwerden von säure- und alkalilabilen Faktoren oder auch durch eine irreversible Bindung an Plasmaproteine inaktiviert wird (146). Befunde, wonach TRH unverändert im Harn radioimmunologisch nachgewiesen wurde, sind daher anzuzweifeln (101).

Angesichts dieser Schwierigkeiten stammt ein Großteil unserer Kenntnis über die hypothalamische Regulation von TSH-Messungen nach bestimmten Alterationen neuraler Zentren. Läsionen des vorderen Hypothalamus führten dazu, daß die übliche Schilddrüsenhyperplasie nach Verfütterung von antithyreoidalen Substanzen ausblieb (45). Allerdings sind diese Läsionen nie so wirksam, die TSH-Sekretion komplett zu reduzieren, wie dies bei Hypophysektomie der Fall ist. Die Wirkung der vorderen Hypothalamusläsion hat man „Goitre-Block" genannt, um anzudeuten, daß die Entstehung einer Struma vermindert wird. Bei diesen Tieren befindet sich die Schilddrüsenfunktion auf einer Höhe, die zwischen derjenigen von hypophysektomierten und normalen Kontrolltieren (47) liegt.

Die bisherigen Versuche, den Teil des vorderen Hypothalamus, der für die Kontrolle der TSH-Sekretion verantwortlich ist, genauer zu lokalisieren, sind nicht voll überzeugend. Bei bilateralen Läsionen sind entscheidend Destruktionen von Nuclei paraventriculares oder Bahnen, die von hier zu der medianen Eminenz ziehen (46). KNICKE u. JOSEPH (71) nehmen ein Zentrum im präoptischen Areal an, das bei der Feedback-Response auf T4 eine Rolle spielt. Möglicherweise wird hier auch die TRH-Sekretion gehemmt. Zwischen dem Hypothalamus, dem Rest des Gehirns und dem Zentralnervensystem besteht zwar ein ausgedehntes Netzwerk von Verbindungen, diese haben aber keinen Einfluß auf die hypothalamische TSH-Sekretionskontrolle. Die Entfernung des Neokortex oder des gesamten Vorderhirns mit Ausnahme des Hypothalamus führt nicht zu einem Goitre-Block (87).

Bei In-vitro-Untersuchungen von Geweben isolierter Maushypothalami fand man eine vermehrte TSH-Produktion durch Stimulation mit Dopamin und Noradrenalin; durch Serotonin erfolgte eine Hemmung (52). Die normale TRH-Sekretionsrate ist nicht bekannt. Bisher gibt es keinen Beweis dafür, daß der Hypothalamus in ähnlicher Weise wie der HVL in dem Feedback-Mechanismus auf Änderungen des T4-Spiegels im Blut reagiert. Tierexperimentell wird TRH selbst bei Hypothyreosen und Hyperthyreosen im Blut in unveränderter Konzentration gemessen (54). Das gleiche gilt für die TRH-Ausscheidung beim Menschen (39). Im Blut scheint allerdings der TRH-Spiegel bei Hyperthyreose mit 49 pg/ml (135 pmol/l) signifikant erhöht und bei Hypothyreosen mit 22 pg/ml (61 pmol/l) erniedrigt zu sein (84).

Hypothalamus und TSH-Spiegel

Es besteht heute kein Zweifel mehr an der zirkadianen Rhythmik von TSH mit einem Gipfel um 6 Uhr und einem Tal um Mitternacht (22, 106). NICOLOFF u. Mitarb. (96) fanden, daß das zirkadiane Muster der thyreoidalen Jodabgabe und des Plasma-TSH umgekehrt waren wie das des Plasmacortisol. Da außerdem eine Hemmung der TSH-Sekretion durch Glucocorticoide bekannt ist, nahm man zunächst an, die zirkadiane Rhythmik der Hypophysen-Schilddrüsenaktivität würde primär durch eine negative Feedback-Wirkung von zirkulierenden Glucocorticoiden reguliert.

In einer Reihe von tierexperimentellen Untersuchungen an adrenalektomierten Ratten fand sich die zirkadiane Fluktuation des TSH unverändert. Eine kausale Beziehung zwischen Cortisol und TSH-Rhythmik ist somit ausgeschlossen (47). Andererseits verschwand die TSH-Rhythmik bei jodarm ernährten Ratten, wohingegen die Cortisolrhythmik unverändert blieb. In diesem Fall überspielt offenbar der chronische TSH-Sekretionsstimulus den zirkadianen TSH-Rhythmus ohne den ACTH-Rhythmus zu beeinflussen. Man kann aus diesen Experimenten schließen, daß die *zirkadiane TSH-Rhythmik von Corticoidfluktuationen unabhängig ist.* Die Zyklen beider Hormone sind aber in gleicher Weise von einer intakten Hypothalamusfunktion abhängig.

Auf den TSH-Spiegel und damit auf die TSH-Sekretion nehmen auch die Kälteexposition und eine elektrische Stimulation des Hypothalamus Einfluß.

Hypophysäre Regulation der Schilddrüse

Die Regulation der Schilddrüse durch TSH nimmt eine zentrale Stellung ein. TSH wird durch spezifische basophile Zellen des HVL produziert. Eine Vergrößerung der Hypophysen fand man bei Kretinen mit Kropf (97) sowie im Tierversuch nach Thyreoidektomie (124). Den Zusammenhang dieser Veränderungen der Hypophysen mit den basophilen Zellen, und damit dem TSH, fand man erst in den fünfziger Jahren (113, 126). Diese Vermehrung der basophilen Zellen nach Ausfall der Schilddrüse ist ein kompensatorischer Vorgang (37), um den Mangel an Schilddrüsenhormon auszugleichen. Umgekehrt kommt es nach Ausfall der Hypophyse sowohl im Tier wie beim Menschen zur Atrophie und erheblichen Funktionseinbuße der Schilddrüse. Die TSH-abhängigen Reaktionen in der Schilddrüse stagnieren, die Produktion von T_4 und T_3 beträgt nur etwa 10% der Norm (s. Basisstoffwechsel der Schilddrüse S. 49). Durch exogene Zufuhr von TSH kann man die Hormonproduktion wieder vorübergehend bis zur Norm anheben (137). Diese Möglichkeit benutzte man früher diagnostisch zur Differenzierung der primären und sekundären Hypothyreose.

Struktur von TSH

Die Struktur des menschlichen TSH (hTSH) ist noch nicht bekannt; sie ähnelt aber der des bovinen TSH (bTSH). Letzteres ist ein Glycoprotein mit einem Molekulargewicht von etwa 14 000 und besteht aus Proteinketten mit Kohlenhydratanteilen (7, 134). Die im Molekül enthaltene Neuraminsäure ist für den Erhalt der Aktivität notwendig. Durch Behandlung mit Propionsäure kann das TSH-Molekül in zwei Subunits, α und β, dissoziiert werden. Die Aminosäurezusammensetzung der Subunits ist die gleiche, die Sequenz aber verschieden. Die β-Subunit trägt die immunologische und biologische Konfirmation, die für das TSH spezifisch ist. Die α-Subunit von TSH ist identisch mit der C_1-Subunit von LH bezüglich der Aminosäurefrequenz, enthält aber weniger Kohlenhydrate (66, 110). Trotz gleicher Aminosäurezusammensetzung ist die β-Subunit immunologisch und biochemisch verschieden von der β-Subunit von LH. Die von TSH getrennte β-Subunit hat keine Aktivität, aber die Rekombination von der β-Subunit mit der α-Subunit von TSH oder der C_1-Subunit von LH restituiert die volle biologische Funktion als TSH (23).

Bestimmungsmethoden

TSH im Blut kann mit biologischen Tests oder radioimmunologisch bestimmt werden. Die früher angewandten biologischen Verfahren (1, 6, 85) sind gegenüber dem Radioimmunoassay (RIA) ganz in den Hintergrund getreten. Die radioimmunologischen Methoden sind sehr viel empfindlicher als die biologischen und haben unser Verständnis der Physiologie von Hypophyse und Schilddrüse entscheidend gefördert (99). Meßergebnisse von Proben durch Bioassay einerseits und Radioimmunoassay andererseits laufen nicht immer parallel, weil der RIA spezifische chemische Determinanten, nicht aber biologische Funktionen „erkennt". Die radioimmunologischen Daten weichen aber nicht signifikant von den biologisch erhaltenen Daten ab. Ausnahmen findet man in den seltenen Fällen der Sekretion oder Produktion von heterogenen Hormonen, z.B. bei bestimmten Hypophysentumoren (75, 76). Die Heterogenität des Glycoproteinhormons kann auch artifiziell, z.B. durch Degradation bei der Extraktion des Hormons, durch Instabilität des Hormonmoleküls oder durch Aggregation und Dissoziation bei der Aufbewahrung der Proben entstehen (10, 26).

Es gibt eine Vielzahl spezifischer RIA's für TSH und zwar einen homologen RIA für hTSH (13), einen für die β-Subunit (73, 74), für ein heterologes System (81), bei dem eine Verdrängung durch Plasma-TSH des radiojodmarkierten bovinen TSH von seinem Antikörper erfolgt und hochempfindliche zytochemische Assays (14, 56, 107). Letztere sind sehr zeitaufwendig und keine Routinemethode. Die mit dem hochempfindlichen Assay bei Normalen festgestellten TSH-Werte liegen bei 0,31 µU/ml (mU/l) und lassen sich durch 8tägige Medikation von 120 µg (0,18 µmol) T_3 täglich auf 0,03 µU/ml (mU/l) supprimieren (108). Ob man mit dem TSH-Rezeptorassay von Schilddrüsenzellen auch zwischen TSH und LATS differenzieren kann, ist noch ungewiß (83).

Bezüglich Spezifität und Empfindlichkeit bedeuten die RIAs für Subunits (β-h-TSH) keine Verbesserung gegenüber den üblichen homologen RIAs für h-TSH. Für die Physiologie ist bedeutungsvoll, daß β-TSH-Subunits direkt von der Hypophyse sezerniert werden (74), bei Patienten mit Hyperthyreose nicht nachgewiesen (27), bei Patienten mit Hypothyreose dagegen durch T_4-Verabreichung supprimiert werden können. Daraus kann man den Schluß ziehen, daß die Sekretion von β-TSH-Subunits ebenfalls regelrecht durch einen negativen Feedback reguliert wird. Big-TSH ist mit einem RIA für β-TSH bei primärer Hypothyreose nachgewiesen worden (42). 1–3% der Gesamt-TSH-Immunreaktivität in menschlichen Hypophysen besteht aus Big-TSH von einem Molekulargewicht von etwa 200000 (29).

Normale Kontrollpersonen haben einen radioimmunologisch bestimmten TSH-Spiegel von 2 bis 6 μU TSH/ml (mU/l). Im allgemeinen sind die unteren Werte der Konzentrationsskala jenseits der Empfindlichkeit des Systems. Die obere Grenze der Normalpersonen variiert ebenfalls beträchtlich von Labor zu Labor und von Assay zu Assay (86).

Beim RIA für TSH kommt es mit dem TSH-Antikörper gewöhnlich zu einer Kreuzreaktion mit LH und HCG. Dies kann u. U. z. B. bei hohen LH-Werten über 200 ng/ml (μg/l) zu falsch hohen TSH-Werten führen. Dies erklärt sich damit, daß die TSH-Antikörper mit der strukturell identischen C_1-Subunit von LH und der α-Subunit von HCG kreuzreagieren (20, 98).

Stoffwechsel von TSH

Die mittels radiojodmarkiertem h-TSH bestimmte Halbwertszeit des Plasma-TSH beträgt etwa 54 min, das Verteilungsvolumen ist ungefähr 6% des Körpergewichts. Der endogene TSH-Pool liegt bei etwa 9 mU. Der tägliche Umsatz liegt bei 165 mU (99). Hypothyreosen infolge Schilddrüsenaplasie oder Ausschaltung durch Operation oder ^{131}J haben Plasma-TSH-Konzentrationen, die bis zu 200 bis 1000 μU/ml (mU/l) reichen, eine verlängerte Halbwertszeit von 85 min, einen erhöhten TSH-Pool und Sekretionsraten zwischen 400 und 23000 mU/Tag (99). Bei Patienten mit Hypothyreose infolge Erkrankung der Hypophyse oder des Hypothalamus ist das TSH im allgemeinen niedrig oder es fehlt; bei einigen Patienten findet man unerklärlich normale oder sogar leicht erhöhte Werte (105, 129). Bei Hyperthyreosen oder nach Verabreichung von Schilddrüsenhormonen ist das TSH supprimiert. Seltene Ausnahmen sind Patienten mit TSH-produzierenden Tumoren. Als Rarität gilt auch die getrennte Sekretion von α- und β-Subunits von TSH (12).

Plasma-TSH wird durch die Nieren, Leber und viele andere Organe, einschließlich Schilddrüse, abgebaut (2). Offensichtlich spielt die Niere hierbei eine maßgebliche Rolle; denn bei schwerer Niereninsuffizienz ist der Abbau von TSH reduziert.

Kontrolle durch TSH

Die Kontrolle der TSH-Sekretion erfolgt direkt durch den T_4- und T_3-Feedback auf die Hypophyse (92). Dies ist zweifellos die wichtigste und direkteste Regulation von allen. Schon geringe Abweichungen des T_4- oder T_3-Spiegels im Blut, die noch im Normbereich liegen, führen zu entgegengesetzten Reaktionen der thyreotropen Zellen. Erhöht sich der Schilddrüsenhormonspiegel, erfolgt eine verminderte TSH-Sekretion; bei Erhöhung über den Normalbereich hinaus wird die TSH-Sekretion auf Null supprimiert (24). Bei akuter Depletion von Schilddrüsenhormonen im Blut steigt der TSH-Spiegel und damit laufen die Folgereaktionen in der Schilddrüse, wie z. B. Sekretion der Schilddrüsenhormone, beschleunigt ab (79). T_4 und T_3 kontrollieren die TSH-Sekretion, indem sie den TRH-Stimulus an der Hypophyse modulieren (131). Ein direkter Einfluß von Schilddrüsenhormonen am Hypothalamus in vivo analog den Befunden in vitro (118) ist bisher nicht nachgewiesen worden. Auch scheint die Geschwindigkeit, mit der TRH abgebaut wird, keine Rolle in der Regulation zu spielen, da zwischen der Stoffwechsellage von Patienten und der TRH-Degradation keine Korrelation gefunden werden konnte (70).

TRH wirkt über das zyklische AMP. Eine Synthese von Proteinen ist hierfür nicht erforderlich; die TRH-Response wird nämlich in vitro durch Inkubation von Hypophysen mit Puromycin, Actinomycin oder Cyclohexamid nicht gehemmt. Dagegen erfordert die Suppression der TSH-Sekretion eine intakte Proteinsynthese (15). Zwischen TRH und T_4 besteht ein Gleichgewicht in der Weise, daß zunehmende Mengen von TRH den hemmenden Effekt von T_4 überspielen können und umgekehrt. TRH ist notwendig, damit T_4 die hypophysäre Synthese und Sekretion von TSH kontrollieren kann. Fehlt TRH, kommt es selbst bei einem völligen Fehlen von T_4 im Blut nicht zu einer hypophysären Sekretion von TSH. Bezüglich der durch TRH induzierten TSH-Sekretion kommt T_3 eine größere Bedeutung zu als T_4. Untersuchungen an Ratten, bei denen die Konversion von T_4 zu T_3 durch Propylthiouracil gehemmt wurde, zeigten erstens eine Hemmung der TRH-induzierten TSH-Sekretion und zweitens eine Abnahme des TSH-Gehalts der Hypophysen. Beide Befunde gelten als empfindliche Parameter der biologischen Wirkung von Schilddrüsenhormon (30, 91). Damit kommt den Reaktionen, die die Konversion von T_4 zu T_3 beeinflussen, in der Regulation der TSH-Sekretion eine besondere Bedeutung zu. Führt man diese Gedanken weiter, läßt sich natürlich auch an dieser Stelle fragen, warum die Schilddrüse überhaupt T_4 sezerniert, wenn es im Endeffekt auf das T_3 ankommt. Vielleicht trifft die Antwort von VAN MIDDLESWORTH (88) zu: „The major function of T_4 may be that of a buffered source of T_3."

Ein geringer Abfall der Plasmahormonkonzentrationen mit Absolutwerten im statistischen Normbereich führt bei intaktem Regelkreis Hypophysen–Schilddrüse dazu, daß die Hypophyse vergleichsweise überschießend TSH nach TRH ausschüttet, ein Effekt, den man sich bei der Diagnostik subklinischer Störungen der Schilddrüsenfunktion zunutze macht (54, 93).

Die Wirkung von Stressoren auf die Hypophyse und die TSH-Sekretion ist, abgesehen vom Tierexperiment und einigen Untersuchungen am Menschen, noch nicht geklärt (78). Kälte provoziert bei einigen Tierspezies (104, 143) eine TSH-Sekretion und damit eine Aktivierung der Schilddrüse. Dieser Effekt verschwindet, wenn Ratten über längere Zeit an die Kälte adaptiert werden (3). Bei neugeborenen Kindern ist der TSH-Anstieg ebenfalls als Ausdruck des Kältestreß bekannt. Neuerdings (142) wurde auch bei gesunden jungen Männern ein signifikanter TSH-Anstieg nach Abkühlung beobachtet (s. auch S. 120).

Autonome Regulation der Schilddrüse

Die Schilddrüse kann mit einem besonderen Mechanismus autonom, d. h. außerhalb der HVL-Schilddrüsen-Regulation, Stoffwechselvorgänge steuern. Die Autonomie der Schilddrüse äußert sich vorwiegend in zwei Bereichen: In der Erhaltung einer Minimalfunktion ohne TSH und in Kompensationsabwehrmechanismen bei Jodüberschuß und Jodmangel mit dem Ziel, den Vorrat an Schilddrüsenhormon möglichst konstant zu halten.

Klinik und Tierexperiment zeigen, daß die Folgen einer hypophysären Hypothyreose weniger schwer sind als die einer primären Hypothyreose. Selbst bei völligem TSH-Ausfall geht die Hormonproduktion auf Sparflamme weiter. Durch den TSH-Ausfall wird aber nicht nur die Schilddrüsenfunktion im Sinne einer Restfunktion erhalten; sie muß auch die funktionelle Antwort der Schilddrüse auf eine TSH-Stimulation ändern (67). Hierfür gibt es tierexperimentell viele Hinweise. Fast jeder Schritt bei der Hormonsynthese und -sekretion wird durch TSH stimuliert. Somit wird auch jeder Schritt bei der Biosynthese der Schilddrüsenhormone durch die entsprechende Response beeinflußt, die man ebenfalls als autoregulativ bezeichnen kann. Hypophysektomierte Tiere reagieren auf Jodmangel mit einer Zunahme der Schilddrüsenfunktion (58), Zunahme der Zellhöhe sowie des Zellgewichts (36, 40) und der Radiojodaufnahme (57, 147).

Zu dem Kapitel „Regulation ohne TSH" gehört auch der direkte Effekt von Schilddrüsenhormon auf die Schilddrüse. Die Idee, Schilddrüsenhormone würden direkt ohne Umweg über die Hypophyse auf die Schilddrüse einwirken, ist nicht neu (54). Kürzlich wurde nachgewiesen (38), daß die Vorbehandlung mit 1 µg (1,5 nmol) T_3 täglich die sekretorische Antwort auf TSH in vitro aufhebt, ohne die basale Hormonsekretion zu beeinflussen. Ähnliche Beobachtungen mit der Kolloidtröpfchenresponse als Maß der Sekretion stammen von SHISHIBA (133). Aus den Untersuchungen von GAFNI (38) ist abzuleiten, daß der T_3-Effekt nicht auf der Ebene des Dibutyryl-c-AMP, sondern auf c-AMP-Ebene stattfindet. Das Adenylcyclasesystem erwies sich auch bei Schilddrüsenschnitten vom Mensch als äußerst empfindlich gegenüber Schilddrüsenhormonen (140). Konzentrationen von T_3 oder T_4 von 1×10^{-9} mol/l (1 nmol/l) erwiesen sich schon als für die Hemmung ausreichend. Von diesen und weiteren tierexperimentellen Untersuchungen (154) ist abzuleiten, daß ein „short-loop" Feedback-System die Jodhomöostase wesentlich beeinflussen kann.

Autoregulation ohne TSH bei Jodüberschuß

Auf die Bedeutung endogener Inhibitoren des Jodtransportes, des Wolff-Chaikoff-Effektes und ähnlicher Phänomene auf die Regulation wird im Kapitel Jodstoffwechsel (S. 56) eingegangen.

Auch das Jodleck (iodide leak) gehört in das Kapitel der autonomen Regulation. Jod geht der Schilddrüse nicht nur in Form der sezernierten Hormone, sondern auch direkt als Jodid verloren (53). Die Angaben über das Ausmaß dieses Verlustes variieren um den Faktor zwanzig (148). Beim Tier und Mensch nimmt mit steigender Jodzufuhr der Jodverlust durch das Leck zu (33). Sinn dieses Mechanismus könnte sein, den intrathyreoidalen Hormonpool in etwa normal zu halten, bevor durch weitere Erhöhung des Jodidspiegels der Wolff-Chaikoff-Effekt einsetzt. Das Jodleck scheint ein speziellen Regulator gerade bei dem Schritt der Reutilisierung desjenigen Jods darzustellen, das intrathyreoidal durch Dejodierung von Jodtyrosinen entsteht.

Autoregulation bei Jodmangel

Die Antwort des Organismus auf Jodmangel ist nahezu das Gegenteil von dem, was sich bei extremem Jodangebot abspielt. Bei Jodverarmung der Schilddrüse wird nämlich autoregulatorisch die Aktivität des Jodtransportes in die Schilddrüse gesteigert. Wahrscheinlich ist dieser Faktor für die bekannte Beobachtung verantwortlich, daß eine jodarme Ernährung die ^{131}J-Aufnahme bei hypophysektomierten Ratten erhöht (41). Vielleicht erklärt dies auch die Zunahme der Schilddrüsenjodidclearancerate nach Beginn einer akuten extrazellulären Jodverarmung durch osmotische Diurese beim Menschen (4, 59).

Bei chronischem Jodmangel nimmt die TSH-Sekretion zu, die Plasma-TSH-Konzentrationen sind hoch. Ob bereits vor der Zunahme der TSH-Sekretion der Jodmangel per se die Wirksamkeit der Jodination oder der Kopplungsreaktionen oder der Proteolyse erhöht, ist heute noch nicht sicher. Für diese Biosyntheseschritte steht heute noch nicht fest, ob Jodmangel autoregulative, eine Umkehr der Reaktionen bei Jodüberschuß darstellende Abläufe in Gang setzt.

Zweifellos besitzt die jodverarmte Schilddrüse Mechanismen, um Jod wirksamer für den Stoffwechsel verwenden zu können. Hormonuntersuchungen in der Schilddrüse und im Blut zeigen, daß bei chronischer Jodverarmung eine bevorzugte Synthese und Sekretion von T_3 gegenüber von T_4 stattfindet (47). Da T_3 nur $^3/_4$ des Jods vom T_4 hat, aber die dreifache kalorigene Wirksamkeit besitzt, ergibt sich für die kalorigene Wirksamkeit eines jeden in T_3 eingebauten Jodatoms ein rund 4mal so hoher Wert wie für ein in T_4 eingebautes Jodatom. Der Wert dieser Anpassung durch eine veränderte Hormonsynthese von T_4 nach T_3 während eines chronischen Jodmangels liegt auf der Hand.

Im engeren Sinn handelt es sich hierbei nicht um die oben beschriebene Autoregulation; sie findet nämlich nicht ohne TSH-Stimulation statt. Allein auf erhöhte TSH-Stimulation ist diese Wirkung allerdings nicht zurückzuführen; denn der T_3/T_4-Quotient der jodarmen Schilddrüse kann innerhalb weniger Minuten durch kleine Dosen von Jod rückgängig gemacht werden (68). Diese Umkehr des T_3/T_4-Quotienten ist zu schnell, als daß sie via verminderter TSH-Sekretion zustande kommen könnte. Es muß sich daher um eine Wirkung des Jods per se handeln.

Autoregulation mit TSH bei Jodexzeß

Bei Jodmangel bewegen sich die Regulationen in Richtung auf eine effizientere Utilisation des Jodids. TSH gehört hierbei zu den Hauptmodulatoren, um normale Hormonspiegel wiederherzustellen. Das exzessive Jodangebot wird von vielen verschiedenen Stellen in der Schilddrüse auskorrigiert, unter anderem auch durch TSH-Vermittlung. Ist der TSH-Spiegel infolge erhöhten Hormonspiegels via Feedback abgefallen, kommt jetzt die Autoregulation ins Spiel. Wenn die Jodzufuhr den Bedarf an Schilddrüsenhormon überschreitet, hat die Schilddrüse folgende Mechanismen, um die Abgabe von Hormonen in das Blut zu begrenzen (154):
– Die Substrat- und Speicherfunktion.
– Reduktion des Jodtransports.
– Hemmung der Jodination (Wolff-Chaikoff-Effekt).
– Hemmung der Sekretion.
– Direkte Hemmung der Schilddrüsen durch Schilddrüsenhormone (s. oben).

Substrat- und Speicherfunktion

Bei einem Überangebot von Jodid läuft zunächst die Organifizierung von Jod weiter. Bei der Ratte nimmt durch Injektion von Jod bis zu 25 µg (0,2 µmol) die Bildung organischer Jodverbindungen zu (153). 1,5–2,0 mg (12–16 µmol) Jodid können euthyreoten Personen gegeben werden, ohne Änderung der 6stündigen ^{131}J-Aufnahme (32). Erhöhungen des T_3-Spiegels im Serum sind nicht bekannt. Das Hauptergebnis sind eine vorübergehend erhöhte Jodaufnahme sowie Speicherung, nicht aber eine vermehrte Sekretion.
Bei chronischer Verabreichung hoher Joddosen verringern sich alle Leistungen der Schilddrüse. Die Bildung organischer Jodverbindungen läuft noch für eine gewisse Zeit oberhalb der Norm, wobei sich die Zusammensetzung der Jodaminosäuren kaum ändert (94). Enorm sind im Vergleich zu anderen endokrinen Organen die Speicher der Schilddrüse für Sekretionsprodukte. Eine menschliche Schilddrüse kann einen 4-Wochen-Vorrat von Schilddrüsenhormon haben, ein Grund für die relativ langsame Reaktion der Patienten auf die konventionelle Behandlung mit Thyreostatika. Wenn der Jodgehalt sich schließlich eingestellt hat, ist die Aufnahme von Jod höher als die Speicherung von Jod. Diese Diskrepanz erklärt sich durch den Verlust nichthormonellen Jods, vor allem Jodids aus der Drüse.

Reduktion des Jodtransports

Der Jodtransport in die Schilddrüse ist normalerweise geschwindigkeitsbegrenzend für die Bildung organischer Jodverbindungen. Bei der üblichen Jodidkonzentration im Blut von weniger als 0,1 µmol/l wird die Kapazität des Transportsystems kaum in Anspruch genommen. Die Km für alle Jodkonzentrationsmechanismen liegen bei etwa 3×10^{-5} mol (30 µmol) (152). Serumjodidspiegel müßten somit das 1000fache des normalen Spiegels erreichen, bevor der Jodtransport durch Sättigung des Systems wesentlich zum verminderten Jodeintritt in die Schilddrüse beitragen kann. Solche Spiegel werden kaum erreicht.
Für den Fall, daß die Organifizierung von Jod weiterlaufen kann, ist eine Hemmung der Jodakkumulationsfunktion der Schilddrüse bei sehr viel geringeren Jodidkonzentrationen möglich. Bei jodarm ernährten Mäusen läßt sich bereits mit 1,5 µg (11,9 nmol) Jodid innerhalb von 15 min eine Hemmung der Jodakkumulation nachweisen (155, 156). Größere Jodmengen sind nicht wirkungsvoller. Die Natur des Hemmstoffes, der aus der Oxidation von Jod relativ langsam entsteht, ist unbekannt. Man dachte bisher an J_2, Jodtyrosine oder Jodtyrosylpeptide. Möglicherweise üben freies T_3 und T_4 diese Funktion aus, wobei der Transport nur in Richtung Schilddrüse beeinflußt wird (132). Ähnliche Wirkungen sieht man auch bei chronischer Jodverabreichung (58, 147).

Wolff-Chaikoff-Effekt

Die Oxidation des Schilddrüsenjodids wird durch eine Schilddrüsenperoxydase katalysiert. Das oxydierte Jod jodiert Tyrosylreste im Thyreoglobulin und bindet somit hormonell inaktive Vorstufen, Monojodtyrosin (MJT) und Dijodtyrosin (DJT). In einer nachfolgenden oxydativen Reaktion, auch Kopplungsreaktion genannt, bei der ebenfalls eine Peroxydase mitwirkt, entstehen schließlich die fertigen Produkte T_4 und T_3. Diese Reaktionen werden ebenfalls durch Jodüberschuß beeinflußt.
Erreicht das Jodid im Blut einen kritischen Punkt, nimmt die Bildung organischer Jodverbindungen, abhängig von der Höhe des Jodidspiegels, ab. Nach der ersten Beobachtung dieses Effektes bei In-vitro-Versuchen mit Schafschilddrüsenschnitten wurde er auch unter In-vivo-Bedingungen verschiedentlich nachgewiesen (121, 122, 155). Diese Hemmung wurde nachfolgend als Wolff-Chaikoff-Phänomen bezeichnet. Entscheidend ist die intrazelluläre Jodidkonzentration, wobei diese ihrerseits vom Jodidspiegel im Blut *und* von dem Konzentrationsvermögen der Schilddrüse abhängt. Daraus folgt, daß durch jodarme Diät, TSI bei Hyperthyreosen oder TSH-stimulierte Drüsen (19, 28) niedrigere Schwellen für die Hemmung zeigen als jodreiche Drüsen mit einer adäquaten Funktionsreserve.
Im Tierexperiment und wahrscheinlich auch beim Menschen ist die durch Jod induzierte Hemmung der Jodisation nicht vollständig; trotz des Blockes kann mehr Jod organifiziert werden als vor der Jodgabe.

Wenn z.B. 90% des Angebotes nicht organifiziert wird, kann bei 20fach höheren Jodidkonzentrationen 10% Organifizierung die sonst produzierte Menge übersteigen (154). Es gibt aber auch Patienten mit einer Jodstruma, bei denen der Block so komplett ist, daß eine Hypothyreose entsteht (153).

Der Wolff-Chaikoff-Effekt ist, auch wenn der Serumjodidspiegel weiter erhöht bleibt, nur temporär. Die Erklärung für diesen als „Escape" oder „Adaptation" bezeichneten Vorgang stammt von BRAVERMAN u. INGBAR (17). Ein anderer Regulationsmechanismus greift ein, der durch Hemmung des Jodtransports die intrathyreoidale Jodidkonzentration erniedrigt. Wahrscheinlich kann gerade noch genug Jodid in der blockierten Drüse oxydiert werden, um zu einer allmählichen Akkumulation eines hypothetischen „Trapping-Inhibitors" zu führen. Warum dieser Mechanismus bei der Jodstruma nicht funktioniert, bleibt unklar. Wenn Jodid in die Schilddrüse mit hohen Konzentrationen diffundiert wird, damit der Trap-Effekt überspielt wird, kommt es zu einer partiellen Wiederherstellung der Jodblockade der Organifizierung (95). Möglicherweise gelangt bei einigen Patienten mit Hyperthyreose vom Typ Basedow durch Schädigung des Parenchyms genug Jodid in die Schilddrüse, um einerseits die Synthese, andererseits auch die Abgabe von Schilddrüsenhormonen zu hemmen (65).

Der akute Wolff-Chaikoff-Effekt stellt somit einen erfolgreichen Versuch dar, die Drüse vor einer überstürzten Hormonsynthese zu schützen. Das „Escape" oder „Adaptationsphänomen", das durch einen verminderten Jodidtransport erklärt wird, gibt ein vorbildliches Beispiel einer physiologischen Adaptation: Ein Aspekt der Schilddrüsenfunktion, nämlich der Jodtransport, wird gehemmt, damit eine andere Funktion, nämlich die Organifizierung, weiterlaufen kann. Der Jodeffekt ist von TAUROG untersucht worden. Wenn überschüssiges Jod in einem definierten Schilddrüsenperoxydasesystem vorliegt, nimmt die Organifizierung ab, während J_2 zunimmt. Da J_2 in diesem System nicht das jodierte Agens ist, konkurriert offensichtlich J^- mit dem Tyrosylradikal um das J^*-Radikal (oder J^-). Erreicht die Jodidkonzentration eine bestimmte Höhe, beginnt Jodid an der Tyrosylseite einzugreifen. Die Kompetition um die Substratseite (141) würde damit die Wirkung der Proteinsynthesehemmer auf die Jodination erklären (144) (s. auch S. 60).

Hemmung der Sekretion

Die Wirkung von Jod oder Lugolscher Lösung auf die Sekretion ist die bekannteste und wichtigste der pharmakologischen Wirkungen. Eine Senkung des Serum-T_4 und Besserung der klinischen Symptomatik sind die lang bekannten Wirkungen bei der Hyperthyreose (149). Hierbei wirken schon relativ geringe Joddosen, Mengen, die für die Induktion des Wolff-Chaikoff-Effektes zu niedrig sind (36, 120). Die Reaktion auf das Jodid erfolgt auch zu schnell, als daß sie durch eine Entleerung der Schilddrüsenhormonvorräte erklärt werden könnte. Präoperativ gewonnene Gewebsproben von Schilddrüsen waren jodreich (31). Dies läßt vermuten, daß die Hemmung organischer Jodverbindungen keinen wesentlichen Teil dieses Jodeffekts darstellt. *Andere Anionen* ähnlicher Größe haben nicht die antisekretorische Eigenschaft des Jodids. Perchlorat z. B. zerstört diesen antisekretorischen Effekt des Jodids. Ob und wie Jodid auf die Freisetzung von Proteasen und Hormonen wirkt, ist noch unbekannt. Jodid kann einmal die durch TSH oder LATS induzierte Hormonfreisetzung hemmen (67), zum anderen ist auch nachgewiesen, daß Jodid den Turnover von Jodid und die T_4-Freisetzung autonomer Adenome (44) hemmt. In diesem Fall wirkt das Jodid direkt an der Schilddrüse, da ja die TSH-Sekretion unterdrückt ist. Auch bei Patienten mit HVL-Insuffizienz und bei der hypophysektomierten Ratte hemmt Jodid die Stimulierung der Jodabgabe der Schilddrüse, die durch exogenes TSH induziert wurde. Auf diese Weise erfüllt die Jodidwirkung die an eine Autoregulation gestellten Kriterien.

Extrathyreoidale Regulationen

Hierzu gehören zwei Typen von Regulationen, über deren physiologische Bedeutung entschieden weniger als über die vorhergenannten bekannt ist: hormonbindende Plasmaproteine und bestimmte Stoffwechselvorgänge der Hormone auf der zellulären Ebene.

Einfluß der T_4-bindenden Proteine

T_4 und T_3 werden vom TBG, Albumin und Präalbumin transportiert. Diese Transportproteine werden hier zusammen als TBP bezeichnet. Das wichtigste Transportprotein ist *TBG (thyroxinbindendes Globulin)* mit einer Bindungsaffinität von $2 \times 10^{10} \, l \cdot mol^{-1}$. Die Änderungen der Bindungskapazität erfolgen durch Änderungen im TBG. Normalerweise variiert das TBG im Plasma wenig. Es kann reduziert sein bei Malnutrition, schweren Lebererkrankungen, nephrotischem Syndrom und Hyperthyreose, erhöht nach Gabe von Oestrogen, in der Schwangerschaft und bei der Hypothyreose (9, 102). In seltenen Fällen ist das TBG genetisch bedingt erhöht, oder es fehlt völlig (72, 117), wobei die T_4- und T_3-Pools im Plasma verändert sind. Entscheidend ist aber, daß das freie Hormon und die Stoffwechsellage des Individuums normal sind. Nur vorübergehend kann eine Änderung im TBG die Schilddrüsenfunktion verändern.

Die Rolle des TBG ist die eines Transportvehikels ohne Kontrolle über die Produktionsrate oder den Stoffwechsel der Hormone. Während der ersten Tage einer Oestrogenmedikation nimmt TBG zu und die Konzentration an freiem T_4 im Plasma ab. Die Folge ist eine vorübergehende Stimulation der Schilddrüsenfunktion. Diese Veränderung ist aber nur kurzfristig, so daß z.B. während der Gravidität die Hormonproduktion praktisch normal ist. Postnatal bis zur Pubertät ist TBG um etwa 40% gegenüber einem mittleren Alter bis etwa 60 Jahre erhöht (62, 64).

Bei schweren Erkrankungen nimmt auch das *T₄-bindende Präalbumin (TBPA)* ab (102). Das Präalbumin ist ein außergewöhnlich stabiles Molekül (16, 123). TBPA hat aber für den Hormontransport eine untergeordnete Bedeutung. Ist das TBG erniedrigt, wird die T_4-Turnoverrate beschleunigt, der Abbau bleibt aber unverändert normal. T_3 im Serum ist hierbei erniedrigt, weil offensichtlich die Konversion von T_4 zu T_3 gestört ist (21).

Dem TBG kann man nur eine rein spekulative Rolle zuschreiben (114). Die Bindung von T_4 und T_3 verhindert eine direkte Hormonausscheidung durch Filtration in den Nieren. Dieser Mechanismus kann sehr wohl bei Jodmangel bedeutungsvoll sein.

Nach einer anderen Theorie funktioniert TBG als Reservoir, das den Spiegel an freien Hormonen konstant hält oder den Transfer von T_4 und T_3 von den Extrazellulärräumen in die Zelle verbessert. Trotzdem kommt diesem Mechanismus keine Bedeutung zu; Patienten mit einem kompletten genetischen Mangel an TBG sind euthyreot.

Was würde ohne T_4-bindende Proteine geschehen? Dann hätte T_4 beim Menschen eine Halbwertszeit von 30–60 min, weil es eine Aminosäure ist. Ein Großteil des T_4 würde durch den Harn ausgeschieden. Diese Situation ist adäquat für Hormone, wie beim Cortisol und Adrenalin, deren Spiegel sich von Stunde zu Stunde ändert. Für T_4 ist diese Regulation ungeeignet; denn der gesamte Kontrollmechanismus der Hormonsekretion zielt darauf ab, den T_4-Spiegel konstant zu halten. Hinzu kommt, daß T_4 nicht durch die Nierenexkretion verschwendet werden sollte, da Jod ohnehin nur in sehr geringer Konzentration in der Umwelt vorkommt.

Regulation der Konversion von T_4 nach T_3

PITT-RIVERS u. Mitarb. hatten 1955 erstmals die mögliche extrathyreoidale Konversion von T_4 nach T_3 beschrieben. Erst 1969 konnten diese Befunde von BRAVERMAN u. Mitarb. bestätigt werden (18). Nachfolgende Untersuchungen führten zu der jetzt gesicherten These, daß der Großteil der T_3-Produktion aus der peripheren Konversion von T_4 abstammt, wobei der jeweilige Anteil u. a. auch von der Stoffwechsellage des betreffenden Patienten abhängt. T_4 wird sowohl in rT_3 wie auch T_3 konvertiert. Zunächst nahm man an, dieser Prozeß erfolgte durch zufällige Dejodierung des Tyrosyl- und Phenolringes (138). Dies ist nicht der Fall; auch dieser Vorgang wird durch verschiedene Faktoren reguliert. Während kompletten Fastens läuft z. B. der T_4-Stoffwechsel in Richtung bevorzugter Produktion von rT_3 (145). Ähnliches stellte man bei extrathyreoidalen Erkrankungen fest (11) (S. 117). Ein dejodierendes Enzym, das hierfür in Frage kommt, ist kürzlich in der Mikrosomenfraktion von Leberzellen beschrieben worden (63). Möglicherweise hat dieses Enzym eine regulierende Wirkung. Unter bestimmten physiologischen und pathophysiologischen Bedingungen erfolgte eine Konversion mit einem Shift von aktivem Hormon-T_3 zu dem inaktiven rT_3.

Literatur

1 D'Angelo, S. A.: Dynamics of thyrotropin secretion and rebound-phenomenon in the rat adenohypophysis. In: Thyrotropin, hrsg. von S. C. Werner. Thomas, Springfield/Ill. 1963
2 Altschuler, N.: Studies with TSH ^{131}I: Distribution in normal and hypothyroid rats. Int. J. appl. Radiat. 19 (1968) 625
3 Bakke, J. L., N. L. Lawrence: Effects of cold-adaptation, rewarming, and heat exposure on thyrotropin (TSH) secretion in rats. Endocrinology 89 (1971) 204
4 Barakat, R. M., S. H. Ingbar: The effect of acute iodide depletion on thyroid function in man. J. clin. Invest. 44 (1965) 1117
5 Bassiri, R. M., R. D. Utiger: Thyrotropin-releasing hormone in the hypothalamus of the rat. Endocrinology 94 (1974) 188
6 Bates, R. W., P. G. Condliffe: Studies on the chemistry and bioassay of thyrotropins from bovine pituitaries, transplantable pituitary tumors of mice, and blood plasma. Recent Progr. Hormone Res. 20 (1960) 309
7 Bates, R. W., M. M. Garrison, J. A. Cooper, P. G. Condliffe: Further studies on the purification of human thyrotropin. Endocrinology 83 (1968) 721
8 Bauer, K.: Regulation of thyrotropin releasing hormone by thyroid hormones. Nature (Lond.) 259 (1976) 591
9 Bellabarba, D., M. Inada, N. Varsano-Aharon, K. Sterling: Thyroxine transport and turnover in major nonthyroidal illness. J. clin. Endocr. 28 (1968) 1023
10 Benker, G., R. Windeck, K. Hackenberg, D. Reinwein: Heterogenität von Peptid- und Proteohormonen. Bedeutung für die Klinik. Dtsch. med. Wschr. 102 (1977) 970
11 Bermudez, F., M. I. Surks, J. H. Oppenheimer: High incidence of decreased serum triiodothyronine concentration in patients with nonthyroidal disease. Clin. Endocr. Metab. 41 (1975) 27
12 Benveniste, R., J. Bell, J. Koeppel, D. Rabinowitz: Alpha chain of glycoprotein hormones: Presence in human serum after thyroid-stimulating hormone releasing hormone. J. clin. Endocr. 37 (1973) 822
13 Binoux, M., J. G. Pierce, W. D. Odell: Radioimmunological characterization of human thyrotropin and its subunits: Applications for the measurement of human TSH. J. clin. Endocr. 38 (1974) 674
14 Bitensky, L., J. Alaghband-Zadeh, J. Chayen: Studies on thyroid-stimulating hormone and the long-acting thyroid stimulating hormone. Clin. Endocr. 3 (1974) 363
15 Bowers, C. Y., K. L. Lee, A. V. Schally: A study on the interaction of the thyrotropin-releasing factor and L-triiodothyronine: Effects of puromycin and cycloheximide. Endocrinology 82 (1968) 75
16 Brauch, W. T., J. Robbins, H. Edelhoch: Thyroxine-binding prealbumin. Conformation in urea and guanidine. Arch. Biochem. 152 (1972) 144
17 Braverman, L. E., S. H. Ingbar: Changes in thyroidal function during adaptation to large doses of iodide. J. clin. Invest. 42 (1963) 1216
18 Braverman, L. E., S. H. Ingbar, K. Sterling: Conversion of thyroxine (T_4) to triiodothyronine (T_3) in athyreotic human subjects. J. clin. Invest. 49 (1970) 855
19 Burke, G.: Effects of iodide on thyroid stimulation. J. clin. Endocr. 30 (1970) 76
20 Burr, I. M., P. C. Sizonenko, S. L. Kaplan, M. M. Grumbach: Observations on the binding of human TSH by antisera to human chorionic gonadotropin. J. clin. Endocr. 29 (1969) 691
21 Carter, J. N., J. M. Corcoran, C. J. Eastman, L. Lazarus: Effect of severe chronic illness on thyroid function. Lancet 1974/II, 971
22 van Cauter, E., R. Leclercq, L. Vanhaelst, J. Golstein: Simultaneous study of cortisol and TSH daily variations in normal subjects and patients with hyperadrenalcorticism. J. clin. Endocr. 39 (1974) 645
23 Cornell, J. S., J. G. Pierce: The subunits of human pituitary thyroid-stimulating hormone (isolation, properties and composition). J. biol. Chem. 248 (1973) 4327
24 Cotton, G. E., C. A. Gorman, W. E. Mayberry: Suppression of thyrotropin (h-TSH) in serum of patients with myxedema of varying etiology treated with thyroid hormones. New Engl. J. Med. 285 (1971) 529
25 Cuttelod, S., T. Lemarchand-Béraud, P. Magnenat, C. Perret, S. Poli, A. Vanotti: Effect of age and role of kidneys and livers on thyrotropin turnover in man. Metabolism 23 (1974) 101

26 Diamond, R. C., S. W. Rosen: Chromatographic differences between circulating and pituitary thyrotropins. J. clin. Endocr. 39 (1974) 316
27 Edmonds, M., M. Molitch, J. Pierce, W. D. Odell: Secretion of alpha and beta subunits of TSH by the anterior pituitary. Clin. Endocr. 4 (1975) 525
28 Ekholm, R.: Exocytosis of protein into the thyroid follicle lumen: An early effect of TSH. Endocrinology 97 (1975) 337
29 Erhardt, F. W.: Isolation of a „big"-HTSH by affinity chromatography. Acta endocr. (Kbh.), Suppl. 193 (1975) 3
30 Escobar del Rey, F., M. D. Garcia, G. Morreale de Escobar: Concomitant decrease of the effects of thyroxine on TRH-induced TSH-release, and of the pituitary content of triiodothyronine in animals on propylthiouracil. Endocrinology 96 (1974) 916
31 Etling, N.: Iodine distribution in thyroid tissue taken from hyperthyroid patients treated with Lugol's solution or carbimazole. 3. Rev. Europ. Etudes Clin. Biol. 16 (1971) 662
32 Feinberg, W. D., D. L. Hoffman, C. A. Owen: The effects of varying amounts of stable iodide on the function of the human thyroid. J. clin. Endocr. 19 (1959) 567
33 Fisher, D. A., T. H. Oddie, C. S. Thomson: Thyroidal thyronine and non-thyronine iodine secretion in euthyroid subjects. J. clin. Endocr. 33 (1971) 647
34 Fleischer, N., R. Burgus, W. Vale, T. Dunn, R. Guillemin: Preliminary observations on the effect of synthetic thyrotropin releasing factor on plasma thyrotropin levels in man. J. clin. Endocr. 31 (1970) 169
35 Fleischer, N., M. Lorente, J. Kirkland, R. Kirkland, G. Clayton, M. Calderon: Synthetic thyrotropin releasing factor as a test of pituitary thyrotropine reserve. J. clin. Endocr. 34 (1972) 617
36 Friend, D. C.: Iodide therapy and the importance of quantitating the dose. New Engl. J. Med. 263 (1960) 1358
37 Furth, J., J. N. Dent, W. T. Burnett, E. L. Gadsen: The mechanism of induction and the characteristics of pituitary turnover induced by thyroidectomy. J. clin. Endocr. 15 (1955) 81
38 Gafni, M., N. Sirkis, J. Gross: Inhibition of the response of mouse thyroid to thyrotropin induced by chronic triiodothyronine treatment. Endocrinology 97 (1975) 1256
39 Gagel, R. F., I. M. D. Jackson, D. P. Deprez, P. D. Papapetrou, S. Reichlin: The significance of urinary thyrotropin releasing hormone (TRH) excretion in man. In: Thyroid Research, hrsg. von J. Robbins, L. E. Braverman. Excerpta Medica Foundation, Amsterdam 1976 (S. 8)
40 Goldberg, R. C., R. O. Greep, L. B. Nay: Modification of thyroid activity in absence of the pituitary gland. Proc. Soc. exp. Biol. (N. Y.) 84 (1953) 621
41 Goldberg, R. C., J. Wolff, R. O. Greep: Studies on the nature of the thyroid pituitary interrelationship. Endocrinology 60 (1957) 38
42 Goldstein-Golaire, J., L. Vanhaelst: Gel filtration profile of circulating immunoreactive thyrotropin and subunits of myxedematous sera. Europ. J. clin. Invest. 5 (1975) 83
43 Gordon, J. H., J. Bollinger, S. Reichlin: Plasma thyrotropin responses to thyrotropin-releasing hormone after injection into the third ventricle, systemic circulation, median eminence and anterior pituitary. Endocrinology 91 (1972) 696
44 Green, W. L., S. H. Ingbar: The effect of iodide on the rate of release of I^{131} from autonomous thyroid nodules. J. clin. Invest. 41 (1962) 173
45 Greer, M. A.: Evidence of hypothalamic control of the pituitary release of thyrotropin. Proc. Soc. exp. Biol. (N. Y.) 66 (1951) 603
46 Greer, M. A., H. Erwin: The location of the hypothalamic area controlling the secretion of thyrotropin by the pituitary. J. clin. Invest. 33 (1954) 938
47 Greer, M. A., H. Fukuda: Hypothalamic control of TSH-secretion. In: Regulation of Thyroid Function, hrsg. von E. Klein, D. Reinwein. Schattauer, Stuttgart 1976 (S. 15)
48 Greer, M. A., C. Rockie: Effect of thyrotropin and the iodine content of the thyroid on the triiodothyronine: thyroxine ratio of newly synthesized iodothyronines. Endocrinology 85 (1969) 244
49 Greer, M. A., Y. Grimm, H. Studer: Qualitative changes in the secretion of thyroid hormones induced by iodine deficiency. Endocrinology 83 (1968) 1193
50 Greer, M. A., K. Matsuda, A. K. Stott: Maintenance of the ability of rat pituitary homotransplants to secrete TSH by transplantation under the hypothalamic median eminence. Endocrinology 78 (1966) 389
51 Griffith, E. D., K. C. Hooper, S. L. Jeffcoate, D. T. Holland: The presence of peptidases in the rat hypothalamus inactivating luteinizing hormone-releasing hormone (LH-RH). Acta endocr. (Kbh.) 77 (1974) 435
52 Grimm, Y., S. Reichlin: Thyrotropin-releasing hormone (TRH) neurotransmitter regulation of secretion by mouse hypothalamic tissue in vitro. J. clin. Endocr. 93 (1973) 626
53 DeGroot, L. J.: Kinetic analysis of iodine metabolism. J. clin. Endocr. 26 (1966) 149
54 DeGroot, L. J., J. B. Stanbury: The Thyroid and its Diseases. Wiley, New York 1975 (S. 121)
55 Guillemin, R.: Hypothalamic control of the secretion of adenohypophysial hormones. In: Advances in Metabolic Disorders, Bd. V, hrsg. von R. Levine, R. Luft. Academic Press, New York 1971 (S. 1)
56 Hall, R., B. R. Smith, E. D. Mukhtar: Thyroid stimulators in health and disease. Clin. Endocr. 4 (1975) 213
57 Halmi, N. S.: Regulation of the rat thyroid in short-term iodine defiency. Endocrinology 54 (1954) 216
58 Halmi, N. S., B. N. Spirtos: Analysis of the modifying effect of dietary iodine levels on the thyroidal response of hypophysectomized rats to thyrotropin. Endocrinology 56 (1955) 157
59 Hamburger, J. I., P. Desai: Mannitol augmentation of I^{131} uptake in the treatment of thyroid carcinoma. Metabolism 15 (1966) 1055
60 Hermite, M. L., L. G. Copinschi, J. Golstein, L. Vanhaelst, R. Leclercq, O. D. Bruno, C. Robyn: Prolactin release after injection of thyrotropin-releasing hormone in man. Lancet 1972/I, 763
61 Hershman, J. M.: Control of thyrotrophin secretion. In: Thyroid Physiology in Health and Disease. Ed. J. Brown. Ann. intern. Med. 81 (1974) 68
62 Hesch, R. D.: Bestimmung von thyroxin-bindendem Globulin in der klinischen Routine. Dtsch. med. Wschr. 102 (1977) 1386
63 Höffken, B., R. Ködding, R. Hehrmann, A. v. zur Mühlen, H. Joppner, R. D. Hesch: Further results on the subcellular conversion of T$_4$ to T$_3$ and rT$_3$. In: Biochemical Basis of Thyroid Stimulation and Thyroid Hormone Secretion, hrsg. von A. von zur Mühlen, H. Schleusener. Thieme, Stuttgart 1976 (S. 204)
64 Horn, K., Th. Kubiczek, C. R. Pickardt: Thyroxine-binding globulin. Preparation, radioimmunoassay, and clinical significance. Acta endocr. (Kbh.), Suppl. 208 (1977) 111
65 Horton, P. W., W. T. Milar, D. G. McLarty, W. D. Alexander: Iodine organification defect following treatment of thyrotoxicosis with antithyroid drugs. Clin. Endocr. 4 (1975) 357
66 Howard, S. M., J. G. Pierce: The tryptic glycopeptides of bovine thyrotropin. Their composition and similarities to those of luteinizing hormone. J. biol. Chem. 244 (1969) 6468
67 Ingbar, S. H.: Autoregulation of the thyroid. Response to iodide excess and depletion. Proc. Mayo Clin. 47 (1972) 814
68 Inoue, K., A. Taurog: Acute and chronic effects of iodide on thyroid radioiodine metabolism in iodine-deficient rats. Endocrinology 83 (1968) 279
69 Jackson, I. M. D., S. Reichlin: Brain thyrotrophin-releasing hormone is independent of the hypothalamus. Nature (Lond.) 267 (1977) 853
70 Jeffcoate, S. L., N. White: The inactivation of thyrotrophin releasing hormone by plasma in thyroid disease. Clin. Endocr. 4 (1975) 231
71 Knigge, K. M., S. A. Joseph: Neural regulation of TSH secretion: Sites of thyroxine feedback. Neuroendocrinology 8 (1971) 273
72 Köbberling, J., D. Emrich, H. J. Herrmann, H. L. Krüskemper, A. v. zur Mühlen: Eine Familie mit genetisch bedingter Vermehrung des thyroxin-bindenden Globulins. Dtsch. med. Wschr. 97 (1972) 194
73 Kourides, I. A., B. D. Weintraub, E. C. Ridgway, F. Maloof: Increase in the beta subunit of human TSH in hypothyroid serum after thyrotropin releasing hormone. J. clin. Endocr. 37 (1973) 836
74 Kourides, I. A., B. D. Weintraub, E. C. Ridgway, F. Maloof: Pituitary secretion of free alpha and beta subunit of human thyrotropin in patients with thyroid disorders. J. clin. Endocr. 40 (1975) 872
75 Kourides, I. A., E. C. Ridgway, B. D. Weintraub, S. T. Bigos, M. C. Gershengorn: Thyrotropin-induced hyperthyroidism: use of

75 alpha and beta subunit levels to identify patients with pituitary tumors. Clin. Endocr. 45 (1977) 534
76 Krieger, D. T.: Glandular endorgan deficiency associated with secretion of biologically inactive pituitary peptides. J. clin. Endocr. 38 (1974) 964
77 Krüskemper, H. L., W. Beisenherz, J. Herrmann, H. K. Kley, G. Krüskemper, K. D. Morgner, A. v. zur Mühlen, U. Zeidler: Hypothyreose mit isoliertem Mangel des Thyreotropin-Releasing-Hormons (TRH). Dtsch. med. Wschr. 97 (1972) 76
78 Lamberg, B. A.: Pathological regulatory factors in thyroid disease. In: Regulation of Thyroid Function, hrsg. von E. Klein, D. Reinwein. Schattauer, Stuttgart 1976 (S. 142)
79 Langer, P., J. Poner, L. Chreckova, B. Lichardus: Short term regulation of blood thyroxine level following the acute removal of circulating hormone by isovolemic exchange transfusion. Endocrinology 8 (1971) 59
80 Lean De, A., D. Beaulieu, F. Labrie: Effect of estrogens and thyroid hormone on the number of binding sites for TRH in rat anterior pituitary gland. Int. Congr. Ser. Nr. 361. Excerpta Medica Foundation, Amsterdam 1972 (S. 12)
81 Lemarchand-Béraud, T., A. Vannotti: Relationships between blood thyrotrophin level protein bound and free thyroxine concentration in man under normal physiological conditions. Acta endocr. (Kbh.) 60 (1969) 315
82 Leppaluoto, J. P., P. Virkkunen, H. Lybeck: Elimination of TRH in man. J. clin. Endocr. 35 (1972) 477
83 Lissitzky, S.: Properties of the thyrotropin receptor of intact thyroid cells and their derived plasma membranes. In: Biochemical Basis of Thyroid Stimulation and Thyroid Hormone Action, hrsg. von A. von zur Mühlen, H. Schleusener, Thieme, Stuttgart 1976
84 Lombardi, G., N. Panza, S. Cei, F. Cosimato, M. Minozzi: Radioimmunoassay of thyrotrophin-releasing hormone (TRH) in normal subjects, in abnormal thyroid states and under catecholaminergic influences. Acta endocr. (Kbh.) 87 (1978) 70
85 Manley, S. W., J. R. Bourke, R. W. Hawker: An in vitro bioassay for thyrotrophin (TSH). Endocrinology 84 (1969) 1286
86 Marschner, I. F., F. W. Erhardt, P. C. Scriba: Ringversuch zur radioimmunologischen Thyreotropinbestimmung (hTSH) im Serum. Z. klin. Chem. 14 (1976) 345
87 Matsuda, K., M. A. Greer, C. Duyck: Neural control of thyrotropin secretion: Effect of forebrain removal on thyroid function. Endocrinology 73 (1963) 462
88 van Middlesworth, L.: Metabolism and excretion of thyroid hormones. In: Handbook of Physiology, Sect. 7, Bd. III: hrsg. von M. A. Greer, D. H. Solomon. American Physiological Society, Washington D. C. 1974 (S. 215)
89 Mitnick, M. A., S. Reichlin: Enzymatic synthesis of thyrotropin-releasing hormone (TRH) by hypothalamic „TRH Synthetase". Endocrinology 91 (1972) 1145
90 Montoya, E., M. J. Seibel, J. F. Wilber: Thyrotropin-releasing hormone secretory physiology: Studies by radioimmunoassay and affinity chromatography. Endocrinology 96 (1975) 1413
91 Morreale de Escobar, G.: Conversion of T_4 to T_3 and its relation to hormonal activity. In: Regulation of Thyroid Function, hrsg. von E. Klein, D. Reinwein. Schattauer, Stuttgart 1976 (S. 109)
92 von zur Mühlen, A.: Thyrotropin Releasing Hormon. In: Regulation of Thyroid Function, hrsg. von E. Klein, D. Reinwein, Schattauer, Stuttgart 1976 (S. 27)
93 von zur Mühlen, A., R. D. Hesch, J. Köbberling: Neuere Aspekte in der Schilddrüsendiagnostik. Dtsch. med. Wschr. 99 (1974) 1504
94 Nagataki, S.: Effect of excess quantities of iodide. In: Handbook of Physiology, Sect. 7, Bd. III: The Thyroid, hrsg. von M. A. Greer, D. H. Solomon. American Physiological Society, Washington D. C. 1974 (S. 329)
95 Nagataki, S., K. Shizume, K. Nakao: Effect of graded doses of iodide on thyroid hormone synthesis. Endocrinology 79 (1966) 667
96 Nicoloff, J. T., D. A. Fisher, H. D. Appelman jr.: The role of glucocorticoids in the regulation of thyroid function in man. J. clin. Invest. 49 (1970) 1922
97 Niepce, B.: Traité du goitre et des crétinisme, suivi de la statistique des goitreux et des crétins dans le bassin de l'Isère en Savoie, dans le départements de l'Isère, des Hautes-Alpes et des Basses-Alpes. Baillière, Paris 1851
98 Nisula, B. C., P. O. Kohler, J. L. Vaitukaitis, J. M. Hershman, G. T. Rose: Neutralization of human thyrotropin by antisera to subunits of glycoprotein hormones. J. clin. Endocr. 37 (1973) 664
99 Odell, W. D., J. F. Wilber, W. E. Paul: Radioimmunoassay of thyrotropin in human serum. J. clin. Endocr. 25 (1965) 1179
100 Odell, W. D., R. D. Utiger, J. F. Wilber, P. G. Condliffe: Estimation of secretion rate of thyrotropin in man. J. clin. Invest. 46 (1967) 953
101 Oliver, C., J. P. Charvet, J. L. Codaccioni, J. Vague: Radioimmunoassay of thyrotropin-releasing hormones (TRH) in human plasma and urine. J. clin. Endocr. 39 (1974) 406
102 Oppenheimer, J. H.: Role of plasma proteins in the binding, distribution and metabolism of the thyroid hormones. New Engl. J. Med. 278 (1968) 1153
103 Ormston, B. J., R. J. Cryer, R. Garry, G. M. Besser, R. Hall: Thyrotropin-releasing hormone as a thyroid function test. Lancet 1971/II, 10
104 Panda, J. N., C. W. Turner: Effect of thyroidectomy and low environmental temperature (4,4 °C) upon plasma and pituitary thyrotrophin in the rat. Acta endocr. (Kbh.) 54 (1967) 485
105 Patel, Y. C., H. G. Burger: Serum thyrotropin (TSH) in pituitary and/or hypothalamic hypothyroidism: Normal or elevated basal levels and paradoxical responses to thyrotropin-releasing hormone. J. clin. Endocr. 37 (1973) 190
106 Pekary, A. E., J. M. Hershman, D. C. Parker: Characterization of the nocturnal TSH surge by a new high sensitivity TSH assay. Clin. Res. 23 (1975) 129 A
107 Petersen, V., B. R. Smith, R. Hall: A study of thyroid stimulating activity in human serum with the highly sensitive cytochemical bioassay. J. clin. Endocr. 41 (1975) 199
108 Petersen, V. B., B. R. Smith, R. Hall: Measurement of thyrotropin and thyroid stimulating immunoglobulins with the cytochemical bioassay. In: Thyroid Research. Hrsg. von J. Robbins, L. E. Braverman. Excerpta Medica Foundation, Amsterdam 1976 (S. 610)
109 Pickardt, C. R., F. Erhardt, R. Fahlbusch, P. C. Scriba: Portal vessels occlusion: A cause for pituitary insufficiency in patients with pituitary tumors. Europ. J. clin. Invest. 3 (1973) 262
110 Pierce, J. G., T. H. Liao, R. B. Carlsen, T. Reimo: Comparisons between the alpha chain of bovine thyrotrophin and the CI chain of luteinizing hormone. J. biol. Chem. 246 (1971) 866
111 Pitt-Rivers, R., I. B. Stanbury, B. Rapp: Conversion of thyroxine to 3-5-3'-triiodothyronine in vivo. J. clin. Endocr. 15 (1955) 616
112 Pittman, J. A., E. D. Haigler, J. M. Hershman, C. S. Pittman: Hypothalamic hypothyroidism. New Engl. J. Med. 285 (1971) 844
113 Purves, H. D., W. E. Griesbach: Changes in the basophil cells of the rat pituitary after thyroidectomy. J. Endocr. 13 (1956) 365
114 Rall, J. E.: Protein binding of thyroid hormones as a regulatory mechanism. In: Regulation of Thyroid Function, hrsg. von E. Klein, D. Reinwein. Schattauer, Stuttgart 1976 (S. 97)
115 Rapoport, B., S. Refetoff, V. S. Fang, H. G. Fricsen: Suppression of serum thyrotropin (TSH) by L-dopa in chronic hypothyroidism: Interrelationships in the regulation of TSH and prolactin secretion. J. clin. Endocr. 36 (1973) 256
116 Redding, T. W., A. V. Schally: The distribution of radioactivity following the administration of labeled thyrotropin-releasing hormone (TRH) in rats and mice. Endocrinology 89 (1971) 1075
117 Refetoff, S., N. I. Robin, C. A. Alper: Study of four new kindreds with inherited thyroxine-binding globuline abnormalities. Possible mutations of a single gene locus. J. clin. Invest. 51 (1972) 848
118 Reichlin, S., J. B. Martin, M. Mitnick, R. L. Bosham, Y. Grimm, J. Bolinger, J. Gordon, J. Malacra: The hypothalamus in pituitary thyroid regulation. Recent Progr. Hormone Res. 28 (1972) 229
119 Reinwein, D.: Introductory survey on the regulatory system. In: Regulation of Thyroid Function, hrsg. von E. Klein, D. Reinwein. Schattauer, Stuttgart 1976 (S. 1)
120 Reinwein, D., F. A. Horster: Die autoregulative Wirkung des Jodids bei der Hyperthyreose. Acta endocr. (Kbh.) 53 (1966) 469
121 Reinwein, D., E. Klein: Der Einfluß des anorganischen Blutjodes auf den Jodumsatz der menschlichen Schilddrüse. Acta endocr. (Kbh.) 35 (1960) 485
122 Reinwein, D., E. Klein: Der Einfluß des anorganischen Blutjodes auf den Jodumsatz blander Strumen. Acta endocr. (Kbh.) 39 (1962) 328
123 Robbins, J., J. E. Rall, P. Gordon: The thyroid and iodine metabolism. In: Duncan's Diseases of Metabolism, hrsg. von P. K. Bondy, L. E. Rosenberg. Saunders, Philadelphia 1974 (S. 1009)
124 Rogowitsch, N.: Die Veränderungen der Hypophyse nach Entfernung der Schilddrüse. Beitr. path. Anat. 4 (1888) 453
125 Root, A. W., P. J. Snyder, I. Rezvani, A. M. DiGeorge, R. D. Utiger: Inhibition of thyrotropin-releasing hormone-mediated secre-

tion of thyrotropin by human growth hormone. J. clin. Endocr. 36 (1973) 103
126 Russifield, A. B.: Histology of the human hypophysis in thyroid disease-hypothyroidism, hyperthyroidism and cancer. J. clin. Endocr. 15 (1959) 1393
127 Schally, A. V., A. Arimura, A. Kastin: Hypothalamic regulatory hormones. At least nine substances from the hypothalamus control the secretion of pituitary hormones. Science 179 (1973) 341
128 Schally, A. V., T. W. Redding, C. Y. Bowers, J. F. Barret: Isolation and properties of porcine thyrotropin-releasing hormone. J. biol. Chem. 244 (1969) 4077
129 Scriba, P. C.: Anterior pituitary and TSH. In: Regulation of Thyroid Function, hrsg. E. Klein, D. Reinwein. Schattauer, Stuttgart 1976 (S. 35)
130 Shambaugh, G. E., J. F. Wilber, E. Montaya, H. Ruder, E R. Blonsky: Thyrotropin-releasing hormone (TRH): Measurements in human spinal fluid. J. clin. Endocr. 41 (1975) 131
131 Shenkman, L., T. Mitsuma, C. S. Hollander: Modulation of pituitary responsiveness to thyrotropin-releasing hormone by triiodothyronine. J. clin. Invest. 52 (1973) 205
132 Sherwin, J. R., W. Tong: The actions of iodide and TSH on thyroid cells showing a dual control system for the iodide pump. Endocrinology 94 (1974) 1465
133 Shishiba, Y., T. Shimizu, M. Takaishi, Y. Miyachi, Y. Ozawa: Effect of thyroid hormone or iodide on the thyroidal secretion in vitro: inhibition of TSH- and dibutyryl-cyclic-AMP-induced endocytosis. In: Thyroid Research, hrsg. von J. Robbins, L. E. Braverman. Excerpta Medica Foundation, Amsterdam, Elsevier, New York 1976 (S. 44)
134 Shome, B., T. H. Liao, S. M. Howard, J. G. Pierce: The primary structure of bovine thyrotropin. I. Isolation and partial sequences of cyanogen bromide and tryptic peptides. J. biol. Chem. 246 (1971) 833
135 Siler, T. M., S. S. C. Yen, R. Guillemin: Inhibition by somatostatin on the release of TSH induced in man by thyrotropin-releasing factor. J. clin. Endocr. 38 (1974) 742
136 Spaulding, S. W., G. N. Burrow, R. Donabedian, M. van Moert: L-dopa suppression of thyrotropin-releasing hormone response in man. J. clin. Endocr. 35 (1972) 182
137 Stanley, M. M., E. B. Astwood: The response of the thyroid gland in normal human subjects to the administration of thyrotropin as shown by studies with I^{131}. Endocrinology 44 (1949) 49
138 Surks, M. I., J. H. Oppenheimer: Metabolism of phenolic- and tyrosylring labeled L-thyroxine in human beings and rats. J. clin. Endocr. 33 (1971) 612
139 Snyder, P. J., R. D. Utiger: Response to thyrotropin releasing hormone (TRH) in normal man. J. clin. Endocr. 34 (1972) 380
140 Takasu, N., S. Sato, T. Tsukui, T. Yamada, R. Furihata, M. Makinshi: Inhibitory action of thyroid hormone on the activation of adenyl cyclase-cyclic-AMP system by thyroid-stimulating hormone in human thyroid tissues from euthyroid subjects and thyrotoxic patients. J. clin. Endocr. 39 (1974) 772
141 Taurog, A.: Biosynthesis of iodoamino acids. In: Handbook of Physiology, Sect. 7: Endocrinology, Bd. III: Thyroid, hrsg. von M. A. Greer, D. H. Solomon. American Physiological Society, Washington D. C. 1974 (S. 101)
142 Tuomisto, J., P. Mannistö, B.-A. Lamberg, M. Linnoila: Effect of cold-exposure on serum thyrotrophin levels in man. Acta endocr. (Kbh.) 83 (1976) 522
143 Tuomisto, J., T. Ranta, P. Mannistö, A. Saarinen, J. Leppäluoto: Neurotransmitter control of thyrotropin secretion in the rat. Europ. J. Pharmacol. 30 (1975) 221
144 Vagenakis, A. C., S. H. Ingbar, L. E. Braverman: The relationship between thyroglobulin synthesis and intrathyroid iodine metabolism as indicated by the effects of cycloheximide in the rat. Endocrinology 94 (1974) 1669
145 Vagenakis, A. G., A. Burger, G. I. Portnay, M. Rudolph, J. T. O'Brian, F. Azizi, R. A. Arky, P. Nicod, S. H. Ingbar, L. E. Braverman: Diversion of peripheral thyroxine metabolism from activating to inactivating pathways during complete fasting. J. clin. Endocr. 41 (1975) 191
146 Vale, W. W., R. Burgus, T. F. Dunn, R. Guillemin: In vitro plasma inactivation of thyrotropin releasing factor (TRF) and related peptides. Its inhibition by various means and by the synthetic dipeptide PCA – His – OME. Hormones 2 (1971) 193
147 Vanderlaan, W. P., R. Caplan: Observations on a relationship between total thyroid iodine content and the iodide-concentrating mechanism of the thyroid gland of the rat. Endocrinology 54 (1954) 437
148 Wartofsky, L., S. H. Ingbar: Estimation of the rate of release of non-thyroidal iodine from the thyroid glands of normal subjects and patients with thyrotoxicosis. J. clin. Endocr. 33 (1971) 488
149 Wartofsky, L., B. J. Ransil, S. H. Ingbar: Inhibition of iodine on the release of thyroxine from the thyroid glands of patients with thyrotoxicosis. J. clin. Invest. 49 (1970) 78
150 Wenzel, K. W., H. Meinhold, M. Herpich, F. Adlkofer, H. Schleusener: TRH-Stimulationstest mit alters- und geschlechtsabhängigem TSH-Anstieg bei Normalpersonen. Klin. Wschr. 52 (1974) 722
151 Wilber, J. F.: Stimulation of ^{14}-C-glucosamine and ^{14}C-alanine incorporation into thyrotropin by synthetic thyrotropin-releasing hormone. Endocrinology 83 (1971) 833
152 Wolff, J.: Transport of iodide and other anions in the thyroid gland. Physiol. Rev. 44 (1964) 45
153 Wolff, J.: Iodide goiter and the pharmacologic effects of excess iodide. Amer. J. Med. 47 (1969) 101
154 Wolff, J.: Iodine homoeostasis. In: Regulation of Thyroid Function, hrsg. von E. Klein, D. Reinwein. Schattauer, Stuttgart 1976 (S. 65)
155 Wolff, J., I. L. Chaikoff: Plasma inorganic iodide as a homeostatic regulator of thyroid function. J. biol. Chem. 174 (1948) 555
156 Wolff, J., I. L. Chaikoff, R. C. Goldberg, J. R. Meier: The temporary nature of the inhibitory action of excess iodide on organic iodine synthesis in the normal thyroid. Endocrinology 45 (1949) 504

Die Schilddrüsenfunktion im Laufe des Lebens

Schilddrüse und Alter

Entwicklung der fetalen Schilddrüsenfunktion

Die Schilddrüse des menschlichen Feten bildet sich aus der Mundbodenanlage und wird zuerst zwischen dem 16. und 17. Tag sichtbar. In den folgenden 14 Tagen wandert die Schilddrüse kaudal und erreicht ihre definitive Lage ventral vor dem Schildknorpel. Intrazelluläres Kolloid erscheint zwischen der 10. und 11. Woche; extrazelluläres Kolloid wird in der 12. Woche sichtbar (21, 65).
Die Akkumulation von Jod läßt sich zwischen der 10. und 12. Woche nachweisen (20). Fast zur gleichen Zeit beginnt auch die Synthese von Jodthyroninen. Die fetale Hypophyse differenziert sich histologisch zwischen der 10.–11. Woche und enthält mit der 12. Woche erstmals radioimmunologisch nachweisbares TSH (26, 28). Die fetalen TSH-Spiegel erreichen mit etwa der 18.–20. Woche den Bereich des Erwachsenen; d. h. um diese Zeit reifen der Hypothalamus und der Hypophysenvorderlappen aus (25). Mit Ende des 1. Trimesters funktioniert die Schilddrüse aber noch auf hypothyreotem Niveau; TSH, T4, freies T4, thyreoidale Jodaufnahme und T3 sind sehr niedrig. Die relativ niedrigen Spiegel von STH, FSH, LH-HCG und Prolactin um diese Zeit der 20. Woche stützen die Ansicht, daß die fetale HVL-Schilddrüsenachse jetzt in Aktion tritt (33). Ab Schwangerschaftsmitte steigt im Serum des Feten die TSH-Konzentration deutlich an, so daß mit der 22.–26. Woche die fetalen TSH-Werte die mütterlichen TSH-Werte übersteigen (25). Jetzt nehmen auch die Konzentrationen von Gesamt-T4 und freiem

T4 im Serum zu. Die Vorgänge selbst, die zur Reifung des hypothalamo-hypophysären Systems führen, sind noch nicht geklärt. Möglicherweise hängen diese, nicht nur zeitlich, mit der funktionellen Reifung des portalen Blutkreislaufs der Hypophyse zusammen (25).

Perinatales Verhalten der Schilddrüsenhormone

Die meisten Daten über die Schilddrüsenfunktion in der perinatalen Periode stammen von Untersuchungen am Menschen und Schaf. FISHER u. Mitarb. (21) haben an schwangeren Schafen als Modell, mit der Möglichkeit von entsprechenden Kathetern mit Zugängen zu maternem und fetalem Blut über längere Zeit, verschiedene Parameter untersucht. Die ständige Zunahme von fetalem Serum-T4 ist teilweise auf eine progressive Zunahme der TBG-Konzentration zurückzuführen, die ihrerseits auch durch die Zunahme der plazentaren Oestrogensekretion in der letzten Schwangerschaftshälfte bedingt ist. Da das fetale fT4 den maternen Spiegel zur Zeit der Geburt übertrifft, ist es unwahrscheinlich, daß der plazentare Transfer von mütterlichem T4 für den Anstieg des fetalen T4 verantwortlich ist. Auch das Chorionthyreotropin (HCT) kommt als Stimulans hierfür nicht in Betracht. Es scheint so, daß dieser Anstieg der fetalen T4-Sekretion um das 6- bis 8fache gegenüber der mütterlichen (21) die Antwort auf die fetale TSH-Stimulierung ist. Der T3-Turnover dagegen ist im letzten Trimenon niedriger als bei der Mutter. Das Serum-T3 ist beim Feten gegenüber der Mutter deutlich erniedrigt, das rT3 ist dagegen erhöht (13). Beim Schaffeten ist das rT3 etwa 4mal höher, das T3 beträgt nur etwa ¼ des Spiegels von Erwachsenen. Das Serum-T4 war im Feten etwas höher als im erwachsenen Schaf (21). Das um 20% höhere rT3/T4-Verhältnis in fetalen gegenüber erwachsenen Schilddrüsen kann diese Differenz nicht erklären. Die Analysen über den thyreoidalen Anteil von rT3 lassen vermuten, daß der Hauptteil des produzierten rT3 aus dem extrathyreoidalen Stoffwechsel von T4 stammt. Eine Zunahme der Konversion von T4 nach rT3 ist der entscheidende Mechanismus, der für die erhöhte Produktion von rT3 beim Feten in Frage kommt. Ob hierfür ein noch nicht genügend ausgereiftes Enzym, eine spezifische 5'-Dejodinase, beim Feten verantwortlich ist, bleibt noch Spekulation. Auf jeden Fall unterstützen alle bisher vorliegenden Daten (13) die These, daß die Konversion von T4 zu T3 und rT3 kein Randomprozeß ist, zumindest nicht beim Feten.

TSH erreicht 30 min *nach der Geburt* bereits einen Gipfel, um dann schnell innerhalb von 3–4 Std. abzufallen und dann langsam nach 3–5 Tagen den Erwachsenenspiegel zu erreichen (23). Diese plötzliche Sekretion von TSH ist wahrscheinlich für die vorübergehend gesteigerte Aktivität der Schilddrüse des Neugeborenen verantwortlich (Abb. 3.**10**). Durch Aufwärmen des Kindes läßt sich dieser Effekt teilweise verhüten (23). Daraus ist zu entnehmen, daß die postnatale Abkühlung nur zum Teil diese Reaktion erklärt.

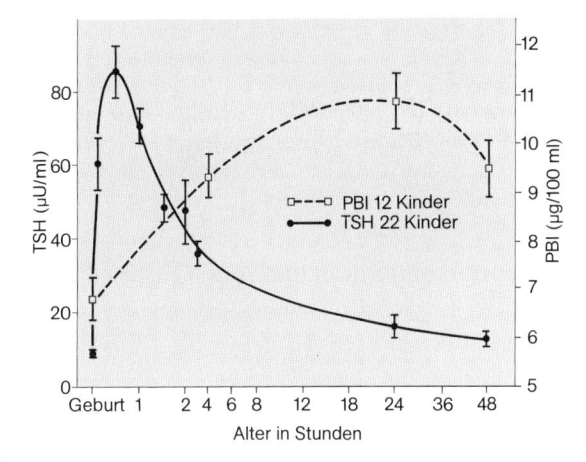

Abb. 3.**10** Zunahme der Serum-TSH- und PBI-Spiegel während der ersten 48 Stunden nach der Geburt bei 22 neugeborenen Kindern (aus *Fisher* u. *Odell* [23]).

Während der ersten 4–6 Stunden nach der Geburt ändert sich das rT3 kaum bei Mensch und Schaf. T3 und T4 steigen etwas an mit einem Gipfel nach 2–3 Tagen. Nach 4 Tagen kehren die erhöhten rT3-Werte langsam wieder zur Norm zurück und sind um den 7. Tag mit dem Spiegel Erwachsener vergleichbar. Die gleichen Zeiten gelten auch für T4- und T3-Änderungen.

Klinische Zeichen einer Hyperthyreose treten bei dem Neugeborenen nicht in Erscheinung, wahrscheinlich deswegen, weil die Hyperthyroxinämie nur passager auftritt. Geringe Zeichen einer Stoffwechselsteigerung lassen sich aber nachweisen, wie z.B. ein erhöhter Plasmatyrosinspiegel (66).

Fruchtwasser. Die Konzentrationen von T3 und T4 im Fruchtwasser sind niedrig und steigen ab 2. Trimenon mit zunehmender Schwangerschaft an. Zwischen den fT4-Konzentrationen des Fruchtwassers und denen des mütterlichen fetalen Plasmas besteht keine Korrelation (62). Etwa ⅓–½ des T4 liegt als Konjugat vor und ist nicht dialysabel. Am Schaffeten wurde mit ^{125}J-T4 nachgewiesen, daß der Fet ab 3. Trimenon in der Schwangerschaft praktisch T4 quantitativ aus dem Fruchtwasser absorbieren kann. Dieser Befund ist für die Möglichkeit einer Therapie der Hypothyreose bereits in utero von entscheidender Wichtigkeit.

Für die pränatale Diagnostik sind noch folgende Daten bedeutungsvoll: Die TBG-Konzentration im Fruchtwasser beträgt nur 1/30 der Werte des Nabelschnur- oder mütterlichen Serums. Das fT4 ist daher etwa auf das Doppelte erhöht. Relativ hoch sind auch das rT3 und das 3,3-Dijodthyronin.

Nabelschnurblut. Zur Zeit der Geburt sind im Nabelschnurblut das freie und Gesamt-T4 sowie das TSH etwa im mütterlichen Bereich; das freie und Gesamt-T3 sind dagegen auf etwa 30% des mütterlichen Wertes erniedrigt (1). Das rT3 ist stark erhöht. Der Wert für das 3,3'-T2 entspricht etwa demjenigen des Fruchtwassers.

Muttermilch. Bei euthyreoten Müttern betrug die T4-Konzentration während der ersten 4 Wochen nach der Geburt im Mittel nur 0,38 μg/100 ml (4,9 nmol/l); bis zur 7. Woche stieg sie auf 4,27 µg/100 ml (55 nmol/l), was einer Sekretion von etwa 50 µg (64,4 nmol) T4 täglich entsprach. Danach fiel die T4-Konzentration wieder auf 1,11 µg/100ml (14,3 nmol/l). Eine ausreichende Kompensation einer angeborenen Hypothyreose durch das Stillen ist daher nur in einem sehr begrenzten Zeitraum möglich (63).

Schilddrüsenhormon und fetale Entwicklung

Für die Konzeption ist eine normale Schilddrüsenfunktion der Mutter nicht absolut notwendig. Ob das fetale Wachstum und die Entwicklung schilddrüsenhormonabhängig ist, ist nicht sicher. Da die Plazenta für Jodthyronine praktisch impermeabel ist und die fetale Schilddrüse nicht vor der 11.–12. Schwangerschaftswoche Hormone produziert, muß entweder der Hormonbedarf des sich entwickelnden Embryos und des jungen Feten minimal sein oder der minimale plazentare Transfer, der vonstatten geht, reicht aus, um den Feten zu versorgen (29). Tierexperimentell konnte gezeigt werden, daß eine Zerstörung der fetalen Hypophyse die Entwicklung des Feten nicht beeinträchtigt (42). Da die fetale T4-Synthese TSH-abhängig ist, ein plazentarer TSH-Transfer nicht stattfindet und der plazentare Jodthyronintransfer nur minimal ist (25), ist anzunehmen, daß das fetale Wachstum nicht schilddrüsenhormonabhängig ist. Hierfür spricht auch der Befund, daß eine Thyreoidektomie beim Kaninchenfeten das weitere fetale Wachstum nicht hemmt (30); außerdem die Tatsache, daß bei spontan vorkommenden kongenitalen Hypothyreosen Länge und Gewicht des Feten normal oder sogar etwas oberhalb der Norm liegen (2).

Dagegen sind Schilddrüsenhormone für die normale fetale Skelettreifung und für das Hirnwachstum unbedingt notwendig. Der athyreote Fet von Mensch (2) und Tier zeigt bei der Geburt eine abnorme Knochenentwicklung und/oder verzögerte Knochenreifung, wie man es am Beispiel des Kretinismus (s. Kapitel Angeborene Hypothyreose) kennt. Kein Zweifel besteht heute mehr daran, daß für die optimale Entwicklung des unreifen Hirns Schilddrüsenhormone essentiell sind. T4 scheint ein wichtiger Stimulus für den Energiehaushalt, die Proteinsynthese und die Myelination bei unreifem Hirngewebe zu sein (3, 45, 60). Experimentell wurde darüber hinaus nachgewiesen, daß durch pränatale und postnatale Schilddrüseninsuffizienz eine erhebliche Verzögerung des Hirnwachstums und der zerebellaren Reifung eintritt (22). Beim athyreoten menschlichen Feten ist die Knochenreifung gewöhnlich um 4–6 Wochen verzögert. Wird der euthyreote Zustand in der ersten Woche nach der Geburt durch Schilddrüsenhormonabgaben erreicht, sind viele, aber nicht alle, dieser Veränderungen reversibel (59). Aus allen vorhandenen klinischen und tierexperimentellen Befunden läßt sich als wesentlich entnehmen, daß die hohe Sekretionsrate der fetalen Schilddrüse besonders wichtig ist für die Entwicklung des ZNS während der kritischen Phase des schnellen Wachstums und der schnellen Entwicklung (8, 31).

Schilddrüsenhormon und Plazenta

Die Plazenta stellt ein wichtiges Hindernis für die Passage von Peptidhormon und anderen Substanzen zum Feten dar (67). Bei niedrigen Säugetierspezies transportiert die Plazenta aktiv Jodid von der mütterlichen zur fetalen Zirkulation (48); dieser Transport kann wie der thyreoidale durch Rhodanid blockiert werden. T3 und T4 passieren die Plazentarschranke in der euthyreoten Schwangerschaft praktisch nicht (18, 19); vor der Geburt konnte ein geringer plazentarer Transfer von mütterlichem Schilddrüsenhormon bei der Ratte, dem Meerschweinchen, Kaninchen, Schaf, Affe und Mensch (21) nachgewiesen werden. Quantitativ spielt dieser Transport zumindest beim Menschen keine Rolle. Wird T4 in mg-Mengen der Mutter verabreicht, kommt es zum Anstieg im Nabelschnurblut der Feten, die wenige Stunden später geboren werden (16). Kürzlich wurde die Auswirkung einer Propylthiouracilmedikation mit und ohne T3-Zusatz bei graviden Schafen untersucht (40). PTU induzierte bei Muttertieren und Feten eine Hypothyreose. Durch T3 konnte weder der starke Anstieg des fetalen TSH noch die Strumaentwicklung gehemmt werden. Diese Untersuchungen lassen auf keinerlei T3-Passage durch die Plazentarschranke schließen. HCG, plazentares Lactogen, TSH, alle HVL-Hormone, Parathormon und Calcitonin können ebenfalls diese Schranke nicht passieren. Für den Menschen gibt es keine direkten Daten für das TSH. Die Unterschiede zwischen mütterlichen und fetalen Serum-TSH-Konzentrationen während der Schwangerschaft sprechen aber ebenfalls hierfür (21). Aus diesen Daten ist zu folgern, daß die fetale Schilddrüse sich offenbar weitgehend autonom entwickelt. Im Gegensatz zu den Schilddrüsenhormonen werden γ-Globuline durch die Plazenta transportiert. Dies ist auch der Grund dafür, daß LATS und TSI, beides γ-Globuline, im Serum von Neugeborenen bei Frauen mit Morbus Basedow erscheinen können (58). Gelegentlich kann es dadurch bei diesen Neugeborenen zum Auftreten einer Struma und einer Hyperthyreose kommen, Symptome, die mit dem Ausschwemmen der γ-Globuline innerhalb von 3–6 Wochen wieder verschwinden (69).

Einige Veränderungen des maternen Schilddrüsenstoffwechsels sind wahrscheinlich auf die Sekretion von plazentarem HCT zurückzuführen. Schilddrüsenstimulierendes Material wurde zuerst durch einen Bioassay von Choriocarcinomgewebe (53) und später von Extraktionen einer normalen menschlichen Plazenta (35) nachgewiesen. Das gereinigte Material zeigt eine schwache Kreuzreaktion mit Antiseren gegenüber menschlichem TSH. Bioassays von Seren schwangerer Frauen zeigten einen signifikant höheren Spiegel als bei nichtschwangeren Frauen (36). Die physiologische Bedeutung des HCT in der Schwangerschaft ist unbekannt (38, 43, 52).

Thyreostatika passieren die Plazenta ungehindert. Die Verabreichung von 500 µg (0,64 µmol) T4 täglich bei einer Schwangeren, die unter Propylthiouracil stand, verhinderte nicht die Kropfentstehung beim Neugeborenen (21, 44).

Schilddrüsenhormone bei Kindern

In der frühen Kindheit verändern sich am auffälligsten die Serum-T_3-Spiegel. Das Gesamt-T_3 und das freie T_3 sind bei einem 3 Tage alten Kind niedriger als bei einem 6 Wochen alten Kind, um dann wieder langsam anzusteigen und schließlich den Erwachsenenwert zu erreichen. Das Gesamt-T_4 ist während dieser Zeit unverändert, wohingegen das freie T_4 bei 3 Tage alten Kindern erhöht ist (1, 49). Die niedrigen T_3-Spiegel gerade bei Neugeborenen haben besonders intensive Untersuchungen angeregt. Neugeborene mit einem Alter von 4 Stunden zeigen gegenüber Neugeborenen signifikant erhöhte T_4- und T_3-Werte, während rT_3 unverändert bleibt trotz des TSH-Anstieges während dieser Zeit. rT_3 steigt erst bei bis 7 Tage alten Neugeborenen signifikant an. Vom 9. Tag an entsprechen die Werte denen beim Erwachsenen (14). TSH erreicht 30 min nach der Geburt einen Gipfel, der von Prolactin, nicht aber von STH begleitet wird (64).

Ausgiebige Untersuchungen wurden kürzlich an 354 gesunden Kindern im Alter von 3 Wochen bis 17 Jahren durchgeführt (15). Der mittlere Serum-T_3-Spiegel lag bei 194 ng/100 ml (3 nmol/l) signifikant höher als bei Erwachsenen mit 137 ng/100 ml (2,1 nmol/l). Während der ersten 10 Lebensjahre änderten sich die Serumspiegel nicht. Von 9–17 Jahren nahm der mittlere Serum-T_3-Spiegel von 192 ng/100 ml (2,95 nmol/l) (9 Jahre) auf 161 ng/100 ml (2,47 nmol/l) (17 Jahren) ab. Signifikante Unterschiede fanden sich auch zwischen den mittleren T_3-Spiegeln der Prä- und Postmenarche. Das Serum-T_4 fällt vom 10.–13. Lebensjahr signifikant ab, um bis zum 17. Lebensjahr zum normalen Erwachsenenspiegel leicht anzusteigen. Dieses T_4-Profil resultiert wahrscheinlich aus dem altersbedingten Abfall des zirkulierenden T_4 und dem mit der Menarche einsetzenden oestrogenbedingten Anstieg des TBG.

FISHER u. Mitarb. (27) fanden zwischen dem 1. und 15. Lebensjahr keine altersabhängige Veränderung des Serum-TSH oder des T_3-Tests. Dagegen fanden sie einen zunehmenden Rückgang der mittleren T_4-Konzentration um 31 %, eine Reduktion, die sie auf eine gleichlautende Abnahme des TBG zurückführen (9). Die mittlere TBG-Konzentration entspricht mit 15 Jahren dem bei Erwachsenen gemessenen Wert. Auch das Gesamt-T_3 und das freie T_3 nimmt während dieser Zeit um 30 % ab, während das rT_3 geringgradig während der Adoleszenz von einem Mittelwert von 31 ng/100 ml (0,48 nmol/l) mit 1 Jahr auf 43 ng/100 ml (0,66 nmol/l) mit 15 Jahren ansteigt. Hierbei ist nicht bekannt, ob dies Ausdruck einer erhöhten Produktion und/oder einer verminderten metabolischen Clearance von rT_3 ist. Korrelationen zwischen T_4 versus TSH, T_3 versus TSH und freier T_3-Index versus TSH konnten nicht festgestellt werden (27). Es werden deshalb eine Abnahme der TSH-Rezeptoren pro Zelle oder eine Abnahme der TSH-Response der Schilddrüsenfollikelzelle auf TSH während der Adoleszenz und Alterung diskutiert. Die Zunahme von rT_3 im Serum läßt an eine altersabhängige Änderung des peripheren T_4-Stoffwechsels denken.

Jodstoffwechsel und Alter

In den ersten Lebensjahren findet sich ein beschleunigter thyreoidaler Jodumsatz als Zeichen für das relativ kleine Jodreservoir der kindlichen Schilddrüse. Von etwa dem 2.–4. Jahr ab sind keine wesentlichen Unterschiede des thyreoidalen Jodumsatzes festzustellen. Bezogen auf das Körpergewicht werden jedoch im Wachstumsalter mehr Schilddrüsenhormone umgesetzt als im Erwachsenenalter (4). Die thyreoidale ^{131}J-Aufnahme ändert sich mit zunehmendem Alter kaum (7,46). Dagegen ist der thyreoidale Jodumsatz jenseits des 50. Lebensjahres geringgradig beschleunigt (46,50). Der T_4-Verteilungsraum wird kleiner und die tägliche T_4-Abbaurate nimmt während der ersten beiden Lebensdekaden, bezogen auf kg Körpergewicht ab, insbesondere vor dem 10. Lebensjahr. Die Schilddrüsen-^{131}J-Clearance ist fast immer reduziert, möglicherweise als Kompensationsvorgang für die reduzierte renale ^{131}J-Clearance (29). Bekannt ist, daß die Schilddrüse im Verlauf des Lebens bestimmten Veränderungen unterworfen ist: In kropffreien und in kropfreichen Gegenden erreicht die Schilddrüse um das 30. Lebensjahr herum ihr höchstes Gewicht von 25–30 g, um anschließend konstant zu bleiben oder auch kleiner zu werden (46, 50). Der Jodgehalt der Drüse nimmt mit zunehmendem Alter ab (47, 56), die Anzahl der morphokinetisch starren Follikel nimmt zu (68). Dies dürfte den beschleunigten thyreoidalen Jodumsatz erklären. Auch der periphere Hormonumsatz mit seinen Dejodierungsvorgängen nimmt jenseits des 50. Lebensjahres zu. Da das renale Exkretionsvermögen für Jodid um ein bestimmtes Maß pro Lebensjahr abnimmt (59), steigt der Blutjodidspiegel entsprechend an (46). Diese Situation bedingt eine gesteigerte absolute Jodaufnahme und erklärt damit die gleichbleibende thyreoidale ^{131}J-Aufnahme im Alter. Im Greisenalter nehmen jedoch die absolute Jodaufnahme und die T_4-Produktionsrate ab (34).

Schilddrüsenhormone bei Erwachsenen

Mit Hilfe der modernen und empfindlichen Methoden konnte entgegen früheren Angaben nachgewiesen werden, daß die Konzentrationen von Thyroxin und Trijodthyronin altersabhängig sind (5, 37, 61).

Bei 20–64 Jahre alten Personen war der mittlere Gesamt-T_3-Spiegel im Serum mit 127 ng/100 ml (1,95 nmol/l) doppelt so hoch wie bei einer Gruppe von 65–92 Jahre alten Personen mit einem Wert von 62 ng/100 ml (0,95 nmol/l). Beim Gesamt-T_4 lauten die entsprechenden Daten der Gruppen 7,8 bzw. 6,4 µg/100 ml (100 bzw. 82,4 nmol/l). Diese wie auch die absoluten, als AFT_3 und AFT_4 gemessenen Werte waren signifikant verschieden. Das rT_3 im Serum ist bei geriatrischen Patienten gegenüber Normalpersonen erhöht (11). Die T_4-Gesamtspiegel folgen hierbei dem altersabhängigen Verlauf der TBG-Spiegel ohne Geschlechtsunterschied. Eine Altersabhängigkeit läßt sich daher auch im T_3-Test und bei der Berechnung des Index der freien Schilddrüsenhormone erkennen (39, 57). Dieser Befund bedeutet, daß man zur Beurteilung der Gesamt-T4-Spiegel altersabhängige Normalbereiche erstellen müßte (41). Dieser diagnostischen Schwierigkeit könnte man dadurch entgehen, daß man die Beziehung zwischen den T4- und TBG-Spiegeln als T4/TBG-Quotient ausdrückt (57). Kürzlich fand man (54a), daß das niedrige Serum T3 und das erhöhte rT3 nicht eine Funktion des Alters, sondern Folge einer extrathyreoidalen Erkrankung seien.

Die Konzentration der zirkulierenden Schilddrüsenhormone ändert sich in hohem Alter in Richtung Hypothyreose. Auch der Grundumsatz nimmt kontinuierlich ab. Diese Abnahme reflektiert aber eher eine Abnahme an Körpermasse und geänderte Nebennieren- und Gonadenfunktion als eine Hypothyreose. Es wäre dann eine Zunahme des Serum-TSH und ein erhöhtes Ansprechen auf TRH zu erwarten. Dies ist aber nicht der Fall. Es besteht eher eine Tendenz zum TSH-Abfall mit zunehmendem Alter (71) und eine signifikante Abnahme der TSH-Response nach TRH (72).

Schilddrüsenfunktion in der Schwangerschaft

Der in der Schwangerschaft erhöhte Grundumsatz und der klinische Eindruck lassen an eine erhöhte Schilddrüsenfunktion während der Gravidität denken. Etwa 80% des Grundumsatzzuwachses gegenüber Nichtschwangeren gehen allerdings auf Kosten des Uterus und der Frucht (12). Trotz zahlreicher Untersuchungen über die Schilddrüsenfunktion bei Schwangerschaft kann man auch heute noch nicht sicher sagen, ob während dieser Zeit die Stoffwechsellage wirklich euthyreot bleibt.

Der TSH-Response auf TRH ist in der Schwangerschaft ab der 16. Woche erhöht und entspricht der Reaktion von Patienten mit oralen Kontrazeptiva (10). Diese Befunde lassen vermuten, daß Oestrogene oder Progesteron in der Schwangerschaft die TSH-Response auf TRH erhöhen. Die physiologische Bedeutung ist unbekannt. Möglicherweise ist dies ein Kompensationsvorgang für die Zunahme von TBG. Bei der mütterlichen Schilddrüsenfunktion sind folgende Änderungen nachzuweisen: Die thyreoidale ^{131}J-Aufnahme, das Gesamt-T4 im Serum und das freie T4 im Serum nehmen zu (25, 51). Die Schilddrüse selbst wird größer (22). Die auffälligste Veränderung ist die Zunahme der Hormonkonzentrationen im Serum. Sie steigen innerhalb von 4–6 Wochen auf Werte, die um 50% höher liegen als bei nichtschwangeren Frauen. Nach der Geburt fällt das Serum T4 wieder innerhalb von 6 Wochen auf den Normwert zurück (51). Diese Zunahme von T4 resultiert aus einer beschleunigten Synthese und höheren Konzentrationen von TBG, die durch eine erhöhte Oestrogensekretion ausgelöst wird (17). Die Oestrogenmedikation bei nichtschwangeren Patienten induziert die gleichen Effekte beim TBG und T4, ohne aber die Jodaufnahme oder die Schilddrüsengröße zu beeinflussen (24). Das T4 nimmt während der Schwangerschaft progredient zu; es besteht außerdem eine direkte Abhängigkeit vom Gewicht des Feten (6). Nach neueren Untersuchungen mit verbesserter Methodik ergeben sich für das fT3 und fT4 bei Schwangeren entgegen früheren Mitteilungen keine Unterschiede gegenüber Männern (55). Welche Rolle das plazentare Thyreotropin bei der Regulation der Sekretion von Schilddrüsenhormonen in der Schwangerschaft spielt, ist bis jetzt noch nicht bekannt (38). Das hTSH im Serum ist jedenfalls zu verschiedenen Zeiten der Schwangerschaft nicht erhöht.

Literatur

1 Abuid, J., A. H. Klein, T. P. Foley, P. R. Larsen: Total and free triiodothyronine and thyroxine in early infancy. J. clin. Endocr. 39 (1974) 263
2 Andersen, H. J.: Nongoitrous hypothyroidism. In: Endocrine and Genetic Disorders of Childhood, L. I. Gardner. Saunders, Philadelphia 1969 (S. 216)
3 Balazs, R. B., B. W. L. Brooksbank, A. N. Davison, J. T. Eayrs, D. A. Wilson: The effect of neonatal thyroidectomy on myelination in the rat brain. Brain Res. 15 (1969) 219
4 Beckers, C., P. Malveaux, M. De Visscher: Quantitative aspects of the secretion and degradation of thyroid hormones during adolescence. J. clin. Endocr. 26 (1966) 202
5 Bermudez, F., M. I. Surks, J. H. Oppenheimer: High incidence of decreased serum triiodothyronine concentration in patients with nonthyroidal disease. J. clin. Endocr. 41 (1955) 27
6 Bernard, B., T. H. Oddie, D. A. Fisher: Correlation between gestational age, weight, or ponderosity and serum thyroxine concentration at birth. J. Pediat. 91 (1977) 199
7 Börner, W.: Die Altersveränderungen und -krankheiten der Schilddrüse. Akt. gerontol. 6 (1976) 69
8 Brasel, J. A., D. B. Boyd: Influence of thyroid hormone on fetal brain growth and development. In: Perinatal Thyroid Physiology and Disease, hrsg. von D. A. Fisher, G. N. Burrow. Raven press, New York 1975 (S. 59)
9 Braverman, L. E., N. A. Dawber, S. H. Ingbar: Observations concerning the binding of thyroid hormones in sera of normal subjects of varying age. J. clin. Invest. 45 (1966) 1273
10 Burrow, G. N., R. Polackwich, R. Donabedian: The hypothalamic-pituitary-thyroid axis in normal pregnancy. In: Perinatal Thyroid Physiology and Disease, D. A. Fisher, G. N. Burrow. Kroc Foundation Ser. No. 3. Raven press, New York 1975 (S. 1)
11 Burrows, A. W., E. Cooper, R. A. Shakespear, C. H. Aickin, S. Fraser, R. D. Hesch, C. W. Burke: Low serum L-T3 levels in the elderly sick: protein binding, thyroid and pituitary responsiveness, and reverse T3 concentrations. Clin. Endocr. 7 (1977) 289
12 Burwell, C. S.: Circulatory adjustments to pregnancy. Bull. Johns Hopk. Hosp. 95 (1954) 115
13 Chopra, I. J.: A radioimmunoassay of 3, 3', 5'-triiodothyronine (reverse T3). J. clin. Invest. 54 (1974) 583
14 Chopra, I. J., J. Sack, D. A. Fisher : Circulatory 3,3', 5'-triiodothyronine (reverse T3) in the human newborn. J. clin. Invest. 55 (1975) 1137
15 Corcovan, J. M., C. J. Eastman, J. N. Carter, L. Lazarus: Circulatory thyroid hormone levels in children. Arch. Dis. Childh. 52 (1977) 716
16 DeGroot, L. J., J. B. Stanbury: The Thyroid and Its Disease. Wiley, New York 1975 (S. 133)
17 Dowling, J. T., D. L. Hutchinson, W. R. Hindle, C. R. Kleeman: Effects of pregnancy on iodine metabolism in the primate. J. clin. Endocr. 21 (1961) 779
18 Dubois, J. D., A. Clontier, P. Walker, J. H. Dussault: Absence of placental transfer of L-triiodothyronine (T3) in the rat. Pediat. Res. 11 (1977) 116
19 Dussault, J., V. V. Row, G. Lickrich, A. Volpé: Studies of triiodothyronine concentration in maternal and cord blood: Transfer of triiodothyronine across the human placenta. J. clin. Endocr. 29 (1969) 595
20 Evans, T. C., R. M. Kretzchmer, R. E. Hodges, C. W. Song: Radioiodine uptake studies of the human fetal thyroid. J. nucl. Med. 8 (1967) 57
21 Fisher, D. A.: Thyroid function in the fetus. In: Perinatal Thyroid Physiology and Disease, D. A. Fisher, G. N. Burrow. Raven press, New York 1975 (S. 21)

22 Fisher, D. A., J. H. Dussault: Development of the mammalian thyroid gland. In: Handbook of Physiology, Sect. 7: Endocrinology, Bd. VIII: Thyroid, hrsg. von M. A. Greer, D. H. Solomon. American Physiological Society, Washington, D. C. 1974 (S. 21)

23 Fisher, D. A., W. D. Odell: Acute release of thyrotropin in the newborn. J. clin. Invest. 48 (1969) 1670

24 Fisher, D. A., T. H. Oddie, D. Epperson: Norethynodrel-mestranol and thyroid function. J. clin. Endocr. 26 (1966) 878

25 Fisher, D. A., C. J. Hobel, R. Garza, C. Pierce: Thyroid function in the pre-term fetus. Pediatrics 46 (1970) 208

26 Fisher, D. A., W. D. Odell, C. J. Hobel, R. Garza: Thyroid function in the term fetus. Pediatrics 44 (1969) 526

27 Fisher, D. A., J. Sack, T. H. Oddie, A. E. Pekary, J. M. Hershman, R. W. Lam, M. E. Parslow: Serum T_4, TBG, T_3 uptake, T_3, reverse T_3 and TSH concentrations in children 1–15 years of age. J. clin. Endocr. 45 (1977) 191

28 Fukuchi, M., T. Inoue, H. Abe, Y. Kumahara: Thyrotropin in human fetal pituitaries. J. clin. Endocr. 31 (1970) 564

29 Geffney, G. W., R. I. Gregerman, N. W. Shock: Relationship of age to the thyroidal accumulation, renal excretion, and distribution of radioiodide in euthyroid man. J. clin. Endocr. 37 (1973) 247

30 Geloso, J. P., P. Hemon, J. Legrand, C. Legrand, A. Jost: Some aspects of thyroid physiology during the perinatal period. Gen. comp. Endocr. 10 (1968) 191

31 Greenberg, A. N., S. Najjar, R. M. Blizzard: Effects of thyroid hormone on growth, differentiation, and development. In: Handbook of Physiology, Sect. 7: Endocrinology, Bd. III: Thyroid, hrsg. von M. A. Greer, D. H. Solomon. American Physiological Society, Washington, 1974 (S. 377)

32 Gregerman, R. I., G. W. Gaffney, N. W. Shock: Thyroxine turnover in euthyroid man with special reference to changes with age. J. clin. Invest. (1962) 2065

33 Grumbach, M. M., S. L. Kaplan: Ontogenesis of growth hormone, insulin, prolactin, and gonadotropin secretion in the human fetus. In: Foetal and Neonatal Physiology, hrsg. von K. S. Comeline, K. W. Cross, G. S. Dawes, P. W. Nathanielsz. Cambridge University Press, Cambridge 1973 (S. 462)

34 Hansen, J., M. Skorsted, K. Siersbaek-Nielsen: Age dependent changes in iodine metabolism and thyroid function. Acta endocr. (Kbh.) 79 (1975) 60

35 Hennen, G.: Detection and study of a human chorionic-thyroid-stimulating factor. Arch. intern. Physiol. Biochim. 73 (1965) 689

36 Hennen, G., J. G. Pierce, P. Freychet: Human chorionic thyrotropin: Further characterization and study of its secretion during pregnancy. J. clin. Endocr. 29 (1969) 581

37 Herrmann, J., H. J. Rusche, H. J. Kröll, P. Hilger, H. L. Krüskemper: Free triiodothyronine (T_3) and thyroxine (T_4) serum levels in old age. Horm. Metab. Res. 6 (1974) 239

38 Hershman, J. M., J. G. Kenimer, H. P. Higgins, R. A. Petillo: Placental thyrotropins. In: Perinatal Thyroid Physiology and Disease, hrsg. von D. A. Fisher, G. N. Burrow. Kroc Foundation Ser. No. 3. Raven, New York 1975 (S. 11)

39 Hesch, R. D., J. Gatz, H. Jüppner, P. Stuppe: TBG-dependency of age related variations of thyroxine and triiodothyronine. Horm. Metab. Res. 9 (1977) 141

40 Horger, E. D., J. G. Kenimer, M. Azukizawe, J. Hershman, P. C. Kansal, A. B. Leaming: Failure of triiodothyronine to prevent propylthiouracil induced hyperthyroidism and goiter in fetal sheep. Obstet. and Gynec. 47 (1976) 40

41 Horn, K., Th. Kubiszek, C. R. Pickardt, P. C. Scriba: Thyroxinbindendes Globulin (TBG): Präparation, radioimmunologische Bestimmung und klinisch-diagnostische Bedeutung. Klin. Wschr. 55 (1977) 881

42 Jost, A.: Anterior pituitary function in foetal life. In: The Pituitary Gland, Bd. II, hrsg. von G. W. Harris, B. T. Donovan. Butterworth, London 1966 (S. 299)

43 Kenimer, J. G., J. M. Hershman, H. P. Higgins: The thyrotropin in hydatidiform moles in human chorionic gonadotropin. J. clin. Endocr. 40 (1975) 482

44 Keynes, G.: Obstetrics and gynaecology in relation to thyrotoxicosis and myasthenia gravis. J. Obstet. Gynaec. Brit. Emp. 59 (1952) 173

45 Klee, C. B., L. Sokoloff: Mitochondrial differences in mature and immature brain; influence on rats of amino acid incorporation into protein and responses to thyroxine. J. Neurochem. 11 (1964) 709

46 Klein, E.: Der endogene Jodhaushalt des Menschen und seine Störungen. Thieme, Stuttgart 1960

47 Löhr, H., H. Wilmanns, H. Schröder: Über den Jodgehalt von menschlichen Schilddrüsen in Schleswig-Holstein. Z. ges. exp. Med. 109 (1941) 730

48 London, W. T., W. L. Money, R. W. Rawson: Placental transfer of ^{131}I-labelled iodide in the guinea-pig. J. Endocr. 28 (1964) 247

49 Lueders, D., R. H. Hesch: Thyroxin und Trijodthyroninbestimmungen sowie Thyroid-Bindungsindex und freier Thyroxin-Index beim Neugeborenen. Mschr. Kinderheilk. 125 (1977) 94

50 McGavach, Th. H., W. Seegars: Status of the thyroid gland after age 50. Metabolism 8 (1959) 136

51 Man, E. B., W. A. Reid, W. S. Jones: Thyroid function in human pregnancy. Amer. J. Obstet. Gynaec. 90 (1964) 474

52 Nisula, B. C., J. M. Ketchelslegers: Thyroid-stimulating activity and chorionic gonadotropin. J. clin. Invest. 54 (1974) 494

53 Odell, W. D., R. W. Bates, R. S. Rivlin, M. B. Lipsett, R. Hertz: Increased thyroid function without clinical hyperthyroidism in patients with choriocarcinoma. J. clin. Endocr. 23 (1963) 658

54 Oddie, T. H., J. H. Maede jr., J. Myhill, D. A. Fisher: Dependence of renal clearance of radioiodide on sex, age and thyroidal status. J. clin. Endocr. 26 (1966) 1293

54a Olson, T., P. Laurberg, J. Weeke: Low serum triiodothyronine and high serum reverse triiodothyronine in old age, an effect of disease not age. J. clin. Endocr. 47 (1978) 1111

55 Parslow, M. E., T. H. Oddie, D. A. Fisher: Evaluation of serum triiodothyronine and adjusted triiodothyronine (free triiodothyronine index) in pregnancy. Clin. Chem. 23 (1977) 490

56 Petersen, F.: Altersabhängige Änderungen im Regelkreis Schilddrüse. Therapiewoche 28 (1978) 961

57 Pickardt, C. R., M. Bauer, K. Horn, Th. Kubiczek, P. C. Scriba: Vorteile der direkten Bestimmung des Thyroxin-bindenden Globulins (TBG) in der Schilddrüsenfunktionsdiagnostik. Internist Berl. 18 (1977) 538

58 Rosenberg, D., M. J. H. Grand, D. Silbert: Neonatal hyperthyroidism. New Engl. J. Med. 268 (1963) 292

59 Rosman, N. P.: The neuropathology of congenital hypothyroidism. In: Human Development and the Thyroid Gland. Relation to Endemic Cretinism, hrsg. von J. B. Stanbury, R. L. Krocs. Plenum Press, New York 1972 (S. 337)

60 Rosman, N. P., M. J. Malone: Brain myelination in experimental hypothyroidism: morphological and biochemical observations. In: Thyroid Hormones and Brain Development, hrsg. von G. D. Grave. Raven, New York 1977 (S. 169)

61 Rubinstein, H. A., V. P. Butler jr., S. C. Werner: Progressive decrease in serum triiodothyronine concentrations with human aging: Radioimmunoassay following extraction of serum. J. clin. Endocr. 37 (1973) 247

62 Sack, J., D. A. Fisher: Thyroid hormone metabolism in amniotic fluid of man and sheep. In: Perinatal Thyroid Physiology and Disease, hrsg. von D. A. Fisher, G. N. Burrow. Raven, New York 1975 (S. 49)

63 Sack, J., O. Amado, B. Lunefeld: Thyroxine concentration in human milk. J. clin. Endocr. 45 (1977) 171

64 Sack, J., D. A. Fisher, C. C. Wang: Serum thyrotropin, prolactin and growth hormone levels during the early neonatal period in the human infant. J. Pediat. 89 (1976) 298

65 Shepard, T. H.: Onset of function in the human fetal thyroid: Biochemical and radioautographic studies from organ culture. J. clin. Endocr. 27 (1967) 945

66 Siersbaek-Nielson, K., J. Molholm-Hansen: Thyroid function and plasma tyrosine in the neonatal period. Acta paediatr. scand. 56 (1967) 141

67 Solomon, S., H. G. Friesen: Endocrine relations between mother and fetus. Ann. Rev. Med. 10 (1968) 399

68 Stötzer, H.: Altersabhängige Morphokinetik der Schilddrüse. Fischer, Stuttgart 1976

69 Sunshine, P., H. Kusumoto, J. P. Kriss: Survival time of circulating long-acting thyroid stimulator in neonatal thyrotoxicosis: Implications for diagnosis and therapy of the disorder. Pediatrics 36 (1965) 869

70 Tubiana, M., G. Ravand: Resultats de 500 tests de fixation intrathyroidienne de l'iode radioactif chez l'enfant. Ann. Endocr. (Paris) 17 (1956) 175

71 Vossberg, H., H. Wagner, K. Böckel, W. H. Hauss: Altersabhän-

gige Veränderungen der Hypophysen-Schilddrüsenregulation. Akt. gerontol. 275 (1976)
72 Wenzel, K. W., H. Meinhold, M. Herpich, F. Adlkofer, H. Schleusener: TRH-Stimulationstest mit alters- und geschlechtsabhängigem TSH-Anstieg bei Normalpersonen. Klin. Wschr. 52 (1974) 722

Schilddrüsenaktivität und andere endokrine Drüsen

Direkte Zusammenhänge zwischen Schilddrüse und anderen endokrinen Organen sind nur für die thyreotrope Partialfunktion des Hypophysenvorderlappens bekannt. Über die Wechselbeziehungen mit der Nebennierenrinde, Hypophyse, Gonaden und der Nebenschilddrüse weiß man wenig. Die in den letzten 10 Jahren erzielten methodischen Fortschritte durch Radioimmunoassays sind vorwiegend für spezielle Fragen einzelner Drüsen und weniger zur Erforschung von Korrelationen eingesetzt worden. Grundsätzlich sind zwischen Schilddrüsenhormonen und anderen Hormonen folgende gegenseitige Beziehungen gegeben:
1. Andere Hormone beeinflussen den HVL als Schaltstelle im Regulationssystem mit dem Effekt einer vermehrten oder verminderten TSH-Sekretion (einige Steroidhormone).
2. Andere Hormone beeinflussen den Transport der Schilddrüsenhormone im Blut, die periphere Konversion von T_4 zu T_3 und die periphere Wirkung (Steroidhormone, Adrenalin).
3. Schilddrüsenhormone beeinflussen verschiedene zirkulierende Hormone, deren Wirkungen über das zyklische AMP vermittelt werden und solche Vorgänge, die über β-adrenergische Rezeptoren in der Zellmembran ablaufen.
4. Schilddrüsenhormone haben eine direkte Wirkung auf andere endokrine Organe und/oder Hormone unter Ausschaltung des unter 3. beschriebenen Weges.

Die meisten der rein peripheren Beziehungen der verschiedenen Hormone untereinander sind „permissiver Natur". Dies gilt insbesondere für die normale physiologische Situation mit intakter Regulation. Einblicke in die gegenseitigen hormonellen Beziehungen lassen sich oft nur experimentell unter nichtphysiologischen Bedingungen oder bei Erkrankungen mit Entgleisungen endokriner Steuerungen erkennen. Rückschlüsse auf das normale Geschehen sind also nur mit Vorbehalt möglich.

Nebennierenmark und Katecholamine

Die Beziehungen zwischen den Katecholaminen und Schilddrüsenhormonen sind in einigen Bereichen so eng, daß man früher angenommen hatte, Schilddrüsenhormone wirken nur über eine verstärkte Antwort auf zirkulierende Katecholamine. Zirkulierende und Gewebskatecholamine reagieren mit der Schilddrüse und den Schilddrüsenhormonen auf verschiedenen Ebenen, ohne daß andere endokrine Funktionen mitbeteiligt sind (9, 36, 42). Der kalorigene Effekt des Adrenalins z. B. wird fast vollständig durch eine Thyreoidektomie aufgehoben und umgekehrt durch T_4-Behandlung potenziert.

Die TSH-Sekretion beim Tier steht wahrscheinlich unter adrenerger Stimulation und wird durch α-adrenergisch blockierende Substanzen gehemmt (71). Die TSH-Sekretion hängt vom TRH ab, das seinerseits von der Konzentration adrenergischer Effektoren, wie Dopamin, im Hypothalamus abhängt (33, 59). Beim Menschen ändern adrenergische Stimulatoren oder Inhibitoren die TSH-Reaktion auf TRH wahrscheinlich nicht (75). Sympathikusnervenendungen enden an den Schilddrüsenfollikeln; durch Sympathektomie wird die Hormonabgabe vorübergehend reduziert (52, 53). TSH führt zu einer Akkumulation von aminenthaltenden Mastzellen in der Rattenschilddrüse und ebenso zu einer Abgabe von 5-Hydroxytryptamin von diesen Zellen (51). Katecholamine beeinflussen Schilddrüsengewebe in vitro direkt. Adrenalin vermehrt die Bildung von zyklischem AMP; dieser Effekt wird durch β-Rezeptorenblocker gehemmt (31). Adrenalin erhöht auch die Jodbindung und stimuliert den Einbau von Aminosäuren in Proteine, beeinflußt aber nicht den Einbau von Phosphat in Phospholipide (46). Die Aktivierung der Adenylcyclase in der Schilddrüse durch TSH, die Endozytose und die Glucoseoxydation kann in einigen Spezies durch Propranolol gehemmt werden (19). Phenoxybenzamin hemmt die durch TSH und LATS induzierte Abgabe von Jodid aus der Schilddrüse. Zusammengenommen sprechen die Befunde für ein System, das auf eine α-adrenergische Stimulation reagiert und an der Zellmembran zu lokalisieren ist. Es übt seine Wirkung auf die Schilddrüse aus durch die Bildung von zyklischem AMP und möglicherweise durch die Vermittlung von einigen TSH-Reaktionen durch ein β-adrenergisch-reaktives System. Es ist allerdings nicht möglich, alle bisher vorliegenden Daten in ein klares Muster zu integrieren. Eine direkte Stimulierung der menschlichen Schilddrüse durch Adrenalin ist nicht bekannt (37). Propranolol hat ebenfalls keinen Einfluß auf die Jodakkumulation der menschlichen Schilddrüse, erhöht aber das Serum-T_4 bzw. PBI (35) und hemmt wahrscheinlich die Konversion von T_4 nach T_3 zugunsten von rT_3 (45). Unter besonderen Bedingungen hemmen Adrenalin und Noradrenalin die Hormonsekretion durch Vasokonstriktion (50).

Es ist eine alte Hypothese, daß die Hyperthyreose, besonders die thyreotoxische Krise, durch eine gesteigerte Sensibilität gegenüber der Adrenalinwirkung in den peripheren Zellen charakterisiert sei. Auch wird angenommen, Schilddrüsenhormone wirkten erst durch die Vermittlung von Katecholaminen (21, 41, 49, 66, 74) (s. Hyperthyreose S. 280).

Eine Interaktion von Schilddrüsenhormonen mit Katecholaminen ist noch beim *Fettgewebe* zu diskutieren. Die freien Fettsäuren sind bei der Hyperthyreose im Serum signifikant erhöht und bei der Hypothyreose erniedrigt. Das Fettgewebe von hyperthyreoten Ratten ist empfindlicher gegenüber lipolytischen Wirkungen von Adrenalin als das Fettgewebe von normalen Ratten, und umgekehrt reduziert die Hypothyreose die

Reaktionen auf Katecholamine (7, 32). Es ist ferner bekannt geworden, daß die Reaktion des Fettgewebes gegenüber allen lipolytischen Agenzien durch Thyreoidektomie reduziert und durch T4-Medikation erhöht wird. Die Katecholamin-induzierte Freisetzung von freien Fettsäuren und Glyceriden wie auch die Sauerstoffaufnahme können durch Exposition isolierter Fettzellen mit Schilddrüsenhormonen erhöht werden (9). Diese Daten sind ähnlich denjenigen am Myokard (44) und stimmen mit dem Konzept überein, daß Schilddrüsenhormone auf irgendeine Weise die Wirkungen des zyklischen AMP im Fettgewebe modifizieren. Es ist aber auch bekannt, daß Adrenalin zwei Wirkungen auf das Fettgewebe hat; eine von Schilddrüsenhormonen abhängige und eine unabhängige (8).

Nebennierenrinde und Schilddrüsenhormone

Bei einer Hyperthyreose ist auch der Stoffwechsel der Nebennierenrindensteroide mitbetroffen, und zwar im Sinne einer gesteigerten Synthese und einer schnellen Produktion von Tetrahydroderivaten. Die metabolische Clearancerate ist erhöht. Bei der Hypothyreose findet man die umgekehrte Situation. Für die einzelnen Parameter der Nebennierenrindenfunktion sind aber speziesabhängige Unterschiede zu berücksichtigen (9). Nach ACTH-Gabe ist bei der Hypothyreose ein verzögertes Ansprechen des Serumcortisols nachzuweisen. Entsprechend verzögert ist auch die Reaktion auf Metopyron. Die Nebennierenrindenreaktion auf Metopyron ist bei geänderter Schilddrüsenfunktion gewöhnlich normal (16, 43).

Im Stoffwechsel der Steroide hat man bei der Hyperthyreose drei Änderungen festgestellt: 1. Zunahme der Fraktion von Steroiden, die an der 5-α-Position reduziert sind. Hierfür könnte die erhöhte Aktivität der 5-α-Hydrogenase nach Untersuchungen an Rattenlebermikrosomen verantwortlich sein (48). Die 2. Änderung betrifft das Verhältnis Keto- zu Hydroxygruppen an der C-11-Position. Sie ist bei der Hyperthyreose zur oxydierten (Keto-)Form verschoben, reflektiert durch zunehmende Mengen von zirkulierendem Cortisol (38). Die 3. Änderung findet bei der Hydroxylierung an der 6-α-Position statt. Bei der Hyperthyreose erscheint weniger an 6-β-hydroxylierten Formen.

Nebennierenrindencorticoide im Überschuß supprimieren die Schilddrüsenfunktion (21, 29) (s. Hyperthyreose S. 272).

Möglicherweise kommt es außer der suppressiven Wirkung an der Schilddrüse zu einer Suppression der Synthese oder Abgabe von TRH oder zu einer verminderten Reaktion auf TRH (58, 73). Hierfür sprechen die bei Patienten mit Cushing-Syndrom und Morbus Addison (65) erhobenen Befunde (40). Pharmakologische Dosen von Cortison oder Prednison supprimieren ebenfalls die TSH-Sekretion, und zwar vorzugsweise durch Reduktion der TRH-Sekretion (12, 56). Bei Medikation hoher Dosen Dexamethason (8 mg täglich) kommt es akut zur Suppression der T3-Spiegel im Serum (20, 25), was wahrscheinlich mit einer Hemmung der Konversion von T4 zu T3 zusammenhängt.

Eine ältere Zusammenstellung von Schilddrüsenparametern bei 50 Patienten mit Cushing-Syndrom (68) läßt wegen der niedrig normalen PBI-Werte eine mäßige Hemmung der Schilddrüsenfunktion vermuten.

Oestrogene und Schilddrüsenhormone

Bei der Hyperthyreose kommt es zu einer vermehrten Produktion von Oestradiol. Der erhöhte Oestradiolspiegel im Serum kann nur teilweise erklärt werden durch eine Zunahme der sexualhormonbindenden Globuline, da sowohl das Gesamt- wie auch das freie Oestradiol erhöht sind (14); er kommt bei der Hyperthyreose zustande durch eine erhöhte Produktion, reduzierte Clearance oder durch eine Kombination beider Vorgänge. Für eine weitgehend unveränderte Clearance von Oestradiol bei exzessiver Schilddrüsenfunktion spricht, daß die Harnausscheidung von Oestradiol bei Hyperthyreose praktisch normal ist (4, 62). Bei Männern mit Hyperthyreose ist offensichtlich der periphere Stoffwechsel der Androgene gestört, indem es zu einer bevorzugten Konversion zu Oestrogenen kommt. Dies ist möglicherweise die Hauptursache für den hohen 17-β-Oestradiolspiegel bei Hyperthyreose (13).

Bezüglich der Oestrogene konnte bei der Hyperthyreose ebenfalls eine spezifische Stoffwechseländerung festgestellt werden (11). Bei der Ratte kommt es zu einem Shift der Hydroxylierung von der Position 16-α zu Position 2 des Oestrogenmoleküls. Beim Meerschweinchen wird vorzugsweise die Aktivität der Glucuronyltransferase und dadurch der Gesamtstoffwechsel der Oestrogene beeinflußt. Auf Veränderungen der Hydroxylierung des Oestrogens beim Menschen durch Schilddrüsenhormone wurde von FISHMAN u. Mitarb. (28) hingewiesen.

Physiologische Dosen von Oestrogenen verursachen bei der Ratte eine erhöhte thyreoidale Jodidclearance aus dem Serum (5). Bei normalen Menstruationszyklen wurden beim Versuchstier wie auch beim Menschen zyklische Variationen des TSH-Spiegels festgestellt (30, 60). Pharmakologische Dosen von Oestrogen, wie sie in den oralen Kontrazeptiva enthalten sind, ändern bei Frauen, im Gegensatz zur Ratte (21), weder die basale noch die TRH-induzierte TSH-Sekretion. Bei Männern, die wegen eines Prostatakarzinoms mit Stilboestrol behandelt wurden, fand man bei niedrigen Dosen (2–6 mg täglich) eine erhöhte und bei hohen Dosen (250–500 mg täglich) eine verminderte TSH-Response auf TRH (34, 67). Der Einfluß von Oestrogenen auf die hormonbindenden Proteine ist ebenfalls speziesverschieden. Bei der Ratte z. B. ändert sich das TBP unter Oestrogen überhaupt nicht (30). Die Oestrogenwirkungen werden zum Teil durch die Hypophyse und zum Teil durch eine direkte Wirkung an der Schilddrüse vermittelt (76).

Beim Menschen kommt es unter Oestrogen zu einem Anstieg der T4-Konzentration im Serum, die Jodaufnahme der Schilddrüse ändert sich darunter nicht. Unter prolongierter Oestrogenmedikation hat man einen leicht verzögerten Abbau des T4 beobachtet, ohne daß der Mechanismus im einzelnen klar ist (77). Auf die

Veränderungen während der Schwangerschaft wurde oben (S. 110) eingegangen. Zyklische Variationen der Schilddrüsenfunktion, die mit den Menstruationszyklen assoziiert sind, sind bei Frauen nicht nachgewiesen worden. Für die Klinik der Schilddrüsenkrankheiten bieten die Oestrogene zwei interessante Aspekte: Einmal wird in der Schwangerschaft, bei der ja die Oestrogenkonzentration erhöht ist, ein günstiger Effekt auf eine bestehende Hyperthyreose gesehen. Zum anderen ist auffällig, daß Schilddrüsenerkrankungen allgemein, mit Ausnahme der Schilddrüsenkarzinome, bei Frauen häufiger vorkommen als bei Männern.

Androgene und Schilddrüsenhormone

Die Testosteronspiegel sind bei der Schilddrüsenüberfunktion erhöht (24). Die Zunahme des Testosterons wird auf eine erhöhte Konzentration des an Protein gebundenen Anteils zurückgeführt (55); das freie Testosteron ist eher erniedrigt. Diese Veränderungen werden bei der Hypothyreose umgekehrt (72). Die Clearanceraten von Testosteron verhalten sich genauso wie das freie Testosteron. Bei Frauen stammt der größte Teil des Testosterons im Blut vom Androstendion ab. Diese Konversion ist bei Hyperthyreose erhöht, ohne daß sich allerdings dadurch Produktionsraten des Testosterons ändern (9). Testosteron wird durch Konjugation in der Leber und durch Konversion zu Androsteron und Aetiocholanolol inaktiviert. Die Reduktion von Testosteron an der C-5-Position wird beeinflußt durch den Spiegel der Schilddrüsenhormone (9). Diese Änderungen in der Biotransformation des Testosterons können physiologische Signifikanz in zweierlei Hinsicht haben:
– Bei Patienten mit Hyperthyreose kommt es durch Abfall des freien Testosterons zu einer vermehrten LH-Sekretion (62).
– Injektionen von Androsteron bei Patienten mit Hypothyreose führen zu einem Abfall der Konzentration von freiem und verestertem Cholesterin (9).

Androgene vermindern die TBG-Konzentration im Blut und damit auch das Gesamt-T_4 (71). Das freie T_4 wird nicht verändert. Auch die TSH-Abgabe bleibt ungestört (34). Die T_4-Turnoverrate wird beschleunigt, die T_4-Abbaurate bleibt aber wegen der verkleinerten Poolgröße normal (21).

Schilddrüsenhormon und Vasopressin

Unsere Kenntnisse hierüber sind noch begrenzt, da bisher noch keine direkten Messungen von Vasopressin bei veränderter Schilddrüsenfunktion durchgeführt wurden. Die Schilddrüsenüberfunktion führt zu einer erhöhten glomerulären Filtrationsrate und zu einem erhöhten Plasmafluß (17, 57). Die renalen Konzentrationsmechanismen sind bei der Hyperthyreose ebenfalls gehemmt. Beim Durstversuch über 36 Stunden können hyperthyreote Patienten den Harn nicht maximal konzentrieren (17). Dieser Defekt wird durch Gabe von Vasopressin nicht korrigiert, d. h. Änderungen im Stoffwechsel des Vasopressins können dieses Versagen nicht erklären. Bei der Hypothyreose ist die Diurese nach einem Wasserstoß oft vermindert (23). Hypothyreote Patienten scheiden nur etwa 42% einer standardisierten Wassermenge innerhalb von 4 Stunden aus, im Gegensatz zu 90% bei euthyreoten Probanden. Obwohl die Abwesenheit von Nebennierenrindenhormonen die Wasserexkretion hemmt, wird der Defekt bei der Hypothyreose nicht durch Gabe von Corticosteroiden, sondern nur langsam durch Gabe von Schilddrüsenhormonen selbst beseitigt (15). Die Wasserausscheidungsstörung wird begleitet von einer Reduktion der Natriumkonzentration im Serum. Die Zusammenhänge zwischen der verminderten Wasserausscheidung und der Hypothyreose und der Rolle des Vasopressins sind noch nicht klar (9). Auf die Wechselwirkung zwischen Schilddrüse und Nierenfunktion haben kürzlich KATZ (39) und STRAUB (69) besonders hingewiesen. Nach STRAUB beruht die diureseförderndernde Wirkung der Schilddrüsenhormone auf der Durchbrechung einer renalen Autoregulation, wie man sie vom akuten Nierenversagen her kennt. Für diese These spricht der Befund, daß bei Kindern unter Verzicht auf eine Dialysebehandlung mit 5 μg T_4/kg KG (6,4 nmol) die Diurese innerhalb von 40 Stunden bei akutem Nierenversagen wieder in Gang gesetzt werden konnte.

Schilddrüsenhormon und Wachstumshormon

Ein verzögertes Wachstum charakterisiert die juvenile Hypothyreose. Auch die Tatsache, daß die Verzögerung durch die Substitutionstherapie beseitigt wird, ist dem Kliniker bekannt. Die Hypothyreose stört die Sekretion von STH, was tierexperimentell und durch Untersuchungen am Menschen nachgewiesen wurde (9). Es kommt zur Reduktion der azidophilen Zellen (64), Änderungen der STH-Spiegel in den Standardtests, Erniedrigung der metabolischen Clearancerate von STH und der Gesamtproduktionsrate (47, 70). Der Mechanismus, durch den ein Mangel an Schilddrüsenhormon die Sekretion von STH hemmt, ist unbekannt; es scheint aber nach den vorliegenden Untersuchungen so zu sein, daß sowohl Synthese wie auch Hormonabgabe involviert sind. Für die Klinik ist bedeutungsvoll, daß die Interpretation von STH-Werten im Blut vor und nach Provokationstests schwierig oder nicht möglich ist, solange die Hypothyreose nicht adäquat substituiert ist.

Die Hauptwirkungen von Wachstumshormon betreffen das Größenwachstum, den Stickstoff- und Mineralhaushalt und den Fett- und Kohlenhydrathaushalt. Physiologische Mengen von Schilddrüsenhormon wirken anabol auf den wachsenden Organismus. Größere Dosen haben jedoch einen katabolen Effekt; sie verursachen eine Stickstoffexkretion im Harn mit negativer Stickstoffbilanz. Die gleichzeitige Gabe von STH verhindert diese katabolen Effekte (10) bei Patienten. Interaktionen von STH und T_4 spielen sich auch bei der Knochenbildung, und zwar bei der Reifung des Knorpels und Kalzifizierung des Knochens ab (2). Unter der Behandlung von STH bei Kindern mit hypophysärem Minderwuchs kann es zu einem sekundären Versagen des Wachstums dadurch kommen, daß sich zusätzlich eine Hypothyreose einstellt (61, 63). Es gilt daher die Empfehlung, unter dieser Behandlung die euthyreote Stoffwechsellage entsprechend zu überprüfen.

Auch bei der Hyperthyreose kommt es tierexperimentell zu einer Reduktion von STH in der Hypophyse, allerdings in einem geringeren Ausmaß als bei der Hypothyreose (18). Im Gegensatz dazu stehen Befunde über STH-Bestimmungen im Blut und Angaben über die Produktionsraten von STH (9), die erhöhte Werte zeigten. Diese Diskrepanz ist mit den zur Zeit vorliegenden Befunden noch nicht zu erklären. T_4 beschleunigt das Knochenwachstum nur innerhalb eines kleinen T_4-Konzentrationsbereichs (27). Es ist daher anzunehmen, daß ein beschleunigtes Wachstum bei hyperthyreoten Kindern nicht auf die Zunahme eines, sondern beider Hormone, T_4 und STH, zurückzuführen ist.

Parathormon und Schilddrüsenhormon

Die Gabe exzessiv großer Mengen von Schilddrüsenhormon führt zu schwerwiegenden Veränderungen des Calciumstoffwechsels: Die Poolgröße für markiertes Calcium nimmt zu, der Turnover von Calcium wird beschleunigt, und die Calciumausscheidung übersteigt die Einfuhr. Die Konsequenz ist im Falle einer Hyperthyreose ein beschleunigter Knochenumbau und eine negative Calciumbilanz (1). Ein weiteres Merkmal dieses Zustandes kann ein erhöhter Calciumspiegel im Serum sein, ohne daß man dies mit dem einen oder anderen Faktor, der bei dem Calciumstoffwechsel eine Rolle spielt, allein erklären kann (9). Von physiologischer Bedeutung scheinen folgende Wechselwirkungen zu sein: Gibt man Patienten mit Hypothyreose Parathormon und T_4 zusammen, ist der Anstieg des Serumcalcium größer als bei Gabe von Parathormon allein (3). Darüber hinaus kommt es bei Patienten mit Hyperthyreose nach Parathormongabe zum Calciumanstieg. Der Calciumanstieg bei Hypoparathyreoidismus variiert außerdem in Abhängigkeit von der Schilddrüsenstoffwechsellage (9). Diese Daten weisen auf eine synergistische Wirkung zwischen Parathormon und T_4 auf das Serumcalcium hin. Eine mögliche Erklärung hierfür wäre durch eine Wirkung von T_4 auf den Vitamin-D-Stoffwechsel gegeben. T_4 moduliert die Konversion von Vitamin D zu 25-Hydroxycholecalciferol (22) und potenziert dadurch Vitamin-D-abhängige Parathormonwirkungen am Knochen und im Darm. Sowohl in vivo als auch in vitro ist der Abfall der Magnesiumkonzentration im Serum ein potenter Stimulus für die Abgabe von Parathormon; es ist daher möglich, daß die Wirkungen der Schilddrüse auf den Knochenstoffwechsel zum Teil über eine Hypomagnesiämie ablaufen, die ihrerseits zu einer vermehrten Sekretion von Parathormon führt. Der Mechanismus, durch den die Schilddrüse den Magnesiumspiegel im Körper und im Serum beeinflußt, ist unklar. Eine andere Möglichkeit ist durch direkte Stimulation der Knochenresorption durch Schilddrüsenhormone, wie sie in vitro gezeigt wurde, gegeben (54). In diesem Fall würde T_4 die Parathormonwirkungen am Knochen direkt verstärken, wie es am Beispiel der Ratte bereits gezeigt wurde (6).

Literatur

1 Adams, P. H., J. Jowsey, P. J. Kelly, B. L. Riggs, V. R. Kenny, J. D. Jones: Effects of hyperthyroidism on bone and mineral metabolism in man. Quart. J. Med. 36 (1967) 1
2 Asling, C. W., F. Tse, L. L. Rosenberg: Effects of growth hormone and thyroxine on sequences of chondrogenesis in the epiphyseal cartilage plate. In: Growth Hormone, hrsg. von A. Percile, E. E. Muller. Excerpta Medica Foundation, Amsterdam 1968 (S. 319)
3 Aub, J. C., F. Albright, W. Bauer, E. Rossmeisl: Studies of calcium and phosphorus metabolism. VI. In hypothyroidism and chronic steatorrhea with tetany with special consideration of the therapeutic effect of thyroid. J. clin. Invest. 11 (1932) 211
4 Becker, K. L., J. L. Winnacker, M. J. Matthews, G. A. Higgins jr.: Gynaecomastia and hyperthyroidism: an endocrine and histological investigation. J. clin. Endocr. 28 (1968) 277
5 Bithell, J. F., K. Brown-Grant: An experimental analysis of the effects of estrogen on the thyroid gland of castrated adult male rats. J. Endocr. 40 (1968) 397
6 Bommer, J.: Der Einfluß von Thyroxin auf den Phosphatstoffwechsel und das Knochenwachstum bei der Ratte. Habil.-Schr. Heidelberg 1975
7 Bray, G. A.: Studies on the sensitivity to catecholamines after thyroidectomy. Endocrinology 79 (1966) 554
8 Bray, G. A.: Metabolic and regulatory obesity in rats and man. Hormone Metab. Res., Suppl. 2 (1970) 175
9 Bray, G. A., H. S. Jacobs: Thyroid activity and other endocrine glands. In: Handbook of Physiology, Sect. 7: Endocrinology, Bd. III: Thyroid, hrsg. von M. A. Greer, D. H. Solomon. American Physiological Society, Washington D. C. 1974 (S. 413)
10 Bray, G. A., M. S. Raben, J. Londono, T. F. Gallagher, jr.: Effects of triiodothyronine, growth hormone, and anabolic steroids on nitrogen excretions and oxygen consumption of obese patients. J. clin. Endocr. 33 (1971) 293
11 Breuer, H.: Interaction between thyroid and sex hormones. Attempts towards a biochemical approach. In: Biochemical Basis of Thyroid Stimulation and Thyroid Hormone Action, hrsg. von A. von zur Mühlen, H. Schleusener. Thieme, Stuttgart 1976 (S. 223)
12 Brown, M. R., G. A. Hedge: Multiple effects of glucocorticoids on TSH secretion in unanesthetized rats. Endocrinology 92 (1973) 1305
13 Chopra, I. J.: Gonadal steroids and gonadotropins in hyperthyroidism. Med. Clin. N. Amer. 59 (1975) 1109
14 Chopra, I. J., G. E. Abraham, U. Chopra, D. H. Solomon, W. D. Odell: Alterations in circulating estradiol 17β in male patients with Graves' disease. New Engl. J. Med. 286 (1972) 124
15 Crispell, M. R., W. Parson, P. Sprinkle: A cortisone-resistant abnormality in the diuretic response to injected water in primary myxedema. J. clin. Endocr. 14 (1954) 640
16 Cushman, P.: Hypothalamic-pituitary-adrenal function in thyroid disorders: Effects of methopyrapone infusion on plasma corticosteroids. Metabolism 17 (1968) 263
17 Cutler, R. E., H. Glatte, J. T. Dowling: Effect of hyperthyroidism on the renal concentrating mechanism in humans. J. clin. Endocr. 27 (1967) 453
18 Daughaday, W. H., G. T. Peake, C. A. Birge, I. K. Maritz: The influence of endocrine factors on the concentration of growth hormone in rat pituitary. In: Growth Hormone, hrsg. von A. Pecile, E. E. Muller. Excerpta Medica Foundation, Amsterdam 1968 (S. 238)
19 DeGroot, L. J.: Thyroid and the heart. Mayo Clin. Proc. 47 (1972) 864
20 DeGroot, L. J., K. Hoye: Dexamethasone suppression of serum T_3 and T_4. J. clin. Endocr. 42 (1976) 976
21 DeGroot, L. J., J. B. Stanbury: The Thyroid and Its Diseases. Wiley, New York 1975
22 DeLuca, H.: The role of vitamin D and its relationship to parathyroid hormone and calcitonin. Recent Progr. Hormone Res. 27 (1971) 479

23 Discala, V. A., M. J. Kinney: Effects of myxedema on the renal diluting and concentrating mechanism. Amer. intern. Med. 50 (1971) 325
24 Dray, F., J. Sebaoun, I. Mowszowicz, G. Delzant, P. Desgrez, G. Dreyfus: Facteurs influencant le taux de la testostérone plasmatique chez l'homme: role des hormones thyreoidiennes. C. R. Acad. Sci. (Paris) 264 (1967) 2578
25 Duick, D. S., D. W. Warren, J. T. Nicoloff, C. L. Olis, M. S. Croxon: Effect of single dose dexamethasone on the concentration of serum triiodothyronine in man. J. clin. Endocr. 39 (1974) 1151
26 Epstein, S. E., C. L. Skelton, G. S. Levey, M. Entman: Adenylcyclase and myocardial contractility. Ann. intern. Med. 72 (1970) 561
27 Evans, E. S., L. L. Rosenberg, M. E. Simpson: Relative sensitivity of different biological responses to thyroxine. Endocrinology 66 (1960) 433
28 Fishman, J., L. Hellman, B. Zumoff, T. F. Gallagher: Effect of thyroid on hydroxylation of estrogen in man. J. clin. Endocr. Metab. 25 (1965) 365
29 Fredrickson, D. S., P. H. Forshman, G. W. Thorn: The effect of massive cortisone therapy on measurements of thyroid function. J. clin. Endocr. 12 (1952) 541
30 Galton, V. A.: Thyroxine metabolism and thyroid function in rats following administration of estrogen. Endocrinology 88 (1971) 976
31 Gilman, A. G., T. W. Rall: Factors influencing adenosine 3', 5'-phosphate accumulation in bovine thyroid slices. J. biol. Chem. 243 (1968) 5867
32 Goodman, H. M., G. A. Bray: Observations on the role of thyroid hormones in lipolysis. Amer. J. Physiol. 210 (1966) 1053
33 Grimm, Y., S. Reichlin: Thyrotropin-releasing hormone (TRH): Neurotransmitter regulation of secretion by mouse hypothalamic tissue in vitro. J. clin. Endocr. 93 (1973) 626
34 Gross, H. A., M. A. Appleman, J. T. Nicoloff: Effect of biologically active steroids on thyroid function in man. J. clin. Endocr. 33 (1971) 242
35 Hadden, D. R., T. K. Bell, D. G. McDevitt, R. G. Shanks, D. A. D. Montgomery, J. A. Weaver: Propranolol and the utilization of radioiodine by the human thyroid gland. Acta endocr. (Kbh.) 61 (1969) 393
36 Harrison, T. S.: Adrenal medullary and thyroid relationships. Physiol. Rev. 44 (1964) 161
37 Hays, M. T.: Effect of epinephrine on radioiodide uptake by the normal human thyroid. J. clin. Endocr. 25 (1965) 465
38 Hellman, L., H. L. Bradlow, B. Zumoff, T. F. Gallagher: The influence of thyroid hormone on hydrocortisone production and metabolism. J. clin. Endocr. 21 (1971) 1231
39 Katz, A. I., D. S. Emmanouel, M. D. Lindheimer: Thyroid hormone and the kidney. Nephron 15 (1975) 223
40 Kuku, S. F., D. F. Child, S. Nader, T. R. Fraser: Thyrotrophin and prolactin responsiveness to thyrotrophin releasing hormone in Cushing's disease. Clin. Endocr. 4 (1975) 437
41 Kurland, G. S., R. H. Hammond, A. S. Freedberg: Relation of thyroid state to myocardial catecholamine concentration. Amer. J. Physiol. 205 (1963) 1270
42 Leak, D.: The Thyroid and the Autonomic Nervous System. Heinemann, London 1970
43 Lessof, M. H., C. Lyne, M. N. Maisey, R. A. Sturge: Effect of thyroid failure on the pituitary adrenal axis. Lancet 1969 I, 642
44 Levey, G. S., S. E. Epstein: Myocardial adenyl cyclase: Activation by thyroid hormones and evidence for two adenyl cyclase systems. J. clin. Invest. 48 (1969) 1663
45 Lotti, G., G. Delitala, L. Devilla, S. Alagna, A. Masala: Reduction of triiodothyronine (T3) induced by propranolol. Clin. Endocr. 6 (1977) 405
46 Maagan, M. L., S. H. Ingbar: Effects of epinephrine on iodine and intermediary metabolism in isolated thyroid cells. Endocrinology 87 (1970) 588
47 MacGillivray, M. H., L. A. Frohman, J. Doe: Metabolic clearance and production rates of human growth hormone in subjects in the normal and abnormal growth. J. clin. Endocr. 30 (1970) 632
48 McGuire, J. S. jr., G. M. Tomkins: The effects of thyroxine administration on the enzymic reduction of $\Delta\text{-}^4_3\text{-}$ keto steroids. J. biol. Chem. 234 (1959) 791
49 McNeil, J. H.: Amine-induced cardiac phosphorylase A after reserpine-triiodothyronine pretreatment. Europ. J. Pharmacol. 7 (1969) 235
50 Melander, A., F. Sundler: Interactions between catecholamines, 5-hydroxy-tryptamine and TSH on the secretion of thyroid hormone. Endocrinology 90 (1972) 188
51 Melander, A., F. Sundler, U. Westgren: Intra-thyroidal amines and the synthesis of thyroid hormone. Endocrinology 93 (1973) 193
52 Melander, A., E. Ericson, F. Sundler, S. H. Ingbar: Sympathetic innervation of the mouse thyroid and its significance in thyroid hormone secretion. Endocrinology 94 (1974) 959
53 Melander, A., E. Ericson, J. G. Ljunggren, K. A. Norberg, B. Persson, F. Sundler, S. Tibblin, U. Westgren: Sympathetic innervation of the normal human thyroid. J. clin. Endocr. 39 (1974) 713
54 Mundy, G. R., J. L. Shapiro, J. G. Bandelin, E. M. Canalis, L. G. Raisz: Direct stimulation of bone resorption by thyroid hormones. J. clin. Invest. 58 (1976) 529
55 Olivo, J., A. L. Southren, G. G. Gordon, S. Tochimoto: Studies of the protein binding of testosterone in plasma in disorders of thyroid function: effect of therapy. J. clin. Endocr. 31 (1970) 539
56 Otsuki, M., M. Dakoda, S. Baba: Influence of glucocorticoids on TRF-induced TSH response in man. J. clin. Endocr. 36 (1973) 95
57 Papper, S., R. G. Lancestremere: Certain aspects of renal function in myxedema. J. chron. Dis. 14 (1961) 495
58 Polosa, P., R. Vigneri, D. Papalia, S. Squatrito, L. Motta: Inhibition by triiodothyronine and dexamethasone of TSH response to thyrotropin releasing hormone in man. Ann. Endocr. (Paris) 33 (1972) 593
59 Ranta, T., P. Mannisto, J. Inomisto: Evidence for dopaminergic control of thyrotropin secretion in the rat. J. Endocr. 72 (1977) 329
60 Reymond, M., Th. Lemarchand-Béraud: Effects of oestrogens on prolactin and thyrotropin responses to TRH in women during the menstrual cycle and under oral contraceptive treatment. Clin. Endocr. 5 (1976) 429
61 Root, A. W., A. M. Bongiovanni, W. R. Eberlein: Inhibition of thyroidal iodine uptake by human growth hormone. J. Pediat. 76 (1970) 422
62 Ruder, H., P. Corvol, J. A. Mahoudeau, G. T. Ross, M. B. Lipsett: Effects of induced hyperthyroidism on steroid metabolism in man. J. clin. Endocr. 33 (1971) 382
63 Sato, Th., Y. Suzuki, T. Takatani, K. Ishiguro, W. Nahajima: Age-related change in pituitary threshold for TSH release during thyroxine replacement therapy for cretinism. J. clin. Endocr. 44 (1977) 553
64 Schooley, R. A., S. Friedkin, E. S. Evans: Re-examination of the discrepancy between acidophil numbers and growth hormone concentration in anterior pituitary gland following thyroidectomy. Endocrinology 79 (1966) 1053
65 Shimizu, M., E. Takazakura, H. Hayakawa, K. Kawai, S. Muramoto, K. Yoshida, N. Morita, T. Ono, N. Hattori: La réaction de la thyrotropine (TSH) à la thyrotropine-releasing hormone (TRH) chez les addisoniens. Ann. Endocr. (Paris) 36 (1975) 317
66 Skelton, C. L., H. N. Coleman, K. Wildenthal, E. Braunwald: Augmentation of myocardial oxygen consumption in hyperthyroid cats. Circulat. Res. 27 (1970) 301
67 Smyth, P. P. A., J. J. Turner, D. K. O'Donovan: Effect of stilboestrol therapy on thyrotrophin-releasing hormone (TRH) responsiveness in males. Clin. Endocr. 6 (1977) 139
68 Soffer, L. J., A. Iannaccone, J. L. Gabrilove: Cushing's syndrome. Amer. J. Med. 30 (1961) 129
69 Straub, E.: Thyroxin-Behandlung beim akuten Nierenversagen. Mschr. Kinderheilk. 123 (1975) 723
70 Taylor, A. L., J. L. Finster, D. H. Miutz: Metabolic clearance and production rates of human growth hormone. J. clin. Invest. 48 (1969) 2349
71 Tsuji, S., M. Sakoda, H. Fukatsu: Factors in the regulation of pituitary TSH secretion. Endocr. Japan., Suppl. 1 (1969) 35
72 Vermeulen, A., L. Verdonck, M. van der Straeten, N. Ovie: Capacity of the testosterone-binding globulin in human plasma and influence of specific binding of testosterone on its metabolic clearance rate. J. clin. Endocr. 29 (1969) 1470
73 Wiber, J. F., R. D. Utiger: The effect of glucocorticoids on thyrotropin secretion. J. clin. Invest. 48 (1969) 2096
74 Wilson, W. R., E. O. Theilen, J. H. Hege, M. R. Valenca: Effects of beta-adrenergic receptor blockade in normal subjects before, du-

ring, and after triiodothyronine-induced hypermetabolism. J. clin. Invest. 45 (1969) 1159
75 Woolf, P. D., L. A. Lee, D. S. Schalch: Adrenergic manipulation and thyrotropin-releasing hormone (TRH)-induced thyrotropin (TSH) release. J. clin. Endocr. 35 (1972) 616
76 Yamada, T., Y. Takemura, I. Kobayashi, K. Shichijo: Re-evaluation of the effect of estrogen on thyroid activity in the rat and its mechanisms. Endocrinology 79 (1966) 849
77 Zaninovich, A. A.: Thyroxine kinetics during prolonged estrogen administration. J. clin. Endocr. 37 (1973) 949

Schilddrüse und extrathyreoidale Krankheiten

Viele Krankheiten, bei denen Organe betroffen sind, die in den peripheren Schilddrüsenhormonstoffwechsel eingreifen, ändern auch mehr oder weniger ausgeprägt die Ökonomie und Regulation des thyreoidalen Stoffwechsels und deren Parameter. Andere Erkrankungen ändern den Hormonstoffwechsel durch die Folgen der Auszehrung. Schließlich gibt es eine Gruppe von Krankheiten, die aus noch nicht bekannten Gründen Einfluß auf Hormonparameter der Schilddrüse erkennen lassen.

Leberkrankheiten

Die Leber spielt beim Umsatz und Abbau der Schilddrüsenhormone eine besondere Rolle. Lebererkrankungen können daher die Schilddrüsenfunktion eindrucksvoll beeinflussen. In der Leber wird TBG synthetisiert und Glucuronide sowie Sulfatkonjugate der Schilddrüsenhormone werden gebildet. Die Leber ist entscheidend mit dem enterohepatischen Kreislauf am Abbau der Schilddrüsenhormone beteiligt und stellt das Hauptorgan dar, wo T_4 und T_3 dejodiert werden. Hier findet auch vorzugsweise die Konversion von T_4 zu T_3 statt. Da die extrathyreoidale Konversion normalerweise 50–80% der täglichen T_3-Produktion bei einem gesunden Menschen ausmacht (11, 47), rückt die Leber gerade von dieser Seite her mehr in den Blickpunkt als Produktionsorgan. Dem entsprechen Berichte über eine reduzierte T_4- zu T_3-Konversion bei schwerem Leberschaden (8), sogar in einem Fall mit einer konsekutiven Hypothyreose (46). Glucuronidkonjugate der Schilddrüsenhormone sind im Serum von Patienten mit *Verschlußikterus* beobachtet worden, ohne daß sie die Schilddrüsenfunktion beeinflussen; es kann aber dadurch zu einem erhöhten PBI kommen (32, 56). Der thyreoidale Jodumsatz bleibt unverändert (30). Bei der *akuten Hepatitis* findet sich ebenfalls ein erhöhtes PBI, das aber nicht auf Hormonkonjugate, sondern auf die Dysproteinämie mit erhöhtem TBG (31, 68) zurückzuführen ist. Der thyreoidale Jodumsatz kann leicht vermindert sein (30, 63).

Bei der *Leberzirrhose* findet man normale Gesamt-T_4-, fT_4- und fT_3-Konzentrationen, aber erniedrigte Gesamt-T_3-Werte im Blut (10, 24). Die basalen TSH-Werte können ebenfalls erhöht sein. Bei der *alkoholischen Fettleber* sieht man lediglich ein erniedrigtes fT_4 bei normalen TSH-Konzentrationen. Die Reaktion von TSH auf TRH zeigt verschiedene Verhaltensmuster. Über die Hälfte der Patienten mit Zirrhose weisen eine verzögerte Reaktion auf TRH und/oder einen erhöhten Response auf. Bei Alkoholikern mit Fettleber treten diese Veränderungen ebenfalls, aber seltener auf (24, 41).

Nierenkrankheiten

Bei den meisten Nierenkrankheiten findet man nur geringe Störungen des Jodstoffwechsels. Die ^{131}J-Aufnahme der Schilddrüse ist im Normbereich. Die J^{131}-Ausscheidung ist normal und die thyreoidale ^{131}J-Clearance ist reduziert (36). In manchen Fällen mit herabgesetzter renaler Jodidclearance kann es jedoch infolge des größeren Angebots vorübergehend zu einer vermehrten thyreoidalen ^{131}J-Aufnahme mit beschleunigter Hormonbildung kommen, die im Laufe der Zeit wieder auf normale oder leicht subnormale Werte zurückgeht (50). Der Hormonumsatz ist nicht beschleunigt. Erklärungen für diese Veränderungen sind erstens Jodmangel über den Weg der Kochsalzrestriktion, zweitens eine Abnormität, ähnlich wie beim nephrotischen Syndrom und drittens Verlust überschüssigen Jodids aus der Schilddrüse auf dem Wege eines Lecks (Iodide leak, s. Regulation der Schilddrüsenfunktion).

Im peripheren Stoffwechsel der Schilddrüsenhormone und des TSH spielt die Niere dagegen eine wesentliche Rolle. Der T_4-Stoffwechsel bei Patienten *ohne Nierenfunktion unter chronischer Dialyse* erscheint normal (48). Bei Urämikern beschrieben GONZALEZ-BARCENA u. Mitarb. (23) nach TRH-Stimulation eine stärkere und verlängerte TSH-Reaktion als normalerweise. Dagegen fand CZERNICHOW (16) eine verminderte TSH-Reaktion und einen verminderten Anstieg des Serum-T_4 und -T_3. Das Serum-T_3 ist bei schwerer Urämie um die Hälfte erniedrigt, weil die Konversion von T_4 nach T_3 gestört ist (21); das Serum-TSH ist bei normalem fT_4 etwas erhöht. Mit zunehmender Hämodialysedauer der Patienten sieht man zunehmend erhöhte TSH-Basalwerte mit subnormalem TRH-Response (17). Nach *erfolgreicher Transplantation* normalisieren sich diese Werte wieder. Bei etwa der Hälfte der Patienten im chronischen Dialyseprogramm hat man eine Struma festgestellt (53). Eindeutige klinische und In-vitro-Parameter für das Vorliegen eines hypothyreoten oder hyperthyreoten Stoffwechsels konnten bei 38 speziell untersuchten Patienten in einem chronischen Dialyseprogramm nicht festgestellt werden (59).

Beim *nephrotischen Syndrom* kommt es zu folgenden Veränderungen: Die Patienten verlieren Albumin, TBG, T_4 und T_3 im Harn, das PBI ist dementsprechend erniedrigt (54). Als Folge der kontinuierlichen Hormonverluste durch die Niere kann ebenso wie der thyreoidale Jodumsatz auch der periphere Hormonumsatz beschleunigt sein (30). Beide Vorgänge sind ein Kompensationsversuch mit dem Ziel, eine ausreichende Hormonversorgung der Körpergewebe herbeizuführen. Erst wenn dies auch durch Verlangsamung des T_4-Abbaus im Körper nicht gelingt, kommt es zu dem Krankheitsbild einer rein peripheren Hypothyreose (21, 25, 30).

Konsumierende Erkrankungen

Die Veränderungen der Schilddrüse und des Hormonstoffwechsels bei chronisch-konsumierenden Erkrankungen sind im allgemeinen unmittelbare Folgen der katabolischen Prozesse im Eiweißhaushalt. Bei anhaltender Unterernährung nimmt die Schilddrüse bis zu 60% an Eigengewicht ab. Sie bietet eine einfache oder mit Sklerose kombinierte Atrophie. Form und Größe der Follikel sind vermindert, das Bindegewebe relativ vermehrt. Die Veränderungen sind unabhängig von der Ursache der Kachexie (38). Der Grundumsatz ist zwar bei schweren Allgemeinerkrankungen erhöht, die Funktion der Schilddrüse bleibt aber unverändert normal. Das gleiche gilt für den Thyroxinumsatz (29). Der thyreoidale Jodumsatz bietet, abgesehen von einer gelegentlich erhöhten ^{131}J-Aufnahme der Schilddrüse (22, 44, 49, 61), die wahrscheinlich Ausdruck eines Jodmangels ist, keine Besonderheiten.

Extrathyreoidale Veränderungen bei chronischen Erkrankungen, einschließlich Infektionskrankheiten und Karzinome, betreffen vorwiegend zwei Bereiche: eine Abnahme des TBG bei Hypoproteinämien sowie Dysproteinämien und demzufolge eine Abnahme des PBI und des Gesamt-T4; ferner eine verminderte Konversion von T4 zu T3. Im einzelnen sind folgende Veränderungen bei konsumierenden Erkrankungen beschrieben worden:

Bei Patienten mit *Morbus Hodgkin* und *Hämoblastosen* findet man niedriges Gesamt-T3 sowie fT3 und relativ hohes rT3 (4, 8), niedriges Gesamt-T4 und erhöhtes fT4 ohne Änderung des basalen TSH-Spiegels. Bei *gluteninduzierter Enteropathie* wurden signifikant erhöhte TSH-Werte nach TRH beobachtet (67). Erniedrigte T3-Werte findet man bei *Malnutrition* (12, 51, 58), *Hunger* (39, 52, 66), *Anorexia nervosa* (40) und *sekundärer Amenorrhoe* infolge Unterernährung (64); zum Unterschied zur Anorexia nervosa ist bei letzterer das rT3 normal. Möglicherweise wird bei nicht extremer Malnutrition mit Kohlenhydratrestriktion die rT3- und T3-Produktion unabhängig voneinander reguliert. Bei *Colitis ulcerosa* und *Morbus Crohn* ist das TBG etwas erhöht; T3 ist in Abhängigkeit von der Schwere der Erkrankung erniedrigt, T4 bleibt normal (28). Beim *Bronchialkarzinom* findet man ein signifikant erniedrigtes T3; FT4 und rT3 sind leicht, aber nicht signifikant gegenüber Kontrollen erhöht (55). Eine Änderung der peripheren Konversion von T4 nach T3 zugunsten von rT3 kann auch akut, z. B. nach *chirurgischen Eingriffen* (6) innerhalb von 24 Stunden auftreten und 5 Tage anhalten, ohne daß sich hierbei das T4 ändert.

Bei der *Anorexia nervosa* werden außer dem erniedrigten Serum-T3 noch folgende abnorme Tests der Schilddrüsenfunktion festgestellt: erniedrigter Grundumsatz, erhöhtes Serumcholesterin (14), niedrige thyreoidale ^{131}J-Aufnahme (20), niedriges Gesamt-T4 (40, 69), niedriges fT4 und verzögerte TSH-Reaktion auf TRH (2).

Bei *fieberhaften Erkrankungen* sind keine wesentlichen thyreoidalen Jodstoffwechselstörungen bekannt.

Die früher bei der *Malaria* (70) festgestellten thyreoidalen Störungen sind ebenfalls vorwiegend extrathyreoidaler Natur (71). Der periphere Hormonumsatz ist normal (29, 72). Das TBG kann bei katabolen Stoffwechselveränderungen absinken. Das Gesamt-T4 und das TSH ändern sich nicht signifikant (62). Das Gesamt-T3 fällt graduell mit ansteigender Temperatur ab; es ist bei 38 °C bereits signifikant und bei Temperaturen über 40 °C in einem Bereich, wie es sonst nur bei schwerer Hypothyreose auftritt, abgesunken. rT3 scheint in einigen Fällen mit der Temperatur anzusteigen (34). Bei *akuten Erkrankungen,* wie Apoplexie oder Myokardinfarkt, nimmt das Gesamt-T3 und gelegentlich auch das Gesamt-T4 signifikant und kontinuierlich (37) ohne Änderung des TBG und des Serum-TSH ab. Man hat daher in diesen Fällen eine hypothalamische und/oder hypophysäre Dysfunktion angenommen. Bei akuten Allgemeinerkrankungen wie *Mononukleose, Bronchopneumonie, Thrombophlebitis, Lungenembolie, Q-Fieber* und *Salmonelleninfektion* findet man eine Abnahme des Gesamt-T3 und des T3-Tetrac, eine Zunahme des rT3 und TSH-Änderung (5). Das *Atemnotsyndrom* des Neugeborenen zeichnet sich aus durch eine Erniedrigung des Gesamt-T3, Gesamt-T4 und des fT3-Index. Ausdruck dieses Hormonmangels ist das erhöhte TSH (12, 15). Ein „niedriges T3-Syndrom" mit erniedrigtem Gesamt-T3, erhöhtem rT3, normalem TSH, erhöhten RT3U und überschießender TRH-Response zeichnet die *diabetische Ketoazidose* aus (45).

Bei der *Phenylketonurie* finden sich bei normaler Diät trotz erniedrigter Tyrosinspiegel im Blut normale Schilddrüsenparameter sowie normale TSH-Werte vor und nach TRH (60, 65). Auch bei der *Alkaptonurie* sind die Schilddrüsenparameter normal (42). Bei der *akuten intermittierenden Porphyrie* ist das TBG um das Doppelte erhöht mit einem hohen Gesamt-T4, aber einem normalen fT4 (27). Der *Pseudohypoparathyreoidismus* geht nicht selten mit einer Hypothyreose einher. Einige Patienten haben einen selektiven TSH-Ausfall, möglicherweise auf dem Boden einer mangelhaften hypophysären Adenylcyclaseaktivität; bei anderen reagiert die Schilddrüse nicht auf TSH (35). Beim *Klinefelter-Syndrom* sind das T3, T4, basales TSH und die thyreoidale ^{131}J-Aufnahme vor und nach TSH normal; dagegen findet man nach TRH eine verminderte Reaktion sowohl ohne wie auch mit Testosteronbehandlung (57). Die *Hypokalzämie* bzw. der *Hypoparathyreoidismus* machen nur geringe T3-Senkungen und Abweichungen im TRH-Test; die übrigen Schilddrüsenparameter bleiben normal (7). Beim *Morbus Addison* und *Cushing-Syndrom* (S. 113) findet man erniedrigte TSH-Response-Werte auf TRH. Bei der *alimentären Adipositas* findet man normale Werte für die Schilddrüsenfunktion (26). Das *Down-Syndrom* zeigt bei Kindern erniedrigte PBI- und BEI-Werte (19); bei Erwachsenen fällt die hohe Frequenz von Schilddrüsenantikörpern und Hypothyreosen auf. BAXTER (3) fand bei 11 Erwachsenen 6 Hypothyreosen. Die Durchschnittswerte der Schilddrüsenparameter von 82 erwachsenen Patienten mit Down-Syndrom zeigten verminderte T_4-, T_3- und erhöhte TSH-Werte; der TRH-Test war unterschiedlich (43). Bei 20 von 121 Patienten mit Down-Syndrom war der TRH-Test pathologisch (1).

Bei der *floriden Akromegalie* sind im Gegensatz zu früheren Angaben (18) folgende Parameter bei euthyreoten Patienten normal: Gesamt-T_4, fT_4, Gesamt-T_3, fT_3, rT_3, TBG und T_3-Test (13). Der TSH-Response auf TRH war signifikant niedriger als bei Kontrollen (33).

Als Konsequenz für die Diagnostik ergibt sich aus diesen Beobachtungen, daß bei allen akuten und chronischen konsumierenden Erkrankungen extrathyreoidale Prozesse *unabhängig* von der Stoffwechsellage die Konversion von T_4 zu T_3 bzw. rT_3 nachhaltig beeinflussen. Somit ist T_3 im Gegensatz zum T_4 bei Zweitkrankheiten für die Diagnose einer Hyperthyreose wenig brauchbar.

Literatur

1 Aldenhoff, P., C. Waldenmaier, S. Zabronsky, H. Helge: Der TRH-Stimulationstest bei Kindern und Erwachsenen mit Down-Syndrom. Mschr. Kinderheilk. 125 (1977) 544
2 Aro, A., B.-A. Lamberg, R. Pelkonen: Hypothalamic dysfunction in anorexia nervosa. Acta endocr. (Kbh.) 85 (1977) 673
3 Baxter, R. G., R. G. Larkins, F. I. R. Martin, P. Heyma, K. Myles, L. Ryan: Down syndrome and thyroid function in adults. Lancet 1975/I, 794
4 Brinckmeyer, L. M., A.-M. Worm, N. I. Nissen: Thyroid function in malignant lymphoma. Acta med. scand. 202 (1977) 475
5 Burger, A., P. Suter, P. Nicod, M. B. Valloton, A. Vagenakis, L. Braverman: Reduced active thyroid hormone levels in acute illness. Lancet 1976/I, 653
6 Burr, W. A., E. G. Black, R. S. Griffiths, R. Hoffenberg, H. Meinhold, K. W. Wenzel: Serum triiodothyronine and reverse triiodothyronine concentrations after surgical operations. Lancet 1975/I, 1277
7 Carlson, H. E., A. S. Brickman: Effect of hypocalcemia on hormonal responses to thyrotropin-releasing hormone. J. clin. Endocr. 45 (1977) 209
8 Carter, J. N., C. J. Eastman, L. Corcoran, L. Lazarus: Inhibition of conversion of thyroxine to triiodothyronine in patients with severe chronic illness. Clin. Endocr. 5 (1976) 587
9 Chopra, I. J.: Thyroid hormones and respiratory-distress syndrome of the newborn (Editorial) New Engl. J. Med. 295 (1976) 335
10 Chopra, I. J., D. H. Solomon, U. Chopra, R. T. Young, G. N. Chua Teco: Alterations in circulating thyroid hormones and thyrotropin in hepatic cirrhosis: Evidence for euthyroidism despite subnormal serum triiodothyronine. J. clin. Endocr. 39 (1974) 501
11 Chopra, I. J.: An assessment of the daily production and significance of thyroidal secretion of 3,3',5'-triiodothyronine (reverse T_3) in man. J. clin. Invest. 58 (1976) 32
12 Chopra, I. J., S. R. Smith: Circulating thyroid hormones and thyrotropin in adult patients with protein-calorie malnutrition. J. clin. Endocr. 40 (1975) 221
13 Corrigan, D. F., L. Wartofsky, R. C. Dimond, M. Schaaf, J. M. Earl, J. E. Rogers, F. D. Wright, K. D. Burman: Parameters of thyroid function in patients with active acromegaly. Metabolism 27 (1978) 209
14 Crisp, A. N., L. M. Blendis, G. L. Pawan: Aspects of fat metabolism in anorexia nervosa. Metabolism 17 (1968) 1109
15 Cuestas, R. A., A. Lindell, R. R. Engel: Low thyroid hormones and respiratory-distress syndrome of the newborn; studies on cord blood. New Engl. J. Med. 295 (1976) 297
16 Czernichow, P., M. C. Danzet, M. Broyer, R. Rappaport: Abnormal TSH, PRL and GH response to TSH releasing factor in chronic renal failure. J. clin. Endocr. (1976) 630
17 Dandona, P., D. Newton, M. M. Platts: Long-term haemodialysis and thyroid function. Brit. med. J. 1977/I, 134
18 Daughaday, W. H.: The adenohypophysis. In: Textbook of Endocrinology, hrsg. von D. H. Williams. Saunders, Philadelphia 1974 (S. 31)
19 Dodge, J. A., D. W. Neill, B. G. Scally: Low butanol-extractable iodine levels in the serum of patients with Down's syndrome. Lancet 1967/I, 78
20 Emmnnuel, R. W.: Endocrine activity in anorexia nervosa. J. clin. Endocr. 17 (1968) 1109
21 Fang, V. S., V. S. Lim, C. Refetoff: Triiodothyronine (T_3) hypothyroidism in patients with renal insufficiency. Fiftieth Annual Meeting, Amer. Thyroid Ass., Abstr. No. T 16 (1974)
22 Frommhold, W., Ch. Stolz: Schilddrüsenfunktion und metastasierendes Mammacarcinom. Dtsch. med. Wschr. 86 (1961) 2434
23 Gonzalez-Barcena, D., A. J. Kastin, D. S. Schalch, M. Torres-Zamora, E. Perez-Pasten, A. Kato, A. V. Schally: Responses to thyrotropin-releasing hormone in patients with renal failure and after infusion in normal men. J. clin. Endocr. 36 (1973) 117
24 Green, J. R. B., E. J. Snitcher, N. A. G. Mowat, R. P. Ekins, L. H. Rees, A. M. Dawson: Thyroid function and thyroid regulation in euthyroid men with chronic liver disease: Evidence of multiple abnormalities. Clin. Endocr. 7 (1977) 453
25 Herrmann, J., H. L. Krüskemper: Freies Thyroxin im Serum. (Äquilibriumdialyse mit nativem und verdünntem Serum) Z. klin. Chem. (1971) 320
26 Hoffmann, G.-G., E. Strohmeier, C. R. Pickardt, K. Horn, P. C. Scriba: Die Schilddrüsenfunktion bei der Fettsucht und Wirkung einer Schilddrüsenhormontherapie am Fastenden. Verh. dtsch. Ges. inn. Med. 80 (1974) 1346
27 Hollander, C. S., R. L. Scott, D. P. Tschudy, M. Perlroth, A. Waxman, K. Sterling: Increased protein-bound iodine and thyroxine-binding globulins in acute intermittent porphyria. New Engl. J. Med. 277 (1967) 995
28 Järnerot, G., B. Kågedal, H. von Schenck, S. C. Truelove: The thyroid in ulcerative colitis and Crohn's disease. Acta med. Scand. 199 (1976) 229
29 Klein, E., H. Hirche, D. Reinwein: Der periphere Thyroxinumsatz bei thyreoidalen und extrathyreoidalen Krankheiten mit und ohne Hyper- oder Hypometabolismus. 7. Sympos. Dtsch. Ges. Endokrinologie, Springer, Berlin 1961 (S. 308)
30 Klein, E.: Umsatz und Stoffwechsel der Schilddrüsenhormone. 10. Sympos. Dtsch. Ges. Endokrinologie, Springer, Berlin 1963 (S. 14)
31 Krüskemper, H. L., K. D. Morgner: Proteingebundenes Jod und D-Thyroxinumsatz bei Lebererkrankungen. Klin. Wschr. 47 (1969) 1094
32 Kydd, D. M., E. B. Man: Precipitable iodine of serum in disorders of the liver. J. clin. Invest. 30 (1951) 874
33 Lamberg, B.-A., R. Pelkonen, A. Aro, B. Grahne: Thyroid function in acromegaly before and after transsphenoidal hypophysectomy followed by cryo application. Acta endocr. (Kbh.) 82 (1976) 254
34 Lundggren, J.-G., G. Kallner, M. Tryselius: The effect of body temperature on thyroid hormone levels in patients with non-thyroidal illness. Acta med. Scand. 202 (1977) 459
35 Marx, S. J., J. Hershman, G. T. Aurbach: Thyroid dysfunction in pseudohypoparathyroidism. J. clin. Endocrinol. Metab. 33 (1971) 822
36 McConahey, W. M., F. R. Keating, M. H. Power: An estimation of the renal and extrarenal clearance of radioiodine in man. J. clin. Invest. 30 (1951) 778
37 McLarty, D. G., W. A. Ratcliffe, K. McColl, D. Stone, J. G. Ratcliffe: Thyroid hormone levels and prognosis in patients with serious non-thyroidal illness. Lancet 1975/II, 275
38 Mährlein, W.: Veränderungen der Schilddrüse bei chronischer Unterernährung und im Hunger. Beitr. path. Anat. 111 (1950) 13
39 Merimee, I. J., E. S. Fineberg: Starvation-induced alterations of circulating thyroid hormone concentrations in man. Metabolism 25 (1976) 79
40 Miyai, K., T. Yamamoto, M. Azukizawa, K. Ishibashi, Y. Kumahara: Serum thyroid hormones and thyrotropin in anorexia nervosa. J. clin. Endocr. 40 (1975) 334
41 Mowat, N. A. G., C. R. W. Edwards, R. Fisher, A. S. McNeilly, J. R. B. Green, A. M. Dawson: Hypothalamic – pituitary – gonadal function in men with cirrhosis of the liver. Gut 17 (1976) 345
42 Mühlen-Hoffmeister, E., D. Reinwein: Endokrine Ausfälle bei Alkaptonurie? Kasuistik und Zusammenstellung aus der Literatur. Med. Klin. 74 (1979) 877
43 Murdoch, J. C., W. A. Ratcliffe, D. G. McLarty, J. C. Rodger, J. G. Ratcliffe: Thyroid function in adults with Down's syndrome. J. clin. Endocr. 44 (1977) 453

44 Myhill, J., T. S. Reeve, I. B. Hales: Thyroid function in breast cancer. Acta endocr. (Kbh.) 51 (1966) 290
45 Naeije, R., J. Golstein, N. Clumeck, H. Meinhold, K. W. Wenzel, L. Vanhaelst: A low T_3 syndrom in diabetic ketoacidosis. Clin. Endocr. 8 (1978) 467
46 Nomura, S., C. S. Pittman: Hypothyroidism in liver patients due to failure of the peripheral conversion of thyroxine (T_4) to triiodothyronine (T_3). 66th Annual Meeting, Amer. Society for Clin. Investigation, Rockefeller Univ. Press, New York 1974 (S. 213)
47 Nomura, S., C. S. Pittman, J. B. Chambers, M. W. Buck, T. Shimizu: Reduced peripheral conversion of thyroxine to triiodothyronine in patients with hepatic cirrhosis. J. clin. Invest. 56 (1975) 643
48 Oddie, T. H., W. J. Flanigan, D. A. Fisher: Iodine and thyroxine metabolism in anephric patients receiving chronic peritoneal dialysis. J. clin. Endocr. 31 (1970) 277
49 Pastorelle, D. J., A. Turk, C. J. Collica, S. Rubenfeld: The 24 hour I^{131} uptake and conversion ratio in patients with cancer. Amer. J. Roentgenol. 92 (1964) 192
50 Perry, W. F., J. F. S. Hughes: The urinary excretion and thyroid uptake of iodine in renal disease. J. clin. Invest. 41 (1952) 457
51 Pimstone, B. L., D. Becker, S. Hendricks: TSH response to synthetic thyrotropin-releasing hormone in human protein-caloric malnutrition. J. clin. Endocr. 36 (1973) 779
52 Portnay, G. I., J. T. O'Brian, J. Bush, A. G. Vagenakis, F. Azizi, R. A. Arky, S. H. Ingbar, L. E. Braverman: The effect of starvation on the concentration and binding of thyroxine and triiodothyronine in serum and on the response to TRH. J. clin. Endocr. 39 (1974) 191
53 Ramirez, G., W. Jubiz, C. F. Gutch, H. A. Bloomer, R. Siegler, W. J. Kolff: Thyroid abnormalities in renal failure. A study of 53 patients on chronic hemodialysis. Ann. intern. Med. 79 (1973) 500
54 Rasmussen, H.: Thyroxine metabolism in the nephrotic syndrome. J. clin. Invest. 35 (1956) 792
55 Ratcliffe, J. G., B. H. R. Stack, R. W. Burt, W. A. Ratcliffe, W. G. S. Spilg, J. Cluthbert, R. S. Kennedy: Thyroid function in lung cancer. Brit. med. J. 1978 I, 210
56 Scazziga, B. R., Th. Béraud, A. Vannotti: La fonction thyroidienne dans l'ictère par obstruction. Schweiz. med. Wschr. 86 (1956) 875
57 Smals, A. G. H., P. W. C. Kloppenborg, R. L. Lequin, L. Beex, A. Ross, T. J. Benraad: The pituitary-thyroid axis in Klinefelter's syndrome. Acta endocr. (Kbh.) 84 (1977) 72
58 Spaulding, S. W., I. J. Chopra, R. S. Sherwin, S. S. Lyall: Effect of caloric restriction and dietary composition on serum T_3 and reverse T_3 in man. J. clin. Endocr. 42 (1976) 197
59 Spector, D. A., P. J. Devis, J. H. Helderman, B. Bell, R. D. Utiger: Thyroid function and metabolic state in chronic renal failure. Ann. intern. Med. 85 (1976) 724
60 Stewart, R. M., S. Hemli, G. H. Daniels, E. H. Kolodny, F. Maloof: The pituitary-thyroid axis in adults with phenylketonuria. J. clin. Endocr. 42 (1976) 1179
61 Stobbe, H., H. John, G. Schneider, I. Baer: Jodstoffwechseluntersuchungen bei chronischer myeloischer Leukose und Lymphogranulomatose. Dtsch. Gesundh.-Wes. 19 (1964) 2091
62 Talwar, K. K., R. C. Sawhney, G. K. Rastogi: Serum levels of thyrotropin, thyroid hormones and their response to thyrotropin releasing hormone in infective febrile illnesses. J. clin. Endocr. 44 (1977) 398
63 Taubert, M., L. Hoffmann: Störungen der Schilddrüsenfunktion bei Leberkrankheiten. Med. Welt 12 (1961) 714
64 Thomson, J. E., S. G. Baird, J. A. Thomson: Thyroid function in dietary amenorrhoea. Clin. Endocr. 7 (1977) 383
65 Tishler, P. V., S. H. Ingbar: Studies of thyroid economy in two patients with phenylketonuria. J. clin. Endocr. 26 (1966) 661
66 Vagenakis, A. G., A. Burger, G. I. Portnay, M. Rudolph, J. T. O'Brian, F. Azizi, R. A. Arky, P. Nicod, S. H. Ingbar, L. E. Braverman: Diversion of peripheral thyroxine metabolism from activating to inactivating pathways during complete fasting. J. clin. Endocr. 41 (1975) 191
67 Vanderschueren-Lodeweyck, X. M., E. Eggermont, C. Cornette, C. Beckers, P. Malvaux, R. Eeckels: Decreased serum thyroid hormone levels and increased TSH response to TRH in infants with coeliac disease. Clin. Endocr. 6 (1977) 361
68 Vannotti, A., Th. Béraud: Functional relationships between the liver, the thyroxine-binding protein of serum, and the thyroid. J. clin. Endocr. 19 (1959) 466
69 Warren, M. P., R. L. van de Weile: Clinical and metabolic features of anorexia nervosa. Amer. J. Obstet. Gynec. 117 (1973) 435
70 Wartofsky, L., J. D. Martin, J. M. Earll: Alterations in thyroid iodine release and the peripheral metabolism of thyroxine during acute falciparum malaria in man. J. clin. Invest. 51 (1972) 2215
71 Wartofsky, L., K. D. Burman, R. C. Dimond, G. L. Noel, A. G. Frantz, J. M. Earll: Studies on the nature of thyroidal suppression during acute falciparum malaria: Integrity of pituitary response to TRH and alterations in serum T_3 and reverse T_3. J. clin. Endocr. 44 (1977) 85
72 Wiswell, J. G., V. Coronho: Disappearance of I^{131}-triiodothyronine from the plasma in the presence of fever. J. clin. Endocr. 22 (1962) 657

Schilddrüse und externe Faktoren

Im Gegensatz zu allen anderen endokrinen Drüsen ist die Schilddrüse in der Lage, trotz extremer Änderungen äußerer Lebensbedingungen die peripheren Zellen konstant mit Hormonen zu versorgen. Dies ist auf zwei Besonderheiten zurückzuführen: Die Schilddrüse kann ihre Hormone speichern, und es existiert ein ausgedehntes Reglersystem, einschließlich autonomer Regulation der Schilddrüse selbst. Trotzdem kann die Funktion der Schilddrüse unter besonderen Bedingungen durch Temperaturänderungen, physischen Streß und Anoxie verändert werden. Über den Jodstoffwechsel sind außerdem dadurch Störmöglichkeiten gegeben, als Änderungen der alimentären oder medikamentösen Jodzufuhr die Hormonproduktion beeinflussen.

Temperatureinfluß

Vom Tierexperiment ist bekannt, daß eine Kälteexposition zu einer Funktionssteigerung der Schilddrüse führt. Man hat dies mit der zentralen Stellung der Schilddrüse im Wärmehaushalt begründet. Nachdem eine Aktivierung der Hypophyse mit einer vermehrten TSH-Sekretion bei akuter Kälteexposition bisher nur bei der Ratte (108) und nur bei neugeborenen Menschen (S. 107) festgestellt wurde, sind kürzlich mit verbesserter Untersuchungstechnik auch Veränderungen der TSH-Sekretion bei chronischer Exposition beim erwachsenen Menschen festgestellt worden.
Bei Exposition von Ratten auf 4°C steigt das Serum-TSH prompt an und kehrt zur Norm zurück, wenn die Tiere auf 26°C zurückgebracht werden. Bei kälteausgesetzten Mäusen und Meerschweinchen wurde eine erhöhte Sekretion von markierten Hormonen aus der Schilddrüse nachgewiesen (93, 177). Hypothalamische Läsionen erhöhten diese TSH-Abgabe, ebenso wie vor der Kälteexposition verabreichte Schilddrüsenhormone. Die Kälteaktivierung kann auch durch einige Agenzien, die die neuroendokrine Aktivität im Hypothalamus unterdrücken, wie Phentolamin, Reserpin, Atropin, Phenobarbital und Aether verhindert werden (73). Der Wirkungsort für die Substanzen ist im oberen Hypothalamusbereich anzunehmen, da einige dieser Substanzen nicht mit der Reaktion des TSH auf TRH interferieren. Die chronische Kälteexposition bei Ratten erhöht u. a. die T_4-Disposalrate durch be-

schleunigte Dejodierung und erhöhte fäkale Exkretion (5). Die primären Ursachen für diese Veränderungen sind noch unbekannt. Die TSH-Sekretionsrate ist bei kälteadaptierten Ratten nicht erhöht (3).

Beim Menschen sind folgende Reaktionen bekannt: Beim Neugeborenen kommt es prompt zu einer Sekretion von TSH und später zu einem Anstieg der thyreoidalen Jodidclearance (41, 42), ein Effekt, der teilweise durch Halten der Kinder in einer warmen Umgebung verhindert werden kann. Einen TSH-Anstieg kann man auch bei Säuglingen nachweisen, bei denen es während der Operation zu einer Kälteexposition kommt. Bei Erwachsenen waren die Ergebnisse über TSH-Änderungen bei Kälteexposition bisher negativ und widersprüchlich (11, 43, 60). Das gleiche gilt für PBI-Bestimmungen während saisonaler Schwankungen.

Mit verbesserter Genauigkeit der Hormonmessungen konnten dagegen Anstiege der Serum-TSH-Werte beim Menschen nachgewiesen werden (76, 158). Personen, die kontinuierlich der Kälte ausgesetzt waren, zeigten erhöhte T_3- und TSH-Werte, ohne daß sich dabei das Plasmacortisol änderte (101). Bei kurzfristigen Kälteexpositionen von 3 Stunden fanden sich keine Änderungen. Auch jahreszeitliche Abhängigkeiten der Schilddrüsenhormonsekretion wurden festgestellt (142); es bestand eine negative Korrelation zwischen der jahreszeitlichen Temperaturkurve und den entsprechenden T_3- und T_4-Serumwerten mit einem Tiefpunkt im Monat Juli.

Mehrere Mechanismen kommen für diese Reaktion in Betracht (29):
– Aktivierung peripherer Kälterezeptoren mit neuralen Verbindungen zum Hypothalamus, der dann eine TSH-Sekretion in Gang setzt.
– Zentren im Hypothalamus, die Änderungen der zentralen Körpertemperatur erkennen können.
– Eine Wirkung auf die Katecholaminstimulation als unspezifische Reaktion auf den Kältestreß.
– Die Möglichkeit, daß Kälte den Verbrauch bzw. Umsatz und die Ausscheidung von Schilddrüsenhormonen erhöht und über den Rückkopplungsmechanismus dann die Hypophyse aktiviert.

Für jeden dieser Mechanismen lassen sich Argumente anführen, ohne daß wir heute das Gesamtkonzept kennen.

Streß

Das Problem Streß und Schilddrüse ist sehr komplex und verwirrend. Sicher müssen einige Aspekte von früheren Jahren über den Einfluß von psychogenem Streß auf Funktionen der Schilddrüse mit neueren Methoden überprüft werden (76, 82). Nach SELYE handelt es sich beim Streß um eine unspezifische Reaktion des Körpers auf irgendeinen Reiz, z.B. Änderungen der Umgebung. Diese Reaktion ist ein stereotypes und phylogenetisch altes Adaptationsmuster. Die wichtigsten Elemente in dieser Reaktionskette sind die hypothalamo-sympatho-adrenomedullären und die hypothalamisch-adrenokortikalen Axen.

Bei Wildkaninchen fand KRACHT (74) nach psychogenem Streß anhand des ^{131}J-Umsatzes und der Schilddrüsenhistologie Zeichen einer Hyperthyreose. 1949 beschrieb EICKHOFF (33) eine persistierende Hyperthyreose bei Wildkaninchen, die durch Frettchen gejagt wurden. Eine Änderung des Serum-PBI konnte bei diesen Tieren allerdings nicht festgestellt werden (128). Bei Schafen fand man bei plötzlichen Geräuschen eine erhöhte Sekretion von Schilddrüsenhormonen (37). Bei trainierten Affen, die einem Streß unterzogen wurden, kam es zu einem leichten PBI-Anstieg, ein Effekt, der auch nach Medullektomie der Nebenniere nachweisbar blieb (58). Bei körperlich gestreßten Ratten war die Halbwertzeit von T_4 verkürzt (172). Die Berichte über das Verhalten von TSH unter Streß sind widersprüchlich (29). Bei psychiatrischen Patienten, die unter einem emotionalen Streß stehen, und bei psychologisch gestreßten Studenten und körperlich gestreßten Athleten fand man nur minimale oder keine Änderung des Serum-PBI (155, 163). Akuter Streß durch chirurgische Operationen verursacht keinen TSH-Anstieg (23). Auf der anderen Seite kann man, da Glucocorticoide das Serum-TSH erniedrigen, erwarten, daß Streß auf die Schilddrüse einen supprimierenden Effekt ausübt. Ein erhöhtes PBI und einen erhöhten fT_4-Index fand man bei Freiwilligen aus dem Armeepersonal, die über 72 Stunden unter imitierten Kampfbedingungen in Bereitschaft gehalten wurden; das Serum-TSH blieb ebenfalls unverändert, die Harnausscheidung von Katecholaminen nahm zu (76, 82). Gesunde, bei denen auf einem Drehstuhl durch Bewegungen in 4 Richtungen Luftkrankheit erzeugt wurde, zeigten als Reaktion auf diesen Streß eine vermehrte T_4- und T_3-Ausscheidung im Harn und eine Abnahme des Serum-TSH; Serum-T_4 und -T_3 änderten sich nicht (55).

Höhe, Anoxie, Hunger

Ratten, die einer Anoxie oder großen Höhe ausgesetzt waren, zeigen eine verminderte thyreoidale ^{131}J-Aufnahme und eine verminderte T_4-Bindung (147, 148). Möglicherweise hängt diese Veränderung mit einer verminderten TSH-Sekretion zusammen; denn die Wirkung des niedrigen Sauerstoffdrucks läßt sich durch TSH teilweise wieder rückgängig machen.

Beim Menschen wurden sehr unterschiedliche Reaktionen beobachtet. Soldaten, die von niedrigen in große Höhen transportiert wurden, hatten eine erhöhte ^{131}J-Aufnahme ohne Änderung des Grundumsatzes (98). Der T_4-Abbau soll während der ersten Tage in großer Höhe beschleunigt sein (150). Diese Reaktionen scheinen nicht durch Aktivierung des Sympathikus bedingt zu sein. RASTOGI u. Mitarb. (123) fanden bei Versuchspersonen keine signifikanten Änderungen von TSH, TBG und TSH-Response auf TRH 2–16 Tage nach Transport auf eine Höhe von 3700 m. Das Gesamt-T_4 und -T_3 stieg bis zum 8. Tage des Höhenaufenthalts auf hyperthyreote Werte an und blieb weitere 8 Tage erhöht. Die Harnausscheidung von T_4 und T_3 nahm ab. Diese Veränderungen sind wahrscheinlich Ausdruck komplexer physiologischer Anpassungen, wie Verminderung des T_3- und T_4-Verteilungsraums, veränderte Bindungskapazität und verminderte Clearance für Schilddrüsenhormone aus dem Plasma (123).

Körperliches Training

Bei körperlichem Training verdoppelt sich die Abbaurate von T_4 bei jungen Männern. fT_4 und PBI ändern sich hierbei nicht (67). Ähnliche Beobachtungen hat man auch bei Rennpferden (29) und körperlich trainierten Ratten gemacht. BALSAM u. LEPPO (5) fanden nach 6wöchigem harten Körpertraining einen um 8,8% erniedrigten T_4-Umsatz und einen um 8,5% erhöhten T_3-Umsatz. Die T_4-Plasmabindung blieb konstant.

Malnutrition

Bei schwerem Eiweißmangel oder beim Hungern fand man tierexperimentell bei Ratten Zeichen einer verminderten Schilddrüsen- und HVL-Funktion (120), verminderten renalen Filtration und erhöhtes Serumjodid (45). Bei Ratten nahm bei kurzdauerndem Hungern das Serum-T_4 und -T_3 ab (31). Hungern bei neugeborenen Ratten führte zu einer verminderten TRH- und TSH-Produktion mit konsekutiver Hypothyreose (137). Chronische Malnutrition beim Lamm führt zu einer niedrigeren Utilisationsrate von T_4 (38).
Beim Menschen findet man während des Hungerns eine verminderte Konversion von T_4 nach T_3, eine Abnahme des TBG ohne Änderung des TSH-Spiegels basal oder nach TRH-Stimulation (116). Im akuten Stadium des Kwashiorkor steht die Erhöhung des RT_3U im Vordergrund (63). Dagegen fanden CHOPRA u. SMITH (24) bei unterernährten indischen Patienten normale Bindungsverhältnisse für T_3 und T_4. Im Vordergrund stand die Erniedrigung von Gesamt-T_3 und fT_3 bei normalem Gesamt-T_4. Die Nulldiät bei adipösen euthyreoten Patienten bewirkt eine Abnahme des Gesamt-T_3 auf ein Drittel des Ausgangswertes. Die metabolische Clearancerate von T_3 blieb unverändert mit dem Resultat, daß die T_3-Produktionsraten deutlich abnahmen. Gesamt-T_4 und die Produktionsrate von T_4 blieben unverändert. Eine Abnahme der Konversion von T_4 nach T_3 wurde vermutet (157). CARLSON u. Mitarb. (20) fanden bei Nulldiät über 3–9 Wochen außerdem eine signifikante T_4-Abnahme und eine Zunahme von rT_3; das basale TSH war normal, der TRH-Response vermindert. Offensichtlich kommt es auch zur geringen Alteration der hypothalamo-Hypophysen-Funktion. Eine vorübergehende Hemmung der TSH-Sekretion wurde bei fortlaufenden Kontrollen während eines 7tägigen Fastens festgestellt (27). Bei einer hypokalorischen Diät von 800 kcal (3350 kJ) *ohne* Kohlenhydrate fand man eine 50%ige Abnahme wie bei Nulldiät, allerdings ohne Änderungen von rT_3, so daß offensichtlich die Kohlenhydratzufuhr in der Diät bei der Steuerung der T_3-Produktion eine Rolle spielt (145). T_3 steigt nach 48stündigem Fasten nur bei oraler, nicht aber bei intravenöser Gabe von Kohlenhydraten an (168). Umgekehrt sind die Verhältnisse bei einer Mastkur: Bei 5 mageren Männern und 3 bereits übergewichtigen Männern stieg das Gesamt-T_3 signifikant an, während das Gesamt-T_4 konstant blieb (15).

Schilddrüse und Medikamente

Von den zahlreichen Möglichkeiten, in den thyreoidalen und extrathyreoidalen Hormonstoffwechsel einzugreifen, sollen nur diejenigen hier berücksichtigt werden, die für die Klinik bedeutungsvoll sind. Unberücksichtigt bleiben Therapiefolgen bei Schilddrüsenkrankheiten, z.B. nach Strumaoperation, Hypophysenoperation oder Radiojodtherapie. Die Erörterung medikamentöser Einflüsse beschränkt sich auf Wirkungen von Medikamenten und Untersuchungen, die vom Arzt mit oder ohne Bezug auf die Schilddrüse angewandt werden. Einige fallen bei diagnostischen In-vitro- und In-vivo-Untersuchungen als Diskrepanzen zum körperlichen Befund auf und können infolge mangelhafter Kenntnis der Vorgeschichte und Kritik zu schwerwiegenden Fehldiagnosen Anlaß geben. Halten sie lange Zeit an, so verursachen sie gelegentlich echte Schilddrüsenkrankheiten, wie iatrogene Strumen, Hyper- oder Hypothyreose, die in den betreffenden klinischen Kapiteln mitbesprochen sind. Ihrem Wirkungsmechanismus und der klinischen Erfahrung nach lassen sich die in Frage kommenden Substanzen in zwei Gruppen unterteilen:
– Jodhaltige Verbindungen, die auf pharmakodynamischem oder homöostatischem Wege Schilddrüse und Hormonumsatz beeinflussen.
– Jodfreie Verbindungen, die antithyreoidale Medikamente oder Medikamente darstellen, die den extrathyreoidalen Hormonstoffwechsel beeinflussen.

Störungen durch jodhaltige Verbindungen

Anorganisches Jod wird zur Behandlung von Gummata, Pilzerkrankungen, Arteriosklerose und Bronchitis verordnet. Hierdurch wird das Blutjodid, dessen Normalwert weniger als 1 µg/100 ml (79 nmol/l) beträgt, erhöht. Der erhöhte Jodidspiegel unterliegt dem Jodextraktionsvermögen von Nieren und Schilddrüse. Die Schilddrüse speichert von einem zunehmenden Angebot zunächst mehr und schließlich weniger Jod als vorher; die durchschnittliche Grenzkonzentration des Blutjodids für den Umschlag in eine subnormale ^{131}J-Aufnahme liegt bei 20–25 µg/100 ml (1,6–2,0 nmol/l) (24).
Die Folgen des exzessiven Jodidangebots auf die Schilddrüse sind auf S. 57 und S. 101 im einzelnen wiedergegeben. Die Drüse verfügt über einen Adaptationsmechanismus, mit dem sie zunächst die synthesehemmende Wirkung eines langdauernden überhöhten

Jodidangebots überspielen und eine niedrige intrathyreoidale Jodidkonzentration mit ausreichender Hormonbildung aufrechterhalten kann (14). Joddosen bis 500 μg (4 μmol) täglich beeinflussen eine gesunde Schilddrüse nicht (69). Jede länger dauernde Medikation von täglich mehr als 3–5 mg (24–40 μmol) kann, muß aber nicht die Hormonsynthese hemmen. Es hängt von der Dauer der Zufuhr und dem individuellen Regulationsvermögen der Schilddrüsenfunktion ab, ob die jodbedingten Störungen klinisch unbemerkt ablaufen oder gelegentlich eine blande Struma und selten sogar eine Hypothyreose induzieren (173). Der thyreoidale Jodumsatz ist in jedem Fall supprimiert. Es findet sich kein Anhalt für eine Jodfehlverwertung (69). Über den Einfluß von Jod bei autonomen Adenomen s. S. 296.

Bei Jodidstrumen findet man nicht selten endogene Besonderheiten, wie z. B. eine präexistente Thyreoiditis. Die ^{131}J-Aufnahme der Schilddrüse ist normal. Das Isotop wird aber schnell aus dem Blut abgegeben, ohne vom Protein gebunden zu werden. In diesen Drüsen ist die organische Bindung des Jods blockiert; die daraus entstehenden Strumen sind typisch hyperplastisch. Das Vorkommen dieser Jodidstrumen weist grundsätzlich darauf hin, daß eine vermehrte TSH-Sekretion einsetzt und auch strumigen wirksam werden kann, obgleich Jod seinerseits TSH inaktivieren soll (70).

Organisch gebundenes Jod ist Bestandteil zahlreicher Fertigpräparate, u. a. gegen Asthma bronchiale, Emphysembronchitis, Enteritiden und wird als Dijodtyrosin angeboten. Es kommt insbesondere in Zahnpasten sowie Röntgenkontrastmitteln zur Verwendung; sie erhöhen das Serum-PBI. Organische Jodverbindungen können nicht direkt auf die Schilddrüse einwirken, da die Drüse nur Jodid konzentrieren kann. Die organischen Jodverbindungen werden von ubiquitär im Organismus vorhandenen Dejodasen dejodiert (16, 70). Erst das abgespaltene Jodid greift als anorganisches Jodid wie dieses störend in den thyreoidalen Jodumsatz ein (67, 85).

Da die Dejodierung nur langsam vor sich geht, sind Störungen seltener als nach anorganischem Jodid. Der thyreoidale Jodumsatz ist supprimiert, die Ansprechbarkeit der Drüse auf exogenes TSH bleibt erhalten (69, 154). Besonders wichtig für die Diagnostik sind die Verhältnisse nach Anwendung jodhaltiger Kontrastmittel. Da sie sich nicht nur in ihrer chemischen Zusammensetzung, sondern auch in ihrer Anwendungsart voneinander unterscheiden und für ihre Elimination die Funktion der Ausscheidungsorgane eine besondere Rolle spielt, werden Schilddrüse und Jodhaushalt unterschiedlich lange beeinflußt, am längsten zweifellos nach oralen Mitteln zur Gallenblasendarstellung. Kontrolluntersuchungen des thyreoidalen Jodumsatzes fallen dann erst in 4 Wochen bis hin zu 2 Jahren wieder normal aus (70). Für intravenös anwendbare Präparate werden Zeiten zwischen 1 Woche und mehreren Monaten angegeben (69). Das PBI wird sich meist erst deutlich später als der thyreoidale Jodumsatz (69, 74) normalisieren. Bei Hyperthyreosen ist die Dejodierungsrate der Körpergewebe erhöht (67, 114).

Änderungen von T4, T3, TSH unter Jodid und organischen Jodverbindungen

Unter Jodid in pharmakologischen Dosen kommt es innerhalb von 7–10 Tagen bei euthyreoten Personen zur Senkung des T4- und T3-Spiegels sowie zum Anstieg der basalen und der TRH-induzierten TSH-Werte (161). Auch mit 25 mg (200 μmol) Jodid täglich für 2 Wochen ließen sich signifikante Änderungen für T4, T3 und TSH bereits nachweisen (164). Bei 13 Patienten, die wegen chronisch obstruktiver Lungenerkrankung 120–240 mg (0,95–1,9 mmol) Jodid täglich, im Mittel 2,2 Jahre, eingenommen hatten, fand man in allen Fällen erniedrigte T4- und erhöhte TSH-Konzentrationen im Serum; der T3-Spiegel war dagegen bei 8 Patienten normal. Ähnliche Werte fand man bei 4 Gesunden bei einer Jodidmedikation über 11 Wochen. Keiner der Untersuchten war klinisch hypothyreot; die Werte normalisierten sich nach Absetzen der Medikation (66).

Nach Röntgenkontrastmittelgaben verschoben sich innerhalb 1 Woche die Meßwerte von T4 (D), T4 (C) und des ETR-Tests in den hyperthyreoten Bereich hinein (12). Mit 3 g des Röntgenkontrastmittels Jodbenzamsäure stieg der Jodspiegel im Serum maximal auf das Zehnfache an. T4 und fT4 waren im Normbereich erhöht, T3 erniedrigt bei gleichzeitigem Anstieg des rT3. Der TSH-Spiegel vor und nach TRH war etwas erniedrigt. Diese Ergebnisse werden auf eine Hemmung der T4 zu T3-Konversion durch Jodbenzamsäure zurückgeführt (87). Der Einfluß von Bilijodon, Bilidistan und Urografin ist der gleiche (197. Mit Bilijodon kam es nach 2 Wochen zu einem Wiederansteigen von T3, das 4 Wochen anhielt. Intravenöse Cholangiographie und Urographie führten nicht zu solchen Veränderungen des peripheren Hormonstoffwechsels. Amiodaron, ein Dijodbenzyl enthaltendes Antiarrhythmikum, senkt das Serum-T3, während das rT3 und T4 als Zeichen einer peripheren Änderung der T4-Dejodierung zunehmen (18).

Schilddrüsenhormone und ihre Derivate werden in Form von Thyreoidea sicca, L-Thyroxin, L-Trijodthyronin und Kombinationen von T4 und T3 sowie D-Thyroxin zur Behandlung von Schilddrüsenerkrankungen, aber auch mehr oder weniger gerechtfertigt bei Altersbeschwerden, Arteriosklerose sowie zur Entfettung, Senkung der Serumfettspiegel und Entwässerung herangezogen. Bei entsprechend ausreichender exogener Zufuhr von Schilddrüsenhormonen oder hormonell aktiven Derivaten wird über die Rezeptoren des HVL die TSH-Sekretion gehemmt. Die Folge davon ist, daß die Schilddrüse ihren Jodumsatz und damit ihre Tätigkeit weitgehend oder ganz einstellt (65, 109, 111). Das PBI bzw. T4 steigt dabei unter L-Thyroxin und bei sämtlichen Hormonderivaten in Abhängigkeit von der Dosis an, kann unter Thyreoidea sicca aber auch unverändert bleiben sowie unter L-T3 absinken (8, 71). Dieser physiologische Effekt hat als Suppressionstest auch differentialdiagnostische Bedeutung, weil er nur bei intakten Beziehungen zwischen HVL und Schilddrüse eintritt; ist dieser Feedback-Mechanismus gestört, wie bei der Hyperthyreose, endokrinen Ophthalmopathie oder beim Kretinismus, bleibt der Effekt aus (71, 110). Bei der Behandlung von Strumen ist dieser Einfluß auf die Hypophyse erwünscht und die reaktive Depression des thyreoidalen Jodumsatzes ein prognostisch gutes Zeichen, weil mit der TSH-Inkretion der wichtigste Faktor in der Kropfpathogenese blockiert wird (s. Blande Struma S. 504).

Von den *Hormonderivaten und Analogen* ist nur das D-Thyroxin wegen seiner cholesterinsenkenden Wirkung handelsüblich. Mit Trijodthyreoessigsäure (Triac) und Trijodthyreopropionsäure sind lediglich versuchsweise Untersuchungen an Kropfträgern durchgeführt worden. Diese Verbindungen werden in Dosen von 1–10 mg täglich verabreicht. Sie werden schneller als T_4 und T_3 dejodiert (6) und stellen somit ein erhebliches Jodidangebot an die Schilddrüse dar. Bis 1971 waren D-Thyroxin-Präparationen mit dem natürlichen L-Isomer stark verunreinigt und verursachten entsprechende Nebenwirkungen. Erst durch besondere Trennverfahren (102) gelang es 1971, sehr reine D-T_4-Präparate herzustellen. Früher durchgeführte Untersuchungen mit D-T_4 können daher nur mit Vorbehalt akzeptiert werden. Die Plasmakinetik unterscheidet sich erheblich von der des L-T_4 (62). Die Plasmahalbwertszeit liegt etwa bei 8 Stunden, die metabolische Halbwertszeit dagegen bei etwa 3 Tagen (119). Die große Clearanceleistung der Leber wird begünstigt durch eine deutlich geringere Affinität des D-T_4 an das TBG. Die selektive Anreicherung des D-T_4 in der Leber dürfte mit der cholesterinsenkenden Wirkung dieser Verbindung im Zusammenhang stehen. Diskutiert wird außerdem ein organotroper Hypermetabolismus durch dieses biologisch nur gering wirksame Stereoisomer des L-T_4 (138). D-T_4 supprimiert einen pathologisch erhöhten TSH-Spiegel durch direkte Wirkung auf die thyreotrope Zelle und durch Freisetzung der physiologischen L-Form aus der TBG-Bindung (99). Dem entspricht der Befund von GLEES u. Mitarb. (51), daß die Kinetik der TSH-Suppression bei akuter Applikation, nicht aber bei der Langzeittherapie von D- und L-Formen identisch ist. Sollte D-T_4 metabolisch vollkommen unwirksam sein, müßten Patienten unter Langzeitmedikation von D-T_4 sekundär hypothyreot werden. Dieser Zustand ist bisher noch nicht beobachtet worden. Bei Mäusen wurde eine Hemmung der TRH-induzierten Freisetzung von TSH auch durch D-T_3 nachgewiesen (135). Es gibt keinen Schilddrüsenfunktionstest, der nicht durch D-T_4 verändert würde. Dies gilt für ein Ansteigen des PBI (75), T_4-RIA, T_4 (D), T_3-RIA sowie eine Abnahme im RT_3U. Auch der TRH-Test ist nicht mehr verwendbar. Die thyreoidale ^{131}J-Aufnahme ist vermindert, weil bei der üblichen D-T_4-Dosis von 6–8 mg (7,7–10,3 µmol) Tag 300–500 µg Jodid (2,4–4,0 µmol) durch Dejodierung anfallen und den Jodpool vergrößern. Damit ist auch der Aussagewert des Radiojodtests eingeschränkt. D-T_4 verläßt die Blutbahn dreimal schneller als L-T_4 (151). Der Umsatz von Schilddrüsenhormonen kann durch die Medikation von Hormonderivaten verändert werden (71). Ob durch das im Stoffwechsel anfallende Jodid eine Aktivierung der gesunden Schilddrüse im Sinne einer Basedowifizierung auftreten kann (7), ist nicht bekannt.

Störungen durch jodfreie Verbindungen

Von den *Mineralien* spielt Calcium eine gewisse Rolle. Bei einer Zufuhr von 2 g Calcium/Tag (50 mmol/d) fand man eine verminderte Jodidclearance der Schilddrüse (13); die Ursache hierfür ist unbekannt. Calcium gehört zu den goitrogenen Substanzen (54, 152). *Molybdän* vermindert bei Kaninchen das Plasma-T_4 und die T_4-Sekretionsrate; der T_4-Verteilungsraum bleibt dabei konstant (169). Beim Menschen sind darüber keine Untersuchungen bekannt. *Kobalt* hemmt die Bindung von Jod in der Schilddrüse (107). Der Mechanismus dieser Wirkung ist unbekannt. Beim Menschen ist es immerhin so wirksam, daß man damit eine Hyperthyreose behandeln kann (54, 113). *Lithium* wird seit über 20 Jahren zur Behandlung manisch-depressiver Patienten verwendet und kann, abhängig von der Dauer der Medikation (157), Strumen und Hypothyreosen induzieren (26, 112, 117, 125, 132). Über die Wirkung des Lithium auf den Jodstoffwechsel liegen widersprüchliche Berichte vor (50, 77). Lithium ist die einzige Substanz außer Jod, die die Hormonabgabe aus der Schilddrüse hemmt. Wird Patienten unter Lithium eine pharmakologische Dosis von Jod gegeben, potenziert sich die Gefahr einer Hypothyreoseentwicklung (149). Der Einfluß auf die thyreoidale ^{131}J-Aufnahme wird verschieden angegeben (10, 77). Lithium vermindert auch die Rate der T_4-Degradation (20). Der Wirkungsmechanismus ist nicht bekannt. Folgende Phänomene werden unter der Lithiumtherapie beobachtet (29, 50): Potenzierung der jodinduzierten Blockade, Herabsetzung der Sensibilität der Schilddrüse gegenüber TSH (80) und Induktion einer Protrusio bulbi, allerdings ohne die anderen Veränderungen der infiltrativen endokrinen Ophthalmopathie.

In der Nahrung vorkommende strumigene Substanzen

Zu den natürlichen in der Nahrung vorkommenden strumigenen Substanzen gehören Cyanate, Sojabohnen, Thiocyanate, Thiooxazolidone und Isothiocyanate (Senföle). Mehrere aktive goitrogene Substanzen dieser Klassen wurden in Brassica gefunden (77).

Verschiedene Nahrungsstoffe enthalten zyanogene Glycoside (35). Bei der Hydrolyse dieser Pflanzen entstehen Kohlenhydrate, freies Cyanid und Aldehyde oder Ketone. Inzwischen sind 18 zyanogene Glycoside bekannt. Zu den wichtigsten Lieferanten gehört Cassava. Cassava induziert bei chronischer Applikation in Zentralafrika Neuropathien und Strumen; ein Teil des in den Wurzeln übrigbleibenden Glycosids wird nach der Verdauung zu Rhodanid umgewandelt. Rhodanid entsteht neben Isothiocyanat auch aus der Hydrolyse der Thioglycoside, die in der Gruppe der Brassica (u. a. Kohl, Cruciferen, Rüben, Senf und Radieschen) vorkommen. Der Kreislauf der goitrogenen Substanzen geht über Kühe und Milch zum Menschen.

Thiocyanat ist der am längsten bekannte Inhibitor der thyreoidalen Jodaufnahme. Allerdings muß die Konzentration im Blut höher als 5 mg/100 ml (0,9 mmol/l) sein, um eine komplette Blockierung zu erreichen (96, 126). Die nach Einnahme bestimmter goitrogener Nahrungsmittel erreichten Konzentrationen sind niedriger. Eine signifikante Abnahme der ^{131}J-Aufnahme der Schilddrüse fanden GREER u. LANGER (77) bei Freiwilligen, die täglich etwa 500 g rohen Kohl zu sich nahmen. Weitere Wirkungen des Thiocyanats, dessen Stoffwechsel durch TSH beeinflußt wird (161), bestehen in der Hemmung der Schilddrüsenperoxydaseaktivität und Erhöhung der Harnjodausscheidung (35).

Thioglycoside aus Senfölen werden teilweise zu Goitrin, einem aktiven goitrogenen Thioglycosid, L-5-Vinyl-thio-oxazolidon umgewandelt (78). Es hemmt die Oxydation von Jod und die Bindung an Schilddrüsenproteine in der gleichen Weise wie Thiocarbamid. Mit Goitrin wurde auch beim Menschen eine Depression der thyreoidalen ^{131}J-Aufnahme festgestellt (162). Auch andere Mechanismen können dazu beitragen, daß eine Struma entsteht. Bei einer Diät, die sehr viel Sojabohnen enthält oder anderes Material, das die fäkale Masse erhöht, kommt es zu einem fäkalen Verlust von T_4 und damit über den Reglermechanismus zu entsprechenden Kompensationsversuchen (95).

Zu den *antithyreoidalen Medikamenten* zählen bestimmte monovalente Anionen, wie SNC, ClO_4 und NO_3. Sie hemmen den Jodtransport in die Schilddrüse und unterdrücken dadurch Jodaufnahme und Hormonsynthese (176). Thiocyanat stimuliert außerdem den Austritt von Jodid aus der Schilddrüse und hemmt die Jodination sowie wahrscheinlich auch die Kopplung (29, 134). Perchlorat und Thiocyanat verdrängen zusätzlich T_4 vom TBG in vivo und in vitro; hierdurch kommt es vorübergehend zu einem Anstieg des freien T_4 (94).

Die stärkste antithyreoidale Wirksamkeit haben Verbindungen mit der Thionamidgruppe und der Thioharnstoffgruppe (Abb. 3.11). Sie hemmen nicht die Akkumulation von Jodid in der Schilddrüse, sondern die kovalente Bindung von Jodid an Thyreoglobulin (s. Hyperthyreose S. 328). ASTWOOD (2) vermutete, daß Verbindungen mit N-Substitution für S oder O_2 ebenfalls eine starke antithyreoidale Aktivität haben. Die aktiven Verbindungen sind Schwefelderivate verschiedener heterozyklischer Verbindungen, wie Imidazole, Oxazole, Hydantoin, Thiazole, Thiodiazole, Uracil und Barbitursäure (77).

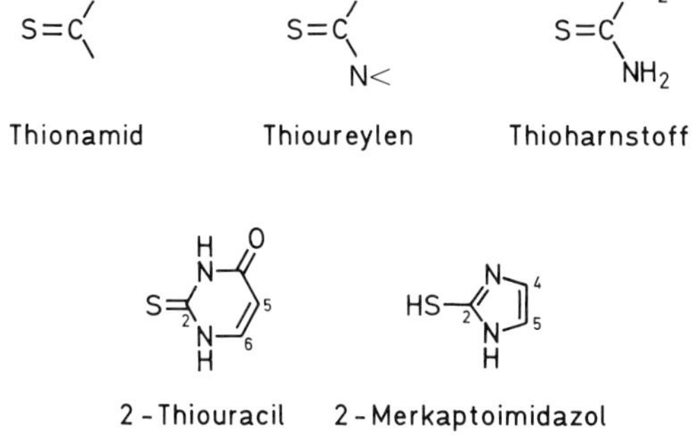

Für Thioharnstoff ist nachgewiesen worden, daß es bei TSH-Stimulation der Schilddrüse beschleunigt metabolisiert wird (97). Jod wird schneller von einer Schilddrüse abgegeben, die durch Propylthiouracil (PTU) als durch Perchlorat blockiert ist (92). Dies hängt wahrscheinlich damit zusammen, daß PTU die Utilisation des Gesamtjods verhindert, das der Drüse zur Verfügung steht, während Perchlorat nur die Aufnahme von Jodid, nicht aber die Reutilisation des durch Dejodierung von Jodtyrosinen freigesetzten Jodids verhindert. PTU hat auch einen extrathyreoidalen Effekt, indem es teilweise die periphere Dejodierung von T_4 und seine hormonelle Wirkung hemmt (36, 104). Das Ergebnis ist eine reduzierte Bildung von T_3 aus T_4. Dies hat zur Folge, daß für die Hemmung einer Strumaentwicklung durch antithyreoidale Substanzen bei Ratten eine höhere T_4-Konzentration im Blut als normalerweise aufrechterhalten werden muß (29). Auch beim Menschen hemmt PTU, nicht aber Carbimazol, die extrathyreoidale Dejodierung von T_4 (141, 168).

Über den Stoffwechsel der antithyreoidalen Substanzen ist wenig bekannt. Unsere Kenntnisse beruhen auf Beobachtungen nach Verabreichung von ^{35}S-markierten Medikamenten. Methimazol wird beim Menschen schnell aus dem Gastrointestinaltrakt resorbiert; nach 1 Stunde ist die höchste Plasmakonzentration erreicht. Sie nimmt langsam innerhalb von 24 Stunden auf 0 ab. Methimazol wird in der Schilddrüse konzentriert und abgebaut, zumal es auch ein Substrat der Peroxydase ist (91, 115). Carbimazol wird ebenso wie sein Stoffwechselprodukt Methimazol akkumuliert. Bei Ratten beträgt das Verhältnis Konzentration in der Schilddrüse/Konzentration im Plasma für PTU nach 8 Stunden 21, für Carbimazol 12, für Methimazol 25,6 und für Thiouracil 3,8 (90). Auch beim Menschen ist eine Akkumulation dieser Substanzen in der Schilddrüse nachgewiesen worden (39, 90, 91). Der thyreoidale Stoffwechsel des Methimazols wird durch TSH und Phenobarbital beeinflußt (81). Die Stoffwechselprodukte werden größtenteils innerhalb 24 Stunden im Harn ausgeschieden.

Verschiedene Medikamente

Antidiabetika. Die Sulfonylharnstoffe Carbutamid, Tolbutamid und wahrscheinlich auch Chlorpropamid hemmen die Synthese von Schilddrüsenhormon bei der Ratte (156). Beim Menschen wird mit 2 g Carbutamid/Tag, nicht aber mit 1 g, die ^{131}J-Aufnahme der Schilddrüse vorübergehend um 20% gegenüber den Kontrollen reduziert. Bei der üblichen Dosierung fin-

Abb. 3.11 Strukturformeln der Thionamide und Thioharnstoffe.

det man keinen Einfluß auf den Radiojodtest (103). Chlorpropamid in der üblichen therapeutischen Dosis hat keinen Effekt auf das PBI und die ^{131}J-Aufnahme; gelegentlich sieht man als Zeichen einer geringeren antithyreoidalen Wirkung nach Absetzen des Medikamentes einen Anstieg der ^{131}J-Aufnahme (Rebound-Phänomen). Glibornurid hat in der üblichen Dosierung keinen Einfluß auf den Radiojodtest, das PBI und RT$_3$U (124).

Psychopharmaka. Phenothiazinhaltige Medikamente haben keine Effekte auf die üblichen Tests der Schilddrüsenfunktion (29). *Meprobamat* macht nur ausnahmsweise eine Depression der ^{131}J-Aufnahme (47). *Reserpin* kann den Verlauf einer Hyperthyreose eindeutig bessern, ohne den Jodumsatz der Schilddrüse nennenswert zu beeinflussen (53). Bei mehrwöchiger Behandlung mit Reserpin ist eine Abnahme des PBI beobachtet worden (129). Tierversuche ergaben, daß dieser Substanz zumindestens in höheren Dosen offenbar 2 Angriffspunkte zum Jod- und Hormonstoffwechsel zukommen (70, 178): Eine Abnahme der Hormonsynthese in der Schilddrüse durch Hemmung der Abgabe von TSH aus dem HVL und eine Hemmung der peripheren Wirkung der Schilddrüsenhormone durch Behinderung ihrer Dejodierung (49). Die Halbwertszeit von T$_4$ im Plasma blieb allerdings unverändert (165).

Chlordiazepoxid (Librium) und *Diazepam* (Valium) haben einen geringen Einfluß auf die T$_4$-Bindung der Serumproteine. Die In-vivo-Versuche an Kaninchen zeigen trotz hoher und über 3 Monate langer Medikation keine wesentliche Änderung der In-vitro-Tests (34).

Chlorimipramin (Anafranil) führt bei 4wöchiger Anwendung zu keiner Störung der ^{131}J-Aufnahme und der In-vitro-Tests (118).

Nitrophenol. Die Wirkung von 2,4-Dinitrophenol auf die Schilddrüse ist komplex. Es entkoppelt, wie T$_4$ und T$_3$, die Atmungskette, was einen erhöhten Grundumsatz zur Folge hat. Es senkt den Hormonspiegel, beschleunigt den peripheren T$_4$-Stoffwechsel und supprimiert die ^{131}J-Aufnahme der Schilddrüse und die Sekretion (52). Dinitrophenol verdrängt T$_4$ vom T$_4$-bindenden Präalbumin (175), erhöht die T$_4$-Ausscheidung durch die Galle sowie den Fäzes und erhöht die Dejodierung von T$_4$ (29).

Salicylate. Auch die Salicylate haben, ähnlich wie Nitrophenol, eine komplexe Wirkung auf die Schilddrüsenfunktion: Der Sauerstoffverbrauch steigt unter der Medikation, das PBI nimmt ab, der T$_4$-Turnover ist beschleunigt, während die T$_4$-Degradationsraten normal bleiben (100). Die Aufnahme von ^{131}J ist vermindert, die ^{131}J-Abgabe aus der Drüse verlangsamt. Als Erklärung wurde eine einfache T$_4$-Abgabe von den Plasmabindungsstellen (TBG, TBPA) angegeben (79); dies erklärt allerdings nicht die anhaltende Depression der ^{131}J-Aufnahme. Diskutiert wird, ob der salicylatinduzierte Hypermetabolismus nicht per se durch beschleunigte T$_4$-Dejodierung die Schilddrüsenfunktion beeinflussen kann. Ein beschleunigter T$_4$-Abbau und eine beschleunigte Dejodierung von T$_4$ kommen aber nicht vor (44, 174). Unter Salicylaten war der TSH-Response auf TRH erniedrigt, nicht aber unter Indomethacin, das wie Salicylat die Prostaglandinsynthese hemmt. Es wird daher ein Mechanismus für die TSH-Response auf TRH angenommen, der nicht über eine Hemmung der Prostaglandinsynthese verläuft (121). *Paraaminosalicylsäure* und *Paraaminobenzoesäure* sind mit der Salicylsäure chemisch verwandt und sind strumigen (29, 77). Diese Verbindungen verdrängen ebenfalls das Schilddrüsenhormon vom TBP.

Resorchin hat eine antithyreoidale Wirkung, die sich gelegentlich bemerkbar machen kann (17). Es supprimiert die ^{131}J-Aufnahme der Schilddrüse und induziert Strumen. Möglicherweise erfolgt diese Wirkung durch Hemmung der Jodination.

Diphenylhydantoin senkt das Serum-T$_4$ durch Verdrängung von T$_4$ und T$_3$ vom TBG. Die ^{131}J-Aufnahme wird nicht nennenswert verändert (105). Da aber das fT$_4$, im Gegensatz zum fT$_3$, ebenfalls erniedrigt ist, der basale TSH-Spiegel und die TSH-Reaktion auf TRH nicht unterschiedlich zur Kontrollgruppe war (40, 83, 146), ist die Erklärung mit der Konkurrenzreaktion des Diphenylhydantoin mit T$_4$ am Serumprotein nicht ausreichend. Es wird daher angenommen, daß es zusätzlich zu einem beschleunigten T$_4$-Metabolismus in der Leber kommt (56, 61, 146); das rT$_3$ bleibt aber normal (84).

Carbamazepin (Tegretal) senkt ebenfalls das Gesamt-T$_4$, fT$_4$ und das Gesamt-T$_3$; Dipropylessigsäure und Primidon, ebenfalls antikonvulsiv wirkende Medikamente, haben dagegen keinen Einfluß auf die Schilddrüsenhormonkonzentration (84).

Propranolol. β-Rezeptorenblocker haben in den letzten Jahren zunehmend Beachtung und Anwendung gefunden. Propranolol reduziert die Tachykardie, das Angstgefühl und den Tremor bei Hyperthyreose auf zweifache Weise: Einmal durch Hemmung der β-adrenergisch vermittelten Effekte (171), zum anderen durch eine extrathyreoidale Wirkung auf die periphere T$_4$-Konversion (86, 140, 153, 170). Propranolol senkt nämlich den T$_3$-Spiegel, rT$_3$ steigt an, während T$_4$ konstant bleibt.

Phentolamin (Regitin) und *Dibenzepin* (Noveril) ändern die Schilddrüsenfunktionstests nicht (29).

Amphenon, Muttersubstanz von Metopyron, ist bekannt durch seine Wirkung auf die Nebennierenrinde (spezifische Hemmung der 11-β-Hydroxylierung der Steroide). Tierexperimentell wurde an der Ratte und Fledermaus eine Hemmung der Jodination, nicht aber der Jodaufnahme, nachgewiesen. Es ist eine schwache, antithyreoidale Substanz (30, 136).

Acetazolamid (Diamox) hat bei Mensch und Tier eine stark antithyreoidale Wirkung; es hemmt die Jodination. Diese Wirkung steht nicht im Zusammenhang mit der Carboanhydrasehemmung (48).

Antibiotika. Penicillin hemmt die Bindung von T$_4$ an TBPH; bei Patienten unter Penicillininfusionen kommt es zum Anstieg des fT$_4$ (149).

Von den *Antihistaminika* ist bekannt, daß Parabromylaminmalleat die ^{131}J-Aufnahme hemmt (139).
Anästhetika. Diaethylaether beeinflußt bei der Ratte die ^{131}J-Aufnahme und die Kopplungsreaktion; es induziert eine vorübergehende Umverteilung von T$_4$ zwischen Serum und Gewebe (46). Beim Menschen wurde eine Zunahme des TBG beobachtet; RT$_3$U war erniedrigt, Gesamt-T$_4$ erhöht (166). Thiopentol, Pentobarbiton, Chloralhydrat, Urethan, Aether, Metoxyfluran und Halothan reduzierten in unterschiedlichem Maße Serum-TSH und änderten die TSH-Response nach TRH bei der Ratte (89).
BAL (2, 3-Dimercaptopropanol) wirkt antithyreoidal; es supprimiert die ^{131}J-Aufnahme (28).
Entzündungshemmende Medikamente. Die Wirkung von Salicylaten und Derivaten ist oben beschrieben. Phenylbutazon wirkt antithyreoidal (70); es vermindert die ^{131}J-Aufnahme und verdrängt T$_4$ vom TBG vorübergehend. Dagegen fand ABIODUN (1) ein vermindertes fT$_4$ nach 14tägiger Behandlung.
Clofibrat (Aethyl-α-Para-Chlorphenoxyisobutyrat) macht eine geringe Erhöhung der TBP-Kapazität (57, 88). Bei längerer Anwendung ändert es nicht das fT$_4$. Allerdings gibt es hierüber widersprüchliche Angaben (77).
Heparin. Patienten unter Heparinmedikation zeigen ein erhöhtes fT$_3$ und fT$_4$. Dies ist wahrscheinlich darauf zurückzuführen, daß Heparin mit dem TBP so reagiert, daß es die sterische Konfiguration der Bindungsseiten im Sinne einer verminderten Affinität der Proteine für T$_4$ und T$_3$ ändert (59). Da man eine Zunahme von fT$_4$ nach Heparin auch bei athyreoten Patienten findet (130, 131), ist es unwahrscheinlich, daß die Schilddrüse bei diesem Vorgang miteingeschaltet ist. SCHWARTZ (133) schließt aus kinetischen Daten, daß Heparin in vivo die zelluläre wie auch die Plasmaproteinbindung von T$_4$ reduziert.
Phenobarbital. Im Tierexperiment kommt es bei chronischer Verabreichung von Phenobarbital zu einer zunehmenden Bindung von Schilddrüsenhormonen an Lebermikrosomen und zur Zunahme der Dejodaseaktivität der Mikrosomen (106). Beide Phänomene reduzieren die biologische Wirkung des Hormons. Beim Menschen führt Phenobarbital zu einer erhöhten fäkalen T$_4$-Clearance (22); das Serum-T$_4$ und fT$_4$ bleiben nahezu unverändert infolge kompensatorischer Zunahme der T$_4$-Sekretion. Bei der Hyperthyreose induziert zwar Phenobarbital eine Erniedrigung von T$_4$ und fT$_4$ durch erhöhte T$_4$-Clearance; dies hat aber keine Wirkung auf das klinische Bild.
L-Dopa. Die Medikation von L-Dopa supprimiert die Sekretion von TSH und Prolactin nach TRH beim Menschen (143). Außerdem hemmt es kurzzeitig die TSH-Sekretion (122).
Apomorphin, ein Dopaminrezeptoragonist, hemmt dagegen nur die Prolactinresponse, nicht aber die TSH-Response auf TRH (25). *Cyproheptadin*, eine antiseroninergische Verbindung, hemmt den TSH-Anstieg nach TRH (32). Ähnlich wirkt auch Bromocryptin (9).

Rebound-Phänomen

Die unter dem Einfluß von jodhaltigen oder antithyreoidalen jodfreien Substanzen ermittelten Laboratoriumsdaten lassen keinen Schluß auf die Schilddrüsenfunktion zum Zeitpunkt vor der Medikation zu. Damit stellt sich die Frage, was nach dem Absetzen dieser Medikation im intrathyreoidalen und extrathyreoidalen Hormonhaushalt vor sich geht und wann wieder unverfälschte Verhältnisse zu registrieren sind.
Werden antithyreoidale Substanzen, die über längere Zeit bei einer gesunden Schilddrüse verabreicht werden, plötzlich abgesetzt, trifft das weiterhin vermehrte sezernierte TSH auf eine während der Medikation von Jod verarmte, jetzt aber nicht mehr blockierte Schilddrüse. Sie reagiert mehr oder weniger schnell mit einer Beschleunigung ihres Jodumsatzes, um das periphere Hormondefizit zu decken. Die Aktivierung des thyreoidalen Jodumsatzes über das ursprüngliche Maß hinaus wird als Rückstoß oder Rebound-Phänomen bezeichnet (69, 70). Einsetzen und Dauer eines Rebound-Phänomens hängen vornehmlich vom Typ der antithyreoidalen Verbindung, weniger von der Dauer seiner Einwirkung ab.

Literatur

1 Abiodun, M. O., R. Bird, C. W. H. Havard, N. K. Sood: The effects of phenylbutazone on thyroid function. Acta endocr. (Kbh.) 72 (1973) 257
2 Astwood, E. B.: Chemotherapy of hyperthyroidism. Harvey Lect. 40 (1945) 195
3 Bakke, J. L., N. L. Lawrence: Effects of cold-adaption, rewarming and heat exposure on thyrotropin (TSH) secretion in rats. Endocrinology 89 (1971) 204
4 Balsam, A., L. E. Leppo: Augmentation of the peripheral metabolism of L-triiodothyronine and L-thyronine after acclimation to cold. Multifocal stimulation of the binding of iodothyronins by tissues. J. clin. Invest. 53 (1974) 980
5 Balsam, A., L. E. Leppo: Effect of physical training on the metabolism of thyroid hormones in man. J. appl. Physiol. 38 (1975) 212
6 Bansi, H. W.: Schilddrüsenhormonanaloge und -metaboliten und ihre klinische Bedeutung. In: Fortschritte der Schilddrüsenforschung, hrsg. von K. Oberdisse, E. Klein. Thieme, Stuttgart 1968
7 Barnes, R., J. A. P. Trafford, P. M. E. Bishop: Studies on effect of D-thyroxine on normal subjects. Brit. med. J. 1962/II, 20
8 Beierwaltes, W. H., G. E. Ruff: Thyroxine and triiodothyronine in excessive dosage to euthyroid humans. Arch. intern. Med. 101 (1958) 569
9 Benker, G., K. Hackenberg, B. Hamburger, D. Reinwein: Effects of growth hormone release – inhibiting hormone and bromocryptine (CB 154) in states of abnormal pituitary-adrenal function. Clin. Endocr. 5 (1976) 187
10 Berens, S. C., R. S. Bernstein, J. Robbins, J. Wolff: Antithyroid effects of lithium. J. clin. Invest. 49 (1970) 1357
11 Berg, G. R., R. D. Utiger, D. S. Schalch, S. Reichlin: Effect of central cooling in man on pituitary-thyroid function and growth hormone secretion. J. appl. Physiol. 21 (1966) 1791
12 Bockslaff, H., A. Brase, H. Haindl, G. Körber: Einfluß jodhaltiger Röntgenkontrastmittel auf ausgewählte Schilddrüsen-in-vitro-Testverfahren. Münch. med. Wschr. 118 (1976) 1
13 Boyle, J. A., W. R. Greig, S. Fulton, T. G. Dalakos: Excess dietary calcium and human thyroid function. J. Endocr. 34 (1966) 531
14 Braverman, L. E., S. H. Ingbar: Changes in thyroidal function during adaptation to large doses of iodine. J. clin. Invest. 42 (1963) 1216
15 Bray, G. A., D. A. Fisher, I. J. Chopra: Relation of thyroid hormones to bodyweight. Lancet 1976/I, 1206
16 Brownstone, S., R. Pitt-Rivers: The effect of iodopyrine on the thyroid gland of the rat. Lancet 1959/II, 376

17 Bull, G. M., R. Fraser: Myxedema from resorcinol ointment applied to leg ulcers. Lancet 1950/I, 851
18 Burger, A., D. Dinichert, P. Nicod, M. Jenny, T. Lemarchand-Béraud, M. B. Valloton: Effect of amiodarone on serum triiodothyronine, reverse triiodothyronine, thyroxin, and thyrotropin. A drug influencing peripheral metabolism of thyroid hormones. J. clin. Invest. 58 (1976) 255
19 Bürgi, H., C. Wimpfheimer, A. Burger, W. Zaunbauer, H. Rösler, T. Lemarchant-Béraud: Changes of circulating thyroxine, triiodothyronine and reverse triiodo-thyronine after radiographic contrast agents. J. clin. Endocr. 43 (1976) 1203
20 Carlson, H. E., E. J. Drenick, I. J. Chopra: Alterations in basal and TRH-stimulated serum levels of thyrotropin, prolactin and thyroid hormones in starved obese man. J. clin. Endocr. 45 (1978) 707
21 Carlson, H. E., R. Temple, J. Robbins: Effect of lithium on thyroxine disappearance in man. J. clin. Endocr. 35 (1972) 905
22 Cavalieri, R. R., L. C. Sung, C. E. Becker: Effects of phenobarbital on thyroxine and triiodothyronine kinetics in Graves' disease. J. clin. Endocr. 37 (1973) 308
23 Charters, A. C., W. D. Odell, J. C. Thompson: Anterior pituitary function during surgical stress and convalescence. Radioimmunoassay measurement of blood TSH, LH, FSH, and growth hormone. J. clin. Endocr. 29 (1969) 63
24 Chopra, I. J., S. R. Smith: Circulating thyroid hormones and thyrotropin in adult patients with protein caloric malnutrition. J. clin. Endocr. 40 (1975) 221
25 Cooper, D. S., L. S. Jacobs: Apomorphine inhibits the prolactin but not the TSH response to thyrotropin releasing hormone. J. clin. Endocr. 44 (1977) 404
26 Crowe, M. J., G. G. Lloyd, S. Bloch, R. M. Rosser: Hypothyroidism in patients treated with lithium: a review and two case reports. Psychol. Med. 3 (1973) 337
27 Croxson, M. S., T. D. Hall, O. A. Kletzky, J. E. Jaramillo, J. T. Nicoloff: Decreased serum thyrotropin induced by fasting. J. clin. Endocr. 45 (1977) 560
28 Current, J. V., I. B. Hales, B. M. Dobyns: The effect of 2,3-dimercaptopropranol (BAL) on thyroid function. J. clin. Endocr. 20 (1960) 13
29 DeGroot, J. L., J. B. Stanbury: The Thyroid and Its Diseases. Wiley, New York 1975
30 Dixit, V. P., N. K. Lohiya: Inhibition of thyroid function following the administration of metopiron (SU 4885). Experientia (Basel) 29 (1973) 711
31 Donati, R. M., M. A. Warnecke, N. I. Gallagher: The effect of absolute caloric deprivation on thyroid hormone synthesis and release in the rat. Metabolism 12 (1963) 833
32 Egge, A. C., A. D. Rogol, M. M. Varma, R. M. Blizzard: Effect of cypraheptadine on TRH-stimulated prolactin and TSH-release in man. J. clin. Endocr. 44 (1977) 210
33 Eickhoff, W., C. Herberhold: Die Lymphbahnen der menschlichen Schilddrüse. Springer, Berlin 1968
34 El-Hazmi, M. A. F.: On the interaction between thyroid hormones and the tranquillizers Librium and Valium. Clin. chim. Acta 63 (1975) 211
35 Ermans, A. M., F. Delange, M. van der Velden, J. Kinthaert: Possible role of cyanide and thiocyanate in the etiology of endemic cretinism. In: Human Development and the Thyroid Gland. Relation to Endemic Cretinism, hrsg. von J. B. Stanbury, R. L. Kroc. Plenum Press, New York 1972 (S. 455)
36 Escobar del Rey, F., G. Morreale de Escobar: The effect of propylthiouracil, methylthiouracil and thiouracil on the peripheral metabolism of L-thyroxine in thyroidectomized, L-thyroxine maintained rats. Endocrinology 69 (1961) 456
37 Falconer, I. R., B. S. Hetzel: Effect of emotional stress and TSH on thyroid vein hormone level in sheep with exteriorized thyroids. Endocrinology 75 (1964) 42
38 Falconer, I. R., B. Marchant: Thyroxine utilization in lambs in maternal and controlled environments. J. Endocr. 46 (1970) 363
39 Ferguson, M. M., B. Marchant, W. D. Alexander: Localization of ^{35}S-propylthiouracil in thyroid. Lancet 1971/I, 1025
40 Fichsel, H., G. Knöpfle: Die Veränderungen im Schilddrüsenhormonsystem unter antikonvulsiver Kombinationsbehandlung epileptischer Kinder und Jugendlicher. Klin. Pädiat. 189 (1977) 146
41 Fisher, D. A., T. H. Oddie: Neonatal thyroidal hyperactivity. Response to cooling. Amer. J. Dis. Child. 107 (1964) 574
42 Fisher, D. A., W. D. Odell: Acute release of thyrotropin in the newborn. J. clin. Invest. 48 (1969) 1670
43 Fisher, D. A., W. D. Odell: Effect of cold on TSH secretion in man. J. clin. Endocr. 33 (1971) 859
44 Flock, E. V., C. A. Owen: Effect of salicylate on the metabolism of L-thyroxine. Endocrinology 77 (1965) 475
45 Florsheim, W. H., B. Z. Suhr, R. T. Mivise, A. D. Williams: Thyroid function in protein-depleted rats. J. Endocr. 46 (1970) 93
46 Fore, W., P. Kohler, J. Wynn: Rapid redistribution of serum thyroxine during ether anesthesia. J. clin. Endocr. 26 (1966) 821
47 Friedell, M. T.: Effect of tranquilizing agents on radioactive iodine in the thyroid gland. J. Amer. med. Ass. 167 (1958) 983
48 Gabrilove, J. L., A. A. Alvarez, L. J. Soffer: Effect of acetazoleamide (Diamox) on thyroid function. J. appl. Physiol. 13 (1958) 491
49 Galton, V. A.: Thyroid hormone catecholamine interrelationships. Endocrinology 77 (1965) 278
50 Gerdes, H.: Lithium und Endokrinium. Ergebn. inn. Med. Kinderheilk. 40 (1978) 29
51 Gless, K. H., P. Oster, M. Hüfner: Influence of D-thyroxine on plasma thyroid hormone levels and TSH secretion. Hormone Metab. Res. 9 (1977) 69
52 Goldberg, R. C., J. Wolff, R. O. Greep: The mechanism of depression of plasma protein-bound iodine by 2,4-dinitrophenol. Endocrinology 56 (1955) 560
53 Goodman, J. R., W. H. Florsheim, C. E. Temperau: Reserpine and thyroid function. Proc. Soc. exp. Biol. (N. Y.) 90 (1955) 196
54 Greer, M. A., J. W. Kendall, M. Smith: Antithyroid compounds. In: The Thyroid Gland, Bd. I, hrsg. von R. Pitt-Rivers, R. W. Trotter. Butterworth, London 1964 (S. 357)
55 Habermann, J., T. Eversmann, F. Erhardt, M. Gotsmann, G. Ulbrecht, P. C. Scriba: Increased urinary excretion of triiodothyronine (T_3) and thyroxine (T_4) and decreased serum thyrotropic hormone (TSH) induced by motion sickness. Aviation, Space, Environ. Med. 49 (1978) 58
56 Hansen, J. M., L. Skorsted, U. B. Lauridsen, C. Kirkegaard, K. Siersbaek-Nielsen: The effect of diphenylhydantoin on thyroid function. J. clin. Endocr. 39 (1974) 785
57 Harrison, M. T., R. McG. Harden: Some effects of clofibrate in hypothyroidism and on the metabolism of thyroxine. Scot. med. J. 11 (1966) 213
58 Harrison, T. S., D. M. Silver, G. D. Zuidema: Thyroid and adrenal medullary function in chronic „executive" monkeys. Endocrinology 78 (1966) 685
59 Hershman, J. M., C. M. Jones, A. L. Bailey: Reciprocal changes in serum thyrotropin and free thyroxine produced by heparin. J. clin. Endocr. 34 (1972) 574
60 Hershman, J. M., D. G. Read, A. L. Bailey, V. D. Norman, T. B. Gibson: Effect of cold exposure on serum thyrotropin. J. clin. Endocr. 30 (1970) 430
61 Heyma, P., R. G. Larkins, D. Perry-Keene, C. T. Peter, D. Ross, J. G. Sloman: Thyroid hormone levels and protein binding in patients on long-term diphenylhydantoin treatment. Clin. Endocr. 6 (1977) 369
62 Hüfner, M.: Metabolismus von D-Thyroxin und dessen Einflüsse auf die Schilddrüsenfunktion. Med. Klin. 73 (1978) 48
63 Ingenbleek, Y., P. DeNayer, M. DeVisscher: T_3 resin uptake in protein-caloric malnutrition. Acta endocr. (Kbh.) 81 (1976) 283
64 Irvine, C. H. G.: Effect of exercise on thyroxine degradation in athletes and non-athletes. J. clin. Endocr. 28 (1968) 942
65 Johnston, M. W., A. H. Squires, R. F. Farquerharson: The effect of prolonged administration of thyroid. Ann. intern. Med. 35 (1951) 1008
66 Jubitz, W., S. Carlile, L. D. Lagerquist: Serum thyrotropin and thyroid hormone levels in humans receiving chronic potassium iodide. J. clin. Endocr. 44 (1977) 379
67 Klein, E.: Die Dejodierung der 5-Iodo-2-Thiourazile bei Hyperthyreosen. Klin. Wschr. 31 (1953) 17
68 Klein, E.: Der endogene Jodhaushalt des Menschen und seine Störungen. Thieme, Stuttgart 1960
69 Klein, E.: Iatrogene Störungen im Jodhaushalt. In: Fortschritt der Schilddrüsenforschung, hrsg. von K. Oberdisse, E. Klein. Thieme, Stuttgart 1962 (S. 81)

70 Klein, E.: Medikamentöse Einflüsse auf Schilddrüse und Jodstoffwechsel. In: Die Krankheiten der Schilddrüse. Hrsg. von K. Oberdisse, E. Klein. Thieme, Stuttgart 1967
71 Klein, E., A. Berghoff: Der Einfluß von Thyroxin, Trijodthyronin und trijodierten Hormonmetaboliten auf den peripheren Hormonumsatz des Menschen. In: Radioaktive Isotope in Klinik und Forschung, Bd. IV, hrsg. von R. Höfer. Urban & Schwarzenberg, München 1960
72 Klein, E., H. Zimmermann, H. Blank: Iatrogene Störungen im endogenen Jodhaushalt. Schweiz. med. Wschr. 89 (1959) 198
73 Kotani, M., T. Onaya, T. Yamada: Acute increase of thyroid hormone secretion in response to cold and its inhibition by drugs which act on the autonomic or central nervous system. Endocrinology 92 (1973) 288
74 Kracht, J.: Fright-thyrotoxicosis in the wild rabbit, a model of thyrotrophic alarm-reaction. Acta endocr. (Kbh.) 15 (1954) 355
75 Krüskemper, H. L., K. D. Morgner: Einfluß von D-Thyroxin auf das PBI im Serum. Acta endocr. (Kbh.) 61 (1969) 359
76 Lamberg, B.-A.: Pathological regulatory factors in thyroid disease. In: Regulation of Thyroid Function, hrsg. von E. Klein, D. Reinwein. Schattauer 1976 (S. 143)
77 Langer, P., M. A. Greer: Antithyroid substances and naturally occuring goitrogens. Karger, Basel 1977
78 Langer, P., N. Michajlovskij: Studies on the antithyroid activity of naturally occuring L-5-vinyl-2-thiooxazolidone and its urinary metabolite in rats. Acta endocr. (Kbh.) 62 (1969) 21
79 Larsen, P. R.: Salicylate-induced increases in free triodo-thyronine in human serum. J clin. Invest. 51 (1972) 1125
80 Lauridsen, U. B., C. Kirkegaard, J. Nerup: Lithium and the pituitary-thyroid axis in normal subjects. J. clin. Endocr. 39 (1974) 383
81 Lees, J. F. H., W. D. Alexander, M. Lewis, D. C. Evered: Role of TSH in the changes in thyroidal metabolism of (^{35}S) methimazole in phenobarbital and thyroxine treated rats. Endocrinology 100 (1977) 765
82 Levi, L.: Stress and distress in response to psychosocial stimuli. Acta med. scand., Suppl. 528 (1972) 1
83 Liewendahl, K., H. Majuri: Thyroxine, triiodothyronine, and thyrotropin in serum during long-term diphenylhydantoin therapy. Scand. J. clin. Lab. Invest. 36 (1976) 141
84 Liewendahl, K., H. Majuri, T. Helenius: Thyroid function tests in patients on long-term treatment with various anticonvulsant drugs. Clin. Endocr. 8 (1978) 185
85 Loeser, A.: Über endokrine Jodwirkungen, ihre Steuerung und medikamentöse Beeinflussung. Dtsch. med. Wschr. 75 (1950) 36
86 Lotti, G., G. Delitala, L. Devilla, S. Alagna, A. Masala: Reduction of plasma triiodothyronine (T3) induced by propranolol. Clin. Endocr. 6 (1977) 405
87 Mahlstedt, J., H. Fischer, K. Joseph, H. Meinhold, B. Glöbel: Beeinflussung der T4/T3-Konversion durch jodhaltige Cholegraphika. New compact 8 (1977) 164
88 McKerron, C. G., R. L. Scott, S. P. Asper, R. I. Levy: Effects of clofibrate (Astromid S) on the thyroxine-binding capacity of thyroxine-binding globulin and free thyroxine. J. clin. Endocr. 29 (1969) 957
89 Männistö, P. T., A. Saarinen, T. Ranta: Anesthetics and thyrotropin secretion in the rat. Endocrinology 99 (1976) 875
90 Marchant, B., W. D. Alexander, J. W. K. Robertson, J. H. Lazarus: Concentration of ^{35}S-propylthiouracil by the thyroid gland and its relationship to anion trapping mechanism. Metabolism 20 (1971) 989
91 Marchant, B., W. D. Alexander, J. H. Lazarus, J. Lees, D. H. Clark: The accumulation of ^{35}S-antithyroid drugs by the thyroid gland. J. clin. Endocr. 34 (1972) 847
92 Mayberry, W. E., E. B. Astwood: The effect of propylthiouracil on the intrathyroidal metabolism in rats. J. biol. Chem. 235 (1960) 2977
93 Melander, A., C. Rerup: Studies on the thyroid activity in the mouse. Acta endocr. (Kbh.) 58 (1968) 202
94 Michajlovskij, N., P. Langer: Increase of serum free thyroxine following the administration of thiocyanate and other anions in vivo and in vitro. Acta endocr. 75 (1974) 707
95 van Middlesworth, L.: Thyroxine excretion, a possible cause of goitre. Endocrinology 61 (1957) 570
96 Mitchell, M. L., M. E. O'Rourke: Response of the thyroid gland to thiocyanate and thyrotropin. J. clin. Endocr. 20 (1960) 47
97 Mitchell, M. L., J. A. Sanchez-Martin, A. B. Harden, M. E. O'Rourke: Failure of thiourea to prevent hormone synthesis by the thyroid gland of man and animals treated with TSH. J. clin. Endocr. 21 (1961) 157
98 Moncloa, F., R. Guerra-Garcia, C. Subanste, L. A. Sobrevilla, J. Donayre: Endocrine studies at high altitude. I. Thyroid function in sea level natives exposed for two weeks to an altitude of 4100 meters. J. clin. Endocr. 26 (1966) 1237
99 von zur Mühlen, A., D. Emrich, R. D. Hesch, J. Köbberling: Untersuchungen über die Beeinflussung der Thyreotropin-Inkretion beim Menschen. Acta endocr. (Kbh.) 68 (1971) 669
100 Musa, B. U., R. S. Kumar, J. T. Dowling: Effects of salicylate on the distribution and early plasma disappearance of thyroxine in man. J. clin. Endocr. 28 (1968) 1461
101 Nagata, H., T. Izumiyama, K. Kamata, S. Kono, Y. Yukimura, M. Tawata, T. Aizawa, T. Yamada: An increase of plasma triiodothyronine concentration in man in cold environment. J. clin. Endocr. 43 (1976) 1153
102 Neudecker, H., E. Scheiffele: Die stereospezifische Bestimmung geringer Mengen L-Thyroxin in D-Thyroxin. Arzneimittel-Forsch. 21 (1971) 432
103 Nikkilä, E. A., T. Jakobson, S. G. Josipi, K. Karlsson: Thyroid function in diabetic patients under long-term sulfonylurea treatment. Acta endocr. (Kbh.) 33 (1960) 623
104 Oppenheimer, J. H., H. L. Schwartz, M. I. Surks: Propylthiouracil inhibits the conversion of L-thyroxine to L-triiodothyronine. J. clin. Invest. 51 (1972) 2493
105 Oppenheimer, J. H., L. V. Fisher, K. M. Nelson, J. W. Jailer: Depression of PBI levels by diphenylhydantoin. J. clin. Endocr. 21 (1961) 252
106 Oppenheimer, J. H., H. C. Shapiro, H. L. Schwartz, M. I. Surks: Dissociation between thyroxine metabolism and hormonal action in phenobarbital-treated rats. Endocrinology 88 (1971) 115
107 Paley, K. R., E. S. Sobel, R. S. Yalow: Effect of oral and intravenous cobaltous chloride on thyroid function. J. clin. Endocr. 18 (1958) 850
108 Panda, J. N., C. W. Turner: Effect of thyroidectomy and low environmental temperature (4.4 °C) upon plasma and pituitary thyrotrophin in the rat. Acta endocr. (Kbh.) 54 (1967) 485
109 Perlmutter, M.: Use and abuse of thyroid hormone therapy. Metabolism 2 (1953) 81
110 Perlmutter, M., S. Slater: Use of thyroid hormone to differentiate between hyperthyroidism and euthyroidism. J. Amer. med. Ass. 158 (1955) 718
111 Perlmutter, M., S. Weisenfeld, S. Slater, E. Z. Wallace, M. M. David: A study of the mechanism of the inhibition of the thyroid gland induced by ingestion of thyroid substance. J. clin. Endocr. 12 (1952) 208
112 Pfannenstiel, P., A. Schulz, G. Mössner: Lidödeme, Kälteintoleranz und Leistungsabfall während Dauertherapie mit Lithium. Dtsch. med. Wschr. 98 (1973) 1578
113 Pimental-Malanssera, E., M. Roche, M. Larrisse: Treatment of eight cases of hyperthyroidism with cobaltous chloride. J. Amer. med. Ass. 167 (1958) 1719
114 Pinchera, A., G. Menzinger, D. Bellabarba, V. Greco, L. Baschieri, S. Lissitzky: L'attivita desiodante del muscolo nell'ipertiroidismo e nell'ipotiroidismo sperimentali del ratto. Folia endocr. (Roma) 15 (1962) 376
115 Pittman, J. A., R. J. Beschi, T. C. Smitherman: Methimazole: Its absorption and excretion in man and tissue distribution in rats. J. clin. Endocr. 33 (1971) 182
116 Portnay, G. I., J. T. O'Brian, J. Bush, A. G. Vagenakis, F. Azizi, R. A. Arky, S. H. Ingbar, L. E. Braverman: The effect of starvation on the concentration and binding of thyroxine and triiodothyronine in serum and on the response to TRH. J. clin. Endocr. 39 (1974) 191
117 Pousset, G., J. Brieve, F. Berthezene, J. Tourniare, M. Devic: Myxoedème au lithium. Ann. Endocr. (Paris) 34 (1973) 549
118 Prokop, H., G. Riccabona, G. Bauer: Die Wirkung von Chlorimipramin-(Anafranil®) Infusionen auf die Schilddrüsenfunktion. Wien. klin. Wschr. 83 (1971) 643
119 Rall, J. E., J. Robbins, D. Becker, R. W. Rawson: Metabolism of labeled L-T$_3$, L-T$_4$ and D-T$_4$. J. clin. Invest. 32 (1953) 596
120 Ramalingaswami, V., A. L. Vickery jr., J. B. Stanbury, D. M. Hegsted: Some effects of protein deficiency on the rat thyroid. Endocrinology 77 (1965) 87

121 Ramey, J. N., G. N. Burrow, S. W. Spaulding, R. K. Donabedian, L. Sperhof, A. G. Frantz: The effect of aspirin and indomethacin on the TRH-response in man. J. clin. Endocr. 43 (1976) 107
122 Rapoport, B., S. Refetoff, V. S. Fang, H. G. Friesen: Suppression of serum thyrotropin (TSH) by L-dopa in chronic hypothyroidism: Interrelationships in the regulation of TSH and prolactin secretion. J. clin. Endocr. 36 (1973) 256
123 Rastogi, G. K., M. S. Malhotra, M. C. Scrivastava, P. C. Sawhney, G. L. Dua, K. Scridharan, R. S. Hoon, I. Singh: Study of the pituitary-thyroid functions at high altitude in man. J. clin. Endocr. 44 (1977) 447
124 Reinwein, D.: Die Schilddrüsenfunktion von Diabetikern bei langfristiger Anwendung von Glibornurid. Arzneimittel-Forsch. 22 (1972) 2221
125 Reinwein, D.: Schilddrüsenfunktion bei Lithiumbehandlung. Dtsch. med. Wschr. 101 (1976) 217
126 Reinwein, D., K. Irmscher: Untersuchungen der Wirkung von Rhodanid auf den Jodstoffwechsel der menschlichen Schilddrüse. Acta endocr. (Kbh.) 49 (1965) 629
127 Reinwein, D., Klein, E.: Der Einfluß des anorganischen Blutjodes auf den Jodumsatz der menschlichen Schilddrüse. Acta endocr. (Kbh.) 35 (1960) 485
128 Reinwein, D., K. Oberdisse, D. Gabe, W. Eickhoff: Unveröffentl. 1966
129 Saarenmaa, E.: On the effect of reserpine on serum protein bound iodine (PBI). Acta chir. scand. 112 (1956) 199
130 Saeed-Uz-Safar, M., J. M. Miller, G. M. Breneman, J. Mansour: Observations on the effect of heparin on free and total thyroxine. J. clin. Endocr. 32 (1971) 633
131 Schatz, D. L., R. H. Sheppard, G. Steiner, C. S. Chandarlapaty, G. A. deVeber: Influence of heparin on serum free thyroxine. J. clin. Endocr. 29 (1969) 1015
132 Schon, M., A. Amdisen, S. E. Jensen, T. Olsen: Occurence of goiter during lithium treatment. Brit. med. J. 1968/III, 710
133 Schwartz, H. L., A. R. Schadlow, D. Faierman, M. I. Surks, J. H. Oppenheimer: Heparin administration appears to decrease cellular binding of thyroxine. J. clin. Endocr. 36 (1973) 598
134 Scranton, J. R., W. M. Nissen, N. S. Halmi: The kinetics of the inhibition of thyroidal iodide accumulation by thiocyanate: A reexamination. Endocrinology 85 (1969) 603
135 Seif, F. J., W. Klingler, K. Zech, W. Voelter: Inhibition of TRH-induced TSH release by L-Thyroxine, L-Triiodothyronine, and their D-isomers in mice. Experientia (Basel) 31 (1975) 992
136 Selenkow, H. A., A. Rivera, G. W. Thorn: The effects of amphenone on thyroid function in man. J. clin. Endocr. 17 (1957) 1131
137 Shambaugh, G. E., J. F. Wilber: The effect of caloric deprivation upon thyroid function in the neonatal rat. Endocrinology 94 (1974) 1145
138 Shapiro, H. C., M. I. Surks, J. H. Oppenheimer: Cellular and plasma protein determinants in the differential distribution and metabolism of D- and L-thyroxine in the rat. Endocrinology 88 (1971) 93
139 Sharpe jr., A. R.: Inhibition of thyroidal ^{131}J uptake by para-bromdylamine maleate. J. clin. Endocr. 21 (1961) 739
140 Shenkman, L., P. Podrid, J. Lowenstein: Hyperthyroidism after propranolol withdrawal. J. Amer. med. Ass. 238 (1977) 237
141 Siersbaek-Nielsen, K., C. Kirkegaard, P. Rogowski, J. Faber, B. Lumholtz, Th. Friis: Extrathyroidal effects of propylthiouracil and carbimazole on serum T4, T3, reverse T3 and TRH-induced TSH-release in man. Acta endocr. (Kbh.) 87 (1978) 80
142 Smals, A. G. H., H. A. Ross, P. W. C. Kloppenborg: Seasonal variation in serum T3 and T4 levels in man. J. clin. Endocr. 44 (1977) 998
143 Spaulding, S. W., G. N. Burrow, R. Donabedian, M. van Woert: L-Dopa suppression of thyrotropin-releasing hormone response in man. J. clin. Endocr. 35 (1972) 182
144 Spaulding, S. W., G. N. Burrow, J. N. Ramey, R. K. Donabedian: Effect of increased iodide intake on thyroid function in subjects on chronic lithium therapy. Acta endocr. (Kbh.) 84 (1977) 290
145 Spaulding, S. W., I. J. Chopra, R. S. Sherwin, S. S. Lyall: Effect of caloric restriction and dietary composition on serum T3 and reverse T3 in man. J. clin. Endocr. 42 (1976) 197
146 Stjernholm, M. R., R. N. Alsever, M. C. Rudolph: Thyroid-function tests in diphenyl-hydantoin-treated patients. Clin. Chem. 21 (1975) 1388

147 Surks, M. I.: Effect of hypoxia and high altitude on thyroidal iodine metabolism in the rat. Endocrinology 78 (1966) 307
148 Surks, M. I.: Effect of thyrotropin on thyroidal iodine metabolism during hypoxia. Amer. J. Physiol. 216 (1969) 436
149 Surks, M. I., J. H. Oppenheimer: Effect of penicillin on thyroxine binding by plasma proteins. Endocrinology 72 (1963) 567
150 Surks, M. I., H. J. Beckwitt, C. A. Chidsey: Changes in plasma thyroxine concentration and metabolism, catecholamine excretion, and basal oxygen consumption in man during acute exposure to high altitude. J. clin. Endocr. 27 (1967) 789
151 Tapley, D. F., F. F. Davidoff, W. B. Hatfield, J. E. Ross: Physiological disposition of D-and L-thyroxine in the rat. Amer. J. Physiol. 197 (1959) 1021
152 Taylor, S.: Calcium as a goitrogen. J. clin. Endocr. 14 (1954) 1412
153 Theilade, P., J. M. Hansen, L. Skoosted, J. Faber, C. Kirkegård, T. Friis, K. Siersbaek-Nielsen: Propranolol influences serum T3 and reverse T3 in hyperthyroidism. Lancet 1977/II, 363
154 Thorén, A.: The influence of iodide and iodized compounds on the PBI and the ^{131}I tracer test with special reference to various biologic states of the thyroid. Acta endocr. (Kbh.) 35 (1960) 351
155 Tingley, J. O., A. W. Morris, S. R. Hill, J. A. Pittman: The acute thyroid response to emotional stress. Ala. J. med. Sci. 2 (1965) 297
156 Tranquade, R. E., D. H. Solomon, J. Brown, R. Greene: The effect of oral hypoglycemic agents on thyroid function in the rat. Endocrinology 67 (1960) 293
157 Transbøi, I., C. Christiansen, P. C. Baastrup: Endocrine effects of lithium. I. Hypothyroidism, its prevalence in long-term treated patients. Acta endocr. (Kbh.) 87 (1978) 759
158 Tuomisto, J., P. Männistö, B.-A. Lamberg, M. Linoila: Effect of cold-exposure on serum thyrotrophin levels in man. Acta endocr. (Kbh.) 83 (1976) 522
159 Vagenakis, A. G., B. Rapoport, F. Azizi, G. I. Portnay, L. E. Braverman, S. H. Ingbar: Hyperresponse to thyrotropin-releasing-hormone accompanying small decreases in serum thyroid concentrations. J. clin. Invest. 54 (1974) 913
160 Vagenakis, A. G., G. I. Portnay, J. T. O'Brian, M. Rudolph, R. A. Arky, S. H. Ingbar, L. E. Braverman: Effect of starvation on the production and metabolism of thyroxine and triiodothyronine in euthyroid obese patients. J. clin. Endocr. 45 (1977) 1305
161 Viebahn, H., D. Reinwein, M. Reusch: Zur Pathogenese des erhöhten Serumrhodanids bei Kropfträgern. In: 14. Symposion der Deutschen Gesellschaft für Endokrinologie. Springer, Berlin 1968 (S. 302)
162 Vilkki, P., F. E. Kreula, E. Piironen: Studies on the goitrogenic influence of cow's milk on man. Ann. Acad. Sci. fenn. A 110 (1962) 3
163 Volpé, P., J. Vale, W. J. MacAllister: The effect of certain physical and emotional tensions and strains on fluctuations in the level of serum protein-bound-iodine. J. clin. Endocr. 20 (1960) 415
164 Waldhäusl, W., H. Haydl: Effect of iodide upon the TRH induced release of TSH in euthyroid, hypothyroid and hyperthyroid individuals. Horm. Metab. Res. 8 (1976) 286
165 Watts, C. C.: Effect of reserpine on the plasma half-time of (^{131}I) thyroxine. J. Pharm. Pharmacol. 20 (1968) 487
166 Webster, J. B., J. J. Conpal, P. Cushman: Increased serum thyroxine levels in euthyroid narcotic addicts. J. clin. Endocr. 37 (1973) 928
167 Westgren, U., B. Ahren, A. Burger, A. Melander: Stimulation of peripheral T3 formation by oral but not by intravenous glucose administration in fasted subjects. Acta endocr. (Kbh.) 85 (1977) 526
168 Westgren, U., A. Melander, E. Wahlin, J. Lindgren: Divergent effects of 6-propylthiouracil on 3,5,3'-triiodothyronine (T3) and 3,3,5'-triiodothyronine (rT3) serum levels in man. Acta endocr. (Kbh.) 85 (1977) 345
169 Widjajakusuma, M. C. R., P. K. Basrur, G. A. Robinson: Thyroid function in molybdenotic rabbits. J. Endocr. 57 (1973) 419
170 Wiersinga, W. M., J. L. Touber: The influence of ß-adrenoceptor blocking agents on plasma thyroxine and triiodothyronine. J. clin. Endocr. 45 (1977) 293
171 Wilson, W. R., E. D. Theilen, F. W. Fletcher: Propranolol and its effects in thyrotoxicosis on heart at rest or exercise. J. clin. Invest. 43 (1964) 1697

172 Winder, W. W., R. W. Heniger: Effect of exercise on degradation of thyroxine in the rat. Amer. J. Physiol. 224 (1973) 572

173 Wolff, J.: Iodide goiter and the pharmacologic effects of excess iodide. Amer. J. Med. 47 (1969) 101

174 Wolff, J., F. K. Austen: Salicylates and thyroid function. II. The effect on the thyroid-pituitary interrelation. J. clin. Invest. 37 (1958) 1144

175 Wolff, J., M. E. Standaert, J. E. Rall: Thyroxine displacement from serum proteins and depression of serum protein-bound iodine by certain drugs. J. clin. Invest. 40 (1961) 1373

176 Wyngaarden, J. B., J. B. Stanbury, B. Rapp: The effect of iodide perchlorate, thiocyanate, and nitrate administration upon the iodide concentrating mechanism of the rat thyroid. Endocrinology 52 (1953) 568

177 Yamada, T., A. Kajihava, T. Onaya, I. Kobayashi, Y. Takemura, K. Shichijo: Studies on acute stimulatory effect of cold on thyroid activity and its mechanism in the guinea-pig. Endocrinology 77 (1965) 968

178 Yamazaki, E., D. W. Slingerland, A. Nogushi: The effect of reserpine on thyroxine degradation and thyrotrophin secretion. Acta endocr. (Kbh.) 36 (1961) 319

4 Untersuchungsmethoden der Schilddrüse

Von E. Klein

Die Krankheiten der Schilddrüse bestehen in einer Änderung ihrer Gestalt, in einer Störung ihrer Funktion oder in einer Kombination beider Vorgänge. Aus diesem Grund hat jede Untersuchung zu bestehen aus
– Lokalisationsdiagnostik: Feststellung von Größe, Beschaffenheit und Beweglichkeit der Schilddrüse, örtlichen Komplikationen im Halsbereich und Lymphknoten- oder Fernmetastasen als Anzeichen malignen Wachstums.
– Funktionsdiagnostik: Feststellung auch diskreter Schweregrade von Hypo- oder Hyperthyreose mit Begleiterscheinungen oder speziellen Folgen dieser Funktionsstörungen, etwa einem Kretinismus oder einer endokrinen Ophthalmopathie.

Hinzu kommen:
– Verfahren zur Beurteilung einer speziellen Gewebsbeschaffenheit und ggf. der Ursachen dafür: Feinnadelpunktion (Aspirationspunktion) mit Zytologie, Probeexzision mit Histologie, Bestimmung von Schilddrüsenautoantikörpern im Blut (aggressiv-destruktive Autoantikörper und stimulierende Immunglobuline).

Lokalisations- und Funktionsdiagnostik bestehen aus klinischen Maßnahmen (Erhebung der Vorgeschichte und des körperlichen Befundes) sowie der Anwendung apparativer Techniken (Laboratoriumsmethoden, Röntgen- und Isotopendiagnostik). Die außerordentlich schnelle und fruchtbare Entwicklung spezieller Untersuchungsverfahren einschließlich der Anwendung von TRH- und TSH-Bestimmungen hat einerseits ältere Laboratoriumsverfahren zunehmend in den Hintergrund gedrängt, andererseits die klinische Erfahrung so sehr bereichert, daß Anamnese und körperliche Untersuchung nach wie vor im Mittelpunkt der Diagnostik stehen. Allerdings hat sich ein Bedeutungswandel einzelner Symptome vollzogen, der jedoch in folgendem nur skizziert und in den Kapiteln über Schilddrüsenkrankheiten näher ausgeführt ist. Im allgemeinen sind es Beschwerdekomplex und körperliche Befunde, die den Verdacht auf eine Schilddrüsenkrankheit aufkommen lassen und weitere Untersuchungen anregen. Sie bedürfen stets, sei es zur endgültigen Klärung, sei es als Bestätigung und Ausgangspunkt für Therapie und Verlaufskontrollen, laboratoriumstechnischer und anderweitiger, z.B. röntgenologischer und zytologischer Kriterien. Deren diagnostischer Wert hängt sehr von der Fragestellung ab, so daß keineswegs eine bestimmte Methode einer anderen grundsätzlich überlegen sein kann. Hier kommen Wissen und Erfahrung des untersuchenden Arztes zur Geltung, indem er die optimale Reihenfolge der notwendigen Methoden findet und überdies ihre Zahl auf ein vernünftiges und in jeder Hinsicht vertretbares Maß beschränkt (s. S. 178). Die wesentlichen Positionen der Diagnostik gehen aus der Abb. 4.1 hervor.

Vorgeschichte

Obwohl in etwa der Hälfte aller Fälle Schilddrüsenkrankheiten familiär gehäuft vorkommen, ist die Frage danach allenfalls bei Verdacht auf einen sporadischen Kretinismus von diagnostischer Bedeutung. Man findet ihn, mit oder ohne Struma, zuweilen nur abortiv ausgeprägt in Form von z.B. Übergewichtigkeit und mangelhaftem Deszensus der Hoden, auch bei Geschwistern, nicht bei den Eltern. Ansonsten läßt sich in einer Familie zwar die Tendenz zu Erkrankungen der Schilddrüse überhaupt, nicht aber zu bestimmten Formen derselben konstatieren.

Zur Beurteilung des Lokalbefundes ist es bei Anwesenheit einer Struma von größter Bedeutung, wann sie erstmals bemerkt wurde und in welcher Weise sie seither ihren Charakter (diffus oder knotig) änderte. Ausdrücklich zu fragen ist nach Größenzunahme, ggf. in Zusammenhang mit Spannungsgefühlen oder Schmerzen und Fieber, nach Schwankungen der Kropfgröße, nach dem Auftreten von Atemnot, Heiserkeit, Husten, Verschlucken, Ohren- und Hinterkopfschmerzen als eventuellem Ausdruck von entzündlichen oder örtlichen Komplikationen sowie Malignität. Stets muß dabei berücksichtigt werden, ob sich derlei Veränderungen spontan oder unter bestimmten Medikamenten (antithyreoidale Mittel, Jod, Thyreotropininjektion zu Untersuchungszwecken, Schilddrüsenhormone) einstellten. Des kanzerogenen Risikos wegen sollten frühere Applikationen von Röntgen- oder Hartstrahlen auf den Halsbereich, z.B. wegen Thymus- oder Tonsillenhyperplasie, Struma- oder Hautveränderungen nicht unbekannt bleiben, noch zumal sie erfahrungsgemäß nur selten unaufgefordert angegeben werden. Bei Jugendlichen muß man u.U. die Eltern danach fragen. Nahezu bedeutungslos ist das sogenannte Globusgefühl: Bei eindeutiger Struma ist diese meistens auch nur eine Teilursache desselben, bei fraglicher oder ohne Struma ist es ungleich häufiger und desto eher, je jünger die Patienten sind, auf extrathyreoidale Faktoren wie eine vegetative Dysregulation, einen latenten Eisenmangel oder eine labile, insbesondere hypotone Kreislaufsituation zurückzuführen als auf die Schilddrüse. Auch nach früherer Strumaresektion ist es in Abwesenheit eines entsprechenden Tastbefundes und anderweitiger typischer Beschwerden eher belanglos und narbig, als durch eine sich etwa substernal entwickelnde Rezidivstruma bedingt.

Untersuchungsmethoden der Schilddrüse

Anamnese und Klinik

Funktion	Lokalisation		
↓	↓		
Operation? Medikamente? Jod?		Hypothalamus ↓ TRH ↓ Hypophyse ↓ TSH ↓ Schilddrüse	
	Zunahme HU. Struma, LKS, lokale Komplikationen		
		Pathologische Jodverbindung- en (Jodprote- ine, MIT, DIT) T_3 T_4 TBG	
Körpergewicht Stuhlgang Wärme-Kälte- Toleranz Haut Nervensystem (ASR) Herz	Ggf. Tastbefund	Organe Organsysteme	
		Pathogenetische Parameter: Immunologische Methoden (Aggressive SD- Autoantikörper, Stimulierende Immunglobuline-TSI)	
Komplikation:		Endokrine Ophthal- mopathie, Dermopathie, Akropachie	

Laboratorium

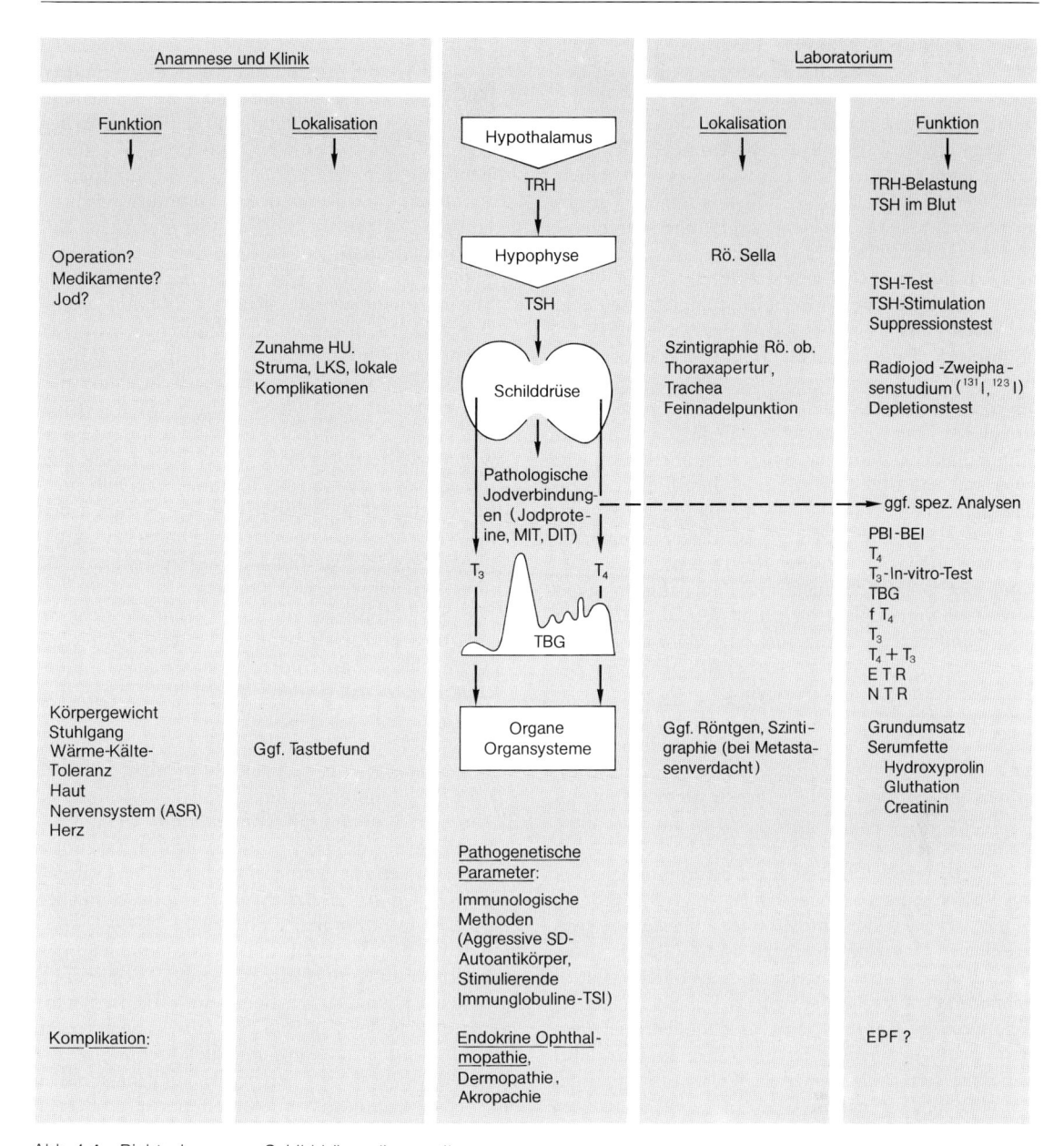

Lokalisation	Funktion
↓	
	TRH-Belastung TSH im Blut
Rö. Sella	
	TSH-Test TSH-Stimulation Suppressionstest
Szintigraphie Rö. ob. Thoraxapertur, Trachea Feinnadelpunktion	Radiojod-Zweipha- senstudium (^{131}I, ^{123}I) Depletionstest
	ggf. spez. Analysen PBI-BEI T_4 T_3-In-vitro-Test TBG f T_4 T_3 $T_4 + T_3$ E T R N T R

Ggf. Röntgen, Szinti-
graphie (bei Metasta-
senverdacht)
	Grundumsatz
	Serumfette
	  Hydroxyprolin
	  Gluthation
	  Creatinin

	EPF?

Abb. 4.1   Richtschema zur Schilddrüsendiagnostik.

Vielschichtiger als die Anamnese des Lokalbefundes stellt sich im allgemeinen die der Drüsenfunktion dar. Für die Beurteilung der letzteren ist es zunächst bedeutungslos, ob sich das Organ kropfig vergrößert hat oder nicht: Es gibt viele Hyperthyreosen ohne und gelegentlich auch Hypothyreosen mit Struma. Die grobe Orientierung beginnt vorteilhafterweise mit Fragen nach früheren Schilddrüsenaffektionen, wobei eine dann genannte Diagnose nicht etwa als verbindlich akzeptiert werden darf. Für die große Mehrheit der Bevölkerung ist eine Schilddrüsenerkrankung meistens identisch mit einer Schilddrüsenüberfunktion, obgleich diese nur etwa 5% aller Krankheitsfälle ausmacht. Man läßt sich besser frühere Beschwerden, Therapiemaßnahmen und den weiteren Verlauf schildern und bildet sich daraufhin ein eigenes Urteil unter Bewertung der diagnostischen Kriterien, die ohnehin für die aktuelle Untersuchung erforderlich und in folgendem skizziert sind.

Besonders aufschlußreich ist das Verhalten des Körpergewichts, obgleich seine Zunahme eine Hyperthyreose keineswegs ausschließt. Insbesondere bei jüngeren Frauen mit einer Hyperthyreose vom Typ Morbus Basedow und begleitender, oft nur erst angedeuteter Ophthalmopathie, kann es häufiger als bisher bekannt im Initialstadium mit generalisierter endokriner Dermopathie in Form von Gesichts- und Extremitätenödematose trotz kataboler Stoffwechselsituation zur allgemeinen Wasserretention und Gewichtszunahme kommen. Eine Gewichtsabnahme andererseits ist nur dann von diagnostischer Bedeutung, wenn sie trotz guten Essens relativ schnell erfolgte, während eine langsame Gewichtsreduktion bei schlechtem Appetit oder eine nur fehlende Gewichtszunahme trotz guten Appetits bei lebhaftem Temperament so gut wie immer extrathyreoidale Ursachen haben. Überdies kann auch die Hypothyreose durchaus mit einer Gewichtsabnahme einhergehen. Nicht übersehen werden sollten eine Neigung zu Diarrhö oder Obstipation, zu Wärme- oder Kälteintoleranz, zu Herzpalpitationen und Herzklopfen. Aufschlußreicher als letzteres ist eine Dauertachykardie, die auch den Schlaf durch Klopfen bis in den Kopf hinein stört, oder bei älteren Patienten eine Tachyarrhythmie – insbesondere bei Anwesenheit einer Struma. Demgegenüber kommt Herzklopfen bei Aufregungen oder einer zeitweiligen Übererregbarkeit als Folge bestimmter und auch bekannter Belastungssituationen keine diagnostische Bedeutung zu, und Stimmungsschwankungen sind, wenn überhaupt, weniger auf eine Über- als auf eine Unterfunktion verdächtig. Im Hinblick auf die letztere sollten auch langsam aufgetretene und dadurch oft diskret gebliebene Veränderungen der Psyche, Reizbarkeit, Schwerbesinnlichkeit, Depressionen und Teilnahmslosigkeit sowie Schwerhörigkeit beachtet werden. Angaben über Händezittern, Verdauung oder Haarausfall sind bei älteren, Angaben über vermehrtes Schwitzen bei jüngeren Patienten wenig ergiebig.

Bei Kindern und Jugendlichen ist nach Auffälligkeiten bei der körperlichen und geistigen Entwicklung zu fragen – u. U. sind Schwerhörigkeit und eine leichte Debilität richtunggebende Anhaltspunkte für eine kongenital kretinistische Schilddrüsenstörung mit oder ohne Struma.

Besonderer Sorgfalt bedarf es bei Informationen über die Entwicklung von endokrinen Augensymptomen und generalisiert-ödematösen oder lokalisierten, etwa prätibialen Hautveränderungen. Man sollte stets wissen, ob sie als erste Anzeichen einer nachfolgenden Schilddrüsenstörung oder erst im Verlauf der letzteren, spontan, während einer medikamentösen oder nach einer operativen Therapie auftraten, sich dabei verschlechterten oder besserten. Weite Lidspalten oder Pupillen oder sogenannte Glanzaugen allein erweisen sich bei gezielter Befragung stets als konstitutionell oder vegetativ bedingt. Eine Protrusio bulbi ohne Lidschwellungen ist oft schon als nichtendokriner Natur (z.B. bei Myopie) oder ebenfalls konstitutionell bedingt dem Patienten bekannt. Blasse Lidschwellungen allein wiederum sind sehr häufig zirkulatorisch-migränös, kaum jemals renal bedingt. Ein prätibiales Myxödem hingegen ist immer mit echten endokrinen Augensymptomen vergesellschaftet, so daß der Beginn einer Schilddrüsenfunktionsstörung stets vor das Auftreten dieser Komplikationen zu datieren ist.

Körperliche Untersuchung

Sie erstreckt sich bevorzugt auf Kopf, Hals, obere Thoraxapertur und Extremitäten, während am Rumpf keine wesentlichen oder gar pathognomonischen körperlichen Befunde zu erwarten sind.

Größe und Beschaffenheit der Schilddrüse. Zunächst gilt es, Größe und Beschaffenheit der Schilddrüse festzustellen. Von einer *Struma* sollte man nur sprechen, wenn das Halsrelief inspektorisch bereits so verändert ist, daß wenigstens in seitlicher Sicht eine eindeutige Vorwölbung zwischen Jugulum und Schildknorpel besteht. Auf Vorschlag der WHO von 1962 (57) sind 3 Größengrade zu unterscheiden, während eine spätere Korrektur auf 4 Größengrade nur für endemisch-prophylaktische, nicht für klinisch-therapeutische Belange von Bedeutung ist (311):

0 Schilddrüse weder sicht- noch tastbar. Da erst Massenzunahmen um mehr als das mindestens Doppelte des normalen Schilddrüsengewichts als Kropf nachweisbar werden, kann eine Schilddrüse der Größenordnung 0 szintigrafisch durchaus mäßig vergrößert sein. Wir bezeichnen einen solchen Befund als „Neigung zur Hyperplasie", der Größe wegen rechtfertigt er keine weitere Diagnostik und nur ausnahmsweise eine Therapie. Das gilt auch für normalgroße Schilddrüsen, die wegen eines ausgesprochen schlank-mageren Halses bei relativ hohem Sitz sichtbar und auch soeben tastbar sind, ohne wirklich vergrößert zu sein.

I Die Schilddrüse ist vergrößert tastbar, sichtbar aber nur bei Dorsalflexion des Halses. Hierher gehören auch solitäre Knoten bis zu etwa Kleinhühnereigröße, deren vorderer Anteil bei genauer Inspektion soeben feststellbar ist.

II Die Schilddrüse ist sowohl sichtbar wie tastbar bis zu beiderseits entsprechend etwa einem Gänseei oder insgesamt einer kleinen Faust vergrößert.

III Noch größere und mit Komplikationen einhergehende Strumen. Dazu gehören auch mäßig große Halsstrumen mit deutlichem substernalen Drüsenanteil sowie grundsätzlich alle dystopischen, insbesondere intrathorakalen Strumen.

Man achtet auf Weichteil- und Gefäßstauungen oder -pulsationen an Kopf, Hals, Brust und Armen, auch wenn keine Struma zu erkennen sein sollte. In diesem Fall dreht man den Kopf bei Frontalsicht nach rechts und links, so daß der kontralaterale M. sternocleidomastoideus angespannt hervortritt. Er drückt dabei zuweilen einen zunächst nicht erkennbar vergrößerten Schilddrüsenlappen oder Lappenanteil oder Knoten sichtbar heraus.

Wie die Schilddrüsengröße vorwiegend nach der Inspektion, so wird die Beschaffenheit des Organs in erster Linie palpatorisch beurteilt. Der Patient soll dabei mit entspannter Halsmuskulatur sitzen, darf sich also insbesondere nicht mit den Armen nach hinten abstützen. Der Kopf soll etwas nach vorn geneigt, keineswegs dorsalflektiert werden. Man betastet dann von vorn jeweils mit der betreffenden Hand nacheinander jede Halsseite so, daß der Daumen den unteren und der Mittelfinger den oberen Pol eines Schilddrüsenlappens umgreifen können. Der vierte Finger greift dann hinter den M. sternocleidomastoideus und drückt den Lappen nach vorn, so daß man mit dem Zeigefinger die Vorderseite des Lappens abgleiten und Unebenheiten oder Konsistenzunterschiede feststellen kann. Bei großen Kröpfen dient die andere Hand zum Gegendruck. So lassen sich am besten auch kleinere Knoten innerhalb eines ansonsten unauffälligen oder diffus vergrößerten Lappens ausmachen, die Beschaffenheit der Kapsel und ihre Verschieblichkeit gegenüber der Umgebung beurteilen sowie Infiltrationen oder Lymphknotenschwellungen in der Nachbarschaft feststellen. Gleichzeitig achtet man auf Druckschmerzen oder gar Fluktuation im Bereich von schon äußerlich geröteten Halspartien. Schließlich läßt man bei mit der Hand fixierter Drüse schlucken, um festzustellen, ob sich ein etwa nur tiefsitzender oder nach substernal reichender Drüsenpol dabei nach oben luxiert und das Jugulum freigibt oder dieses gar von unten her ausgefüllt erscheint. Läßt sich der untere Kropfpol beim Schlucken im Jugulum nicht mit dem Zeigefinger von unten erreichen bzw. umgreifen, so spricht man von einer Tauchstruma. Diese Prüfung ist auch bei großen Halsstrumen nötig, die zuweilen Schwierigkeiten hinsichtlich der Abgrenzung von diffuser oder knotiger Beschaffenheit bereiten. Eine asymmetrische, in sich knollige Kolloidstruma gilt als diffus. Von Knoten spricht man nur bei deutlichen Konsistenzunterschieden gegenüber der Umgebung im Sinne von Adenom (Malignom) oder Zyste. Knotige Gebilde von weniger als 1–2 cm Durchmesser bleiben in ansonsten diffus vergrößerten Drüsen leicht unentdeckt. Beim Betasten ist zugleich festzulegen, ob eine Struma ein- (solitär) oder mehrknotig (multinodulär) ist (Abb. 4.2). Manche Autoren praktizieren eine Palpation von dorsal (509).

Finden sich bei Inspektion und Palpation Hinweise auf eine erhebliche Verlagerung des Kehlkopfes oder Einengung der Trachea (Stridor), eine Einflußstauung, Lymphknotenschwellungen oder Affektionen des N. laryngeus recurrens (Heiserkeit, Aphonie), so sollte die Situation zusätzlich zu den ohnehin indizierten weiteren speziellen Verfahren (s. w. unten) auch durch eine Laryngoskopie näher geklärt werden. Ebensowenig wie eine Röntgenuntersuchung stellt aber die Laryngoskopie etwa eine Routinemethode für die Untersuchung jeder Struma dar.

Bei der körperlichen Funktionsdiagnostik handelt es sich darum, in An- oder Abwesenheit einer Struma Anhaltspunkte für eine Hyper- oder Hypothyreose oder einen Kretinismus zu registrieren. Detaillierte Angaben über das Spektrum derart verdächtiger Symptome sind in den Kapiteln über die einzelnen Schilddrüsenkrankheiten nachzulesen. Einige Prinzipien sollen jedoch hier zusammengefaßt werden. Zunächst ist entgegen älteren oder anderweitigen Vorstellungen aus der palpatorischen Beschaffenheit oder einem Auskultationsbefund der Struma keinerlei Rückschluß auf ihre Funktion zu ziehen. Weder sprechen ein sogenanntes Schwirren oder Strömungsgeräusch für eine Hyperthyreose, noch eine teigige Konsistenz oder gar ein unauffälliges Halsrelief dagegen! Die körperliche Funktionsdiagnostik stützt sich auf indirekte Zeichen eines endo- oder exogenen Überangebots oder Mangels von Schilddrüsenhormonen an verschiedenen Organen und Organ- sowie Regulationssystemen. Obgleich die einen von ihnen bei Hyperthyreosen, andere bei Hypothyreosen gehäuft vorkommen, sind sie grundsätzlich öfter bei extrathyreoidalen als bei Schilddrüsenkrankheiten anzutreffen. Es gibt unter ihnen weder ein spezifisches Symptom noch eine pathognomonische Kombination von Symptomen. Das gilt sogar für die sogenannte „Merseburger Trias" (189). Demzufolge wiegen Symptome, die eine Funktionsstörung der Schilddrüse ausschließen, meistens schwerer als solche, die auf sie hinweisen könnten.

Ihrer diagnostischen Zuverlässigkeit nach ergibt sich unter den klinischen Befunden etwa folgende Reihenfolge:

Hautbeschaffenheit. Man prüft sie am besten an Händen, Unterarmen und auch Wangen. Es gibt kaum eine Hyperthyreose ohne heiße, weiche und feuchte Haut, während eine kühle und insbesondere akrozyanotische, feuchte oder trockene Beschaffenheit derselben eine Überfunktion insbesondere vor dem 50. Lebensjahr weitgehend ausschließt. Hypothyreosen dagegen weisen stets eine blasse, trockene, rauhe und relativ dicke bis teigige Haut auf. Natürlich gibt es entsprechend den verschiedenen Schweregraden einer Hypothyreose diskrete Veränderungen dieser Art wie z.B. schlaffe, faltige Lidschwellungen, die den Patienten im Zweifelsfall eher auffallen als dem untersuchenden Arzt. Man muß deshalb danach fragen. Nur bei Kindern mit kongenitaler Hypothyreose ist die Haut oft zart und durchscheinend, pigmentarm. Ein Dermographismus ruber spricht von vornherein gegen eine Unterfunktion. Aufschlußreich sind auch Aussehen und Beschaffenheit von Haaren und Fingernägeln, wobei aber das übliche Klagen über eine vermeintliche Brüchigkeit von ohnehin zu langen Fingernägeln ohne Bedeutung ist. Auch eine relativ kurzfristig, gelegentlich sogar plötzlich einsetzende hydrophile Tendenz

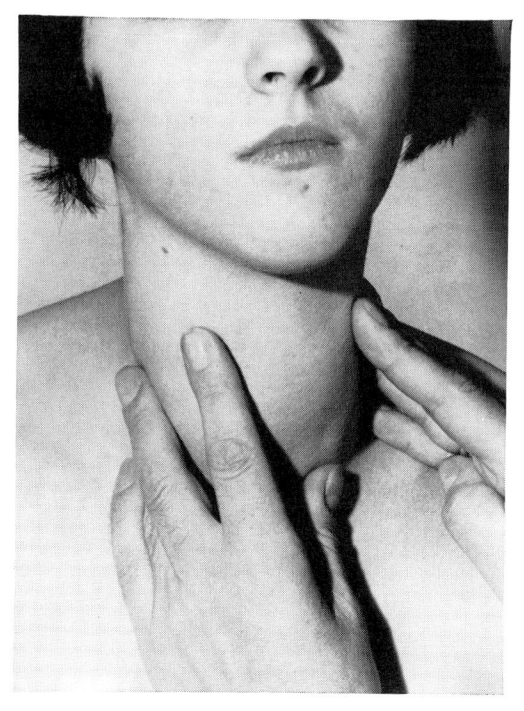

Abb. 4.2 Typische Handhaltung bei der Kropfpalpation.

136   4 Untersuchungsmethoden der Schilddrüse

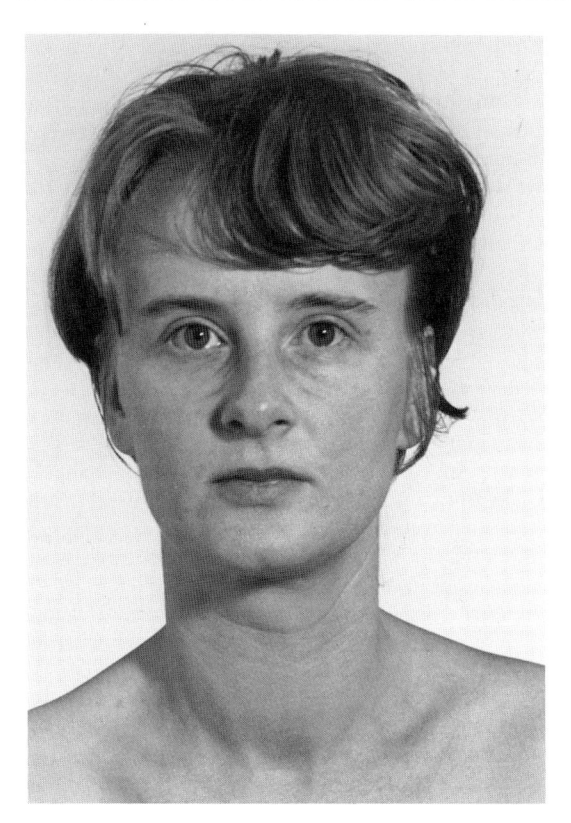

Abb. 4.**3a** Diffuse Struma I.

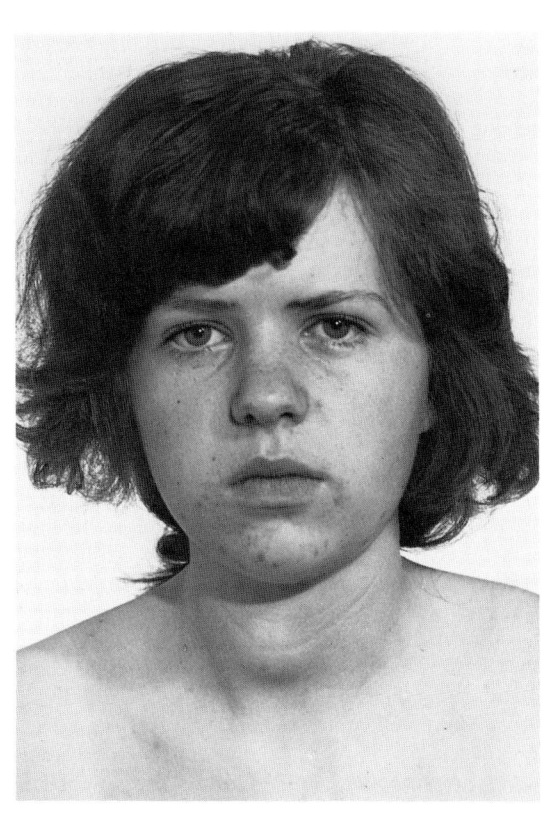

Abb. 4.**3b** Solitärknotige Struma I.

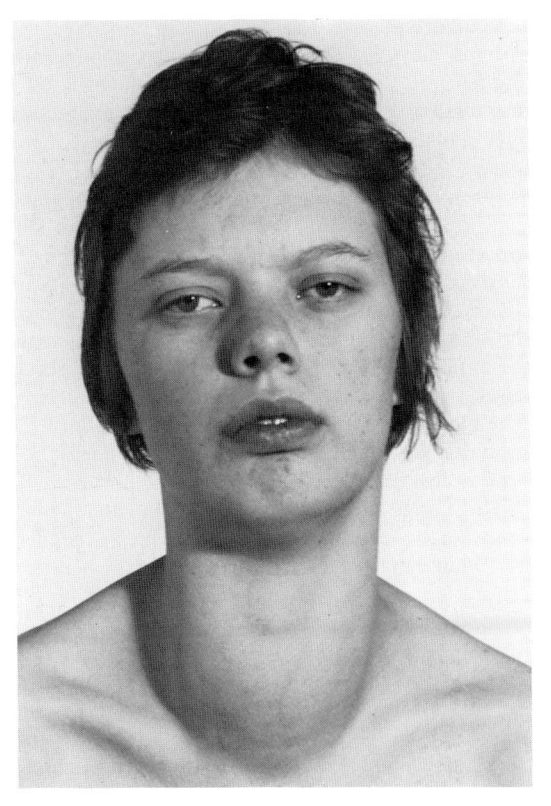

Abb. 4.**3c** Diffuse Struma II.

Abb. 4.**3a–k** Größengrade und Beschaffenheit von Strumen. Unabhängig vom Tastbefund können die vergrößerten Drüsenpartien szintigraphisch „kalt", „warm" oder „heiß" und unabhängig auch hiervon wiederum kann die Funktion der Drüse eu-, hyper- oder gelegentlich auch hypothyreot sein. Diese Situationen können und müssen durch Szintigraphie und Funktionsanalysen abgeklärt werden.

Untersuchungsmethoden der Schilddrüse

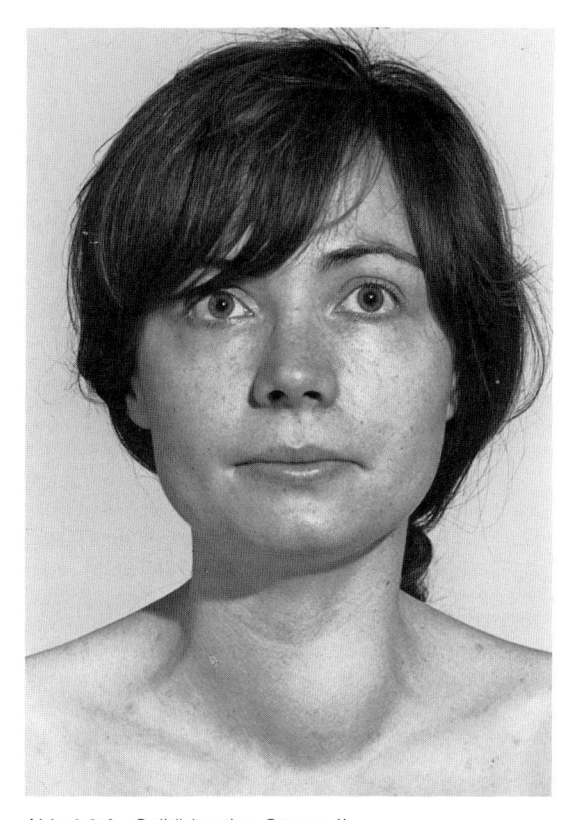

Abb. 4.**3d** Solitärknotige Struma II.

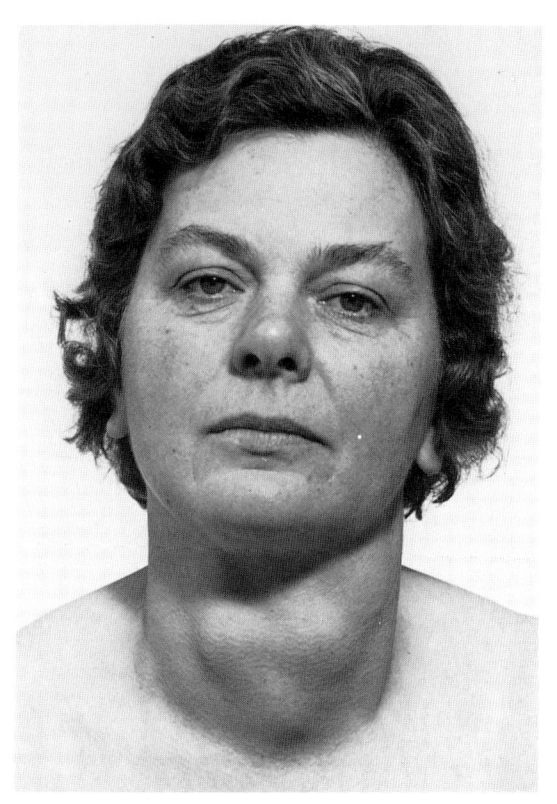

Abb. 4.**3e** Mehrknotige Struma II.

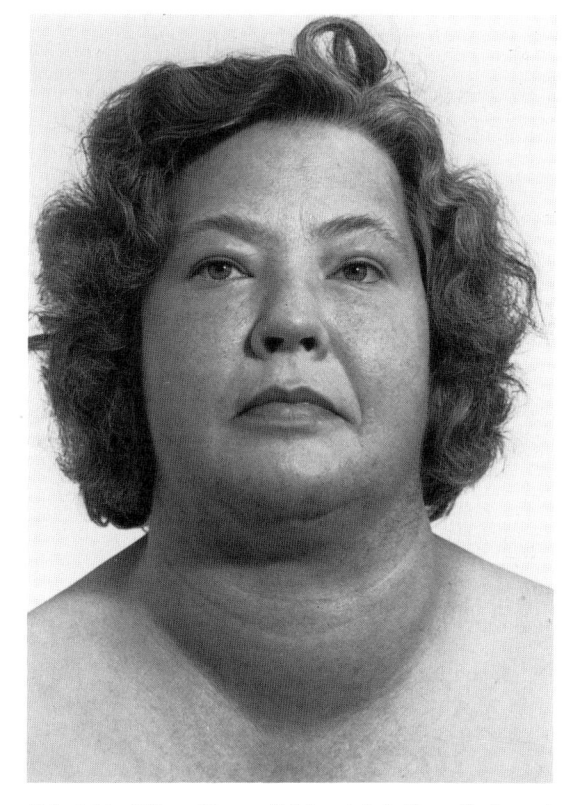

Abb. 4.**3f** Diffuse Struma III (ohne lokale Komplikationen).

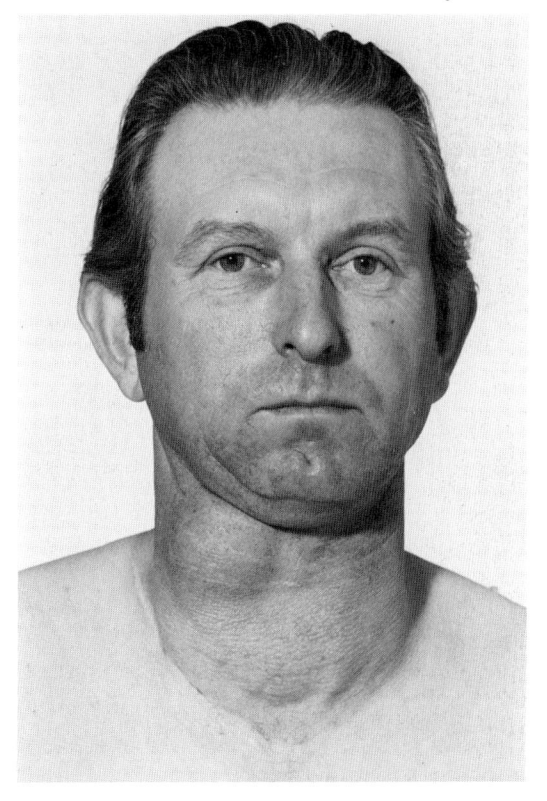

Abb. 4.**3g** Knotenstruma III (ohne lokale Komplikationen).

138   4 Untersuchungsmethoden der Schilddrüse

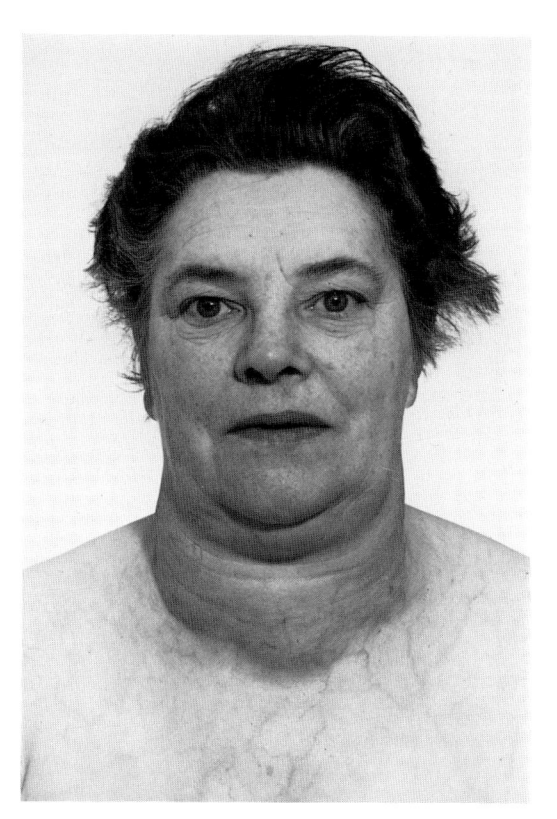

Abb. 4.**3h**   Tauchstruma III (mit lokalen Komplikationen als Kehlkopfverlagerung und Weichteilstauung).

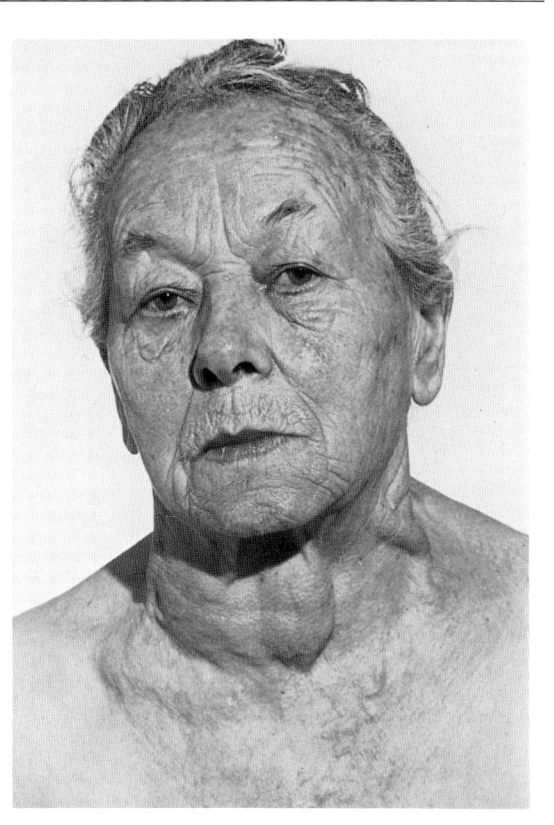

Abb. 4.**3i**   Tauchstruma III (mit lokalen Komplikationen als Gefäßstauung)

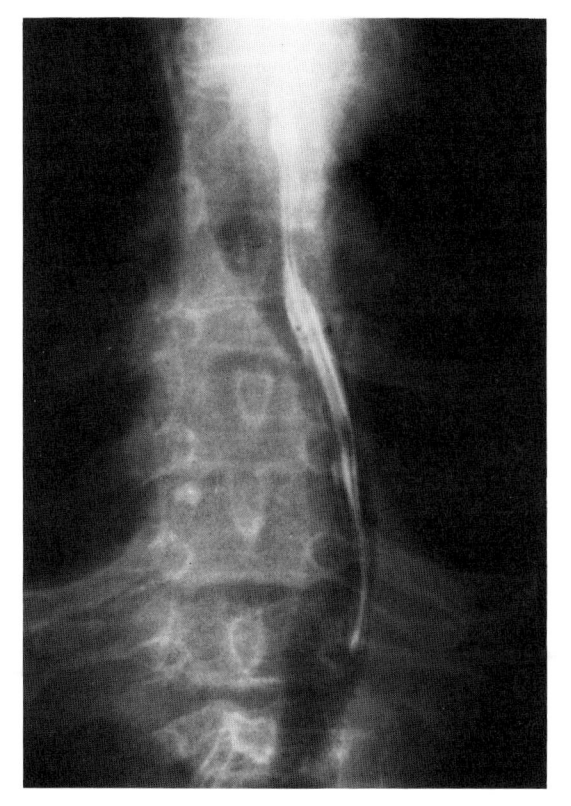

Abb. 4.**3j**   Trachealverlagerung

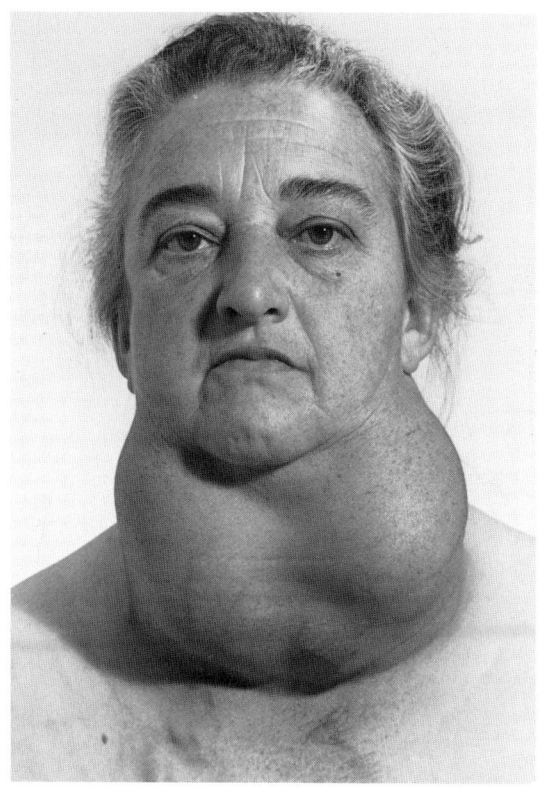

Abb. 4.**3k**   Struma permagna (mit Weichteil- und Gefäßstauung).

mit Schwellungszuständen an Gesicht und Extremitäten ist als endokrine Dermopathie wie das lokalisierte prätibiale Myxödem häufiger als z. Z. bekannt erster Anhaltspunkt für eine in diesem Fall immunologisch bedingte Schilddrüsenstörung und kann mit u. U. noch diskreten endokrinen Augenphänomenen einhergehen (159, 370).

Endokrine Ophthalmopathie (sive Orbitopathie). Doppel- oder einseitig ausgebildete Symptome einer endokrinen Ophthalmopathie (Lidschwellungen, Oberlidretraktion, Protrusio bulbi/bulborum, Doppeltsehen durch Koordinationsstörungen oder Augenmuskelparesen, einzeln oder kombiniert vorkommend) sind eine Komplikation von Schilddrüsenkrankheiten und können ihnen vorangehen oder u. U. nach einer Behandlung folgen. Man unterscheidet 6 Schweregrade (371), ohne daß diese in einem direkten Zusammenhang mit der Art einer Schilddrüsenfunktionsstörung stehen. Nur in etwa 70–80% aller Fälle sind sie mit einer floriden oder abgeklungenen Hyperthyreose vergesellschaftet. Ihre Pathogenese beinhaltet autoimmunologische Prozesse an der Schilddrüse, einen Zusammenhang mit stimulierenden Autoantikörpern in Form von Immunglobulinen (196a). Da die Behandlungsmaßnahmen für eine endokrine Ophthalmopathie in Abhängigkeit von der Stoffwechsellage diametral entgegengesetzt sein können, dürfen Augensymptome nicht als Beleg einer Hyperthyreose bewertet werden, sondern können sie nur Anlaß sein, die endokrine und Stoffwechselsituation durch spezielle Untersuchungsverfahren besonders gründlich abzuklären. Weite Lidspalten, die Phänomene nach Stellwag und Moebius sowie Glanzaugen hingegen sind lediglich Ausdruck einer Sympathikotonie, die ungleich öfter extrathyreoidaler Natur als hyperthyreot bedingt ist (57, 159).

Neurovegetative und motorische Erregbarkeit sind bei einem Überangebot von Schilddrüsenhormonen gesteigert, bei einem Mangel herabgesetzt. Man beachtet eine auffällige Unruhe oder Trägheit, Konzentrationsschwäche, Tremor der ausgestreckten Finger (bei feinschlägigem Tremor oft nur durch Anlegen der Handflächen senkrecht an die Fingerspitzen festzustellen) oder anderer Körperteile, langsame Bewegungen oder Reaktionen und das Reflexverhalten. Letzteres hat deshalb eine besondere diagnostische Bedeutung gewonnen, weil es einer objektiven Registrierung zugängig ist. Die sogenannte „Achillessehnenreflexzeit" kann elektromagnetisch mit einem sogenannten Kinemometer (256) oder photoelektrisch mit einem sogenannten Fotomatographen (100, 212, 354) gemessen werden. Bei beiden Techniken wird mit einem Elektrokardiographen der resultierende Kurvenzug registriert. Man unterscheidet den isometrischen und isotonischen Teil des Reflexkurvenablaufs. Rechnet man als „Achillogramm" die Zeit vom Beginn der Kontraktion (nach Schlag mit dem Reflexhammer) bis zum Ende der Relaxation (s. Abb. 4.**10**), so liegen die Normalwerte bei 0,25–0,35 Sekunden und sind sie bei 70–100% aller Hypothyreosen in Abhängigkeit von deren Schweregrad länger, bei 70–80% aller Hyperthyreosen kürzer (100, 178, 212, 355). Berücksichtigt man nur den zweiten Teil der Kontraktion und den ersten der Relaxation, so beträgt der Normalbereich 0,15–0,26 Sekunden (256). Wegen der guten Reproduzierbarkeit der Werte eignet sich das Verfahren besonders zur Verlaufskontrolle unter einer schilddrüsenwirksamen Therapie. Die rein diagnostische Bedeutung des Verfahrens ist dadurch erheblich eingeschränkt, daß bei einer Verkürzung der Reflexzeit zahlreiche extrathyreoidale Erkrankungen zu erwägen sind, die ungleich häufiger als eine Hyperthyreose vorkommen. Die Elektroenzephalographie ist diagnostisch völlig bedeutungslos (351).

Herz und Kreislauf. Ihr Verhalten steht sehr häufig im Vordergrund des Beschwerdekomplexes, bietet jedoch weniger diagnostische Kriterien, als vielfach auch heute noch angenommen wird. Bei typischen Hyperthyreosen besteht ein Schlagvolumenhochdruck mit großer Blutdruckamplitude, jedoch nur, wenn das Herz noch gesund und leistungsfähig ist. Das gilt vornehmlich für jüngere Patienten, während bei älteren eine Hypertonie mit kleiner Blutdruckamplitude oder ein orthostatischer Druckabfall mit Einengung der Blutdruckamplitude eine Hyperthyreose nicht ausschließen. Eine respiratorische Arrhythmie hingegen kommt bei Hyperthyreose kaum jemals vor (9, 57, 199, 234). Jenseits etwa des 50. Lebensjahres, bei vorgeschädigten oder bei hyperthyreotisch geschädigten Herzen ist die kardiovaskuläre Situation diagnostisch nicht verwertbar. Bei ansonsten unerklärlicher Gewichtsabnahme sollte eine Flimmerarrhythmie vom schnellen Typ auch ohne anderweitige Verdachtsmomente stets an eine – somit kardial maskierte – Hyperthyreose denken lassen (57, 362). Dagegen gibt es keine bezeichnenden EKG-Veränderungen oder Rhythmusstörungen. Extrasystolen oder paroxysmale Tachykardien oder Tachyarrhythmien sind ungleich häufiger extrathyreoidaler als hyperthyreoter Natur. Auf eine Hypothyreose kann allenfalls einmal eine Niedervoltage im EKG hinweisen, während es keine irgendwie in dieser Richtung verdächtige Kreislaufsituation gibt (9, 234). Die globale Durchblutung der Schilddrüse selber mit entsprechenden Geräuschphänomenen ist als Phonogramm registrierbar (309a, b), letzterem kann jedoch keine diagnostische Bedeutung beigemessen werden.

Andere Organe oder Organsysteme zeigen bei Schilddrüsenkrankheiten nur selten Veränderungen, die als Symptome von Belang sein könnten. Auf Hypothyreosen wird man immer wieder einmal durch eine tiefe, rauhe Stimme, kloßige Sprache und Affektarmut aufmerksam. Fettsucht als solche spricht ebensowenig für eine Hypo- wie Magerkeit für eine Hyperfunktion der Schilddrüse. Stimmungsschwankungen und Depressionen sind sowohl bei der Über- als auch bei der Unterfunktion bekannt, während spontan und wortreich vorgetragene Klagen über relativ belanglose Beschwerden bei erregten Patienten gegen eine Hyperthyreose sprechen. Die Kranken mit einer Schilddrüsenüberfunktion sind meistens beherrscht und kritisch, sie neigen eher zum Dissimulieren (9, 206).

Anomalien des Habitus können Ausdruck oder Folgen schilddrüsenbedingter Entwicklungsstörungen sein. Besonders während des Wachstumsalters achtet man deshalb ebenso auf kretinistische Züge (dysproportionierter Kleinwuchs mit kurzen, plumpen, gelegentlich auch grazilen Extremitäten, Sattelnase, unförmige Zunge, Gebißanomalien, kurzer gedrungener Hals, Hernien, Watschelgang, Schwerhörigkeit oder Taubstummheit, Debilität) wie auf ein hyperthyreot akzeleriertes Längenwachstum. Beobachtungen dieser Art sollten stets zu Röntgen- und speziellen Laboratoriumsuntersuchungen zwecks Abklärung der Schilddrüsenfunktion Anlaß geben.

Röntgenuntersuchungen Computertomographie

Bei Vorhandensein einer Halsstruma von Faustgröße oder mehr, oder Anhaltspunkten für nach substernal oder mediastinal reichende Drüsenanteile sind Röntgenaufnahmen der oberen Thoraxapertur, u. U. mit Breischluck und in 2 Ebenen, oder eine Thoraxübersicht angezeigt. Sie sollen Auskunft über Verlauf und Lumen der Trachea geben. Im Brustkorbbereich liegende pathologische Verschattungen sind ggf. durch Kymographie oder Szintigraphie weiter zu klären. Besteht klinischerseits Verdacht auf ein Schilddrüsenmalignom, so müssen die Röntgenuntersuchungen zwecks Metastasensuche in jedem Fall auf Lungen, Schädel, Wirbelsäule und Becken ausgedehnt werden, weil sich dort am häufigsten Absiedelungen finden.

Eine weitere Indikation zu Röntgenuntersuchungen stellt der klinische Verdacht auf eine angeborene Hypo- oder Athyreose (Kretinismus) dar. Dies gilt insbesondere für das Wachstumsalter, weil später ohnehin kein therapeutischer Erfolg mehr zu erreichen ist. Epiphysendysgenesien sind am ehesten am Hüftgelenk nachzuweisen, ein Rückstand im Knochenalter ist speziell am Handgelenk festzustellen und zeitlich zu präzisieren. Die physiologische Reihenfolge des Auftretens der Knochenkerne geht aus der Tab. 4.1 hervor. Selbstverständlich sind bei Schilddrüsenkranken über den hier skizzierten diagnostischen Rahmen hinaus Röntgenuntersuchungen indiziert, wenn z.B. Herz, Verdauungsorgane oder Skelettsystem am Krankheitsbild beteiligt scheinen oder durch Eigenerkrankungen Komplikationen darstellen. Dabei dürfen jedoch keine jodhaltigen Röntgenkontrastmittel zur Anwendung kommen, weil sie für Monate bis Jahre Erst- und Kontrolluntersuchungen des Jodhaushaltes stören (188, 189). Wenn unumgänglich, dann sollte eine Kontrastmittelgabe wenigstens am Ende der Diagnostik und im Einklang mit differentialtherapeutischen Entscheidungen stehen, damit sie nicht z.B. eine geplante Radiojodtherapie unmöglich machen oder einer hyperthyreoten Entgleisung Vorschub leisten.

Als Ergänzung von einfachen Röntgen- und szintigraphischen Untersuchungen wird seit einigen Jahren von manchen Autoren die *Pneumoradiographie* (49, 88) der Schilddrüse angewendet, wenn es um die Lokalisierung und das Auffinden nicht tastbarer, kleiner oder nach hinten gelegener Knoten sowie die Beurteilung der äußeren Larynxbeschaffenheit geht. Dabei heben sich die Konturen von Schilddrüsengewebe gegen anderweitige Verschattungen im Röntgenbild ab. Bei Rückenlage und betonter Streckung der Halswirbelsäule werden in der Medianen dicht oberhalb des Jugulums unter die tiefe Halsfaszie langsam 200–300 ml Sauerstoff insuffliert. Durch Insufflation des Sauerstoffs weiter unterhalb hinter das Sternum lassen sich in Form der *Pneumomediastinographie* auch substernale Kropfanteile darstellen (208). Die Leistungsfähigkeit der Methode ist zwar erwiesen, sie dürfte aber nur außerordentlich selten einmal indiziert sein. Für die Abgrenzung endokrin-orbitopathischer Weichteilveränderungen gegen tumoröse oder vaskuläre Prozesse kann neuerdings mit Erfolg die *Computertomographie* herangezogen werden (295, 358).

Probeexzision, Aspirationspunktion, Zytodiagnostik

Die hier angeführten Verfahren haben den Zweck, die Gewebs- oder Zellbeschaffenheit der Schilddrüse kennenzulernen und sind grundsätzlich nur dann sinnvoll, wenn ein szintigraphischer Lokalisationsbefund vorliegt. Anderenfalls bleibt die stets wichtige und meistens entscheidende Frage ungeklärt, ob die Gewebspartie, aus welcher das Material entnommen wurde, am Jodumsatz teilnimmt oder nicht.

	Mädchen Mittel	σ	Knaben Mittel	σ
Os capitatum	2 M.	2 M.	2 M.	2 M.
Os hamatum	2 M.	2 M.	3 M.	2 M.
Radiusepiphyse	10 M.	4 M.	1. J 1 M.	5 M.
Os triquetrum	1 J. 9 M.	1 J. 2 M.	2 J. 6 M.	1 J. 4 M.
Daumenepiphyse	1 J. 6 M.	5 M.	2 J. 8 M.	9 M.
Os lunatum	2 J. 2 M.	1 J. 1 M.	3 J. 6 M.	1 J. 7 M.
Os scaphoideum	4 J. 3 M.	1 J.	5 J. 6 M.	1 J. 3 M.
Os trapezium	3 J. 11 M.	1 J. 2 M.	5 J. 7 M.	1 J. 7 M.
Os trapezoideum	4 J. 1 M.	1 J.	5 J. 9 M.	1 J. 3 M.
Ulnaepiphyse	5 J. 9 M.	1 J. 1 M.	6 J. 10 M.	1 J. 2 M.
Os pisiforme	8–10 J.		8–10 J.	
Os sesamoideum I	10 J. 1 M.	1 J. 1 M.	12 J. 8 M.	1 J. 6 M.

Tabelle 4.1 Physiologisches Auftreten der Knochenkerne im Handgelenk (nach *Stuart* u. *Stevenson* sowie *Wilkins* [369a])

(M. = Monate, J. = Jahre, σ = Standardabweichung)

Probeexzision bedeutet die operative Entnahme eines parathyreoidal oder noch weiter von der Schilddrüse entfernt gelegenen Knötchens zur histologischen Untersuchung. Sie ist eine chirurgische Maßnahme und soll klären helfen, ob ein verdächtiger Tastbefund im Halsbereich überhaupt etwas mit der Schilddrüse zu tun hat, gutartig, bösartig oder entzündlich ist. Die Exzision eines Gewebsstückchens aus einer Struma selber gilt als riskant und war schon um 1950 herum durch eine **Biopsie** mit der Nadel nach Silverman und Biegeleisen oder mit dem Drillbohrer ersetzt worden. Dabei wird in Lokalanästhesie am stark dorsal flektierten Hals (Rolle im Nacken) gearbeitet. Bei kleineren Strumen liegt die am besten zu fixierende Punktionsstelle zwischen Trachea einerseits und Karotis andererseits. Die Haut wird geschlitzt, die Drüsenkapsel langsam durchstochen und nach Möglichkeit werden durch Y-förmige Einstiche 2 Proben entnommen und in Formalin aufbewahrt. Anschließend appliziert man einen leichten Druckverband. Wir haben den Eingriff früher nur stationär durchgeführt, andere Autoren sahen auch bei ambulanter Praxis keine Nachteile bei der einige Tage später erfolgten Entfernung von Fäden der Hautnaht (113, 132).

Inzwischen ist die Nadelbiopsie für die weitaus meisten diagnostischen Belange verlassen und durch die **Aspirationspunktion mit Zytodiagnostik** ersetzt worden. Umfangreiche Erfahrung haben während der letzten 5 Jahre die überraschend hohe Leistungsfähigkeit der den Patienten nicht belastenden und erstmals schon 1948 verwendeten Methode erwiesen. Mit einer normalen Injektionskanüle der Größe Nr. 2 oder 12 werden mindestens 2 verschiedene Gewebsproben aspiriert und auf mehrere Objektträger ausgespritzt und ausgestrichen. Luftgetrocknete Präparate werden nach May-Grünwald-Giemsa oder nach Pappenheim gefärbt, wobei zum speziellen zytochemischen Nachweis bestimmter Zellbestandteile darüber hinaus gegebenenfalls noch folgende Färbemethoden eingesetzt werden können:
– Kohlenhydrate mit Perjodsäure-Schiff,
– Fette mit Sudanschwarz B und Sudan III,
– Sulfhydrylgruppen mit Ferroferricyanid,
– Ribonucleinsäure DRNA mit Methylgrün-Pyronin,
– Peroxydase mit Benzidin,
– alkalische und saure Phosphatasen mit Azo-Farbstoff (87, 320, 321, 366, 374).

Es ist auch möglich, das ausgestrichene Material feucht zu fixieren und nach Papanicolaou zu färben. Die zytologische Gruppierung erfolgt in (62, 62a, 177, 196, 269, 366)

Gruppe I: unauffällige normale Gewebszellen (Thyreozyten);
Gruppe II: von der Norm abweichendes Zellbild, Entzündungszellen, Makrophagen, degenerative Veränderungen;
Gruppe III: zweifelhaft abnorme Zellen, Zellanomalien, Kerngrößenvariabilität;
Gruppe IV: stark verdächtig, Zellatypien, Malignitätsverdacht;
Gruppe V: hinsichtlich Malignität positiv, stärkergradige Zellatypien, eindeutige Tumorzellen.

Überdies lassen sich Zysten durch Aspiration von Flüssigkeit leicht erkennen. Der Inhalt oder ein Sediment davon ist hinsichtlich der Zytodiagnostik ebenso ergiebig wie kompaktes Gewebe (366).

Die Aspirationspunktion kann auch mit einem besonderen Besteck durchgeführt werden (309c) und birgt keinerlei Risiken für den Patienten, in weniger als 0,5% der Fälle resultiert mangels genügend Druck auf die Punktionsstelle ein flüchtiges oberflächliches Hämatom. Es sollte nicht mit einer Salbe, die gerinnungshemmende Bestandteile enthält, behandelt werden, sondern besser unversorgt bleiben. Durchaus schwierig und an eine erhebliche persönliche Erfahrung gebunden ist die Beurteilung der Zytologie mit Einordnung in die soeben angeführten Gruppen. Optimalerweise sollte sie von demjenigen geleistet werden, der auch die Aspirationspunktion durchführt und den übrigen Status einschließlich des Szintigramms zu beurteilen vermag. Andererseits ist natürlich auch die Einsendung an einen in der Auswertung engagierten Pathologen praktikabel. Unter dieser Voraussetzung ist die Treffsicherheit der Aspirationszytologie außerordentlich befriedigend (62, 62a, 101, 168, 177, 323, 366, 373, 374). Bei Malignomen liegt der Prozentsatz falsch-negativer Resultate deutlich unter 10, bei erfahrenen Arbeitsgruppen unter 5% und damit in einer Größenordnung, die mindestens auch einem grundsätzlichen operativen Risiko entspricht. Falsch-positive Malignombefunde sind selten. Ihre Hauptfehlerquelle liegt in den hochdifferenzierten follikulären Karzinomen, die auch histologisch oft erst in Anbetracht von Metastasen als bösartig erkannt werden. Die Typen papillärer und undifferenzierter Karzinome, Sarkome und seltener Geschwülste sind zytologisch leicht und meist eindeutig zu bestimmen. Das gleiche gilt für Entzündungsprozesse.

Indikationen zur Aspirationszytologie sind die solitären Knotenstrumen insbesondere dann, wenn sie szintigraphisch warm oder kalt sind. Hier bieten sowohl die Punktion als solche wie die Zytologie wesentliche Anhaltspunkte für die Differentialdiagnose von Zysten, Blutungen in Adenome, Adenomen und Malignomen. Die Operationsfrequenz beim Vorliegen derartiger Veränderungen wird durch eine sorgfältige zytologische Voruntersuchung eindeutig gesenkt, sofern nicht der Größe einer solchen Knotenstruma wegen ohnehin chirurgisch interveniert werden soll.

Für die Funktionsdiagnostik der Schilddrüse ist die Zytologie unergiebig, obwohl bei Hyperthyreosen und im autonomen Adenom aktivierte Thyreozyten gefunden werden. Diese Veränderungen indessen sind unspezifisch, sie sagen nichts über die Drüsenfunktion, sondern lediglich etwas über den Aktivierungsgrad unter dem Einfluß von thyreotropem Hormon aus. Gleichartige Kernveränderungen können deshalb auch unter der antithyreoidalen Medikation gefunden werden, die andererseits, ebenso wie die Radiojodtherapie, zu Kernveränderungen Anlaß geben und maligne Prozesse vortäuschen können. Deshalb müssen

142   4 Untersuchungsmethoden der Schilddrüse

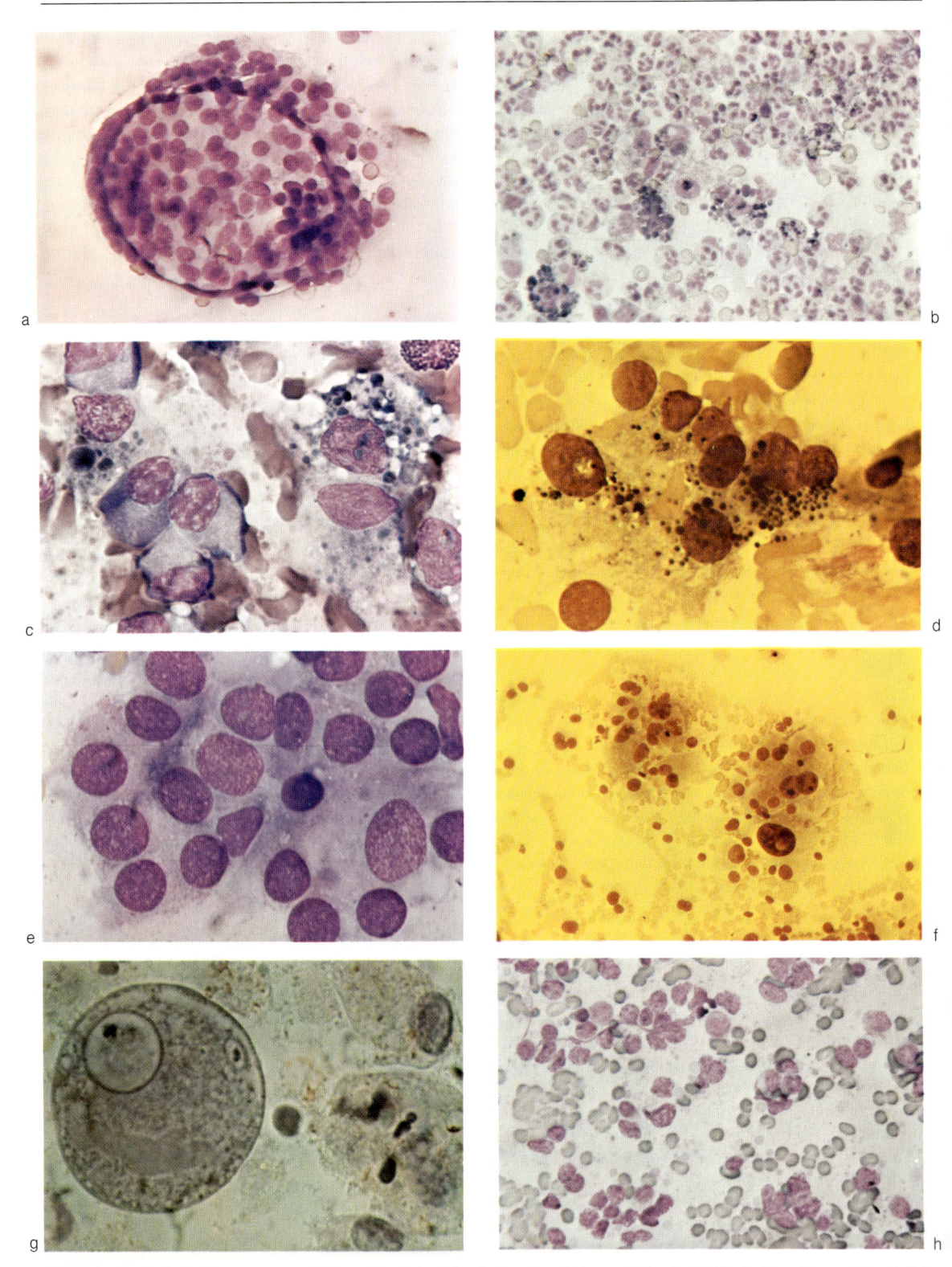

Abb. 4.**4 a–h**   Typische Zytogramme nach Feinnadelpunktion (May-Grünwald und Giemsa, 500- oder 1000fache Vergrößerung). Bearbeitet von meinem Oberarzt Dr. D. Bock im Rahmen von 3790 Feinnadelpunktionen bei Solitärknoten und Schilddrüsenentzündungen mit einem Anfall von 84,6% verschiedenartigen Adenomen und Zysten, 11,7% Entzündungen und 3,7% Malignomen in diesem bereits hochselektionierten Krankengut.
a Normale Thyreozyten (hier: im Verband eines Mikrofollikels). **b** Massenhaft Leukozyten, kaum unauffällige Thyreozyten: eitrige Thyreoiditis. **c** Lymphoid-plasmazelluläre Elemente neben intakten Thyreozyten (hier: Immunthyreoiditis). **d** Isokaryotische Thyreozyten mit Zelldetritus und paravakuolären Granulationen (hier: regressiv-degenerativ verändertes Adenom). **e** Großkernige Thyreozyten bei mäßiger (gutartiger) Anisokaryose (hier: autonomes Adenom). **f** Starke Anisozytose mit polychromatischen Nukleolen und weiten Zytoplasmasäumen (hier: follikuläres Karzinom). **g** Anisokaryose, Riesennukleoli (hier: anaplastisches Karzinom). **h** Relativ uniform atypische Fremdzellen mit Anisokaryose (hier: kleinzelliges anaplastisches Karzinom).

dem Interpreten des zytologischen Befundes die entsprechenden anamnestischen und klinischen Angaben zur Verfügung stehen.

Jod und Radiojod

Da einerseits Jod essentiell-spezifischer Bestandteil der Schilddrüsenhormone ist, andererseits radioaktives Jod in der Diagnostik und Therapie von Schilddrüsenkrankheiten einen unentbehrlichen Platz einnimmt, sind für das Verständnis vieler Maßnahmen und Befunde einige grundsätzliche Ausführungen über dieses Element erforderlich. Das stabile ^{127}J besteht aus einem Atomkern mit 127 Nukleonen (53 Protonen und 74 Neutronen) sowie 5 Schalen von negativ geladenen Elektronen, deren Affinität zum Kern mit zunehmender Entfernung von diesem abnimmt. Es strahlt nicht und kommt in sehr geringen und unterschiedlichen Konzentrationen in Luft (ca. 1–5 µg (8–40 nmol/m³), Wasser (ca. 0–50 µg/l (0–400 nmol/l), am wenigsten in Gebirgswässern, am meisten im Meerwasser und oberflächlichen Erdschichten vor (500–5000 µg/kg (4–40 µmol/kg), am wenigsten in Gesteinen, am meisten in feuchten Erden) und absolviert einen sogenannten exogenen Kreislauf: Verdunstung aus dem Meerwasser, Niederfall mit Regen und Anreicherung in Bodenschichten, je nach deren Bewegung, Lage und Beschaffenheit. Mit Luft, Wasser und vorwiegend auf dem Wege über pflanzliche und tierische Nahrung wird es vom Menschen inkorporiert, um hier dem endogenen Kreislauf zu unterliegen.

Im Gegensatz zu ^{127}J sind alle 27 derzeit bekannten Isotope von Jod radioaktiv. Sie unterscheiden sich bei grundsätzlich gleicher Zahl von 53 Protonen, welche die Stellung im periodischen System und die chemischen Eigenschaften des Elements bedingen, durch mehr oder weniger als 74 Neutronen. Dadurch ist die Stabilität des Atomkerns verloren, die indessen das Atom mit der Emission von Strahlen ständig wieder zu erreichen versucht. Die dabei auftretenden Strahlenqualitäten sind verschiedenartig: Emissionen von β-Korpuskeln und Positronen, Elektronensprünge und isomerische Transition. Nuklide mit überzähligen Neutronen emittieren β-Strahlen, die bei z.B. ^{131}J (53 Protonen, 78 Neutronen) eine Reichweite von 2,2 mm haben und innerhalb dieser im Gewebe absorbiert werden. Nuklide mit weniger Neutronen als das stabile ^{127}J strahlen Positronen ab, z.B. ^{125}J (53 Protonen, 72 Neutronen). In allen Fällen entstehen durch begleitende Elektronensprünge von einer Schale in die andere Photonen (γ-Strahlen) größerer Reichweite, die es erlauben, durch Aktivitätsmessungen die Anwesenheit und den Weg eines solchen Isotops außer- und innerhalb des Organismus zu registrieren. Das in der Medizin vorwiegend verwendete Isotop ^{131}J z.B. wird durch Neutronenbeschuß aus Tellur hergestellt und zerfällt durch Strahlung zu Xenon 131. Die Geschwindigkeit des radioaktiven Zerfalls wird als Halbwertzeit (HWZ) gemessen, wobei diese besagt, nach welcher Zeit die ursprüngliche Radioaktivität um 50% abgesunken ist. Nach der HWZ richtet sich (neben dem Energiespektrum der Strahlung) weitestgehend die medizinische Brauchbarkeit und spezielle Anwendung der Jodisotope, die von ^{117}J bis ^{139}J reichen. Gebräuchlich sind

^{125}J (53 Protonen, 72 Neutronen). Wegen seiner langen HWZ von 60,2 Tagen bietet es praktisch-wirtschaftliche Vorteile für In-vitro-Messungen und möglicherweise auch für eine Radiojodtherapie, während es für eine In-vivo-Diagnostik nicht brauchbar ist.

^{131}J (53 Protonen, 78 Neutronen). Die HWZ von 8,05 Tagen ist der wesentliche Grund für die weitverbreitete Verwendung in der Medizin, während hinsichtlich des Energiespektrums sowohl für die Therapie als auch für die Diagnostik andere Jodisotope günstiger wären.

^{132}J (53 Protonen, 79 Neutronen) ist wegen seiner kurzen HWZ von 2,26 Stunden trotz höherer Energie als ^{131}J für einige diagnostische Kurzverfahren sehr gut brauchbar.

^{123}J (53 Protonen, 70 Neutronen). Seine HWZ von 13,3 Stunden prädestiniert es bei günstiger Relation zwischen γ- und Korpuskularemission zu diagnostischen Maßnahmen, doch steht es erst seit kurzem und in noch nicht optimaler Reinheit zur Verfügung und fehlen genügend Erfahrungen.

Einheit der Radioaktivität ist das Curie (Ci). Es bezeichnet die 1 g Radium entsprechende Nuklidmenge, in der 3,7 mal 10^{10} (37 Billionen) Atome pro Sekunde zerfallen. (SI-Einheit der Radioaktivität: 1 Becquerel (Bq) = 1 Zerfall pro Sekunde (1 dpm) 1 Ci = 37 GBq, 1 mCi = 37 MBq, 1 µCi = 37 kBq). Therapiedosen werden nach mCi (1/1000 Ci), Diagnostikdosen nach µCi (1/1000 mCi) berechnet. Trägerfrei nennt man ein Nuklidpräparat dann, wenn es das Element ausschließlich in radioaktiver und nicht zusätzlich noch in inaktiver Form enthält. Die Trägerfreiheit von Jodisotopen ist Voraussetzung für ihre medizinische Anwendung. 1 Ci (37 GBq) trägerfreies ^{131}J wiegt z.B. nur 8 µg, so daß bei Inkorporation von µCi- und selbst mCi-Mengen eines solchen Präparates die Quantität des zugeführten Jods mehrere Potenzen unterhalb des physiologischen Jodbedarfs liegt und weder eine jodbedingte Störung des endogenen Jodhaushalts noch bei bekannter Jodallergie die Auslösung einer Reaktion riskiert wird. Die Dosisleistung der Radionuklide nimmt mit dem Quadrat der Entfernung ab und wird in mR (milli-Röntgen)/Stunde (SI-Einheit: µC/(kg·h), dabei 1 R = 0,258 mC/kg und C = Coulomb) angegeben, das für die Strahlenwirkung verantwortliche, vom Gewebe absorbierte Strahlenquantum in rad (roentgen absorbed dose) (SI-Einheit: Gray (Gy), dabei 1 rad = 0,01 Gy) oder rep (roentgen equivalent physical) oder rem (roentgen equivalent man) (SI-Einheit: Joule/kg (J/kg), dabei 1 rem = 0,01 J/kg). Beim Umgang mit Radiojoddosen für die Diagnostik und Hyperthyreosetherapie wird auch auf Dauer für das engagierte ärztliche und technische sowie pflegerische Personal nie eine Exposition erreicht, die die erlaubte Gesamtkörperdosis von 1,25 rem/Quartal (12,5 [mJ/kg]/Quartal überschreitet. Nach Applikation von z.B. 100 mCi (3,7 GBq) ^{131}J an einen Patienten mit Schilddrüsenmalignom beträgt für eine Pflegeperson, die unmittelbar danach 3 Stunden lang kontinuierlich in 50 cm Abstand vom Rumpf verweilen würde, die Strahlendosis maximal 0,02 rem/Stunde (0,2 [mJ/kg]/h). Danach fällt sie schnell ab und liegt schon für Nachbarpatienten im Abstand von ca. 1 m deutlich unterhalb der Toleranzgrenze. Sie beträgt bei 1 mCi (37 MBq) ^{131}J in 1 m Entfernung durch Luft 0,22–0,26 mrem/Stunde (2,2–2,6 [μJ/kg]/h).

Der biologische Strahleneffekt ist der Gleiche wie bei Röntgen- oder Hochvoltstrahlen und abhängig vom absorbierten Strahlenquantum. Dieses ist bei der Verwendung diagnostischer Radiojoddosen so gering, daß selbst in der Schilddrüse keine Zell- oder Gewebsschädigungen resultieren können, wie sie bei Therapiedosen beabsichtigt sind. (Die Speicherung von 1 μCi (37 kBq) ^{131}J in Schilddrüsengewebe belastet dieses mit ca. 1 rep oder rad (10 mGy) und den Gesamtkörper mit etwa 1/500 Teil davon). Sie beruhen auf der Ionisierung intrazellulärer Flüssigkeiten mit konsekutiven Störungen der Mitosesequenz, dosisabhängig in Richtung hyperplastischer oder atrophisch-fibröser und obliterativer Prozesse. Unabhängig von zell-letalen Wirkungen ist das Risiko von Zellmutationen einschließlich einer möglichen Kanzerogenese zu erwägen. Stets ist dabei die Schilddrüse selber und insbesondere die noch unter Wachstumsimpulsen stehende Schilddrüse des Jugendlichen das sogenannte kritische Organ, weil nur sie selektiv Jod anreichert und speichert. Ihre Strahlenbelastung durch Isotopendiagnostik wird deshalb grundsätzlich und auch bei Erwachsenen so niedrig wie möglich gehalten, obgleich trotz mehr als 25jähriger weltweiter Erfahrung selbst nach Therapiedosen bei Hyperthyreosen nicht häufiger Schilddrüsenmalignome registriert worden sind als es einem zufälligen Zusammentreffen entspricht. Das Gleiche gilt für die gründlich bearbeitete Frage, ob Zusammenhänge zwischen der Anwendung von Radiojod und dem Auftreten von Leukämien bestehen. Nur bei einer ultrahoch dosierten Radiojodtherapie von Schilddrüsenmalignomen muß man mit einer Entwicklung in dieser Richtung rechnen. Wie gering ansonsten dieses kanzerogene und myelotrope Risiko einzuschätzen ist, geht schon daraus hervor, daß die Strahlenbelastung des Gesamtkörpers und einzelner Organe – abgesehen von der Schilddrüse – selbst bei der Radiojodtherapie der Hyperthyreose weit unterhalb der einer einzigen Röntgenuntersuchung des Magen-Darm-Kanals oder der ableitenden Harnwege liegt. Sie hängt von der Körpergröße und der Clearancerate der Radioaktivität aus dem Blut ab und beträgt für 1 mCi (37 MBq) ^{131}J etwa 0,45 rad (4,5 mGy). Der gleiche Gesichtspunkt gilt für einen etwaigen genetischen Effekt, der ohnehin nur in Populationen und grundsätzlich nicht individuell abgeschätzt werden könnte. In Anbetracht der Strahlenbelastung durch die natürliche Umwelt spielt die medizinische Verwendung von Isotopen und schon gar die von Radiojod dabei eine zweifellos vernachlässigendswerte Rolle. Im einzelnen beträgt z.B. die Gonadenbelastung nach Gabe von 50 μCi (1,85 kBq) ^{131}J etwa 0,02 rad (0,2 mGy) und damit weniger als 1/100 derjenigen einer Röntgenuntersuchung am Rumpf.

Beim medizinischen Umgang mit Radiojod sind die einschlägigen Strahlenschutzvorschriften der Länder zu berücksichtigen und ist ein nicht unerheblicher räumlicher und apparativer Aufwand erforderlich. Entfernungen und Abschirmungen spielen dabei eine wesentliche Rolle, Messungen dürfen nicht durch weitere Strahlenquellen beeinflußt werden. Für Routinezwecke sind die Techniken der verschiedenartigen Apparaturen weitgehend standardisiert, die früher hohe Defektanfälligkeit ist im Laufe der Jahre auf ein erträgliches Maß reduziert worden. Die Geräte zur Registrierung der γ-Strahlen enthalten sogenannte Szintillationskristalle aus NaJ als Strahlenempfänger, nachdem schon lange Zeit Geiger-Müller-Zählrohre wegen ihrer mangelhaften Empfindlichkeit nicht mehr verwendet werden. Bei In-vivo-Messungen treffen die vom Patienten nach Inkorporation von Radiojod ausgehenden γ-Strahlen den in bestimmter Weise auf ihn eingestellten und abgeschirmten Kristall, bei In-vitro-Messungen kann die Strahlenquelle (z.B. Serum, Harn, präparativ isolierte Blut- oder Gewebsfraktionen nach endogener Markierung mit Radiojod) der besseren Aktivitätsausbeute wegen sehr dicht vor oder sogar in den Kristall hinein (Bohrlochkristall) verlegt werden. In Abhängigkeit von dem ihn treffenden Strahlenquantum entstehen im Kristall Lichtblitze, die über Fotomultiplier und Elektronen in Elektrizität umgewandelt und als Impulse (Counts) pro Zeiteinheit zahlenmäßig registriert werden. Die sogenannte

Tabelle 4.2 Strahlenqualitäten der Isotope, die zur Funktions- und Lokalisationsdiagnostik in Betracht kommen

Isotopen	Halbwert= zeit	Mittl. β- Emission (keV)	fJ	Mittl. γ- Emission (keV)	fJ	Strahlenbelastung der Erwachsenenschilddrüse als rad / gespeichertes μCi	mGy MBq
^{123}J	13 Std.	0	0	160	25,6	0,016	4,3
^{125}J	60 Tage	0	0	27	4,32	1,12	303
^{131}J	8 Tage	190	30,4	364	58,2	1,5	405
^{132}J	2,3 Std.	490	78,4	780	124,8	0,017	4,6
^{99m}Tc	6 Std,	0	0	140	22,4	0,0002	0,05

Impulsrate entspricht der Menge von Radioaktivität. Für die lokalisatorische Darstellung von Schilddrüsengewebe in Form einer Organ- oder Ganzkörperszintigraphie nach Radiojod oder Technetium (^{99m}Tc) gibt es heute sehr leistungsfähige Skanner zur Anfertigung von Schwarz-Weiß-, Farb- oder Fotoszintigrammen sowie für bestimmte Zwecke auch weniger gebräuchliche Szintillationskameras. Darüber hinaus ist eine elektronische Speicherung solcher Abbildungen mit bedarfsgerechtem Abruf möglich.

Die zur Funktions- und Lokalisationsdiagnostik in Betracht kommenden Isotope unterscheiden sich hinsichtlich ihrer Strahlenqualitäten erheblich, woraus sich Auswirkungen auf Anwendungsbereich und Verbreitung ergeben (9, 60, 69, 113, 150, 157, 158, 362) (Tab. 4.2).

Laboratoriumsmethoden

Lokalisationsdiagnostik

Gestaltsveränderungen oder -anomalien der Schilddrüse können durch Tast- und Röntgenbefunde nicht genügend geklärt werden oder sich ihnen infolge ungewöhnlicher Lage oder Kleinheit ganz entziehen. Insbesondere erlauben diese konventionellen Methoden weder eine sichere Zuordnung pathologischer Befunde zur Schilddrüse noch eine Aussage über ein etwa unterschiedliches funktionelles Verhalten einzelner Drüsenpartien. Autoradiographien und Aktivitätsmessungen in nach Gabe von Radiojod operativ gewonnenen Schilddrüsen haben gezeigt, daß enge Beziehungen zwischen dem Jodaufnahmevermögen und der histologischen Struktur des Gewebes bestehen (9, 157, 190). Mit der Einführung von radioaktivem Jod in die Funktionsdiagnostik ergab sich auch die Möglichkeit, durch punktförmiges Ausmessen der Aktivitätsverteilung im Halsbereich die Ausdehnung oder Verlagerung von jodspeicherndem Drüsengewebe festzustellen und entdifferenzierte Drüsenpartien (Zysten, Adenome, Entzündungsbezirke, Malignome) als Stellen einer verminderten oder fehlenden Radioaktivitätsansammlung zu erkennen. Darüber hinaus stellen sich beim Absuchen von halsfernen Körperpartien dystopisches oder metastatisches Schilddrüsengewebe dar, sofern es Jod anzureichern vermag. Schließlich kann auch die Lokalisation zur Funktionsdiagnostik beitragen, wenn beim autonomen Adenom nach Injektion von Thyreotropin oder TRF auch die homöostatisch inaktivierten Organanteile erkennbar werden, oder ein auf Hyperaktivität verdächtiger Knoten seine Jodspeicherfähigkeit entgegen dem Verhalten des normalen Gewebes trotz Gabe von Schilddrüsenhormonen im Sinne einer fehlenden Suppression beibehält (157, 183, 190, 257, 305).

Führt man die Lokalisation mit ^{131}J durch, so erfolgt sie optimalerweise zum Zeitpunkt des maximalen ^{131}J-Gehalts des Organs: Bei Euthyreosen etwa 24 Stunden nach der oral verabreichten Dosis, bei Hyperthyreosen und Jodfehlverwertungen früher. Je geringer die Spürdosis, desto genauer ist ein solcher Termin einzuhalten, weil ansonsten infolge zu niedriger Aktivitäten gegenüber der Untergrundstrahlung die Abgrenzung unscharf oder unmöglich wird. Nach ^{123}J mit geringerer Strahlenbelastung der Schilddrüse als durch ^{131}J wird der kurzen Halbwertzeit von 13 Stunden wegen früher als nach ^{131}J lokalisiert, und bereits 30–60 Minuten nach der allerdings i.v. notwendigen Applikation läßt sich mit ^{99m}Tc (Pertechnetate – HWZ 6 Stunden) ein auch bei geringer Jodanreicherung der Drüse vorzügliches Drüsenabbild anfertigen. Dieses Isotop wird wie Jodid von den Schilddrüsenzellen angereichert, bleibt aber dort liegen und wird nicht weiter verwertet. Insofern sind Technetiumszintigramme nicht gleichbedeutend und so verbindlich wie ^{131}J-Szintigramme, weil z.B. ein Solitärknoten der Schilddrüse Jod gegenüber dem umgebenden gesunden Drüsengewebe zunächst durchaus speichern, es dann aber wesentlich schneller wieder verlieren kann. Das ^{131}J-Szintigramm stellt den Knoten als szintigraphisch kalt oder kühl, das Technetiumszintigramm stellt ihn als warm oder sogar mit vermehrter Aktivität gegenüber der Umgebung dar (7, 43, 69, 113). Infolge der sehr energiearmen Strahlung des letztgenannten Isotops kann man zur Szintigraphie wesentlich höhere Dosen (1,0–2,0 mCi) (37–74 MBq) als von ^{131}J geben, bleibt aber die Strahlenbelastung des Organs trotzdem um mehr als den Faktor 100 geringer als mit dem Jodisotop! Besonders für die Szintigraphie im Jugendalter und dann bei der Notwendigkeit häufiger Wiederholungen (z.B. bei der Behandlung von Schilddrüsenentzündungen) hat seine Verwendung Vorteile (277a). Es wird in einem einfachen Generator durch KCl oder HCl aus ^{99}Mo unmittelbar vor Gebrauch hergestellt, wobei der Generatorbetrieb auf die HWZ des Mutterisotops ^{99}Mo von 67 Stunden abzustellen ist. Grundsätzlich allerdings bleibt es aus physiologischen Gründen anzustreben und für bestimmte Fragestellungen wie z.B. Malignomverdacht oder Indikation zur Radiojodtherapie ist es unerläßlich, mit einem Jodisotop zu szintigraphieren (113).

Die Lokalisation der Schilddrüse oder dystopischer und metastatischer Drüsenpartien erfolgt heute durchwegs automatisch mit einem sogenannten Szintigraphen, dessen Strahlenrezeptor infolge eines entsprechend fokussierten Kollimators γ-Strahlen aus einem nur kleinen Raumwinkel einläßt und registriert. Vor der Entwicklung der automatischen Szintigraphie war man auf das manuelle Schreiben einer sogenannten Isoimpulskarte angewiesen, was heute allenfalls noch bei Defekten eines automatischen Gerätes ersatzweise und darüber hinaus mit nur recht unbefriedigendem Resultat angebracht sein kann.

Das Schreiben einer Isoimpulskarte
(56, 158, 183)

Der Strahlenrezeptor wird manuell nacheinander auf zahlreiche Meßpunkte über der Schilddrüse eingestellt. Die jeweils registrierten Impulsraten werden Punkt für Punkt in ein Koordinatennetz eingetragen, und durch Verbinden von Orten gleicher Aktivität ergibt sich eine Isoimpulskarte. Normalerweise entsprechen die höchsten Impulsraten den Zentren beider Schilddrüsenlappen. Praktisch ist nur eine Anteriorposterior-Registrierung der Aktivitäten möglich, also ein Aufsichtsbild der Schilddrüse zu erhalten. Es läßt keine Feinheiten erkennen und ist der modernen Szintigraphie weit unterlegen. Ausreichend ist eine solche Feststellung von Aktivitätsmaxima allenfalls für die grobe Suche nach schilddrüsenfernen jodspeichernden Drüsenpartien bzw. Metastasen sowie zur Feststellung, ob im Bereich eines nach Palpation oder Röntgenbild auffälligen Knotens oder Schattens Jod gespeichert wird oder nicht. Führt man zu diesem Zweck einen schlitzförmigen Kollimator „scheibenweise" von kranial nach kaudal über den liegenden Patienten hin, so ergibt die Verbindung der einzelnen Impulsraten das sogenannte **„Ganzkörperprofil"** (69, 158). Die Maxima entsprechen γ-strahlenden Herden, deren Ausdehnung anschließend im Detail noch näher ausgemessen werden kann. 24 Stunden nach der Dosis finden sich deutliche physiologische Aktivitätsgipfel über Magen, Leber und Harnblase, während eindeutige Maxima noch nach 72 Stunden stets als pathologisch zu bewerten sind. Das Verfahren ist zeitsparend gegenüber etwa der automatischen Szintigraphie des gesamten Organismus, noch zumal dem betreffenden Patienten ein längeres Liegen auf dem Rücken häufig nicht zugemutet werden kann.

Szintigraphie

Die Szintigraphie (7, 56, 69, 105, 158, 257, 305) stellt die technische Weiterentwicklung der Isoimpulsschreibung dar, in dem ein Szintillationszähler als Strahlenrezeptor mit konstanter Geschwindigkeit zeilenweise die zu untersuchende Region abfährt. Immer, wenn eine vorgewählte Impulsrate aufgelaufen ist, wird von dem mitbewegten Schreibwerk oder Lichtgeber (beim sogenannten Fotoskanner) ein Zeichen markiert. Geschwindigkeit, Impulsrate und Zeilenabstand müssen sinnvoll aufeinander abgestimmt sein, damit sich ein gut gelungenes, d. h. insbesondere scharf konturiertes „Szintigramm" ergibt. Durchwegs wird heute die Qualität der Abbildung dadurch verbessert, daß mit Hilfe von Impulshöhen- oder Impulszeitanalysatoren die Untergrundstrahlung reduziert wird (31, 77). Je nach Registriertechnik kann das Szintigramm auf normalem oder besonders präpariertem Papier, mit ein- oder je nach Impulshöhe mehrfarbigen Strichen oder direkt auf ein Röntgenbild geschrieben werden. Letzteres muß dann allerdings der genauen Zuordnung der Meßpunkte wegen ebenfalls im Liegen angefertigt worden sein! Stets ist es von Vorteil, mindestens ein Duplikat sowie – wenigstens soweit es den Halsbereich betrifft – ein Abbild von normaler Größe zu erhalten.

Die Szintigraphie kann auf jedes beliebige Areal oder den gesamten Körper (Ganzkörperszintigraphie [158, 317]) ausgedehnt und grundsätzlich auch im seitlichen Strahlengang ausgeführt werden. Letzteres ist jedoch nur ausnahmsweise von Bedeutung, noch zumal im Halsbereich die Interpretation des Bildes wegen der größeren Gewebstiefe und der sehr unterschiedlichen Entfernung des nächsten und fernsten Drüsenanteils vom Strahlenrezeptor recht problematisch bleibt.

Durch die Wiedergabe unterschiedlicher Impulsraten in verschiedenen Farben (Farbszintigraphie) sowie durch eine besondere Bandtechnik ergibt sich die Möglichkeit einer Art „Schichtung" der Schilddrüse, d. h. die Darstellung mehrerer Aktivitätsebenen. Erfahrungsgemäß bringt das für die praktische Verwendung der Farbszintigraphie gegenüber der SchwarzWeiß-Szintigraphie keine Vorteile und sogar Anlaß zu Fehlinterpretationen, während die Bandschichtung auch kleine Bezirke oder Knoten unterschiedlicher Aktivitätsdichte als Ausdruck unterschiedlicher Struktur und Funktion erkennbar machen kann.

Nach anfangs ermutigenden ersten Erfahrungen mit der Verwendung von ^{125}J zur Szintigraphie hat sich dieses Isotop nicht durchsetzen können. Mit einer Halbwertzeit von 60 Tagen zerfällt es durch Elektroneneinfang mit einer γ-Energie von nur etwa 27,4 keV (4,4 fJ). Diese weiche Strahlung bedingt einerseits Absorptionsverluste im Drüsengewebe und in der Haut, andererseits aber erlaubt sie kleine und feinwandige Szintillationskristalle mit besserer Strahlenausbeute und größerem Auflösungsvermögen als bei Verwendung von ^{131}J. Bei gleichguter Bildintensität beträgt die Strahlenbelastung der Schilddrüse nur etwa 50% derjenigen durch ^{131}J. Wegen der geringeren Reichweite der weichen γ-Strahlen ist allerdings die Szintigraphie außerhalb des Halsbereiches wenig ergiebig (131).

Eine weitere Möglichkeit der Lokalisation von Schilddrüsengewebe bietet die Szintillationskamera. Sie registriert *gleichzeitig* und nicht nacheinander in einer dafür geeigneten Detektoranordnung punktförmig die γ-Emissionen nach Gabe von ^{131}J in Form eines sogenannten Szintifotos (113, 357). Ein Vorteil der Methode sind mögliche Aufnahmen auch in Schrägsicht (173) und die sehr schnelle Herstellung eines Drüsenabbildes, Nachteile sind vergleichsweise mit der Skannertechnik höhere Beschaffungs- und Bildkosten wie auch das weniger scharf konturierte Abbild (348).

Die gesunde Schilddrüse stellt sich in einer nicht unbedingt symmetrischen schmetterlings- oder U-förmigen Gestalt mit etwa gleichmäßiger, in den Lappenzentren etwas dichterer Aktivitätsverteilung dar. Diese entspricht der Gewebsdicke, relativ häufig ist der rechte Lappen eine Spur größer als der linke und steht er etwas höher. Der Isthmus kann fehlen, schmal oder breit sein. Sehr selten finden sich ein Lobus pyramidalis oder eine Lappenaplasie (Abb. 4.5a–l). Bei deutlich unterschiedlich großen Lappen darf der größere mit entsprechend dichterer Aktivitätsverteilung nicht als pathologisch-hyperplastisch oder knotig-adenomatös verändert fehlinterpretiert werden.

Die planimetrisch ermittelte Fläche der gesunden Schilddrüse beträgt im Mittel 18,8 (10,0–25,0) cm², zwischen ihr (F) und dem Schilddrüsengewicht (G) ergibt sich die Beziehung G = 0,326 mal Wurzel aus F³ (56). Das Gewicht der normalen, nicht der in ihrer Größe oder Gestalt wesentlich veränderten Schilddrüse kann in Gramm auch aus der Multiplikation von Fläche des Szintigramms, mittlerer Höhe der Schilddrüsenlappen in cm und einem apparaturabhängigen Korrekturfaktor errechnet werden (5). Das Ergebnis bleibt unzuverlässig. Es wurden auch verschiedene Verfahren zur Ermittlung eines Kropfgewichts mit Hilfe des Szintigramms angegeben (44, 219), doch sind sie leider kaum genauer als empirische Schätzungen aufgrund der Palpation. Im übrigen hat die Erfahrung gezeigt, daß sich auch für klinische Belange die Bemühung um eine möglichst genaue technische Registrierung des Schilddrüsengewichts keineswegs lohnt. Die Interpretation eines Szintigramms besteht in seinem *Vergleich mit Tast- und Röntgenbefunden* unter Berücksichtigung funktioneller Jodstoffwechselparameter durch einen in allen diesen Verfahren als auch klinisch-endokrinologisch erfahrenen Arzt. Das qualitativ beste Szintigramm nutzt nichts, wenn Anomalien der Aktivitätsanordnung und -konturen palpatorisch oder röntgenologisch falsch zugeordnet werden.

Größen- oder Gestaltsveränderungen der Schilddrüse können unabhängig voneinander oder kombiniert vorkommen. Am szintigraphischen Drüsenabbild beurteilt man zunächst, ob seine äußeren Konturen scharf oder unscharf sind, ob sie mit dem Tastbefund und ggf. dem Röntgenbefund übereinstimmen oder in welcher Hinsicht sie voneinander abweichen. Anschließend wird die *Aktivitätsverteilung* mit Details der Schilddrüsenbeschaffenheit – diffus, einknotig, mehrknotig – in Kongruenz gebracht und beschrieben. Dabei ergibt sich die Klassifizierung bestimmter Drüsenbezirke oder Knoten als *szintigraphisch:*

„*Kalt*", wenn eine Aktivitätsansammlung fehlt (Jodspeicherungsdefekt) oder wesentlich geringer ist als im benachbarten unauffälligen Parenchym. Ein solcher Befund spricht für eine lokale gewebliche Entdifferenzierung mit Verlust oder Einbuße der hormonellen Leistung: Adenome, Zysten, Blutungen, regressive Veränderungen, Entzündungen, drüseneigene und drüsenfremde Malignome bzw. deren Metastasen.

„*Warm*", wenn die Aktivitätsverteilung in einem pathologischen Tastbefund sich nicht von der des benachbarten unauffälligen Gewebes unterscheidet: Strukturell und funktionell meistens unverdächtig, doch können prinzipiell die gleichen geweblichen Veränderungen wie bei einem szintigraphisch „kalten" Gewebsanteil vorliegen.

„*Heiß*", wenn sich die Aktivitätsansammlung auf einen knotigen Tastbefund beschränkt und restliches Gewebe sich entweder erst nach thyreotroper Anregung darstellt oder wenn das Aktivitätsmaximum im Bereich eines Tastbefundes wesentlich stärker als die nur angedeutete Aktivitätsverteilung im umgebenden Gewebe ist, es sich nicht, wie letzteres, durch Zufuhr von Schilddrüsenhormonen supprimieren läßt. In solchen Fällen handelt es sich um hochdifferenziertes und in seiner hormonellen Leistung stark aktives Gewebe, sogenannte aktive oder euthyreote bzw. hyperaktive oder hyperthyreote (toxische) Adenome. Das endogen-homöostatisch supprimierte paranoduläre Gewebe läßt sich, um eine TSH-Belastung zu vermeiden, auch in Form eines sog. übersteuerten Szintigramms nachweisen (138).

Typische Szintigramme sind in der Abb. 4.5a–l wiedergegeben. Die für den Stoffwechsel entscheidende hormonelle Leistung des gesamten Organs kann natürlich nur mit Hilfe der Funktionsdiagnostik in Erfahrung gebracht werden. Danach können Schilddrüsen mit szintigraphisch kalten Knoten hinsichtlich ihres nichtknotig veränderten Parenchyms durchaus eine Hyperthyreose unterhalten, während ein szintigraphisch heißer Knoten keineswegs eine Überproduktion an Schilddrüsenhormonen repräsentiert.

Ungleich weniger kompliziert ist die Deutung von Ergebnissen der Szintigraphie außerhalb des Halsbereichs. Aktivitätsmaxima beweisen dort die Anwesenheit von dystopisch angelegtem oder metastatisch verschlepptem Schilddrüsengewebe, sofern es Jod zu speichern vermag. Eine fehlende Aktivitätsansammlung in einem verdächtigen Körperbereich schließt beides nicht aus. Auch gutartige substernale und mediastinale Strumen z.B. können sich dem szintigraphischen Nachweis entziehen, wenn sie infolge regressiver Veränderungen ihre Jodspeicherfähigkeit verloren oder bei etwa papillären Adenomen nie eine solche besessen haben.

Lokalisation mit Radiophosphor (^{32}P)

Ein bei der Szintigraphie mit Pertechnetat oder Radiojod „kalter" Schilddrüsenbezirk ist nur dann mit einer größeren Wahrscheinlichkeit bösartig als szintigraphisch andersartig dargestellte Bezirke, wenn diesem Bereich ein knotiger Tastbefund entspricht. Ist dies nicht der Fall, so handelt es sich fast immer um regressiv-degenerativ oder zystisch oder entzündlich verändertes Gewebe, wie meistens auch bei Vorhandensein eines Tastbefunds. Da infolge spezifischer pathologischer Stoffwechselprozesse malignes Drüsengewebe mehr, regressiv verändertes dagegen weniger Phosphor anreichert und umsetzt als gesundes Parenchym, kann neben anderen Kriterien (1) die Verwendung von Radiophosphor zur differentialdiagnostischen Klärung beitragen. 8–24 Stunden nach intravenöser oder oraler Gabe von 0,2–0,5 mCi (7,4–18,5 MBq) ^{32}P in Form von Orthophosphat werden mit einem β-Strahlen-Rezeptor die Impulsraten über dem nach ^{131}J „kalten" Knoten und dem unveränderten Drüsenparenchym gemessen. Sind sie im fraglichen Bezirk höher als in der jodspeichernden Umgebung, so spricht dies für Malignität, sind sie geringer, so deutet das auf gutartige Veränderungen hin. Die Methode ist meßtechnisch schwierig und auch problematisch, sie ist belastet mit einer Versagerquote von ca. 50% und hat sich deshalb nicht durchgesetzt. Das gleiche gilt für Versuche dieser Art mit ^{67}Ga und ^{131}Cs (203).

Lokalisation mit Ultraschall und Thermographie

Die in den letzten 10 Jahren schnell zunehmenden Erfahrungen mit der Sonographie betreffen auch die Schilddrüse, deren Größe und Gestalt recht zuverlässig auch dann ermittelt werden können, wenn das aus Gründen mangelhafter Jodaufnahme, während einer Gravidität oder aus anderen Gründen mit einem Ra-

4 Untersuchungsmethoden der Schilddrüse

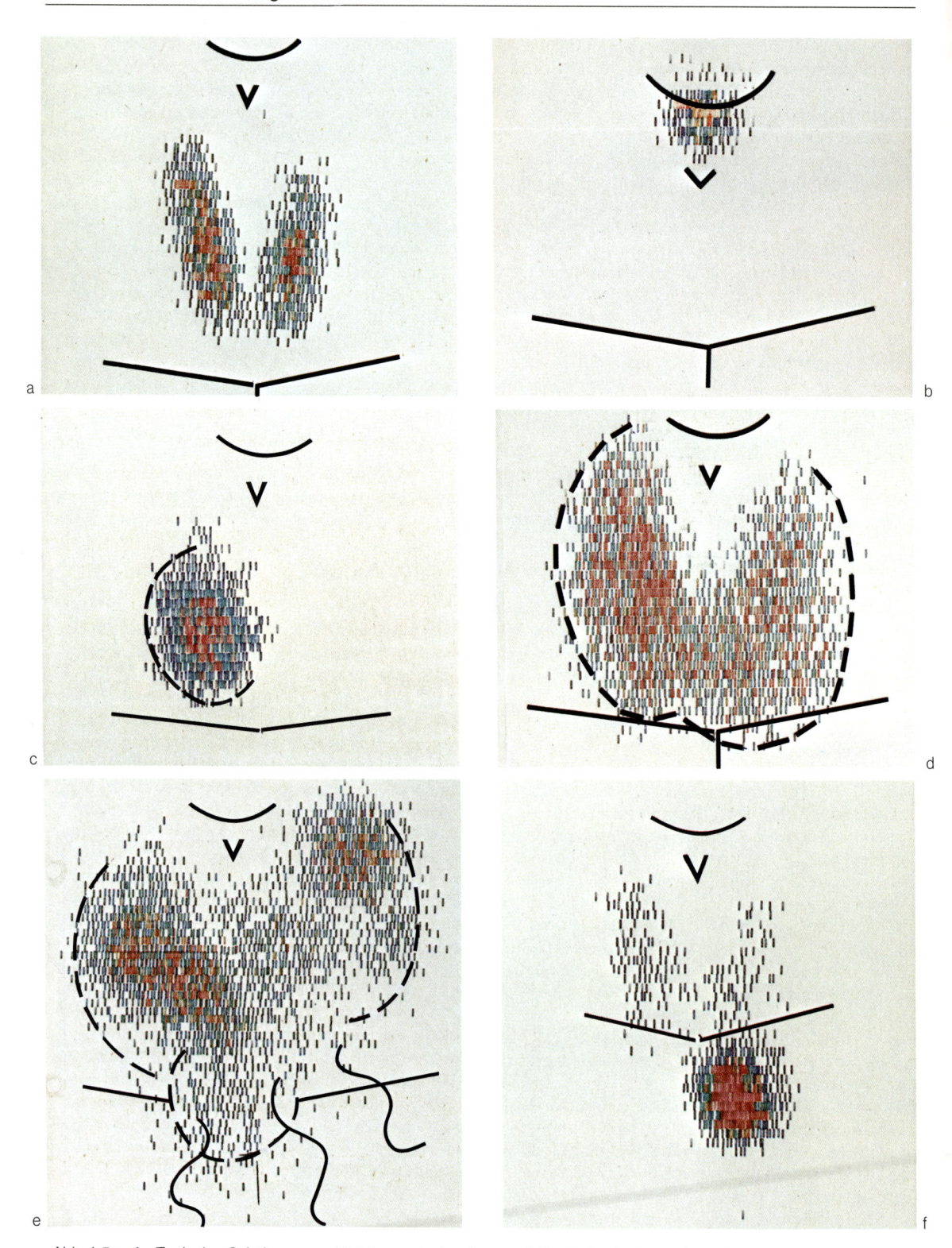

Abb. 4.**5 a–l** Typische Szintigramme (Kehlknorpel, Jugulum und Tastbefund eingezeichnet). **a** Gesunde Schilddrüse (symmetrische Lappen, gleichmäßige Aktivitätsverteilung). **b** Dystopisch gelegenes Aktivitätsmaximum am Zungengrund, keine Aktivitäten an normaler Stelle des Halses: Zungengrundschilddrüse. **c** Vergrößerter rechter Schilddrüsenlappen mit gleichmäßiger Aktivitätsverteilung, auch nach TSH keine Darstellung eines linken Lappens: Lappenhypertrophie rechts bei Lappenaplasie links. **d** Symmetrisch vergrößertes Drüsenabbild mit gleichmäßiger Aktivitätsverteilung und dem Tastbefund entsprechenden Konturen: diffuse Struma. **e** Ungleichmäßige Aktivitätsverteilung mit Konturen, die hinter das Jugulum eintauchen, nicht echt nach substernal reichen und dem Tastbefund entsprechen: mehrknotige Tauchstruma. **f** Aktivitätsmaximum unterhalb des Jugulums bei etwa regulär dargestellten Halslappen: substernale (dystopische) Knotenstruma.

Laboratoriumsmethoden 149

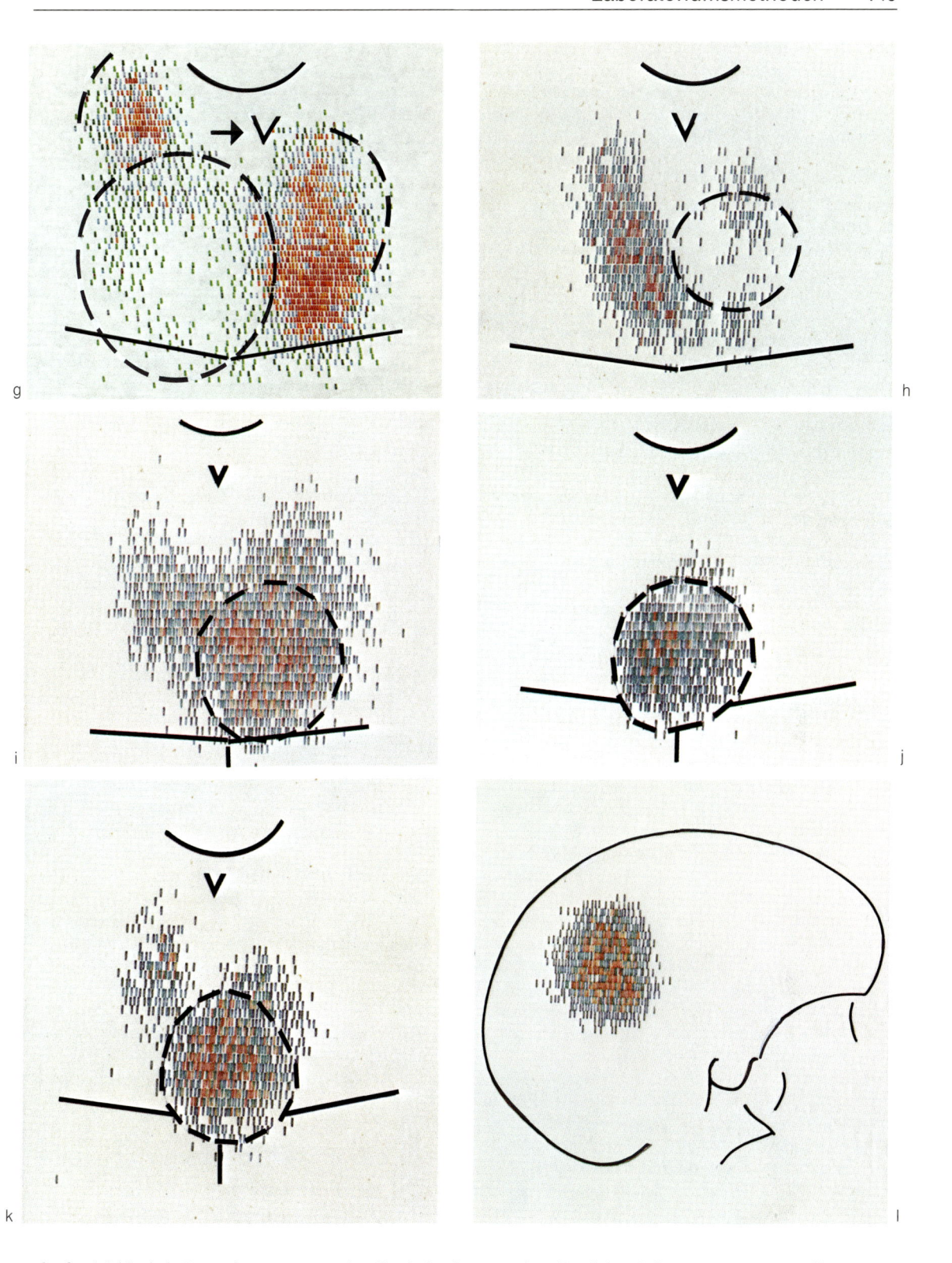

g Große aktivitätsfreie Zone, deren Konturen dem Tastbefund entsprechen. Restliches Drüsengewebe gleichmäßig vergrößert dargestellt: zystische Knotenstruma. h Aktivitätsfreie Zone im mittleren Bereich des linken Drüsenlappens bei unauffälligem rechten Lappen: „kalter" Solitärknoten. i Dem knotigen Tastbefund entsprechend dichtere Aktivitätsintensität bei unauffälliger Lappendarstellung: „warmer" Solitärknoten. j und k Isoliertes Aktivitätsmaximum im Bereich des solitärknotigen Tastbefundes (j) und Darstellung des paranodulären Gewebes nach TSH oder im Übersteuerungsszintigramm (k): „heißer" Solitärknoten (kann eu- oder hyperthyreot sein!). l Solitäres Aktivitätsmaximum im Schädeldach entspricht einem osteolytischen Defekt im Röntgenbild: Metastase eines follikulären Schilddrüsenkarzinoms.

dioisotop nicht möglich ist. Abgrenzen lassen sich auch zystische gegen geweblich kompakte Knoten und Bezirke, nicht dagegen benigne von malignen Prozessen (89, 213, 346). Keine Bereicherung stellt die Thermographie der Schilddrüse dar (170, 345).

Funktionsdiagnostik

Während eine Lokalisationsdiagnostik nur mit Radioisotopen möglich ist, stehen für die Funktionsdiagnostik zusätzlich zahlreiche andere, teilweise recht komplizierte und auch ältere Verfahren zur Verfügung. Ihr Anwendungsbereich und ihre Leistungsfähigkeit sind sehr verschieden und in erster Linie von der speziellen Fragestellung abhängig. Das Spektrum an effektiven Verfahren ist während der letzten 10 Jahre insbesondere durch direkte Bestimmungen der beiden Schilddrüsenhormone und ihrer Zustandsform im Blut sowie dadurch erweitert worden, daß die Reaktion des Hypophysenvorderlappens (HVL) auf Schilddrüsenerkrankungen durch Messungen des TSH-Spiegels im Blut und dessen Verhalten nach Stimulierung des HVL durch das neu entdeckte TRH (Thyreotropin Releasing Hormone) wie auch unter der Verabreichung von Schilddrüsenhormonen registriert werden kann. Das hypothalamische TRH regt den HVL zur TSH-Inkretion an, dessen Plasmaspiegel heute radioimmunologisch sehr genau bestimmt werden kann. Ob und in welcher Form oder ob nicht die Schilddrüse auf diese TRH-induzierte Mehrinkretion von TSH reagiert, läßt sehr weitgehende und sogar pathogenetisch verwertbare Rückschlüsse auf die Art einer Schilddrüsenerkrankung zu. Zusammen mit anderen, schon länger bewährten Untersuchungsverfahren, läßt sich so besser als bisher die zentrale Regulation „oberhalb" der Schilddrüse selber erfassen. Demgegenüber sind als direkte Parameter für die Schilddrüsenfunktion die einzelnen Phasen von Hormonsynthese und -inkretion in Form des thyreoidalen Jodumsatzes mit Hilfe von Radiojod in vivo und in vitro das Verhalten bzw. getrennt die Konzentrationen der beiden Schilddrüsenhormone im Blut zu erfassen. Die Zuverlässigkeit der letztgenannten Methoden hat in Zusammenhang mit TSH-Bestimmungen dafür gesorgt, daß die In-vivo-Verfahren mit Inkorporation von Radiojod weitgehend in den Hintergrund getreten, wenn auch für manche Fragestellungen unentbehrlich geblieben sind (29, 30, 32, 33a, 70, 71, 148, 150, 171, 210, 277a, 291). Die serologischen Parameter hängen unmittelbar mit peripheren Stoffwechselvorgängen quasi „unterhalb" der Schilddrüse zusammen, die mit modernen Methoden heute genauer und zusätzlich aufschlußreich mit Bestimmungen von etwa Serumfettfraktionen oder Grundumsatz zu registrieren sind. Grundsätzlich hat man danach bei der Funktionsdiagnostik von Schilddrüsenkrankheiten zu unterscheiden:

– Methoden, die Produktion, Inkretion und Serumspiegel der Schilddrüsenhormone direkt registrieren. Sie beziehen sich einerseits auf das Jod als spezifischen Bestandteil der Schilddrüsenhormone und erfassen sein Verhalten mit Hilfe einer Spürdosis radioaktiven Jods in vivo (qualitative dynamische Befunde), messen andererseits Konzentration und Transportverhältnisse der Schilddrüsenhormone und anderer jodhaltiger Inkretionsprodukte in Blut und anderen Körperflüssigkeiten chemisch bzw. ebenfalls mit Hilfe von radioaktivem Jod in vitro (quantitative Befunde). Hierzu sind während der letzten Jahre relativ einfache Verfahren erarbeitet worden, die eine direkte Analyse von T_3 und T_4 sowie ihres Transporteiweißes erlauben, entweder mit Hilfe radioaktiv markierter Schilddrüsenhormone auf dem Weg über eine kompetitive Proteinbindung oder auf radioimmunologischem Wege. Die Gesamtheit der hier angesprochenen Methoden ist unter dem Begriff der *Jodstoffwechseldiagnostik* zu subsummieren.

– Methoden, die die Regulation der Schilddrüsentätigkeit prüfen: Die Bestimmung von TSH im Blut vor und nach TRH-Belastung sowie Jodstoffwechselanalysen vor und nach Zufuhr von Schilddrüsenhormonen, thyreotropem Hormon oder TRH – sog. *Regulationsdiagnostik*.

– Methoden, die die Auswirkungen der Schilddrüsenhormone auf an sich unspezifische Stoffwechselgrößen und -vorgänge registrieren und dadurch indirekt Rückschlüsse auf die Drüsenfunktion erlauben: Bestimmungen von Grundumsatz, Serumcholesterin und anderen Serumfettfraktionen, Tyrosin in Serum oder Harn, Serumfermenten (SGOT, SGPT, Creatinphosphokinase, alkalische Phosphatase), Creatintoleranz, Achillessehnenreflexzeit. Sie ergänzen somit den körperlichen Status im Sinne einer Art *Effektivitätsdiagnostik*.

– Methoden, die auf immunologische Vorgänge an der Schilddrüse hinweisen: Bestimmungen von destruktiven Antikörpern gegen ihre Parenchymzellen oder ihr Kolloid sowie von stimulierenden Antikörpern in Form von Immunglobulinen (sog. TSI: Thyroid Stimulating Immunoglobulins), unter ihnen der LATS (Long Acting Thyroid Stimulator). Letztere sind methodisch aufwendig und noch nicht reif für klinische Belange. Mit ihnen wie mit allen anderen Antikörpern ermittelt man zugleich echt pathogenetische Faktoren.

Innerhalb dieser Reihenfolge sollen neben den ausführlicher darzustellenden praktisch wichtigen Methoden auch einige angeführt werden, die klinisch nur selten indiziert und vorwiegend dem Forschungsbetrieb vorbehalten sind.

Jodstoffwechseldiagnostik

Da Jod für den Organismus ausschließlich zur Synthese der beiden Hormone Trijodthyronin und Thyroxin erforderlich und darüber hinaus deren spezifischer Bestandteil ist, hängt das Verhalten dieses Elements direkt von der Tätigkeit der Schilddrüse und vom Schicksal der sezernierten Jodverbindungen ab. Aus diesem Grund stehen Jodstoffwechseluntersuchungen entschieden im Vordergrund jeder Funktionsdiagnostik. Die Abb. 4.1 zeigt unter anderem, an welchen Positionen des Jodhaushalts praktisch wichtige diagno-

stische Abgriffe möglich sind. Im Rahmen der Jodstoffwechseldiagnostik betreffen sie
– den thyreoidalen Jodumsatz,
– die Menge und den Transport der Schilddrüsenhormone im Blut und
– den peripheren Hormonumsatz.

Dabei gruppieren sich die für quantitative Aussagen allein aufschlußreichen und deshalb unentbehrlichen Hormonanalysen im Blut um fakultative dynamische Untersuchungen des thyreoidalen Jodumsatzes mit radioaktivem Jod.

Thyreoidaler Jodumsatz

Der thyreoidale Jodumsatz (sogenannte Jodkinetik) kann komplett nur in Form des Zweiphasenstudiums mit ^{131}J registriert werden, während Teilabgriffe wie Akkumulationsraten oder -gradienten auch mit ^{132}J möglich sind und dadurch das Schilddrüsengewebe weniger mit radioaktiver Strahlung belasten (33 a). Allerdings ist der diagnostische Wert von auf diese Weise ermittelten Teilparametern dem eines Zweiphasenstudiums von vornherein weit unterlegen. Das Radiojod kommt grundsätzlich in sogenannten Spür- (Tracer-)dosen zur Anwendung: Die (Gewichts-)Menge des einverleibten Jods muß so gering sein, daß sie die aktuelle Situation im Jodhaushalt nicht stört und sich dem Weg und Stoffwechsel des vorhandenen inaktiven Jods zwanglos anschließt. Dabei läßt es sich anhand seiner γ-Emission meßtechnisch verfolgen. Zu diesem Zweck muß die sogenannte spezifische Aktivität der Dosis, d.h. die Radioaktivität pro Gewichtseinheit (in diesem Fall µCi/µg (kBq/µg) ^{127}J) möglichst hoch sein bzw. die Dosis ausschließlich aus strahlendem Material bestehen, d.h. trägerfrei sein. Letzteres trifft für das heute verwendete ^{131}J zu, von dem 1 mCi (37 MBq) nur 0,008 µg Jod ausmachen. Auf keinen Fall sollte 1 µg überschritten werden (9, 353).

Durch die Verwendung von Szintillationskristallen und Bohrlochtechniken für In-vitro-Messungen kommt man für die übliche Funktionsdiagnostik heute mit Spürdosen von 5–10 µCi (185–370 kBq) ^{131}J aus, wobei allerdings aus Gründen der fast immer gleichzeitig zu praktizierenden Szintigraphie im allgemeinen eher 20–30 µCi (0,74–1,11 MBq) verabreicht werden. Sofern überhaupt erforderlich, bleibt man bei Kindern der Strahlensensibilität von wachsendem Gewebe wegen im untersten Bereich oder beschränkt man sich auf Partialmessungen nach ^{132}J (128, 130). Eine zu starke Reduktion der Dosis geht auf Kosten der Genauigkeit der Untersuchungen. Die Möglichkeiten der Meßanordnungen und des Untersuchungsablaufs sind im einzelnen recht verschieden. Da jedoch die Ergebnisse stets prozentual auf die verabreichte Dosis und auf im eigenen Arbeitskreis ermittelte Kontrollwerte bezogen werden, versucht man sie der Vergleichbarkeit wegen zu standardisieren. Die Zufuhr der Testdosis erfolgt oral, der Patient braucht nicht nüchtern zu sein, sofern, wie üblich, die erste Messung nicht früher als 20 Minuten danach erfolgt (185). Zur Feststellung der einzuverleibenden Impulse soll die Spürdosis auf ein Volumen von 30,0 ml gebracht und in einem Polyaethylenbehälter von 30 mm Durchmesser gemessen werden. Keineswegs aber ist das für jede Einzeldosis nötig.

Bei In-vivo-Messungen ist zu berücksichtigen, daß einerseits eine geringe Verminderung der Zählraten durch Absorption der γ-Strahlen im Gewebe zwischen Strahlenquelle und -detektor, andererseits ein erheblicher Zuwachs durch Streustrahlen (Back-Scatter) zustande kommen. Beide Effekte sind von Patient zu Patient und bei den Apparatetypen verschieden, es gibt Korrekturmöglichkeiten durch Ausschaltung der weicheren Streustrahlen mit Hilfe einer Vorspannung. Erfahrungsgemäß ergibt sich trotz aller solcher Bemühungen ein Korrekturfaktor in der Größenordnung von 10 bis 20% der registrierten Impulse, die also vom Meßwert, bei neueren Apparaturen automatisch, abgesetzt werden (157, 353).

Als optimaler Abstand zwischen Haut und Strahlenrezeptor gelten 20–30 cm bei einem eingeblendeten Hautareal von 12 bis 15 cm Durchmesser, um die Strahlenemission einer ja häufig erheblich vergrößerten Schilddrüse komplett zu erfassen (9).

Für Aktivitätsmessungen in vitro (Blut, Harn, Gewebe) hat sich die Verwendung von Szintillationskristallen mit einem Bohrloch durchgesetzt, weil die hohe Strahlenausbeute der dort hineinversenkten Meßprobe es erlaubt, die inkorporierte Testdosis sehr klein und die Strahlenbelastung somit geringer zu halten, als dies bei anderen Meßanordnungen möglich wäre (9, 69, 158). Immerhin läßt sich aber eine Größenordnung von 5 µCi (185 kBq) ^{131}J nicht unterschreiten (351, 362).

Während sich in vivo immer nur die gesamte Radioaktivität an bestimmten Körperstellen registrieren läßt, können Blut, Harn und ggf. auch bioptisch gewonnene Gewebe auf das Vorhandensein und die Kinetik *bestimmter* oder sogar *verschiedener* thyreogener Jodverbindungen untersucht werden, sofern sie mit Radiojod markiert worden sind. Zur Trennung dieser Jodverbindungen muß das Ausgangsmaterial dem beabsichtigten Zweck entsprechend vorbehandelt werden. Das geschieht entweder durch präparative Fraktionierung in PB^{131}I, BE^{131}I, Jodid^{131}I usw. oder chromatographisch mit Hilfe einer Säule oder auch Papier. Die Aktivitäten von isolierten Fraktionen werden im Bohrlochkristall, die Aktivitätsverteilung auf Papier wird im Radiochromatometer mit kontinuierlichem Vorschub oder mit Hilfe der Belichtung eines Röntgenfilms gemessen. Die isotopentechnisch ermittelten Befunde sind grundsätzlich qualitativer Natur. Sie erlauben keinen Rückschluß auf die Quantität einer bestimmten Fraktion oder Verbindung, und die relative, etwa prozentuale Verteilung chromatographischer Aktivitätsmaxima stimmt nicht den inaktiven, endogenen Mengen der betreffenden Jodverbindungen überein. Zum Nachweis von Inkretionsprodukten erfolgt deren Markierung endogen durch Zufuhr von ^{131}J, das die Schilddrüse bei ihrer Hormonsynthese mitverwertet. Sollen das weitere Verhalten oder der Stoffwechsel von Schilddrüsenhormonen im Organismus untersucht werden, so wird man die zu prüfende Verbindung meistens in exogen oder industriell markierter Form zuführen. Auch dafür gelten die Gesetze der Spürtechnik mit kleinen Dosen von hoher spezifischer Aktivität.

Zweiphasenstudium mit Radiojod

Von den vier Phasen des thyreoidalen Jodumsatzes lassen sich mit Hilfe von ^{131}J die Jodination als sogenannte *Jodidphase* (Verlauf der Jodaufnahme) und die Hormoninkretion als sogenannte *Hormonphase* (verschiedenartige Indizes) global messen. In die dabei resultierenden Werte gehen Störungen der zweiten und dritten Phase des thyreoidalen Jodumsatzes, der Jodisation und den Kondensation von Hormonvorläufern mit ein, ohne daß sie als solche erkennbar sind.

Als *Jodidphase* bezeichnet man den Verlauf der thyreoidalen Jodaufnahme bis zu ihrem Maximum auf Grund von Messungen über der Schilddrüse zu bestimmten Zeiten nach Verabreichung der Spürdosis. Die Werte werden als Prozent der Dosis angegeben und haben ihr Maximum normalerweise nach 24–48 Stunden. Geschwindigkeit und Maximum der Jodaufnahme sind abhängig von Blutjodidspiegel und Jodidclearance der Nieren, Jodreservoir der Schilddrüse, Stimulierung der Schilddrüse durch thyreotropes Hormon und vom Ausmaß der Hormonsynthese (9, 18, 81, 113, 158, 185, 361). Aus diesem Grund und insbesondere wegen der starken Abhängigkeit von der alimentären Jodzufuhr bestehen erhebliche regionale und individuelle Unterschiede, die es von vornherein verhindern, aus der Jodidphase allein irgendwelche Rückschlüsse auf die Drüsenfunktion zu ziehen (64, 103, 185, 186, 190, 286). Das gilt insbesondere für die Beschränkung auf einen einzelnen Meßwert, etwa 1 oder 24 Stunden nach der Dosis. Ein solches, leider immer wieder praktiziertes Verfahren ist nicht nur diagnostisch wertlos, sondern wegen der schon genannten vielen Faktoren, welche die Jodidphase beeinflussen, mit einer entsprechend hohen Frequenz von Fehlinterpretationen belastet.

Das seit etwa 1950 bewährte Zweiphasenstudium beinhaltete ursprünglich Messungen 2, 24 und 48 Stunden nach Zufuhr der Spürdosis, wobei Normalwerte nicht von anderen Arbeitsgruppen übernommen, sondern nur selber eruiert werden können. Beispielsweise wurden zwischen 1950 und 1960 in Hamburg (156) und Düsseldorf (185, 190) mit Umgebungen gut übereinstimmende Werte gefunden:

nach 2 Stunden 16 ± 6%   der Dosis,
nach 8 Stunden 32 ± 8,8% der Dosis,
nach 24 Stunden 41 ± 6,5% der Dosis,
nach 48 Stunden 43 ± 6,6% der Dosis.

Daten dieser Größenordnung werden auch in England, Griechenland und Australien registriert, während andererseits sich in Deutschland, der Schweiz und Österreich bis 1975 die Meßwerte bei nachweisbar sinkender alimentärer Jodzufuhr entschieden nach oben verschoben haben (64, 286, 356). In Jodmangelgebieten liegen sie auch bei schilddrüsengesunden Personen wegen der hohen spezifischen Aktivität des Serumjodids nach einer ^{131}J-Gabe bei Jodarmut der Schilddrüse wesentlich höher, andernorts ohne ersichtlichen Grund oder bei bekannt hoher alimentärer Jodzufuhr deutlich niedriger, z.B. nach 24 Stunden in

USA   21%,
Island   20%,
Japan   14% (356, 362).

Während ein niedriges Speicherungsmaximum von ca. 10% der Dosis oder weniger verdächtig auf eine Schilddrüsenunterfunktion oder einen exogen stark erhöhten Blutjodidspiegel (etwa nach Gabe jodhaltiger Röntgenkontrastmittel) oder Hormonjodspiegel (unter einer Hormonmedikation) ist, kommt selbst exzessiv hohen Werten keine Bedeutung zu – es sei denn, sie werden schon bis zur etwa 2.–6. Stunde erreicht und von einem schnellen Abfall im Sinne einer beschleunigten Hormonphase gefolgt. Eine auffällig starke Jodavidität ohne Struma und ohne Beschleunigung der Hormonphase findet sich in einem genügend großen Untersuchungsgut entgegen anderweitigen Vermutungen keineswegs bevorzugt bei vegetativ übererregbaren Menschen und darf nicht im Sinne einer thyreogenen Komponente am Beschwerdekomplex fehlgedeutet werden (102, 158, 185, 190). Die geringe Altersabhängigkeit aller Parameter des thyreoidalen Jodumsatzes ist diagnostisch irrelevant und braucht deshalb nicht berücksichtigt zu werden.

Die langjährigen Erfahrungen mit dem Zweiphasenstudium haben gezeigt, daß die Verbesserung der Meßtechniken ohne Einbuße an diagnostischer Aussagefähigkeit eine Beschränkung auf zwei Meßwerte über der Schilddrüse zuläßt, wobei der optimale Zeitpunkt für den zweiten Wert zwar bei 24 Stunden liegt, durchaus aber auf 8 oder sogar 6 Stunden nach Inkorporation der Spürdosis vorgezogen werden kann (90, 103, 209). Die *Hormonphase* des thyreoidalen Jodumsatzes wird repräsentiert durch die bis zu diesem Zeitpunkt und ggf. später erfolgte Abgabe endogen markierter organischer Jodverbindungen aus der Schilddrüse in die Blutbahn. Dementsprechend ist sie meßbar in vivo als ^{131}J-Verlust der Schilddrüse vom Zeitpunkt ihres maximalen ^{131}J-Gehalts an, sowie in vitro als radioaktiv markiertes Hormonjod im Blut (PB^{131}I). Wenn man den letztgenannten Parameter mit Gewinn an Zuverlässigkeit durch In-vivo-Messungen über der Schilddrüse absichern will, wird man die gesamte Untersuchung kaum unter 24 Stunden abkürzen können, weil das Jodaufnahmemaximum auch bei Hyperthyreosen häufig erst nach 8 und nicht bereits nach 2–4 Stunden erreicht wird. Wegen der Reutilisation von während der Untersuchungsperiode metabolisch freigewordenem ^{131}Jodid durch die Schilddrüse und aus speziellen pathogenetischen Gründen können bei Schilddrüsenkrankheiten die Ergebnisse von In-vitro- und In-vivo-Messungen durchaus und erheblich divergieren. Der ^{131}J-Verlust der Schilddrüse wird als „Angle de fuite" beschrieben, wobei ein Abfall von über 5–7% der Dosis vom Maximum bis zum Meßzeitpunkt als Beschleunigung der Hormonphase gelten kann (244), oder als effektive Halbwertzeit des Schilddrüsen-^{131}J in Tagen berechnet:

Effektive HWZ = $\frac{\text{physikalische HWZ} \times \text{biologische HWZ}}{\text{physikalische HWZ} + \text{biologische HWZ}}$

Sie beträgt normalerweise 6–8 Tage und ist bei Hyperthyreosen verkürzt (157, 237). Diagnostisch aufschlußreicher und genauer für die Erfassung der Hormonphase sind die In-vitro-Verfahren. Bei Registrierung früher als 24 Stunden nach der Spürdosis muß das PB^{131}I durch Fällung mit Trichloressigsäure oder mit Hilfe eines Jodid absorbierenden Harzes in der Säule bestimmt und im Bohrlochkristall gemessen, als Prozent der Dosis pro Liter Serum berechnet werden (12, 17, 158). 24 Stunden nach der Spürdosis oder später stimmt das PB^{131}I mit dem Total-^{131}J überein, so daß man sich auf diese einfache Methode beschränken kann. Die Normalwerte betragen zu diesem Zeitpunkt 0–0,20% der Dosis / l Serum, der obere Grenzbereich reicht bis 0,25% / Dosis / l Serum. Höhere Werte belegen eine *Beschleunigung* der Hormonphase, die zunächst aber grundsätzlich nicht mit einer vermehrten Hormonproduktion identisch ist (s. unten). Von einer Verlangsamung kann grundsätzlich nie gesprochen werden, weil viele gesunde Schilddrüsen oder euthyreotische Strumen selbst bis zur 48. Stunde nach der Dosis hin noch keine meßbaren Mengen endogen markierter Hormone ausgeschüttet zu haben brauchen (17, 63, 78, 79, 90, 114, 164, 351). Gleich wertvoll wie das PB^{131}I ist die Relation 2 Stunden / 48 Stunden-Serumtotalaktivität, doch sind für diesen sogenannten Plasmatest zwei Blutabnahmen erforderlich (77). Bei Modifikationen des Zweiphasenstudiums mit meistens kürzeren Meßwerten verschieben sich natürlich die Normalwerte nach unten, so daß gleichzeitig die Trennschärfe von normalen zu pathologischen Werten geringer ist oder höhere Ansprüche an die Meßtechnik gestellt werden müssen (69).

Weitere Indizes der Hormonphase sind die sogenannte *Konversionsrate* als Verhältnis von PB ^{131}I/Totalserum-^{131}J (57, 209, 351, 356) und die *Utilisationsrate* als prozentualer Anteil von PB^{131}I oder Totalserum-^{131}J am Maximum oder Zweistundenwert der Jodidphase (225). Sie und einige andere, ihnen unterlegene und deshalb hier nicht berücksichtigte Methoden leisten weniger als das PB^{131}I allein und unterliegen den gleichen Risiken einer Fehlinterpretation.

Eine *Beschleunigung der Hormonphase* kann drei Ursachen haben, die isoliert oder miteinander kombiniert vorkommen (Abb. 4.6):

1. Die Schilddrüse synthetisiert und sezerniert pro Zeiteinheit mehr Hormone als normalerweise: Hyperthyreose.
2. Die Schilddrüse hat ein abnorm kleines Jodreservoir von entsprechend hoher spezifischer Aktivität nach Radiojodaufnahme. Infolgedessen werden auch bei eu- oder sogar hypothyreoter Drüsenfunktion mehr radioaktive Jodatome in eine gegebene Hormonmenge eingebaut und mit dieser sezerniert als normalerweise. Entsprechend dem Drüsenjod besitzt auch das Inkret eine hohe spezifische Aktivität – eine Situation, die nur durch ein normales oder niedriges PB^{127}I von der unter 1. genannten zu unterscheiden ist (166, 185, 202, 222, 303, 356).

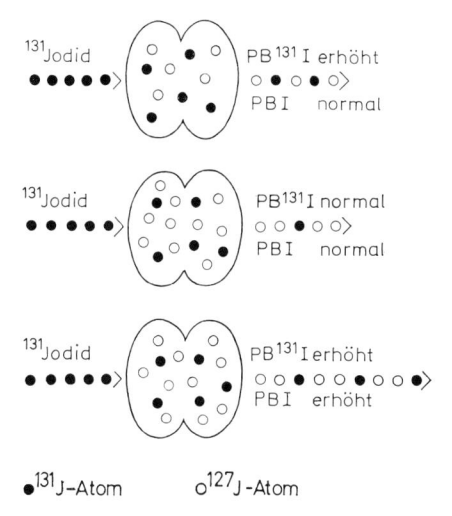

Abb. 4.6 Die Abhängigkeit der Hormonphase des thyreoidalen ^{131}J-Umsatzes von Jodreservoir der Schilddrüse und der Zusammensetzung ihres Inkretes.
(Selbst wenn bei gleicher Aufnahme von ^{131}J-Atomen das Jodreservoir der gesunden und der hyperthyreotischen Schilddrüse eine gleiche spezifische Aktivität erreicht haben, so werden wegen der krankhaften Aktivitätssteigerung von letzterer pro Zeiteinheit mehr stabile und damit auch mehr radioaktive Jodatome im Hormonverband in das Blut entlassen und dort als PB^{131}I gemessen als normalerweise. Der gleiche Befund resultiert bei euthyreotischen Jodfehlverwertungen mit Verlust von Hormonvorläufern aus der Schilddrüse. Nur ein Teil des PB^{131}I und PB^{127}I entspricht dann den Hormonen und ist als BE^{131}I und BE^{127}I mit normalen Werten abtrennbar, der andere Teil entspricht den Hormonvorläufern. Bei sehr kleinem Jodreservoir dagegen verlassen trotz euthyreotischer Drüsenfunktion infolge der hohen spezifischen Aktivität des Drüsenjods mit normalen Mengen ^{127}J im Hormonverband pro Zeiteinheit so viele radioaktive Jodatome die Drüse, daß das Blut-PB^{131}I bei normalem PB^{127}I erhöht sein muß.)

Sie kommt vor bei Schilddrüsenmalignomen, einigen Kretinismus- und Kropfformen, der eu- und hypothyreoten endokrinen Ophthalmopathie sowie nach bestimmten, das Schilddrüsenparenchym verkleinernden Therapieverfahren, z.B. Strumaresektion, Radiojodtherapie, während oder nach Abbruch einer antithyreoidalen Medikation, möglicherweise nur vorübergehend als sogenanntes Rebound-Phänomen.

3. Die Schilddrüse sezerniert oder verliert neben normalen oder sogar zu kleinen Mengen von fertigen Hormonen auch deren Vorläufer Mono- und Dijodtyrosin oder Jodproteine (Jodfehlverwertungen beim kropfigen Kretinismus, bei Schilddrüsenmalignomen und bei der Immunthyreoiditis). Da es sich um organische Verbindungen handelt, werden sie alle als PB^{131}I erfaßt und ist dementsprechend auch das PB^{127}I erhöht! Eine Abgrenzung von den unter 1. und 2. genannten Situationen gelingt durch Bestimmung des BE^{131}I sowie des Serumthyroxin und ggf. Serumtrijodthyronin (80, 185, 351–353).

Da einerseits die Jodidphase nichts über den Jodumsatz der Schilddrüse aussagt, andererseits die Hormonphase für die Abgrenzung einer Unterfunktion wenig leistet, hat sich das Zweiphasenstudium als zuverlässigstes In-vivo-Verfahren überall durchgesetzt (57, 158, 224, 287, 362). Damit sind zugleich die Voraussetzungen für die Dosisberechnung einer Radiojodtherapie gegeben, sofern eine solche später indiziert erscheinen sollte. Wenn exogene Fehlerquellen (s. unten) ausgeschlossen sind und die angegebenen nichthyperthyreoten Ursachen einer beschleunigten Hormonphase berücksichtigt werden, hat das Zweiphasenstudium eine diagnostische Treffsicherheit von ca. 90%. Dabei sind Hypothyreosen durch ein ^{131}J-Speicherungsmaximum von weniger als 10–15% bei nichtbeschleunigter Hormonphase, ein relativ hohes Serumtotal-^{131}J bzw. eine niedrige Konversionsrate gekennzeichnet.

Besonderer Erwähnung und Betonung bedürfen die exogenen Störmöglichkeiten des Zweiphasenstudiums, weil sie weit überwiegend iatrogen sind und deshalb speziell erfragt werden müssen. Anorganische und organische Jodverbindungen einschließlich der Schilddrüsenhormone selber bewirken durchwegs eine partielle oder sogar komplette Suppression des thyreoidalen ^{131}J-Umsatzes, die in Abhängigkeit von der zugeführten Jodmenge und -verbindung Wochen bis Monate nach Absetzen des Mittels anhalten kann. Sie ist meistens auf einen anorganischen Jodanteil zurückzuführen, der u. U. durch kontinuierliche Dejodierung einer organischen Substanz wie z. B. der Röntgenkontrastmittel frei wird. Diese Situation läßt sich durch den Nachweis eines hohen Blutjodids (S. 167) oder eines erhöhten PB^{127}I bei normalem Serumthyroxin (T4) klären. Liegt eine Hyperthyreose vor, so stellt sich trotz exogen hohen Blutjods bald wieder ein beschleunigter thyreoidaler Jodumsatz ein, der dann diagnostische Schlüsse erlaubt. Unter der Medikation von Schilddrüsenhormonen wie von antithyreoidalen Substanzen, ausnahmsweise auch unter PAS, Kobalt, Phenylbutazon, Resorcin und größeren Mengen Brom verarmt die in ihrer Funktion behinderte Schilddrüse an Jod. Abhängig von der Natur und Einwirkungsdauer solcher Medikamente kommt es 1 bis 12 Wochen nach Absetzen derselben zu einem beschleunigten thyreoidalen Jodumsatz, dem sogenannten Rebound-(Rückstoß-)Phänomen. Es dient der Wiederauffüllung des Jodreservoirs der Schilddrüse und darf einerseits nicht als hyperthyreot fehlinterpretiert werden, kann aber andererseits durchaus hyperthyreoter Natur sein. Hier klären nur direkte Hormonanalysen die Situation (63, 188, 189, 202, 356).

Typische Konstellationen des Radiojod-Zweiphasenstudiums sind in der Abb. 4.7 wiedergegeben. Dabei ist zu erkennen, daß sie verbindlich nur durch Hinzuziehen von quantitativen Parametern zu interpretieren sind. In vermehrtem Maße gilt das für die folgenden Methoden, die stets nur einen Teil des thyreoidalen Jodumsatzes erfassen.

Radiojodaufnahme der Schilddrüse

Sie stellt die sogenannte Jodidphase eines Zweiphasenstudiums mit Radiojod dar und ist diesem diagnostisch von vornherein erheblich unterlegen (s. vorn). Abgesehen von ihrer Beeinflussung durch die alimentäre Jodzufuhr, die maximale 24-Stunden-Speicherungswerte von 15 bis 90% als normal gelten lassen muß, besteht eine erhebliche Abhängigkeit von der Nierenfunktion bzw. der Jodidclearance der Nieren. Diese wirkt sich besonders bei 24-Stunden-Messungen aus, wobei allein abhängig von der Diurese trotz konstanter thyreoidaler Jodidclearance von 25 ml/min (0,42 ml/s) die Radiojodaufnahmewerte der Schilddrüse zwischen 21 und 56% schwanken können (78, 82, 351, 353). Jodclearance der Nieren und Jodaufnahme der Schilddrüse verhalten sich etwa reziprok zueinander, korrelieren in dieser Richtung am wenigsten bei frühzeitiger Messung nach Radiojodzufuhr. Aus diesem Grund und wegen der bei Hyperthyreosen beschleunigten Jodakkumulation mit Erreichen eines gegenüber der Norm sehr vorzeitigen Speicherungsmaximums schon nach 1–6 Stunden praktiziert man, wenn überhaupt, als diagnostischen Parameter diese Messung frühzeitig, teilweise schon nach 10 Minuten bis 2 Stunden (112, 114, 128, 130). Dazu muß die Spürdosis allerdings i.v. gegeben werden und resultieren durchwegs erhebliche Probleme der Umgebungs- und Hintergrundsstrahlung, die zu einem so frühen Meßzeitpunkt der Jodidverteilung wegen in Relation zur Jodaufnahme der Schilddrüse noch erheblich ist. Für Messungen dieser Art hat das ^{123}J wegen seiner Halbwertzeit von nur 2,3 Stunden und seiner somit geringeren Strahlenbelastung der Schilddrüse Vorteile gegenüber dem ^{131}J. Da es außerdem nach 24 Stunden den Körper wieder vollständig verlassen hat bzw. zerfallen ist, kann man sehr schnell hintereinander Kontroll- oder Zusatzuntersuchungen durchführen, z.B. Stimulations- oder Suppressionstests (9, 33, 114, 128, 130). Aus dem gleichen Grunde ist es für Messungen der Hormonphase des thyreoidalen Jodumsatzes unbrauchbar. Um diesem Mangel abzuhelfen, wurde ein sogenannter Initialtest mit anschließender 24-Stunden-Suppression entwickelt:

Sofort nach i.v. Injektionen einer ersten Testdosis von 20–40 μCi (0,74–1,48 MBq) ^{132}J werden 16 Minuten lang fortlaufend die Aktivitäten über der Schilddrüse mit Ratemeter und Linienschreiber registriert und aus den Meßwerten eine „mittlere Initialaufnahme in 15 Minuten" errechnet. Sie liegt normalerweise bei 14,4 ± 5,2% der Dosis. Bei höheren, in Richtung Hyperthyreose verdächtigen Werten erhält der Patient sofort 0,200 mg Trijodthyronin per os (beachte Herzbefund!) und nach 24 Stunden wird der oben angeführte Test wiederholt. Liegt der 2. Meßwert nicht um mehr als 10% des Ausgangswertes niedriger als dieser, so spricht man von negativem Suppressionstest als Ausdruck einer Hyperthyreose (371, 372). Dieser Test ist indessen nicht mit dem regelrechten Suppressionstest im Rahmen der sogenannten Regulationsdiagnostik (S. 169) zu vergleichen.

Eine weitere, kaum empfehlenswerte Modifikation zur Registrierung der thyreoidalen Jodaufnahme beruht auf der Verwendung von Pertechnetate – ^{99m}Tc. Es wird von der Schilddrüse wie Jodid akkumuliert,

Laboratoriumsmethoden

1.

T$_4$ ⟷
T$_3$ ⟷
PBI ⟷
TSH ⟷ (↑)
TRH-Bel. positiv
↓
Gesunde Schilddrüse
oder
blande Struma

2.

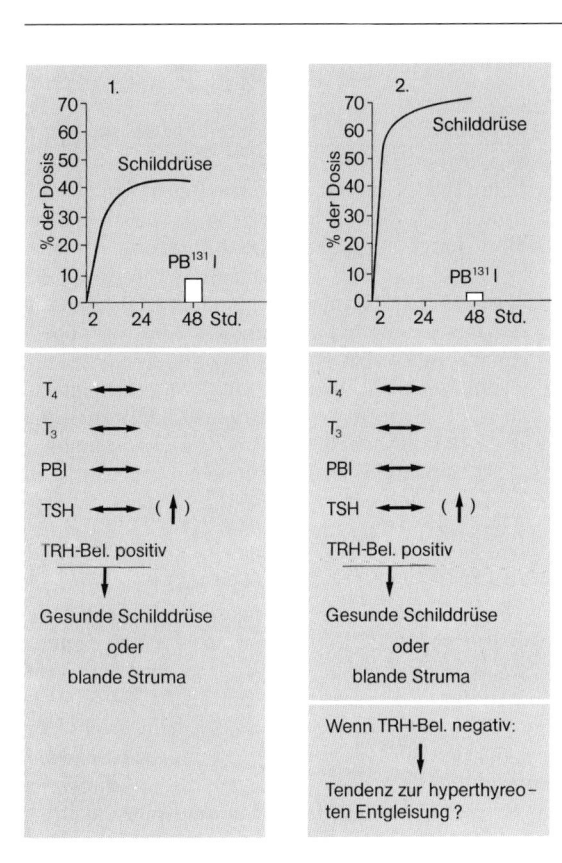

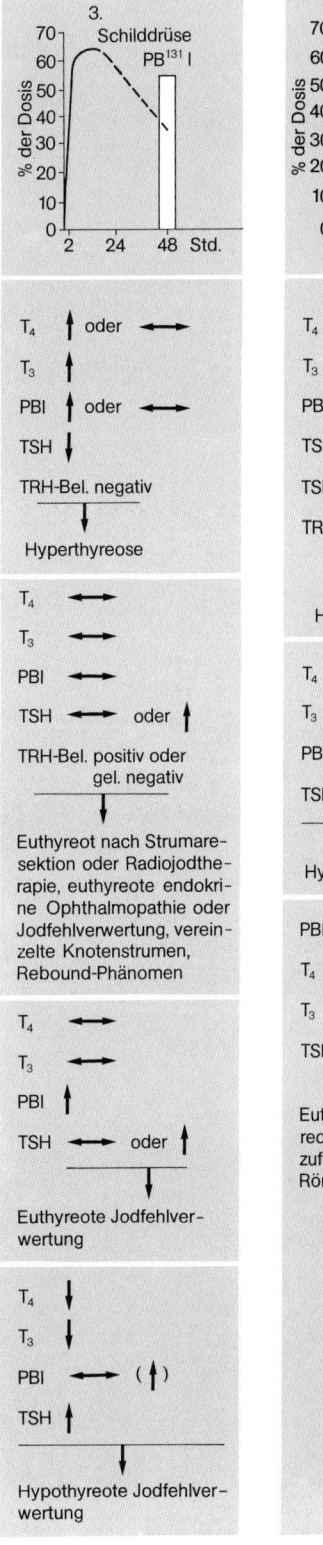

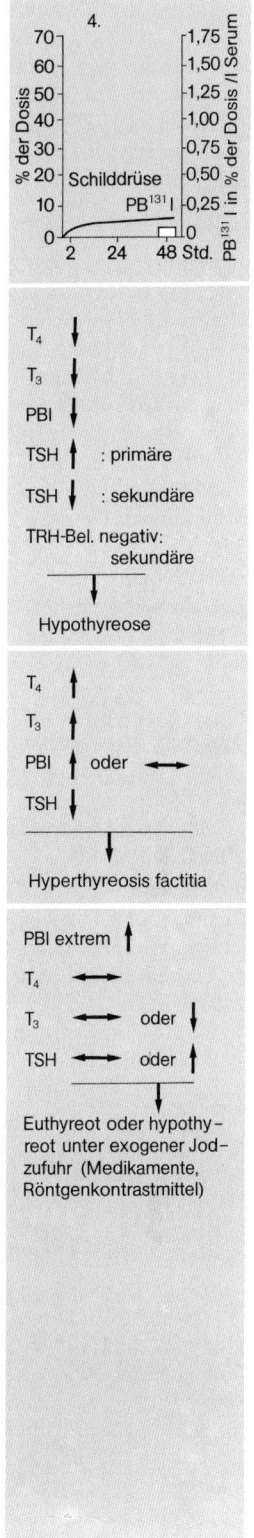

T$_4$ ⟷
T$_3$ ⟷
PBI ⟷
TSH ⟷ (↑)
TRH-Bel. positiv
↓
Gesunde Schilddrüse
oder
blande Struma

Wenn TRH-Bel. negativ:
↓
Tendenz zur hyperthyreoten Entgleisung?

3.

T$_4$ ↑ oder ⟷
T$_3$ ↑
PBI ↑ oder ⟷
TSH ↓
TRH-Bel. negativ
↓
Hyperthyreose

T$_4$ ⟷
T$_3$ ⟷
PBI ⟷
TSH ⟷ oder ↑
TRH-Bel. positiv oder gel. negativ
↓
Euthyreot nach Strumaresektion oder Radiojodtherapie, euthyreote endokrine Ophthalmopathie oder Jodfehlverwertung, vereinzelte Knotenstrumen, Rebound-Phänomen

T$_4$ ⟷
T$_3$ ⟷
PBI ↑
TSH ⟷ oder ↑
↓
Euthyreote Jodfehlverwertung

T$_4$ ↓
T$_3$ ↓
PBI ⟷ (↑)
TSH ↑
↓
Hypothyreote Jodfehlverwertung

4.

T$_4$ ↓
T$_3$ ↓
PBI ↓
TSH ↑ : primäre
TSH ↓ : sekundäre
TRH-Bel. negativ: sekundäre
↓
Hypothyreose

T$_4$ ↑
T$_3$ ↑
PBI ↑ oder ⟷
TSH ↓
↓
Hyperthyreosis factitia

PBI extrem ↑
T$_4$ ⟷
T$_3$ ⟷ oder ↓
TSH ⟷ oder ↑
↓
Euthyreot oder hypothyreot unter exogener Jodzufuhr (Medikamente, Röntgenkontrastmittel)

Abb. 4.**7** Jodstoffwechselkonstellationen bei der diagnostisch optimalen Kombination von Radiojod-Zweiphasenstudium mit Hormon-(Jod-)analysen im Blut (T$_3$, T$_4$, PBI, TSH).
——— = Jodidphase
- - - und PB^{131}J = Hormonphase
⟷ normal, ↑ erhöht, ↓ erniedrigt
(Nicht berücksichtigt, da sonst zu verwirrend, ist die stets erforderliche Analyse der Hormonverbindungsverhältnisse im Blut als TBG oder T$_3$-In-vitro-Test, da nur mit ihrer Hilfe die effektiven Hormonwerte ermittelt werden können.)

aber nicht wie dieses weiterverarbeitet. Messungen 20 Minuten nach der ebenfalls notwendigen intravenösem Zufuhr korrespondieren mit denen nach Radiojodgabe (normal unter 2–4% der Dosis, bei Hyperthyreosen über 5–35% der Dosis), unterliegen aber den gleichen Einschränkungen hinsichtlich Zuverlässigkeit und Praktikabilität (43, 113).

Jodclearance der Schilddrüse

Bestimmt als sogenannte Clearancerate und damit aufschlußreicher als ein einfacher Jodaufnahmewert ist ihre Messung relativ aufwendig, weil zweimal in vivo über der Schilddrüse und im Serum Impulse zu registrieren sind. Man erhält in ml/min. (ml/s) das Plasmavolumen, welches pro Zeiteinheit von radioaktivem Jod geklärt wird. Für Messungen nach 60 und 120 Minuten über der Schilddrüse sowie nach 60 Minuten im Plasma gilt die Formel:

Schilddrüsenclearance in ml/min (ml/s) =
$$\frac{120 \text{ Min.} - 60 \text{ Min. Jodaufnahme in \% der Dosis}}{60 \times \text{Plasma-}^{131}\text{J in \% der Dosis/ml} \ (\times 60)}$$

Die Normalwerte liegen zwischen 15 und 40 ml/min (0,25–0,67 ml/s) mit einem Mittel von etwa 25 ml/min (0,42 ml/s), bei Hypothyreosen werden geringere, bei Hyperthyreosen erheblich höhere Werte bis über 1000 ml/min (16,7 ml/s) registriert (9, 18, 63, 258, 353). Mit Verwendung von ^{123}J läßt sich die Methode optimieren (258 a).

Absolute (quantitative) Jodaufnahme der Schilddrüse

Als quantitatives Maß ist die Jodidaufnahme der Schilddrüse diagnostisch aufschlußreicher als ihre Radiojodaufnahme oder die Clearancerate. Sie beträgt bei Schilddrüsengesunden in Abhängigkeit vom alimentären Jodangebot etwa 5–15 µg/Std. (= 40–120 nmol/Std.) und wird in dieser Größenordnung durch endogene Regulationsmechanismen recht konstant gehalten: Jodidangebot und Clearancerate verhalten sich etwa reziprok zueinander, so daß normalerweise etwa gleiche Mengen Jod von der Schilddrüse aufgenommen werden. Eine vermehrte absolute Jodaufnahme kommt bei Hyperthyreosen, aber auch bei sogenannten Jodfehlverwertungen zusammen mit möglicherweise einer Hypothyreose vor. In letztgenanntem Fall verläßt das Jod die Schilddrüse nicht in Form von Hormonen, sondern unverändert oder in hormonell inaktiver organischer Bindung (158). Mit durch Zufuhr unphysiologisch ansteigendem Blutjodid nimmt die absolute Jodaufnahme der gesunden Schilddrüse zunächst zu, um dann oberhalb eines Blutjodids von 25–30 µg/100 ml (2–2,4 µmol/l) durch intrathyreoidale Blockierung der Jodination zu sistieren (294). Zur Bestimmung der absoluten thyreoidalen Jodaufnahme müssen Aktivitäts- und chemische Joduntersuchungen kombiniert werden. An Methoden stehen zur Verfügung:

– Simultane Messungen von ^{131}J-Gehalt der Schilddrüse und des Serums ein- bis zweistundenweise nach einer Spürdosis und chemische Bestimmung des Blutjodids (258, 296, 332). Daraus ergibt sich die absolute Jodaufnahme pro Zeiteinheit in µg/Stunde =
$$\frac{\text{Schilddrüsen-}^{131}\text{J} \times \text{Blut-Jodid}^{127} \times \text{Zeit in Std.}}{\text{Serum-Jodid}^{131}}$$

– Mehrfache simultane Bestimmungen von Schilddrüsen-^{131}J, Serum-Jodid^{131} und Speichel- oder Harn-Jodid^{131} innerhalb von 2 Stunden nach einer Spürdosis von ^{131}J und chemischer Analyse des Speichel- bzw. Harnjodids. Hieraus lassen sich indirekt das Serumjodid und mit diesem nach der obengenannten Formel die absolute Jodaufnahme pro Zeiteinheit berechnen (81, 106, 294). Als einfachstes, aber auch am wenigsten genaues Verfahren gilt die Relation zwischen einem Radiojodaufnahmewert der Schilddrüse 2½ Stunden nach einer Spürdosis und der während dieser Zeit im Harn ausgeschiedenen Menge an Jodid^{127} (37).

Jodidexkretion der Speicheldrüsen

Die Speicheldrüsen können Jodid gegenüber dem Serum 10- bis 50fach konzentrieren, es jedoch nicht in organische Bindung überführen. Sie scheiden es unverändert mit dem Speichel aus (81, 106, 347). Während die Jodidclearance der Speicheldrüsen unabhängig von der Schilddrüsenfunktion mit zunehmendem Blutjodid ansteigt (59, 76, 99), ist als Ausdruck entsprechend unterschiedlicher Blutjodidspiegel die Jodexkretion im Speichel bei Hyperthyreosen vermindert, bei Hypothyreosen vermehrt. Als Maß dafür gilt das Verhältnis von
Speichel-^{131}J / Plasma-^{131}J (S/P)
24 Stunden nach einer Spürdosis Radiojod. Der Speichel (2,0 ml) wird dabei durch einfache Expektoration gewonnen. Die Relation Speichel-^{131}J/PB^{131}I verhält sich entsprechend, so daß sich der vermehrte Arbeitsaufwand für diese Variante des Testes nicht lohnt. Das S/P-^{131}J beträgt normalerweise 10–50 (im Mittel 31), bei Hyperthyreosen 0,2–27 (im Mittel 4), bei Hypothyreosen 28–160 (im Mittel 66). Berechnet man nur die Speichelkonzentration von ^{131}J nach 24 Stunden als Prozent der Dosis ^{131}J/l Speichel, so findet man 12,0 ± 1,2% bei Schilddrüsengesunden, 2,4 ± 0,6% bei Hyperthyreosen und 40,4 ± 1,5% bei Hypothyreosen (59, 334, 347).

Die sehr globalen und vorwiegend auf die Jodination abgestellte Untersuchung wird heute für diagnostische Zwecke ebensowenig praktiziert wie die Registrierung der Radiojodausscheidung mit dem Harn, die von Nieren- und Schilddrüsenfunktion abhängt und sich umgekehrt verhält wie die besser zu registrierende Jodaufnahme der Schilddrüse.

Der extrathyreoidale Jodidraum (Pool)

Es ist kein diagnostischer Parameter, jedoch sehr weitgehend verantwortlich für das Verhalten der Jodidphase des thyreoidalen Jodumsatzes einschließlich der dazugehörenden Jodidclearance und absoluten Jodaufnahme. Repräsentiert durch das anorganische Plasmajod umfaßt er auch den wesentlich größeren extravasalen Flüssigkeitsraum, ohne daß bei dem unterschiedlichen Verhalten des letzteren in Abhängigkeit von Organtätigkeiten einzelne Compartments gegeneinander abzugrenzen sind (18, 75, 186). Bei niedrigen Spiegeln von Plasma-Jodid^{127} verteilt sich eine radioaktive Spürdosis auf eine nur geringe Jodmenge, so daß eine hohe Radiojodaufnahme der Schilddrüse resultiert, die keineswegs einer entsprechend hohen quantitativen Akkumulation von Jodid^{127} entspricht. Das ist der Fall z. B. bei alimentärem Jodmangel, in der Gravidität und bei Leberzirrhosen (185, 296). Andererseits wirkt sich ein hoher Spiegel an Plasmajodid verringernd auf die spezifische Aktivität nach Zufuhr einer Spürdosis von Radiojod aus, so daß die Radiojodaufnahme der Schilddrüse vergleichsweise gering bleibt, obgleich normal oder vermehrt Jodid^{127} gespeichert wird. Das trifft für Länder mit relativ hohem exogenen Jodidangebot sowie für Zustände nach Einnahme von stark jodhaltigen Medikamenten oder Zufuhr von jodhaltigen Röntgenkontrastmitteln zu (69, 185).

Die Bestimmung des anorganischen Blutjods erfolgt direkt chemisch durch die Cer-Arsen-Reaktion (182), mittels Aktivierungsanalyse (288), oder auf dem Umweg über die spezifische Aktivität des Speichels (81) oder Harns (293, 332) nach einer Spürdosis von ^{131}J oder ^{132}J (223) nach Formel

$$\frac{\text{Harn- (oder Speichel-) Jodid}^{127} \times \text{Serum-Jodid}^{131}}{\text{Harn- (oder Speichel-) Jodid}^{131}}$$

Die letztgenannten Methoden mit Bestimmung der spezifischen Aktivität beruhen darauf, daß Nieren und Speicheldrüsen praktisch nur anorganisches Jod ausscheiden. Weniger genau sind Berechnungen aufgrund der Creatininclearance (223).

Die Normalwerte liegen zwischen 0,01 und 0,1 µg/100 ml (0,8–8,0 nmol/l) (37, 69) und sind entsprechend den oben gemachten Ausführungen weniger von der Schilddrüsenfunktion als vorwiegend von der Jodzufuhr abhängig. Sie steigen darüber hinaus mit zunehmendem Lebensalter gering an (185).

Das thyreoidale Jodreservoir

Obgleich von erheblichem Einfluß auf die diagnostisch wichtigen Parameter des thyreoidalen Jodumsatzes ist die Menge des Jods in der Schilddrüse routinemäßig nicht und auch mit komplizierten Methoden kaum verbindlich zu bestimmen. Sie beträgt bei einem gesunden Organ 5–10 mg und ist bei Jodmangelzuständen mit und ohne Struma ebenso wie bei Hyperthyreosen um so geringer, je mehr das PB^{131}I eines Zweiphasenstudiums mit Radiojod den oberen Grenzwert von 0,2 bis 0,25% der Dosis pro Liter Serum überschreitet (17). In vivo-Messungen mit Zuhilfenahme des thyreoidalen Radiojodumsatzes können indessen nicht die Tatsache berücksichtigen, daß sich das Jodreservoir auf mehrere intrathyreoidale Compartments mit im Zweifelsfall sehr unterschiedlichen Austauschbewegungen verteilt (296, 353). Wenn also schon für gesunde Schilddrüsen weit auseinanderliegende Werte registriert werden, so gilt dies mit einem zusätzlichen Unsicherheitsfaktor erst recht für Schilddrüsenkrankheiten. An Methoden kommen solche mit Anwendung von radioaktivem Jod (158, 356), sowie eine direkte Messung mit Röntgenspektrophotometrie (132) und Aktivierungsanalyse (288) in Betracht.

Bestimmung der Hormoninkretion

Sie dient ausschließlich wissenschaftlichen Fragestellungen und setzt voraus, daß während der 10- bis 14tägigen Meßperiode ein Fließgleichgewicht im Jodhaushalt besteht. Dabei entspricht die tägliche Hormonproduktion auch dem täglichen Hormonumsatz. Das beste Verfahren besteht in regelmäßigen Messungen des Schilddrüsen-^{131}J und PB^{131}I nach einer Spürdosis von 100 µCi (0,37 MBq) Radiojod bei gleichzeitigen PBI-, T$_3$- und Thyroxinanalysen. Aus den festgestellten Werten lassen sich über die gesamte Hormonjodmenge des Organismus deren thyreoidaler und extrathyreoidaler Anteil ermitteln und die tägliche Inkretion anhand des langsamen PB^{131}I-Anstiegs berechnen. Sie beträgt normalerweise um 100 µg Hormonjod täglich und verteilt sich unterschiedlich auf Thyroxin und Trijodthyronin, ist bei Hyperthyreosen erhöht, bei Hypothyreosen vermindert (39, 80, 103, 172, 332).

Es gibt auch Methoden, bei denen die Ausscheidung von zugeführtem Radiojod im Harn in die Berechnung mit eingezogen wird (17, 172, 296).

Konzentration und Transport der Schilddrüsenhormone im Blut

Mit der Hormonkonzentration im Blut wird die Resultante von Inkretion und Verbrauch der Schilddrüsenhormone erfaßt, sie repräsentiert damit das effektiv vorhandene Hormonangebot an die Körperperipherie. Solange Methoden zur direkten Bestimmung von Thyroxin (T$_4$) und Trijodthyronin (T$_3$) nicht zur Verfügung standen oder zu aufwendig waren, bewährte sich die Analyse beider Hormonpartner zusammen anhand ihres Jodgehaltes als PBI oder BEI. Das Halogen als spezifischer Bestandteil macht bei T$_4$ 65,3 und bei T$_3$ 53,0 Gewichtsprozente des Moleküls aus und muß aus seiner organischen Bindung befreit sein, um in anorganischer Form nachgewiesen werden zu können. Aus diesem Grunde und der geringen Menge wegen ist der quantitative Nachweis von Jod eine stets subtile Mikroanalyse.

Leider werden dabei zugleich auch mehr oder weniger viele nichthormonelle und insbesondere exogene Jodverbindungen erfaßt. In solchen Fällen, die allerdings fast immer leicht erkennbar sind, ist die diagnostische Dignität dieser Methoden erheblich eingeschränkt. Andererseits ist es für manche diagnostische Fragestellung durchaus von erheblicher Bedeutung, zu erfahren, ob und in welcher Größenordnung nichthormonelle Jodverbindungen vorhanden sind. Seit einigen Jahren ist eine ganze Reihe von Methoden zur T$_3$- und T$_4$-Bestimmung entwickelt worden, die zuverlässig und zum Teil sogar sehr einfach sind, so daß die zuvor verbreitete Hormonjodanalyse für Routinezwecke überholt ist. Da auch die speziell T$_4$ und T$_3$ erfassenden Methoden extrathyreoidalen Fehlerquellen insbesondere in Zusammenhang mit der Eiweißbindung der Schilddrüsenhormone im Blut unterliegen, stehen Methoden zur Verfügung, die über die Transportverhältnisse Auskunft geben und *zusätzlich* zu eigentlichen Hormonanalysen herangezogen werden müssen, nie aber allein eingesetzt werden dürfen. Mit ihrer Hilfe lassen sich problematische Erhöhungen von Hormonspiegeln im Blut abklären und interpretieren.

Da im Routinebetrieb bereits eine Vielzahl von Methoden zur Bestimmung von Thyroxin und Trijodthyronin sowie auch ihrer Bindungsverhältnisse im Serum gebräuchlich sind, ergeben sich einerseits unterschiedliche Normalwerte, andererseits Verwechslungsmöglichkeiten von denen, die echte Konzentrationen messen, mit solchen, die über Transportverhältnisse orientieren. Aus diesem Grund hat ein sachkundiges Nomenklatur-Komitté der amerikanischen Schilddrüsengesellschaft eine Liste von Abkürzungen für die üblichen Verfahren erarbeitet (326, 327), die u. a. zur Standardisierung und Vergleichbarkeit von Ergebnissen beitragen. Die empfohlenen Abkürzungen sind bei den in folgendem abgehandelten Methoden verwendet oder in Klammern ergänzend angebracht.

PBI (Protein Bound Iodine) und BEI (Butanol Extractable Iodine)

Da normalerweise bis auf die seltenen Fälle von Jodfehlverwertungen auch bei Schilddrüsenkrankheiten das gesamte endogen organisch gebundene Jod im Blut durch das Jod der beiden Schilddrüsenhormone repräsentiert wird, kann die Bestimmung ihrer Konzentration im Serum anhand ihres Jodgehalts erfolgen. Zunächst werden durch Präzipitation (PBI) oder Extraktion und anschließendes Waschen mit Alkali (BEI) die beiden Schilddrüsenhormone L-Thyroxin und L-Trijodthyronin aus dem Serum isoliert. Der Unterschied zwischen beiden Fraktionen besteht darin, daß im PBI auch die bei Jodfehlverwertungen vorkommenden jodhaltigen Hormonvorläufer (Mono- und Dijodtyrosin) und Jodproteine (als sogenanntes NBEI) enthalten sind, während das BEI frei von diesen Verbindungen ist. Beide Fraktionen indessen können exogene Jodverbindungen als Verunreinigung enthalten. Eine Gesamtblutjodbestimmung war bereits einige Jahre nach der Entdeckung des Thyroxins 1923 von v. FELLENBERG erarbeitet und in großem Umfang bei Schilddrüsenkranken und Umgebungsanalysen in der Schweiz angewendet worden (75). Diese Methode der offenen Veraschung jodhaltiger Substanzen im alkalischen Milieu wurde später vielfach modifiziert und bis zu noch heute bewährten Methoden weiterentwickelt. Hinzu kamen andere Aufschluß- und Abtrennungsverfahren für das dabei oxidierte Jod sowie die von 1940 bis 1950 erfolgreichen Versuche, nur jene Blutjodfraktion der Analyse zu unterwerfen, die die beiden Schilddrüsenhormone enthält (289). Nach dem derzeitigen Stand der Möglichkeiten sind dies das an Eiweiß gebundene Blutjod = PBI sowie das mit n-Butanol aus dem Serum extrahierbare und aus diesem Extrakt mit Blauschem Alkalireagenz nicht wieder eluierbare Jod = BEI. Mit dem genannten Alkalireagenz werden alle Jodverbindungen von nicht thyroninartigem Charakter aus dem Alcoholextrakt wieder entfernt, so daß nur die beiden regulären Hormone darin verbleiben. Die beiden Fraktionen PBI und BEI müssen also vor Beginn der eigentlichen Jodanalyse aus 1,0–2,0 ml Serum isoliert werden, und zwar das

PBI (Hormonjod im weiteren Sinne)
durch Fällen mit Zinksulfat oder Trichloressigsäure (10, 11, 131, 180) oder durch Passieren eines andere Jodverbindungen absorbierenden Austauschharzes (40, 193, 310, 322, 338); das

BEI (Hormonjod im engeren Sinne)
durch Ansäuerung und anschließende, zweimalige Extraktion mit je 5,0–6,0 ml warmem n-Butanol, zweimalige Elution der Butanolfraktion mit Blauschem Alkalireagenz und Evaporation des Alcohols bei etwa 50 °C bis zum Trockenrückstand (40, 181, 193, 201, 231).

Als bewährte Verfahren zur eigentlichen Mikroanalyse des Jods stehen der Reihenfolge ihrer Einführung nach zur Verfügung:

– Die trockene alkalische Veraschung des Ausgangsmaterials als Weiterentwicklung der v. Fellenbergschen Methode mit 4 n-Natriumcarbonat über 2–3 Stunden im Muffelofen bei 550–600 °C und anschließender Nachweis des Jodids direkt im alkalisch gelösten Veraschungsrückstand (10, 41, 121, 319).

– Die offene saure Veraschung des Ausgangsmaterials mit Chromschwefelsäure bei etwa 150 °C und anschließende Destillation des durch phosphorige Säure in flüchtiges J_2 oder HJ überführten Jodats in eine alkalische Vorlage, in der es als Jodid katalytisch nachgewiesen wird. Das Veraschungsgemisch ist auf eine bestimmte Serumeiweißmenge abgestimmt, bei Analysen stark wasserhaltiger bzw. wenig eiweißhaltiger Materialien müssen mehr phosphorige Säure zur Reduktion benutzt und/oder eine entsprechende Eiweiß- oder Aminosäuremenge mitverascht werden (40, 180, 182, 343).

– Die offene saure Veraschung des Ausgangsmaterials mit Chromschwefelsäure bei etwa 150 °C und Isolierung des zu Jodat oxidierten Hormonjods nach Reduktion mit phosphoriger Säure durch Isothermdiffusion in Natronlauge (154, 201, 329). In dieser erfolgt dann die katalytische Bestimmung des isolierten Jods wie bei den übrigen Verfahren.

– Die offene saure Veraschung mit Chlorsäure und Kolorimetrie des in Jodat überführten Hormonjods direkt im mit Aqua dest. aufgefüllten Gemisch des Veraschungsbehälters (15, 379, 380).

– Die geschlossene saure Veraschung mit einem Perchlorsäure-Salpetersäure-Gemisch und anschließender Kolorimetrie im Veraschungsgemisch mit dem Autoanalyzer (40).

Praktisch wird heute nur noch diese mechanisierte Bestimmung des PBI angewandt, während sich die wesentlich kompliziertere BEI-Bestimmung wegen ihrer nur geringfügig besseren Aussagefähigkeit als Routinebestimmung und teilmechanisiert nicht durchgesetzt hat. Vor Ablauf des mechanisierten Arbeitsgangs wird zunächst das Jodid durch einen basischen Ionenaustauscher aus dem Serum manuell entfernt, die Proben dann direkt in die Becher des Autoanalyzers filtriert. In diesem erfolgt der Transport von Flüssigkeiten mit Hilfe von Schlauchpumpen, das Vermischen der Flüssigkeiten durch Passage von horizontal liegenden Glasspiralen. Die Serumprobe wird mit Schwefelsäure, Perchlorsäure und Salpetersäure bei 300 °C aufgeschlossen, das Reaktionsgemisch dann mit arseniger Säure und Cer(IV)sulfatlösung zusammengebracht und durch ein Heizbad geleitet. In diesem erfolgt die durch Jod katalysierte Reduktion von Ce^4 zu Ce^3 durch Arsenit entsprechend der kolometrischen Bestimmung des isolierten Jodids auch bei den übrigen, manuellen PBI- und BEI-Analysenverfahren. Immer noch automatisiert passiert das Reaktionsgemisch nach der Katalysereaktion die Durchflußküvette eines Fotometers, an den ein Schreiber angeschlossen ist, der die Extinktionsänderungen anzeigt. Durch Vergleich mit Jodstandardkurven läßt sich die Jodkonzentration der der Meßproben errechnen.

Alle Verfahren bedienen sich für die quantitative Bestimmung des auf unterschiedlichem Wege aus der organischen Bindung befreiten und in klarer Lösung isolierten Jods der katalytischen Wirkung desselben auf die Entfärbung von Cer-Sulfat durch arsenige Säure (198):

$$2\,Ce^{IV} + As^{III} \xrightarrow{Jodid} 2\,Ce^{III} + As^{V}$$
(Ceriion)   (Ceroion)
 gelb   farblos

Die Extinktion wird Probe für Probe zu einer bestimmten Zeit nach Beginn der Reaktion (180, 181, 242), zum Zeitpunkt der völligen Entfärbung (142) oder nach Unterbrechung der Katalyse mit Quecksilber (238) bzw. Bruzinazetat (131) gemessen. Der Jodgehalt einer Probe läßt sich auf 0,2 μg/100 ml ($\approx$ 0,016 nmol/l) genau ermitteln. Methodische Fehlerquellen und Vorschriften für das Verhalten bei Verunreinigungen von Reagenzien und Geräten sind weitestgehend bekannt (2, 242, 266).

Der Hormonjodgehalt des Blutes zeigt keine diagnostisch bedeutsame Abhängigkeit von Lebensalter, körperlichen und geistigen Belastungen oder rhythmische Schwankungen (185, 232).

Er beträgt unabhängig von örtlichen Gegebenheiten auch in Jodmangelgebieten normalerweise für das
PBI: 3,5–8,0 μg/100 ml (0,28–0,63 nmol/l) (Mittelwert ca. 5,5 μg/100 ml (0,43 nmol/l),
BEI: 3,0–6,5 μg/100 ml (0,24–0,51 nmol/l) (Mittelwert ca. 4,8 μg/100 ml [0,38 nmol/l])
Bei Hypothyreosen ist immer das BEI, meist auch das PBI erniedrigt, bei Hyperthyreosen sind meistens beide Fraktionen erhöht (22, 154, 190, 191, 231, 289, 341). Eine Ausnahme machen jene Hyperthyreoseformen, die bei normaler oder sogar eingeschränkter Thyroxininkretion durch isoliert stark vermehrte Trijodthyronininkretion unterhalten werden, das sind manche autonomen Adenome und besondere Verlaufsformen der endokrinen Ophthalmopathie. Eine Differenz von mehr als 2,0 μg/100 ml (0,16 nmol/l) zwischen PBI und BEI spricht für eine eu- oder hypothyreote Jodfehlverwertung der Schilddrüse, Werte über 20,0 μg/100 ml ($\approx$ 1,6 nmol/l) kommen auch bei Hyperthyreosen nur sehr selten vor und sind stets verdächtig auf exogene Jodverunreinigungen. Als solche kommen in Betracht frühere, auch jahrelang zurückliegende Gaben von jodhaltigen Röntgenkontrastmitteln oder Medikamenten. Sie sind auch bei der BEI-Analyse häufig mit mehrfachen Elutionen nicht zu entfernen, wenn der Ausgangswert 100 μg/100 ml ($\approx$ 8 nmol/l) überschritten hatte (188, 231, 338). Exogene Erniedrigungen des Hormonjods im Blut kommen in den ersten Tagen nach Verabreichung von Quecksilber und Kupfer vor, sowie auch dann, wenn die verwendeten Apparaturen oder Reagenzien mit diesen und anderen Schwermetallen verunreinigt sind (188, 266). Endogen erhöhte Werte finden sich gelegentlich bei ikterischen Leberkrankheiten sowie nahezu regelmäßig unter der Oestrogenmedikation auch in Form von Kontrazeptiva sowie im letzten Trimenon einer Gravidität (185).

Chemische Hormonjodanalysen sind über ihren diagnostischen Wert hinaus auch Bestandteile komplizierterer Analyseverfahren, wie z.B. der Bestimmung der Relation von Trijodthyronin zu Thyroxin im Blut und des peripheren Hormonumsatzes.

– Die gleichzeitige Bestimmung von T4 und T3 im Serum (T4C, T3C). Sie ist vorwiegend wissenschaftlichen Zwecken vorbehalten, diagnostisch auch wegen ihres erheblichen Aufwandes kaum praktikabel. Aus 2,0 bis 10,0 ml Serum werden die Jodverbindungen mit n-Butanol eluiert, konzentriert und ohne Verlust der ein- oder zweidimensionalen Papierchromatographie in Butanol-Dioxan-Ammoniak oder anderen ähnlichen Systemen unterworfen. Nach 10- bis 20stündiger Entwicklung sind sie mit der Cer-Arsen-Reaktion, Sulfanilsäure-Natriumcarbonat (Paulys-Reagenz) oder der Berliner-Blau-Arsen-Reaktion auf dem Papier zu lokalisieren. Die Auswertung erfolgt mit Bezug auf das BEI des Blutes durch einen semiquantitativen Vergleich der verschiedenen Jodflecken auf fotoelektrischem Wege (20, 34, 283, 284) oder mit Hilfe einer Fluoreszenztechnik (337). Die jodhaltigen Flecken können auch erneut eluiert und direkt der kolorimetrischen Jodanalyse unterworfen werden (155). In ähnlicher Weise sind auch säulenchromatographische Verfahren verfügbar (61, 341).

Normalerweise finden sich 0–15% des Hormonjods im Blut als T3, der Rest als T4. Diese Befunde dürfen nicht verglichen werden mit Zahlen und Relationen, die nach papierchromatographischer Aufteilung des Hormonjods im Anschluß an eine endogene Markierung mit ^{131}J ermittelt werden. Letztere repräsentieren zeitabhängig wechselnde Relationen zwischen beiden Hormonen, keine Quantitäten (S. 163).

Thyroxin (T4) im Serum

Abweichend von und spezifischer als Methoden, die das T4 anhand seines Jodgehalts bestimmen, sind Verfahren zum Nachweis der Konzentration des gesamten Hormonmoleküls.

Bestimmung von T₄ im Serum durch kompetitive Proteinbindung – T₄D

Die Methode beruht auf dem Prinzip der konkurrierenden (kompetitiven) Proteinbindung von Schilddrüsenhormonen im Serum. Es ist eine ganze Anzahl von zuverlässigen kommerziellen Testbestecken verfügbar. Die unbekannte T₄-Menge einer extrahierten Serumprobe wird mit einer bekannten Menge radioaktiv markiertem T₄, das an ein Trägerprotein gebunden ist, vermischt. Je höher in diesem Ansatz die Konzentration an inaktivem, nicht an Eiweiß gebundenem T₄ ist, um so mehr dieser Moleküle verdrängen markiertes T₄ aus seiner Eiweißbindung:

$$^{125}J\text{-}T_4 + TBG + T_4 \rightleftharpoons (^{125}J - T_4 + T_4) - TBG + ^{125}J - T_4 + T_4$$

Dieser Anteil wird als Radioaktivität registriert und in bezug zur Gesamtaktivität des Ansatzes gebracht. Er ist proportional zur gesuchten Konzentration an Serum-T₄. Der Arbeitsgang ist relativ einfach (23, 40, 113, 250, 253):

- Extraktion des T₄ aus 1,0 ml Serum mit 99,8% Aethanol bei gleichzeitiger Enteiweißung durch Präzipitation und Zentrifugieren, Weiterverarbeiten des Überstandes zur Trockne.
- Inkubation der T₄ enthaltenen Trockenprobe mit dem Testgemisch von proteingebundenem ^{125}J-T₄, wobei das thyroxinbindende Globulin (TBG) soeben übersättigt sein soll.
- Trennung der nach Inkubation noch gebundenen und freien ^{125}J-T₄-Mengen mittels Ionenaustauscher im Eisbad und Messung der Radioaktivität des an TBG verbliebenem ^{125}J-T₄-Anteils. Er ist umgekehrt proportional zur gesuchten inaktiven T₄-Menge des der Analyse unterworfenen Serums.

Besonders bewährt haben sich Verfahren, die alle Arbeitsgänge in einer einzigen Sephadex-Säule zusammenfassen und damit bei erhaltener Genauigkeit erheblich vereinfachen (23, 156, 273).

Die Normalwerte liegen zwischen 5,0 und 12,0 μg/100 ml (64 und 154 nmol/l) T₄ (Mittelwerte bei 8,5 bis 9,0 μg/100 ml (109–116 nmol/l), bei Hyperthyreosen werden höhere, bei Hypothyreose niedrigere Werte gefunden. Manche Autoren reduzieren die T₄-Konzentration entsprechend dem Jodgehalt des Moleküls von 63% auf T₄-J-Konzentrationen, um mit BEI- und PBI-Werten vergleichen zu können.

Obgleich die hier erörterten Methoden durch nichthormonelle Jodverbindungen im Serum nicht gestört werden, ergeben sich Fehlerquellen durch die im Einzelfall nicht bekannte Konzentration des Trijodthyronin im Serum sowie durch Veränderungen der T₄-Bindungskapazität. Daraus resultieren mit einer Frequenz von ca. 5% aller Fälle normale Thyroxinkonzentrationen bei Hyperthyreosen, fälschlich zu niedrige Thyroxinkonzentrationen bei Eiweißverlusten oder Dysproteinämien insbesondere in Zusammenhang mit Leberkrankheiten, Verdrängung des Thyroxins aus der Eiweißbindung durch Medikamente wie Salicylate, Phenylbutazon und Sulfonylharnstoffe sowie bei Verschiebung des thyreoidalen T₃/T₄-Sekretionsverhältnisses zu Gunsten von T₃. Falsch erhöhte Thyroxinkonzentrationen werden ebenfalls bei Lebererkrankungen sowie bei Zuständen mit gesteigerter TBG-Snythese, wie z.B. in der Gravidität oder unter oestrogenhaltigen Präparaten registriert (150, 251).

Radioimmunologische Bestimmung von T₄ im Serum – T₄(RIA)

Analog zu dem bisher einzigen Verfahren zur Messung der T₃-Konzentration kann auch die T₄-Konzentration des Serums radioimmunologisch und deshalb mit hoher Spezifität gemessen werden. Das T₄ kann, braucht aber dazu nicht aus dem Serum extrahiert zu werden, so daß ein relativ einfacher und genauer Arbeitsgang resultiert (46, 134, 135, 291, 302). Er beruht auf dem Prinzip der Konkurrenz von T₄ einer Serumprobe und zugesetztem, radioaktiv markiertem ^{125}J-T₄ um Bindungsorte an einem Thyroxinantiserum, welches durch Immunisierung von Kaninchen mit menschlichem Thyreoglobulin bzw. einem Thyroxin-Albumin-Komplex gewonnen worden ist. Zum Gebrauch wird es 1:300 verdünnt. Die Reaktionen laufen in einem einzigen Glasröhrchen ab, in welchem T₄ und ^{125}J-T₄ durch Zugabe von Anilin-Naphtalen-Schwefelsäure aus vorhandenen oder agierenden Bindungen an Serumproteine abgespalten werden. Nach Zugabe des Antiserums wird für eine Stunde inkubiert und anschließend das an den Antikörper gebundene ^{125}J-T₄ zusammen mit hinzugefügtem γ-Globulin präzipitiert, nach erneuter Inkubation die gebundene von der freien Radioaktivität getrennt und zur ursprünglichen Aktivität in Beziehung gesetzt. Anhand von Standardkurven läßt sich die T₄-Konzentration ablesen mit Normalwerten von 4,5 bis 13,5 μg/100 ml (58–174 nmol/l) (Mittelwert ca. 8,5 μg/100 ml (109 nmol/l).

Bei dieser Methode sind keine Abhängigkeiten von Jodverunreinigungen und von Veränderungen der Hormonbindungskapazitäten bei Dysproteinämien bekannt und ergeben sich vermeintlich falsch normale oder zu niedrige Werte naturgemäß dadurch, daß der Anteil an Trijodthyronin in der untersuchten Serumprobe relativ oder absolut erhöht ist.

Für Screening-Zwecke bei Neugeborenen wurde eine semiquantitative Bestimmung von T₄ in einem Blutstropfen auf Filterpapier erarbeitet (62a), wobei zugleich auch TSH mit erfaßt werden kann (25b).

Freies Thyroxin im Serum (FT₄)

Für die Wirksamkeit der Schilddrüsenhormone in der Körperperipherie ist neben dem quantitativen Hormonangebot und in einer gewissen Abhängigkeit davon der normalerweise nur 0,1% des gesamten Serumthyroxins ausmachende Anteil von freiem Thyroxin verantwortlich, während 99,9% reversibel an die Transportproteine des Serums gebunden sind. Diese Bindungskapazität hängt weitgehend von der Zusammensetzung der Transporteiweiße und damit von Dysproteinämien ab, so daß sich Veränderungen derselben auf das Verhältnis von gebundenen zu freien Schilddrüsenhormonen und insbesondere T₄ auswirkt. Seit einigen Jahren ist es methodisch möglich, den sehr geringen Anteil von freiem T₄ im Blut mit allerdings erheblichem Arbeitsaufwand direkt zu erfassen (145 a). Indirekte Berechnungen aufgrund von Bestimmungen des Gesamtthyroxins und Relationen zur Hormonbindungsfähigkeit der Serumeiweißkörper stellen als Indizes keinen Ersatz für das direkt ermittelte FT4 dar.

Unter den durchwegs schwierigen und auch methodisch anfälligen Verfahren hat sich neben der Gelfiltration (214, 263) und Ultrafiltration (48) vorwiegend die sogenannte Gleichgewichtsdialyse durchgesetzt, die in verschiedenen Modifikationen praktiziert werden kann (7, 40, 145, 267, 328). Sie beruht darauf, daß nach dem Massenwirkungsgesetz freies Thyroxin (FT4) und freie thyroxinbindende Proteine (FTBP) im Serum im Gleichgewicht mit dem an TBP gebundenem Thyroxin (T4 × TBP) stehen:
FT4 + FTBP = T4 × TBP.

Das Prinzip der Methode besteht darin, daß nach Zugabe einer Spürdosis von radioaktiv markiertem Thyroxin-^{125}J zum Serum der freie Anteil des Gemischs von aktivem und inaktivem Thyroxin vom gebundenen durch Dialyse und von Verunreinigungen der Spürdosis durch Magnesiumchloridfällung getrennt wird. Letzteres ist nötig, weil das kommerziell erhältliche radioaktiv markierte Thyroxin mit starken Schwankungen von Charge zu Charge nur einen Reinheitsgrad von 70 bis 80% aufweist. Benötigt werden 2,0–3,0 ml Serum, die verdünnt mit ^{125}J-T4 16 Stunden lang inkubiert werden, damit sich aktive und inaktive Hormonmoleküle gleichmäßig entsprechend dem oben angeführten Gleichgewicht zwischen gebundenen und freien Hormonmengen verteilen können. Anschließend wird in einem U-förmig gebundenen Schlauch dialysiert, wobei die semipermeable Trennwand nur freie, und zwar sowohl markierte wie unmarkierte Hormone passieren läßt. Anhand der Impulse im ursprünglichen Ansatz verglichen mit denen des auf besondere Weise zur Messung gebrachten Dialysats und mit Bezugnahme auf die quantitative Konzentration an Gesamt-T4 in µg/100 ml läßt sich die Konzentration des freien Thyroxins in µg/100 ml oder in ng/100 ml berechnen. Sie beträgt normalerweise 0,002–0,005 µg/100 ml (26–60 pmol/l) mit einem Mittelwert von ca. 0,003 µg/100 ml (39 pmol/l) FT4, berechnet als FT4-J ca. 0,002 µg/100 ml (160 pmol/l) (die Umrechnung auf den Jodgehalt des FT4 erfolgt der Vergleichbarkeit und der Definition wegen dann, wenn als quantitativer Parameter für die Gesamthormonbestimmung nicht das T4 sondern PBI oder BEI benutzt werden). In ng/100 ml Serum angegeben liegt der Mittelwert bei 3,0 mit einer Schwankungsbreite von 2,0 bis 5,0 (40, 144), etwas höher bei einer Modifikation unter Verwendung der Säulenchromatographie (267, 349).

Da diese direkt analytischen Bestimmungen des freien Thyroxins routinemäßig nicht oder noch nicht praktikabel sind, sind als Indizes oder Quotienten einige indirekte Parameter gebräuchlich, die zum Teil nahezu gleiche Aussagekraft und Zuverlässigkeit haben. Ihre Verwendung beruht darauf, daß die Konzentration von freiem T4 einerseits direkt derjenigen des totalen T4, andererseits indirekt den unbesetzten Bindungsstellen des Transportglobulins TBG proportional ist. Von letzterem abhängig sind aber auch die Ergebnisse der sogenannten T3-In-vitro-Teste (S. 165), die zum Ergebnis einer Bestimmung von T4 (oder auch PBI, BEI) in Bezug gebracht werden können (273). Der Quotient beider Daten stellt den sogenannten FT4-Index (Freier-Thyroxin-Index) oder die sogenannte ETR (effektive Thyroxin-Ratio) oder, auf andere Weise ermittelt, die NTR (normale Thyroxin-Ratio), das Produkt beider Daten den sogenannten T7-Wert dar (69, 273). Alle sind indirekte, fiktive Parameter für das freie Thyroxin und mit manchen Testbestecken in einem einzigen Arbeitsgang zu ermitteln.

Kaum einfacher als die bisher erwähnten Verfahren und ebenso zuverlässig sind als neuere Methoden (145 a, 377 a) unter Verwendung modifizierter radioimmunologischer Hormonanalysen (67 a, b, 169 a):

a) die kinetische Messung der Dissoziationsrate des freien T4 von Serumproteinen an T4-Antikörper, die an eine solid-Phase gebunden sind, wobei gleichzeitig auch das Gesamt-T4 ermittelt werden kann – sog. Immo-Phase-freies T4 (Testbesteck von Corning);

b) Bestimmung des freien T4 (simultan auch T3) durch Adsorbtion der freien Hormone an eine bestimmte Menge Sephadex in der Säule mit anschließender Elution und radioimmunologischer Messung von T4 (oder/und T3) im Eluat-Testbesteck Lepetit von Imo Diagnostica GmbH.

Die Bestimmung der ETR-FT4-Index

Sie ist in vereinfachter, zuverlässiger Form ohne Einengung des Alcoholextraktes, ohne Eisbad und ohne Waschungen möglich. Zunächst wird durch Denaturierung mit hochprozentigem Alcohol das Thyroxin des Serums aus seiner Eiweißbindung befreit und in ein Teströhrchen mit Pufferlösung und einer bestimmten Menge von mit ^{131}J-T4 beladenem TBG übergeführt. Durch Konkurrenz wird im Ansatz ein Teil des aktiven T4 durch serumeigenes inaktives T4 verdrängt, besetzt es aber andererseits sogleich die noch freien Bindungsvalenzen des TBG vom Patientenserum. Mit einem Adsorberharzstreifen wird das noch freie ^{131}J-T4 gebunden und aus dem Testansatz entfernt, die verbliebene Radioaktivität entspricht sowohl der Konzentration an gesamtem Thyroxin als auch der Bindungsfähigkeit des TBG im Patientenserum. Sie wird gemessen und mit einem Standard ohne Patientenserum verglichen. Die ETR ist der Quotient Impulse/pro min Standardserum/Impulse/pro min Patientenserum mit Normalwerten von 0,9 bis 1,1. Bei Hyperthyreosen ist die ETR höher, bei Hypothyreosen niedriger. Erhöhungen des TBG etwa in der Gravidität oder unter Oestrogenen bzw. Kontrazeptiva wirken sich ebensowenig auf das Ergebnis aus wie extrathyreoidale Erniedrigungen des Trägerglobulins. Vergleiche mit der Dialysemethode zur Bestimmung des FT4 haben eine gute Übereinstimmung der Befunde ergeben (221, 367). Auch die Störfaktoren sind bei beiderlei Methoden gleich, nämlich sinngemäß die Medikation von Schilddrüsenhormonen und auch D-Thyroxin: Unter T_3 finden sich erniedrigte, unter T_4 und D-T_4 erhöhte Werte. Auch Medikamente, die mit Schilddrüsenhormonen um die Bindungskapazität konkurrieren, können sich störend auswirken: gerinnungshemmende Substanzen, Phenylbutazon, Antidiabetika, Salicylate (220, 233, 273, 291, 367).

Im Laboratorium hat es sich bewährt, einen aliquoten Teil des initialen Alcoholextraktes für die quantitative Analyse des Gesamt-T_4 heranzuziehen (S. 160).

Die Bestimmung der NTR-FT$_4$-Index

Sie stellt ein kombiniertes Vorgehen mit gleichzeitiger Bestimmung des Gesamt-T_4 und des TBG in einem Arbeitsgang und einem Teströhrchen dar, Normalwerte, Abweichungen und Störfaktoren dieser normalen Thyroxin-Ratio sind die gleichen wie bei der ETR.

Da die Bestimmung des gesamten TBG aufwendig ist (S. 165), wird die freie Bindungskapazität des TBG für T_4 ermittelt. Dem Versuchsansatz wird bei der T_4-Bestimmung eine geringe Menge Patientenserum zugegeben, dessen TBG bei einer erhöhten freien Bindungskapazität als T_4-Akzeptor wirkt und so das Resultat der Bestimmung normalisiert. Durch Bezug auf ein euthyreotes Standardserum, das zur gleichen Zeit mitbestimmt wird, erhält man als Quotienten die NTR. Erforderlich und im Testbesteck enthalten sind zwei Humanserumstandards mit ca. 10,0 und 16,0 µgT_4/100 ml (12,9 und 20,6 nmol/l) für die Gesamtthyroxinbestimmung und ein Humanserumstandard mit dem NTR-Faktor 1,0 in gefriergetrockneter Form. Im Arbeitsgang wird zu 1,0 ml 99,8% Aethanol ein Volumen von 0,5 ml Serum oder Standardserum gefügt, gemischt und zentrifugiert. 0,5 ml des Überstandes werden in die Teströhrchen übergeführt, mit deren Inhalt gemischt. Nach Sedimentierung wird in 1,0 ml Überstand die Radioaktivität bestimmt, anschließend dem Ansatz mit einer Mikrokapillare eine geringe Menge Standard- oder Patientenserum gefügt und wiederum für 30 Minuten gemischt. Nach erneutem Absetzenlassen wiederum Aktivitätsmessung in 1,0 ml Überstand. Die Impulsquotienten ergeben einerseits Gesamt-T_4, andererseits die NTR, die abnormale T_4-Werte richtig zu interpretieren hilft: Ein erhöhtes T_4 geht bei einer NTR von über 1,1 mit einem erhöhten Anteil auch an freiem T_4 einher im Sinne einer hyperthyreoten Stoffwechselsituation, während bei einer NTR unter 1,1 oder sogar unter 0,9 nicht das freie T_4 sondern nur die Bindungskapazität für das Gesamt-T_4 erhöht, die Stoffwechsellage also euthyreot ist.

Es gibt eine ganze Reihe von Modifikationen der hier angeführten Methoden zur Abschätzung des FT$_4$, die zwar alle auf den gleichen Prinzipien beruhen, jedoch durch andere Bezugsgrößen auch anders definierte Indizes mit entsprechenden Normalwerten aufweisen, z.B.

PBI × T_3 U = 4,0 bis 8,5,
FT$_4$ T_4 U oder
FT$_4$ T_3 U = 3,6 bis 10,4 (144, 273).

Trijodthyronin im Serum

Obwohl seine Konzentration normalerweise nur 2–5% derjenigen des T_4 im Plasma ausmacht, ist der Bestimmung des T_3 eine zunehmende Bedeutung beizumessen: Es ist stoffwechselaktiver als T_4 mit entsprechend schnellerem Umsatz (kürzere Halbwertzeit seiner Abwanderung aus der Blutbahn), nicht so fest wie dieses an ein Trägerglobulin gebunden und entsteht nicht nur thyreogen, sondern auch durch periphere Dejodierung von T_4, ohne etwa das allein wirksame Hormon zu sein.

Seiner Eigenarten und geringen Konzentration wegen läßt es sich im Plasma nur schwer bestimmen. Für diagnostische Zwecke sind Papierchromatographie, Säulenchromatographie und Gaschromatographie zu aufwenig und zeitraubend, während sich seine 1970 erstmals erarbeitete radioimmunologische Analyse durchgesetzt hat und ohne Verlust der spezifischen Abgrenzung von T_4 weiter vereinfachen ließ. Problematisch war eine Zeitlang die Herstellung eines spezifischen Antigens.

Die immunologische Bestimmung von Trijodthyronin-T_3(RIA)

Sie beruht auf der Kompetition von radioaktiv markiertem T_3 und inaktivem T_3 des Patientenserums um Bindungsstellen an einem spezifischen Antikörper nach dem Massenwirkungsgesetz. T_3-Antikörper werden durch Immunisierung von weißen Kaninchen mit T_3-Protein-Komplexen gewonnen, wobei in deren Seren Titer bis zu 1:400 000 resultieren (T_3-Antigene und Antisera sind auch kommerziell erhältlich).

Im Untersuchungsansatz wird dem Patientenserum Merthiolat zur Hemmung einer Proteinbindung von T_3 und anschließend markiertes ^{125}J-T_3 zugeführt, dann der Ansatz für einige Stunden mit einem T_3-Antikörper inkubiert. Durch ein Adsorberharz lassen sich danach die T_3-Antikörperkomplexe von nichtgebundenem, freiem T_3 trennen und entsprechend ihrer Radioaktivitätsrelationen mit Standardansätzen bekannter T_3-Konzentrationen (Eichkurve) quantitativ bestimmen. Die Normalwerte betragen 60–250 ng/100 ml (0,92–3,8 nmol/l) Serum, im Mittel abhängig vom Laboratorium 105 ± 34 bis 171 ± 34 ng/100 ml (1,6 ± 0,5 bis 2,6 ± 0,5 nmol/l) Serum (104, 109, 134, 291). Bei Hyperthyreosen, aber auch bei euthyreotischen Jodmangelstrumen, endokrinen Ophthalmopathien und operativ verkleinerten Schilddrüsen finden sich höhere, bei Hypothyreosen niedrigere Werte (147, 207, 280). Sie sind zum Teil abhängig vom gleichzeitigen T_4-Gehalt des Serums bzw. von der T_3/T_4-Relation des Schilddrüseninkretes, das auch bei Euthyreosen in Richtung T_3 und zu Lasten von T_4 verschoben sein kann. Insofern ist eine alleinige T_3-Bestimmung einer T_4-Bestimmung eher unter- als etwa überlegen und sollte man sie stets mit dieser und/oder mit einem Test für die Bindungskapazität des TBG (ETR, NTR, T_3-In vitro-Test) kombinieren (39, 273). Dies um so mehr, als sich um Plasmabindungsstellen konkurrierende Medikamente im Patientenserum durchaus störend auswirken können (109, 291).

Die Bestimmung von Trijodthyronin im Serum durch Kompetitive Proteinbindung – T_3 (D)

Sie umfaßt als drei getrennte Arbeitsgänge die Isolierung von T_4 und T_3 aus dem Serum mittels Kationenaustauschsäule, die Abgrenzung beider Hormone voneinander durch absteigende Papierchromatographie und die quantitative Analyse des eluierten T_3 durch kompetitive Proteinbindung. Dabei erlaubt das Verfahren die gleichzeitige Bestimmung auch von T_4. Benutzt werden 5,0 ml Serum, die zusammen mit ^{125}J-T_3 auf eine Austauschsäule getragen, mit Ammoniumacetat gewaschen und anschließend mit Ammoniumhydroxyd eluiert werden. Nach Trocknen der Eluate unter Stickstoff oder Luft wird das Material der absteigenden Papierchromatographie im System Hexan-Amylalcohol-Ammoniak unterworfen und die Radioaktivität im Vorschubradiochromatographen registriert. Entsprechend dem Aktivitätsbereich wird das Papier dann eluiert, das Eluat wieder getrocknet und der Impulsmessung unterworfen, mit Standards verglichen. Nach dieser Methode beträgt der Normalbereich für T_3 170–270 ng/100 ml (2,6–4,1 nmol/l) Serum, Mittelwert 220 ± 27 ng/100 ml (3,4 ± 0,4 nmol) Serum. Die Methode ist komplizierter und beinhaltet mehr Fehlerquellen als ein immunologisches Verfahren (335 a).

Die gleichzeitige Bestimmung von T_3 und T_4 im Serum

Sie stellt eine komplettierende Weiterentwicklung der obengenannten Methoden dar und bietet darüber hinaus trotz zusätzlicher Information den Vorteil besonders kurzer Arbeitsgänge.
– Das radioimmunologische Verfahren – T_3/T_4 (RIA) – benötigt nur 0,3 ml Serum und beinhaltet keine komplizierten Arbeitsgänge, kann weitgehend automatisiert werden (134, 363).
– Eine Methode mit mikrochemischer Jodbestimmung ist ebenfalls teilautomatisierbar und betreibt die Trennung der beiden Hormone sowie Konzentrierung der jeweiligen Eluate über ein geschlossenes System von Austauschersäulen mit anschließender reduktiver Dejodierung im Cer-Arsen-Gemisch (156).

Wie üblich liegen die Normal- (und übrigen) Werte der immunologischen Methode auch bei diesen kombinierten Verfahren sowohl für T_3 wie T_4 etwas niedriger als die der physikalisch-chemischen Methoden.

Freies Trijodthyronin (FT$_3$)

Die Methodik entspricht der von FT$_4$-Bestimmungen (S. 160) einschließlich säulenchromatographischer Trennverfahren oder radioimmunologischer Methoden (67a, b, 356a) und ergibt Normalwerte von 2 bis 6 pg/ml (3–9 pmol/l) Serum (267).

Sog. reverse-Trijodthyronin – rT$_3$

Obgleich es sich nicht um ein Hormon, sondern ein hormonell inaktives Dejodierungsprodukt des thyreoidalen und peripheren Thyroxinstoffwechsels handelt, soll der erheblichen Bedeutung dieser isomeren Verbindung wegen hier ihre Bestimmung erwähnt sein. Sie ist radioimmunologisch möglich, wobei zur Immunisierung 3,3'-Dijodthyronin benutzt und das mit ^{125}J markierte rT$_3$ an der Säule isoliert und dann registriert wird. Die Normalwerte liegen bei 0,1 bis 0,4 ng/ml (0,15–0,6 nmol/l) Serum, bei Hyperthyreosen werden meist erhöhte, bei Hypothyreosen erniedrigte Werte gefunden (163, 236). Eine methodische Vereinfachung ist möglich (284 a).

Verschiedene jodhaltige Inkretionsprodukte der Schilddrüse im Blut

Neben T_3 und T_4 werden von der Schilddrüse stets auch sehr geringe Mengen Monojodtyrosin und Dijodtyrosin sezerniert, sie verliert darüber hinaus auch Spuren von Jodid. Die Verbindungen spielen physiologischerweise und bei den üblichen Funktionsstörungen des Organs keine Rolle, so daß ihr Nachweis keine diagnostische Bedeutung hat. In Mengen von der Größenordnung beider Hormone oder mehr können sie jedoch, wie ggf. auch jodhaltige Proteine als Spaltprodukte des Thyreoglobulins und sogar dieses selber von Strumen mit sogenannten Jodfehlverwertungen oder von differenzierten Schilddrüsenkarzinomen sezerniert werden. Für diese Fälle kann ihr Nachweis zur Feststellung des Typs einer Jodfehlverwertung schon einmal auch von diagnostischem Wert sein. In einem Arbeitsgang gelingt er mittels relativ aufwendiger Chromatographieverfahren, wobei grundsätzlich die Quantitäten dieser Verbindungen nur geschätzt zu werden brauchen.

Nebenher fällt bei allen diesen Untersuchungen die Analyse der Relation T_3/T_4 an, die aber bei den Verfahren mit endogen Markierung (S. 164 u. 165) vom Zeitpunkt der Blutabnahme nach der Spürdosis von Radiojod abhängt und wegen der unterschiedlich schnellen Abwanderung der Veränderungen aus dem Blut keinen Rückschluß auf Quantitäten erlaubt. Bei den Methoden mit chemischem Nachweis (S. 164 u. 165) ist das wiederum sehr wohl möglich.

Papierchromatographie

Papierchromatographie des 2–3 Tage nach Gabe einer Spürdosis von 200 bis 300 µCi (7,4–11,1 MBq) ^{131}J entnommenen Serums, das die zu analysierenden Jodverbindungen dann in endogen radioaktiv markierter Form enthält. Das Serum und/oder ein eingeengter Butanolextrakt desselben werden der ab- oder aufsteigenden Papierchromatographie, ggf. auch zweidimensional, unterworfen, wobei verschiedene Systeme zur Verfügung stehen, denen entsprechend sich die Verbindungen mit unterschiedlichen Rf-Positionen unterscheiden und anhand von Testsubstanzen identifizieren lassen. Bei der eindimensionalen Papierchromatographie können die Quantitäten der Jodverbindungen in Relationen zu denen von T_3 und T_4 durch Aktivitätsmessungen im Vorschubchromatometer, durch Helligkeitsmessungen der nach Belichtung eines Röntgenfilms mehr oder weniger dichten Banden (Abb. 4.8) oder nach Eluierung der Aktivitätsflecken und Registrierung der Impulse im Bohrlochkristall ermittelt werden. Bei der zweidimensionalen Chromatographie ist nur das letztgenannte Verfahren möglich (20, 61, 68, 80, 186, 194, 283, 284).

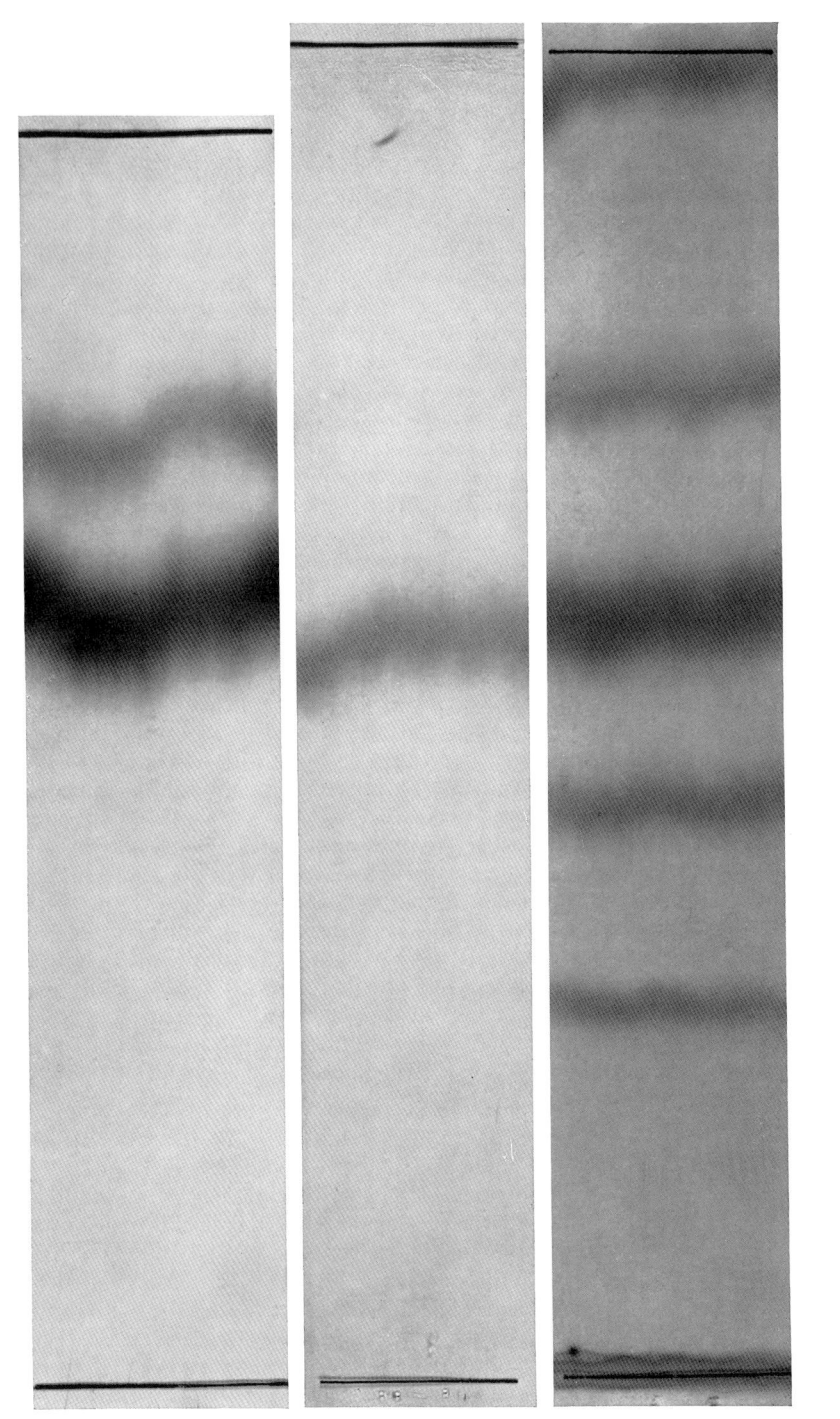

Abb. 4.8 Inkretionsprodukte der Schilddrüse im Blut (eindimensionale Radiopapierchromatographie, aufsteigend in n-Butanol-Dioxan-Ammoniak).

Trijodthyronin

Thyroxin

Dijodthyronin

Monojodthyronin

Jodthyreoglobulin

Dünnschichtchromatographie

Der Nachweis von Jodverbindungen hängt sowohl von den Trenneigenschaften des chromatographischen Systems wie auch von der Extraktionsmethode und der Empfindlichkeit des Nachweisverfahrens ab. Einzelschritte sind
- Extraktion aus 10,0 ml alkalisiertem Plasma durch ein Austauschharz mit anschließender Waschung und Elution der Jodverbindungen durch Essigsäure.
- Aufnahme des eingeengten Eluats in Methanol-NH₄OH und nach Zentrifugieren Auftragen des Überstandes punktförmig auf die zellulosepräparierten Glasplatten. Die Trennung erfolgt mit Ameisensäurewasser in Kammern über 3 Stunden hin.
- Nachweis der Einzelfraktionen durch Farbbildung nach Aufsprühen mit dem FFCA-Reagens. Sie stellen sich als grüne Flecken auf gelbem Untergrund dar, die mit Kaliumpermanganat konserviert und zur Dokumentation fotografiert werden (20, 352).

Quantitative Säulenchromatographie

Wegen der geringen Mengen der nachzuweisenden Verbindungen und gleichzeitig zu deren Identifizierung werden 10,0 ml Plasma benötigt und mit ^{125}J-markierten Reinsubstanzen von T$_3$, T$_4$, Monojodtyrosin und Dijodtyrosin hoher spezifischer Aktivität und bekannter niedriger Konzentration 30 Minuten inkubiert, anschließend wie bei der Dünnschichtchromatographie extrahiert. Die säulenchromatographische Trennung erfolgt an Sephadex oder Sinterglas mit Aethylacetat-Methanol als Elutionsmittel, die der Identifizierung dienende Aktivitätsmessung der Fraktionen im Bohrlochkristall. Die quantitative Analyse der Jodverbindungen erfolgt durch Jodbestimmung der evaporierten Fraktionen im Cer-Arsen-System (61, 68).

Endogene Doppelmarkierung der Jodverbindungen

Sie erfolgt im bestimmten Rhythmus mit zunächst ^{125}J und anschließend ^{131}J. Darauffolgend werden markierte Fraktionen in Blut und Harn registriert, wobei sich auch Aussagen über die Dejodierungsgröße von T$_4$ und den Jodidverlust der Schilddrüse ergeben. Die Methode erlaubt nur eine gemeinsame, allerdings quantitative Analyse der thyreoidalen Inkretion von nichthormonellen Jodverbindungen, die bei Eu- und Hyperthyreosen mit ca. 120 µg (1 µmol) J/Tag von gleicher Größenordnung ist (68, 69, 80).

3',5'-Dijodthyronin und 3,3'-Dijodthyronin

Beide Hormonvorläufer lassen sich neuerdings radioimmunologisch an der Sephadex-Säule nachweisen und sind mit dieser empfindlichen Methode im Serum aller Menschen vorhanden. Die Normalwerte liegen bei 4,0 ng/100 ml für das 3',5'-DIT und bei 2,0 ng/100 ml für das 3,3'-DIT. Sie sind bei Hyperthyreosen erhöht, bei Hypothyreosen erniedrigt (72a, 227a).

Thyroxinbindendes Globulin (TBG) und Hormonbindungskapazität des Serums

Nach ihrer Inkretion werden etwa 80% von T$_4$ und das T$_3$ mehr oder weniger fest, aber reversibel an eine Inter-α-Fraktion der Serumeiweißkörper (TBG), ca. 15% T$_4$ auch an ein Präalbumin (thyroxinbindendes Präalbumin: TBPA), der Rest an Albumine gebunden. Deren Bindungskapazität steht im Gleichgewicht mit der weniger als 1% ausmachenden Menge von freien Schilddrüsenhormonen, die die aktuelle Stoffwechselsituation bestimmt.

Die Menge des T$_4$-bindenden Globulins als Bestandteil der Transporteiweiße des Serums hängt vom Eiweißstoffwechsel und seinen Erkrankungen ab, so daß sich bei Dysproteinämien Veränderungen der Bindungsfähigkeit des TBG ergeben. Darüber hinaus konkurrieren zahlreiche Medikamente mit T$_4$ und T$_3$ um das TBG als Transportvehikel. Einerseits steuert die Bindungskapazität der Serumeiweißkörper und stellvertretend für alle drei Fraktionen insbesondere das TBG das aktuelle Hormonangebot an die Körperperipherie, andererseits bietet ihre Analyse eine Möglichkeit, diesen Steuerungsfaktor zu erfassen und mit der Quantität von T$_3$ und T$_4$ (auch PBI oder BEI) in Relation zu bringen. Als Eiweiß ist das hormonbindende Globulin von Störungen und Veränderungen des Eiweißstoffwechsels abhängig, so daß viele Medikamente, Krankheiten und Zustände die Hormonbindungskapazität des TBG beeinflussen.

- Sie ist z.B. erhöht in der Schwangerschaft und bei Neugeborenen, bei Hepatitiden, Porphyrien und genetisch bedingt sowie unter Oestrogenen und oestrogenhaltigen Kontrazeptiva.
- Sie ist z.B. erniedrigt bei katabolen Erkrankungen, Leberzirrhosen, anhaltend schweren Streßsituationen, Nephrosen sowie unter Prednison, Anabolika, Hydantoinderivaten und Salicylaten (301).

Thyroxinbindendes Globulin

Es kann als T$_4$-Bindungskapazität bestimmt werden und beträgt als solche 12,0–25,0 Thyroxin µg/100 ml (0,15–0,32 µmol/l), ist dann bei Hyperthyreosen verringert und bei Hypothyreosen erhöht. Die dafür verfügbare papierelektrophoretische Methode ist als Überwanderungselektrophorese relativ aufwendig (16, 153) und ihre Aussagefähigkeit darüber hinaus der der einfacheren sog. T$_3$-In-vitro-Teste deutlich unterlegen.

Neuerdings bewähren sich in zunehmendem Maße direkte und quantitative radioimmunologische Bestimmungen des TBG mit affinitätschromatographischer Säulen-, elektrophoretischer oder sog. Radioligandentechnik mit Automatisierungsmöglichkeiten (111, 217, 254, 282, 301). Sie ergeben, methodenabhängig, bei Erwachsenen mittlere Normalwerte um 20 (ca. 10–40) mg/l Serum (im Wachstumsalter mehr). Für diagnostische Zwecke von Vorteil ist die Bestimmung des T$_4$/TBG-Quotienten mit mittleren Normalwerten um 3,2 – erhöht bei Hyperthyreosen, erniedrigt bei Hypothyreosen. Die Werte des Quotienten stimmen gut mit denen des freien Thyroxins (FT$_4$) überein und sind verbindlicher als die indirekt ermittelten Quotienten von NTR oder ETR mit Hilfe des T$_3$-In-vitro-Index, geben aber wie diese keine Information über etwaige Hyperthyreosen durch isolierten Anstieg von T$_3$ (282).

Bindungskapazität für T$_3$ (T$_3$-In-vitro-Test) – T$_3$U

Die Methode beruht darauf, daß bei gegebener gesamter Hormonbindungskapazität der Serumeiweißkörper von einer bestimmten Menge in vitro zugeführter Hormone um so mehr gebunden werden, je niedriger der endogene Hormonspiegel ist und umgekehrt. Der direkte Nachweis dieses in erster Linie von der Schilddrüsenfunktion abhängigen Verhaltens gelang zunächst mit der schon genannten Überwanderungselektrophorese. Vergleichsuntersuchungen ergaben dann, daß von der Höhe der latenten Hormonbindungskapazität auch das Ergebnis der hier zu behandelnden wesentlich einfacher durchzuführenden Teste abhängig ist. Der erste war 1957 von HAMOLSKY unter der Vorstellung eingeführt worden, daß die Aufnahme von markiertem T$_3$ durch menschliche Erythrozyten in vitro von deren Stoffwechselaktivität und damit der Schilddrüsenfunktion abhängt (129). Später stellte

sich heraus, daß den roten Blutkörperchen dabei nur die passive Rolle eines Akzeptors des nicht vom Serumeiweiß gebundenen Hormons zukommt (94, 175, 377). Sie wurden zum Vorteil für die Reproduzierbarkeit und Genauigkeit der Methode in der Folgezeit durch verschiedenartige Harze ersetzt (115, 161, 240, 335, 375). Der Arbeitsgang ist einfach (161, 273, 335):
Radioaktiv markiertes ^{125}J-T$_3$ wird mit Patientenserum inkubiert und das nicht an TBG gebundene radioaktive Jod anschließend mit Hilfe eines Kunstharzes entfernt. Dessen Aktivität wird gemessen und zu derjenigen des Gesamtansatzes als Faktor
$$\frac{\text{Restaktivität} \times 100}{\text{Gesamtaktivität}}$$
berechnet.
Der Normalbereich beträgt ca. 20,0–30,0%, bei Hyperthyreosen werden höhere, bei Hypothyreosen niedrigere Werte registriert. Es gibt eine große Zahl von Modifikationen und Vereinfachungen mit kommerziellen Testbestecken, wobei die Resultate auch als ein Index errechnet werden, der normalerweise 90–110 oder 0,9–1,1 beträgt, bei Hyperthyreosen niedriger, bei Hypothyreosen höher ist (27, 273, 335).
Radioaktiv markiertes T$_3$ wird deshalb anstelle von T$_4$ benutzt, weil die T$_3$-Konzentration im Serum wesentlich geringer als die von T$_4$ und entsprechend wenig davon an TBG gebunden ist, so daß bei Zusatz eine relativ große Menge von markiertem T$_3$ die noch freien Bindungsstellen des TBG besetzt und dadurch eine erheblich größere Trennschärfe zwischen Gesamtaktivität und Restaktivität resultiert.
Die obengenannten krankheitsbedingten oder medikamentösen Einflüsse, die eine Erhöhung des TBG unterhalten, bewirken einen Testausfall, der gegenüber der wahren Stoffwechselsituation verschoben ist. Um diese, bezogen auf die Schilddrüsenfunktion, falsch-positiven oder falsch-negativen Befunde zu korrigieren, müssen zugleich T$_4$ oder/und T$_3$ bestimmt und in Relation mit dem Ergebnis des T$_3$-In-vitro-Testes gebracht werden entsprechend z.B. der ETR oder NTR (S. 161ff.). Man erhält auf diese Weise indirekt Auskunft über den Anteil an freien Schilddrüsenhormonen, der der realen Stoffwechselsituation und thyreoidalen Hormonproduktion entspricht. Entsprechend dem TBG/T$_4$-Quotienten (S. 165) ist er unabhängig von den extrathyreoidal bedingten Veränderungen des TBG.

Thyreoidale Hormoninkretion

Ihre Bestimmung dient ausschließlich wissenschaftlichen Fragestellungen und setzt voraus, daß während der erforderlichen 10- bis 14tägigen Meßperiode ein Fließgleichgewicht im Jodhaushalt besteht. Dabei entspricht die tägliche Hormonproduktion auch dem täglichen Hormonumsatz. Das beste Verfahren besteht in 10–14 Tage langen regelmäßigen Messungen des Schilddrüsen-^{131}J und des PB^{131}I nach einer Spürdosis von Radiojod bei gleichzeitiger Analyse des BEI, T$_4$ oder/und T$_3$. Aus den festgestellten Werten lassen sich über die gesamte Hormonjodmenge des Organismus deren thyreoidaler und extrathyreoidaler Anteil ermitteln und die tägliche Inkretion anhand des langsamen PB^{131}I-Anstiegs berechnen. Sie beträgt normalerweise ca. 100 µg (0,8 nmol) T$_4$-J täglich und ist bei Hyperthyreosen erhöht, bei Hypothyreosen vermindert (17, 165, 185).
Es gibt auch Methoden, bei denen die Ausscheidung von zugeführtem Radiojod im Harn in die Berechnung mit einbezogen wird (39, 69, 332). Darüber hinaus kann die Thyroxinproduktion der Schilddrüse auch nach i. v. Injektion von ^{131}J-T$_4$ erfolgen, indem die Serumaktivitäten für T$_4$ und für die Gesamtradioaktivität anschließend über Tage hin getrennt registriert werden. Dieses Verfahren hat den Vorteil, daß Analysen auch dann möglich sind, wenn kein sogenanntes Fließgleichgewicht (Steady-state) vorliegt wie bei Hyperthyreosen und unter medikamentöser Einflußnahme. Als Normalwerte ergeben sich ca. 80 ± 19 µg (103 ± 25 nmol) in 24 Stunden, bei Hyperthyreosen im Durchschnitt 563 ± 370 (725 ± 476 nmol), bei Hypothyreosen 14 ± 8 µg (18 ± 10 nmol) in 24 Stunden. Für die Überprüfung der Effektivität von schilddrüsenwirksamen Medikamenten ist diese Methode gut geeignet und wichtig.
Analoge Meßanordnungen erfassen auch das Trijodthyronin (69).

Der Hormonumsatz in der Körperperipherie

Der periphere Hormonumsatz hängt in erster Linie von der Hormoninkretion ab, so daß man von der einen auf die andere Größe schließen kann. Allerdings wird eine einfache Gleichung dieser Art dadurch belastet, daß der Organismus über den enterohepatischen Kreislauf Schilddrüsenhormone durch Konjugierung mit Glucuron- oder Schwefelsäure inaktivieren und dem Hormonangebot an die Gewebszellen entziehen kann. Darüber hinaus werden beide Hormone auf durchaus unterschiedliche Weise und dabei in Abhängigkeit voneinander sezerniert wie auch peripher umgesetzt. Daraus ergibt sich, daß auf den Hormonbestandteil Jod berechnet, eine bestimmte Größe des peripheren Hormonjodumsatzes verschiedene Bedeutung haben kann, je nachdem, ob vorwiegend T$_4$ oder T$_3$ umgesetzt wurde. Man muß deshalb bei Umsatzberechnungen von den Charakteristika beider Hormone ausgehen und deren Konzentrationen im Serum getrennt messen bzw. berücksichtigen. Voraussetzung für solche Untersuchungen sind radioaktiv (mit ^{131}J oder ^{125}J) markiertes T$_3$ und T$_4$ hoher spezifischer Aktivität. Unkalkulierbar bleibt bei T$_4$-Umsatzberechnungen allerdings, ein wie großer Teil dieses Hormonpartners als Prohormon fungiert und durch Dejodierung in T$_3$ oder rT$_3$ umgewandelt, dann als solches umgesetzt wird. Das trifft nach neueren Erkenntnissen sicher zu. Ebenso sicher aber hängt die Größe dieses Anteils von verschiedenen, im Einzelfall nicht feststellbaren Faktoren mit u.a. dem Anfall von hormonell inaktivem rT$_3$ ab und wird ein Teil von T$_4$ direkt und nicht über T$_3$ gestoffwechselt (45).
Da die Schilddrüse keinerlei Affinität zu ihren eigenen Hormonen besitzt, verteilt sich eine intravenös verabreichte Spürdosis derselben zunächst auf den extrathy-

reoidalen Flüssigkeitsraum, bis sich ein Gleichgewicht mit der Aktivitätskonzentration im Blut eingestellt hat. Von diesem Zeitpunkt an entspricht der weitere Aktivitätsverlust des gesamten Verteilungsraums dem peripheren Hormonabbau. Dabei darf besagtem Flüssigkeitsraum kein neues endogen markiertes Hormon zufließen, doch kann dieser Faktor trotz Wiederverwertung von metabolisch freigewordenem ^{131}Jodid besser vernachlässigt als etwa durch eine Schilddrüsenblockade korrigiert werden (93, 185).
Für die Untersuchungen werden 10–40 µCi (0,37–1,48 MBq) chromatographisch reines markiertes Hormon i. v. injiziert und über 8 Tage hin mehrfach Blutproben zur Messung des BE^{131}I (für Hormonjodumsatz) bzw. besser des ^{131}T$_4$ und ^{131}T$_3$ nach präparativer Isolierung im Bohrlochkristall entnommen. Als Maß für den Hormonumsatz läßt sich aus den Einzelwerten auf graphischem Wege die Halbwertzeit der BE^{131}I bzw. T$_3$- bzw. T$_4$-Abwanderung aus dem Blut feststellen und aufgrund der Serumspiegel dieser Hormonfraktionen mit Hilfe folgender Formeln oder Hormon-(Jod)-umsatz in µg pro Tag ermitteln:

a) Extrathyreoidale Hormonjodmenge in g =
$$\frac{\text{Gesamte injizierte Radioaktivität}}{\text{Radioaktivität je µg BEI zur Zeit 0}}$$

b) Nenner von a) =
$$\frac{\text{BE}^{131}\text{I zur Zeit 0 (extrapoliert)} \times 100}{\text{BEI in µg/100 ml}}$$

c) Sogenannte Turnoverrate in % =
$$\frac{0{,}693 \,(=\log 2, \text{Konstante für den exponentiellen Abfall einer Größe}) \times 100}{\text{Halbwertzeit}}$$

d) Täglicher Hormonjodumsatz in µg = $\frac{a \times c}{100}$

Bei dieser als Beispiel gegebenen Berechnung wird das gesamte Hormonjod (BEI) registriert. Genauere Werte erhält man, wenn die Anteile von T$_4$ und T$_3$ anstelle des BEI eingesetzt werden. Es resultieren Umsatzgrößen von 0 bis etwa 60 (0–92 nmol), im Mittel 20 bis 25 µg (31–38 nmol) T$_3$ und 70 bis 200 (90–260 nmol), im Mittel ca. 90 µg (116 nmol) T$_4$ täglich. Die Relation T$_3$ / T$_4$ liegt normalerweise bei etwa 1 : 3 bis 1 : 4. Bei Hyperthyreosen sind die Hormonumsätze um ein Vielfaches vermehrt, individuell verschieden mit oder ohne Veränderung der T$_3$ / T$_4$-Relation zu Gunsten von T$_3$. Letzteres ist am ehesten der Fall bei autonomen Adenomen und Komplikationen des Krankheitsbildes durch eine endokrine Ophthalmopathie. Bei Hypothyreosen ist der Hormonumsatz mehr oder weniger vermindert (93, 165, 166, 185, 187, 369) überdies abhängig von der Relation T$_3$ / T$_4$ (381).
Es gibt auch einige weitere, aber untereinander ähnliche Methoden zur Untersuchung des peripheren Hormonumsatzes, teils kompliziert in Form kontinuierlicher Hormoninfusionen, teils vereinfacht auf der Basis nur einer einzigen Blutabnahme 7 Tage nach intravenöser Injektion von radioaktivem T$_4$ (45, 260).

Bestimmung von Jodid im Blut

Seine Bestimmung ist chemisch sowie auf dem Umweg über die spezifische Aktivität des Speichels (81) oder des Harns (223, 332, 356) nach Gabe von ^{131}J oder ^{125}J, bei Vorhandensein einer entsprechenden Einrichtung auch mittels Aktivierungsanalyse (288) möglich.

Die chemische Jodidbestimmung

2,0 ml Serum werden mit 10,0 ml Aqua bidest. und 1,0 ml 68 %iger (680 g/l) Trichloressigsäure vermischt, geschüttelt, nach 10 Minuten zentrifugiert. Der Überstand wird filtriert, das Sediment nachgewaschen, das Eluat mit dem Überstand vereinigt und das Gesamtvolumen mit Aqua bidest. auf 20,0 ml gebracht. 2mal 5,0 ml dieses Ansatzes werden weiterverarbeitet, einer davon mit Zusatz von 0,1 ml einer Jodidstandardlösung, enthaltend 0,025 µg Jod. Wie im letzten Arbeitsgang der PBI- oder BEI-Analyse werden diese Ansätze dann der Cer-Arsen-Reaktion unterworfen und anhand einer Eichkurve der Jodidgehalt ermittelt. Er liegt bei dieser chemischen Methode etwas höher als bei den indirekten isotopentechnischen Methoden (37, 182).

Die isotopentechnische Bestimmung nach ^{131}J oder ^{125}J

Sie erfolgt nach der Formel
$$\text{Blutjodid} = \frac{\text{Harn- (oder Speichel-)jodid} \times \text{Serum-}^{131}\text{Jodid}}{\text{Harn- (oder Speichel-)}^{131}\text{J}}$$

Diese Methoden beruhen darauf, daß Nieren und Speicheldrüsen praktisch nur anorganisches Jod ausscheiden.
Die Normalwerte liegen unter 0,1 µg/100 ml~(8 nmol/l) (37, 223, 332, 356). Sie sind weniger von der Schilddrüsenfunktion als vorwiegend von der Jodzufuhr abhängig und in Jodmangelgebieten am niedrigsten. In diesem Sinne korrespondieren sie mit der Ausscheidung von Jodid im Harn.

Bestimmung von Jod im Harn

Es findet sich zu über 95% als Jodid und ist mit den gleichen Methoden wie das Blutjodid zu bestimmen (143, 356). Vergleichende Untersuchungen mit der chemischen Analyse im Cer-Arsen-System und der Berechnung aufgrund der Jodidphase eines ^{131}J-Zweiphasenstudiums (293), korrigiert anhand der Creatininausscheidung im Harn, haben sehr gut übereinstimmende Befunde ergeben (311). Sie sind ausgesprochen ortsabhängig und betragen z. B. in Deutschland von Norden nach Süden abnehmend von maximal etwa 70 µg (0,55 nmol) bis minimal etwa 18 µg (0,14 µmol) in 24 Stunden – sämtliche Größenordnungen liegen in einem Bereich, welcher vergleichsweise mit anderen und insbesondere amerikanischen Befunden eine Kropfendemie kennzeichnet. In endemiefreien Gebieten der USA liegt die Jodausscheidung zwischen 150 und 700 µg (1,2 und 5,5 nmol) in 24 Stunden, wobei die höheren Daten zweifellos speziellen Ernährungsgewohnheiten anzulasten wären (293). Von Schottland sind beispielsweise Werte zwischen 44 und 171 µg (0,35 und 1,35 µmol) in 24 Stunden bekannt (356). Für Gebiete ohne Kropfendemie rechnet man mit einer täglichen Jodausscheidung zwischen 100 und

250 μg (0,8 und 2,0 μmol) pro Tag, so daß bei deutlich darunterliegenden Daten aus volksgesundheitlichen Gründen eine Jodprophylaxe praktiziert wird oder in Erwägung zu ziehen ist (311).

Belastungsuntersuchungen zur Abklärung einer Jodfehlverwertung

Sie sind indiziert, wenn der Verdacht auf eine Jodfehlverwertung der Schilddrüse besteht und deren Natur näher abgeklärt werden soll, z. B. bei einer Immunthyreoiditis, beim sporadischen Kretinismus oder Pendred-Syndrom.

Depletionstest

Er prüft die Fähigkeit der Schilddrüse, das gespeicherte Jod sofort für die Jodierung von Tyrosin zu Monojodtyrosin zu Dijodtyrosin zu verwenden. Das gesunde Organ enthält deshalb zumindesten von der ersten Stunde nach ^{131}J-Gabe ab zu keinem ferneren Zeitpunkt noch nennenswerte Mengen davon als Jodid. Man kann dieses Verhalten mit K-Thiocyanat oder dem weniger toxischen K-Perchlorat prüfen. Beide blockieren einerseits die weitere Aufnahme von Jod und schwemmen andererseits noch als Jodid in der Schilddrüse vorhandenes Jod aus.

Die Untersuchung erfolgt eine oder mehrere Wochen nach einem ersten Zweiphasenstudium, damit die restliche Radioaktivität der Schilddrüse möglichst gering ist. Sie muß registriert werden, um Fehlinterpretationen zu vermeiden. Zwischen 1 bis 8 Stunden nach einer erneuten Spürdosis von ^{131}J wird dessen Gehalt in der Schilddrüse gemessen und als 100% angesetzt. Sofort anschließend verabreicht man 400–1000 mg K-Perchlorat oder K-Thiocyanat und kontrolliert nach weiteren 30 und 60 Minuten nochmals über der Schilddrüse. Man kann auch über etwa 4–6 Stunden hin stündlich kontrollieren. Eine zuverlässige Modifikation des Testes besteht in der i. v. Injektion von 10 bis 15 μCi (0,37–0,56 MBq) ^{131}J, Messung des Radiojodgehalts der Schilddrüse dann nach 60 Minuten (= 100%), anschließend Gabe von 400 mg K-Perchlorat und erneute Messung nach weiteren 60 Minuten (273, 356). Mit 200 mg $KClO_4$ i. v. läßt sich der Test sogar auf insgesamt 20 Minuten abkürzen (336).

Bei einer Jod regelrecht verwertenden gesunden oder kropfigen Drüse bleibt vom Zeitpunkt der Perchloratgabe ab ihr ^{131}J-Gehalt gleich. Er steigt nur nicht weiter an. Eine Jodfehlverwertung ist jedoch durch einen Abfall um mehr als 20% auf 80% oder weniger des Ausgangswertes gekennzeichnet (218, 245). Wird schon ein Abfall um mehr als 5% für signifikant gehalten, so ist zu bedenken, daß in Abhängigkeit vom zeitlichen Ablauf der Untersuchung und dem Abstand vom vorangegangenen ^{131}J-Stoffwechselstudium Jodid ausgeschwemmt werden kann, welches der Dejodierung von Hormonvorläufern und nicht einer fehlerhaften Jodisation entstammt. Dieses Risiko wird vermieden, wenn der Test innerhalb von 2 Stunden mit ^{132}J durchgeführt wird. Außerdem ist dabei die Strahlenbelastung des Organs geringer (14, 255).

Belastung mit markiertem Mono- oder Dijodtyrosin ($M^{131}IT$, $D^{131}IT$)

Sie dient zur Feststellung des Dejodierungsvermögens. Normalerweise wird ein Teil der überschüssig jodierten Tyrosine in der Schilddrüse durch eine Dejodase deshalogeniert und das frei gewordene Jod sogleich wieder verwendet. Bei Dejodasemangel unterbleibt dieser für die Hormonsynthese wichtige Vorgang, der sich am Patienten allerdings nicht direkt verfolgen läßt. Da diese Fermentstörung jedoch stets angeboren ist und nicht nur die Schilddrüsen-, sondern auch alle übrigen Körperzellen betrifft, wird das periphere Dejodierungsvermögen geprüft und aus dem Ergebnis auf das der Schildrüsenzellen rückgeschlossen (331, 356). 20–50 μCi (0,74–1,85 MBq) $D^{131}IT$ werden i. v. injiziert und anschließend die Harnportionen von 0–2 und von 3–6 Stunden gesammelt sowie auf ihre gesamte Radioaktivität im Bohrlochkristall gemessen. Dann wird je ein saurer Butanolextrakt der Portion in n-Butanol-Dioxan-Ammoniak auf Papier chromatographiert, um abgespaltenes Jodid vom Dijodtyrosin zu trennen. Normalerweise liegt die Ausscheidung von unverändertem Dijodtyrosin unter 20% der gesamten Radioaktivität in 6 Stunden (185, 331).

Ebenso genau und einfacher ist die Untersuchung mit $M^{131}IT$, weil es im Magen-Darm-Trakt nicht angegriffen und oral gegeben werden kann. Dabei beträgt normalerweise die Exkretion der unveränderten Substanz unter 6% der gesamten Radioaktivität in 6 Stunden (226).

Thyreoglobulin

Soweit vorhanden, ist seine Bestimmung im Serum qualitativ mittels Papierchromatographie (s. S. 163 und Abb. 4.8), neuerdings genauer und quantitativ auf radioimmunologischem Wege möglich (25 a, 33 b).

Regulationsdiagnostik der Schilddrüsenfunktion

Die gesunde Schilddrüse arbeitet nicht autonom, sondern in Abhängigkeit von den thyreotropen Impulsen des Hypophysenvorderlappens. Bei Schilddrüsenkrankheiten kann dieses Wechselspiel, der sogenannte Reglerkreis, in verschiedener Weise gestört, überbeansprucht oder defekt sein. Er läßt sich prüfen durch Blockade der TSH-Absonderung aus dem Hypophysenvorderlappen mit Schilddrüsenhormonen (Suppressionstest), exogene Stimulierung der ungenügend funktionierenden Schilddrüse mit TSH (TSH-Stimulationstest) und Feststellung der reaktiv-endogenen TSH-Wirkung auf die Schilddrüse mittels Jodstoffwechselstudium nach kurzdauernder Medikation einer antithyreoidalen Substan (TSH-Reserve-Test).

Nachdem während der letzten Jahre auf radioimmunologischem Wege eine zuverlässige und auch klinisch praktikable Methode zur TSH-Bestimmung im Serum entwickelt worden ist, hat sich deren diagnostischer Einsatz sowohl als solitäre Maßnahme wie in Zusammenhang mit einer TRH-Injektion (als TRH-Stimulationstest) außerordentlich bewährt und zur Entlastung von In-vivo-Untersuchungen beigetragen. Als Neurosekret des Hypothalamus regelt das TRH die Freisetzung des im Hypophysenvorderlappen gebildeten TSH. Steuerungskomponenten sind unter anderem die Konzentrationen von freiem Trijodthyronin und Thyroxin im Serum. Normalerweise führt die Injektion von synthetischem TRH (ein Peptid aus drei Aminosäuren mit dem Molekulargewicht 362 und der Summenformel $C_{16}H_{22}N_6O_4$) zu einem Anstieg des TSH-Spiegels im Blut und in dessen Folge zum vermehrten Radiojodumsatz der Schilddrüse mit Anstieg des T_4 und/oder T_3 im Blut. Sind deren Konzentrationen bereits überhöht, so induzieren sie im Hypophysenvorderlappen ein Hemmprotein für die Sekretion von TSH. Injiziert man unter diesen Bedingungen TRH, so bleiben dessen Wirkung auf die TSH-Inkretion und deren Folgen aus. Das gleiche ist mangels TSH-produzierenden Gewebes bei der kompletten sekundären Hypothyreose der Fall, während bei einer primären Hypothyreose ohnehin schon stark erhöhte TSH-Spiegel im Blut vorliegen und diese nach TRH in Abhängigkeit vom Schweregrad der Erkrankung unverändert bleiben oder weiter ansteigen. Auf diese Weise ersetzen die Untersuchungen mit der TSH-Bestimmung im Blut ohne oder nach TRH-Belastung weitestgehend den sogenannten TSH-Stimulationstest, der wegen seiner direkten starken Einwirkung auf noch vorhandenes Schilddrüsengewebe zum Teil erhebliche Risiken in Richtung Knötchenbildung und Größenzunahme einer Struma birgt. Anstelle des TSH nach TRH-Belastung kann man auch die Jodstoffwechselparameter bestimmen, die ja nur via TSH und nicht direkt durch TRH verändert werden. Die sehr seltene Form der hypothalamischen (tertiären) Hypothyreose läßt sich nur durch die Kombination von positivem TSH- und positivem TRH-Stimulationstest diagnostizieren (162).

Suppressionstest

Seine Indikation gründet sich auf den Ausfall eines Radiojod-Zweiphasenstudiums: Er ist erforderlich oder angebracht, wenn trotz normaler Befundkonstellation auch der In-vitro-Parameter der Verdacht auf eine Hyperthyreose oder endokrine Ophthalmopathie bzw. Dermopathie bestehen bleibt oder wenn trotz verdächtiger Befundkonstellation mit beschleunigter Hormonphase (erhöhtem $PB^{131}I$) nach dem klinischen Status diese Erkrankungen unwahrscheinlich bzw. zweifelhaft sind. Bei ihnen sind die Beziehungen zwischen Schilddrüse und Hypophysenvorderlappen dadurch belastet, daß schon die autonom-endogene Hormonüberproduktion die thyreotrope Partialfunktion des Hypophysenvorderlappens bremst. In solchen Fällen bleibt eine exogene Hormonzufuhr ohne Einfluß auf den thyreoidalen Jodumsatz, während er ansonsten infolge Fortfalls der TSH-Impulse mehr oder weniger supprimiert wird (360, 362).
Nach einem ersten ^{131}J-Zweiphasenstudium verabfolgt man für 5–7 Tage täglich 0,06–0,1 mg (0,09–0,15 µmol) Trijodthyronin (je nach Körpergröße bzw. Gewicht und Zumutbarkeit, z.B. hinsichtlich des Herzbefundes) und wiederholt während der letzten beiden Tage dieser Medikation nach einer erneuten Spürdosis die 2- und 24-Stunden-Messung über die Schilddrüse. Normalerweise beträgt jetzt das Maximum weniger als 50–66% (95, 122, 124, 140, 141, 268, 360) desjenigen der ersten Untersuchung, anderenfalls ist der Testausfall negativ. Bei einer Frühmessung bereits 6 Stunden nach der erneuten Radiojodspürdosis soll schon ein Abfall von mehr als 20% als verbindlich positiv zu bewerten sein und eine Hyperthyreose ausschließen. Nach einem Erstbefund mit beschleunigtem thyreoidalem Jodumsatz müssen bei einem Suppressionstest mindestens 2–3 Meßwerte einschließlich des $PB^{131}I$ unter der Hormonzufuhr registriert werden, um keinen Täuschungen zu unterliegen (57, 95, 140).
Das echte Ausbleiben einer Suppression belegt eine trotz erhöhter Blutspiegel an Schilddrüsenhormonen vorhandene Stimulierung der Schilddrüse oder eine auch ohne Stimulierung beschleunigt Jod umsetzende Drüse, z.B. ein autonomes Adenom, läßt aber zwischen beiden Möglichkeiten nicht unterscheiden. Es kommt bei mindestens 95% aller Hyperthyreosen einschließlich des autonomen Adenoms sowie bei jeder noch floriden endokrinen Ophthalmopathie und Dermopathie vor (123, 139, 141), während zu Beginn der letztgenannten Erkrankung der thyreoidale Jodumsatz noch supprimierbar sein kann und der Test unter diesen Umständen als Diagnostikum versagt (95). Andererseits kann der Suppressionstest ausnahmsweise auch bei euthyreoter Stoffwechsellage negativ ausfallen, z.B. bei solitären aktiven, aber nicht hyperaktiven (sog. toxischen) Schilddrüsenadenomen, nach Radiojodtherapie oder Strumaresektion sowie bei kretinistischen Jodfehlverwertungen (123, 124).
In gleicher Weise wie mit Trijodthyronin wurde ein Suppressionstest mit 3 mg (~4 µmol) L-Thyroxin erarbeitet, für dessen Ausfall die gleichen Kriterien wie soeben erörtert, gelten. Er hat den Vorteil, daß die Hormondosis unter Kontrolle des Arztes einmalig verabreicht wird, Unregelmäßigkeiten einer tagelangen auf mehrere Tagesdosen verteilten Einnahme entfallen. Am 7. Tag nach Einnahme der Hormondosis wird das Zweiphasenstudium mit Radiojod wiederholt. Trotz der hohen Hormondosis werden keineswegs mehr, eher weniger Nebenwirkungen als unter der tagelangen Medikation von Trijodthyronin beobachtet (229).

TSH-Stimulationstest

Er dient zur Unterscheidung der primären von der sekundären Hypothyreose und zur Feststellung der Leistungsreserve der Schilddrüse unter oder nach Medikation antithyreoidaler oder jodhaltiger Mittel einschließlich der Schilddrüsenhormone selber. Als Maß für die Schilddrüsentätigkeit können Hormon- bzw. Hormonjodanalysen im Blut (35, 211, 288, 318), besser und zuverlässiger aber, weil auch unter einer Jodmedikation anwendbar, der thyreoidale ^{131}J-Umsatz herangezogen werden (169, 185, 197, 285, 342).
Bei subnormalen Ausgangswerten dieser Parameter injiziert man 2 Tage nacheinander oder auch nur an

einem Tag je 5 IE Thyreotropin und bestimmt man am darauffolgenden Tag unter Berücksichtigung der Restaktivität nochmals nach einer Spürdosis ^{131}J die 2- und 24-Stunden-^{131}J-Aufnahme der Schilddrüse oder an mindestens 2 Tagen nach der letzten TSH-Injektion das T4 oder PBI oder BEI im Blut. Ein Speicherungsmaximum von 20% der Dosis und mehr, mindestens aber dem doppelten des Ausgangswertes, oder eine Zunahme des T4 im Blut um mehr als 2,0 μg/100 ml (26 nmol/l) gelten als positiver Testausfall. Der geringeren Strahlenbelastung wegen kann auch ^{132}J verwendet werden (114).

Ein positiver Testausfall bedeutet eine physiologische Reaktion der Schilddrüse auf ihren adäquaten Reiz, so daß als Ursache der erniedrigten Ausgangswerte in Frage kommen:
- Ein krankhafter Ausfall des endogenen TSH(Hypophysenvorderlappeninsuffizienz = sekundäre Hypothyreose) oder
- eine Hemmung der Inkretion oder Wirkung von TSH durch jodhaltige Medikamente einschließlich der Schilddrüsenhormone selber.

Ein negativer Testausfall spricht für eine auch auf massiven adäquaten Reiz hin nicht mehr ansprechende, unter der Einwirkung antithyreoidaler Substanzen leistungsgeminderte Schilddrüse oder eine primäre Hypothyreose. In beiden Fällen kann jedoch der Test auch positiv ausfallen, soweit es sich nicht bereits um ein komplettes Myxödem handelt.

Fällt der TSH-Stimulationstest bei klinischem Verdacht auf eine Hypothyreose und normalen Ausgangswerten negativ aus, so spricht man von „geringer Schilddrüsenreserve". Sie kommt als Folge antithyreoidaler oder schilddrüsenverkleinernder Therapiemaßnahmen vor und kann passager oder definitiv sein, geht dann meistens mit einem erhöhten TSH-Spiegel im Serum einher (216).

TSH-Reserve-Test

Mit ihm kann eine verminderte thyreotrope Funktionsreserve der Hypophyse nachgewiesen werden, wenn die aktuelle und zugleich maximale TSH-Inkretion noch für einen normalen thyreoidalen Jodumsatz ausreicht. Das kann bei subklinischer Hypothyreose infolge Hypophysenvorderlappenerkrankungen im Sinne eines sogenannten extrathyreoidalen Hypometabolismus der Fall sein.

Nach einem ^{131}J-Zweiphasenstudium wird die Hormonsynthese der Schilddrüse über 7 Tage hin mit Tagesdosen von 4mal 15 mg Methylmercaptoimidacol blockiert. 36 Stunden nach Absetzen des Medikamentes erfolgt ein erneutes ^{131}J-Studium der Jodidphase. Normalerweise übersteigt das Speicherungsmaximum des zweiten Testes das des ersten um durchschnittlich 10–20% als Ausdruck reaktiv vermehrter TSH-Einwirkung auf die zuvor gehemmte und an Jod verarmte Schilddrüse (sogenanntes Rückstoß- oder Rebound-Phänomen). Bleibt der Anstieg aus, so wird auf eine magelhafte TSH-Reserve der Hypophyse geschlossen (339, 340). Der Test kann durch die neuerdings mögliche Bestimmung des TSH-Spiegels im Blut ergänzt, nicht aber ersetzt werden.

TSH (Thyroid Stimulating Hormone) im Blut

TSH (RIA)

Für Routinezwecke erfolgt die Bestimmung radioimmunologisch, sie ist zwischenzeitig zu für klinische Belange genügender Zuverlässigkeit weiterentwickelt worden und teil-automatisierbar. Es gibt Testbestekke, die nach dem gleichen Prinzip arbeiten, unterschiedlich aufwenig sind. Dabei wird Patientenserum mit radioaktiv markiertem humanem TSH und einem gegen humanes TSH gerichteten Antiserum von Kaninchen versetzt, gemischt und ca. 18–24 Stunden bei Raumtemperatur inkubiert. Während dieser Zeit bildet sich ein Antigen-Antikörper-Komplex, dessen Radioaktivität um so geringer bleibt, je höher die Konzentration des Antigens (TSH des Probanten) in der Probe ist. Anschließend werden die gebundenen Antikörperkomplexe vom markierten und nicht markierten freien TSH durch ein sogenanntes Doppelantikörperverfahren oder mittels Adsorption an ein Harz getrennt, dann zentrifugiert. Anhand von Eichkurven läßt sich die Konzentration durch Aktivitätsmessungen des Niederschlags und -vergleiche mit Standarddosen bestimmen (40, 52, 125, 127, 271, 272). Für die routinemäßige Suche nach einer kongenitalen Hypothyreose bei Neugeborenen ist ein Ultramikroverfahren auf Filterpapier entwickelt worden (163a, 241a, 278).

TSH (CBA)

Während mit der radioimmunologischen Methode innerhalb des Normalbereichs von TSH-Spiegeln nicht differenziert werden kann, gelingt dies der etwa 1000fach größeren Empfindlichkeit wegen mit der allerdings aufwendigen und für Routinezwecke nicht geeigneten zytochemischen Biomethode (52, 58, 271, 272). Sie beruht darauf, daß TSH die Pinozytose von Kolloid aus den Follikeln durch die Thyreozyten in Gewebskulturen von Meerschweinchen stimuliert und dadurch eine vermehrte Permeabilität der am Prozeß beteiligten Lyosomenmembranen unterhält. Die resultierenden mikrostrukturellen Veränderungen werden über chemische und Färbemethoden registrierbar gemacht.

Die Normalwerte betragen 0,3–5,0 μU bzw. 0–1,4 ng (0,3–5,0 mU/l bzw. 0–1,4 μg/l) pro ml Serum. Erniedrigte Werte sind nur mit der zytochemischen Methode zu registrieren und kommen bei Hyperthyreosen und der sekundären Hypothyreose vor, erhöhte Werte bei der primären Hypothyreose und bei den sehr seltenen Hyperthyreosen infolge überfunktionierender Hypophysenvorderlappentumoren.

TRH-Stimulationstest

Er dient zum Nachweis der thyreotropen Kapazität des HVL und zur Prüfung des homöostatischen Regelkreises der Schilddrüsenfunktion bei Verdacht auf Störungen desselben. Die Untersuchung umfaßt
- eine Bestimmung des TSH im Serum als Basiswert entsprechend der o.g. Methode;
- schnelle intravenöse Injektion von 0,2 (–0,4) mg synthetischem TRH (Relefact Hoechst, Thyrolibe-

nin Merck, TRH Henning) durch die gleiche Kanüle (das Peptid aus 3 Aminosäuren verursacht bei jedem 3. oder 4. Patienten für etwa 3 Minuten nach der Injektion Mißempfindungen wie Übelkeit, Schwindelgefühl, Hitze und Herzklopfen, nie ernsthafte Zwischenfälle);
- erneute TSH-Bestimmung in 20 oder 30 Minuten nach der TRH-Injektion entnommenen Serum.

Normalerweise, d.h. bei intaktem Regelkreis, steigt das TSH nach TRH bis auf ca. 12 µU/ml (12 mU/l) an, bei Frauen etwas stärker als bei Männern. Das gleiche mit Anstieg auf höhere Werte trifft zu bei der hypothalamischen Hypothyreose und bei subklinischen Hypothyreosen, während bei allen Formen einer Hyperthyreose und auch unter der gut eingestellten Hormontherapie einer blanden Struma der TSH-Anstieg ausbleibt (19, 21, 97, 133, 166, 265, 279, 281, 359). Bei genügend Erfahrungen an größeren Krankenkontingenten im Vergleich mit dem analogen Suppressionstest, häufen sich uncharakteristische Testausfälle, deren Bedeutung nicht leicht zu interpretieren ist. Zum Teil hängt das mit der Methode der TSH-Bestimmung zusammen, so daß man anstelle von TSH auch die Bewegung von T_3 und/oder T_4 im Serum oder die Kinetik eines Radiojodstoffwechselstudiums registriert (110, 274, 275), vorzugsweise mit Verwendung von ^{132}J als Kurztest (368). Veränderungen dieser Parameter sind in manchen Fällen aufschlußreicher als eine einzelne TSH-Bestimmung, weil sie die effektiven Folgen einer vermehrten oder stagnierenden TSH-Inkretion nach TRH darstellen. Zur Kontrolle einer Strumatherapie mit Schilddrüsenhormonen kann die TRH-Belastung die nur mittels Inkorporation von Radiojod feststellbare Suppression des thyreoidalen Jodumsatzes ersetzen (207a, 277a).

Ebenso effektiv wie nach i.v. Injektion läßt sich die Belastung auch peroral mit 40 mg TRH (Thyroliberin) absolvieren (333a), wobei es gleichgültig ist, ob das Präparat nüchtern oder postprandial verabreicht wird (160a). Die 2. Blutentnahme zur TSH-Bestimmung erfolgt dabei nach 3 bis 4 Stunden, die Ergebnisse sind eher zuverlässiger als beim parenteralen Modus (353a).

Die Schilddrüse stimulierende Immunglobuline (TSI: Thyroid Stimulating Immunoglobulins)

Es handelt sich um eine Gruppe von Autoantikörpern (Ig-Globulinen), die nur bei immunologisch bedingten Schilddrüsenerkrankungen auftreten und deshalb prinzipiell bei der Immundiagnostik (176) mit abgehandelt werden müßten. Weil sie jedoch, anders als alle übrigen aggressiv-destruktiven Antikörper, einen stimulierenden Charakter u. a. dadurch haben, daß sie eine Affinität zu den Rezeptoren der Thyreozyten für TSH besitzen und wie dieses wirken, soll ihre Bestimmung hier erwähnt sein. Sie wird in absehbarer Zeit mit Vereinfachung der Methoden eine diagnostische Bedeutung gewinnen. Das erste dieser TSI war der sog. LATS (Long Acting Thyroid Stimulator), ein nächstes der sog. LATS-Protektor, und inzwischen ist eine ganze Gruppe solcher Stimulatoren bekannt. Sie werden anhand ihrer Fähigkeit, TSH aus den Bindungsstellen an der Zellmembran von Thyreozyten zu verdrängen als „Thyrotropin displacement activity (TDA)" gemessen. Obgleich die meisten von ihnen das Adenylcyclasesystem der menschlichen Schilddrüse stimulieren (HTACS: Human Thyroid Adenyl Cyclase Stimulator), gibt es einige, die das TSH nur blockieren oder verdrängen, aber nicht stimulierend wirken.

Ihre Bestimmung ist nur biologisch, am besten in Form einer sog. Rezeptormethode anhand von menschlichem Schilddrüsengewebe (operierte hyperthyreote Drüsen) mit Hilfe von radioaktiv markiertem TSH (TDA) oder Messung der Adenylcyclaseaktivität (HTACS) möglich und entsprechend aufwendig, aber schon klinisch erprobt. Sie ergibt negative oder positive Resultate bzw. Titer (126, 307, 324, 325) mit Hinweis auf immunologische Prozesse bei Hyperthyreosen, endokriner Ophthalmopathie oder Immunthyreoiditis. Tierversuche zur Bestimmung des LATS sind nicht mehr gebräuchlich.

Exophthalmus produzierender Faktor (EPF)

Anders als die Immunglobuline ist der EPF ein hypothetischer und bisher nicht isolierter, vielleicht auch in isolierter Form nicht existenter Faktor hypophysärer Natur, der bei der Erforschung der endokrinen Ophthalmopathie eine erhebliche Rolle gespielt hat und trotz neuerer Kenntnisse über die autoimmunologische Natur der Erkrankung nicht völlig geleugnet werden kann. Insofern soll wenigstens seine Bestimmung hier mit angeführt sein.

Unter zahlreichen Verfahren wurde zuletzt nur mehr der Nachweis an Fischen (4–8 g schwere Karpfen oder Goldfische) praktiziert, die in Aquarien gehalten und in Gruppen zu je 6 für eine Bestimmung herangezogen werden. Gemessen wird unter einem Spezialmikroskop mit Meßskala und Mikrometerschraube die Zunahme der Interkornealdistanz gegenüber einem unbehandelten Vergleichskontingent 4–8 Stunden nach Injektion von 0,1 ml Serum pro 2 g Fisch via Kloake in das Zölom eines Fisches. Bei ausbleibender Reaktion wird die Injektion wenigstens einmal wiederholt.

Falsch-positive Ausfälle kommen bei erheblichen Dysproteinämien vor, sind aber selten. Medikamente sind als Hemmfaktoren bekannt (159).

Wenn auch nur selten verwendet und indiziert, belegt im Zweifelsfall allein der Nachweis des EPF die endokrine Natur einer Ophthalmo- oder Dermopathie, wobei sich erst im weiteren Verlauf Jodstoffwechselveränderungen einzustellen brauchen.

Unspezifische Laboratoriumsmethoden (Effektivitätsdiagnostik)

Sie umfassen die Wirkung der Schilddrüsenhormone auf den gesamten Organismus oder einzelne Stoffwechselsysteme, doch werden ihre Ergebnisse auch durch zahlreiche extrathyreoidale Faktoren in gleicher Weise wie durch einen Mangel oder Überschuß an Schilddrüsenhormonen beeinflußt. Diesem Nachteil steht als unverkennbarer Vorzug vor speziellen Jodstoffwechselverfahren gegenüber, daß die unspezifischen Laboratoriumsmethoden die effektive Schädigung des Organismus durch die Schilddrüsenkrankheit reflektieren. Sie sind deshalb neben den klinischen Symptomen als einzige, abgestuft meßbare objektive Kriterien für Schweregrad, Verlauf und Therapieeffekt grundsätzlich unentbehrlich. Das gilt allerdings aufgrund weltweiter Erfahrung nicht für alle Parameter in gleicher Weise und weitgehend abhängig vom Einzelfall.

Der Grundumsatz

Er ist die älteste Laboratoriumsmethode zur Untersuchung der Schilddrüse und geht auf Beobachtungen und Forschungsergebnisse von RUBNER (1890), v. MÜLLER (1893), MAGNUS-LEVY (1895) sowie die Konstruktion erster brauchbarer Geräte zur indirekten Kalorimetrie durch DOUGLAS, HALDANE und BENEDICT zurück (Berechnung der Energieproduktion nicht aus der nach außen abgegebenen Wärme, sondern aus der bei den Verbrennungsprozessen benötigten Sauerstoff- und abgegebenen Kohlendioxydmenge). „Grundumsatz" bedeutet Energie-(Hitze-)Produktion bzw. Sauerstoffverbrauch unter den Bedingungen fehlender Muskel- und Verdauungsarbeit. Er ist nicht abhängig von der Höhenlage, wohl aber von extremen Außentemperaturen und Klimaverhältnissen (91). Dabei entspricht der respiratorische Quotient der aktuellen Situation im Intermediärstoffwechsel. Er beträgt optimalerweise 0,82 (4,83 cal [20,2 J]/l O_2 – entsprechend einem Anteil von 15% Eiweiß und 20% Fett an der Kalorienproduktion), liegt aber nach neueren Berechnungen bei den heutigen Ernährungsverhältnissen bei 0,73 (65).
Die biochemischen Zusammenhänge zwischen der Schilddrüse und dem Energiehaushalt sind bekannt. Die Schilddrüsenhormone steuern die Atmungskettenphosphorylierung so, daß bei einem Überangebot eine Entkoppelung von Atmung und Phosphorylierung mit Absinken des P/O-Quotienten als Maß für den Nutzeffekt eintritt. In einem bestimmten Bereich bestehen vorausberechenbare Beziehungen zwischen der Größe des P/O-Quotienten und dem O_2-Verbrauch. Dem entspricht unter Ruhebedingungen eine Korrelation zwischen Sauerstoffverbrauch des Organismus und Hormon(jod)gehalt des Blutes, soweit den Intermediärstoffwechsel störende extrathyreoidale Prozesse ausgeschlossen sind (42, 82, 85).
Eine grundsätzliche Schwierigkeit für die Beurteilung jeder Kalorimetrie bereitet das Bezugssystem, bei dem man sich seit DUBOIS und DUBOIS auf die Körperoberfläche geeinigt hat. Sie wird aus Größe und Gewicht tabellarisch berechnet. Pro Quadratmeter ist jedoch der Sauerstoffverbrauch bei Kindern größer und bei Greisen niedriger als im mittleren Lebensalter (25, 26). Verglichen werden dann stets die registrierte Kalorienzahl (Joulezahl)/m²/10 Minuten mit einem empirisch (vor Jahrzehnten!) gewonnenen Sollwert, der als 0 oder 100% gilt. Dabei handelt es sich um eine statistische, und nicht, wie erwünscht, um eine individuelle Größe.

Die Kalorienproduktion kann direkt in einer geschlossenen Kammer (als Routinemethode nicht praktikabel) oder indirekt über Sauerstoffverbrauch und CO_2-Produktion registriert werden. Diese indirekte Messung ist auf zweierlei Wegen möglich:
– Nach der „geschlossenen" Methode mit Apparaturen, z.B. von Benedict, Knipping oder Krogh: Der Proband ist mit einem Mundstück in ein Kreislaufsystem eingeschaltet und atmet aus einem Spirometer Sauerstoff ein. Die Ausatmungsluft verbleibt nach Absorption des CO_2 im System, die Volumenabnahme im Spirometer entspricht dem O_2-Verbrauch.
– Nach der „offenen" Methode mit Apparaturen von Douglas und Haldane, Göpfert und Lotz oder zur fortlaufenden Registrierung nach Böhlau (26): Der Proband atmet atmosphärische Luft, die ausgeatmete Luft wird gesondert aufgefangen und einer Gasanalyse unterzogen. Die Technik der letzteren ist sehr vervollkommnet und vereinfacht, auch automatisiert worden. Sie erfolgt heute meist nach dem Prinzip der vom Gasgemisch abhängigen Wärmeleitfähigkeit in einer Meßkammer bzw. mit einem Diaferometer.

Es besteht in zunehmendem Maße die Tendenz, Arbeitsgänge nach der offenen Methode zu bevorzugen (85). Grundsätzlich aber kann man daran festhalten, daß beide Methoden bei korrekter Bedienung und Wartung Gleichwertiges leisten (57, 174, 362).
Die Messung des Grundumsatzes muß im Nüchternzustand des Probanden nach 12stündiger Nahrungskarenz erfolgen, bei welcher die letzte Mahlzeit eiweißfrei gewesen sein soll. Eine längere Eiweißkarenz ist überflüssig, da die spezifisch dynamische Eiweißwirkung auf den Stoffwechsel nur 6–12 Stunden anhält. Muskelarbeit (Laufen, Waschen), auch Stunden vor der Bestimmung, kann das Ergebnis auch dann beeinflussen, wenn die Untersuchung erst nach einstündigem Liegen beginnt. Aus diesem Grunde ist eine ambulante Bestimmung von vornherein mit vielen Fehlerquoten behaftet bzw. nur dann verwertbar, wenn sie entgegen der Erwartung ein normales oder erniedrigtes Ergebnis hat. Selbst bei strenger Beachtung dieser Kautelen und Berücksichtigung einer apparativ bedingten Meßunsicherheit von ± 4 bis ± 8% (65, 204) verbleiben noch erhebliche Fehlerquellen durch die mehr oder weniger gute Anpassung des Probanden an die Untersuchungsbedingungen. Dabei stören die Kopfhaltung und Ventilationsveränderungen durch Nasenklemme und Mundstück ebenso wie diese beiden Utensilien als solche. In gleicher Weise wirken sich Mißstimmungen und Antipathien zwischen Untersucher und sensiblen Patienten bei der Vorbereitung oder Durchführung der Bestimmung, etwa akzentuiert vorgetragene Ermahnungen und Richtlinien aus. Es kommt zur Steigerung des reflektorischen Muskeltonus und unruhiger oder forcierter Atmung (respiratorischer Quotient über 1,0) – Faktoren, die das Meßergebnis „falsch" erhöhen. Schon in den Anfängen der Grundumsatzbestimmung waren diese Störquellen gut bekannt und galt eine Kontrolluntersuchung für obli-

gatorisch! Erst in neuerer Zeit hat man sich dieser Forderung erinnert und beobachtet, daß bei Zweit- und Drittbestimmungen immer niedrigere Werte ermittelt werden. Keineswegs selten sinken dann Erstergebnisse von über + 80% auf solche unter + 20% ab, wobei man an aufeinanderfolgenden Tagen oder alle halbe Stunden oder sogar fortlaufend registrieren kann (82, 204). Dem gleichen Zweck, aber von der Patientenseite her korrigierend, dient die vorabendliche oder nächtliche Gabe eines Sedativums oder Schlafmittels. Sie sollte zu den Standardbedingungen gehören.

Um auf konsequenterem Wege zu „Basal"-Bedingungen zu kommen, wurden zwei Varianten der Grundumsatzbestimmung angegeben.

Die Bestimmung des „Grundumsatzes im engeren Sinne" erfaßt den energetischen Anteil des zentralnervös bedingten Muskeltonus durch Simultanregistrierung der Muskelaktionsströme. Der dafür numerisch errechnete Leistungsumsatz wird vom gemessenen Energieumsatz abgezogen. Das Verfahren benötigt eine kostspielige Apparatur, führt aber zu eindeutig besseren Ergebnissen als die normale Grundumsatzbestimmung (65, 82).

Die sogenannte „Grundumsatzbestimmung im Schlaf" kupiert den reaktiv-nervösen bzw. muskulären Leistungsumsatz durch Narkose und wurde 1949 erstmals mit gutem Erfolg durchgeführt (13). Nach üblicher Vorbereitung absolviert der Proband eine normale Grundumsatzbestimmung. Anschließend wird ein Barbitursäurepräparat, meist Pentothal, injiziert und die Messung nach dem Einschlafen wiederholt. Die Werte liegen um 15–20% niedriger als ohne Narkose (290). Unangenehme Zwischenfälle und nachfolgende Mißempfindungen sowie der für Patienten und Untersucher zeitliche Aufwand schränken die Anwendung der Methode zur Bedeutungslosigkeit ein. Beide Methoden konnten sich nicht verbreiten, weil zumindest für die Schilddrüsendiagnostik in Anbetracht besserer Verfahren kein zwingender Bedarf nach so exakten Grundumsatzbestimmungen besteht bzw. deren Aufwand oder Risiko rechtfertigt. Dies um so weniger, als auch damit nicht die endogenen Ursachen von Grundumsatzveränderungen ohne Schilddrüsenerkrankungen erkannt werden. So kommt ein echter extrathyreoidaler Hypermetabolismus vor bei Leukämie, Leberzirrhose und Hämochromatose, dekompensierten Herzkrankheiten und Endokarditis, akuten und chronischen insbesondere fieberhaften Entzündungen, Lungenemphysem, Malignomen, Anämie, Hypertonie sowie beim Morbus Parkinson und in der Schwangerschaft (26, 42, 195). Es sind dies alles Krankheiten, die mit zunehmendem Lebensalter gehäuft auftreten und die Beurteilung des Grundumsatzes mit Bezug auf die Schilddrüsendiagnostik erschweren. Der extrathyreoidale Hypometabolismus bei Anorexia nervosa oder Nebennierenrindeninsuffizienz bereitet demgegenüber nur selten differentialdiagnostische Schwierigkeiten. Diese Situation geht aus eigenen Erfahrungen hervor, die in Abb. 4.9 zusammengefaßt sind. Sie zeigen, daß dem Grundumsatzergebnis desto weniger diagnostische Bedeutung zukommt, je älter der Patient ist. Auch Medikamente wie Adrenalin, Coffein, Amphetamine, Salicylate und Androgene führen zu Stoffwechselsteigerungen, die ohne Mitwirkung der Schilddrüsenfunktion zustande kommen (57, 362).

Der Normalbereich von stationär in Doppelbestimmungen ermittelten Grundumsatzwerten beträgt –15 bis + 25%. Er ist aus den schon erörterten Gründen durch keinerlei Maßnahmen – abgesehen von den Bestimmungen im engeren Sinne und im Schlaf – einzuengen. Beim kompletten Myxödem kommt es durchwegs zu Stoffwechseldepressionen auf unter –15%, während leichtere oder beginnende Hypothyreosen häufig nur niedrig normale Werte bieten. Damit ist besonders bei stoffwechselsteigernden Begleiterkrankungen zu rechnen. Andererseits gehen 90–95% aller Hyperthyreosen mit Grundumsatzsteigerungen auf über + 25% einher. Der Rest von „eumetabolischen" Hyperthyreosen dürfte Patienten betreffen, deren individueller Basalstoffwechsel vor Ausbruch der Krankheit niedrig oder subnormal war und durch den Hormonüberschuß zwar angehoben, aber nicht auf als pathologisch geltende Werte erhöht ist.

Das Serumcholesterin

Der diagnostische Wert beruht darauf, daß Cholesterinsynthese und -abbau bei der Hyperthyreose be-

Abb. 4.9 Die Häufigkeit extrathyreoidaler Grundumsatzabweichungen von der Norm (−10 bis +25%). (Grundumsatzsteigerungen und -depressionen schilddrüsengesunder Personen kommen mit zunehmendem Lebensalter häufiger vor) (nach *Horster* u. *Klein*, 1966).

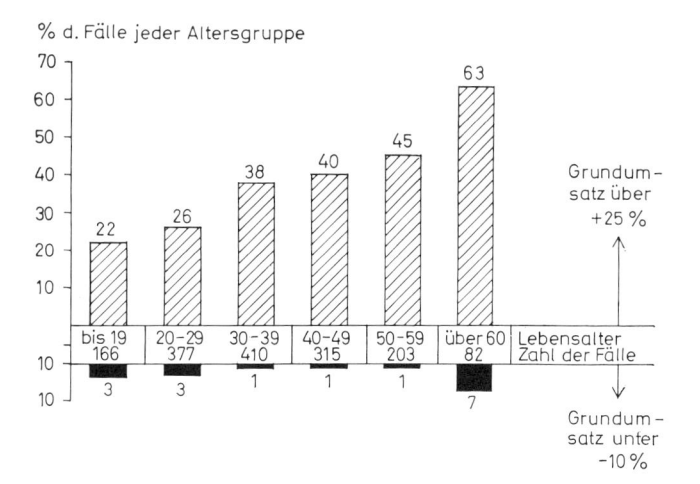

schleunigt und bei der Hypothyreose verlangsamt sind, wobei diese Veränderungen insbesondere den Abbau betreffen (116, 300, 382). Typischerweise kommen deshalb bei der Unterfunktion der Schilddrüse erhöhte und bei der Überfunktion erniedrigte Werte vor. Es gibt aber viele Ausnahmen von dieser Regel, so daß nicht einmal in größeren Krankenkontingenten signifikante Abweichungen der Mittelwerte nach oben oder unten von der Norm nachweisbar sein müssen (306). Hinzu kommt die sehr große normale Streubreite, die für jede Bestimmungsmethode und jede Örtlichkeit erst festzustellen ist und global von 150 bis 300 mg % (~4–8 mmol/l) reicht. Sie weist überdies in sich einen Altersgang auf. Infolgedessen können unter Berücksichtigung des Lebensalters Werte unter 150 mg % (~4 mmol/l) allenfalls auf eine Hyperthyreose und solche über 300 mg % (~8 mmol/l) auf eine Hypothyreose hinweisen, sie indessen nie belegen. Hypophysäre (sekundäre) Hypothyreosen bieten eher als die primären Krankheitsformen einen Anstieg des Serumcholesterins – eine Erfahrungstatsache, die auf die bekannte Abhängigkeit des Fettstoffwechsels von zahlreichen endokrinen Faktoren hinweist. Andererseits aber schließen ein erniedrigter Cholesterinspiegel eine Hypothyreose und ein erhöhtes Serumcholesterin eine Hyperthyreose doch recht weitgehend aus. Unbeachtet dieser sehr unbefriedigenden diagnostischen Valenz der Methode nimmt das Serumcholesterin jedoch so gut wie regelmäßig während einer Substitutionstherapie ab und während einer antithyreoidalen Behandlung zu. Das gilt auch für den schilddrüsengesunden Organismus, so daß sich das Verhalten des Serumcholesterins nicht einmal für eine retrospektive Diagnostik eignet.

Die Bestimmung des Gesamtfettes oder einzelner weiterer Fettfraktionen des Blutes leistet weniger als die Cholesterinbestimmung, weil sie sich im Einzelfall nicht gleichartig verhalten. Im Mittel besteht allerdings eine weitgehende Parallelität zwischen Cholesterin, Gesamtfetten, Triglyceriden und den papierelektrophoretisch analysierten Lipoproteinen, doch ergeben sich nur bei Hypothyreosen pathologisch erhöhte Werte (209).

Glutathion im Serum

Das Glutathion ist ein Tripeptid aus l-Zystein, d-Glutaminsäure und Glycocoll und spielt bei der Zellatmung im Rahmen von Fermentaktivierungen eine Rolle. Der normale Serumspiegel an vorweigend reduziertem Glutathion beträgt 40–50 mg % (1,3–1,6 mmol/l) ohne Abhängigkeit von Lebensalter oder Geschlecht. Bei Hyperthyreose wurden erniedrigte, bei Hypothyreosen erhöhte Werte gefunden, die sich etwa in Parallelität zum Verhalten des Grundumsatzes unter der Therapie wieder normalisierten (120, 344). Wahrscheinlich ist jedoch das relativ leicht zu analysierende Glutathion, das übrigens in einer unter Grundumsatzbedingungen entnommenen Blutprobe bestimmt werden muß, nicht direkt vom Hormonangebot, sondern vom Gesamtstoffwechsel (344) oder vom Spiegel an Katecholaminen abhängig (252). Es unterliegt mindestens den gleichen Störmöglichkeiten wie der Grundumsatz und ist gerade bei nicht thyreogen übererregbaren Menschen ebenso verändert wie bei Hyperthyreosen (28).

Hydroxyprolin

Hydroxyprolin ist eine für Kollagen spezifische Aminosäure. Gegenüber Normalwerten von durchschnittlich 1,04 µg/ml (~8 µmol/l) Serum haben Hyperthyreosen erhöhte und Hypothyreosen erniedrigte Werte. Für die Harnausscheidung besteht eine gute positive Korrelation zum Hormonjodgehalt des Blutes bei normalerweise 27 (15,9–46,4) mg (206 [121–354] µmol) in 24 Stunden. Unter der Substitutionstherapie von Hypothyreosen steigen die Werte entsprechend der Besserung des körperlichen Befundes an, in entsprechendem Sinne fallen sie bei erfolgreicher Behandlung von Hyperthyreosen ab. Als Maß für den Eiweißstoffwechsel ist aber das Verhalten des Hydroxyprolins auch bei extrathyreoidalen Krankheiten gestört, doch kann es als unspezifisches Kriterium ähnlich wie Serumcholesterin und Grundumsatz für die Diagnostik und Therapiekontrolle wertvoll sein (179).

Creatininstoffwechsel

Sie haben deshalb Eingang in die Schilddrüsendiagnostik gefunden, weil über das Phosphagen Beziehungen zum Intermediärstoffwechsel bestehen. Dieses Phosphocreatinin gehört ebenso wie die Adenylsäurephosphate zu den energiereichen Phosphatverbindungen und akzeptiert den Phosphor von der ATP. Die gegenseitigen Wechselbeziehungen werden von der Creatinphosphokinase katalysiert. Durch einen Überschuß an Schilddrüsenhormonen wird die Aktivität dieses Fermentes gehemmt. Es resultieren ein Creatininverlust oder eine Creatininverwertungsstörung der Gewebe, so daß der Creatininspiegel im Blut (119) und damit auch die Creatininausscheidung im Harn ansteigen. Als Hydrat zugeführtes Creatinin wird unter diesen Umständen vermehrt eliminiert, das heißt, die Toleranz für Creatinin ist verringert (270). Dabei gehen diese Störungen keineswegs immer mit entsprechenden Veränderungen des Grundumsatzes einher und könnte auch eine gesteigerte Synthese von Creatin die Creatinurie herbeiführen. Ihre genaueren Ursachen sind weiterhin unklar und es ist möglich, daß sie nicht schilddrüsenspezifisch, sondern der sekundäre Ausdruck einer plötzlichen Störung des hormonalen Gleichgewichts sind. Sie ließen sich auch durch Insulin und Adrenalin induzieren und kommen ebenso ohne Schädigung der Schilddrüsenfunktion bei Schwangeren, Diabetes mellitus, Karzinomen und insbesondere bei Muskelaffektionen vor (330). Hier bestehen Beziehungen zur Myasthenie der Hyperthyreose.

Hypothyreosen bieten keinerlei meßbare Störungen des Creatinstoffwechsels. Für die Hyperthyreosediagnostik kommen in Betracht die Bestimmungen von:
– Serumcreatin (normal 0,5–1,0 mg % (44–88 µmol/l), bei Hyperthyreosen erhöht (119);
– Harncreatin (normal 0–50 mg (0–380 µmol)/24 Stunden in Abhängigkeit von der Muskelmasse), bei Hyperthyreosen vermehrt (330).

Die Creatintoleranz (nur 30% oder weniger einer peros zugeführten Dosis von 1,32 g Creatinhydrat werden normalerweise innerhalb von 24 Stunden ausgeschieden) ist bei Hyperthyreosen herabgesetzt, die Ausscheidung also vermehrt (270).

Die Bestimmung eines Pigment/Creatinin/Quotienten im Harn (92) scheint gegenüber reinen Creatinin- bzw. Creatininanalysen keine weiteren Vorteile zu haben, sondern mit dem Pigment nur noch eine variable Größe mehr einzuführen.

Normale Ergebnisse von Creatinstoffwechseluntersuchungen sollen gegen eine Hyperthyreose sprechen (330). Alle diese Untersuchungen sind hinsichtlich der Schilddrüsendiagnostik wertlos, wenn ein Nierenschaden vorliegt.

Bestimmung der ^{32}P-Aufnahme von Erythrozyten in vitro

Mit ^{32}P markierte Erythrozyten verlieren in der Blutbahn ihren Phosphor bei Hyperthyreosen schneller und bei Hypothyreosen langsamer als normalerweise. Diese Beobachtung führte zur Ausarbeitung eines In-vitro-Testes, der die Stoffwechselwirkung von Schilddrüsenhormonen auf die roten Blutkörperchen widerspiegeln soll.

Von 15,0 ml heparinisiertem Venenblut werden möglichst schnell 2,0 ml zur Bestimmung des Hämatokrits entnommen und der Rest mit 0,4 µCi (14,8 kBq) ^{32}P in ca. 0,05 ml Flüssigkeitsvolumen vermischt und inkubiert. Nach 40–50 und 75 Minuten werden jeweils 2–3 ml entnommen, zentrifugiert und in vergleichbaren Mengen von Plasma und hämolysiertem Vollblut die ^{32}P-Aktivität gemessen. Von der ersten zur zweiten Probe nimmt die relative Plasmaaktivität ab, weil mehr oder weniger davon von den Erythrozyten inkorporiert wurde. Der Vorgang wird als Faktor R berechnet und angegeben.

Die normale ^{32}P-Aufnahme entspricht einem R von 30 bis 40, bei Hyperthyreosen liegt sie darüber, bei Hypothyreosen darunter. Der Test soll sich insbesondere zur Verlaufskontrolle eignen und wird als peripheres Kriterium durch exogene Störungen des Jodhaushalts nicht beeinflußt (73). Genügend Erfahrungen fehlen noch.

Tyrosin im Plasma

Der Versuch, den Tyrosinspiegel im Nüchternserum in die Diagnostik von Schilddrüsenkrankheiten einzubeziehen, beruht auf der Beobachtung, daß bei Hyperthyreosen erhöhte Werte gefunden wurden. Bis auf Glutaminsäure sind alle anderen Plasmaaminosäuren dabei unverändert, während bei Hypothyreosen keinerlei verwertbare Abweichungen nach unten zu registrieren waren. Das Tyrosin wird über eine Transaminase der Leber abgebaut, doch besteht kein Zusammenhang zwischen Störungen der Schilddrüsen- und der Leberfunktion, so daß eine Interpretation der Befunde aussteht und überdies neben Leber-, auch Nieren- und Darmerkrankungen sowie die Medikation einer Reihe von Arzneimitteln zu vermehrt Tyrosin im Blut führen. Darüber hinaus besteht bei Hyperthyreosen keine Korrelation zwischen den Veränderungen von PBI, BEI, T$_3$-Index oder Grundumsatz einerseits sowie Tyrosingehalt des Blutes andererseits (83, 230, 315). Um die Aussagekraft zu verbessern bzw. zu präzisieren, ist ein Tyrosinbelastungstest mit Analysen des Plasmatyrosin 1 und 1 1/2 Stunden nach oraler Gabe von 50 mg L-Thyrosin/kg Körpergewicht erarbeitet worden (297), ohne daß sich diese Maßnahme überzeugend bewährt hätte (86, 149).

Die normalen Nüchternwerte des Plasmatyrosin betragen 10–15 µg/ml (55–83 µmol/l), bei Hyperthyreosen bis 25 µg/ml (140 µmol/l), wobei bis zu 36% Überschneidungen mit der normalen Schwankungsbreite vorkommen (362).

Serumfermente

Einige Serumfermente reagieren bei Schilddrüsenkrankheiten mit Abweichungen von der Norm, ohne daß, ihrer sehr geringen Spezifität und erheblichen Varianz wegen, ihre Bestimmung diagnostische Bedeutung beanspruchen könnte. So ist die CPK (Creatinphosphokinase) bei bis zu 80%, die LDH (Lactatdehydrogenase) in bis zu 60% und die SGOT (Glutaminoxalessigsäuretransaminase) in bis zu 50% der Fälle von Hypothyreosen erhöht (67, 83), die alkalische Serumphosphatase, die Ribonuclease und die Glucose-6-Phosphat-Dehydrogenase der roten Blutkörperchen bei Hyperthyreosen vermehrt (209, 215).

Achillessehnenreflexzeit

Zu den Organschäden durch Schilddrüsenfunktionsstörungen gehört auch die Myopathie, nachdem schon 1924 bei der Hypothyreose verlangsamte Sehnenreflexe aufgefallen waren und später nachgewiesen wurde, daß diesem Phänomen nicht etwa Veränderungen der nervalen Leitungsgeschwindigkeit, sondern echt myopathische Prozesse zugrunde liegen. Seit 1965 häufen sich Mitteilungen über die Möglichkeit, die Dauer des Achillessehnenreflexes apparativ genau zu erfassen und mit Erfolg diagnostisch auszuwerten (100, 178, 255). Grundsätzlich ist ein solcher Test deshalb zu begrüßen, weil er neben dem Grundumsatz, der die Gesamtstoffwechselsituation reflektiert, die Stoffwechselsituation eines einzelnen, großen und wichtigen Organs, nämlich der voluminösen Muskelmasse, mit einem sinnvollen und einfachen Parameter zu erfassen erlaubt. Andererseits kann von einer Spezifität eines solchen Parameters naturgemäß nicht die Rede sein, weil für ihn die gleichen Einschränkungen wie für eine Gesamtstoffwechselgröße gelten. Immerhin handelt es sich um einen durch Messung objektivierbaren Parameter, der im Rahmen der klinischen Symptomatik eine berechtigte Sonderstellung erlangt hat, wie das beispielsweise für das von der Sache her vergleichbare Elektrokardiogramm oder auch das Elektroenzephalogramm erfahrungsgemäß leider nicht gilt.

Unter den verschiedenen Registrierverfahren hat sich die Fotomatographie am besten bewährt und durchgesetzt: Durch die reflektorische Dorsalflexion des Fußes wird, lagerungsbedingt, ein auf eine Fotozelle gerichte-

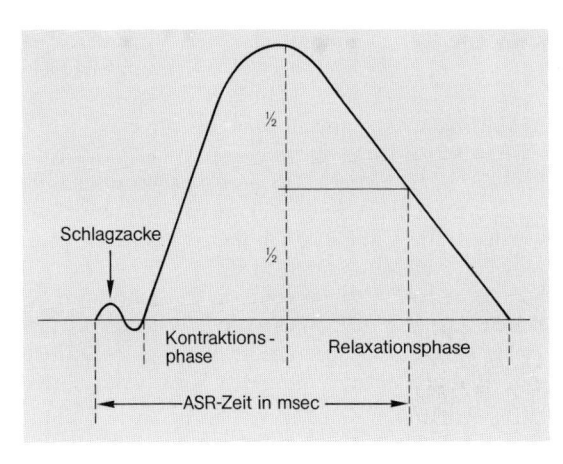

Abb. 4.10 Fotoelektrische Bestimmung der Achillessehnenreflexzeit.

ter Lichtstrahl unterbrochen. Der Strom der Fotozelle wird mit Ableitung I eines einfachen Elektrokardiographen registriert und ergibt einen Kurvenzug. Er umfaßt die kleine, biphasische initiale Schlagzacke (Reflexhammer) sowie die steil ansteigende Kontraktions- und die langsamer abfallende Erschlaffungsphase einer Aufwärtskurve, wobei das Ende der Bewegung schwer zu bestimmen ist. Aus diesem Grund und weil der Kontraktionsvorgang das eigentliche Charakteristikum der Muskelleistung darstellt, hat sich zur Messung die Zeit vom Beginn der Schlagzacke bis zur Hälfte der Erschlaffungsphase durchgesetzt (86). Letztere wird entsprechend der Abb. 4.10 graphisch bestimmt durch Halbieren einer senkrechten von der Basislinie zum Scheitelpunkt der Kurve und Konstruktion einer Horizontalen durch den Halbierungspunkt, welche den abfallenden Schenkel der Erschlaffungsphase in einem Punkt schneidet, von dem wiederum eine senkrechte auf die Basallinie projiziert wird als Endpunkt der sogenannten ASR-Zeit. Daß sich eine andere Meßperiode, etwa die Summe von zweiter Hälfte der Kontraktions- und erster Hälfte der Relaxationsphase, besser bewährt, läßt sich nicht bestätigen (100, 256, 362).

Zur Untersuchung muß der Patient auf einer weichen Unterlage mit freihängenden Fersen entspannt knien, was älteren Menschen unter anderem aus Krankheitsgründen durchaus schwerfallen kann. In Abhängigkeit von Raumtemperatur und Medikamenten werden unterschiedliche Reflexzeiten gemessen, sie sind überdies bei Kindern kürzer und steigen normalerweise mit zunehmendem Lebensalter langsam an. Bei wiederholten Messungen gilt stets die kürzeste gemessene Zeit, und es bewährt sich, mindestens drei Messungen durchzuführen und den kürzesten Wert zu berücksichtigen. Bei Erwachsenen liegt die normale ASR-Zeit zwischen 250 und 300 msec, bei etwa 50% der Hyperthyreosen ist sie, wenn auch kaum signifikant, kürzer, bei 65 bis 80% aller Hypothyreosen länger. Für das Kindesalter sind kürzere Zeiten einzusetzen, und es läßt sich nicht vermeiden, daß jeder Untersucher seine eigenen Normalwerte ermittelt. Auch bei sehr sorgfältiger Untersuchung kommen erhebliche Überschneidungen in den euthyreoten Bereich hinein vor. Das ist bei allen indirekten Parametern der Schilddrüsenfunktion auch nicht anders zu erwarten, weil extrathyreoidale Faktoren, zusammengenommen, sich häufiger als Schilddrüsenkrankheiten auf die gemessenen Größen auswirken. Während verkürzte Reflexzeiten bei mindestens einem Drittel bis der Hälfte aller übererregbaren Menschen vorkommen und deshalb grundsätzlich ohne diagnostischen Wert sind, begegnen verlängerte Reflexzeiten außer bei Hypothyreosen auch bei insbesondere diabetischen Angiopathien, bei Anämien, rheumatischen und angiosklerotischen Erkrankungen, neurologischen Affektionen, Dermatomyositis und Hydrophilie einschließlich symptomatischer Ödeme (100, 212).

Immundiagnostik

Sie beinhaltet klinisch praktikable und nicht für die Feststellung, wohl aber für die Deutung geweblicher und funktioneller Veränderungen der Schilddrüse wichtige Untersuchungen, durchwegs Methoden zum Antikörpernachweis. Soweit es sich dabei um stimulierende Autoantikörper handelt, sind sie in Zusammenhang mit der Regulationsdiagnostik und TSH wie auch im Kapitel über die Hyperthyreose (199) behandelt worden, während die aggressiv-destruktiven Antikörper ihrer pathogenetisch zentralen Bedeutung wegen bei der Immunthyreoiditis (613) besprochen sind. Unter Verzicht auf spezielle immunologische Erörterungen und diagnostisch nicht oder noch nicht verwertbare Belange des zellübermittelten Antikörpersystems (z. B. den Leukozyten-Migrations-Hemmtest) sind deshalb hier summarisch nochmals jene zirkulierende Antikörper und ihre Bestimmungsmethoden zusammengestellt, die sich im klinischen Betrieb mehr oder weniger durchgesetzt haben (305a). Unterschiedlich aufwendig und ergiebig sind die Befunde wegen positiver Resultate bei einer ganzen Reihe auch extrathyreoidaler Krankheiten nicht immer leicht zu interpretieren. In den letztgenannten Fällen muß häufig offen bleiben, ob und in welcher Form die Schilddrüse am Krankheitsprozeß beteiligt (z. B. in Form einer asymptomatischen lymphozytären Thyreoiditis) und als krank anzusprechen ist oder nicht. Grundsätzlich besteht eine relativ strenge Korrelation zwischen Art und Höhe von Antikörpertitern und dem Ausmaß der lymphozytären und plasmazellulären Infiltrationen der Schilddrüse (378), ist aber das Immungeschehen nicht die Ursache der von ihm betroffenen Schilddrüsenkrankheit. Zirkulierende Schilddrüsenautoantikörper finden sich in allen Typen von Immunglobulinen, überwiegend im IgG, sie können zytotoxisch, blockierend, stimulierend, nicht oder speziell komplementbindend wirken (126, 239).

Nach ihrem biologischen Effekt kann man unterscheiden zwischen aggressiv-destruktiven und stimulierenden Antikörpern (196a).

Aggressiv-destruktive Autoantikörper und ihre Bestimmungsmethoden

Ihnen kommt eine klinische Bedeutung zu für die Abgrenzung einer Immunthyreoiditis von anderen Entzündungsformen, blanden oder malignen Strumen, für die Frühdiagnose einer Hypothyreose und zur Verlaufskontrolle sowie als Indiz für eine asymptomatische Beteiligung der Schilddrüse an einer anderen Immunkrankheit.

A. Antikörper gegen Jodthyreoglobulin (Colloid-Antigen 1 : CA 1)

1. **Präzipitationsteste** (126, 152, 248, 249). Sie sind relativ unempfindlich, nur bei intensiv immunaktiven Prozessen und dementsprechend selten bei anderweitigen Schilddrüsenerkrankungen positiv. Am einfachsten ist die qualitative Ouchterlony-Technik der *Agargeldiffusion* in einer Petri-Schale, wobei Antigen und auf Antikörper verdächtiges Material gegeneinander diffundieren und in der Zone äquivalenter Konzentrationen dann einen streifigen Niederschlag bilden. Im Prinzip ähnlich verlaufen Teste mit elektrophoretischer, kapillärer und Fluoreszenzpräzipitation im Reagenzglas. Wesentlich leistungsfähiger als diese zum Teil auch umständlichen Verfahren sind die

2. **Agglutinationsteste.**

   a) *Die passive Hämagglutination* (nach BOYDEN [36]) von Tannin vorbehandelten und mit Thyreoglobulin beladenen Schafserythrozyten ist ca. tausendfach empfindlicher als Präzipitationsmethoden und heute am weitesten verbreitet, weil die Materialien mit positiven und negativen Kontrollseren kommerziell zu beziehen sind (Wellcome Reagents Ltd.). Dieser sogenannte TRC-Test (Tanned Red Cell) wird in Titrierröhrchen durchgeführt und kann weitgehend mechanisiert werden, wobei das gelegentliche Vorkommen heterophiler, die Schafserythrozyten spontan agglutinierender Antikörper zu beachten und durch Kontrollen zu vermeiden ist. Titer ab 1:2500 und insbesondere 1:25 000 gelten als deutlich positiv (74, 126, 239, 248, 249).

   b) Die sog. *Latexreaktion* (LA-Test) ist empfindlicher als ein Präzipitintest, aber weniger empfindlich als die passive Hämagglutination. Durchgeführt in einer mit Thyreoglobulin beladenen Polysteren-Latex-Suspension ist ein kommerzielles Testbesteck verfügbar (Wellcome Reagents Ltd.) und prinzipiell gleichartig, nur in andersartiger Suspension verläuft die sog. Bentonitreaktion (74, 248, 249).

   c) *Die radioimmunologische Antikörperbestimmung* in Form einer kompetitiven Bindungsanalyse ist der empfindlichste Antikörpernachweis, aber auch relativ aufwendig. Dabei konkurrieren die Thyreoglobulin- (oder auch mikrosomalen) Antikörper des zu untersuchenden Serums mit denen einer standardisierten und radioaktiv markierten IgG-Menge um die Bindung an entsprechende Antigene und können Konzentrationen von weniger als 10 IE/ml registriert werden. Normalerweise liegen die Spiegel unter 20 IE/ml, Konzentrationen von mehr als 30 IE/ml gelten als erhöht (126, 246).

3. **Die Immunfluoreszenzmethode** an fixierten Schnitten von hyperthyreotem Schilddrüsengewebe (50, 365) entspricht hinsichtlich ihrer Empfindlichkeit der radioimmunologischen Methode: Auf einem Objektträger wird ein getrockneter Gefrierschnitt mit zu untersuchendem Patientenserum versetzt, inkubiert, gespült und anschließend ein mit Fluoreszenzisothiocyanat markiertes Antihumanglobulin aufgetropft. Nach erneuter Inkubation und Spülung ist im Fluoreszenzmikroskop die Anwesenheit von Thyreoglobulinautoantikörpern daran zu erkennen, daß die Antigene im Kolloid eine feste Bindung mit dem Antihumanglobulin (Antikörpertyp IgG) eingegangen sind und dieser Komplex spezifisch-wolkenförmig, grünlich fluoresziert (8, 96). Störungen insbesondere dieser, aber auch der übrigen Methoden können durch die Anwesenheit von Thyreoglobulin im zu untersuchenden Serum zustande kommen (282 a).

B. Antikörper gegen Thyreoglobulin (sog. Colloid-Antigen 2 : CA 2)

Zum Unterschied von CA 1 enthält das CA 2 kein Jod und besteht es nur zu 1% aus Eiweiß (239). Seine klinische Bedeutung ist nicht näher bekannt, flüchtig-positive immunologische Reaktionen finden sich insbesondere auch bei der Hyperthyreose und bei der subakuten Thyreoiditis. Als Nachweismethode ist nur die Immunfluoreszenz an fixierten Schnitten von Schilddrüsengewebe entsprechend dem Verfahren A 2 praktikabel, wobei dann eine homogene Aufhellung im Fluoreszenzbereich des Follikelinhalts für die Anwesenheit von CA 2-Antikörpern spricht (8, 305 a).

C. Mikrosomale Antikörper

Sie sind gegen zelleigene Strukturen gerichtet und kommen meist zusammen mit Antikörpern gegen CA 1 und CA 2 vor. Ihr Antigen ist ein Lipoprotein der Membranen von frisch gebildetes Thyreoglobulin enthaltenden Bläschen in den Mikrosomen, von dem sich besonders große Mengen bei Hyperthyreosen und Jodfehlverwertungen finden (126, 239).

1. **Die Komplementbindungsreaktion** (KBR) mit sensibilisierten Hammelerythrozyten. Sie war der erste Test zur Feststellung mikrosomaler Antikörper: Verdünntes Patientenserum wird mit einer gefriergetrockneten Mikrosomenfraktion aus menschlichen hyperthyreoten Schilddrüsen als Antigen inkubiert und der Komplementbindung unterworfen. Bei positivem Ausfall muß mittels Verdünnungsreihe der Titer bestimmt werden, der normalerweise unter 1:5, liegt (kommerzielle Testbestecke von Wellcome Reagents Ltd. [239]).

2. **Die Immunfluoreszenz** (wie unter A 3) an *nicht* fixierten Gewebsschnitten hyperthyreoter Schilddrüsen, weil andernfalls das mikrosomale Antigen zerstört wird. Zum Unterschied von Antikörpern gegen das CA 2 findet sich eine Fluoreszenz im Zytoplasma der Thyreozyten (96, 126). Die Methode ist klinisch gebräuchlich, aber rein qualitativ.

3. **Die passive Hämagglutination** mit tannierten Schafserythrozyten ist auch für den Nachweis mi-

krosomaler Antikörper modifiziert worden und entspricht dann in Leistungsfähigkeit und Spezifität den unter 1. und 2. genannten Methoden (6, 126).

4. **Die radioimmunologische Antikörperbestimmung** (kompetitive Bindungsanalyse) wie unter A 2 c ist auch an den Nachweis von mikrosomalen Antikörpern adaptiert und führt zu quantitativen Aussagen, doch fehlen noch genügend Erfahrungen (126, 246).

D. Zytotoxische Antikörper

Sie umfassen Faktoren gegen zelluläre Oberflächen- und Kernantigene. Sie sind zwar gegen mikrosomale Antikörper abzugrenzen, ansonsten aber kaum näher zu definieren und noch ohne klinische Relevanz. Zum Nachweis eignen sich die

– Immunfluoreszenzen (wie unter A 3) am unfixierten Schilddrüsenschnitt mit im positiven Fall homogen fluoreszierenden Epithelien, und
– die Hämabsorption bzw. das zytologische Verhalten nach Zusatz von zu untersuchendem Serum zu Gewebekulturen von Schilddrüsenzellen (84, 312).

Stimulierende Schilddrüsenantikörper (Thyroid Stimulating Immunoglobulins: TSI)

Sie kommen bei der Hyperthyreose und endokrinen Ophthalmopathie vor, ohne daß ihre klinische Bedeutung schon klar umrissen ist. Immerhin scheint sich ihre Bestimmung nicht nur im Rahmen der durch ihre Entdeckung sehr geförderten pathogenetischen Forschung, sondern auch diagnostisch zu bewähren. Die wesentlichen Bestimmungsmethoden sollen deshalb hier angeführt sein.

1. Der *LATS* (Long Acting Thyroid Stimulator) war 1956 als erste Substanz von erst später identifiziertem Immunglobulincharakter entdeckt worden und wird im Tierversuch an Mäusen bestimmt. Nach In-vivo-Markierung der jodhaltigen Inkretionsprodukte der Schilddrüse mit Radiojod wird die endogene TSH-Einwirkung durch Verabreichung von Trijodthyronin supprimiert und in diesem Status das auf die Anwesenheit von TSI verdächtige Serum i. v. oder i. p. injiziert. Bei positivem Befund ist als Ausdruck einer verzögerten Stimulierung der Hormoninkretion nach 8 und mehr Stunden ein erheblicher Anstieg der Serumradioaktivität zu registrieren, während ein solcher normalerweise ausbleibt und durch TSH bereits nach 2 Stunden statthat, später abgeklungen ist (3, 98, 227). Aus Gründen einer mangelhaften Kreuzspezifität der verschiedenen stimulierenden Immunglobuline fällt trotz deren Anwesenheit die LATS-Bestimmung relativ selten und etwas wahllos positiv aus, durch Vorbehandlung des Serums kann aber die Frequenz positiver Befunde erheblich gesteigert werden (241).

2. Der sog. *LATS-Protektor* ist ein Immunglobulin, welches spezifische Bindungsstellen der Thyreozyten besetzt, so daß diese auf die Zugabe von Serum bekannter LATS-Aktivität nicht mehr reagieren (4, 53). Er ist bei Hyperthyreosen fast immer nachweisbar (313, 314).

3. Der sog. *HTS* (Human Thyroid Stimulator) ist in vielen LATS-negativen Seren von Hyperthyreosen zu

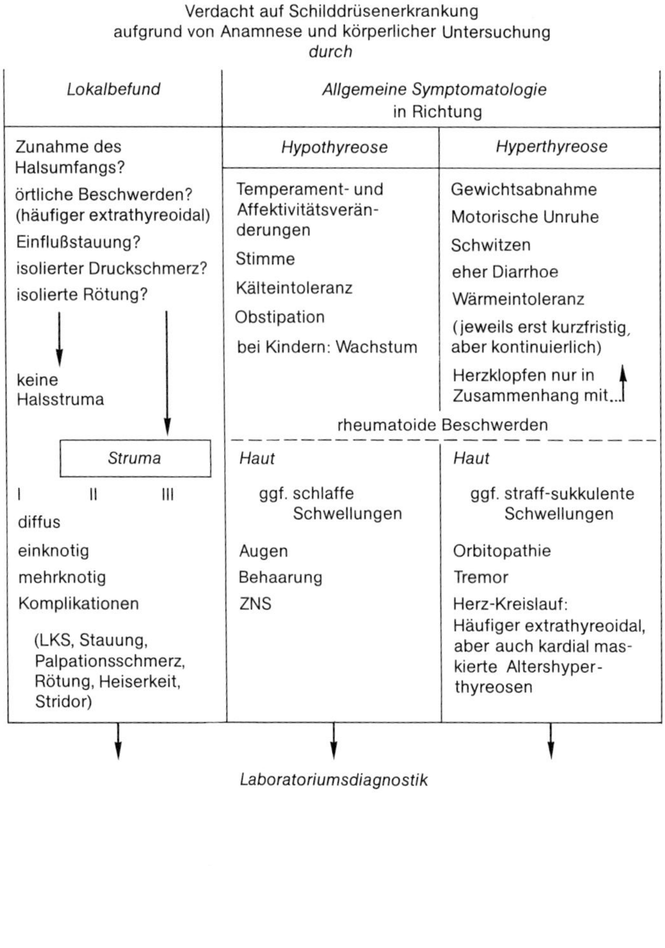

Verdacht auf Schilddrüsenerkrankung aufgrund von Anamnese und körperlicher Untersuchung durch		
Lokalbefund	*Allgemeine Symptomatologie in Richtung*	
	Hypothyreose	*Hyperthyreose*
Zunahme des Halsumfangs? örtliche Beschwerden? (häufiger extrathyreoidal) Einflußstauung? isolierter Druckschmerz? isolierte Rötung?	Temperament- und Affektivitätsveränderungen Stimme Kälteintoleranz Obstipation bei Kindern: Wachstum	Gewichtsabnahme Motorische Unruhe Schwitzen eher Diarrhoe Wärmetoleranz (jeweils erst kurzfristig, aber kontinuierlich) Herzklopfen nur in Zusammenhang mit...
keine Halsstruma	rheumatoide Beschwerden	
Struma	Haut	Haut
I II III diffus einknotig mehrknotig Komplikationen (LKS, Stauung, Palpationsschmerz, Rötung, Heiserkeit, Stridor)	ggf. schlaffe Schwellungen Augen Behaarung ZNS	ggf. straff-sukkulente Schwellungen Orbitopathie Tremor Herz-Kreislauf: Häufiger extrathyreoidal, aber auch kardial maskierte Altershyperthyreosen
↓	↓	↓
	Laboratoriumsdiagnostik	

Abb. 4.**11** Übersicht der wesentlichen anamnestischen und symptomatologischen Basisinformationen zur Schilddrüsendiagnostik.

konstatieren. Zur biologischen Bestimmung werden Schilddrüsenschnitte oder -homogenate von operierten Organen mit dem zu untersuchenden Serum inkubiert. Im positiven Fall kommt es als Ausdruck stimulierender Prozesse zu einer Induktion großer Mengen von Kolloidtröpfchen in der Schilddrüsenzelle, die mikroskopisch registriert werden (4, 262).

4. Die *Radio(ligand)rezeptormethode* erfaßt alle bekannten TSI und ist auch für klinische Zwecke praktikabel bzw. nicht zu aufwendig (87, 235, 247, 261, 308, 324, 325). Sie beruht darauf, daß die im Serum zu registrierenden TSI an den TSH-Bindungsstellen der Zelloberflächen von Thyreozyten mit radioaktiv (^{125}J) markiertem, reinem menschlichem TSH (kommerzielle Ausgangspräparation) konkurrieren und die Relation zwischen bekannter und unbekannter Menge wie bei einem kompetitiven Hormonbindungstest isotopentechnisch recht genau zu erfassen ist. Die als Lösung verwendete Rezeptorpräparation wird aus Homogenaten operierter hyperthyreoter Schilddrüsen hergestellt und hat ein Molekulargewicht von ca. 30 000 gegenüber dem der TSI von ca. 150 000 (307, 324).

5. *Die TSI-Bestimmung durch Stimulierung des Adenylcyclasesystems* als Energielieferant der Schilddrüsenzelle (HTACS: Human Thyroid Adenyl Cyclase System) ist ebenfalls hochspezifisch und genau, aber erheblich aufwendiger als die unter 4. genannte kompetitive Bindungsanalyse. Die Aktivierung dieses auch durch TSH stimulierbaren Zellstoffwechsels ist als Zunahme der Konzentration von Adenosin-3', 5'-Monophosphat (cAMP) im Inkubat von Serum und Schilddrüsenschnitten oder Mitochondrienpräparationen operierter Schilddrüsen radioimmunologisch meßbar (47, 247, 262, 264).

Gesichtspunkte für den Einsatz der einzelnen Laboratoriumsmethoden

Die große Zahl verfügbarer und durchwegs leistungsfähiger Laboratoriumsmethoden läßt erkennen, daß es kein für alle diagnostischen Fragestellungen verbindliches Untersuchungsprogramm geben kann. Einerseits sind bestimmte Basisinformationen in jedem Fall unerläßlich, andererseits hängt es von Anamnese, Beschwerdekomplex und körperlichem Status ab, ob und welche zusätzlichen Verfahren indiziert sind. Für praktische Belange müssen zwar nicht alle der 50 bekannten, in Details unterschiedlichen Krankheitsformen (dabei z.B. 5 verschiedene Arten von Jodfehlverwertungen) gegeneinander abgegrenzt, aber doch etwa 20 bis 25 Krankheitssituationen eindeutig klassifiziert werden, um eine solide Basis für die stets langzeitigen Therapiemaßnahmen abzugeben. In Abb. 4.**11** sind die wesentlichen anamnestischen und symptomatologischen Basisinformationen zur Schilddrüsendiagnostik nochmals zusammenfassend dargelegt.

Grundsätzlich steht also wie eh und je die körperliche Untersuchung am Anfang und zugleich im Mittelpunkt der Diagnostik, da erhebliche Widersprüche zwischen Laboratoriumsergebnissen und klinischen Befunden der Therapie wegen stets zugunsten der letzteren eliminiert werden müssen. Dabei wird die Frequenz von solchen Widersprüchen natürlich mit der Zahl verwendeter Untersuchungsmethoden geringer bis auf weniger als 1% bei Einsatz aller heute verfügbarer diagnostischer Möglichkeiten. Diese sehr positive Situation hat sich erst im Verlauf der letzten 20 Jahre entwickelt, nachdem zuvor mit Grundumsatz und Serumcholesterin sowie Gesamtblutjod ca. 30%, unter Verwendung von PBI/BEI-Analysen schließlich nur mehr etwa 5 bis 10% diskrepanter Befunde zu klären blieben. Alle weiteren, neueren Methoden haben deshalb diese Verfahren ersetzt bzw. in den Hintergrund zur Beurteilung nur mehr spezieller, ungewöhnlicher Fragestellungen gedrängt.

Eine ähnliche, zunächst aber noch fragwürdige Entwicklung nimmt z.Z. die von verschiedenen Arbeitskreisen recht unterschiedliche diagnostische Einschätzung des ^{131}J-Zweiphasenstudiums. Seine seit etwa 1950 auch hierzulande stetig zunehmende Verbreitung hat entscheidend zur Klärung pathogenetischer Gesichtspunkte und Probleme beigetragen bzw. diese erst ermöglicht, wird aber durch die heute hohe Leistungsfähigkeit von In-vitro-Verfahren und die TRH-Belastung sowie Überlegungen zur Strahlenbelastung der untersuchten Schilddrüse als kritischem Organ – nicht des Gesamtorganismus – begrenzt (337a). In letztgenannter Hinsicht müssen die trotz jahrzehntelanger Anwendung nicht belegten, theoretischen Risiken einer spezifischen Strahlenbelastung des Organs von maximal ca. 40 rad (0,4 Gy) bei 20 μCi = [0,74 MBq] und 50% Jodaufnahme wesentlich weniger bei geringeren Dosen, beschleunigtem thyreoidalen Jodumsatz mit verkürzter biologischer Halbwertzeit und insbesondere bei Kontrollen unter einer hormonell-suppressiven Medikation) abgewogen werden gegen die Gewichtigkeit einer begründeten Indikation. Als solche kann auch des zeitlichen Aufwandes wegen prinzipiell nicht mehr der Ausschluß einer Schilddrüsenkrankheit gelten, wird man aber ansonsten den individuellen Erfahrungen einzelner Untersucher und -gruppen Rechnung tragen müssen und nach Möglichkeit mit dem z.Z. noch schwer verfügbaren ^{123}J arbeiten (258a). Der große Vorteil eines Radiojod-Zweiphasenstudiums ist seine von keinem anderen und In-vitro-Verfahren erreichte methodische Zuverlässigkeit und Aussageinhalt für denjenigen, der genügend lange mit dem Test und der Interpretation seiner Einzelpositionen vertraut ist. So bleibt er unentbehrlich unter den häufigen differentialtherapeutischen Gesichtspunkten einer Radiojodbehandlung bzw. für deren fraktionierte Durchführung und Kontrollen von Hyperthyreosen, blanden Strumen und Malignomen sowie zur Abklärung von Jodfehlverwertungen und der funktionellen Situation von aktiven, eu- und hyperthyreoten Adenomen.

Wesentlich häufiger als ein Zweiphasenstudium und als Basisinformation in jedem Fall indiziert sind selbst zum Ausschluß einer Schilddrüsenkrankheit Analysen von Serumthyroxin sowie seiner Bindungsverhältnisse in Form des Trijodthyronin^{131}-In-vitro-Test, weniger ergiebig in Form der Kombination als NRT oder ETR.

Dieses Minimalprogramm muß bei resultierenden Hinweisen auf eine Schilddrüsenfunktionsstörung wie auch bei Diskrepanzen zum klinischen Befund erweitert werden, und in dieser Richtung sind verschiedene Wege als sogenannte *Stufendiagnostik* erarbeitet und empfohlen worden (277a). Welchem Modus man folgt, hängt weitgehend von den verfügbaren Methoden und der Vertrautheit mit ihnen und ihren Fehlerquellen ab. Das gilt insbesondere während oder nach einer schilddrüsenspezifischen, aber auch unerläßlichen andersartigen Medikation sowie nach der Verabreichung von jodhaltigen Röntgenkontrastmitteln. Die Auswahl unter den ergänzend einzusetzenden Methoden hängt dabei stets von der klinischen Fragestellung ab, kann aber durchaus auch standardisiert werden. Zu berücksichtigen bleibt, daß die in der Literatur wie auch in diesem Buch angegebenen Normalbereiche nicht verbindlich übernommen werden dürfen, sondern mit der verwendeten Methode oder einer Modifikation für den Zuständigkeitsbereich eruiert werden müssen. Besonderer Kritik sollten die Ergebnisse der radioimmunologischen Trijodthyroninbestimmung unterliegen, nachdem erhöhte Werte auch bei relativ vielen euthyreoten Zuständen vorkommen, während das Verfahren unter der Fragestellung einer evtl. Hypothyreose keine zusätzlichen Informationen bietet. Sehr aufschlußreich zur Abklärung sowohl hyper- wie hypothyreoseverdächtiger Situationen ist die TRH-Belastung, die auch zur Überprüfung der Dosierung einer hormonellen Strumatherapie ergiebig und von etwa gleichem Aussagewert wie ein Suppressionstest ist (207a). Erwägungen zum Einsatz dieser Verfahren beinhalten meistens auch ein ^{131}J-Zweiphasenstudium, so daß im Zweifelsfall lediglich der Gesichtspunkt einer Strahlenbelastung durch Inkorporation für die Wahl des Verfahrens entscheidend ist. Er entfällt allerdings beim größeren Teil der Fälle schon dadurch, daß eine blande oder hyperthyreote Struma ohnehin operativ entfernt oder mit Radiojod behandelt wird oder werden sollte.

Ein Depletionstest und PBI-Analysen sind zur Abklärung von Jodfehlverwertungen und zum Nachweis einer evtl. Anwesenheit nichthormoneller, unter Umständen exogener Jodverbindungen im Blut unerläßlich. Die BEI-Analyse ist zweifellos durch die direkte Thyroxinbestimmung überholt, die TSH-Stimulierung zur Abgrenzung der primären von der sekundären Hypothyreose weitgehend durch die TSH-Bestimmung und TRH-Belastung ersetzt, jedoch nicht immer entbehrlich (z. B. zur Abklärung einer tertiär-hypothalamischen Hypothyreose). Bei unklarem klinischen Bild und stark divergierenden In-vitro- und In-vivo-Parametern hat auch heute noch die Grundumsatzbestimmung eine diagnostische Bedeutung, insbesondere unter diesen Umständen aber auch eine solche für Verlaufskontrollen unter der Therapie sowie zur Abklärung des Schweregrades einer Funktionsentgleisung. Autoimmunologische Prozesse können an allen

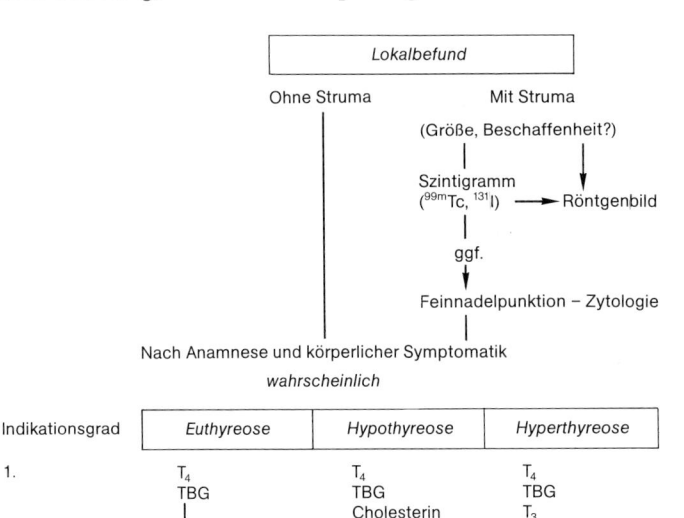

Abb. 4.**12** Reihenfolge laboratoriumsdiagnostischer Maßnahmen bei – laut Anamnese und körperlichem Status (s. Abb. 4.**11**) – Verdacht auf Schilddrüsenerkrankung. Die Indikationsgrade 1. bis 3. besagen, daß die Untersuchungen des nächst höheren Grades dann indiziert sind, wenn die zunächst ermittelten Befunde nicht mit der klinisch wahrscheinlichen Diagnose übereinstimmen.

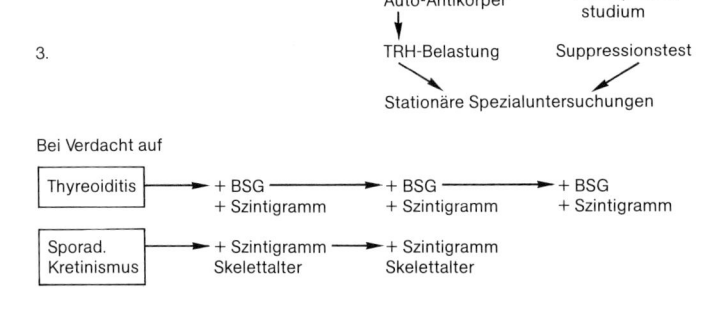

Schilddrüsenkrankheiten beteiligt sein, ohne daß sich darauf eine generelle Indikation zur Bestimmung von Antikörpern ableiten läßt. Hinsichtlich der aggressiv-destruktiven Antikörper ist sie jedoch gegeben, wenn subakut-chronische Entzündungsformen oder der Verdacht auf eine Hypothyreose sowie bei Familienmitgliedern eine immunologisch aberrierende Konstitution abzuklären sind. Inwiefern die Bestimmung stimulierender Antikörper die Differentialdiagnostik von Hyperthyreosen und der endokrinen Ophathalmopathie bereichert, muß zunächst offen bleiben.

Die Indikation zur Szintigraphie ergibt sich durch die Anwesenheit einer Struma, insbesondere bei knotigem oder speziell einknotigem Tastbefund. In diesen Fällen und bei Malignom- oder Entzündungsverdacht ist ohne eine Szintigraphie ebensowenig auszukommen wie zur Feststellung dystopen Drüsengewebes oder jodspeichernder metastatischer Karzinomanteile. Ob man mit ^{99m}Tc oder mit ^{131}J arbeitet, hängt von der Fragestellung und vom Lebensalter der betreffenden Patienten ab. Bei Hyperthyreosen und autonomen Adenomen wie bei der Mehrzahl von szintigraphisch kalten Solitärknoten und bei Malignomen kann man einerseits wegen gelegentlich diskrepanter Ergebnisse vergleichend die Verwendung von ^{99m}Tc und andererseits insbesondere unter differentialtherapeutischen Gesichtspunkten (Praktikabilität einer Radiojodtherapie?) auf die Szintigraphie mit ^{131}J und dann in Kombination damit auch ein Zweiphasenstudium nicht ohne Nachteile verzichten. Dabei sind Überlegungen zur Strahlenbelastung der erkrankten Schilddrüse zumindesten jenseits des Wachstumsalters bedeutungslos. Nur selten hingegen lohnt sich die ohnehin nur bei einem szintigraphisch „heißen" Solitärknoten indizierte TSH-Stimulierung paranodulären Gewebes, das sehr häufig auch im Erstszintigramm wenigstens angedeutet zu erkennen ist und damit die Stimulierung überflüssig macht, darüber hinaus mit einem Übersteuerungsszintigramm erfaßt werden kann. In allen anderen Fällen und insbesondere bei einer Disposition zur hyperthyreoten Entgleisung stellt die TSH-Anregung ein erhebliches Risiko dadurch dar, daß dermopathische (ophthalmopathische) Prozesse aggraviert oder provoziert werden und sich eine Struma riskant mit unter Umständen massiven lokalen Komplikationen im Halsbereich vergrößert.

Insgesamt zeichnet sich eine Tendenz zur Bevorzugung von In-vitro-Verfahren und Vermeidung der Inkorporation radioaktiver Substanzen ab, noch zumal letztere auch zur Diagnostik anderer Krankheiten zunehmende Verbreitung finden (277a). Ein den heutigen Möglichkeiten und Notwendigkeiten entsprechender, sinnvoller und sehr bewährter Vorschlag zum diagnostisch stufenweisen Einsatz von Laboratoriumsmethoden, basierend auf nach Anamnese und Symptomenkomplex wahrscheinlicher Diagnose, ist abschließend in Abb. 4.12 skizziert. Soweit erforderlich, werden bei gleicher Leistungsfähigkeit selbstverständlich kurzlebige und hinsichtlich ihrer Strahlenqualität gewebsfreundliche Isotope bevorzugt, während andererseits eine ganze Reihe von in den einzelnen klinischen Kapiteln angesprochenen Fragestellungen sich nach wie vor solange nur durch die In-vivo-Diagnostik mit ^{131}J klären lassen, als ^{123}J noch nicht in genügendem Umfang zur Verfügung steht (32, 51, 71, 96, 113, 146–148, 171, 196, 207, 210, 280, 291).

Literatur

1 Ackerman, N. B., D. B. Shahon, J. F. Marvin: A new method for the diagnosis of thyroid cancer: The radioactive phosphorus uptake test. In: Advances in Thyroid Research, hrsg. von R. Pitt-Rivers. Pergamon, London 1961
2 Acland, J. D.: The estimation of serum protein-bound iodine by alkaline incineration. Biochem. J. 66 (1957) 177
3 Adams, D. D.: The presence of abnormal thyroid stimulating hormone in the serum of some thyrotoxic patients. J. clin. Endocr. 18 (1958) 699
4 Adams, D. D., T. H. Kennedy: Occurence in thyrotoxicosis of a gamma globulin which protects LATS from neutralization by an extract of thyroid gland. J. clin. Endocr. 27 (1967) 173
5 Allen, H. C., W. E. Goodwin: The scintillation counter as an instrument for in vivo determination of thyroid weight. Radiology 58 (1952) 68
6 Amino, N., S. R. Hagen, S. Refetoff: Measurement of circulating thyroid miosomal antibodies by the tanned red cell haemagglutination technique: Its usefulness in the diagnosis of autoimmune thyroid diseases; zit. nach DeGroot u. Stanbury (57)
7 Arnold, J. E., S. Pinsky: Comparison of ^{99}Tc and ^{123}I for thyroid imaging. J. Nucl. Med. 17 (1976) 261
8 Balfour, B. M., D. Doniach, I. M. Roitt, K. G. Couchman: Fluorescent antibody studies in human thyroiditis: autoantibodies to an antigen of the thyroid colloid distinct from thyroglobulin. Brit. J. exp. Path. 42 (1961) 307
9 Bansi, H. W.: Jod. Schilddrüsendiagnostik mit Radiojod. In: Künstliche radioaktive Isotope in Pathologie, Diagnostik und Therapie, 2. Aufl., Bd. II, hrsg. von H. Schwiegk, F. Turba. Springer, Berlin 1961
10 Barker, S. B.: Determination of protein-bound iodine. J. biol. Chem. 173 (1948) 715
11 Barker, S. B., M. J. Humphrey: M. H. Soley: The clinical determination of protein-bound iodine. J. clin. Invest. 30 (1951) 55
12 Barry, M. C., A. E. Pugh: Serum concentrations of radioiodine in diagnostic tracer studies. J. clin. Endocr. 13 (1953) 980
13 Bartels, E. C.: Basal metabolism testing under Pentothal anesthesia. J. clin. Endocr. 9 (1949) 1190
14 Baschieri, L., G. Benedetti, F. de Luca, M. Negri: Evaluation and limitations of the Perchlorate test in the study of thyroid function. J. clin. Endocr. 23 (1963) 786
15 Benotti, J., N. Benotti: Protein-bound iodine, total iodine and butanol-extractable iodine by partial automation. Clin. Chem. 9 (1963) 408
16 Berger, S., M. S. Goldstein, B. E. Metzger: Electrophoretic method for characterizing thyroid function. New Engl. J. Med. 267 (1962) 801
17 Berson, S. A., R. S. Yalow: Quantitative aspects of iodine metabolism. J. clin. Invest. 33 (1954) 1533
18 Berson, S. A., R. Yalow, J. Sorrentino, B. Roswit: The determination of thyroidal and renal plasma I^{131} clearance rates as a routine diagnostic test of thyroid dysfunction. J. clin. Invest. 31 (1952) 141
19 Beyer, J., J. Happ, F. Hollmann, H. Menzel, V. Grabs, R. Althoff, B. Leonhardi: Der TRH-Test bei Kindern mit Hyperthyreose, primärer und sekundärer Hypothyreose sowie klinisch euthyreoten Strumen. Dtsch. med. Wschr. 99 (1974) 1901
20 Björksten, F., R. Gräsbeck, B.-A. Lamberg: Methods for the paper chromatographic and paper electrophoretic separation of iodide, iodotyrosines, iodothyronines and their derivatives. Acta chem. scand. 15 (1961) 1165
21 Bindeballe, W., R. Gutekunst, H. Lahrtz, G. Rabenhorst, K. Schemmel: Diagnostik und Verlaufskontrolle von Schilddrüsendysfunktionen mittels des TRH-Test. Med. Klin. 70 (1975) 505
22 Blackburn, C. M., M. H. Power: Diagnostic accuracy of serum protein bound iodine determination in thyroid disease. J. clin. Endocr. 15 (1955) 1379
23 Blase, A.: Gesamtthyroxin-Bestimmung im Serum als in vitro-Test der Schilddrüsenfunktionsdiagnostik. In: Ergebnisse der klinischen Nuklearmedizin, hrsg. von W. Horst, W. Pabst. Schattauer, Stuttgart 1969 (S. 781)

24 Blau, N. F.: The determination of thyroxin in the thyroid gland. J. biol. Chem. 102 (1933) 269
25 Bloch-Michel, H.: A propos due métabolisme basal chez l'enfant. Ann. Endocr. (Paris) 14 (1953) 392
25a Bodlaender, P., J. R. Arjonilla, R. Sweat, S. L. Twomey: A practical radioimmunoassay of thyroglobulin. Clin. Chem. 24 (1978) 267
25b Bluett, M. K., E. O. Reiter, G. D. Duckett, A. W. Root: Simultaneous radioimmunoassay for thyrotropin and thyroxine in human serum. Clin. Chem. 23 (1977) 1644
26 Böhlau, V.: Ein Gerät zur fortlaufenden automatischen Registrierung des Gasstoffwechsels. Dtsch. Z. Verdau- u. Stoffwechselkr. 13 (1953) 90
27 Bois-Svensson, I., J. Einhorn, H. Wicklund: Resin uptake of ^{131}I-labeled triiodothyronine after administration of iodine. Acta endocr. (Kbh.) 51 (1966) 1
28 Bona, E.: Die Veränderungen der Gluthationkonzentration des Blutes bei Erkrankungen der Schilddrüse und in hypoxämischen Zuständen. Z. ges. inn. Med. 12 (1957) 282
29 Börner, W.: Die Strahlenbelastung in der Nuclearmedizin. Radiologe 6 (1966) 323
30 Börner, W.: Neue Trends in der nuklearmedizinischen Schilddrüsendiagnostik. Med. Welt 26 (1975) 980
31 Börner, W., E. Moll: Die praktische Anwendung des Impuls-Zeit-Analysators bei der Scintigraphie der Schilddrüse mit J^{131} und J^{132}. Siemens-Reiniger-Werke Nachr. 17 (1962) 24
32 Börner, W., E. Moll, G. Ruppert, A. Pohner, H. Hartwig: Zur in vitro-Diagnostik der Schilddrüse. In: Verhandlungen der Gesellschaft für Nuklearmedizin 1972, hrsg. von K. Oeff. Medico-Informationsdienste, Berlin 1975 (S. 407)
33 Börner, W., E. Moll, H. Schneider, G. Ruppert, H. Hartwig: Ist der ^{131}J-Zweiphasentest unentbehrlich? Erfahrungen mit einem ^{132}J-Zweiphasenkurztest in der Hyperthyreosediagnostik. In: Ergebnisse der klinischen Nuklearmedizin, hrsg. von W. Horst, W. Pabst. Schattauer, Stuttgart 1974 (S. 140)
33a Börner, W., Ch. Reiners: Umfang und Stellenwert der nuklearmedizinischen Funktionsdiagnostik mit radioaktiven Jodisotopen (^{31}J, ^{132}J, ^{123}J). Nuklearmediziner 2 (1979) 68
33b Botsch, H., E. Schulz, B. Lochner: Serum-Thyreoglobulinbestimmungen zur Verlaufskontrolle bei Schilddrüsenkarzinom-Patienten. Dtsch. Med. Wschr. 104 (1979) 1072
34 Bowden, C. H., N. F. Maclagan, J. H. Wilkinson: The application of the ceric sulphate-arsenous acid reaction to the detection of thyroxin and related substances. Biochem. J. 59 (1955) 93
35 Bowers, C. Y., P. J. Murison, D. L. Gordon, W. Locke: Effect of thyrotropin on the serum protein bound iodine level in various thyroid states (TSH-PBI-Test). J. clin. Endocr. 21 (1961) 465
36 Boyden, S. V.: The adsorption of proteins on erythrozytes treated with tannic acid and subsequent haemagglutination by antiprotein sera. J. exp. Med. 93 (1951) 107
37 Boyle, J. A., A. Sloss, E. Macdonald, M. Gray: A comparison of two methods of estimation of plasma inorganic iodine in euthyroid, hyperthyroid and goitrous patients. J. clin. Endocr. 25 (1965) 1035
38 Braverman, L. E., A. G. Vagenakis, A. E. Foster, S. H. Ingbar: Evaluation of a simplified technique for the specific measurement of serum thyroxine concentration. J. clin. Endocr. 32 (1971) 497
39 Brenner, O., A. B. Black, R. Gaddie: Estimation of the rate of thyroid hormone secretion in man. Clin. Sci. 13 (1954) 441
40 Breuer, H., D. Hamel, H.-L. Krüskemper: Methoden der Hormonbestimmung. Thieme, Stuttgart 1975
41 Brown, H., A. M. Reingold, M. Samson: The determination of protein bound iodine by dry ashing. J. clin. Endocr. 13 (1953) 444
42 Bruger, M., V. P. Hollander: Extrathyreoidal hypermetabolism: Classification and discussion including three illustrative case reports. Ann. intern. Med. 35 (1951) 1260
43 Burke, G., A. Halko, G. E. Silverstein, M. Hiligoss: Comparative thyroid uptake studies with ^{131}I and ^{99}TcO$_4$. J. clin. Endocr. 34 (1972) 630
44 Burkinshaw, L.: A method of measuring the mass of the thyroid gland in vivo. Acta radiol. (Stockh.) 49 (1958) 308
45 Cavalieri, R. R., M. Steinberg, G. L. Searle: Metabolic clearance rate of L-triiodothyronine in man. A comparison of results by single injection and constant infusion methods. J. clin. Endocrin. 33 (1971) 624
46 Chopra, I. J.: A radioimmunassay for measurement of thyroxine in unextracted serum. J. clin. Endocr. 34 (1972) 938
47 Chopra, I. J., D. H. Solomon, D. E. Johnson, U. Chopra: Metabolism 19 (1970) 760
48 Christensen, L. K.: A method for the determination of free, nonprotein bound thyroxine in serum. Scand. J. clin. Lab. Invest. 11 (1959) 326
49 Colagrande, C., M. Amoruso: Pneumotiroide. Folia endocr. (Roma) 15 (1962) 236
50 Coons, A. H., M. H. Kaplan: Localization of antigens in tissue cells. J. exp. Med. 91 (1950) 1

51 Creutzig, H., G. Thiede: Fortschritte auf dem Gebiet der In-vivo-Schilddrüsendiagnostik. In: Schilddrüse 1975, hrsg. von J. Herrmann, K.-L. Krüskemper, B. Weinheimer. Thieme, Stuttgart 1977 (S. 23)
52 Daly, J. R.: Assays for thyroid stimulating hormone. In: Schilddrüse 1975, hrsg. von J. Herrmann, H.-L. Krüskemper, B. Weinheimer. Thieme, Stuttgart 1977 (S. 208)
53 Dirmikis, S., P. Kendall-Taylor, D. S. Munro: The nature and significance of LATS-protector. In: Thyroid Research, hrsg. von J. Robbins, L. E. Braverman. Excerpta Medica Foundation, Amsterdam 1976 (S. 403)
54 Doepp, M., S. F. Grebe, F. Dietzel, M. Römer: Die Veränderungen des T_3- und T_4-Testes bei verschiedenen Antikonzeptiva-Präparaten. In: Ergebnisse der klinischen Nuklearmedizin, hrsg. von W. Horst, W. Pabst. Schattauer, Stuttgart 1974 (S. 152)
55 Doering, P.: Die Messung der Jodspeicherung in der menschlichen Schilddrüse nach Gabe von Radiojod. Klin. Wschr. 34 (1956) 837
56 Doering, P.: Die radiologische Darstellung der gesunden und kranken Schilddrüse nach Gabe von Radiojod. Verh. dtsch. Ges. inn. Med. 66 (1960) 90
57 DeGroot, L. J., J. B. Stanbury: The Thyroid and Its Diseases, 4. Aufl., Wiley, New York 1975
58 Döhler, K.-D., T. Hashimoto, A. von zur Mühlen: Use of a cytochemical bioassay for determination of thyroid stimulating hormone in clinical investigation. Radioimmun. relat. proced. med. 1 (1978) 297
59 Donata, L., S. Panichi, U. D. Maggiore: L'escrezione salivare del radiojodio nella diagnostica delle tireopatie. Folia endocr. (Roma) 9 (1956) 105
60 Dörner, E.: Grundlagen der Nuklearmedizin: Thieme, Stuttgart 1966
61 Dorta, T., Th. Beraud: Substances iodêesdans le sang dans les thyreopathies. Schweiz. med. Wschr. 89 (1959) 372
62 Droese, M., K. Kempken: Die Feinnadelpunktion in der Schilddrüsendiagnostik. Med. Klin. 71 (1976) 229
62a Droese, M.: Aspirationszytologie der Schilddrüse. Schattauer, Stuttgart 1979
62b Dussault, J. H., J. Morisette, P. Fised, E. Laberge, C. Laberge: Factors influencing results for thyroxine concentration in blood, as measured in paper filter spots in a screening program for neonatal hypothyroidism. Clin. Chem. 22 (1976) 1392
63 Dyrbye, M. O., E. Peitersen, Th. Friis: Diagnostic value of ^{131}I in thyroid disorders. Acta med. scand. 176 (1964) 91
64 Eichhorn, O.: Die Problematik der Schilddrüsenfunktionsprüfungen mit Radiojod in Jodmangelgebieten. Schweiz. med. Wschr. 85 (1955) 879
65 von Eiff, A. W., H. J. Jedinsky: Zur Berechnung des Grundumsatzes bei Stoffwechselbestimmungen mit offenem Respirationssystem. Ärztl. Wschr. 10 (1955) 31
66 Einhorn, J., S. Franzen: Thin-needle biopsy in the diagnosis of thyroid disease. Acta radiol. (Stockh.) 58 (1962) 321
67 Ekbom, K., R. Hed, C.-G. P. Herdenstam, A. Mygren: The serum creatine phosphokinase activity and the achilles reflex in hyperthyroidism and hypothyroidism. Acta med. scand. 749 (1966) 433
67a Ellis, S. M., R. Ekins: The radioimmunoassay of free T_3 and T_4 concentration in serum. Proc. Soc. Endocrinol. 14 (1973) 59
67b Ellis, S. M., R. Ekins: The direct measurement by radioimmunoassay of free thyroid hormone concentration in serum. Acta endocr. (Kbh.), Suppl. 177 (1973) 106
68 Emrich, D.: Ergebnisse der Analyse J^{131}-markierter Verbindungen in der Blutbahn. Nucl.-Med. (Stuttg.) Suppl. 2 (1965) 145
69 Emrich, D.: Nuklearmedizin – Funktionsdiagnostik. Thieme, Stuttgart 1971; 2. Aufl. 1979
70 Emrich, D.: In vitro-Methoden der Schilddrüsendiagnostik. Diagnostik 7 (1974) 344
71 Emrich, D., U. Schulz, R. D. Hesch, A. von zur Mühlen, H. P. Breuel, M. R. Nowrusian, R. Kattermann, H. Luig: Bedeutung und Treffsicherheit verschiedener Parameter der Schilddrüsenfunktion in der Praxis. Dtsch. med. Wschr. 98 (1973) 2169
72 Erhardt, F., J. Marschner, P.-C. Scriba: Radioimmunologische Bestimmung von TSH im Serum. In: Schilddrüse 1975, hrsg. von J. Herrmann, H.-L. Krüskemper, B. Weinheimer. Thieme, Stuttgart 1977 (S. 15)
72a Faber, J., C. Kirkegaard, I. B. Lumholtz, K. Siersbaek-Nielsen, T. Friis: Measurements of serum 3',5'-Diiodothyronine and 3,3'-Diiodothyronine concentrations in normal subjets and in patients with thyroid and nonthyroid disease. J. clin. Endocr. 48 (1979) 611
73 Farran, H. E. A., P. Milutinovic, A. St. Mason: The in vivo uptake of ^{32}P by red blood-cells in thyroid disease. Lancet 1959/II, 537
74 Federlin, K.: Endokrine Drüsen. In: Praxis der Immunologie, hrsg. von K.-O. Vorlaender. Thieme, Stuttgart 1976 (S. 404)
75 von Fellenberg, Th.: Das Vorkommen, der Kreislauf und der Stoffwechsel des Jodes. Ergebn. Physiol. 25 (1926) 176

76 Fellinger, K., R. Höfer, H. Vetter: Salivary and thyroidal radioiodide clearances of plasma in various states of thyroid function. J. clin. Endocr. 16 (1956) 449
77 Fellinger, K., E. Mannheimer, H. Vetter: Der Radiojod-Plasmatest. Wien. Z. inn. Med. 34 (1953) 359
78 Feuer, I., E. Dickler, G. J. Friedman, A. Geffen, H. R. Marcus, I. Venet, D. Vorzimer: The use of I131 in the determination of thyroid function. Metabolism 4 (1955) 1
79 Fields, Th., D. S. Kinnory, E. Kaplan, Y. T. Oester, E. N. Bowser: The determination of protein bound iodine 131 with anion exchange resin column. J. Lab. clin. Med. 47 (1956) 333
80 Fisher, D. A., T. H. Oddie, C. S. Thompson: Thyroidal thyronine and non-thyronine iodine secretion in euthyroid subjects. J. clin. Endocr. 33 (1971) 647
81 Fitting, W.: Serum concentration and thyroidal uptake rate of stable iodine in various states of thyroid function. J. clin. Endocr. 20 (1960) 569
82 Fitting, W., A. W. von Eiff: Über den diagnostischen Wert von Radiojod-Test, Grundumsatz und „Grundumsatz im engeren Sinne" für die Beurteilung der Schilddrüsenfunktion. Klin. Wschr. 34 (1956) 486
83 Fleisher, G. A., W. M. McConahey, M. Pankow: Serum creatine kinase, lactic dehydrogenase and glutamic-oxalacetic transaminase in thyroid diseases and pregnancy. Proc. Mayo Clin. 40 (1965) 300
84 Forbes, I. M., I. M. Roitt, D. Doniach, I. L. Solomon: The thyroid thyrotoxic autoantibody. J. clin. Invest. 41 (1962) 996
85 Fowler, W. S., Ch. M. Blackburn, F. Helmholz jr.: Determination of basal rate of oxygen consumption by open and closed-circuit methods. J. clin. Endocr. 17 (1957) 786
86 Fox, R. A., J. Tubman, R. Hall: A critical evaluation of the tyrosine tolerance test in thyroid disease. Proc. roy. Soc. Med. 61 (1968) 649
87 Frahm, H., V. Smeykal, P. Schumacher: Grundlagen der Schilddrüsencytologie. Med. Welt 22 (1971) 746
88 Franco, V. H., M. G. Quina: Pneumo-Thyroid. Brit. J. Radiol. 29 (1956) 434
89 Frank, Th., C. G. Schneekloth, C. Zollikofer, G. Albers: Zur Differentialdiagnose scintigraphisch „stummer" Bezirke in der Schilddrüsenregion mit Ultraschall. In: Schilddrüse 1975, hrsg. von J. Herrmann, H.-L. Krüskemper, B. Weinheimer. Thieme, Stuttgart 1977 (S. 36)
90 Fraser, R.: Clinical tests of thyroid function. Lancet 1956/II, 581
91 Freydberg, H.: Der Grundumsatz in mittleren Höhen. Schweiz. med. Wschr. 86 (1956) 629
92 Friedman, G. J., J. J. Vorzimer, H. R. Marcus, E. Dickler, W. V. Tenzell, A. Geffen, I. Venet, I. Feuer: Pigment/creatinin ratio in the diagnosis of thyroid dysfunction. Metabolism 3 (1954) 518
93 Frus, T.: Thyroxine metabolism in man estimated by means of I^{131}-labeled I-thyroxine. Acta endocr. (Kbh.) 29 (1958) 587
94 Frus, T.: On the mechanism of the in vitro uptake of I^{131}-labeled I-triiodothyronine by human erythrocytes. Acta endocr. (Kbh.) 33 (1960) 134
95 Frus, T.: On the effect of I-triiodothyronine on the thyroid gland and its clinical application (the triiodothyronine suppression test). Acta med. scand. 173 (1963) 569
96 Fritzsche, H., R. Höfer: Die Immunfluoreszenz in der Schilddrüsendiagnostik. Schilddrüse 1973, hrsg. von H. Schleusener, B. Weinheimer. Thieme, Stuttgart 1974 (S. 96)
97 Fritzsche, H., R. Kreiss, R. Höfer: TSH-Bestimmung in der Routine-Diagnostik. In: Schilddrüse 1973, hrsg. von H. Schleusener, B. Weinheimer. Thieme, Stuttgart 1974 (S. 17)
98 Furth, E.D., M. Rathbun, J. Posillico: A modified bioassay for the long acting thyroid stimulator (LATS). Endocrinology 85 (1969) 592
99 Gabrielsen, Z., A. I. Kretchmar: Studies on the salivary secretion of iodide. J. clin. Endocr. 16 (1956) 1347
100 Galven, G., F. Maier: Die Bestimmung der Achillessehnenreflexzeit. Med. Welt 28 (1977) 1272
101 Galvan, G., G. B. Pohl: Feinnadelpunktion und zytologische Auswertung von 2523 kalten Strumaknoten. Dtsch. med. Wschr. 98 (1973) 2107
102 Gauwerky, F., F. Petersen: Über die normale Jodavidität der Schilddrüse (Beitrag zur Frage der sog. Hyperavidität). Nucl.-Med. (Stuttg.), Suppl. 2 (1965) 99
103 Gehring, D.: Kinetik der Jodaminosäuren und ihre Bedeutung für die Diagnostik von Schilddrüsenerkrankungen. Habil. Schr., Freiburg 1974
104 Gehring, D., G. Hoffmann, G. Ehret: Die radioimmunologische Bestimmung von Trijodthyronin im Plasma. Dtsch. med. Wschr. 100 (1975) 976
105 Georgi, M., K. E. Scheer: Schilddrüsenfunktions- und -Lokalisationsdiagnostik bei gleichzeitiger Verabreichung von J^{125} und J^{131}. Nucl.-Med. (Stuttg.), Suppl. 2 (1965) 121
106 Gerbaulet, K., W. Fitting: Über das Jod-Konzentrierungs- und Sekretionsvermögen der Speicheldrüsen. Klin. Wschr. 34 (1956) 120
107 Gerbaulet, K., W. Fitting, W. Maurer: Über Messungen der quantitativen Jodid-Aufnahme der Schilddrüse und der Konzentration des Serum-Jodids. Klin. Wschr. 38 (1960) 474
108 Gerdes, H.: Lithium und Endokrinium. Ergebn. inn. Med. Kinderheilk. 41 (1978) 30
109 Gharib, H., R. J. Ryan, W. E. Mayberry, T. Hockert: Radioimmunoassay for triiodothyronin (T$_3$). J. clin. Endocr. 33 (1971) 509
110 Glanzmann, Ch., K. P. Braun, K. Nilson, W. Horst: Funktionsdiagnostik des Hypophysen-Schilddrüsen-Systems mit dem hypothalamischen Thyreotropin-ausschüttenden Hormon (TRH) und dem Radiojod-Dreiphasenstudium. Klin. Wschr. 51 (1973) 127
111 Glinoer, D., M. Fernandes, A. M. Ermans: Use of direct thyroxine-binding globulin measurement (TBG) in the evaluation of thyroid function. Ann. Endocr. (Paris) 38 (1977) Nr. 12
112 Goolden, A. W. G.: Use of radioactive iodine in the diagnosis of thyroid disorders. Brit. med. Bull. 16 (1960) 105
113 Goolden, A. W. G.: In vivo methods. In: Rational Diagnosis of Thyroid Disease, hrsg. von R. Höfer, Egermann, Wien 1977 (S. 79)
114 Goolden, A. W. G., J. R. Mallard: The use of iodine 132 in studies of thyroid function. Brit. J. Radiol. 31 (1958) 589
115 Goolden, A. W. G., J. M. Gartside, C. Osorio: An evaluation of the ^{131}I-triiodo thyronine resin sponge test. J. clin. Endocr. 25 (1965) 127
116 Gould, G.: The relationship between thyroid hormones and cholesterol biosynthesis and turnover. In: Hormones and Atheroselerosis, hrsg. von G. Pinkus. Academic Press, New York 1959
117 Graul, E. H., W. Stumpf: Schilddrüsenfunktions-Diagnostik mit Radiojod ohne Inkorporierung des Radionukleids. Dtsch. med. Wschr. 88 (1963) 1886
118 Gray, H. W., L. A. Hooper, W. R. Greig: An evaluation of the twenty-minute perchlorate discharge test. J. clin. Endocr. 37 (1973) 351
119 Griffiths, W. J.: Serum-creatine in disease of the thyroid. Lancet 1951/II, 467
120 Gros, H., E. J. Kirnberger: Blutglutathion- und Grundumsatzbestimmung bei der Diagnostik von Schilddrüsenerkrankungen. Dtsch. med. Wschr. 79 (1954) 1627
121 Grossmann, A., G. F. Grossmann: Protein-bound iodine by alkaline incineration and a method for producing a stable cerate color. J. clin. Endocr. 15 (1955) 354
122 Guinet, P., C. Descour: Le test de Werner. Gaz. méd. Fr. 1 (1963) 421
123 Guinet, P., J. Tourniaire, J. P. Revillard, M. Site: Le test de Werner. Rev. lyon. Méd. 13 (1964) 877
124 Hackenberg, K.: Prognostische Bedeutung des Suppressionstestes bei der konservativen Behandlung der Hyperthyreose. Habil.-Schr., Essen 1973
125 Hall, R.: J. Clin. Endocr. 3 (1974) 361
126 Hall, R.: Thyroid antigen-antibody systems. In: Rational Diagnosis of Thyroid Diseases, hrsg. von R. Höfer. Egermann, Wien 1977 (S. 43)
127 Hall, R., J. Amos, B.-J. Ormston: Radioimmunoassay of serum thyrotropin. Brit. med. J. 1971/I, 582
128 Halnan, K. E., E. E. Pochin: The use of iodine^{132} for thyroid function tests. Brit. J. Radiol. 31 (1958) 581
129 Hamolsky, M. W., A. Golodetz, A. Sr. Freedberg: The plasma protein thyroid hormone complex in man. III. Further studies on the use of the in vitro red blood cell uptake of I^{131}-I-triiodothyronine as a diagnostic test of thyroid function. J. clin. Endocr. 19 (1959) 103
130 Hanbury, E. M., J. Heslin, L. G. Stang jr., W. D. Tukker, J. E. Rall: The diagnostic use of I^{132}. J. clin. Endocr. 14 (1954) 1530
131 Haschen, R. J., N. Rehfeld: Mikromethode zur Bestimmung des eiweißgebundenen Serumjods. Dtsch. Gesundh.-Wes. 18 (1963) 1589
132 Heedman, P.-A., B. Jacobson: Thyroid iodine determined by X-ray spectrometry. J. clin. Endocr. 24 (1964) 246
133 Hehrmann, R.: Der TRH-Kurztest: Diagnostische Möglichkeiten, Probleme und Weiterentwicklung. In: Schilddrüse 1973, hrsg. von H. Schleusener, B. Weinheimer. Thieme, Stuttgart 1974 (S. 24)
134 Hehrmann, R., R.-D. Hesch: Radioimmunologische Bestimmung von T$_4$ und T$_3$ im Serum. In: Schilddrüse 1975, hrsg. von J. Herrmann, H.-L. Krüskemper, B. Weinheimer. Thieme, Stuttgart 1977 (S. 1)
135 Hehrmann, R., C. Schneider: Der Radioimmunoassay für Trijodthyronin und Thyroxin im Serum und seine Anwendung bei Hyperthyreoscn. Radiologe 14 (1974) 156
136 Heimann, P., L.-B. Schnürer: Needle biopsy of the thyroid gland. Acta chir. scand. 128 (1964) 85
137 Heinze, H. G.: Radiojodtest und Gravidität. Münch. med. Wschr. 115 (1973) 426
138 Heinze, H. G., D. Zimmer: Fortschritte in der Diagnostik des dekompensierten autonomen Adenoms. In: Schilddrüse 1975, hrsg.

von J. Herrmann, H.-L. Krüskemper, B. Weinheimer. Thieme, Stuttgart 1977 (S. 70)
139 Heinze, H. G., K. W. Frey, J. Lehmann-Brockhaus: Radiojoduntersuchungen der Schilddrüse. Münch. med. Wschr. 110 (1968) 1139
140 Heinze, H. G., W. Pabst, A. Sonntag: Suppression der Schilddrüse mit L-Trijodthyronin. Münch. med. Wschr. 110 (1968) 1875
141 Heinze, H. G., H. W. Pabst, J. Klemm, G. Hör: L-Trijodthyronin-Suppressionstest der Schilddrüse. Ther. Umsch. 24 (1967) 397
142 Heki, M., K. Ono: The microdetermination of protein bound iodine in plasma and tissues. Endocr. jap. 2 (1955) 99
143 Helwig, H. L., W. A. Reilly, J. N. Castle: A method for concentrating and determining iodine in urine. J. Lab. clin. Med. 49 (1957) 490
144 Hennemann, G., R. Docter, A. Delman: Relationship between total thyroxine and absolute free thyroxine and the influence of absolute free thyroxine on thyroxine disposal in humans. J. clin. Endocr. 33 (1971) 63
145 Herrmann, J., H. L. Krüskemper, H. Müller: Zur Methodik der Bestimmung von freiem, dialysablen Thyroxin im Serum. Clin. Chim. Acta 24 (1969) 457
145a Herrmann, J.: Diagnostische Bedeutung der freien Schilddrüsenhormone im Serum. Intern. Welt 1 (1979) 136
146 Hesch, R. D.: Die Bedeutung der Trijodthyroninbestimmung in der Diagnostik von Schilddrüsenfunktionsstörungen. In: Schilddrüse 1973, hrsg. von H. Schleusener, B. Weinheimer. Thieme, Stuttgart 1974 (S. 120)
147 Hesch, R.-D., D. Emrich, A. v. z. Mühlen, H. P. Breuel: Der Aussagewert der radioimmunologischen Bestimmung von Trijodthyronin und thyreotropem Hormon für die Schilddrüsendiagnostik in der Praxis. Dtsch. med. Wschr. 100 (1975) 805
148 Hesch, R. D., A. von zur Mühlen, B. Höfken, R. Simon: Diagnosis of thyrotoxicosis. In: Rational Diagnosis of Thyroid Diseases, hrsg. von R. Höfer, Egermann, Wien 1977 (S. 121)
149 Hodge, J. V., J. A, Kilpatrick: Plasma tyrosine in the diagnosis of thyroid disease. N. Z. med. J. 67 (1968) 350
150 Höfer, R.: Rational Diagnosis of Thyroid Diseases. Egermann, Wien 1977
151 Höfer, R., H. Bergmann, W. Erd, E. Havlik: Möglichkeiten der Bestimmung des 20-Minuten-Uptake von Technetium-Pertechnetat in der Schilddrüse mit Strickscan, Profilscan und Camera. In: Schilddrüse 1973, hrsg. von H. Schleusener, B. Weinheimer. Thieme, Stuttgart 1974 (S. 183)
152 Höfer, R., H. Fritzsche, M. Weissel, P. Aiginger: Diagnosis of thyroiditis. In: Rational Diagnosis of Thyroid Disease, hrsg. von R. Höfer. Egermann, Wien 1977 (S. 155)
153 Hofmann-Credner, D.: Das Thyroxinbindungsvermögen des Serums als Diagnostikum bei Funktionsstörungen der subtotal resezierten Schilddrüse. Klin. Wschr. 35 (1957) 121
154 Honetz, N., R. Kotzaurek: Weitere Erfahrungen mit der Jodbestimmung im Blutserum nach Spitzy, Reese and Skrube. Klin. Wschr. 38 (1960) 494
155 Honetz, N., R. Kotzaurek: Über den Einfluß der hypophysären Regulation auf die Verteilung der jodierten Aminosäuren im Serum. In: 10. Symposion der Deutschen Gesellschaft für Endokrinologie, hrsg. von E. Klein. Springer, Berlin 1963
156 Horn, K., T. Ruhl, P. C. Scriba: Semiautomatic method for the separation and determination of total triiodothyronine and thyroxine in serum. Z. klin. Chem. 10 (1972) 99
157 Horst, W.: Klinische Radiojoddiagnostik der Schilddrüsenerkrankungen. In: Strahlenbiologie, Strahlentherapie, Nuklearmedizin und Krebsforschung. Ergebnisse 1952 bis 1958, hrsg. von H. R. Schniz, H. Holthusen, H. Langendorff, B. Rajewsky, G. Schubert. Thieme, Stuttgart 1959
158 Horst, W., I. Petersen, K. J. Thiemann, I. Zukschwerdt: Methoden und Ergebnisse der Differentialdiagnostik von Schilddrüsenerkrankungen durch die Scintigraphie und das Radiojod-Dreiphasenstudium. Dtsch. med. Wschr. 85 (1960) 711
159 Horst, F. A.: Endocrine Ophthalmopathie. Springer, Berlin 1967
160 Horster, F. A., C. Böhm: Zur Diagnostik und Therapie von Schilddrüsenkrankheiten. Scripta Med. Merck 2. Merck, Darmstadt 1975
160a Horster, F. A.: Der orale TRH-Test: Prae- oder postprandial? Nuc-Compact 10 (1979) 85
161 Horster, F. A., E. Klein: Die Anwendung von radioaktivem Trijodthyronin zur Diagnostik der Schilddrüsenfunktion in vitro. Dtsch. med. Wschr. 89 (1964) 983
162 Horster, F. A., W. Wildmeister: Klinische Bedeutung des synthetischen TRH. Dtsch. med. Wschr. 96 (1971) 175
163 Hüfner, M., M. Grussendorf, M. Knöpfle: Die direkte Messung von reverse-T_3 (rT_3) im menschlichen Serum. In: Schilddrüse 1975, hrsg. von J. Herrmann, H.-L. Krüskemper, B. Weinheimer. Thieme, Stuttgart 1977 (S. 247)
163a Illig, R., C. Rodriguez de vera Roda: Radioimmunologischer Nachweis von TSH in getrockneten Blutstropfen: Möglicher Screening Methode zur Entdeckung der Hypothyreose bei Neugeborenen. Schweiz. med. Wschr. 106 (1976) 1676
164 Imarisio, J. J., B. B. Kotlowski, A. A. Imperato: Dialysis method for PBI^{131} determination compared with TCA and Resin techniques. J. Lab. clin. Med. 60 (1962) 526
165 Ingbar, S. H., N. Freinkel: Simultanous estimation of rates of thyroxine degradation and thyroid hormone synthesis. J. clin. Invest. 34 (1955) 808
166 Ingbar, S. H., N. Freinkel: Studies of thyroid function and the peripheral metabolism of ^{131}I labeled thyroxine patients with treated Grave's disease. J. clin. Invest. 37 (1958) 1603
167 Ingbar, S. H., N. Freinkel, P. D. Hoepprich, J. W. Athens: The concentration and significance of the butanol extractable I^{131} if serum in patients with diverse states of thyroidal function. J. clin. Invest. 33 (1954) 388
168 Janik, I.: Die Zytologie der Schilddrüse in der Diagnostik sog. kalter Knoten. In: Schilddrüse 1973, hrsg. von H. Schleusener, B. Weinheimer. Thieme, Stuttgart 1974 (S. 76)
169 Jefferies, W. K., R. P. Levy, J. P. Storaassli: Use of the TSH-test in the diagnosis of thyroid disorders. Radiology 73 (1959) 341
169a Jiang, N. S., K. A. Tue: Determination of free thyroxine in serum by radioimmunoassay. Clin. Chem. 23 (1977) 1679
170 Johne, M., K. P. Wenzel, K. Koppenhagen: Die Thermographie der Schilddrüse. Ein Vergleich von Thermographie, Scintigraphie und Zytologie. In: Ergebnisse der klinischen Nuklearmedizin, hrsg. von W. Horst, W. Pabst. Schattauer, Stuttgart 1974 (S. 130)
171 Joseph, K.: In-vitro-Tests als Screeninguntersuchungen in der Schilddrüsendiagnostik. In: Schilddrüse 1973, hrsg. von H. Schleusener, B. Weinheimer. Thieme, Stuttgart 1974 (S. 174)
172 Jubiz, W., A. H. Bigler, L. F. Kumagai, C. D. West: Estimation of thyroxine production rates in non-steady states. J. clin. Endocr. 34 (1972) 1009
173 Karelitz, J. R., J. B. Richards: Necessity of oblique views in evaluating functional status of thyroid nodule. J. nucl. Med. 15 (1974) 782
174 Keating, F. R.: In defense of the basal metabolic rate. J. clin. Endocr. 17 (1957) 797
175 Keiderling, W., D. Emrich, P. Pfannenstiel, G. Meuret, G. Hoffmann: Ergebnisse und Probleme bei der Anwendung der in vitro-Aufnahme von Radiotrijodthyronin durch Erythrozyten in der Klinik. Med. Welt 15 (1964) 460
176 Kennedy, T. H.: The quantitative determination of the iodo-amino acids of thyroid tissue. Aust. J. biol. Sci. 11 (1958) 106
177 Kirstaedter, H. J.: Die Schilddrüsen-Cytologie. Saarländ. Ärztebl. 26 (1973) 34
178 Kissel, P., P. Hartemann, M. Duc: Les syndromes myothyroidiens. Masson, Paris 1965
179 Kivirikko, K. I., O. Lattinen, B.-A. Lamberg: Value of urine and serum. Hydroxyproline in the diagnosis of thyroid disease. J. clin. Endocr. 25 (1965) 1347
180 Klein, E.: Die Bestimmung kleinster Jodmengen im Blut. Biochem. Z. 322 (1952) 388
181 Klein, E.: Die Jodbestimmung im Blut und in anderen Körperflüssigkeiten. Röntgen- u. Lab.-Prax. 6 (1953) 120
182 Klein, E.: Eine einfache Methode zur Bestimmung des anorganischen Blutjodes. Biochem. Z. 326 (1954) 9
183 Klein, E.: Die Diagnostik der verschiedenen Kropfformen. Dtsch. med. Wschr. 83 (1958) 2208
184 Klein, E.: Biosynthese und Stoffwechsel der Schilddrüsenhormone. Dtsch. med. Wschr. 85 (1960) 2016
185 Klein, E.: Der endogene Jodhaushalt des Menschen und seine Störungen. Thieme, Stuttgart 1960
186 Klein, E.: Über die Beziehungen zwischen dem thyreoidalen und peripheren Jodstoffwechsel bei Schilddrüsengesunden und Hyperthyreosen. Acta endocr. (Kbh.) 34 (1960) 137
187 Klein, E.: Der normale und pathologische Umsatz von Schilddrüsenhormonen in der Körperperipherie. Klin. Wschr. 40 (1962) 3
188 Klein, E.: Iatrogene Störungen im Jodhaushalt. In: Fortschritte der Schilddrüsenforschung, hrsg. von K. Oberdisse, E. Klein. Thieme, Stuttgart 1962
189 Klein, E.: Iatrogene Schilddrüsenkrankheiten. Internist (Berl.) 3 (1962) 481
190 Klein, E.: Schilddrüsenfunktion und Jodstoffwechsel. Internist (Berl.) 4 (1963) 297
191 Klein, E.: Ergebnisse der Schilddrüsenfunktionsdiagnostik mit Radiojod bei Hyperthyreosen und endocrinen Ophthalmopathien. Nucl. Med. (Stuttg.), Suppl. 2 (1965) 261
192 Klein, E.: Physiologie und Pathophysiologie des Jodstoffwechsels als Grundlage für die Diagnostik von Schilddrüsenkrankheiten. In: Verhandlungen der Gesellschaft für Nuklearmedizin 1972, hrsg. von K. Oeff. Medico-Informationsdienste, Berlin 1975 (S. 325)
193 Klein, E.: Manuelle Bestimmung von PBI oder BEI im Serum. In: Methoden der Hormonbestimmung, hrsg. von H. Breuer, D. Hamel, H. L. Krüskemper. Thieme, Stuttgart 1975 (S. 132)

194 Klein, E., D. Reinwein: Die Jodfraktionen und Jodverbindungen der gesunden menschlichen Schilddrüse. Acta endocr. (Kbh.) 41 (1962) 170
195 Klein, E., H. Hirche, D. Reinwein: Der periphere Thyroxinumsatz bei thyreoidalen und extrathyreoidalen Krankheiten mit und ohne Hyper- und Hypometabilismus. In: 7. Symposion der Deutschen Gesellschaft für Endokrinologie, hrsg. von H. Nowakowski, Springer, Berlin 1961
196 Klein, E., J. Kracht, H.-L. Krüskemper, D. Reinwein, P. C. Scriba: Praxis der Schilddrüsendiagnostik. Dtsch. med. Wschr. 98 (1973) 2362
196a Klein, E., F. A. Horster (Hrsg.): Autoimmunity In Thyroid Diseases. Schattauer, Stuttgart 1979
197 Knorpp, C. T., M. H. Rennie, E. P. Frenkel, D. R. Korst: The clinical application of thyroid stimulation and suppression tests. Amer. med. Sci. 244 (1962) 315
198 Kolthoff, I. M., E. B. Sandell: Textbook of Quantitative Inorganic Analysis. Macmillan, New York 1947
199 König, M. P.: Klinische Diagnostik der Schilddrüsenerkrankungen. Therapiewoche 14 (1964) 1178
200 Kostamis, P.: Funktionsdiagnostik der Schilddrüsenerkrankungen mit Radiojod. In: Verhandlungen der Gesellschaft für Nuklearmedizin 1972, hrsg. von K. Oeff, Medico-Informationsdienste, Berlin 1975 (S. 368)
201 Kotzaurek, R.: Die Butanolextraktion als Ergänzung zur Jodbestimmungsmethode nach Spitzy, Reese und Skrube. Klin. Wschr. 38 (1960) 995
202 Koutras, D. A., W. D. Alexander, W. W. Buchanan, J. Crooks, E. J. Wayne: Studies of stable iodine metabolism as a guide to the interpretation of radioiodine tests. Acta endocr. (Kbh.) 37 (1961) 597
203 Koutras, D. A., P. Pandos, J. Sfontouris, A. Kuokoulommati-Spentza, B. Malamos: Thyroid scanning with ^{67}Ga and ^{131}Cs. In: Ergebnisse der klinischen Nuklearmedizin, hrsg. von W. Horst, W. Pabst. F. K. Schattauer, Stuttgart 1974 (S. 139)
204 Kreienberg, W., K. Czok: Beeinflussung des Patientenfehlers bei Grundumsatzbestimmungen. Med. Klin. 49 (1954) 677
205 Kristensen, H. P., M. Dyrbye, I. K. Christensen: The triiodothyronine suppression test. Acta med. scand. 173 (1963) 411
206 Krüskemper, G.: Psychodiagnostik bei Schilddrüsenfunktionsstörungen. In: Schilddrüse 1975, hrsg. von J. Herrmann, H.-L. Krüskemper, B. Weinheimer. Thieme, Stuttgart 1977 (S. 288)
207 Krüskemper, H.-L.: Diagnosis of hypothyroidism. In: Rational Diagnosis of Thyroid Diseases, hrsg. von R. Höfer. Egermann, Wien 1977 (S. 143)
207a Krugman, L. G., J. M. Hershman: TRH Test as an index of suppression compared with the thyroid radioiodine uptake in euthyroid goitrous patients treated with thyroxine. J. clin. Endocr. 47 (1978) 78
208 Lacroix, L., B. Bellion, M. Dellepiane, S. Chiarle: Diagnostic des affections thyro-parathyroidiennes par pneumoradiographie. In: La Thyroide. No. 8, Collège de Médecine. Expansion Scientifique Francaise, Paris 1964
209 Lamberg, B.-A.: Thyroid function tests. Acta endocr. (Kbh.), Suppl. 124 (1967) 153
210 Lamberg, B. A., K. Liewendahl: Significance of hormone determinations in the blood in the diagnosis of thyroid function. In: Verhandlungen der Gesellschaft für Nuklearmedizin 1972, hrsg. von K. Oeff. Medico-Informationsdienste, Berlin 1975 (S. 342)
211 Lamberg, B.-A., P. Wahlberg, P. I. Forsius: The thyrotropin test in man using the serum protein bound iodine as indicator. Acta med. scand. 43 (1956) 411
212 Lawson, J. D., A. S. Weissbein: The Achilles reflex contraction time as an aid in evaluating adequacy of treatment in hyperthyroid patients. In: Advances in Thyroid Research, hrsg. von R. Pitt-Rivers. Pergamon, London 1961
213 Leclere, J., J. Robert, A. Bertrand, P. Hartemann: Ultrasound in the diagnosis of thyroid diseases. In: Further Advances in Thyroid Research, Bd. II, hrsg. von K. Fellinger, R. Höfer, Verlag der Wiener medizinischen Akademie, Wien 1971 (S. 879)
214 Lee, N. D., J. R. Henry, O. J. Golub: Determination of free thyroxine content of serum. J. clin. Endocr. 24 (1964) 486
215 Leeper, R. D.: Effect of thyroid hormone on human serum ribonuclease. J. clin. Endocr. 34 (1963) 426
216 Levy, R.: Appraisal of the thyrotropin stimulation test and the significance of low thyroid reserve. In: Thyrotropin, hrsg. von S. C. Werner. Thomas, Springfield/Ill. 1963
217 Levy, R. P., J. S. Marshall, N. L. Velayo: Radioimmunoassay of human thyroxine-binding globulin (TBG). J. clin. Endocr. 32 (1971) 372
218 Lewitus, Z., Y. Gilboa: The value of perchlorate test in the diagnosis of Hashimoto's disease. Israel med. J. 20 (1961) 15
219 Libby, R. L.: Empirical formulae for the estimation of thyroid weight. J. clin. Endocr. 14 (1954) 1265
220 Liewendahl, K., J. Tötterman, B. A. Lamberg: Determination of total and free serum thyroxine in thyroid diseases. Acta endocr. (Kbh.) 67 (1971) 793
221 Liewendahl, K., B.-A. Lamberg: Free thyroxine in serum determined by dialysis and Sephadex G-25 filtration. J. clin. Endocr. 25 (1965) 991
222 Lindeboom, G. A., T. E. Hoogendijk-van Dort, J. de Jong: Blood levels of I 131 after tracer doses in euthyroids and in untreated thyrotoxicosis. Acta med. scand. 40 (1955) 477
223 London, W. T., D. A. Koutras, R. I. Vought: A comparison of two methods of estimating plasma inorganic iodine. J. clin. Endocr. 24 (1964) 1231
224 Luddecke, H. F.: Basal metabolic rate, protein bound iodine and radioactive iodine uptake: A comparative study. Ann. intern. Med. 49 (1958) 305
225 McConahey, W. M., Ch. A. Owen, F. R. Keating: A clinical appraisal of radioiodine tests in thyroid function. J. clin. Endocr. 16 (1956) 724
226 McGirr, E. M., W. E. Clement, A. R. Currie, J. S. Kennedy: Impaired deshalogenase activity as a cause of goitre with malignant changes. Scot. med. J. 4 (1959) 232
227 McKenzie, J. M.: Humoral factors in the pathogenesis of Graves' disease. Physiol. Rev. 48 (1968) 252
227a Maciel, R. M. B., I. J. Chopra, Y. Ozawa, F. Geola, D. H. Solomon: A radioimmunoassay for measurement of 3,5-Diiodothyronine. J. clin. Endocr. 49 (1979) 399
228 Magalotti, M. F., I. F. Hummon, E. Hierschbiel: The effect of disease and drugs on the twenty-four hour I^{131} thyroid uptake. Amer. J. Roentgenol. 81 (1959) 47
229 Mahlstedt, J., K. Joseph, E. H. Graul: Suppressionstest der Schilddrüse nach einmaliger Gabe von 3 mg L-Thyroxin. Nucl. Comp. 3 (1972) 4
230 Malamos, B., C. J. Miras, J. N. Karli-Samouilidou, D. A. Koutras: The serum tyrosine level as an index of thyroid function. J. Endocr. 25 (1966) 223
231 Man, E. B., P. K. Bondy: Clinical significance of serum butanol extractable iodine. J. clin. Endocr. 17 (1957) 1373
232 Margolese, M. S., O. J. Golub: Daily fluctuation of the serum proteinbound iodine level. J. clin. Endocr. 17 (1957) 849
233 Mariss, P., H. Haindl, E. Hultsch: Effective thyroxine ratio-test. Diagnostik 7 (1974) 352
234 Matthes, K.: Herz und Kreislauf bei Störungen der Schilddrüsenfunktion. In: Handbuch der inneren Medizin, Bd. IX/4, hrsg. von G. v. Bergmann, W. Frey, H. Schwiegk. Springer, Berlin 1960
235 Mehdi, S. Q., S. S. Nussey: A radioligand receptor assay for the long acting thyroid stimulator. Biochem. J. 145 (1975) 105
236 Meinhold, H., K. W. Wenzel: Reverse T3: radioimmunological measurement in different thyroid states and kinetic studies. In: Schilddrüse 1975, hrsg. von J. Herrmann, H.-L. Krüskemper, B. Weinheimer. Thieme, Stuttgart 1977 (S. 237)
237 Mertz, D. P., R. Sanwald, I. Müller: Über den diagnostischen Wert der effektiven Halbwertzeit von ^{131}J als Parameter für den Jodumsatz in der Schilddrüse. Dtsch. med. Wschr. 84 (1959) 1901
238 Meyer, K. R., R. C. Dickenman, E. G. White, B. Zak: Study of inhibition of the ceric-arsenite reaction and application to analysis of protein bound iodine. Amer. J. clin. Path. 25 (1955) 1160
239 Miescher, F. A., H. I. Müller: Autoimmune thyroid disease. In: Textbook of Immunology, Bd. II, hrsg. von D. Doniach, I. M. Roitt. Grune & Stratton, New York 1969 (S. 516)
240 Mitchell, M. I., A. B. Harden, M. E. O'Rourke: The in vitro Resin sponge uptake of triiodothyronine-I^{131} from serum in thyroid disease and in pregnancy. J. clin. Endocr. 20 (1960) 1474
241 Miyai, K., S. C. Werner: Concentration of long acting thyroid stimulator (LATS) by subfractionation of gammaglobulin from Graves' disease serum. J. clin. Endocr. 26 (1966) 504
241a Miyai, K., T. Oura: Thyrotropin determination as a screening test for neonatal hypothyroidism. New Engl. J. Med. 294 (1976) 904
242 Moran, J. J.: Factors affecting the determination of PBI in serum. Analyt. Chem. 24 (1952) 378
243 Moreland, F. B., A. E. Gurgiolo: The use of the urinary pigment/creatinine ratio as a measure of basal metabolic rate and thyroid activity. J. Lab. clin. Med. 45 (1955) 352
244 Moret, R.: Signification de l'angle de fuite de la courbe de fixation thyroidienne de l'iode radioactif. Ann. Endocr. (Paris) 17 (1956) 680
245 Morgans, M. E., W. R. Trotter: Defective organic binding of iodine by the thyroid in Hashimoto's disease. Lancet 1957/II, 553
246 Mori, T., J. P. Kriss: Measurements by competitive binding radioassay of serum anti-microsomal and anti-thyroglobulin antibodies in Graves' disease and other thyroid disorders. J. clin. Endocr. 33 (1971) 688
247 Mukthar, E. D., B. R. Smith, G. Pyle, R. Hall, P. Vice: Relation of thyroid stimulating immunoglobulins to thyroid function and effects of surgery, radioiodine and antithyroid drugs. Lancet 1975/I, 713
248 Müller, W.: Die Struma lymphomatosa und verwandte Erkrankungen der Schilddrüse. In: Das Testosteron. Die Struma. 13.

Symposion der Deutschen Gesellschaft für Endokrinologie. Springer, Berlin 1968 (S. 188)
249 Müller, W.: Immunogene Schilddrüsenkrankheiten. Internist (Berl.) 11 (1970) 19
250 Murphy, B. P.: The determination of thyroxine by competitive protein-binding analysis employing an anion-exchange resin and radiothyroxine. J. Lab. Clin. Med. 66 (1965) 161
251 Murphy, B. P., Ch. J. Pattee, A. Gold: Clinical evaluation of a new method for the determination of serum thyroxine. J. clin. Endocr. 26 (1966) 247
252 Müsebeck, K.: Der Blutglutathiongehalt des Stoffwechselgesunden nach i. v. Adrenalin- und Noradrenalin-Injektionen. Z. ges. inn. Med. 12 (1957) 186
253 Nakajima, H., M. Kuramochi, T. Horiguchi, S. Kubo: A new and simple method for the determination of thyroxine in serum. J. clin. Endocr. 26 (1966) 99
254 de Nayer, Ph.: Thyroxine-binding globulin serum levels measurement by radial immuno-diffusion. Ann. Endocr. (Paris) 38 (1977) Nr. 10
255 Nilsson, L. R., E. Berne: The perchlorate test in iuvenile autoimmune thyroiditis. Acta endocr. (Kbh.) 47 (1964) 133
256 Nuttall, F. Q., R. P. Doe: The Achilles reflex in thyroid disorders. Ann. intern. Med. 61 (1964) 269
257 Oberdisse, K.: Die Scintigraphie der Schilddrüse. Bull. schweiz. Akad. med. Wiss. 18 (1962) 445
258 Oberhausen, E., R. Berberich, B. Glöbel, R. Gotthier: Erfahrungen mit der Messung der Jodidclearance und der täglichen Jodaufnahme der Schilddrüse. In: Schilddrüse 1975, S. 81. Thieme, Stuttgart 1977 (S. 81)
258 a Oberhausen, E.: Der heutige Stellenwert der In-vivo-Untersuchungen in der Schilddrüsendiagnostik. Therapiewoche 28 (1978) 5065
258 b Oberhausen, E.: Praktische Bedeutung der Jodidclearance der Schilddrüse. Nuklearmediziner 2 (1979) 78
259 Oddell, W. D., J. F. Wilber, W. E. L. Paul: Radioimmunoassay of thyrotropin in human serum. J. clin. Endocr. 25 (1965) 1179
260 Oddie, T. H., D. A. Fisher, J. H. Dussault, C. S. Thompson: Triiodothyronine turnover in euthyroid subjects. J. clin. Endocr. 33 (1971) 652
261 O'Donnell, J., K. Trokoudes, J. Silverberg, V. Row, R. Volpé: Thyrotropin displacement activity of serum immunoglobulins from patients with Graves' disease. J. clin. Endocr. 46 (1978) 770
262 Onaya, T., M. Kotani, Y. Yamada, Y. Ochi: New in vitro tests to detect the thyroid stimulator in sera from hyperthyroid patients by measuring colloid droplets formation and cyclic AMP in human thyroid slices. J. clin. Endocr. 36 (1973) 859
263 Oppenheimer, J. H., M. I. Surks: Determination of free thyroxine in human serum: A theoretical and experimental analysis. J. clin. Endocr. 24 (1964) 785
264 Orgiazzi, J., D. J. Chopra, D. E. Williams, D. H. Solomon: Human thyroid adenyl cyclase-stimulating activity in immunoglobulin G of patients with Graves! Disease. J. clin. Endocr. 42 (1976) 341
265 Ormston, B. J., R. J. Cryer, R. Garry, G. M. Besser, R. Hall: Thyrotropin-releasing hormone as a thyroid function test. Lancet 1971/II, 10
266 Patterson, R. A., E. B. Man: Interference by copper in the determination of serum butanol-extractable iodine. J. clin. Endocr. 19 (1959) 380
267 Pennisi, F., P. Romelli, P. Beck-Peccoz: A simple and precise method for measurement of free-T$_3$ and free-T$_4$ in serum. Acta endocr. (Kbh.), Suppl. 212 (1977) Nr. 414
268 Perlmutter, M., S. Slater: Use of thyroid hormone to differentiate between hyperthyroidism and euthyroidism. J. Amer. med. Ass. 158 (1955) 718
269 Persson, P. S.: Cytodiagnosis of thyroiditis. Acta med. scand., Suppl. 483 (1967)
270 Peters, J. H., R. Schwartz, H. Mermelstein, M. N. Nefores, M. M. Mansuy: Studies of serum creatine tolerance. J. clin. Invest. 30 (1951) 799
271 Petersen, V. B.: The cytochemical assay of human thyroid stimulators. In: Schilddrüse 1975, hrsg. von J. Herrmann, H.-L. Krüskemper, B. Weinheimer. Thieme, Stuttgart 1977 (S. 223)
272 Petersen, V. B., B. R. Smith, R. Hall: Measurement of thyrotropin and thyroid stimulating immunoglobulins with the cytochemical biossay. In: Thyroid Research, hrsg. von J. Robbins, L. E. Braverman, Excerpta Medica Foundation, Amsterdam 1976 (S. 610)
273 Pfannenstiel, P.: Diagnostik von Schilddrüsenerkrankungen. Byk-Mallinckrodt Radiopharmazeutica-Diagnostika, 1974
274 Pfannenstiel, P., H. U. Pixberg: Erweiterte ^{131}J-Diagnostik von Störungen des Schilddrüsenreglerkreises durch Belastung mit TRH. Münchn. med. Wschr. 115 (1973) 495
275 Pfannenstiel, P., H. U. Pixberg: Response of 131 J-labelled hormones to TRH, a simple test for evaluation of the pituitary axis. J. Nucl. Med. 14 (1973) 437
276 Pfannenstiel, P., H. U. Pixberg: Belastung mit TRH zur erweiterten ^{131}J-Diagnostik. In: Schilddrüse 1973, hrsg. von H. Schleusener, B. Weinheimer, Thieme, Stuttgart 1974 (S. 210)
277 Pfannenstiel, P., H. Wohlenberg: Value of fine needle aspiration-biopsy in the diagnosis of thyroid disease. In: Rational Diagnosis of Thyroid Disease, hrsg. von R. Höfer, H. Egermann, Wien 1977 (S. 179)
277a Pfannenstiel, P., W. Börner, M. Droese, D. Emrich, F. Erhardt, K. Hackenberg, H. G. Heinze, J. Herrmann, R. D. Hesch, K. Horn, F. A. Horster, K. Joseph, E. Klein, H. L. Krüskemper, A. v. z. Mühlen, E. Oberhausen, D. Reinwein, K. H. Rudorff, H. Schatz, H. Schleusener, P. C. Scriba, K. W. Wenzel: Methoden und ihr stufenweiser Einsatz bei der Diagnostik von Schilddrüsenerkrankungen. Intern. Welt 2 (1979) 99
278 von Puttkamer, K., M. Ranke, K. Rager, D. Gupta: Screening problems for hypothyroidism in the newborn using a dried-blood-spot-Ria for TSH. Acta endocr. (Kbh.), Suppl. 212 (1977) Nr. 293
279 Pickardt, C. R.: Diagnostischer Nutzen der Stimulation der Thyreotropinsekretion durch TRH bei Hyperthyreosen und Hypothyreosen. In: Schilddrüse 1973, hrsg. von H. Schleusener, B. Weinheimer. Thieme, Stuttgart 1974 (S. 11)
280 Pickardt, C. R., K. Horn, P. C. Scriba: Moderne Aspekte der Schilddrüsenfunktionsdiagnostik. Internist (Berl.) 13 (1972) 133
281 Pickardt, C. R., W. Geiger, R. Fahlbusch, P. C. Scriba: Stimulation der TSH-Inkretion durch TRH-Belastung bei hypothalamischen und hypophysären Krankheitsbildern. Klin. Wschr. 50 (1972) 42
282 Pickardt, C. R., M. Bauer, K. Horn, Th. Kubiczek, P. C. Scriba: Vorteile der direkten Bestimmung des Thyroxin-bindenden Globulins (TBG) in der Schilddrüsenfunktionsdiagnostik. Internist (Berl.) 18 (1977) 538
282 a Pinchera, A., S. Mariotti, P. Vitti, M. Tosi, L. Grasso, F. Pacini, R. Buti, L. Baschieri: Interference of serum thyroglobulin in the bioassay for serum antithyroglobulin antibodies. J. clin. Endocr. 45 (1977) 1077
283 Pind, K.: Paperchromatographic determination of thyroid hormone (triiodothyronine) without radio-iodine. Acta endocr. (Kbh.) 26 (1957) 263
284 Postmes, Th.: A sensitive simple quantitative reaction for iodinated amino acids of human serum on paperchromatograms. Acta endocr. (Kbh.) 42 (1963) 153
284 a Premachandra, B. N.: Radioimmunoassay of reverse triiodothyronine. J. clin. Endocr. 47 (1978) 746
285 Querido, A., J. B. Stanbury: The response of the thyroid gland to thyrotropic hormone as an aid in the differential diagnosis of primary and secondary hypothyroidism. J. clin. Endocr. 10 (1950) 1192
286 Rainer, O.: Zur Radiojoddiagnostik der Schilddrüsenerkrankungen mit besonderer Berücksichtigung des Jodmangels. Wien. klin. Wschr. 70 (1958) 19
287 Rall, J. E.: The role of radioactive iodine in the diagnosis of thyroid disease. Amer. J. Med. 20 (1956) 719
288 Rappaport, R.: The thyrotropin stimulation test: Fractionation and determination of hormonal protein bound iodine in plasma by activation analysis. Acta endocr. (Kbh.) 45, Suppl. 89 (1964) 21
289 Rapport, R. I., G. M. Curtis: The clinical significance of the blood iodine: A Review. J. clin. Endocr. 10 (1950), 735
290 Rapport, R. I., G. M. Curtis, S. J. Simcox: The somnolent metabolic rate (SMR) as an aid to the differential diagnosis of thyroid dysfunction. J. clin. Endocr. 11 (1951), 1549
291 Ratcliffe, J. G., W. A. Ratcliffe: Methods of thyroid hormone analysis. In: Rational Diagnosis of Thyroid Diseases, hrsg. von R. Höfer, Egermann, Wien 1977 (S. 53)
292 Reilly, W. A., G. L. Searle, K. G. Scott: Resin column chromatography by Dowex 50-x-4 of I 131 labeled iodoamino acids in human serum. Metabolism 10 (1961) 869
293 Reilly, W. A., K. G. Scott, G. L. Searle, J. N. Castle: Iodide measurements in various functional states of the thyroid. Metabolism 7 (1958) 699
294 Reinwein, D., E. Klein: Der Einfluß des anorganischen Blutjodes auf den Jodumsatz der menschlichen Schilddrüse. Acta endocr. (Kbh.) 35 (1960) 485
295 Reinwein, D. (Sektion Schilddrüse der deutschen Gesellschaft für Endokrinologie): Diagnostik der endokrinen Ophthalmopathie. Dtsch. Med. Wschr. 104 (1979) 758. Therapie der endokrinen Ophthalmopathie. Dtsch. Med. Wschr. 104 (1979) 792
296 Riggs, D. S.: Quantitative aspects of iodine metabolism in man. Pharmacol. Rev. 4 (1952) 284
297 Rivlin, R. S., K. L. Melnon, A. Sjoerdsma: An oral tyrosine tolerance test in thyrotoxicosis and myxedema. New Engl. J. Med. 272 (1965) 1143
298 Roche, M.: Elevated thyroidal I^{131} uptake in the absence of goiter in isolated venezuelan Indians. J. clin. Endocr. 19 (1959) 1440
299 Rohner, R., H. Studer: Neue Untersuchungen zu einem TSH-Reserve-Test mit Carbimazol am Menschen. In: Ergebnisse der kli-

nischen Nuklearmedizin, hrsg. von W. Horst, W. Pabst. Schattauer, Stuttgart 1969 (S. 699)
300 Roseman, R. H., S. O. Byers, M. Friedman: The mechanism responsible for the altered blood cholesterol content in deranged thyroid states. J. clin. Endocr. 12 (1952) 1287
301 Rudorff, K. H., J. Herrmann, H. L. Krüskemper: Ergebnisse mit einem kompetitiven Ligand-binding Assay (CLBA) für Thyroxin-bindendes Globulin (TBG). In: Schilddrüse 1975, hrsg. von J. Herrmann, H.-L. Krüskemper, B. Weinheimer. Thieme, Stuttgart 1977 (S. 372)
302 Ruppert, G., K. Wagner, E. Moll, C. Reiners, K. Seybold, W. Börner: Vergleich von RIA und CPBA zur Thyroxin-Bestimmung im Serum. In: Schilddrüse 1975, hrsg. von J. Herrmann, H.-L. Krüskemper, B. Weinheimer. Thieme, Stuttgart 1977 (S. 363)
303 Salter, W. T., M. Visscher, G. B. McAdams, I. Rosenblum: Changes in blood iodine fractions and radioactivity under therapy. J. clin. Endocr. 11 (1951) 1512
304 Sanchez-Martin, J. A., J. M. Linazasoro, M. Criado: The thiocyanate suppression test – A new and simple test to differentiate between hyperthyroidism and nontoxic goiter. J. clin. Endocr. 22 (1962) 824
305 Sayoie, J. C.: Principes et applications de la scintigraphie thyroidienne. Rev. franç. Endocr. clin. 1 (1960) 345
305a Schatz, H., K. Federlin: Diagnostik von Immunvorgängen bei Schilddrüsenerkrankungen und deren klinische Bedeutung. Med. Welt 30 (1979) 614, 654
306 Schettler, G.: Schilddrüsenfunktion und Cholesterinstoffwechsel, Verh. dtsch. Ges. inn. Med. 57 (1951) 153
307 Schleusener, H.: Thyroid stimulating immunoglobulins in Graves' disease. In: Regulation of Thyroid Function, hrsg. von E. Klein, D. Reinwein. Schattauer, Stuttgart 1976 (S. 158)
308 Schleusener, H., P. Kotulla, I. Kruck, G. Kruck, D. Geissler, F. Adlkofer: Comparison and evaluation of the radio-ligand receptor assay and the mouse bioassay for the detection of human thyroid stimulating immunoglobulins. In: Thyroid Research, hrsg. von J. Robbins, E. Braverman. Excerpta Medica Foundation, Amsterdam 1976 (S. 414)
309 Schultz, A. L., S. Sandhaus, H. L. Demorest, I. Zieve: Clinical value of the plasma butanol extractable I^{131} in the diagnosis of hyperthyroidism and myxedema. J. clin. Endocr. 14 (1954) 1062
309a Schwarz, G.: Die Zeichen der Spontanremission der Hyperthyreose. In: Therapie von Schilddrüsenerkrankungen und Therapie mit Schilddrüsenhormonen. Hrsg. von G. Schwarz. Urban & Schwarzenberg, München 1972
309b Schwarz, G., H. Schönthal, F. Bahner: Das Schilddrüsenphonogramm der Hyperthyreose und seine Bedeutung für die Haemodynamik und Therapie dieser Erkrankung. In: Schilddrüsenhormone und Körperperipherie – Regulation der Schilddrüsenfunktion. Hrsg. von E. Klein. Springer, Berlin (1964) 191
309c Schmidt, U., H. H. Pries, A. Krüger, K. Joseph: Feinnadel-Punktion: Marburger Methode. Nuc-Compact 8 (1977) 50
310 Scorr, K. G., W. A. Reilly: Use of anionic exchange resin for the determination of protein bound I^{131} in human plasma. Metabolism 3 (1954) 506
311 Scriba, P. C., J. Kracht, E. Klein: Endemische Struma – Jodsalzprophylaxe. Dtsch. med. Wschr. 100 (1975) 1350
312 Shimazaki, M., H. Kurimoto, A. Shiosaki, C. Hiramine: A study of the cytotoxic factor in thyroid disease with special reference to the distribution of the antigen corresponding to this factor among the particular submicrosomal fractions. Wakayama med. Rep. 9, (1964) 95
313 Shishiba, Y., Y. Miyachi, M. Takaishi, Y. Ozawa: LATS-protector activity in thyrotoxicosis measured by thyroidal intracellular colloid droplet formation. J. clin. Endocr. 46 (1978) 841
314 Shishiba, Y., T. Shimizu, S. Yoshimura, K. Shizume: Direct evidence of human thyroid stimulation by LATS protector. J. clin. Endocr. 36 (1973) 517
315 Sierbaek-Nielsen, K.: Determination of the plasma tyrosine in thyroid disorders. Acta med. scand. 179 (1966) 417
316 Silverstein, J. N., H. L. Schwartz, E. B. Feldman, D. M. Kydd, A. C. Carter: Correlation of the red blood cell uptake of I^{131}-l-triiodothyronine and thyroxine-binding globulin capacity in man. J. clin. Endocr. 22 (1962) 1002
317 Simpson, J. A., A. D. Rottenberg, R. G. Baker: Whole body scanning in medicine, Canal, med. Ass. J. 87 (1962) 317
318 Skanse, B.: The use of thyrotrophin in the differential diagnosis of primary and secondary hypothyroidism. Acta endocr. (Kbh.) 13 (1953) 358
319 Skanse, B., I. Hedenskog: The determination of serum protein bound-iodine by alkali incineration. Scand. J. clin. Lab. Invest. 7 (1955) 291
320 Skrabalo, Z.: Ergebnisse cytochemischer Untersuchungen an Schilddrüsenpunktaten. In: 11. Symposion der Deutschen Gesellschaft für Endokrinologie, hrs. von E. Klein, Springer, Berlin 1965
321 Skrabalo, Z., I. Crepinko, Z. Grgic, E. Hauptmann: Primjena aspiracione citodijagnostike kod bolesti stitnjace. Lijecn. Viesn. 83 (1961) 1035
322 Slade, C. I.: Application of a simple ion exchange resin technique to determination of serum or plasma protein bound I^{127} oder protein bound I^{131} J. clin Endocr. 16 (1956) 1122
323 Smejkal, V.: Der Wert der zytologischen Untersuchung in der Schilddrüsendiagnostik. In: Schilddrüse 1973, hrsg. von H. Schleusener, B. Weinheimer. Thieme, Stuttgart 1974 (S. 70)
324 Smith, B. R., T. F. Davies: Thyroid stimulating immunoglobulins. In: Schilddrüse 1975, hrsg. von J. Herrmann, H.-L. Krüskemper, B. Weinheimer. Thieme, Stuttgart 1977 (S. 217)
325 Smith B. R., R. Hall: Lancet 1974/II, 427
326 Solomon, D. H., J. Benotti, L. J. DeGroot, M. A. Greer, V. J. Pileggi, J. A. Pittman, J. Robbins, H. A. Selenkow, K. Sterling, R. Volpe: A nomenclature for tests of thyroid hormones in serum: Report of a committee of the american thyroid association. J. clin. Endocr. 34 (1972) 884
327 Solomon, D. H., J. Benotti, L. J. DeGroot, M. A. Greer, V. J. Pileggi, J. A. Pittman, J. Robbins, H. A. Selenkow, K. Sterling, R. Volpe: Revised nomenclature for tests of thyroid hormones in serum. J. clin. Endocr. 42 (1976) 595
328 Spaulding, S. W., R. I. Gregerman: Free thyroxine in serum by equilibration Dialysis: Effects of dilution, specific ions and inhibitors of binding. J. clin. Endocr. 34 (1972) 974
329 Spitzy, H., M. Reese, H. Skrube: Eine neue, einfache Jodbestimmung in Blutserum unter Anwendung der Isothermendiffusion. Mikrochim. Acta 4 (1958) 488
330 Staehelin, A., O. Kind: Über den praktisch-diagnostischen Wert der Kreationstoffwechseluntersuchungen bei den Hyperthyreosen. Praxis 44 (1955) 351
331 Stanbury, J. B., J. W. A. Meijer, A. A. H. Kassenaar: The metabolism of iodotyrosines. J. clin. Endocr. 16 (1956) 848
332 Stanley, M. M.: The direct estimation of the rate of thyroid hormone formation in man. The effect of the iodide ion on thyroid iodine utilization. J. clin. Endocr. 9 (1949) 941
333 Staub, J. J.: Diagnostische Anwendung von TSH-Releasing Hormone (TRH). Habil.-Schr., Basel 1975
333a Staub, J. J., J. Girard, E. Gemsenjäger: Entwicklung eines einfachen oralen Kurztestes mit dem TSH-Releasing-Hormon (TRH) und dessen Anwendung in der Schilddrüsendiagnostik. Schweiz. Med. Wschr. 106 (1976) 1839
334 Stein, J. A., Y. Feige, A. Hochman: The salivary excretion of I 131 in various thyroid states. J. Lab. clin. Med. 49 (1957) 842
335 Sterling, K., M. Tabachnick: Resin uptake of I^{131}-triiodothyronine as a test of thyroid function. J. clin. Endocr. 21 (1961) 456
335a Sterling, K.: Bestimmung von Gesamttrijodthyronin im Serum durch kompetitive Proteinbindung. In: Methoden der Hormonbestimmung. Hrsg. von H. Breuer, D. Hamel, H. L. Krüskemper. Thieme, Stuttgart 1975 (S. 119)
336 Stewart, R. D. H., I. P. C. Murray: An evaluation of the perchlorate discharge test. J. clin. Endocr. 26 (1966) 1050
337 Stolc, V.: Chromatographic detection of minute quantitatives of thyroxine in serum. Nature (Lond.) 182 (1958) 52
337a Strahlenhygiene. Bericht des Institutes für Strahlenhygiene des Bundesgesundheitsamtes Berlin-Neuherberg, Oktober 1977
338 Strickler, H. S., E. L. Saier, E. Kelvington, J. Kempic, E. Campbell, R. C. Grauer: Removal of radiopaque organic iodine from serum hormonal iodine – Use of Blau's reagent coupled with countercurrent distribution. J. clin. Endocr. 24 (1964) 15
339 Studer, H.: Der TSH-Reserve-Test. Helv. med. Acta 29 (1962) 275
340 Studer, H., F. Wyss, H. W. Jff: A TSH reserve test for detection of mild secondary hypothyroidism. J. clin. Endocr. 24 (1964) 965
341 Sunderman, F. W., F. W. Sunderman jr.: Evaluation of Thyroid and Parathyroid Function. Lippincott, Philadelphia 1963
342 Taunton, O. D., H. G. McDaniel, J. A. Pittman jr.: Standardization of TSH-Testing. J. clin. Endocr. 25 (1965) 266
343 Taurog, A., I. L. Chaikoff: On the determination of plasma iodine. J. biol. Chem. 163 (1946) 313
344 Teichmann, W.: Über Beziehungen zwischen Glutathiongehalt des Blutes und Grundumsatz in der Diagnostik der Hyperthyreose. Ärzt. Lab. 3 (1957) 337
345 Theisinger, W., H.-E. Fleige: Möglichkeiten der Thermographie in der Schilddrüsendiagnostik im Vergleich zur Schilddrüsenscintigraphie. Med. Klin. 69 (1974) 979
346 Thijs, L. G., W. Stroes: Diagnostic ultrasound in clinical thyroid investigation. J. clin. Endocr. 32 (1971) 709
347 Thode, H. G., Ch. H. Jaimet, S. Kirkwood: Studies and diagnostic tests of salivary-and thyroid-gland function with radioiodine. New Engl. J. Med. 251 (1954) 129
348 Van Vaerenbergh, P. M., V. Tirnakli, K. Schelstraete: A comparison of thyroid scintigraphy made with the gamma camera and rectilinear scanner. In: Ergebnisse der klinischen Nuklearmedizin, hrsg. von H. Schleusener, B. Weinheimer. Schattauer, Stuttgart 1971 (S. 133)
349 Van Vaerenbergh, M., J. Baekert, P. M. van Vaerenbergh, A.

Elewaut: A routine method for the determination of free thyroxine in human serum. In: Ergebnisse der klinischen Nuklearmedizin, hrsg. von W. Horst, W. Pabst. Schattauer, Stuttgart 1971 (S. 759)
350 Vague, J., H. Gastaut, J. L. Codaccioni, A. Roger: L'electroencephalographie des maladies thyroidiennes. Ann. Endocr. (Paris) 18 (1957) 996
351 Vannotti, A.: Etude de la fonction thyroidienne avec l'iode radioactif. Schwabe, Basel 1957
352 Vannotti, A., Th. Beraud, T. Dortag: Distribution des composés jodés plasmatiques dans diverses maladies thyroidiennes. In: Advances in Thyroid Research, hrsg. von R. Pitt-Rivers. Pergamon, London 1961
353 Vetter, H., N. Veall: Radioisotopentechnik in der klinischen Forschung und Diagnostik. Urban & Schwarzenberg, München 1960
353a Vogt, P., J. Girard, J. J. Staub: Thyroid stimulating hormone (TRH), Triiodothyronine (T_3) and thyroxine (T_4) response to intravenous and oral stimulation with synthetic TRH in young healthy adults. Klin. Wschr. 56 (1978) 31
354 Vulpe, M., A. Martinez: Rapid estimation of thyroid function by photomotography. Canad. med. Ass. J. 91 (1964) 101
355 Wartofsky, L., S. H. Ingbar: Estimation of the rate of release of non-thyroxine iodine from the thyroid glands of normal subjects and patients with thyrotoxicosis. J. clin. Endocr. 33 (1971) 488
356 Wayne, E. J., D. A. Koutras, W. D. Alexander: Clinical Aspects of Iodine Metabolism. Blackwell, Oxford 1964
356a Weeke, J., H. Örskov: Ultrasensitive radioimmunoassay for direct determination of free triiodothyronine concentration in serum. Scand. J. clin. Lab. Invest. 35 (1975) 237
357 Welman, H. N., R. T. Anger: Radioiodine dosimetry and the use of radioiodines other than ^{131}I in thyroid diagnosis. Sem. Nucl. Med. (1971) 356
358 Wende, S., A. Aulich, S. Lange, W. Lanksch, E. J. Schmitt: Computerized tomography in diseases of the orbital region. In: Cranial Computerized Tomography, hrsg. von W. Lanksch, E. Kazner, Springer, Berlin 1976 (S. 207)
359 Wenzel, K. W.: Drei Jahre TRH-Test. In: Schilddrüse 1975, hrsg. von J. Herrmann, H.-L. Krüskemper, B. Weinheimer. Thieme, Stuttgart 1977 (S. 54)
360 Werner, S. C.: Clinical use of triiodothyronine in suppressing thyrotropin secretion by anterior pituitary: A survey Proc. roy. Soc. Med. 55 (1962) 1000
361 Werner, S. C.: Radioiodine tests of thyroid function and thyroid scanning, A critical review. Nucl.-Med. (Stuttg.), Suppl. 2 (1965) 65
362 Werner, S. C., S. H. Ingbar: The Thyroid, 3. Aufl. Harper & Row, New York 1971
363 Werner, S. C., G. Acebedo, I. Radichevich: Rapid radioimmunoassay for both T_4 and T_3 in the same sample of human serum. J. clin. Endocr. 38 (1974) 493
364 West, C. D., V. J. Chavré, M. Wolfe: A simple method for estimating serum thyroxine concentration in thyroid disease and iodine-treated patients. J. clin. Endocr. 26 (1966) 986
365 White, R. G.: Localization of autoantigens in thyroid gland by the fluorescent antibody technique. Exp. Cell Res. Supp. 7 (1959) 263
366 Wildmeister, W.: Zytodiagnostik der Schilddrüse. Schattauer, Stuttgart 1977
367 Wildmeister, W., F. A. Horster, B. Skrowonek: Diagnostische Wertigkeit von PBI-Bestimmung. In-vitro-Test mit Trijodthyronin und ETR-Test bei Schilddrüsenkrankheiten. In: Verhandlungen der Gesellschaft für Nuklearmedizin 1972, hrsg. von K. Oeff. Medice-Informationsdienste, Berlin 1975 (S. 413)
368 Wildmeister, W., J. Herrmann, F. A. Horster, H. L. Krüskemper: ^{132}J-TRH-Kurztest bei Hyperthyreose und endocriner Ophthalmopathin. In: Ergebnisse der klinischen Nuklearmedizin, hrsg. von W. Horst, W. Pabst. Schattauer, Stuttgart 1974 (S. 145)
369 Wilhelm, H., B. Glöbel, R. Berberich: Untersuchungen zur extrathyreoidalen Kinetik von T_3 und T_4 beim Menschen. In: Schilddrüse 1975, hrsg. von J. Herrmann, H.-L. Krüskemper, B. Weinheimer. Thieme, Stuttgart 1977 (S. 282)
369a Wilkins, L.: The diagnosis and treatment of endocrine disorders in childhood and adolescence. Thomas, Springfield 1965
370 Winand, R., L. D. Kohn: Endocrine ophthalmopathy. In: Rational Diagnosis of Thyroid Disease, hrsg. von R. Höfer, Egermann, Wien 1977 (S. 93)
371 Winkler, C., G. Kloss: Der Radiojod-Initialtest in der Routinediagnostik von Schilddrüsenfunktionsstörungen. Nucl.-Med. (Stuttg.) Suppl. 2 (1965) 79
372 Winkler, C., G. Mentzel: Technik des Initialtestes mit Jod^{132} als Routinemethode zur Untersuchung der Schilddrüsenfunktion. Fortschr. Röntgenstr. 93 (1960) 350
373 Woenckhaus, J. W.: Zytologische Schilddrüsendiagnostik. Med. Klin. 69 (1974) 2009
374 Wohlenberg, H., P. Pfannenstiel: Feinnadelbiopsie bei scintigraphisch kalten Drüsenknoten. In: Schilddrüse 1973, hrsg. von H. Schleusener, B. Weinheimer. Thieme, Stuttgart 1974 (S. 87)
375 Woldring, M. G., A. Bakker, H. Doorenbos: The uptake of ^{131}I triiodothyronine by resin, an in vitro test of thyroid function. Acta endocr. (Kbh.) 37 (1961) 607
376 Wolff, R.: Strahlenbelastung bei nuklearmedizinischen Untersuchungen im Kindesalter. Mschr. Kinderheilk. 118 (1970) 221
377 Yen, W.: In vitro studies of thyroid function with erythrocyte uptake of ^{131}I-labeled-triiodothyronine. Acta endocr. (Kbh.) 42, Suppl. 76 (1963)
377a Yeo, P. P. B., M. Lewis, D. C. Evered: Radioimmunoassay of free thyroid hormone concentrations in the investigation of thyroid diseases. Clin. Endocr. 6 (1977) 159
378 Yoshida, H., N. Amino, K. Yagawa, K. Uemura, M. Satoh, K. Miyai, Y. Kumahara: Association of serum antithyroid antibodies with lymphocytic infiltration of the thyroid gland: Studies of seventy autopsied cases. J. clin. Endocr. 46 (1978) 859
379 Zak, B., A. M. Koen, A. J. Boyle: Normal and abnormal values in protein bound iodine obtained by the chloric acid method. Amer. J. clin. Path. 23 (1953) 603
380 Zak, B., H. H. Willard, G. B. Myers, A. J. Boyle: Chloric acid method for determination of protein bound iodine. Analyt. Chem. 24 (1952) 1345
381 Zaninovic, A. A., B. Bagrossi, V. Pecorini: Changes in triiodothyronine kinetics produced by variations of serum thyroxine binding globulin capacity in subjects without thyroxine. J. clin. Endocr. 32 (1971) 509
382 van Zyl, A.: Thyroid function in relation to bile lipids and bile acids. S. Afr. med. J. 33 (1959) 618

5 Die Hyperthyreose

Von K. Oberdisse

Einleitung, Definition, Klassifizierung

Unter Hyperthyreose versteht man ein Krankheitsbild, bei dem es in den meisten Geweben zum Hypermetabolismus kommt und das in jedem Falle durch einen, in der Peripherie verfügbaren Überschuß der Schilddrüsenhormone hervorgerufen wird. Der Überschuß betrifft mindestens eines der bekannten Schilddrüsenhormone, nämlich Thyroxin und Trijodthyronin. Die Mehrproduktion in der Schilddrüse geht ungesteuert vor sich. Dabei können alle oder nur ein Teil der Thyreozyten beteiligt sein.

Bei der Hyperthyreose kann die Schilddrüse diffus vergrößert sein. Dies ist bei der klassischen Basedowschen Krankheit (Graves' disease) der Fall. Es kann sich aber auch um einen hyperthyreoten Knotenkropf oder um ein autonomes Adenom mit Hyperthyreose (früher als toxisches Adenom, in den anglo-amerikanischen Ländern vielfach als „toxic nodular goitre" bezeichnet) handeln. Eine Hyperthyreose kann auch als temporäres Stadium einer Thyreoiditis oder temporär im Gefolge einer Radiojodtherapie auftreten. Nur selten wird die Hyperthyreose durch ein endokrin aktives Schilddrüsenkarzinom oder durch ektopisches Schilddrüsengewebe unterhalten.

Von diesen schilddrüsenbedingten muß man die extrathyreoidal bedingten Formen unterschieden, die z.B. in seltenen Fällen durch einen TSH-produzierenden Hypophysentumor, eine hydatiforme Mole, ein Chorionkarzinom oder ein Seminom hervorgerufen werden.

Zu den exogen bedingten Formen gehört auch die Hyperthyreosis factitia, die durch Zufuhr von Schilddrüsenhormonen oder durch Gabe von TSH bewirkt werden kann.

Erkenntnisse der letzten 10 Jahre haben eine neue Definition des Begriffes „Hyperthyreose" notwendig gemacht. Die klassischen Zeichen der Merseburger Trias, d.h. Struma, gesteigerte Pulsfrequenz und Ophthalmopathie, gehören nicht unbedingt zum Krankheitsbild und brauchen nicht immer vorhanden zu sein. Die Schilddrüse ist meist (diffus oder knotig) vergrößert. Es gibt aber auch Fälle von echter Hyperthyreose, bei denen eine Schilddrüsenvergrößerung klinisch nicht nachzuweisen ist. Die „endokrine Ophthalmopathie" (früher als Exophthalmus, jetzt besser als Orbitopathie bezeichnet) ist nur in ca. 40% aller Fälle vorhanden. Sie ist der Hyperthyreose, entgegen früherer Meinung, nur angegliedert und läßt Überlappungserscheinungen erkennen. Nosologisch handelt es sich um zwei differente Krankheitsbilder. Die endokrine Ophthalmopathie kann auch bei euthyreoter Stoffwechsellage auftreten. Die endokrine Dermatopathie (früher als „lokales Myxödem" bezeichnet) ist noch seltener.

In der anglo-amerikanischen Medizin wird das Krankheitsbild Hyperthyreose vielfach als Graves' disease, in der deutschen Medizin als Basedowsche Krankheit bezeichnet, wobei man meist das Vollbild der Erkrankung mit Struma, kardiovaskulären und Augenerscheinungen versteht. Weitere Synonyma sind: Thyreotoxikose und Hyperthyreoidismus, exophthalmic goitre und toxic goitre. Die Bezeichnung exophthalmic goitre ist abzulehnen, da die Hyperthyreose in 60% der Fälle keine Augenerscheinungen aufweist und da eine Struma fehlen kann. Desgleichen ist die Bezeichnung toxic goitre oder Thyreotoxikose irreführend, weil sie an die Produktion abnormer toxischer Stoffe oder abnormer Hormone denken läßt, die aber nie nachgewiesen wurden. Auch der Ausdruck Dysthyreose ist unberechtigt, auch wenn man darunter den Hormonüberschuß nur eines der beiden genannten Hormone, die tatsächlich in wechselnden Mengenverhältnissen auftreten können, versteht. Die Bezeichnung „Hyperthyreose" ist deshalb vorzuziehen, da sie das wesentliche und konstante Zeichen, nämlich den Exzess von Schilddrüsenhormonen in der Peripherie, am besten kennzeichnet. Da aber auch diese Bezeichnung unvollkommen ist und die Ätiologie nicht trifft, fügt man unter Verzicht auf Autorennamen am besten ein beschreibendes Beiwort hinzu, etwa Hyperthyreose mit diffuser oder knotiger Struma, mit oder ohne Ophthalmopathie, durch autonomes Adenom oder durch abnorme TSH-Sekretion oder ektopische Schilddrüsenhormonproduktion.

Obwohl es gewiß nicht schwer ist, das klassische Bild einer Hyperthyreose zu erkennen, können larvierte Formen oder Grenzfälle erhebliche diagnostische Schwierigkeiten bereiten. Mit Hilfe biochemischer Verfahren, der Isotopentechnik und der verschiedenen, im einzelnen zu besprechenden Belastungsproben, ist es aber in so gut wie allen Fällen möglich, die richtige Diagnose zu stellen.

Die Vorstellungen, daß Übergänge von der euthyreoten jodhyperaviden Struma zur echten Hyperthyreose vorkommen, ist mit großer Skepsis anzusehen. Deshalb sollte man Bezeichnungen wie „Hyperthyreoid", „Prä-Basedow" oder „kompensierte Hyperplasie" ganz vermeiden. Besonders ist das Präfix „Prä" ungeeignet, da es, wie bei der Wortbildung Prädiabetes, das Eintreten einer künftigen Entwicklung vorweg nimmt. (Zur Frage der subklinischen Hyperthyreose s. S. 297.)

Das klassische Bild der Hyperthyreose läßt einige Charakteristika erkennen: Es besteht deutliche Familiarität. Die Hyperthyreose ist mit großer Wahrscheinlichkeit eine Autoimmunerkrankung, die sich in einer genetisch präselektierten Population findet. Sie ist das Ergebnis einer Irritation der Schilddrüse durch schilddrüsenstimulierende Immunglobuline, wobei andere Autoimmunmechanismen eine begleitende Rolle spielen können.

Klassifizierung der verschiedenen Formen der Hyperthyreose (in Anlehnung an die von der Sektion Schilddrüse der Deutschen Gesellschaft für Endokrinologie vorgelegte Einteilung der Schilddrüsenkrankheiten):

Hyperthyreosen, die mit oder ohne endokrine Ophthalmo- oder Dermatopathie einhergehen können:
– Hyperthyreose ohne Struma,
– Hyperthyreose mit Struma diffusa,
– Hyperthyreose mit Struma nodosa.

Hyperthyreose ohne endokrine Ophthalmo- und Dermatopathie:
– autonomes Adenom mit Hyperthyreose,
  – solitär,
  – multilokulär;
– Hyperthyreose durch Adenokarzinom der Schilddrüse (Primärtumor oder Metastasen);
– Hyperthyreose bei Thyreoiditis.

Hyperthyreose durch TSH oder TSH-ähnliche Aktivitäten:
– Hypophysenvorderlappenadenom,
– Paraneoplastisches Syndrom.

Hyperthyreosis factitia.

Historische Vorbemerkungen

Owohl schon im Altertum die Protrusio bulbi gelegentlich erwähnt wurde, ist FLAJANI (7) der erste, der seine Beobachtungen über 2 Fälle schriftlich niederlegte. Trotz guter Beschreibung der Symptome erkannte er die Krankheit noch nicht als eine Einheit. PARRY (19) stellte in einem bereits früher beobachteten Fall die Beziehung zwischen Vergrößerung der Schilddrüse und kardialer Störung her. 1935 beschrieb GRAVES (9) 3 Fälle von Hyperthyreose mit hoher Pulsfrequenz, allgemeiner Schwäche und Exophthalmus. 1840 erfolgte die klassische Darstellung durch v. BASEDOW (3) mit dem Titel „Exophthalmus durch Hypertrophie des Zellgewebes in der Augenhöhle". Die von v. BASEDOW angeführten 3 Fälle enthalten bereits alle wesentlichen Einzelheiten des klinischen Bildes. Die Retraktion des Oberlides wurde 1864 durch v. GRAEFE (8) beschrieben; 1880 nahm TILLAUX (27) in Frankreich die erste Resektion der Schilddrüse bei einer Hyperthyreose vor, REHN 1884 (22) in Deutschland. Einen entscheidenden Fortschritt in der Erkenntnis des Wesens dieser Krankheit bedeutete die Beobachtung von FRIEDRICH MÜLLER (18), der die Erhöhung der Gesamtkalorienproduktion durch Bilanzversuche feststellte, während MAGNUS-LEVY (17) den endgültigen Beweis in direkten Respirationsversuchen erbrachte. PLUMMER berichtete 1913 (20) über das „toxische Adenom" als besondere Form der Hyperthyreose. Die pathophysiologischen Eigentümlichkeiten des autonomen Adenom erkannten COPE, RAWSON und MCARTHUR im Jahre 1947 (6). PLUMMER führte 1923 (21) das Jodid in die Vorbereitung zur Operation ein, wodurch die Operationsmortalität wesentlich gesenkt wurde. ASTWOOD (2) ist die antithyreoidale Behandlung der Hyperthyreose zu verdanken. Die erste Funktionsanalyse mit ^{131}J wurde von HERTZ und ROBERTS 1938 (13) ausgeführt. 1942 erfolgte die Einführung der Radiojodtherapie durch HERTZ u. Mitarb. (14) sowie HAMILTON u. LAWRENCE (11). Wesentliche Einblicke in die Pathogenese verdanken wir WERNER (29), der auf die Bedeutung des negativen Suppressionstests erstmalig aufmerksam machte. Die Erforschung der Pathogenese wurde von zwei Seiten gefördert, einmal durch die Entdeckung von Schilddrüsenautoantikörpern durch ROITT, DONIACH, CAMPBELL u. HUDSON (23) sowie durch den Nachweis der Antikörper gegen Thyreoglobulin durch ROSE u. WITEBSKI (24). Im gleichen Jahr erfolgte die stimulierende Entdeckung des LATS durch ADAMS u. PURVES (1), später die Isolierung durch MCKENZIE (16). Die Erkenntnis gewann an Boden, daß es sich um ein Immunglobulin handelt (15) und daß Immunglobuline vom Typ IgG als Stimulatoren der Schilddrüse allgemein von Bedeutung sind (26). Die Vorstellung von der Autonomie der Schilddrüsenfunktion bei der Hyperthyreose erhielt damit eine wesentliche Stütze. Seit 1972 setzte sich VOLPE (28) mit anderen für die Auffassung ein, daß die Hyperthyreose auf einem angeborenen Defekt der immunologischen Überwachung in einer genetisch präselektierten Bevölkerungsgruppe beruhe. Beziehungen zwischen der Membranbindung der Hormone und der Aktivation der Adenylcyclase werden zur Zeit erforscht. Erkenntnisse über die neurovaskuläre Steuerung der Hypophyse durch Substanzen, die vom Hypothalamus mit dem Portalsystem in die Hypophyse gelangen, wurden 1948 durch eine Theorie von HARRIS (12) eingeleitet. 1955 stellten SAFRAN und SCHALLY spezifische Wirkungen von Hypothalamusextrakten auf die hypophysäre Funktion fest. Ab 1955 erfolgte etwa gleichzeitig durch GUILLEMIN (10) und SCHALLY (25) die Entdeckung des Thyreotropin-releasing-Hormon, des TRH. Charakterisierung und Synthese des TRH durch GUILLEMIN 1969 (10) und SCHALLY 1969 (25). Dadurch weitere Einblicke in die ungesteuerte Produktion des Übermaßes an Schilddrüsenhormonen und damit in die Pathogenese der Hyperthyreose. Entdeckung der peripheren Konversion von Thyroxin zu Trijodthyronin durch BRAVERMAN, INGBAR u. STERLING 1970 (4), ein physiologischer Vorgang, der auch bei der Therapie der Hyperthyreose mit antithyreoidalen Substanzen von Bedeutung ist. Entdeckung des reverse Trijodthyronin durch CHOPRA (5).

Literatur

1 Adams, D. D., H. D. Purves: Abnormal responses in the assay of thyrotrophin. Univ. Otaga Med. School Proc. 34 (1956) 11
2 Astwood, E. B., J. Sullivan, A. Bissel, R. Tryslowitz: Action of certain sulfonamides and of thiourea upon the function of the thyroid gland of the rat. Endocrinology 32 (1943) 210
3 von Basedow, C.: Exophthalmus durch Hypertrophie des Zellgewebes in der Augenhöhle. Wschr. ges. Heilk. 13 (1840) 197; 14 (1840) 220
4 Braverman, L. E., S. H. Ingbar, K. Sterling: Conversion of thyroxine (T_4), triiodothyronine (T_3) in athyreotic human subjects. J. clin. Invest. 49 (1970) 855
5 Chopra, I. J., U. Chopra, S. R. Smith, M. Reza, E. H. Solomon: Reciprocal changes in serum concentrations of 3, 3′, 5′-triiodothyronine (reverse T_3) and 3, 3′, 5- triiodothyronine (T_3) in systemic illnesses. J. clin. Endocr. 41 (1975) 1043
6 Cope, O., R. W. Rawson, J. W. McArthur: The hyperfunctioning single adenoma of the thyroid. Surg. Gynec. Obstet. 84 (1947) 415
7 Flajani, G.: Sopra un tumore freddo nell'anteriore parte del collo. Collezione d'osservazione e riflessio ni di chirurgia, Bd. III. Roma 1802 (S. 270)
8 von Graefe, A.: Über Basedowsche Krankheit. Dtsch. Klin. Nr. 16 (1864) 158; Klin. Mbl. Augenheilk. 2 (1864) 183
9 Graves, R. J.: Clinical lectures. Lond. Med. Surg. J. Lect. XII (1835) 516
10 Guillemin, R.: Control of pituitary hormone secretion. Recent Progr. Hormone Res. 20 (1964) 89

11 Hamilton, J. G., J. H. Lawrence: Recent clinical developments in the therapeutic application of radiophosphorus and radio-iodine. J. clin. Invest. 21 (1942) 624
12 Harris, G. W.: Central control of pituitary secretion. In: Handbook of Physiology, Sect. 1, Bd. II, hrsg. von H. W. Magoun. Williams Wilkins, Baltimore 1960 (S. 1007)
13 Hertz, S., A. Roberts: Radioactive iodine as an indicator in the study of thyroid physiology. Proc. Soc. exp. Biol. (N.Y.) 38 (1938) 510
14 Hertz, S., A. Roberts, R. D. Evans: Application of radioactive iodine in therapy of Graves' disease. J. clin. Invest. 21 (1942) 624
15 Kriss, J. P., V. Pleshakow, J. R. Chien: Isolation and identification of the long-acting thyroid stimulator and its relation to hyperthyroidism and circumscribed pretibial myxedema. J. clin. Endocr. 24 (1964) 1005
16 McKenzie, J. M., J. Gordon: The origin of the long-acting thyroid-stimulator. V. Int. Thyroid Conf. Abstr. Rom 1965 hrsg. von C. Cassano, M. Andreoli. Academic Press, New York 1965 (S. 53)
17 Magnus-Levy, A.: Über den respiratorischen Gaswechsel unter dem Einfluß der Thyreoidea sowie unter verschiedenen pathologischen Zuständen. Kurze Mitteilung. Berl. klin. Wschr. 32 (1895) 650
18 Müller, F.: Beiträge zur Kenntnis der Basedowschen Krankheit. Dtsch. Arch. klin. Med. 51 (1893) 335
19 Parry, C. H.: Enlargement of the thyroid gland in connection with enlargement or palpitation of the heart. In: Collections from Unpublished Medical Writings, Bd. II. London 1825 (S. 111)
20 Plummer, H. S.: The clinical and pathological relationship of simple and exophthalmic goiter. Amer. J. med. Sci. 146 (1913) 790
21 Plummer, H. S.: Results of administering iodine to patients having exophthalmic goiter. J. Amer. med. Ass. 80 (1923) 1955
22 Rehn, L.: Über die Exstirpation des Kropfes bei Morbus Basedowii. Berl. klin. Wschr. 21 (1884) 163
23 Roitt, J. M., P. N. Campbell, V. R. Hudson: Autoantibodies in Hashimoto's disease (lymphadenoid goitre). Lancet 1956/II, 820
24 Rose, N. R., E. Witebsky: Studies on organ specificity. V. Changes in the thyroid glands of rabbits following active immunisation with rabbit thyroid extracts. J. Immunol. 76 (1956) 417
25 Schally, A. V.: Hypothalamic neurohormones regulating anterior pituitary function. Rec. Progr. Hormone Res. 24 (1968) 497
26 Smith, W. R., D. S. Munro, K. J. Dorrington: The distribution of the long-acting thyroid stimulator among G-immunoglobulins. Biochim. biophys. Acta (Amst.) 188 (1969) 89
27 Tillaux: Thyroidectomie pour un goître exophthalmique. Guérison. Bull. Acad. Méd. (Paris) 9 (1880) 401
28 Volpé, R., M. Edmonds, L. Lamki, P. V. Clarke, V. V. Row: The pathogenesis of Graves' disease: A disorder of delayed hypersensitivity. Mayo Clin. Proc. 47 (1972) 825
29 Werner, S. C.: Further evidence that hyperthyroidism is not hyperpituitarism: effects of triiodothyronine and sodium iodine. J. clin. Endocr. 15 (1955) 715

Epidemiologie

Verläßliche Angaben über die Häufigkeit der Hyperthyreose in der Gesamtbevölkerung finden sich kaum. Die Krankheit ist nicht meldepflichtig; Mortalitätsstatistiken sagen angesichts des oft phasenhaften Verlaufs der Erkrankung, ihrer Selbstlimitierung und der Möglichkeit, sie erfolgreich zu behandeln, nichts aus. Vor der Einführung der Therapie mit Radiojod und antithyreoidalen Substanzen konnten die Operationsstatistiken noch einen ungefähren Anhalt geben. Aber auch sie sind nicht zuverlässig, da viele euthyreote Strumen indikationslos als Hyperthyreosen operiert werden. Auch die Patientenzahlen in Schilddrüsenzentren, in die jetzt viele Hyperthyreotiker zur Radiojodbehandlung eingewiesen werden, geben kein verläßliches Bild, da es sich dabei um ein stark ausgewähltes Krankenkollektiv handelt und da viele Patienten in der ambulanten Praxis mit antithyreoidalen Substanzen behandelt werden. Man kann sich auch nur schwer darüber ein Urteil bilden, ob die Hyperthyreose in den letzten Jahrzehnten etwa nach der Umstellung der Ernährungsverhältnisse nach dem Kriege zu- oder abgenommen hat, da wir viele Krankheitsbilder, die früher oft als Hyperthyreose angesehen wurden, z. B. vegetative Störungen, aufgrund der diagnostischen Fortschritte nicht mehr als solche gelten lassen, andererseits aber die echte Hyperthyreose, auch wenn sie klinisch maskiert ist, jetzt viel exakter erfaßt werden kann.

Alle retrospektiven Untersuchungen leiden an diesen Mängeln. Genauere Zahlen kann man sich nur von prospektiven Untersuchungen erhoffen.

Eine retrospektive Studie unternahm die Mayo Clinic in Olmsted County (42, 43). Dabei wurden 410 Patienten mit Hyperthyreose aus den Jahren 1935–1967 untersucht. Während dieses Zeitraums von 33 Jahren zeigte sich keine Änderung in der Häufigkeit der Hyperthyreosen für die einzelnen Jahre. Für alle Altersgruppen ergab sich eine durchschnittliche Morbiditätsrate von 30,5/100 000 Frauen/Jahr. Am stärksten waren die 20–39jährigen befallen. Obwohl die Hashimoto-Thyreoiditis mit der Hyperthyreose korreliert, zeigt sie einen anderen Entwicklungstrend; in der gleichen Zeit stieg die Zahl der Thyreoiditisfälle von 6,5 auf 69/100 000 Frauen/Jahr an. Außer zur perniziösen Anämie ergaben sich keine statistisch signifikanten Korrelationen zu anderen Autoimmunkrankheiten, was angesichts der jetzt allgemein angenommenen genetischen Zusammenhänge erstaunlich ist.

Die in der retrospektiven Studie in Olmsted ermittelte Zahl von 0,03% hyperthyreotischer Frauen wird in einer epidemiologischen Studie in Wickham, County Durham, bei weitem übertroffen. Hier ergaben sich bei den ersten 1000 Personen einer randomisiert untersuchten Population 1,8% manifeste, auch behandelte Hyperthyreosen (146). In einer italienischen geriatrischen Klinik sollen sich in 3 Jahren unter 7200 Patienten 102 mit Schilddrüsenerkrankungen, darunter 50 Fälle von Hyperthyreose befunden haben (45).

Demgegenüber bleibt die Bedeutung des sog. epidemischen Auftretens der Hyperthyreose unklar. Während in Deutschland und Finnland im ersten Weltkrieg und danach die Häufigkeit der Hyperthyreose zurückgegangen sein soll (69), hat sich in Dänemark aufgrund einer zuverlässig erscheinenden Studie während des zweiten Weltkriegs eine vorübergehende Steigerung der Frequenz ergeben, die 1941 plötzlich einsetzte und 1944 ihren Gipfel erreichte. Erst 1947 waren die Zahlen aus der Vorkriegszeit wieder erreicht. So stieg in Kopenhagen die Zahl der Fälle von 129 im Jahre 1938 auf 591 im Jahre 1944 an, d. h. von 0,19 auf 0,83% der Bevölkerung. Demgegenüber kam es in Norwegen nur zu einem kurz dauernden Anstieg (47), während in Holland (138) und in Belgien (15) die Häufigkeit sogar deutlich abnahm. Möglicherweise hängt die Frequenzverminderung auch mit mangelhafter Ernährung in den betroffenen Ländern zusammen, während in Dänemark die Kalorienzufuhr während des Kriegs nur unerheblich absank. Exogene Faktoren sind sicher von Bedeutung. Die unbemerkte Zufuhr schilddrüsenwirksamer Substanzen in der Nahrung kann unter Umständen bei solchen Epidemien eine Rolle spielen. Bei dem „epidemischen" Ansteigen der Hyperthyreose in den Jahren 1924–1927, über die PLUMMER (127) berichtet und die sich ebenfalls auf Olmsted County bezieht, über die aber weniger gute Unterlagen als über die spätere Studie vorliegen, kann die von PLUMMER eingeführte Behandlung der Hyperthyreose mit Jodid, die damals begann, sowie auch die Kropfprophylaxe mit Jodid als Ursache angesehen werden. Im übrigen bleiben aber die Gründe für die temporäre Häufung unklar.

Manifestationsalter

Die Hyperthyreose kann in jedem Lebensjahr beginnen, sie befällt jedoch ganz vorwiegend das Erwachsenenalter. Die Zahl der Fälle vor dem 14. Lebensjahr beträgt nicht mehr als 3%. Im frühen Kindesalter ist sie ganz besonders selten. Etwa ¹/₅ der kindlichen Hyperthyreosen manifestiert sich vor dem 10. Lebensjahr (57). Mit der Annäherung an die Pubertät nimmt sie an Häufigkeit zu. Aber auch bei Neugeborenen kommt die Krankheit, wenn auch selten, vor (S. 308). Über die Aufteilung nach Alter und Geschlecht unterrichtet die Abb. 5.1.

Diffuse und knotige hyperthyreotische Strumen entwickeln sich in verschiedenem Lebensalter. Während die Hyperthyreosen mit diffuser Struma vorwiegend zwischen dem 20. und 50. Lebensjahr zum Ausbruch kommen, liegt der Gipfel der Erkrankungshäufigkeit bei den Hyperthyreosen mit knotiger Struma zwischen dem 40. und 60. Lebensjahr. Dies gilt auch für das autonome Adenom mit Hyperthyreose, das ebenfalls die vorgeschrittenen Lebensjahre bevorzugt. Insgesamt hat sich das Manifestationsalter der Hyperthyreose in den letzten Jahrzehnten deutlich nach oben verschoben. 64% unserer Kranken mit Hyperthyreose hatten im Jahre 1967 ein Alter von über 40 Jahren (s. Abb. 5.1.). Dies entspricht auch einem Vergleich zwischen der Zahl der Hyperthyreosen der Jahre 1948–1955 und der Hyperthyreosen der Jahre 1963–1970 (20). Dabei ergab sich für die erste Gruppe eine Manifestation in der 2.–4./5. Dekade, für die zweite Gruppe in der 3.–6. Dekade. Die Verschiebung des Manifestationsalters nach oben betrifft besonders die Fälle mit Thyreokardiopathie, die oft einer maskierten Hyperthyreose entsprechen. Allerdings ist dabei zu berücksichtigen, daß gerade diese Krankheitsgruppe mit klinisch wenig auffälligen Erscheinungen mit größerer Sicherheit diagnostiziert werden kann als früher. Eine Untersuchung in Ontario (154) erfaßt in den Jahren 1959–1969 bei einer Gesamtbevölkerung von 3,6 Millionen Männern und 3,5 Millionen Frauen 184 männliche und 698 weibliche Hyperthyreotiker. Bezog man die Zahl der Fälle jeder Lebensdekade auf die Gesamtbevölkerung derselben Altersgruppe, so stieg bei den Männern die altersspezifische Häufigkeitsrate bis zur 6. Dekade, bei den Frauen bis zur 4. Dekade, um danach schnell abzufallen.

Geschlechtsverteilung

Frauen sind häufiger als Männer von der Hyperthyreose befallen. Das Verhältnis von Frauen zu Männern lag bei älteren Beobachtungen höher (BANSI [13] 12,9:1; IVERSON [69] 7:1), während es bei unserem Krankengut von 635 Fällen 5,3:1 betrug. Bei einem Vergleich einer Gruppe der Jahre 1948–1955 und einer Gruppe der Jahre 1963–1970 (20) verkleinerte sich das Geschlechtsverhältnis von 7,3:1 auf 4,8:1. Der Sexualquotient ist von der Augenbeteiligung abhängig: Die Zahl der Männer ist bei Vorhandensein von Augensymptomen relativ größer. So beträgt in unserem Krankengut der Geschlechtsquotient bei der Hyperthyreose ohne Augensymptome 6:1, bei der Hyperthyreose mit Augensymptomen 4,0:1, bei der euthyreoten endokrinen Ophthalmopathie nur 2,6:1. Bei der Ausbildung der endokrinen Ophthalmopathie muß also ein Sexualfaktor eine Rolle spielen, der eine relativ stärkere Beteiligung der männlichen Patienten bewirkt.

Bei der Neugeborenen-Hyperthyreose überwiegen die

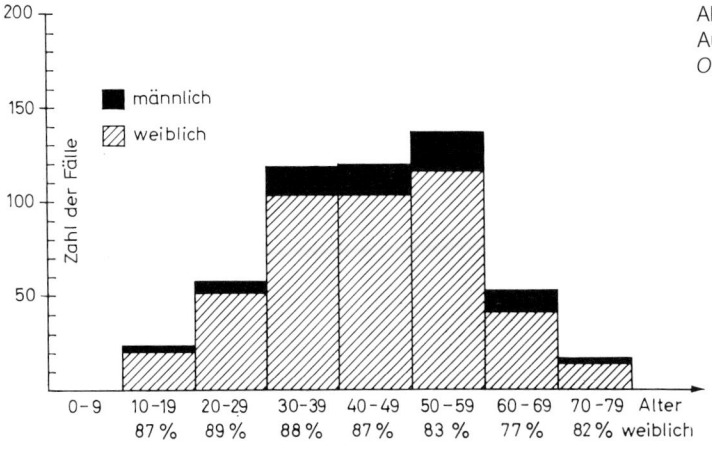

Abb. 5.1 527 Patienten mit Hyperthyreose. Aufteilung nach Alter und Geschlecht (nach *Oberdisse, K.*, 1967). (118).

Knaben gegenüber den Mädchen, während in der Kindheit sonst der Sexualquotient etwa 3–4:1 beträgt (61). Dies läßt an eine Pathogenese besonderer Art denken (transplazentare Übertragung eines humoralen Faktors in einem Teil der Fälle).

Geographische Verbreitung

Über die geographische Verbreitung der Hyperthyreose findet man nur spärliche Daten. Sie kommt aber in allen Teilen der Welt vor; Rassenunterschiede spielen offensichtlich keine Rolle. Leider stammen diese Angaben vorwiegend aus einer Zeit, als die Hyperthyreose nur klinisch ohne Zuhilfenahme der entscheidenden biochemisch-technischen Methoden diagnostiziert werden konnte. Immerhin haben sich die frühen Angaben von MÖBIUS (106), KOCHER (83) und F. MÜLLER (111) im allgemeinen bestätigt, daß man die Hyperthyreose vorwiegend im Flachland und weniger in den Endemiegebieten des Kropfes findet. In den Endemiegebieten liegen meist hyperthyreote Knotenstrumen, nicht aber diffuse hyperthyreote Strumen vom Basedow-Typ vor. Diese sind vorwiegend den Nichtendemiegebieten vorbehalten. Der Krankheitsverlauf ist bei diffuser Vergrößerung der Struma im allgemeinen ernster und mündet relativ öfter in eine hyperthyreote Krise ein. So soll die Hyperthyreose im südbadischen Endemiegebiet relativ selten sein (104a). Nicht immer sind die Beziehungen jedoch eindeutig, wofür man, jedenfalls teilweise, die erwähnten diagnostischen Mängel anschuldigen muß. 1925–1935 wurden in Schweden (allerdings aufgrund von Hospitaluntersuchungen) schwere Hyperthyreosen mit endokriner Ophthalmopathie nur in Regionen mit leichter Kropftendenz gefunden (131), während die milde Hyperthyreose gerade in Endemiegebieten beobachtet wurde. Hier war andererseits die Hyperthyreose mit Knoten-Kropf häufig. Die damalige Feststellung, daß Stadtbewohner öfter als die ländliche Bevölkerung von der Hyperthyreose betroffen seien, trifft jetzt sicher nicht mehr zu. Lebenswandel und Ernährungsgewohnheiten, die man neben unbekannten Faktoren verantwortlich machen könnte, haben sich weitgehend angeglichen. Auch im finnischen Endemiegebiet (87) weisen nur 10–20% der Patienten das klassische Bild der Hyperthyreose mit diffuser Struma und endokriner Ophthalmopathie auf, bei den übrigen 80–90% bestehen hyperthyreote Knotenkröpfe. In den USA ergab sich (leider aufgrund gewiß nicht zuverlässiger Mortalitätsstatistiken) ein Absinken der Sterblichkeit an Hyperthyreose von 46,2 auf 9,1 pro Million Einwohner in den Jahren von 1928/1931 bis 1948/1951. Die stärkste Reduktion soll in den kropffreien Arealen erfolgt sein (125). Die Verfasser glauben ein Ansteigen in den zwanziger Jahren (optimistische Einstellung gegenüber der Jodprophylaxe!), ein leichtes Absinken während der Wirtschaftsdepression und einen starken Abfall nach Einführung der antithyreoidalen und der Radiojodtherapie feststellen zu können (vgl. aber die Olmsted-County-Studie von 1967!).

Ätiologie und Pathogenese

Genetische Faktoren

Als erster wies ROMBERG (129) im Jahre 1851 auf die Möglichkeit einer hereditären Basis der Hyperthyreose hin. Sie wurde inzwischen oft diskutiert (96, 108). Jedoch sind viele der früheren Untersuchungen inzwischen bedeutungslos geworden, weil sich die Diagnose Hyperthyreose damals nicht scharf genug fassen ließ und weil konstitutionell-vegetative Störungen vielfach mit der Hyperthyreose verwechselt wurden. Systematische Untersuchungen wurden erstmals von LEHMANN (89, 90) durchgeführt. Diese und die danach in den nächsten Jahrzehnten folgenden Untersuchungen brachten zwar Einigkeit über die Tatsache der Heredität, jedoch keine Einigkeit über den Erbgang, der einmal als dominant-geschlechtsgebunden, ein andermal mit rezessiv bezeichnet wurde.

Schon die Familienbeobachtungen haben die hereditäre Basis der Hyperthyreose aufgezeigt. So erfaßte LEHMANN (89, 90) einschließlich der Probanden 1044 Blutsverwandte. Dabei ergab sich für die Hyperthyreose bei den Geschwistern eine Erkrankungsziffer von 16,9 ± 4,7%, bei Onkeln und Tanten von 3,7 ± 2,1% und bei Vettern und Basen mit 4,9 ± 2,4%. Dabei konnten hyperthyreotische Erscheinungen in 3 Familien in 3 Generationen und in 15 Familien in 2 Generationen beobachtet werden. Eine gründliche Untersuchung an einem ebenfalls großen Krankengut führte BARTELS (14) in Dänemark durch (197 Probanden, davon 172 Frauen). In 47% der Familien fanden sich Probanden mit Struma, Hyperthyreose oder Hypothyreose. Die Familiarität der Hyperthyreose erwies sich mit 60% höher als bei Schilddrüsenkrankheiten insgesamt. In diesen Familien war auch die Frequenz von blanden Strumen und von Hypothyreose größer als in der Gesamtbevölkerung. Bei diesen eindrucksvollen Untersuchungen war die Prävalenz der Hyperthyreose bei Schwestern der Hyperthyreotiker 20mal höher als in der weiblichen dänischen Population (8,2 gegen 0,4%) und 6mal höher sogar in der zweitgradigen Verwandtschaft. Eine Untersuchung an 143 Blutsverwandten in 5 Generationen stammt von BOAS u. OBER (19). Diese Familie wies 11 Kranke mit Hyperthyreose auf (8 Frauen und 3 Männer); dazu kam ein blandes Schilddrüsenadenom und eine Hypothyreose. Bei einem der Hyperthyreotiker entwickelte sich außerdem eine Addisonsche Erkrankung, bei einem anderen ein Diabetes mellitus. MARTIN (102) untersuchte eine Serie von 90 Fällen von Hyperthyreose mit diffuser Struma und 111 Patienten mit sowohl hyperthyreoter wie blander Knotenstruma. Bei 36 Probanden mit Hyperthyreose waren 20 Familienmitglieder ebenfalls mit der Krankheit behaftet. Bei den Angehörigen von 52 Probanden mit Kropf konnten 13 mit Hyperthyreose und 39 mit blander Struma ermittelt werden.

In diesem Zusammenhang ist auch von Interesse, daß Verwandte von hyperthyreoten Patienten Abnormalitäten im Jodstoffwechsel und einen beschleunigten Thyroxinumsatz in der Peripherie aufweisen können, ohne daß bei ihnen klinische Zeichen einer Schilddrüsenerkrankung in Erscheinung treten (67). Ein Teil dieser Verwandten wurde innerhalb von 10 Jahren hyperthyreotisch und entwickelte dann eine nicht suppressible Schilddrüsenüberfunktion. Nach ALEXANDER u. MACHARDEN (11) kommen Schilddrüsenkrankheiten bei den Familienangehörigen von Patienten, deren Radiojodaufnahme nicht supprimierbar ist, gehäuft vor. Bei 97 Verwandten von Hyperthyreose-Kranken, die klinisch unauffällig waren und normale T4-, T3- und TSH-Werte (basal) aufwiesen, ergab sich in 14,4% ein negativer oder herabgesetzter, in 15,5% ein überschießender TSH-TRH-Test. Zweimal war ein negativer TRH-Test mit einem negativen Suppressionstest gekoppelt (145 a). Ein Erbgang ließ sich auch für quantitative Veränderungen der Konzentration des thyroxinbindenden Globulins im Serum nachweisen, die zwar keinen unmittelbaren Krankheitswert haben, sich bei der Schilddrüsendiagnostik aber störend bemerkbar machen können (58, 80).

Besonders aufschlußreich zur Erkennung der hereditären Grundlagen der Hyperthyreose sind Zwillingsuntersuchungen. v. VERSCHUER (149) hat 1958 die bis dahin bekannten und von LEHMANN (89) und anderen untersuchten auslesefreien Zwillingsserien publiziert: Bei eineiigen Zwillingen (49 Paare) ergibt sich eine Konkordanz in 47%, bei zweieiigen Zwillingen (64 Paare) nur in 3,1%. In gleicher Weise wurde aus Dänemark über 41 hyperthyreote monozygote Zwillinge berichtet, von denen 12 Paare konkordant waren, während sich bei 59 zweieiigen Zwillingen desselben Geschlechtes nur 2 konkordante Paare aufweisen ließen (54); ähnliche Ergebnisse s. VOLPÉ (150). Damit ist die Erblichkeit bei der Entstehung der Hyperthyreose gesichert. Konkordanz und Diskordanz verhalten sich demnach ähnlich wie beim Diabetes mellitus.

Über eine Einzeluntersuchung eines eineiigen Zwillingspaares, das sowohl an einem Diabetes mellitus als auch an einer Hyperthyreose erkrankte, berichteten OBERDISSE u. BIRKLE (mitgeteilt von BIRKLE [18]). Frau A.: Beginn der Hyperthyreose im 31. Lebensjahr, Kompensation 2 Jahre später durch subtotale Schilddrüsenresektion. Beginn des Diabetes im Klimakterium mit 51 Jahren. Bei der Schwester, Frau H., Beginn der Hyperthyreose im 43. Lebensjahr. Keine Behandlung vor der Krankenhausbeobachtung. Beginn des Diabetes im 53. Lebensjahr, 2 Jahre nach Eintritt des Klimakteriums. Bemerkenswert ist, daß sich bei gleicher Erbanlage der Diabetes bei der Schwester mit der seit 12 Jahren bestehenden floriden Hyperthyreose später entwickelte als bei der euthyreoten Schwester. Die hyperthyrote Patientin kam einmal in ein schweres Coma diabeticum, während es bei der euthyreoten Schwester nur zu einem Praecoma diabeticum kam. Der euthyreote Paarling benötigte bei gleicher Kost 30 + 15 E Depot-Insulin, der hyperthyreote nur wenig mehr, nämlich 30 + 20 E. Bei beiden war die Einstellung des Diabetes zufriedenstellend. Allerdings hatte sich bei der hyperthyreoten Schwester der Diabetes stürmischer entwickelt; sie zeigte auch eine etwas größere Neigung zur Ketose. Außerdem wies ihre Stoffwechsellage die größere Labilität auf. Auch hier war die Schilddrüsenkrankheit mit antithyreoidalen Medikamenten ohne große Schwierigkeiten zu normalisieren. Ebensowenig änderten sich der Insulinbedarf. Da sich die Zwillinge während dieses Zeitraums in verschiedenen Lebenssituationen befanden, kann man Umgebungsfaktoren für den großen zeitlichen Abstand sehr wohl verantwortlich machen.

Bei den Zwillingsuntersuchungen des letzten Jahrzehnts wurde der Kombination mit immunologischen Faktoren zunehmende Beachtung geschenkt. So ist besonders das gemeinsame Vorkommen der Hyperthyreose mit der ebenfalls genetisch bedingten, mit der Hyperthyreose in naher Beziehung stehenden Hashimoto-Thyroiditis (22, 30, 153) ein weiterer wichtiger Hinweis für die erbliche Basis der Hyperthyreose. Beide Krankheitsbilder kommen sogar in der selben Drüse vor. Daß sich unter den wegen Hyperthyreose operierten Schilddrüsenkranken zahlreiche Hashimoto-Strumen befinden, ist bekannt, s o unter 377 Patienten in 26% (16). Bei Blutsverwandten von hyperthyreoten Patienten lassen sich in einem ungewöhnlich hohen Prozentsatz Schilddrüsenantikörper feststellen (64, 133). Daß in dieser Gruppe der LATS besonders häufig beobachtet wird, kann man ebenfalls als Ausdruck einer genetischen Basis ansehen (155), allerdings nur im Zusammenhang mit dem Vorkommen auch anderer schilddrüsenstimulierender Immunglobuline.

Auch hier sind wieder die Untersuchungen an eineiigen Zwillingen aufschlußreich. So ließen sich bei 4 monozygoten Zwillingen mit Hyperthyreose und diffuser Struma bei allen Paaren Antikörper gegen mikrosomales Antigen in der Schilddrüse und bei 3 Paaren auch Antikörper gegenüber dem Parietalzellantigen nachweisen (56). Von Interesse ist ein Paar weiblicher monozygoter Zwillinge, von denen ein Paarling eine Hyperthyreose mit progressiver Ophthalmopathie hatte, während der andere eine Hashimoto-Thyreoiditis aufwies. Im Serum beider Probanden war der LATS nachweisbar (72). Bei einem ähnlichen gearteten monozygoten Zwillingspaar (Hyperthyreose des einen und Hashimoto-Thyreoiditis des anderen) hatte die Mutter ebenfalls eine Hashimoto-Thyreoditis, die Großmutter mütterlicherseits und eine Großtante mütterlicherseits eine Hyperthyreose. Auch hier ließen sich gleichzeitig Schilddrüsenantikörper feststellen (24).

Zur Frage der neonatalen Hyperthyreose s. S. 308. Auch sie wird in Familien mit hoher Prävalenz an Hyperthyreose beobachtet (61).

Das Schmeckvermögen für eine bitter schmeckende strumigene Substanz, das Phenylthiocarbamid, folgt einem Erbgang, wie sich durch Zwillings- und Familienuntersuchungen feststellen ließ. Es ist auf die verschiedene geographischen Zonen der Erde ungleichmäßig verteilt; etwa 30% der europäischen Bevölkerung verfügt über keine Geschmackswahrnehmung für diese Substanz, könnte also gegenüber dieser antithyreoidal wirkenden Substanz besonders gefährdet sein (73). Die ursprüngliche Erwartung, daß die Rate der „Nichtschmecker" unter den Patienten mit Hyperthyreose und diffuser Struma besonders hoch sei, ließ sich nicht verifizieren. Sie entspricht dem Bevölkerungsdurchschnitt. Eine pathogenetische Bedeutung für die Hyperthyreose wäre auch nicht verständlich. Demgegenüber sind die „Nichtschmecker" beim einfachen Knotenkropf und beim euthyreoten Kretinismus häufiger. Für die Beurteilung der Genetik der Hyperthyreose hat die Substanz keine Bedeutung.

Familienuntersuchungen, insbesondere aber die Zwillingsforschung, haben also gezeigt, daß bei der Hyperthyreose zweifellos eine genetische Basis vorliegt. Sie gehört jedoch offensichtlich nicht in die Gruppe der monogenen Erkrankungen, bei denen ein dominanter, ein rezessiver oder ein X-chromosomaler Erbgang vorliegt. Ein solcher Erbgang mit einem einzelnen mutierten Gen ist z. B. für den sporadischen Kretinismus wahrscheinlich. Die widersprüchlichen Meinungen bei den Familienuntersuchungen und die Tatsache, daß sich bei der Zwillingsforschung in über der Hälfte der Fälle eine Diskordanz ergibt, weist darauf hin, daß noch andere, auch Umgebungsfaktoren eine Rolle spielen. Allgemein hat sich die Erkenntnis durchgesetzt, daß es sich um einen polygenen multifaktoriellen Typ der Vererbung handelt, bei dem die kombinierte

Einwirkung verschiedener Gene zusammen mit exogenen Faktoren von Bedeutung ist. Die Einwirkung solcher Umgebungsfaktoren kommt z. B. bei dem oben zitierten Zwillingspaar mit Hyperthyreose und Diabetes in Frage. Manifestationsalter und zeitliche Differenz zwischen der Manifestation bei den Paarlingen weisen jedoch eine erhebliche Variabilität auf. Dies könnte man gegen die Bedeutung exogener Faktoren einwenden, da sich unter ihrer Einwirkung die Krankheit etwa zur gleichen Zeit manifestieren sollte, falls die exogenen Faktoren ähnlich sind, was z. B. in der Kindheit der Fall zu sein pflegt.

Bei den seltenen Schilddrüsenkrankheiten mit Mutation eines einzelnen Gens ist der Erbgang relativ leicht zu erforschen. Größere Schwierigkeiten ergeben sich aber bei den häufigen Schilddrüsenkrankheiten, bei denen die Krankheitseinheiten nicht so scharf abgegrenzt sind und bei denen mehrere Gene gemeinsam mit Umgebungsfaktoren beteiligt sind.

Das häufige Vorkommen immunpathologischer Faktoren bei Hyperthyreotikern, bei ihren Angehörigen und bei eineiigen Zwillingen sowie die häufige Kombination mit anderen Autoimmunerkrankungen wie der perniziösen Anämie, der Addisonschen Krankheit, der rheumatischen Arthritis, der Myasthenia gravis und auch der endokrinen Ophthalmopathie legt die Vermutung nahe, daß nicht die Hyperthyreose als solche, sondern vielmehr die Labilität im immunologischen Gleichgewicht vererbt wird (79, 141, 156). Das Zusammentreffen von Hyperthyreose und Diabetes mellitus liegt statistisch zwar im Bereich der zufälligen Koinzidenz (S. 215); dennoch läßt das überdurchschnittlich häufige Vorkommen von Antikörpern gegen thyreoidales Zytoplasma bei Diabetikern (und zwar bei insulinbedürftigen, vorwiegend jugendlichen Diabetikern) immunpathologische Beziehungen erkennen (68, 116).

vorhanden ist. Dafür ist bei den Japanern mit Hyperthyreose die Prävalenz des HL-A-BW 35-Antigen erhöht und die des BW 5 statistisch erniedrigt. In einer anderen Serie wurde eine gesteigerte Frequenz von HL-A 1 und HL-A 8 sowohl bei der Hyperthyreose als auch bei der Hashimoto-Thyreoiditis gefunden. Demgegenüber war eine erhöhte Prävalenz von W 15 und W 17 bei der Hashimoto-Thyreoiditis festzustellen, nicht aber bei jedem Patienten mit Hyperthyreose (48, 75).

Hohe Prävalenzen finden sich vor allen Dingen bei schweren Formen der Hyperthyreose, die nach Behandlung zum Rückfall neigten (17). Das gleichzeitige Vorkommen einer endokrinen Ophthalmopathie mit einer Hyperthyreose scheint eine Rolle zu spielen: Die Frequenz von B 8 ist bei Vorhandensein einer endokrinen Ophthalmopathie erhöht und normal bei ihrem Fehlen, während die Prävalenz von CW 3 in der 1. Gruppe gesteigert und in der 2. Gruppe deutlich herabgesetzt ist (135). Bei Blutsverwandten 1. Grades der Hyperthyreotiker (Eltern, Kinder, Geschwister) ließ sich in der Prävalenz des HL-B 8 keine Abnormität feststellen, obwohl bei diesen Verwandten Antikörper in 34% der Fälle vorhanden waren und bei den Patienten selbst die Prävalenz des HL-B 8 eindeutig über der der Kontrollen lag. Bei den Verwandten fanden sich auch andere Abnormitäten in der Schilddrüsenfunktion: so eine Struma in 11%, eine endokrine Ophthalmopathie in 1,1%, ein negativer Suppressionstest in 4,2%, eine Erhöhung der basalen TSH-Werte in 5,0%, eine mangelnde Reaktion im TRH-Test in 4,5% und der Nachweis des LATS-Protektor in 6,4% (27). Diese Ergebnisse, die also oft Funktionsstörungen der Schilddrüsen bei den Verwandten erkennen lassen, selbst wenn das HL-A-Muster normal ist, lassen darauf schließen, daß noch andere Faktoren wirksam sind und daß es sich nicht um die spezifischen, für die Krankheit verantwortlichen Gene, sondern um Marker handelt, die Nachbarschaftsgene kennzeichnen (s. auch 11a, 41, 139, 151).

Die Beobachtungen zum HL-A-System stehen noch ganz im Anfang. Prospektive Untersuchungen sind erforderlich. Immerhin geben die jetzt bereits vorliegenden Befunde ein weiteres Argument für die genetische Prädisposition beim Entstehen der Krankheit und lassen die Entwicklung einer organspezifischen endokrinen Autoimmunität vermuten.

Die Bedeutung des HL-A8-Antigen

Wenn auch die genetische Basis der Hyperthyreose durch die hohe Prävalenz der Hyperthyreose bei blutsverwandten Kranken und durch die Konkordanzbefunde bei monozygoten Zwillingen gut gestützt ist, so besteht über den genetischen Mechanismus jedoch durchaus noch Unklarheit. In den letzten 10 Jahren hat man ihn durch die Untersuchung des HL-A8-Antigen, eines Antigen im Histokompatibilitätslokus, zu klären versucht. Es handelt sich um einen wichtigen genetischen Marker für die Krankheitsempfänglichkeit bei autoimmunen Krankheiten. Zusammenhänge solcher Art hat man bereits beim systemischen Lupus erythematodes, bei chronisch-aktiver Hepatitis, bei der ankylosierenden Spondylitis, bei der Addisonschen Erkrankung, bei der Myasthenia gravis und auch beim juvenilen Diabetes gefunden. GRUMET u. Mitarb. (49) haben gezeigt, daß die Frequenz des HL-A 8-Antigen in einem Kollektiv von 62 europiden Patienten mit Hyperthyreose 47% beträgt, in einem Kontrollkollektiv der Gesamtpopulation aber nur 21%. Spätere Untersuchungen konnten dieses Ergebnis im wesentlichen bestätigen (17, 115, 163). Wichtig ist, daß sich die Untersuchungen auf einen bestimmten geographischen Bezirk erstrecken, da in der japanischen Bevölkerung z. B. das HL-A 8-Antigen nicht

Die Bedeutung des Hypophysenvorderlappen-Hypothalamus-Systems

In der klassisch-naturwissenschaftlichen Phase der Medizin des vergangenen Jahrhunderts war die Hyperthyreose als „Basedowsche Krankheit" zwar bekannt, es lagen auch bereits erste Kenntnisse über eine genetische Basis vor, die Vorstellungen über Ätiologie und Pathogenese waren aber verständlicherweise unklar. SATTLER (132) berichtet darüber in seiner klassischen Beschreibung aus dem Jahre 1909. Damals hatte KOCHER (82) an eine konstitutionelle Bedingtheit, EICHHORST (37) an Neurasthenie, Chlorose und Anämie als Grundlage der Hyperthyreose gedacht. SATTLER selbst denkt an spezielle konstitutionelle Merkmale, die in besonderen geographischen Gebieten verbreitet sind.

Die Erörterungen über Ätiologie und Pathogenese traten in ein neues Stadium, als die ersten Kenntnisse über regulatorische Zusammenhänge zwischen Hypophysenvorderlappen und Schilddrüse bekannt wurden (12, 92, 86). Zunächst beherrschten, schon bevor die Neurohormone des Hypothalamus bekannt wurden, spekulative Vorstellungen, z.B. „Hyperthyreose als Zwischenhirnerkrankung", das Feld. Angesichts der Wirkung des Thyreotropin (TSH) lag es nahe, das Krankheitsbild als Folge einer erhöhten Aktivität des Hypophysenvorderlappens zu deuten.

Durch Zufuhr von TSH kann man, ganz im Gegensatz zur Zufuhr von Schilddrüsenhormon, wenigstens für eine gewisse Zeit beim Menschen und beim Tier einen Zustand hervorrufen, der der Hyperthyreose weitgehend ähnelt. Es kommt zur Vergrößerung der Schilddrüse, zu allen Zeichen des thyreogenen Hypermetabolismus mit Steigerung der Kalorienproduktion und zur Tachykardie. Der intrathyreoidale Jodumsatz steigt an, die Schilddrüsenhormone werden vermehrt ins Blut abgegeben, so daß sich auch der Spiegel der Schilddrüsenhormone im Blut hebt. Dabei ist es von untergeordneter Bedeutung, daß dieses Zustandsbild nur für eine begrenzte Zeit bestehen bleibt, weil sich Antikörper gegen das exogen ezugeführte TSH entwickeln.

Die durch Hypophysentumoren erzeugte „sekundäre" Hyperthyreose

In diesem Zusammenhang sind Fälle von Hypophysentumoren zu sehen, bei denen durch eine erhöhte TSH-Produktion eine hyperthyreote Stoffwechsellage mit ähnlichem, wenn auch oft inkomplettem Bild erzeugt wird. Meist liegen chromophobe Vorderlappenadenome mit inkretorischer Potenz, manchmal auch eosinophile Adenome mit dem Bild der Akromegalie zugrunde. Die älteren Beobachtungen sind zum Teil nicht beweiskräftig, weil TSH-Bestimmungen fehlen oder das TSH noch mit biologischen Methoden ermittelt wurde (38, 53, 70, 71, 74, 87, 160).

Bei einem hyperthyreoten Patienten mit chromophobem Adenom konnte von HAMILTON u. Mitarb. (52) ein erhöhter TSH-Spiegel radioimmunologisch nachgewiesen werden, obwohl die Konzentration der Schilddrüsenhormone hoch lag. Es erfolgte auch kein weiterer Anstieg, als sie durch eine Therapie mit antithyreoidalen Substanzen gesenkt wurde. Auch bei der Beobachtung von HRUBESCH u. Mitarb. (65) erfolgte eine radioimmunologische TSH-Bestimmung: 40jährige Patientin mit den klinischen Zeichen einer Hyperthyreose. Serum-T$_4$-Spiegel, T$_3$-in-vitro-Test und PB^{131}J sowie Radiojodaufnahme erhöht. Der hohe TSH-Nüchternwert (zwischen 34 und 42 µE/ml [mU/l] Serum) ließ sich durch TRH nicht stimulieren. Hypophysenoperation: chromophobes Adenom. Danach euthyreote Stoffwechsellage, bevor es zu einem Rezidiv des Tumors kam.

Bei einer Frau mit rezidivierender Struma, Hyperthyreose, Galaktorrhoe und Amenorrhoe, nicht supprimierbaren hohen TSH-, sowie hohen PRL-Werten lag ein Hypophysenadenom mit einer Überproduktion von TSH und Prolactin vor. Der Tumor ließ thyreotrope und laktotrope Zellen erkennen (61a).

Unter der Einwirkung TSH-produzierender Tumoren (chromophobe Adenome, eosinophile Adenome, Blasenmolen) ergibt sich nur selten das komplette Bild einer Hyperthyreose. Klinische Anzeichen wie allgemeine Unruhe, Schweißausbrüche, Herzklopfen, auch erhöhte Darmmotilität sind jedoch vorhanden. Im allgemeinen fehlt der Exophthalmus, in einzelnen Fällen ist er jedoch nachzuweisen, oft nur unilateral. Die Stoffwechsellage befindet sich auf hyperthyreotem Niveau. Die TSH-Werte im Serum, die teils biologisch, teils radioimmunologisch nachgewiesen wurden, sind zum Teil stark erhöht, unbeeinflußt durch hohe T$_4$- und T$_3$-Werte im Blut. Auch sind sie durch eine antithyreoidale Medikation, die den Hormonspiegel im Blut senkt, nicht zu beeinflussen, ebensowenig durch Zufuhr von TRH. Die TSH-Produktion dieser Tumoren ist somit autonom und wird weder durch die Schilddrüse noch durch die hypothalamischen Hormone reguliert. Die hier beschriebene Hyperthyreose unterscheidet sich also deutlich von der idiopathischen Immun-Hyperthyreose, mit der sie ausnahmsweise kombiniert auftreten kann (12a), und ähnelt der durch exogene TSH-Zufuhr ausgelösten artifiziellen Hyperthyreose des Tierversuchs.

Ähnliche Krankheitsbilder wie bei der sekundären, durch Hypophysenüberfunktion hervorgerufenen Hyperthyreose bieten die durch trophoblastisches Thyreotropin hervorgerufenen Fälle. Sie werden als besondere Verlaufsform S. 318 beschrieben.

Die Hyperthyreose ist nicht durch Hyperpituitarismus bedingt

Gegen die Theorie der hypophysären Genese der Hyperthyreose wurden eine Reihe von Einwänden, zuerst von WERNER u. Mitarb. (157, 161), vorgebracht sowie kasuistische Mitteilungen, in denen nachgewiesen werden sollte, daß sich bei zerstörter oder operativ entfernter Hypophyse eine Hyperthyreose entwickeln kann, bestehen bleibt oder nach einer Remission von neuem entsteht. Insgesamt ist diese Kasuistik nicht schlüssig. Sie bietet aber immerhin Hinweise, daß sich eine Hyperthyreose, ebenso wie eine endokrine Ophthalmopathie, unabhängig vom Funktionszustand des Hypophysenvorderlappens entwickeln kann.

Daß die Hyperthyreose vom Basedowtyp nicht als Folge eines Hyperpituitarismus aufzufassen ist, wurde vollends klar, als man das TSH mit radioimmunologischen Methoden nachweisen konnte (119, 148). Das TSH ist bei dieser Form der Hyperthyreose im Serum überhaupt nicht zu fassen oder in nur sehr geringen Mengen nachweisbar (8, 59, 110, 123). Der Reglermechanismus ist demnach insofern intakt, als die TSH-Produktion durch die von der Schilddrüse in großen Mengen abgegebenen Hormone supprimiert wird.

Eine Bestätigung brachten die Versuche mit Gabe des thyrotropin-releasing hormone (TRH). Die Rezeptoren des Hypothalamus-Hypophysen-Systems, die man als einen Bestandteil der Schilddrüsenperipherie ansehen kann, reagieren empfindlich auf die Konzentration der Schilddrüsenhormone im Blut, so daß der TSH-TRH-Versuch ein für die Diagnostik wertvolles Verstärkerprinzip darstellt und die Erfassung auch subklinischer Krankheitszustände ermöglicht. Der TRH-Versuch ist auch dann negativ, wenn die Konzentrationen der Schilddrüsenhormone im Blut kaum faßbar erhöht sind (109). Bei gesunden Versuchspersonen ergibt sich dementsprechend ein deutlicher Anstieg des TSH, und zwar um etwa

8–10 µE/ml (mU/l) über den Ausgangswert mit einem Maximum nach 30–60 min (59). Bei der Hypothyreose findet sich ein etwas erhöhter basaler TSH-Spiegel (ca. 15 µE/ml mU/l]) mit einem exzessiven Anstieg nach TRH (auf ca. 100 µE/ml [mU/l]) nach 60 min. Demgegenüber ist bei Hyperthyreotikern das TSH im Serum basal nicht in faßbarer Menge nachzuweisen (weniger als 1,2 µE/ml [mU/l]). Nach Gabe von TRH ergibt sich keine oder nur eine minimale Reaktion (s. auch [123]; zusammenfassende Darstellung: WILDMEISTER [164]). Dies bedeutet, daß die TSH-Sekretion durch die Überproduktion der Schilddrüsenhormone maximal supprimiert ist, so daß sie sich auch durch das hypothalamische Hormon nicht stimulieren läßt. Erfolgt eine Spontanremission der Hyperthyreose oder heilt sie durch Behandlung aus, so wird eine TRH-Gabe oft wieder mit einem Ansteigen des TSH-Spiegels beantwortet.

Auch dies spricht dafür, daß der Reglerkreis auf der Ebene Hypothalamus-Hypophyse intakt ist. Der Anreiz zur Mehrproduktion von Schilddrüsenhormonen, die zur maximalen Hemmung der TSH-Produktion führt, ist also in der Schilddrüse selbst zu suchen. Mit anderen Worten: Bei der Hyperthyreose handelt es sich um ein „intrinsic disease", die Überproduktion der Schilddrüsenhormone geht in der Schilddrüse autonom vor sich.

Die Ergebnisse der TSH-Bestimmung und des TSH-Test wurden bereits durch den von WERNER inaugurierten Suppressionstest im Jahre 1956 vorweggenommen: nur waren die Befunde damals schwer zu deuten (158). Die Tätigkeit einer euthyreoten Schilddrüse, auch wenn es sich um eine Struma handelt, läßt sich durch Zufuhr von Schilddrüsenhormonen über den Reglerkreis hemmen. Bei der Hyperthyreose ist dieser Suppressionstest aber negativ; auch durch Zufuhr sehr großer Mengen von Schilddrüsenhormonen ist die Inkretion der hyperthyreoten Schilddrüse nicht zu unterdrücken. Heilt die Hyperthyreose spontan oder durch therapeutische Maßnahmen aus, so stellt sich der normale Suppressionstest auch hier meist wieder ein (50). Während man vor der Kenntnis der TSH-Werte im Blut zu der Annahme berechtigt war, daß es sich um eine Entzügelung des Reglermechanismus handeln könnte, ist es jetzt deutlich, daß die hyperthyreotische Struma autonom arbeitet, der Reglerkreis auf der Ebene Hypothalamus-Hypophyse aber intakt ist. Die Suppression der thyreotropen Funktion des Hypophysenvorderlappens bei der Hyperthyreose geht auch aus histologischen Untersuchungen hervor (114). Die β-2-Zelle des Hypophysenvorderlappens, die wahrscheinlich beim Menschen der thyreotropen Zellen entspricht und als Bildungsort des TSH anzusehen ist, ist bei der Hyperthyreose nicht nur in verminderter Anzahl vorhanden, vielmehr ist sie auch kleiner und in Vesikel umgewandelt.

Suppression und TRH-Test sind im Zweifelsfall als wichtigstes Kriterium für das Vorliegen einer Hyperthyreose anzusehen. Sie laufen nicht immer parallel, besonders nicht bei der Beurteilung therapeutischer Erfolge, zeigen im allgemeinen aber eine gute Korrelation (124); (s. auch Methodik S. 208).

Zur Frage der Beziehungen zwischen Thyreoiditis und Hyperthyreose s. S. 221.

Die immunpathologische Genese

Die Auffassung von der Autonomie der Hormonproduktion erhielt eine starke Stütze durch die Auffindung immunpathologischer Befunde bei der Hyperthyreose, die aber auch zugleich klarmachten, daß enge genetische Beziehungen zur Immunthyreoiditis (Hashimoto) und der primären Hypothyreose bestehen. Die ersten Befunde stammen aus dem Jahre 1956. In diesem Jahr wurde von ADAMS u. PURVES (5) der long-acting thyroid-stimulator (LATS), ein – wie sich später herausstellte – schilddrüsenstimulierendes Immunglobulin entdeckt; im gleichen Jahr von ROITT, DONIACH u. CAMPBELL (128a) zirkulierende Antikörper gegen menschliches Thyreoglobulin. Außerdem zeigten ROSE u. WITEBSKY (130), daß sich bei Kaninchen, die man mit Auszügen der eigenen Schilddrüse immunisert hatte, Antikörper entwickeln, während in den noch erhalten gebliebenen Teilen der Schilddrüse erhebliche Läsionen auftreten, die histologisch den Veränderungen der Hashimoto-Thyreoiditis entsprechen. Ein experimentelles Modell für die Hyperthyreose hat sich allerdings noch nicht finden lassen.

In den folgenden Jahren ließen sich fünf verschiedene Gruppen von *Schilddrüsenantikörpern* nachweisen, die ihre korrespondierenden Antigene in der Schilddrüse haben:

- Gegen Thyreoglobulin gerichtete Antikörper, die mit dem passiven Hämagglutinationstest (TRC-Test) nachgewiesen werden,
- Antikörper gegen die Mikrosomenfraktion der Follikel-Epithelzellen (Komplementbindungsreaktion; CF-Test),
- Antikörper gegen ein anderes Kolloidantigen,
- gegen Thyroxin und Trijodthyronin,
- gegen TSH-Rezeptoren (schilddrüsenstimulierende Immunglobuline).

Bei der als Autoimmunkrankheit allgemein anerkannten Hashimoto-Thyreoiditis werden Antikörper in einem hohen Prozentsatz der Fälle mit den höchsten Titern gefunden, wie die klassische Darstellung von DONIACH u. Mitarb. (31) (Abb. 5.2) zeigt. In fast gleicher Häufigkeit treten sie bei der pathogenetisch verwandten primären Hypothyreose auf, wesentlich seltener bei der euthyreoten Struma. Wendet man die empfindliche Radioimmuntechnik an, so sind sie aber auch bei der Hyperthyreose fast immer nachzuweisen (107). Der Nachweis zirkulierender Antikörper bei Verwandten sowohl von Hyperthyreose- wie von Thyreoiditis-Kranken macht die enge Beziehung zwischen beiden Krankheiten deutlich und läßt zugleich erkennen, daß es sich um eine genetisch bedingte Störung der immunologischen Überwachung handelt. In diesem Sinne sprechen auch die Ergebnisse der Zwillingsforschung (S. 194).

Folgende Befunde lassen sich für die immunologische Genese der Hyperthyreose anführen (144, 151, 154):

- Die schon erwähnten zirkulierenden Autoantikörper gegen Schilddrüse und, wenn die Krankheit aktiv ist, positive Befunde schilddrüsenstimulierender Immunglobuline.
- Zirkulierende Antikörper gegen Schilddrüsenbestandteile werden in 50% bei Verwandten von Hyperthyreose-Patienten gefunden.
- Auch Autoantikörper anderer Art sind festzustellen.

5 Die Hyperthyreose

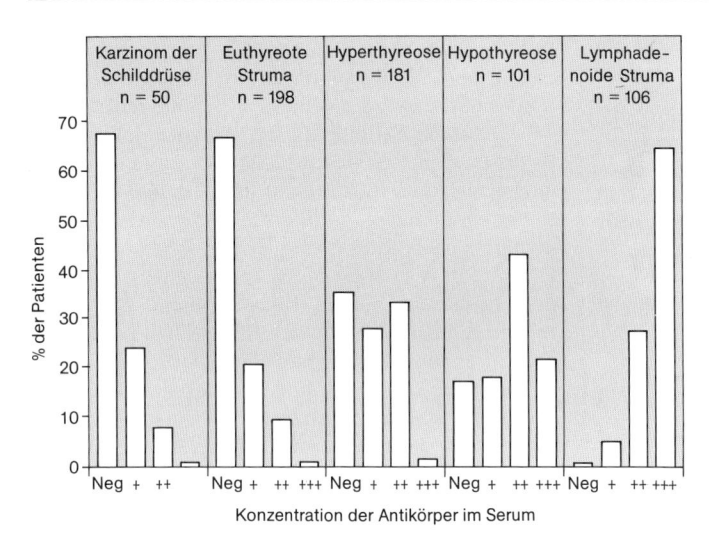

Abb. 5.2 Häufigkeit der zirkulierenden Schilddrüsenautoantikörper bei Schilddrüsenkrankheit, ausgeführt durch die Präzipitinreaktion in Agar (PP), die Erythrozytenagglutination (TRC) und die Komplementbindung (CFT). Die Konzentrationen der Serumantikörper wurden in „schwach", „mäßig" und „hoch" eingeteilt: *Schwach:* (+) TRC-Titer 5–250 und/oder CFR-Titer < $1/20$ Serumverdünnung. *Mäßig:* (++) TRC-Titer 2500–25000 und/oder CFT-Titer von 20 oder darüber. *Hoch:* (+++) positive Präzipitation. In diesen Fällen war der TRC-Titer gewöhnlich zwischen 25000 und über 2500000 (nach *Doniach* u. *Roitt* [31]).

- In den Familien dieser Patienten werden andere Autoimmunerkrankungen wie perniziöse Anämie, Myasthenia gravis, Lupus erythematodes, Sjögren-Syndrom, Addisonsche Krankheit, generalisierende Gefäßerkrankungen, chronisch-aggressive Hepatitis und auch Diabetes mellitus (s. S. 220) beobachtet.
- Im Serum sind die Immunglobuline IgG, IgM und IgA oft vermehrt.
- Immunkörper wie IgG, IgM und IgE findet man in der Schilddrüse selbst.
- Die Thymusdrüse ist oft hyperplastisch, seltener die Milz.
- Manchmal besteht eine periphere Lymphozytose.
- Histologisch findet man in der Drüse Herde von Lymphozyten- und Plasmazellen, die auf Immunstörung und Thyreoiditis hinweisen. Die herdförmigen Infiltrationen lassen sich szintigraphisch in besonders schweren Fällen als fleckförmige Ausfälle erkennen. Immunthyreoiditische Prozesse kommen in derselben Familie und in derselben hyperthyreoten Schilddrüse vor.
- Steroide und immunsuppressive Stoffe sind bei der Behandlung gelegentlich von Nutzen.
- Eine genetische Basis ist nachzuweisen.

Daß die Immunthyreoiditis zwar eine der Hyperthyreose eng verwandte Krankheit darstellt, daß es sich aber trotzdem nicht um eine nosologische Einheit handelt, geht aus einigen Differenzen in den Befunden hervor. So werden die schilddrüsenstimulierenden Antikörper bei der Thyreoiditis in einem weit geringeren Prozentsatz gefunden, die Lymphozytose kommt seltener vor, die Hypergammaglobulinämie ist wesentlich häufiger und die Lymphozytenaggregationen in der Drüse sind sehr viel ausgesprochener. Zudem wird das Sjögren-Syndrom, der Diabetes mellitus und die chronisch-aggressive Hepatitis bei der Thyreoiditis öfter beobachtet. Auch gibt es ein experimentelles Tiermodell, was für die Hyperthyreose nicht zutrifft.

Trotz der zweifellos vorhandenen, für ein autoimmunes Geschehen bei der Hyperthyreose sprechenden Anzeichen muß man die Frage stellen, ob diese Läsionen primärer oder sekundärer Natur sind (95). Man unterscheidet die autoimmune Reaktivität, bei der die Antikörper leicht erhöht sind und die Infiltrationen im Gewebe die Krankheit limitieren können, von der eigentlichen Autoimmunkrankheit, bei der die Titer hoch sind und eine progrediente Zerstörung der Schilddrüse mit konsekutiver Hypothyreose (ausgebrannte Hyperthyreose) erfolgt.

Folgende Voraussetzungen müssen für die Annahme einer Autoimmunkrankheit gegeben sein (s. auch MILGROM u. WITEBSKY [105]):
– Genetische Faktoren.
– Autoreaktive Lymphozyten.
– Zirkulierende Antikörper oder eine zelluläre Immunreaktion.
– Ein spezifisches Antigen im menschlichen Gewebe, das bei der Krankheit beteiligt ist.
– Produktion von Antikörpern im Tierversuch durch Immunisation mit dem Antigen.
– Reproduktion der Krankheit an einem immunisierten Tier.
– Passive Übertragbarkeit der Krankheit mit dem Serum oder mit den immunkompetenten Zellen.

Obwohl die Hashimoto-Thyreoiditis diese Forderungen erfüllt und sich somit als echte Autoimmunkrankheit erweist, treffen, wie erwähnt, einige wesentliche Punkte für die Hyperthyreose nicht zu. Trotzdem kann man nicht annehmen, daß es sich bei der Hyperthyreose nur um sekundäre Immunphänomene handelt. Allerdings hat der Titer der „klassischen" Antikörper nur Bedeutung für die Beurteilung des immunologischen Prozesses, kaum aber für die Prognose des Krankheitsverlaufs. Im allgemeinen sinkt allerdings der Titer unter antithyreoidaler Behandlung ab; besonders normalisieren sich dabei mittelhohe TRC-Titer, während stark erhöhte TRC- und CF-Titer unverändert bleiben (85). Von Interesse ist allerdings die Korrelation zum Ausfall des Suppressionstests, insofern als hohe TRC-Titer mit pathologischem Suppressionstest, niedere Titer mit weniger deutlichem oder negativem Suppressionstest einhergehend (50). Bei hohen TRC-Titern und fehlender Supprimierbarkeit ist die Rezidivquote bei antithyreoidaler Behandlung höher; das Krankheitsbild ist schwieriger zu beeinflussen und erfordert eine höhere Dosis antithyreoidaler Substanzen (35, 36, 147). Eine Erklärung kann vorläufig dafür noch nicht gegeben werden. In jedem Fall stellt die Höhe der Titer kein Maß für die Schwere des Krankheitsprozesses dar.

Die Bedeutung der die Schilddrüse stimulierenden Immunglobuline (TSI)

Etwa gleichzeitig mit der Entdeckung der zirkulierenden Antikörper bei Schilddrüsenerkrankungen gelang ADAMS u. PURVES (5) die historisch bedeutsame Entdeckung des ersten Stoffes im Serum von Patienten mit Hyperthyreose vom Basedow-Typ, mit dem sich eine langdauernde, der TSH-Wirkung ähnliche Stimulation der Schilddrüsensekretion im Tierversuch nachweisen läßt, des long-acting thyroid-stimulator (LATS). Der Nachweis erfolgt mit dem McKenzie-Bioassay (99) an der Schilddrüse der Maus. LATS ist in seiner Wirkung dem TSH sehr ähnlich; das Wirkungsmaximum tritt jedoch erst nach 9–12 Stunden ein, während das TSH bereits nach 2–3 Stunden seine volle Wirkung entfaltet. Er hat auch die deutlich längere biologische Halbwertszeit von 7 1/2 Stunden. Im übrigen wird aber ebenfalls die Adenylcyclase in der Schilddrüsenzelle stimuliert; es tritt eine Vergrößerung der Schilddrüse mit vermehrter Zellteilung ein.

Bei LATS handelt es sich um einen polyklonalen Antikörper, der nicht aus der Hypophyse stammt, sondern in den Lymphozyten des Hyperthyreotikers synthetisiert wird (84, 103, 143). In chemischer Hinsicht ist er ein Immunglobulin vom Typ IgG. Seine Wirksamkeit wird durch Anti-IgG-Serum, nicht aber durch Anti-TSH-Serum neutralisiert (97). Die Bindung an den Schilddrüsenmembranen erfolgt am TSH-Rezeptor oder in seiner unmittelbaren Nähe (25, 29). LATS reagiert zwar mit dem TSH-Rezeptor der menschlichen Schilddrüse, zeigt aber auch Kreuzreaktionen mit den Schilddrüsen verschiedener Säugetiere. LATS-Aktivitäten lassen sich im gleichen Globulinkomplex nachweisen, in denen die unten zu besprechenden human thyroid-stimulator-Aktivitäten nachzuweisen sind (165).

Gegen der ursächlichen Beziehungen zwischen LATS-Aktivität und der Pathogenese der menschlichen Hyperthyreose wurden schon frühzeitig Einwände vorgebracht: Es besteht keine Beziehung zur Schwere der Erkrankung und zu ihren spontan auftretenden Schwankungen. Bei mindestens 50% aller aktiven unbehandelten Hyperthyreosen ist LATS nicht nachzuweisen (153); das komplementäre Antigen und eine klassische Antikörper-Antigen-Reaktion fehlen; es besteht keine Korrelation zwischen LATS-Titer und Suppressionstest (26, 50, 159); s. auch 62, 112, 126, 152, 166).

Ein Teil der mit LATS verbundenen Probleme konnte durch die Entdeckung eines weiteren schilddrüsestimulierenden Immunglobulin ausgeräumt werden: es handelt sich um den sog. LATS-Protektor (LATS-P) durch ADAMS u. KENNEDY (6). Er erhielt seine etwas irreführende Bezeichnung durch seine Eigenschaft, LATS vor der Neutralisation durch bindende Proteine zu schützen. Auch hier liegt ein Immunglobulin vom IgG-Typ vor (29). Dieser Stimulator läßt sich bei fast allen unbehandelten Hyperthyreose-Kranken vom Basedow-Typ (in mehr als 90%) nachweisen, und zwar auch dann, wenn der LATS-Nachweis negativ verläuft. Dieser Stoff ist speziesspezifisch. Er wirkt in vitro und in vivo stimulierend auf die Schilddrüse des euthyreoten Menschen, nicht aber die der Maus. Eine Plazentadurchgängigkeit ist nachgewiesen. Eine sichere Korrelation zur Schwere und zum Verlauf der Krankheit ergibt sich aber auch hier nicht (7, 10, 76, 140). Wegen seiner Speziesspezifität hat man für ihn den Namen „Human thyroid-stimulator" (HTS) und für LATS den Namen „Mouse thyroid-stimulator" (MTS) vorgeschlagen (3).

Inzwischen sind weitere Methoden angegeben worden, die das Ziel haben, die die menschliche Schilddrüse stimulierenden Immunglobuline in vitro nachzuweisen. So kann man die Vermehrung der Kolloidtropfen in Schnitten menschlicher Schilddrüse (121, 140) oder auch die Bildung von c-AMP (HTACS) ebenfalls in Schnitten der menschlichen Schilddrüse heranziehen (122). Der Rezeptorassay (142) beruht darauf, daß das mit der Radioligandtechnik markierte TSH vom Rezeptor der menschlichen Schilddrüsenmembran durch Immunglobuline verdrängt wird. Für diese Stoffe ist auch die Bezeichnung „Thyrotrophin displacement activity" (TDA) vorgeschlagen worden (120). Bei diesen Immunglobulinen handelt es sich um Antikörper, die gegen den TSH-Rezeptor als einen Eiweißkörper an den Membranen der Thyreozyten gerichtet sind. Immunglobuline und TSH werden an den gleichen Rezeptor gebunden (104, 136, 137, 165). Die Reaktion zwischen diesen Antikörpern, die gleichsam die Funktion des TSH nachahmen, und den Proteinen der Zelloberfläche bewirkt über das Adenylcyclasesystem die Stimulierung der Schilddrüsenfunktion. Bei diesen Untersuchungen wurden auch blockierende Antikörper entdeckt.

Gegen diese letztgenannten Methoden sind aber eine Reihe von Einwänden vorgebracht worden: Der Radioligand-Rezeptornachweis ist nur bei 60% der Patienten mit unbehandelter immunpathologisch bedingter Hyperthyreose positiv. Obwohl bei manchen dieser Patienten sowohl der TDA- wie der HTACS-Nachweis positiv sein kann, findet man nicht immer eine ausreichende Korrelation zwischen den Ergebnissen beider Methoden. Darüber hinaus fand sich ein positiver TDA-Nachweis bei Patienten, die nach langdauernder antithyreoidaler Behandlung die Suppressibilität der Schilddrüsenfunktion wiedergewonnen hatten; in anderen Fällen waren TDA- und HTACS-Nachweis (s. S. 200) dissoziiert (86 a, 124 a, 136 a, 137, 144 b). Diese Untersuchungen sind zur Zeit stark in Fluß. Eine Beurteilung der Ergebnisse der letztgenannten Methoden ist noch nicht endgültig. Man muß auch daran denken, daß es sich um Epiphänomene handelt, die sich im Laufe einer lange bestehenden Immunhyperthyreose entwickeln.

Die pathogenetische Bedeutung der TSI liegt darin, daß man prinzipiell die genuine Hyperthyreose vom Basedow-Typ differentialdiagnostisch und differentialtherapeutisch vom autonomen Adenom, vom euthyreoten Knotenkropf, von der Hyperthyreose mit vereinzelt hyperthyreoten Zellen und (weniger gut) von der Hashimoto-Struma abgrenzen kann. Die verschiedenen Nachweismethoden sind jedoch noch weit davon entfernt, für die Klinik und die Praxis Bedeutung zu erlangen.

Da bei der Behandlung der Hyperthyreose nur die echte immunologische Remission von Bestand ist, gäbe der negative TSI-Nachweis, wie berichtet wird, einen Hinweis auf eine solche Dauerremission (120). Bleibt dagegen während einer antithyreoidalen Therapie der TSI-Nachweis positiv, so muß man mit einem Rückfall nach Absetzen der Therapie rechnen. Während fast alle unbehandelten Patienten hohe Spiegel von TSI aufweisen, wird der Titer durch eine erfolgreiche Behandlung stark gedrückt. Nach einer Behandlung mit Carbimazol ist er nur noch in 48% der Fälle positiv, nach Radiojodtherapie in 49% und nach einer Operation nur in 15% (113). Die Radiojodbehandlung, die zu einer schweren Destruktion der Schilddrüse führt, läßt die TSI-Produktion allerdings für die Dauer von 1–3 Monaten stark ansteigen (16b, 55, 94a, 127a). Die Verminderung dieser Aktivität nach einer Schilddrüsenoperation ist besonders auffällig. Möglicherweise handelt es sich um eine massive Auseinandersetzung mit dem Antigen mit einer Hemmung der Immunreaktion, ähnlich wie bei einer high dosis tolerance (136). Dadurch gewinnen auch die Untersuchungen von CATZ u. Mitarb. (23) (komplette Schilddrüsenexstirpation bei der endokrinen Ophthalmopathie) einen neuen Aspekt (S. 380). Von pathogenetischem Interesse ist ferner, daß TSI bei etwa der Hälfte der Patienten mit euthyreoter endokriner Ophthalmopathie nicht nachzuweisen ist. Dies spricht dafür, daß die letztere eine der Hyperthyreose zwar angegliederte, aber doch differente Krankheitseinheit darstellt und daß keine zwingende Abhängigkeit von den immunpathologischen Vorgängen der Schilddrüse bei der Hyperthyreose besteht (151 s. auch 144a). Ein Teil der erwähnten Unstimmigkeiten läßt sich auch möglicherweise dadurch erklären, daß noch andere spezifische Antikörper, die blockierenden oder bindenden Charakter haben, eine Rolle spielen (4, 137).

Die Kenntnis der stimulierenden Immunglobuline bedeutet zweifellos einen wesentlichen Fortschritt bei der Erforschung der Hyperthyreose, deren immunpathologische Genese heute gut begründet ist. Zur Zeit werden die Theorien erörtert, ob es sich um einen primären Defekt an der Schilddrüse (Rezeptortheorie) oder um eine primäre Störung in der Immunüberwachung handelt. Da die im Tierversuch und an der menschlichen Schilddrüse in Frage kommenden biologischen Nachweismethoden noch eine verwirrende Vielfalt zeigen, sind sie in der Tab. 5.1, dem heutigen Stand unserer Kenntnisse entsprechend, in einer Übersicht dargestellt.

Die zelluläre Immunität

Angesichts der immunologischen Genese der Hashimoto-Thyreoiditis und der Tatsache, daß bei manchen Patienten mit Hyperthyreose weder LATS, LATS-P oder andere TSI, noch zirkulierende Antikörper nachzuweisen sind, haben VOLPÉ u. Mitarb. (154) die Hypothese diskutiert, daß es sich bei der Hyperthyreose wie bei der Hashimoto-Thyreoiditis um eine Krankheit mit zellständiger Immunität handele (s. auch [34]). Dafür spricht einmal das Vorkommen des Migration inhibition factor (MIF), eines Lymphokinin, das von den T-Lymphozyten abgegeben wird, wenn sie mit einem Antigen in Berührung kommen, mit dem sie vorher sensibilisiert worden waren (s. auch Immunthyreoiditis S. 221). Der MIF ist bei der Hyperthyreose und bei der Hashimoto-Thyreoiditis nachzuweisen, nicht aber bei gesunden Versuchspersonen oder bei Schilddrüsenerkrankungen, die nicht immunpathologisch bedingt sind (autonomes Adenom, blande Knotenstruma, Schilddrüsenkarzinom). Der Nachweis der MIF-Produktion korreliert nicht mit dem Titer zirkulierender Autoantikörper (88). Für das Vorliegen einer zellständigen Immunität spricht weiterhin, daß Lymphozyten, die von einem Hyperthyreose-Patienten stammen und mit Phytohämagglutinin zusammen gebracht werden, schilddrüsestimulierende Immunglobuline mit erhöhter c-AMP-Bildung produzieren (78). Dazu sind normale Lymphozyten nicht imstande. Wieweit die zytotoxischen K-Zellen, die von den Lymphozyten

Tabelle 5.1   Übersicht über die schilddrüsestimulierenden Immunglobuline (TSI). Derzeitiger Stand der Kenntnisse

Bezeichnung	Vorkommen im Serum von unbehandelten Kranken mit Hyperthyreose vom Basedow-Typ	Nachweismethoden
Nachweis im Tierversuch		
LATS (auch MTS)	30–50 %	Stimulierung der Schilddrüse bei der Maus. *McKenzie*-Bioassay (97)
Nachweis an der menschlichen Schilddrüse		
LATS-Protektor (LATS-P; auch HTS)	90 %	Stimulierung des menschlichen Schilddrüsengewebes. Bioassay nach *Adams* u. Mitarb. (10)
TDA	60–90 %	Radioreceptorassay (142)
HTS		Bestimmung der Zahl der Kolloidtröpfchen im Gewebe der menschlichen Schilddrüse (121, 140)
HTACS	60–90 %	Aktivierung der Adenylcyclase im menschlichen Schilddrüsengewebe (122)

LATS   = Long-acting thyroid-stimulator; Mouse thyroid-stimulator
LATS-P = LATS-protector
TDA   = Thyrotrophin-displacement activity
HTS   = Human thyroid-stimulator
HTACS = Human thyroid adenylcyclase-stimulator

abstammen und sich in etwa 5–15% in Lymphozytensuspensionen finden und imstande sind, Schilddrüsenzellen, an deren Oberfläche sich Thyreoglobulin-Antithyreoglobulin-Komplexe befinden, zu zerstören, steht noch zur Diskussion (151). Mit dem Befunde einer zellständigen Immunität läßt sich auch vereinen, daß Immunglobuline vom Typ IgE in der hyperthyreoten Schilddrüse selbst gefunden werden (162). Dabei muß eine Antigenproduktion in einem „abgeschlossenen System" durch eine Läsion im weitesten Sinne nicht postuliert werden, da das potentielle Antigen, z. B. das Thyreoglobulin, auch bei Gesunden stets im peripheren Blut vorhanden ist. So stellt auch der Insult einer virusbedingten subakuten Thyreoiditis keineswegs die Voraussetzung für die Entwicklung einer Hyperthyreose dar. Eine Änderung in der Antigenzusammenstellung scheint also nicht erforderlich zu sein, um eine Hyperthyreose zu induzieren.

Immerhin ist erörtert worden, ob eine Virusinfektion die immunpathologischen Vorgänge in der Schilddrüse initiieren könne. Dies ist bei genetisch prädisponierten Personen nicht ausgeschlossen. Durch die Beeinflussung immunologischer Prozesse kann es einmal zur Ausbildung von schilddrüsenstimulierenden Immunglobulinen kommen; die Infektion könnte auch die Schilddrüse selbst betreffen und mit den dort vorhandenen Antigenen interferieren oder mit Bestandteilen des Kolloid, des Zytoplasma oder der Basalmembran abnorme Antigene bilden (120a). Schließlich kann auch das Lymphgewebe Zielorgan des Virus sein. Man kann sich auch vorstellen, daß die Virusinfektion einen unspezifischen Adjuvanseffekt bei der Bildung von Antikörpern hat. Aber auch hier, wie bei der Theorie der psychogenen Entstehung der Hyperthyreose, handelt es sich vorläufig um reine Spekulationen (98).

Auf die Bedeutung psychologischer und emotionaler Faktoren wird im Kap. Psychische Veränderungen (S. 232) eingegangen.

VOLPÉ (151) und VOLPÉ u. Mitarb. (153, 154) gehen vielmehr davon aus, daß die Hyperthyreose, entsprechend den Ergebnissen der Zwillingsforschung und der altersspezifischen Häufigkeitsquote, in einer genetisch prädisponierten Subpopulation zufällig entsteht, und zwar aufgrund einer Störung der immunologischen Überwachung, wobei „verbotene" Klone von immunkompetenten T-Lymphozyten aufgrund des ererbten Defektes nicht wie bei gesunden Menschen eliminiert werden können.* Diese Zellen intervenieren mit den B-Lymphozyten, die ihrerseits schilddrüsestimulierende Immunglobuline (TSI) bilden. Diese wirken auf die Membranen der Thyreozyten ein. Über die Aktivierung der Adenylcyclase erfolgt die Stimulierung der Schilddrüsenzelle. Umgebungsfaktoren, auch Schilddrüsenantigene würden in diesem System keine besondere Rolle spielen, es sei denn, daß durch Streßeinwirkung die Immunüberwachung weiterhin herabgesetzt wird. Diese These schien dadurch gestützt zu werden, daß sich bei der Hyperthyreose mehr T-Lymphozyten als bei Normalpersonen finden (39), was aber nicht bestätigt wurde (51). Die T-Lymphozyten produzieren keine zirkulierenden Antikörper, rufen jedoch eine Überempfindlichkeit vom verzögerten Typ hervor. Sie stimulieren ihrerseits aber die B-Lymphozyten, die zirkulierende Antikörper, TSI und auch LATS produzieren. Auch bei der endokrinen Ophthalmopathie darf man einen ähnlichen, wenn auch nicht identischen Defekt in der Immunüberwachung annehmen.

Die Hypothese der abnormen Schilddrüsenzelle wurde von SOLOMON u. CHOPRA (144) vorgebracht. Sie sehen eine entweder angeborne oder durch äußere Einwirkung entstandene Abnormität der Schilddrüsenzelle als initiierenden Faktor an und gehen davon aus, daß es an der Oberfläche der hyperthyreoten Schilddrüsenzelle für TSH und LATS den gleichen, jedoch abnormen Rezeptor gibt, der als Antigen wirkt und die Antikörperproduktion unterhält. Er verhindert bei der Hyperthyreose das Einwirken von TSH oder LATS. Die Überfunktion der Schilddrüse wird durch ein aktiviertes Adenylcyclasesystem erklärt, das durch TSH und LATS nicht beeinflußt wird. Auch hier müßte ein Autoimmunprozeß, der die Überfunktion der Schilddrüse unterhält, eine Rolle spielen, aber nur als zusätzlicher Faktor. Das gleichzeitige Vorkommen anderer Autoimmunerkrankungen, wie z. B. perniziöse Anämie, aber auch der Ophthalmopathie und der Dermatopathie, kann durch diese These allerdings nicht erklärt werden, ebenso wenig die Tatsache, daß bei der Hyperthyreose TSI aktiviert werden kann und daß sich Abnormitäten des Rezeptors nicht haben nachweisen lassen.

Eine weitere Hypothese, die besagt, daß die Schilddrüsenhormone selbst oder die Unfähigkeit der Drüse, ihren eigenen Jodgehalt zu erkennen (66), für den hyperthyreoten Zustand verantwortlich zu machen seien, ebenso die Theorie des gestörten Metabolismus der Schilddrüsenhormone in der Peripherie entbehren vorläufig genügender experimenteller Unterlagen.

Ätiologie und Pathogenese der Hyperthyreose sind also nach wie vor mit Problemen behaftet. Wenn auch die Sachlage keineswegs so klar wie bei der Immunthyreoiditis ist, so gilt trotz vorhandener Widersprüche der lapidare Satz früherer Jahrzehnte: „Die Ätiologie der Hyperthyreose ist unbekannt" wohl nicht mehr; vielmehr ist die Annahme gut begründet, daß sich die Hyperthyreose auf autoimmunologischer Basis in einer genetisch präselektierten Bevölkerungsgruppe entwickelt und daß den schilddrüsestimulierenden Immunglobulinen ebenso wie der zellständigen Immunität in der Pathogenese eine wichtige Rolle zufällt. Von den vorgetragenen Hypothesen dürfte z. Z. die Theorie der „verbotenen Klone" viel Wahrscheinlichkeit für sich haben.

Literatur

1 Adams, D. D.: A comparison of the rates at which thyrotropin and the human abnormal thyroid stimulator disappear from the circulating blood in the rat. Endocrinology 66 (1960) 658
2 Adams, D. D.: Pathogenesis of the hyperthyroidism of Graves' disease. Brit. med. J. 1965/I, 1015
3 Adams, D. D.: Nomenclature of thyroid-stimulating antibodies. Lancet 1975/I, 1201
4 Adams, D. D.: zit. nach Schleusener (1975/1976), S. 164
5 Adams, D. D., H. A. Purves: Abnormal responses in the assay of thyrotropin. Proc. Univ. Otaga med. Sch. 34 (1956) 11
6 Adams, D. D., T. H. Kennedy: Occurence in thyrotoxicosis of a gamma globuline which protects LATS from neutralisation by an extract of thyroid gland. J. clin. Endocr. 27 (1967) 173
7 Adams, D. D., T. H. Kennedy, R. D. H. Stewart: Correlation between long-acting thyroid stimulator protector level and thyroid ^{131}J uptake in thyrotoxicosis. Brit. med. J. 1974/II, 199

---

* Unter Klonen versteht man eine Zellpopulation, die sich zufällig durch Mutation entstanden, durch Teilung von einer einzelnen Ursprungszelle ableitet.

8 Adams, D. D., T. H. Kennedy, R. D. Utiger: Serum thyrotropin (TSH) concentrations; measurements by bio-assay and immunoassay in iodine-deficiency and other states. In: Further Advances in Thyroid Research. Bd. I. Verlag der Wiener medizinischen Akademie, Wien 1971 (S. 1049)

9 Adams, D. D., H. D. Purves, N. E. Sirett: The response of hypophysectomy to injections of human serum containing long-acting thyroid stimulator. Endocrinology 68 (1961) 154

10 Adams, D. D., F. N. Fastier, J. B. Howie, T. H. Kennedy, J. A. Kilpatrick, R. D. H. Stewart: Stimulation of the human thyroid by infusions of plasma containing LATS protector. J. clin. Endocr. 39 (1974) 826

11 Alexander, W. A., R. MacHarden: Factors affecting thyroidal suppressibility by triiodothyronine during treatment of thyrotoxicosis with antithyroid drugs. In: Thyrotoxicosis, hrsg. von W. J. Irvine. Livingstone, Edinburgh 1967

11a Albert, E. D., S. Scholz: Genetic aspects of autoimmunity in thyroid diseases. In: Autoimmunity in thyroid diseases. Internat. Symp. München. 20./21. 10. 1978. (E. Klein; F. A. Horster, Hsgb.) Schattauer. Stuttgart (1979) S. 17

12 Aron, M., C. Van Caulaert, J. Stahl: L'équilibre entre l'hormone préhypophysaire et l'hormone thyroidienne dans le milieu interieur à l'état normal et à l'état pathologique. C. R. Soc. Biol. (Paris) 107 (1931) 64

12a Azukizawa, M., S. Morimoto, T. Miki. Y. Kumahara: TSH producing pituitary adenoma associated with Graves' disease. VIII. International Thyroid Congress, Sydney, Australia, February 3.–8., 1980 Abstr. Nr. 133

13 Bansi, H. W.: Krankheiten der Schilddrüse. In: Handbuch der inneren Medizin, 4. Aufl., Bd. VII/1, hrsg. von G. v. Bergmann, W. Frey, H. Schwiegk. Springer, Berlin 1955

14 Bartels, E. D.: Heredity in Graves' disease. Op. ex. domo. biol. hered. hum. Univ. Hafniensis, 2. Munksgaard, Kopenhagen 1941

15 Bastenie, P. A.: Thyroid diseases in occupied Belgium. Lancet 1947/I, 789

16 Beahrs, O. H., S. B. Sakulsky: Surgical thyrectomy in the management of exophthalmic goitre. Arch. Surg. 96 (1968) 512

16a Bech, K., S. N. Madson: Human thyroid adenylate cyclase in non-toxic goitre: sensitivity to TSH, fluoride and thyroid stimulating immunglobulins. Clin. Endocr. (Oxford) 8 (1978) 457

16b Bech, K., S. Nistrup Madsen, M. Thomsen, A. Svejgaard: The influence of treatment on thyroid stimulating antibodies in Graves'disease. Ann. d'endocr. 40. 10th. ann. meeting Europ. Thyroid Assoc. Newcastle upon Tyne. 1979. (Abstr. Nr. 99)

17 Bech, K., B. Lumholtz, J. Nerup, M. Thomsen, P. Platz, L. P. Ryder, A. Svejgaard, K. Siersbaek-Nielsen, J. M. Hansen, H. J. Larsen: HLA-antigens in Graves' disease. Acta endocr. (Kbh.) 86 (1977) 510

18 Birkle, K.: Diabetes mellitus und Hyperthyreose bei eineiigen Zwillingen. Z. menschl. Vererb.- u. Konstit.-Lehre 32 (1953) 68

18a Bogner, U., T. H. Hütteroth, P. Kotulla, B. Wenzel, R. Finke, U. Hopf, H. Schleusener: Circulating immune complexes, TSH-receptor antibodies, thyroglobin antibodies and thyroid microsomal antibodies in patients with Graves' disease. Ann. d'endocr. 40. 10th. ann. meeting Europ. Thyroid Assoc. Newcastle upon Tyne. 1979. (Abstr. Nr. 49)

19 Boas, N. F., W. B. Ober: Hereditary exophthalmic goitre. Report of eleven cases in one family. J. clin. Endocr. 6 (1946) 575

20 Bommer, J., D. Röher, B. Kotthoff, H. Schmidt-Gayk: Unterschiede des Krankheitsbildes der Hyperthyreose beim Vergleich der Untersuchungsergebnisse der Jahre 1948–55 und 1963–70. In: Schilddrüse 1973. Internat. Konf. über Diagnostik und Therapie von Schilddrüsenstörungen, Homburg/Saar 1973, hrsg. von H. Schleusener und B. Weinheimer. Thieme, Stuttgart 1974 (S. 216)

21 Breuer, R.: Beitrag zur Ätiologie der Basedowschen Krankheit und des Thyreoidismus. Wien. klin. Wschr. 13 (1950) 641–644, 671–674

22 Calder, E. A., W. J. Irvine: Cell-mediated immunity and immune complexes in thyroid disease. Clin. Endocr. Metab. 4 (1975) 287

23 Catz, B., S. L. Perzik: Subtotal vs. total surgical ablation of the thyroid, malignant exophthalmus and its relation to remnant thyroid. Proc. 5. Internat. Thyroid Conference, Rom 1965, hrsg. von C. Cassano, M. Andreoli. Academic Press, New York 1965

24 Chertow, B. S., W. J. Fidler, B. L. Fariss: Graves' disease and Hashimoto's thyroiditis in monozygous twins. Acta endocr. (Kbh.) 72 (1973) 18

25 Chopra, I. J., G. N. Beall, D. H. Solomon: LATS inhibition by a soluble lipoprotein from human thyroid. J. clin. Endocr. 32 (1971) 772

26 Chopra, I. J., D. H. Solomon, D. E. Johnson: Dissociation of serum LATS content and thyroid suppressibility during treatment of hyperthyroidism. J. clin. Endocr. 30 (1970) 524

27 Chopra, I. J., D. H. Solomon, U. Chopra, E. Yoshihara, P. I. Tarasaki, F. Smith: Abnormalities in thyroid function in relatives of patients with Graves' disease and Hashimoto's thyroiditis, lack of correlation with inheritance of HLA-B 8. J. clin. Endocr. 45 (1977) 45

28 Davis, J. C., L. J. Hipkin, V. K. Summers, T. M. E. Gimlette: Relation between thyroid function and serum levels of long-acting thyroid stimulator. Acta endocr. (Kbh.) 79 (1975) 451

28a Davies, T. F., D. C. Evered, B. Rees Smith, P. P. B. Yeo, F. Clark, R. Hall: Value of thyroid-stimulating antibody determinations in predicting short-term thyrotoxic relaps in Graves'disease. Lancet 1977/I, 1181

29 Dirmiks, S., P. Kendall-Taylor, D. S. Munro: The nature and significance of LATS-protector. In: Thyroid Research, hrsg. von J. Robbins, L. E. Braverman. Excerpta Medica Foundation, Amsterdam 1976 (S. 403)

30 Doniach, D.: Humoral and genetic aspects of thyroid autoimmunity. Clin. Endocr. Metab. 4 (1975) 267

31 Doniach, D., J. M. Roitt: Clinical application of thyroid-autoantibody tests. In: Clinical Aspects of Immunology, hrsg. von G. G. Gall, R. R. A. Cooms. Blackwell, Oxford 1963 (S. 611)

32 Editorial: Comparative geography of thyrotoxicosis. J. Amer. med. Ass. 106 (1936) 216

33 Editorial: Iodide-induced thyrotoxicosis. Lancet 1972/II, 1072

34 Edmonds, M. W., V. V. Row, R. Volpé: Action of globulin and lymphocytes from peripheral blood of patients with Graves' disease in isolated bovine thyroid cells. J. clin. Endocr. 31 (1970) 480

35 Eickenbusch, W., E. Haupt: Verlaufskontrollen unter der medikamentös-antithyreoidalen Therapie der Hyperthyreose unter Berücksichtigung hochtitriger Antikörperbefunde. Verh. dtsch. Ges. inn. Med. 76 (1970) 448

36 Eickenbusch, W., E. Haupt, L. Weisbecker: Die Frühphase der medikamentös-antithyreoidalen Therapie der Hyperthyreose mit und ohne zirkulierende Schilddrüsenantikörper. Verh. dtsch. Ges. inn. Med. 76 (1970) 1187

37 Eichhorst, H.: Basedowsche Krankheit. In: Handbuch der speziellen Pathologie und Therapie innerer Krankheiten, 6. Aufl., Bd. III. 1907 (S. 390)

38 Faglia, G., V. Ferrari, P. Neri, P. Beck-Peccoz, B. Ambrosi, F. Valentini: High plasma thyrotropin levels in two patients with pituitary tumor. Acta endocr. 69 (1972) 649–658

39 Farid, N. R., R. E. Munro, V. V. Row, R. Volpé: Peripheral thymus-dependent T-lymphocytes in Graves' disease and Hashimoto's thyroiditis. New Engl. J. Med. 288 (1973) 1313

40 Farid, N. R., J. Barnard, C. Kutas, E. P. Noel, W. H. Marshall: HL-A antigens in Graves' disease and Hashimoto's thyroiditis. Int. Archs. Allergy appl. Immun. 49 (1975) 837

41 Farid, N. R., J. M. Barnard, W. H. Marshall, I. Woolfrey, R. F. O'Driscoll: Thyroid autoimmun disease in a large Newfoundland family. J. clin. Endocr. 45 (1977) 1165

42 Furszyfer, J., L. T. Kurland: Graves' disease in Olmsted-County, Minnesota, 1935–1967. Mayo Clin. Proc. 45 (1970) 636–644

43 Furszyfer, J., L. T. Kurland: Hashimoto's thyroiditis in Olmsted County, Minnesota, 1935 through 1967. Mayo Clin. Proc. 45 (1970) 586–596

44 Furth, E. D., D. V. Becker, B. S. Ray, J. W. Kane: Appearance of unilateral infiltrative exophthalmos of Graves' disease after the successful treatment of the same process in the contralateral eye by apparently total surgical hypophysectomy. J. clin. Endocr. 22 (1962) 518

45 Gatti, A., G. Pozzi: Patologia tiroidea nel vecchio. G. Geront. 23 (1975) 188

46 Gottberg, H.: Über die Erblichkeit der Basedow'schen Krankheit. Dissertation, Berlin 1910

47 Grelland, R.: Thyrotoxicosis at Ulleval Hospital in the years 1934–1944 with a special view to frequency of the disease. Acta med. scand. 125 (1946) 108

Ätiologie und Pathogenese

48 Grumet, F. C., R. O. Payne, J. Konishi: HLA antigens in Japanese patients with Graves' disease. Tiss. antigens 6 (1975) 347
49 Grumet, F. C., R. O. Payne, J. Konishi, J. P. Kriss: HL-A-antigens as markers for disease suspectibility and autoimmunity in Graves' disease. J. clin. Endocr. 39 (1974) 1115
50 Hackenberg, K.: Prognostische Bedeutung des Suppressionstests bei der konservativen Behandlung der Hyperthyreose. Habil.-Schr., Essen 1973
51 Hackenberg, K., G. Cohnen, H. Wiermann, O. Reinwein, A. v. zur Mühlen: T-Lymphozyten, TRH-Test und Suppressionstest bei thyreostatisch behandelten Hyperthyreosen. Verh. dtsch. Ges. inn. Med. 81 (1975) 1555
52 Hamilton, C. R., L. C. Adams, F. Maloof: Hyperthyroidism due to thyrotropin-producing pituitary chromophobe adenoma. New Engl. J. Med. 283 (1970) 1077
53 Hamilton jr., C. R., F. Maloof: Acromegaly and toxic goitre. Cure of the hyperthyroidism and acromegaly by proton beam partial hypophysectomy. J. Endocr. 35 (1972) 659–664
54 Harvald, B., M. Hauge: A catamnestic investigation of Danish twins; a preliminary report. Dan. med. Bull. 3 (1956) 150
55 Hashizume, K., C. P. Roudewush, G. Fenzi, L. J. DeGroot: Effect of antithyroid therapy on thyroid-stimulating immunoglobulin (TSI) in Graves' disease. 53. Tagg. Amer. Thyroid Association, Cleveland, 1977. (Abstr. Nr. 7)
56 Hassan, T. H. A., W. R. Greig, J. A. Boyle: Toxic diffuse goitre in monocygotic twins. Lancet 1966/II, 306–308
57 Hayles, A. B.: Problems of childhood Graves' disease. Mayo Clinic Proc. 47 1972 (S. 850)
58 Herrmann, J., H. K. Kley, H. L. Krüskemper, J. Köbberling, A. v. z. Mühlen, D. Emrich: Genetisch bedingte Konzentrationsänderungen des thyroxinbindenden Globulins und ihre Bedeutung für die Differentialdiagnose von Schilddrüsenfunktionsstörungen. Internist (Berl.) 13 (1972) 37–40
59 Hershman, J. M., J. A. Pittman: Response to synthetic thyrotropin-releasing hormone in man. J. clin. Endocr. 31 (1970) 457
60 Hollingsworth, D. R.: Phenylthiourea taste testing in Hiroshima subjects with thyroid disease. J. clin. Endocr. 23 (1963) 961
61 Hollingsworth, D. R., C. C. Mabry, J. M. Eckerd: Hereditary aspects of Graves' disease in infancy and childhood. J. Pediat. 81 (1972) 446–459
61a Horn, K., F. Erhardt, R. Fahlbusch, C. R. Pickardt, K. von Werder, P. C. Scriba: Recurrent goiter, hyperthyroidism, galactorrhea, and amenorrhea due to a thyrotropin and prolactin-producing pituitary tumor, J. Clin. Endocr. 43 (1976) 137–143
62 Horster, F. A.: Die Bedeutung von thyreotropem Hormon (TSH), long-acting thyroid stimulator (LATS) und Exophthalmus-produzierendem Faktor (EPF) bei verschiedenen Formen der Schilddrüsenüberfunktion. Dtsch. med. Wschr. 92 (1967) 673
63 Horster, F. A.: Endokrine Ophthalmopathie. Experimentelle und klinische Befunde zur Pathogenese, Diagnose und Therapie. Springer, Berlin 1967
64 Howel Evans, A. W., J. C. Woodrow, C. D. M. McDougall: Antibodies in the families of thyrotoxic patients. Lancet 1967/I, 636–641
65 Hrubesch, M., K. Böckel, H. Vosberg, H. Wagner, H. Hauss: Hyperthyreose durch TSH-produzierendes chromophobes Hypophysenadenom. Verh. dtsch. Ges. inn. Med. 78 (1972) 1529
66 Ingbar, S. H.: Autoregulation of the thyroid: response to iodide excess and depletion. Mayo Clin. Proc. 47 (1972) 814
67 Ingbar, S. H., N. Freinkel, J. T. Dowling, L. F. Kumaga: Abnormalities of iodine metabolism in euthyroid relatives of patients with Graves' disease. 48. Ann. Meet. Amer. Soc. Clin. Invest., April 1956. J. clin. Invest. 35 (1956) 714
68 Irvine, W. J., L. Scarth, B. F. Clarke, D. R. Cullen, L. J. P. Duncan: Thyroid and gastric autoimmunity in patients with diabetes mellitus. Lancet 1970/II, 163
69 Iversen, K.: An epidemic wave of thyrotoxicosis in Denmark during World War II. Amer. J. Sci. 217 (1949) 121
70 Jackson, J. M. D.: Hyperthyroidism in a patient with a pituitary chromophobe adenome. J. Endocr. 25 (1965) 491
71 Jailer, W., D. Holub: Heilung einer Hyperthyreose nach Bestrahlung eines Hypophysentumors. Amer. J. Med. 28 (1960) 497; Schweiz. med. Wschr. 47 (1960) 1355
72 Jayson, M. J. V., D. Doniach, N. Benhamou-Glynn: Thyrotoxicosis and Hashimoto goitre in a pair of monocygotic twins with serum LATS. Lancet 1967/II, 15–18
73 Jörgensen, G.: Schmecken und Riechen. In: Humangenetik, Bd. I/2, hrsg. von P. E. Becker, Thieme, Stuttgart 1969 (S. 173)
74 Kappeler, R.: Hyperthyreose und Panhypopituitarismus im Verlauf eines chromophoben Adenoms der Hypophyse. Schweiz. med. Wschr. 89 (1959) 367
75 Kawa, A., S. Nakamura, M. Nakazawa, S. Sakaguchi, T. Kawabata, Y. Maeda, T. Kanehisa: HLA-BW 35 and B 5 in Japanese patients with Graves' disease. Acta endocr. (Kbh.) 86 (1977) 754
76 Kendall-Taylor, P.: LATS and human-specific thyroid stimulator; their relation to Graves' disease. Clin. Endocr. Metab. 4 (1975) 319
77 Klein, E., J. Kracht, H. L. Krüskemper, D. Reinwein, P. C. Scriba: Praxis der Schilddrüsendiagnostik. Dtsch. med. Wschr. 98 (1973) 2362
78 Knox, A. J. S., C. v. Westarp, V. V. Row, R. Volpé: Thyroid antigen stimulates lymphocytes from patients of Graves' disease to produce thyroid-stimulating immunoglobulin (TSI). J. clin. Endocr. 43 (1976) 330
79 Köbberling, J.: Genetische Aspekte der Schilddrüsenkrankheiten. In: Schilddrüse 1973. Internat. Konf. über Diagnostik und Therapie von Schilddrüsenfunktionsstörungen. Homburg/Saar, 1973, hrsg. von H. Schleusener und B. Weinheimer. Thieme, Stuttgart 1974 (S. 52)
80 Köbberling, J., D. Emrich: The genetic polymorphism of the thyroxine-binding globulin (TBG). Hum. Genet. 14 (1972) 85–94
81 Köbberling, J., D. Emrich, J. Herrmann, H. L. Krüskemper, A. v. z. Mühlen: Eine Familie mit genetisch bedingter Vermehrung des thyroxinbindenden Globulins. Dtsch. med. Wschr. 97 (1972) 194
82 Kocher, Th.: Über Morbus Basedow. Mitt. Grenzgeb. Med. Chir. 9 (1902) 1
83 Kocher, Th.: In: Spezielle Pathologie und Therapie, Bd. II, hrsg. von F. Kraus, Th. Brugsch. Urban & Schwarzenberg, Berlin 1927 (S. 182)
84 Kriss, J. P., V. Pleshakov, J. R. Chicu: Isolation and identification of the long-acting thyroid stimulator and its relation to hyperthyroidism and circumscribed pretibial myxedema. J. clin. Endocr. 24 (1964) 1005
85 Krüskemper, H.-L., W. Beisenherz, K. W. Gillich: Autoantikörper bei Hyperthyreose. Schweiz. med. Wschr. 100 (1970) 376
86 Kuschinsky, G.: Über die Bedingungen der Sekretion des thyreotropen Hormons der Hypophyse. Naunyn-Schmiedeberg's Arch. exp. Path. Pharmak. 170 (1933) 510
86a Kuzuya, N., Sh. Ch. Chiu, H. Ikeda, H. Uchimura, K. Ito, Sh. Nagataki: Correlation between thyroid stimulators and 3, 5, 3'-triiodothyronine suppressibility in patients during treatment for hyperthyroidism with thionamide drugs: Comparison of assays by thyroid-stimulating and thyrotropin-displacing activities. J. clin. Endocr. 48 (1979) 706
87 Lamberg, B.-A.: Chromphobe pituitary adenoma with acromegaly and TSH-induced hyperthyroidism associated with parathyroid adenoma. Acta endocr. (Kbh.) 60 (1969) 157
88 Lamki, L., V. V. Row, R. Volpé: Cell-mediated immunity in Graves' disease and in Hashimoto's thyroiditis as shown by the demonstration of migration inhibition factor (MIF). J. clin. Endocr. 36 (1973) 358
89 Lehmann, W.: Zur Erbpathologie der Hyperthyreose. Z. Vererbungsl. 73 (1937) 532
90 Lehmann, W.: Zwillings- und Familienuntersuchungen zur Erbpathologie der Hyperthyreose. Menschl. Vererb. u. Konstit.-Lehre 22 (1938) 182
91 Lipman, L. M., D. E. Green, N. J. Ingler, J. C. Nelson, D. H. Solomon: Relationship of long-acting thyroid stimulator to the clinical features and course of Graves' disease. Amer. J. Med. 43 (1967) 482
92 Loeb, L., R. B. Bassett, H. Friedman: Further investigations concerning the stimulating effect of anterior pituitary gland preparation on the thyroid gland. Proc. soc. exp. Biol. (N. Y.) 28 (1930) 209
93 London, W. T., R. L. Vough, F. A. Brown: Bread – a dietary source of large quantities of iodine. New Engl. J. Med. 273 (1965) 381
94 McDevitt, H. O., W. F. Bodmer: HL-A immune response genes, and disease. Lancet 1974/I, 1269
94a McGregor, A. M., M. Petersen, S. McLachlan, M. P. Hunter, F. Clark, D. C. Evered: Irradiation and the immune response in au-

toimmune thyroid disease. Ann. d'endocr. 40. 10th. ann. meeting Europ. Thyroid Assoc. Newcastle upon Tyne. 1979. (Abstr. Nr. 77)
95 MacKay, I. R., F. M. Burnet: Autoimmune diseases, 2. Aufl. Thomas, Springfield/Ill. 1964
96 MacKenzie, H.: Exophthalmic goitre. Lancet 1916/II, 815–821
97 McKenzie, J. M.: Humoral factors in the pathogenesis of Graves' disease. Physiol. Rev. 48 (1968) 252
98 McKenzie, J. M.: Long-acting thyroid stimulator of Graves' disease. In: Handbook of Physiology, Sect. VI: Endocrinology, Bd. III: Thyroid. American Physiological Society, Washington D. C. 1974 (S. 285)
99 McKenzie, J. M., A. Williamson: Experience with the bioassay of the long-acting thyroid stimulator. J. clin. Endocr. 26 (1966) 518
100 McKenzie, J. M., M. Zakarija: A reconsideration of a thyroid-stimulating immunglobulin as the cause of hyperthyroidism in Graves' disease. J. clin. Endocr. 42 (1976) 778
101 Maisey, M. N., L. Stimmler: The role of long-acting thyroid stimulator in neonatal thyrotoxicosis. Clin. Endocr. 1 (1972) 81
102 Martin, L.: The hereditary and familial aspects of exophthalmic goitre and nodular goitre. Quart. J. Med. 14 (1945) 207
103 Meek, J. C., A. E. Jones, U. J. Lewis, W. P. Vanderlaan: Characterization of the long-acting thyroid stimulator of Graves' disease. Proc. nat. Acad. Sci. (Wash.) 52 (1964) 342
104 Mehdi, S. Q., J. P. Kriss: Preparation of radiolabeled thyroid stimulating immunoglobulins (TSI) by recombining TSI heavy (H) chains with ^{125}I-light (L) chains: direct evidence the product binds to membrane thyroid stimulating hormone (TSH) – receptor and stimulates adenylate cyclase. 53. Tagg. Amer. Thyroid Association Cleveland 1977 (Abstr. Nr. 7)
104a Mertz, D. P. Persönliche Mitteilung
105 Milgrom, F., E. Witebsky: Autoantibodies and autoimmune diseases. J. Amer. med. Ass. 181 (1962) 706
106 Möbius, P. F.: Die Basedow'sche Krankheit. In: Nothnagels Handbuch, Bd. II/27: Spezielle Pathologie und Therapie. 1896 (S. 121)
107 Mori, T., J. P. Kriss: Measurements by competitive binding value assay of serum antimicrosomale and antithyroglobulin antibodies in Graves' disease and other thyroid disorders. J. clin. Endocr. 33 (1971) 688
108 Morrison, H.: The familial incidence of exophthalmic goiter. New Engl. J. Med. 199 (1928) 85
109 von zur Mühlen, A.: Zentrum und Schilddrüsenfunktion. In: Schilddrüse 1973, hrsg. von H. Schleusener, E. Weinheimer. Thieme, Stuttgart 1974 (S. 1)
110 von zur Mühlen, A., D. Emrich: Zur Methodik der radioimmunochemischen Bestimmung von menschlichem thyreotropen Hormon (H-TSH). Z. klin. Chem. 9 (1971) 257
111 Müller, F.: Zur pathologischen Physiologie der Schilddrüse. Verh. d. Internat. Kropf-Konf. Bern 1927 (S. 221)
112 Müller, W.: Immunogene Schilddrüsenerkrankungen. Internist (Berl.) 11 (1970) 17
113 Mukhtar, E. D., B. R. Smith, G. A. Pyle, R. Hall, P. Vice: Relation of thyroid-stimulating immunoglobulins to thyroid function and effects of surgery, radioiodine and antithyroid drugs. Lancet 1975/I, 713
114 Murray, S., C. Ezrin: Effect of Graves' disease on the „thyrotroph" of the adenohypophysis. J. clin. Endocr. 26 (1966) 287
115 Nelson, S. O., J. E. Pollet: HLA antigens and thyrotoxicosis. Tiss. antigens 5 (1975) 38
116 Nerup, J., Ch. Binder: Thyroid, gastric and adrenal auto-immunity in diabetes mellitus. Acta endocr. (Kbh) 72 (1973) 279
117 Nutt, J., F. Clark, R. G. Welsh, R. Hall: Neonatal hyperthyroidism and long-acting thyroid stimulator protector. Brit. med. J. 1974/IV, 695
118 Oberdisse, K.: Die Hyperthyreose. In: Die Krankheiten der Schilddrüse, hrsg. von K. Oberdisse, E. Klein. Thieme, Stuttgart 1967 (S. 251)
119 Odell, W. D., J. F. Wilber, W. F. Paul: Radioimmunoassay of thyrotropin in human serum. J. clin. Endocr. 25 (1965) 1179
120 O'Donnell, J., J. Silverberg, V. V. Row, R. Volpé: Thyrotrophin-displacement activity (TDA) of serum immunoglobulins in Graves' disease. Proc. 58th Meeting of Endocrine Society, San Francisco 1976 (Abstr. Nr. 620) desgl.: J. clin. Endocrin. **46**. 770 (1978)
120a Okita, N., A. Kidd, V. V. Row, R. Volpé: T-lymphocyte sensitization and defective suppressor function in Graves' disease and Hashimoto's thyroiditis. 8. International Thyroid Congress, Sydney, Australia, February 3.–8. 1980 Abstr. Nr. 118
121 Onaya, T., M. Kotani, T. Yamada, Y. Ochi: New in vitro tests to detect the thyroid stimulator in sera from hyperthyroid patients by measuring colloid droplet formation and cyclic AMP in human thyroid slices. J. clin. Endocr. 36 (1973) 859
122 Orgiazzi, J., D. E. Williams, T. J. Chopra, D. H. Solomon: Human thyroid adenyl cyclase-stimulating activity in immunoglobulin G of patients with Graves' disease. J. clin. Endocr. 42 (1976) 341
123 Ormston, B. J., R. Garry, R. J. Cryer, G. M. Besser, R. Hall: Thyrotropin-releasing hormone as a thyroid function test. Lancet 1971/II, 10
124 Ormston, B. J., L. Alexander, D. C. Evered, F. Clark, T. Bird, D. Appleton, R. Hall: Thyrotrphin response to thyrotrophin-releasing hormone in ophthalmic Graves' disease: correlations with other aspects of thyroid function, thyroid suppressibility and activity of eye signs. Clin. Endocr. Metab. 2 (1973) 369
124a Ozawa, Y., R. M. B. Maciel, I. J. Chopra, D. H. Solomon, G. N. Beall: Relationships among immunglobulin markers in Graves' disease. J. clin. Endocr. 48 (1979) 381
125 Pendergrad, W. J., B. K. Milmore, S. C. Marcus: Thyroid cancer and thyrotoxicosis in the United States: Their relation to endemic goitre. J. chron. Dis. 13 (1961) 22
126 Pequegnat, E. P., W. E. Mayberry, W. E. McConahey, E. P. Wyse: Large doses of radioiiodide in Graves' disease; effect on ophthalmopathy and long-acting thyroid stimulator. Mayo Clin. Proc. 42 (1967) 802
127 Plummer, H. S.: Exophthalmic goitre in Olmsted County, Minnesota. Trans. Ass. Amer. Phycns. 46 (1931) 171
127a Rees Smith, B.: Thyrotropin receptor antibodies. Acta endocr. Suppl. 225. 12. Acta endocr. Congress, München 1979 (Abstr. Nr. 431)
128 Roitt, J. M., P. N. Campbell, V. R. Hudson: Autoantibodies in Hashimoto's disease (lymphadenoid goitre). Lancet 1956/II, 820
128a Roitt, I. M., D. Doniach, P. N. Campbell, R. V. Hudson: Autoantibodies in Hashimoto's disease (lymphadenoit goiter) Lancet II (1956) 820
129 Romberg, M. H., E. Henoch: Klinische Wahrnehmungen und Beobachtungen; Herzkrankheit, Struma und Exophthalmus. Hertz, Berlin 1851 (S. 178)
130 Rose, N. R., E. Witebsky: Studies on organ specifity. V. Changes in the thyroid glands of rabbits following active immunisation with rabbit thyroid extracts. J. Immunol. 76 (1956) 417
131 Sällström, T.: Vorkommen und Verbreitung von Thyreotoxikosis in Schweden. Stockholm 1935
132 Sattler, H.: Die Basedow'sche Krankheit. Engelmann, Leipzig 1909 u. 1910
133 Saxena, K. M.: Inheritance of thyroglobulin antibody in thyrotoxic children. Lancet 1965/I, 583
134 Schemmel, K., L. Weisbecker: Der long-acting thyroid stimulator (LATS). Ergebn. inn. Med. Kinderh. (N. F.) 29 (1971) 277
135 Schernthaner, G., H. Ludwig, W. R. Mayr: Humeral autoimmunity and immunogenetics in thyrotoxicosis, endocrine ophthalmopathy and in Hashimoto's thyroiditis. Acta endocr. (Kbh.) 84, Suppl. 208 (1977) 12
136 Schleusener, H.: Thyroid-stimulating immunoglobulins in Graves' disease. In: Regulation of Thyroid Function, Intern. Thyroid Sympos., Düsseldorf 1975, hrsg. von E. Klein, D. Reinwein. Schattauer, Stuttgart 1975/1976 (S. 159)
136a Schleusener, H., P. Kotulla, R. Bayer Wenzel: The receptor for the thyrotropic hormone (TSH): its role in Graves' disease. Acta endocr. Suppl. 225 12. Acta endocr. Congress, München 1979 (Abstr. Nr. 430)
137 Schleusener, H., P. Kotulla, R. Finke, H. Sörje, H. Meinhold, K. W. Wenzel: Relationship between thyroid status and Graves' disease – specific immunglobulins. J. clin. Endocr. 47 (1978) 379
138 Schweitzer, P. M. J.: Calory supply and basal metabolism. Acta med. scand. 119 (1944) 306
139 Seignalet, J., C. Jaffiol: HLA et maladie de Basedow. Rev. franç, Transfus. 17 (1974) 305
140 Shishiba, Y., T. Shimizu, S. Yoshimura, K. Shizume: Direct evidence for human thyroidal stimulation by LATS-protector. J. clin. Endocr. Metab. 36 (1973) 517

141 Skillern, P. G.: Genetics of Graves' disease. Mayo Clin. Proc. 47 (1972) 848
142 Smith, B. R., R. Hall: Thyroid stimulating immunoglobulins in Graves' disease. Lancet 1974/II, 427
143 Smith, B. R., D. S. Munro, K. J. Dorrington: The distribution of the long-acting thyroid stimulator among γG-immunglobulins. Biochim biophys. Acta (Amst.) 188 (1969) 89
144 Solomon, D. H., I. J. Chopra: Graves' disease – 1972. Mayo Clin. Proc. 47 (1972) 803
144a Strakosch, C. R., D. Joyner, J. R. Wall: Thyroid-stimulating antibodies in patients with autoimmune disorders. J. clin. Endocrin. 47 (1978) 361
144b Sugenoya, A., A. Kidd, V. V. Row, R. Volpé: Correlation between thyrotropin-displacing and human thyroid-stimulating activity by immunoglobulins from patients with Graves' disease and other thyroid disorders. J. clin. Endocr. 48 (1979) 398
145 Sunshine, P., H. Kusumoto, J. P. Chriss: Survival time of circulating long-acting thyroid stimulator in neonatal thyrotoxicosis: implications for diagnosis and therapy of the disorder. Pediatrics 36 (1965) 869
145a Tamai, H., H. Suematsu, Y. Ikemi, K. Kuma, F. Matsuzuka, L. F. Kumagai, K. Shizume, S. Nagataki: Responses to TRH and T_3 suppression tests in euthyroid subjects with a family history of Graves' disease. J. clin. Endoc. 47 (1978) 475
146 Tunbridge, W. M. G., D. Appleton, T. Bird, M. Brewis, F. Clark, J. G. Evans, D. Evered, P. Smith, E. Young, R. Hall: The epidemiology of thyroid disorders. Europ. Thyroid Association Endocr. exper. (Prag) Bd. 8, Heft 3 (1974) Abstr. Nr. 61)
147 Uthgenannt, H., W. Müller, J. Weinreich: Über die Häufigkeit und klinische Bedeutung von Autoantikörpern bei Schilddrüsenerkrankungen, insbesondere der Hyperthyreose. Dtsch. med. Wschr. 91 (1966) 437
148 Utiger, R. A.: Radioimmunoassay of human plasma thyrotropin. J. clin. Invest. 44 (1965) 1277
149 von Verschuer, O.: Die Zwillingsforschung im Dienste der inneren Medizin. Verh. dtsch. Ges. inn. Med. 64 (1958) 262–273
150 Volpé, J. A.: Graves' disease in non identical twins. Calif. Med. 112 (1970) 24
151 Volpé, R.: The pathogenesis of Graves' disease: An overview. Clin. Endocr. Metab. 7 (1978) 3
152 Volpé, R., M. L. Desparates-Schonbaum, E. Schonbaum: The effects of radioablation on the thyroid gland in Graves' disease with high levels of long-acting thyroid stimulator (LATS). Amer. J. Med. 46 (1969) 217
153 Volpé, R., M. R. Farid, C. v. Westarp, V. V. Row: The pathogenesis of Graves' disease and Hashimoto's thyroiditis. Clin. Endocr. 3 (1974) 239
154 Volpé, R., M. Edmonds, L. Lamki, P. V. Clarke, V. V. Row: The pathogenesis of Graves' disease. A disorder of delayed hypersensitivity? Mayo Clin. Proc. 47 (1972) 824–834
155 Wall, J. R., B. F. Good, B. S. Hetzel: LATS in euthyroid relatives of thyrotoxic patients. Lancet 1969/II, 1024–1026
156 Weinstein, I. B., F. D. Kitchin: Genetic factors in thyroid disease. In: The Thyroid, 3. Aufl., hrsg. von S. C. Werner, S. H. Ingbar. Harper & Row, New York 1971 (S. 383)
157 Werner, S. C.: Further evidence that hyperthyroidism is not hyperpituitarism: effects of triiodothyronine and sodium iodine. J. clin. Endocr. 15 (1955) 715
158 Werner, S. C.: Response of triiodothyronine as index of persistance of disease of the thyroid remnant of patients in remission from hyperthyroidism. J. clin. Invest. 35 (1956) 57
159 Werner, S. C.: Pathogenesis of hyperthyroidism. In: The Thyroid, 3. Aufl., hrsg. von S. C. Werner, S. H. Ingbar. Harper & Row, New York 1971 (S. 506)
160 Werner, S. C., W. B. Stewart: Hyperthyroidism in patients with pituitary chromophobe adenoma and a fragment of normal pituitary. J. clin. Endocr. 18 (1958) 266
161 Werner, S. C., H. Hamilton, M. Nemeth: Graves' disease: Hyperthyroidism of hyperpituitarism? J. clin. Endocr. 12 (1952) 1561
162 Werner, S. C., O. Wegelius, J. A. Fierer, K. C. Hsu: Immunoglobulins (E, M, G) and complement in the connective tissues of the thyroid in Graves' disease. New Engl. J. Med. 287 (1972) 421
163 Whittingham, S., P. J. Morris, F. I. R. Martin: HL-A 8: A genetic link with thyrotoxicosis. Tiss. Antigenes 6 (1975) 23
164 Wildmeister, W.: TRH. Klinisch-experimentelle Untersuchungen mit Thyreotropin Releasing Hormone. Schattauer, Stuttgart 1976
165 Zakarija, M., J. M. McKenzie: Clinical correlates of the assay of thyroid-stimulating antibody in Graves' disease. American Endocrine Society, Chikago 1977, 59. Meeting, (Abstr.) (S. 89)
166 Ziemke, A., L. Weisbecker, H. Uthgenannt, K. Schemmel, W. Müller, H. Heesen, W. Eickenbusch: Der long-acting thyroid stimulator (LATS) bei unbehandelten und ^{131}J-therapierten Hyperthyreosen nach totaler Thyreoidektomie sowie seine Beziehung zu den Schilddrüsenantikörpern. Klin. Wschr. 46 (1968) 1025

Die Diagnostik der Hyperthyreose mittels biochemisch-technischer Verfahren

Seit Erscheinen der ersten Auflage dieser Monographie hat sich die biochemisch-technische Methodik, die zur Sicherung der Diagnose „Hyperthyreose" notwendig ist, schnell verbessert und vertieft. Während bei Ausgang des zweiten Weltkrieges im wesentlichen nur Grundumsatz- und Lipidbestimmung im Serum zur Verfügung standen, kam die Verwendung der Radionuclide in Form der sog. Radiojod-Zweiphasenuntersuchung und als Szintigraphie und bald darauf die Bestimmung des an Eiweiß gebundenen Jod ($PB^{127}J$) hinzu. Es folgten der T_3-in-vitro-Test, aber erst in jüngster Zeit die wichtigen radioimmunologischen Bestimmungen des T_4, des T_3, des TBG und des TSH. Dem wissenschaftlichen Bereich bleibt vorläufig die Ermittlung der Konzentration der freien Hormone im Serum, welche die an der Zelle wirksamen Formen darstellen, vorbehalten. Die wichtigsten Fortschritte neben der radioimmunologischen Hormonbestimmung sind in der Funktionsdiagnostik in Form des Suppressions- und des TSH-TRH-Test sowie des TSH-Belastungstest zu sehen.

Insgesamt hat sich das Schwergewicht der Funktionsdiagnostik von den In-vivo-Methoden mit unerwünschter Strahlenbelastung der Schilddrüse der Patienten zu den In-vitro-Methoden ohne Strahlenbelastung verlagert, während sich in der Lokalisationsdiagnostik die Szintigraphie (auch unter TSH-Stimulation und mit T_3- oder T_4-Suppression) unverändert behauptet hat. Dabei wurde das ^{131}J, von wenigen Ausnahmen abgesehen, durch das Technetium ersetzt.

Durch den radioimmunologischen T_3-Nachweis ist es gelungen, einen besonderen Komplex, der sich um die sog. T_3-Hyperthyreose gruppiert, differentialdiagnostisch abzugrenzen, während die TSH-Bestimmung, die, als die erste Auflage dieser Monographie erschien, noch in den Anfängen steckte, es ermöglicht hat, Abnormitäten der Thyreotropineinwirkung mit Sicherheit als ätiologischen Faktor bei der Hyperthyreose, von einigen Spezialformen abgesehen, auszuschließen. Die Treffsicherheit der diagnostischen Maßnahmen hat sich weiterhin verbessert, so daß nunmehr auch latente und maskierte Verläufe der Hyperthyreose, wie etwa die Altersformen, mit großer Sicherheit erfaßt werden können. Außerdem haben sich diese Verfahren günstig auf die Therapie- und Verlaufskontrolle ausgewirkt. Auch in der Beurteilung extrathyreoidaler Faktoren haben wir eine größere Sicherheit erlangt, wie z.B. in der Beurteilung der Jodexposition, der Einwirkung von Medikamenten und des Einflusses einer abnormen TBG-Konzentration im Blut. Wenn auch manche Methoden, wie z.B. die T_3-Bestimmung noch mit Unsicherheit behaftet ist, so haben die inzwischen vorgenommenen Qualitätskontrollen mit Vergleich der einzelnen Methoden untereinander zur kritischen Bewertung beigetragen (32). Alle Parameter der Laboratoriumsdiagnostik erhalten ihren Wert nur durch eine vorhergehende eingehende Anamnese und eine gründliche klinische Untersuchung. Die Technik der einzelnen Untersuchungsmethoden ist im Kap. dargestellt (s. auch KLEIN u. Mitarb. [26]).

Die isotopentechnische In-vivo-Diagnostik

Die ^{131}J-Zweiphasenuntersuchung

Sie wird aus Gründen der Strahlenbelastung der Schilddrüse (bei 50 Ci [1,85 MBq] 105 rad [1,05 Gy]), des Zeitaufwandes und der damit verbundenen Kosten (Arbeitsausfall) nur bei ganz bestimmten Fragestellungen, nicht aber mehr als Erstuntersuchung durchgeführt, obwohl sie infolge eines gewissen Beharrungsvermögens in der Praxis noch weit verbreitet ist. Zudem sind die Ergebnisse dieser Untersuchung von geographischen Faktoren abhängig. (In Endemiegebieten können die Speicherwerte und der Wert für das PB^{131}J erhöht sein [5]; durch Jod und jodhaltige Pharmaka kann eine Jodblockierung eintreten, deren Zeitdauer man nicht einschätzen kann [6]). Der wesentlichste Störfaktor ist aber die Verkleinerung des Jodpool der Schilddrüse, die durch Operation, Radiojodtherapie oder eine anderweitige Reduktion des Schilddrüsengewebes zustande kommt. In diesen Fällen ist der intrathyreoidale Jodumsatz erhöht, so daß man diese Untersuchung nicht für eine Verlaufskontrolle bei der Therapie verwenden kann (s. Jodpool S. 153). Als Alternative bietet sich die Verwendung kurzlebiger Isotope an, in idealer Weise das ^{123}J mit einer Halbwertzeit von 13,3 Stunden, das aber vorläufig noch nicht in ausreichendem Maße zur Verfügung steht, sowie das ^{132}J (Halbwertzeit von 2,3 Stunden), mit dem man einen Kurztest mit wesentlich niedrigerer Strahlenbelastung ausführen kann (4). Auch eine Suppression und eine TRH-Stimulation ist mit diesem Isotop möglich.

Die ^{131}J-Zweiphasenuntersuchung ist nur noch bei folgenden Fragestellungen indiziert:
– zur Feststellung eines autonomen Adenom oder autonomer Areale in der Schilddrüse,
– zur Ausführung des Suppressionstest (bei endokriner Ophthalmopathie oder bei der prognostischen Bewertung im Verlaufe einer Behandlung mit Thiocarbamiden),
– bei Verdacht auf Jodfehlverwertung,
– bei Vorliegen eines Schilddrüsenmalignom und
– zur Berechnung der therapeutischen Dosis vor einer Radiojodbehandlung.

Die Bestimmung der Konversionsrate hat durch die Einführung der In-vitro-Methoden an Wert verloren.

Die Lokalisationsdiagnostik

Zur Erstuntersuchung des Hyperthyreotikers gehört die Anfertigung eines Szintigramm, von der man nur absehen kann, wenn die Struma relativ klein und diffus ist und wenn bei der Palpation keine Knoten zu tasten sind. Bei der Szintigraphie bedient man sich des ^{99m}Tc-Pertechnetat, das eine Halbwertszeit von nur 6 Stunden hat und keine β-Strahlung aussendet, so daß die Strahlenbelastung sehr gering ist. Es wird zwar wie Jod von der Schilddrüse aufgenommen, aber in der Schilddrüse kaum organisch gebunden. Somit kann man die Produktionsstätten der Schilddrüsenhormone nicht erkennen; dies ist vielmehr nur bei Verwendung von Jod möglich. Besteht demnach Verdacht auf das Vorliegen eines autonomen Adenoms oder autonomer Bezirke (S. 297), so kann man wegen der nachfolgenden Funktionsdiagnostik eine Szintigraphie mit ^{131}J nicht entbehren. Das kurzlebige ^{123}J, das z.Z. noch nicht in ausreichendem Maße zur Verfügung steht, ist dem ^{99m}Tc vorzuziehen. Die Szintigraphie erlaubt Form, Größe, Lage und Aktivitätsverteilung in der Schilddrüse zu beurteilen und ist von besonderem Nutzen nach subtotaler Resektion oder während und nach einer antithyreoidalen Behandlung. Durch das Ultraschallverfahren (S. 147) ist sie nicht zu ersetzen. Dieses kommt zu seinem Recht, wenn sich die Verwendung von Radionucliden, z.B. in der Gravidität, verbietet.

Die In-vitro-Diagnostik

Jede Labordiagnostik der Hyperthyreose sollte mit einer In-vitro-Untersuchung beginnen.
Vordem stand nur die Bestimmung des PB^{127}J zur Verfügung, eine Methode, die sich seinerzeit zur Routinediagnostik wegen der Möglichkeit der Automatisierung empfahl, jetzt aber wegen der hohen Störanfälligkeit gegenüber Jodkontamination und Verschiebung der Eiweißwerte im Serum nicht mehr angewendet werden sollte. Nur in besonderen Fällen, etwa zur Bestätigung des Verdachts auf Jodkontamination ist sie indiziert. Werte, die über 8,0 µg/dl (630 nmol/l) hinausgehen, sind verdächtig auf das Vorliegen einer Hyperthyreose. Sehr starke Erhöhungen lassen sich als kontaminationsbedingt schnell entlarven. Im Düsseldorfer Krankengut lag der Durchschnittswert 1967 bei Hyperthyreose-Patienten bei 9,7 ± 1,7 µg/dl (764 ± 134 nmol/l), bei einer Nachuntersuchung (16) waren die Durchschnittswerte auf 12,4 ± 6,4 µg/dl (977 ± 504 nmol/l) angestiegen, was wahrscheinlich auf die zunehmende Jodkontamination zurückzuführen ist.

Das Gesamtthyroxin

An die Stelle des PB^{127}J ist die Bestimmung des Gesamt-T_4 getreten, zunächst in Form der kompetitiven Proteinbindungsanalyse (Normalwerte zwischen 5,0 und 12,0 µg/dl (64,4 und 154,4 nmol/l). Störfaktor: Hämolyse des Serums). Jetzt dominiert die radioimmunologische Bestimmung des T_4, bei der sich bei Hyperthyreose Werte von über 13,5 µg/dl (174 nmol/l) ergeben. Die Methode ist als Screening-Test nicht geeignet und bedarf einer Kombination mit einem Bindungstest (Trägerproteine!), oft auch der T_3-Werte. Die alleinige Bestimmung des Gesamt-T_4 ist nicht sinnvoll, da bei Vorliegen der Hyperthyreose eine Verminderung der TBG-Konzentration ein normales Gesamt-T_4 vortäuschen kann und da bei erhöhter TBG-Produktion das Gesamt-T_4 erhöht sein kann, ohne daß eine Hyperthyreose vorliegt.

Die Bestimmung der freien Fraktion des T_4 (FT_4) kommt für die Routinediagnostik noch nicht in Frage; bei der Hyperthyreose schwanken die Werte zwischen 1,8 bis 7 ng/dl (23–90 p mol/l) (Lepetit-Verfahren). Die Schwankungen sind, wie bei allen Hormonanalysen im Serum, zum Teil dadurch bedingt, daß es sich um Fließgleichgewichte handelt, die durch Einstrom und Abwanderung aus dem Blut zustande kommen. Fehlermöglichkeiten ergeben sich bei Vorliegen einer T_3-Hyperthyreose, bei TBG-Anomalien, bei Oestrogen- und Medikamenteneinfluß. Außerdem sind tageszeitliche und jahreszeitliche Schwankungen zu berücksichtigen.

Das Gesamttrijodthyronin

Wie im Kap. „Trijodthyronin-Hyperthyreose" näher ausgeführt, wird der T_3-Bestimmung eine zunehmende Beachtung geschenkt, seit es möglich wurde, das T_3 radioimmunologisch zu bestimmen. Definitionsgemäß soll bei der Hyperthyreose wenigstens eines der beiden Schilddrüsenhormone im Serum erhöht sein.

Auch hier sind Irrtumsmöglichkeiten gegeben, die zum Teil ähnlich gelagert sind wie bei der Gesamt-T_4-Bestimmung. Eine Erhöhung des T_3-Spiegels (bei normalen T_4-Werten) spielt bei der T_3-Hyperthyreose eine Rolle. Das T_3 kann ferner bei Erhöhung der TBG-Werte, nach einer Verkleinerung der Schilddrüse durch Operation oder durch Radiojodtherapie ansteigen. Erhöhte T_3-Werte bei normalen oder erniedrigten T_4-Werten ergeben sich weiter im Jodmangelgebiet und nach T_3-Gaben (z.B. als Kombinationspräparat), bei latenten Formen der Hyperthyreose, bei der euthyreoten endokrinen Ophthalmopathie, beim dekompensierten autonomen Adenom und bei subklinischen primären Hypothyreosen. Der T_3-Spiegel wird ferner durch allgemeine Erkrankungen, Unterernährung und Hungerzustände herabgesetzt, wahrscheinlich infolge einer Störung der vor allen Dingen in der Leber stattfindenden Konversion von T_4 zu T_3, desgleichen durch eine Propranolol- oder Corticosteroidtherapie. Eine gemeinsame Verminderung der T_3- und T_4-Werte findet man bei TBG-Verlusten, z.B. bei einer nephrotischen Erkrankung, und bei einem genetisch bedingten TBG-Mangel (35). Die T_3-Bestimmung ist aufwendig und im unteren Bereich nicht befriedigend, wohl aber bei pathologisch erhöhten Werten ausreichend genau. Die Norm ist etwa bei 80–160 ng/dl (1,2–2,4 nmol/l) anzusetzen. Altersgang s. S.444.

Die Werte für das freie T_3 (nach dem Lepetit-Verfahren) liegen bei der Hyperthyreose zwischen 0,5 und 2,4 ng/dl (7,7–37 p mol/l), bei Schwerkranken unter 65 Jahren zwischen 0 und 4,3 (0 und 66), bei der T_3-Hyperthyreose zwischen 0,6 und 1,5 ng/dl (9,2 und 23 p mol/l) (20).

Der T_3-in-vitro-Test

Dieses von HAMOLSKY u. Mitarb. (18) eingeführte Verfahren ist weitverbreitet und hat sich, bevor die direkte Hormonbestimmung im Serum möglich war, als wertvolle Ergänzung zur PBJ-Bestimmung bei Hyperthyreosediagnostik erwiesen, da es durch exogene Jodzufuhr nicht beeinflußt wird. Es ist nicht nur von der Konzentration der Schilddrüsenhormone im Serum, sondern auch von der Konzentration des thyroxinbindenden Globulins, dessen Höhe es zu bestimmen gestattet, abhängig und eignet sich insofern zur Kombination mit der Bestimmung des Gesamt-T_4. Wie alle In-vitro-Methoden kann es ohne Strahlenbelastung für den Patienten beliebig oft wiederholt werden und eignet sich somit zur Verlaufskontrolle. Als alleiniges Untersuchungsverfahren ist es unzureichend. Die Normalwerte liegen zwischen 24 und 30. In unserem Krankengut ergab sich für die Hyperthyreose ein Faktor von 32,9 ± 3,9, während er im Durchschnitt für die Euthyreose 20,6 und für die Hypothyreose 10,4 betrug.

Das thyroxinbindende Globulin

Die Verminderung und die Vermehrung des thyroxinbindenden Globulin (TBG) im Blutserum haben auf eine Reihe von Parametern des Schilddrüsenstoffwechsels Einfluß, und zwar auf das PBI, das T_4 (D) und den T_3-in-vitro-Test, wahrscheinlich auch auf das radioimmunologisch gemessene T_3 (21). So machen sich Eiweißverluste und Dysproteinämien z.B. bei Lebererkrankungen, medikamentöse Einwirkung und gesteigerte Oestrogenproduktion, z.B. in der Gravidität, oder eine Erhöhung des Oestrogenspiegels durch Antikonzeptiva bemerkbar. Von den Antikonzeptiva führen diejenigen zu einem besonders deutlichen Anstieg der TBG-Konzentration im Serum, bei denen die Oestrogenkomponente betont ist. Die mehr Gestagen enthaltenden Präparate sind nicht im gleichen Sinne wirksam (24, 33). Die Normalwerte des TBG liegen zwischen 12,0 und 25,0 µg/l.

Bei der Hyperthyreose kann die Bindungskapazität des TBG und auch die des TBPA vermindert sein (23, 40). Sie steigt bei erfolgreicher Behandlung gewöhnlich wieder auf normale Werte an. Falls dies nicht der Fall ist, muß man an ein angeborenes Defizit des TBG denken (22). Bei angeborenem TBG-Mangel können niedrige Werte des freien T_4 und T_3 vorliegen, obwohl diese Personen nach Maßgabe des TRH-Tests euthyreot sind. Auf der anderen Seite werden auch normale Gesamt-T_4- und normale oder leicht erhöhte Gesamt-T_3-Werte beobachtet. Die Konzentration der freien Fraktionen sind dabei erhöht, wodurch die klinischen Zeichen einer Hyperthyreose entstehen (12 a, 22 a). Pathogenetisch muß bei Vorliegen dieser Konstellation an ein TBG-Defizit gedacht werden.

Die oben erwähnten Ergebnisse der Bestimmung der Bindungskapazität des TBG müssen anders gesehen werden, seit die direkte radioimmunologische Bestimmung des TBG möglich ist (39). Die Kenntnis der Konzentration der Transportproteine im Serum läßt zusammen mit der Bestimmung des Gesamtthyroxin und des Trijodthyronin den prozentualen freien Anteil dieser Hormone erkennen, was bisher nur mit aufwendiger Methodik möglich war. Der TBG-Spiegel bei Gesunden zeigt eine Altersabhängigkeit in zwei Gipfeln: einen ersten Gipfel in der perinatalen Periode. Die TBG-Konzentration fällt dann bis zum 15. Lebensjahr ab. Ein deutlicher Wiederanstieg erfolgt nach dem 50. Lebensjahr. Geschlechtsunterschiede lassen sich nicht feststellen. Will man den Gesamtthyroxinspiegel beurteilen, so muß man diese Altersabhängigkeit der TBG-Spiegel berücksichtigen. Nach PICKARDT u. Mitarb. (39) ergeben sich folgende Werte:

Neugeborene bis 4 Wochen 34,3 ± 4,1 mg TBG/l,
Säuglinge bis zu 1 Jahr 29,4 ± 6,9 mg TBG/l,
Kinder 1–15 Jahre 25,5 ± 5,4 mg TBG/l,
Erwachsene 16–49 Jahre 20,1 ± 4,4 mg TBG/l,
Erwachsene älter als 40 Jahre 22,9 ± 6,0 mg TBG/l.

Drückt man diese Beziehungen in einem Quotienten T_4/TBG aus, so kann man diese Schwierigkeiten vermeiden. Dieser Quotient ist nach der perinatalen Lebensphase altersunabhängig. Bei unkomplizierter Hyperthyreose und Hypothyreose finden sich bei radioimmunologischer Messung normale TBG-Werte, so daß Absinken des T_4/TBG-Quotienten auf eine Hypothyreose (z. B. 1,18 ± 0,63) und Erhöhungen auf eine Hyperthyreose (z. B. 7,85 ± 2,85) zu beziehen sind (39). Demgegenüber bleibt dieser Quotient bei erhöhtem Oestrogeneinfluß, bei genetisch bedingtem TBG-Exzess, bei mangelnder TBG-Synthese durch die Leber oder bei Eiweißverlusten durch Niere und Darm oder bei genetisch bedingtem TBG-Mangel normal. Bei Veränderungen des Gesamthormonspiegels, der an der Grenze des oberen oder unteren Normalbereichs liegt, kann die Bestimmung dieses Quotienten gute Dienste leisten. Zu berücksichtigen ist allerdings, daß nur das TBG, nicht das Präalbumin und Albumin als Trägerprotein bestimmt werden. Auch kann die Frage, ob eine T_3-Hyperthyreose vorliegt, mittels dieser Methode nicht entschieden werden. Bei stark ausgeprägtem TBG-Mangel ist der Quotient relativ hoch, bei starkem TBG-Anstieg relativ niedrig (Einzelheiten über Oestrogene und Androgene s. Reproduktionssystem [S. 282]). Neuerdings sind, wahrscheinlich in Abhängigkeit von der Schwere der Erkrankung, andere Werte für das TBG vorgelegt worden: bei der Hyperthyreose ein Abfall auf 13 mg/l, bei der Hypothyreose ein Anstieg auf 33 mg/l mit den entsprechenden Quotienten T_4/TBG von 15,2 bzw. 0,84. Eine gute (negative) Korrelation ergibt sich zwischen TBG und der freien Fraktion der Schilddrüsenhormone (43 a).

Der Suppressionstest

Einen wesentlichen Fortschritt der in den 50er Jahren noch mit vielen Unsicherheiten belasteten Diagnostik der Hyperthyreose brachte der von WERNER u. SPOONER (52) eingeführte Suppressionstest als ^{131}J-in-vivo-Methode. Die Aktivität der normalen Schilddrüse und auch der blanden euthyreoten Struma ist durch exogene Zufuhr von Hormongaben zu supprimieren, während dies nicht der Fall ist, wenn die Schilddrüse schon durch endogene TSH-Sekretion maximal stimuliert ist oder wenn ihre Hyperaktivität autonom erfolgt, wie dies bei der genuinen Hyperthyreose, aber auch beim autonomen Adenom der Schilddrüse der Fall ist (Abb. 5.3a u. b). Für WERNER u.

SPOONER war ihrerzeit zunächst die Fragestellung maßgebend, ob man mit diesem Verfahren eine Prognose über das Fortbestehen der Krankheit im Laufe der Therapie stellen kann. Von ALEXANDER u. MCGHARDEN (2) wurde zur Feststellung der Suppressibilität der Kurztest mit ^{132}J wegen der geringen Strahlenbelastung (nur 1/100 der Strahlenbelastung der Schilddrüse bei einer Halbwertzeit von 2,26 Std.), der günstigeren Meßbedingungen und der Wiederholbarkeit gewählt. Die Suppression erfolgte früher mit täglich 80 µg T_3 (120 nmol) über 7 Tage oder täglich 300 µg T_3 (460 nmol) über 3 Tage. Neuerdings beschränkt man sich auf eine einmalige Gabe von 3 mg L-T_4 (3,9 µmol) (31, 51). Bei Verwendung von ^{131}J müssen nach Ablauf der Medikation und erneuter Radiojoddosis die Speicherwerte noch einmal geschrieben werden. Bei Verwendung des ^{132}J braucht nur der 20-min-Wert festgestellt zu werden. In dem von HAKKENBERG (16) untersuchten Düsseldorfer Krankengut lag die ^{132}J-Aufnahme bei der Hyperthyreose nach 20 min bei 26,0 ± 9,7% der Dosis, während die Aufnahme der gesunden Schilddrüse und der euthyreoten Struma 0,7 bzw. 3,1% betrug. Der Suppressionstest wurde dann als positiv, d.h. als normal bezeichnet, wenn die 20-min-Aufnahme unter 8% der Dosis lag. Bei der genuinen Hyperthyreose fand sich in 96% der Fälle ein eindeutig negativer Suppressionstest. Als Nachteil dieses In-vivo-Versuchs ist anzuführen, daß das an sich schon überbeanspruchte kardiovaskuläre System der Hyperthyreotiker zusätzlich mit T_3 oder T_4 belastet wird. Die Suppression sollte deshalb nur ausgeführt werden, wenn der TRH-Test negativ ist. Eine Indikation im Rahmen der Hyperthyreosediagnostik ist dann gegeben, wenn der Verdacht auf Vorliegen einer Hyperthyreose mit klinischen Mitteln oder durch die Laboratoriumsdiagnostik nicht geklärt werden kann, auch z. B. dann, wenn klinisch Verdacht auf eine Hyperthyreose besteht, die Serum-T_4-Werte aber normal sind. Ein spezielles Anwendungsgebiet ist das autonome Adenom (S. 297). Hier bedarf es aber der Szintigraphie mit ^{131}J, da sich die Untersuchung mit Technetium für diese Zwecke als nicht ausreichend erwiesen hat. Ein weiteres Indikationsgebiet für den Suppressionstest ist die endokrine Ophthalmopathie (S. 376), bei der die Aktivität der Schilddrüse im allgemeinen nicht zu supprimieren ist. Der Suppressionstest verbessert die prognostischen Möglichkeiten während

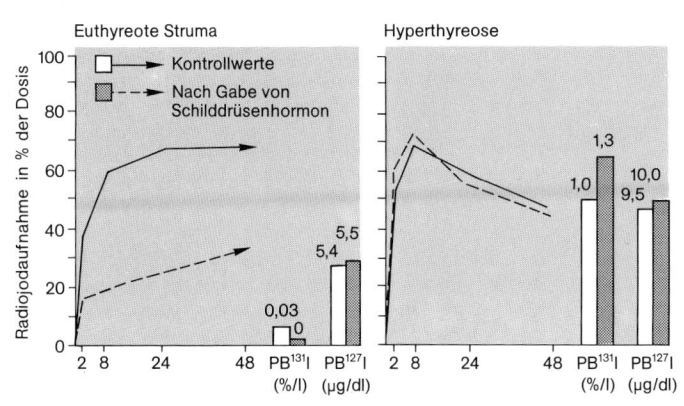

Abb. 5.3 a–b Suppressionstest. a Die Radiojodaufnahme der euthyreoten Struma wird ebenso wie die der gesunden Schilddrüse durch Zufuhr von Schilddrüsenhormon stark gehemmt. b Bei der Hyperthyreose ergibt sich kein Einfluß. Die Schilddrüse ist nicht zu supprimieren. b zeigt den typischen Verlauf der Radiojodaufnahme bei Hyperthyreose: frühes Maximum, vorzeitiger Aktivitätsverlust, während die Kurve der euthyreoten Struma (a) zwar denselben Maximalwert erreicht, aber einen anderen Verlauf zeigt.

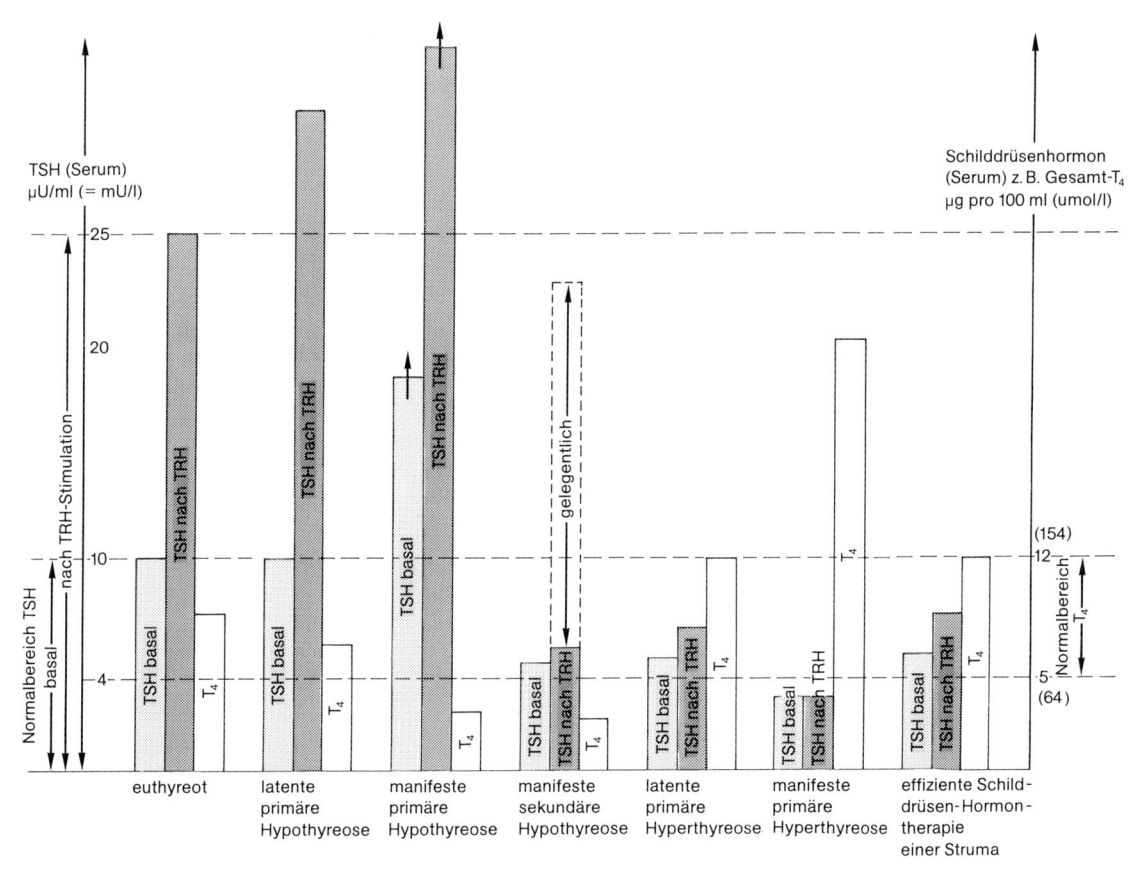

Abb. 5.4 TSH-Werte im Serum nach TRH-Belastung bei verschiedenen Schilddrüsenerkrankungen (aus E. R. Wittermann, U. Aldag: (1975). (53).

einer antithyreoidalen Behandlung (16). Die Prognose ist unter Berücksichtigung anderer Parameter bei einem positiven Suppressionstest günstig, ungünstig aber bei negativem Ausfall. Dabei ist zu berücksichtigen, daß unter einer Behandlung der Jodpool der Schilddrüse verkleinert wird, was ebenfalls eine negative Suppressibilität bedeutet.

Der TSH-TRH-Test

Bei dieser Funktionsprüfung wird der Basalwert des TSH gemessen, danach sein Anstieg nach Gabe des Thyrotropin releasing-hormone (TRH), durch welches die thyreotrope Funktion des Vorderlappens stimuliert wird. Diese Funktionsuntersuchung wurde möglich, seit man das TSH bestimmen kann (48) und seit das synthetische TRH für die Routinediagnostik zur Verfügung steht (13). Allerdings haben die basalen TSH-Werte infolge methodischer Schwierigkeit im unteren Bereich wenig Aussagekraft.
Die Stimulation wird i.v. mit 200 µg (0,55 µmol), in manchen Schilddrüsenzentren auch mit 400 µg (1,10 µmol) synthetischen TRH ausgeführt, wobei die TSH-Bestimmung im Serum vor und 30 min nach TRH-Gabe erfolgt. Bei gesunden Personen steigt das TSH nach TRH-Gabe von Werten, die nicht meßbar sind oder unter 10 µE/ml (mU/l) liegen, auf Werte von 12 bis 25 µE/ml (mU/l) an. Ein $\triangle$ TSH von 2,5 µE/ml (mU/l) kann aber schon als ausreichend für einen positiven Test angesehen werden. Der TRH-Test ist außerordentlich empfindlich: Schon winzige Erhöhungen der T_4- und T_3-Konzentration im Serum, die radioimmunologisch noch gar nicht zu fassen sind, bewirken bereits eine negative Reaktion; in gleicher Weise kann ein geringfügiges Absinken dieser Hormonwerte bereits zu einer erheblichen TSH-Reaktion führen, wenn der Reglerkreis nicht gestört ist. Angesichts dieser außerordentlichen Empfindlichkeit hat man von einem „Lupeneffekt" einerseits, von einem „Alles oder Nichts"-Gesetz andererseits gesprochen, da Zwischenwerte kaum zu fassen sind und der Schweregrad der Hyperthyreose mit dieser Funktionsdiagnostik nicht zu beurteilen ist (36).
Die Validität dieses Funktionstests für die Diagnostik der Hyperthyreose ist erheblich, da er in 90% aller Fälle negativ ist; d.h.: da die thyreotrope Funktion der Hypophyse unterdrückt ist, sind die basalen TSH-Werte sehr niedrig oder nicht meßbar und steigen nach TRH-Gabe nicht an. Dieses Verfahren eignet sich also vorzüglich, um das Vorliegen einer Hyperthyreose auszuschließen. Er ist aber auch geeignet, subklinische Störungen (die man nicht als präklinisch bezeichnen sollte), aufzudecken. Auch hier erfolgt kein TSH-Anstieg nach Stimulation (Abb. 5.4).

Die Vorzüge dieses Tests sind darin zu erblicken, daß er einfach und wenig zeitaufwendig, unabhängig von Jodkontamination und Abnormitäten der Transportproteine ist und daß er nicht zu einer Strahlenbelastung führt. Zudem kann man ihn, wenn nötig, oft wiederholen. Wesentlich ist außerdem, daß er keine Absolutwerte, wie bei den störanfälligen T_4- und T_3-Bestimmungen mißt, sondern gestattet, qualitativ einen endogenen Funktionsablauf zu beurteilen.

Außer bei der Diagnostik der Hyperthyreose (Etablierung und Ausschluß der Diagnose) ist er von Bedeutung bei der Erkennen eines autonomen Adenoms oder autonomer Areale in der Schilddrüse. Auch für das Screeningverfahren hat er sich bewährt, dabei wird empfohlen, Serum zurückzubehalten, um die Untersuchung später durch Hormonbestimmung ergänzen zu können.

Der TRH-Test erlaubt jedoch in folgenden Situationen keine verbindliche Aussage:
– Während und nach der Therapie der Hyperthyreose, weil sich im Laufe einer antithyreoidalen Behandlung die Hypophyse lange Zeit gegenüber dem TRH unempfindlich verhält; in dieser Situation bleibt die Hormonanalyse; während der Therapie hat er auch keinen prognostischen Wert;
– nach einer Therapie mit Schilddrüsenhormonen (diese muß mindestens für 6 Wochen vor neuerlicher Durchführung des TRH-Test abgesetzt werden);
– bei der Funktionsdiagnostik der endokrinen Ophthalmopathie;
– nach Therapie mit Corticosteroiden;
– in hohem Alter und bei schweren Krankheiten;
– in der Gravidität, da die Plazenta offensichtlich TRH- oder TSH-ähnliche Substanzen produziert;
– schließlich besteht keine deutliche Korrelation zum Suppressionstest.

Bei oraler TRH-Applikation (40 mg [0,11 mmol]) liegt das Maximum des TSH-Anstiegs bei 3 Stunden. Bei dieser Anwendungsart sind Wiederholungen infolge der Depression des Reglerkreises durch die bereits stimulierte T_3-Ausschüttung nicht möglich (49).

Gesamtstoffwechsel und Grundumsatz (s. auch S. 171)

Im Düsseldorfer Krankengut ergab sich bei 540 Fällen von Hyperthyreose eine prozentuale mittlere Steigerung des Grundumsatzes von $+ 51,3 \pm 18,0\%$. (3, 7, 9–11, 14, 15, 29, 30, 37, 38, 43).

Die „spezifische Gewichtsabnahme" bei der Hyperthyreose, d. h. die kontinuierliche Gewichtsabnahme, gemessen mit einer Auftriebswaage, setzt sich aus der Gewichtsdifferenz zwischen abgegebener CO_2 und aufgenommenem O_2, der Wasserabgabe über die Atmung sowie die Haut, zusammen. Sie stellt einen Meßwert für den Energiehaushalt dar, durch dessen Bestimmung der Patient körperlich und psychisch kaum belastet wird (46). Für gesunde Versuchspersonen ergibt sich eine „spezifische Gewichtsabnahme" von $16,42 \pm 2,55$ mg/min/kp. Bei der Hyperthyreose finden sich erhöhte Werte, in schweren Fällen Steigerungen auf 38 bis 102 mg/min/kp.

Die diagnostische Bedeutung der Schilddrüsenantikörper

Hier besteht insofern eine Korrelation zur prognostisch wichtigen Suppressibilität der Schilddrüsenfunktion, als bei positiver Suppression vorwiegend niedrige Antikörpertiter, bei fehlender Suppression vorwiegend hohe Titer festgestellt werden. Im Verlaufe der medikamentös-antithyreoidalen Behandlung haben diejenigen Patienten eine günstigere Prognose, bei denen (unter anderem!) diese Antikörper fehlen oder nur niedrigen Titer aufweisen, während die Prognose bei hohem Antikörpertiter ungünstiger ist (8, 16, 27). Wie im Kapitel „Die medikamentöse Therapie der Hyperthyreose" näher ausgeführt, kann man den Antikörpertiter prognostisch im Rahmen der sonstigen Laboratoriumsdiagnostik mitverwerten (Einzelheiten s. S. 330). Zirkulierende Antikörper gegen T_4 und T_3 können deren Bestimmung erschweren. Sie können hypothyreote Zustände herbeiführen.

Ob die Anwesenheit von Thyreoglobulin-Antithyreoglobulin-Immunkomplexen im Serum, die bei der Hyperthyreose bei einem Viertel der Krankheitsfälle nachzuweisen sein sollen, klinische Bedeutung erlangen wird, ist noch offen (46 a) Die Bedeutung der Plasmalipide s. S. 223.

Indikationen und Treffsicherheit der diagnostischen Verfahren

Obwohl die Fülle der möglichen biochemisch-technischen Untersuchungen den Anschein erweckt, als könne man auf die rein klinischen Methoden verzichten, so soll doch an dieser Stelle nochmals nachdrücklich betont werden, daß Anamnese und Erhebung des klinischen Befunds zeitlich und in ihrer Bedeutung an erster Stelle stehen. Handelt es sich um oligosymptomatische maskierte Formen, so können die technischen Methoden den Ausschlag geben. Von diesen sind diejenigen zu wählen, die treffsicher, wenig störanfällig und am wenigsten (auch im Hinblick auf Kosten und Arbeitsausfall) aufwendig sind, dabei keine allzu große Belastung, möglichst auch keine Strahlenbelastung, für den Patienten bedeuten,.

Es gilt als Regel, daß man bei der Erstuntersuchung der Hyperthyreose wenigstens zwei sich ergänzender In-vitro-Parameter wählt. Da die ^{131}J-Zweiphasenuntersuchung sowie die $PB^{127}J$-Bestimmung aus oben genannten Gründen nur selten in Frage kommt, steht die Ermittlung des Gesamt-T_4 im Serum an erster Stelle. Diese Untersuchung ist aber *in jedem Fall mit einem Test zu verbinden, der eine Aussage über die Trägerproteine erlaubt,* ganz besonders bei Oestrogenapplikation, Gravidität oder Vormedikation mit den oben genannten Drogen. Für diese Bindungsuntersuchung kommt entweder der T_3-in-vitro-Test oder aber besser noch die radioimmunologische Bestimmung des TBG in Frage. Im letzteren Fall sollte man aus den auf S. 207 bezeichneten Gründen den altersunabhängigen Quotienten T_4/TBG bilden. Bei dieser Kombination ergibt sich bereits eine Treffsicherheit von 85–90%.

Die radioimmunologische Untersuchung des T_3 kommt, da sie technisch schwierig und in Endemiegebieten irreführend ist, erst in einem späteren Stadium der diagnostischen Überlegungen in Frage (bei Verdacht auf eine T_3-Hyperthyreose, autonome Bezirke in der Struma, euthyreote endokrine Ophthalmopathie, bei Reduktion des Schilddrüsenparenchyms durch therapeutische Maßnahmen sowie bei einer alleinigen Therapie mit T3 oder einer kombinierten Therapie mit T4/T3. In diesen Fällen hat die T3-Bestimmung praktische und nicht nur wissenschaftliche Bedeutung.

Läßt sich mit den bisher erwähnten Verfahren keine eindeutige Entscheidung treffen, so ist der TSH-TRH-Test wegen seiner Sicherheit, Einfachheit und Ungefährlichkeit gegenüber dem Suppressionstest durchzuführen (Abb. 5.5) (41, 42).

Zu dieser Stufendiagnostik gibt es eine Alternative (45, 50). Sie stellt den TSH-TRH-Test bei der Verdachtsdiagnose Hyperthyreose an den Anfang. Ist er normal, so begnügt man sich mit der rein klinischen Diagnostik. Ist er dagegen negativ, so folgen die Hormonbestimmungen in vitro.

Zu jeder Erstuntersuchung gehört eine Szintigraphie mit einem kurzlebigen Isotop, am besten Technetium oder ^{123}J. Nur in besonderen Fällen, die auf S. 206 erläutert sind, kommt eine Untersuchung mit ^{131}J in Frage. Die Szintigraphie mit einem kurzlebigen Isotop soll in jedem Fall vorgenommen werden; ihre besondere Bedeutung hat sie in Endemiegebieten und bei Vorliegen einer Knotenstruma. Sie darf nur bei Jugendlichen unter 18 Jahren bei einer Vergrößerung der Schilddrüse bis zum Grad II unterlassen werden. Die Szintigraphie dient auch der Unterscheidung zwischen einer Hyperthyreose vom Basedow-Typ und einem autonomen Adenom, wobei die Übersteuerungsszintigraphie anzustreben ist. Außerdem läßt das Szintigramm das Vorliegen kalter Knoten erkennen, die eine Feinnadelbiopsie erfordern.

Eine Bestimmung der Antikörper ist im weiteren Verlauf der Untersuchung empfehlenswert, wenn das vorliegende Krankheitsbild abgeklärt werden soll. Auf eine Sonographie kann man im allgemeinen verzichten.

Für Screening-Zwecke sollten keine älteren, sondern nur moderne, besonders sensible Verfahren wie etwa der TRH-Test, angewandt werden.

Keiner der genannten Parameter muß mit der sog. „Schwere" des Krankheitsbildes parallel gehen, am wenigsten der TRH-Test. Die Schwere eines Krankheitsbildes ist vielmehr ein klinischer Begriff, dem am ersten noch die Grundumsatzbestimmung, aber auch diese nur mit Einschränkungen gerecht wird.

Literatur

1 Abelin, J.: Die Physiologie der Schilddrüse. In: Handbuch der normalen und patho-physiologischen Physiologie, Bd. XVI/1. Springer, Berlin 1930 (S. 135)
2 Alexander, W. D., R. McGharden: Factors affecting thyroidal suppressibility by triiodothyronine during treatment of thyrotoxicosis with antithyroid drugs. In: Thyrotoxicosis, hrsg. von W. J. Irvine. Livingstone, Edinburgh 1967
3 Bansi, H. W., A. Wolter: Das Verhalten des respiratorischen Quotienten bei der Überfunktion der Schilddrüse. Z. klin. Med. 132 (1937) 35
4 Börner, W.: Verminderung der Strahlenbelastung der Patienten in der Nuklearmedizin bei Verwendung kurzlebiger Radionuklide. Radiologe 10 (1970) 376
5 Börner, W.: Neue Trends in der nuklearmedizinischen Schilddrüsendiagnostik. Med. Welt (N. F.) 26 (1975) 980
6 Börner, W.: Nuklearmedizinische In-vivo-Methoden in der Hyperthyreosediagnostik. Therapiewoche 26 (1976) 4865
7 DuBois, E. F.: Clinical calorimetry. Metabolism in exophthalmic goitre. Arch. intern. Med. 17 (1916) 915
8 Eickenbusch, W., E. Haupt, L. Weisbecker: Verlaufskontrollen unter der medikamentös-antithyreoidalen Therapie der Hyperthyreose unter Berücksichtigung hochtitriger Antikörperbefunde. Verh. dtsch. Ges. inn. Med. 76 (1970) 448
9 von Eiff, A. W.: Periphere Parameter: Grundumsatz, Cholesterin, Achillessehnenreflex in der Diagnostik der Schilddrüsenfunktion. Z. Allgemeinmed. 45 (1969) 1572
10 von Eiff, A. W., H. J. Jesdinsky: Die Bestimmung des Grundumsatzes im engeren Sinne. Klin. Wschr. 32 (1954) 317
11 von Eiff, A. W., H. J. Jesdinsky, H. Jörgens: Extrathyreoidale Einflüsse auf den Grundumsatz. Verh. dtsch. Ges. inn. Med. 66 (1960) 331
12 Franco, P. S., J. M. Hershman, E. D. Haigler, J. A. Pittman: Response to thyrotropin – releasing hormone compared with thyroid suppression tests in euthyroid Graves' disease. Metabolism. 22 (1973) 1357
12a Gerstner, J. B., R. H. Caplan: Hyperthyroidism with normal concentrations of total serum thyroxine and triiodothyronine. J. clin. Endocr. 42 (1976) 64–69
13 Gillesen, D., A. M. Felix, R. Lergier, O. Studer: Synthese des Thyreotropin-releasing Hormons (TRF) (Schaf) und verwandter Peptide. Helv. chim. Acta 53 (1970) 63
14 Grafe, E.: Die pathologische Physiologie des Gesamtstoff- und Kraftwechsels bei der Ernährung des Menschen. Bergmann, München 1923
15 Grafe, E.: Spezifisch-dynamische Wirkung. In: Handbuch der Biochemie des Menschen und der Tiere. Bd. II. Fischer, Jena 1934 (S. 920)
16 Hackenberg, K.: Prognostische Bedeutung des Suppressionstests bei der konservativen Behandlung der Hyperthyreose. Habil.-Schr., Essen 1973
17 Hackenberg, K., D. Reinwein: Kontrollierte Hyperthyreosetherapie. Ergeb. inn. Med. Kinderheilk. (N. F.) 37 (1975) 19
18 Hamolsky, M. W., A. Golodetz, A. S. Freedberg: The plasma protein-thyroid hormone complex in man. III. Further studies on the use of the in vitro red blood cell uptake of J^{131} triiodothyronine as a diagnostic test of thyroid funktion. J. clin. Endocr. 19 (1959) 103
19 Hansen, E., C. Kirkegard, T. Friis, K. Siersbaek-Nielsen: Normal response to thyrotrophin releasing hormone (TRH) in familial thyroxine-binding globulin deficiency. Acta endocr. 80 (1975) 297
20 Herrmann, J.: Bedeutung der freien Schilddrüsen-Fraktionen im

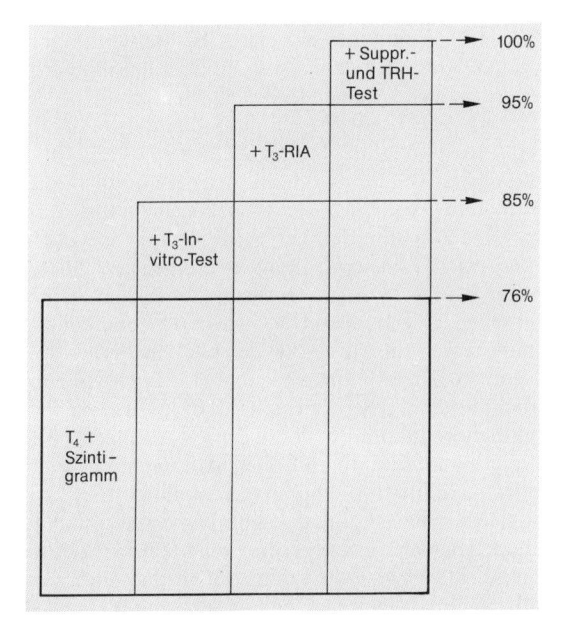

Abb. 5.5 Diagnostik der Hyperthyreose. Diejenigen Krankheitsfälle, die mit der jeweiligen Testkombination diagnostiziert werden können, sind in Prozent angegeben (41, 42).

Serum. In: Neue Aspekte der Schilddrüsendiagnostik Tagung der Sektion Schilddrüse der Dtsch. Ges. f. Endokrinologie. Wiesbaden 1978 (S. 37)
21 Hesch, R. D.: Pathophysiologie der Trijodthyroninproduktion. Dtsch. med. Wschr. 99 (1974) 2649
22 Horwitz, D. L., S. Refetoff: Thyrotoxicosis associated with inherited thyroxine-binding globulin deficiency in five patients. 57. Annual Meeting. Endocrine Society, New York 1975 (Abstr. Nr. 159)
22a Horwitz, D. L., S. Refetoff: Graves' disease associated with familial deficiency of thyroxine-binding globulin. J. clin. Endocr. 44 (1977) 242–247
23 Inada, M., K. Sterling: Thyroxine transport in thyrotoxicosis and hypothyroidism. J. clin. Invest. 45 (1967) 1442
24 Joseph, K., J. Mahlstedt, Th. Kranz: Korrelation der TBG-Konzentration mit den Ergebnissen der konventionellen In-vitro-Tests. Dtsch. Ges. für Endokrinologie, 20. Symp. Tübingen 1974 (Abstr. Nr. 80) sowie: Acta endocr. Suppl. 184 (1974) 80
25 Klein, E.: Der endogene Jodhaushalt des Menschen und seine Störungen. Thieme, Stuttgart 1960
26 Klein, E., J. Kracht, H.-L. Krüskemper, D. Reinwein, P. C. Scriba: Praxis der Schilddrüsendiagnostik. Dtsch. med. Wschr. 98 (1973) 2362
27 Krüskemper, H.-L., W. Beisenherz, K. W. Gillich: Schilddrüsenautoantikörper bei Hyperthyreose. Schweiz. med. Wschr. 100 (1970) 376
28 Lamberg, B. A., O. P. Heinonen, M. Viherkoski, A. Aro, K. Liewendahl, G. Kvist, O. Laitinen, P. Knekt: Diagnosis of hyperthyroidism. Acta endocr. (Kbh.) Suppl. 146 (1970) 7
29 Magnus-Levy, A.: Über den respiratorischen Gaswechsel unter dem Einfluß der Thyreoidea sowie unter verschiedenen pathologischen Zuständen. Berl. klin. Wschr. 32 (1895) 650
30 Magnus-Levy, A.: Untersuchungen zur Schilddrüsenfrage. Z. klin. Med. 33 (1897) 269
31 Mahlstedt, J., K. Joseph, E. H. Graul: Suppressionstest der Schilddrüse nach einmaliger Gabe von 3 mg L-Thyroxin. NUC-compact 3 (1972) 4
32 Marschner, I., F. W. Erhardt, P. C. Scriba: Ringversuch zur radioimmunologischen Thyreotropinbestimmung (hTSH) im Serum. J. clin. Chem. clin. Biochem. 14 (1976) 345
33 Medau, H. J., R. Rauskolb: Das Verhalten des thyroxinbindenden Globulins (TBG) unter oraler hormonaler Kontrazeption. Klin. Wschr. 53 (1975) 727
34 Meyer, F.: Die spezifisch-dynamische Wirkung des Fleisches beim mit Schilddrüse behandelten Tier. Biochem. Z. 208 (1929) 127
35 von zur Mühlen, A., R. D. Hesch: Zur Diagnose der Überfunktion der Schilddrüse: In-vitro-Methoden. Therapiewoche 26 (1976) 4859
36 von zur Mühlen, A., R. D. Hesch, J. Köbberling: Neuere Aspekte in der Schilddrüsendiagnostik. Dtsch. med. Wschr. 99 (1974) 1505
37 Müller, F.: Beiträge zur Kenntnis der Basedow'schen Krankheit. Dtsch. Arch. klin. Med. 51 (1893) 335
38 Oberdisse, K.: Über den Entstehungsmechanismus der spezifisch-dynamischen Eiweißwirkung. Z. ges. exp. Med. 108 (1940) 81
39 Pickardt, C. R., M. Bauer, K. Horn, Th. Kubiczek, P. C. Scriba: Vorteile der direkten Bestimmung des Thyroxin-bindenden Globulins (TBG) in der Schilddrüsenfunktionsdiagnostik. Internist (Berl.) 18 (1977) 358
40 Refetoff, S., H. Selenkow: Familial thyroxine-binding globulin deficiency in a patient with Turner-syndrome (XO). New Engl. J. Med. 278 (1968) 1081
41 Reinwein, D.: Neuere Gesichtspunkte in der Diagnostik und Therapie von Schilddrüsenerkrankungen. Krankenhausarzt 49 (1976) 69
42 Reinwein, D., K. Hackenberg: Schilddrüsenerkrankungen. In: Klinik der Gegenwart, Bd. II, hrsg. von H. E. Bock u. a. Urban & Schwarzenberg, München 1975 (S. 506)
43 Rubner, M.: Calorienbedarf. In: Handbuch der normalen und pathologischen Physiologie, Bd. V. Springer, Berlin 1928 (S. 139)
43a Rudorff, K.-H.: Thyroxin-bindendes Globulin (TBG). Klinische Untersuchungen der Regulation der TBG-Konzentration im Serum und Bedeutung der TBG zur Beurteilung der Schilddrüsenfunktion. Habilitationsschrift. Düsseldorf, 1977, und: Fortschritte der Medizin. 97 (1979) 2038
44 Sandhofer, F., S. Sailer, H. Braunsteiner: Fettsäure- und Triglyceridumsatz bei Schilddrüsenüberfunktion. Klin. Wschr. 44 (1966) 1389
45 Schleusener, H.: Diagnostische Verfahren zur Erkennung der Hyperthyreose und „endokrinen" Orbitopathie. In: Neue Aspekte der Schilddrüsendiagnostik, Tagung der Sektion Schilddrüse der Dtsch. Gesell. für Endokrinologie, Wiesbaden 1978 (S. 178)
46 Schlick, W., P. Schmid, K. Irsigler: Spezifische Gewichtsabnahme bei Hyper- und Hypothyreose. Wien. klin. Wschr. 87 (1975) 89
46a Takeda, Y., J. P. Kriss: Radiometric measurement of thyroglobulin-antithyroglobulin immune complex in human serum. J. clin. Endocr. 44 (1977) 46–55
47 Undeutsch, W.: Experimentelle Gaswechseluntersuchungen bei Morbus Basedowii. Inaug.-Diss., Leipzig 1913
48 Utiger, R. D.: Radioimmunoassay of human plasma thyrotropin. J. clin. Invest. 44 (1965) 1277
49 Vogt, P., J. Girard, J. J. Straub: Thyroid-stimulating hormone (TSH) triiodothyronine (T_3) and thyroxine (T_4) response to intravenous and oral stimulation with synthetic thyrotropin-releasing hormone (TRH) in young healthy adults. Klin. Wschr. 56 (1978) 31
50 Wenzel, K. W.: Der TRH-Test als rationelle und rationale Schilddrüsendiagnostik. In: Neue Aspekte der Schilddrüsendiagnostik. Tagung der Sektion Schilddrüse der Dtsch. Ges. für Endokrinologie, Wiesbaden 1978 (S. 65)
51 Wenzel, K. W., H. Meinhold: Evidence of lower toxicity during thyroxine suppression after a single 3 mg L-thyroxine dose: comparison to the classical L-triiodothyronine test for thyroid suppressibility. J. clin. Endocr. 38 (1974) 902
52 Werner, S. C., M. Spooner: A new and simple test for hyperthyroidism employing L-triiodothyronine and the twenty-four-hour I-131 uptake method. Bull. N. Y. Acad. Med. 31 (1955) 137
53 Wittermann, E. R., U. Aldag: TSH-Bestimmungen und TRH-Test. Anwendungsgebiet und diagnostische Auswertung. Bioscientia 6 (1975) 1

Pathophysiologie

Eiweißstoffwechsel

Die katabole Wirkung des Exzesses der Schilddrüsenhormone bei der Hyperthyreose ist seit langer Zeit bekannt. Sie läßt sich im Tierversuch durch Verabfolgung pharmakologischer Gaben bestätigen. Von F. MÜLLER (15) stammen die ersten Hinweise auf eine negative Stickstoffbilanz. Aus der Gewichtsabnahme bei anscheinend ausreichender Ernährung schloß er u. a. auf eine Erhöhung der Verbrennung (s. auch BOOTHBY u. Mitarb. [1], MAGNUS-LEVY [12, 13]). Der Verlust von Körpereiweiß betrifft vor allem die Muskulatur. Mit den Stickstoffverlusten parallel läuft eine Hyperkreatinurie (19). Anabol wirkende Hormone, wie Testosteron, können die negative Stickstoffbilanz des Hyperthyreotikers ausgleichen (7, 8). Der schnelle Verlust von Glycogen und Fett nimmt die Aminosäuren zum Zwecke der Glukoneogenese in Anspruch. Die Abnutzungsquote des Eiweißes entspricht bei der Hyperthyreose etwa der Steigerung der Kalorienproduktion (4). Wird der Kalorienbedarf des Hyperthyreotikers durch Kohlenhydrate und Fett gedeckt, so läßt sich die negative Eiweißbilanz leichter ausgleichen. Daraus folgt, daß bei Hyperthyreotikern, die an Gewicht abnehmen, die Gesamtkalorienzufuhr einschließlich der Eiweißzufuhr möglichst hoch sein soll, da nur so die bedrohten Eiweißbestände zu schonen sind. Die vor Jahrzehnten vielfach geübte Restriktion der Eiweißzufuhr wirkte sich mit Sicherheit ungünstig aus.

Andererseits ist bekannt, daß Schilddrüsenhormone in physiologischen Dosen zum Wachstum erforderlich sind und somit anabol wirken. Die Beeinflussung des Eiweißstoffwechsels hat somit zwei Aspekte. Insofern gehören die Schilddrüsenhormone auch in die Gruppe von Hormonen, die das Wachstum anregen, wie das Wachtumshormon, das Insulin und die Sexualhormone. Sie üben eine permissive Wirkung aus, da das Wachstumshormon ohne die Anwesenheit von Schilddrüsenhormonen seine volle Wirkung nicht entfalten kann. Dieser Mechanismus, durch den andere Hormone zusammen mit den Schilddrüsenhormonen eine synergistische Wirkung auf die Eiweißsynthese ausüben, ist wenig geklärt. So ist das Cortisol zusammen mit dem Thyroxin an der Synthese von Enzymen des Kohlenhydratstoffwechsels beteiligt, Wachstumshormon und Insulin an der Kalorienmehrproduktion. Zur Diskussion steht, ob es sich um unabhängige stimulierende Wirkungen auf die Proteinsynthese handelt, ob diese Hormone den gleichen Angriffspunkt wie Thyroxin haben und ob Insulin, Cortisol, Glucagon, Aldosteron und Progesteron direkt auf den Metabolismus der Mitochondrien einwirken (5).

Die Beschleunigung der Metamorphose der Kaulquappe zeigt, daß die Schilddrüsenhormone auch eine de novo-Synthese des Eiweißes bewirken können, während beim Menschen und bei den Säugetieren nur die schon vorhandenen Proteine in größerer Menge produziert werden.

Der anabole Mechanismus, durch den die Schilddrüsenhormone auf die Proteinsynthese einwirken, ist zwar keineswegs völlig geklärt, durch die Untersuchungen von BUCHANAN u. TAPLEY (2), TATA (18) und besonders durch SOKOLOFF u. Mitarb. (17) ist das Verständnis für die zugrunde liegenden biochemischen Prozesse jedoch gefördert worden. Aufgrund dieser Untersuchungen muß man annehmen, daß die Beeinflussung der Proteinsynthese in zwei Phasen verläuft. In der ersten Phase ist die Anwesenheit von Mitochondrien erforderlich. Es handelt sich um eine primäre biochemische zytoplasmatische Wirkung der Schilddrüsenhormone, die sich abspielt, bevor Veränderungen im RNA-Metabolismus des Kerns erfolgen. Diese Reaktionen lassen sich nur an Mitochondrien solcher Gewebe feststellen, bei denen die Schilddrüsenhormone auch eine kalorigene Wirkung ausüben. Die Latenzzeit ist auffällig kurz und liegt unter 2 Stunden. Dabei entsteht eine in ihrem Wesen noch unbekannte Verbindung (der Sokoloff-Faktor), die sodann die Steigerung der Proteinsynthese als zelluläre Reaktion bewirkt. Diese zweite, verzögert einsetzende Phase wird durch den Kern vermittelt. Mitochondrien sind dazu nicht mehr erforderlich, wahrscheinlich nicht einmal die Anwesenheit von Schilddrüsenhormon. Der RNA-Gehalt der Mikrosomen steigt jetzt an. Dieser Theorie entsprechend, sind die Mitochondrien für den unmittelbaren Angriff der Schilddrüsenhormone von besonderer Wichtigkeit. Da sie schon bei niedrigen Hormondosen anschwellen (wobei sowohl ihre Zahl wie die der Cristae zunimmt), ist an eine Einwirkung auf die Membran der Mitochondrien zu denken (3). Bei Verwendung pharmakologischer Dosen wird die Membran jedoch geschädigt, wohl zugleich mit der Entkoppelung der oxidativen Phosphorylierung, die nur in diesem Dosisbereich zu beobachten ist.

Die schon erwähnte Korrelation zwischen Proteinsynthese und Sauerstoffverbrauch unter der Einwirkung der Schilddrüsenhormone könnte man als Folge der gesteigerten Proteinsynthese erklären, da man durch Hemmung der Proteinsynthese durch Puromycin auch die kalorigene Wirkung herabsetzen kann. Die Permeabilitätsänderung der Mitochondrienmembran wäre somit der eigentliche Angriffspunkt für die Stoffwechselwirkung der Schilddrüsenhormone.

Der Proteinmetabolismus der Schilddrüse selbst wird durch das Ausmaß der TSH-Produktion beeinflußt. Bei Abwesenheit des Hypophysenvorderlappens wird die Gesamtproteinsynthese stark reduziert, während sie durch Zugabe von TSH stimuliert wird. Dieser Effekt betrifft vor allem das Thyreoglobulin, in geringerem Maße die Nichtthyreoglobulinproteine (16).

Serumproteine

Die Gesamteiweißwerte im Serum sind nicht wesentlich verändert (9). Dagegen wird von den meisten Untersuchern eine deutliche Verminderung der elektrophoretisch bestimmten Albumine angegeben (11). Als Erklärung ist eine gestörte Leberfunktion zu erwägen. Auf der anderen Seite kann durch Gabe von Schilddrüsenhormonen sowohl die Synthese wie aber auch der Abbau des Albumin gefördert werden, wobei die Abbaurate überwiegen kann und die Gesamtmenge des austauschbaren Albumin reduziert wird (9, 11). Es ist anzunehmen, daß die negative Stickstoffbilanz eine Rolle spielt. Auf der anderen Seite ist aber auch zu erwägen, ob die Erweiterung des intravasalen Flüssigkeitsraums ein Absinken der Albumine vortäuschen kann. Dem würde entgegenstehen, daß die Globuline erhöht sind (9). Diese Erhöhung ist aber wohl durch die immunpathologische Genese der Hyperthyreose bedingt. Neuere Untersuchungen (14) zeigen, daß von 16 gemessenen Proteinen bei der unbehandelten Hyperthyreose 8 signifikant verändert sind, und zwar ist das Präalbumin, das Albumin, das saure α_1-Glycoprotein, das β-Lipoprotein und das Transferrin vermindert, während das α_1-Antitrypsin, das Coeruloplasmin und das Immunglobulin-G erhöht sind. Die Verminderung des β_1-Lipoprotein entspricht dem verminderten Cholesteringehalt. Neben der Konzentration des Albumin ist auch die Konzentration des Präalbumin als Trägerprotein herabgesetzt. Bei Behandlung der Hyperthyreose zeigen die Konzentrationen der Proteine eine Tendenz zur Normalisierung; dies gilt für das Präalbumin, das Albumin und das α_1-Glycoprotein, in geringerem Ausmaße für das α_1-Antitrypsin, das Coeruloplasmin und das Transferrin. Demgegenüber steigt das Immunglobulin-G weiterhin an, was aber unspezifische Ursachen, die mit der Therapie zusammenhängen, haben kann.

Über schwere Hypoproteinämien, die zu Ödemen führen, wird nur selten berichtet. Bei einer 50jährigen Frau sanken die Gesamtproteinwerte im Serum während einer Hyperthyreose auf 3,75% ab, ohne daß sich andere Gründe für den Eiweißverlust finden ließen. Nach erfolgreicher Behandlung stiegen die Werte auf 6,69% unter Ausschwemmung der Ödeme an (6).

Literatur

1 Boothby, W. M., I. Sandiford, K. Sandiford, J. Slosse: Effect of thyroxine on respiration and nitrogenous metabolism of normal and myxedematous subjects. Trans. Ass. Amer. Phycns. 40 (1925) 195
2 Buchanan, J., D. F. Tapley: Stimulation by thyroxine of aminoacid incorporation into mitochondria. Endocrinology 79 (1966) 81
3 Buchanan, J., D. F. Tapley: Subcellular effect of thyroid hormones. In: The Thyroid, a Fundamental and Clinical Text, hrsg. von S. C. Werner, S. H. Ingbar. Harper & Row, New York 1971 (S. 90)
4 Grafe, E.: Die pathologische Physiologie des Gesamtstoff- und Kraftwechsels bei der Ernährung des Menschen. Bergmann, München 1923
5 Hoch, F. L.: Metabolic effects of thyroid hormones. In: Handbook of Physiology, Sect. 7, Bd. III. American Physiological Society, Washington 1974 (S. 391)
6 Ivy, H. K.: Severe hypoproteinemia: an unusual manifestation of thyrotoxicosis. Arch. intern. Med. 111 (1963) 607
7 Kinsell, L. W., S. Hertz, C. E. C. Reifenstein: The effect of testosterone compounds upon the nitrogen balance and creatine excretion in patients with thyrotoxicosis. J. clin. Invest. 22 (1944) 880

8 Kochakian, Ch. D.: The protein-anabolic effect of steroid hormones. Vitam. u. Horm. 4 (1946) 255
9 Lamberg, B. A., R. Gräsbeck: Serum protein pattern in disorders of thyroid function. Acta endocr. (Kbh.) 19 (1955) 91
10 Lewis, L. A., E. P. McCullagh: Plasma protein studies in thyroid imbalance. Tiselius electrophoresis methods. Proc. Centr. Soc. Clin. Res. 16 (1943) 81
11 Lewis, L. A., E. P. McCullagh: Electrophoretic analysis of plasma protein in hyperthyroidism and hypothyroidism. Amer. J. Med. Sci. 208 (1944) 727
12 Magnus-Levy, A.: Über den respiratorischen Gaswechsel unter dem Einfluß der Thyreoidea sowie unter verschiedenen pathologischen Zuständen. Berl. klin. Wschr. 32 (1895) 650
13 Magnus-Levy, A.: Untersuchungen zur Schilddrüsenfrage. Z. klin. Med. 32 (1897) 269
14 Medau, H. J., K. Brodkorb, D. Kellermann, N. Rempe, G. W. Bachmann: Plasmaproteinveränderungen bei unbehandelter und behandelter Hyperthyreose. Verh. dtsch. Ges. inn. Med. 78 (1972) 1532
15 Müller, F.: Beiträge zur Kenntnis der Basedow'schen Krankheit. Dtsch. Arch. klin. Med. 51 (1893) 335
16 Pavlovic Hournac, M., D. Delbauffe: Protein metabolism in hypo- and hyperstimulated rat thyroid glands. I. Protein synthesis of different thyroidal proteins. Hormon Metab. Res. 7 (1975) 492
17 Sokoloff, L., P. A. Roberts, M. M. Januska, J. E. Kline: Mechanism of stimulation of protein synthesis by thyroid hormones in vivo. Proc. nat. Acad. Sci. (Wash.) 60 (1968) 652
18 Tata, J. R.: Hormonal regulation of growth and protein synthesis. Nature (Lond.) 219 (1968) 331
19 Thorn, G. W.: Creatine studies in thyroid disorders. Endocrinology 20 (1936) 628

Kohlenhydratstoffwechsel

Pathophysiologie

Nach den ersten Hinweisen auf die Möglichkeit einer Schädigung der B-Zellen durch Schilddrüsenhormone in den 20er Jahren (42) erhielten die Vorstellungen über den Zusammenhang zwischen Schilddrüse, Kohlenhydratstoffwechsel und Diabetes durch die Versuche von HOUSSAY eine starke Anregung (zusammenfassende Darstellung: [43]). Die Ergebnisse seiner Versuche lassen erkennen, daß Schilddrüsenhormone unter bestimmten Umständen bei Hunden eine diabetogene Wirkung haben. Bei intaktem Pankreas kommt es nur zu einer geringfügigen transitorischen Hyperglykämie und Glykosurie. Wird jedoch das Pankreas auf ein Siebentel seiner Masse reduziert oder werden einige Tage vorher diabetogen wirkende Hypophysenvorderlappenextrakte gegeben, so läßt sich durch eine langdauernde Behandlung mit Schilddrüsenhormonen ein Diabetes erzeugen. Dieser „thyreoidale Diabetes" weist eine leichte Resistenz gegenüber Insulin und reversible Veränderungen an den B-Zellen auf. Bei lang fortgesetzter Behandlung sind die Schäden irreversibel; der Diabetes wird permanent, auch wenn die Behandlung abgebrochen wird (metathyreoidaler Diabetes). Schon diese ersten Befunde zeigen, daß der Sachverhalt komplex ist und daß die Schilddrüsenhormone nur dann diabetogen wirken, wenn das Inselsystem zuvor geschädigt wurde.

Bereits diese älteren In vivo-Versuche lassen die Einwirkung der Schilddrüsenhormone auf den Kohlenhydratstoffwechsel deutlich erkennen. Maßgebend ist das Ausmaß der Produktion der Schilddrüsenhormone: Bei einer nur mäßig ausgeprägten Form der Hyperthyreose ist die Oxidation der Glucose gesteigert, aber auch die Synthese des Glycogen, letztere allerdings nicht in gleichem Ausmaß. Demgegenüber ist bei einer schweren Form der Hyperthyreose die Oxidation der Glucose erheblich beschleunigt, während die Synthese des Glycogen jetzt vermindert ist. Anders bei der Hypothyreose: Hier ist die Oxidation der Glucose herabgesetzt, desgleichen die Synthese des Glycogens; diese ist aber immer noch stärker ausgeprägt als die Glykogenolyse. Der Abfall des Leberglycogen erfolgt bei der Hyperthyreose also sowohl durch eine gesteigerte Glykogenolyse als auch durch eine verminderte Produktion (62). Obwohl Glucose unter der Einwirkung von Schilddrüsenhormon schnell oxidiert wird (68), ist der größere Glucosebedarf, den die Peripherie bei der Hyperthyreose an die Glucoseabgabe der Leber stellt, nicht die Ursache der gesteigerten Glykogenolyse. Daß auch eine unmittelbare Einwirkung vorliegt, geht daraus hervor, daß der Glycogenschwund zu einem Zeitpunkt einsetzt, in welchem eine Steigerung des Grundumsatzes noch nicht erkennbar ist (80). Auch läßt sich der Glycogenschwund durch eine kohlenhydratreiche Kost nicht verhindern. Zwar sind die an der Leber festzustellenden morphologischen Veränderungen unspezifischer Art (61, 77), eine Beeinflussung der Leberenzymaktivitäten ist aber nachzuweisen. Dies gilt für die Schlüsselenzyme der Gluconeogenese, die bei schilddrüsenlosen Tieren insgesamt vermindert sind und nach Trijodthyroningabe wieder ansteigen (10). Die Aktivierung der de novo-Synthese dieser Enzyme beruht auf der Stimulation der Proteinbildung durch die Schilddrüsenhormone, wie sich durch Gaben von Actinomycin, einem Inhibitor der Proteinsynthese, zeigen läßt. Als Substrat für die gesteigerte Gluconeogenese stehen Lactat (81), Glycerin aus der erhöhten Lipolyse und, angesichts des vorhandenen Eiweißkatabolismus, auch Aminosäuren zur Verfügung (29). Bei Patienten mit frisch entdeckter Hyperthyreose ist der Glucoseturnover gesteigert (14,4 μmol / kg / min (240 nmol / kg / s); normal 11,65 (194), stärker noch der Turnover der freien Fettsäuren; beide Werte sind den T4- und T3-Plasmakonzentrationen direkt proportional (75).

Zwei biochemische Mechanismen scheinen also ihren Einfluß auf den Kohlenhydratstoffwechsel auszuüben: Einmal handelt es sich um einen langsam vor sich gehenden sekundären Effekt, der über die Beeinflussung der Proteinsynthese auf die Enzyme einwirkt; zum anderen liegt eine schnelle unmittelbare Einflußnahme auf den Kohlenhydratstoffwechsel vor (39).

Die Glycogenverarmung der Leber bei schweren Formen der Hyperthyreose und nach Zufuhr von Schilddrüsenhormonen stand lange Zeit im Mittelpunkt des Interesses; aber auch der Skelett- und Herzmuskel und das Gehirn sind betroffen (9, 14, 16, 55, 59, 63, 76). Wird die Gabe der Schilddrüsenhormone über längere Zeit fortgesetzt, so schwindet das Glycogen fast ganz; wird die Zufuhr unterbrochen, so steigen die Glycogenwerte manchmal überschießend an (48). Bei hyperthyreoten Patienten läßt sich der verminderte Glycogengehalt durch Leberbiopsie nachweisen (64). Auch ist der verminderte Anstieg der Blutglucosekonzentration nach Glucagongaben beim Hyperthyreotiker auf den niedrigen Glycogengehalt der Leber zurückzuführen (50). Der sich in einer Steigerung der Glycogensynthese und der Glucoseutilisation auswirkende Kälteeffekt wird ebenfalls durch eine vermehrte Sekretion von Schilddrüsenhormonen vermittelt, wobei dem Thyreotropin eine stimulierende Wirkung zukommt (84).

Im Hinblick auf den menschlichen Diabetes mellitus interessieren, wenn man von den erwähnten Grundmechanismen sowie den Synergismen und Antagonismen mit anderen Hormonen absieht, vor allem drei Einwirkungsmöglichkeiten auf den Insulinmetabolismus: eine schädigende Einwirkung auf die B-Zellen des Inselsystems, ein beschleunigter Abbau des Insulins und möglicherweise eine Wirkungsminderung des Insulins im Gewebe.

Bei hypothyreoten Tieren ist die Insulinproduktion erniedrigt, wird aber durch Thyroxin wieder normalisiert. Der Insulingehalt des Pankreas ist bei Tieren, die vorher mit hohen Dosen Thyroxin behandelt worden waren, herabgesetzt, die Sekretionsrate des Insulins unter Glucosereiz erniedrigt (43 b), 51, 57, 78 a).

Angesichts der katabolen Wirkung der Schilddrüsenhormone ist ein beschleunigter Abbau des Insulins im hyperthyreoten Organismus zu erwägen. Tatsächlich läßt sich im Tierversuch ein verminderter Abbau von markiertem Insulin bei schilddrüsenlosen Ratten, ein vermehrter Abbau nach Gabe von Thyroxin oder Trijodthyronin feststellen (15, 23). Damit steht in Übereinstimmung, daß subkutan injiziertes Insulin bei hyperthyreoten Patienten gegenüber Kontrollen weniger wirksam ist als bei intravenöser Injektion (der katabole Prozeß kann sich im letzteren Fall nicht in gleichem Maße auswirken).

Ein weiterer Grund für die verminderte Kohlenhydrattoleranz und die verminderte Glucoseutilisation in Gewebe bei der Hyperthyreose ist in der sensibilisierenden Wirkung der Schilddrüsenhormone gegenüber Katecholaminen zu suchen (s. S. 280). Für die kalorigene Wirkung, die Creatinausscheidung und den Cholesterinschwund im Plasma wurde sie bereits 1946 aufgezeigt (31). Die durch die Katecholamine (wie auch durch Glucagon) bewirkte Glykogenolyse ist bei der Hyperthyreose gesteigert, bei der Hypothyreose gehemmt. Im Tierversuch ist die Hemmung der Insulinsekretion durch die Katecholamine als direkte Einwirkung auf die B-Zellen nachgewiesen. Sie ist reversibel. Entgegen der Wirkung des Noradrenalins kommt dem Adrenalin auch eine partiell stimulierende Wirkung zu (30). Daß ein Teil der klinischen Symptome bei der Hyperthyreose auf die erhöhte Aktivität des sympathischen Nervensystems zurückzuführen ist, ist ebenfalls seit langer Zeit bekannt und wahrscheinlich sogar auf eine der von GRAVES (33) publizierten Patientenbeobachtungen zu beziehen. Die klinischen Symptome lassen sich zum Teil durch Gabe eines ß-Rezeptoren-Blockers bessern (78). Zwar ist die Ausscheidung von freiem Noradrenalin im Urin der Hyperthyreotiker nicht gesteigert, auch wird sie durch Behandlung mit Propranolol nicht herabgesetzt (7); die bei der Hyperthyreose oft gefundene verminderte Glucosetoleranz läßt sich jedoch durch Guanethidin bessern (86). Offenbar wird durch die überschüssigen Mengen von Schilddrüsenhormonen die Reaktivität der adrenergischen Rezeptoren und ihre Zahl erhöht (s. S. 280). Zu dem Synergismus zwischen Schilddrüsenhormonen und Katecholaminen in bezug auf kalorigene Wirkung, Lipolyse und Glykogenolyse kommt die Wirkung auf die B-Zellen des Inselsystems hinzu. Die gleich gerichtete Wirkung der Hormone läßt sich dadurch erklären, daß die Katecholamine die Adenylcyclase aktivieren, während die Schilddrüsenhormone ihre Produktion erhöhen (s. auch 40).

Im Hinblick auf die oft gestörte Glucosetoleranz ist außerdem bei der Hyperthyreose die mit erhöhter Ausscheidung der Hydroxycorticosteroide verbundene vermehrte Produktionsrate für Cortisol ohne Erhöhung des Spiegels des freien Cortisol im Plasma zu diskutieren. Allerdings wird dieser diabetogen wirkende Vorgang durch einen schnelleren Abbau des freien Cortisol, der im extremen Fall bis zu einer Nebennierenrindeninsuffizienz führen kann, zum Teil ausgeglichen (20, 21). (Näheres s. Die Nebennierenrinden S. 274).

Der Einfluß der Schilddrüsenhormone auf die Geschwindigkeit der intestinalen Glucoseabsorption (2, 3, 32) ist umstritten. Dabei soll die Aktivierung der Phosphorylierungsprozesse, die durch Phloridzin gehemmt werden können, eine Rolle spielen. Es muß jedoch auch berücksichtigt werden, daß die Magenentleerung beschleunigt und die Blutzirkulation erhöht ist (41) (s. Der Gastrointestinaltrakt S. 259). Eine beschleunigte Absorptionsrate könnte den pathologischen Kurvenverlauf bei oraler Glucosebelastung erklären. Dagegen spricht aber, daß die Höchstblutzuckerwerte nicht in einer frühen, sondern in einer späteren Phase erreicht werden (36).

Die Frage der Insulinresistenz wird weiter unten erörtert (S. 216).

Klinische Befunde

Über die Koinzidenz von Hyperthyreose und manifestem Diabetes mellitus liegt eine Reihe von Statistiken vor. Eine Übersicht von JOSLIN u. LAHEY aus dem Jahre 1928 (45) ergab einen Diabetes in 2,5% aller Fälle mit diffuser hyperthyreoter Struma und in 4,3% bei hyperthyreotem Knotenkropf, während die Zahl der Diabetiker in der Gesamtbevölkerung unter Berücksichtigung der damaligen epidemiologischen Methoden bei 1,7% lag. Faßt man alle Fälle von Hyperthyreose zusammen, so betrug der Prozentsatz 3,2. Eine spätere Untersuchung der Lahey Clinic aus dem Jahre 1947 ergab eine Gesamtzahl von 2,0%. Ein besonders hoher Prozentsatz wurde auch von REGAN u. WILDER (70), nämlich insgesamt 3,3% gefunden. Hier weist die Gruppe der Hyperthyreose mit diffuser Struma ebenfalls viel weniger Diabetiker auf (1,7%) als die Gruppe mit hyperthyreoter Knotenstruma (5,6%). Dies ist verständlich, da die letztere Gruppe ein höheres Durchschnittsalter aufweist. Sowohl bei der Hyperthyreose als auch beim Diabetes überwiegt das weibliche Geschlecht. Die Altersgruppe vom 50. bis zum 64. Lebensjahr umfaßt in der Statistik der Joslin Clinic 34,8% aller weiblichen Diabetiker. Darin ist der Grund zu suchen, weshalb bei der hyperthyreoten Knotenstruma der Diabetes besonders häufig vorkommt, während sich die Häufigkeit des Diabetes bei der Hyperthyreose mit diffuser Struma im Rahmen der Diabetesmorbidität der gesamten Bevölkerung hält (s. auch 46).

In unserem eigenen Krankengut (bis 1966) fanden sich unter 644 Patienten mit Hyperthyreose insgesamt 17 mit einem Diabetes mellitus (2,7%). Unter diesen 17 Patienten überwogen die Frauen mit 12 Krankheitsfällen. Bei 14 Patienten manifestierte sich der Diabetes nach dem 50. Lebensjahr; desgleichen trat die Hyperthyreose bei 14 Patienten nach dem 50. Lebensjahr auf. Aus dem gleichen Düsseldorfer Krankengut hat HANN (36) noch einmal ein Patientenkollektiv von 366 Hyperthyreosen aus den Jahren 1962–1967 herausgegriffen. Hier hat es den Anschein, daß die endokrine Ophthalmopathie einen besonderen Manifestationsfaktor für den Diabetes darstellt, da in diesen Fällen die Koinzidenz 3,0%, bei Hyperthyreose ohne endokrine Ophthalmopathie 1,6 und beim autonomen Adenom mit Hyperthyreose 0,28% betrug. Dem scheint zu entsprechen, daß bei 26 Fällen von Diabetes gemeinsam mit Hyperthyreose (6) sich eine endokrine Ophthalmopathie nur dann feststellen läßt, wenn sich die Hyperthyreose vor dem Diabetes entwickelt. Aus diesen letzteren Untersuchungen geht auch hervor, welchen Einfluß die Auswahl der Patienten hat. In dem selektierten Krankengut einer Schilddrüsen-Spezialklinik fand sich ein weit höherer Prozentsatz von Koinzidenz als in einem allgemeinen Krankenhaus. Im allgemeinen liegt die Koinzidens in einem hyperthyreoten Krankengut bei etwa 3%, wenn auch in der Literatur bei meist kleinerem Krankengut höhere oder niedere Zahlen angegeben werden.

Umgekehrt fanden sich bei den Untersuchungen der Joslin Clinic unter 18 439 Diabetikern 86 Hyperthyreosen, was einer Häufigkeit von 0,5% entspricht. In unserem eigenen diabetischen Krankengut ergab sich eine Häufigkeit der Hyperthyreose von 1,2%. Dabei trat bei einem Drittel der Patienten die Hyperthyreose vor dem Diabetes, bei einem Drittel der Diabetes vor der Hyperthyreose und bei einem weiteren Drittel Hyperthyreose und Diabetes gleichzeitig auf. Bei den Untersuchungen der Joslin Clinic entwickelte sich nur in 6 von 86 Fällen die Hyperthyreose zuerst; in 18 Fällen setzten beide Krankheiten gleichzeitig ein. Man kann aus diesen Zahlen also nicht schließen, daß die Hyperthyreose als solche einen besonderen Manifestationsfaktor für den Diabetes darstellt.

50 Patienten der oben erwähnten Serie der Joslin Clinic unterzogen sich einer subtotalen Schilddrüsenresektion. In keinem Fall verschwand der Diabetes, nachdem die Euthyreose wiederhergestellt war. Auch der Gesamtinsulinbedarf änderte sich nicht wesentlich. Nur in 5 Fällen wurde eine Toleranzverbesserung beobachtet. Im allgemeinen läßt der Diabetes, sofern die Stoffwechsellage gut eingestellt ist, keinen deutlich ungünstigen Einfluß auf die Hyperthyreose erkennen und umgekehrt (28, 65). Darauf weist auch das von OBERDISSE gemeinsam mit BIRKLE beobachtete eineiige Zwillingspaar hin (8), das sowohl an einem Diabetes millitus wie an einer Hyperthyreose erkrankte (Näheres s. Genetische Faktoren S. 193). Dieses Beispiel, das wegen der gleichen Erbanlage der Probanden lehrreich ist, zeigt, daß die diabetische Stoffwechsellage bei sorgfältiger Überwachung auch bei Bestehen einer floriden Hyperthyreose gut zu kompensieren ist und daß sich nicht allzu große Unterschiede im Verlauf ergeben. Auf eine genetische Beziehung weist die Tatsache, daß bei hyperthyreoten Frauen in 9,7% überschwere Kinder geboren werden (47).

Von einigen Autoren wird über eine Besserung der diabetischen Stoffwechsellage nach erfolgreicher Behandlung der Hyperthyreose berichtet (11, 24).

Stößt jedoch eine Hyperthyreose auf eine unkontrollierte diabetische Stoffwechsellage, so kann eine ernste, meist bedrohliche Situation entstehen. Der Stoffwechsel entgleist unter Entwicklung einer Ketoazidose und Erhöhung des Insulinbedarfs. Ein diabetisches Koma ist nicht ungewöhnlich. Auf der anderen Seite kann sich aber auch die Hyperthyreose wesentlich verschlimmern und in eine hyperthyreote Krise übergehen, die unter diesen Umständen besonders schwer zu beherrschen ist. Koma wie hyperthyreote Krise können sich sehr schnell entwickeln und alsbald zum tödlichen Ende führen (6, 49, 72, 82).

Latente Funktionsstörungen im Kohlenhydratstoffwechsel

Da die bisher angeführten klinischen Untersuchungsergebnisse mehr für eine zufällige Koinzidenz zwischen Diabetes und Hyperthyreose sprechen, andererseits aber thyreoidale Antikörper beim Diabetes mellitus besonders häufig zu finden sind (Antikörper gegen Schilddrüsenzytoplasma bei insulinbedürftigen, besonders jugendlichen Diabetikern [19, 85]) (S.198) wurden von zahlreichen Autoren Belastungsversuche vorgenommen, um latente Störungen im Sinne eines subklinischen Diabetes bei der Hyperthyreose aufzudecken.

In der älteren Literatur wird das Auftreten einer spontanen Glukosurie als relativ häufig angegeben (45), in der letzten Zeit jedoch wesentlich seltener. In unserem Krankengut fand sich eine Glykosurie in 5,5% als Gelegenheitsglykosurie, meistens während einer Belastungsprobe.

Der Nüchternblutzuckerspiegel ist geringfügig, aber signifikant gegenüber der Norm erhöht (50, 60, 66). Im Düsseldorfer Krankengut lag er keineswegs im diabetischen Bereich, aber mit 87,5 mg/dl (4,86 mmol/l) signifikant höher als bei einem vergleichbaren Normalkollektiv (74 mg/dl 4,11 mmol/l) (36) (s. auch DAWEKE u. Mitarb. [17], GRÜNKLEE u. Mitarb. [34]). Die Ergebnisse der oralen Glucosebelastung sind bei der Hyperthyreose aus Gründen, die schon angedeutet wurden, sehr widersprüchlich. Eine pathologische Belastungskurve ergab sich bei HANN (36) (s. auch [17, 18, 34, 60] hier Berechnung der Fläche; Normalisierung nach 4wöchentlicher Behandlung). Die meisten Autoren finden einen verspätet einsetzenden Gipfel mit einem verzögerten Abfall (22, 34–36, 47, 58), was sich mit einer beschleunigten Absorption im Darm schwer vereinbaren läßt. In einer Serie von 51 Hyperthyreotikern, von denen 21 eine pathologische Glucosetoleranz aufwiesen, waren nach einer antithyreoidalen Behandlung die Werte bei 13 von 44 behandelten Patienten immer noch pathologisch. Dabei war die Glucosetoleranz häufiger bei älteren Patienten mit hyperthyreotem Knotenkropf abnorm (47). Auf der anderen Seite wurden nach einer Belastung mit 100 g Glucose ein scharfer initialer Anstieg und ein schneller Abfall der Blutglucose gefunden (26). Durch Darreichung von Schilddrüsenhormonen an gesunde junge Versuchspersonen konnte der orale Glucosetoleranztest nicht verändert werden. Bei Hunden blieben niedrige Dosen unwirksam, erst bei hoher Dosierung lag die Blutzuckerkurve von der 60.Minute ab oberhalb der Ausgangskurve (71). Die altersbedingte Verminderung der Glucosetoleranz wird (bei oraler Gabe) durch den hyperthyreoten Zustand des Patienten verstärkt (43 a).

Auch die intravenöse Glucosebelastung, durch die man Absorptionsanomalien im Darm umgeht, läßt keine eindeutigen Aussagen zu. Schon ältere Untersuchungen zeigten bei Hyperthyreotikern einen (nicht signifikant) herabgesetzten Assimilationskoeffizienten (1,69 gegenüber 1,9 bei Kontrollen) und ähnliche

Werte bei der Bestimmung der Glucoseclearance (54). Demgegenüber ist bei hypothyreoten Personen der Abfall signifikant. Bei Bezug auf die Körperoberfläche ist die Glucoseutilisation zwar signifikant herabgesetzt, ganz besonders deutlich aber bei den Hypothyreotikern, wobei die K-Werte nur zwischen Hyper- und Hypothyreose signifikant different sind (21, 50). Meist liegen die Assimilationskoeffizienten im unteren Normbereich (18, 36) oder sie sind ganz unverändert (60). Die Bestimmung der Glucoseaufnahme im Unterarmgewebe bei einer intravenösen Glucoseinfusion zeigt keine Differenzen gegenüber Kontrollpersonen (13). Auch weitere Autoren geben eine unveränderte Glucoseutilisation an (4, 5, 25). Desgleichen ist bei mit Trijodthyronin behandelten Hunden die Schwundrate der Glucose im Blut nach intravenöser Injektion normal (71).

Insulinreserve des Inselsystems und Insulinempfindlichkeit der Gewebe

Ausgehend von Versuchen an hyperthyreoten Tieren, bei denen sich eine Herabsetzung der Insulinsekretion feststellen ließ (57), entstand die Erwartung, durch Vergleich der Glucose- und Insulinkonzentration im Blut Aufschlüsse über die Kinetik der Insulinsekretion oder über die Empfindlichkeit der Gewebe gegenüber Insulin zu gewinnen. Die Nüchterninsulinwerte (IRI) werden bei der Hyperthyreose im allgemeinen als normal oder als erhöht angegeben, selten als erniedrigt (66). Über den Anstieg der IRI nach Glucosebelastung gehen die Ansichten jedoch auseinander. Bei verschlechterter Glucosetoleranz werden normale IRI-Werte gefunden (35), auf der anderen Seite aber auch bei gleichbleibender Toleranz ansteigende Insulinwerte, so daß sich der Index $\triangle$ IRI: $\triangle$ Glucose erhöht (66). Von den meisten Untersuchern wird allerdings über verminderte Glucosetoleranz bei mindestens zeitweilig ansteigenden Insulinwerten berichtet (21, 60, 79). Im Düsseldorfer Krankengut (17, 18, 34, 36) lassen die IRI-Werte nach 60 min eine signifikante Erhöhung erkennen. Allerdings ist $\triangle$ IRI: $\triangle$ Glucose nach 30 min signifikant gegenüber den Kontrollen herabgesetzt, was für eine Minderausschüttung von Insulin im ersten Teil des Versuchs spricht. Normalisierung dieser Werte nach erfolgreicher Therapie der Hyperthyreose sind bekannt (41, 60, 79). Die Zufuhr von Trijodthyronin bei gesunden Versuchspersonen ergibt weder eine Änderung der basalen Glucose- noch der IRI-Werte, auch nicht bei intravenöser Glucosebelastung. Bei Hunden läßt sich nach Zufuhr kleiner Thyroxingaben über 10–12 Tage keine wesentliche Änderung des Befundes feststellen. Nach Zufuhr großer Gaben kommt es jedoch bei intravenöser Glucosebelastung zu einer Depression der Insulinkurve (71).

Glucagoninjektionen bzw. -infusionen ergeben bei der Hyperthyreose, wie bereits erwähnt, einen signifikant niedrigeren Anstieg der Blutzuckerwerte als bei Kontrollversuchen (50). Der Insulinausstoß ist dabei relativ schwach (53). Das erstere hängt wahrscheinlich mit der Glycogenverarmung der Leber, das zweite mit dem in nicht ausreichender Menge zur Verfügung stehenden Substrat zusammen. Die Befunde sind also kaum auf eine schnelle Utilisation der Glucose, vielleicht aber auch auf einen schnelleren Abbau des Glucagon zu beziehen.

Nach Beschreibung eines Falles von insulinresistentem Diabetes bei Hyperthyreose mit Verschwinden der Resistenz nach erfolgreicher Behandlung der Schilddrüsenerkrankung (52) ist oft über eine verminderte Sensibilität gegenüber Insulin berichtet worden. Eine herabgesetzte Glucosetoleranz bei normalen IRI-Werten (35) oder eine normale Toleranz bei erhöhten IRI-Werten (66) lassen sich in diesem Sinne verwerten (s. auch [21, 60, 79]), ebenso beim intravenösen Tolbutamidtest eine von der Norm nicht abweichende Blutzuckerkurve bei signifikant höher liegenden Insulinwerten (67). HALES u. HYAMS (35) führen die Resistenz gegenüber dem Insulin auf die im Nüchternzustand erhöhte Konzentration der freien Fettsäuren zurück. Doch ist dies nicht überzeugend, da die freien Fettsäuren nach einer Glucosebelastung schnell auf tief normale Werte absinken. Angesichts des gesteigerten Sauerstoff- und Glucosebedarfs der Peripherie sollte man annehmen, daß auch der Assimilationskoeffizient erhöht oder zumindest normal sei. Daß dies nicht immer der Fall ist, kann auf einen vermehrten Insulinabbau zurückgeführt werden. Auch andere Faktoren wirken sich auf die Glucoseutilisation aus, so der Blutdurchfluß durch das Gewebe, der der arteriovenösen Glucosedifferenz direkt proportional ist, während sich der Verteilungsraum der Glucose, der durch Verlust der Fettmasse vergrößert ist (38), umgekehrt proportional zur Glucoseutilisation verhält. Gegensinnig wirkende Faktoren können sich so paralysieren und im Endeffekt zu einer Tendenz der Normalisierung der Glucoseutilisation führen (25).

Störungen der Schilddrüsenfunktion beim manifesten Diabetes

Untersuchungen über die Koinzidenz beider Erkrankungen hatten, wie bereits erwähnt, gezeigt, daß die Häufigkeit der Hyperthyreose in eine Kollektiv von Diabeteskranken etwa bei 0,9–1,2% liegt. Aufgrund älterer Untersuchungen ist bekannt, daß sich die ^{131}J-Aufnahme und -Clearance beim spätmanifesten Diabetes ebenso wie das PBI in normalen Grenzen halten (27). Beim schweren insulinbedürftigen Diabetes sind die PBI-Werte jedoch leicht reduziert (Einwirkung des Insulins auf den Transport der Schilddrüsenhormone), desgleichen der extrathyreoidale organische Jodgehalt. Alle Werte tendieren nach Insulingabe zur Norm (73). Untersuchungen mit modernen Methoden zeigen beim Typ des spätmanifesten Diabetes neben den leicht verminderten PBI-Werten eine geringe Erhöhung des freien Thyroxin. Der Verteilungsraum des Thyroxin ist bei diesen Diabetikern gegenüber Kontrollen etwas erhöht, was durch eine Vergrößerung des intrazellulären Raums zustande kommt, während der extrazelluläre Pool leicht vermindert ist. Die Halbwertzeit des Thyroxins ist leicht verkürzt (44). Beim insulinbedürftigen, aber noch nicht behandelten Diabetiker sind die T_4- und die T_3-Werte niedrig, letztere manchmal im hypothyreoten Bereich, während die rT_3-Konzentrationen erhöht sind, wie man dies bei ernsten Krankheiten außerhalb der Schilddrüse sieht. Der T_4/T_3-Quotient sinkt von 98 auf 54 ab. Die T_3-Werte sind direkt proportional der Glucoseutilisation und der metabolischen Clearancerate, umgekehrt proportional der Konzentration der Plasmaketonkörper. Da Glucoseutilisation und Ketose als Maß für das Insulindefizit aufgefaßt werden können, kann man die T_3-Werte als Index für die Rest-Insulinproduktion ansehen. Bei einsetzender Insulinbehandlung normalisiert sich alles (75). Beim kompensierten Diabetes jedoch ist die absolute Hormonmenge, über die der Kranke verfügt, konstant und normal, wenn man von Veränderungen der Hormonverteilung und Hormonbindung absieht.

Über die reaktive Ausschüttung des Thyreotropin nach Gabe von TRH beim Diabetiker besteht noch keine Übereinstimmung. Über hohe basale TSH-Werte mit erhöhter TSH-Ausschüttung nach Stimulation durch TRH wird bei jugendlichen Diabetikern, besonders wenn eine Mikroangiopathie vorliegt, berichtet, während Veränderungen im Bereich des STH nicht festzustellen sind (74). Auf der anderen Seite ist der TSH-Tagesrhythmus bei Diabetikern normal. Von anderen Autoren wurden beim juvenilen Diabetes keine Besonderheiten in der TSH-Reaktion nach TRH-Gaben gesehen (83). Werden jedoch beim juvenilen, Insulin-bedürftigen Diabetiker Autoantikörper gegen TSH-Rezeptoren, was in 21% der Fälle beobachtet wird, gefunden, so soll der TSH-Anstieg im TRH-Test niedriger sein als bei Kontrollen ohne diese Antikörper (75 a). Es besteht jedoch kein Grund zu der Annahme, daß beim Diabetes allgemein hypothalamische Funktionsstörungen vorliegen.

Sulfonylharnstoffe und Schilddrüsenfunktion

Zu Beginn der Therapie mit oralen Antidiabetika wurde über eine Depression der Schilddrüsenfunktion durch Carbutamid berichtet (1, 54). Für Chlorpropamid und Tolbutamid gilt nicht das gleiche; sie hemmen allenfalls die Bindung der Hormone an TBG bei intravenöser Gabe, in ganz geringem Umfang, wenn überhaupt, nach oraler Darreichung (37). Die ^{131}J-Aufnahme, das PBI, der T_3-in-vitro-Test lassen unter Sulfonylharnstoffen keine erkennbare Veränderungen erkennen. Auch über die Einwirkung von Glibenclamid liegen erste Untersuchungen vor: Über eine Periode von wenigstens 2 Jahren ließ sich an 22 Diabetikern im Vergleich zu gesunden Kontrollpersonen auch bei detaillierter Prüfung der Schilddrüsenfunktion kein Störeffekt auf die Hypophysen-Schilddrüsen-Achse mittels TRH-Test, T_3-, T_4- und PBI-Bestimmung feststellen (69) (s. 12). Anzeichen für das Auftreten subklinischer hypothyreoter Erscheinungen, etwa die Ausbildung einer Struma, sind ebenfalls nicht bekannt. Auch eine langdauernde Behandlung mit den in der Klinik üblichen Sulfonylharnstoffen setzt die Schilddrüsenfunktion nicht in faßbarer Weise herab.

Wertung der Befunde

Faßt man die klinisch-statistischen Befunde zusammen, so entspricht das gemeinsame Auftreten von Hyperthyreose und Diabetes mellitus wohl nur einer zufälligen Koinzidenz. In einem anderen Licht erscheint jedoch diese Tatsache angesichts des gehäuften Auftretens thyreoidaler Antikörper bei Patienten mit Diabetes mellitus (s. auch S. 198). Obwohl die Untersuchungen über latente Störungen des Kohlenhydratstoffwechsels bei der Hyperthyreose mittels Belastungsproben zu stark widersprüchlichen Angaben geführt haben, scheinen die pathologischen Befunde zu überwiegen. Tierversuche und auch experimentelle Untersuchungen an gesunden Versuchspersonen mit exogen zugeführten Schilddrüsenhormonen (die weitgehend normale Befunde erbrachten), können hier kaum ins Feld geführt werden, da die Dauer des so erzeugten hyperthyreoten Zustands kurz ist und es sich natürlich nicht um eine echte genuine Hyperthyreose mit ihren Besonderheiten und ihrem oft langwierigen Verlauf handelt. Eine Hyperthyreose läßt sich nicht durch exogene Zufuhr von Schilddrüsenhormonen imitieren. Außerdem bewegt sich die Dosierung oft im pharmakologisch-toxischen Bereich. Die sich widersprechenden Befunde sind vielmehr durch die Intervention gegensätzlicher Faktoren zu verstehen. So darf man annehmen, daß die Sekretionskapazität der B-Zelle durch Einwirkung eines Exzesses von Schilddrüsenhormonen herabgesetzt und daß bei der Hyperthyreose das Insulin vorzeitig und in erhöhtem Maße abgebaut wird (diese Untersuchungen sind methodisch noch nicht befriedigend). Die Befunde über erhöhte Resistenz oder Sensibilität der peripheren Gewebe gegenüber dem Insulin sind stark kontrovers. Eine vermehrte und schnellere Absorption der Kohlenhydrate im Darm kann bei oraler Belastung eine verminderte Glucosetoleranz vortäuschen. Ein Ausweichen auf die Form der intravenösen Belastung hat aber zur Folge, daß die intestinalen Hormone und die Leber umgangen werden. Einen wesentlichen Einfluß auf die Ausbildung einer verminderten Glucoseutilisation hat zweifellos die verminderte Glycogenbildung und die verstärkte Glykogenolyse in der Leber, die eine schnelle Speicherung der zugeführten Glucose verhindern. Hier ist auch die sensibilisierende Wirkung der Schilddrüsenhormone auf die in vieler Hinsicht gleichsinnig agierenden Katecholamine zu erwähnen. Die oft normalen Befunde sind auch damit zu erklären, daß im Einzelfall unübersehbare Differenzen in der Größe der Durchblutung und im Gesamtglucoseverbrauch infolge gesteigerter Kalorienproduktion vorliegen. Unterschiedliche Ausgangspositionen durch die vorhergehende Therapie und den Ernährungszustand mit wechselndem Verhältnis zwischen Fettgewebe und Nichtfettgewebe und damit zusammenhängende Veränderungen des Glucoseverteilungsraums kommen hinzu.

Wenn die vorliegenden Befunde auch im einzelnen schwer zu bewerten sind, so läßt sich doch feststellen, daß bei der Hyperthyreose diskrete Störungen im Kohlenhydratstoffwechsel vorliegen, während Veränderungen der Schilddrüsenfunktion bei vorliegendem kompensiertem Diabetes kaum ins Gewicht fallen. Beim insulinbedürftigen, nicht behandelten Diabetiker ergibt sich allerdings eine, den Ketosewerten umgekehrt proportionale T_3-Konzentration.

Literatur

1 Achelis, J. O., K. Hardebeck: Über eine neue blutzuckersenkende Substanz. Dtsch. med. Wschr. 80 (1955) 1452–1460
2 Althausen, T. L.: The disturbance of carbohydrate metabolism in hyperthyreoidism, nature and management. J. Amer. med. Ass. 115 (1940) 101–104
3 Althausen, T. L., M. Stockholm: Influence of the thyroid gland on absorption in the digestive tract. Amer. J. Physiol. 123 (1938) 577
4 Amatuzio, D. S., A. L. Schultz, M. J. Vanderbilt, E. D. Rames, S. Nesbitt: Effect of epinephrine, insulin and hyperthyroidism on rapid intravenous glucose tolerance test. J. clin. Invest. 33 (1954) 97–102
5 Andreani, D., G. Menzinger, F. Falluca, G. Aliberti, G. Tamburrano, C. Cassano: Insulin levels in thyrotoxicosis and primary myxoedema: Response to intravenous glucose and glucagon. Diabetologia 6 (1970) 1–7
6 Bastenie, P. A.: Endocrine disorders and diabetes. In: Handbuch des Diabetes mellitus, Bd. II, hrsg. von E. F. Pfeiffer. Lehmann, München 1971 (S. 871–912)
7 Bayliss, R. I. S., O. M. Edwards: Urinary excretion of free catecholamines in Graves' disease. J. Endocr. 49 (1971) 167–173
8 Birkle, T. K.: Diabetes mellitus und Hyperthyreose bei eineiigen Zwillingen. Z. menschl. Vererb.- u. Konstit.-Lehre 32 (1953) 68–72
9 Bösl, O.: Über die Einwirkung von Thyroxin auf den Glycogengehalt des Skelettmuskels und der Leber bei Meerschweinchen. Biochem. Z. 202 (1928) 299
10 Böttger, I., H. Kriegel, O. Wieland: Fluctuation of hepatic enzymes important in glucose metabolism in relation to thyroid function. Europ. J. Biochem. 13 (1970) 253–257
11 Boulet, P., J. Mirouze, P. Barjon: Etude des dysfonctionnements thyroidiens dans les diabètes sucré. Ann. Endocr. (Paris) 19 (1958) 1022
12 Burke, G., G. E. Silverstein, A. I. Sorkin: Effect of long-term sulfonylurea therapy on thyroid function in man. Metabolism 16 (1967) 651–657
13 Butterfield, W. J. H., M. J. Whichelow: Are thyroid hormones diabetogenic? A study of peripheral glucose metabolism during glucose infusions in normal subjects and hyperthyroid patients before and after treatment. Metabolism 13 (1964) 620–628
14 Coggeshall, H. C., J. A. Greene: The influence of desiccated thyroid gland, thyroxin and inorganic iodine upon storage of glycogen in the liver of the albino rat under controlled conditions. Amer. J. Physiol. 105 (1933) 103–109
15 Cohen, A. M.: Interrelation of insulin activity and thyroid function. Amer. J. Physiol. 188 (1957) 287–290
16 Cramer, W., R. A. Krause: Carbohydrate metabolism in its relation to the thyroid gland. The effect of thyroid feeding on the glycogen content of the liver and the nitrogen distribution in the urin. Proc. roy. Soc. B 86 (1913) 550
17 Daweke, H., K. Oberdisse, D. Reinwein, K. Bethge, W. Schilling: Insulinähnliche Aktivität und Glukosetoleranz bei Hyperthyreose und Myxoedem. Abstract. Diabetologia 1 (1965) 78
18 Daweke, H., D. Reinwein, K. Hann, H. Liebermeister, D. Grünklee: Seruminsulin und Insulinreserve bei Hyperthyreose und Myxoedem. 5. Kongr. Dtsch. Diabetes Ges., Bonn-Bad Godesberg 1970 (Abstr. Nr. 40)
19 Delespesse, G., P. A. Bastenie, J. Chateaude, B. Kennes: Cellular thyroid autoimmune reactions in diabetes mellitus. Horm. Metab. Res. 7 (1975) 59
20 Dieterle, P., P. C. Scriba: Die Stoffwechselwirkungen der Schilddrüsenhormone. In: Handbuch der inneren Medizin, 5. Aufl., Bd. VII/2 A, hrsg. von K. Oberdisse. Springer, Berlin 1975 (S. 439)
21 Dieterle, P., P. Bottermann, R. Landgraf, K. Schwarz, P. C. Scriba: Der Kohlenhydratstoffwechsel bei Schilddrüsenfunktionsstörungen. Med. Klin. 64 (1969) 489–495

22 Doar, J. W. H., T. C. B. Stamp, V. Wynn, T. K. Audhya: Effects of oral and intravenous glucose loading in thyrotoxicosis. Studies of plasma glucose, free fatty acid, plasma insulin and blood pyruvate levels. Diabetes 18 (1969) 633–639
23 Elgee, N. J., R. H. Williams: Effect of thyroid function on insulin-J-131 degradation. Amer. J. Physiol. 180 (1955) 13–15
24 Eller, M., L. Silver, S. B. Yohalen, R. L. Segal: The treatment of toxic nudolar goitre with radioactive iodine: 10 years' experience with 436 cases. Ann. intern. Med. 52 (1960) 976
25 Elrick, H., C. J. Hlad, Y. Arai: Influence of thyroid function on carbohydrate metabolism and a new method for assessing response to insulin. J. clin. Endocr. 21 (1961) 387
26 Federspil, G., M. Zaccaria, G. Sirotich, G. Erle, D. Casara, C. Scandellari: Thyroid hormones and insulin secretion: Analogue analysis of oral glucose tolerance test in thyrotoxicosis. Acta diabet. lat. 10 (1973) 16–29
27 Felts, J. H., J. Meschan, T. H. Oddie: Assay of thyroid function in diabetes mellitus. J. clin. Endocr. 19 (1959) 330
28 Fraser, R.: Endocrine disorders and insulin action. Brit. med. Bull. 16 (1960) 242
29 Freinkel, N., B. E. Metzger: Hyperthyroidism. Metabolic changes. In: The Thyroid. A Fundamental and Clinical Text, 3. Aufl., hrsg. von S. C. Werner, S. H. Ingbar. Harper & Row, New York 1971 (S. 574)
30 Frerichs, H.: Die Sekretion des Insulins – Stimulierung und Hemmungen. In: Handbuch der inneren Medizin. VII. 2. A. Diabetes mellitus. Hrsg. K. Oberdisse. Springer, Berlin 1975 (S. 192)
31 Grab, W.: Pharmakologie der Schilddrüsentätigkeit. Naunyn-Schmiedeberg's Arch. exp. Path. Pharmak. 216 (1952) 15–23
32 Grauer, R. C., W. S. Starkey, E. Saier: The influence of stilbestrol and thyroxine on galactose absorption and liver function. Endocrinology 30 (1942) 474
33 Graves, R. J.: Clinical lectures. Lond. med. Surg. J., Lect. XII (1835) 516
34 Grünklee, D., K. H. Haeser, D. Reinwein, H. Liebermeister, H. Daweke: Verhalten des immunologisch bestimmten Insulins und der insulinähnlichen Aktivität unter Glukosebelastung bei Hyperthyreose und Myxödem. VII. Karlsburger Symposium über Diabetesfragen, Karlsburg/DDR 1971 (S. 306)
35 Hales, C. N., D. E. Hyams: Plasma concentrations of glucose, non--esterified fatty acids and insulin during oral glucose tolerance tests in thyrotoxicosis. Lancet 1964/II, 69–70
36 Hann, K.: Kohlenhydratstoffwechselstörungen bei Schilddrüsenerkrankungen. Diss. Düsseldorf 1969
37 Hershman, J. M., T. J. Crane, J. A. Colwell: Effect of sulfonylurea drugs on the binding of triiodothyronine and thyroxine to thyroxine-binding globulin. J. clin. Endocr. 28 (1968) 1605–1610
38 Hlad, C. J., H. Elrick, T. A. Witten: Studies on the kinetics of glucose utilisation. J. clin. Invest. 35 (1956) 1139
39 Hoch, F. L.: Metabolic effects of thyroid hormones. Handbook of Physiology, Sect. VII, Bd. III. American Physiological Society, Washington 1974 (S. 391)
40 Hofmann, G. G., Th. Zilker, A. Souvatzoglou, P. Bottermann, K. Horn, K. Schwarz: Der Einfluß von Propranolol auf den Kohlenhydrat- und Fettstoffwechsel bei der Hyperthyreose. Verh. dtsch. Ges. inn. Med. 77 (1971) 569–573
41 Holdsworth, C. C., G. M. Besser: Influence of gastric emptying rate and of insulin response on oral glucose tolerance in thyroid disease. Lancet 1968/II, 700
42 Holst, J.: Glycosuria and diabetes in exophthalmic goitre. Acta med. scand. 55 (1921) 302–320
43 Houssay, B. A.: Action of thyroid on diabetes. Recent Progr. Hormone Res. 2 (1948) 277
43 a Ikejiri, M. D., T. Yamada, H. Ogura: Age-related glucose intolerance in hyperthyroid patients. Diabetes 27 (1978) 543
43 b Imura, H., Y. Seino, M. Ikeda, T. Taminato, Y. Miyamoto, Y. Goto: Impaired plasma insulin response to arginine in hyperthyroidism. Diabetes 25 (1976) 961–968
44 Inada, M., J. Okabe, Y. Kazama, H. Takayama, T. Nakagawa, K. Torizuka: Thyroxine turnover and transport in diabetes mellitus. J. clin. Endocr. 36 (1973) 590–597
45 Joslin, E. P., F. H. Lahey: Diabetes and hyperthyroidism. Amer. J. Med. Sci. 176 (1928) 1–22
46 Kozak, G. P.: Diabetes and other endocrinologic disorders. In: Joslin's Diabetes mellitus, 11. Aufl., hrsg. von A. Marble, P. White, R. F. Bradley, Z. P. Krall. Lea & Febiger, Philadelphia 1971 (S. 666)

47 Kreines, K., M. Jett, H. Knowles: Observation in hyperthyroidism of abnormal glucose tolerance and other traits related to diabetes mellitus. Diabetes 14 (1965) 740–744
48 Kuriyama, S.: The influence of thyroid feeding upon carbohydrate metabolism. I. The storage and mobilization of liver glycogen in thyroid-fed animals. J. biol. Chem. 33 (1918) 193–213
49 Lakin, M., R. F. Bradley, G. O. Bell: Acute hyperthyroidism in severe diabetic ketoacidosis. Amer. J. med. Sci. 241 (1961) 443–446
50 Lamberg, B. A.: Glucose metabolism in thyroid disease. Acta med. scand. 178 (1965) 351–362
51 Lenzen, S., H. G. Joost, A. Hasselblatt: The inhibition of insulin secretion from the perfused rat pancreas after thyroxine treatment. Diabetologia 12 (1976) 495
52 Levine, R.: Clinical conference on metabolic problems: Diabetes, hyperthyroidism and insulin resistance. Metabolism 2 (1953) 375–381
53 Levy, L. J., J. D. Adesman, G. Spergel: Studies on carbohydrate and lipid metabolism in thyroid disease: Effects of glucagon. J. clin. Endocr. 30 (1970) 372–379
54 McGavack, T. H., H. O. Haas, J. Ewzinger, V. Erk: Thyroid function of diabetic patients as influenced by the sulfonylureas. Ann. N. Y. Acad. Sci. 71 (1957) 268
55 McIver, M., E. Winter: Deleterious effects of anoxia on the liver of the hyperthyroid animal. Arch. Surg. 46 (1943) 171
56 Macho, L.: The influence of endocrine glands on carbohydrate metabolism. II. Glucose tolerance and clearance of glucose in healthy subjects and in patients with hypo- and hyperthyroidism. Acta. med. scand. 160 (1958) 485–490
57 Malaisse, W. J., F. Malaisse-Lagae, E. F. McCraw: Effects of thyroid function upon insulin secretion. Diabetes 16 (1967) 643–646
58 Marks, B. H., I. Kiem, G. Hills: Endocrine influences on fat and carbohydrate metabolism in man. 1. Effect of hyperthyroidism on fasting nonesterified fatty acid concentration and on its response to glucose ingestion. Metabolism 9 (1960) 1133–1139
59 Menahan, L. A., O. Wieland: The role of thyroid function in the metabolism of perfused rat liver with particular reference to gluconeogenesis. Europ. J. Biochem. 10 (1969) 188–194
60 Nieschlag, E., B. Wördehoff, H. J. Gilfrich, J. Michaelts, C. Overzier: Kohlenhydratstoffwechsel bei Hyperthyreose: Einfluß einer thyreostatischen Therapie auf orale und intravenöse Glucosetoleranz und Insulinaktivität. Acta endocr. (Kbh.) 67 (1971) 277–287
61 Nikkilä, E. A., E. Pitkänen: Liver enzyme in thyrotoxicosis. Acta endocr. (Kbh.) 31 (1959) 573
62 Orunesu, M., E. Fugassa, P. Pranzetti: Liver glycogen metabolism in the hyperthyroid rat. Ital. J. Biochem. 18 (1969) 327
63 Parhon, M.: Sur la teneur en glycogène du foie et des muscles chez les animaux traités par des préparations thyroidiennes. J. Physiol. Path. gén. 15 (1913) 75
64 Piper, J., E. Poulsen: Liver biopsy in thyrotoxicosis. Acta med. scand. 127 (1947) 439
65 Pirart, J.: Action diabétogène de la thyroide. Ann. Endocr. (Paris) 62 (1965) 27–42
66 Podolsky, S.: Elevated insulogenic index during oral GTT in untreated hyperthyroidism. Clin. Res. 17 (1969) 392
67 Quabbe, H. J., H. Schleusener, F. Wegener: STH und Insulinsekretion bei der Hyper- und Hypothyreose. 14. Symp. Dtsch. Ges. für Endokrinologie, Heidelberg 1968. Springer, Berlin 1969 (S. 379–383)
68 Rabinowitz, J. L., R. M. Myerson: The effects of triiodothyronine on some metabolic parameters of obese individuals. Blood C^{14}-glucose replacement rate, respiratory $C^{14}O_2$, the pentose cycle, the biological half-life of T_3 and the concentration of T_3 in adipose tissue. Metabolism 16 (1967) 68
69 Raptis, S., G. Rothenbuchner, W. Czaja, K. E. Schröder, U. Loos, J. Birk: The influence of long-term treatment with glibenclamide on functions of the pituitary-thyroid system in the diabetic. Diabetologia 10 (1974) 398 (Abstr.)
70 Regan, J. F., R. M. Wilder: Hyperthyroidism and diabetes. Arch. intern. Med. 65 (1940) 1116–1122
71 Renauld, A., R. C. Sverdlik, L. L. Andrade, R. R. Rodriguez: Studies on the effect of thyroxine replacement therapy on the increased insulin response to hyperglycemia in the thyroidectomized dog. Horm. Metab. Res. 4 (1972) 373–376
72 Root, H. F.: Combined diabetic coma and acute hyperthyroidism („thyroid storm"). Medical papers dedicated to Henry Ashbury Christian. Waverly 1936 (S. 434)
73 Rose, H. G.: Abnormal kinetics of thyroxine metabolism in diabetic patients. Diabetes 11 (1962) 192
74 Rothenbuchner, G., S. Raptis, J. Birk, U. Loos, E. F. Pfeiffer: Radioimmunologically measurable thyrotropin (TSH) in serum following thyrotropin releasing factor (TRF) in juvenile diabetics. Diabetologia 8 (1972) 65
75 Saunders, J., S. E. H. Hall, P. H. Sönksen: Thyroid hormones and glucose and fat metabolism in thyroid disease before and after treatment. 11. Acta endocr. Kongreß, Lausanne 1977 (Abstr. 296); Diabetologia 15 (1978) 29
75a Schernthaner, G., U. Bogner, H. Ludwig, G. Tappeiner, W. R. Mayr: TSH-Receptor antibodies and TRH-induced TSH-release in type-I diabetes mellitus. 8. International Thyroid Congress, Sydney, Australia. February 3–8, 1980 Abstr. Nr. 170
76 Schümann, H.: Experimentelle Befunde zur Frage gesteigerter Thyroxinempfindlichkeit des mechanisch vermehrt belasteten Herzens. Z. ges. exp. Med. 105 (1939) 577–583
77 Scriba, P. C., B. Bachmaier, B. Bauer, N. Boss, P. Bottermann, P. Dieterle, K. Gerbitz, J. Henner, K. Horn, P. Kiefhaber, R. Landgarf, J. Nolte, D. Pette, H. Schneider, A. Souvatzoglou: Der Einfluß von Hyper- und Hypothyreose auf Enzymaktivitäten der menschlichen Leber. Verh. dtsch. Ges. inn. Med. 76 (1970) 483–485
78 Shanks, R. G., D. R. Hadden, D. C. Lowe, D. G. Mc Devett, D. A. D. Montgomery: Controlled trial of propranolol in thyrotoxicosis. Lancet 1969/I, 993
78a Shima, K., N. Sawazaki, R. Tanaka, S. Morishita, S. Tarui, M. Nishikawa: The pancreatic alpha and beta cells responses to l-arginine and insulin-induced hypoglycaemia in hyperthyroidism. Acta endocrin. 83 (1976) 114–122
79 Spergel, G., L. Levy, M. Goldner: The impaired carbohydrate metabolism of thyroid disease. Diabetes 17, Suppl. 1 (1968) 345
80 Sternheimer, R.: The effect of a single injection of thyroxine on carbohydrates, protein and growth in the rat liver. Endocrinology 25 (1939) 899–908
81 Svednyr, N.: Studies on the relationships between some metabolic effects of thyroid hormones and catecholamines in animals and man. Acta physiol. scand. 68, Suppl. 274 (1966) 1–46
82 Troen, P., R. C. Taymor, J. J. Goldberg: Thyroid crisis associated with diabetic coma. New Engl. J. Med. 244 (1951) 394–399
83 Weeke, J., A. P. Hansen: Serum thyrotropin during daily life and in response to thyrotropin releasing hormone in normal subjects and juvenile diabetics. Diabetologia 10 (1974) 101–104
84 Wertheimer, E., V. Bentor: Metabolic changes in the rat diaphragm during heat regulation as a thyroxine effect. Metabolism 2 (1953) 536–545
85 Whittingham, S., J. D. Mathews, I. R. Mackay, A. D. Stocks, B. Ungar, F. I. R. Martin: Diabetes mellitus, autoimmunity and ageing. Lancet 1971/II, 763
86 Woeber, K. A., R. Arky, L. E. Braverman: Reversal by guanethidine of abnormal oral glucose tolerance in thyrotoxicosis. Lancet 1966/I, 895–898

Lipidstoffwechsel

Angesichts der pathologischen Energieverschwendung bei der Hyperthyreose steht die Deckung des hohen Energiebedarfs ganz im Vordergrund. Gewichtsreduktion, Schwund des Fettgewebes (besonders auch der Muskulatur [46]) waren schon den Klinikern des vergangenen Jahrhunderts bekannt. FRIEDRICH VON MÜLLER wies als erster auf die negative Energiebilanz hin. Für das Ausmaß der Gewichtsreduktion ist aber nicht nur die Schwere der Hyperthyreose, sondern auch die Höhe der Nahrungszufuhr als Ausdruck der Appetitsteigerung verantwortlich zu machen. Die Nahrungsaufnahme kann durch Appetitsteigerung beträchtlich erhöht sein, woraus zu erklären ist, daß es bei mäßig ausgeprägter Hyperthyreose in etwa $1/5$ aller Fälle überhaupt nicht zu einer Gewichtsabnahme kommt. Dies ist jedoch die Ausnahme. Die Beziehungen der Schilddrüsenfunktion zum Lipidstoffwechsel wurden durch die Untersuchungen von EPSTEIN u. LANDE (12) bekannt; jedoch stand die Untersuchung des Cholesterin aus methodischen Gründen zunächst ganz im Vordergrund.

Der durch den Hypermetabolismus gesteigerte Energiebedarf kann durch die sich schnell erschöpfenden Kohlenhydratvorräte nicht gedeckt werden. Der Abbau der Proteine kommt nur langsam in Gang. Die Energiegewinnung aus dem Fettgewebe mit seinem hohen Energiegehalt steht deshalb an erster Stelle.

Fettsäuren

Dem entspricht der gesteigerte Turnover der freien Fettsäuren bei frisch entdeckten Hyperthyreosen (12,38 µmol/kg/min ± 1,21; 206,3 ± 20,2 nmol/kg/s) gegenüber einem Kontrollwert von 6,5 ± 0,07; 108,3 ± 1,2). Der Turnover ist direkt proportional den Plasmakonzentrationen von T_4 und T_3 und kehrt nach Carbimazolbehandlung zur Norm zurück (43). Daß der hyperthyreote Metabolismus dem Hungerzustand ähnelt, wurde durch die Aufdeckung der gesteigerten Lipolyse aus dem Fettgewebe klar. Dabei ist der Abbau in den Mitochondrien verstärkt, aber auch die Synthese der Fettsäuren in der Leber wahrscheinlich erhöht (1, 8, 26, 38). Wenn die Synthese der freien Fettsäuren tatsächlich erhöht ist, worüber noch eine Diskussion besteht, so muß das Ausmaß ihrer Oxidation erheblich sein. Wie weiter unten erwähnt, kann der hohe Energiebedarf aber auch noch durch andere Substrate gedeckt werden. Entsprechend der gesteigerten Lipolyse sind die Nüchternplasmaspiegel der freien Fettsäuren erheblich erhöht (1103 ± 164 µmol/l gegenüber einem Kontrollwert von 572 ± 280 µmol/l). Die intravenöse Injektion von L-T_3 bewirkt bei Gesunden bereits nach 6 Stunden einen Anstieg der freien Fettsäuren auf 1360 ± 360 µmol/l, und zwar zu einem Zeitpunkt, an dem der Sauerstoffverbrauch schon ansteigt, alle anderen Zeichen von Hyperthyreose einschließlich des Cholesterinabfalls aber noch fehlen. Spätere Untersuchungen der Düsseldorfer Klinik zeigten, daß bei der Hyperthyreose die Konzentration der freien Fettsäuren im Plasma auf etwa das Zweifache, die des Acetat sogar um das Zweieinhalbfache erhöht ist. Die stärkste Erhöhung betrifft das freie Glycerin, das im Fettgewebe nicht wieder verwertet werden kann und deshalb den besten Maßstab für das Ausmaß der Lipolyse darstellt. Es erreicht bei der Hyperthyreose das Sechsfache des Normalwertes (24). Die gesteigerte Lipolyse ist die Vorbedingung für die Umstellung der Verbrennungsprozesse von Glucose auf Metabolite des Fettstoffwechsels. Dementsprechend kommt es nach oraler Gabe von Glucose zu einem schnellen Abfall der freien Fettsäuren und zu einer schnelleren Rückkehr zur Norm als bei gesunden Personen (32). Ebenso fallen das freie Glycerin und die Ketonkörper ab, sobald der Blutzucker zu steigen beginnt (24). Auffällig ist neben der schnellen Normalisierung des Spiegels der freien Fettsäuren das nach etwa 5 Stunden auftretende exzessive Rebound-Phänomen, das durch eine neuerliche erhebliche Freisetzung von freien Fettsäuren zustande kommt (48). Bei der zu beobachtenden Hyperlipazidämie mag ins Gewicht fallen, daß bei lange bestehenden Hyperthyreose auch die Glucoseutilisation vermindert ist, so daß es dadurch zu einer weiteren Steigerung des Lipolyse kommt. Auch bei Gaben von Glucagon, das an sich lipolytisch wirkt, zeigen sich beim Hyperthyreotiker ähnliche Wirkungen wie bei der Gabe von Glucose: Während Blutglucose und Insulinspiegel nur schwach ansteigen, kommt es nach flüchtigem Anstieg zu einem Abfall der freien Fettsäuren, der vermutlich durch die Freisetzung von Insulin und Glucose bedingt ist. Der geringe Anstieg der Blutglucose ist durch die Verarmung der Leber an Glycogen zu erklären (31). Die durch den Exzeß von Schilddrüsenhormonen bedingte Umstellung der Verbrennungen auf die Metabolite des Fettstoffwechsels ist nicht nur die Voraussetzung für die Steigerung der Kaloriengesamtproduktion, sondern auch für die in erhöhtem Maße stattfindende Reveresterung der freien Fettsäuren (16). Bei erfolgreicher antithyreoidaler Therapie sinkt der Spiegel der freien Fettsäuren und des freien Glycerin ab, und zwar in Korrelation zu Grundumsatz und zum T_4-Gehalt des Plasmas, allerdings auch zum Ausgangswert (23, 48). Im Gegensatz zum Ansteigen des Cholesterinspiegels nimmt die Triglycerid- und Phospholipidkonzentration nicht in gleichem Ausmaß zu, was auf die relative geringe diagnostische Bedeutung der Triglyceride bei der Hyperthyreose hinweist.

Während es sich bei den bisher geschilderten Patientenkollektiven um langdauernde Hyperthyreosen handelte, ist ein Suizidversuch mit einer einzelnen großen Thyroxindosis bei einem 17jährigen Mädchen von Interesse, da es ein anderes Lipidmuster als bei der chronischen Hyperthyreose erkennen läßt (28). Das Gesamtcholesterin sank am 6. Tag auf 86 mg (2,23 mmol/l), die Phospholipide fielen auf 108 (1,4 mmol/l), die Triglyceride auf 24 mg/100 ml (0,27 mmol/l) ab, während die freien Fettsäuren auf 819 mmol/l anstiegen. Alle Werte tendierten innerhalb von 10–15 Tagen zur Norm. Nur einige langkettige Fettsäuren in den Phospholipiden fielen bis zum 40. Tage weiterhin ab.

Die durch CARLSON (4, 5) aufgezeigte Möglichkeit, die Lipolyse und die Umsatzrate der Fettsäuren durch Nicotinsäure zu blockieren, läßt sich auch im hyperthyreotischen Organismus nachweisen (11). Dabei bleibt die Kalorienproduktion unverändert hoch und der respiratorische Quotient unverändert niedrig (etwa bei 0,71), d. h. die auf hohem Niveau verlaufenden Verbrennungsprozesse gehen bei der Hyperthyreose unabhängig vom Spiegel der freien Fettsäuren vor sich. Es handelt sich also nicht um einen substratinduzierten Effekt. Er ist nicht an einen hohen Spiegel der freien Fettsäuren und ihre hohe Umsatzrate gebunden. Die hohe Stoffwechselrate wird bei dieser Blockade vielmehr durch die Verbrennung von Ketonen und lokalen Lipidspeichern, die als Substratreservoir dienen, aufrecht erhalten (16).

Ebensowenig wie sich der Sauerstoffverbrauch von Gewebsschnitten in vitro durch Zugabe von Schilddrüsenhormon stimulieren läßt, kann man in vitro eine Steigerung der Lipolyse durch T_3 erzielen, jedenfalls nicht bei den üblichen Inkubationsdauer (9, 10). Dieses läßt darauf schließen, daß die Schilddrüsenhormone in vitro für die Stimulierung der Lipolyse eines Mittlers bedürfen. Es wird diskutiert, ob die Gegenwart von Katecholaminen zur Vermittlung dieses Effekts notwendig ist, dies um so mehr, als ein Teil der klinischen Zeichen der Hyperthyreose als indirekte Effekte der gesteigerten sympathischen Aktivität aufzufassen sind und sich durch β-Rezeptoren-Blocker wie Propranolol günstig beeinflussen lassen, ohne daß der Hypermetabolismus absinkt (47). Zwar kann man durch β-Rezeptoren-Blocker nicht den Anstieg der freien Fettsäuren im Plasma verhindern, wohl aber den Anstieg des freien Glycerin als eines Indikators für das Ausmaß der Lipolyse (22). Für die Bedeutung des sympathischen Nervensystems spricht auch, daß man bei hyperthyreoten Tieren durch Nervenreizung in vitro eine höhere Abgabe von freien Fettsäuren als bei hypothyreoten Tieren erzielen kann (40). Die Verstärkung des Lipolysevorgangs durch Katecholamine beim hyperthyreoten Menschen läßt sich durch Infusionsversuche mit verschieden hoher Dosierung von Noradrenalin zeigen; besonders bei Verwendung kleiner Dosen ist die Aktivierung der Lipolyse gegenüber Kontrollversuchen deutlich (20). Die Frage, ob die Wirkung der Schilddrüsenhormone permissiv über die Katecholamine zustande kommt, ist noch nicht abschließend zu beantworten, da auch in Gegenwart von ACTH, von STH und Glucagon die Lipolyse in vitro durch T_3 zu stimulieren ist. Dabei ist auch die Latenzzeit des T_4 länger als die des T_3 (1, 2). Wird die Inkubation von Fettgewebe hypothyreoter Tiere auf 14 Stunden in Gegenwart eines Gemisches von Aminosäuren ausgedehnt, so kann man unter dem Einfluß von T_3 auch jetzt eine Steigerung der Lipolyserate feststellen, so daß eine primäre Wirkung auf die Regulation der Proteinsynthese (Adenylcyclasesystem) zu erörtern ist, zumal die lipolytische Reaktion nicht durch eine Änderung der Menge der Lipase im Gewebe hervorgerufen wird, sondern wahrscheinlich durch einen Mechanismus, der die Aktivierung der Lipase durch zyklisches 3'-5'-AMP einschließt (15).

Eine Einwirkung über das Adenylcyclasesystem ist wahrscheinlich, da die Adenylcyclase im Fettgewebe hyperthyreoter Patienten erhöht, bei Hypothyreotikern aber leicht erniedrigt ist (25). Zur Frage der Sensibilisierung oder Potenzierung der Katecholaminwirkung durch die Schilddrüsenhormone s. S. 279, sowie (6, 7, 21, 49).

Triglyceride

Der Metabolismus der Triglyceride bei der Hyperthyreose ist noch nicht völlig geklärt. Beim Gesunden ruft eine Hyperlipazidämie eine vermehrte Bildung der Triglyceride in der Leber hervor. Dort können sie entweder gespeichert werden (und ggf. zur Ausbildung einer Fettleber führen) oder als Lipoproteine in das Blut sezerniert werden. Die Nüchternplasmawerte sind bei der Hyperthyreose leicht, aber signifikant erhöht (113 ± 33 mg/100 ml; 1,29 ± 0,38 mmol/l), Kontrollwerte: 72 ± 26; 0,82 ± 0,30 mmol/l; [35, 36]). Erheblich sind die Abweichungen vom Normalwert (es werden sogar Erniedrigungen angegeben [42]). Diese nur leichte Erhöhung ist auf eine gesteigerte Produktion der endogenen Triglyceride bei gesteigerter Umsatzrate (13,9 ± 6,6 mg/h/kg; 15,9 ± 7,5 µmol/h/kg; Kontrollen: 7,8 ± 2,8 mg/h/kg; 8,9 ± 3,2 µmol/h/kg) zurückzuführen. Durch die gleichzeitig vermehrte Elimination aus der Zirkulation wird die Erhöhung im Plasma in Grenzen gehalten (35, 36). Ein wechselndes Verhältnis von Produktion zu Elimination erklärt die Differenz der Plasmawerte in verschiedenen Kollektiven. Zwischen den Werten des PBI, des T_3-Test und der Umsatzrate ist eine Korrelation nachzuweisen. Intravenös gegebene Chylomikronen werden schneller eliminiert als beim Gesunden. Schwer zu erklären ist, weshalb die Plasmatriglyceride nach erfolgreicher Therapie weiterhin ansteigen (186 ± 63 mg/100 ml, 2,12 ± 0,72 mmol/l). Diese Hypertriglyzeridämie, die auch für die manchmal aufzufindende Fettleber verantwortlich sein könnte (der Triglyceridgehalt des Herzens, des Skelettmuskels und der Leber ist erhöht [3]), kann bei gleichbleibender prätherapeutischer Höhe der Produktion durch eine Herabsetzung der Elimination zustande kommen. Die Gründe für die gesteigerte Synthese der Triglyceride in der Leber sind außer in dem erhöhten Angebot der freien Fettsäuren und des Glycerin auch in der unter dem Einfluß der Schilddrüsenhormone vermehrten de novo-Synthese der freien Fettsäuren, des Apoprotein der VLD-Lipoproteine und des Albumin zu suchen (8, 18, 26, 27, 41). Bei der erhöhten Elimination mag außer der Aktivität der Lipoproteinlipase auch der verstärkte absolute Blutdurchfluß in Haut und Skelettmuskel eine Rolle spielen.

Cholesterin

Das Serumcholesterin hat seinen Ursprung in der endogenen Synthese und in der Nahrungsaufnahme (Verhältnis etwa 2:1). Individuelle Unterschiede sind dabei von Bedeutung. Insbesondere kann sich die Cholesterinaufnahme in der Nahrung, je nach aktuellem Zustand des Cholesterinmetabolismus, auf den Cholesterinspiegel im Serum auswirken. Die Absorption im Darm wird durch die Schilddrüsenfunktion nicht berührt, wohl aber die Synthese, die Verteilung in Blut und Gewebe, der Abbau und die Elimination.

Die einzelnen Schritte der Biosynthese sind im wesentlichen geklärt. Sie geht vom Acetyl-CoA aus und führt über Mevalonsäure, aktiviertes Isopren und Squalen zu Cholesterin. Die Schilddrüsenhormone greifen an dem Schlüsselenzym ß-Hydroxymethylglutaryl (HMG-CoA-Reduktase) an, wahrscheinlich über eine Stimulierung der Proteinsynthese. Die Aktivität dieses Enzyms steigt im Tierversuch in Abhängigkeit vom Hormonspiegel bei der Hyperthyreose an und sinkt bei der Hypothyreose ab (19). Die Synthese des Cholesterin findet im ganzen Organismus, vor allem aber in der Leber und in der Darmschleimhaut statt. An beiden Stellen unterliegt sie einem Regulationsmechanismus: Die Produktion in der Darmschleimhaut wird durch den Abfall der Gallensäuren stimuliert, die Synthese in der Leber durch Unterbrechung der enterohepatischen Zirkulation der Gallensäuren oder durch die verminderte Rückkehr des Cholesterin aus dem Darmlumen über den Lymphstrom ins Blut (34). Sowohl endogenes wie exogenes Cholesterin wirken durch diesen Rückkopplungsmechanismus auf die Cholesterinsynthese ein, wobei der Rückgriff an dem obengenannten Enzym erfolgt. Demgegenüber erfolgen Elimination und Abbau des Cholesterin hauptsächlich durch Ausscheidung im Darm als Gallensäuren, als Cholesterin und zum größten Teil durch Einwirkung der Darmbakterien als Coprosterin. Der Abbau des Cholesterin erfolgt im wesentlichen durch Umwandlung in Gallensäuren in der Leber. Die Schilddrüsenhormone steuern in einem relativ engen Dosierungsbereich (14, 15) sowohl die Synthese als auch die Elimination.

Während die Plasmacholesterinwerte bei der Hypothyreose im allgemeinen deutlich erhöht sind, hält sich die Erniedrigung bei der Hyperthyreose oft in bescheidenen Grenzen. Jedoch läßt sich, auch bei gesunden Personen, eine Senkung durch Gabe von Schilddrüsenhormonen erzielen. Der Mechanismus, durch den die Schilddrüsenhormone auf den Cholesterinstoffwechsel und damit auf den Plasmaspiegel einwirken, ist für die Hyperthyreose insgesamt noch nicht völlig geklärt.

Ältere Tierversuche (39) ließen bereits erkennen, daß die Syntheserate des Cholesterin bei hyperthyreoten Tieren gesteigert, bei hypothyreoten Tieren deprimiert ist, wobei die Halbwertszeit von markiertem Cholesterin im ersten Fall vermindert, im zweiten Fall verlängert ist. Wesentliche Unterschiede zeigen sich jedoch in der Cholesterinausscheidung in der Galle (Hyperthyreose: 5,6 mg/24 Stunden, Hypothyreose: 1,2 mg/24 Stunden, Kontrollwert: 2,7 mg/24 Stunden bei der Ratte). Unterschiede lassen sich auch bei steroid- und cholesterinfrei ernährten Tieren in der Ausscheidung von Cholesterin und anderen Steroiden im Stuhl nachweisen. Sie ist bei hyperthyreoten Tieren hoch (22 mg/72 Stunden gegenüber einem Wert von 15 mg/72 Stunden bei den Kontrollen). Demgegenüber scheiden hypothyreote Tiere eine beträchtlich geringere Menge von Nichtcholesterinsteroiden als normale Tiere aus (12 mg/72 Stunden), obwohl sich die Ausscheidung des Cholesterin selbst nicht ändert (die Nichtcholesterinsteroide enthalten das fäkale Coprosterin, das sich vom Cholesterin ableitet). Angesichts der Ernährung der Tiere müssen endogene Quellen für die Differenzen in der Cholesterinausscheidung maßgebend sein. Bei den hypothyreoten Tieren ist die Ausscheidung von Cholesterin und Steroiden pro g Stuhl nicht vermindert, wohl aber die Gesamtmenge des Stuhls (39).

Schon aus diesen Versuchen geht hervor, daß Elimination und Degradation des Cholesterin die wichtigeren Faktoren für die Veränderungen des Plasmawertes darstellen. Spätere Untersuchungen (29, 30) bestätigten eine Steigerung der Biosynthese bei Hyperthyreose und eine Senkung bei der Hypothyreose, jeweils ohne deutliche Korrelation zum Plasmaspiegel. Sie ließen sogar erkennen, daß die Depots des Gesamtkörpers an Cholesterin bei Hyperthyreose, Hypothyreose und Euthyreose gleich sind; in einigen Versuchen sind sie bei hyperthyreoten Tieren sogar erhöht, wobei vor allen Dingen das Cholesterin in der Haut und im Muskel ansteigt, ein weiterer Hinweis darauf, daß Ausscheidung, Degradation und Speicherung wichtiger als die Beeinflussung der Syntheserate sind.

Das gleiche Verhalten lassen auch die wenigen Untersuchungen am Menschen erkennen (33). Sie zeigten an hypothyreoten Patienten, die mehrere Wochen vorher ^{3}H-markiertes Cholesterin erhalten hatten und bei denen man den Abfall der spezifischen Aktivität des Serumcholesterin verfolgen konnte, den bekannten, erheblichen und schnellen Abfall des Serumcholesterin unter der Einwirkung von T_4 und T_3. Dieser kommt im wesentlichen durch eine stark vermehrte Ausscheidung neutraler Steroide im Stuhl, die sich aus dem zirkulierenden Cholesterin ableiten, zustande. Die Gallensäuren und das nichtabsorbierte Cholesterin der Nahrung sind dabei weit weniger beteiligt. Auch wenn sich nach längerer Beobachtungszeit der Serumcholesterinspiegel auf ein niedriges Niveau stabilisiert, ist der Cholesterinabbau weiterhin erhöht, was man dadurch erklären kann, daß entweder die Biosynthese des Cholesterin stimuliert war oder der Pool des austauschbaren Cholesterin im Körper noch weiter abnimmt. Die Frage der Synthesesteigerung ließ sich an diesen hypothyreoten Patienten, bei denen der Effekt der Hormonzufuhr natürlich besonders deutlich war, nicht mit Sicherheit klären. In einer Periode mit hoher Dosierung der Schilddrüsenhormone, in der sogar eine temporäre Hyperthyreose induziert wurde, fiel der Cholesterinwert im Plasma weiter ab, nachdem er schon vorher auf ein normales Maß gesunken war. Dabei stieg die Ausscheidung von Cholesterin im Stuhl, das aus der Zirkulation stammte, allerdings ganz erheblich an. Wiederum war dabei die Ausscheidung von Gallensäuren und von Cholesterin, das aus der Nahrung stammte, weniger deutlich erhöht. Die durch die Zufuhr von Schilddrüsenhormonen induzierte Elimination des Cholesterin lag hauptsächlich im Bereich der neutralen Steroide und nicht im Bereich der Gallensäuren. Eine verminderte Reabsorption im enterohepatischen Kreislauf konnte dabei nicht festgestellt werden. Diese Versuche, denen, da sie nicht an primär hyperthyreoten Patienten vorgenommen wurden, vielleicht weniger Beweiskraft zukommt, schließen aber zumindest nicht aus, daß es auch beim Menschen unter dem Einfluß der Schilddrüsenhormone zu einer Stimulation der Cholesterinsynthese kommt. Sie bekräftigen, daß die Elimination von der Schilddrüse gesteuert wird.

Die Veränderungen im Cholesterinstoffwechsel können nicht auf den gleichzeitig bestehenden Hypermetabolismus bei der Hyperthyreose oder auf den Hypometabolismus bei der Hypothyreose bezogen werden. Zur Höhe des Grundumsatzes hat der Plasmacholesterinspiegel keine deutliche Beziehung. Auch ändert sich bei erfolgreicher Therapie der Cholesterinspiegel schneller als der Grundumsatz. Zudem ist bekannt, daß Krankheiten, die bei ungestörter Schilddrüsenfunktion zu einem Hyper- oder Hypometabolismus führen, die Plasmacholesterinwerte nicht zu beeinflussen brauchen. In diesem Sinne spricht auch, daß man den Plasmacholesterinspiegel bei Tieren, bei denen man durch Cholesterinfütterung eine Hypercholesterinämie erzeugt hatte, durch Dinitrophenol nicht erniedrigen kann (44). Ebensowenig kann man bei Nephrotikern den erhöhten Plasmacholesterinspiegel durch Schilddrüsenhormon senken (37). Auch dies läßt erkennen, daß es sich um einen spezifischen Effekt der Schilddrüsenhormone auf den Cholesterinstoffwechsel handelt. Diskutiert wird, ob der bei der Hyperthyreose erfolgende Shift im Metabolismus der Corticosteroide in Richtung Androsteron zur Senkung der Lipide beiträgt (20 a).

Phospholipide

Der Metabolismus der Phospholipide ist bei Schilddrüsenerkrankungen bisher wenig untersucht worden. Bei der Hyperthyreose sinken die Phospholipide im Plasma nur geringfügig ab (42). Jedoch ließ sich in einer anderen Gruppe von 27 hyperthyreoten Frauen eine statistisch signifikante Erniedrigung der Phospholipidwerte feststellen (198 ± 50 mg/100 ml; Kontrollen: 242 ± 42 mg/100 ml, bzw. 2,56 ± 0,65 mmol/l und 3,13 ± 0,54 mmol/l). Bei 20 hypothyreoten Frauen ergab sich ein Mittelwert von 351 ± 83 mg/100 ml (4,53 ± 1,07 mmol/l) (28).

Plasmalipoproteine

Der Transport des Cholesterin in die Leber und der Abtransport des dort neu gebildeten Cholesterin erfolgt durch die Lipoproteine. Deshalb müssen Korrelationen zwischen dem Cholesterin- und dem Lipoproteinstoffwechsel bestehen. Da die LDL-Klasse der Plasmalipoproteine den höchsten Cholesterinanteil aufweist und das Cholesterin unter den Lipidfraktionen bei der Hyperthyreose am deutlichsten abfällt, sind die Lipoproteine der Dichteklasse LDL bei Gaben von L-Thyroxin an gesunde Versuchspersonen bei verkürzter Halbwertszeit am stärksten vermindert. Unter ihnen ist die Dichteklasse S_f 0–12 besonders stark betroffen. Eine Wirkung auf die Klasse der VLDL-Lipoproteine läßt sich nicht feststellen (45). Im allgemeinen zeigen hyperthyreote Patienten ein normales Lipidelektropherogramm. Diese auffällige Tatsache ist möglicherweise dadurch zu erklären, daß sich bei hyperthyreoten Patienten ein abnormes Lipoprotein mit β-Mobilität feststellen läßt, das bei normalem Triglycerid- und Phospholipidgehalt reich an Protein und arm an Cholesterin ist. Dieses abnorme β-Lipoprotein wurde als β-HDL bezeichnet (49, 50). Es hat eine hohe Dichte und kompensiert die Abnahme der β-Lipoproteine. Während der Behandlung fällt die β-HDL-Konzentration in Korrelation zu den T_3-Werten und dem T_4/T_3-Index ab. Wenn sich diese Befunde bestätigen, so läßt sich daraus schließen, daß die Schilddrüse nicht nur die Produktion und den Abbau der Lipide und die Zusammensetzung der Trägerproteine beeinflußt, sondern auch ihren Transport im Plasma. Da das β-HDL bisher bei anderen Krankheiten nicht nachgewiesen wurde, könnte es in Zweifelsfällen von differentialdiagnostischer Bedeutung sein.

	Euthyreose	Hyperthyreose	Hypothyreose
Freie Fettsäuren ** (μ mol/l)	617 ± 205	925 ± 318,0	658 ± 435
Triglyceride ** (mg/dl) (mmol/l)	96 ± 37,9 (1,09 ± 0,43)	77 ± 33,0 (0,88 ± 0,38)	293,2 ± 191,9 (3,34 ± 2,19)
Cholesterin * (mg/dl) (mmol/l)	223 ± 46 (5,78 ± 1,19)	172 ± 42 (4,45 ± 1,09)	479 ± 74 (12,4 ± 1,9)
Freies Glycerin * (μ mol/l)	43 ± 16	254 ± 151	127 ± 47
Acetacetat * (μg/dl) (μmol/l)	433 ± 149 (42,9 ± 14,8)	1110 ± 483 (109,9 ± 47,8)	335 ± 106 (33,2 ± 10,5)
Phospholipide ** (mg/dl) (mmol/l)	212 ± 42 (2,74 ± 0,54)	178 ± 5,0 (2,30 ± 0,06)	308 ± 105 (3,98 ± 1,36)

Tabelle 5.2 Mittelwerte der Plasmalipide bei Hyperthyreose und Hypothyreose

* Jahnke u. Mitarb. (24)
** Sandhofer u. Mitarb. (42)

Polyensäuren

Die Polyensäuren sind bei der Hyperthyreose erhöht, bei der Hypothyreose erniedrigt (17) (Tab. 5.2). Untersuchungen über die Zusammensetzung der Fettsäuren in den drei Lipidfraktionen läßt bei der Hyperthyreose einen deutlich niedrigeren Anteil der Linolensäure erkennen, während er bei einigen gesättigten und einfach gesättigten Fettsäuren erhöht ist. Bei der Hypothyreose ergeben sich keine erkennbaren Unterschiede gegenüber einer Kontrollgruppe (28).

Klinische Bedeutung der Plasmalipide

Obgleich das Eingreifen der Schilddrüsenhormone in den Fettstoffwechsel von hohem theoretischem Interesse ist, ist der Spiegel der Plasmalipide, vielleicht mit Ausnahme des Cholesterin, von geringer diagnostischer Bedeutung.

Die eindrucksvollsten Abweichungen gegenüber der Euthyreose findet man bei den freien Fettsäuren, beim freien Glycerin und beim Acetacetat. Sie lassen den gestörten Metabolismus bei abnormer Schilddrüsenfunktion erkennen, sind aber als Parameter zu empfindlich und störanfällig und damit für die Klinik nicht relevant. Phospholipide und Polyensäuren sind zu wenig untersucht, so daß man über ihren diagnostischen Wert keine Aussagen machen kann. Das Lipidelektropherogramm läßt bei Schilddrüsenerkrankungen keine Störungen erkennen. Die Cholesterin- und Triglyceridwerte des Plasmas stellen ein Fließgleichgewicht durch Synthese, Elimination und Abbau dar. Daraus resultieren ihr wechselnd hoher Spiegel und die widersprüchlichen Angaben in der Literatur. Von klinischer Bedeutung ist noch am ehesten der Nüchterncholesterinwert. Er zeigt zwar bei der Hyperthyreose statistisch eine signifikante Verminderung; jedoch sind auch hier die Ausschläge gering, während die Erhöhung des Cholesterinspiegels bei der Hypothyreose eindeutig ist. Bei der Hyperthyreose ist der Plasmacholesterinspiegel nur in Grenzfällen zur Diagnostik heranzuziehen, besonders dann, wenn diese aus äußeren Gründen unvollkommen bleiben muß. Er ist jedoch mit Einschränkung als Parameter zur Beurteilung des Erfolges einer Behandlung anzusehen. Allerdings tritt das Ansteigen nach Angaben in der Literatur nicht immer deutlich zutage, da die Untersuchungen oft nicht genügend lange durchgeführt wurden. Die Beurteilung der Normalwerte der Plasmalipide ist insofern schwierig, als es nicht klar ist, auf welche Bevölkerungsgruppe man sich stützen soll. Auch ergeben sich Unterschiede zwischen den Geschlechtern wie auch den verschiedenen Altersgruppen. Im Düsseldorfer Krankengut fand sich in einem Kontrollkollektiv ein Cholesterinwert von 250 ± 50 mg/dl (6,48 ± 1,30

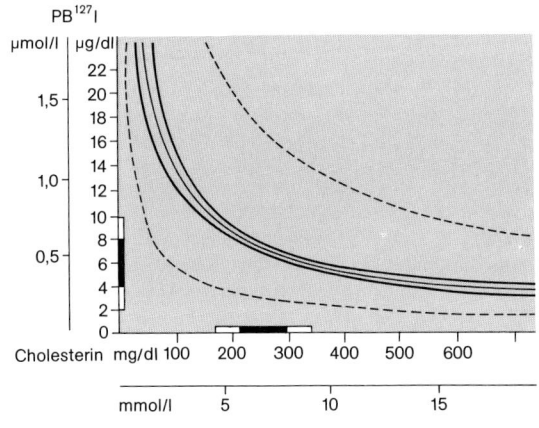

Abb. 5.6 Beziehungen zwischen Plasmacholesterin und PB^{127}J. Insgesamt 343 Patienten, davon 57 euthyreot, 69 hypothyreot und 217 hyperthyreot. Die beiden inneren Kurven stellen die 0,95-Vertrauensgrenzen der Regressionsfunktion dar. Die äußeren Kurven begrenzen den 0,95-Toleranzbereich, in dem sich nur 90% der Meßwerte befinden. Die auf den Koordinaten eingetragenen Markierungen bedeuten Mittelwerte und Streuungsbereich (s und 2s von PB^{127}J- und Cholesterinwerten Gesunder).

mmol/l) (nach der Methode von RAPPOPORT u. ENGELBERG), demgegenüber bei der Hyperthyreose ein Mittelwert von 199 ± 11 (5,15 ± 0,28 mmol/l) und bei der Hypothyreose ein Mittelwert von 429 ± 36 mg/dl (11,1 ± 0,93 mmol/l) (15). Im Kollektiv von SANDHOFER u. Mitarb. (42) betragen die Mittelwerte bei den Kontrollpersonen 221,7, bei der Hyperthyreose 163, bei der Hyperthyreose mit antithyreoidaler Behandlung 187,3 und bei der Hypothyreose 354,3 mg/dl, d. h. bei der Hyperthyreose sind sie um 29% gesenkt, und bei der Hypothyreose um 60% gesteigert. Die Tab. 5.2 zeigt eine Übersicht der Literatur über Lipidfraktionen bei Schilddrüsenerkrankungen, die angesichts der verschiedenen Methodik zwar nicht untereinander vergleichbar sind, wohl aber gegebenenfalls Signifikanzen gegenüber dem Kontrollkollektiv erkennen lassen.

Literatur

1 Bray, G. A., H. M. Goodman: Studies on early effects of thyroid hormones. Endocrinology 76 (1965) 323
2 Bray, G. A., H. S. Jacobs: Thyroid activity and other endocrine glands. In: Handbook of Physiology, Sect. 7, Bd. III, hrsg. von M. A. Greer, O. H. Solomon. American Physiological Society, Washington D. C. 1974 (S. 413)
3 Bressler, R., B. Wittels: The effect of thyroxine on lipid and carbohydrate metabolism in the heart. J. clin. Invest. 45 (1966) 1326
4 Carlson, L. A.: Studies on the effect of nicotinic acid on catecholamine stimulated lipolysis in adipose tissue in vitro. Acta med. scand. 173 (1963) 719
5 Carlson, L. A., R. J. Havel, L.-G. Ekelund, A. Holmgren: Effect of nicotinic acid on the turnover rate and oxidation of the free fatty acids of plasma in man during exercise. Metabolism 12 (1963) 837
6 Challoner, D. R.: Direct effect of triiodothyronine on the oxygen consumption of rat fat cells. Amer. J. Physiol. 216 (1969) 905
7 Challoner, D. R., D. O. Allen: In vitro effect of triiodothyronine on lipolysis, cyclic AMP-^{14}C accumulation and oxygen consumption in isolated fat cells. Metab. clin. Exp. 19 (1970) 480
8 Dayton, S., J. Dayton, F. Drimmer, F. E. Kendall: Rates of acetate turnover and lipid synthesis in normal, hypothyroid and hyperthyroid rats. Amer. J. Physiol. 71 (1960) 199
9 Debons, F. A., I. L. Schwartz: Dependence of the lipolytic action of epinephrine in vitro upon thyroid hormone. J. Lipid Res. 2 (1961) 86
10 Debons, A. F., J. L. Schwartz: Dependence of the lipolytic action of epinephrine in vitro upon thyroid hormones. J. Lipid Res. 4 (1963) 200
11 Eaton, R. P., D. Steinberg, R. H. Thompson: Relationship between free fatty acid turnover and total body oxygen consumption in the euthyroid and hyperthyroid states. J. clin. Invest. 44 (1965) 247
12 Epstein, A. A., H. Lande: Studies on blood lipoids. I. The relation of cholesterol and protein deficiency to basal metabolism. Arch. intern. Med. 30 (1917) 563
13 Fisher, J. N., E. G. Ball: Studies on the metabolism of adipose tissue. XX. The effect of thyroid status upon oxygen consumption and lipolysis. Biochemistry 6 (1967) 637
14 Fletcher, K., N. B. Myant: Influence of the thyroid on the synthesis of cholesterol by liver and skin in vitro. J. Physiol. (Lond.) 144 (1958) 361
15 Fletcher, K., N. B. Myant: Effect of thyroxine on the synthesis of lipids in rat liver. Endocrinology 71 (1962) 870
16 Freinkel, N., B. E. Metzger: Hyperthyreoidism. Metabolic changes. In: The Thyroid. A Fundamental and Clinical Text, 3. Aufl., hrsg. von C. W. Werner, S. H. Ingbar. Harper & Row, New York 1971 (S. 574)
17 Glatzel, J.: Beitrag zur Frage der endokrinen Regulation der Serumlipide. Inaug.-Diss., Düsseldorf 1963
18 Gompertz, D., A. L. Greenbaum: The effects of thyroxine on the pattern of fatty acid synthesis in rat liver. Biochim. Biophys. Acta. (Amst.) 116 (1966) 441
19 Gries, F. A., F. Matschinsky, O. Wieland: Induktion der β-hydroxy-β-methylglutaryl-Reduktase durch Schilddrüsenhormone. Biochim. biophys. Acta. (Amst.) 56 (1962) 615
20 Harlan, W. R., J. Laszlo, M. D. Bogdonoff: Alterations in free fatty acid metabolism in endocrine disorders. Part I. Effect of thyroid hormone. J. clin. Endocr. 23 (1963) 33
20a Hellman, L., H. L. Bradlow, B. Zumoff, D. K. Fukushima, T. F. Gallagher: Thyroid-androgen interrelations and the hypocholesteremic effect of androsterone. J. clin. Endocr. 19 (1959) 936
21 Hoch, F. L.: Metabolic effects of thyroid hormones. In: Handbook of Physiology, Sect. 7, Bd. III, hrsg. von M. A. Greer, D. H. Solomon. American Physiological Society, Washington D. C. 1974 (S. 391)
22 Hofmann, G. G., Th. Zilker, A. Souvatzoglou, P. Horn, K. Schwarz: Der Einfluß von Propranolol auf den Kohlenhydrat- und Fettstoffwechsel bei der Hyperthyreose. Verh. dtsch. Ges. inn. Med. 77 (1971) 569
23 Jacobsen, B. B.: Blood lipids during treatment of hyperthyroidism. Acta endocr. (Kbh.) 72 (1973) 443–452
24 Jahnke, K., F. A. Gries, H. Bethge, K. Fehlings: Über den Einfluß der Schilddrüsenfunktion auf Metabolite des Fettstoffwechsels im Serum. In: Wachstumshormon und Wachstumsstörungen. Das Cushing-Syndrom. 11. Symp. der Dtsch. Ges. f. Endokrinologie. Springer, Berlin 1965 (S. 217)
25 Karlberg, B. E., K. G. Hendriksson, R. G. G. Andersson: Cyclic adenosine 3'5' monophosphate concentrations in plasma, adipose tissue and skeletal muscle in normal subjects an in patients with hyper- and hypothyroidism. J. clin. Endocr. 39 (1974) 96
26 Karp, A., D. Stetten Jr.: The effect of thyroid activity on certain anabolic processes studied with the aid of deuterium. J. biol. Chem. 179 (1949) 819
27 Kekki, M.: Serum protein turnover in experimental hypo- and hyperthyroidism. Acta endocr. (Kbh.) 46, Suppl. (1964) 91
28 Kirkeby, K.: Fatty acid composition of serum lipids in hyper- and hypothyroidism. Acta endocr. (Kbh.) 71 (1972) 62
29 Kritchevsky, D.: Influence of thyroid hormones and related compounds on cholesterol biosynthesis and degradation: A review. Metabolism 9 (1960) 984
30 Kritchevsky, D., R. Pavletti: Lipid Pharmacology. Academic Press, New York 1964 (S. 63)
31 Levy, L. J., J. E. Adesman, G. Spergel: Studies on the carbohydrate and lipid metabolism in thyroid disease: Effects of glucagon. J. clin. Endocr. 30 (1970) 372
32 Marks, H. B., J. Kiem, A. G. Hills: Endocrine influences on fat and carbohydrate metabolism in man. I. Effect of hyperthyroidism on fasting serum nonesterified fatty acid concentration and on the response to glucose ingestion. Metabolism 9 (1960) 1133
33 Miettinen, T. A.: Mechanism of serum cholesterol reduction by thyroid hormones in hypothyroidism. J. Lab. clin. Med. 71 (1968) 537
34 Miettinen, T. A.: Current views on cholesterol metabolism. Symposium on Lipid Metabolism, Obesity and Diabetes Mellitus: Impact upon Atherosclerosis. In: Hormone and Metabolic Research, Bd. 4, hrsg. von H. Greten, R. Levine, E. F. Pfeiffer, A. E. Renold. Thieme, Stuttgart 1974 (S. 37)
35 Nikkilä, E.: Production and removal of plasma triglycerides in hypertriglyceridemia. Verh. dtsch. Ges. inn. Med. 78 (1972) 1293
36 Nikkilä, E., M. Kekki: Plasma triglyceride metabolism in thyroid disease. J. clin. Invest. 51 (1972) 2103
37 Page, I. H., L. E. Farr: The influence of high and low fat diets and thyroid substance on plasma lipids of nephrotic patients. J. clin. Invest. 15 (1936) 181
38 Rich, C., E. L. Biermann, I. L. Schwartz: Plasma nonesterified fatty acids in hyperthyroid states. J. clin. Invest. 38 (1959) 275
39 Roseman, R. H., S. O. Byers: The mechanism responsible for the altered blood cholesterol content in deranged thyroid states. J. clin. Endocr. 12 (1952) 1287
40 Rosenfeld, P. S., I. N. Rosenberg: Effect of altered thyroid status upon epinephrine induced lipolysis in vitro. Proc. Soc. exp. Biol. (N. Y.) 118 (1965) 221
41 Rotschild, N. A., A. Bauman, R. S. Yalow, S. A. Berson: The effects of large doses of desiccated thyroid on the distribution and metabolism of albumin-^{131}I in euthyroid subjects. J. clin. Invest. 36 (1957) 422
42 Sandhofer, F., S. Sailer, H. Braunsteiner: Fettsäure- und Triglyceridumsatz bei Schilddrüsenüberfunktion. Klin. Wschr. 44 (1966) 1389

43 Saunders, J., S. E. H. Hall, P. H. Sönksen: Thyroid hormones and glucose and fat metabolism in thyroid disease before and after treatment. 11. Acta endocr. Congr., Lausanne 1977. (Abstr. 296) sowie Diabetologia 15 (1978) 29
44 Stamler, J., E. N. Silber, A. J. Miller, L. Ackmann, C. Bolene, L. N. Katz: The effects of thyroid and dinitrophenol induced hypermetabolism on plasma and tissue lipids and atherosclerosis in the cholesterol fed chick. J. Lab. clin. Med. 3B (1950) 351
45 Strisower, B., P. Elmlinger, J. W. Cofman, Ph. D. De Lalla, O. De Lalla: The effect of l-thyroxine on serum lipoprotein and cholesterol concentrations. J. clin. Endocr. 19 (1959) 117
46 Vague, J., P. Rubin, J. Jubelin, G. Lam-Van, F. Aubert, A. M. Wassermann, J. Fondarai: Regulation of the adipose mass: Histometric and anthropometric aspects. In: 4. Internat. Meeting of Endocrinology, Marseilles 1973, hrsg. von J. Vague, J. Boyer. (S. 296)
47 Vinik, A., B. Pimstone, B. Buchanan-Lee: Impairment of hyperglycemia induced growth hormone suppression in hyperthyroidism. J. clin. Endocr. 28 (1968) 1534
48 Vinik, A., B. Pimstone, R. Hoffenberg: Studies on raised free fatty acids in hyperthyroidism. Metabolism 19 (1970) 93
49 Wieland, H.: Der Einfluß der Schilddrüsenhormone auf den Lipidstoffwechsel. In: Handbuch der inneren Medizin, Bd. VII/4, hrsg. von G. Schettler, H. Greten, G. Schlierf, D. Seidel. Springer, Berlin 1976 (S. 423)
50 Wieland, H., Seidel, D.: Plasmalipoproteine bei Patienten mit Hyperthyreose: Isolierung und Charakterisierung eines abnormen High-Density-Lipoproteins. Z. klin. Chem. 10 (1972) 311–321

Schilddrüsenhormone und Bindegewebe

Bei einer Reihe von Schilddrüsenerkrankungen ist das Bindegewebe, besonders das der Haut und des Skelettsystems, in auffälliger Weise beteiligt. Dies ist bei der Hyperthyreose, bei der Hypothyreose, bei der endokrinen Ophthalmopathie und Dermatopathie und bei der Akropachie der Fall. Die Auswirkung dieser Krankheiten, aber auch die der experimentellen Hyper- und Hypothyreose auf das Bindegewebe soll deshalb an dieser Stelle zusammenfassend erörtert werden.

Die Grundsubstanz des Bindegewebes, die vielfältigen hormonalen Einflüssen unterliegt und sich aus intrazellulärer Flüssigkeit, Glucosaminglucanen, Glucoproteinen und Proteinen zusammensetzt, wird durch die Zufuhr von Schilddrüsenhormon oder ihr Fehlen verändert. Unter den Hormonen kommt dabei dem TSH angeblich eine besondere Wirkung zu. Seine Wirkung ist bis zu einem gewissen Grade der der Corticosteroide entgegengesetzt (2). Ausgehend von den retrobulbären Veränderungen der endokrinen Ophthalmopathie ließ sich im retrobulbären Gewebe unter der Einwirkung von TSH im Tierversuch eine Anhäufung von Glucosaminglucanen und Mastzellen nachweisen. Dies betrifft vor allem die Hyaluronsäure (22), der unter den Komponenten der Glucosaminglucanen wegen ihrer hohen Polymerisierung, ihrer Viskosität und Hydrophilie eine besondere Bedeutung zukommt. Da 1 mg Hyaluronsäure 500 mg Wasser bindet (20), ist der Wassergehalt dieses Gewebes beträchtlich erhöht (18). Diese Veränderungen beschränken sich nicht auf das retrobulbäre Gewebe, sondern sind, wenn auch in geringerem Maße, im peritestikulären, im perirenalen und im axillären Gewebe nachzuweisen. Darüber hinaus wird auch Fett mobilisiert und in der Leber, den Muskeln und in der Niere angehäuft. Zufuhr von Thyroxin verhindert diese Wirkungen, während sie durch TSH-Gabe bei thyreoidektomierten Meerschweinchen besonders deutlich in Erscheinung treten. Die durch TSH erzeugten Effekte ähneln also den Gewebsveränderungen bei der endokrinen Ophthalmopathie.

Allerdings fördert TSH die Sekretion der Schilddrüsenhormone im intakten Organismus, so daß es auch von deren Wirkung nur schwer abzugrenzen ist. Immerhin gibt es Versuche, die bei mit Pepsin vorbehandelten TSH-Präparaten, welche keine Schilddrüsenwirkung mehr aufweisen, eine Steigerung der Aufnahme markierten Schwefels in die Hardersche und in die Tränendrüse des Meerschweinchens erkennen lassen (26). Dieser Effekt wird durch Thyreoidektomie nicht unterdrückt. Patienten mit endokriner Ophthalmopathie oder Myxödem zeigen Anhäufungen von Glucosaminglucanen im lockeren Bindegewebe und in Form von hyaluronidaseempfindlichen, metachromatisch färbbaren „Halbmonden" zwischen Sarkolemm und Fasern des Skelettmuskels. Inwieweit es sich tatsächlich um Wirkungen des TSH oder aber um immunologische Faktoren, die noch nicht erfaßt und untersucht sind, handelt, ist noch offen, wird aber im Kap. Pathogenese der endokrinen Ophthalmopathie näher ausgeführt. Bei den Hautveränderungen der Hypothyreose ist der Mangel an Schilddrüsenhormonen wichtiger als der Exzeß des TSH.

Der Effekt der Schilddrüsenhormone läßt sich experimentell am besten beim hypothyreoten Tier aufweisen: Die Gewebe sind myxödematös. Die Konzentration der Hyaluronsäure in der Grundsubstanz, in den Gelenkhöhlen, im Retroorbitalgewebe und in den Ovarien steigt an (1), während die des Chondroitinsulfat in der Haut absinkt. Diese Wirkung läßt sich durch Thyroxingaben rückgängig machen, wobei die Gesamtmenge der Glucosaminglucane etwa gleich bleibt (16, 21). Auch die Aufnahme von intraperitoneal injiziertem markierten Sulfat in den Xyphoidknorpel ist bei schilddrüsenlosen Tieren erniedrigt (10). Beim Normaltier ist die Wirkung der Schilddrüsenhormone aus den bei der Erörterung des TSH-Effekts genannten Gründen nicht so eindeutig. So wird zwar die Aufnahme der Glucosaminglucane in Aorta und Glaskörper herabgesetzt, ebenso die Sulfataufnahme in die Tibiaepiphyse (25), offenbar aber nicht in den Xyphoidknorpel (10). Es ist schwer zu entscheiden, ob das Thyroxin direkt wirkt oder ob es sich um eine Wirkung handelt, die über eine Hemmung des Hypophysenvorderlappens oder sekundär über eine Beschleunigung der Gesamtumsätze zustande kommt (7) (s. auch BOMMER u. Mitarb. [5, 6]).

An dieser Stelle sei erwähnt, daß die Ausscheidung der normalerweise im Urin gefundenen Glucosaminglucane (Chondroitin, Chondroitinsulfat, Keratosulfat und Heparinsulfat) bei der endokrinen Ophthalmopathie um das Doppelte ansteigt und daß sich die Konzentration der Glucosaminglucane im Serum um das Dreifache erhöht (27).

Über den Einfluß der Schilddrüsenhormone auf die zelligen Bestandteile des Bindegewebes ist wenig bekannt. Die Mastzellen, denen die Synthese schwefelhaltiger Glucosaminglucane zugeschrieben wird, verkleinern sich und zeigen eine schwächere Granulierung (1). Den Fibroblasten scheint aufgrund ihrer gesteigerten Synthesebereitschaft bei den meisten pathologischen Vorgängen zentrale Bedeutung zuzukommen. Es bleibt jedoch unklar, ob sie durch einen hormonalen oder einen immunpathologischen Stimulus erregt werden. Der Stoffwechsel des Kollagens, das einen großen Teil des Eiweißbestandes des Körpers ausmacht und etwas näher untersucht worden ist, steht ebenfalls unter hormonalem Einfluß. Unter den Aminosäuren des Kollagen sind Prolin und Hydroxyprolin die wichtigsten (s. auch hyperthyreote und hypothyreote Osteopathie, S. 253 und S. 426). Die Ausscheidung von Hydroxyprolin im Urin kann man als relatives Maß für den Kollagenkatabolismus ansehen. Auch hier zeigt sich (s. Eiweißstoffwechsel S. 212), daß die Schilddrüsenhormone je nach Dosierung eine anabole oder katabole Wirkung auf die Proteinsynthese ausüben. Im Tierversuch läßt sich nach Injektion von markiertem Prolin nach Maßgabe der Hydroxyprolinausscheidung im Urin und der Einlagerung in die Haut feststellen, daß die Kollagensynthese bei normaler Konzentration der Schilddrüsenhormone optimal vor sich geht, daß aber bei einer Exzeßzufuhr von Thyroxin die Synthese absinkt und der Katabolismus steigt. Aber auch bei hypothyreoten Tieren ist die Kollagensynthese erniedrigt, desgleichen jedoch auch der Abbau. Führt man bei hypothyreoten Tieren Thyroxin zu, so wird die Synthese wieder angeregt (9, 15). Es ist deshalb verständlich, daß sich die Haut hyperthyreoter Tiere verdünnt, während die der hypothyreoten Tiere verdickt ist, mehr Fett enthält und pro Flächeneinheit ein höheres Gewicht aufweist als bei den Kontrollen (die Hemmung des Abbaus ist stärker als die Hemmung der Synthese). Auch bei der menschlichen Hypothyreose ist die Haut in Korrelation zur Schwere der Erkrankung verdickt (4). Schon frühere Untersuchungen über die Einwirkung der Schilddrüsenhormone auf den Kollagenstoffwechsel hatten gezeigt, daß die Zugfestigkeit heilender Wunden absinkt (19), ebenso die Bildung von Kollagenfasern im Granulationsgewebe (23) und die Inkorporation von markiertem Glycin in die organische Knochenmatrix (24). Wie im Tierversuch sind auch die Konzentrationen des Hydroxyprolin im Serum und die Tagesausscheidungen im Urin bei der menschlichen Hyperthyreose erhöht, während sie bei der Hypothyreose erniedrigt sind (3, 8, 13, 14, 28). Zur teilweise antagonistischen Wirkung der Corticosteroide s. (11) und (17).

Literatur

1 Asboe-Hansen, G.: Hormone control of connective tissue. Fed. Proc. 25 (1966) 1136–1140
2 Asboe-Hansen, G., K. Iversen: Influence of TSH on connective tissue. Pathogenetic significance of mucopolysaccharides in experimental exophthalmos. Acta endocr. (Kbh.) 8 (1951) 90
3 Benoit, F., G. B. Theil, R. H. Watten: Hydroxyproline excretion in endocrine disease. Metabolism 12 (1963) 1072
4 Black, M. M., E. Bottoms, S. Shuster: Skin collagen and thickness in hyperthyroidism and myxedema. Clin. Endocr. (Oxford) 1 (1972) 253–258
5 Bommer, J., E. Ritz, B. Schulze, O. Mehls: Wachstumsstörungen bei experimenteller Hypothyreose. Verh. dtsch. Ges. inn. Med. 80 (1974) 135
6 Bommer, J., B. Krempien, H. Huberti, S. Jedanzik, E. Gengenbach: Influence of thyroid hormone on growth processes. Acta endocr. (Kbh.) 84 Suppl. 208 (1977) 4
7 Brunish, R.: The hormonal regulation of acid mucopolysaccharides. In: Hormones and Connective Tissue, hrsg. von G. Asboe-Hansen. Munksgaard, Kopenhagen 1966 (S. 11–37)
8 Dull, T. A., P. H. Henneman: Urinary hydroxyproline as an index of collagen turnover in bone. New Engl. J. Med. 268 (1963) 132
9 Fink, C. W., J. L. Lynn Ferguson, J. D. Smiley: Effect of hyperthyroidism and hypothyroidism on collagen metabolism. J. Lab. clin. Med. 69 (1967) 950–959
10 Gravina, E., G. Salvatore, J. Roche: Thyroid activity and metabolism of radioactive sulfur in cartilaginous tissue of the growing rat. C. R. Soc. Biol. (Paris) 156 (1962) 583
11 Hartmann, F.: Wesen der gestörten Funktion des Bindegewebes. Verh. dtsch. Ges. inn. Med. 65 (1959) 27
12 Kivirikko, K. I., O. Laitinen: Urinary ^{14}C-hydroxyproline in thyroxine-treated rats after the administration of ^{14}C-proline. Acta chem. scand. 19 (1965) 1781
13 Kivirikko, K. I., M. Koivusalo, O. Laitinen: Further studies on the action of thyroid hormones on the metabolism of collagen. Acta physiol. scand. 61 (1964) 49
14 Kivirikko, K. I., M. Koivusalo, O. Laitinen, M. Liesmaa: Effect of thyroxine on the hydroxyproline in rat urine and skin. Acta physiol. scand. 57 (1963) 462
15 Kivirikko, K. I., O. Laitinen, J. Aer, J. Halme: Metabolism of collagen in experimental hyperthyroidism and hypothyroidism in the rat. Endocrinology 80 (1967) 1051
16 Kowalewski, K.: Incorporation of radiosulphur into the dermal connective tissue of hypothyroid rat. Acta endocr. (Kbh.) 28 (1958) 124
17 Lorenzen, I. B.: Vascular connective tissue changes induced by catecholamines and thyroid hormone. In: Hormones and Connective Tissue, hrsg. von G. Asboe-Hansen. Munckgaard, Kopenhagen 1966
18 Ludwig, A. W., Boas, N. F., L. J. Soffer: Role of mucopolysaccharides in pathogenesis of experimental exophthalmos. Proc. Soc. exp. Biol. (N. Y.) 73 (1950) 137
19 Moltke, E.: Mechanism of the action of thyroxine and ascorbic acid deficiency on the tensile strength of healing wounds. Acta endocr. (Kbh.) 29 (1958) 421
20 Rogers, H. J.: The structure and function of hyaluronate. Biochem. Soc. Sympos. 20 (1961) 51
21 Schiller, S.: Mucopolysaccharides in relation to growth and thyroid hormones. J. chron. Dis. 16 (1963) 291
22 Sisson, J. C., M. Miles: Acid mucopolysaccharide alterations in experimental exophthalmos. Endocrinology 80 (1967) 931
23 Thieblot, L., J. Berthelay, S. Blaise, B. de Laguillaumie: Influence de la thyroïde sur une reáction inflammatoire expérimentale evoluée. C. R. Soc. Biol. (Paris) 157 (1963) 543
24 Vaes, G. M., G. Nichols jr.: Metabolism of glycine-1-C^{14} by bone in vitro: Effects of hormones and other factors. Endocrinology 70 (1962) 890
25 Wegelius, O.: The normal connective tissue. In: The Thyroid, 3. Aufl., hrsg. von S. C. Werner, S. H. Ingbar. Harper & Row, New York 1971 (S. 520)
26 Wegelius, O., J. Naumann, R. Brunish: Uptake of S^{35}-labelled sulfate in the Harderian and the ventral lacrimal glands of the guinea pig during stimulation with ophthalmotrophic pituitary agents. Acta endocr. (Kbh.) 30 (1959) 53
27 Winand, R. J.: Increased urinary excretion of acidic mucopolysaccharides in exophthalmos. J. clin. Invest. 47 (1968) 2563
28 Zatonska, J., C. T. Widoenska: Blood and urinary hydroxyproline levels in patients with hyperthyroidism and hypothyroidism; zit. nach: Excerpta med. (Amst.), Sect. VI, 26, Abstr. 2696 (1972)

Die Klinik der Hyperthyreose

Anamnestische Daten

Die Erhebung der Anamnese läßt erkennen, daß die Hyperthyreose nur selten akut, d. h. im Laufe von einigen Tagen, beginnt. Das Krankheitsbild entwickelt sich vielmehr gewöhnlich im Laufe von Wochen. Die vorgebrachten anamnestischen Angaben sind in verschiedenem Maße für die Diagnose zu bewerten. Das häufigste Symptom, mit dem fast alle Anamnesen beginnen, ist die allgemeine innere Unruhe, das Gespanntsein bei vorher oftmals psychisch ausgeglichenen Patienten. Ein weiteres (auch differentialdiagnostisch) besonders schwerwiegendes Phänomen ist die Wärmeintoleranz, das Gefühl eines Wärmeüberschusses, das dem Patienten den Aufenthalt in warmen Räumen fast unerträglich macht. Das Gefühl des Frierens ist dem Patienten oftmals unbekannt. Nach erfolgreicher Therapie berichtet er: „Zum ersten Mal seit Monaten habe ich wieder gefroren!". Dementsprechend wird winterliches Wetter als angenehm empfunden. Manche Patienten, die vormals über das Gefühl der kalten Füße vor dem Einschlafen klagten, berichten, daß Hände und Füße jetzt stets warm seien. Dünnere Kleider und dünnere Zudecke im Bett werden nunmehr bevorzugt. Vermehrtes Schwitzen oder wenigstens vermehrte Feuchtigkeit der Haut wird von der überwiegenden Zahl der Patienten angegeben. Charakteristisch, wenigstens für den Beginn der Erkrankung, ist das gesteigerte Hungergefühl, das sich bis zum Heißhunger steigern kann. Dem Patienten erscheint es als Kuriosum, daß er bei großem Appetit reichlich ißt und trotzdem an Gewicht abnimmt. Mit fortschreitender Krankheit und zunehmendem allgemeinen Schwächegefühl läßt jedoch häufig der Appetit nach. Die dann eintretenden Gewichtsverluste können bedrohlich sein. Jedoch werden die infolge schwerer Gewichtsabnahme bis zur Kachexie abgemagerten Patienten seit der Verbesserung der ärztlichen Versorgung und der Verkehrsverhältnisse deutlich seltener beobachtet, als dies noch vor einigen Jahrzehnten der Fall war. Ein Gewichtsverlust ist aber keineswegs ein ganz konstantes Symptom; es wird nur in etwa 80% der Fälle beobachtet. Manche Hyperthyreotiker nehmen sogar an Gewicht zu. Dies ist verständlich, da es sich bei den Gewichtsschwankungen um die Resultante von gesteigerter Kalorienproduktion einerseits und der erhöhten Nahrungszufuhr infolge gesteigerten Appetits andererseits handelt.

Die spezifische Gewichtsabnahme, gemessen mit einer Auftriebswaage, kann bei leichteren Formen der Hyperthyreose 22 bis 28, bei schwereren jedoch 38 bis 102 mg/kp/min betragen (Kontrolle 14; Hypothyreose 5,5 bis 8,5 mg/kp/min; ([18]; s. auch Kap. Labordiagnostik).

Ein weiteres konstantes Initialsymptom, das fast stets bei der Erhebung der Anamnese vorgebracht wird, ist das Gefühl lästigen Herzklopfens, gelegentlich mit Beklemmungsempfindungen verbunden, sowie das Gefühl unregelmäßiger Herztätigkeit.
Eine Übererregbarkeit der Darmtätigkeit, die sich in der Neigung zu Durchfällen äußert, ist keineswegs ein konstantes oder gar häufiges Symptom. Tritt es auf, so muß man einen wichtigen diagnostischen Hinweis darin erblicken. Bei manchen Frauen, die vordem über eine Obstipation klagten, kann der Übergang zu einer geregelten Darmtätigkeit auf die inzwischen eingetretene Hyperthyreose hinweisen.
Mit den Klagen über eine allgemeine innere Unruhe und Erregung sind auch meist Klagen über vorzeitige Ermüdung bei Anstrengungen verbunden, jedoch keineswegs konstant: Im Anfangsstadium kann sogar das Gefühl scheinbar gesteigerter Leistungsfähigkeit vorhanden sein, was mit dem jetzt auftretenden Überschuß an Schilddrüsenhormonen in Zusammenhang steht.
Die psychischen Veränderungen sind auf S. 232 beschrieben.
Klagen über Unruhe, Rastlosigkeit und Schlafstörungen stehen im Vordergrund. Den Angehörigen fällt die psychische Labilität und die erhöhte Reizbarkeit auf. Mit der permanenten Ruhelosigkeit hängt auch die Konzentrationsschwäche und die verminderte Merkfähigkeit zusammen, die den Kranken im Beruf und oft bei den einfachsten Verrichtungen stören. Trotzdem sind neuropathische Züge, wie man sie bei der sog. vegetativen Labilität sieht (wichtigste Differentialdiagnose!), selten. Auf die andersgeartete Einstellung des Hyperthyreotikers zu seiner Krankheit ist oft hingewiesen worden (1). Während sich die nervösen Symptome des vegetativ leicht erregbaren Psychoneurotikers aus der eigenen Persönlichkeit heraus entwickeln und auch in früheren Jahrzehnten des Lebens nachzuweisen sind, empfinden viele Kranke die Symptome der Hyperthyreose als etwas Fremdes, das sie von außen anfällt. Sie werten sie als neu auftretende Erscheinungen und sind über den Wandel ihrer Persönlichkeit erstaunt. Deshalb sieht man nicht selten, daß der Hyperthyreotiker monatelang versucht, gegen seine Krankheit anzukämpfen, gar zu dissimulieren und seiner Arbeit, die er an sich wegen zunehmender Erschöpfung nicht mehr leisten kann, nachzugehen.
Auf die inkonstanten Augensymptome werden die Patienten im Anfang meist von Bekannten und Angehörigen aufmerksam gemacht (s. Kap. Endokrine Ophthalmopathie).
Zu den Fragen, die bei der Erhebung der Anamnese unbedingt an den Patienten gestellt werden sollten, gehören die nach vorausgehenden Schilddrüsenkrankheiten, dem Beginn und der Schnelligkeit der Entwicklung der Struma und nach einer ggf. vorausgehenden Schilddrüsentherapie. Im Hinblick auf eine mögliche Jodinduktion der Hyperthyreose dürfen Fragen nach Jodexposition (Röntgenkontrastmitteln und jodhaltigen Medikamenten) nicht versäumt werden, ebensowenig wegen des Einflusses auf die thyroxinbindende Kapazität die Frage nach Einnahme von Kontrazeptiva und dem Vorliegen einer Schwangerschaft. Von Bedeutung ist die Familienanamnese, da die Hyperthyreose eine genetische Komponente hat, sowie die geographische Herkunft des Patienten unter Berücksichtigung der Frage, ob es sich um ein Endemiegebiet handelt oder nicht.
Das Aufstellen eines Index der Symptomhäufigkeit erübrigt sich, da das Vollbild einer floriden Hyperthyreose nicht zu verkennen ist. Nervöse und kardiovaskuläre Symptome stehen zwar an der Spitze, oligosymptomatische Formen beherrschen aber heute das Bild, das zudem individuell stark wechselt und durch geographische Gegebenheiten variiert wird. Das früher sehr beliebte Punktsystem hat demnach wenig diagnostische Aussagekraft (4, 6, 12, 16, 19).

Erhebung des Allgemeinbefundes, Inspektion, Palpation und Auskultation der Schilddrüse

Die Organbefunde werden in den einzelnen Kapiteln behandelt. An dieser Stelle sei nur noch einmal auf den oft ängstlichen Gesichtsausdruck des Patienten, seine Hyperkinetik, den feinschlägigen Tremor und das durch Gewichts- und Wasserverlust oft eingesunkene Gesicht hingewiesen, Symptome, die bei älteren Personen mitunter überhaupt nicht in Erscheinung treten. Die Untersuchung der Schilddrüse erfolgt nach den Regeln, die im Kap. Untersuchungsmethoden und im Kap. Euthyreote Struma dargelegt sind (s. Einteilung der WHO). Die hyperthyreotische Schilddrüse ist meistens dem Auge erkennbar vergrößert und als vergrößertes Organ zu tasten. Lokale Beschwerden, vor allem Schluckbeschwerden, sind zu erfragen. Es ist zu

Tabelle 5.3
Differentialdiagnose der hyperthyreoten Struma

	Hyperthyreose mit diffuser Struma	Hyperthyreose mit knotiger Struma	Autonomes Adenom mit Hyperthyreose
Lebensalter	frühere Lebensjahrzehnte	spätere Lebensjahrzehnte (etwa 4., 5.)	5.–6. Lebensjahrzehnt
Beginn	oft abrupt und stürmisch	langsam und unmerklich	langsam
Verlauf	manchmal von spontanen Remissionen unterbrochen	gleichmäßige Entwicklung ohne Remissionen	Remissionen kommen vor
Endzustand	Endzustand der terminalen spontanen Hypothyreose kommt vor	wird nicht beobachtet	wird nicht beobachtet
Thyreotoxische Krise	kommt vor	wird kaum beobachtet	kommt vor
Endokrine Ophthalmopathie	in der Hälfte der Fälle vorhanden	in ca. 15 % und weniger, deutlich	fehlt
Lokale Kompressionserscheinungen	selten	öfter	selten

empfehlen, von der Halsregion eine Skizze anzufertigen, den Umfang an verschiedenen Stellen zu messen und in die Skizze einzutragen, um Vergleichsmöglichkeiten für spätere Untersuchungen zur Hand zu haben. Besser als eine Einteilung nach dem Schema der WHO ist jedoch eine genaue Beschreibung des Befundes.
Die Schilddrüse ist keineswegs immer vergrößert. In 14% aller Fälle unseres Krankengutes war oder ist eine Vergrößerung weder visuell noch durch Palpation festzustellen. Fehlt außerdem noch die Ophthalmopathie und sind die hypermetabolischen Symptome nicht ausgesprochen, so kann man von einer maskierten Hyperthyreose sprechen.
Man unterscheidet eine Hyperthyreose ohne Struma, eine Hyperthyreose mit einer diffus vergrößerten und mit einer einknotigen oder mehrknotigen Struma. Diese Unterscheidung ist nicht nur pathophysiologisch, sondern auch klinisch von Bedeutung (Tab. 5.3). Geographische Faktoren spielen eine Rolle. In den Kropfendemiegebieten entwickelt sich die Hyperthyreose vorwiegend auf dem Boden einer zunächst euthyreoten Knotenstruma. Hier ist also die Hyperthyreose mit Knotenstruma häufig. Deshalb ist das Zahlenverhältnis zwischen diffuser und knotiger Struma stark von regionalen Verhältnissen abhängig. Von verschiedenen Autoren werden somit ganz verschiedene Zahlen angegeben. In einer Zeit, in der man die Hyperthyreose nur chirurgisch behandelte, wurden in New York unter 4707 Hyperthyreotikern 16% mit Knotenkropf beobachtet (22). Dies entspricht etwa unserem eigenen Krankengut, das einem Nichtendemiegebiet entstammt und in dem die Strumen in 26% knotig vergrößert sind und in dem, wie bereits erwähnt, in 14% eine Struma überhaupt nicht nachzuweisen ist (15). In einem großen chirurgischen Krankengut aus Wien, das am Rande zweier Endemiegebiete liegt, handelt es sich fast immer – nämlich in 77% – um knotig vergrößerte Strumen (S. 352).

Die diffus vergrößerte hyperthyreote Struma ist symmetrisch oder asymmetrisch, vorwiegend jedoch symmetrisch, angelegt (Abb. 5.7). Ihre Konsistenz ist weich, etwas elastisch bis fest; ihr Gewicht schwankt zwischen 30 und 150 g und darüber. Ihre Größe hat keine Beziehung zur Schwere der Erkrankung, spielt aber bei differentialtherapeutischen Erwägungen eine Rolle. Da es erforderlich ist, die wahre Größe zu kennen, besonders auch in sagittaler Richtung, ist ein Szintigramm anzufertigen.

Auch die Ultraschallmessung ist geeignet, die Tiefendimension zu erkennen und Vergrößerungen und Verkleinerungen im Laufe therapeutischer Maßnahmen zu verfolgen. Zudem kann man mit diesem Verfahren zystische von soliden Knoten ohne Punktion unterscheiden. Obwohl eine Kontraindikation nicht besteht, hat sich diese Methode bis jetzt noch nicht durchgesetzt. Sie sollte mit einer Szintigraphie kombiniert werden (2, 13, 14, 21).

Einwirkungen auf die Nachbarschaftsorgane sind bei der diffus vergrößerten Struma selten, oder sie halten sich in mäßigen Grenzen. Als Ausdruck der für die Hyperthyreose charakteristischen, oft sehr stark vermehrten Durchblutung, läßt sich bei Auflegen der Hand ein Schwirren fühlen, ganz besonders an den oberen und unteren Polen der Schilddrüse, weniger in der Mitte.* Die Auskultation ergibt, besonders am oberen Pol der Schilddrüse, ein Geräusch, das sich über Systole und Diastole gleichmäßig hinzieht. Bei einem nur systolisch zu hörenden Geräusch kann es sich um eine Fortleitung von den großen Gefäßen handeln. Schwirren und Geräusche sind keineswegs immer vorhanden. Sie verschwinden aber vollständig nach er-

---

* Die Vaskularisierung, gemessen am Durchgang des Pertechnetat, ist bei der diffus vergrößerten Struma am größten, weniger stark bei der multinodulären Struma und oft im Bereich der Norm beim mononodulären autonomen Adenom (3).

230 5 Die Hyperthyreose

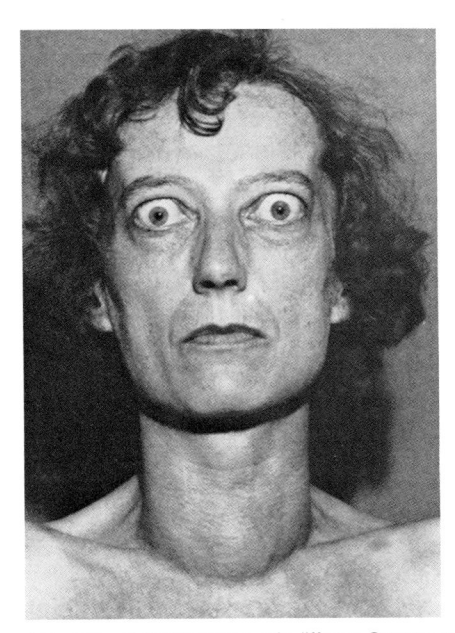

Abb. 5.7 Hyperthyreose mit diffuser Struma und endokriner Ophthalmopathie. 44jährige Frau. Vor 3 Jahren rasche Vergrößerung der Schilddrüse, dazu Entwicklung eines beiderseitigen Exophthalmus. Gewichtabnahme. Neigung zu Schweißausbrüchen, Haarausfall und brüchig werdende Fingernägel.
Befund: Reduzierter Kräfte- und Ernährungsstand. 174 cm, 63,4 kg. Feuchtwarme Haut. Verstärkter Dermographismus.

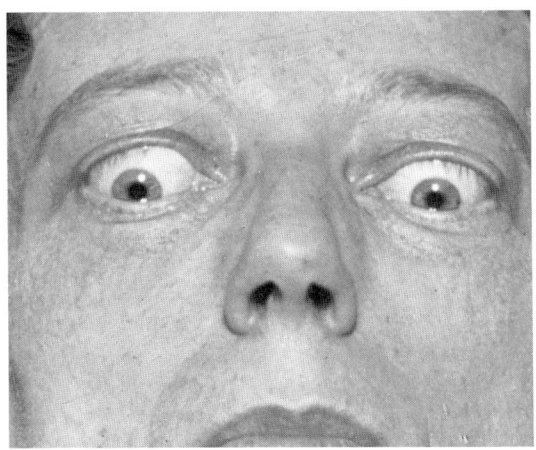

Feinschlägiger Tremor der Finger. Pulsfrequenz 116/min, regelmäßig. PR: 185/80 mmHg (24,7/10,7 kPa); Systolikum über der Spitze. Große weiche diffuse Struma, fühlbares Schwirren und deutlich hörbares systolisch-diastolisches Geräusch über der Schilddrüse. Erhebliche Protrusio bulborum. Hertel-Werte beiderseits 22 mm. Graefesches Phänomen stark positiv (s. rechte Seite der Abbildung). Grundumsatz +97%, Cholesterin 165 mg/dl (4,27 mmol/l). Typischer Verlauf der Radiojodaufnahme mit steilem Anstieg und Abfall bereits nach 24 Stunden. Szintigraphisch stellt sich eine große diffuse Struma dar. Speicherung links mehr als rechts. Weitere biochemisch-klinische Parameter konnten während der Beobachtung noch nicht untersucht werden.

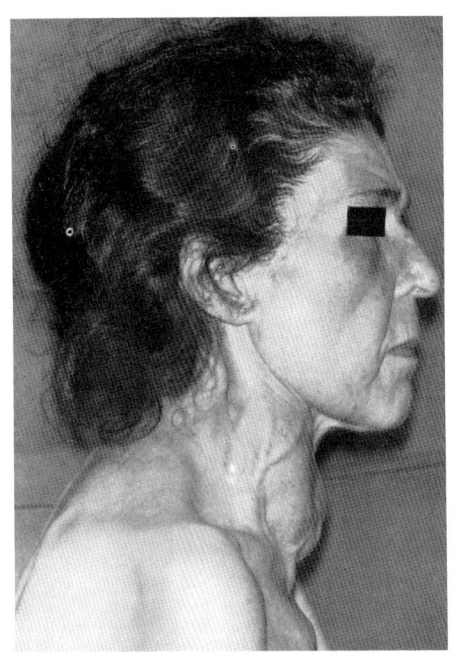

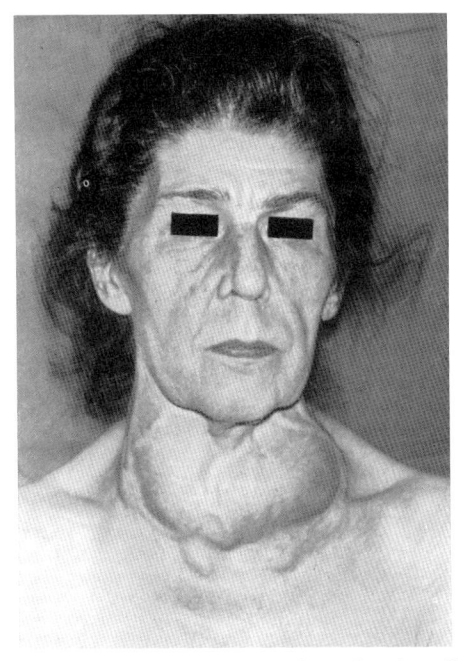

Abb. 5.8 Hyperthyreose mit großer knotiger Rezidivstruma. 65jährige Frau. Im 16. Lebensjahr Operation einer offenbar euthyreoten Struma. Strumarezidiv seit dem 40. Lebensjahr. Im 51. Lebensjahr Menopause und seit dieser Zeit starke Gewichtsabnahme, Wärmeintoleranz, Neigung zu Schweißausbrüchen, Herzklopfen. 170 cm, 55,1 kg. Stark reduzierter Allgemeinzustand. Große mehrknotige Rezidivstruma und reizlose Operationsnarbe. Deutlich Einflußstauung. Keine Geräusche, kein Schwirren über der Struma. Keine Protrusio bulborum, jedoch Glanzaugen und angedeutete Lidödeme. Graefesches Phänomen negativ. Haut warm, feucht und samtig. Fingertremor vorhanden. Absolute Arrhythmie. Pulsfrequenz 150/min. RR 200/105 mmHg (26,7/14,0 kPa). Einengung und Verlagerung von Trachea und Ösophagus. Grundumsatz +100%, Cholesterin 210 mg/dl (5,44 mmol/l), PB^{127}J 14,4 µg/dl (1,19 µmol/l). Szintigraphisch große, teils warme, teils kalte Knoten in beiden noch vorhandenen Schilddrüsenlappen. Zunächst erfolglose Therapie mit Methylmercaptoimidazol, sodann erfolgreiche Therapie mit ^{131}J.

folgreicher Therapie, die gleichzeitig die übermäßige, shuntartige Durchblutung beendet.
Demgegenüber zeigt die hyperthyreote Knotenstruma sowohl in pathophysiologischer als auch in klinischer Hinsicht einige Besonderheiten (Abb. 5.8). Es kann sich um ein oder mehrere, gut voneinander abzugrenzende Knoten handeln (uni- oder multinodulär). Auch Zysten kommen vor, die man durch Punktion entleeren kann. Nach Maßgabe der Szintigraphie kann es sich bei der hyperthyreoten Knotenstruma um „kalte" inaktive Knoten in einem hyperaktiven Parenchym oder auch um Knoten handeln, die den gleichen oder einen höheren Aktivitätsgrad wie das umgebende Parenchym aufweisen (Marine-Lenhart-Syndrom [16a, 17]). Auf Größe, Schnelligkeit der Entwicklung, Konsistenz, Schluckverschieblichkeit, aber auch auf Heiserkeit, Einflußstauungen und Verdrängungserscheinungen muß geachtet werden.
Das autonome (kompensierte oder dekompensierte) Adenom mit und ohne Hyperthyreose ist ein Spezialfall, der in einem besonderen Kapitel (S. 296) behandelt wird. Seine Abgrenzung vom hyperthyreoten Knotenkropf erfolgt in der anglo-amerikanischen Literatur nicht immer in ausreichendem Maße. Die (nodulär oder disseminiert vorliegende) Autonomie muß, besonders im Hinblick auf die therapeutische Beeinflußbarkeit, in jedem Fall erkannt werden.
Die hyperthyreote Knotenstruma entsteht in vielen Fällen aus einer blanden Knotenstruma, ganz besonders unter dem Einfluß einer Jodexposition (Näheres im Kap. Die jodinduzierte Hyperthyreose S. 314). Diese Strumen können ein wesentlich größeres Gewicht als die diffus vergrößerten erreichen. Man findet sie vorwiegend im höheren Lebensalter; der Sexualquotient (Frauen : Männer) ist nicht niedriger als bei der diffus vergrößerten Struma (Abb. 5.9; s. auch Die Hyperthyreose im Alter S. 304). Schwirren und Gefäßgeräusche gehören nicht zum klinischen Bild.

Ob bei der biochemisch-technischen Diagnostik ins Gewicht fallende Unterschiede zwischen der diffus und der knotig vergrößerten hyperthyreoten Struma vorliegen, ist noch nicht geklärt. Aus früheren Jahrzehnten ist bekannt, daß der Grundumsatz bei der Knotenstruma niedriger sein kann, was früher oft zu Fehldiagnosen geführt hat. Bei einer statistischen Auswertung, die allerdings aus einem Endemiegebiet stammt (11), war die Radiojodaufnahme bei den Knotenstrumen niedriger als bei den diffus vergrößerten, was sich vielleicht aus den in diesen Strumen vorhandenen verschiedenen Kompartimenten mit verschiedener Turnoverrate ergibt. Auch die Konzentrationen des freien T4 waren signifikant niedriger, was auf eine vermehrte T3-Poduktion bezogen wurde. Vorläufige Untersuchungen sprechen nicht in diesem Sinne (s. Trijodthyronin-Hyperthyreose). Bei zahlreichen anderen Parametern ergaben sich keine signifikanten Differenzen.

Verschiedene Verlaufsformen. Die Hyperthyreose mit diffus vergrößerter Struma entwickelt sich relativ schnell, d. h. manchmal akut, gewöhnlich aber im Laufe von einigen Wochen oder Monaten. Phasenhafter Krankheitsverlauf mit Exazerbationen, Rezidiven und Remissionen gehören zum Bild. Die Träger dieser Strumen sind in besonderem Maße zum Ausbruch einer thyreotoxischen Krise prädestiniert. Auf der anderen Seite besteht eine deutliche Tendenz zur Selbstlimitierung des Krankheitsprozesses. Das hyperaktive Gewebe kann auf immunpathologischer Basis im Laufe der Zeit durch lymphozytäre Infiltrationen und fibrotisches Gewebe verdrängt werden. Dementsprechend ist die Neigung zur postoperativen Hypothyreose besonders groß.
Diese Eigentümlichkeiten des Verlaufs werden bei der knotigen Struma wesentlich seltener beobachtet; demgegenüber treten lokale Kompressionserscheinungen in der Nachbarschaft an der Trachea, am Ösophagus und ein Einwandern in den Thoraxraum häufiger auf. Auffällig ist das Zurücktreten der endokrinen Ophthalmopathie. Wie in dem entsprechenden Kapitel geschildert, fanden sich in unserem Krankengut Augenerscheinungen bei knotigen Strumen nur in 14%, bei der diffus vergrößerten Struma aber in 50% (insgesamt in 39%). Bei allen Fällen von endokriner Ophthalmopathie zusammengenommen beobachteten wir insgesamt nur 3% Knotenkröpfe, während bei der Hyperthyreose ohne Augensymptome Knotenkröpfe in 38% vorlagen (10). Auch das Auftreten einer posttherapeutischen Ophthalmopathie, die man bei den diffus vergrößerten Strumen gelegentlich beobachtet, ist bei den knotigen Strumen selten. Auch dies weist darauf hin, daß die endokrine Ophthalmopathie nur eine Begleiterkrankung der Hyperthyreose ist und

Abb. 5.9 527 Patienten mit Hyperthyreose. Aufteilung nach Altersgruppen und Beschaffenheit der Struma. Die obere Linie bezeichnet die prozentuale Häufigkeit der diffusen Struma in den verschiedenen Altersgruppen.

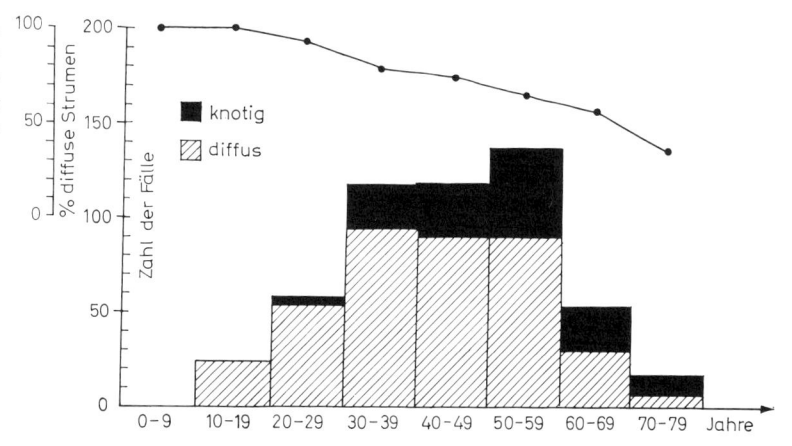

nicht zu ihrem Wesen gehört, wahrscheinlich aber pathogenetische Grundzüge aufweist, die bei der diffus vergrößerten Struma gegeben sind, bei der knotigen Struma aber seltener vorliegen. Dem höheren Lebensalter entsprechend, kommt die Thyreokardiopathie in Form von Flimmerarrhythmie und Herzinsuffizienz häufiger als bei der diffus vergrößerten Struma vor (s. Hyperthyreose und kardiovaskuläre Erscheinungen). Einen Überblick über die Differentialdiagnose zwischen diesen beiden Formen der Struma und dem autonomen Adenom gibt die Tab. 5.3 (S. 229), während die Abb. 5.**10** die verschiedenen Formen der Hyperthyreose darstellt.

Thermographische Schilddrüsenuntersuchungen mit Infrarotmessung über der Schilddrüse haben so viele Fehlerquellen, daß sie für klinische Untersuchungen nicht zu empfehlen sind. Einen Teil der heißen Knoten kann man jedoch von den kalten Knoten unterscheiden (7–9, 20).

Die Differentialdiagnose der Hyperthyreose wird in folgenden Kapiteln behandelt: Die maskierte Hyperthyreose (s. Das kardiovaskuläre System S. 244); Psychische Veränderungen (S. 232); Die Hyperthyreose im Alter (S. 304); Das autonome Adenom, hier auch die subklinische Hyperthyreose (S. 297); Die T3-Hyperthyreose (S. 310); Hyperthyreosis factitia (S. 316); Die sekundäre Hyperthyreose (S. 196); Die Hyperthyreose durch nichtendokrine Tumoren (S. 318). Differentialtherapeutische Überlegungen werden im Kap. Therapie behandelt.

Normale Schilddrüse
Euthyreose

Diffuse hyperthyreote Struma

Inaktives Adenom.
Euthyreose

Hyperthyreote Knotenstruma, wechselnd inaktive und hyperthyreote Knoten

Autonomes dekompensiertes Adenom

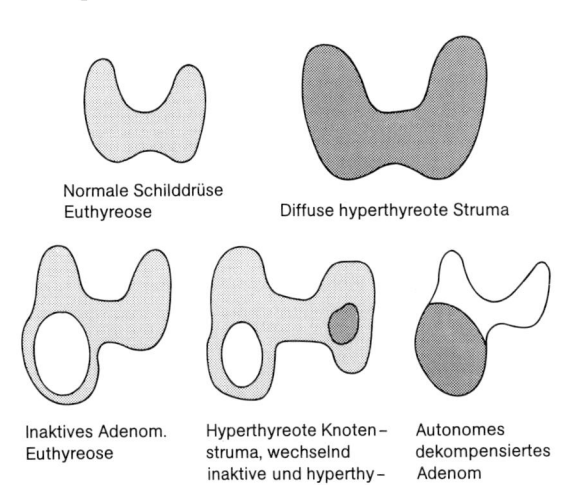

Abb. 5.**10** Schematische Darstellung der Differentialdiagnose der hyperthyreoten Strumen.

Literatur

1 Bansi, H. W.: Krankheiten der Schilddrüse. In: Handbuch der inneren Medizin, Bd. VII/1, hrsg. von G. v. Bergmann, W. Frey, H. Schwiegk. Springer, Berlin 1955 (S. 613)
2 Blum, M., A. B. Goldmann, A. Hercovic, J. Hernberg: Clinical application of thyroid echography. New Engl. J. Med. 287 (1972) 1164
3 Brownlie, B. E. W., J. G. Turner, M. A. Ellwood, T. G. H. Rogers, D. I. Armstrong: Thyroid vascularity – documentation of the iodide effect in thyrotoxicosis. Acta endocr. (Kbh.) 86 (1977) 317
4 Crooks, J., E. J. Wayne, R. A. Robbs: A clinical method for assessing the results of therapy in thyrotoxicosis. Lancet 1960/I, 397
5 Fuchsig, P., K. Keminger: Chirurgie der Schilddrüse. In: Die Krankheiten der Schilddrüse, hrsg. von K. Oberdisse, E. Klein. Thieme, Stuttgart 1967 (S. 534)
6 Harvey, R. F.: Indices of thyroid function in thyrotoxicosis. Lancet 1971 I. 230
7 Hempel, R. D., H. J. Polak, J. Wiehmann, E. Mertens: Infrarotthermometrie und Schilddrüsenerkrankungen. Radiol. diagn. (Berl.) 17 (1976) 535
8 Hülse, R., H. H. Stelzig, W. Buchwald: Ergebnisse thermographischer Schilddrüsenuntersuchungen im Vergleich mit der nuklearmedizinischen Lokalisationsdiagnostik. Radiologe 10 (1970) 222
9 Johne, M., K. P. Wenzel, K. Koppenhagen: Die Thermographie der Schilddrüse. Ein Vergleich von Thermographie, Szintigraphie und Zytologie. In: Nuklearmedizin, 11. Jahrestagung der Ges. f. Nuclearmedizin, Athen 1973. Schattauer Verlag, Stuttgart 1974 (S. 130)
10 Klein, E., H. Zimmermann, H. Lins: Die Schilddrüse bei der endokrinen Ophthalmopathie. Endokrinologie 39 (1960) 44
11 Lamberg, B. A., O. P. Heinonen, A. Aro: Statistical evaluation of symptoms and clinical signs in the diagnosis of hyperthyroidism. Acta endocr. (Kbh.) Suppl. 146 (1970)
12 Laubinger, G.: Punktsystem zur Diagnose der Hyperthyreose nach klinischen Symptomen. Verh. dtsch. Ges. inn. Med. 73 (1967) 369
13 Leclere, J., A. Bertrand, P. Thouvenot, D. Vaillant: Mesure du volume thyroïdien à l'aide des ultra sons. Resultats préliminaires. Ann. Endocr. (Paris) 35 (1974) 48; Excerpta med. (Amst.), Sect. III, 32 (1975) 151
14 Miskin, M., I. B. Rosen, P. G. Walfish: Ultrasonography of the thyroid gland. Radiol. Clin. N. Amer. 13 (1975) 479
15 Oberdisse, K.: Die Hyperthyreose (Referat) Verh. dtsch. Ges. inn. Med. 66 (1961) 56
16 Oddie, T. H., I. B. Hales, J. N. Stiel, T. S. Reeve, M. Hooper, C. M. Boyd, D. A. Fisher: Prospective trial of computer program for the diagnosis of thyroid disorders. J. clin. Endocrinol. 38 (1974) 876
16 a Park, H. M., S. E. Zieverink, R. C. Ransburg: Marine-Lenhart syndrome (Graves' disease with poorly functioning nodules. 8. International Thyroid Congress Sydney, Australia. February 3–8, 1980, Abstr. Nr. 100
17 Roualle, H. L. M.: The solitary thyroid nodule in thyrotoxicosis. Brit. J. Surg. 36 (1949) 312
18 Schlick, W., P. Schmid, K. Irsigler: Spezifische Gewichtsabnahme bei Hyper- und Hypothyreose. Wien. klin. Wschr. 87 (1975) 89
19 Simonin, R., M. Roux, J. L. San Marco: La methode des index thyroïdiens dans la diagnostic clinique des thyrotoxicoses. Sem. Hôp. Paris 49 (1973) 1595
20 Theisinger, W., H. E. Fleige: Möglichkeiten der Thermographie in der Schilddrüsendiagnostik im Vergleich zur Schilddrüsenszintigraphie. Med. Klin. 69 (1974) 979
21 Thijs, L. G., W. Stroes: Diagnostic ultrasound in clinical thyroid investigation. J. clin. Endocr. 32 (1971) 709
22 Werner, S. C.: The Thyroid, 2. Aufl. Harper & Row, New York 1962
23 Werner, S. C.: In: The Thyroid. A Fundamental and Clinical Text, 3. Aufl., hrsg. von S. C. Werner, S. H. Ingbar. Harper & Row, New York 1971 (S. 493)

Psychische Veränderungen, Persönlichkeitsstruktur und die Frage der psychogenen und zentralnervösen Entstehung der Hyperthyreose

Die schweren psychischen Veränderungen, die man bei jeder ausgeprägten Hyperthyreose mit längerem Krankheitsverlauf findet, treten jetzt, da man mit wirksamen therapeutischen Maßnahmen den Krankheitsablauf verkürzen kann und schwere Krankheitsbilder seltener geworden sind, nicht mehr in gleichem Maße in Erscheinung wie früher. Es handelt sich vorwiegend um Veränderungen auf dem Gebiet der Emotion und des Trieblebens. Bei voll ausgebildeter Hyperthyreose sind sie eindrucksvoll und bei vielen Patienten in typischer Weise zu beobachten. Die Patienten sind unruhig, erregt, ruhelos, wie gehetzt, in einer gespannten Erregung, oft mit einem ängstlichen Einschlag. Dabei klagen sie über schnellen Wechsel der Stimmung, leichte Ermüdbarkeit und mangelnde Konzentrationsfähigkeit (6). Allerdings wird auch eine zunehmende apathische Stimmungslage beobachtet (33a), wobei es sich bereits um einen Übergang in eine terminale Hypothyreose handeln kann. Eine Potenzierung dieses psychischen Verhaltens zeigen die bis zum Delirium gehenden Zustände bei akuten hyperthyreoten Krisen, die dem akuten exogenen Reaktionstyp von BONHOEFFER (7) zuzugliedern sind.

Ein Vergleich neurotischer Angstzustände mit der psychischen Lage hyperthyreoter Personen mittels experimentell-psychologischer Verfahren ergab zwischen den beiden Kollektiven keine wesentlichen Differenzen (17, 28). Vergleicht man jedoch Hyperthyreotiker (diffuse Struma ohne Exophthalmus) im akut dekompensierten Zustand vor und nach erfolgreicher Behandlung (mindestens 3 Monate Euthyreose), so lassen Untersuchungen mittels Persönlichkeitsfragebogen (MPI, MMQ) eine signifikante Abnahme der neurotischen Tendenzen und eine signifikante Zunahme der Extraversion erkennen. Spezifische strukturelle Änderungen der Persönlichkeit des Hyperthyreotikers fanden sich dabei nicht (23, 31, 34). Die Neigung zu neurotischem Fehlverhalten im unbehandelten Stadium ist aber erhöht (23).

Untersucht man die Reaktionen des autonomen Nervensystems, so ergibt sich in einer hyperthyreoten Gruppe ein höherer Basalwert der Hautleitfähigkeit und eine größere Frequenz spontaner Schwankungen als in der Kontrollgruppe. Gegenüber Patienten mit neurotischen Angstzuständen trat bei Hyperthyreotikern bei wiederholter Reizung Gewöhnung ein (17, 28). Bei psychischen Streßeinwirkungen (Vorführung eines Stressor-Filmes) zeigten unbehandelte Hyperthyreotiker stärkere Reaktionen des vegetativen Nervensystems (peripherer Blutdurchfluß, Puls- und Atemfrequenz, elektrischer Hautwiderstand) als behandelte und Kontrollpersonen (15).

Die intellektuellen Fähigkeiten bleiben unberührt. Patienten mit dekompensierter Hyperthyreose zeigen bei Untersuchungen ihrer Intelligenzhöhe und ihrer Intelligenzstruktur mittels Interview und Hamburg-Wechsler-Intelligenztest für Erwachsene ein Ansteigen des Mittelwertes des Intelligenzquotienten mit zunehmender Konzentration der Schilddrüsenhormone im Serum, wobei sich überdurchschnittliche Leistungen ergeben. Sie liegen im mittleren und oberen Bereich der Intelligenzskala. Die Differenzen gegenüber Hypothyreoten und Euthyreoten kommen im Handlungsteil des Tests deutlicher zum Vorschein als im Verbaltest, obwohl Tremor, Überhastung und vorzeitige Ermüdung auch die Ergebnisse des Handlungsteils beeinträchtigen. Trotz zum Teil überdurchschnittlicher Leistungen sind die Klagen der Hyperthyreotiker über Leistungsverminderung eindrucksvoll (24).

Im Vergleich zu den spärlichen experimentell-psychologischen Untersuchungen liegt eine Fülle von psychosomatisch-psychiatrischen Beobachtungen bei der Hyperthyreose vor. Dabei wird besonders auf Konfliktsituationen, auch in der prämorbiden Phase des Hyperthyreotikers, hingewiesen, die sich in zeitlicher Gliederung schon frühzeitig im Leben nachweisen lassen. Im Mittelpunkt steht dabei der Abbruch oder die drohende Unterbrechung persönlicher Bindungen, die Furcht vor Vereinsamung und Isolierung bei Hingabe an ein Leistungsziel und besonderer Entwicklung des Gefühls der Verantwortlichkeit. Bei männlichen Hyperthyreotikern, die wesentlich seltener untersucht worden sind, soll es sich um passive, femininorientierte Persönlichkeiten handeln (10, 16, 19, 25).

Es wird vielfach darauf hingewiesen, daß schwerwiegende Konfliktsituationen besonders in der Entwicklungsphase der Hyperthyreose zu finden sind. Wie erwähnt, haben manche Psychosomatiker die geschilderten Wesensveränderungen bereits in der prämorbiden Persönlichkeit entdeckt und halten sie für Verstärkung und Überbetonung dieser ursprünglich schon vorhandenen Wesenszüge unter dem Einfluß der erhöhten Produktion von Schilddrüsenhormonen. Dem widersprechen Versuche auf experimentell-psychologischer Basis. Es gibt auch sichere Beobachtungen über Hyperthyreotiker, bei denen der Ausbruch der Krankheit auf eine syntone, ja robuste Persönlichkeit stieß und die selbst den Ausbruch ihrer Hyperthyreose als radikale Änderung ihres Wesens empfinden und nach Ausheilung der Krankheit wieder in ihre frühere ausgeglichene Gemütslage zurückkehren. Auch das Erscheinungsbild der Hyperthyreosis factitia, die nach langdauernder exogener Zufuhr von Schilddrüsenhormonen entsteht, kann wenigstens andeutungsweise dieselben emotionalen Veränderungen wie eine idiopathische Hyperthyreose hervorrufen. Auch in anderer Hinsicht unterscheiden sich viele Hyperthyreotiker von dem großen Heer der vegetativ Labilen mit psychoneurotischen Zügen. Man kann nicht selten beobachten, daß sie gegen ihre Krankheit anzukämpfen versuchen, ja sogar dissimulieren, jedenfalls die Krankheit als etwas ihnen Wesensfremdes empfinden (3).

Den Beweis zu führen, daß Konfliktsituationen ätiologisch mit dem Ausbruch der Hyperthyreose in Zusammenhang stehen, dürfte außerordentlich schwer sein. Von dieser Ansicht, die in den zwanziger und dreißiger Jahren häufiger als jetzt vertreten wurde, scheinen nunmehr auch die Psychosomatiker abzurücken. Auch sie betonen, daß eine solche einmalige krisenhafte Situation schlimmstenfalls einen auslösenden Faktor darstellen könne, und denken mehr an die auslösende Bedeutung langdauernder, sich oft wiederholender emotionaler Störungen bei prädisponierten Personen (16).

Es ist wohl bekannt, daß man mit psychotherapeutischen Maßnahmen auch bei der Hyperthyreose Erfolge erzielen kann. Diese Tatsache läßt sich aber keinesfalls im Sinne einer Psychogenese der Hyperthyreose verwenden, zumal bei einer antithyreoidalen

Therapie die Erfolge schneller und besser sind, während diese letztere Therapie bei Psychoneurotikern keine Besserung des Krankheitsbildes zeitigt. Die psychischen Veränderungen sind im wesentlichen sekundärer Natur und kommen durch die Einwirkung der Schilddrüsenhormone auf das Zentralnervensystem zustande, das in diesem Sinne für die Schilddrüse Peripherie bedeutet. Sie bilden sich bei erfolgreicher antithyreoidaler Therapie weitgehend zurück (21), in anderen Fällen persistieren sie jedoch (2), was verständlich ist, da sich bei langdauerndem Überschuß von Schilddrüsenhormonen Dauerschäden am Zentralnervensystem einstellen. Die Rückbildung von Neurotizismen bei Rekompensation der Hyperthyreose wurde schon erwähnt (23).

Über die plötzliche Manifestation einer Hyperthyreose im Gefolge einer akuten seelischen Erschütterung ist oft berichtet worden, seit PARRY 1825 (30) zum erstenmal ein solches Ereignis beschrieb. Auch die älteren Autoren, wie Pierre MARIE, CHARCOT und TROUSSEAU neigten dazu, die Hyperthyreose als eine Krankheit des Nervensystems aufzufassen, während MÖBIUS die Ursache der Krankheit in der Schilddrüse selbst sah. Seitdem wird die Möglichkeit einer psychisch-traumatischen Entstehung der Hyperthyreose sehr verschieden eingeschätzt. Die Beurteilung schwankt zwischen 0 und 100%. Die Mitteilungen haben oft anekdotischen Charakter. Offensichtlich ist das Interesse, das der Beobachter den psychologischen Entstehungsursachen zuwendet, von Bedeutung.

Nur selten liegen verläßliche pathophysiologische Unterlagen vor, wie z. B. bei einem Patienten, bei dem nach Abschluß einer antithyreoidalen Therapie der Hyperthyreose und fortlaufender Trijodthyronintherapie ein Verschwinden der Suppressibilität mit Rückkehr klinischer Hyperthyreosezeichen nach einem psychischen Trauma eintrat (1).

Eine scheinbare Unterstützung dieser Auffassungen brachte die Beschreibung einer sogenannten „Schreckthyreotoxikose" des mit Frettchen gejagten Wildkaninchens (4, 12, 22). Der Beweis, daß es sich um eine echte Hyperthyreose handelt, konnte mangels ausreichender funktioneller Untersuchungen (T4-Bestimmung, TRH-TSH-Test) nicht erbracht werden. Man muß vielmehr annehmen, daß es sich um eine unspezifische Alarmreaktion des vegetativen Nervensystems gehandelt hat. Inzwischen ist erwiesen, daß ein psychischer Schock zu einer Hormonausschüttung führen kann: Beim Schaf mit exteriorisierter Schilddrüse führte die Einführung einer Kanüle in die Jugularvene, eine Serie von Feuerwerksexplosionen und ein bellender Hund zu einem Anstieg des PB^{131}J, des PB^{127}J und des freien ^{131}J bis zu 2 Stunden Dauer, ebenso eine Fesselung, wobei nach Training der Effekt ausblieb. Alle Steigerungen der genannten Parameter wurden durch den Effekt von TSH-Injektionen übertroffen (13). Beim Kaninchen wird die Schilddrüsenfunktion durch Fesselung oder Schmerz (^{131}J-Abgabe der Schilddrüse) gehemmt, während sich beim wilden Kaninchen eine Hemmung oder gar kein Effekt ergab (8). Offenbar spielt bei dieser Hemmung der Hypothalamus eine Rolle, da man die Reaktion durch Durchtrennung des Hypophysenstiels aufheben kann (9). Auch Affen lassen unter der Einwirkung eines psychischen Stresses einen Anstieg von PBI und BEI erkennen (20, 26). Daß die Tierversuche in den meisten Fällen zu einer Hemmung, in anderen Fällen zu einer Steigerung der Hormonausschüttung führen und wiederum manchmal keinen Effekt zeigen, hängt mit Speziesdifferenzen und mit der Verschiedenartigkeit der angewandten Stressoren zusammen. In diesem Zusammenhang ist es auch von Interesse, daß Kälteexposition beim Kaninchen die Schilddrüse histologisch aktiviert, die Radiojodspeicherung steigert und die Freisetzung von ^{131}J vermehrt (8). Demgegenüber führt Kälteexposition beim erwachsenen Menschen nicht zu einer TSH-Ausschüttung, wohl aber beim Neugeborenen, bei dem sich andere primäre Abwehrmechanismen, die Vasokonstriktion und Katecholaminausschüttung, noch nicht entwickelt haben (14).

Eine große Reihe von Untersuchern befaßt sich mit der Auswirkung psychischer Streßsituationen auf das PB^{127}J beim Menschen. Zum Teil wurden Anstiege gefunden, meist blieben aber die Werte unverändert. Es ließ sich vielmehr zeigen, daß in der Examenssituation, bei größeren Operationen, beim Myokardinfarkt und Leistungssport die Fluktuationen nicht über das normale Maß hinausgingen (11, 35 [hier auch Übersicht über die frühere ausgedehnte Literatur]). Es ist jedoch fragwürdig, ob die PBI-Bestimmung überhaupt imstande ist, kurzfristige Schwankungen anzuzeigen; vielmehr sind T$_3$- und T$_4$-Bestimmungen notwendig. Eine mit Vorsicht zu bewertende retrospektive Studie vor und nach den bürgerkriegähnlichen Zuständen in Nordirland (während dieser Zeit soll ein Zustand von „epidemic of anxiety" bestanden haben) ergab, daß in überschaubaren Gebieten keine Änderung der Häufigkeit der Hyperthyreose auftrat, gemessen an der täglichen Verschreibung von Carbimazol, der einzigen hier verwendeten antithyreoidalen Substanz, und der Häufigkeit der Erstbehandlung der Hyperthyreose mit ^{131}J. Während der Unruhen nahm die Zahl der Schilddrüsenresektionen wegen Hyperthyreose ab. Aus dieser, etwas pauschalen Untersuchung schließen die Autoren, daß die permanente Streßsituation für die Pathogenese der Hyperthyreose keine Bedeutung habe.

Eine Entstehung der Hyperthyreose auf zentralnervöser Basis (Enzephalitis, Narkolepsie, Lues cerebrospinalis), durch Intoxikationen (Kohlenoxyd, Blei, Quecksilber), durch Infektionen wie Parotitis infectiosa oder elektrische Unfälle wurde vor einigen Jahrzehnten erörtert, jetzt aber nicht mehr. Eine gewisse Ähnlichkeit mit dem klinischen Bild der Hyperthyreose (vegetativ-nervöse Grenzfälle mit Struma, Glanzaugen, Lagophthalmus, erhöhter Erregbarkeit und mäßiger Grundumsatzsteigerung) verleiteten seinerzeit dazu, kausale Beziehungen anzunehmen. Ebenso spielte früher die Frage, ob eine echte Hyperthyreose nach Schädel- und Gehirnverletzung vorkommen könne, eine nicht unerhebliche Rolle. Die Beobachtungen des letzten Krieges mit zahlreichen Schädel-, Hirn- und Hypothalamusverletzungen haben diese Annahme nicht bestätigt (32, 36). Ebenso sind die unerlaubten Schlüsse, die man aus der sog. Zwischenhirnnarkose mit Barbituraten gezogen hatte, nicht mehr vorgebracht worden, seit sich zeigen ließ, daß sich die Barbiturate nicht in bestimmten Regionen des Stammhirns anreichern und auch keine spezifische therapeutische Wirkung bei der Hyperthyreose entfalten (18, 27).

Zusammenfassend läßt sich feststellen, daß die Versuche, dem Hyperthyreotiker eine spezifische Persönlichkeitsstruktur zuzuordnen, nicht erfolgreich waren. Desgleichen kommt den Versuchen, die Entstehung der Hyperthyreose aufgrund des Lebensschicksals des Kranken zu deuten, kaum wissenschaftliche Beweiskraft zu, da viele Menschen, Gesunde wie Neurotiker, den gleichen Belastungen und Konflikten ausgesetzt sind, ohne daß sich eine Hyperthyreose entwickelt. Dem könnte man entgegenhalten, daß die Hyperthyreotiker möglicherweise eine besondere Subpopulation in der allgemeinen Bevölkerung darstellen. Die sehr wichtigen Verlaufsbeobachtungen während einer erfolgreichen Therapie haben gezeigt, daß sich die Symptome sehr wohl zurückbilden können und daß es zu einer Harmonisierung der Persönlichkeit bei erfolgter Rekompensation kommen kann.

Auch die früher so viel diskutierte These, daß die Hyperthyreose durch Streßeinwirkung oder psychische Traumata entstehe oder ausgelöst werden könne, hat keine Unterstützung erfahren. Im Tierversuch haben sich zwar kurzfristige Hormonausschüttungen via Hypothalamus und Hypophysenvorderlappen nachweisen lassen, meist herrscht aber die Inhibition vor. Außerdem bedeuten kurzfristige Ausschüttungen der Schilddrüsenhormone ja keineswegs, daß eine echte idiopathische Hyperthyreose entstanden ist.

Ebensowenig hat sich die psychisch-traumatische Entstehung oder Auslösung der Hyperthyreose, des sog. „Schreck-Basedow" beim Menschen begründen lassen. Fast immer handelt es sich um retrospektiv berichtete Einzelbeobachtungen, bei denen naturgemäß die Kontrolle fehlt. Das Motivationsbedürfnis der Kranken ist zu berücksichtigen. In vielen Fällen bestand schon eine latente oder auch schon manifeste Hyperthyreose vor dem psychischen Trauma, wobei das Trauma angesichts der durch die Krankheit bedingten psychologischen Eigentümlichkeiten in abnormer Weise verarbeitet wird. Eindrucksvoll erscheint manchen Beobachtern das relativ plötzliche Auftreten eines Exophthalmus, wenn er sich im Laufe einiger Tage mit oder ohne vorausgegangene seelische Erschütterung entwickelt. Genaueres Befragen ergibt jedoch oft, daß hyperthyreote Erscheinungen in Form von Unruhe, Gewichtsabnahme und dgl. schon wochen- oder monatelang vorausgingen. Dabei ist der Exophthalmus das erste, sichtbar auffällige Symptom. Ebenso unzulässig ist es, vom „Basedow als dem Schrecken in Permanenz" zu sprechen. Das Hervortreten der Augen, das den Eindruck des Schreckerfüllten macht, beruht bekanntlich auf einer Volumenvermehrung des retrobulbären Gewebes; die sonstigen zahlreichen Symptome, die den Eindruck der Angst hervorrufen, wie Schweißausbruch, Durchfall, hohe Pulsfrequenz, sind als Ausdruck der erhöhten Sensibilisierung des Hyperthyreotikers gegenüber den Katecholaminen anzusehen. In vielen Fällen täuscht eine Reaktion des vegetativen Nervensystems das Vorliegen einer Hyperthyreose vor. Auch objektiv festgestellte erhöhte Hormonausschüttungen sind temporär und entsprechen keineswegs einer wirklichen Hyperthyreose. Bis jetzt sind die labortechnischen Belege (mit Ausnahme von ALEXANDER [1]) unzureichend. Ein negativer Suppressionstest, ein negativer TSH-TRH-Test und eine T_4-Bestimmung sind zu fordern.

Die Erfahrungen der letzten Weltkriege mit ihren schweren psychischen Belastungen an der Front und in der Heimat vermögen die Annahme einer psychisch-traumatischen Genese der Hyperthyreose ebenfalls nicht zu stützen. Sowohl in Deutschland wie auch in Holland und in Belgien wurde während der Besatzungszeit ein auffälliger Rückgang der Frequenz der Hyperthyreose beobachtet (5, 33). Demgegenüber kam es in Deutschland nach der Währungsreform, möglicherweise mit dem Einsetzen der besseren Ernährung, zu einem langsamen Wiederansteigen der Häufigkeit der Hyperthyreose, so daß man die Auswirkungen exogener Faktoren annehmen darf. Auf die Frequenzsteigerung während des Krieges in Dänemark wurde bereits auf S. 199 hingewiesen.

Seit sich die Ansicht durchgesetzt hat, daß bei der Hyperthyreose die Schilddrüse selbst der Ausgangspunkt der Krankheit ist, scheint Hypothesen über die psychogene oder die zerebral-nervöse Entstehung der Hyperthyreose der Boden entzogen zu sein. Bei jeder Erörterung dieser Fragen ist zu berücksichtigen: daß die Hyperthyreose eine genetische Wurzel hat; daß der hypothalamisch-hypophysäre Reglerkreis bei der Hyperthyreose ohne Einfluß auf die Schilddrüse, ja sogar inhibiert ist und daß gewichtige Argumente für das Entstehen der Hyperthyreose auf immunpathologischer Basis vorliegen. Wenn man also überhaupt die erwähnten „suprathyreoidalen" Faktoren zur Genese dieser Krankheit beiziehen will, so kann es sich nur um eine Störung der Immunüberwachung bei genetisch prädisponierten Personen handeln.

Dementsprechend sollte man sich auch bei der *Begutachtung* der traumatischen oder psychogenen Entstehung der Hyperthyreose große Zurückhaltung auferlegen. Allerdings ist die Möglichkeit des Übergangs einer Hyperthyreose aus einem latenten in ein klinisch voll erkennbares Stadium entsprechend den vorausgehenden Erörterungen unter dem Einfluß von Streßsituationen nicht von der Hand zu weisen. Man sollte dies aber als ein außerordentlich seltenes Ereignis ansehen und dem somatischen oder psychischen Trauma in jedem Fall nicht die volle ursächliche Bedeutung beimessen. Abgesehen davon, daß die Hyperthyreose in latentem Zustand mit wenig eindrucksvollen klinischen Symptomen schon längere Zeit vor dem Trauma bestehen kann, ist in jedem Fall Familiarität und die derzeitige endokrine Situation (z.B. das Klimakterium) zu berücksichtigen. Die Begutachtung ist noch schwieriger als beim Diabetes mellitus. In jedem Fall kann das Trauma, und dies nur in seltenen Fällen, lediglich als Teilursache anerkannt werden. Außerdem ist der oft schwierige Nachweis zu führen, daß die Hyperthyreose mit inkompletter Symptomatik vor dem Ereignis noch nicht vorlag (29).

Die psychischen Veränderungen, die unter schwerer Bedrohung, Todesfurcht, mit Herabsetzung des Selbstwertempfindens, wie z.B. in Konzentrationslagern, bei zum Tode Verurteilten vorkommen und bei denen es sich nicht um eine neurotische Fehlentwicklung, sondern um adäquate Erlebnisreaktionen handelt, haben meist chronisch-depressiven Charakter und können deshalb nur ausnahmsweise als Initiatoren einer Hyperthyreose oder auch einer Hypothyreose in Betracht gezogen werden.

Literatur

1 Alexander, W. D., R. Harden, J. Schimurius: Emotion and nonspecific infection as possible aetiological factors in Graves' disease. Lancet 1968/II, 196
2 Artunkal, S., B. Togrol: Psychological studies in hyperthyroidism. In: Brain, Thyroid Relationships. Ciba Found. Study Group, Bd. 18. Little, Brown & Co., Boston 1964 (S. 92)
3 Bansi, H. W.: Krankheiten der Schilddrüse. In: Handbuch der inneren Medizin, 4. Aufl., Bd. VII/1, hrsg. von G. von Bergmann, W. Frey, H. Schwiegk, Springer, Berlin 1955
4 Bansi, H. W., J. Kracht, J. Meissner: Zur Entstehung des Morbus Basedow. Dtsch. med. Wschr. 78 (1953) 256
5 Bastenie, P. A.: Thyroid diseases in occupied Belgium. Lancet 1947/I, 789
6 Bleuler, M.: Endokrinologische Psychiatrie. Thieme, Stuttgart 1954
7 Bonhoeffer, K.: Die Psychosen im Gefolge von akuten Infektionen, Allgemeinerkrankungen und innerer Erkrankungen. In: Aschaffenburg's Handbuch der Psychiatrie, Spez. T., 3. Abt., 1. Hälfte. Deuticke, Leipzig 1912 (S. 96)
8 Brown-Grant, K., G. W. Harris, S. Reichlin: The effect of emotional and physical stress on thyroid activity in the rabbit. J. Physiol. 126 (1954) 29
9 Brown-Grant, K., G. W. Harris, S. Reichlin: The effect of pituitary stalk section of thyroid function in the rabbit. J. Physiol. (Lond.) 136 (1957) 364
10 Conrad, A.: The psychiatric study of hyperthyroid patients. J. nerv. ment. Dis. 70 (1934) 505
11 Dongier, M., E. D. Wittkower, L. Stephens-Newsham, M. M. Hoffman: Psychological studies in thyroid function. Psychosom. Med. 18 (1956) 310
12 Eickhoff, W.: Schilddrüse und Basedow. Thieme, Stuttgart 1949
13 Falkoner, I. R., B. S. Hetzel: Effect of emotional stress and TSH on thyroid vein hormone level in sheep with exteriorized thyroids. Endocrinology 75 (1964) 42
14 Fisher, O. A., W. D. Odell: Acute release of thyrotropin in the newborn. J. clin. Invest. 58 (1969) 1670–1677
15 Flagg, G. W., T. L. Clemens, E. A. Michael, F. Alexander, J. Wark: A psychophysiological investigation of hyperthyroidism. Psychosom. Med. 27 (1965) 497
16 Gibson, J. G.: Emotions and the thyroid gland: A critical appraisal. J. psychosom. Res. 6 (1962) 93
17 Greer, S., I. Ramsay, C. Bagley: Neurotic and thyrotoxic anxiety: clinical, psychological and physiological measurements. Brit. J. Psychiat. 122 (1973) 549
18 Hahn, F.: Pharmakologie und Toxikologie der Schlafmittel. Dtsch. med. J. 6 (1955) 293
19 Ham, G. C., F. Alexander, H. T. Carmichael: Dynamic aspects of the personality features and reactions characteristic of patients with Graves' disease. Res. Publ. Ass. Res. nerv. ment. Dis. 20 (1949) 451
20 Harrison, T. S., D. M. Silver, G. D. Zuidema: Thyroid and adrenal medullary function in chronic „executive" monkeys. Endocrinology 78 (1966) 685
21 Kleinschmidt, J. H., S. H. Waxenberg, R. Cuker: Psychophysiology and psychiatric management of thyrotoxicosis: a two year follow-up study. J. Mt. Sinai Hosp. 22 (1956) 131
22 Kracht, J.: Fright thyrotoxicosis in the wild rabbit, a model of thyrotropic alarm reaction. Acta endocr. (Kbh.) 15 (1954) 355
23 Krüskemper, G., H. L. Krüskemper: Neurotische Tendenzen und Extraversion bei Hyperthyreose. Z. psychosom. Med. 16 (1970) 178
24 Krüskemper, G., H. L. Krüskemper: Intelligenzhöhe und -struktur bei Schilddrüsenfunktionsstörungen. Dtsch. med. Wschr. 98 (1973) 2175
25 Lidz, T.: Emotional factors in the etiology of hyperthyroidism. J. Mt. Sinai Hosp. 20 (1953) 27
26 Mason, J. W., J. V. Brady, W. W. Tolson, J. A. Robinson, E. D. Taylor, E. H. Mougey: Patterns of thyroid, gonadal and adrenal hormone secretion related to psychological stress in the monkey. Psychosom. Med. 23 (1961) 446
27 Molitor, H., E. P. Pick: Verstärkte Schlafmittelwirkung durch gleichzeitige Beeinflussung verschiedener Hirnteile. Naunyn-Schmiedeberg's Arch. exp. Path. Pharmak. 115 (1926) 318
28 Morakinyo, V. O., R. C. B. Aitken, A. K. Zealley, W. J. Irvine: Comparison of anxiety in thyrotoxic and neurotic patients using skin conductance measurements. Clin. Endocr. 1 (1972) 355
29 Oberdisse, K.: Die Hyperthyreose. In: Die traumatische Entstehung und Begutachtung endokrinologischer Erkrankungen, von K. Irmscher, K. Jahnke, K. Oberdisse und H. Zimmermann. In: Handbuch der gesamten Unfallheilkunde, 3. Aufl., Bd. II, hrsg. von H. Bürkle de la CAMP, M. Schwaiger. Enke, Stuttgart 1966 (S. 325)
30 Parry, C. H.: Collected Works, Bd. I. London 1825 (S. 478)
31 Paykel, E. S.: Abnormal personality and thyrotoxicosis; a follow-up study. J. psychosom. Res. 10 (1960) 143
32 Sack, W.: Zur Frage der zentralnervösen Regulationsstörungen beim Hirntraumatiker. Nölke, Hamburg 1947
33 Schweitzer, P. M. J.: Calory supply and basal metabolism. Acta med. scand. 119 (1944) 306
33 a Thomas, F. B., E. L. Mazzaferri, T. G. Skillman: Apathetic thyrotoxicosis: a distinctive clinical and laboratory entity. Ann. int. Med. 72 (1970) 679
34 Vinson, D. B., L. R. Robbins: Objectivity in the assessment of the thyrotoxic patient. J. psychosom. Res. 4 (1960) 236
35 Volpé, R., J. Vale, M. W. Johnston: Effects of certain physical and emotional tensions and strains on fluctuations in the level of serum PBI. J. clin. Endocr. 20 (1960) 415
36 Wedler, H. W.: Stammhirn und innere Erkrankungen. Springer, Berlin 1953

Die Veränderungen der Haut und ihrer Anhangsgebilde bei der Hyperthyreose

Die Haut ist bei der floriden Hyperthyreose fast immer so charakteristisch verändert, daß oft der erste Händedruck, den der Arzt mit dem Patienten tauscht, die richtige Diagnose vermuten läßt. In vielen Punkten stellen die Hautveränderungen das Gegenstück zu denen der Hypothyreose dar.

Die Haut ist warm (auch an den von der Kleidung nicht bedeckten Hautpartien), feucht und von einer eigentümlichen samtartigen Weichheit. Sie zeigt oft einen positiven Dermographismus und eine Neigung zu flüchtigen Erythemen.

Für die erhöhte *Hauttemperatur* und die Feuchte der Haut ist die erhöhte Kalorienproduktion des hyperthyreoten Organismus mit Abgabe der überschüssigen Kalorien durch die Haut verantwortlich. Sie kommt durch eine vermehrte Blutfüllung der Hautgefäße, die mit einer Erweiterung der Hautkapillaren und der Arteriolen verbunden ist, zustande. Der ursächliche Zusammenhang mit der erhöhten Kalorienproduktion läßt sich aus der Korrelation zwischen Grundumsatz und Hauttemperatur erschließen (4). Wenn auch die Wärmebilanz des Hyperthyreotikers im allgemeinen ausgeglichen ist, Erhöhungen der Körpertemperatur nur selten vorkommen und sich dann in mäßigen Grenzen halten, ist doch in dieser höheren Hauttemperatur der Grund für die so charakteristische Wärmeintoleranz des Hyperthyreotikers zu sehen. Berichtet ein Patient, daß er kalte Füße und Hände habe, daß er lange Zeit brauche, bis seine Füße abends im Bett warm werden, so spricht dies, auch wenn die Akren feucht sind, sehr gegen die Diagnose Hyperthyreose. Feuchte kalte Hände oder ein jäher Wechsel zwischen Wärme und Kälte lassen vielmehr an vegetativ-nervöse Beschwerden denken.

Daß die Haut einen so charakteristischen Tastbefund bietet, hängt damit zusammen, daß sie in ihrer Gesamtheit dünn (s. Bindegewebe, S. 225) und besonders feucht ist. Dies letztere ist sowohl durch vermehrte Perspiratio insensibilis wie auch durch vermehrte Schweißsekretion bedingt. Körperliche Anstrengungen oder psychische Erregungen können exzessive Schweißausbrüche erzeugen. Das Schwitzen bei warmer Umgebung (29 °C) oder als Reaktion auf geistige Anstrengung, z.B. Lösen mathematischer Aufgaben, kann bei Hyperthyreotikern oder bei der durch T_3 induzierten Hyperthyreosis factitia bei gesunden Studenten durch Propranolol nicht deutlich beeinflußt werden (1).

Die Epidermis läßt einige Besonderheiten erkennen. Mittels Hautbiopsien kann man feststellen, daß die Dicke der Epidermis unter der Behandlung mit Carbimazol in etwa 24–32 Wochen zurückgeht (von 54 auf 36 µ), desgleichen die Zellreplikation, gemessen mit einer autoradiographischen Methode. Die anabole Aktivität der Epidermis wird nach Maßgabe der Inkorporation von tritiummarkierten Präkursoren ebenfalls herabgesetzt. Bei hypothyreoten Patienten, die mit T_4 behandelt werden, ergibt sich eine umgekehrte Tendenz, wenn auch nicht so ausgesprochen wie bei der Behandlung der Hyperthyreose. Eine positive Korrelation zwischen Dicke der Epidermis, ihrer replikativen Aktivität und der Prolininkorporation findet sich nur zum Serumspiegel des T_3, nicht des T_4. Offensichtlich sind die Rezeptoren der Epidermis für Schilddrüsenhormone spezifisch auf T_3 ausgerichtet. Auffällig ist die relative Geschwindigkeit, mit der sich die Veränderungen vollziehen (3).

Abnorme *Pigmentationen* der Haut werden in etwa 1/3 der Fälle beobachtet. Es kann sich sowohl um flächenhafte Pigmentationen an den belichteten Hautteilen handeln, übrigens auch an den Schleimhäuten, die an eine Addinsonsche Krankheit erinnern, wie auch um fleckförmige oder chloasmaartige Hautverfärbungen. Auf der anderen Seite werden auch Depigmentierungen in Form einer Vitiligo beobachtet, und zwar in etwa 7% der Fälle (6). Die Ursache dieser Pigmentveränderungen ist unbekannt. Als Hypothese kann man eine Interferenz mit dem melanophorenstimulierenden Hormon des Hypophysenvorderlappens annehmen. Auch ist daran zu denken, daß Tyrosin einen Präkursor sowohl des Haar- und Hautpigmentes Melanin als auch des Thyroxin und des Trijodthyronin darstellt.

Eine Vitiligo kann schon vor Beginn der klinischen Phase der Hyperthyreose vorliegen (5). Meist ist sie mit Ophthalmopathie, Dermopathie und manchmal mit einem positiven LATS-Nachweis gekoppelt. Abweichungen von der üblichen Lokalisation (nämlich auch an Handflächen und Fußsohlen) werden diskutiert. Da die Vitiligo auch sonst in Kombination mit Autoimmunkrankheiten, wie perniziöser Anämie und Hashimoto-Thyreoiditis beobachtet wird und sie in gleicher Frequenz wie bei Hyperthyreotikern auch in Familien von Patienten mit Hashimoto-Thyreoiditis und primärer Hypothyreose vorkommt, ist eine gemeinsame genetische Anlage, möglicherweise auf der Basis einer Autoimmunerkrankung, zu diskutieren (2, s. auch 8).

Auch das *Haar* stellt ein Gegenstück zum Haar des Hypothyreotikers dar. Bei der Hyperthyreose ist es feiner, weicher, aber doch brüchiger als normal. Dem entspricht eine Änderung der physikalischen Daten: Die Reißlast der Haare ist im Durchschnitt um mehr als die Hälfte herabgesetzt. Analysen der Keratinsubstanz lassen eine Änderung in der Zusammensetzung der Aminosäure vermuten (7). Auf die Beeinträchtigung der Proteinsynthese wurde bereits im Kap. Bindegewebe (S. 225) hingewiesen. Im vorgeschrittenen Krankheitszustand ist das Haar schütter und fällt leicht aus. So kann die Hyperthyreose zu schweren Haarverlusten führen, die entweder die ganze Kopfhaut oder nach Art der Alopecia areata nur bestimmte Abschnitte befallen. Hyperthyreotikerinnen klagen darüber, daß Dauerwellen nicht lange vorhalten. Das Haar ergraut frühzeitig. Auch Augenbrauen, Axillar- und Pubesbehaarungen sind oft nur schwach entwickelt. Das schüttere, wirre, oft verschwitzte Kopfhaar der Patienten bietet einen charakteristischen Anblick. Auch an den *Nägeln* lassen sich aufgrund gestörter Keratinisierung der Nagelmatrix Störungen in Form von Längsstreifung, Gruben, Atrophien und Abhebung des Nagels vom Nagelbett beobachten (Plummer's nail). Bei anderen Hautveränderungen, wie etwa dem Pseudoxanthoma elasticum, den Xanthelasmen und verschiedenen Formen der Dermatitis ist ein Zusammenhang mit der Schilddrüsenerkrankung unklar.

Literatur

1 Allen, J. A., D. C. Low, J. C. Roddie: Studies on sweating in clinical and experimental thyrotoxicosis. Clin. Sci. mol. Med. 45 (1973) 765
2 Cunliffe, W. J., R. Hall, D. J. Newell, C. J. Stevenson: Vitiligo, thyroid disease and autoimmunity. Brit. J. Derm. 80 (1968) 135
3 Holt, P. J. A., R. Marks: The epidermal response to change in thyroid status. J. invest. Derm. 68 (1977) 299
4 Maddock, W. G., F. A. Coller: Skin temperature of the extremities and basal heat production. Proc. Soc. exp. Biol. 30 (1933) 916
5 Morgans, M. F.: In: The Thyroid Gland, Bd. II, hrsg. von R. V. Pitt-Rivers, W. R. Trotter. Butterworth, London 1964 (S. 159)
6 Ochi, Y., L. J. DeGroot: Vitiligo in Graves' disease. Ann. intern. Med. 71 (1969) 935–940
7 Stüttgen, G., W. Böhme: Physikalische und papierchromatographische Befunde an Haaren von Thyreotoxikosen. Aesthet. Med. 9 (1960) 343
8 Wood, L. C., D. B. Mosher, D. S. Cooper, M. J. LeVine, T. B. Fitzpatrick: High frequency of subclinical thyroid disease in older patients with vitiligo. 8. International Thyroid Congress Sydney, Australia. February 3–8, 1980, Abstr. Nr. 143

Das kardiovaskuläre System

In der ersten, noch unvollkommenen Beschreibung des Krankheitsbildes durch PARRY (63) werden bereits Herzklopfen, Arrhythmien und unangenehme Sensationen in der Herzgegend erwähnt. Die klassische Darstellung von v. BASEDOW (7) macht die Bedeutung der Herzbeteiligung – im Rahmen der sog. Merseburger Trias – neben der Schilddrüsenvergrößerung und dem Exophthalmus deutlich. Auch heute noch ist die Tachykardie, vereint mit der abnorm starken Hautdurchblutung und der Wärmeintoleranz, ein wesentliches diagnostisches Merkmal. Im Mittelpunkt der kardiovaskulären Erscheinungen steht die Hyperzirkulation, d.h. die Einstellung aller Kreislauffunktionen auf ein höheres Niveau. Dies betrifft besonders das Herzminutenvolumen, das in der Ruhe und bei Belastung erhöht ist, die Verkürzung der Kreislaufzeit und die Senkung des peripheren Widerstandes. Die gesteigerte Durchblutung der Haut und die oft erhebliche Durchblutungsvermehrung der Schilddrüse spielen dabei eine bedeutende Rolle. Zur Frequenzsteigerung kommen Rhythmusstörungen wie Vorhofflimmern und Extrasystolie. Eine Herzinsuffizienz mit Stauungserscheinungen und Lungenödem kann sich als kardiale Begleiterscheinung entwickeln und das Schicksal des Hyperthyreotikers entscheiden. Zum großen Teil sind diese kardiovaskulären Symptome den speziellen therapeutischen Maßnahmen der Schilddrüsenbehandlung zugängig, während sie auf die sonst üblichen Methoden der Kreislaufbehandlung nicht oder nur wenig ansprechen.

Für die Hyperzirkulation bei der Hyperthyreose ist charakteristisch, daß die Steigerung des Minutenvolumens vorwiegend durch Frequenzsteigerung und nicht durch Steigerung des Schlagvolumens zustande kommt. Die Steigerung der Herzarbeit geht über den wirklichen Bedarf, der durch den erhöhten Sauerstoffbedarf der Körperperipherie gegeben ist, hinaus. So entsteht eine für die Hyperthyreose charakteristische mangelnde Ökonomie der Arbeitsweise (6).

Wenn man auch im Tierversuch durch Exzeß von Schilddrüsenhormonen ein ähnliches Bild erzeugen kann, so ist es doch fraglich, ob man das „Basedow-Herz" als eine Krankheit für sich ansehen soll. In einer seit langer Zeit bestehenden Kontroverse wird einerseits die Ansicht vertreten, daß die kardialen Symptome zwar mit dem Alter deutlicher in Erscheinung treten, daß sie sich aber auch bei sonst gesundem Herzen entwickeln können, ohne daß auffällige Koronarerkrankungen bestehen. Auf der anderen Seite liegt es nahe anzunehmen, daß bei älteren Personen krankhafte Veränderungen des Kreislaufs in Form von Koronarsklerose, Hochdruck, rheumatischen Erkrankungen und Lungenkrankheiten bereits bestehen, und daß die Hyperthyreose auf ein vorgeschädigtes Herz stößt, dessen Reservekräfte durch die Hyperthyreose besonders stark in Anspruch genommen werden.

Unter der eigentlichen Thyreokardiopathie versteht man die Kombination einer Hyperthyreose mit paroxysmaler oder kontinuierlicher Flimmerarrhythmie und einer Stauungsinsuffizienz. Sie tritt besonders bei älteren Personen jenseits des 50. Lebensjahres in Erscheinung. Eine stärkere Beteiligung der Männer ist charakteristisch. In ihrer maskierten Form, bei der eine endokrine Ophthalmopathie und eine Schilddrüsenvergrößerung fehlen, ist sie oft schwer zu deuten.

Zunächst ist die Frage zu behandeln, ob die Schilddrüsenhormone zu einer direkten schädigenden Einwirkung auf den Herzmuskel Veranlassung geben können.

Pathophysiologie

Direkte Einwirkung der Schilddrüsenhormone auf den Herzmuskel

In diesem Zusammenhang sind aufschlußreiche tierexperimentelle Untersuchungen von BUCCINO u. Mitarb. (16) zu erwähnen. Am isolierten Papillarmuskel der Katze läßt sich zeigen, daß die kontraktilen Eigenschaften des Herzmuskels stark verändert werden. Die Kontraktionsgeschwindigkeit des hyperthyreoten Muskels und die Spannungsentwicklung bei der isometrischen Kontraktion ist gesteigert, jedoch ist, verglichen mit einem euthyreoten Tier, die Kontraktionsdauer verkürzt (Abb. 5.11 und 5.12). Das Schlagvolumen hält sich auf normalem oder leicht erhöhtem Niveau, während die Pulsfrequenz gesteigert ist, woraus eine deutliche Erhöhung des Herzminutenvolumens und des kardialen Index (ml/min/kg) resultiert. Die Spannung wird schneller, aber für eine kürzere Zeitdauer entwickelt. Alles dies ist unabhängig von der Anwesenheit von Noradrenalinspeichern im Herzmuskel. Man kann daraus schließen, daß die Hyperzirkulation nicht nur eine reaktive Funktionsänderung, die durch die Steigerung der Kalorienproduktion des Gesamtorganismus hervorgerufen ist, darstellt; jedoch passen sich die Eigenschaften des Herzens auch den Erfordernissen der Körperperipherie an.

Die Inotropiezunahme des Myokards ist erheblich, die Erregbarkeit und die Sensibilität gegenüber Vagusreizung bei erhöhtem Sauerstoffverbrauch gesteigert (1, 54, 73, 82, 90). Die Untersuchung des Skelettmuskels unter der Einwirkung der Schilddrüsenhormone gab im wesentlichen die gleichen Veränderungen (30, 60, 83). Die Tierversuche wurden durch Untersuchungen an hyperthyreoten Patienten bestätigt. Auch hier ergab sich eine Steigerung der myokardialen Kontraktilität, eine Verkürzung der Kontraktionszeit und der Auswurfzeit, gleichgültig, ob die Katecholaminspeicher durch Reserpin entleert worden waren oder nicht.

In biochemischen Untersuchungen ließen sich einige Veränderungen am Myokard feststellen (66). Die Konzentration des Kreatinphosphat und des Adenosintriphosphat ist teils unverändert, teils wahrscheinlich als Anpassungsvorgang an den erhöhten myokardialen O_2-Bedarf, gesenkt (16, 67). Im Tierversuch ließ sich zeigen, daß die Masse der Mitochondrien, ihre Atmungsintensität und ihre Phosphorylierungsrate nach chronischer Gabe von T_4 ansteigen, und zwar bevor die Tachykardie auftritt (84). Dabei ließen sich auch strukturelle Veränderungen an den Mitochondrien erkennen. Eine Änderung des ADP : O – Quotienten wurde nicht beobachtet. Glycogen und Gesamtphosphorylaseaktivität im Myokard sinken ab (s. auch 24).

Biochemische Untersuchungen im Tierversuch sprechen dafür, daß das überaktive Herz seinen erhöhten Energiebedarf durch eine gesteigerte myokardiale Extraktion von Blutglucose und freien Fettsäuren deckt. Kommt es zu einer Stauungsinsuffizienz, so wird der oxidative Metabolismus insofern deutlich behindert, als sich die Schwelle für die Glucoseextraktion erhöht und die Menge der freien Fettsäuren, die für die oxidativen Prozesse im Myokard notwendig sind, absinkt (25, 30).

Da es unter der Einwirkung der Schilddrüsenhormone im Tierversuch zu einer Hypertrophie des Herzmuskels und zu einer Vermehrung der Mitochondrien kommt, ist diskutiert worden, ob die Schilddrüsenwirkung durch eine erhöhte Inkorporation von Aminosäuren in Polypeptide und eine Steigerung der Proteinsynthese vermittelt werden könnte (17, 36). Doch ist es unwahrscheinlich, daß die verstärkte Proteinsynthese für die vermehrte Kontraktilität des Herzens von Bedeutung ist. Beim hyperthyreoten Menschen wird keine Herzhypertrophie gefunden, wenn man von vereinzelten Fällen absieht, bei denen sie ohne Vorschädigung des Herzens bestanden haben soll (27, 71, 72).

Interferenz mit den Katecholaminen

Zwischen der Wirkung der Katecholamine und der der Schilddrüsenhormone auf das Herz besteht eine wenigstens oberflächliche Ähnlichkeit insofern, als die Katecholamine

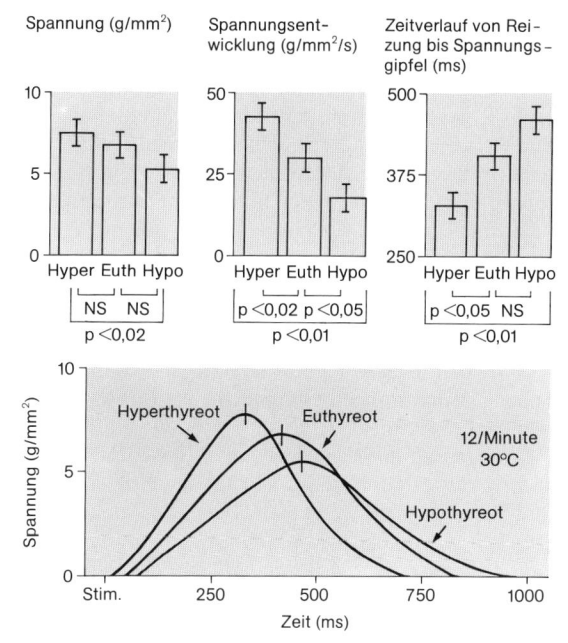

Abb. 5.11 Entwicklung der isometrischen Spannung am Papillarmuskel der Katze bei verschiedenen Funktionszuständen der Schilddrüse (nach *Buccino* u. Mitarb. [16]).

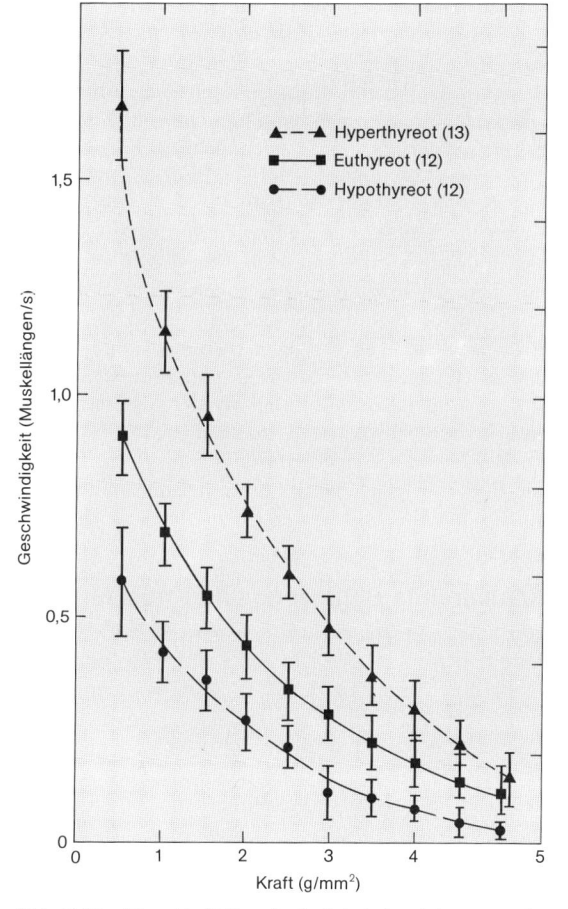

Abb. 5.12 Die Kraft-Geschwindigkeitsbeziehung beim Papillarmuskel der hyperthyreoten, euthyreoten und hypothyreoten Katze (nach *Buccino* u. Mitarb. [16]).

eine Steigerung der Pulsfrequenz, des Minutenvolumens und der Blutdruckamplitude bewirken. Manche neurovegetative Erscheinungen sowie der erhöhte Sauerstoffverbrauch des Herzmuskels und die mangelnde Ökonomie der Herztätigkeit sind der Hyperthyreose und der gesteigerten Tätigkeit des sympathischen Nervensystems gemeinsam (35). Nach älteren Vorstellungen (15, 33) wird die Wirkung der Katecholamine durch Schilddrüsenhormone sensibilisiert: Bei hyperthyreoten Hunden kann man durch Infusion von Katecholaminen eine stärkere Steigerung des Sauerstoffverbrauchs, der Herzfrequenz und der Herzarbeit erzielen als bei euthyreoten Tieren.

β-Rezeptoren-Blocker ändern jedoch die Kontraktilität des Herzens bei der Hyperthyreose nicht. Sie haben auch keinen Einfluß auf den Sauerstoffverbrauch, die Hauttemperatur, die Hautdurchblutung, die Produktion der Schilddrüsenhormone (49, 55, 58, 87), die hyperthyreote Stoffwechsellage des Myokard und die Darmmotilität. Sie inhibieren jedoch als peripheren Effekt die Konversion von T_4 zu T_3. Auch fallen unter ihrem Einfluß Pulsfrequenz und Druck ab. Ebenso verlängert sich die Zirkulationszeit (38, 67). (Zum Wirkungsmechanismus der β-Rezeptoren-Blocker s. Katecholamine S. 280). Erwähnt wurde schon, daß die Entleerung der Noradrenalinspeicher im Myokard durch Reserpin keinen Einfluß auf die Kontraktilität des Herzmuskels hat. Hinzu kommt, daß bei der Hyperthyreose weder die Produktion und die Freisetzung der Katecholamine erhöht noch ihr Abbau verzögert ist und daß ihre Abbauprodukte auch nicht verlangsamt ausgeschieden werden (s. auch S. 280). Ebensowenig ist die Konzentration von Noradrenalin und von Adrenalin im Plasma oder im Urin gesteigert (8, 20, 31, 53). Da die Schilddrüsenhormone die Synthese der myokardialen Adenylcyclase und ihre Aktivität steigern und da dieses Enzym auch die biochemischen und kardiomechanischen Effekte der Katecholamine auf das Herz vermittelt, besteht die Möglichkeit, daß einige der hyperzirkulatorischen Erscheinungen, wie die Tachykardie, durch eine vermehrte Konzentration von zyklischem AMP bewirkt werden, deren Synthese auch durch Katecholamine aktiviert wird (78). In diesem Sinne läßt sich verwerten, daß im Tierversuch die myokardiale Adenylcyclase im Zustand der Hypothyreose vermindert, im Zustand der Hyperthyreose aber erhöht ist. T_4 und Noradrenalin addieren bei gemeinsamer Inkubation ihre Wirkung auf die Bildung von zyklischem AMP. Durch exogene Gabe von zyklischem AMP kann man Veränderungen hervorrufen, die denen der Hyperthyreose oder der Stimulierung der β-Rezeptoren ähneln (50).

Es besteht aber auch die Möglichkeit, daß am Herzen zwei verschiedene Systeme von Adenylcyclase vorliegen, von denen das eine auf Katecholamine, das andere auf Schilddrüsenhormone anspricht (50). In diesem Fall würde die Wirkung der Katecholamine durch die β-Rezeptoren vermittelt, der Effekt der Schilddrüsenhormone (und des Glucagon) über Rezeptoren laufen, die pharmakologisch von den β-Rezeptoren verschieden sind. Die plausibelste Erklärung ist die, daß die Schilddrüsenhormone die Zahl der β-adrenergen Rezeptoren steigern (S. 281). Andererseits ist es aber eine bewiesene Tatsache, daß die Schilddrüsenhormone auch einen direkten Angriff am Herzmuskel haben und daß es sich nicht ausschließlich um einen (verstärkten) sympathischen Effekt handeln kann (8, 74, 78, 88). Die Frage, ob die Wirkung der Schilddrüsenhormone auf das Myokard von einer erhöhten Aktivität des sympathischen Nervensystems aber völlig unabhängig ist, kann zur Zeit noch nicht endgültig entschieden werden, da man mit β-Rezeptoren-Blockern bei der Hyperthyreose zumindestens teilweise eine Erniedrigung der erhöhten Anstiegsgeschwindigkeit des Aktionspotentials erzeugen kann (54).

In jedem Fall haben die β-Rezeptoren-Blocker einen günstigen Einfluß auf die Chronotropie und die zentralen neurozirkulatorischen Erscheinungen, so daß sie als zusätzliches Hilfsmittel bei der Therapie von Nutzen sind. Dauerremissionen werden jedoch nie beobachtet (58). Es soll auch nicht verkannt werden, daß trotz des günstigen Einflusses auf die Herzfrequenz der Herzindex (l/min/m²) auch bei der kardial kompensierten Hyperthyreose, erst recht aber bei der kardial dekompensierten Hyperthyreose absinkt. Dazu kommt es zu einem Druckanstieg im rechten Herzen, vor allem im dekompensierten Zustand. Die kardiale Leistung, die bei der Dekompensation durch Überaktivität des adrenergen Systems kompensatorisch aufrechterhalten wird, fällt ab, so daß die β-Rezeptoren-Blocker bei kardialer Dekompensation kontraindiziert sind ([43] s. auch [84]). Wird eine Therapie mit β-Rezeptoren-Blockern, die aus anderen Gründen durchgeführt wurde, abgesetzt, so kann es zur Manifestation einer latenten Hyperthyreose, die sich inzwischen entwickelt hatte, kommen. Koronarinfarkte treten bei Beendigung der Therapie überdurchschnittlich oft auf, so daß man sich vor Absetzen der Droge durch eine Hormonbestimmung im Serum davon überzeugen sollte, daß keine latente Hyperthyreose vorliegt (47, 76). Entgegen früherer Ansicht soll Propranolol die Konversion von T$_4$ zu T$_3$ hemmen, so daß eine Besserung des klinischen Befundes auch durch einen Abfall der T$_3$-Konzentration im Serum bedingt sein könnte (86a).

Minutenvolumen, Schlagvolumen und Herzfrequenz

Die zentrale Größe im Stoffwechsel des Hyperthyreotikers ist die erhöhte Kalorienproduktion, die eine gewaltige Steigerung des Sauerstoffbedarfs des Gewebes und damit eine Erhöhung des Herzminutenvolumens erfordert (64). Das Ruhe-Minutenvolumen kann gegenüber der Norm, die bei 3,5–4,5 l liegt, enorm gesteigert sein und in schweren Fällen 11–12 l erreichen, was beim Gesunden nur bei schwerer körperlicher Arbeit, und dann nur auf kurze Zeit, zu beobachten ist. In erster Linie stellt die Erhöhung des Minutenvolumens den Versuch einer Anpassung des Kreislaufs an den erhöhten Sauerstoffbedarf dar. Die Steigerung steht aber nicht in direktem Verhältnis zur Höhe der Kalorienproduktion; sie geht vielmehr oft über den Bedarf hinaus (3, 4, 14, 48, 51). Wie bereits erwähnt, wird ein erheblicher Teil des Minutenvolumens auf die Mehrdurchblutung der Schilddrüse verwandt, die im Mittel bei rund 1 l Blut/min liegt. Sie kann noch wesentlich höher sein. Demgegenüber beträgt die normale Schilddrüsendurchblutung etwa 40 ml/min. Dieser shuntartige Schilddrüsenkreislauf belastet die Herzarbeit erheblich (22, 61). Der hohe Blutdurchfluß ist durch die gesteigerte Jodidclearance, die mehrere Liter/min beträgt, bedingt (10).
Für die Hyperthyreose ist charakteristisch, daß die Steigerung des Herzminutenvolumens nicht durch eine Vergrößerung des Schlagvolumens, sondern fast ausschließlich durch Frequenzsteigerung bewirkt wird. Die mangelnde Ökonomie des Kreislaufs kommt darin zum Ausdruck, da der Nutzeffekt der Herzarbeit größer ist, wenn die Erhöhung des Minutenvolumens durch eine Erhöhung des Schlagvolumens, wie dies beim trainierten Kreislaufsystem der Fall ist, zustande kommt (51). Dies gilt sowohl für den Ruhezustand wie auch für den Schlaf. Bei körperlicher Belastung steigt das Herzminutenvolumen außerordentlich und unverhältnismäßig stark an, auch hier vor allen Dingen durch Frequenzsteigerung, während sich die Größe des Schlagvolumens nur unwesentlich vermehrt. Auch hier steht die Steigerung des Herzminutenvolumens in keinem Verhältnis zum erhöhten Sauerstoffbedarf des Gewebes (34, 56).
Die Steigerung der Herzfrequenz in Ruhe und Schlaf und die unverhältnismäßige Erhöhung bei körperlicher Belastung sind wesentliche klinische Zeichen. Sie bewegen sich annähernd parallel zum Minutenvolumen. Es gehört zu den Besonderheiten des hyperthyreoten Kreislaufs, daß eine respiratorische Arrhythmie nicht beobachtet wird.
Die Sauerstoffextraktion ist nach Maßgabe der arteriovenösen Sauerstoffdifferenz insgesamt niedrig (3, 51, 91). Die Herzarbeit ist, wie Untersuchungen über 24 Stunden gezeigt haben, auch während der Nacht und während des Schlafes gesteigert. Trotz Absinkens des peripheren Widerstandes weist sie einen geringen Nutzeffekt auf und bleibt unökonomisch (85).
Ein erhöhter Venendruck, das Kennzeichen der kardialen Dekompensation, gehört nicht zum Bilde der Hyperthyreose. Er steigt nur an, wenn sich eine Stauungsinsuffizienz einstellt. Der venöse Rückfluß ist jedoch konstant gesteigert.
An den Hautgefäßen ist die Erweiterung ohne weiteres tast- und sichtbar und auch durch kapillarmikroskopische Untersuchungen zu bestätigen. Gegenüber der Norm ist die Hautdurchblutung um etwa das Doppelte gesteigert. Die periphere Durchblutung ist aber keineswegs in allen Organen gleichmäßig erhöht. So ist sowohl die Durchblutung wie der Sauerstoffverbrauch des Gehirns pro Zeiteinheit nicht wesentlich von der Norm verschieden. Das gleiche gilt für Lunge und Leber. Dagegen ist der Blutdurchfluß in den Koronar-, den Nieren- und den Gefäßen des Skelettmuskels vermehrt (79).

Zirkulierende Blutmenge und Kreislaufzeit

Von allen Untersuchern wurde sowohl bei Verwendung von Kohlenoxyd wie von Farbstoffen oder Isotopen eine Vergrößerung der zirkulierenden Blutmenge festgestellt, die sich allerdings im allgemeinen in bescheidenen Grenzen hält. Nur bei schweren Formen der Hyperthyreose sind die Blutdepots infolge des gesteigerten Sauerstoffverbrauchs weitgehend entleert (29, 70). Nach erfolgreicher Behandlung geht die zirkulierende Blutmenge zurück (75) (s. auch Kap. Das blutbildende System, S. 247).
Die Kreislaufzeit ist stets verkürzt. Sie kann bei Verwendung der Decholin-Methode von einem Normalwert von 10–15 s auf 7–10 s abfallen.

Die Interferenz zwischen Hyperzirkulation und später einsetzender Myokardschädigung läßt sich besonders durch die Bestimmung der minimalen kardialen Transitzeiten erkennen, die als segmentale Erscheinungszeitdifferenzen mittels eines radioaktiven Indikators in den einzelnen Herzabschnitten und in der Lunge differenziert werden können. Die Transitzeiten sind der Konzentration der Schilddrüsenhormone im Blut korreliert. So sind sie bei der Hyperthyreose verkürzt, müssen allerdings vom hyperkinetischen Herzsyndrom abgegrenzt werden. Liegen keine kardialen Funktionsstörungen vor, so muß trotz Tachykardie nicht immer Hyperzirkulation vorhanden sein. Tritt bei längerdauernder Hyperthyreose eine Myokardschädigung auf, so verlängern sich die Transitzeiten: Die Verlängerung kann durch die Hyperkinese kaschiert werden. Ist die Herzinsuffizienz manifest, so sind die Transitzeiten stets verlängert. Bei Hypothyreose wird eine Verlängerung um über 30% beobachtet, auch wenn eine Herzinsuffizienz nicht vorliegt (hypokinetisches Herzsyndrom). Bei Substitutionstherapie tritt in kurzer Zeit eine Normalisierung ein (77).

Blutdruck

Bei der unbehandelten Hyperthyreose liegt der arterielle systolische Blutdruck gewöhnlich im Bereich der Norm; mitunter zeigt er eine Tendenz zu mäßiger Erhöhung. Auch der diastolische Druck hält sich gewöhnlich in normalen Grenzen. Er kann aber auch erniedrigt sein, so daß die Amplitude vergrößert ist. Oft tritt dies erst bei körperlicher Belastung oder bei Erregungszuständen in Erscheinung. Die vergrößerte Amplitude, die zum Teil auf die Vermehrung der Auswurfmenge, andererseits aber auch auf die Verringerung des Gefäßwiderstandes zu beziehen ist, und die gelegentlich zur Diagnosestellung beiträgt, kann zu Erscheinungen am peripheren Kreislauf führen, die denen der Aorteninsuffizienz ähnlich sind, d.h. man findet einen Kapillarpuls und Spontantöne an der Kubitalarterie. Der Puls kann damit die Qualitäten des Pulsus ceter et altus annehmen. Eine erfolgreiche Behandlung führt auch hier zur Normalisierung. Bei älteren Patienten kann sich das Bild durch das Hinzutreten einer Hypertension und/oder einer Einschränkung der Windkesselfunktion komplizieren.

Pulswellenerscheinungszeit

Eine Korrelation zum Funktionszustand der Schilddrüse zeigt die Pulswellenerscheinungszeit, die nicht nur von der Ausbreitungsgeschwindigkeit der Pulswelle, sondern auch von der Tätigkeit des Herzens selbst abhängig ist. Sie ist im Mittel bei der Hyperthyreose verkürzt (180 ms), bei der Hypothyreose verlängert (288 ms), während der Normalwert etwa 232 ms beträgt. Zwischen Hyper- und Hypothyreose läßt sich somit gut unterscheiden. Voraussetzung ist allerdings, daß die QRS-Dauer normal ist und andere Krankheiten mit hohem Herzminutenvolumen sowie auch arteriosklerotische Gefäßveränderungen ausgeschlossen werden können. Dies schränkt die Aussagekraft dieses Verfahrens ein (42, 45, 54, 69). Während der Bestimmung der Achillessehnenreflexzeit besonders bei der Hypothyreose eine Bedeutung zukommt, ist die Bestimmung der Pulswellenerscheinungszeit bei der Hyperthyreose von Nutzen, dies auch deshalb, weil es sich nicht um einen Parameter handelt, der die Schilddrüsentätigkeit selbst angeht, sondern weil diese Methode eine Aussage über die Einwirkung der Schilddrüsenhormone in der Peripherie mit den obigen Einschränkungen erlaubt. Im übrigen handelt es sich um eine unblutige Methode, die ein halbautomatisches Blutdruckmeßgerät erfordert.

Eine weitere, nichtinvasive Methode, die den Einfluß der Schilddrüsenhormone auf die Peripherie erkennen läßt und sich zur Verlaufskontrolle eignet, ist die Messung der *systolischen Zeitintervalle* (EKG, Phonokardiogramm und Karotispulskurve). Sie läßt neben einer erheblichen Verkürzung der Anspannungszeit eine Vergrößerung des Quotienten aus Austreibungszeit und Anspannungszeit bei wenig verlängerter Austreibungszeit erkennen. Differentialdiagnostisch ist an das hyperkinetische Herzsyndrom zu denken, das eine deutliche verlängerte Austreibungszeit aufweist (18).

Morphologische Befunde am Herzmuskel

Etwa in der Hälfte der Fälle von Hyperthyreose, die zur Obduktion kommen, liegt eine Hypertrophie des Herzmuskels vor (62, 89). Fast immer handelt es sich aber um anderweitig geschädigte Herzen. Lichtmikroskopische Befunde, die sich gelegentlich ergaben, wie Nekrosen, Fettinfiltrationen, Fibrosen und eine interstitielle Zellinfiltration konnten auf eine gleichzeitig bestehende Koronarsklerose bezogen werden (26). Im Tierversuch ergaben sich bei hohen Thyroxindosen lichtmikroskopisch Glycogenverlust und Homogenisierung von Herzmuskelzellen. Elektronenmikroskopisch zeigte sich eine Aufhellung des Grundsarkoplasma mit einem zunehmenden Verschwinden des Glycogengranula. Hinzu kommt eine Schwellung der Mitochondrien (s. oben) sowie eine besonders starke Schwellung des endoplasmatischen Retikulum mit Vakuolen- und vermehrter Fettropfenbildung. Besonders charakteristisch ist nach Thyroxinzufuhr eine perlschnurartige Schwellung und eine Fragmentierung der Innenmembranen (65).

Klinische Befunde

Subjektive Beschwerden

Das häufigste und gleichzeitig konstanteste Symptom, die Steigerung der Herzfrequenz, wird fast immer von den Patienten als unangenehm und belästigend empfunden. Die Frequenz liegt gewöhnlich zwischen 80 und 130 Schlägen. Sie sinkt, ganz im Gegensatz zu nervös-vegetativen Beschwerden, weder in der Ruhe noch im Schlaf wesentlich ab. Durch körperliche Belastung, besonders aber durch Erregungen, kann die Frequenz weiterhin gesteigert werden. Auf der anderen Seite können aber auch normale oder subnormale Frequenzen beobachtet werden (in 15% unseres Krankengutes). Außerordentlich belästigend sind in Anfällen auftretende Attacken von Vorhofflimmern, die mit Kollapsneigung einhergehen können. Ein kontinuierliches Vorhofflimmern wird häufig nur als unregelmäßiger Puls empfunden oder kommt dem Patienten gar nicht zum Bewußtsein.

Dyspnoische Beschwerden gehören zu den häufigsten Klagen. Auch sie treten in der Ruhe, besonders aber bei körperlicher Belastung und bei Erregungszuständen auf und sind als solche nicht von der Dyspnoe der Vegetativ-Labilen ohne Hyperthyreose zu unterscheiden. Dabei ist die Atemfrequenz hoch, die Atemtiefe verringert. Der Nutzeffekt der Atmung ist infolge schlechter Ausnutzung der Ventilation vermindert. Die Schwelle des Atemzentrums für den Reiz der Kohlensäure ist erniedrigt, die Erregbarkeit also gesteigert (37). Die Vitalkapazität liegt unter der Norm; die Residualluft ist erhöht (68); hinzu kommt eine verminderte Dehnbarkeit der Lunge (81). Wahrscheinlich ist die abnorme Ermüdbarkeit der Atemmuskulatur auf eine myogene Störung zurückzuführen, wie sie auf S. 255 erörtert wird. Natürlich gibt es auch eine Dyspnoe durch kardiale Insuffizienz. In diesem Falle liegt aber eine Lungenstauung vor, die u. a. im Auftreten einer Stauungsbronchitis zu erkennen ist.

Klinischer Untersuchungsbefund und Herzgröße

In unkomplizierten Fällen ist das Herz perkutorisch nicht vergrößert und zeigt auch keine Lageveränderung. Man findet jedoch verstärkte Pulsationen und einen sichtbaren hebenden Spitzenstoß. Bei der Auskultation ergibt sich oft ein systolisches Strömungsgeräusch über der Pulmonalklappe. Wenn ein präsystolisches Geräusch an der Herzspitze, was nicht selten ist, besteht, so ist differentialdiagnostisch das Vorliegen einer Mitralstenose zu erwägen.

Hat die Hyperthyreose aber ein bereits geschädigtes Herz vorgefunden oder ist aus anderen Gründen eine Dekompensation eingetreten, so kann sich das Herz nach links und rechts verbreitern. Bei der Röntgenuntersuchung fällt der vorspringende, stark pulsierende Pulmonalbogen auf, der mitunter die Herztaille verstrichen erscheinen läßt, ohne daß aber der Retrokardialraum ausgefüllt wäre. Bei der Röntgenuntersuchung fallen die flatternden Bewegungen des gesamten Herzrandes, besonders aber des Conus pulmonalis auf, was mit der hohen Herzfrequenz und der Steigerung des Blutdurchflusses in Zusammenhang steht.

Bei der unkomplizierten Hyperthyreose läßt sich eine Hypertrophie der Ventrikel gewöhnlich nicht feststellen oder sie ist nur gering, da Schlagvolumen und diastolischer Druck normal bleiben. Trotzdem wird bei der Autopsie oft eine Hypertrophie gefunden, wenn komplizierende Krankheiten, wie Hypertonie, Koronarerkrankungen oder Klappendefekte gleichzeitig vorliegen.

Differentialdiagnostisch ist stets an das hyperkinetische Herzsyndrom (32) zu denken. Auch hier ist das Herzminutenvolumen gesteigert, Frequenz und Blutdruckamplitude erhöht. Auch kann die arteriovenöse Sauerstoffdifferenz vermindert und die Extremitätendurchblutung erhöht sein. Die Tachykardie läßt sich durch β-Rezeptoren-Blocker wie bei der Hyperthyreose vermindern. Eigentliche klinische Schilddrüsensymptome fehlen, erst recht pathologische biochemisch-technische Parameter im Sinne einer Schilddrüsenüberfunktion.

Funktionelle kardiovaskuläre Erscheinungen werden öfter auch als Effort-Syndrom bezeichnet. Hier bestehen präkordiale Druck- und Schmerzerscheinungen sowie ein neurotisches Fehlverhalten. Auch dieses Syndrom läßt sich durch eingehende Untersuchungen leicht von der Hyperthyreose abgrenzen (Lit. s. 77).

Rhythmusstörungen und elektrokardiographische Befunde

Spezifische Befunde, die für eine Hyperthyreose als solche charakteristisch sind, gibt es in diesem Bereich nicht, wohl aber zahlreiche auffällige Veränderungen, die mit der Empfindlichkeit der Herzens gegenüber den Schilddrüsenhormonen im Zusammenhang stehen. Auch hier muß auf vorbestehende Herz- und Gefäßkrankheiten, aber auch auf das Alter und Geschlecht der Patienten bei der Beurteilung Rücksicht genommen werden.

Ein großes Kollektiv von 466 Patienten mit Hyperthyreose der Düsseldorfer Klinik aus dem Jahre 1961 bis 1971 wurde in einer Gemeinschaftsarbeit von Endokrinologen und Kardiologen bearbeitet (9). Zwar waren alle Kranken mit primärer Herzerkrankung unabhängig von der Hyperthyreose vorher ausgesondert worden. Aber auch in diesem Krankengut muß mit Altersveränderungen des Herzens gerechnet werden, da sich nur 28% der Patienten unterhalb des 40. Lebensjahres befanden. Bei 100 Patienten wurde der Erfolg der Therapie ausgewertet. Im einzelnen ergaben sich folgende Befunde:

Sinustachykardie. Eine Frequenz von 100 Schlägen/min und mehr ergab sich in 45,7%, zwischen 70 und 99 Schlägen/min in 41,4%. Die Häufigkeit der Sinustachykardie nimmt mit steigendem Alter ab. Bei Patienten mit diffuser Struma tritt sie öfter in Erscheinung als bei Patienten mit Knotenstruma. Eine Korrelation zwischen PBI, der Höhe des Grundumsatzes und der Sinusfrequenz ließ sich nachweisen.

Vorhofflimmern. Es fand sich bei 10,9% der Patienten, meist als schnelle Form der absoluten Arrhythmie; die Häufigkeit nimmt mit dem Alter zu; vor dem 40. Lebensjahr wurde es nicht beobachtet. Männer sind signifikant häufiger befallen als Frauen, was auf eine Beteiligung der Koronarien hinweisen könnte. Die Häufigkeit der Flimmerarrhythmie läßt sich möglicherweise dadurch erklären, daß der Vorhof gegenüber Schilddrüsenhormonen empfindlicher als die Kammer- und Skelettmuskulatur ist (86). Unter der Behandlung verschwand die Vorhofflimmern bei fast allen Patienten und ging in einen Sinusrhythmus über.

Supraventrikuläre *Extrasystolen* fanden sich in 2,8, ventrikuläre Extrasystolen in 6%. Auch sie konnten durch Therapie beseitigt werden.

Ein *Vorhofflattern* war ausgesprochen selten (1,5% der Fälle); es verschwand unter der Therapie.

Eine *paroxysmale Tachykardie* ist, im Gegensatz zu den Mitteilungen des Schrifttums, in denen es sich meistens um ein paroxysmales Vorhofflimmern oder -flattern handelt, ausgesprochen selten (1 Fall). Vorhofleitungsstörungen traten in 17,4% der Fälle, in 3,2% ein atrioventrikulärer Block 1. Grades auf.

Eine *Rechtsverspätung* ergab sich in 9,2%. Dies spricht dafür, daß der rechte Ventrikel stärker belastet ist als der linke. Meist blieb sie bei Behandlung unverändert; sie verschwand jedoch auch in anderen Fällen.

Die *vektorielle Analyse* ergab bei 59,3% der Kranken eine Richtung des frontalen QRS-Flächenvektors zwischen +30 und +60 Grad. Unter der Behandlung kam es zu einer Linksdrehung der elektrischen Herzachse, wahrscheinlich dadurch, daß sich der Pulmonaldruck nach der Therapie normalisierte. Linkstypische Veränderungen wurden nur in 24,6% der Fälle beobachtet, und zwar bei älteren Patienten.

Eine Störung der *Erregungsrückbildung* fand sich in 23,9, bei

Erweiterung der Definition in 70,3% der Fälle. Auch hier waren Patienten mit Knotenstrumen stärker beteiligt. Von 48 Patienten ergaben sich nach der Behandlung 18mal Normalwerte, 6mal eine Abnahme der ST-Senkung; in 14 Fällen war der Befund konstant, in 7 Fällen verschlechterte er sich.
Ein *Rechtsschenkelblock* wurde bei 4, ein Linksschenkelblock bei 1 Patienten beobachtet.

Folgende Leitsymptome lassen sich aus diesen Untersuchungen ableiten: Eine Sinustachykardie zwischen 80 und 130 Schlägen/min, ein Vorhofflimmern und als Vorläufer für das Vorhofflimmern die Vorhofextrasystolie. Bei der kardial kompensierten Hyperthyreose liegt elektrokardiographisch oft nichts vor, was für die Krankheit charakteristisch ist, außer den Zeichen einer erhöhten Spannung und des Vorherrschens des Rechtstyps. Aber auch diese EKG-Veränderungen sind unspezifisch (weitere Literatur: 13, 26, 54, 57, 80).
Bei Vorliegen der Leitsymptome sollte man stets auch an eine Hyperthyreose, besonders in ihrer maskierten Form denken. Als Warnsymptom sind sie für den Ausbruch einer thyreotoxischen Krise von Bedeutung.

Stauungsinsuffizienz

Die Stauungsinsuffizienz gehört zwar nicht zum Bilde der unkomplizierten Hyperthyreose, trotzdem wird sie auch in solchen Fällen beobachtet. In dem erwähnten Krankengut der Düsseldorfer Klinik (9) fand sich unter 466 Patienten ohne primär erkennbare Herzerkrankung eine kardiale Dekompensation in 17% der Fälle. Die Angaben in der Literatur gehen bis zu 35% (2, 34), bei Autopsien sogar bis 50% (46). Zumeist bestand aber schon vor Beginn der Hyperthyreose eine Schädigung des Herzens oder sie gesellte sich der Hyperthyreose im Laufe der Erkrankung zu (Hypertonie, Klappenfehler, Koronarsklerose, rheumatische Schädigungen). In einer Serie von 462 Fällen von Hyperthyreose bestand in 32% eine Herzbeteiligung. Von diesen letzteren ließen 42% keine hinzutretende Krankheit erkennen, so daß in diesen Fällen die Hyperthyreose wahrscheinlich als maßgebender Faktor anzusehen ist (71, 72). Diese Kombination ist nicht immer leicht zu erkennen. Man darf jedoch sicher sein, daß es sich um eine unkomplizierte Hyperthyreose gehandelt hat, wenn bei nicht allzu langer Dauer der Erkrankung die kardialen Erscheinungen nach Wiederherstellen der Euthyreosen verschwinden. In der gut untersuchten Serie von GRAETTINGER u. Mitarb. (34) mit Hyperthyreose und Stauungsinsuffizienz fanden sich von 7 Patienten nur 5, bei denen unter Zugrundelegung dieser Kriterien keine anderweitige Herzkrankheit festzustellen war. Bei Autopsiebefunden (46) fanden sich unter 89 Fällen von Herzinsuffizienz 67% mit anatomischen Veränderungen am Herzen.
Wie bereits erwähnt, liegt bei der reinen Hyperthyreose ohne zusätzliche Herzerkrankung das Herzminutenvolumen hoch; es steigt nach Belastung in überschießendem Maße an, wobei der Quotient Herzminutenvolumen : Sauerstoffverbrauch abfällt. Tritt eine Stauungsinsuffizienz hinzu, so sinkt das Herzminutenvolumen ab. Ein Anstieg nach Belastung läßt sich jetzt nur in geringem Maße feststellen; der obengenannte Quotient sinkt weiterhin ab. Auch das Schlagvolumen steigt bei Belastung nicht an, wohl aber die Herzfrequenz. Die Sauerstoffextraktion des Gewebes ist jetzt gegenüber der Norm gesteigert (34). Bei Eintritt der Dekompensation steigt auch der Venendruck an; außerdem verlängert sich die Kreislaufzeit, die aber immer noch relativ kurz ist oder im unteren Bereich der Norm liegen kann. Trotz Dekompensation kann bei der Hyperthyreose das Minutenvolumen aber hoch oder an der oberen Grenze der Norm bleiben. Bei besonders hohem Minutenvolumen spricht man in der anglo-amerikanischen Literatur von „high output failure". Hier wurde z.B. der im Vergleich zu einem Normalwert von 2,98 ungewöhnlich hohe Herzindex von 8,93 l/min/m² gemessen, der bei Belastung absank. Sehr hoch lag auch der Quotient Herzminutenvolumen : Sauerstoffverbrauch. Er sank ebenfalls unter Verminderung des Schlagvolumens und erheblichem Anstieg der Pulsfrequenz ab, während die arteriovenöse Sauerstoffdifferenz sowohl in Ruhe wie nach Arbeitsbelastung verengt war. Gleichzeitig vorhandene Anämien können bei dieser ungewöhnlichen Hyperzirkulation eine Rolle spielen.
Die Herzinsuffizienz tritt vorwiegend bei längerer Dauer der Erkrankung und bei älteren Personen auf. Sie ist häufig bei Knotenstrumen und selten vor dem 40. Lebensjahr. Dem Eintritt der Herzinsuffizienz geht in der Hälfte der Fälle die Dauerform des Vorhofflimmern voraus (41).

Hyperthyreose und Koronarinfarkt

Bei der Beurteilung dieser Frage spielen die noch immer nicht völlig geklärten Beziehungen der Schilddrüsenhormone zur Entstehung der Arteriosklerose eine Rolle. Während man einerseits mit großen Gaben von Thyroxin im Tierversuch eine Arteriosklerose erzeugen kann, senken die Schilddrüsenhormone den Cholesterinspiegel im Blut, den man als Risikofaktor mit der Entstehung der Arteriosklerose in Beziehung bringt. Auf der anderen Seite ist das vorzeitige Entstehen einer Arteriosklerose bei Hypothyreotikern oft diskutiert worden.
Manche Autoren betonen die geringe Frequenz des Koronarinfarktes und der Angina pectoris bei Hyperthyreotikern (5, 39, 52). Andere fanden Verschlüsse der Koronargefäße in einem nicht unbeträchtlichen Prozentsatz, nämlich in 3,9%, und zwar bei Männern in 7,6 und bei Frauen bei 3,3% (19).
Die Auswahl des Patientenkollektivs ist insofern von Bedeutung, als der Herzinfarkt bei jüngeren Patienten und Trägern diffuser Strumen selten ist. Hier findet man nur geringe arteriosklerotische Gefäßveränderungen und meistens auch einen niedrigen Serumcholesterinspiegel. Bei älteren Patienten mit Knotenstrumen ist der Koronarinfarkt häufiger. Bei Hyperthyreose und sogar bei euthyreoten Patienten bewirkt die Herabsetzung der Schilddrüsenfunktion, sei es durch Radiojod, antithyreoidale Substanzen oder durch eine Schilddrüsenresektion, eine Besserung der vorhandenen stenokardischen Beschwerden (11). Die Dämp-

fung der Schilddrüsenfunktion behebt bei der Hyperthyreose die Hyperzirkulation und das Mißverhältnis zwischen Sauerstoffbedarf des Herzmuskels und den Möglichkeiten des Sauerstofftransports durch das Gefäßsystem; die Herzarbeit wird ökonomischer. Im gleichen Sinne spricht, daß bei Hypothyreotikern im Beginn der Behandlung mit Schilddrüsenhormonen oft stenokardische Anfälle zu beobachten sind; das Gefäßsystem des Hypothyreotikers neigt allerdings weit mehr zur Ausbildung arteriosklerotischer Prozesse.

Die Behandlung euthyreoter Herzkranker mit Stauungsinsuffizienz oder Angina pectoris mit Radiojod (12) hatte zunächst große Hoffnung erweckt (1070 Herzkranke; davon Besserung der Herzinsuffizienz in 60% und der Angina pectoris in 50%). Andere Autoren haben über ähnliche Erfolge berichtet (44). In der nachfolgenden Zeit wurden diese Ergebnisse aber nicht bestätigt. Sehr bald wurde auf Mißerfolge hingewiesen (40). Läßt man die entstandene Hypothyreose in vollem Ausmaß bestehen, so provoziert man das vorzeitige Auftreten bzw. rasche Fortschreiten arteriosklerotischer Prozesse im Koronarsystem; substituiert man jedoch mit Schilddrüsenhormonen, so wird die Dämpfung der Schilddrüsenfunktion hinfällig.

Die Thyreokardiopathie und die maskierte Hyperthyreose

In vielen Fällen von Herzerkrankungen läßt sich das gleichzeitige Bestehen einer Hyperthyreose an den Augenerscheinungen, der Beschaffenheit der Schilddrüse, der Wärmeintoleranz und der inneren Unruhe leicht erkennen. Man spricht in solchen Fällen von einer Thyreokardiopathie, besonders wenn bei einer Hyperthyreose paroxysmal auftretendes oder kontinuierliches Vorhofflimmern, Herzinsuffizienz und eine Tachykardie vorliegen.

Besondere Aufmerksamkeit erfordert die Erkennung einer maskierten Hyperthyreose. Hier stehen die kardialen Erscheinungen durchaus im Vordergrund, während die Hyperthyreose nicht ohne weiteres zu erkennen ist. Stets liegt eine primäre Herzerkrankung (Hypertonie, Koronarsklerose, Vitien und dgl.) vor. Eine tastbare Schilddrüsenerkrankung kann jedoch fehlen, desgleichen natürlich die Augenerscheinungen. Es bleiben als wichtigste, klinische Symptome die Wärmeintoleranz und die charakteristischen Hautveränderungen mit verstärkter Durchblutung. Ein Verdacht auf das Vorliegen einer maskierten Hyperthyreose ergibt sich durch:

- anfallsweise auftretendes oder kontinuierliches Vorhofflimmern,
- Herzinsuffizienz mit normaler oder verkürzter Kreislaufzeit,
- große Amplitude des Blutdrucks,
- refraktäres Verhalten gegenüber der Digitalisbehandlung.

Da die Grundumsatzbestimmung in solchen Fällen von zweifelhaftem Wert ist, wurde die Diagnosestellung wesentlich durch die Hormonanalyse des Blutes (T_3, T_4), sowie den TRH-Test, der die Situation schnell klärt, gefördert. Die erfolgreiche Therapie der Hyperthyreose führt zu den schönsten Erfolgen in bezug auf die kardialen Erscheinungen.

Die Wirkung der Digitalisglycoside bei verschiedenen Funktionszuständen der Schilddrüse

In der Klinik ist seit langer Zeit bekannt, daß die Digitalistoleranz bei der Hyperthyreose erhöht ist und daß höhere Digitalisdosen erforderlich sind, um eine Wirksamkeit, sei es bei einer Stauungsinsuffizienz, sei es bei Rhythmusstörungen und auch bei Behandlung der Sinustachykardie („digitalisrefraktäre Tachykardie"), zu erzielen. Es besteht jedoch Einigkeit darüber, daß die Digitalis bei den verschiedenen Funktionszuständen der Schilddrüse wirksam ist, wenn auch in unterschiedlicher Dosierung. Im allgemeinen wird bei der Behandlung der Hyperthyreose zu niedrig dosiert.

Über die Änderung des Wirkungsmechanismus besteht insofern Unklarheit, als es nicht bekannt ist, wie hoch die Konzentration am Herzmuskel ist, da Störungen der Absorption und der Metabolisierung zu berücksichtigen sind und da man auch nicht weiß, welcher Anteil des Schlagvolumens im Einzelfall in die Koronarzirkulation eintritt (16). Unter Verwendung von markiertem Digoxin läßt sich feststellen, daß der Serumspiegel bei der Hyperthyreose erniedrigt und bei der Hypothyreose erhöht ist (23). Diese Konzentrationen sind den Änderungen der glomerulären Filtrationsrate, die bei der Hyperthyreose oft erhöht, bei der Hypothyreose stets erniedrigt ist, eng korreliert. Normalisierung erfolgt nach Wiederherstellung der Euthyreose. Eine deutliche Korrelation besteht auch zwischen der Creatininclearance und der Digoxinhalbwertzeit bei beiden Schilddrüsenerkrankungen. Die kumulative Digoxinausscheidung liegt bei einer 7-Tage-Periode um 40% bei der Hyperthyreose und um 23% bei der Hypothyreose (21). Die schnelle Elimination bei der Hyperthyreose und die langsame Elimination bei der Hypothyreose lassen auch an veränderte Bindung und Verteilung im Gewebe denken (23, s. auch 13 a, 28).

Zur Frage des Wirkungsmechanismus sei weiterhin auf die bereits erwähnten Arbeiten von BUCCINO u. Mitarb. (16) hingewiesen, aus denen hervorgeht, daß das Niveau der Schilddrüsenaktivität die Kontraktilität des Herzmuskels und seine Reaktionsfähigkeit auf inotrope Wirkstoffe beeinflußt. Da der inotrope Zustand des Herzmuskels bei der Hyperthyreose hoch, bei der Hypothyreose niedrig ist, tritt eine Steigerung bei niedrigem Initialniveau deutlicher als bei einem hohen hervor. Dementsprechend haben Strophantin und Digitalis bei der hohen Kontraktilität der Hyperthyreose die geringste, bei der niedrigen Kontraktilität der Hypothyreose die stärkste Wirkung. Insofern ist die Glycosidwirkung vom initialen Kontraktionszustand, der durch den Spiegel der Schilddrüsenhormone bewirkt wird, abhängig.

Die durch Digitalis bewirkte Verlängerung der Refraktärzeit im atrioventrikulären Knoten ist bei hyperthyreoten Hunden herabgesetzt (59).

Daß die Digitalis am hyperthyreoten Herzen wirksam ist, geht auch aus Versuchen hervor, bei denen Patienten mit primär chronischem Vorhofflimmern durch T_3-Gaben hyperthyreot gemacht wurden. Dabei gelang es, die vorherige Kammerfrequenz durch Digitalisierung konstant zu erhalten. Dies erforderte zwar eine 3–4mal höhere Dosierung; jedoch stieg die Kammerfrequenz nicht an. Intoxikationszeichen wurden trotz der hohen Digitalisgaben nicht beobachtet (28).

Bei der Behandlung der hyperthyreoten kardialen Komplikationen kommen Digitalis und Strophanthin in erster Linie bei einem vorgeschädigten Herzen, besonders beim Vorliegen einer Stauungsinsuffizienz, in Frage, während man bei der rein hyperthyreoten Herzbeteiligung, wie sie oft bei Tachyarrhythmie und Vorhofstachykardie zu finden sind, jedenfalls bei üblicher Dosierung, nur wenig Erfolg erzielen wird. Eine rationale Digitalistherapie wird man jedoch, wenn auch in einem aufwendigen Verfahren, nur durchführen können, wenn die glomeruläre Filtrationsrate und die Konzentration der Digitalisglycoside im Serum bekannt ist.

Die Behandlung der Kreislaufkomplikationen

Eine möglichst frühzeitige Erkennung und Behandlung der Hyperthyreose vor Auftreten ernster kardialer Erscheinungen ist von Bedeutung, da sie es gestatten, die zusätzliche Belastung des Herzens zu verhindern und die Häufigkeit schwerer kardialer Erscheinungen herabzusetzen. Ist die Diagnose Hyperthyreose bei gleichzeitigem Vorliegen von thyreoidalen Kreislauferscheinungen gesichert, so muß die erste Aufgabe sein, die Euthyreose wiederherzustellen. Diese Behandlung bringt für sich bereits hervorragende Erfolge. Sie führt schnell zur Frequenzsenkung und zur Rhythmisierung der Herztätigkeit. Die sonst übliche Behandlung der Herzerscheinungen kann man zurückstellen und sich meist auf Anordnung von Bettruhe und natriumarmer Kost beschränken.

Die Behandlung der Hyperthyreose richtet sich nach den an anderer Stelle in diesem Kapitel gegebenen Richtlinien. Die subtotale Resektion beseitigt zwar auch die hyperthyreoten Erscheinungen mit großer Sicherheit und hat bei unkomplizierten Fällen auch eine sehr geringe Mortalität. Bei Vorliegen einer Thyreokardiopathie ist die Mortalität aber zweifellos höher (s. Kap. Chirurgie der Hyperthyreose). Deshalb hat sich die Radiojodtherapie durchgesetzt, zumal auch die Bedenken, die man bei der Behandlung jüngerer Menschen äußern kann, hier fortfallen, da es sich zum größten Teil um Patienten jenseits des 40. Lebensjahres handelt. Den Nachteil der Radiojodtherapie, daß die Behandlungserfolge erst relativ spät einsetzen und daß man sie bei Vorliegen einer Herzinsuffizienz nur schwerlich abwarten kann, ist dadurch zu begegnen, daß man am 10. Tage nach Applikation der ersten Radiojoddosis eine temporäre Behandlung mit antithyreoidalen Substanzen einleitet. Dies kann genauso nach der zweiten und dritten Dosis erfolgen. Die fraktionierte Durchführung der Radiojodbehandlung ist vorzuziehen. Falls es sich um Kranke handelt, deren Herzerscheinungen vorwiegend auf dem Boden einer Hyperthyreose entstanden sind, hören sowohl Herzinsuffizienz wie Vorhofflimmern spontan nach etwa 2–3 Wochen auf. Die Erfolge sind nicht gleich gut, wenn die Hyperthyreose sehr lange bestand und wenn sie sich auf eine vorbestehende ernstere Herzkrankheit aufgepfropft hat. Auch hier bringt die Radiojodtherapie, da sie das Herz entlastet, Erfolge; man muß aber oft weiterhin nach den Regeln der konventionellen Herztherapie verfahren und Bettruhe, Digitalis, Natriumbeschränkung und ggf. Diuretika verordnen. Zur Digitalistherapie s. S. 224. Eine hohe Dosierung ist gewöhnlich notwendig und wird vertragen. Persistiert das Vorhofflimmern, so kommt bei Verlangsamung der Kammerfrequenz die Gabe von Isoptin und β-Rezeptoren-Blockern, zur Überführung in einen Sinusrhythmus Chinidin oder Elektrokonversion in Frage. An eine chirurgische Behandlung der Hyperthyreose ist dann zu denken, wenn bei einer hyperthyreoten Knotenstruma gleichzeitig Verdacht auf maligne Entartung besteht, was aber außerordentlich selten ist. Komprimiert eine Knotenstruma die Trachea oder den Ösophagus oder führt sie zu einer oberen Einflußstauung, so muß man auch hier bei Vorliegen von Herzkomplikationen in erster Linie an die Radiojodbehandlung denken, da sie auch in diesem Fall das schonendere Verfahren darstellt. In jedem Fall sollte man die in der zweiten Woche einzuleitende Behandlung mit antithyreoidalen Substanzen mit einer gleichzeitigen Gabe von Thyroxin kombinieren, um eine krisenhafte Schwellung der Drüse im ersten Stadium der Behandlung zu vermeiden. Handelt es sich um eine sehr große Knotenstruma, so kommt allerdings wohl nur die Operation in Frage, weil die benötigte Radiojoddosis sehr groß sein kann und der Erfolg auch lange Zeit auf sich warten läßt. In solchen Fällen wird man nach den anderenorts beschriebenen Methoden verfahren und die Schilddrüse vor der Operation durch antithyreoidale Substanzen und Lugolsche Lösung zuverlässig ruhigstellen.

Bei der diffusen hyperthyreoten Struma mit Herzbeteiligung kommt auch eine Behandlung mit antithyreoidalen Substanzen in Frage, sofern die Drüse nicht allzu groß ist. Der Radiojodtherapie ist aber wegen ihrer großen Zuverlässigkeit im allgemeinen der Vorzug zu geben.

Literatur

1 Amidi, M., D. F. Leon, W. J. de Groot: Effect of the thyroid state on myocardial contractility and ventricular ejection rate in man. Circulation 38 (1968) 229
2 Andrus, E. C.: The heart in hyperthyroidism. Amer. Heart J. 8 (1932) 66
3 Bansi, H. W.: Kreislaufstudien beim Basedow und bei der Herzneurose. Z. klin. Med. 110 (1929) 663
4 Bansi, H. W.: Beziehungen der Schilddrüse zu Herz und Gefäßsystem. Med. Klin. 33 (1937) 356
5 Bansi, H. W.: Krankheiten der Schilddrüse. In: Handbuch der inneren Medizin, 4. Aufl., Bd. VII/1, hrsg. von G. v. Bergmann, W. Frey, H. Schwiegk. Springer, Berlin 1955 (S. 457)
6 Bansi, H. W., G. Groscurth: Die Kreislaufleistung beim Basedow und Myxödem. Z. klin. Med. 116 (1931) 583
7 von Basedow, C.: Exophthalmus durch Hypertrophie des Zellgewebes in der Augenhöhle. Wschr. ges. Heilk. 13 (1840) 197; 14 (1840) 220
8 Bayliss, R. I. S., O. M. Edwards: Urinary excretion of free catecholamines in Graves' disease. J. Endocr. 49 (1971) 167
9 Benker, G., H. Preiss, H. Kreuzer, D. Reinwein: EKG-Veränderungen bei Hyperthyreose, Untersuchungen an 542 Patienten. Z. Kardiol. 63 (1974) 799
10 Berson, S. A., R. S. Yalow, J. Sorentino, B. Roswit: Determination of thyroidal plasma iodine clearance as a routine diagnostic test of thyroid function. Bull. N. Y. Acad. Med. 27 (1951) 395

11 Blumgart, H. L., A. S. Freedberg: The heart and the thyroid; with particular reference to J^{131} treatment of heart disease. Circulation 6 (1952) 222
12 Blumgart, H. L., A. S. Freedberg, G. S. Kurland: Hypothyroidism produced by radioactive iodine (I^{131}) in the treatment of euthyroid patients with angina pectoris and congestive heart failure. – Early results in various types of cardiovascular diseases and associated pathologic states. Circulation 1 (1950) 1105
13 Bock, D., E. Klein: EKG-Befunde bei Hyperthyreosen. 17. Symp. Dtsch. Ges. Endokrin. Acta endocr. (Kbh.), Suppl. 152 (1971) 84
13a Bonelli, J., H. Haydl, K. Hruby, G. Kaik: The pharmacokinetics of digoxin in patients with manifest hyperthyroidism and after normalisation of thyroid function. Int. J. clin. Pharmacol 16 (1978) 302
14 Boothby, W. B., E. H. Rynearson: Increase in circulation rate produced by exophthalmic goiter. Arch. intern. Med. 55 (1935) 547
15 Brewster jr., W. R., J. P. Isaacs, P. F. Osgood: The hemodynamic and metabolic interrelationships in the activity of epinephrine, norepinephrine and the thyroid hormone. Circulation 13 (1956) 1
16 Buccino, R. A., J. F. Spann jr., P. E. Pool: Influence of the thyroid state on the intrinsic contractile properties and energy stores of the myocardium. J. clin. Invest 46 (1967) 1669
17 Buchanan, J., D. F. Tapley: Stimulation by thyroxine of amino acid incorporation into mitochondria. Endocrinology 79 (1966) 81
18 Burckhardt, D., E. A. Raeder, M. Kränzlein, J.-J. Staub: Der Beitrag der systolischen Zeitintervalle in der Schilddrüsenfunktionsdiagnostik. Internist (Berl.) 18 (1977) 601
19 Burstein, J., B. A. Lamberg, E. Erämaa: Myocardinfarkt bei Thyreotoxikose. Acta med. scand. 166 (1960) 397; Dtsch. med. Wschr. 85 (1960) 2159
20 Coulombe, P., J. H. Dussault, J. Letarte, S. J. Simard: Catecholamines metabolism in thyroid diseases. I. Epinephrine secretion rate in hyperthyroidism and hypothyroidism J. clin. Endocr. 42 (1976) 125
21 Croxson, M. S., H. R. Ibbertson: Serum digoxin in patients with thyroid disease. Brit. med. J. 1975/III, 566
22 Dietrich, W., H. Schwiegk: Untersuchungen über die Schilddrüsendurchblutung. Naunyn-Schmiedeburg's Arch. exp. Path. Pharmak. 165 (1932) 53
23 Doherty, J. E., W. H. Perkins: Digoxin metabolism in hypo- and hyperthyroidism. Ann. intern. Med. 64 (1966) 489; s. auch: Symposion on Digitalis, Oslo 1973. Storstein, Oslo 1973
24 Epstein, S. E., C. L. Skelton, G. S. Levey: Adenyl cyclase and myocardial contractility. Ann. intern. Med. 72 (1970) 561
25 Freedberg, A. St., M. W. Hamolsky: Effects of thyroid hormones on certain nonendocrine organ systems: In: Handbook of Physiology, Sect. 7, Bd. III, hrsg. von M. A. Greer, Solomon, D. H. American Physiological Society, Washington 1974 (S. 413)
26 Friedberg, C. K.: Die Erkrankungen des Herzens, 2. Aufl. Thieme, Stuttgart 1972
27 Frolov, V. A., A. A. Abinder, I. V. Kryukova, K. S. Mitin, J. I. Vurechenski, V. I. Kandror: The increase of myocardial functional heterogeneity and excess levels of thyroid hormones in the organism. Cor. Vasa 9 (1967) 288
28 Frye, R. L., E. Braunwald: Studies on digitalis III. The influence of triiodthyronine on digitalis requirements. Circulation 23 (1971) 376
29 Gipson jr., J. G., H. A. W. Harris: Clinical studies of the blood volume. V. Hyperthyroidism and myxedema. J. clin. Invest. 18 (1939) 59
30 Gold, H. K., J. F. Spann jr., E. Braunwald: Effect of alterations in the thyroid state on the intrinsic contractile properties of isolated rat skeletal muscle. J. clin. Invest. 49 (1970) 849
31 Goodkind, M. J., L. C. Srilp: Role of myocardial norepinephrine stores in the contractile response of the hyperthyroid heart. Circulation, Suppl. 32 (1965) II/99
32 Gorlin, R.: Die hyperkinetic heart syndrome. J. Amer. med. Ass. 182 (1962) 823
33 Grab, W.: Pharmakologie der Schilddrüsentätigkeit. Naunyn-Schmiedeberg's Arch. exp. Path. Pharmak. 216 (1952) 16
34 Graettinger, J. S., J. J. Muenster, L. A. Selverstone: A correlation of clinical and hemodynamic studies in patients with hyperthyroidism with and without congestive heart failure. J. clin. Invest. 38 (1959) 1316
35 Gremmels, H. F. Zinnitz: Über die Stoffwechselsteuerung durch Vagus und Sympathicus. Naunyn-Schmiedeberg's Arch. exp. Path. Pharmak. 188 (1937) 79
36 de Groot, L. J.: Thyroid and the heart. Mayo Clin. Proc. 47 (1972) 864
37 Grosse-Brockhoff, F., E. Mundt: Über die Atmung der Basedowkranken. Dtsch. Arch. klin. Med. 184 (1939) 339
38 Grossmann, W., N. J. Robin, L. W. Johnson, H. L. Brooks, H. A. Selenkow, L. Dexter: The enhanced myocardial contractility of thyrotoxicosis. Ann. intern. Med. 74 (1971) 869
39 Grytting, G., H. A. Salvesen: Thyrotoxicosis and myocardial infarction. Acta med. scand. 157 (1956/57) 169
40 Hamwi, G. J., A. F. Goldberg: The modern treatment of thyrotoxicosis. Arch. intern. Med. 97 (1956) 453
41 Hurxthal, L. M.: The thyrocardiac. In: Frank Howard Lahey Birthday Volume. Thomas, Springfield/Ill. 1940 (S. 245)
42 Ibrahim, Z., D. Klaus: Die Bestimmung der Pulswellenerscheinungszeit für die Diagnostik von Hyper- und Hypothyreosen. Med. Welt 23 (N. F.) (1972) 1700
43 Ikram, H.: Haemodynamic effects of beta-adrenergic blockade in hyperthyroid patients with and without heart failure. Brit. med. J. 1977/I, 1505
44 Jaffee, H. L., M. H. Rosenfeld, F. W. Pobers, L. J. Stuppy: Radioiodine treatment of euthyroid cardial diseases. J. Amer. med. Ass. 159 (1955) 434
45 Keller, M. F.: Korotkoff-Töne: einfacher screeningtest zum Erfassen von Hyperthyreosen. Schweiz. med. Wschr. 100 (1970) 630
46 Kepler, E. J., A. R. Barnes: Congestive heart failure and hypertrophy in hyperthyroidism. A clinical and pathological study of 178 fatal cases. Amer. Heart J. 8 (1932) 102
47 Labhart, A., M. Rothlin: Beta-Rezeptorenblocker bei Hyperthyreose. Internist (Berl.) 19 (1978) 538
48 Lauter, S.: Über den Kreislauf des Basedow. Verh. dtsch. Ges. inn. Med. 40 (1928) 292
49 Leading Article: Beta-adrenergic blocking drugs and thyroid function Brit. med. J. 1977/II, 1039
50 Levey, G. S., S. E. Epstein: Myocardial adenyl cyclase: activation by thyroid hormones and evidence for two adenyl cyclase systems. J. clin. Invest. 48 (1969) 1663
51 Liljestrand, G., N. Stenström: Work of heart during rest I. Blood flow and blood pressure in exophthalmic goiter. Acta med. scand. 63 (1925) 99
52 Littman, D. S., W. A. Jeffers, E. Rose: The infrequency of myocardial infarction in patients with thyrotoxicosis. Amer. J. med. Sci. 233 (1957) 10
53 Lohmann, F. W., H. Schleusener, F. Adlkofer: Die Bedeutung des sympatho-adrenalen Systems für die Kreislaufveränderungen bei Hyperthyreose. Z. Kardiol. 62 (1973) 472
54 Lüderitz, B.: Herzfunktion bei Hyperthyreose. Internist (Berl.) 16 (1975) 524
55 McDevitt, D. G.: Propranolol in the treatment of thyrotoxicosis: a review. Postgrad. Med. 52 (1976) 157
56 Massey, D. G., M. R. Becklake, J. M. McKenzie, D. V. Bates: Circulatory and ventilatory response to exercise in thyrotoxicosis. New Eng. J. Med. 276 (1967) 1104
57 Matthes, K.: Herz und Kreislauf bei Störungen der Schilddrüsenfunktion. In: Handbuch der inneren Medizin, 4. Aufl. Bd. IX/4, hrsg. von H. Schwiegk. Springer, Berlin 1964
58 Mazzaferri, E. L., J. C. Reynolds, R. L. Young, C. N. Thomas, A. F. Parisi: Propranolol as primary therapy for thyrotoxicosis. Results of a long term prospective study. Arch. intern. Med. 136 (1976) 50
59 Morrow, D. H., T. E. Gaffney, E. Braunwald: Studies on digitalis. VII. Influence of hyper- and hypothyroidism on the myocardial response to ouabain. J. Pharmacol exp. Ther. 140 (1963) 324
60 Murayama, M., M. J. Goodkind: Effect of thyroid hormone on the frequency-force relationship of atrial myocardium from the guinea pig. Circulat Res. 23 (1968) 743
61 Myant, N. B., E. E. Pochin, E. A. F. Goldie: The plasma iodine clearance rate of the human thyroid. Clin. Sci. 8 (1949) 109
62 Parkinson, J., H. Cookson: Size and shape of heart in goitre. Quart. J. Med. 24 (1931) 499
63 Parry, C. H.: Enlargement of the thyroid gland in connection with enlargement and palpitation of the heart. Collections from unpublished medical writings, London 1825
64 Plesch, J.: Hämodynamische Studien. Hirschwald, Berlin 1909

65 Poche, R.: Über den Einfluß von Dinitrophenol und Thyroxin auf die Ultrastruktur des Herzmuskels bei der Ratte. Virchows Arch. path. Anat. 335 (1962) 282
66 Pool, P. E., C. L. Skelton, S. C. Seagren, E. Braunwald: Chemical energetics of cardiac muscle in hyperthyroidism. J. clin. Invest. 47 (1968) 80 A
67 Rackwitz, R., H. P. Otter, H. Jahrmärker: Untersuchungen über den Myokardstoffwechsel des Meerschweinchens bei experimenteller Hyperthyreose. Verh. dtsch. Ges. inn. Med. 79 (1973) 1023
68 Richards, D. G. B., A. G. W. Whitfield: The lung volume in hyperkinetie states. Brit. Heart. J. 15 (1953) 83
69 Rodbard, D., T. Fujita, S. Rodbard: Estimation of thyroid function by timing the atrial sounds. J. Amer. med. Ass. 201 (1967) 884
70 Rowntree, L. G., G. E. Brown: The volume of the blood and plasma in health and disease. Saunders, Philadelphia 1929
71 Sandler, G., G. M. Wilson: The nature and prognosis of heart disease in thyrotoxicosis: a review of 150 patients treated with 131 J. Quart. J. Med. 28 (1959) 347
73 Scherpe, A.: Herzmechanik, Hämodynamik und myokardialer Sauerstoffverbrauch bei experimenteller Hyperthyreose. Inauguraldissertation, Göttingen (1974)
74 van der Schoot, J. B., N. C. Moran: An experimental evaluation of the reputed influence of thyroxine on the cardiovascular effects of catecholamines. J. Pharmacol exp. Ther. 149 (1965) 336
75 Schunk, J., K. W. Schneider, Th. Wille: Die verminderte aktive Erythrocytenmenge als Anämiesymptom bei Hyperthyreosen. Acta endocr. (Kbh.) 19 (1955) 297
76 Shenkman, L., P. Podrid, J. Lowenstein: Hyperthyroidism after propranolol withdrawal. J. Amer. med. Ass. 238 (1977) 237
77 Siebers, G., H. Schicha, V. Becker, K. Vyska, E. Feinendegen: Minimale kardiale Transitzeiten bei Störungen der Schilddrüsenfunktion und beim Effort-Syndrom. Nucl.-Med. (Stuttg.) 14 (1975) 22
78 Sobel, B. E., E. Braunwald: Cardiovascular effects. In: The Thyroid, hrsg. von S. C. Werner, S. H. Ingbar. Harper & Row, New York 1971 (S. 551 u. 727)
79 Sokoloff, L., R. L. Wechsler, R. Mangold, K. Balls, S. S. Kety: Cerebral blood flow and oxygen consumption in hyperthyroidism before and after treatment. J. clin. Invest. 32 (1953) 202
80 Spang, K., C. Korth: Das Elektrokardiogramm bei Überfunktionszuständen der Schilddrüse. Arch. Kreisl.-Forsch. 4 (1939) 189
81 Stein, M. P., P. Kimbel, R. L. Johnson: Pulmonary function in hyperthyroidism. J. clin. Invest. 40 (1961) 348
82 Strauer, B. E.: Dynamik, Koronardurchblutung und Sauerstoffverbrauch des normalen und kranken Herzens. Karger, Basel 1975
83 Taylor, R. R., J. W. Covell, J. Ross jr.: Influence of the thyroid state on left ventricular tension-velocity relations in the intact, sedated dog. J. clin. Invest. 48 (1969) 775
84 Thimme, W., H.-J. Buschmann, W. Dissmann, R. Pust, B. Ramdohr: Die Wirkung von Propranolol auf den Kreislauf bei Hyperthyreose. Z. Kreisl.-Forsch. 60 (1971) 900
85 Ueda, H., Y. Sugishita, A. Nakanishi, I. Ito, H. Yasuda, M. Sugiura, Y. Takabatake, K. Ueda, T. Koide, K. Ozeki: Clinical studies on the cardiac performance by means of transseptal left heart catheterization. II. Left ventricular function in high output heart diseases, especially in hyperthyroidism. Jap. Heart J. 6 (1965) 396
86 Ullrick, W. C., W. V. Whitehorn: Effect of thyroid hormone on respiration of cardiac tissue of the albino rat. Fed. Proc. 10 (1951) 139
86a Verhoeven, R. P., T. J. Visser, R. Docter, G. Hennemann, M. A. D. H. Schalekamp: Plasma thyroxine. 3,3',5-triiodothyronine and 3,3',5'-triiodothyronine during β-adrenergic blockade in hyperthyroidism, J. clin. Endocr. 44 (1977) 1002–1005
87 Wahlberg, P., J. Wennström, P. Ekelund: Control of thyrotoxicosis with sotalol. Ann. clin. Res. 8 (1976) 415
88 Wiener, L., B. D. Stout, J. W. Cox: Influence of beta sympathetic blockade (propranolol) on the hemodynamics of hyperthyroidism. Amer. J. Med. 46 (1969) 227
89 Willius, F. A., W. M. Boothby, L. B. Wilson: The heart in exophthalmic goiter and adenoma with hyperthyroidism. Med. Clin. N. Amer 7 (1923) 189
90 Zaimis, E., L. Papadaki, A. S. F. Ash: Cardiovascular effects of thyroxine. Cardiovasc. Res. 3 (1969) 118
91 Zondek, H., H. W. Bansi: Praebasedow. Klin. Wschr. 8 (1929) 1697

Das blutbildende System

Über eine stimulierende Wirkung der Schilddrüsenhormone auf die Knochenmarkstätigkeit berichtete als erster MANSFELD im Jahre 1913 (43). Da es leichter ist, physiologische Wirkungen der Schilddrüsenhormone auf das Blutbild bei hypothyreoten als bei euthyreoten Tieren festzustellen, verwandte er schilddrüsenlose Tiere mit künstlich hervorgerufener Anämie und zeigte, daß sie eine geringere Tendenz zur Blutregeneration als normale Tiere aufweisen. Auch in Höhenlage fand man nicht die normale Tendenz zur Vermehrung der Erythrozyten. Bei diesen Tieren ist das Knochenmark hypoplastisch. Führt man Schilddrüsenhormon zu, so steigt die Zahl der Erythrozyten und die Konzentration des Hämoglobins an (36). Aber auch bei euthyreoten Tieren kann man mit Zufuhr von Schilddrüsenhormonen den Hämoglobingehalt des Blutes steigern (21, 44, 66), ebenso das Gesamtvolumen der roten Blutkörperchen, das sich entsprechend der Steigerung der Kalorienproduktion vermehrt (21, 51). Auch Blutvolumen und Hämatokrit steigen an (26). Beim hypothyreoten Tier und Menschen kommt es zu einem Abfall des Gesamtvolumens der Erythrozyten, der im Tierversuch 20–52% betragen kann. Dieser Abfall läuft etwa parallel dem Hypometabolismus. Damit verbunden ist ein Abfall des Plasmavolumens. Beides kann durch eine Substitutionstherapie wieder ausgeglichen werden (65). Bei erwachsenen Tieren ist die dabei entstehende Anämie nur mäßig stark ausgeprägt; sie ist aber schwer, wenn die Hypothyreose bei Neugeborenen und bei ganz jungen Tieren induziert wird. Nach Blutentnahme ist die Regeneration im Zustand der Hypothyreose verzögert, normalisiert sich aber nach Substitutionstherapie. Der erythropoetische Effekt einer Hypoxie wird allerdings durch Induzierung einer Hypothyreose nicht beeinflußt (22).

Neben einer Erhöhung des Eisen-Turnover (66) läßt sich auch eine Erhöhung des eisenbindenden Globulin im Tierversuch im Zustand der Hyperthyreose nachweisen (49). Die Inkorporation von markiertem Eisen in die Erythrozyten ist erhöht (19), übrigens auch unter Schilddrüsenhormonzufuhr bei hypophysenlosen Ratten (18, 46).

Bei der Hypothyreose sind demgegenüber die Eisenwerte normal oder niedrig (33). Die Inkorporation des Eisens in die Erythrozyten ist gewöhnlich nicht wesentlich herabgesetzt, wohl aber der Turnover des Plasma- und Erythrozyteneisens; d. h. die Erythropoese ist vermindert. Diese Veränderungen kehren bei Therapie nur sehr verzögernd zur Norm zurück. Es ist bekannt, daß darüber ein Jahr vergehen kann (33).

Das Knochenmark wird unter dem Einfluß der Schilddrüsenhormone aktiviert (36), der Sauerstoffverbrauch des Blutes gesteigert, die Zellularität erhöht, was indirekt auf eine Vermehrung der jugendlichen Elemente schließen läßt (63). Dabei kommt es auch zu einer Retikulozytose.

Die Beeinflussung der Lebensdauer der Erythrozyten ist im Tierversuch noch nicht endgültig geklärt. Bei Hypothyreosen, die durch Radiojodbehandlung erzeugt wurden, ergab sich eine mäßige Verkürzung der Lebensdauer. Der beschleunigte Abfall der Kurven und ihre verstärkte Krümmung machen einen gesteigerten Erythrozytenabbau wahrscheinlich. In anderen Versuchen war die Lebensdauer normal (14, 29). Man sollte eine Verlängerung erwarten (wie sie von RODNAN u. JENSEN [56] bei der menschlichen Hypothyreose beschrieben wurde), da die Lebensdauer der Erythrozyten häufig mit der Kalorienproduktion des Körpers in Beziehung steht und man auch bei Tieren im Winterschlaf eine Verlängerung beobachtet hat (45).

Der Mechanismus der erythropoetischen Wirkung der Schilddrüsenhormone ist nur unvollkommen geklärt, zum Teil auch deshalb, weil zahlreiche andere Hormone eine Wirkung auf das Knochenmark ausüben. Jedenfalls scheint es nicht so zu sein, daß ein unmittelbarer Effekt der Schilddrüsenhormone auf die Zellen des Knochenmarks vorliegt, vielmehr besagt eine jetzt meist akzeptierte Theorie, daß der Einfluß der Schilddrüsenhormone auf die Hämatopoese indirekt über die Wirksamkeit dieser Hormone auf den Sauerstoffverbrauch der Gewebe erfolgt (12, 65). Das Ausmaß der Erythropoese wird durch die Sauerstoffspannung im Gewebe gesteuert, die wahrscheinlich die Abgabe des Erythropoetin aus der Niere reguliert. Hypoxie steigert die Erythropoetinproduktion und damit die Aktivität des Knochenmarks und umgekehrt (1). Dem entspricht es, daß der Spiegel des Erythropoetin im Serum bei der Hyperthyreose erhöht und bei der Hypothyreose erniedrigt ist (16) und daß nicht nur der Sauerstoffverbrauch des einzelnen Erythrozyten, sondern auch die Gesamtmenge der roten Blutkörperchen in Beziehung zur Kalorienproduktion des Organismus steht. Die Masse der roten Blutkörperchen ist für den Transport des Sauerstoffs im Blut maßgebend; sie variiert im Verhältnis zur fettfreien Körpermasse, die dem sauerstoffutilisierenden Gewebe entspricht und deshalb auch ein Maß für den Sauerstoffverbrauch des Körpers darstellt. Zwischen der Masse der roten Blutkörperchen und dem Grundumsatz besteht sowohl in der Hypo- wie in der Hyperthyreose eine deutliche Korrelation, die sich auch im Tierexperiment nachweisen läßt (51). Die verminderte Erythropoese bei der Hypothyreose entspricht einer Atrophie des erythropoetischen Systems, die mit der verminderten arteriovenösen Sauerstoffdifferenz und dem verminderten Sauerstoffverbrauch korreliert, wodurch es zu einer relativen Sauerstoffübersättigung und zu einer verminderten Nachfrage für die Sauerstofftransportfähigkeit des Blutes kommt. Das Umgekehrte ist bei der Hyperthyreose der Fall. Die regulierende Funktion des Erythropoetin geht auch daraus hervor, daß bei hypertransfundierten oder nephrektomierten Tieren, bei denen die Erythropoetinbildung supprimiert oder fortgefallen ist, der T_3-Effekt auf die Erythropoese aufgehoben ist. Auch dies zeigt, daß der indirekte Effekt der Schilddrüsenhormone über Gesamtkalorienproduktion und Erythropoetinbildung vorherrscht (58). Daß außerdem aber auch noch ein direkter Effekt vorliegt, geht daraus hervor, daß man mit dem kalorisch wenig aktiven rT_3 eine ähnliche erythropoetische Reaktion wie mit dem wesentlich aktiveren L-T_3 erzielen kann (18). Als direkter Effekt ist weiterhin die fördernde Wirkung der Schilddrüsenhormone auf die Proteinsynthese, d. h. hier die Hämoglobinsynthese, anzusehen: Schilddrüsenhormone steigern in vitro die Inkorporation von markierten Aminosäuren in die α- und β-Kette des Hämoglobins (35, 50, 60). Sie erhöhen die Proteinsynthese in Knochenmarkstransplantaten (52) und verbessern die Regeneration der Erythropoese nach Eiweißmangelernährung (4), die auch eine, durch Hormonzufuhr wieder auszugleichende Minderung der Radioeiseninkorporation zur Folge hat (15, 54).

Interferenz mit anderen Hormonen. Während man durch Entfernung der Ovarien im Tierversuch einen Anstieg der Zahl der Erythrozyten erzielen kann, führt die Gabe hoher Oestrogenmengen zu einer Verminderung des Hämoglobins und des Hämatokrit (17). Dieser depressive Effekt kann durch Schilddrüsenhormone aufgehoben werden (27).

Da bei der Hyperthyreose eine relative Nebennierenrindeninsuffizienz (verbunden mit einer lymphoiden Hyperplasie) besteht, die Corticosteroide andererseits aber die Erythropoese, wie beim Cushing-Syndrom, mit Ansteigen der Masse der roten Blutkörperchen, des Hämoglobins und des Hämatokrit fördern, ein niedriger Spiegel der Corticosteroide andererseits zur Anämie und zur verminderten Erythropoese, wie bei der Addisonschen Erkrankung führt, muß man auch bei Schilddrüsenkrankheiten Interferenzen bei beiden endokrinen Drüsen in Erwägung ziehen.

Klinische Befunde

Das erythrozytäre System

Im Gegensatz zur Hypothyreose, bei der Anämien häufig beobachtet werden, sind Veränderungen des roten Blutbildes bei der Hyperthyreose bei oberflächlicher Betrachtung ungewöhnlich. Da die Schilddrüsenhormone eine stimulierende Wirkung auf die Tätigkeit des Knochenmarks ausüben, kann man Anämien auch nicht erwarten. Sie kommen aber unter besonderen Umständen vor. Meist findet man ein normales rotes Blutbild; diskrete Störungen liegen jedoch vor, besonders im Bereich der Ferrokinetik. Die Gesamtmittelwerte der Erythrozyten und des Hämoglobins besagen in einem Kollektiv wenig, da Anämien gesondert betrachtet werden müssen (s. auch [53]).

Das totale Erythrozytenvolumen (mittels der Chromierungsmethode bestimmt) ist pro kg Körpergewicht erhöht und fällt nach erfolgreicher Therapie ab (19, 26, 51, 64). Die Gesamtblutmenge bleibt unverändert oder ist etwas vermehrt. Eine vorhandene Erythrozytose kann durch erhöhtes Plasmavolumen maskiert werden. Bei schweren Formen der Hyperthyreose sind die Blutdepots infolge des gesteigerten inneren Sauerstoffbedarfs weitgehend entleert. Nach Behandlung geht die zirkulierende Blutmenge zurück (57).

Wie im Tierversuch findet man auch bei hyperthyreoten Patienten eine Vermehrung der Retikulozyten im peripheren Blut, was auf eine gesteigerte Aktivität des Knochenmarks schließen läßt (9, 28, 39, 61). Die Untersuchung des Knochenmarks läßt diese gesteigerte Erythropoese erkennen (5): Die Zellularität des Knochenmarks ist erhöht, der Fettgehalt meistens vermindert, eine deutliche Vermehrung der Erythroblasten ist aber nicht festzustellen (16, 17, 55). Der mäßig gesteigerten erythrozytären Hyperplasie des Knochenmarks entspricht eine signifikante Erhöhung des ^{3}H-Thymidin-Index, wenn man in Knochenmarkkulturen autoradiographisch die Aufnahme des Thymidin durch die Erythroblasten feststellt (16). Auch der Spiegel des Erythropoetin ist bei der Hyperthyreose nach Maßgabe des WHO-Standard signifikant erhöht (16). Demgegenüber ist die Speicherung des Eisens im Knochenmark in der Mehrzahl der Fälle herabgesetzt (16). Die Ferrokinetik des erythrozytären Systems läßt einige Besonderheiten erkennen. Die Zeit der Eisenclearance im Plasma ist signifikant verkürzt, die Eisen-Turnover-Rate im Plasma erhöht. Die Eisenutilisation des einzelnen Erythrozyten ist normal.

Unterscheidet man jedoch zwischen den Kollektiven ohne und mit Anämie, so ergeben sich differenzierte Befunde: Bei den nichtanämischen Patienten, bei denen die Hämoglobinkonzentration und die Hämatokritwerte im Bereich der Norm liegen, findet sich eine Normozytose, höchstens eine leichte Anisozytose. Die Inkorporation markierten Eisens in die Erythrozyten ist leicht gesteigert. Diese Gruppe stellt bei weitem die Mehrzahl aller hyperthyreoten Patienten dar. Im zweiten Kollektiv, bei dem die Hämoglobinkonzentrationen zwischen 9 und 10,8 g/dl (90 und 108 g/l) liegen,

findet man hypochrome Blutwerte und eine Poikilozytose. Auch hier zeigt das Knochenmark eine normale oder leicht gesteigerte Zellularität; die Inkorporation des ^{59}Fe in die Erythrozyten ist aber herabgesetzt. Es liegt also ein Defekt in der Utilisation des Eisens vor. Bei diesen Patienten ist das Gesamtkrankheitsbild schwer und von langer Dauer. Sie haben gewöhnlich auch erheblich an Gewicht abgenommen (16, 55).
Schon im Jahre 1931 hatte HEILMEYER (28) erkannt, daß der Umsatz des Blutfarbstoffes bei der Hyperthyreose erhöht ist. Seine Bilanzuntersuchungen zeigten, daß die Urobilinausscheidung im Stuhl und Urin vermehrt ist, wobei sich das Verhältnis zugunsten der Harnausscheidung verschiebt. Untersuchungen von GEHRMANN (24, 25) (s. auch [32]) ließen bei Verwendung der Chromierungsmethode der Erythrozyten erkennen, daß diese tatsächlich kurzlebiger sind als normal („scheinbare halbe Lebensdauer" der Erythrozyten [= $\frac{1}{2}$ ^{51}Cr-Wert] 15 Tage gegenüber einem Kontrollwert von 27,8 ± 2,47 Tagen). Die verkürzte Lebensdauer der Erythrozyten wird allerdings in der Mehrzahl der Fälle durch aktiviertes Knochenmark, erhöhten Eisenumsatz und erhöhte Erythropoetinkonzentration kompensiert.
Wenn allerdings die vermehrte Blutmauserung nicht durch erhöhte Aktivität des Knochenmarks ausgeglichen werden kann, z.B. durch Vorliegen eines Eisendefizit, so kommt es zu den relativ seltenen Fällen von hypochromer Anämie. Eine besondere Gefahr ist, wie erwähnt, auch im Auftreten eines Eiweißdefizit bei langem Andauern der Krankheit zu sehen. Auch die mangelnde Versorgung mit Vitamin B_{12} und Folat spielt eine Rolle. Über den erhöhten Bedarf an Vitamin B_{12} und seinen erniedrigten Spiegel wird weiter unten berichtet. Bei Vorliegen einer Anämie muß man natürlich auch an Begleiterkrankungen, wie Infektionen und dgl. denken.
Den erhöhten Gehalt der Erythrozyten an 2,3-Diphosphoglycerat darf man als einen Adaptationsvorgang an den erhöhten Sauerstoffbedarf des Gewebes ansehen: Die O_2-Affinität des Hämoglobins wird dadurch herabgesetzt und bewirkt eine Rechtsverschiebung der O_2-Dissoziations-Kurve, so daß der Sauerstoff des Blutes an das Gewebe leicht abgegeben werden kann (48, s. auch 60a).

Hyperthyreose und perniziöse Anämie

Bioptische Untersuchungen der Magenschleimhaut haben gezeigt, daß alle Formen der Gastritis von der Oberflächenentzündung bis zu den schweren Formen der Schleimhautatrophie mit Achlorhydrie einschließlich entzündlicher Zellinfiltrationen bei der Hyperthyreose vorkommen. Sie ähneln den Schleimhautveränderungen bei der perniziösen Anämie und werden in 30–80%, je nach Alter des Patientenkollektivs, beobachtet (10, 59, 69).
Nachdem MEULENGRACHT (47) schon im Jahre 1929 über das gemeinsame Vorkommen von Hyperthyreose und perniziöser Anämie berichtet hatte, konnten BOENHEIM u. Mitarb. (11) bereits im Jahre 1945 76 Fälle von Hyperthyreose, die mit perniziöser Anämie kombiniert waren, aus der Literatur zusammenstellen. In einer auslesefreien Serie von 410 Patienten mit Hyperthyreose aus den Jahren 1935–1967 fanden sich 7, die gleichzeitig eine perniziöse Anämie aufwiesen (23). In der gesamten Population hätte die zu erwartende Zahl von Perniziosafällen aber nur 1,2 betragen, ein eindrucksvoller Unterschied. Die Manifestation der Hyperthyreose ging stets der der perniziösen Anämie voraus (Erkrankungsalter 38 Jahre). Demgegenüber war die perniziöse Anämie bereits in einem vorgerückten Krankheitsstadium, wenn sie zuerst diagnostiziert wurde (Alter 69 Jahre). Alle 7 Patienten hatten schwere hämatologische oder neurologische Symptome. Leichtere Fälle von perniziöser Anämie könnten also durchaus unerkannt geblieben sein. Bei der Hypothyreose ist die perniziöse Anämie allerdings noch häufiger als bei der Hyperthyreose.

Aus Tierversuchen war bereits bekannt, daß der Vitamin-B_{12}-Bedarf hyperthyreoter Tiere erhöht ist, daß bei exzessiver Zufuhr von Schilddrüsenhormon ein B_{12}-Defizit eintritt und Retention und Utilisation in diesem Zustand gesteigert sind (2, 31). Dies trifft auch für die menschliche Hyperthyreose zu: So ergab sich bei Kombination von perniziöser Anämie und Hyperthyreose keine hämatologische Reaktion auf 1 µg B_{12}/d (0,74 nmol/d), wohl aber bei einer Zufuhr von 10 µg/d (7,4 nmol/d). Nach erfolgreicher Behandlung und Wiederherstellung der Euthyreose war wiederum eine Reaktion auf die niedrige Dosis von 1 µg/d (0,74 nmol/d) festzustellen. Auch waren in einer Gruppe von Patienten mit Hyperthyreose die Vitamin-B_{12}-Spiegel des Serums signifikant niedriger als bei normalen Versuchspersonen. Nach erfolgreicher Therapie mit Radiojod stiegen die B_{12}-Spiegel im Serum signifikant an (von 335 ± 144 pg/ml (247 ± 106 pmol/l) auf 596 ± 171 pg/ml (440 ± 126 pmol/l) (3).

Eine gemeinsame autoimmunologische Basis für die Pathogenese beider Erkrankungen ist seit langer Zeit angenommen worden. Dafür spricht, daß Parietalzellantikörper bei der perniziösen Anämie in ungefähr 85% und bei der Hyperthyreose in ungefähr 30% aller Fälle entdeckt werden. Schilddrüsenantikörper liegen in über der Hälfte aller Patienten mit perniziöser Anämie und in etwa 45–60% oder mehr der Patienten mit Hyperthyreose vor, während sie bei Kontrollpersonen nur in 15% zu finden sind. Der Intrinsicfaktorantikörper kommt in der Hälfte aller Fälle von perniziöser Anämie vor. In fast allen Fällen, bei denen diese Antikörper bei der Hyperthyreose entdeckt wurden, war gleichzeitig auch eine perniziöse Anämie festzustellen (3, 13).

Findet man bei einer Hyperthyreose eine ungeklärte Anämie, so muß in jedem Fall das gleichzeitige Vorhandensein einer perniziösen Anämie in Erwägung gezogen werden. Aber auch dann, wenn eine Anämie noch fehlt, kann bei einer Hyperthyreose die Clearance von Folsäure und Vitamin B_{12} aus dem Plasma bereits erhöht sein (41, 70).

Das leukozytäre System

Unsere Vorstellungen über die humorale Regulation der Leukopoese sind noch wenig entwickelt; dies trifft auch für die Beziehungen der Schilddrüse zum leukozytären System zu. Die Gesamtzahl der weißen Blutkörperchen im peripheren Blut ist unauffällig, wenn man von der bei der thyreotoxischen Krise zu beobachtenden Leukozytose absieht. Auf die unerwünschten Nebenwirkungen, die während einer antithyreoidalen Behandlung in Form einer Granulozytopenie auftreten, soll an andere Stelle eingegangen werden (S. 322). KOCHER (34) war der erste, der auf die Lymphozytose und ihre differentialdiagnostische Bedeutung bei der Hyperthyreose hinwies. Bevor andere sichere Kriterien zur Verfügung standen, wurde sie vielfach zur Abgrenzung der echten Hyperthyreose von vegetativen Dystonien und als Maßstab für den Erfolg der chirurgischen Behandlung angesehen. Fast immer wird über eine relative Lymphozytose (und auch eine relative Monozytose) berichtet. In unserem eigenen Krankengut fand sich ebenfalls in 48% der Fälle eine Lymphozytose. Die Ansicht mancher Autoren, daß die Lymphozytose für die Hyperthyreose uncharakteristisch sei, ist darauf zurückzuführen, daß es sich in ihrem Krankengut wahrscheinlich vorwiegend um Knotenstrumen mit nicht-immunpathologisch bedingten autonom-hyperthyreoten Bezirken handelt (68). Die periphere Lymphozytose, die keinen Zusammenhang zur Schwere und Prognose der Krankheit erkennen läßt, ist im Zusammenhang mit der lymphozytären Infiltration der Schilddrüse zu sehen; deshalb fehlen auch die Beziehungen zum Grundumsatz. Eine Vergrößerung der Milz und eine Thymushyperplasie sind gelegentlich zu finden (7). Auch sie sind auf die immunpathologischen Vorgänge zu beziehen. Mit der relativ verminderten Aktivität der Nebennierenrinde ist die bei der Hyperthyreose gelegentlich zu beobachtende Eosinophilie in Verbindung zu bringen.

Hier sei erwähnt, daß man im Tierversuch allerdings auch durch Zufuhr von Schilddrüsenhormonen die Gesamtmasse der lymphoiden Zellen erhöhen kann. Meistens steigen auch die Blutlymphozyten an. Man kann auch eine lymphoide Hyperplasie erzeugen (20). Bei schilddrüsenlosen Tieren kommt es zu einer Rückbildung des lymphatischen Gewebes. Diese Hyperplasie, wie auch die Lymphatrophie bei der Hypothyreose, ist im Experiment jedoch auf die Erhöhung bzw. Erniedrigung der Produktionsrate der Corticosteroide zu beziehen (s. S. 274).

Die Atmung der weißen Blutzellen weist eine Korrelation zur Konzentration der Schilddrüsenhormone im Blut auf. Die Leukozyten hyperthyreoter Patienten zeigen in vitro eine erhöhte O_2-Aufnahme (37). Bei hypothyreoten Personen steigt nach Substitutionstherapie die Atmung der Leukozyten an, bevor sich der Gesamt-O_2-Verbrauch des Organismus erhöht (8).

Die Blutgerinnung

Eine hämorrhagische Diathese gehört nicht zum Bilde der Hyperthyreose, wenn man davon absieht, daß sie infolge einer Thrombozytopenie nach dem Gebrauch antithyreoidaler Substanzen eintreten kann. Auf die Zahl der Blutplättchen ist wenig geachtet worden. Eine Verminderung ist ein seltenes Vorkommnis (28 a).

Über den Prothrombinmangel berichten LORD u. ANDRUS (42). IKKALA u. Mitarb. (30) untersuchten die Blutgerinnungsfaktoren und fanden einen Abfall von vier Faktoren, nämlich des Prothrombin und der Faktoren VII, IX und X, während alle übrigen Koagulationsfaktoren normal waren. Da es dieselben Faktoren sind, die man auch bei Lebererkrankungen oder bei einem Defizit von Vitamin K findet, ist es wahrscheinlich, daß die pathologischen Erscheinungen durch subklinische Leberschäden oder Resorptionsstörungen bedingt sind. Auf das ungewöhnlich seltene Vorkommen von Thromboembolien nach der Operation von hyperthyreoten Schilddrüsen hat BECHGAARD (6) hingewiesen. Einen Abfall der Blutkoagulationsfaktoren fanden auch LAMBERG u. GORDIN (38).

Während die Kapillarfragilität bei der Hypothyreose reversibel herabgesetzt ist, kann man bei der Hyperthyreose eine Verstärkung beobachten. Offenbar spielt hier aber der durch Hyper- und Hypometabolismus geänderte Tonus der Hautgefäße eine Rolle, da man die gesteigerte Fragilität bei der Hyperthyreose durch Abkühlen der Haut vermindern kann (62).

Literatur

1 Adamson, J. W., C. A. Finch: Mechanisms of erythroid marrow activation. Trans. Ass. Amer. Phycns. 79 (1966) 419
2 Aiyer, A. S., A. Sreenivasan: Interrelationships between vitamin B_{12} and pantothenic acid in the rat in experimental thyrotoxicosis. Indian J. med. Res. 50 (1962) 262
3 Alperin, J. B., M. E. Haggard, T. P. Haynie: A study of vitamin B_{12} requirements in a patient with pernicious anemia and thyrotoxicosis: Evidence of an increased need for vitamin B_{12} in the presence of hyperthyroidism. Blood 36 (1970) 632
4 Ashkenasy, A.: Diskussionsbemerkung. In: Protein Metabolism, hrsg. von F. Gross. Springer, Berlin 1962 (S. 488 ff.)
5 Axelrod, A. R., L. Berman: The bone marrow in hyperthyroidism and hypothyroidism. Blood 6 (1951) 436
6 Bechgaard, P.: Tendency to hemarrhage in thyrotoxicosis. Acta med. scand. 124 (1946) 79
7 Beddingfield, G., D. C. Campbell jr., R. H. Hood jr.: Simultaneous disorders of the thyroid and thymus. Report of two cases. Ann. thorac. Surg. 4 (1967) 445
8 Bisset, W. K., W. D. Alexander: The effect of intravenous injections of triiodothyroacetic acid and L-triiodothyronine on the oxygen consumption of circulating human leukocytes. Quart. J. exp. Physiol. 46 (1961) 50
9 Blank, G.: Blutbefunde bei Hyperthyreose und Struma. Dtsch. Arch. klin. Med. 132 (1920) 16
10 Bock, O. A. A., L. J. Witts: Gastric acidity and gastric biopsy in thyrotoxicosis. Brit. med. J. 1963 II, 20–24
11 Boenheim, F., D. Schwimmer, Th. McGavack: The combination of hyperthyroidism and pernicious anemia: report of a case with a review of the literature. Ann. intern. Med. 23 (1945) 869–882
12 Bomford, R.: Anaemia in myxoedema, and the role of the thyroid gland in erythropoiesis. Quart. J. Med. 7 (1938) 495–536
13 Chanarin, I.: The megaloblastic anaemias. Davis, Philadelphia 1969 (S. 1000 ff.)
14 Cline, M. J., N. I. Berlin: Erythropoiesis and red-cell survival in the hypothyroid dog. Amer. J. Physiol. 204 (1963) 415–418
15 Conrad, M. E., A. L. Foy, H. L. Williams, W. H. Knospe: Effect of starvation and protein depletion on ferrokinetics and iron absorption. Amer. J. Physiol. 213 (1967) 557
16 Das, K. C., M. Mukherjee, T. K. Sarkar, R. J. Dash, G. K. Rastogi: Erythropoiesis and erythropoietin in hypo- and hyperthyroidism. J. clin. Endocr. 40 (1975) 211

17 Donati, R. M., N. I. Gallagher: Hematological alteration associated with endocrine disease. Med. Clin. N. Amer. 52 (1968) 231
18 Donati, R. M., M. A. Warnecke, N. I. Gallagher: Effect of triiodothyronine on erythrocyte radioiron incorporation in rats. Proc. Soc. exp. Biol. (N. Y.) 115 (1964) 405
19 Donati, R. M., M. A. Warnecke, N. I. Gallagher: Ferrokinetics in hyperthyroidism. Ann. intern. Med. 63 (1965) 945
20 Dougherty, T. F.: Effect of hormones on lymphatic tissue. Physiol. Rev. 32 (1952) 379
21 Evans, E. S., L. L. Rosenberg, M. E. Simpson: Erythropoietic response to calorigenic hormones. Endocrinology 68 (1961) 517
22 Freedberg, A. St., M. W. Hamolsky: Effects of thyroid hormones on certain nonendocrine organ systems. In: Handbook of Physiology, hrsg. von M. A. Greer, D. H. Solomon. American Physiological Society, Washington 1974 (S. 435)
23 Furszyfer, J., W. M. McConahey, L. T. Kurland, J. E. Maldonado: On the increased association of Graves' disease with pernicious anemia. Mayo Clin. Proc. 46 (1971) 37
24 Gehrmann, G.: Lebensdauer und Abbauort der Erythrozyten bei hämolytischen Anämien (Untersuchungen mit radioaktivem Chrom). Habilitationsschrift, Düsseldorf 1963
25 Gehrmann, G.: Lebensdauer und Abbauort der Erythrozyten bei hämolytischen Anämien. Hüthig, Heidelberg 1964
26 Gibson, J. G., A. W. Harris: Clinical studies of the blood volume. V. Hyperthyroidism and myxoedema. J. clin. Invest. 18 (1939) 59–65
27 Gilbert, A. B.: The effect of oestrogen and thyroxine on the blood volume of the domestic cock. J. Endocr. 26 (1963) 41
28 Heilmeyer, L.: Blutmauserung und Leberfunktion beim Morbus Basedow. Dtsch. Arch. klin. Med. 171 (1931) 515
28 a Herman, H., P. Resnitzky, A. Fink: Association between thyrotoxicosis and thrombocytopenia. Isr. J. Med. Sci. 14 (1978) 469
29 Hollander, C. S., R. H. Thompson, P. V. O. Barrett, N. I. Berlin: The anemia of hypothyroidism. J. clin. Invest. 45 (1966) 1024–1025
30 Ikkala, E., A. Eisalo, O. Heinivaara: Plasma coagulation factors in thyrotoxicosis. Acta endocr. (Kbh.) 40 (1962) 307
31 Kasbekar, D. K., W. V. Lavate, C. V. Reve, A. Sreenivasan: A study of vitamin B12 protection in experimental thyrotoxicosis in the rat. Biochem. J. 72 (1959) 374
32 Keiderling, W., K. Th. Frank: Tierexperimentelle Untersuchungen über die Beziehung zwischen Erythrocytenlebenszeit und Schilddrüsenfunktion unter Benutzung der Radiochrommethode. Klin. Wschr. 38 (1960) 379
33 Kiely, J. M., D. C. Purnell, C. A. Owen: Erythrokinetics in myxedema. Ann. intern. Med. 67 (1967) 533
34 Kocher, Th.: Blutuntersuchungen beim Morbus Basedowii mit Beiträgen zur Frühdiagnose und Theorie der Krankheit. Arch. klin. Chir. 87 (1908) 131
35 Krause, R. L., L. Sokoloff: Effects of thyroxine on initiation and completion of protein chains of hemoglobin in vitro. J. biol. Chem. 242 (1967) 1431
36 Kunde, M. M., M. F. Green, G. Burns: Blood changes in experimental hypo- and hyperthyroidism (rabbit). Amer. J. Physiol. 99 (1931) 469
37 Kurland, G. S., M. V. Krotkov, A. S. Freedberg: Oxygen consumption and thyroxine deiodination by human leukocytes. J. clin. Endocr. 20 (1960) 35
38 Lamberg, B. A., A. Gordin: Liver function and thyrotoxicosis. Acta endocr. (Kbh.) 15 (1954) 82
39 Landsberg, M.: Vermehrung der vitalgranulierten Erythrozyten beim Morbus Basedow. Med. Klin. 23 (1927) 1817
40 Lerman, J., J. H. Means: Treatment of the anemia of myxoedema. Endocrinology 16 (1932) 533
41 Lindenbaum, J., F. A. Klipstein: Folic acid clearances and basal serum folate levels in patients with thyroid disease. J. clin. Path. 17 (1964) 666
42 Lord jr., J. W., W. D. Andrus: Changes in the liver associated with hyperthyroidism with a study of the plasma prothrombin levels in the immediate postoperative period. Arch. Surg. 42 (1941) 643
43 Mansfeld, G.: Blutbildung und Schilddrüse. Beitrag zur Physiologie der Schilddrüse II. Arch. ges. Physiol. 152 (1913) 23
44 Martinazzi, M., A. Giraldi: Endocrine dependence of hematopoiesis. Haematologica 47 (1962) 615
45 Marvin, H. N.: Some metabolic and nutritional factors affecting the survival time of erythrocytes. Amer. J. clin. Nutr., 12 (1963) 88–98
46 Meineke, H. A., R. C. Crafts: Evidence for a noncalorigenic effect of thyroxin on erythropoiesis as judged by radioiron utilization. Proc. Soc. exp. Biol. (N. Y.) 117 (1964) 520
47 Meulengracht, E.: Morbus Basedowii und perniziöse Anämie. Klin. Wschr. 8 (1929) 18–21
48 Miller, W. W., M. Delivoria-Papadopoulos, L. Miller, F. A. Oski: Oxygen releasing factor in hyperthyroidism. J. Amer. med. Ass. 211 (1970) 1824
49 Morgan, E. H.: Plasma iron binding capacity and iron stores in altered thyroid metabolism in the rat. Quart. J. exp. Physiol. 48 (1963) 176
50 Moss, B., V. M. Ingram: The repression and induction by thyroxin of hemoglobin synthesis during amphibian metamorphosis. Proc. nat. Acad. Sci. (Wash.) 54 (1965) 967
51 Muldowney, F. P., J. Crooks, E. J. Wayne: The total red cell mass in thyrotoxicosis and myxoedema. Clin. Sci. 16 (1957) 309
52 Necheles, T. F.: An in vitro effect of insulin and thyroxine on incorporation of aminoacids into protein of rabbit bone marrow. Fed. Proc. 20 (1961) 67
53 Reisert, P. M.: Anämien bei Endokrinopathien. In: Handbuch der inneren Medizin, 5. Aufl., Bd. II/2, hrsg. von L. Heilmeyer, H. Begemann. Springer, Berlin 1970 (S. 721)
54 Reissmann, K. R.: Protein metabolism and erythropoiesis. II. Erythropoietin formation and erythroid responsiveness in protein-depleted rats. Blood 23 (1964) 146
55 Rivlin, R. S., H. N. Wagner: Anemia in hyperthyroidism. Ann. intern. Med. 70 (1969) 507
56 Rodnan, G. P., W. N. Jensen: A study of red blood cell survival in hypo- and hyperthyroidism. Clin. Res. Proc. 5 (1957) 8
57 Schunk, J., K. W. Schneider, Th. Wille: Die verminderte aktive Erythrocytenmenge als Anämiesymptom bei Hyperthyreose. Acta endocr. (Kbh.) 19 (1955) 297
58 Shalet, M., D. Coe, K. R. Reissmann: Mechanism of erythropoietic action of thyroid hormone. Proc. Soc. exp. Biol. (N. Y.) 123 (1966) 443
59 Siurala, M., B. A. Lamberg: Stomach in thyrotoxicosis. Acta med. scand. 165 (1959) 181–188
60 Sokoloff, L., S. Kaufman: Thyroxine stimulation of amino acid incorporation into protein. J. biol. Chem. 236 (1961) 795
60 a Swaminathan, R., N. H. Segall, C. Chapman, D. B. Morgan: Red-blood-cell composition in thyroid disease. Lancet 1976/II 1382–1385
61 Thaddea, S.: Blutbild bei Dysthyreose. Dtsch. Arch. klin. Med. 168 (1930) 199
62 Thomson, J. A.: Alterations in capillary fragility in thyroid disease. Clin. Sci. 26 (1964) 55
63 Tsukamoto, E.: Hormonale und pharmakologische Beeinflussung der Sauerstoffzehrung des Blutes. I. Beziehung der Funktion der Schilddrüse zum Sauerstoffverbrauch des Blutes. Tohoku J. exp. Med. 6 (1925) 286
64 Tudhope, G. R.: The Thyroid and the Blood. Heinemann, London 1969
65 Tudhope, G. R., G. M. Wilson: Anaemia in hypothyroidism. Quart. J. Med. 29 (1960) 513
66 Waldmann, T. A., S. M. Weissman, E. H. Levin: Effect of thyroid administration on erythropoiesis in the dog. J. Lab. clin. Med. 59 (1962) 926
67 Wallerstein, R. O., W. B. Castle: Blood. In: The Thyroid, 3. Aufl., hrsg. von S. C. Werner, S. H. Ingbar, Harper & Row, New York 1971 (S. 639)
68 Wilfingseder, T., H. Villinger: Zur Bewertung der Lymphozytenzahl bei Thyreotoxikosen. Dtsch. med. Wschr. 79 (1954) 1476
69 Williams, M. J., D. W. Blair: Gastric secretion in hyperthyroidism. Brit. med. J. 1964 I, 940–944
70 Ziffer, H., A. Gutman, I. Pasher, H. Sobotka, H. Baker: Vitamin B12 in thyrotoxicosis and myxedema. Proc. Soc. exp. Biol. (N. Y.) 96 (1957) 229

Die hyperthyreote Osteopathie

Die Knochenveränderungen bei der Hyperthyreose sind seltener, weniger auffällig und weniger gut untersucht als bei der Hypothyreose. Obwohl die ersten Untersuchungen schon 85 Jahre zurückliegen, ist das Wesen der hyperthyreotischen Osteopathie keineswegs völlig geklärt. Sie stammen von v. RECKLINGHAUSEN (46), der die Skelettveränderungen bei einer jungen hyperthyreoten Frau als malazische Erkrankung beschrieb. Ein weiterer wesentlicher Beitrag stammt von ASKANAZY u. RUTISHAUSER (4), die die Knochenveränderungen als Ostitis fibrosa mit erhöhter Durchblutung, Vermehrung des Bindegewebes und osteoplastischer Überaktivität auffaßten. Tieferen Einblick ergaben die ersten Bilanzstudien von AUB u. Mitarb. in den Jahren 1929 und 1932 (5, 6), die sich mit dem pathologischen Calcium- und Phosphorstoffwechsel beschäftigten. Die Schwierigkeit der Deutungsversuche liegt darin, daß die Schilddrüsenhormone unter physiologischen Bedingungen wahrscheinlich nur eine untergeordnete Rolle in der Homöostase des Calcium und des Phosphor spielen und daß man mit einer Interferenz des Parathormon, des Vitamin D und bis zu einem gewissen Grade auch des Calcitonin rechnen muß. Obgleich die Homöostase des Calciumstoffwechsels außerordentlich fein reguliert ist, findet man bei der Hyperthyreose durch den Exzeß von Schilddrüsenhormonen empfindliche Störungen.

Über die wirkliche Häufigkeit der hyperthyreoten Osteopathie konnte man sich erst ein Bild machen, seit neben der konventionellen Röntgenuntersuchung die Densitometrie, Bilanzstudien mit Isotopen, Mikroradiographie und schließlich die Methode der Ganzkörperneutronenaktivierung eingeführt wurde. Von großem Wert sind Biopsien mit Verlaufsuntersuchung und morphometrischer Auswertung, besonders an der Crista iliaca, da sich hier am ehesten die Möglichkeit eines Vergleichs mit der Wirbelsäule, die am frühesten und am schwersten befallen ist, ergibt.

Der Calcium- und Phosphatstoffwechsel und die Bedeutung der Nebenschilddrüsen

Als Ausdruck einer vorliegenden Osteopathie läßt sich am ehesten im Serum eine milde Hyperkalzämie feststellen. Sie dürfte etwa in 15–20% aller Patienten mit Hyperthyreose gefunden werden, wahrscheinlich in einem noch höheren Prozentsatz, falls man das ionisierte Calcium bestimmt (Erhöhung des letzteren in 8 von 11 Fällen [14, 22]). Die bei der Hyperthyreose oft festzustellende Hypalbuminämie kann die in Wahrheit bestehende Hyperkalzämie verschleiern, da biologisch das ionisierte Calcium maßgebend ist. In einem großen Kollektiv von 302 Patienten mit Hyperthyreose ergab sich bei Bestimmung des Gesamtcalciumspiegels je nach verwendeter Methode eine Erhöhung in 15,6 bzw. 23% (7, 35a).

Übereinstimmend mit den Ergebnissen der Mikroradiographie und Histologie läßt sich feststellen, daß die Calciumbilanz negativ ist, auch wenn sich röntgenologisch überhaupt keine Veränderungen nachweisen lassen (1, 2, 16, 29, 30). Dabei ist die Kalzurie gesteigert, desgleichen der Turnover des Calcium im Knochen und der Knochenabbau. Aber auch die Knochenneubildung ist beschleunigt; da die Resorption jedoch die Neubildung überwiegt, ergibt sich als Bilanzeffekt eine Rarifizierung des Knochens (40). Der erhöhte Turnover braucht nicht als Veränderung des Calciumspiegels im Serum in Erscheinung zu treten. Eine Calciumbelastung führt aber zu einer Hyperkalzämie und auch zu einer Hyperkalzurie. In ähnlicher Weise läßt sich im Tierversuch durch Zufuhr von T_3 die Calciumbilanz negativieren, besonders wenn die Calciumeinnahme nicht sehr hoch ist (35).

Neben der Verwendung von Isotopen war die Bestimmung des Gesamtgehalts des Körpers an Calcium, Phosphor, Natrium und Chlorid beim Menschen durch die Ganzkörperneutronenaktivierung ein wichtiger Fortschritt, besonders deshalb, weil sich die Radiographie, die Densitometrie und die histologische Untersuchung immer nur auf umschriebene Regionen des Skeletts beschränken. Auch histologische und mikroradiographische Analysen ergeben nur lokal zu verwertende Daten. Mit dieser Methode läßt sich feststellen, daß der Verlust von Calcium bei der Hyperthyreose etwa 9,4% gegenüber den zu erwartenden Normalwerten darstellt (15). Nach Wiederherstellung der Euthyreose durch Behandlung steigt das Gesamtcalcium um 8,4% innerhalb von 9 Monaten an. Der Quotient P:Ca ist leicht gesteigert gegenüber Normalpersonen und vermindert sich wieder bei Behandlung. Zugleich steigt die fettfreie Körpermasse nach Maßgabe des Kaliumgehalts und der Gesamtkörperproteingehalt nach Maßgabe des Stickstoffgehalts wieder an. Der Abfall des Gesamtkörpergewichts sowie der fettfreien Körpermasse läßt sich ebenso wie der Eiweiß- und Stickstoffverlust als Ausdruck der katabolen Wirkung der Schilddrüsenhormone auffassen, wie er auch im Tierversuch zu beobachten ist. Der Verlust des austauschbaren Kalium kann als Folge der Verminderung der Muskelmasse (s. Elektrolyt- und Wasserhaushalt S. 267) aufgefaßt werden. So werden auch Muskelschwäche und mehr oder weniger starke Atrophien der Skelettmuskulatur verständlich. Die Mineralmasse des Skeletts ist bei 16% aller Patienten, die Muskelmasse bei allen herabgesetzt (7a). Mit Hilfe der Photonenabsorptionstechnik läßt sich feststellen, daß bei der Hyperthyreose einschließlich des autonomen Adenom in 28,5% der Fälle eine Demineralisation im Bereich des Radius vorliegt (9).

Calcium (wie auch Magnesium) werden im Duodenum und im oberen Jejunum aufgenommen; die Ausscheidung erfolgt im wesentlichen ebenfalls durch den Darm. Bei der Hyperthyreose ist die Calciumausscheidung im Urin gewöhnlich gesteigert, während die intestinale Absorption meist herabgesetzt ist (43a). Manchmal ist die Ausscheidung von Calcium im Stuhl sogar größer als die Aufnahme aus der Nahrung (10). Bei erfolgreicher Behandlung bilden sich diese Veränderungen zurück, und zwar normalisiert sich die Urinausscheidung schneller als die Ausscheidung im Stuhl. Allerdings ist zu berücksichtigen, daß auch das vorgeschrittene Alter per se eine Minderung der Calciumabsorption bewirkt (51). Eine Calciummalabsorption bei der Hyperthyreose wäre an sich nicht erstaunlich, da auch z.B. eine verminderte Fettabsorption beobachtet worden ist. Die Normalisierung der Absorption nach erfolgreicher Behandlung spricht dafür, daß es sich tatsächlich um einen durch die Hyperthyreose bedingten Defekt handelt. Zudem ist bei hypothyreoten Patienten das Gegenteil beobachtet worden (31). Es ist zu erwägen, ob die Schilddrüsenhormone das Darmepithel direkt beeinflussen. Eine Herabsetzung der Salzsäureproduktion, wie sie in einem Teil der Fälle beobachtet wird, und eine vermehrte gastrointestinale Motilität können ebenfalls eine Rolle spielen. Die verminderte Calciumabsorption aus dem Darm kann die Hyperkalzämie, die mit der vermehrten Calciumfreisetzung aus dem Skelett zusammenhängt, nicht verhindern. Zum Verständnis der Negativität der Gesamtcalciumbilanz kann sie allerdings beitragen.

Auch der Stoffwechsel des anorganischen Phosphat ist bei der Hyperthyreose deutlich gestört. Die Konzentration im Blut ist zwar gewöhnlich normal (1, 2, 5), eine Tendenz zur Erhöhung liegt jedoch vor (16, 43). Der Turnover des markierten Phosphor ist im Skelettsystem erhöht (26), die Ausscheidung von Phosphat im Urin und im Stuhl gesteigert, die Phosphatbilanz ist negativ (5, 45, 49). Daß die renale tubuläre Reabsorption des Phosphat gesteigert ist, ist oft bestätigt worden (11, 25, 43), (s. S. 89 und 115).

Da eine Phosphatbelastung bei gesunden Versuchspersonen einen Anstieg der Phosphorausscheidung im Urin bewirkt, nicht aber im gleichen Maße bei einer Insuffizienz der Nebenschilddrüsen, und da dies letztere auch für die Hyperthyreose zutrifft, wurde die Hypothese aufgestellt, daß die Störung im Phosphorstoffwechsel bei der Hyperthyreose auf eine verminderte Tätigkeit der Nebenschilddrüsen als Folge einer Erhöhung der Fraktion des ionisierten Calcium im Serum zurückzuführen sei. Andererseits lag es nahe, die, wenn auch inkonstante Erhöhung des Calciumspiegels im Blut bei der Hyperthyreose mit einer Hyperaktivität der Nebenschilddrüsen in Zusammenhang zu bringen. Aber auch solche Überlegungen haben sich nicht bestätigt. Der Spiegel des Parathormon im Blut ist vielmehr normal (13) oder auch erniedrigt (39). Auch ergeben sich keine histologischen Abnormitäten. Da sich auch eine Wirksamkeit der Schilddrüsenhormone bei fehlenden Nebenschilddrüsen nachweisen läßt, darf man annehmen, daß die Anomalien des Calciumstoffwechsels bei der Hyperthyreose nicht durch die Tätigkeit der Nebenschilddrüsen vermittelt werden (1, 2).

Die Kombination von Hyperthyreose und primärem Hyperparathyreoidismus ist oft beschrieben worden (12). In auswahlfreien Serien von Hyperparathyreoidismus wird eine Hyperthyreose in 1–2% beobachtet. Die Kombination ist mindestens 10mal häufiger, als der Inzidenz der Hyperthyreose in der allgemeinen Bevölkerung entsprechen würde (42). Gemeinsame autoimmunologische Ursachen sind auch hier erörtert worden. Die Erkennung dieser Kombination kann schwierig sein. Die Calciumwerte sind in solchen Fällen stark erhöht, während die Erhöhungen, die die Hyperthyreose für sich veranlaßt, nur bescheiden sind. Außerdem ist bei der Kombination auch auf die stark erniedrigten Phosphatwerte hinzuweisen. Subjektiv treten die klinischen Erscheinungen der Hyperkalzämie mit Anorexie und Erbrechen, Obstipation und Apathie sowie auch eine Niereninsuffizienz stärker in den Vordergrund. Beide Syndrome müssen getrennt behandelt werden. Zur Differentialdiagnose: Bestimmung der PTH-Werte im Plasma.

In einem genauer beschriebenen Fall (12) konnte die Diagnose durch Operation gesichert werden. Eine fast totale Thyreoidektomie war notwendig; sie brachte ein vergrößertes rechtsseitige autonomes Adenom der Nebenschilddrüse zutage. Im Anschluß an die Operation normalisierte sich der Calciumspiegel.

Eine herabgesetzte Calcitoninproduktion konnte bisher als Ursache der Hyperkalzämie bei der Hyperthyreose nicht wahrscheinlich gemacht werden, obwohl man bei der Hyperthyreose weniger Calcitonin als normalerweise in der Schilddrüse findet (3, 42, 44, 52 a).

Die Bedeutung des Hydroxyprolin

Die in der Knochenmatrix in die Mucopolysaccharide eingebauten Kollagenfasern enthalten eine für sie spezifische Aminosäure, das Hydroxyprolin. Sie wird im Urin, besonders in Form des Prolyl-Hydroxyprolin (36) ausgeschieden. Den Spiegel des Hydroxyprolin im Blut und die Höhe der Ausscheidung im Urin kann man deshalb als Maß des Kollagenumsatzes ansehen. Der gesteigerte Katabolismus des Skeletts und die relativ verminderte Knochensynthese spiegeln sich in der oft erheblich erhöhten Ausscheidung wieder (28). Bei der Hypothyreose ist die Ausscheidung demgegenüber vermindert. Ebenso geht bei erfolgreicher Behandlung der Hyperthyreose die Ausscheidung wieder zurück. Ähnliches läßt sich im Tierversuch durch die Zufuhr von Thyroxin nachweisen (20, 28), während nach einer Behandlung mit antithyreoidalen Substanzen sich im Tierversuch die Ausscheidung vermindert. Zwei Umstände sind allerdings zu berücksichtigen: Die Gesamtmasse des Skeletts beeinflußt ebenfalls die Menge der Hydroxyprolinausscheidung. Weiterhin wird auch das Kollagen der Haut bei der Hyperthyreose vermehrt abgebaut (weitere Literatur zum Hydroxyprolinstoffwechsel: 10, 19).

Der erhöhte Katabolismus wird durch eine verstärkte Funktion der Osteoblasten, die neues Knochengewebe bilden, zu kompensieren versucht, was auch bis zu einem gewissen Grade aus der Erhöhung der *alkalischen Phosphatase* im Serum hervorgeht, da die matrixbildende Tätigkeit der Osteoblasten mit einer Abgabe der alkalischen Phosphatase verbunden ist. Die Konzentration der alkalischen Phosphatase gibt deshalb einen, wenn auch nicht ganz spezifischen Hinweis auf die Tätigkeit dieser Zellen. Von den meisten Untersuchern wurde eine Erhöhung der alkalischen Phosphatase bei der unbehandelten hyperthyreotischen Osteopathie gefunden (8, 32, 41). In einem Krankengut von 56 unbehandelten Patienten mit Hyperthyreose erwies sich die alkalische Phosphatase im Serum in 30% der Fälle als erhöht. Dabei ergab sich keine Korrelation zur Knochendichte, was entsprechend den obigen Ausführungen verständlich ist (33). Auch wenn bei der Hyperthyreose die Gesamtaktivität der alkalischen Phosphatase innerhalb des Normalbereichs bleibt, zeigt sich bei Bestimmung des Isoenzymverteilungsmusters eine Verschiebung zugunsten der ossären Phosphatase im Verhältnis zur Leber- und Gallenwegsphosphatase. Die Isoenzymanalyse ergibt also weitere Sicherheit in der Beurteilung (16 a, 48).

Histologische Befunde

Wie schon erwähnt, sind weiter zurückliegende Befunde keineswegs einheitlich. Osteoporotische, fibroosteoklastische und osteomalazische Veränderungen überdecken sich (52). Jedoch haben neuere, auch klinisch gut dokumentierte Untersuchungen ergeben, daß die osteoporotischen Veränderungen im Vordergrund stehen und daß es sich in manchen Fällen um eine reine Osteoporose handelt. Von der Osteopathie des Hyperparathyreoidismus unterscheidet sich die hyperthyreotische Osteopathie dadurch, daß es zunächst zu einer „glatten Knochenresorption" kommt; allmählich wird sie lakunär, bleibt aber auch rein endostal. Demgegenüber zeigt die periostale Grenzschicht auch bei fortgeschrittener Erkrankung keine entsprechenden Veränderungen (53). In den Untersuchungen von ADAMS u. Mitarb. (2), die die Mikroradiographie in Kombination mit der Tetracyclintechnik verwandten, ergaben sich eindeutig die Anzeichen einer gesteigerten Knochenresorption sowie einer, allerdings geringfügigeren Knochenneubildung ohne Anzeichen von Osteomalazie. Dies ließ sich auch bei hyperthyreoten Tieren mit und ohne Nebenschilddrüsen nachweisen (1). Beim hyperthyreoten Patienten läßt sich eine positive Korrelation zwischen der Osteoporose, der osteoklastischen Aktivität der Kortikalis, den Serumcalcium- und phosphorwerten einerseits und der Steigerung der Schilddrüsenfunktion nachweisen (37).

Der Entstehungsmechanismus der Osteopathie ist demnach keineswegs geklärt. Aus den erwähnten Befunden geht hervor, daß die Schilddrüsenhormone für die normale Knochenneubildung offenbar nur eine permissive Bedeutung haben. Die gesteigerte Rate des Calcium-Turnover kommt aber durch einen direkten Effekt der Schilddrüsenhormone auf den Knochen zustande. Sie setzen das Knochencalcium frei, auch wenn keine Nebenschilddrüsen vorhanden sind. Der erhöhte Grundumsatz an sich ist für die bei der Hyperthyreose oft negative Stickstoffbilanz und für die negative Calciumbilanz nicht verantwortlich zu machen, da beide Vorgänge nicht parallel laufen (30). Bei einer Androgenbehandlung kann sich die Stickstoffbilanz gemeinsam mit der Calciumbilanz normalisieren (27). Die plausibelste pathogenetische Erklärung ist vielmehr, daß die Schilddrüsenhormone im Exzeß die Degradation der Knochenmatrix beschleunigen, die gegenläufigen Vorgänge, obwohl an sich auch beschleunigt, aber zu langsam ablaufen, als daß sie eine volle Kompensation bewirken könnten. Jedenfalls prädominiert die Knochenresorption.

Bemerkungen zu Klinik und Therapie

Es ist unklar, weshalb die hyperthyreote Osteopathie manchmal einen schnellen, manchmal aber einen langsameren Verlauf nimmt. Eine deutliche Korrelation zur Schwere der Hyperthyreose ist nicht vorhanden, wohl aber zur Dauer ihres Bestehens und zum Lebensalter. Insbesondere sind Frauen nach dem Klimakterium betroffen. Die Osteopathie kann auch bei deutlich erhöhtem Calciumspiegel im Serum manchmal klinisch stumm verlaufen. Es treten dann Obstipation und Apathie in den Vordergrund (24). Auf der anderen Seite kann es zu erheblichen gastrointestinalen Symptomen, wie Erbrechen, und zu einer Niereninsuffizienz kommen (47). Die Krankheit betrifft zunächst immer die Wirbelsäule, es folgen das Becken, die Rippen und die Extremitäten; schließlich ist das gesamte Skelett befallen. Kreuz- und Rückenschmerzen stehen, wenn überhaupt, im Vordergrund. Zysten und braune Tumoren werden nicht beobachtet. Die Röntgenbefunde reichen von einfacher Entmineralisierung bis zu Spontanfrakturen (21). Als Komplikationen werden Nierensteine je kaum beobachtet, wohl aber in schweren Fällen eine diffuse Nierenerkrankung im Sinne einer Nephrokalzinose (s. Die Nieren S. 268). Zur Routinediagnostik sollten folgende Maßnahmen gehören: Röntgenuntersuchung (Lendenwirbelsäule seitlich, Beckenübersichtaufnahme, Schädel seitlich, beide Hände), Densitometrie, wenn vorhanden, Calciumwerte im Serum sowie Calcium- und Hydroxyprolinwerte im Urin, Aufstellung einer Calciumbilanz, Beckenkammbiopsie.

Die Behandlung besteht in der Wiederherstellung der Euthyreose. Es ist oft erstaunlich, wie schnell schwere subjektive Erscheinungen, Hyperkalzämie und Hyperkalzurie verschwinden. Auch die Kreuzschmerzen gehen schnell zurück. Dagegen ist es natürlich durchaus möglich, daß sich auch nach Erreichen des euthyreoten Zustandes noch Spontanfrakturen ereignen. Ebensowenig wird es zu einer erkennbaren Besserung des Röntgenbefundes kommen (38). Eine ausreichende Zufuhr von Calcium, besonders bei alten Personen, die oft an der Grenze des Calciumdefizit leben, ist notwendig, desgleichen von Vitaminen und von Eiweiß, dies letztere ganz im Gegensatz zu früheren Anschauungen. In schweren Fällen kommen Anabolika, auch Vitamin D, hinzu. Bei negativer Calciumbilanz wird 1 g Calcium/Tag gegeben, bis die Bilanz positiv ist. Bei Frauen nach der Menopause sind Oestrogene am Platze.

Die oft geübte Behandlung mit β-Rezeptoren-Blockern hat keinen Einfluß auf Sauerstoffverbrauch, Calcium-, Phosphor- und Hydroxyprolinausscheidung. Jedoch soll sich ein stickstoffsparender Effekt nachweisen lassen (23); auch soll sich manchmal die Hyperkalzämie verringern (50).

Die Beziehung der Osteogenesis imperfecta zur Schilddrüsenfunktion

Bei dieser Krankheit, die einen Hypermetabolismus aufweisen kann, sind die Gesamt-T_4-Werte im Serum erhöht, der freie Thyroxinindex aber normal. Auch ist die TSH-Reaktion im TRH-Test unauffällig. Die Schilddrüsenfunktion selbst ist nicht gestört, jedoch erweist sich die Globulinfraktion im Serum als erhöht, woraus sich die gesteigerten Gesamt-T_4-Werte erklären (17, 18).

Literatur

1 Adams, P. H., J. Jowsey: Bone mineral metabolism in hyperthyroidism: an experimental study. Endocrinology 81 (1967) 735
2 Adams, P. H., J. Jowsey, P. J. Kelly, B. L. Riggs, V. R. Kinney, J. D. Jones: Effect of hyperthyroidism on bone and mineral metabolism in man. Quart. J. Med. 36 (1967) 1
3 Aliapoulios, M. A., E. F. Voelkel, P. L. Munson: Assay of human thyroid glands for thyrocalcitonin activity. J. clin. Endocr. 26 (1966) 897
4 Askanazy, M., E. Rutishauser: Die Knochen der Basedow-Kranken. Beitrag zur latenten Osteodystrophie. Virchows Arch. path. Anat. 291 (1933) 653

5 Aub, J. C., W. Bauer, C. Heath, M. Ropes: Studies of calcium and phophorus metabolism: III. The effects of the thyroid hormone and thyroid desease. J. clin. Invest. 7 (1929) 97
6 Aub, J. C., W. Bauer, C. Heath, M. Ropes: Studies of calcium and phosphorus metabolism: VI. In hypoparathyroidism and chronic steatorrhea with tetany, with special consideration of the therapeutic effect of thyroid. J. clin. Invest. 11 (1932) 211
7 Baxter, J. D., P. K. Bondy: Hypercalcemia of thyrotoxicosis. Ann. intern. Med. 65 (1966) 429
7a Bayley, T. A., J. E. Harrison, K. G. McNeill, J. R. P. Mernagh: Changes in bone and muscle mass in hyperthyroidism. 8. International Thyroid Congress Sydney, Australia. February 3–8, 1980, Abstr. Nr. 102
8 Bechgaard, P.: Serum phosphatase in thyrotoxicosis and myxedema. Acta med. scand. 114 (1943) 293
9 Bekier, A.: Der Nachweis der „thyreogenen Osteopathie" mit Hilfe moderner Photonenabsorptionstechnik. Schweiz. med. Wschr. 105 (1975) 304
10 Benoit, F. L., G. B. Theil, R. H. Watten: Hydroxyproline excretion in endocrine disease. Metabolism 12 (1963) 1072
11 Bortz, W., E. Eisenberg, C. Y. Bowers, M. Pont: Differentiation between thyroid and parathyroid causes of hypercalcemia. Ann. intern. Med. 54 (1961) 610
12 Breuer, R. I., H. T. McPherson: Hypercalcemia in concurrent hyperthyroidism and hyperparathyroidism. Arch. intern. Med. 118 (1966) 310
13 Buckle, R. M., A. M. S. Mason, J. E. Middleton: Thyrotoxic hypercalcemia treated with porcine calcitonin. Lancet 1969/I, 1128
14 Burman, K. A., J. M. Monchik, J. M. Earll, L. Wartofsky: Ionized and total serum calcium and parathyroid hormone in hyperthyroidism. Ann. intern. Med. 84 (1976) 668
15 Cohn, S. H., M. S. Roginsky, J. F. Aloia, K. J. Ellis, K. K. Shukla: Alteration in elemental body composition in thyroid disorders. J. clin. Endocr. 36 (1973) 742
16 Cook, P. B., J. R. Nassim, J. Collins: The effects of thyrotoxicosis upon the metabolism of calcium, phosphorus, and nitrogen. Quart. J. Med. 28 (1959) 505
16a Cooper, D. S., M. M. Kaplan, E. C. Ridgway, F. Maloof, G. H. Daniels: Alkaline phosphatase isoenzyme patterns in hyperthyroidism. Ann. Intern. Med. 90 (1979) 165
17 Cropp, G. J. A., D. N. Myers: Physiological evidence of hypermetabolism in osteogenesis imperfecta. Pediatrics 49 (1972) 375
18 Distiller, L. A., J. Sagel, S. Jacobson: Thyroid function in osteogenesis imperfecta. Horm. Metab. Res. 7 (1975) 173–175
19 Dull, T. A., P. H. Henneman: Urinary hydroxyproline as an index of collagen turnover in bone. New Engl. J. Med. 268 (1963) 132
20 Fink, Ch. W., J. L. Ferguson, J. D. Smiley: Effect of hyperthyroidism and hypothyroidism on collagen metabolism. J. Lab. clin. Med. 69 (1967) 950
21 Fraser, S. A., J. B. Anderson, D. A. Smith, G. M. Wilson: Osteoporosis and fractures following thyrotoxicosis. Lancet 1971/I, 981
22 Frizel, D.: Plasma levels of ionised calcium and magnesium in thyroid disease. Lancet 1967/II, 1360
23 Georges, L. P., R. P. Santangelo, J. F. Mackin, J. J. Canary: Metabolic effects of propranolol in thyrotoxicosis. I. Nitrogen, calcium and hydroxyproline. Metabolism 24 (1975) 11
24 Gordon, D. L., S. Suvanich, V. Erviti, M. A. Schwarzt, C. J. Martinez: The serum calcium level and its significance in hyperthyroidism: a prospective study. Amer. J. Med. Sci. 268 (1974) 31
25 Harden, R. McG., M. T. Harrison, W. D. Alexander, B. E. C.: Phosphate excretion and parathyroid function in thyrotoxicosis. J. Endocr. 28 (1964) 281
26 Hernberg, C. A.: Bone phosphorus. Metabolism in vitro in thyrotoxicosis. Acta endocr. (Kbh.) 33 (1960) 577
27 Kinsell, L. W., S. Hertz, E. C. Reifenstein jr.: The effect of testosterone compounds upon the nitrogen balance and creatine excretion in patients with thyrotoxicosis. J. clin. Invest. 23 (1944) 880
28 Kivirikko, K. I., M. Koivusalo, O. Laitinen, M. Liesmaa: Effect of thyroxine on the hydroxyproline in rat urine and skin. Acta physiol. scand. 57 (1963) 462
29 Krane, St. M.: Skeletal system. In: The Thyroid. A Fundamental and Clinical Text, hrsg. von S. C. Werner, S. H. Ingbar. Harper & Row, New York 1971 S. 598
30 Krane, St. M., G. L. Brownsell, J. B. Stanbury, H. Corrigan: The effect of thyroid disease on calcium metabolism in man. J. clin. Invest. 35 (1956) 874
31 Lekkerkerker, J. F. F., H. Doorenbos: The influence of thyroid hormone on calcium absorption from the gut in relation to urinary calcium excretion. Acta endocr. (Kbh.) 73 (1973) 672
32 Letonturier, P., J. C. Valcke, J. M. Remy: Anomalies du métabolisme phosphocalcique au cours de la maladie de Basedow. Sem. Hop. Paris 50 (1974) 1705
33 Linde, J., Th. Friis: Osteoporosis in hyperthyroidism. Acta endocr. (Kbh.), Suppl. 199, Abstr. No. 261 (1975) 331
34 Lipsett, M. B., I. L. Schwartz, N. A. Thron: Hormonal control of sodium, potassium, chloride and water metabolism. In: Mineral Metabolism, Bd. I/B, hrsg. von C. Comar, F. Bronner. Academic Press, New York (1961)
35 Lukensmeyer, W. W., J. H. Hege, G. B. Theil, W. R. Wilson: Calcium and phosphorus metabolic studies in triiodothyronine – induced hypermetabolism. Amer. J. Med. Sci. 259 (1970) 282
35a Manicourt, D., N. Demeester-Mirkine, H. Brauman, J. Corvilain: Disturbed mineral metabolism in hyperthyroidism: good correlation with tri-iodothyronine. Clin. Endocr. 10 (1979) 407
36 Meilman, E., M. M. Urivetzky, C. M. Rapoport: Urinary hydroxyproline peptides. J. clin. Invest. 42 (1963) 40
37 Melsen, F., L. Mosekilde: Hyperthyroid bone changes – a specific bone disease. European Thyroid Association, 7. Kongreß, Helsinki, 1976 (Abstr. Nr 81)
38 Montz, R., R. Hehrmann, H. Langbein, C. Schneider, H. P. Haug, G. Delling: Osteopathy in hyperthyreoidism – a study of [47]calcium kinetics and quantitative histology of bone. Acta endocr. (Kbh.), Suppl. 173 (1973) 146
39 Mosekilde, L., M. S. Christensen, F. Melsen: Parathyroid function in hyperthyroidism. European Thyroid Association, 7. Kongreß, Helsinki, 1976 (Abstr. Nr. 80)
40 Mosekilde, L., F. Melsen, J. P. Bagger, O. Myhre-Jensen, N. Schwartz-Sørensen: Bone changes in hyperthyroidism: interrelationships between bone morphometry, thyroid function and calcium-phosphorus metabolism. Acta endocr. (Kbh.) 85 (1977) 515
41 Nielsen, H.: The bone system in hyperthyroidism. Acta med. scand. 142 Suppl. (1952) 266
42 Parfitt, A. M., C. E. Dent: Hyperthyroidism and hypercalcemia. Quart. J. Med. (N.S.) 39 (1970) 171
43 Parsons, V., J. Anderson: The maximum renal tubular reabsortive rate for inorganic phosphate in thyrotoxicosis. Clin. Sci. 27 (1964) 313
43a Peerenboom, H., E. Keck, W. Jächel, W. Schneider, J. Herrmann, H. L. Krüskemper: Jejunal calcium transport is reduced in hyperthyroidism. Acta endocr. Suppl. 225. 12. Acta Endocr. Congreß München 1979 (Abstr. Nr. 24)
44 Pharmakiotis, A. D., P. Pandos, J. Sfontouris, G. Menegas, D. A. Koutras, B. Malamos: Calcium metabolism and tolerance in thyroid disease. Horm. Metab. Res. 3 (1971) 197
45 Rawson, R. W., J. W. Rall, O. H. Pearson, J. Robbins, H. F. Popell, C. D. West: L-triiodothyronine versus L-thyroxine. A comparsion of their metabolic effect in human myxoedema. Amer. J. Med. Sci. 226 (1953) 405
46 von Recklinghausen, F.: Die fibröse oder deformierende Ostitis, die Osteomalacie und die osteoplastische Carcinose in ihren gegenseitigen Beziehungen. In: Festschrift Rudolf Virchow. Reimer, Berlin 1891 (S. 1–89)
47 Reinwein, D.: Schilddrüse. In: Klinik des Wasser-, Elektrolyt- und Säure-Basen-Haushaltes, hrsg. von H. Zumkley. Thieme, Stuttgart 1977
48 Richter, J., J. Ohlen: Hyperthyreose und die Isoenzyme der alkalischen Phosphatase. Dtsch. med. Wschr. 96 (1971) 196
49 Robertson, J. D.: Calcium and phosphorus excretion in thyrotoxicosis and myxoedema. Lancet 1942/I, 672
50 Rude, R. K., S. B. Oldham, F. R. Singer, J. T. Nicoloff: Treatment of thyrotoxic hypercalcemia with propranolol. New Engl. J. Med. 294 (1976) 431
51 Singhelakis, P., C. C. Alevizaki, D. G. Ikkos: Intestinal calcium absorption in hyperthyroidism. Metabolism 23 (1974) 311
52 Uehlinger, E.: Thyreogene Osteodystrophie bei inkretorisch aktivem metastasierenden kleinfollikulären Schilddrüsenadenom. Schweiz. med. Wschr. 87 (1957) 683
52a Wilkin, T. J., T. E. Isles, C. R. Paterson, J. Crooks, J. S. Beck: Post-thyroidectomy hypocalcaemia: A feature of the operation or the thyroid disorder? Lancet 1977/I 621–623
53 Zweymüller, K., H. Jesserer: Thyrotoxische Osteopathie. Münch. med. Wschr. 115 (1973) 548

Die hyperthyreote Myopathie

Schwäche und leichte Erschöpfbarkeit der Muskulatur sind häufige Begleiterscheinungen der Hyperthyreose. Schon von den ersten Beobachtern (3, 12) wurden sie erwähnt. Darüber hinaus gibt es aber weit öfter, als man früher annahm, bei schwerer und langdauernder Krankheit Zustände von erheblicher Adynamie mit Muskelatrophie, die über die erwähnten Erscheinungen hinausgehen und mit dem Überschuß an Schilddrüsenhormonen in Zusammenhang stehen.

In diesen Fällen kann es zu besonderen klinischen, elektromyographischen und biochemischen Veränderungen kommen. Dabei wird die Muskelatrophie angesichts des oft schweren Gewichtsverlustes leicht übersehen. Zwar können im Prinzip alle Muskeln befallen sein, jedoch sind bei der schweren Hyperthyreose die großen proximalen Extremitätenmuskeln gegenüber den distalen bevorzugt.

Vom klinischen Gesichtspunkt aus kann man drei Formen der hyperthyreoten Myopathie unterscheiden:
— die chronische hyperthyreote Myopathie,
— die zusammen mit der Hyperthyreose vorkommende periodische Lähmung und
— die Myasthenia gravis, die mit der Hyperthyreose gemeinsam auftritt.

Die chronische hyperthyreote Myopathie

Bei allen Patienten mit ausgeprägter langdauernder Hyperthyreose läßt sich eine mehr oder weniger ausgeprägte Funktionsstörung der Muskulatur feststellen (S. 252). Frauen überwiegen bei den ernsteren Formen bei einem Sexualquotienten von 3:1. Das mittlere Erkrankungsalter beträgt 48 Jahre (29–32). Die proximalen Muskeln des Schulter-Becken-Gürtels sind besonders häufig befallen. Subjektive Schwächegefühle werden nur in 5% der Fälle angegeben. Bei eingehender Untersuchung läßt sich aber in 60–80% und bei elektromyographischer Untersuchung sogar in 87% eine Störung feststellen. Die Schwäche kann hochgradige Formen annehmen, so daß Treppensteigen oder Anheben der Arme unmöglich werden und der Patient sich im Bett nicht aufrichten kann. Auch die distalen Muskelgruppen werden befallen, jedoch seltener und nur in etwa 20% der Fälle. Aber auch hier lassen sich elektromyographisch in 43% der Fälle krankhafte Veränderungen nachweisen (29). Die Gesichtsmuskeln sind seltener, die bulbäre Muskulatur jedoch immerhin in 16%, die Augenmuskeln äußerst selten befallen. Neurologische Ausfallerscheinungen sind im allgemeinen nicht vorhanden. Die Achillessehnenrelaxationszeit ist durchweg verkürzt. Alle Erscheinungen sind reversibel, wenn durch eine geeignete Behandlung der euthyreote Zustand wiederhergestellt wird. Mitunter sieht man diese Zustände als warnende Vorboten einer thyreotoxischen Krise.

Zum Entstehungsmechanismus ist nur wenig bekannt. Unter dem Exzess der Schilddrüsenhormone entsteht eine Änderung des Kontraktionsmechanismus der Muskelfaser ohne nachweisbare neurologische Störungen, wobei die Geschwindigkeit der Kontraktion gesteigert, ihre Dauer herabgesetzt ist. Wichtige Hinweise bilden biochemische Veränderungen: Die Gesamtmenge des austauschbaren Kalium ist in reversibler Weise vermindert (21, 38). Die Kaliumkonzentration in der Muskelzelle ist bei direkter Korrelation zum Ausmaß der Muskelkraft reduziert, während die Natriumkonzentration in der Muskelzelle erhöht ist (37). Die Muskulatur enthält nur geringe Mengen von Creatin- und Phosphocreatin. Das Creatin kann nicht ausreichend utilisiert werden und wird im Urin ausgeschieden. Demgegenüber ist die Creatininausscheidung vermindert. Die Toleranz gegenüber zugeführtem Creatin ist herabgesetzt (Creatinbelastungsprobe S. 174). Diese biochemischen Befunde ähneln denen der progressiven Muskeldystrophie und sind nicht spezifisch. Die Ursache ist in einem verstärkten unspezifischen Abbau des Muskelgewebes und in einem Defekt der Creatinutilisation und -speicherung zu sehen (1, 16, 43, 46).

Histologisch findet sich eine Atrophie der Muskelfasern, Verlust der Querstreifen (2), Fettinfiltration und Auftreten von halbmondförmigen Gebilden, die aus Glucosaminglucan bestehen. Die utramikroskopischen Veränderungen sind für die hyperthyreote Myopathie nicht spezifisch. Immerhin läßt sich erkennen, daß ein morphologisches Substrat in Form einer Vermehrung der Mitochondrien mit regionaler Verminderung und myofibrillärer Degeneration vorliegt (8).

Differentialdiagnostisch ist an eine progressive Muskelatrophie, die im ganzen aber doch das schwerere Bild aufweist, und an eine neurogene Störung zu denken, an diese letztere, wenn eine Schwäche der distalen Muskeln der unteren Extremitäten vorliegt und die Elektromyographie neurogene Läsionen im Sinne einer subklinischen Polyneuropathie erkennen läßt (19 s. auch 26).

Die Behandlung hat die Wiederherstellung des euthyreoten Zustandes zum Ziel. In manchen Fällen sollen die Schwächeerscheinungen der Muskulatur durch eine β-adrenergische Blockade mit Propranolol verbessert, wenn auch nicht beseitigt werden (27, 47). Ein Einfluß auf die Schilddrüsentätigkeit ergibt sich bei der Blockade nicht. Die Achillessehnenrelaxationszeit wird aber verlängert. Man kann dies bei der Myopathie als Maßstab des Erfolges ansehen (32, 45). (Über die Interferenz zwischen Schilddrüsenhormonen und Katecholaminen s. S. 280.)

Myasthenia gravis und Hyperthyreose

Bei Vorliegen einer hyperthyreoten Myopathie muß differentialdiagnostisch auch stets die Myasthenia gravis in Betracht gezogen werden. Daß Wesensbeziehungen zwischen beiden Krankheiten bestehen, geht schon daraus hervor, daß die Hyperthyreose überdurchschnittlich häufig bei Patienten mit Myasthenia gravis auftritt (s. S. 197). Während man mit einer Prävalenz der Hyperthyreose in der Allgemeinbevölkerung mit etwa 0,03%, nach neueren Untersuchungen bei verbessertem Screening-Verfahren mit 1,8% rechnen muß, wird die Myasthenia gravis in der allgemeinen Population nur einmal unter 40000 Menschen, d.h. mit einer Prävalenz von 0,0025%, beobachtet. Demgegenüber wird die Myasthenie in 0,08% aller Patienten mit Hyperthyreose beobachtet (5, 20, 25, 29). Die Myasthenie kommt also bei der Hyperthyreose etwa 30mal häufiger vor als in der Allgemeinbevölkerung (13, 44).

Die Myasthenia gravis (pseudoparalytica) ist durch eine abnorme Ermüdbarkeit der Skelettmuskulatur gekennzeichnet. Die Muskeltätigkeit erschöpft sich abnorm schnell. Im Beginn bereiten die ersten Kontraktionen keine Schwierigkeiten. Wird die Arbeit aber fortgesetzt, so kommt es zu einer vorschnellen Ermüdung, bis schließlich überhaupt keine weiteren Kontraktionen ausgeführt werden können. Nach einiger Zeit tritt eine Erholung ein. Bei Fortschreiten der Erkrankung wird der Zeitraum, der bis zur Erholung verstreicht, immer länger. Tagesschwankungen der Ermüdbarkeit sind bekannt. Die äußeren Augenmuskeln, die Kau-, Gesichts- und Sprachmuskeln, sind in besonderem Maße betroffen; aber auch andere Muskelgruppen können hinzukommen. Der Tod tritt nach einer Krankheitsdauer von durchschnittlich 10 Jahren, oft infolge Lähmung der Atemmuskulatur ein. Besonders eindrucksvoll ist die ophthalmoplegische Form der Erkrankung. Wie bei der chronischen hyperthyreoten Myopathie ist das Treppensteigen erschwert, ebenso auch das Halten der Arme nach vorne. Muskelatrophien stehen nicht im Mittelpunkt des Krankheitsbildes. Sie treten erst nach längerer Krankheitsdauer auf. Die Muskeln können dann atrophieren, lassen aber keine auffälligen mikroskopischen Veränderungen erkennen.

Der Myasthenia gravis liegt eine insuffiziente Acetylcholinwirkung an der neuromuskulären Endplatte zugrunde. Es wird vermutet, daß es sich um eine Fehlsynthese handelt. Die Diagnose wird durch die Elektromyographie oder durch den Tensilontest gesichert, durch welchen die Muskelkraft in einigen Minuten, jedoch nur für kurze Zeit, wiederhergestellt wird. Im Curaretest (Tubocurarin) kann man den myasthenischen Zustand provozieren. Differentialdiagnostisch kommt das Eaton-Lambert-Syndrom bei Bronchialkarzinom und anderen bösartigen Tumoren in Frage (18), außerdem die Kollagenosen.

Wenn sich die Krankheit mit der Hyperthyreose kombiniert, so gibt es für die zeitliche Entwicklung keine feste Regel: In einem Teil der Fälle tritt zuerst die Hyperthyreose, in einem anderen Teil der Fälle zuerst die Myasthenie auf. In etwa 8% der Fälle entwickeln sich beide Krankheiten gleichzeitig (20). In anderen Untersuchungsserien wurde aber beobachtet, daß die Hyperthyreose zuerst in Erscheinung tritt.

Über immunbiologische Beziehungen zwischen Myasthenia gravis und Schilddrüsenerkrankungen berichteten OSSERMAN u. Mitarb. (25) anhand des großen Krankengutes der Myasthenia gravis-Klinik des Mount Sinai-Hospital in New York. Unter 801 Patienten mit Myasthenia gravis fanden sie in 13,1% eine begleitende Schilddrüsenerkrankung, und zwar in 5,7% eine Hypothyreose, in 5,3% eine Hyperthyreose und in 2,1% eine blande Struma. Außerdem fanden sich zwei Patienten mit einer Immunthyreoiditis. Bei den Patienten mit Myasthenia allein fanden sich Antikörper gegen Schilddrüse in 16,7 und gegen Thyreoglobulin in 24,6% gegenüber einem nur ganz kleinen Prozentsatz bei normalen Kontrollen. Bei der Kombination von Myasthenie und Schilddrüsenerkrankungen waren die entsprechenden Zahlen 41 bzw. 46%. Daß die Seren von euthyreoten Myasthenikern in 12% Antikörper gegen Muskel, gegen Thymus und gegen Schilddrüsensubstanz aufwiesen, spricht dafür, daß es sich um die Produktion multipler Antikörper als Folge eines generalisierten Autoimmunprozesses handelt. Hypothyreose und Hyperthyreose scheinen zu verschiedenen Zeiten im Laufe einer Myasthenia gravis vorzukommen, und zwar dann, wenn es sich um schwere Zustände von Myasthenie handelt. In einer Sammelstatistik wurde das Vorkommen von Antikörpern gegen Schilddrüsengewebe bei Myasthenia gravis mit 25,9% angegeben (23). Ein familiäres Vorkommen der Kombination von Hyperthyreose und Myasthenie ist bei zwei Schwestern beschrieben worden. Bei der einen Schwester entwickelte sich die Myasthenie im Alter von 29 Jahren, 1 Jahr später trat die Hyperthyreose auf. Bei der anderen Schwester begannen beide Krankheiten etwa gleichzeitig im 39. Lebensjahr. Außerdem hatte ein Bruder eine Hyperthyreose. Dies sind Einzelbeschreibungen; das familiäre Auftreten ist im übrigen nicht statistisch gesichert (s. dazu auch 13, 34). Von besonderem Interesse ist, daß die Myasthenia gravis auch in Kombination mit der Immunthyreoiditis in 10 Fällen beschrieben wurde (24).

Eine gemeinsame autoimmunologische Basis für die Hyperthyreose und die Myasthenia gravis anzunehmen, liegt also nahe (39, 40).

Auf der anderen Seite könnte es sich auch um eine direkte Einwirkung der Schilddrüsenhormone auf die neuromuskuläre Endplatte handeln: Patienten mit Myasthenia gravis, die aber euthyreot waren, erhielten Trijodthyronin bis zu einer Grundumsatzsteigerung von + 20% und mehr. Dabei verschlechterte sich die Myasthenie; sie besserte sich nach Abbau der Trijodthyroningabe (8). Außerdem fanden sich Veränderungen des Endplattenpotentials nach Zufuhr von Schilddrüsenhormonen im Tierversuch. Manche Muskelfasern wurden unerregbar (15). Die Frage, ob ein Transmissionsdefekt vorliegt, muß noch offen bleiben. Die biochemischen Veränderungen in den kontraktilen Elementen können sehr wohl maßgebend sein, da sich eine Verschlechterung auch einstellt, wenn sich der Zustand nach der hypothyreoten Seite verschiebt. Die Schilddrüsenerkrankungen sind aber nicht die Ursache der Myasthenia gravis. Die Grundlage ist vielmehr ein gemeinsamer Defekt der immunologischen Überwachung, wobei die Acetylcholinrezeptoren durch Antikörper besetzt werden.

Die Differentialdiagnose ist schon deshalb von Bedeutung, weil bei der Myasthenia gravis bestimmte Medikamente kontraindiziert sind, so z.B. Antibiotika und Curare. Bei Vorliegen der Kombination sind unter allen Umständen beide Krankheiten gleichzeitig zu behandeln. Angesichts der ungünstigen Einwirkung zahlreicher Medikamente kommt nur eine Radiojodtherapie in Betracht. Man darf allerdings nicht erwarten, daß die Myasthenie mit der Beseitigung der Hyperthyreose verschwindet. Immerhin ist eine gewisse Besserung der myasthenischen Zeichen insofern zu erwarten, als die durch die Hyperthyreose an sich bedingte zusätzliche Schwäche der Muskulatur schwindet. Zur Behandlung der Myasthenie werden Cholinesteraseinhibitoren, wie z.B. Mestinon (anstelle von Prostigmin) verwandt. Auch Corticosteroide und Immunsuppressiva kommen bei Schwerkranken in Frage.

Hyperthyreose und periodische Lähmungen

Auch beim Krankheitsbild der periodischen Lähmung ist über ein überdurchschnittliches Zusammentreffen mit der Hyperthyreose berichtet worden. Bei diesem Krankheitsbild (ohne Hyperthyreose) handelt es sich um eigentümliche, anfallsweise auftretende schlaffe Lähmungen mit Areflexie und fehlender elektrischer Erregbarkeit. Im Prinzip können alle Skelettmuskeln befallen sein, in erster Linie aber die Extremitäten- und die Rumpfmuskulatur. Die von den Hirnnerven versorgten Muskelgebiete sind nicht in gleichem Maße betroffen, besonders nicht die mimische Gesichtsmuskulatur. Der Herzmuskel ist selten, die glatte Muskulatur nicht beteiligt. Die Dauer der Anfälle kann zwischen einer halben Stunde und mehreren Tagen schwanken. Die Attacken können durch Kälteeinfluß, durch Ruhe nach Arbeit, durch Kohlenhydratbelastung und durch Gaben von Corticosteroiden ausgelöst werden. Es kommt dabei zu einer Retention von Wasser, Natrium und Kalium. Der Serumkaliumspiegel ist in den meisten Fällen herabgesetzt, da das Kalium in den Muskel wandert. Durch Maßnahmen, die die Kaliumausscheidung fördern, z.B. durch die Darreichung von Mineralocorticoiden, wie Cortexon und Aldosteron, kann ein Anfall provoziert werden. Umgekehrt ist der Zustand der schlaffen Lähmung durch Darreichung von Kaliumchlorid oft in kürzester Zeit zu bessern (17, 42).

Durch die Untersuchungen von ENGEL (5–8, 11) und ENGEL u. MACDONALD (10), die sich mit diesem Krankheitsbild besonders befaßt haben, ist durch Muskelbiopsien, auch während einer Attacke, klargestellt worden, daß der Krankheit morphologisch eine vakuoläre Myopathie zugrunde liegt. Die Vakuolen sollen aus Erweiterungen des endoplasmatischen Retikulum bestehen. Nach wiederholten Anfällen, die zu einer anhaltenden Schwäche führen, können sie persistieren. Andere Degenerationserscheinungen an der Muskelfaser kommen hinzu. Diese primäre hypokaliämische Form verschlimmert sich, wenn nach einer Gabe von Trijodthyronin der euthyreote Zustand zurückkehrt.

Eine andere, ebenfalls genetisch bedingte Form der hyperthyreoten periodischen Lähmungen, die in den USA und in Europa selten ist, wird in Japan beobachtet. Sie wird dort bei 2% und mehr aller Hyperthyreotiker gefunden (23, 37).

Von der primären periodischen Paralyse unterscheidet sich die hyperthyreotische Form in einigen Punkten: Männer sind häufiger befallen; der Manifestationszeitpunkt liegt etwas später; außerdem tritt das genetische Moment nicht in den Vordergrund; die meisten Fälle sind sporadischer Natur. Auch diese Form ist mit einer Hypokaliämie vergesellschaftet (4). Ausgesprochene morphologische Veränderungen, wie bei der primären periodischen Paralyse, liegen hier nicht vor. Nach ENGEL sind die pathophysiologischen und elektronenmikroskopischen Veränderungen sekundärer Natur. Das Wesen der Erkrankung (sowohl der primären wie der hyperthyreoten Form), ist in einer Veränderung der Oberflächenmembran der Muskelfasern zu suchen, die während eines Anfalls elektrisch unerregbar werden. Schilddrüsenhormone sind imstande, eine latente periodische Paralyse in einen manifesten Zustand zu wandeln, wenn die Patienten dabei eine Hyperthyreose entwickeln. Die Behandlung der hyperthyreotischen periodischen Paralyse besteht auch hier darin, den euthyreoten Zustand wiederherzustellen, am besten durch eine Radiojodtherapie. Damit heilt diese Form fast immer aus. Sollte dies nicht der Fall sein, so kommt eine Ergänzungstherapie mit Kaliumsalzen in Frage. Besserungen wurden auch durch Gabe von Propranolol beobachtet (4).

Literatur

1 Adams, R. D., N. P. Rosman: Neuromuscular system in hyperthyroidism. In: The Thyroid, 3. Aufl., hrsg. von S. C. Werner, S. H. Ingbar. Harper & Row, New York 1971 (S. 615)
2 Askanazy, M.: Pathologisch-anatomische Beiträge zur Kenntnis des Morbus Basedowii, insbesondere über die auftretende Muskelerkrankung. Dtsch. Arch. klin. Med. 61 (1898) 119
3 von Basedow, C. A.: Exophthalmos durch Hypertrophie des Zellgewebes in der Augenhöhle. Wiss. Ann. ges. Heilk. (Berl.) 6 (1840) 197
4 Conway, M. J., J. A. Seibel, R. P. Eaton: Thyrotoxicosis and periodic paralysis: Improvement with beta blockade. Ann. intern. Med. 81 (1974) 332
5 Engel, A. G.: Thyroid function and myasthenia gravis. Arch. Neurol. (Chic.) 4 (1961) 663–674
6 Engel, A. G.: Electron microscopic observations in thyrotoxic and corticosteroid-induced myopathies. Mayo Clin. Proc. 41 (1966) 785
7 Engel, A. G.: Electron microscopic observations in primary hypokalemic and thyrotoxic periodic paralyses. Mayo Clin. Proc. 41 (1966) 797
8 Engel, A. G.: Pathological reactions of the Zdisk. In: International Congress Series No 147. Excerpta Medica Foundation, Amsterdam 1967 (S. 398)
9 Engel, A. G.: Neuromuscular manifestations of Graves' disease. Mayo Clin. Proc. 47 (1972) 919
10 Engel, A. G., R. D. MacDonald: Ultrastructural reactions in muscle disease and their light-microscopic correlates. In: International Congress Series No 199 Excerpta Medica Foundation, Amsterdam 1970 (S. 71)
11 Engel, A. G., E. H. Lambert, J. W. Rosevear: Clinical and electromyographic studies in a patient with primary hypokalemic periodic paralysis. Amer. J. Med. 38 (1965) 626–640
12 Graves, R. J.: Clinical lectures. Lond. Med. Surg. J. 7 (1835) 516
13 Greenberg, J.: Myasthenia gravis and hyperthyroidism in two sisters. Arch. Neurol. (Chic.) 11 (1964) 219
14 Hofmann, W. W., E. H. Denys: Effects of thyroid hormone at the neuromuscular junction. Amer. J. Physiol. 223 (1972) 283
15 Hokkanen, E., R. Pirskanen: Epidemiology of myasthenia gravis in Finland. Internat. Congress of Neurol. Barcelona. Excerpta Medica Foundation, Amsterdam 1973 (S. 78)
16 Kohlback, B.: Creatine and creatinine metabolism in thyrotoxicosis and hypothyroidism. Acta med. scand., Suppl. 331 (1957) 1
17 Kusakabe, T., M. Yoshida, M. Nishikawa: Thyrotoxic periodic paralysis: A peculiar case with unusual dystonic behavior and variable relations of paralysis to serum potassium levels. J. clin. Endocr. 43 (1976) 730–740
18 Lambert, E. H.: A study of the ankle jerk in myxedema. J. clin. Endocr. 11 (1951) 1186
19 Ludin, H. P., H. Spiess, M. P. Koenig: Neuromuscular dysfunction associated with thyreotoxicosis. Europ. Neurol. (Basel) 2 (1969) 269
20 Millikan, C. H., S. F. Haines: The thyroid gland in relation to neuromuscular disease. Arch. intern. Med. 92 (1953) 5
21 Munro, D. S., H. Renschler, G. M. Wilson: Exchangeable potassium and sodium in hyperthyroidism and hypothyroidism. Metabolism 7 (1958) 124

22 Murakami, K.: Studies on the intracellular water, sodium and potassium in thyrotoxic myopathy and in thyrotoxic periodic paralysis. Endocr. Jap. 11 (1964) 291
23 Murie, N., M. Simon, R. Edan, O. Sabouraud, M. Bourel: Hyperthyreoïdie et paralysie périodique. Sem. Hôp. Paris 47 (1971) 1069
24 Namba, T., D. Grob: Myasthenia gravis and hyperthyroidism occurring in two sisters. Neurology (Minneap.) 21 (1971) 377
25 Osserman, K. E., P. Tsairis, L. B. Weiner: Myasthenia gravis and thyroid disease: clinical and immunological correlation. Mt. Sinai J. Med. (N. Y.) 34 (1967) 469
26 Peterson, D. M., J. V. Bounds jr., W. E. Karnes: Clinical observations on thyrotoxicosis coexisting with myotonic dystrophy. Mayo Clin. Proc. 51 (1976) 176–179
27 Pimstone, N., N. Marine, B. Pimstone: Beta-adrenergic blockade in thyrotoxic myopathy. Lancet 1968/II, 1219
28 Ramsay, I.: Thyroid disease and muscle dysfunction. In: Schilddrüse 1975, hrsg. von J. Herrmann, H. L. Krüskemper, B. Weinheimer. Thieme, Stuttgart 1975 (S. 145)
29 Ramsay, I. D.: Electromyography in thyrotoxicosis. Quart. J. Med. 34 (1965) 255
30 Ramsay, I. D.: Muscle dysfunction in hyperthyroidism. Lancet 1966/II, 931
31 Ramsay, I.: Thyrotoxic muscle disease. Postgrad Med. J. 44 (1968) 385
32 Ramsay, I.: Thyroid Disease and Muscle Dysfunction. Heinemann, London 1974
33 Rennie, G. E.: Exophthalmic goitre combined with myasthenia gravis. Rev. Neurol. Psychiat. 6 (1908) 229
34 Rowland, L. P., H. Aranow, P. F. A. Hoefer: Endocrine aspects of myasthenia gravis. In: Progressive Muskeldystrophie, hrsg. von E. Kühn, Springer, Berlin 1966 (S. 416)
35 Salick, A. J., S. C. Colachis, C. M. Pearson: Myxedema myopathy: clinical electrodiagnostic and pathologic findings in advanced case. Arch. phys. Med. 49 (1968) 230
36 Satoyoshi, E., K. Murakami, H. Kowa: Myopathy in thyrotoxicosis: with special emphasis on an effect of potassium ingestion on serum and urinary creatine. Neurology (Minneap.) 13 (1963) 645
37 Satoyoshi, E., K. Murakami, H. Kowa: Periodic paralysis in hyperthyroidism. Neurology (Minneap.) 13 (1963) 746
38 Shizume, K., Y. Shishiba, M. Sakoma, H. Yamaushi, K. Nakao, S. H. Okinaka: Studies on electrolytes metabolism in idiopathic and thyrotoxic periodic paralysis. II. Total exchangeable sodium and potassium. Metabolism 15 (1966) 145
39 Simpson, J. A.: Myasthenia gravis as an autoimmune disease: Clinical aspects. Ann. N.Y. Acad. Sci. 135 (1966) 506
40 Simpson, J. A.: The defect in myasthenia gravis. In: The Biological Basis of Medicine, Bd. III, hrsg. von E. E. Bittar. Academic Press, New York 1969 (S. 345)
41 Takamori, M., L. Gutmann, S. R. Shane: Contractile properties of human skeletal muscle: normal and thyroid disease. Arch. Neurol. 25 (1971) 535
42 Takeda, R., S. Morimoto, K. Uchida, I. Miyamori: Changes in plasma renin activity and plasma aldosterone in the induced paralytic attack of thyrotixic periodic paralysis. Acta Endocr. 82 (1976) 715–727
43 Thorn, G. W.: Creatine studies in thyroid disorders. Endocrinology 20. (1936) 628
44 Viets, H. R., R. S. Schwab, A. B. Brazier: The effect of pregnancy on the course of myasthenia gravis. J. Amer. med. Ass. 119 (1942) 236
45 Waal-Manning, H. J.: Effect of propranolol on the duration of the Achilles tendon reflex. Clin. Pharmacol. Ther. 10 (1969) 199
46 Wang, E.: Clinical and experimental investigations on the creatine metabolism. Acta med. scand., Suppl. 105 (1939)
47 Weinstein, R., R. Schwartzman, G. S. Levey: Propranolol reversal on bulbar dysfunction and proximal myopathy in hyperthyroidism. Ann. intern. Med. 82 (1975) 540

Der Gastrointestinaltrakt

Die Hyperthyreose kann zu den verschiedensten funktionellen und, in geringerem Maße, auch zu morphologischen Veränderungen an den Verdauungsorganen führen. Die durch den Hypermetabolismus bedingte Appetitsteigerung steht oft im Vordergrund, fast immer verbunden mit einer Gewichtsabnahme, die jedoch in etwa 20% aller Fälle fehlt (S. 220). Am Verdauungstrakt selbst finden sich eine Steigerung der Motilität sowie Anomalien der Sekretion und der Absorption. Sehr regelmäßig kommt es zu einer Häufung der Stuhlentleerung, die bis zu Durchfällen gehen kann, aber auch zu Übelkeit, in ernsteren Fällen zu Erbrechen, das auch prolongiert intermittierend in Erscheinung treten kann (24). Für MOEBIUS (18) noch war der Durchfall ein klinisch wichtiges Symptom, das er als Selbsthilfe des Organismus ansah, wodurch dieser sich von den Schilddrüsengiften zu befreien suchte. Inzwischen sind die gastrointestinalen Erscheinungen mehr und mehr in den Hintergrund getreten. Sie können aber auch das einzige hervorstechende Symptom sein, so daß man, ähnlich wie bei isoliert auftretenden kardiovaskulären Erscheinungen, von einer maskierten Hyperthyreose sprechen kann. Inwieweit gastrointestinale Krankheitserscheinungen bei unkontrollierten Untersuchungen tatsächlich auf die Hyperthyreose zurückzuführen sind, kann man nur entscheiden, wenn nach erfolgter Therapie eine eindeutige Besserung eintritt.

Leider sind Untersuchungen am Verdauungstrakt bei Hyper- und Hypothyreose mit moderner gastroenterologischer Untersuchungstechnik noch selten.

Mundhöhle

Über Trockenheit in der Mundhöhle wird oft geklagt. Dies hängt einmal mit der verminderten Speichelsekretion, zum anderen aber auch mit der vermehrten Mundatmung zusammen. Der Amylasegehalt des Speichels ist erhöht (6). Schluckbeschwerden hängen gewöhnlich mit der bestehenden Schilddrüsenvergrößerung zusammen.

Eine Kombination des Sjögren-Syndrom mit Hyperthyreose, die gelegentlich vorkommt, ist auf eine gemeinsame immunpathologische Basis zurückzuführen (5).

Magen

Röntgenologisch finden sich keine auffälligen morphologischen Anomalien. Die bioptische Untersuchung der Magenschleimhaut ergibt aber in fast 80% der Fälle gastritische Veränderungen, die von der Oberflächengastritis bis zur schweren chronisch-atrophischen Form reichen, dies letztere stets verbunden mit kompletter Achlorhydrie (27). Die Biopsie ergibt weiterhin Infiltrationen mit Plasmazellen und Lymphozyten sowie verschiedene Formen der Metaplasie. Im Magensaft wird gewöhnlich eine Herabsetzung der freien und der gebundenen HCl, der Mucoproteine, der Proteine und der Sialinsäure gefunden (3), ohne daß sich eine Korrelation zwischen dem Ausmaß der noch vorhandenen Salzsäuresekretion und dem Grade der Schleimhautläsionen erkennen ließe. Die Häufigkeit der kompletten, nicht stimulierbaren Achlorhydrie reicht bis zu 35% aller Patienten. Im Tierversuch läßt sich in ähnlicher Weise die Salzsäure- und Magen-

saftsekretion durch Gaben von Schilddrüsenhormonen (wenn auch in inkonstanter Weise) senken (10, 20).
Eine Hypergastrinämie ist bei der Hyperthyreose beschrieben worden; die erhöhten Werte lassen sich durch Argininjektion nicht weiter stimulieren (25). Sonst ist über die im Magen produzierten Enzyme wenig bekannt. Bei hyperthyreoten Tieren soll die Pepsinsekretion gesteigert sein (34).
Röntgenologisch zeigt sich ein gesteigerter Tonus der Magenmuskulatur, jedoch nicht in allen Krankheitsfällen. Die abnorme Peristaltik läßt bei gesteigertem Rhythmus eine beschleunigte Passage erkennen. Nach tiefen Einschnürungen im Korpusgebiet erfolgen nur kurze Perioden der Ruhe, wobei die Amplitude der Kontraktionen erhöht ist (22). Auch im Tierversuch läßt sich bei Verwendung von markiertem Chrom eine beschleunigte Entleerung feststellen, die durch Vagusdurchschneidung nicht ganz unterdrückt werden kann (7).
Die Zusammenhänge zwischen atrophischer Gastritis und perniziöser Anämie sind im Kap. Das blutbildende System geschildert (S. 249).

Dünndarm

Bioptische Untersuchungen ergaben keine Anzeichen von Atrophie, jedoch in manchen Fällen eine Anhäufung von Plasmazellen und Lymphozyten; desgleichen fanden sich oft große Lymphfollikel und ein Ödem, das aber nur selten die Submukosa erreicht (11, 27).
Bei der Hyperthyreose ist nicht nur die Entleerung des Magens, sondern auch die des Dünndarms und des Dickdarms beschleunigt. Die Häufigkeit des Auftretens von Durchfällen wird, besonders in früheren Untersuchungen, als besonders hoch angegeben, und soll etwa 10–30% der Fälle betragen haben (11, 30). Die Durchfälle lassen sich durch eine erfolgreiche Therapie der Hyperthyreose im allgemeinen gut beeinflussen (8).
Röntgenologisch ergibt sich eine schnelle ununterbrochene Passage des Kontrastmittels durch den Dünndarm, unabhängig von der Azidität des Magensaftes. Das Kontrastmittel passiert schnell das Duodenum; in 20–25 min werden die stark segmentierten und kontrahierten Schlingen des Ileum erreicht und manchmal auch schon das Zökum. Nach 1–1 1/2 Stunden ist der Dünndarm völlig entleert, alles natürlich in variabler Intensität in Relation zur Schwere der Erkrankung. Nach Therapie der Hyperthyreose normalisieren sich die Verhältnisse auch röntgenologisch schnell, d. h. innerhalb von 4–6 Wochen (6, 11). Im Tierversuch läßt sich die gesteigerte Passage bei hyperthyreoten Hunden, in geringerem Maße an Ratten, nachweisen (7, 16).
Von der Schleimhautoberfläche des menschlichen Dünndarms lassen sich elektrische Aktivitäten der glatten Muskulatur mit regulären langsamen Variationen und überlagernden Spikes ableiten. Während sich beim gesunden Menschen eine Frequenz von 11,7 Zyklen/min und bei der Hypothyreose eine Frequenz von 10,0/min ergibt, ist die Frequenz bei der Hyperthyreose auf über 13 Zyklen/min gesteigert und geht nach Behandlung auf annähernd normale Werte zurück (4). Diese Frequenzsteigerung ist wohl unspezifisch, da auch andere metabolische Faktoren, wie auch das Fieber, zu einer Erhöhung führen.

Zur Beurteilung der Kohlenhydratabsorption bei der Hyperthyreose sei auf das Kap. Kohlenhydratstoffwechsel S. 216 hingewiesen. Es sollte daran erinnert werden, daß für die Beurteilung der Glucosetoleranz Magenentleerung und Dünndarmpassage von Bedeutung sind und daß die Toleranz nur im Vergleich mit der intravenösen Belastung bewertet werden kann. Die Beurteilung der Dünndarmfunktion im indirekten Verfahren kann mit dem Vitamin-A-Toleranztest erfolgen. Unter den Ausscheidungstests kommt die Belastung mit D-Xylose und mit Vitamin B12 in Frage. Die bei hyperthyreoten Tieren gefundene erhöhte Galactoseabsorption hängt offenbar mit der beschleunigten Magenentleerung zusammen, wahrscheinlich gilt das auch für die menschliche Hyperthyreose (19). Der Galactosebelastung kommt heute keine klinische Bedeutung mehr zu.
Der D-Xylose-Exkretionstest ergab keine einwandfreien Abnormitäten. In einer Serie zeigten 5 von 36 Patienten eine verminderte Ausscheidung im 5-Stunden-Exkretionstest (27). In einer anderen Serie ergaben sich normale Befunde (11), in einer dritten Serie (2) wurden bei 6 Hyperthyreotikern im Mittel 7,7 ± 1,2 g ausgeschieden gegenüber einer Norm von 5,7 ± 1,5 g und einer Ausscheidung bei 7 Hypothyreotikern von 2,1 ± 1,9 g. Aber auch bei intravenöser Applikation wurde eine vermehrte Menge der Pentose ausgeschieden. Es ist deshalb wahrscheinlich, daß es sich um eine gesteigerte renale Clearance der Pentose handelte. Eine Berechnung der Absorptionsrate ließ keine Differenz zwischen normalen und hyperthyreoten Personen feststellen. Obwohl der D-Xylose-Text in der Diagnostik der Absorption im oberen Dünndarm von Bedeutung ist, zeigen die angeführten Befunde, mit welcher Vorsicht man Absorptionsversuche bei Hyper- und Hypothyreose beurteilen muß.
Demgegenüber bezieht sich der Schilling-Test auf die Beurteilung des terminalen Ileum. Er zeigte bei 26 Hyperthyreotikern 17mal ein normales Verhalten. Einmal war er eindeutig pathologisch, 8mal im Grenzbereich. Daß mindestens bei einem Teil der Fälle die niedrige Ausscheidung durch die hyperthyreote Stoffwechsellage hervorgerufen wurde, geht daraus hervor, daß eine Normalisierung nach Behandlung eintrat (27).
Unter den Testversuchen, die über die Resorptionsgeschwindigkeit Auskunft geben, wurde mehrfach der Vitamin-A-Toleranztest angewandt. Von 19 Patienten mit Hyperthyreose hatten 6 eine Ausscheidung unterhalb der Norm. Beziehungen zur Morphologie des Dünndarms ergaben sich dabei nicht (11). Demgegenüber soll bei hyperthyreoten Ratten die Absorption von Vitamin A, verbunden mit einem schnelleren Übergang von Carotin zu Vitamin A, beschleunigt sein (1). Das bei der Hyperthyreose zu beobachtende Defizit des Vitamin A hängt u. a. mit dem niedrigen Spiegel des LDL, an das das Vitamin A gebunden ist, zusammen. Zur Frage der Nachtblindheit bei Hyperthyreose und Hypothyreose s. WALTON u. Mitarb. (33).

Die glutenbedingte Enteropathie, die einheimische Sprue, kann sich mit einer Hyperthyreose kombinieren, wobei die hyperthyreoten Patienten auch Fettstühle, aber keine Schleimhautatrophie aufweisen. Es ist jedoch vorstellbar, daß die Hyperthyreose eine latente Sprue zur Manifestation bringt. Beide Krankheiten haben autoimmunologische Komponenten (32). Der Einfluß der Hyperthyreose auf Calciumabsorption und Hyperkalzämie sind im Kap. Die hyperthyreote Osteopathie beschrieben (S. 253).

Falls Durchfälle bestehen, ist die Inspektion des Stuhles natürlich von Bedeutung. Bei mangelhafter Absorption kann es zu einer Vermehrung des Stuhlvolumen kommen, die mit einer Steatorrhoe verbunden ist. In 20–35% aller unbehandelten Kranken wird mehr als 7 g Fett pro Tag ohne erkennbare Relation zur Schwere der Mukosaveränderungen ausgeschieden. Aber auch Fettausscheidungen bis 17 g sind beschrieben worden. Bei etwa $^1/_4$ der Patienten bleibt die Steatorrhoe nach Behandlung unverändert bestehen; sonst reagiert sie ausgezeichnet auf Behandlung. Maßgebend ist die Erhöhung der Motilität, nicht etwa eine Miterkrankung des Pankreas oder der Gallenwege (11, 27; s. auch [29]). Aus älteren Tierversuchen ist bekannt, daß Oleinsäure im hyperthyreoten Zustand schneller resorbiert wird; dies gilt aber nicht für Olivenöl.

Man kann damit rechnen, daß etwa 10–30% der Patienten an Durchfällen leiden (30). Von Interesse ist, daß man auch bei der Ratte durch T_4-Zufuhr die Stuhlmenge signifikant vermehren kann. Bei diesen nachtaktiven Tieren steigt das Stuhlvolumen während des Tages, nicht aber während der Nacht (31).

Abdominelle Schmerzen sind ein ungewöhnliches Begleitsymptom der Hyperthyreose. Treten sie isoliert auf, so ist u. a. auch an eine maskierte Hyperthyreose zu denken. Differentialdiagnostisch kommen sonst andere akute Baucherkrankungen, wie die der Gallenblase und des Pankreas, die beide bei der Hyperthyreose betroffen sein können, sowie natürlich auch ein Ulcus pepticum, in Frage. Im übrigen können Erbrechen, Durchfälle und abdominelle Schmerzen die ersten Symptome einer hyperthyreoten Krise sein.

In früheren Untersuchungen wurde gelegentlich die Kombination von Hyperthyreose und Ulcus pepticum als besonders häufig beschrieben (21, 23). Spätere Untersuchungen haben dies nicht bestätigt (9, 12, 28).

Kolon

Auch das Kolon zeigt bei der Hyperthyreose röntgenologisch eine vermehrte Peristaltik und eine beschleunigte Passage des Darminhaltes. Bereits nach 30–45 min ist es bei totaler Entleerung des Dünndarms gefüllt. Bei erfolgreicher Behandlung normalisiert sich die Hyperaktivität schneller als die der übrigen Darmabschnitte (22).

Sowohl bei der ulzerösen Kolitis als auch bei der Crohnschen Krankheit kann es zu Verlusten von T_4-Jod und einer Jodverarmung des Organismus kommen, wenn die Krankheit lange dauert und ernsthaften Charakter hat. Dabei steigt das TBG an, während das TBPA und das Albumin im Serum deutlich erniedrigte Werte zeigen. Da das Turnover des T_4, das sich nach Gabe von Corticosteroiden bessert, gesteigert ist, muß man sich vor der fälschlichen Diagnose einer Hyperthyreose hüten. Dies besonders, als bei diesen Krankheiten eine Kombination mit einer Hyperthyreose anamnestisch in 3,7% der Patienten vorliegt (bei den Kontrolluntersuchungen nur in 0,8%). Diese Zusammenhänge sind schon seit langer Zeit bekannt (26). In den meisten Fällen entsteht die Hyperthyreose vor dem Einsetzen der Kolitis (13–15). Gewichtsverlust und Durchfälle können differentialdiagnostische Schwierigkeiten bereiten, zumal das weibliche Geschlecht bevorzugt ist und die Patienten im mittleren oder jüngeren Lebensalter stehen (17).

Literatur

1 Bamji, M. S., P. R. Sundaresan: Effect of thyroid activity on the absorption, storage and utilization of orally administered vitamin A aldehyde (retinal) in rats. J. Nutr. 74 (1961) 39
2 Broitman, S. A., D. C. Bondy, I. Yachnin, L. C. Hoskins, S. Ingbar, N. Zamcheck: Absorption and disposition of D-xylose in thyrotoxicosis and myxedema. New Engl. J. Med. 270 (1964) 333
3 Chajaj, W.: Biochemistry of gastric juice in patients with hyperthyroidism or with simple goitre. Pol. Tyg. lek. 27 (1972) 1678; zit. nach Excerpta med. (Amst.), Sect. VI, 29 (1973) 516
4 Christensen, J., J. A. Clifton, H. P. Schedel: Variations in the frequency of the human duodenal basic electrical rhythm in health and disease. Gastroenterology 51 (1966) 200
5 Dry, J., F. Leynadier, A. Pradalier: A case of hyperthyroidism and Sjögren's syndrome occurring in association. Ann. intern. Med. 126 (1975) 487
6 Fabian, G., W. Lorenz: Die Speichelsekretion bei der Basedowschen Krankheit mit Bezug auf die Magenfunktion. Z. klin. Med. 135 (1939) 692
7 Fetter, D., L. Barron, A. J. Carlson: Effect of induced hyperthyroidism on gastro-intestinal motility of vagotomized dogs. Amer. J. Physiol. 101 (1932) 605
8 Gail, K., W. Hadam: Durchfall bei Hyperthyreose. Dtsch. med. Wschr. 99 (1974) 1318
9 Garbat, A. C.: The simultaneous occurrance of active peptic ulcer and active hyperthyroidism. J. Mt. Sinai Hosp. 17 (1951) 787
10 Goldsmith, D. P. J., E. S. Nasset: Relation of thyroid to gastric acid secretion in the anesthetized rat. Amer. J. Physiol. 197 (1959) 1
11 Hellesen, C., Th. Friis, E. Larsen, O. Ch. Pock-Steen: Small intestinal histology, radiology and absorption in hyperthyroidism. Scand. J. Gastroent. 4 (1969) 169
12 Ivy, A. C., M. I. Crossman, W. H. Bararach: Experimental production of peptic ulcer. In: Peptic Ulcer. Blakiston, New York 1950, (S. 261–286)
13 Jarnerot, G., A. K. Azad Khan, S. C. Truelove: The thyroid in ulcerative colitis and Crohn's disease. II. Thyroid enlargement and hyperthyroidism in ulcerative colitis. Acta med. scand. 197 (1975) 83
14 Jarnerot, G., S. C. Truelove, H. v. Schenck: The thyroid in ulcerative colitis and Crohn's disease. IV. Thyroid hormone binding proteins. Acta med. scand. 197 (1975) 95
15 Jarnerot, G., S. C. Truelove, G. T. Warner: The thyroid in ulcerative colitis and Crohn's disease. III. The daily fractional turnover of thyroxine. Acta med. scand. 197 (1975) 89
16 Johannson, H.: Gastrointestinal motility function related to thyroid activity. An experimental study in the rat. Acta chir. scand., Suppl. 359 (1966) 1
17 Kimberg, D. V.: Gastrointestinal tract. In: The Thyroid. A Fundamental and Clinical Text, 3. Aufl., hrsg. von S. C. Werner, S. H. Ingbar. Harper & Row, New York 1971 (S. 562)
18 Moebius, P. J.: Die Basedow'sche Krankheit, 2. Aufl. Hölder, Wien 1906
19 Moseley, V., F. W. Chornock: Intubation studies of the human small intestine. XXV. The absorption of galactose from the intestine of normal individuals and thyrotoxic patients. J. clin. Invest. 26 (1947) 11
20 Nasset, E. S., V. W. Logan, M. I. Kelly, M. Thomas: Inhibition of gastric secretion by thyroid preparations. Amer. J. Physiol. 196 (1959) 1262
21 Neidhardt, K., E. Blaum: Basedow-Krankheit und Ulcus pepticum ventriculi und duodeni. Z. klin. Med. 131 (1937) 806
22 Neporent, M. I., V. G. Spesivtsea: Motor function of gastrointesti-

nal tract before and after I¹³¹ therapy in patients with thyrotoxicosis. Fed. Proc., Transl. Suppl. 22 (1963) T 1177
23 Robertson, H. G., E. Hargis: Duodenal ulcer, an anatomical study. Med. Clin. N. Amer. 4 (1925) 1080
24 Rosenthal, F. D., C. Jones, S. I. Lewis: Thyrotoxic vomiting. Brit. med. J. 1976/II, 209
25 Seino, Y., S. Matsukura, Y. Miyamoto, Y. Goto, T. Taminato, H. Imura: Hypergastrinemia in hyperthyroidism. J. clin. Endocr. 43 (1976) 852
26 Shirer, J. W.: Hypermotility of the gastrointestinal tract in hyperthyroidism. A study of 42 cases. Amer. J. Med. Sci. 186 (1933) 73
27 Siurala, M., H. Julkunen, B.-A. Lamberg: Gastrointestinal tract in hyperthyroidism before and after treatment. Scand. J. Gastroent. 1 (1966) 79
28 Stanley, M. M.: In: The Thyroid, 2. Aufl., hrsg. von S. C. Werner, Hoeber, New York 1962 (S. 590)
29 Thomas, F. B.: Steatorrhoea in thyrotoxicosis. Ann. intern. Med. 78 (1973) 669
30 Tinker, M. B.: In: Masked gastrointestinal hyperthyroidism. Report on 34 cases, von J. R. Verbrycke. J. Amer. med. Ass. 97 (1931) 513
31 Triantaphyllidis, H., J. P. Bader: The mechanism of increase in faecal volume in thyrotoxic rat. Europ. Thyroid Ass. 5. Meeting, Jerusalem 1973 (Abstr. Nr. 77)
32 Wall, A. J., J. D. Levinson, S. Refetoff: Hyperthyreoidism and adult celiac disease. Amer. J. Gastroent. 60 (1973) 387
33 Walton, K. W., P. J. Scott, P. W. Dykes, J. W. C. Davies: The significance of alterations in serum lipids in thyroid dysfunction. II. Alterations of the metabolism and turnover of ¹³¹I-low-density lipoproteins in hypothyroidism and thyrotoxicosis. Clin. Sci. 29 (1968) 217
34 Wilkinson, S. A.: Gastric acidity in thyroid dysfunction. J. Amer. med. Ass. 101 (1933) 2097

Die Leber

Wechselwirkungen zwischen Leber und Schilddrüse

Daß die Leber als das Organ, in dem die wichtigsten biochemischen Umsetzungen erfolgen, für die Metabolisierung der Schilddrüsenhormone im gesunden Organismus eine große Rolle spielt, ist durch zahlreiche Untersuchungen belegt. Auf der anderen Seite ist einiges darüber bekannt, in welcher Weise die erkrankte Leber den Haushalt der Schilddrüsenhormone beeinflußt. Demgegenüber wurde der Einfluß des Exzeß von Schilddrüsenhormonen bei der Hyperthyreose und des Defizit bei der Hypothyreose bis vor kurzer Zeit überschätzt. Der Grund dafür ist darin zu suchen, daß man im Tierversuch bei der Erzeugung einer artifiziellen Hyperthyreose mit pharmakologisch hohen Hormondosen arbeitete, so daß histologisch schwere Veränderungen wie Leberverfettung und Leberzellnekrose auftraten, die bei einer physiologischeren Dosierung nicht beobachtet werden. Aber auch die Autopsiebefunde beim Menschen haben in die Irre geführt. Hier handelt es sich immer um schwere langdauernde Krankheitszustände, die zu einer allgemeinen Konsumption und schließlich zum Tode führen. Stauungsinsuffizienz und Infektionen aller Art verwischen das Bild. Bioptisch gewonnenes Gewebe läßt weit geringere Veränderungen erkennen.

Die eben erwähnte physiologische Bedeutung der Leber ist darin zu sehen, daß sie ein Speicherorgan für die Schilddrüsenhormone darstellt, daß hier ihr Abbau durch Dejodierung, Konjugierung und Sulfatierung sowie auch die Ausscheidung in die Galle erfolgt, wobei der enterohepatische Kreislauf eine besondere Rolle spielt. Die Bedeutung der Leber für die Synthese der Trägerproteine ist bekannt.

Eine neuere Theorie entwickelte das Konzept der zellulären Bindung der Hormone an die Mikrosomen der Hepatozyten. Dabei soll ein Gleichgewicht zwischen Zellbindung und Bindung an die Trägerproteine im Plasma entstehen. Während die Bindung von T_3/T_4 im Plasma etwa 0,1 beträgt, liegt dieser Quotient in der Leberzelle bei etwa 0,9. Von Bedeutung ist auch, daß in den Hepatozyten die Konversion von T_4 zu T_3 stattfindet, während das Prophylthiouracil diese Konversion, die normalerweise 34% beträgt, auf 16% herabsetzt. Wie in jedem anderen Gewebe besteht auch in der Leber eine Latenzzeit der Wirkung der Schilddrüsenhormone. Es ist anzunehmen, daß ein langfristig wirkender Messenger für diese Latenz, die für die Leber etwa 19 Stunden beträgt, verantwortlich ist (36).

Die Wirkungen einer Hyperthyreose auf Funktion und Morphologie der Leber

Die Einwirkung auf die Leber kann auf der einen Seite lediglich durch den Exzeß an Schilddrüsenhormonen erfolgen, wie z. B. bei der Hyperthyreosis factitia oder beim autonomen Adenom mit Hyperthyreose. Auf der anderen Seite können aber auch immunpathologische Faktoren sowohl auf Seiten der Schilddrüse wie auf Seiten der Leber im Spiele sein (41, 46).

Schwere Störungen der durch eine Hyperthyreose bedingten Leberfunktion sind ausgesprochen selten und sind jetzt angesichts der kürzeren durchschnittlichen Dauer der Erkrankung noch seltener geworden. Tritt eine Gelbsucht auf, so handelt es sich meist um eine komplizierende Infektion, z. B. eine Virushepatitis, deren Auftreten durch Stauungsinsuffizienz, durch Unterernährung, durch chronische Durchfälle und Erbrechen begünstigt wird. An einen cholostatischen Ikterus ist bei Behandlung mit Thiocarbamiden zu denken. Früher galt eine Gelbsucht bei einer sich anbahnenden hyperthyreoten Krise als prognostisch besonders ungünstig. Aber auch bei dieser Komplikation wird sie jetzt seltener beobachtet. Jedoch wird der Verlauf einer Virushepatitis durch die Schwere der Hyperthyreose beeinflußt und umgekehrt (6). Dies gilt auch für das autonome Adenom mit Hyperthyreose.

Die jetzt verlassenen sog. Leberfunktions- oder Eiweißlabilitätsproben haben nie eine Parallelität ihres Ausfalls zur Schwere der Hyperthyreose oder der Leberschädigung gezeigt.

Handelt es sich um orale Belastungsproben (oraler Galactosetoleranztest), so muß man die beschleunigte Passage im Gastrointestinaltrakt berücksichtigen.

Als relativ konstant erweist sich die erhöhte Retention des Bromthalein (15,5 ± 10,9% in 45 min gegenüber einem Vergleichskollektiv von 4,9 ± 3,6%) (13, 29, 30, 43). Die Serumalbuminwerte sind meistens leicht herabgesetzt (1, 4).

Die bei der Hyperthyreose gelegentlich zu beobachtende Gynäkomastie ist nicht eine Folge erhöhter Oestrogenproduktion; vielmehr kommt sie durch eine periphere Umwandlung von Androgenen zu Oestrogenen zustande, die in der durch die Hyperthyreose geschädigten Leber vor sich geht (2, 7, 43, 45). Näheres s. Reproduktionssystem (S. 287).

Neben dem bereits erwähnten, vorwiegend bei Komplikationen auftretenden Ikterus sind aber auch Fälle von Ikterus beschrieben worden, die durch die Erhöhung des freien oder nichtkonjugierten Bilirubin zustande kommen. Man darf annehmen, daß hier ein primärer erworbener oder kongenitaler Defekt im Bilirubinmetabolismus vorlag, der erst durch das Zusammentreffen mit einer Hyperthyreose manifest wurde (13).

Pathologische Enzymaktivitäten im Serum

Im Tierexperiment ist die Enzyminduktion durch Schilddrüsenhormone eingehend untersucht worden; wenig ist jedoch über Befunde bei der menschlichen Hyperthyreose bekannt (31). Handelt es sich um schwere Krankheitsbilder, so darf man annehmen, daß die pathologischen Enzymaktivitäten wenigstens partiell durch Begleiterkrankungen bedingt sind. Nur wenn solche Begleiterkrankungen nicht nachzuweisen sind, kann man sie als Ausdruck einer durch die Schilddrüsenhormone erfolgende Leberschädigung ansehen.

Im einzelnen ergaben sich Aktivitätszunahmen der Glutamat-Pyruvat-Transaminase und der Glutamatdehydrogenase bei unveränderter Aktivität der Glutamat-Oxalacetat-Transaminase, der Lactatdehydrogenase und der Creatinphosphokinase (20). Wichtig ist die Steigerung der Aktivität der alkalischen Phosphatase (Knochenphosphatase; s. Die hyperthyreote Osteopathie). In diesem Zusammenhang ist auch die Differenzierung von Isoenzymen von Interesse (35, 39) (S. 253).

Die Erhöhung der alkalischen Phosphatase wird von fast allen Untersuchern bestätigt; auch die Aktivitäten der GOT und GPT können im oberen Normbereich liegen (43, 44). Ferner sind reversible Erhöhungen der Aktivität der Leucinaminopeptidase und der Ausscheidung der Alaninaminopeptidase beschrieben worden, wobei letztere mit einer Schädigung des tubulären Apparates der Niere bei Hyperthyreose in Zusammenhang gebracht wird (14).

In der Hoffnung, einen neuen Parameter für die Beurteilung der Schilddrüsenwirkung in der Peripherie und neue Aspekte zur Erkennung einer latenten Leberschädigung bei der Hyperthyreose zu gewinnen, wurden Enzymaktivitäten in bioptischem Material bei nicht sehr schweren Krankheitsbildern untersucht (32, 43). Im Bereich des Glycogenstoffwechsels, der Glykolyse und des Glycerinzyklus ergab sich, in Relation zum Absinken des Leberglycogen, eine Herabsetzung der Aktivität der Phosphoglucomutase und der Glucokinase (letztere ist im Zusammenhang mit der verminderten Insulinempfindlichkeit bei der Hyperthyreose zu sehen; [8]. Während im Tierversuch eine erhebliche Aktivitätszunahme der mitochondrialen α-Glycerophosphatdehydrogenase beschrieben worden war, ergaben sich bei der menschlichen Leber normale Werte. Im Bereich der Gluconeogenese ist ein Ansteigen der Aktivität der Phosphoenolpyruvat-Carboxykinase zu verzeichnen; im Bereich des Fettsäuremetabolismus ist die Carnitin-Acetyltransferase deutlich erhöht (Ansteigen des Fettsäure-Turnover bei der Hyperthyreose).

Ein für die Hyperthyreose charakteristisches Enzymmuster hat sich also trotz aller Bemühungen nicht ergeben.

Die Plasmaprothrombinspiegel lassen keine Beziehung zu Ausmaß und Dauer der Hyperthyreose erkennen.

Kardiovaskuläre Einflüsse

Die bei der Hyperthyreose zu beobachtenden kardiovaskulären Störungen (s. S. 237: Vermehrte Inanspruchnahme des Kreislaufs, zudem direkter Einfluß der Schilddrüsenhormone auf den Herzmuskel) wirken sich auch auf die Leber aus, besonders wenn es bei lang anhaltenden Krankheitszuständen zu Stauungsinsuffizienzen kommt. Die Folgen sind sowohl am autoptischen wie am bioptischen Material zu erkennen. Aber auch bei Nichtvorhandensein einer Herzinsuffizienz partizipiert der Blutfluß durch die Leber nicht an der allgemeinen Steigerung des Minutenvolumens (30). Auf der anderen Seite ist die Durchblutung des gesamten Splanchnikusgebiets ebenfalls unverändert, der Sauerstoffbedarf in diesem Bereich aber bei gesteigerter Sauerstoffextraktion erhöht. Aus diesem Grunde entsteht in der Leber eine relative Unterversorgung mit Sauerstoff des zentrizonalen Bereichs, der zuletzt mit Blut versorgt wird, was die gelegentlich zu beobachtenden Nekrosen im Läppchenzentrum erklären könnte (16). Ohne Stauungsinsuffizienz besteht also anscheinend in der Leber des Hyperthyreotikers ohnehin ein Sauerstoffmangel, durch den sich auch die erhöhte Vulnerabilität gegenüber Infektionen und toxischen Schädigungen erklärt. Wenn keine Stauungsinsuffizienz vorliegt, kann das Lebervolumen sogar vermindert sein, wie sich aus der Szintigraphie der Leber in drei Ebenen ergibt (32). Der Leberrand ist bei der Hyperthyreose auffällig selten tastbar (43). Diesen Befunden würde es auch entsprechen, daß die Sinusoide der Leberläppchen erweitert sind, was eher einer Massenverminderung der Leber als einer erhöhten Durchblutung entspricht.

Morphologische Befunde

Wie schon erwähnt, besteht eine erhebliche Diskrepanz zwischen autoptischen und bioptischen Befunden. Ältere pathologisch-anatomische Untersuchungen ließen gewöhnlich schwere Begleiterkrankungen, wie Infektionen, Anoxie, Schockeinwirkungen, Herzinsuffizienz, Ernährungsschäden oder die Kombination von mehreren dieser Faktoren erkennen oder vermuten. Die damals erhobenen Befunde: entzündliche Reaktionen, fettige Metamorphose, Nekrosen, Zirrhosen und gänzliches Verschwinden des Leberzellglycogen zeigten, daß es sich um schwere, zum Exitus führende Hyperthyreosen oder aber um ernste Begleiterkrankungen gehandelt hatte. Vor einigen Jahrzehnten nahm man sogar an, daß es einen spezifischen, für die Hyperthyreose pathognomonischen Typ der Zirrhose gäbe (28).

Demgegenüber ergaben bioptisch gewonnene Proben bei lichtmikroskopischer Untersuchung nur spärliche Befunde, nämlich eine mäßig starke Verfettung, eine Reduktion des Glycogengehalts und eine leichte unspezifische Hepatitis, ferner eine Vakuolisierung des Leberzellkerns, sowie Karyolyse und Karyopyknose bei wechselnder Größe des Kerns. Die Zentralvene ist verengt, das portale Bindegewebe vermehrt. Eine Rundzelleninfiltration findet sich etwa in ²/₃ der Fälle. Der Glycogengehalt verhält sich unterschiedlich; in vielen Fällen ist er sogar höher als der Norm entspricht. Zentralläppchennekrose und Zirrhose ließen sich bioptisch nicht mehr feststellen (3, 9, 24, 29).

Elektronenmikroskopische Untersuchungen ergeben im Tierversuch bei hoher T4-Dosierung eine Schwellung der

Mitochondrien und eine Aufhellung der Matrix, eine Verminderung der Gesamtoberfläche der Cristae sowie eine Vakuolisierung des Zytoplasmas (42). Bei niedriger Dosierung (25 µg/100 g Ratte) findet sich eine Abnahme der Zahl der Mitochondrien, des Volumen des glatten endoplasmatischen Retikulum, des Glycogengehalts und der mittleren Größe der Hepatozyten. Die Oberfläche der Cristaemembranen ist vermehrt (38). Die spärlichen Untersuchungen von leberbioptischem Material bei der menschlichen Hyperthyreose lassen zum Teil etwas andere Veränderungen erkennen. Hier sind die Mitochondrien vergrößert, eine Megamitochondrie ist nicht selten. Das glatte endoplasmatische Retikulum erscheint (im Gegensatz zum Tierversuch) hypertrophisch. Auch hier ist der Glycogengehalt der Hepatozyten abgesunken (10, 19). Die Veränderungen an den Organellen der Hepatozyten sind demnach unspezifisch. Es ist auch nicht sicher, ob es sich um eine direkte T_4-Wirkung handelt und ob sie nicht vielmehr die durch die Hyperthyreose bedingten Stoffwechselstörungen der Leber widerspiegeln. Zur Frage der kristallinen Einschlüsse in den Mitochondrien der hyperthyreoten Leber s. MANDEL u. Mitarb. (26). Nach Maßgabe der bioptischen lichtmikroskopischen Untersuchungen sind die Veränderungen bei erfolgreicher Therapie der Hyperthyreose reversibel.

Der Einfluß primärer Lebererkrankungen auf die Schilddrüse und den Haushalt ihrer Hormone

Leberzirrhose

Während bei der Leberzirrhose übereinstimmend angegeben wird, daß die Kapazität des TBPA im Serum vermindert ist (15, 22, 25), werden für das TBG sowohl erhöhte wie auch erniedrigte Werte angegeben (25). Differenziert man jedoch zwischen den kompensierten und den dekompensierten Formen (40), so steigen die TBG-Werte bei der kompensierten Form infolge der vermehrten Oestrogeneinwirkung an, während sie bei der dekompensierten Form, bei denen auch das Serumalbumin niedrig ist, infolge Schädigung der Eiweißsynthese abfallen. Zwischen Albumin und TBG besteht eine positive Korrelation (40). Bei der kompensierten Form werden für das Gesamt-T_4 im Serum meist normale Werte angegeben; manchmal liegen sie auch im unteren Normalbereich (7, 40). Demgegenüber sind die Werte für das freie T_4 erhöht oder normal (7, 11, 15, 25, 33, 40). Bei der dekompensierten Leberzirrhose sinken jedoch die Werte für das Gesamt-T_4 (als Folge der verminderten TBG-Produktion oder einer verminderten Sekretion aus der Schilddrüse) ab, besonders stark aber das Gesamt-T_3, so daß sich der Quotient T_4/T_3 erhöht (z.B. von 65,4 auf 92,1; [40]). Besonders stark erniedrigt sind die Werte für das freie T_3, die bis zu 160 pg/dl (2,5 pmol/l) abfallen können, so daß sie sich hypothyreoten Werten nähern. Die Erniedrigung der Werte für das gesamt-T_3 und das freie T_3 korreliert mit der Schwere der Krankheit (33). Das freie T_4 liegt demgegenüber im unteren Bereich der Norm und hält so die Euthyreose aufrecht. Die Quotienten T_3/TBG und T_4/TBG sind erniedrigt.

Während beim Gesunden nach intravenöser Injektion T_4 und T_3 innerhalb einiger Minuten von der Leber aufgenommen werden, ist dieser Vorgang bei Lebererkrankungen reduziert und verzögert. Dabei ist die Speicherung des T_4 gegenüber dem T_3 in vermehrtem Maße gestört (5, 25, 50).

Die bei der dekompensierten Zirrhose stets nachzuweisende Herabsetzung der Werte für T_3 und freies T_3 im Serum ist im wesentlichen dadurch zu erklären, daß die Konversion von T_4 zu T_3, die unter anderem in der Leber erfolgt, bei Zirrhotikern erheblich gestört ist. Sie beträgt bei Normalpersonen etwa 34% und fällt bei Zirrhotikern etwa auf die Hälfte, d.h. auf 16% ab (33). Die Konversionsstörung mag durch die Anoxie des Lebergewebes bedingt sein. Während die T_3-Werte absinken, kommt es zu einem reziproken Ansteigen des rT_3; die Konversion erfolgt also zugunsten des stoffwechselinaktiven rT_3. Diese Umstellung geht ähnlich wie bei anderen schweren konsumierenden Krankheiten, bei Unterernährung mit Gewichtsverlust und auch bei Neoplasmen vor sich. Das Wiederansteigen der T_3-Werte während der Rekonvaleszenz bei einer alkoholischen Leberzirrhose macht es wahrscheinlich, daß die Konversion zu einem großen Teil in der Leber stattfindet. Als Ursache für das Absinken der T_3-Werte mag auch ein Rückgang der T_3-Produktion in der Schilddrüse selbst in Betracht kommen.

Da das T_3 wahrscheinlich das in der Peripherie wirksame Hormon und das T_4 möglicherweise nur ein Prohormon darstellt, könnte man vermuten, daß es bei Zirrhotikern zur Ausbildung einer Hypothyreose käme. Daß zumindest eine subklinische Hypothyreose entsteht, geht aus dem erhöhten TSH im Serum hervor (8,0 µE/ml [mE/l] gegenüber einem Normalwert von 4,6; [7]). Man kann diesen Zustand mit dem des Neugeborenen vergleichen, in dessen Nabelschnurblut die T_3-Werte unter denen des Erwachsenen liegen. Auch hier sind die TSH-Werte (sogar stark) erhöht. Die euthyreote Stoffwechsellage des Zirrhotikers kommt demnach über den Reglermechanismus, der normale T_4-Werte im Serum unterhält, zustande. Daß dieser intakt ist, geht daraus hervor, daß es nach TRH-Gabe zu einem normalen Anstieg der Serum-TSH-Werte kommt (7).

Die Oestrogenvermehrung des Zirrhotikers, die mit Gynäkomastie, Verlust der Sexualbehaarung und Hypogonadismus verbunden ist, kommt durch eine gestörte Elimination der Oestrogene mit erhöhter Konzentration im Organismus zustande. Bei gesunden Personen erfolgt ein Oestrogenanstieg entweder durch exogene Zufuhr oder durch gesteigerte Produktion wie in der Schwangerschaft. Dabei steigt die TBG-Konzentration an. Führt man einem Zirrhotiker Oestrogen zu, so erhöht sich zwar die TBG-Konzentration, jedoch nicht in gleichem Maße wie bei Gesunden (50), woraus zu schließen ist, daß die TBG-Produktion bei der dekompensierten Leberzirrhose gestört ist.

Virushepatitis

Schon ältere Untersuchungen hatten gezeigt, daß es bei der Virushepatitis ohne Vorliegen hyperthyreoter Erscheinungen zu einer Erhöhung des PB^{127}J im Serum, und zwar aufgrund einer Erhöhung der TBG-Konzentrationen kommt (17, 18, 21, 48). Im Düsseldorfer Krankengut lagen etwa ²/₃ der Fälle von akuter ikterischer Hepatitis im Normbereich, während in einem Drittel der Fälle das PB^{127}J erhöht war (8,0–17,0 µg/dl [630–1340 nmol/l]). Die Ausscheidung des T₄ in der Galle ist herabgesetzt; desgleichen ist die Dejodierung und die Konjugation des T₄ sowie der enterohepatische Kreislauf gestört, so daß die Hormonkonjugate aus der Galle wieder ins Blut zurückgelangen. Die Halbwertzeit des T₄ ist bis auf 9 Tage verlängert. Der Gesamtjodumsatz bleibt aber mit 71 µg/d (0,56 µmol/d) im Bereich der Norm. Untersuchungen mit neuerer Methode (40) haben die erhebliche Erhöhung des TBG bei gleichzeitigem Absinken des TBPA bestätigt. Beide verhalten sich gegensinnig. Die Erhöhungen des Gesamt-T₄ sind eindeutig und durch die TBG-Erhöhungen zu erklären. Schwieriger ist es, die gleichfalls erhöhten Werte des freien T₄ zu deuten. Möglicherweise ist die Aufnahme durch die erkrankte Leber herabgesetzt, oder es handelt sich um eine kompensatorische Erhöhung gegenüber dem Abfall des T₃, so daß auf diese Weise die bestehende Euthyreose erhalten bleibt. Das Verhältnis des Gesamt-T₄ zum Gesamt-T₃ (88 ± 21) und des freien T₄ zum freien T₃ (12 ± 4) läßt erkennen, daß die Serum-T₃-Werte im Verhältnis zu den T₄-Werten erniedrigt sind (33). Gegenüber den Werten des freien T₃ sind die Werte für das rT₃ zu Beginn der Erkrankung erhöht, was man als eine Störung der Konversion von T₄ zu T₃ in der geschädigten Leber zugunsten des stoffwechselinaktiven rT₃ ansehen kann (40). Aber auch eine Verminderung der T₃-Sekretion durch die Schilddrüse oder ein erhöhter Abbau des T₃ in der Peripherie können dabei eine Rolle spielen. Trotz dieser erheblichen Veränderungen zu Beginn der Erkrankung bleibt die Euthyreose anscheinend gewahrt, da die basalen TSH-Werte meist normal und nur gelegentlich etwas erhöht sind (5,5 µg/ml [mg/l] gegenüber einem Kontrollwert von 3,1). An das Vorliegen einer leichten subklinischen Hypothyreose muß gedacht werden, obgleich sich nach TRH-Zufuhr ein normaler Anstieg des TSH im Serum feststellen läßt (37). Ob es in der Phase der Rekonvaleszenz zu hyperthyreoten Schüben kommen kann (12), muß bezweifelt werden. Die abnormen Hormonverhältnisse bilden sich mit Abklingen der Hepatitis im Laufe von 5–8 Wochen zurück.

Die Koinzidenz chronisch-aggressiver Hepatitis und Hyperthyreose wurde in 2 Fällen beschrieben. Beide Patienten wiesen eine Vielzahl abnormer Autoantikörper auf (46; s. auch [27]).

Die Wirkung antithyreoidaler Substanzen

Auf Leberschädigungen durch Thiocarbamide wird auf S. 332 hingewiesen. Von anderen Pharmaka, wie Phenobarbital, ist bekannt, daß sie die hepatozelluläre Bindung des Thyroxin stimulieren, verbunden mit einem erhöhten Abbau und einer erhöhten Ausscheidung des T₄-Jod durch den Stuhl. Eine gesteigerte Aktivität der Schilddrüse läßt sich durch kinetische Untersuchungen nachweisen. Dafür spricht auch die Aufrechterhaltung eines normalen PB^{127}J. Bei schilddrüsenlosen, aber substituierten Tieren fällt unter Phenobarbitalwirkung das PB^{127}J ab.

Die Behandlung von Leberschäden bei der Hyperthyreose

Im allgemeinen bilden sich die Leberschäden zurück, falls es gelingt, die Euthyreose durch therapeutische Maßnahmen wiederherzustellen. Diese Therapie steht demnach auch im Hinblick auf die Leberschäden ganz im Vordergrund. Auf der anderen Seite ist es aber von Bedeutung, daß alle sich ungünstig auswirkenden Nebenwirkungen gegenüber der bei der Hyperthyreose stark vulnerablen Leber ausgeschaltet werden. Infektionen müssen behandelt, Medikamente, die sich auf die Leber ungünstig auswirken können, vermieden werden. Großer Wert muß auf eine vollwertige Ernährung mit Eiweiß und Vitaminzufuhr gelegt werden. Der Operationsstreß, der bei der Leber eine mangelhafte Sauerstoffversorgung hervorrufen kann, muß bei Schilddrüsenoperationen berücksichtigt werden (16).

Literatur

1 Bartels, E. C.: Serum protein studies in hyperthyroidism. New Engl. J. Med. 218 (1938) 289
2 Bercovici, J. P., P. Mauvais-Jarvis: Hyperthyroidism and gynecomastia: Metabolic studies. J. clin. Endocr. 35 (1972) 671
3 Bourel, M., B. Ferrand, N. Muric: Manifestations hépatiques de l'hyperthyreoïdie. 19 observations biohistologiques. Sem. Hôp. Paris 47 (1971) 1860
4 Brown, R. B., P. M. Mecray: Serum proteins before and after operation for hyperthyroidism. Endocrinology 22 (1938) 302
5 Cavalieri, R. R., G. L. Searle: The kinetics of distribution between plasma and liver of ^{131}I-labeled L-thyroxine in man: observations of subjects with normal and decreased serum thyroxine-binding globulin. J. clin. Invest. 45 (1966) 939
6 Checinsky, Z., A. Galazka, A. Gladysz, J. Reck: Observations of viral hepatitis course in patients with hyperthyroidism. Endokr. Pol. 26 (1975) 372; zit. nach Excerpta med. (Amst.), Sect. III, 35 (1976) Nr. 569
7 Chopra, I. J., D. H. Solomon, U. Chopra, R. T. Young, J. N. Chua Teco: Alterations in circulating thyroid hormones and thyrotropin in hepatic cirrhosis: evidence for euthyroidism despite subnormal serumtriiodothyronine. J. clin. Endocr. 39 (1974) 501
8 Dieterle, P., P. C. Scriba: Die Stoffwechselwirkungen der Schilddrüsenhormone. In: Handbuch der inneren Medizin, 5. Aufl., Bd. VII/2 A, hrsg. von K. Oberdisse Springer, Berlin 1975 (S. 439)
9 Dooner, H. P., J. Parada, C. Aliagra, C. Hoyl: The liver in thyrotoxicosis. Arch. intern. Med. 120 (1967) 25
10 Funahashi, H.: Ultrastructure of liver cells in hyperthyroidism. Saishin Igaku 20 (1965) 731
11 Gembicki, M., S. Dzieciuchowicz, J. Sowinski: Total and free thyroxine in patients with liver cirrhosis. Bull. Pol. med. Sci. 4 (1976) 213; zit. nach Excerpta med. (Amst.), Sect. III, 36 (1977) Nr. 114
12 Gidaly, M., V. Gorgan, A. Opincaru: Hyperthyreotische Reaktionen während der Rekonvaleszenz nach Hepatitisinfektion. Z. ges. inn. Med. 28 (1973) 591
13 Greenberger, N. J., F. D. Milligan, L. J. DeGroot, K. J. Isselbacher: Jaundice and thyrotoxicosis in the absence of congestive heart failure. Amer. J. Med. 36 (1964) 840
14 Hempel, R. D.., U. Burchardt, J. B. Höpfner, L. Neef, J. E. Peters: Aminopeptidasen im Serum und Harn bei Schilddrüsenüberfunktion. Z. ges. inn. Med. 31 (1976) 261
15 Inada, M., K. Sterling: Thyroxine turnover and transport in Laënnec's cirrhosis of the liver. J. clin. Invest. 46 (1967) 1275
16 Kimberg, D. V.: Hyperthyroidism: Liver. In: The Thyroid. A Fundamental and Clinical Text, hrsg. von S. C. Werner, S. H. Ingbar. Harper & Row, New York 1971 (S. 569)
17 Klein, E.: Umsatz und Stoffwechsel der Schilddrüsenhormone. In: Schilddrüsenhormone und Körperperipherie. Regulation der Schilddrüsenfunktion. 10. Symposion der Dtsch. Ges. f. Endokrinologie. Springer, Berlin 1964 (S. 14)
18 Klein, E., H. Hirche, D. Reinwein: Der periphere Thyroxinumsatz bei thyreoidalen und extrathyreoidalen Krankheiten mit und ohne Hyper- und Hypometabolismus. In: Die endokrine Behandlung

des Mamma- und Prostatacarcinoms. Endocrine Regulationen des Kohlenhydratstoffwechsels. 7. Symposion der Dtsch. Ges. f. Endokrinologie. Springer, Berlin 1961 (S. 308)
19 Klion, F. M., R. Segal, F. Schaffner: The effect of altered thyroid function on the ultrastructure of the human liver. Amer. J. Med. 50 (1971) 317
20 Krüskemper, H. L., K. H. Gillich, U. Zeidler, F. Zielske: Enzymaktivitäten im Serum bei Störungen der Schilddrüsenfunktion. Dtsch. med. Wschr. 93 (1968) 1099
21 Kydd, D. M., E. B. Man: Precipitable iodine of serum (SPI) in disorders of the liver. J. clin. Invest. 30 (1951) 874
22 Levy, R. P., J. S. Marshall, N. L. Velayo: Radioimmunoassay of human thyroxinebinding globulin (TBG). J. clin. Endocr. 32 (1971) 372
23 Lord jr., J. W., W. D. Andrus: Changes in the liver associated with hyperthyroidism. Arch. Surg. 42 (1941) 643
24 Lorenz, G., W. Meng: Bioptical liver changes in florid hyperthyreosis. Acta hepato-gastroenterol. 22 (1975) 22
25 McConnon, J., V. V. Row, R. Volpé: The influence of liver damage in man on the distribution and disposal of thyroxine and triiodothyronine. J. clin. Endocr. 34 (1972) 144
26 Mandel, E. A., P. Fishman, E. Kissin, L. Har-Zaav, M. Djaldetti: Intramitochondrial crystalline inclusions in the liver of a patient with hyperthyroidism. Acta hepato-gastroenterol. 23 (1976) 182
27 Meinhold, H., M. L'Age, H. Schleusener, K. W. Wenzel: Different stages of histological liver damage and the patterns of T4, T3, rT3 and TBG. Acta Endocr. Suppl. 225. 12. Acta endocr. Congreß München 1979 (Abstr. Nr. 13)
28 Moschcovitz, E.: Pathogenesis of cirrhosis of the liver occurring in patients with diffuse toxic goitre. Arch. intern. Med. 78 (1946) 497
29 Movitt, E. R., B. Gerstel, E. A. Davis: Needle liver biopsy in thyrotoxicosis. Arch. intern. Med. 91 (1953) 729
30 Myers, J. D., E. S. Brannon, B. C. Holland: A correlative study of the cardiac output and the hepatic circulation in hyperthyroidism. J. clin. Invest. 29 (1950) 1069
31 Nikkilä, E. A., E. Pitkänen: Liver enzyme pattern in thyrotoxicosis. Acta endocr. (Kbh.) 31 (1959) 573
32 Nolte, J., D. Pette, B. Bachmaier, P. Kiefhaber, H. Schneider, P. C. Scriba: Enzyme response to thyrotoxicosis and hypothyroidism in human liver and muscle. Comparative aspects. Europ. J. clin. Invest. 2 (1972) 141
33 Nomura, M., C. S. Pittman, J. B. Chambers jr., M. W. Buck, T. Shimizu: Reduced peripheral conversion of thyroxine to triiodothyronine in patients with hepatic cirrhosis. J. clin. Invest. 56 (1975) 643
34 Oeckl, I.: Leberszintigraphie zur Volumenbestimmung. (Ein klinischer Beitrag zum Problem hyperthyreosebedingter Leberveränderungen). Diss., München 1972
35 Ohlen, J., J. Richter: Serumenzymspiegel alkalischer Dünndarmphosphatasen bei der Hyperthyreose. Klin. Wschr. 51 (1973) 143
36 Oppenheimer, J. H.: Thyroid hormones in liver. Mayo Clin. Proc. 47 (1972) 854
37 Pokroy, N., S. Epstein, S. Hendricks, B. Pimstone: Thyreotrophin response to intravenous thyrotrophin-releasing hormone in patients with hepatic and renal disease. Horm. Metab. Res. 6 (1974) 132
38 Reith, A.: The influence of triiodothyronine and riboflavin deficiency on the rat liver – with special reference to mitochondria. A morphologic, morphometric and cytochemical study by electron microscopy. J. Lab. Invest. 29 (1973) 216
39 Richter, J., J. Ohlen: Hyperthyreose und die Isoenzyme der alkalischen Phosphatase. Dtsch. med. Wschr. 96 (1971) 196
40 Rudorff, K.-H., J. Herrmann, G. Strohmeyer, H. L. Krüskemper: Schilddrüsenfunktionsparameter bei Lebererkrankungen. Med. Welt 29 (1978) 1888
41 Sanbok, K.: Immunological study on overlapping of autoimmune liver and thyroid disease, with special reference to its general aspects. 1. Clinical studies: incidence of anti-thyroid antibody in the patients with autoimmune liver disease. Jap. Arch. intern. Med. 22 (1975) 191; zit. nach Excerpta med. (Amst.), Sect. III, 35 (1976) Nr. 2202
42 Schulz, H., H. Löw, L. Ernster, F. S. Sjöstrand: Electronmikroskopische Studien an Leberschnitten von Thyroxin-behandelten Ratten. In: Electron Microscopy. Proceedings of the Stockholm Conference, September 1956, hrsg. von F. S. Sjöstrand, J. Rhodin, Academic Press, New York 1957 (S. 134)
43 Scriba, P. C., P. Kiefhaber, J. Klemm, J. Nolte: Wechselbeziehungen zwischen Leber und Schilddrüsenfunktion. In: Aktuelle Probleme der klinischen Hepatologie, hrsg. von A. Neumayr. Witzstrock, Baden-Baden 1975 (S. 225)
44 Scriba, P. C., B. Bachmaier, B. Bauer, N. Boss, P. Bottermann, P. Dieterle, K. Gerbitz, J. Henner, K. Horn, P. Kiefhaber, R. Landgraf, J. Nolte, D. Pette, H. Schneider, A. Souvatzoglou: Der Einfluß von Hyper- und Hypothyreose auf Enzymaktivitäten der menschlichen Leber. Verh. dtsch. Ges. inn. Med. 76 (1970) 483
45 Southren, A. L., J. Olivo, G. G. Gordon, J. Vittek, J. Brener, F. Rafii: The conversion of androgens to estrogens in hyperthyroidism. J. clin. Endocr. 38 (1974) 207
46 Thompson, W. G., I. R. Hart: Chronic active hepatitis and Graves' disease. Dig. Dis. 18 (1973) 111
47 Vannotti, A.: Die Schilddrüsenhormone. Verh. dtsch. Ges. inn. Med. 66 (1960) 29
48 Vannotti, A., Th. Béraud: Functional relationships between the liver, the thyroxine-binding protein of serum and the thyroid. J. clin. Endocr. 19 (1959) 466
49 Vannotti, A., Th. Béraud-Lemarchand: Störungen des Jodhaushaltes bei Krankheiten der Leber, Nieren und Ovarien. In: Fortschritte der Schilddrüsenforschung. Int. Symp. über Schilddrüse und Jodstoffwechsel, Düsseldorf 1961, hrsg. von K. Oberdisse, E. Klein. Thieme, Stuttgart 1962 (S. 40)
50 Zaninovich, A. A., O. Degrossi, H. Gotta: Effects of oestrogens on serum thyroxine-binding globulin capacity and on the peripheral metabolism of thyroxine in patients with hepatic cirrhosis. Acta endocr. (Kbh.) 67 (1971) 73

Nieren und Hyperthyreose. Elektrolyt- und Wasserhaushalt

Die Nieren

Die Bedeutung der Nieren im Metabolismus der Schilddrüsenhormone

Dejodierung, Konjugation mit Glucuronsäure und Sulfat, oxidative Desaminierung und Dekarboxylierung sind die wichtigsten Stoffwechselschritte bei der Degradation der Schilddrüsenhormone. Sie sind in den verschiedensten Körpergeweben nachgewiesen. Die Ausscheidung der Metabolite erfolgt jedoch vorwiegend im Urin und in der Galle. Dementsprechend sind Leber und Nieren maßgebend für die Ausscheidung der Metabolite, aber auch für ihre Degradation (20, 30, 31, 52). Bemerkenswert ist die Fähigkeit der Niere, T_3, T_4 und Jodid zu speichern (50). Für das Jodid ist die Niere ohnehin das wichtigste Ausscheidungsorgan (37). Die Jodidausscheidung erfolgt durch glomeruläre Filtration und tubuläre Reabsorption (4). Ein Teil des ausgeschiedenen Jodid soll unmittelbar durch Dejodierung in der Niere entstehen (44).

Die Jodidclearance ist der Inulinclearance korreliert und unabhängig von der Plasmakonzentration, d.h. die tubuläre Reabsorption erfolgt passiv (29). Während einer osmotischen Diurese steigt die Jodidclearance an; während einer Wasserdiurese ändert sie sich nicht. Ein Anhaltspunkt dafür, daß die gesunde Niere Jodid sezerniert, hat sich nicht ergeben. Bei der Hyperthyreose ist die Jodidclearance gesteigert, bei der Hypothyreose erniedrigt.

Genauere Daten über die *Ausscheidung der genuinen Schilddrüsenhormone* im Urin liegen erst seit kurzem vor (8–10). Die mittlere tägliche T_4-Ausscheidung beträgt bei gesunden Personen 8,3 μg (10,7 nmol) mit geringen Schwankungen.

Daß sich in der Gravidität ähnliche Werte ergeben, spricht dafür, daß es sich nur um freies T_4 handelt. Die gemessenen T_3-Werte von 2,9 µg/d (4,5 nmol/d) enthalten wahrscheinlich Konjugate oder Analoge des T_3, da sich rechnerisch eine ungewöhnlich hohe Clearance ergeben würde. Die Werte von BURKE u. Mitarb. (8) von 2,0 µg (2,6 nmol) für das freie T_4 und 0,8 µg (1,2 nmol) für das freie T_3 (39 bzw. 52% der Gesamthormonmenge im Urin) sind deshalb wahrscheinlicher. Hierbei ergibt sich eine mittlere Clearance für das freie T_4 von 26 ml/min (0,43 ml/s), während die Clearance des freien T_3 im Mittel 156 ml/min (2,6 ml/s) beträgt (29). Bei niedriger Creatininclearance sinkt auch die Clearance von T_4 und T_3 ab. Die Ausscheidung von T_4 erfolgt durch glomeruläre Filtration, ebenso die von freiem T_4 jedoch mit zusätzlicher tubulärer Reabsorption, die von T_3 ebenfalls durch glomeruläre Filtration, die von freiem T_3 mit zusätzlicher tubulärer Exkretion. Bei Proteinausscheidung erhöht sich die Ausscheidung von T_4 (7). Radioimmunologische Bestimmungen ergaben wesentlich niedrigere Werte im Urin (39) (s. auch S. 76).

Die Nieren bei der Hyperthyreose

Zwar finden sich bei der Hyperthyreose Störungen der Nierenfunktion und Störungen im Mineralhaushalt. Sie gleichen den Störungen bei der Hyperthyreosis factitia. Falls keine Stauungsinsuffizienz vorliegt, sind die renalen Funktionsstörungen aber nicht relevant. Eine Ausnahme bildet die hyperkalzämische Nephropathie.

Hämodynamik und Glomerulusfiltration

Infolge des erhöhten Herzminutenvolumen und der intrarenalen Vasodilatation entsteht eine renale Hyperämie. Sowohl bei der Hyperthyreose des Menschen wie bei thyroxinvorbehandelten Versuchstieren läßt sich eine Steigerung der glomerulären Filtration und des renalen Plasmaflusses nachweisen. Die Filtrationsfraktion wechselt. Die Inulinclearance liegt im Mittel bei 138 ml/min (2,3 ml/s) (17, 26), der effektive renale Plasmafluß zwischen 640 und 1090 ml/min (10,7–18,2 ml/s). Der letztere fällt bei medikamentöser Behandlung um 1/3 des Ausgangswertes ab (6). Ein Effekt von T_4- oder T_3-Gaben in der beschriebenen Richtung läßt sich am besten bei der Behandlung hypothyreoter Personen, weniger aber bei der Behandlung euthyreoter Personen beobachten (26). Im Düsseldorfer Krankengut (33) unterschieden sich die Werte für die Inulin- und PAH-Clearance nicht wesentlich von den Kontrollen; allerdings sind die Werte bei einzelnen Patienten geringfügig erhöht.

Tubuläre Transportkapazität

Die maximale tubuläre Reabsorption und die sekretorische Kapazität sind bei der Hyperthyreose gesteigert. Dies gilt sowohl für die spontane wie für die im Tierversuch erzeugte Hyperthyreose. Dabei ergibt sich eine Korrelation zur glomulären Filtrationsrate und dem effektiven renalen Plasmafluß (17, 24, 26).

Renotroper Effekt

Man darf annehmen, daß diese Steigerung der tubulären Transportkapazität mit der im Tierversuch nachzuweisenden Hypertrophie und Hyperplasie des tubulären Apparates in Zusammenhang steht. Die Zufuhr von Schilddrüsenhormonen veranlaßt eine Gewichtszunahme der Nieren und eine Steigerung des Mitoseindex. Gleichzeitig erhöht sich auch der Sauerstoffverbrauch (23, 28, 32, 36), so daß auch eine Steigerung der tubulären Zellaktivität wahrscheinlich ist.

Konzentrations- und Verdünnungsfähigkeit

In manchen Untersuchungsreihen wird ein leichter Defekt im Konzentrationsvermögen angegeben, jedoch sind die Ergebnisse kontrovers (5, 11, 15, 48). Eine klinische Bedeutung kommt diesem Phänomen nicht zu. Die Ursache ist entweder in einer gesteigerten Perfusion des Nierenmarks oder in einer reversiblen Zellschädigung zu suchen. Handelt es sich um eine ernstere Störung der Konzentrationsfähigkeit, so ist unbedingt an eine hyperkalzämische Nephropathie (Nephrokalzinose) zu denken.

Durch Schilddrüsenhormone läßt sich ein diuretischer Effekt sowohl beim Menschen als auch bei Versuchstieren hervorrufen. Besonders deutlich ist er bei vorliegender Hypothyreose. Im wesentlichen wird die Diurese durch vermehrte Abgabe von freiem Wasser hervorgerufen (21). Bei einer Wasserbelastung erfolgt eine starke, jedoch verkürzte Diurese. Eine Wasserintoxikation wird im hyperthyreoten Zustand leichter überwunden. Liegt bereits eine Polyurie vor, wie beim Diabetes insipidus, so wird sie durch Zufuhr von Schilddrüsenhormonen deutlich gesteigert, durch Induktion eines hypothyreoten Zustandes vermindert (2, 25).

Bei einem Vergleich von hyperthyreoten Patienten, die später durch Behandlung euthyreot wurden, und außerdem bei Normalpersonen, bei denen später eine Hyperthyreose durch T_3-Gabe induziert und die maximale Urinosmolalität nach Dehydration und Gabe von Vasopressin sowie die Nettoreabsorption von freiem Wasser während einer osmotischen Diurese untersucht wurden, ergibt sich im hyperthyreoten Zustand ein Abfall von etwa 200 mosm/kg bei der Feststellung der maximalen Urinosmolalität. Bei der genuinen Hyperthyreose verteilen sich die löslichen Stoffe im Urin in gleichem Maße auf Harnstoff- und Nichtharnstoffbestandteilen; bei der induzierten Hyperthyreose ist der Abfall der Osmolalität aber zur Gänze durch das Absinken der Nichtharnstoffbestandteile bedingt. Die Nettoabsorption von freiem Wasser während der osmotischen Diurese wird nicht beeinträchtigt. Den beobachteten milden Konzentrationsdefekt kann man, wie erwähnt, auf einen Abfall der Natriumkonzentration im Nierenmark zurückführen. Dieser ist wahrscheinlich durch einen relativen Anstieg des Blutdurchflusses im Nierenmark bedingt (11).

Zur Bedeutung des Adiuretin, s. auch Natriumstoffwechsel bei der Hypothyreose S. 433. Hier sei erwähnt, daß die Schilddrüsenhormone sowohl seine Synthese wie auch seine Degradation beeinflussen und die Sensibilität der Tubuli gegenüber dem Adiuretin vermindern; daher die Herabsetzung der Polyurie beim Diabetes insipidus nach Schilddrüsenexstirpation (3).

Elektrolyt- und Wasserhaushalt

Eine Einwirkung eines Exzesses von Schilddrüsenhormonen auf den Elektrolyt- und Wasserhaushalt sowie auf die Verteilung von Wasser und Elektrolyten in den Kompartimenten des Körpers läßt sich sowohl im Tierversuch wie bei der menschlichen Hyperthyreose nachweisen. Bei der Hyperthyreose sind die zu beobachtenden Veränderungen allerdings nicht sehr eindrucksvoll; sie sind aber vorhanden, besonders bei schweren Formen und bei Eintreten von Komplikationen. Ein Teil dieser Veränderungen ist bereits im Kap. Die Nieren bei der Hyperthyreose sowie im Kap. Die hyperthyreote Osteopathie diskutiert worden (S. 252, 266).

Im Tierversuch ist eine Erweiterung des extrazellulären Flüssigkeitsraums und des Plasma unter Einwirkung der Schilddrüsenhormone erwiesen, während bei der menschlichen Hyperthyreose die Ergebnisse noch widersprechend sind, es sei denn, es bildet sich eine Stauungsinsuffizienz heraus. Störend für die Berechnung wirkt sich der Fettverlust aus, der bei einer Hyperthyreose in den meisten Fällen einsetzt (12). (Zu Plasmavolumen s. Kardiovaskuläre Störungen S. 240). Auch das Plasmavolumen scheint erweitert zu sein, während die Gesamtmasse der Erythrozyten ansteigt (40) (S. 248).

Im Düsseldorfer Krankengut (33) betrug das absolute extrazelluläre Flüssigkeitsvolumen bei gesunden Versuchspersonen 11,2 ± 1,8 l, das relative 17,2 ± 2,2 l/100 kg. Bei einer kleineren Gruppe von Hyperthyreotikern unterschieden sich die absoluten wie auch die relativen Werte nicht von der Vergleichsgruppe; bei einer zweiten, etwas größeren Gruppe war sowohl das absolute (6,1 ± 1,6 l) als auch das relative extrazelluläre Flüssigkeitsvolumen (10,0 ± 1,4 l/100 kg) signifikant gegenüber der Norm vermindert.

An einem anderen Kollektiv der Düsseldorfer Klinik, das nur aus Frauen mit mäßig ausgeprägter bis mittelschwerer Hyperthyreose bestand, ließ sich die Bedeutung des Körpergewichts für die Flüssigkeitsräume nachweisen. Bei den übergewichtigen Personen erwiesen sich die relativen Flüssigkeitsräume als niedrig, während bei den untergewichtigen Personen eine Erhöhung zu verzeichnen war. Dies ist durch den geringeren Wassergehalt des Fettgewebes gegenüber der fettfreien Körpermasse zu erklären. Auch das relative Plasmavolumen der normalgewichtigen Kranken zeigte ansteigende Tendenz. Als Ursache werden eine Abnahme des peripheren Gefäßwiderstandes mit Vergrößerung des Gefäßbettes sowie Membranveränderungen diskutiert (16).

Obwohl die Hyperhidrosis ein wichtiges klinisches Zeichen der Hyperthyreotiker ist, ist ihre Schweißabgabe nach einem thermischen Reiz nicht größer als nach Wiederherstellung des euthyreoten Zustandes nach Behandlung. Die anhaltend feuchte Haut ist also nicht Ausdruck einer exzessiven Schweißabgabe; der wichtigere Punkt ist die gesteigerte Perspiratio insensibilis infolge erhöhter Vaskularisation der Haut (22).

Ob die öfter beobachteten lokalen Wassereinlagerungen und die seltenen Anasarka ohne Herzinsuffizienz, Nierenbeteiligung und andere Komplikationen durch die Hyperthyreose als solche bedingt sind, ist noch unklar. Auf Hypalbuminämien ist dabei zu achten. Alles kann nach erfolgreicher Behandlung komplett verschwinden (34).

Die Elektrolyte im Serum

Bezüglich des Calcium und des Phosphor sei auf das Kap. Die hyperthyreote Osteopathie S. 252 hingewiesen.

Da sich bei einer ernsten Hyperthyreose die Muskelmasse verringert, fällt auch der Wert für das austauschbare Kalium des Körpers ab. Bezieht man diesen letzteren auf die fettfreie Körpermasse, so ist es normal; der Kaliumgehalt des Muskels unterscheidet sich nicht von dem der Kontrollen (46). Ist die Hyperthyreose nicht sehr ausgeprägt, so findet man eine Verminderung des austauschbaren Kalium vor allen Dingen bei Männern, weil Frauen vorwiegend zuerst das Fettgewebe einschmelzen (1). (Zur Hypokaliämie bei der periodischen myopathischen Paralyse s. S. 257). Während eines myopathischen Anfalls besteht eine Hypokaliämie; jedoch sind die Kaliumwerte außerhalb der Anfälle unauffällig, ebenso die Werte für das austauschbare Körperkalium gegenüber Hyperthyreose-Patienten ohne myopathische Anfälle (29, 45). Im Gegensatz zum Kaliumspiegel sind die Werte für das austauschbare Natrium bei der Hyperthyreose erhöht, was wahrscheinlich mit der Ausweitung des extrazellulären Flüssigkeitsvolumens, jedenfalls bei schweren Formen der Hyperthyreose, zusammenhängt (35, 45, 47).

Wenn man von den im Kap. Die hyperthyreote Myopathie beschriebenen vorübergehenden Anstiegen der Kaliumausscheidung nach Gabe von Schilddrüsenhormonen absieht, so werden die Urin- und Plasmaspiegel des Natrium und Kalium insgesamt durch die Hyperthyreose wenig beeinflußt (41). Eine gestörte Glucosetoleranz bei der Hyperthyreose kann man deshalb auch kaum mit Veränderungen im Kaliumstoffwechsel in Zusammenhang bringen.

Nephrokalzinose

Sie ist die schwerste Nierenstörung, die im Verlauf einer Hyperthyreose beobachtet werden kann. Wie im Kap. Die hyperthyreote Osteopathie näher ausgeführt, können in etwa 20% aller Fälle von Hyperthyreose erhöhte Calciumwerte im Plasma beobachtet werden, damit ist eine erhöhte Ausscheidung von Calcium und Phosphat im Urin verbunden. Die Ursache ist in einem gesteigerten Metabolismus des Calcium im Skelett zu suchen; die vermehrte Ausscheidung im Urin hat ihren Grund in einer Änderung der tubulären Reabsorption. Wenn auch nur etwa bei einem Viertel bis Fünftel der Patienten eine Hyperkalzämie gefunden wird, so muß man doch damit rechnen, daß die Werte für das ionisierte Calcium im Serum in einem weit höheren Prozentsatz ansteigen, was mit dem erniedrigten Spiegel von Serumalbumin in Zusammenhang stehen mag. Es wurde bereits darauf hingewiesen, daß man bei genauerer Untersuchung bei fast allen Hyperthyreotikern einen leicht erhöhten Spiegel des ionisierten Calcium trotz eines normalen Gesamtcalciumgehaltes findet (19). Die hyperkalzämische Nephropathie ist mit einer Konzentrationsschwäche der Nieren, in ernsteren Fällen mit Polyurie und Dehydration verbunden. Eine renale tubuläre Azidose, Kaliumverlust, Azotämie und Urämie können weitere Folgen sein (15, 43, 49). Im Parenchym der Niere lassen sich Calciumablagerungen feststellen. Zur Ausbildung von Nierensteinen kommt es jedoch nur in seltenen Fällen. Diese Veränderungen in der Niere sind bis zu einem gewissen

Magnesium

Ob der Magnesiumstoffwechsel bei Schilddrüsenkrankheiten gestört ist, ist noch völlig unklar. Klinische Bedeutung hat das Magnesium jedenfalls nicht gewonnen (12, 41). Bei der Hypothyreose ist der Magnesiumspiegel erhöht, die Ausscheidung im Urin herabgesetzt; durch Behandlung mit Schilddrüsenhormonen wird die Bilanz negativ (13, 14, 27, 38, 51). Bei der Hyperthyreose ist der Magnesiumspiegel in $2/3$ der Fälle erniedrigt. Dies betrifft die Gesamtkonzentration sowie die ultrafiltrierbare Form. Die Ausscheidung im Urin ist erhöht. Die Werte für das Gesamtmagnesium und die Werte für das zelluläre austauschbare Magnesium sind normal, desgleichen die Werte in den Erythrozyten. Die Differenzen in der Ausscheidung im Urin zwischen Hyperthyreose und Hypothyreose lassen daran denken, daß die Schilddrüsenhormone primär die tubuläre Reabsorption des Magnesium beeinflussen und daß die Veränderungen im Serum die Folge der Wirkung auf den Tubulusapparat sind (19, 42). Da ein Abfall der Magnesiumkonzentration eine Ausschüttung von Parathormon bewirkt, könnte die Hypomagnesiämie eine Schlüsselrolle für die Hyperkalzämie darstellen (18).

Säure-Basen-Haushalt

Der Säure-Basen-Haushalt ist nur bei sehr schweren Formen der Hyperthyreose gestört; insbesondere kann eine renale tubuläre Azidose bei Hyperkalzämie und Nephrokalzinose auftreten (S. 268). Zu einer respiratorischen Azidose, die erhebliche Ausmaße annehmen kann, kann es bei Trachealstenose durch eine noduläre hyperthyreote Struma kommen (s. Abb. 5.**8**, S. 230). Der respiratorische Quotient ist niedrig, was durch die vorwiegende Verbrennung von Fetten nach Erschöpfung der Gluycogenreserven zu erklären ist. Die Azidose ist im allgemeinen kompensiert. Zur Dekompensation kommt es nur bei Eintreten einer Stauungsinsuffizienz oder bei schweren Elektrolytverlusten durch Erbrechen und Durchfall (41).

Calcitonin

Es wird im Kap. Schilddrüsenmalignome beim Krankheitsbild des C-Zell-Karzinoms besprochen. Es ist bisher unbekannt, ob das Calcitonin bei der Hyperthyreose eine Rolle spielt (34 a) (S. 253).

Literatur

1 Aikawa, J. K.: Isotopics studies of the body potassium content in thyrotoxicosis. Proc. Soc. exp. Biol. (N.Y.) 84 (1953) 594
2 Blotner, H., E. C. Cutter: Total thyroidectomy in the treatment of diabetes insipidus. J. Amer. med. Ass. 116 (1941) 2739
3 Bradley, S. T. E.: Renal function. In: The Thyroid. A Fundamental and Clinical Text, 3. Aufl., hrsg. von S. C. Werner, S. H. Ingbar. Harper & Row, New York 1971 (S. 590)
4 Bricker, N. S., C. J. Hlad jr.: Observations on the mechanism of the renal clearance of J^{131}. J. clin. Invest. 34 (1955) 1057
5 Buchborn, G.: Störungen der Harnkonzentration. In: Handbuch der inneren Medizin, 5. Aufl., Bd. VIII/1, hrsg. von H. Schwiegk. Springer, Berlin 1968 (S. 618)
6 Burchardt, U., R.-D. Hempel, R. Gabriel, E. Mertens, M. Klaua: Der effektive renale Plasmafluß bei T_3/T_4-Hyperthyreose. Dtsch. Gesundh.-Wes. 32 (1977) 2128
7 Burke, C. W., R. A. Shakespear: Triiodothyronine and thyroxine in urine. II. Renal handling, and effect of urinary protein. J. clin. Endocr. 42 (1976) 504
8 Burke, C. W., R. A. Shakespear, T. R. Fraser: Measurement of thyroxine and triiodothyronine in human urine. Lancet 1972/II, 1177
9 Chan, V., J. Landon: Urinary thyroxine excretion as an index of thyroid function. Lancet 1972/I, 4
10 Chan, V., G. M. Besser, J. Landon, R. P. Ekins: Urinary triiodothyronine excretion as an index of thyroid function. Lancet 1972/II, 253
11 Cutler, R. E., H. Glatte, J. T. Dowling: Effect of hyperthyroidism on the renal concentrating mechanism in humans. J. clin. Endocr. 27 (1967) 453
12 Danowski, T. S.: Body and water solutes. In: The Thyroid. A Fundamental and Clinical Text, 3. Aufl., hrsg. von S. C. Werner, S. H. Ingbar, Harper & Row, New York 1971 (S. 585)
13 Dimich, A., J. E. Rizek, S. Wallach, W. Siler: Magnesium transport in patients with thyroid disease. J. clin. Endocr. 26 (1966) 1081
14 Doe, R. P., E. B. Flink, A. S. Prasad: Magnesium metabolism in hyperthyroidism. J. Lab. clin. Med. 54 (1959) 805
15 Epstein, F. H., L. R. Friedman, H. Levitin: Hypercalcemia, nephrocalcinosis and reversible renal insufficiency associated with hyperthyroidism. New Engl. J. Med. 258 (1958) 782
16 Falck, J., K. Irmscher, D. Reinwein: Untersuchungen über Gesamtkörperwasser, extrazelluläres Flüssigkeitsvolumen und Blutvolumen bei Patienten mit Hyperthyreose. Wien. med. Wschr. 126 (1976) 681
17 Ford, R. V., J. C. Owens, G. W. Curd jr., J. H. Moyer, C. L. Spurr: Kidney function in various thyroid states. J. clin. Endocr. 21 (1961) 548
18 Freedberg, A. St., M. W. Hamolsky: Effects of thyroid hormones on certain nonendocrine organ systems. In: Handbook of Physiology, Sect. 7, hrsg. von R. O. Greep, E. B. Astwood. American Physiological Society, Washington D.C. 1974 (S. 435)
19 Frizel, D., A. Malleson, V. Marks: Plasma level of ionised calcium and magnesium in thyroid disease. Lancet 1967/I, 1360
20 Galton, V. A., R. Pitt-Rivers: Thyroid hormone metabolism in the kidney. Biochem. J. 72 (1959) 314
21 Gaunt, R., M. Cordsen, M. Liling: Water intoxication in relation to thyroid and adrenal function. Endocrinology 35 (1944) 105–111
22 Gibinski, K., C. Powierza-Kaczynska, J. Zmudzinski, L. Giec, J. Dosiak: Thyroid control of sweat gland function. Metabolism 21 (1972) 843
23 Goss, R. J.: Adaptive Growth. Logos, London 1964
24 Handley, C. A.: Effect of thyroxine and dinitrophenol on renal functions. Proc. Fed. Amer. Soc. exp. Biol. 9 (1950) 281
25 Hare, K., D. M. Phillips, J. Bradshaw, G. Chambers, R. S. Hare: The diuretic action of thyroid in diabetes insipidus. Amer. J. Physiol. 144 (1944) 187
26 Hlad, C. J. jr., N. S. Bricker: Renal function and I^{131} clearance in hyperthyroidism and myxedema. J. clin. Endocr. 14 (1954) 1539
27 Jones, J. E., P. C. Desper, S. R. Shane, E. B. Flink: Magnesium metabolism in hyperthyroidism and hypothyroidism. J. clin. Invest. 45 (1966) 891
28 Katz, A. I., M. D. Lindheimer: Renal sodium- and potassium-activated adenosine triphosphatase and sodium reabsorption in the hypothyroid rat. J. clin. Invest. 52 (1973) 796
29 Katz, A. I., D. S. Emmanuouel, M. D. Lindheimer: Thyroid hormone and the kidney. Nephron 15 (1975) 223
30 Klein, E.: Der normale und pathologische Umsatz von Schilddrüsenhormonen in der Körperperipherie. Klin. Wschr. 40 (1962) 3
31 Klein, E.: Umsatz und Stoffwechsel der Schilddrüsenhormone. In: Schilddrüsenhormone und Körperperipherie. Springer, Berlin 1964
32 Korenchevsky, V., K. Hall: Histological changes in the liver and kidneys of the rat after administration of thyroid hormone and vitamins. J. Path. Bact. 56 (1944) 543
33 Lohr, E.: Untersuchungen über die Nierenclearance und den Inulinraum bei Hypothyreosen, Hyperthyreosen und gesunden Personen. Diss., Düsseldorf 1973

34 McConahey, W. M., E. N. Rottenberg, T. W. Parkin: Anasarca associated with Graves' disease. Mayo Clin. Proc. 40 (1965) 334
34a Milhaud, G., C. Calmettes, A. Jullienne: A new chapter in human pathology: calcitonin disorders and therapeutic use. In: R. V. Talmage, P. L. Munson (hrsg.): Proc. 4th Parathyroid Conference, March 1971 Amsterdam, Exc. Med. 1972 S. 56
35 Munro, D. S., H. Renschler, G. M. Wilson: Exchangeable potassium and sodium in hyperthyroidism and hypothyroidism. Metabolism 7 (1958) 124
36 Pisi, E., G. Cavalli: Teneur en acide desoxyribonucléique et activité mitotique dans le rein du rat bland dans diverses conditions expérimentales. Arch. Biol. (Paris) 66 (1955) 439
37 Pittman, C. S., M. W. Buck, J. B. Chambers, jr.: Urinary metabolites of ^{14}C-labeled thyroxine in man. J. clin. Invest. 51 (1972) 1759
38 Prasad, A. S., E. B. Flink, R. McCollister: Ultrafiltration studies on serum magnesium in normal and diseased states. J. Lab. clin. Med. 58 (1961) 531
39 Rastogi, G. K., R. C. Sawhney: Significance of urinary excretion of triiodothyronine (T₃) and thyroxine (T₄); zit. nach Excerpta med. (Amst.), Sect. III, 477 (1976)
40 Read, R. C.: Studies of red-cell volume and turnover using radiochromium: description of a new „closed" method of red-cell-volume measurement. New Engl. J. Med. 250 (1954) 1021
41 Reinwein, D.: Klinik des Wasser-, Elektrolyt- und Säurebasen-Haushaltes: Schilddrüse. In: Klinik des Wasser-, Elektrolyt- und Säure-Basen-Haushalts, hrsg. von H. Zumkley. Thieme, Stuttgart 1977
42 Rizek, J. E., A. Dimich, S. Wallach: Plasma erythrocyte magnesium in thyroid disease. J. clin. Endocr. 25 (1965) 350
43 Rose, E., R. S. Boles jr.: Symposium on clinical medicine; hypercalcemia in thyrotoxicosis. Med. Clins. N. Amer. 37 (1953) 1715
44 Shimoda, S., M. A. Greer: Iodine metabolism; preferential renal excretion of iodide derived from triiodothyronine deiodination. Science 175 (1972) 1266
45 Shizume, K., Y. Shishiba, M. Sakuma, H. Yamauchi, K. Nakao, S. Okinaka: Studies on electrolytes metabolism in idiopathic and thyrotoxic periodic paralysis. II. Total exchangeable sodium and potassium. Metabolism 15 (1966) 145
46 Staffurth, J. S., J. C. Thompson: Muscle potassium in thyrotoxicosis. Metabolism 14 (1965) 241
47 Wayne, E. J.: Clinical and metabolic studies in thyroid disease. Brit. Med. J. (1960) I, 78
48 Weston, R. E., H. B. Horowitz, J. Grossman, J. B. Hanenson, L. Letter: Decreased antidiuretic response to β-hyphamine in hyperthyroidism. J. clin. Endocr. 16 (1956) 322
49 Wijdeveld, P. G. A. B., A. P. Jansen: Renal concentrating and waterexcreting capacity in hyperthyroidism. Clin. chim. Acta 5 (1960) 618
50 Winder, W. W., R. W. Henninger: Effect of exercise on tissue levels of thyroid hormones in the rat. Amer. J. Physiol. 221 (1971) 1139
51 Tapley, D. F.: Magnesium balance in myxedematous patients treated with triiodothyronine. Bull. Hopkins Hosp. 96 (1955) 274
52 Tata, J. R.: Distribution and metabolism of thyroid hormones. In: The Thyroid Gland, hrsg. von R. Pitt-Rivers, W. R. Trotter. Butterworth, Washington 1964

Die Schilddrüsenfunktion und der Metabolismus der Schilddrüsenhormone bei primären Nierenerkrankungen

Die ersten Untersuchungen zu diesem Thema betrafen fast ausschließlich das nephrotische Syndrom (8, 13, 19, 20, 21, 26). In den letzten Jahren hat sich angesichts der großen Zahl der zur Verfügung stehenden Dialyse-Patienten das Interesse auch der chronischen Niereninsuffizienz und der Urämie zugewandt.
Über die vielfältigen Beziehungen zwischen Niere und Schilddrüsenfunktion (Degradation, Ausscheidung von Jodid und von Schilddrüsenhormonen selbst) wird einleitend im Kap. Die Nieren berichtet (S. 266). Sie machen es wahrscheinlich, daß sich Nierenkrankheiten auf die Funktion der Schilddrüse, den Abbau und die Ausscheidung ihrer Hormone auswirken. Auf der anderen Seite kann der Funktionszustand der Schilddrüse für den Ablauf einer Nierenerkrankung nicht gleichgültig sein; so ist bekannt, daß sich bei nierenlosen Tieren, die mit Schilddrüsenhormonen behandelt werden, Harnstoff, Kalium und Phosphat schneller anhäufen als bei Kontrollen und daß umgekehrt diese Anhäufung langsamer verläuft, wenn die Schilddrüse fehlt (2).

Nephrotisches Syndrom

Bei differentialdiagnostischen Erwägungen über die Hypothyreose wird stets auch das nephrotische Syndrom angeführt. Die Verwechslungsmöglichkeiten sind bei rein klinischer Betrachtung nicht unerheblich: Blässe der Haut und Anämie (mit völlig differenter Pathogenese), Herabsetzung des Grundumsatzes, Erhöhung der Cholesterinwerte, erniedrigte Werte für das PB^{127}J lassen an eine Hypothyreose denken. Eine Verlängerung der Relaxationszeit des Achillessehnenreflexes muß nicht unbedingt auf eine Hypothyreose bezogen werden; sie kann ihre Ursache auch in Störungen des Elektrolythaushaltes oder in einer urämischen Neuropathie haben (22). Die Schilddrüse ist beim nephrotischen Syndrom im allgemeinen nicht erheblich vergrößert (4). Auch fehlen myxödematöse Veränderungen an der Haut. Es ist aber verständlich, daß man früher vielfach Nephrotiker für hypothyreot hielt und sie auch mit Schilddrüsenhormonen behandelte. Es läßt sich jedoch zeigen, daß wenigstens klinisch eine Euthyreose vorliegt. Dies wurde schon durch die normale oder sogar leicht erhöhte Radiojodaufnahme und die normale Reaktion der Schilddrüse im Suppressionstest und nach TSH-Gabe deutlich. Es handelt sich vielmehr um einen erheblichen Verlust der Trägerproteine und der proteingebundenen Hormone im Urin (10, 11, 19, 20). Die thyroxinbindende Kapazität der Trägerproteine, das Gesamtthyroxin und das PB^{127}J sind erniedrigt. Dabei besteht eine signifikante Korrelation zwischen Proteinurie einerseits und TBG-Ausscheidung und T₄-Verlust im Urin andererseits. Die T₄-Halbwertzeit ist verkürzt, der Pool des extrathyreoidalen Thyroxin erniedrigt, der Verteilungsraum des T₄ infolge des gesteigerten extrazellulären Flüssigkeitsvolumens vergrößert. Außerdem läßt sich feststellen, daß die T₄-Synthese normal verläuft und daß die T₄-Umsatzrate infolge der erheblichen Verluste sogar gesteigert ist. Die periphere Konversion von T₄ zu T₃ ist allerdings bei Absinken der T₃-Werte und des Quotienten T₃/T₄ und bei normalen rT₃- und TSH-Werten gestört (10). Mit anderen Worten: Der Funktionszustand der Schilddrüse ist im allgemeinen normal, die biochemisch hypothyreote Stoffwechsellage wird nur durch Verluste des Trägerproteins im Urin bewirkt. Unklar blieb zunächst, ob als Ursache lediglich die Verminderung der Trägerproteine im Serum oder aber Hormonverluste durch den Urin ursächlich verantwortlich zu machen seien. Die Verluste von T₄ im Urin betragen etwa 30–40 μg/d (38,6–51,5 nmol/d). Sie können jedoch auch erheblich höher liegen (11, 13). Deshalb durfte man vermuten, daß sich bei starken Verlusten doch ein echter hypothyreoter Zustand entwickeln könnte. Offenbar wird aber trotz erheblicher und langdauernder Hormonverluste im Urin und trotz Herabsetzung der Hormonwerte in gebundener Form die euthyreote Stoffwechsellage solange gewährleistet, wie sich die Konzentration des freien T_4 in normalen Grenzen hält. Erst wenn dies nicht mehr der Fall ist, wird entweder die Hormonsynthese beschleunigt oder die Schilddrüse (allerdings in sehr mäßigen Grenzen) vergrößert. Die Euthyreose bleibt auf diesem Weg erhalten (11, 18).

Aus Tierversuchen ist bekannt, daß beim nephrotischen Syndrom auch das TSH durch die Niere ausgeschieden werden kann (25). Beim Menschen halten sich die TSH-Werte im Serum jedoch in normalen Grenzen (11).

Chronische Niereninsuffizienz

Die Untersuchung der Schilddrüsenfunktion hat widersprüchliche Ergebnisse gezeigt, was dadurch zu erklären ist, daß es sich um ein heterogenes Krankengut mit verschiedener Dauer und Schwere der Nierenerkrankung handelt und daß differente Untersuchungsmethoden angewandt wurden.

Die Ausscheidung des Jodid ist deutlich herabgesetzt; dementsprechend steigt die Konzentration des Jodid im Plasma sowie der Jodidpool erheblich an (3, 14). Natürlich spielt hier die Höhe der täglichen Jodidzufuhr in der Nahrung, ggf. auch eine vorausgegangene Kontrastdarstellung der Nierenwege eine Rolle. Obwohl die Jodidaufnahme durch die Schilddrüse gesteigert ist, hält sich die Hormonsynthese in normalen Grenzen. Wird jedoch eine Hämodialyse vorgenommen, so normalisieren sich die Aufnahmewerte der Schilddrüse für Jodid (16), der Jodgehalt der Schilddrüse bleibt jedoch in den meisten Fällen hoch (15). Die Jodidwerte im Plasma wechseln je nach Schwere der Erkrankung und Art der Dialyse. Im Prinzip können aber ausreichende Jodidmengen ausgeschieden werden, zumal Jodid auch im Stuhl, im Speichel und im Schweiß eliminiert werden kann (1, 14, 17, 18, 22, 27, 29). 30–50% aller urämischen Patienten sollen eine Schilddrüsenvergrößerung aufweisen (18).

Auch die übrigen Befunde sind widersprüchlich. Dies gilt für das PB^{127}J, aber auch für das Gesamt-T_4 und das freie T_4 (22). Während nur 8% der Patienten einen erniedrigten Wert für das freie T_4 aufweisen, ist der Wert für das freie T_3 in fast der Hälfte aller Fälle erniedrigt, wobei sich auch der TSH-Spiegel im Serum in 12% aller Patienten erhöht. Allerdings findet sich keine Korrelation zur Höhe der T_3-Werte. Die Erniedrigung der Werte für T_3 und das freie T_3 ist durch die verminderte Konversion von T_4 zu T_3 in der geschädigten Niere bedingt. Die Konversion kehrt nach einer Nierentransplantation wieder zur Norm zurück (23).

Die TBG-Kapazität bleibt bei urämischen Patienten lange Zeit normal und ändert sich auch nach Einsetzen der Hämodialyse nicht (7).

Über die Reaktion der Schilddrüse auf TSH-Gabe und über den Ausfall des TRH-Testes lassen sich noch keine verbindlichen Aussagen machen (15, 18, 27). Jedoch zeigen die Patienten mit erniedrigtem T_4-Spiegel auch erhöhte TSH-Basalwerte, wobei die Reaktion auf TRH entweder subnormal ist oder völlig fehlt. Auffällig ist auch der geringe Anstieg der T_4-Konzentrationen im TRH-Test (6). Diese Versuche sprechen für eine mangelnde Empfindlichkeit des Hypophysenvorderlappens gegenüber dem TRH, aber auch für eine verminderte Ansprechbarkeit der Schilddrüse gegenüber dem TSH. Auch diese Patienten sind klinisch euthyreot. Immunologische Studien haben bisher keine verwertbaren Ergebnisse gezeigt.

Chronische Nierenerkrankungen

Bei chronischen Nierenerkrankungen (Glomerulonephritis, Amyloidose, Nephropathie durch Arzneimittel) sind die T_4- und T_3-Konzentrationen im Serum erniedrigt. Hypothyreote Werte für das T_4 werden in 60%, für das T_3 in 40% gefunden. Dabei liegen die Werte für das freie T_4 im Normbereich, während die Werte für das freie T_3 eine Tendenz zum Absinken aufweisen. Die T_4-Ausscheidungen im Urin sind stark erhöht, während sich die T_3-Ausscheidungen im Normbereich bewegen. Insgesamt besteht eine Korrelation zwischen der Schwere der renalen Störung und der Konzentrationsabnahme der Schilddrüsenhormone, was nicht für die freien Hormonanteile gilt. Auch diese Befunde sprechen sehr dafür, daß bei diesen Formen der Nierenerkrankungen die Hormonverluste im Urin eine geringere Rolle spielen als die Störung der intrarenalen Konversion von T_4 zu T_3 (9). Ähnliche Verminderungen der Konzentration der Schilddrüsenhormone ohne Zeichen klinischer Hypothyreose werden bei Kindern und Adoleszenten zwischen 4 und 18 Jahren gefunden (28).

Neuerdings wurde eine Behandlung mit Schilddrüsenhormonen beim akuten Nierenversagen von Kindern unter Verzicht auf Dialysebehandlung durchgeführt. Nach 34–46 Stunden kam es zur Diurese, wobei Harnstoff und Creatinin schneller zur Norm abfielen, als bei einem spontanen Verlauf zu erwarten wäre. Der günstige Effekt wird auf eine Steigerung der glomerulären Filtration und des renalen Plasmastroms zurückgeführt. Eine Erweiterung der afferenten Arteriolen unter Thyroxinwirkung spielt dabei eine Rolle (24).

Literatur

1 Bailey, G. L.: Uremia as a total body disease. Thyroid function: In: Haemodialysis, Principles and Practice, hrsg. von G. L. Bailey. Academic Press, New York 1972 (S. 43–47)
2 Bair, G. O., W. H. Tu, P. R. Schloerb: Effect of induced hyper- and hypothyroidism upon acute uremic syndrome in nephrectomized dogs. Metabolism 10 (1961) 261
3 Beckers, C., C. V. Y. de Strihou, E. Coche, R. Troch, P. Malvaux: Iodine metabolism in severe renal insufficiency. J. clin. Endocr. 29 (1969) 293
4 Bloomer, H. A., J. J. Canary, L. H. Kyle: Renal concentrating ability in patients with myxedema. Metabolism 10 (1961) 469
5 Börner, E., K. Kammenhuber, H. P. Meissner: Renaler Thyroxinverlust bei nephrotischem Syndrom. Klin. Wschr. 48 (1970) 1320
6 Dandona, P., D. Newton, M. M. Platts: Long-term haemodialysis and thyroid function. Brit. med. J. 1977/I, 134
7 DeVeber, G. A., D. L. Schatz: Effect of haemodialysis on thyroid function. Proc. Europ. Dial. Transpl. Ass. 5 (1969) 226
8 Epstein, A. A.: Thyroid therapy and thyroid tolerance in chronic nephrosis. J. Amer. Ass. 87 (1926) 913
9 Finucane, J. F., R. S. Griffiths, E. G. Black, C. L. Hall: Effects of chronic renal disease on thyroid hormone metabolism. Acta endocr. (Kbh.) 84 (1977) 750
10 Gavin, L. A., F. A. McMahon, J. N. Castle, R. R. Cavalieri: Altera-

tions in serum thyroid hormones and thyroxine-binding globulin in patients with nephrosis. J. clin. Endocr. 46 (1978) 125
11 Herrmann, J., J. Bahlmann, H. L. Krüskemper: Das Verhalten des Thyroxins sowie des Thyroxin-bindenden Globulins in Serum und Urin von Patienten mit renalen Thyroxin-Verlusten infolge nephrotischen Syndroms unterschiedlicher Genese. Acta endocr. (Kbh.) 69 (1972) 13
12 Katz, A. I., D. S. Emmanouel, M. D. Lindheimer: Thyroid hormone and the kidney. Nephron 15 (1975) 223
13 Klein, E.: Umsatz und Stoffwechsel der Schilddrüsenhormone. In: Schilddrüsenhormone und Körperperipherie. 10. Symposion der Dtsch. Ges. f. Endokrinologie. Springer, Berlin 1964 (S. 14)
14 Koutras, D. A., S. G. Marketos, G. A. Rigopoulos, B. Malamos: Iodine metabolism in chronic renal insufficiency. Nephron 9 (1972) 55
15 Lim, V. S., V. S. Fang, S. Refetoff, A. I. Katz: T3-hypothyroidism in uremia. Abstract, 7th Meet. Amer. Soc. Nephrology. 1974 (S. 52)
16 Lindsay, R. M., I. T. Boyle, R. G. Luke, A. C. Kennedy: The endocrine status of the regular dialysis patient. Proc. Europ. Dial. Transpl. Ass. 5 (1969) 230
17 Oddie, T. H., W. J. Flanigan, D.A. Fisher: Iodine and thyroxine metabolism in anephric patients receiving chronic peritoneal dialysis. J. clin. Endocr. 31 (1970) 277
18 Ramirez, G., W. Jubiz, C. F. Gutch, H. A. Bloomer, R. Siegler, W. J. Kolff: Thyroid abnormalities in renal failure. Ann. intern. Med. 79 (1973) 500
19 Rasmussen, H., B. Rapp: Thyroxine metabolism in the nephrotic syndrome. J. clin. Invest. 35 (1956) 792
20 Recand, L., D. S. Riggs: Thyroid function in nephrosis. J. clin. Invest. 31 (1952) 789
21 Robbins, J., J. E. Rall, M. L. Petermann: Thyroxine-binding by serum and urine proteins in nephrosis. J. clin. Invest. 36 (1957) 1333
22 Silverberg, D. S., R. A. Ulan, D. M. Fawcett, J. B. Dossetor, M. Grace, K. Bettcher: Effect of chronic hemodialysis on thyroid function in chronic renal failure. Canad. med. Ass. J. 109 (1973) 282
23 Spector, D. A., P. J. Davis, J. H. Helderman, B. Bell, R. A. Utiger: Thyroid function and metabolic state in chronic renal failure. Ann. intern. Med. 85 (1976) 724
24 Straub, E.: Thyroxin-Behandlung bei akutem Nierenversagen. Mschr. Kinderheilk. 123 (1975) 723
25 Studer, H., H. W. Iff, E. Wyss, R. Gubler: Die Pathophysiologie endokriner Störungen bei Hypoproteinämie. Schweiz. med. Wschr. 98 (1968) 180
26 Vannotti, A., Th. Béraud: Störungen des Jodhaushaltes bei Krankheiten der Leber, Nieren und Ovarien. In: Fortschritte der Schilddrüsenforschung, hrsg. von K. Oberdisse, E. Klein. Thieme, Stuttgart 1962 (S. 40)
27 Waldhäusl, W., P. Schmidt, H. Frischauf, R. Kotzaured: Effect of thyrotropine releasing hormone (TRH) on HTSH and HGH in patients with chronic renal failure. Proc. Europ. Dial. Transpl. Ass. 8 (1971) 161
28 Wassner, S. J., B. A. Buckingham, A. J. Kreshnar, M. H. Malekzade, A. J. Pennisi, R. N. Fine: Thyroid function in children with chronic renal failure. Nephron 19 (1977) 236
29 Weissel, M., H. K. Stummvoll, H. Kolbe, R. Höfer: Basal and TRH-stimulated thyroid and pituitary hormones in various degrees of renal insufficiency. Acta Endocrinol. 90 (1979) 23

Nebennierenrindenfunktion und Hyperthyreose

Wesentliche Erkenntnisse über die Interferenzen zwischen Schilddrüse und Nebennierenrinde entstammen der menschlichen Pathologie; allerdings ist die wechselseitige klinische Beeinflussung nicht immer eindrucksvoll. Bei näherer Untersuchung, bei der morphologische Befunde immer mehr in den Hintergrund treten, ergeben sich jedoch tiefgreifende Einflußnahmen. Dabei handelt es sich nicht um einen einfachen globalen Antagonismus, sondern um komplexe Einwirkungen, bei denen viele Faktoren eine Rolle spielen. Zu berücksichtigen ist der Einfluß auf die unmittelbare Produktionsrate sowohl der Schilddrüse wie auch der Nebennierenrinde, der Einfluß auf die Funktion des Hypophystenvorderlappens (TSH- oder ACTH-Produktion), auf die Releasingfaktoren des Hypothalamus, besonders auf Metabolismus und Katabolismus in der Peripherie. Diurnale Variationen müssen in Betracht gezogen werden, sowie auch die Beeinflussung des TBG und des Transcortin, ggf. auch die Einwirkung immunologischer Faktoren, wie z.B. stimulierende Antikörper. Die Beurteilung von Tierversuchen ist durch erhebliche Speziesdifferenzen beeinträchtigt; zudem sind häufig auch statt physiologischer pharmakologische Dosen von T_4, T_3 und Cortisol verwendet worden. Trotz eingehender Detailkenntnisse sind therapeutische Konsequenzen auch jetzt noch mit Vorsicht zu ziehen.

Zunächst sollen die Einwirkungen der Nebennierenrinde auf die Schilddrüsenfunktion, insbesondere bei der Hyperthyreose mit möglichen Konsequenzen für die Therapie, dann die Einwirkungen der Schilddrüsenhormone bei der Hyperthyreose auf die Nebennierenrinde und ihre Funktion untersucht werden.

Einwirkungen der Corticosteroide auf die Schilddrüse und ihre Funktion, insbesondere bei der Hyperthyreose

Über die Beeinflussung unter physiologischen Bedingungen ist wenig bekannt, da fast alle Erkenntnisse unter abnormen pathologischen Bedingungen (Cushing-Syndrom) oder durch pharmakologische Dosierungen erzielt wurden.

Ein Überschuß an Corticosteroiden wirkt sich auf die Schilddrüsenfunktion im Sinne einer Depression aus. Mit großen Dosen läßt sich eine temporäre Besserung einer Hyperthyreose erreichen. In extremen Fällen können sie zu einer „kortikogenen" Hypothyreose führen. Dabei läßt sich eine Verkleinerung der Schilddrüse und eine Verminderung der Radiojodaufnahme im Zweiphasentest feststellen, wobei die Jodidclearance der Schilddrüse und die Jodabgabe der Schilddrüse abnehmen kann (33, 61). Hier ist sicher auch ein Sekundäreffekt infolge vermehrter Jodidausscheidung durch die Niere im Spiele, da die Jodidclearance der Niere ansteigt, so daß es zu einem partiellen Jodidmangel kommen kann, wie dies schon aus älteren Untersuchungen bekannt ist (8, 3, 42). Entsteht eine kortikogene Hypothyreose, so liegt keinesfalls das Bild einer klinischen Hypothyreose vor; an den Parametern der Schilddrüsenfunktion kann man aber die hypothyreote Stoffwechsellage ablesen (85). Charakteristisch ist dabei das Absinken des $PB^{127}J$ und des Grundumsatzes, was man sonst auch bei chronischer Darreichung von Corticosteroiden findet (85). Eine im Tierversuch und jetzt auch am Menschen nachgewiesene Hemmung der Hormonsekretion der Schilddrüse spielt dabei eine Rolle (34, 43, 61). Neben den Werten für das PBI sinken auch die Werte für das T_4, das T_3 und das Thyreoglobulin ab, im akuten Versuch nach Gabe von Dexamethason bei hyperthyreoten Personen jedoch nur temporär; innerhalb von 5–6 Tagen kehren diese Werte wieder zur Norm zurück. Bei Gesunden kann man einen solchen Abfall von T_4 und Thyreoglobulin nicht beobachten, während die T_3-Werte vorübergehend, allerdings in geringerem Maße, absinken (50, 66, 84).

Die bisher erwähnten Wirkungen können durch einen direkten Angriff der Corticosteroide auf das Schilddrüsengewebe bedingt sein, wobei ein temporäres Joddefizit durch Jodidverlust über die Niere eine Rolle spielen mag. Eine wesentliche Bedeutung hat aber auch die durch die Corticosteroide hervorgerufene periphere katabole Wirkung.

Sie läßt sich aus dem Absinken der Proteinsynthese schließen. Durch hohe Prednisongabe kann man neben der temporären Remission einer Hyperthyreose eine 30%ige Verminderung der thyroxinbindenden Kapazität (bei Anstieg des TBPA) beobachten (66, 82). Die Beeinflussung der Trägerproteine kann aber nicht der einzige Grund für das Abfallen der obengenannten Werte sein, da auch die Werte für das freie T_4 (um -13%) und für das freie T_3 (um -45%) signifikant absinken. Es muß sich also um aktuelle Veränderungen der Hormonkonzentration handeln (84), wobei nicht nur an eine direkte Einwirkung auf das Schilddrüsengewebe, sondern auch an eine Ausweitung des Plasmavolumen zu denken ist.

Der Abfall des T_3 nach Gabe von Corticosteroiden kann nur durch einen peripheren Mechanismus erklärt werden. In diesem Sinne spricht auch die Tatsache, daß er nicht nur bei Normalpersonen, sondern auch bei Athyreotikern, die mit Thyroxin substituiert werden, zu beobachten ist (19), also durch einen unmittelbaren Effekt auf den peripheren T_3-Metabolismus. Es kann sich um eine Hemmung der Konversion von T_4 zu T_3 oder um eine Steigerung der T_3-Clearance oder, wie schon erwähnt, um eine Änderung der extrazellulären Verteilung des T_3 handeln (s. auch: 30).

Die Kurve des T_4-Turnover wird allerdings unter dem Einfluß der Corticosteroide abgeflacht; die Abbaurate von T_4 aus dem Plasma verlangsamt sich (6, 50). Dies ist wohl nur durch eine primäre Beeinflussung des Leberstoffwechsels und eine Abgabe von T_4 aus der Leber ins Blut zu erklären.

Im TSH-Stimulationstest läßt sich unter Dexamethasonwirkung kein Reaktionsverlust der Schilddrüse feststellen; es kommt im Gegenteil eher zu einer verstärkten Ausschüttung von T_3, während die basalen T_3-Werte unter Dexamenthasonwirkung erniedrigt sind. In der Literatur wird berichtet, daß bei einer Hyperthyreotikerin, die vor Dexamethasongabe keine Reaktion zeigte, nach Dexamethasongabe ein deutlicher T_3-Anstieg erfolgte. T_4- und Thyreoglobulinwerte lassen keinen einwandfreien Effekt erkennen. Hier jedenfalls wird die Reaktionsfähigkeit der Schilddrüse gegenüber dem TSH durch Corticosteroid nicht gehemmt (84).

Die Stimulierung der Adenylcyclase der menschlichen Schilddrüse durch TSH oder IgG läßt sich bei der Hyperthyreose weder durch Dexamethason noch durch Cortisol beeinflussen (84).

Exogene Gaben von Corticosteroiden erzeugen ihren depressiven Effekt auf die Schilddrüse auch durch die Beeinträchtigung des Hypothalamus-Hypophysen-Systems. Unter ihrem Einfluß kommt es wahrscheinlich zu einer mangelnden Synthese und mangelnden Abgabe des TRH im Hypothalamus, auf der anderen Seite aber auch zu einer mangelnden Reagibilität des Hypophystenvorderlappens gegenüber dem TRH. Eine Dosisabhängigkeit läßt sich insofern feststellen, als hohe Dosen die TSH-TRH-Reaktion deprimieren, während niedrige Dosen, insbesondere bei intermittierender Behandlung, die Reaktion nicht beeinflussen. Im letzteren Fall sind die basalen TSH-Spiegel zwar niedrig, sie reagieren auf TRH aber normal oder sogar supernormal (35, 53, 67).

Dabei wird offensichtlich nur die Produktion und Abgabe des endogenen TRH gehemmt; durch exogenes TRH wird die überstarke Reaktion hervorgerufen. Bei langfristiger Behandlung mit hohen Dosen wird die TSH-Sekretion nicht nur durch Beeinträchtigung der TRH-Abgabe, sondern auch auf dem Niveau des Hypophystenvorderlappens gehemmt. Exzessiv hohe Cortisolspiegel im Blut, die über lange Zeit bestehen, unterdrücken die TSH-Reaktion nach TRH-Gabe komplett, wie sich beim Cushing-Syndrom zeigen läßt. Nach Adrenalektomie normalisiert sich die Reaktion, aber auch nach Implantation von ^{198}Au in die Sella. Die Unterdrückung der Reaktion war also hier auf dem Niveau des Hypophystenvorderlappens zustandegekommen (49). Es ist von Interesse, daß die Prolactinreaktion auf TRH beim Cushing-Syndrom nicht beeinträchtigt ist (49).

Für die Behandlung der endokrinen Ophthalmopathie mit Corticoiden ist von Bedeutung, daß es bei zwei Patienten mit nicht supprimierbarer Schilddrüsenfunktion zu einem temporären Abfall des TSH, zusammen mit dem T_4- und T_3-Werten kam (14). Variable Ergebnisse im TSH-Versuch finden sich manchmal deshalb, weil auch die immunologischen Vorgänge in wechselnder Weise beeinflußt werden können.

Ein Einfluß der Corticosteroide läßt sich nicht nur bei euthyreoten Personen, sondern auch bei der primären Hypothyreose mit erhöhtem Plasma-TSH-Spiegel feststellen. Hier kommt es zu einem temporären Abfall auf 54% des Kontrollwertes mit einem vorübergehenden Anstieg über die Ausgangswerte nach Absetzen des Dexamethason (83). Ein solches „Rebound-Phänomen" läßt sich auch bei euthyreoten Personen nach Absetzen pharmakologischer Dosen feststellen. Dabei steigt nicht nur das Serum-TSH, sondern auch die Jodidabgabe der Schilddrüse an (61). Auch Erhaltungsdosen von Cortisol führen bei Patienten mit primärer Nebennierenrindeninsuffizienz, ebenso wie pharmakologische Dosen bei hyperthyreoten Personen, zu einer akuten Suppression der Serum-TSH-Werte wie auch der Jodabgabe durch die Schilddrüse (61).

Während man noch vor 10 Jahren annahm, daß die Corticosteroide keine unmittelbare Beziehung zur TSH-Wirkung auf die Schilddrüse hätten, lassen sich jetzt, da direkte TSH-Bestimmungen möglich sind, einwandfreie Korrelationen nachweisen. Die *diurnale Fluktation* des TSH (parallel mit der Jodabgabe aus der Schilddrüse) zeigt einen Anstieg zwischen Mitternacht und dem frühen Morgen (11, 34, 61, 68). Da sich das diurnale Muster der Jodabgabe aus der Schilddrüse und der Plasma-TSH-Konzentrationen fast spiegelbildlich zu dem des Plasmacortisol des Menschen verhält, hat man, angesichts des hemmenden Einflusses der Corticosteroide auf die TSH-Sekretion, an einen ursächlichen Zusammenhang gedacht. (Im übrigen kann man nicht nur mit Corticosteroiden, sondern auch mit Oestradiol akut die zirkulierenden Spiegel des TSH supprimieren und mit höheren Dosen die Schilddrüsenjodabgabe hemmen [34]. Diesen Effekt kann man mit Testosteron, Progesteron und Doca mit physiologischen Dosen nicht erzielen.) Die Theorie des reziproken Verhaltens von TSH und Cortisolspiegel ist jedoch unwahrscheinlich geworden, da das diurnale TSH-Muster bei adrenalektomierten Ratten unverändert bestehen bleibt (27). Zirkadiane Schwankungen der T_4- und T_3-Konzentrationen im Serum scheinen nicht zu bestehen, da die Trägerproteine, der große extrathyreoidale Hormonpool, die lange Halbwertszeit des T_4 und die Konversion von T_4 zu T_3 einer Rhythmik entgegenstehen.

Die Wirkungen des Exzesses von Schilddrüsenhormonen bei der Hyperthyreose auf die Funktion der Nebennierenrinde

Die Einwirkungen der Schilddrüsenhormone auf die Nebennierenrinde scheinen klinisch zunächst nicht sehr auffällig zu sein, da die meisten Störungen durch den Reglerkreis ausgeglichen werden. Deshalb gibt auch die basale Cortisolbestimmung, die diurnalen Schwankungen unterworfen ist, keine schlüssigen Ergebnisse. Die trotzdem vorhandenen erheblichen Störungen im Gleichgewicht des Steroidhaushaltes lassen sich erst durch Belastungsproben erkennen. Die vordem allein mögliche Untersuchung der Harnmetabolite hat viel von ihrer Bedeutung verloren, es sei denn, es handele sich um die Bestimmung des freien, nicht glukuronierten Cortisol im Urin. Allerdings hatten schon ältere Analysen der 17-Ketosteroid-Ausscheidung im Urin ergeben, daß das Verhältnis der stereoisomeren 5α- und 5β-Metabolite der C_{19}- und C_{21}-Steroidhormone verschoben ist, und zwar bei der Hyperthyreose in Richtung auf einen erhöhten Androsteron- und einen verminderten Äthiocholanolonanteil. Das Verhältnis des stoffwechselaktiven Androsteron zu Äthiocholanolon im Urin liegt im Mittel bei gesunden Personen bei 0,6, bei der Hyperthyreose bei 1,0 und bei der Hypothyreose bei 0,15 (57). Die Gesamtausscheidung der 17-Ketosteroide ist bei der Hyperthyreose normal (36, 37, 87).

Im Tierversuch läßt sich nachweisen, daß die Nebennierenrinden unter dem Einfluß der Schilddrüsenhormone hypertrophieren und daß es histometrisch zu einer Vergrößerung der Kerne in der Zona glomerulosa und fasciculata kommt (1, 47, 58, 86). Beim Menschen liegen widersprüchliche Ergebnisse vor (15, 76). Die Nebennieren sind zum Teil normal oder haben auch verminderte Größe. Histologische Auffälligkeiten ergeben sich nicht. Der Cortisolspiegel im Blut bleibt infolge Eingreifens des Reglermechanismus im normalen Bereich (45, 46, 70). In Anbetracht des erhöhten Cortisolabbaus im Plasma ist anzunehmen, daß sich der Spiegel des ACTH im Blut reaktiv erhöht (39). Dadurch steigt die Produktionsrate des Cortisol bei der Hyperthyreose an (45, 46, 69, 70). Diese Steigerung ist allerdings erheblich; sie beträgt bei T_3-Behandlung euthyreoter Personen etwa +30%, bei der spontanen Hyperthyreose aber 200–300% (29). Auch auf die Zeiteinheit berechnet, ist die Produktionsrate etwa auf das doppelte erhöht (90 µg/min [248 nmol/min]) gegenüber einem Normalwert von 45 µg/min [124 nmol/min]), d. h. die funktionelle Kapazität der Nebennierenrinde ist etwa verdoppelt. Der gesteigerten Produktionsrate des Cortisol steht eine stark verkürzte Halbwertszeit gegenüber; sie liegt zwischen 16 und 29 min gegenüber einem Normalwert von 60–70 min.

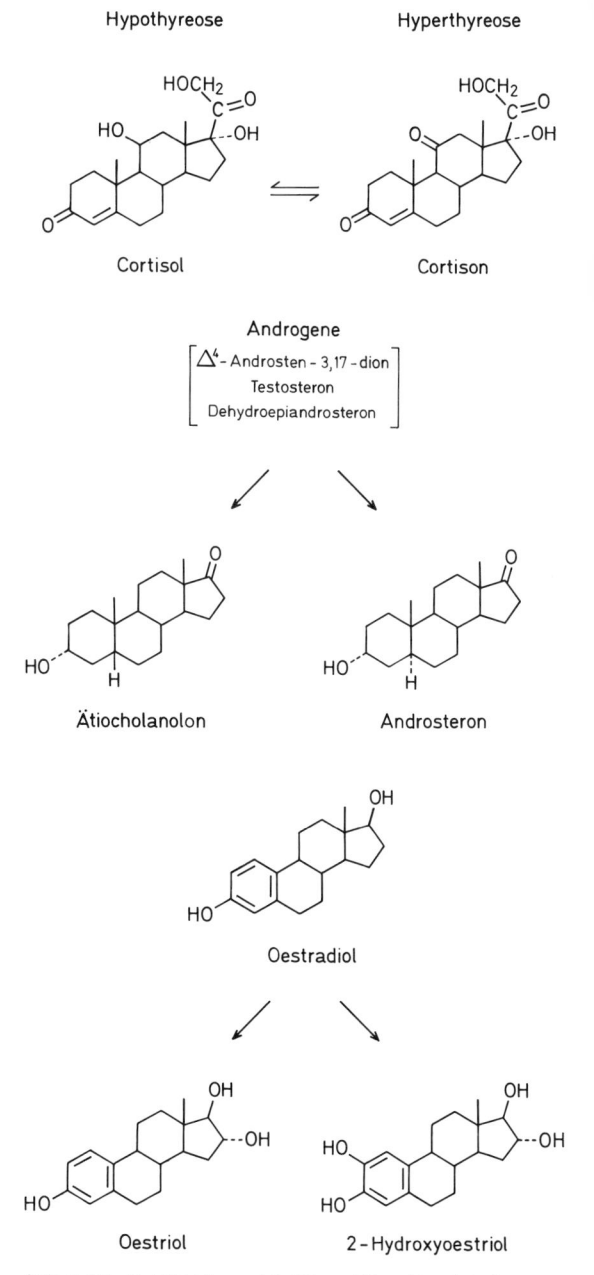

Abb. 5.**13** Schilddrüsenaktivität und Steroidmetabolismus. Hyperthyreose verlagert den Metabolismus der Glucocorticoide, der Androgene und der Oestrogene nach der rechten Seite, Hypothyreose nach der linken Seite (nach *Bray* u. *Jacobs* [7]).

Die Ursache für die Veränderungen im Corticosteroidhaushalt unter dem Einfluß eines Exzesses von Schilddrüsenhormonen ist im erhöhten und veränderten Metabolismus zu suchen. Daß es sich um einen spezifischen Effekt der Schilddrüsenhormone und nicht nur um die Auswirkungen des Hypermetabolismus handelt, geht daraus hervor, daß man bei hypermetabolischen Zuständen ohne Hyperthyreose eine erhöhte Metabolisierung dieser Steroide nicht findet. Drei Faktoren sind für den metabolischen Shift im Zustand der Hyperthyreose verantwortlich: Die C_{19}-Steroide liegen vorwiegend in der 5 β-Form vor (umgekehrt wie bei der Hypothyreose), da die 5 α-Hydrogenase eine Steigerung ihrer Aktivität zeigt (80). Zweitens kommt es in der C 11-Position zu einem Shift in Richtung der wenig stoffwechselaktiven Ketoform, wodurch sich die Menge des zirkulierenden Cortison erhöht. Drittens spielen sich auch Veränderungen in der 6 α-Position ab insofern, als wenig 6 β-hydroxylierte Formen gebildet werden (Abb. 5.13) (7).

In diesen metabolen Veränderungen ist die Ursache der erhöhten ACTH-Produktion zu sehen. Sie ist die Voraussetzung für die geschilderte Steigerung der Produktionsrate der Corticosteroide. Trotzdem ist die Stimulierbarkeit der Nebennierenrinde durch ACTH begrenzt und erschöpft sich offensichtlich nach einiger Zeit. Führt man den Stimulationsreiz an aufeinanderfolgenden Tagen durch, so wird die Reaktion der Nebenniere fortlaufend schwächer. Schließlich kann eine Nebennierenrindeninsuffizienz resultieren, was auch daraus hervorgeht, daß im Verlaufe der Hyperthyreose und parallel zur Schwere der Erkrankung die Ausscheidung der Cortisolmetaboliten ständig abnimmt (18, 22, 45). Eine Beziehung zur Höhe des Grundumsatzes läßt sich feststellen. Im übrigen ist die Reaktion der Nebennierenrinde auf exogenes ACTH von den normalen zirkadianen Variationen abhängig; eine besonders starke Reaktion ergibt sich in den frühen Morgenstunden (13). Das gleiche gilt für den Metopirontest. Auch hier läßt sich am späten Tag nur eine geringe Reaktion erzielen, während in den frühen Morgenstunden der Vorläufer des Cortisol, das 11-Deoxycorticol, stark ansteigt (54).

Führt man die Belastung auf der höheren Ebene der Kortex mit Insulin aus, so ergibt sich bei der Hyperthyreose im allgemeinen keine Abweichung vom posttherapeutischen Wert. Jedoch ist die Reaktion bei besonders schwerer Hyperthyreose unzureichend, woraus sich möglicherweise die Notwendigkeit einer Steroidtherapie bei einer schweren Hyperthyreose im Streß herleiten läßt (44).

Schon durch ältere Untersuchungen war bekannt, daß es bei der Hyperthyreose zu einer Vergrößerung der diurnalen Variationen im Plasmaspiegel des Cortisol kommt (55). Während der Nacht gleichen sind die Schwankungen zwischen Hyper- und Hypothyreose aus. Als sich zeigte, daß die diurnalen sekretorischen Variationen der Nebennierenrinde nicht in gleichmäßiger Weise, sondern episodisch erfolgen und daß abrupte Steigerungen der ACTH-Konzentration sofort von Steigerungen in der Cortisolkonzentration gefolgt werden, war es von Interesse, diese neuen Erkenntnisse auch bei der Hyperthyreose zu untersuchen (81). Dabei ergab sich, daß bei der Hyperthyreose die Zahl der sekretorischen Episoden größer ist als beim Gesunden und daß auch die Gesamtzeit, während derer die Nebennierenrinde aktiv sezerniert, bei der Hyperthyreose länger ist als bei normalen Personen (so z. B. 8 1/3 Stunden gegenüber einer Normalzeit von 6 Stunden während eines Tages). Dabei werden die normalerweise um Mitternacht beginnenden, sehr niedrigen Plasmacortisolwerte länger als beim Gesunden beibehalten. Es ist zu erwägen, ob durch den Exzeß von Schilddrüsenhormonen im Gehirn ein Mechanismus in Gang gesetzt wird, der die Modifikation der Abgabe des Corticotropin-releasing-Faktors im Hypothalamus bewirkt. Die in der Peripherie ablaufenden Mechanismen, die Verkürzung der Halbwertszeit, Anstieg der Produktion der 11-Ketometaboliten, ist auf enzymatische Einwirkung zurückzuführen, die nicht unter dem Einfluß des Zentralnervensystems stehen (29).

Änderungen der Transcortinwerte haben sich weder bei der Hyper- noch bei der Hypothyreose feststellen lassen (2, 21, 23).

Da man durch Androsteron den Cholesterinspiegel im Serum bei Hypothyreotikern, bei normocholesterinämischen Personen und bei Patienten mit anderen Formen der Hypercholesterinämie senken kann, hat man versucht, den erhöhten Anfall von Androsteron mit dem oft erniedrigten Cholesterinspiegel bei der Hyperthyreose in Zusammenhang zu bringen (36).

Zusammentreffen von Hyperthyreose und Cushing-Syndrom

Dieses Zusammentreffen ist außerordentlich selten. Meines Wissens sind in der Literatur insgesamt 8 Krankheitsfälle beschrieben worden (4, 5, 9, 12, 41, 48, 52) (zweimal Cushing-Syndrom nach Schilddrüsenoperation, einmal bei einem „exophthalmic goitre", einmal bei einer hyperthyreoten Knotenstruma, einmal Cushing-Syndrom mit Akromegalie und Hyperthyreose im Laufe von 4 Jahren, einmal Cushing-Syndrom mit malignem Exophthalmus und Schilddrüsenadenom ohne Hyperthyreose, einmal Hyperthyreose nach Bestrahlung der Hypophyse wegen eines Cushing-Syndrom, einmal Cushing-Syndrom nach einer Schilddrüsenoperation wegen Hyperthyreose). Außerdem wurden drei Fälle von Cushing-Syndrom beschrieben, bei denen gleichzeitig ein Schilddrüsenkarzinom bestand (20, 40, 73).

Angesichts der kleinen Zahl der beschriebenen Fälle läßt sich eine Gesetzmäßigkeit in der Reihenfolge des Auftretens der Symptome nicht feststellen. Zum Teil ging die Hyperthyreose, zum Teil aber auch das Cushing-Syndrom zeitlich voraus. Im klinischen Bild überwiegen die besonders auffälligen Erscheinungen des Cushing-Syndroms. Die Hyperthyreose ist oft maskiert, metabolisch aber durchaus erkennbar. In einem Krankheitsfall (48) erwies sich die Hyperthyreose, die zuerst behandelt wurde, als ungewöhnlich resistent gegenüber der Therapie. In diesem Fall ergab sich ein Parameter, der für ein Cushing-Syndrom ungewöhnlich ist, nämlich eine Erniedrigung der Konzentration des Cortisol im Plasma. Nachdem die Euthyreose wiederhergestellt war, bewegten sich beide Parameter in Richtung der Norm. Da sowohl das Cortisol als auch die Schilddrüsenhormone im Exzeß katabolisch wirken, läßt sich ein schneller Eiweißabbau feststellen, obwohl der Proteinspiegel im Blut normal bleibt. Die Metopironbelastung zeigt einen stärkeren Effekt als die ACTH-Belastung (52).

Leichtere Anzeichen von Schilddrüsenbeteiligung sind beim Cushing-Syndrom nicht ganz selten. So war die Schilddrüse unter 50 Patienten mit Cushing-Syndrom in 8 Fällen palpabel; eine leichte Protrusio bulbi bestand in 14 Fällen. In etwa 1/3 der Fälle ist der Grundumsatz unter −15% gesenkt; die Radiojodaufnahme ist, wenn untersucht, normal, das PB^{127}J im niedrig-normalen Bereich (64, 65, 77).

Eine mehr oder weniger stark ausgeprägte endokrine Ophthalmopathie ist beim Cushing-Syndrom ebenfalls nicht selten. CUSHING selbst (16) hat in seiner ersten Beschreibung darauf hingewiesen. Dies ist später öfter bestätigt worden; allerdings handelt es sich meist nur um leichte Grade der Protrusio. Diese wurden in 8% in einer Serie von 189 Patienten mit Cushing-Syndrom festgestellt (72). Es sind aber auch schon schwere Verlaufsformen einer euthyreoten endokrinen Ophthalmopathie beobachtet worden. In einem Fall bestand der klinisch stark ausgeprägte Exophthalmus 30 Wochen; dann erst kam es zur Ausbildung eines Cushing-Syndroms, wobei der Exophthalmus durch diese zweite Krankheit nicht erkennbar verschlechtert wurde (59).

Im allgemeinen wird die Schilddrüsenfunktion durch das Vorliegen eines Cushing-Syndroms nicht erheblich beeinflußt. Bei 5 Fällen eigener Beobachtung lag die Radiojodaufnahme im oberen, das PB^{127}J im unteren Bereich der Norm; der intrathyreoidale Jodumsatz ließ nichts auffälliges erkennen. Der TSH-Spiegel im Blut ist unverändert (38) jedoch ist oft eine verminderte Reaktion im TSH-TRH-Test festzustellen. Eine Normalisierung erfolgt bei allen Patienten nach einer adäquaten Strahlenbehandlung der Hypophyse mit ^{198}Au. Auffälligerweise war bei diesen Patienten die Prolactinausschüttung nach TRH normal (49). Die initiale suppressive Wirkung der Corticosteroide wirkt sich hauptsächlich am Hypothalamus aus, während eine chronische Einwirkung von Corticosteroiden auch den Hypophysenvorderlappen, wie bereits oben erwähnt, beeinflußt.

Bei dem gemeinsamen Auftreten einer Hyperthyreose mit einem Cushing-Syndrom dürfte es sich angesichts der Seltenheit dieser Kombination um ein zufälliges Zusammentreffen handeln. Frühere Spekulationen über eine beiden Krankheiten gemeinsame hypothalamische Schädigung sind hinfällig geworden, seit man erkannt hat, daß es sich bei der Hyperthyreose um eine autonome Erkrankung der Schilddrüse handelt.

Zusammentreffen von Hyperthyreose und Addisonscher Krankheit

Auch diese Kombination, die von RÖSSLE 1914 erstmals beschrieben wurde (74), ist selten. In der Weltliteratur sollen bis 1968 etwa 68 Patienten beschrieben worden sein (31, 56, 60, 78). Epidemiologische Untersuchungen ergaben eine Prävalenz der Addisonschen Krankheit von etwa 0,005% in der Gesamtbevölkerung, d.h. man kann mit einer Erkrankungszahl von 40–60 auf eine Million Einwohner rechnen (62, 63, 79). Sie ist also wesentlich seltener als die Hyperthyreose, bei der eine Zahl von 0,03% Erkrankter (in neueren Untersuchungen eine Zahl von 1,8%) angegeben wird. Die idiopathische Form ist mit ca. 70% weitaus häufiger als die durch Tuberkulose hervorgerufene Form. Man hatte früher angenommen, daß die Hyperthyreose in 3–4% aller Fälle mit der Addisonschen Krankheit vergesellschaftet sei (24, 25, 31). Neuere Untersuchungen haben aber gezeigt, daß diese Zahl zu tief gegriffen ist und daß insgesamt in 53% aller Formen eine zweite Krankheit als Polyendokrinopathie anzutreffen ist (62, 63). Diese zweite Krankheit ist nach dem Diabetes mellitus vor allen Dingen eine Erkrankung der Schilddrüse, und zwar kommt die Hyperthyreose in 10%, die Hypothyreose zusammen mit der Immunthyreoiditis in 7% und die diffuse euthyreote Struma in 18% vor. Aus der Gruppe, die durch eine Tuberkulose entstanden ist oder die aus anderen Gründen unklassifizierbar ist, sind keine Schilddrüsenfälle bekannt geworden (62, 63).

Eine Zusammenstellung der Literatur (32) zeigte, daß eine Mehrfacherkrankung zusammen mit der idiopathischen Form der Addisonschen Krankheit bei Diabetes mellitus 14%, bei der Hyperthyreose 9%, bei Hypothyreose und Immunthyreoiditis zusammen 9%, bei der perniziösen Anämie 3%, bei der Gonadeninsuffizienz 13%, bei Hypoparathyreoidismus 2% ausmacht, daß eine oder mehrere verwandte Erkrankungen in 41% der Fälle vorkommen.

Für die gemeinsame immunologische Basis von Addisonscher Krankheit und Hyperthyreose (51) spricht, daß bei der idiopathischen Form der Addisonschen Krankheit adrenale Antikörper in 70%, bei der tuberkulösen Form aber in 0% vorkommen. Zugleich sind bei der idiopathischen Erkrankung bei Anwesenheit adrenaler Antikörper gleichzeitig auch in 50% mikrosomale Schilddrüsenantikörper, in 34% Antikörper gegen Thyreoglobulin und in 75% beide Arten der Antikörper vorhanden. Antikörper gegen Parietalzellen, gegen den Intrinsicfactor und gegen die Ovarien spielen demgegenüber nur eine untergeordnete Rolle. Sind adrenale Antikörper nicht vorhanden, so verringert sich die Zahl der Anwesenheit thyreoidaler Antikörper drastisch und entspricht etwa den Kontrollwerten (62, 63). Bei den in der Literatur beschriebenen Fällen ist meistens die Addisonsche Erkrankung (10), in anderen Fällen aber auch die Hyperthyreose zuerst aufgetreten (71). Diese letztere, wenn auch seltene Form der Kombination, ist insofern von Interesse, als eine Hyperthyreose die Nebennierenrindeninsuffizienz sehr erheblich verschlechtern und zu einer lebensbedrohenden Addison-Krise führen kann. Über eine solche Verschlimmerung ist mehrfach berichtet worden (17, 28). Eine auffällige Resistenz bei der Behandlung der Hyperthyreose mit antithyreoidalen Stoffen hat sich bisher nicht nachweisen lassen; doch ist die Substitution der Nebennierenrindeninsuffizienz vermutlich leichter, wenn zuvor ein euthyreoter Zustand herbeigeführt wurde. Der verstärkte Metabolismus der Corticosteroide, der durch Einwirkung des Exzesses von Schilddrüsenhormonen veranlaßt wird, wirkt sich ungünstig aus. Dem entspricht es, daß einige Zeichen der hyperthyreoten Krise auf eine Nebennierenrindeninsuffizienz zurückgeführt werden können und daß die Verabreichung von Cortisol in diesem Zustand von Nutzen ist.

Kommt es umgekehrt zuerst zum Auftreten der Hyperthyreose und danach zur Addisonschen Erkrankung, so können die klinischen und die biochemisch-technischen Parameter der Hyperthyreose so sehr maskiert sein, daß sie nicht leicht zu erkennen sind. Untersuchungen mit moderner Methodik liegen zwar nicht vor. Man fand aber schon früher, daß der Grundumsatz (wie oft bei der Nebennierenrindeninsuffizienz) erniedrigt ist oder im niedrigen Normalbereich liegt und daß die klinischen Zeichen der Hyperthyreose nur schwach angedeutet sind. Dagegen können PB^{127}J und die Radiojodaufnahme erhöht sein. Bei einem Patienten entwickelte sich eine Hyperthyreose mit deutlichen klinischen Zeichen innerhalb von einigen Wochen, als eine Substitutionstherapie mit Corticosteroiden durchgeführt wurde, d. h. also, die Symptome des Hypermetabolismus entwickeln sich erst, wenn Cortisol in ausreichenden Mengen zur Verfügung steht. Die Erklärung für die geringe Ausbildung der hyperthyreoten Erscheinungen ist möglicherweise darin zu suchen, daß durch das Fehlen der Corticosteroide der Turnover der Schilddrüsenhormone in der Peripherie herabgesetzt wird, so daß sie ihre Wirkung am Gewebe nicht entfalten können (56).

Das Zusammentreffen beider Krankheiten ist relativ häufig, so daß man eine zufällige Koinzidenz mit Wahrscheinlichkeit ausschließen kann. Während beim Schmidt-Syndrom (Hypothyreose und Addisonsche Krankheit; 75) die gemeinsame autoimmunologische Basis schon seit längerer Zeit erörtert wird, wird dies bei der hier besprochenen Kombination erst neuerdings diskutiert. Für die Hypothese einer gemeinsamen immunpathologischen Entstehung spricht auch, daß beide Krankheiten eine genetische Basis aufweisen.

Für das häufige Auftreten einer Schilddrüsenunterfunktion bei der idiopathischen Addisonschen Krankheit ist weiterhin anzuführen, daß in der Hälfte der Fälle ein hoher TSH-Spiegel und ein PB^{127}J-Spiegel im unteren Bereich der Norm zu finden ist.

Therapeutische Konsequenzen

Die Behandlung einer primären Hyperthyreose mit Cortisol oder Prednison läßt nur unsichere Effekte erkennen, obgleich nicht zu leugnen ist, daß sich mitunter Besserung des klinischen Befundes und der biochemisch-technischen Parameter erkennen lassen. Über eine eigene ältere Beobachtung berichtet die Abb. 5.14. Eine Indikation zur Cortisolgabe besteht jedoch, trotz ungeklärten Situation, bei der hyperthyreoten Krise (S. 293), in manchen Fällen von endokriner Ophthalmopathie (S. 386) sowie u. U. vor Gabe einer RJ-Dosis.

Literatur

1 D'Angelo, S. A., J. M. Grodin: Experimental hyperthyroidism and adrenocortical function in the rat. Endocrinology 74 (1964) 509
2 Beisel, W. R., V. C. Diraimondo, P. Y. Chao, J. Rosner, P. H. Forsham: The influence of plasma protein binding on the extra-adrenal metabolism of cortisol in normal, hyperthyroid and hypothyroid subjects. Metabolism 13 (1964) 942
3 Berson, S. A., R. S. Yalow: The effect of cortisone on the iodine accumulating functions of the thyroid gland in euthyroid subjects J. clin. Endocr. 12 (1952) 407
4 Bevan, P. G., K. R. Thorston: Mixed adrenogenital Cushing Syndrome following thyroidectomy. Lancet 1957 I, 909
5 Bickel, G., R. Lasserre, I. Zeytinoglou: Zit. nach: Lamberg, B.-A. (1964) Nr. 52
6 Blomstedt, B., J. Einhorn: Effect of cortisone on the peripheral degradation of 131 Thyroxine J. clin. Endocr. 25 (1965) 181
7 Bray, G. A., H. S. Jacobs: Thyroid activity and other endocrine glands. In: Handbock of Physiology, Endocrinology, Bd. III/7. Amer. Physiol. Soc., Washington 1974 (S. 413)
8 Brown-Grant, K.: Inhibition of the release of thyroidal radioiodine in the rat by cortisone. Endocrinology, 56 (1953) 171
9 Brown, P. S., C. G. Clark, J. Crooks: Thyroid and adrenocortical responses to surgical operation. Clin. Sci. 27 (1963) 447
10 Bruno, M. S., W. B. Ober, H. S. Kuppermann, J. A. Epstein: Morbus Addison und Thyreotoxikose. Arch. intern. Med. 110 (1962) 155
11 Van Cauter, E., R. Leclercq, L. Vanhaelst, J. Goldstein: Simultaneous study of cortisol and TSH daily variation in normal subjects and patients with hyperadrenal corticism. J. clin. Endocr. 39 (1974) 645

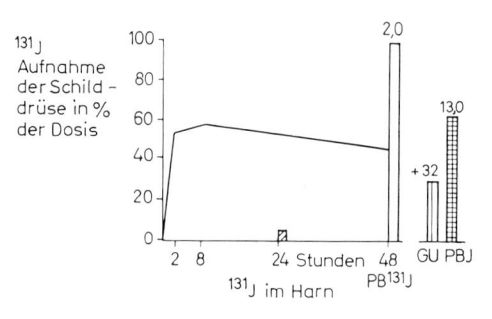

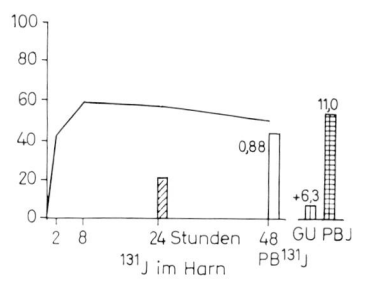

Abb. 5.**14** Behandlung einer primären Hyperthyreose mit Prednison. Frau B. St., 24 Jahre. Endokrine Ophthalmopathie, Gewichtsabnahme um 7,5 kg, Unruhe, Herzklopfen, Schweißausbrüche und Hitzegefühl, diffuse Schilddrüsenvergrößerung. Befund: 161 cm, 55,5 kg. Feucht-warme Hände, Hyperhidrosis. Beiderseits Lagophthalmus. Graefe-, Moebius- und Stellwagsches Phänomen positiv. Feinschlägiger Tremor. Grundumsatz + 31 %. Schneller Anstieg im Zweiphasentest. Cholesterin 120 mg/dl. PB^{127}J 13,0 mg/dl. Nach 12tägiger Behandlung mit 100 mg Prednison in abfallender Dosis: Deutliche Besserung des klinischen Befundes; Absinken des Grundumsatzes, in geringerem Maße auch des PB^{127}J sowie des PB^{131}J. Unveränderte Radiojodaufnahme. Auffällig ist die Steigerung der Ausscheidung des ^{131}J im Urin. Eine nachfolgende Behandlung mit Methylmercaptoimidazol hatte guten Erfolg (nach Oberdisse [64]).

12 Cazzola, R.: Zit. nach Lamberg, B.-A. (1964) Nr. 52
13 Ceresa, F., A. Angeli, G. Boccuzzi, L. Perotti: Impulsive and basal ACTH secretion phases in normal subjects, in obese subjects with signs of adrenocortical hyperfunction and in hyperthyroid patients. J. clin. Endocr. 31 (1970) 491
14 Chopra, I. J., U. Chopra, D. J. Orgiazzi: Abnormalities of hypothalamo-hypophyseal thyroid axis in patients with Graves' ophthalmopathy. J. clin. Endrocr. 37 (1973) 955
15 Le Compte, P. M.: Width of adrenal cortex in lymphatic leukemia, lymphosarcoma and hyperthyroidism. J. clin. Endocr. 4 (1944) 517
16 Cushing, H.: Basophil adenomas of pituitary body. Bull. Johns Hop. Hosp. 50 (1932) 137
17 Decourt, M. M. J., J. M. Doumic, J. P. Michard: Un cas de maladie d' Addison associé à une hyperthyroïde. Ann. Endocr. (Paris) 18 (1957) 423
18 Dieterle, P., P. C. Scriba: Die Stoffwechselwirkungen der Schilddrüsenhormone. In: Handbuch der inneren Medizin, 5. Aufl., Bd. VII/2 A, hrsg. von K. Oberdisse. Springer, Berlin 1975
19 Duick, D. S., D. W. Warren, J. T. Nicoloff, C. L. Otis, M. S. Croxson: Effect of single dose dexamethasone on the concentration of serum triiodothyronine in man. J. clin. Endocr. 39 (1974) 1151
20 Dyson, B. C.: Cushing's disease. Report of a ease associated with carcinome of the thyroid gland and cryptococcosis. New. Engl. J. Med. 261 (1959) 169
21 Farese, R. V., J. E. Plager: The in vitro red blood cell uptake of ^{14}C-Cortisol; studies of plasma protein binding of cortisol in normal and abnormal states. J. clin. Invest. 41 (1962) 53
22 Felber, J. P., W. J. Reddy, H. A. Selenkow, G. W. Thorn: Adrenocortical response to the 48-hour ACTH-test in myxedema and hyperthyroidsm. J. clin. Endocr. 19 (1959) 895
23 Fortier, C., F. Labrie, G. Pelletier, R. Jean-Pierre, P. Ducommun, A. Delgado, R. Labrie, M.-A. Ho-Kim: Recent studies on the feedback control of ACTH secretion, with particular reference to the rôle of transcortin in pituitary thyroid-adrenocortical interactions. In: Multicellular Organisms, hrsg. von G. E. W. Wolstenholme u. J. Knight. Churchill, London 1970 (S. 178)
24 Frederickson, D. S.: Effect of massive cortisone therapy on thyroid function. J. clin. Endocr. 11 (1951) 760
25 Frederickson, D. S., P. H. Forsham, G. W. Thorn: The effect of massive cortisone therapy on measurements of thyroid function. J. clin. Endocr. 12 (1952) 541
26 Fregly, M. J., R. L. Brimhall, O. J. Galindo: Effect of the antithyroid drug propylthiouracil on the sodium balance of rats. Endocrinology 71 (1962) 693
27 Fukuda, H., M. A. Greer, L. Roberts, C. F. Allen, V. Critchlow, M. Wilson: Nyctohemeral and sex-related variations in plasma thyrotropin, thyroxine and triiodothyronine. Endocrinology 97 (1975) 1424
28 Gabrilove, J. L., H. E. Weiner: Effect of thyroid function on adrenocortical steroid metabolism in a patient with Addison's disease and thyrotoxicosis. J. clin. Endrocr. 22 (1962) 795
29 Gallagher, T. F., L. Hellman, J. Finkelstein, K. Yoshida, E. D. Weitzman, H. D. Roffwarg, D. K. Fukushima: Hyperthyroidism and cortisol secretion in man. J. clin. Endocr. 34 (1972) 919
30 Garren, L. D., M. B. Lipsett: The effect of euthyroidal hypermetabolism on cortisol removal rates. J. clin. Endocr. 21 (1961) 1248
31 Gastineau, C. F., W. R. Myers, J. W. Arnold, W. M. McConahey: Thyroid disorders in Addison's disease. 2. Graves' disease. Mayo Clin. Proc. 39 (1964) 939
32 Gauwerky, Ch., K. A. Deck: Endokrine Polyadenopathie: Morbus Addison zusammen mit Diabetes mellitus, Hyperthyreose und perniziöser Anämie. Med. Welt (Stuttg.) 29 (1978) 273
33 Gregerman, R. I.: Intrinsic physiological variables and nonthyroidal illness. In: The Thyroid. A Fundamental and Clinical Text. 3. Aufl., hersg. von S. C. Werner u. S. H. Ingbar, Harper & Row, New York 1971 (S. 137)
34 Gross, H. A., M. D. Appleman jr., J. T. Nicoloff: Effect of biologically active steroids on thyroid function in man. J. clin. Endocr. 33 (1971) 242
35 Haigler, E. D., J. A. Pittman, J. M. Hershman, C. M. Baugh: Direct evaluation of pituitary thyrotrophin reserve utilizing synthetic thyrotrophin releasing hormone. J. clin. Endocr. 33 (1971) 573
36 Hellman, L., H. L. Bradlow, B. Zumoff, T. F. Gallagher: The influence of thyroid hormone on hydrocortisone production and metabolism. J. clin. Endocr. 21 (1961) 1231
37 Hellman, L., H. L. Bradlow, B. Zumoff, D. K. Fukushima, T. F. Gallagher: Thyroid-adrenal interrelations and the hypocholesteremic effect of androsterone. J. clin. Endocr. 19 (1959) 936
38 Hershman, J. M., J. A. Pittmann jr.: Utility of the radioimmunoassay of serum thyrotrophin in man. Ann. intern. Med. 74 (1971) 481
39 Hilton, J. C., W. C. Black, W. Athos, B. McHugh, C. D. Westermann: Increased ACTH-like activity in plasma of patients with thyrotoxicosis. J. clin. Endocr. 22 (1962) 900
40 Hökfelt, B., B. Sjögren, T. Falkheden: Steroid hormone production in a case of Cushing' syndrome with electrolyte changes simulating primary aldosenorism. Acta endocr. (Kbh.) 31 (1959) 175
41 Hurxthal, L. M., N. Musulin: Clin. Endocr. Philadelphia 1 (1953) 261
42 Ingbar, S. H.: The effect of cortisone on the thyroidal and renal metabolism of iodine. Endocrinology 53 (1953) 171
43 Ingbar, S. H., N. Freinkel: ACTH, cortisone and the metabolism of iodine. Metabolism 5 (1956) 652
44 Jackson, I. M., T. H. Hassan, C. R. Prentice: Insulin-induced hypoglycemia as a test of pituitary adrenal function in thyrotoxicosis. J. clin. Endocr. 26 (1966) 545
45 Karl, H. J., W. Decker: Untersuchungen über Sekretion und Abbau von Cortisol bei Patienten mit Hypo- und Hyperthyreose. 10. Symposium der Dtsch. Ges. für Endokrinologie 1963. Springer, Berlin 1964 (S. 198)
46 Kenny, F. M., N. Iturzaeta, C. Preeyasambat, F. H. Taylor, C. J. Migeon: Cortisol production rate. VII. Hypothyroidism and hyperthyroidism in infants and children. J. clin. Endocr. 27 (1967) 1616
47 Komaromi, I.: The effect of thyroxine derivatives on oxygen consumption and adrenal weight in the rat. Acta physiol. Acad. Sci. hung. 27 (1965) 213
48 Kreines, K., V. M. Esselborn: Simultaneous Graves' disease and Cushing's syndrome with unusually low levels of plasma cortisol: J. clin. Endocr. 28 (1968) 789
49 Kuku, S. F., D. F. Child, S. Nader, T. R. Fraser: Thyrotrophin and prolactin responsiveness to thyrotropin releasing hormone in Cushing's disease. J. clin. Endocr. 4 (1975) 437
50 Kumar, R. G., B. U. Musa, W. G. Appleton, J. J. Dowling: Effect of prednisone on thyroxine distribution. J. clin. Endocr. 28 (1968) 1335
51 Labhart, A.: Autoimmunity in idiopathic Addison's disease. Lancet 1967 I. 1040
52 Lamberg, B.-A.: Cushing's syndrome co-existing with hyperthyroidism. Acta med. scand., Suppl. 412 (1964) 159
53 Lessof, M. H., C. Lyne, M. N. Maisey, R. A. Sturge: Effect of thyroid failure on the pituitary-adrenal axis. Lancet 1969 I, 642
54 Martin, M. M., D. H. Mintz: Effect of altered thyroid function upon adrenocortical ACTH and methopyrapone (SU-4885) responsiveness in man. J. clin. Endocr. 25 (1965) 20
55 Martin, M. M., D. H. Mintz, H. Tamagaki: Effect of altered thyroid function upon steroid circadian rhythms in man. J. clin. Endocr. 23 (1963) 242
56 Martino, J. A., L. E. Braverman: Simultaneous occurrence of Addison's disease and thyrotoxicosis. Metabolism 14 (1965) 598
57 Miller, H., J. A. Durant, J. M. Cowan, J. M. S. Knott, E. S. Garneth: Thyroid function and steroid hormone excretion. J. Endocr. 48 (1970) 55
58 Money, W. L.: The interrelation of the thyroid and the adrenals. In: The Thyroid. Brookhaven Sympos. in Biology, Upton, National Laboratory, Brookhaven 1954
59 Morgan, D. C., A. S. Mason: Exophthalmos in Cushing's syndrome. Brit. Med. J. 1958) II, 481
60 Naqui, J.: Co-existance of Addison's disease and thyrotoxicosis. Postgrad. med. J. 43 (1967) 127
61 Nicoloff, J. T., D. A. Fisher, M. D. Appleman jr.: The role of glucocorticoids in the regulation of thyroid function in man. J. clin. Invest. 49 (1970) 1922
62 Nerup, J.: Addison's disease – clinical studies. A report of 108 cases. Acta endocr. (Kbh.) 76 (1974) 127
63 Nerup, J.: Addison's disease – serological studies. Acta endocr. (Kbh.) 76 (1974) 142
64 Oberdisse, K.: Die Behandlung mit antithyreoidalen Substanzen. In: Die medikamentöse Behandlung der Schilddrüsenerkrankungen, hrsg. von W. Grab u. K. Oberdisse. Thieme, Stuttgart 1959 (S. 193)

65 Oberdisse, K.: Nebennierenrinde und Hyperthyreose. In: Die Krankheiten der Schilddrüse, hrsg. von K. Oberdisse u. E. Klein. Thieme, Stuttgart 1967 (S. 241)
66 Oppenheimer, J. H., S. C. Werner: Effect of prednisone on thyroxine-binding proteins. J. clin. Endocr. 26 (1966) 715
67 Otsuki, M., M. Dakoda, S. Baba: Influence of glucocorticoids on TRF-induced TSH-response in man. J. clin. Endocr. 36 (1973) 95
68 Pekary, A. E., J. M. Hershman, D. C. Parker: Characterization of the nocturnal TSH surge by a new high sensitivity TSH assay. Clin. Res. 23 Abstr. A 129 (1975).
69 Peterson, R. E.: The influence of the thyroid on adrenal cortical function. J. clin. Invest. 37 (1958) 736
70 Peterson, R. E.: The miscible pool and turnover rate of adrenocortical steroids in man. Recent Progr. Hormone Res. 15 (1959) 231
71 Pittman, J. A.: Hyperthyroidism: Adrenal cortex. In: The Thyroid. A Fundamental and Clinical Text, 3. Aufl., hrsg. von S. C. Werner u. S. H. Ingbar, Harper & Row, New York 1971 (S. 644)
72 Plotz, C. M., A. L. Knowlton, C. Ragan: The natural history of Cushing's syndrome. Amer. J. Med. 13 (1952) 597
73 Roberts, P. A. L.: Carcinoma of the thyroid, hypoparathyroidism and Cushing's syndrome. Proc. roy. Soc Med. 55 (1959) 805
74 Rössle, R.: Über gleichzeitige Addison'sche und Basedow'sche Erkrankung. Verh. dtsch. path. Ges. 17 (1914) 220
75 Schmidt, M. B.: Eine biglanduläre Erkrankung (Nebennieren und Schilddrüse) bei Morbus Addisonii. Verh. dtsch. Ges. Path. 21 (1926) 212
76 Siebenmann, R. E., H. Steiner, E. Uehlinger: Hyperthyreose und Nebennierenrinde. In: Handbuch der allgemeinen Pathologie. Bd. VIII/1, hrsg. von Altmann, H.-W. Springer. Berlin, 1971 (S. 436).
77 Soffer, L. J., A. Iannaccone, J. L. Gabrilove: Cushing's syndrome. Amer. J. Med. 30 (1961) 129
78 Steiner, H.: Pathologische Morphologie der endokrinen Regulationen. In: Handbuch der allgemeinen Pathologie, s. Nr. 76
79 Stuart Mason, A., T. W. Meade, J. A. H. Lee, J. N. Morris: Epidemiological and clinical picture of Addison's disease. Lancet 1968 II 744
80 Tomkins, G., J. M. McGuire jr.: The effect of thyroid hormones on adrenal steroid metabolism. Ann. N. Y. Acad. Sci. 86 (1960) 600
81 Weitzman, E. D., H. Schaumberg, W. Fishbein: Twenty-four hour pattern of the episodic secretion of cortisol in normal subjects. J. clin. Endocr. 26 (1966) 121
82 Werner, S. C., S. R. Platman: Remission of hyperthyroidism (Graves' disease) and altered pattern of serum-thyroxine binding induced by prednisone. Lancet II 1965 751
83 Wilber, J. F., R. D. Utiger: The effect of glucocorticoids on thyrotropin secretion. J. clin. Invest. 48 (1969) 2096
84 Williams, D. E., I. J. Chopra, J. Orgiazzi, D. H. Solomon: Acute effects of cortocosteroids on thyroid activity in Graves' disease. J. clin. Endocr. 41 (1975) 354
85 Wolfson, W. Q., W. H. Beierwaltes, W. D. Robinson, I. F. Duff, J. R. Jones, C. T. Knorpp, M. Eya: Corticogenic hypothyroidism: Its regular occurrence and clinical significance during prolonged therapeutic administration of ACTH or cortisone. J. Lab. clin. Med. 36 (1950) 1005
86 Wuttke, H., F. J. Kessler, G. Loebbert, H. Vetter: Effect of experimentally induced hyperthyroidism on zona glomerulosa from adrenal cortecx of the rat. Med. Klin. 71 (1976) 239
87 Zimmermann, H.: Chromatographie der 17-Ketosteroide und deren Bedeutung in der Diagnostik endokriner Krankheiten. Habil.-schrift, Düsseldorf 1960

Wirkung und Metabolismus der Katecholamine bei Schilddrüsenerkrankungen

Seit den Untersuchungen von GOETSCH (12) ist über die Wechselbeziehungen zwischen den Schilddrüsenhormonen und den Katecholaminen oft diskutiert und auch spekuliert worden. Zum Teil sind diese Fragen in den Kapiteln Das Kardiovaskuläre System (S. 239) und Lipidstoffwechsel (S. 220) behandelt worden. Viele Merkmale der Hyperthyreose ähneln denen, die man durch adrenergische Stimulation hervorrufen kann, so z. B. die Tachykardie, die gesteigerte myokardiale Kontraktilität, der Tremor des Skelettmuskels, die verstärkte Glykogenolyse und Lipolyse. Hinzu kommt, daß diese Symptome der Hyperthyreose durch die Blockade der β-adrenergischen Rezeptoren gemildert werden können. Dies gilt auch für die durch T_4 und T_3 induzierte Hyperthyreose. Die Symptome der Hypothyreose ähneln demgegenüber mehr den Merkmalen, die man durch β-adrenergische Blockade hervorrufen kann. Moderne Techniken haben dazu beigetragen, die komplizierten Zusammenhänge ein wenig zu erhellen.

Zunächst sollen die Wirkungen der Katecholamine auf die Schilddrüse und auf den Metabolismus der Schilddrüsenhormone, danach die Einwirkung der Schilddrüsenhormone auf den Metabolismus der Katecholamine dargestellt werden.

Die Wirkung der Katecholamine auf die Schilddrüse und den Metabolismus der Schilddrüsenhormone

Als unmittelbare Einwirkung der Katecholamine auf die Schilddrüse läßt sich im Infusionsversuch gelegentlich eine Schwellung der Schilddrüse feststellen. Dies ist auch für das Phäochromozytom beschrieben worden (39). Die thyreotrope Funktion des Vorderlappens kann im Tierversuch adrenergisch stimuliert werden, ebenso wie die TRH-Abgabe des Hypothalamus durch adrenergische Wirkstoffe beeinflußt wird. Beim Menschen sind jedoch bisher ähnliche Einwirkungen nicht bekannt geworden (40).

β-adrenergische Rezeptoren und adrenergische Nervenfasern lassen sich in der Schilddrüse des Menschen und der Laboratoriumstiere nachweisen (25, 29). Für die Versorgung der Thyreozyten mit sympathischen Nervenfasern spricht auch die Tatsache, daß man durch ihre elektrische Reizung die Kolloidpinozytose und die Hormonabgabe erhöhen und durch Sympathektomie die Freigabe der Schilddrüsenhormone herabsetzen kann (23, 24). Adrenalin wirkt wie die Reizung der sympathischen Nervenendigungen.

Die Schilddrüsenhormone beeinflussen diejenigen Stoffwechselprozesse, die durch β-adrenergische Rezeptoren an den Zellmembranen übermittelt werden. Sie haben aber nur wenig oder gar keinen Einfluß auf diejenigen, deren Übertragung durch α-adrenergische Rezeptoren erfolgt. Die positiv inotrope und chronotrope Wirkung der Katecholamine kommt durch die Aktivierung der Adenylcyclase zustande. Im Myokard kann dieser Vorgang durch β-adrenergische Blocker unterdrückt werden. Die spricht dafür, daß die Wirkung der Katecholamine auf die Adenylcyclase über die β-Rezeptoren vermittelt wird.

Eine weitere Wirkung der β-Rezeptoren-Blocker ist darin zu sehen, daß sie auf die Konversion von T_4 zu T_3 in der Peripherie einwirken: Bei der menschlichen Hyperthyreose werden die T_4-Werte durch Propranolol nicht beeinflußt, während das T_3 (bei Ansteigen von rT_3) absinkt. Der Quotient von T_3/T_4 fällt damit ab. Stellt man mit antithyreoidalen Substanzen die Euthyreose wieder her, so werden die Normalwerte von T4 und T3 wieder erreicht. Die Konversion ist also u. a. abhängig vom β-adrenergen System. Bei einer β-Blokkade wird sie insuffizient (15, 33, 34). Damit würde sich die β-Rezeptoren-Blockade (hypothetisch) in die vielfachen, die Konversion hemmenden Wirkungskomplexe einordnen, wie Hungerzustand, postoperativer Zustand, Corticosteroideinwirkung, chronische Krankheiten, vorgeschrittenes Alter, d. h. der Metabolismus, nicht die Synthese der Schilddrüsenhormone, wird beeinflußt. Der klinisch erwünschte Propranololeffekt würde u. a. also durch eine Herabsetzung der T3-Bildung zustande kommen. Nicht nur bei Hyperthyreotikern, sondern auch bei Hypothyreotikern, die unter Substitutionstherapie stehen, läßt sich unter Einwirkung von Propranolol ein Absinken des T3-Spiegels im Plasma feststellen. Während T4 und TSH bei der Hyperthyreose unverändert bleiben, steigen sie bei der substituierten Hypothyreose an (32): Als weitere Einwirkung des Propranolol ist die Hemmung der durch das TSH angeregten Produktion des c-AMP an den Membranen der Schilddrüsenzellen anzusehen (10).

Wenn auch bei der Hyperthyreose durch Propranolol der erhöhte Sauerstoffverbrauch nicht gesenkt, der Verlust von Calcium, Phosphor und Hydroxyprolin unverändert bleibt, so läßt sich doch ein schnell einsetzender stickstoffsparender Effekt des Propranolol bei dieser Krankheit nachweisen. Die Stickstoffbilanz, die nach den bahnbrechenden Untersuchungen von v. MÜLLER (26) als Index für Beginn, Schwere und Dauer der Hyperaktivität gelten kann, wird gebessert. Nach einer definitiven Therapie (subtotale Resektion) kommt zusätzlich nur eine leichte Besserung der Bilanz zustande (11). Die metabolen Auswirkungen des Hormonexzesses scheinen also wenigstens partiell über das β-adrenerge System zu verlaufen.

Wenn auch die klinischen Effekte der Katecholamine bei der menschlichen Hyperthyreose und beim intakten hyperthyreoten Organismus der Laboratoriumstiere nicht eindrucksvoll zu sein scheinen und wenn auch ein Teil ihrer Wirkungen durch Gefäßreaktion bedingt sein mag, so lassen sich doch diskrete Einwirkungen des adrenergen Systems auf Schilddrüse und Schilddrüsenhormone (Bildung von c-AMP und unter dem Einfluß der Blockade: Konversionshemmung und stickstoffsparender Effekt) nachweisen, so daß man die früher oft vertretene Ansicht, einen überzeugenden Beweis für den Einfluß der Katecholamine auf die Schilddrüse und ihre Hormone gäbe es nicht, nicht aufrecht erhalten kann.

Die Wirkung der Schilddrüsenhormone auf den Metabolismus der Katecholamine

Schon vor Jahrzehnten wurde festgestellt, daß die Gabe von Schilddrüsenhormonen eine Abnahme des Adrenalin- und Noradrenalingehalts der sekretorischen Markzellen bewirkt (1, 17, 20). Auf der anderen Seite steigt im hypothyreoten Zustand der Gehalt von Adrenalin und Noradrenalin im Nebennierenmark an (16).

Während man noch vor kurzem annahm, daß der Spiegel des Adrenalin im Plasma beim Menschen bei verschiedenen Funktionszuständen der Schilddrüse unbeeinflußt bliebe (13), ließ sich neuerdings mit verbesserter Methode nachweisen, daß die Konzentration des Noradrenalin im Plasma bei der menschlichen Hyperthyreose herabgesetzt oder unverändert und bei der menschlichen Hypothyreose deutlich erhöht ist. Dabei besteht eine negative Korrelation zu den Konzentrationen von T4 oder T3 (9, 30, 35). Während die Noradrenalinkonzentration im Plasma bei euthyreoten Personen etwa 18 ng/dl (1,06 nmol/l) beträgt und bei der Hyperthyreose nur unwesentlich von diesem Wert abweicht, steigt bei der menschlichen Hypothyreose die Konzentration auf i. M. 30,3 ng/dl (1,79 nmol/l) an. Auch die Plasmasekretionsrate des Noradrenalin, die bei Euthyreose 1,46 ng/kg/d (8,28 pmol/kg/d) beträgt und bei der Hyperthyreose nicht wesentlich zunimmt, wächst bei der Hypothyreose als Ursache der erhöhten Konzentration im Plasma sehr erheblich, nämlich auf 4,62 ng/kg/d (27,3 pmol/kg/d) i. M. an.

Um die Adrenalinabgabe aus dem Nebennierenmark und die Freisetzung des Noradrenalin von den Nervenendigungen zu beurteilen, kann man zwei Stimulationsmethoden anwenden. Im ersten Fall wird die unter der Reizwirkung einer Insulinhypoglykämie erfolgende Urinausscheidung des Adrenalin gemessen. Die ausgeschiedene Menge ist bei hypothyreoten Patienten niedriger als im euthyreoten Zustand. Aber auch bei der Hyperthyreose ist die ausgeschiedene Menge herabgesetzt. Die Noradrenalinausschüttung im Urin kann man durch Lagewechsel beeinflussen. Durch Aufrichten des Patienten aus der liegenden in die aufrechte Stellung wird das sympathische Nervensystem stimuliert. Bei der Hyperthyreose wird nur ein zweifacher Anstieg der Exkretion gemessen, wesentlich weniger als bei normalen Personen (4, 14, 20).

Aus diesen Stimulationsversuchen kann man schließen, daß der Hyperthyreotiker gegenüber den von ihm selbst produzierten Katecholaminen reaktionsfähig und sensibel ist, daß man aber durch Stimulation nur eine vergleichsweise geringe Steigerung der Sekretion erzeugen kann. Bei der menschlichen Hypothyreose sind die Noradrenalinwerte im Plasma bei aufrechter Position um das Dreifache gesteigert. Der Anstieg normalisiert sich nach Substitutionstherapie (7).

Durch Variieren der Schilddrüsenfunktion kann man eine Reihe der durch Katecholamine bewirkten Reaktionen beeinflussen. So wird die stoffwechselsteigernde Wirkung des Adrenalin durch Behandlung mit T4 erhöht und sehr stark durch Entfernung der Schilddrüse herabgesetzt (31). Daß der Spiegel der freien Fettsäuren im Plasma durch eine Hypothyreose erniedrigt und durch eine Hyperthyreose gesteigert wird, ist im Kap. Lipidstoffwechsel (S. 220) ausgeführt (27). Hier ist von Bedeutung, daß die Zufuhr von Schilddrüsenhormonen die Empfindlichkeit des Fettgewebes gegenüber dem lipolytischen Effekt der Katecholamine steigert (6), während sie im Zustand der Hypothyreose vermindert ist. In ähnlicher Weise kann der durch Katecholamine bewirkte Glycogenschwund im Herz- und Skelettmuskel durch Schilddrüsenhormonzufuhr verstärkt, durch Erzeugung einer Hypothyreose vermindert werden. Andere physiologische oder pharmakologische Wirkungen der Katecholamine werden durch die Schilddrüse nicht beeinflußt, so etwa die Herabsetzung des Tonus des Darms (4).

Die erhöhte kardiale Sensibilität gegenüber Katecholaminen bei einem Exzess von Schilddrüsenhormonen kann man auch in der Organkultur eines isolierten fetalen Herzens nach Gabe von T3 feststellen: Es wird empfindlicher gegenüber dem chronotropen Effekt der β-adrenergischen Stimulation; dies gilt jedoch nicht für alle chronotrop wirkenden Stoffe, sondern nur für diejenigen, die spezifisch die β-adrenergen Rezeptoren stimulieren (37).

Die Vorstellung von der sensibilisierenden Wirkung, die die Schilddrüsenhormone in der Peripherie auf die Katecholamine ausüben, wurde durch die Untersuchungen von GOETSCH (12) inauguriert, als er zeigte, daß die Blutdrucksteigerung, die unter Adrenalinwirkung auftritt, bei Hyperthyreotikern stärker als bei Normalpersonen bei Erscheinung tritt. Was der Ausdruck „Sensibilisierung" aussagen soll, ist zunächst noch völlig unklar. In Einzelheiten ergeben sich erhebliche Widersprüche. So sind die Plasmaspiegel des zyklischen AMP bei Patienten mit Hyperthyreose hoch und bei Patienten mit Hypothyreose niedrig (18). Die basale myokardiale Aktivität der Adenylcyclase ist aber bei hypothyreoten Tieren hoch, bei hyperthyreoten Tieren unverändert (5, 22, 28). Auf der anderen Seite wurde gezeigt, daß weder die Sensibilität der Adenylcyclase gegenüber Adrenalin, noch der intrazelluläre Spiegel des c-AMP durch den Zustand der Hyper- oder Hypothyreose geändert wird (21).

Die inotrope und die chronotrope Wirkung des Noradrenalin wird offenbar durch die Aktivierung der Adenylcyclase mit dem Resultat eines Anstiegs des c-AMP vermittelt. Da aber auch die Schilddrüsenhormone fähig sind, die myokardiale Adenylcyclase zu aktivieren, da dieser letztere Effekt jedoch nicht durch β-Blockade zu hemmen ist und offensichtlich nicht durch β-adrenerge Rezeptoren vermittelt wird, da andererseits aber ein additiver Effekt von Noradrenalin und T4 zu beobachten ist, liegt es nahe anzunehmen, daß zwei verschiedene Adenylcyclasesysteme am Herzen existieren, von denen einer für das Noradrenalin, der andere für die Schilddrüsenhormone verantwortlich ist (21).

Das Fettgewebe und das Myokard sind bisher besonders eingehend untersucht worden. Man muß aber annehmen, daß der Einwirkungsmechanismus sich von Gewebe zu Gewebe ändert. So wird offenbar die Sensibilität der Katecholamine gegenüber den Schilddrüsenhormonen an der Fettzelle geändert, während im Myokard die Prozesse distal von der Erzeugung des c-AMP beeinflußt werden (29). Wahrscheinlich hat das Adrenalin am Fettgewebe zwei verschiedene Wirkungsweisen, von denen die eine sich als abhängig, die andere sich als unabhängig von den Schilddrüsenhormonen erweist (2, 3, 4).

Einen Hinweis darauf, wie man sich im einzelnen den Mechanismus der sog. Sensibilisierung vorstellen könnte, geben folgende Versuche: Nachdem eine Technik zur Verfügung steht, die es erlaubt, die Zahl der β-adrenergen Rezeptoren direkt zu messen, zeigte sich, daß die Herzmembranen hyperthyreoter Tiere weit mehr β-adrenergische Rezeptoren als die Membranen der Kontrollen enthalten. Die Schilddrüsenhormone könnten also über die Zahl der kardialen β-adrenergischen Rezeptoren die Sensibilität gegenüber den Katecholaminen erhöhen (38). T4-vorbehandelte Ratten lassen einen Anstieg der Zahl der β-Rezeptoren erkennen, während die Zahl der α-Rezeptoren absinkt. Die Gesamtzahl der Rezeptoren steigt an, wobei der Quotient β:α etwa 6 beträgt. Bei hypothyreoten Tieren (PTU) erniedrigt sich die Zahl der β-Rezeptoren ein wenig; die Zahl der α-Rezeptoren geht aber stark zurück. Hier ist die Gesamtzahl der Rezeptoren vermindert (8). Als Erklärung bietet sich die Möglichkeit an, daß ein Pool von Rezeptoren im Zytoplasma besteht und daß T4 und T3 eine Verlagerung aus diesem Pool an die Plasmamembran veranlassen. Ein frühzeitiger Abfall (in Stunden) kann mit Erschöpfung des Pool erklärt werden, eine langdauernde Wirkung als De-novo-Synthese der Rezeptoren unter dem Einfluß der Schilddrüsenhormone (19), da ja bereits von TATA (32) gezeigt wurde, daß man durch Gabe von T3 die Synthese der Kern-RNA, der ribosomalen RNA, der Proteine und Phospholipide steigern kann. Diese Untersuchungen sind in jedem Fall von Interesse, da die Tatsache, daß ein Hormon die Rezeptoren des Zielorganes eines anderen Hormons modifiziert und reguliert, von allgemeiner physiologischer und pathologischer Bedeutung ist. Eine weitere Erklärungsmöglichkeit wäre darin zu sehen, daß die Schilddrüsenhormone, was nicht immer der Fall ist, die Konzentration der Katecholamine im Gewebe oder im Plasma reduzieren. Da damit die chronische basale sympathische Stimulation abfällt, könnte die Zahl der β-adrenergischen Rezeptoren ansteigen (38).

Wenn die Untersuchungsergebnisse auch widersprüchlich sind, so läßt sich doch zusammenfassend feststellen, daß die Kenntnis der Interferenzen zwischen Schilddrüsenhormonen und Katecholaminen unter pathophysiologischen Aspekten, aber auch im Hinblick auf die β-adrenergische Blockade von klinischer Bedeutung ist. Der letzteren kann man sich bei der Behandlung der Hyperthyreose, besonders bei ihren kritischen Verschlimmerungen, mit Vorteil bedienen; jedoch sollte die Blockade immer nur für kurze Zeit angewandt werden, da sich auch eine negative Wirkung auf die Herzfunktion ergibt. Man sollte die Blockade deshalb bei Anzeichen von Herzinsuffizienz vermeiden und sie auch vor operativen Eingriffen mit großer Vorsicht anwenden (s. S. 239).

Literatur

1 Abelin, I., H. Ryser: Adrénaline et thyroxine. Helv. med. Acta 24 (1957) 231
2 Bray, G. A.: Metabolic and regulatory obesity in rats and man. Hormone Metab. Res., Suppl. 2 (1970) 175
3 Bray, G. A., H. M. Goodman: Effect of epinephrine on glucose transport and metabolism in adipose tissue of normal and hypothyroid rats. J. Lipid. Res. 9 (1963) 714
4 Bray, G. A., H. S. Jacobs: Thyroid equity and other endocrine glands: Handbook of Physiology, Bd. III, hrsg. von M. A. Greer, D. H. Solomon, Amer. Physiol. Soc., Washington D. C. 1974 (S. 413)
5 Broekhuysen, J., M. Ghislain: Increased heart adenylcyclase activity in the hypothyroid rat. Biochem. Pharmacol. 21 (1972) 1492
6 Challoner, D. R.: A direct effect of triiodothyronine on the oxygen consumption of rat adipocytes. Amer. J. Physiol. 216 (1969) 905
7 Christensen, N. J.: Increased levels of plasma noradrenaline in hypothyroidism. J. clin. Endocr. 35 (1972) 359
8 Ciaraldi, T., G. V. Marinetti: Thyroxine and propylthiouracil effects in vivo on alpha and beta adrenergic receptors in rat heart. Biochem. biophys. Res. Commun. 74 (1977) 984
9 Coulombe, P., J. H. Dussault, P. Walker: Catecholamine metabolism in thyroid disease. II. Norepinephrine secretion rate in hyperthyroidism and hypothyroidism. J. clin. Endocr. 44 (1977) 1185
10 Davies, T. F., S. M. McLachlan, P. M. Povey, H. R. Smith, R. Hall: The influence of propranolol on the thyrotropin receptor. Endocrinology 100 (1977) 974
11 Georges, L. P., R. P. Santangelo, J. F. Mackin, J. J. Canary: Metabolic effects of propranolol in thyrotoxicosis. I. Nitrogen, calcium and hydroxyproline. Metabolism 24 (1975) 11
12 Goetsch, E.: Newer methods in the diagnosis of thyroid disorders: Pathological and clinical. N. Y. med. J. 18 (1918) 259
13 Häggendal, J., N. Svedmyr: The effect of triiodothyronine treatment on the catecholamine content of blood during infusion of adrenaline in man. Acta physiol. scand. 66 (1966) 103
14 Harrison, M. T.: Reflex liberation of catecholamines in hyperthyroidism. J. surg. Res. 1 (1961) 77
15 Harrower, A. D. B., J. A. Fyffe, D. B. Horn, J. A. Strong: Thyroxine and triiodothyronine levels in hyperthyroid patients during treatment with propranolol. Clin. Endocr. Metabol. 7 (1977) 41

16 Hökfelt, B.: Noradrenaline and adrenaline in human tissue. Acta physiol. scand., Suppl. 92 (1951)
17 Hopsu, V. K.: Effect of experimental alterations of the thyroid function on the adrenal medulla of the mouse. Acta endocr. (Kbh.) 34, Suppl. 48 (1960)
18 Karlberg, B. E., K. G. Hendrikson, R. G. G. Andersson: Cyclic adenosine 3'5' monophosphate concentrations in plasma, adipose tissue and skeletal muscle in normal subjects and in patients with hyper- and hypothyroidism. J. clin. Endocr. 39 (1974) 96
19 Kempson, S., G. V. Marinetti, A. Shaw: Hormone action at the membrane level. VII. Stimulation of dihydroalprenolol binding to beta-adrenergic receptors in isolated rat heart ventricle slices by triiodothyronine and thyroxine. Biochim. biophys. Acta (Amst.) 540 (1978) 320
20 Leak, D.: The thyroid and the autonomic nervous system. Heinemann, London (1970)
21 Levey, G. S., S. E. Epstein: Myocardial adenyl cyclase activation by thyroid hormones and evidence for two adenyl cyclase systems. J. clin. Invest. 48 (1969) 1663
22 McNeill, J. H., L. D. Muschek, T. M. Brody: The effect of triiodothyronine on c-AMP, phosphorylase and adenyl cyclase in the rat heart. Canad. J. Phys. Pharm. 47 (1969) 913
23 Melander, A. L., E. Ericson, F. Sundler, S. H. Ingbar: Sympathic innervation of the mouse thyroid and its significance in thyroid hormone secretion. Endocrinology 94 (1974) 959
24 Melander, A. L., L. E. Ericson, F. Sundler, U. Westgren: Intrathyroidal amines in the regulation of thyroid activity. Rev. Physiol. Biochem. Pharmacol. 73 (1975) 39
25 Melander, A. L., E. Ericson, J. G. Ljunggren, K. A. Norberg, B. Persson, F. Sundler, S. Tibblin, U. Westgren: Sympathetic innervation of the normal human thyroid. J. clin. Endocr. 39 (1974) 713
26 Müller, F.: Beiträge zur Kenntnis der Basedow'schen Krankheit. Dtsch. Arch. klin. Med. 51 (1893) 335
27 Rich, C., E. L. Bierman, I. L. Schwartz: Plasma non-esterified fatty acids in hyperthyroid states. J. clin. Invest. 38 (1959) 275
28 Sobel, B. E., P. J. Dempsey, T. Cooper: Normal myocardial adenylcyclase activity in hyperthyroid cats. Proc. Soc. exp. Biol. (N. Y.) 132 (1969) 6
29 Spaulding, S. W., G. N. Burrow: Beta-adrenergic stimulation of cyclic AMP and protein activity in the thyroid. Nature (Lond.) 254 (1975) 347
30 Stoffer, S. S., N.-S. Jiang, C. A. Gorman, G. M. Piler: Plasma catecholamines in hypothyroidism and hyperthyroidism. J. clin. Endocr. 36 (1973) 587
31 Swanson, H. E.: Interrelations between thyroxine and adrenalin in the regulation of oxygen consumption in the albino rat. Endocrinology 59 (1956) 217
32 Tata, J. R.: In: Regulatory Functions of Biological Membranes. (Järnefelt, J., ed.) Vol. 11, BBA Library Series, Amer. Elsevier Publishing Co., New York, (1968)
33 Theilade, P., J. M. Hansen, L. Skovsted, J. Faber, C. Kirkegard, K. Siersbaek-Nielsen: Propranolol influences serum T3 and reverse T3 in hyperthyroidism. Lancet 1977/II, 363
34 Verhoeven, R. P., T. J. Visser, R. Doctor, G. Hennemann, M. A. D. H. Schalekamp: Plasma thyroxine, 3,3', 5-triiodothyronine and 3,3', 5'-triiodothyronine during β-adrenergic blockade in hyperthyroidism. J. clin. Endocr. 44 (1977) 1002
35 Werner, U., K. Hackendorf, G. Schley, D. Reinwein: Plasmakatecholamine bei Patienten mit Schilddrüsenfunktionsstörungen. Med. Welt (Stuttg.) 27 (1976) 1187
36 Wiersinga, W. M., J. L. Touber: The influence of β-adrenoreceptor blocking agents on plasma thyroxine and triiodothyronine. J. clin. Endocr. 45 (1977) 293
37 Wildenthal, K.: Studies of fetal mouse hearts in organ culture: Influence of prolonged exposure to triiodothyronine on cardiac responsiveness to isoproterenol, glucagon, theophylline, acetylcholine and dibutyryl cyclic 3', 5'-adenosine monophosphate. J. Pharmacol. exp. Ther. 190 (1974) 272
38 Williams, L. T., R.J. Lefkowitz, A. M. Watanabe, D. R. Hathyway, H. R. Besch jr.: Thyroid hormone regulation of β-adrenergic receptor number. J. biol. Chem. 252 (1977) 2787
39 Wiswell, J. G.: Adrenal medulla. In: The Thyroid. A Fundamental and Clinical Text. 3. Aufl., hrsg. von S. C. Werner, S. H. Ingbar. Harper & Row, New York 1971 (S. 655)
40 Wolff, P. D., L. A. Lee, D. S. Schalch: Adrenergic manipulation and TRH-induced TSH release. J. clin. Endocr. 35 (1972) 616

Reproduktionssystem, Gravidität und Hyperthyreose

Pathophysiologische Vorbemerkungen

Die morphologische und funktionelle Entwicklung der Schilddrüse des Fetus ist in Abb. 5.22 S. 308 im Kap. Neonatale Hyperthyreose angegeben. Die Plazenta ist im wesentlichen für TSH, T4 und T3 undurchgängig. Mindestens ist der Transport nach beiden Seiten sehr beschränkt. Dies gilt für physiologische Konzentrationen von T4 und T3. Allerdings kann es bei sehr hohen Konzentrationen zu einer beschränkten Passage kommen (22, 28, 51). Das fetale hypothalamisch-hypophysäre System ist in der Mitte der Schwangerschaft funktions- und die Schilddrüse reaktionsfähig. Da die hypophysäre Kontrolle noch nicht komplett ist, steigt die TSH-Produktion gegen Ende der Schwangerschaft an (32, 38). Angesichts der Nichtdurchgängigkeit der Plazenta für TSH muß man annehmen, daß zu dieser Zeit die fetale Schilddrüse autonom arbeitet.

Wie bereits im Kap. Physiologie und im Abschnitt Kindliche Hyperthyreose und Neonatale Hyperthyreose (S. 309) ausgeführt, kommt es mit Eintritt der Gravidität zu tiefgreifenden metabolischen Veränderungen im Organismus, auch im Bereich der Schilddrüsenaktivität. Die oft zu beobachtende leichte diffuse (kompensatorische) Vergrößerung der Schilddrüse hängt u. a. mit der vermehrten Ausscheidung des Jodid durch die Nieren und dem dadurch absinkenden Plasmaspiegel des Jodid zusammen. Da aber die Jodidclearance der Schilddrüse ansteigt, hält sich die Jodversorgung der Schilddrüse in normalen Grenzen (26). Falls nicht genügend Jodid in der Nahrung angeboten wird, kann sich jedoch ein hypothyreoter Zustand ausbilden, der Mutter und Fet bedroht.

Bereits ältere Untersuchungen haben gezeigt, daß der Grundumsatz während der Schwangerschaft um ca. 20% erhöht ist. Im Verein mit der Beobachtung, daß sich die Schilddrüse oft vergrößert, hat man daraus den Schluß gezogen, daß während der Schwangerschaft eine „hyperthyreote" Aktivität der Schilddrüse vorliege, was zu falschen therapeutischen Maßnahmen führen kann. Diese Grundumsatzsteigerung hat extrathyreoidale Ursachen und ist zum größten Teil durch die vermehrte mütterliche Herztätigkeit, zum geringeren Teil durch die Kalorienproduktion des Inhalts des Uterus bedingt (21). Der zweite Umstand, der irrtümlich an einen „hyperthyreoten" Zustand in der Gravidität denken ließ, war die frühzeitig festgestellte Erhöhung der PB[127]J-Werte. Die Ursache dafür ist aber die erhöhte Konzentration der Oestrogene, die eine Erhöhung der thyroxinbindenden Kapazität mit einem Ansteigen des TBG und einem leichten Abfall des TBPA bedingt (73, 77, 78, 79).

Das TBG kann im Verlaufe der Schwangerschaft auf das Doppelte des Ausgangswertes und mehr ansteigen (von 20,1 ± 4,4 auf 40,4 ± 12,0; 71, 73, 79a).
Entsprechend der erhöhten Bindungskapazität steigen die Gesamt-T4-Werte deutlich, die Gesamt-T3-Werte weniger stark an. Die Quotienten T4/TBG und T3/TBG fallen ab. Die stoffwechselwirksamen freien Fraktionen ändern sich jedoch nicht oder sinken leicht ab. Bei unverändertem T4-Verteilungsraum wird die wenig herabgesetzte T4-Degradation

durch Ansteigen des extrathyreoidalen T4 ausgeglichen. Die Nettometabolisierung und der Bedarf an Schilddrüsenhormonen ist während einer normalen Schwangerschaft unverändert (26).

Um das Niveau der freien Hormonwerte annähernd normal zu halten, muß die Hormonsynthese angeglichen werden, was durch eine kompensatorische TSH-Ausschüttung, vermutlich in zwei Gipfeln bewirkt wird, wobei der erstere hypophysären, der zweiten plazentaren Ursprungs ist (56). Plazentare Faktoren wie HCG und andere Glycoproteide können schwache thyreotrope Eigenschaften aufweisen (43). So kommt es zu einer ausgeglichenen Bilanz mit fast normalen Werten für das freie T4 und auch wohl für das freie T3 (1, 29, 79a, 90) soweit T3-Bestimmungen in diesem niedrigen Bereich zuverlässig sind).

Einen weiteren Einblick in die regulierende Funktion der Hypothalamus-Hypophysen-Achse gibt die Bestimmung des TSH-Zuwachses im TRH-Test. Während sich die Daten während der Gravidität in der 6.–12. Woche nicht wesentlich von denen der nicht graviden Frauen unterscheiden, sieht man ein wesentlich erhöhtes △-TSH in der 16.–20. Woche, das den Werten bei Nichtgraviden bei Einnahme von Kontrazeptiva ähnelt; entsprechende Ergebnisse ergeben sich im 3. Trimenon (13, 16, 19). Diese Befunde lassen darauf schließen, daß die erhöhte TSH-Ausschüttung nach TRH durch den erhöhten Oestrogen- (oder Progesteron-) spiegel in der Schwangerschaft bedingt ist. Im übrigen ist die TRH-Reaktion unter Oestrogeneinfluß bei Frauen stärker als bei Männern ausgeprägt. Diese erhöhte Reagibilität gegenüber dem TRH spricht nicht dafür, daß die Schilddrüsenfunktion in der Schwangerschaft tatsächlich erhöht ist, weil dies eine verminderte Reaktion auf TRH zu Folge hätte. Es handelt sich wohl nur um einen Kompensationsmechanismus, der die erhöhte Kapazität der Trägerproteine ausgleicht. Ob das Chorionthyreotropin (HCT) während der normalen Gravidität in genügender hoher Konzentration im Plasma vorhanden ist, um die Schilddrüsenfunktion zu stimulieren, ist noch nicht geklärt (40, 40a). Der Schluß ist also erlaubt, daß die Schilddrüsenfunktion während der Schwangerschaft nicht von der Norm abweicht.

Biochemisch-technische Befunde, sowie eine manchmal vorhandene, oberflächliche Ähnlichkeit einer gesunden Graviden mit einer Hyperthyreotikerin dürfen also nicht dazu verleiten, das Vorliegen einer Hyperthyreose anzunehmen.

Wie bereits erwähnt, kommt es unter dem Einfluß der erhöhten Oestrogenspiegel während einer Gravidität zu einem erheblichen Anstieg der Trägerproteine und damit zu einer Erhöhung des Gesamtspiegels des T4. Die Hyperthyreose ohne endogene oder exogene Oestrogenerhöhung soll zu einer Verminderung, die Hypothyreose zu einer Erhöhung der TBG-Kapazität neigen (46). Durch radioimmunologische Bestimmungen der TBG wurden diese älteren Vorstellungen zunächst nicht bestätigt: Bei Kontrollpersonen, Hyperthyreotikern und Hypothyreotikern ergeben sich etwa die gleichen absoluten Werte von 20 mg/l (71). (Andere Ergebnisse mit Herabsetzung bei der Hyperthyreose und Erhöhung bei der Hypothyreose s. S. 207, Nr. 43 a.)

Die Hyperthyreose führt aber auch bei Frauen außerhalb einer Gravidität und außerdem auch bei Männern zu einer Steigerung der Konzentration des wichtigsten biologisch aktiven Oestrogen, nämlich des 17-β-Oestradiol. Die Gesamtwerte steigen gegenüber einem Kontrollwert von 2,7 ng/dl (100 pmol/d) auf im Mittel 10,8 ng/dl (400 pmol/l) an. Der Spiegel des freien Hormons ist dabei ebenfalls deutlich erhöht (135 pg/dl (5 pmol/l) gegenüber einem Normalwert von 55,6 pg/dl (2 pmol/l) und erreicht damit bei Männern den Wert von Frauen außerhalb der Gravidität (23). Die Werte für das sexualhormonbindende Globulin steigen an, offensichtlich unmittelbar unter der Einwirkung des Exzesses der Schilddrüsenhormone (76, 83 a). Die Steigerung des Gesamt-17-β-Oestradiol kann aber nicht vollauf durch den erhöhten Wert dieses Globulin erklärt werden. Mit dem Ansteigen des letzteren sinkt die metabolische Clearancerate des Oestradiol ab, die sich, ebenso wie die Werte des Trägerprotein, nach Therapie normalisiert.

Sieht man ein bestimmtes Muster der Schilddrüsenparameter während der Gravidität als normal an (erhöhtes Gesamt-T4, erhöhtes TBG, Normalwerte für freies T4), so soll dieses Muster von gesunden Graviden in der 7.–8. Woche, von Frauen mit habituellem Abort, die aber manchmal zum Termin entbinden, in der 14.–15. Woche und von Frauen, bei denen es immer zum Abort kommt, nie erreicht werden (88).

Diese Konstellation mag eine gewisse Voraussage erlauben, man darf jedoch nicht daraus folgern, daß man den habituellen Abort erfolgreich mit Schilddrüsenhormonen behandeln könnte.

Bei hyperthyreoten Frauen mit Hypomenorrhoe und vorhandener Ovulation unterscheidet sich der Progesteronplasmaspiegel nicht von dem euthyreoter Frauen mit normalen Menses. Entwickelt sich jedoch eine Amenorrhoe, so sinkt der Progesteronspiegel auf kaum zu erfassende Werte ab (anovulatorische Patientinnen) (3).

Die Plasma-LH- und FSH-Werte sind bei hyperthyreoten Frauen im fortpflanzungsfähigen Alter erhöht. Die Werte normalisieren sich nach Behandlung (2).

Aber auch das Gesamttestosteron steigt bei hyperthyreoten Männern erheblich an (1895 ng/dl (65,7 nmol/l) gegenüber einem Kontrollwert von 621 ng/dl (21,5 nmol/l). Dieser Anstieg ist jedoch die Folge der Erhöhung des sexualhormonbindenden Globulins, da die Werte für das freie Testosteron keine Differenz gegenüber den Normalwerten aufweisen (23). Die metabolische Clearancerate des Testosteron ist bei der Hyperthyreose wie die des Oestradiol zusammen mit dem Ansteigen des spezifischen Trägerproteins herabgesetzt. (Bei der Hypothyreose ist sie vermindert.) Auch dies könnte unmittelbar eine Wirkung des Exzesses der Schilddrüsenhormone sein, möglicherweise aber auch seine Ursache in dem gesteigerten Oestrogenspiegel haben. Tatsächlich ist bei hyperthyreoten Männern und Frauen der Anteil des Plasmaoestron- und Oestradiol, der durch die Konversion von Testosteron und Androstendion zustande kommt, gesteigert. Die erhöhten Oestrogenspiegel bei der Hyperthyreose sind möglicherweise weniger durch eine glanduläre Sekretion als durch eine gesteigerte periphere Konversion aus den Präkursoren bedingt. Auch bei der Hyperthyreosis factitia kommt die gesteigerte Konversion durch direkte Einwirkung der Schilddrüsenhormone zustande (83). Eine verminderte Konjugation und Inaktivierung bei durch die Hyperthyreose geschädigter Leberfunktion mag eine Rolle spielen. Das Verhältnis von 17-β-Oestradiol zu Testosteron unterscheidet sich bei hyperthyreoten Männern nicht vom Normalwert. Der Quotient für die freien Hormone ist jedoch wesentlich höher als in der Norm (S. 287).

Exogene Zufuhr von Oestrogenen in Form der *Kontrazeptiva* wirkt ähnlich wie die endogen erhöhte Konzentration der Oestrogene bei der Gravidität. Auch hier kommt es zu einer Vermehrung des TBG (auf 31,4 ± 5,2 mg/l) (71) mit einer mäßigen Verminderung des T₄-Turnover. In gleichem Maße steigend das $PB^{127}J$ und das Gesamtserum-T₄ an, während die freie Fraktion unverändert bleibt. Dies ist bei der Diagnostik der Hyperthyreose zu berücksichtigen. Bei anderen Untersuchungen wurde bei der Hyperthyreose unter Oestrogeneinwirkung ein Anstieg des Gesamt-T₄, aber ein Abfall des freien T₄ beobachtet (90). Dies könnte den in der älteren Schilddrüsenliteratur beobachteten Abfall des Grundumsatzes in der Hälfte der Fälle unter Einwirkung von Oestrogen erklären (68).

Die Wirkung ist wesentlich durch den Gehalt des Präparates an Oestrogen bedingt. Hoher Oestrogengehalt bewirkt einen deutlich höheren Anstieg der TBG-Konzentration als Präparate, die mehr Gestagen enthalten (61). Deshalb kann sich bei Verwendung verschiedener Präparate durchaus eine differente Beeinflussung der Schilddrüsenparameter ergeben. Eine Erhöhung der TSH-Produktion ist wahrscheinlich. Diese dürfte aber nur einen Anreiz für eine Größenzunahme der Schilddrüsen darstellen, wenn ohnehin eine Tendenz zur Hyperplasie besteht (53).

Die Wirkung der Oestrogene in den Kontrazeptiva ist nicht auf das TBG beschränkt, vielmehr werden auch andere Trägerproteine wie die steroidhormonbindenden Globuline erhöht (27).

Im Verlauf des Zyklus ändert sich die Kinetik unter der Einwirkung oraler Kontrazeptiva nicht. Die TSH-Werte liegen allerdings insgesamt etwas höher, ebenso wie die Gesamt-T₄ und -T₃-Werte (86). Auch bei langjährigem Gebrauch (über 16 Jahre) sollen sich außer den bereits diskutierten Veränderungen keine schwerwiegenden funktionellen Störungen der Schilddrüsenfunktion feststellen lassen (85).

Klinische Befunde

Hyperthyreose und Gravidität treffen relativ selten zusammen. In größeren Untersuchungsserien gravider Frauen wird die Häufigkeit einer Hyperthyreose mit 0,08–0,2% angegeben (10, 25, 48, 72). Legt man die Häufigkeit der Hyperthyreose in der gesamten weiblichen Bevölkerung entsprechend den epidemiologischen Untersuchungen der Mayo Clinic (1967; s. S. 191), die von anderen Untersuchern als zu niedrig angesehen wird, mit 0,03% zugrunde, so darf man annehmen, daß die Hyperthyreose in der Gravidität nicht häufiger und nicht seltener vorkommt als in der Gesamtbevölkerung.

Milde verlaufende Fälle von Hyperthyreose können während der Gravidität leicht übersehen werden, da auch bei der unkomplizierten Schwangerschaft die Schilddrüse, wie bereits erwähnt, oft diffus vergrößert ist. Auch kann die Haut gut durchblutet und warm sein. Mitunter wird auch ein geringfügiger Tremor beobachtet. Der durch die Hyperthyreose bedingte Gewichtsverlust kann durch die Gewichtszunahme während der Schwangerschaft verschleiert werden. Hinzu kommt, daß auch bei der Gravidität der schon erwähnten Hypermetabolismus besteht, der extrathyreoidale Ursachen hat. Ältere Laboratoriumsbefunde ($PB^{127}J!$) sind infolge der erhöhten thyroxinbindenden Kapazität oft nicht zu verwerten. Aus demselben Grunde ist aber, wie erwähnt, auch das Gesamt-T₄ und weniger das Gesamt-T₃ erhöht (79a, 81). Demgegenüber läßt sich durch die Bestimmung der ETR zeigen, daß Euthyreose besteht.

Gewöhnlich tritt die Gravidität bei schon bestehender Hyperthyreose ein; das umgekehrte ist seltener. Die früher oft geäußerte Ansicht, daß die Hyperthyreose durch die eintretende Gravidität verschlechtert würde, läßt sich nicht aufrecht erhalten. Im allgemeinen ist kein Einfluß auf den Verlauf festzustellen; im Gegenteil kann man eher sagen, daß die Hyperthyreose während der Gravidität etwas leichter zu behandeln ist. Nach anscheinend gutem Erfolg der Therapie während der Gravidität kann es aber nach der Entbindung zu einem Rückfall kommen (4).

Eine Unterbrechung der Gravidität ist nur bei sehr schwerem Verlauf der Hyperthyreose, bei dem es ohnehin kaum zur Konzeption kommt, indiziert.

Das Risiko für das Kind scheint aber wesentlich höher zu sein, sofern die Hyperthyreose floride ist und nicht behandelt wird (18). Es liegen jedoch nur Berichte über ältere Behandlungsserien vor. Der Fetus ist offensichtlich bei schweren Verlaufsformen stärker gefährdet als bei milden (65). In einer Serie von 57 graviden Frauen mit behandelter Hyperthyreose betrug der Verlust an Kindern 8,4%. In anderen Serien werden wesentlich höhere Verluste angegeben, z.B. 33% (10).

Wie hoch der Verlust bei unbehandelter Hyperthyreose ist, wissen wir nicht. Die lebenden Kinder sind allerdings bei der Geburt normal, weisen ein normales Geburtsgewicht auf und entwickelt sich gut, wenn man von der seltenen neonatalen Hyperthyreose (S. 308) absieht (63a). Man darf annehmen, daß die Verluste bei besserer Schwangerschaftsüberwachung und modernen Entbindungsmethoden inzwischen zurückgegangen sind. Die Häufigkeit der Gestose soll gegenüber der Norm erhöht sein; jedoch sind die Daten unzuverlässig (18, 48, 52, 59). Im Zustand der Präklampsie sind die Konzentrationen des Gesamt-T₃ und des FT₃ im Serum niedriger als bei einer normalen Schwangerschaft, während die Werte für T₄ und FT₄ die Norm übersteigen. Kommt es zu einer trophoblastischen Gestationskrankheit, bei der die Schilddrüse durch trophoblastisches Gewebe stimuliert wird, so findet sich, wenn keine klinischen Zeichen von Hyperthyreose vorliegen, ein Wert für das gesamte und freie T₃, der nicht von der Norm abweicht, während die Werte für das gesamte und freie T₄ höher als bei der normalen Schwangerschaft liegen. Kommt es aber zu klinischen Anzeichen einer Hyperthyreose, so steigt der Wert für das FT₃ an (70).

Durch Hyperemesis kann es bei einer sonst normalen Gravidität durch Dehydration und Schädigung der Nierenfunktion zu einer Retention des HCG kommen. Obgleich letzteres nur ein schwacher Stimulator der Schilddrüsenfunktion ist, steigen nicht nur das Gesamt-T₄, sondern auch das freie T₄ ohne klinische Anzeichen einer Hyperthyreose vorübergehend an. Bei Besserung der Nierenfunktion normalisieren sich die Werte (31).

Die Behandlung der Hyperthyreose in der Gravidität

Da die Hyperthyreose in vielen Fällen ein temporäres Geschehen darstellt und zur Selbstlimitierung neigt, muß es das Ziel der Behandlung sein, den hyperthyreoten Zustand, in der Hoffnung, daß er sich von selbst beendet, zu überbrücken. Aus diesem Grunde ist der medikamentösen antithyreoidalen Therapie, obgleich auch bei ihr manche Zweifel auftauchen, im Prinzip der Vorzug gegenüber einer Therapie zu geben, die endgültige Verhältnisse schafft, wie der subtotalen Resektion der Schilddrüse. Stets ist zu berücksichtigen, daß sich während der Gravidität die hyperthyreoten Erscheinungen spontan bessern können. Kommt nun noch eine wirksame antithyreoidale Therapie hinzu, so kann sich leicht bei der Mutter eine Hypothyreose ausbilden, die für Mutter und Kind höchst unerwünschte Folgen hat. Aus diesem Grunde kann man bei nur leichten Krankheitserscheinungen abwarten oder sich mit der Gabe von Propranolol begnügen. Schließlich ist zu beachten, daß die Hyperthyreose die Fertilität nicht beeinträchtigt und eine Gravidität oft bei einer Frau eintritt, die wegen ihrer Hyperthyreose bereits medikamentös-antithyreoidal behandelt wird. In diesem Fall sind die Einwirkungen dieser Therapie im ersten Trimester der Schwangerschaft, wenn die fetale Schilddrüse ihre Funktion noch nicht aufgenommen hat, vorläufig nicht zu übersehen. Wahrscheinlich ist der Fetus auf die spärlich transportierten mütterlichen Hormone angewiesen. Im Primaten-Versuch ließ sich zeigen, daß bei einer athyreoten Mutter die Schilddrüsenhormone für die Entwicklung des Fetus notwendig sind (50, 82).

Eine *Radiojodtherapie* ist während einer Gravidität natürlich kontraindiziert. Nach der 10.–12. Woche der Gravidität reichert die fetale Schilddrüse Jodid an, so daß die Möglichkeit der Entstehung einer fetalen Hypothyreose gegeben ist. Hinzu kommt, daß das gesamte fetale Gewebe besonders empfindlich gegenüber Strahleneinwirkungen ist. Man muß deshalb auch die spät einsetzenden Folgen einer solchen Bestrahlung außerhalb der Schilddrüse in Betracht ziehen.

Anders verhält es sich mit einer diagnostischen Radiojodbelastung von 10–50 µCi (0,37–1,85 MBq) (14, 24, 41, 67). Setzt man die Ovarienbelastung in der Frühgravidität etwa gleich der des Embryo (^{131}J wird zudem in dem Nachbarschaftsorgan Blase temporär retiniert!), so kann man bei Euthyreose mit einer maximalen Strahlenbelastung von 2–10 mrad (20–100 µGy), bei Hyperthyreose mit 8–40 mrad (80–400 µGy) rechnen. Diese Dosen sind so gering, daß man eine Keimschädigung nicht zu befürchten braucht. Von der 12. Woche an ist jede Radiojodgabe kontraindiziert, da die fetale Schilddrüse jetzt Jod speichert und deshalb als kritisches Organ anzusehen ist. Um die Gefahren, die die Radiojodbelastung bei einer nicht erkannten Schwangerschaft bietet, zu umgehen, sollte man Radionuclide bei Frauen im fortpflanzungsfähigen Alter nur in den ersten Tagen nach Beginn der Menses verabfolgen oder besser den Radiojodtest ganz vermeiden und sich mit chemischen Methoden begnügen. Eine notwendig werdende Szintigraphie kann mit Technetium 99^m durchgeführt werden, wodurch die Strahlenbelastung stark gesenkt wird.

Es ist vielfach berichtet worden, daß eine therapeutische Radiojoddosis, die zufällig und ohne Kenntnis des Vorliegens einer Schwangerschaft gegeben wurde, zu einer Strahlenresektion der fetalen Schilddrüse führte (32, 37, 39, 74, 80, 84). Hier können von der 12. Woche an sogar höhere Konzentrationen als in der Schilddrüse der Mutter beobachtet werden (9). Eine Substitution mit Schilddrüsenhormonen ist in einer solchen Situation stets durchzuführen, obwohl wenig Hoffnung besteht, daß diese zu einem frühen Zeitpunkt bereits die Plazenta passieren. Beim Neugeborenen ist die Hypothyreose nicht immer leicht zu diagnostizieren: Es können Reste einer funktionsfähigen Schilddrüse zurückbleiben, die nach einiger Zeit als Ergebnis einer immunologischen Reaktion, die durch die Bestrahlung ausgelöst wurde, zugrunde gehen. In jedem Fall muß das Kind nach der Geburt genau untersucht (TSH-Bestimmung) und die Funktion seiner Schilddrüse weiter verfolgt werden, da die kindliche Hypothyreose zu einem späteren Zeitpunkt noch unerwartet einsetzen kann. Bei Frauen im fortpflanzungsfähigen Alter sollte die Hyperthyreose deshalb möglichst nicht mit Radiojod behandelt werden, es sei denn, daß diese Frauen unter der Wirkung von Antikonzeptiva stehen. Vor Beginn der Therapie ist ein Schwangerschaftstest erforderlich. Ist die Therapie zu einem frühen Zeitpunkt der Schwangerschaft eingeleitet worden, so sollte die Schwangerschaft beendet werden. Wenn eine Patientin vor der Konzeption mit Radiojod behandelt wurde, so ist eine künftige Schwangerschaft nicht gefährdet (44).

Der Therapeut hat also zwischen der chirurgischen und der medikamentösen Behandlung zu entscheiden. Die Euthyreose der Mutter muß aber unter allen Umständen wiederhergestellt werden.

Angesichts der größeren Häufigkeit der Aborte im ersten Trimester hatte man früher wegen der angeblich höheren Stabilität der Schwangerschaft im zweiten Trimester diesen Zeitpunkt für die *subtotale Resektion*, wenn überhaupt, empfohlen. Inzwischen wird aber vielfach betont, daß die Operation auch schon im ersten Trimester vorgenommen werden könne, falls sie indiziert ist (87). Gegen eine operative Behandlung während einer Schwangerschaft können eine Reihe von Einwänden erhoben werden: So komme man einer spontanen Remission durch einen nicht wieder rückgängig zu machenden Eingriff zuvor; jeder chirurgische Eingriff habe Komplikationsmöglichkeiten; bei genauerer klinischer, besonders chemisch-technischer Nachuntersuchung sei die Zahl der definitiven Hypothyreosen relativ hoch. Im Krankengut von REINWEIN u. HACKENBERG (75) beträgt sie 12,6%. Hinzu kommt, daß die Wirkung der Anästhesie auf den Fetus berücksichtigt werden muß. Neuere Anästhetika wie Neurolept haben die Gefährdung verringert. Zudem muß der chirurgische Eingriff ohnehin durch die Gabe von antithyreoidalen Substanzen und auch von Jodid vorbereitet werden. Aus diesen Gründen wird man sich zur subtotalen Resektion nur dann entschließen, wenn eine ausreichende Behandlungsmöglichkeit mit antithyreoidalen Substanzen nicht gegeben ist. Wird eine Operation ausgeführt, so muß, um eine Hypothyreose der Mutter zu vermeiden, eine Substitutionstherapie mit 100 µg (0,13 µmol) T4 angeschlossen werden. Die Behandlung der Hyperthyreose in der Gravidität mit *antithyreoidalen Substanzen* wird seit ASTWOODS Entdeckung mit zufriedenstellendem Erfolg praktiziert. Die Einwände beziehen sich darauf, daß diese Stoffe die Plazenta durchdringen, den Fetus erreichen und so bei hoher Dosierung nicht nur u. U. zu einer Hypothyreose der Mutter, sondern auch des Fetus führen, der dann mit einer kropfig vergrößerten Schilddrüse geboren werden kann. Diesem berechtigten Einwand kann man dadurch begegnen, daß man unter allen Umständen nur minimale, aber trotzdem ausreichende Dosen von antithyreoidalen Stoffen verwendet und diese Behandlung konsequent mit einer gleichzeitigen Gabe von Schilddrüsenhormonen (100 µg [0,13 nmol] T4) verbindet (34). Es ist behauptet worden, daß man bei gleichzeitiger Gabe von Schilddrüsenhormonen höhere Dosen antithyreoidaler Stoffe benötige und daß die Häufigkeit von Frühgeburten bei kombinierter Therapie höher als bei alleiniger antithyreoidaler Therapie sei (62). Dies ist aber keineswegs erwiesen. Man kann tatsächlich in der weitaus größten Zahl aller Fälle mit sehr kleinen Mengen antithyreoidaler Stoffe auskommen, da die Gravidität als solche schon zu einer Besserung der Stoffwechsellage führt. Allerdings ist es richtig, daß die Schilddrüsenhormone die Plazenta erst in der zweiten Hälfte der Gravidität in genügend großer Menge durchdringen. Die Angaben über die Schädlichkeit einer kombinierten Therapie sind vorläufig noch zu widersprüchlich (45). (Über unerwünschte Wirkungen von hohen T4-Gaben auf das TRH-TSH-System im Tierversuch s. [54].) Außerdem ist zu bedenken, daß Kropf und Hypothyreose von Mutter und Neugeborenem auch durch andere Faktoren, z. B. durch Jodidgaben, hervorgerufen werden können. Sind allerdings ausnahmsweise hohe Gaben antithyreoidaler Substanzen nötig, um die Euthyreose herbeizuführen, so sollte man die subtotale Resektion vorziehen.

Im Prinzip ist es gleichgültig, welches Medikament man wählt. In der anglo-amerikanischen Literatur wird Propylthiouracil vorgezogen und in einer Dosis unter 200 mg/d im ersten Trimester und zwischen 100 und 150 mg/d in der zweiten Hälfte der Schwangerschaft gegeben.* Mit gleichem Erfolg kann man aber auch Methylmercaptoimidazol oder Carbimazol in ähnlich niedriger Dosis, jedoch stets in Kombination mit Schilddrüsenhormonen, verabfolgen (Einzelheiten s. Therapie S. 324). Bei Unverträglichkeit der antithyreoidalen Substanzen kann man sich ausnahmsweise auch des Perchlorat bedienen. In diesem Fall können allerdings vor einer Operation Jodide nicht angewendet werden. Kurz vor der Entbindung wird die Dosis der Thiocarbamide erhöht, um der oft krisenhaften Verschlimmerung nach dem Partus zu begegnen.

Da die antithyreoidalen Substanzen in die Milch übergehen, es andererseits aber oft notwendig ist, die Behandlung nach der Geburt fortzusetzen, sollte das Kind nicht von der Mutter gestillt werden. Diese Frage ist aber noch nicht geklärt. Mit empfindlicheren Methoden ließ sich neuerdings feststellen, daß die Konzentration von PTU in der Muttermilch niedrig ist und nur 10% der des Serums beträgt (49, 57).

Über Späteffekte der antithyreoidalen Behandlung ist oft diskutiert worden. Bei der großen Mehrzahl der Kinder konnte jedoch kein Anhalt für zerebrale Schäden gefunden werden. In einer Serie ergab sich bei Bestimmung des Intelligenztestes bei Kindern zwischen 2 und 10 Jahren, die in utero der Gabe von Propylthiouracil ausgesetzt gewesen waren, keine Abweichungen von der Norm, auch nicht hinsichtlich Wachstum und allgemeiner Entwicklung (20).

Liegt eine Intoleranz gegenüber den antithyreoidalen Drogen (z. B. Schädigung des blutbildenden Systems) vor und kann man sich nicht entschließen, eine Resektion vorzunehmen, so kommt als symptomatische Therapie der Gebrauch von β-Rezeptoren-Blockern, z. B. in Form von Propranolol, in Frage. Wenn diese Substanz auch nicht die Hyperfunktion der Schilddrüse beseitigt, so kann sie durch Besserung der sympathischen Übererregbarkeit und der kardiovaskulären Symptome entweder über den hyperthyreoten Zustand hinweghelfen oder auch eine Operation ermöglichen (47, 55) (s. auch Das kardiovaskuläre System S. 239).

Die differentialtherapeutische Auswahl zwischen Drogenbehandlung und Operation richtet sich nach den vorhandenen Hilfsmitteln, nach der persönlichen Erfahrung des Arztes und nach der Verfügbarkeit eines erfahrenen Chirurgen. In jedem Fall ist eine sorgfältige Überwachung während der Gravidität und nach der Entbindung notwendig. Angesichts der hohen Oestrogenproduktion ist als Kontrollmaßnahme die Bestimmung des freien T4 (ETR) und des T4/TBG am besten geeignet. Bei der Geburt ist eine Hormonanalyse im Nabelschnurblut (TSH) und im Serum der Mutter notwendig, um festzustellen, daß die Euthyreose tatsächlich erreicht wurde ([42] s. auch Screening-Verfahren bei Neugeborenen S. 486).

Andere Störungen des weiblichen Reproduktionssystems bei der Hyperthyreose

Menstruationsstörungen sind bei der Hyperthyreose nicht ungewöhnlich, doch spielt die Intensität und die Dauer der Erkrankung dabei eine Rolle. In leichter verlaufenden Krankheitsfällen ist die Hyperthyreose keineswegs immer mit einer Hypo- oder einer Amenorrhoe verbunden. In größeren Serien ist in etwa 60% der Fälle die Dauer und Stärke der Menses herabgesetzt und nur in 4,5% der Fälle gesteigert (11). Me-

---

* Das Propylthiouracil soll sich wegen stärkerer Eiweißbindung und geringerer Fettlöslichkeit beim Fetus in niedrigerer Serumkonzentration als Methimazol vorfinden (58).

trorrhagien werden beobachtet, aber auch anovulatorische Patientinnen, die nicht konzipieren (35). Bei posttherapeutischen Hypothyreosen kommt es häufig zu Menorrhagien, während vor dem Eingriff eine Oligomenorrhoe bestanden hatte. Unterschiede im Hinblick auf diffus oder knotig vergrößerte Strumen lassen sich nicht nachweisen; desgleichen weist das posttherapeutische Rezidiv keine Besonderheiten auf. Immer bringt eine erfolgreiche Therapie eine Normalisierung des Zyklus. Oft ist darüber berichtet worden, daß nach einer Behandlung mit antithyreoidalen Substanzen oder subtotaler Resektion eine vorher nicht mögliche Konzeption zustande kam (5, 15).

Männliche Reproduktionsorgane und Hyperthyreose

Über Veränderungen am Reproduktionssystem hyperthyreoter Männer ist wenig bekannt. Über die Konversion von Testosteron zu Oestrogen mit Erhöhung des Oestrogenspiegels wurde bereits berichtet (S. 283). Herabsetzungen von Libido und Potenz werden beobachtet, können aber auch auf die bekannten psychischen Veränderungen und in schweren Fällen auf Unterernährung und Beeinträchtigung des Allgemeinzustandes bezogen werden. Testes und Sexualbehaarung sind im allgemeinen unverändert. Bioptische Untersuchungen ließen im Tierversuch bei T_4-Fütterung Speziesdifferenzen mit widersprüchlichen Ergebnissen erkennen (30, 60, 89). Histologische Untersuchungen am Menschen sind nicht bekannt, jedoch ist über partielle Leydigzell-Defekte und über eine Störung der Spermatogense berichtet worden (52 a).

Gelegentlich wird bei männlichen Hyperthyreotikern eine Gynäkomastie beobachtet (12). Bereits v. BASEDOW (6) hat darauf hingewiesen. Histologisch läßt sich eine Gynäkomastie häufiger, als klinisch zu vermuten ist, feststellen, nämlich in über 80% aller hyperthyreoten Männer (7, 8). Daß es sich nicht um ein zufälliges Zusammentreffen handelt, geht daraus hervor, daß sich die Veränderungen an der Brust nach erfolgreicher Behandlung wieder zurückbilden. Man muß das Auftreten einer Gynäkomastie mit dem erhöhten Quotienten von freiem Oestradiol zu freiem Androgen bei verstärkter Konversion von Testosteron zu Oestron und Oestradiol in Verbindung bringen. Zudem hat das bei der Hyperthyreose in erhöhter Konzentration vorliegende sexualhormonbindende Globulin eine wesentlich höhere Affinität zum Testosteron als zum Oestradiol, so daß sich auch aus diesem Grunde das Verhältnis der freien Fraktionen zugunsten des Oestradiol verschiebt (17, 36, 63, 64, 69, 91). Außerdem soll eine Erhöhung des LH-Spiegels beobachtet werden.

Literatur

1 Abuid, J., A. H. Klein, T. P. Foley jr., P. R. Larsen: Total and free triiodothyronine and thyroxine in early infancy. J. clin. Endocr. 39 (1974) 262
2 Akande, E. O.: Plasma progesterone concentration in thyrotoxic women with menstrual disturbance. Amer. J. Obstet. Gynec. 122 (1975) 887
3 Akande, E. O., D. C. Anderson: Role of sex hormone binding globulin in hormonal changes and amenorrhoea in thyrotoxic women. J. Obstet. Gynaec. Brit. 82 (1975) 557
4 Amino, N., K. Miyai, T. Yamamoto, R. Kuro, F. Tanaka, O. Tanizawa, Y. Kumahara: Transient recurrence of hyperthyroidism after delivery in Graves' disease. J. clin. Endocr. 44 (1977) 130
5 Astwood, E. B.: The use of antithyroid drugs during pregnancy. J. clin. Endocr. 11 (1951) 1045
6 von Basedow, C. A.: Exophthalmus durch Hypertrophie des Zellgewebes der Augenhöhle. Caspers' Wschr. ges. Heilk. 197 (1840) 220
7 Becker, K. L., J. L. Winnacker, M. J. Matthews u. Mitarb.: Gynecomastia and hyperthyroidism: an endocrine and histological investigation. J. clin. Endocr. 28 (1968) 277
8 Becker, K. L., M. J. Matthews, G. A. Higgins jr., M. Mohamadi: Histologic evidence of gynecomastia in hyperthyroidism. Arch. Path. 98 (1974) 257
9 Beierwaltes, W. H., M. T. J. Hilger, A. Wegst: Radioiodine concentration in fetal human thyroid from fallout. Health Phys. 9. (1963) 1263
10 Bell, G. O., J. Hall: Hyperthyroidism and pregnancy. Med. Clin. N. Amer. 44 (1960) 363
11 Benson, R. C., M. E. Dailey: The menstrual pattern in hyperthyroidism and subsequent posttherapy hypothyroidism. Surg. Gynec. Obstet. 100 (1955) 19
12 Berson, S. A., S. C. Schreiber: Gynecomastia and hyperthyroidism. J. clin. Endocr. 13 (1953) 1126
13 Biersack, H. J., S. Mund-Hoym, O. Bellmann, H. B. Breuel, H. Altland, C. Winkler: Hypophysäre Reaktion auf TSH-Stimulation bei Schwangeren mit normaler Schilddrüsenfunktion. Z. Nuc. Comp. 8 (1977) 140
14 Börner, W.: Verminderung der Strahlenbelastung des Patienten in der Nuklearmedizin bei Verwendung kurzlebiger Radionuklide. Radiologe 10 (1970) 377
15 Bothe, F. A.: Hyperthyroidism associated with pregnancy. Amer. J. Obstet. Gynec. 24 (1933) 628
16 Bray, G. A., H. S. Jacobs: Thyroid activity and other endocrine glands. In: Handbook of Physiology, Bd. III/7, hrsg. von M. A. Greer, D. H. Solomon. Amer. physiol. society, Washington, D. C. 1974 (S. 413)
17 Burke, C. W., D. C. Anderson: Sex hormone binding globulin is an oestrogen amplifier. Nature (Lond.) 240 (1972) 38
18 Burrow, G. N.: Maternal hyperthyroidism. In: The Thyroid Gland in Pregnancy. Saunders, Philadelphia 1972
19 Burrow, G. N., R. Polackwich, R. Donabedian: The hypothalamic-pituitary-thyroid axis in normal pregnancy. In: Perinatal Thyroid Physiology and Disease, hrsg. von D. A. Fisher, G. N. Burrow. Kroc Foundation Symposia Series, Nr. 3 Raven Press, New York 1975 (S. 1)
20 Burrow, G. N., C. Bartsocas, E. H. Klatskin, J. A. Grunt: Children exposed in utero to propylthiouracil. Amer. J. Dis. Child. 116 (1968) 161
21 Burwell, C. S.: Circulatory adjustments to pregnancy. Bull. Johns Hopk. Hosp. 95 (1954) 115
22 Carr, A., W. H. Beierwaltes, G. Raman, V. N. Dodson, J. Tanton, J. Betts, R. A. Stambaugh: The effect of maternal thyroid function on fetal thyroid function and development. J. clin. Endocr. 19 (1959) 1
23 Chopra, I. J., D. Tulchinski: Status of estrogen-androgen balance in hyperthyroid men with Graves' disease. J. clin. Endocr. 38 (1974) 269
24 Comas, F., M. Brucer: Irradiation of the ovaries from the urine excretion of iodine 131. Amer. J. Roentgenol. 83 (1960) 501
25 Davis, G. H.: Hyperthyroidism in pregnancy. Bull. Sch. Med. Maryland 29 (1944) 1
26 Dowling, J. T., W. G. Appleton, J. T. Nicoloff: Thyroxine turnover during human pregnancy. J. clin. Endocr. 27 (1967) 1749
27 Dowling, J. T., N. Freinkel, S. H. Ingbar: The effect of estrogens upon the peripheral metabolism of thyroxine. J. clin. Invest. 39 (1960) 1119
28 Dussault, J. H., C. J. Hobel, D. A. Fisher: Maternal and fetal thyroxine secretion during pregnancy in the sheep. Endocrinology 88 (1971) 47
29 Erenberg, A., D. L. Phelps, R. Lam, D. A. Fisher: Total and free thyroid hormone concentrations in the neonatal period. Pediatrics, 53 (1974) 211
30 Ershoff, B. H.: Effects of vitamin B_{12} and liver residue on growth of

hyperthyroid male rats. Proc. Soc. exp. Biol. (N. Y.) 73 (1950) 459
31 Feyen, H. L. M., J. C. Seelen: Hyperemesis gravidarum and hyperthyroidism. HCG as a thyroid stimulator. 11. Acta Endocr. Kongr. Lausanne, June 1977. Nr. 377
32 Fisher, D. A.: Thyroid function in the fetus. In: Perinatal Thyroid Physiology and Disease, hrsg. von D. A. Fisher, G. N. Burrow. Croc Foundation Series, Nr. 3, Raven Press, New York 1975 (S. 21)
33 Fisher, W. D., H. L. Voorhess, L. I. Gardner: Congenital hypothyroidism in infant following maternal I–131 therapy. J. Pediat. 62 (1963) 132
34 Fraser, T. R., M. Wilkinson: Simplified method of drug treatment for thyrotoxicosis using a uniform dosage of methylthiouracil and added thyroxine. Brit. Med. J. I. (1953) 481
35 Goldsmith, R. E., S. N. Sturgis, J. Lerman, J. B. Stanbury: The menstrual pattern in thyroid disease. J. clin. Endocr. 12 (1952) 846
36 Gordon, G. G., A. L. Southren, S. Tochimoto, J. J. Rand, J. Olivo: Effects of hyperthyroidism and hypothyroidism on the metabolism of testosterone and androstenedione in man. J. clin. Endocr. 29 (1969) 164
37 Green, H. G., F. J. Gareis, T. H. Shepard, V. C. Kelley: Cretinism associated with maternal sodium iodide I-131 therapy during pregnancy. Amer. J. Dis. Child. 122 (1971) 247
38 Grumbach, M. M., S. L. Kaplan: Ontogenesis of growth hormone, insulin, prolactin and gonadotropin secretion in the human fetus. In: Foetal and Neonatal Physiology, hrsg. von Cambridge University Press, Cambridge 1973 (S. 462)
39 Hamill, G. C., J. A. Jarman, M. D. Wyrine: Fetal effects of radioactive iodine therapy in a pregnant woman with thyroid cancer. Amer. J. Obstet. Gynec. 81 (1961) 1018
40 Harada, A., J. M. Hershman, V. A. Wadsworth: Assay of human chorionic thyrotropin (HCT) in pregnancy sera by a homologous bovine TSH radioimmunoassay. 59. Meeting Amer. Endocrine Society, Chicago, June 1977, Abstr. 280
40a Harada, A., J. M. Hershman, A. W. Reed, G. D. Braunstein, W. J. Dignam, C. Derzko, S. Friedman, R. Jewelewicz, A. E. Pekary: Comparison of thyroid stimulators and thyroid hormone concentrations in the sera of pregnant women. J. clin. Endocr. 48 (1979) 793
41 Heinze, H. G.: Radiojodtest und Gravidität. Münch. med. Wschr. 115 (1973) 10, 426
42 van Herle, A. J., D. A. Fisher, R. T. Young, R. P. Muller, C. R. Brinckman: Intra-uterine treatment of a hypothyroid fetus. J. clin. Endocr. 40 (1975) 474
43 Hershman, J. M.: Hyperthyroidism induced by trophoblastic thyrotropin. Mayo Clin. Proc. 47 (1972) 913
44 Hertz, S.: „Use of radioactive iodine in the diagnosis, study and treatment of diseases of thyroid", in Progress in clinical Endocrinology, hrsg. von S. Soskin. Grune & Stratton, New York 1950 (S. 65)
45 Ibbertson, H. K., R. J. Seddon, M. S. Croxson: Fetal hypothyroidism complicating medical treatment of thyrotoxicosis in pregnancy. Clin. Endocr. 4 (1975) 521
46 Inada, M., K. Sterling: Thyroxine transport in thyrotoxicosis and hypothyroidism. J. clin. Invest. 46 (1967) 1442
47 Jackson, G. L.: Treatment of hyperthyroidism in pregnancy. Penn. med. J. 76 (1973) 56
48 Javert, C. T.: Hyperthyroidism and pregnancy. Amer. J. Obstet. Gynec. 39 (1940) 954
49 Johansen, K., J. P. Kampmann, J. Helweg, J. Mølholm Hansen: Excretion of propylthiouracil in human milk. Ann. Endocr. (Paris) 40 (1979) (Abstr. Nr. 96)
50 Kerr, G. R., I. B. Tyson, J. R. Allen, J. H. Wallace, G. Shaffler: Deficiency of thyroid hormone and development of the fetal rhesus monkeys. Biol. Neonat. (Basel) 21 (1972) 282; Pediat. Res. 6 (1972) 338
51 Keynes, G.: Obstetrics and gynaecology in relation to thyrotoxicosis and myasthenia gravis. J. Obstet. Gynecol. 59 (1952) 173
52 Kibel, I.: Hyperthyroidism and pregnancy. Amer. J. Obstet. Gynec. 48 (1944) 553
52a Kidd, G. S., A. R. Glass, R. A. Vigersky: The hypothalamic-pituitary-testicular axis in thyrotoxicosis. J. clin. Endocr. 48 (1979) 798
53 Klein, E.: Schilddrüsenzysten und Ovulationshemmer. Dtsch. med. Wschr. 98 (1973) 1994
54 Lammers, M., A. von zur Mühlen, U. Döhler: Prenatal thyroxine treatment causes permanent impairment of hypothalamo-pituitary-thyroid function in rats. 23. Symposium der Dtsch. Ges. für Endokrinologie, Ulm 1978. Springer, Berlin 1978 (Abstr. 70)
55 Langer, A., C. T. Hung, J. A. McA'Nulty, J. T. Harrigan, E. Washington: Adrenergic blockade. A new approach to hyperthyroidism during pregnancy. Obstet. Gynecol. 44 (1974) 181
56 Lemarchand-Béraud, Th., P. Méan: Pituitary regulation of thyroid function in pregnancy. Horm. Metab. Res. 2 (1970) 338
57 Low, L., J. Lang, W. D. Alexander: Antithyroid drugs in human milk. Ann. Endocr. (Paris) 40. Abstr. Nr. 97. 1979
58 Marchant, B., B. E. W. Brownlie, D. McKay-Hart, P. W. Horton, W. D. Alexander: The placental transfer of propylthiouracil, methimazole and carbimazole. J. clin. Endocr. 45 (1977) 1187
59 McLaughlin jr., C. W., L. S. McGoogan: Hyperthyroidism complicating pregnancy. Amer. J. Obstet. Gynec. 45 (1943) 591
60 Maqsood, M.: Influence of thyroid status on spermatogenesis. Science 114 (1951) 693
61 Medau, H. J., R. Rauskolb: Das Verhalten des thyroxinbindenden Globulins (TBG) unter oraler hormonaler Kontrazeption. Klin. Wschr. 53 (1975) 727
62 Mestman, J. H., P. R. Manning, J. Hodgman: Hyperthyroidism and pregnancy. Arch. intern. Med. 134 (1974) 43
63 Milcou, S. M., I. Negresco, M. Maicanesco: Les fonctions testiculaires au cours des syndromes thyroïdiens. Rev. franç. Endocr. clin. 4 (1963) 495
63a Momotani, N., K. Ito, Y. Ban, H. Mori, T. Mimura, Y. Nishikawa: Maternal hyperthyroidism and fetal growth. 8. International Thyroid Congress Sydney, Australia. February 3–8, 1980 Abstr. Nr. 99
64 Mowsowicz, I., F. Dray: Plasma levels of testosterone and production in male thyrotoxicosis. Ann. Biol. clin. 25 (1967) 879
65 Mussey, R. D.: Hyperthyroidism complicating pregnancy. Proc. Staff Meet. Mayo Clin. 14 (1939) 205
66 Noel, G. L., R. C. Dimond, L. Wartofsky, J. M. Earl, A. G. Frantz: Studies of prolactin and TSH secretion by continous infusion of small amounts of thyrotropin releasing hormone (TRH). J. clin. Endocr. 39 (1974) 6
67 Numberger, J.: Strahlenbelastung durch Jod[131] und Schilddrüsenfunktion. Strahlentherapie, Sonderband. 52 (1963) 283
68 Oberdisse, K., W. Leu: Über die Beeinflussung hyperthyreoter Zustände durch Oestromon (Dioxydiäthylstilben) Klin. Wschr. 21 (1942) 248
69 Olivo, J., A. L. Southern, G. G. Gordon, S. Tochimoto: Studies of the protein binding of testosterone in plasma in disorders of the thyroid function: Effect of therapy. J. clin. Endocr. 31 (1970) 539
70 Osathanondh, R., D. Tulchinsky, I. J. Chopra: Total and free thyroxine and triiodothyronine in normal and complicated pregnancy. J. clin. Endocr. 42 (1976) 98
71 Pickardt, C. R., M. Bauer, K. Horn, T. Kubiszek, P. C. Scriba: Vorteile der direkten Bestimmung des Thyroxin-bindenden Globulins (TBG) in der Schilddrüsenfunktionsdiagnostik. Internist (Berl.) 18 (1977) 538
72 Portis, B., H. A. Roth: Diagnosis and treatment of hyperthyroidism associated with pregnancy. J. Amer. med. Ass. 113 (1939) 895
73 Rastogi, G. K., R. C. Sawhney, M. K. Sinha, Z. Thoneas, P. K. Devi: Serum and urinary levels of thyroid hormones in normal pregnancy. Obstet. Gynecol. 44 (1974) 176
74 Ray, E. W., K. Sterling, L. I. Gardner: Congenital cretinism associated with 131-I therapy of the mother. Amer. J. Dis. Child. 98 (1959) 506
75 Reinwein, D., K. Hackenberg: Schilddrüsenerkrankungen. In: Klinik der Gegenwart, hrsg. von H. G. Bock, W. Gerok, F. Hartmann. Neufassung. Urban & Schwarzenberg, München 1975 (S. 505)
76 Ridgway, E. C., J. A. McCammon, J. Benotti, F. Maloof: Acute metabolic responses in myxedema to large doses of intravenous l-thyroxine. Ann. intern. Med. 77 (1972) 549
77 Robbins, J., J. H. Nelson: Thyroxine-binding by serum protein in pregnancy and in the newborn. J. clin. Invest. 37 (1968) 153
78 Robin, N. I., S. Refetoff, V. S. Fang, H. A. Selenkow: Parameters of thyroid function in maternal and cord serum at term pregnancy. J. clin. Endocr. 29 (1969) 1276
79 Robin, N. I., S. Refetoff, R. E. Gleason, H. A. Selenkow: Thyroid hormone relationships between maternal and fetal circulations in human pregnancy at term. A study in patients with normal and abnormal thyroid function. Amer. J. Obstet. Gynecol. 108 (1970) 1269

80 Russel, K. P., H. Rose, P. Starr: The effects of radioactive iodide on maternal and fetal thyroid function during pregnancy. Surg. Gynec. Obstet. 104 (1957) 560
81 Selenkow, H. A.: The normal and abnormal thyroid gland: An approach to diagnosis and therapy. Medcom Press, New York (1973)
82 Selenkow, H. A.: Therapeutic considerations for thyrotoxicosis during pregnancy. In: Perinatal thyroid physiology and disease, hrsg. von D. A. Fisher u. G. N. Burrow. Raven Press, New York (1975) 145
83 Southren, A. L., J. Olivo, G. G. Gordon, J. Vittek, J. Brener, F. Rafii: The conversion of androgens to estrogens in hyperthyroidism. J. Endocr. Metab. 2 (1974) 207
83 a Staub, J. J., A. Conti, P. Huber, M. Martens, F. Ackermann, J. Müller-Brand, Ch. Koeler: Sexhormonbindendes Globulin (SHBG), ein neuer metabolischer in-vitro-Test der Schilddrüsenfunktion. Schweiz. Med. Wschr. 108 (1978) 1909
84 Stoffer, S. S., J. I. Hamburger: Inadvertent ^{131}J therapy for hyperthyroid in the first trimester of pregnancy J. nucl. Med. 17 (1976) 146
85 Vega-de Rodriguez, G., A. Fuertes-de la Haba, I. Pelegrina: Thyroid status in long-term, highdose oral contraceptive users. Obstet. Gynecol. 39 (1972) 779
86 Weeke, J., A. P. Hansen: Serum TSH and serum T_3 levels during normal menstrual cycles and during cycles on oral contraceptives. Acta endocr. (Kbh.) 79 (1975) 431
87 Werner, S. C.: Hyperthyroidism in the pregnant woman and neonate. J. clin. Endocr. 27 (1967) 1637
88 Winikoff, D., M. Malinek: The predictive value of thyroid test profile in habitual abortion. J. Obstet. Gynaec. Brit. 32 (1975) 760
89 Young, W. C., R. R. Peterson: The thyroid and reproductive performance in the adult guinea pig. Endocrinology 51 (1952) 344
90 Zaninovich, A. A.: Effects of oestrogens on thyroxine turnover in hyperthyroidism. Acta endocr. (Kbh.) 71 (1972) 491
91 Zimmermann, H.: Die Chromatographie der 17-Ketosteroide und deren Bedeutung in der Diagnostik endokriner Krankheitsbilder. Habil.-Schrift. Düsseldorf, 1960

Die thyreotoxische Krise

Unter thyreotoxischer Krise versteht man eine akut einsetzende, bedrohliche Exazerbation der klinischen Erscheinungen einer Hyperthyreose mit stets zweifelhaftem Ausgang. Neben dem Ausdruck „thyreotoxische Krise" sind auch die Bezeichnungen „thyroid storm", „Basedow-Koma" und „Encephalopathia thyreotoxica" in der Literatur zu finden. Die Abgrenzung gegenüber einer schwer verlaufenden Hyperthyreose ist nicht immer leicht; deshalb wird die Häufigkeit der thyreotoxischen Krise in einem hyperthyreoten Krankengut von den verschiedenen Autoren unterschiedlich beurteilt. Die Kardinalsymptome sind: eine enorm gesteigerte Tachykardie, das Auftreten von Fieber, schwerer Adynamie und psychischen Alterationen. Die erste genaue Beschreibung findet sich 1893 bei FRIEDRICH VON MÜLLER (23).

Vorkommen

Die Möglichkeit, solche schwere krisenhafte Zustände zu beobachten, ist in den letzten 30 Jahren immer geringer geworden. Vor Einführung der Jodtherapie 1923 durch PLUMMER (25), die eine wesentliche Besserung der Prognose brachte, erfolgten etwa Dreiviertel der Todesfälle nach Schilddrüsenresektion in einer thyreotoxischen Krise. Eine weitere drastische Reduktion der Todesfälle ergab sich durch die Einführung der medikamentösen antithyreoidalen Therapie. Dementsprechend ist auch die Zahl der Publikationen zurückgegangen. Ein weiterer Grund für das seltene Vorkommen ist darin zu suchen, daß es jetzt mit relativ einfachen Mitteln gelingt, die Hyperthyreose in Kontrolle zu halten. Die thyreotoxische Krise entwickelt sich nämlich nur bei unbehandelten oder therapeutisch nicht beherrschten Hyperthyreosen, die sich bereits vor Entwicklung der Krise in schlechtem Allgemeinzustand befanden. In einem gut überwachten Großstadtklientel entsteht eine Krise seltener, weil die Patienten schon bei geringem Verdacht auf das Vorliegen einer Hyperthyreose der Untersuchung zugeführt werden, während in ländlichen, ärztlich schlechter versorgten Gebieten krisenhafte Verschlimmerungen leicht übersehen werden. Die Veränderung der Situation zeigt sich auch in der zwar noch hohen, aber doch gegenüber früher deutlich herabgesetzten Letalität. Letalitätsstatistiken mit größerem Krankengut sind aus neuerer Zeit kaum verfügbar.

Man geht nicht fehl, wenn man die Häufigkeit der thyreotoxischen Krise in einem Schilddrüsenzentrum mit zugewiesenen hospitalisierten und poliklinischen Patienten mit 2–8% annimmt. In den Jahren 1955–1958 sahen WALDSTEIN u. Mitarb. (33) unter 284 Patienten mit Hyperthyreose 21 (= 7%) mit Krise. In einem anderen Bericht kamen 22 Patienten mit Krise (= 2% der Zugänge wegen Hyperthyreose) ins Krankenhaus, wobei 5 Krisen spontan oder nach einer internen Erkrankung, 7 dagegen nach chirurgischen Eingriffen aufgetreten waren (22). Unter den 624 von 1956 bis 1966 von uns beobachteten Kranken mit Hyperthyreose sahen wir nur viermal eine thyreotoxische Krise (= 0,6%). Im Jahre 1971 hatte sich das Krankengut auf 1750 Fälle von Hyperthyreose vergrößert; es waren aber nur drei thyreotoxische Krisen hinzugekommen. Einen Überblick über die Ergebnisse der Literatur gibt die Tab. 5.4 (13).

Der Sexualquotient (Frauen:Männer) beträgt wie bei der unkomplizierten Hyperthyreose etwa 4:1. Ein sicherer Anhaltspunkt dafür, daß die Krise bei Patienten über 40 Jahre häufiger ist, läßt sich nicht finden. Die Altersverteilung entspricht vielmehr fast immer der Altersverteilung bei der Hyperthyreose ohne Krise. Jenseits des 50. Lebensjahres ist der Verlauf jedoch ernster. Eine Abhängigkeit von der Jahreszeit läßt sich nicht feststellen. Die Krise wird vorwiegend bei einer Hyperthyreose mit diffuser Struma beobachtet. Daß dies jedoch nicht immer der Fall ist, zeigt die Statistik von LAMBERG (21): Im finnischen Kropfendemiegebiet entwickelt sie sich ganz überwiegend auf dem Boden einer Knotenstruma.

Auslösende Ursachen und Pathogenese

Mit dem Auftreten einer thyreotoxischen Krise muß man bei unbehandelten oder unzureichend behandelten Patienten, die sich im schlechten Allgemeinzustand befinden, rechnen. Als auslösende Ursachen sind Streßsituationen im weitesten Sinne anzusehen: Infektionen, Traumen, Embolien, Insulinhypoglykämien, schilddrüsenferne Operationen, besonders an den Bauchorganen, aber auch leichtere Eingriffe wie z. B.

Zahnextraktionen. Eine Krise kann auch durch den plötzlichen Entzug antithyreoidaler Substanzen während der Behandlung einer Hyperthyreose, durch zu hohe Dosierung des TSH beim TSH-Test und zu hohe Dosierung des T3 beim Suppressionstest ausgelöst werden. Es werden aber auch Krisen beobachtet, bei denen sich eine solche auslösende Ursache nicht ermitteln läßt.

Als die präoperative Therapie allein mit Jodid und noch nicht mit antithyreoidalen Substanzen durchgeführt wurde, traten etwa 2/3 der thyreotoxischen Krisen *postoperativ*, das andere Drittel aus anderen oder unbekannten Gründen auf. Die postoperative Krise (surgical storm) war nicht selten. Unter 2465 Patienten mit subtotaler Schilddrüsenresektion bei Hyperthyreose ereigneten sich 67 (= 2,7%) Krisen, von denen 7 tödlich verliefen (19). Die Krise war während des gleichen Zeitraums aber auch bei schilddrüsenfernen Operationen nicht selten: Unter 16460 Operationen wurde fünfmal eine postoperative Krise beobachtet, wobei es sich in bezeichnender Weise viermal um Cholezystektomien handelte (19). Die Manipulation an der hyperthyreoten Schilddrüse spielt sicher bei der Auslösung der Krise eine Rolle, wenn sie auch gewiß nicht den einzigen Grund darstellt. Deshalb gilt die Regel, daß man Studenten bei der klinischen Visite eine hyperthyreote Drüse nur mit großer Vorsicht, wenn überhaupt palpieren lassen soll; der Ausbruch einer Krise ist danach beobachtet worden. Nachdem sich die Operationsvorbereitung mit antithyreoidalen Substanzen in Kombination mit Jodid bei der Hyperthyreose allgemein durchgesetzt hat, sollten postoperative Krisen überhaupt nicht mehr beobachtet werden, da die Patienten in euthyreotem Zustand operiert werden, was den Ausbruch einer postoperativen thyreotoxischen Krise fast unmöglich macht. So wurden bei 3000, so vorbereiteten operierten Hyperthyreosekranken keine postoperativen Krisen mehr beobachtet (4). Die alleinige Vorbehandlung mit Propranolol sollte man mit größter Skepsis betrachten.

Die krisenähnlichen Zustände, die sich im Anschluß an eine *Radiojodtherapie* entwickeln können, sind nach unserer Erfahrung selten (3%), im allgemeinen harmlos und lassen sich durch eine zusätzliche antithyreoidale Therapie leicht abfangen. Jedoch sind nicht nur leichte Exazerbationen der Hyperthyreose, sondern gelegentlich auch schwere Krisen beobachtet worden (unter 387 Behandlungsfällen 6mal, davon eine mit tödlichem Ausgang bei einer 81jährigen Frau) (30) und unter 46 Patienten 2mal (8). Bei der letztgenannten Serie wurde bei den nicht von einer Krise befallenen Patienten am ersten Tag nach der Radionuclidgabe ein leichtes Ansteigen des T3 beobachtet, das aber am 7. Tag ausgeglichen war. Prophylaktische Prednisongaben sollen sich günstig auswirken.

Eine zunehmende, wenn nicht entscheidende Bedeutung kommt der iatrogenen Auslösung der Krise durch jodhaltige Medikamente, besonders Expectorantien und Antidiarrhoica sowie Röntgenkontrastmitteln zu (s. jodinduzierte Hyperthyreose S. 314). Sie können nicht nur eine Hyperthyreose, sondern auch eine thyreotoxische Krise entstehen lassen. Ob Jodsalze und Jodverbindungen, die durch die Haut und Schleimhäute resorbiert werden, als auslösende Faktoren eine Rolle spielen, ist noch nicht entschieden. Bei enteraler Gabe spielte früher das Jodchlorhydroxychinolin eine besondere Rolle. Inzwischen ist es durch eine jodfreie Verbindung ersetzt worden (1). In einer Serie von 35 Patienten mit thyreotoxischer Krise waren in 9 Fällen, davon 5 Todesfällen, jodhaltige Röntgenkontrastmittel, in 6 Fällen, davon 2 Todesfälle, jodhaltige Medikamente die auslösende Ursache (18). Daß auch hohe Jodidgaben (180 mg Jodid/d) bei Patienten mit blanden Strumen, über Wochen gegeben, Hyperthyreosen hervorrufen können, wird im Kap. Jodinduzierte Hyperthyreose besprochen (29) (S. 314). In einer Landschaft mit natürlichem Joddefizit oder nach vorheriger Gabe von Perchlorat scheint eine besondere Gefährdung vorzuliegen.

Tabelle 5.4 Übersicht über die mitgeteilten Letalitätsraten der thyreotoxischen Krise sowie die Entwicklung der grundlegenden therapeutischen Maßnahmen (13).

Autoren	Jahr	Jodid	Thioharnstoff	Corticoide oder ACTH	Reserpin oder Guanethidin	Patienten n	Todesfälle n	%
Bayley	1934	+				51	51	100
Ramsom u. Bayley	1934	+				37	37	100
Maddock u. Mitarb.	1937	+				88	88	100
Bansi	1939	+				32	25	78
Mac Arthur u. Mitarb.	1947	+				36	24	67
Rives u. Shepard	1951	+	+			25	10	40
Lamberg	1958	+	+	+	+	7	4	57
Waldstein u. Mitarb.	1959	+	+	+	+	21	6	28
Bartenie u. Mitarb.	1966	+	+	+	+	10	4	40
Bauer u. Scheurecker	1966	+	+	+	+	4	1	
Klein	1968	+	+	+	+	26	10	38
Mazzaferri u. Mitarb.	1969	+	+	+	+	22	4	18
Rothenbuchner	1972	+	+	+	+	10	2	20
Kallee u. Mitarb.	1973	+	+	+	+	35	13	37
Herrmann u. Mitarb.	1976	+	+	+	+	15	7	47

Biochemisch-technische Befunde und Pathogenese

Das Wesen der thyreotoxischen Krise muß auch jetzt noch als ungeklärt bezeichnet werden. Da es sich um ein hochakutes stürmisches Ereignis handelt, ist die wünschenswerte genaue Untersuchung der Ausgangssituation, oft auch eine genauere Diagnostik, fast immer unmöglich. Zudem ist ein sofortiges therapeutisches Handeln indiziert, wobei durch Zufuhr von Jodid und antithyreoidalen Substanzen das Bild verwischt wird, so daß man später erhobene biochemische Befunde zum großen Teil nicht verwerten kann. In manchen Fällen hat die Therapie schon eingesetzt, bevor der Patient in die Klinik kommt. Untersuchungen, die vor Ausbruch oder nach Beendigung der Krise durchgeführt wurden, haben wenig zur Aufklärung des Krankheitsbildes beigetragen.

Die vor Jahrzehnten allein mögliche Grundumsatzbestimmung erbrachte keinen Nutzen; eine Radiojoduntersuchung ist aus Zeitgründen nicht möglich. Die Cholesterinwerte des Serums sind, wenn immer untersucht, stark erniedrigt, unterscheiden sich aber nicht von den Werten bei einer Hyperthyreose außerhalb einer Krise. Das gleiche gilt vom PB^{127}J, dessen Werte zudem oft noch durch vorherige Jodidgaben verschleiert sind. Sie schwanken zwischen 13 und 21 µg/100 ml (1,00–1,65 µmol/l) und liegen meist bei 15 µg/100 ml (1,2 µmol/l). Durch diese Untersuchungen konnte nicht geklärt werden, ob es sich bei der Krise um eine exzessive Hormonfreisetzung aus der Schilddrüse handelt. Zunächst ließ das Vorkommen der postoperativen Krise und das Auftreten nach Manipulationen an der Schilddrüse an diese Möglichkeit denken, wobei das Thyreoglobulin auf dem Lymphwege in vermehrtem Maße aus der Schilddrüse ausgeschüttet werden kann.

Unter diesen Umständen ist die Kenntnis der mit neueren Methoden ermittelten T_4- und T_3-Konzentrationen im Plasma von Bedeutung. Die Ergebnisse sind widersprüchlich. Bereits NAUMANN u. Mitarb. (23 a) hatten darauf hingewiesen, daß die Entwicklung der Hyperthyreose durch eine Steigerung des Quotienten $T_3:T_4$ gekennzeichnet sein kann. Deshalb setzte man zunächst erhebliche Erwartungen in die T_3-Bestimmung bei der thyreotoxischen Krise. Sie wurden jedoch bisher nicht erfüllt. Bei Ermittlungen der T_3-Konzentrationen (allerdings mittels der chromatographischen Methode von STERLING [28]) wurden bei 6 Patienten mit thyreotoxischer Krise T_3-Konzentrationen ermittelt, die zwar sehr hoch lagen und bis 1033 ng/100 ml (15,9 nmol/l) reichten; im Mittel fand sich aber mit 769 ± 181 ng/100 ml (11,8 ± 2,8 nmol/l) keine Differenz gegenüber Patienten mit Hyperthyreose außerhalb einer Krise (752 ± 282 ng/100 ml (11,6 ± 4,3 nmol/l) (6). Es ergab sich also dieselbe Übereinstimmung wie bei den PB^{127}J-Befunden dieser Autoren.

Von Interesse ist eine von JACOBS u. Mitarb. (17) untersuchte Patientin. Vor einer Schilddrüsenresektion, die zur Krise führte, lagen subnormale T_4-Konzentrationen und ein subnormaler FT$_4$-Index vor. Am dritten postoperativen Tag verdoppelten sich zwar die Werte für T_4 und FT$_4$I, sie blieben jedoch noch im Normalbereich. Das Serum-T_3 zeigte präoperativ schon einen 2,5fach höheren Wert als der Norm entspricht; das freie T_3 war auf 1,2 ng/100 ml (18,4 pmol/l) erhöht. Vier Tage später stieg die T_3-Konzentration weiter an; das freie T_3 lag mit seinem höchsten Wert bei 1,5 ng/100 ml (23,0 pmol/l). Während der zweiten postoperativen Woche fielen die T_3- und FT$_3$-Werte wieder in den Bereich der Norm zurück. Im weiteren Verlauf stiegen die T_4-Werte an, so daß sich aus der ursprünglichen T_3-Hyperthyreose eine T_3- plus T_4-Hyperthyreose entwickelte. Da die Patientin präoperativ mit Perchlorat und später auch mit Jodid behandelt wurde, muß man auch an eine jodinduzierte Hyperthyreose auf dem Boden eines Joddefizit denken.

Bei zwei Patienten, die in einer thyreotoxischen Krise mit Plasmapherese behandelt wurden (15), wurden in dem ersten Fall erhöhte Ausgangswerte für T_4 und AFT$_4$ beobachtet, während die Werte für T_3 und AFT$_3$ nur mäßig erhöht waren. Es werden aber auch ungewöhnliche, über das übliche Maß bei der Hyperthyreose weit hinausgehende Werte der Schilddrüsenhormone im Blut bis zu Gesamt-T_4-Werten von 40 µg/100 ml (515 nmol/l) und darüber festgestellt (2, 14).

Man steht also vor der unbefriedigenden Tatsache, daß sich in einigen, offenbar seltenen Fällen von thyreotoxischer Krise exzessiv hohe Werte für T_4 und freies T_4 ergeben, die weit über den für die Hyperthyreose sonst charakteristischen Bereich hinausgehen. Auf der anderen Seite finden sich meistens Werte, die durchaus in diesem Bereich bleiben und keine Parallele zur klinischen Symptomatik aufweisen.

Über die maximale Bindungskapazität des TBG liegen nur wenig Untersuchungen vor. Manchmal ist sie wegen Hämokonzentration nicht zu beurteilen (15), im übrigen können Infektionen, schwere Krankheiten, Streßsituationen, z.B. Operationsstreß, die Konzentration des TBG und des TBPA im Plasma vermindern (5). (Auch Prednison setzt die Bindungskapazität herab.) Da dieselben Umstände geeignet sind, eine thyreotoxische Krise auszulösen, ist es möglich, daß sie eine Vermehrung der freien Hormone im Plasma und in der Zelle durch Ablösung vom Trägereiweiß bewirken. Diese Bindungsstörung dauert etwa 24–72 Stunden und könnte deshalb der Dauer einer thyreotoxischen Krise entsprechen (6). Damit hat sich das Interesse der Peripherie zugewandt. Da Streßsituationen auch einen vermehrten Katabolismus der Schilddrüsenhormone in der Peripherie bewirken, läßt sich dieser Umstand zur Deutung der relativ niedrigen Konzentration im Plasma heranziehen. In einem Fall ergab die Bestimmung des täglichen Hormonumsatzes einen Wert von 370 µg Thyroxin. Er ist gegenüber der Norm stark erhöht, liegt aber im hyperthyreotischen Bereich (31).

Interferenzen mit anderen Hormonen

Die erhöhte Sensibilität adrenerger Rezeptoren bei der Hyperthyreose kann als weiterer pathogenetischer Faktor bei der Entstehung einer thyreotoxischen Krise angesehen werden. Die günstige Wirkung ihrer Blokkierung läßt daran denken. Auf die Überempfindlichkeit wies erstmals GOETSCH 1918 (11) hin. Vielfache Bestätigungen erfolgten im Tierversuch (12). Demgegenüber ist der hypothyreote Organismus unterempfindlich gegenüber den Katecholaminen. Da Streßsituationen imstande sind, eine Krise auszulösen, andererseits aber auch zu einer erhöhten Inkretion von Katecholaminen führen, lag es nahe, sowohl einen erhöhten Katecholaminspiegel als auch eine erhöhte Sensibilität gegenüber den Katecholaminen für die Auslösung der Krise verantwortlich zu machen. Untersuchungen über Katecholaminkonzentrationen im Urin und Plasma vor und während einer spontan aufgetretenen thyreotoxischen Krise liegen zwar nicht vor. Wie im Kap. Das kardiovaskuläre System S. 239 und Wirkung und Metabolismus der Katecholamine S. 280 ausgeführt wurde, sind bei der Hyperthyreose außerhalb einer Krise Produktion, Freisetzung, Abbau und Ausscheidung der Katecholamine im Urin unverändert. Trotzdem bleibt die Tatsache der erhöhten Sensibilität des hyperthyreoten Organismus gegenüber den Katecholaminen bestehen. Keineswegs ist die erhöhte Ausschüttung von Katecholaminen die einzige Ursache, die zur Krise führt.

Von Interesse ist, daß in einem neueren Versuch bei einer hyperthyreoten Patientin ungewollt eine experimentelle thyreotoxische Krise durch Katecholaminfreisetzung mittels Stimulation mit 2-Deoxy-D-Glucose provoziert wurde (27). Dabei kam es außer den typischen klinischen Zeichen zu einem signifikanten Anstieg der Katecholaminausscheidung unmittelbar vor Beginn und während der Krise. Diese konnte mit den üblichen Behandlungsmethoden, unter anderem mit β-Blockern beherrscht werden. Während der Krise stieg weder das Gesamtthyroxin noch die effektive Thyroxinrate wesentlich an. Es spricht alles dafür, daß diese Krise durch die erhöhte Katecholaminfreisetzung ausgelöst wurde, daß andererseits bei der spontan einsetzenden Krise die Katecholaminwerte im Plasma infolge verstärkten Katabolismus nicht erhöht sind und die Rezeptoren in vermehrtem Maße auf die Katecholamine reagieren.

Aber auch die Bedeutung der Corticosteroide für Auslösung und Unterhaltung der thyreotoxischen Krise ist durchaus noch unklar. Behandlungserfolge weisen auf eine Nebenniereninsuffizienz hin. Wie im Kap. Nebennierenrindenfunktion und Hyperthyreose (S. 272) ausgeführt, sind bei der Hyperthyreose außerhalb einer Krise bisher nur normale Plasmacortisolspiegel festgestellt worden. Dabei ist die Produktion des Cortisol stark erhöht, wahrscheinlich durch den Schwund des Cortisol durch Abbau bei verkürzter Halbwertszeit und gesteigerter ACTH-Abgabe. Es spricht vieles dafür, daß tatsächlich nach einiger Zeit eine Erschöpfung der Nebennierenrinde mit Nebennierenrindeninsuffizienz auftritt. So scheint es erlaubt, die günstigen Ergebnisse der Therapie der thyreotoxischen Krise mit Glucocorticoiden als eine echte Substitution aufzufassen, was aber nicht bedeuten soll, daß diese Nebennierenrindeninsuffizienz die primäre auslösende Ursache sei.

Unsicher ist der Einfluß der Glucocorticoide auf die Bindungskapazität der Schilddrüsenhormone, da es unter ihrer Einwirkung zu einem Abfall der Kapazität des TBG, allerdings auch zu einem Anstieg der Kapazität des TBPA kommt, so daß beide Vorgänge bis zu einem gewissen Grade einander entgegenwirken (24) (S. 272).

Das Wesen der thyreotoxischen Krise ist somit keineswegs geklärt. Wir kennen nur eine Reihe von Faktoren, die für die Auslösung der Krise verantwortlich zu machen sind, die aber keinesfalls die alleinige Ursache darstellen. So ist eine erhöhte Produktion der Schilddrüsenhormone stets die Voraussetzung, sie braucht jedoch nicht exzessiv zu sein. Andere Faktoren, wie eine Nebennierenrindeninsuffizienz und eine Sensibilisierung der Wirkung der Katecholamine durch Schilddrüsenhormone stellen ebenfalls nicht die alleinige Ursache der Krise dar. Wahrscheinlich spielt die pathologische Metabolisierung der Schilddrüsenhormone im peripheren Gewebe eine größere Rolle, als unsere bisherigen Kenntnisse uns anzunehmen erlauben (s. auch S. 87). Es wurde schon darauf hingewiesen, wie schwer es ist, eingehende Untersuchungen durchzuführen, da Zeit und Ruhe fehlen. Künftige Untersuchungen müßten vor allen Dingen auf das Verhältnis T_3/T_4, die Konzentration der freien Hormone, ihre Eiweißbindung, den peripheren Umsatz der Schilddrüsenhormone, eine abnorme Sensibilität der peripheren Rezeptoren und die Interferenz mit Katecholaminen und Cortisol berücksichtigen.

Klinik und Symptomatologie

Der Übergang von der schweren Hyperthyreose zur thyreotoxischen Krise kann in seltenen Fällen unmerklich vor sich gehen. Im allgemeinen entwickelt sich die Krise aber im Laufe von einigen Tagen oder sogar von Stunden. Das klinische Bild der vorausgehenden Hyperthyreose ist fast immer als schwer oder wenigstens als mittelschwer anzusehen; nur sehr selten ist sie als milde zu bezeichnen. Ihre Dauer liegt meist zwischen 2 und 12 Monaten. Nur ausnahmsweise erstreckt sie sich über einige Jahre (33).

Als warnende Vorboten sind eine stärkere Gewichtsabnahme (meist zwischen 10 und 15 kg) und eine anhaltende Schlaflosigkeit anzusehen. Hohes Fieber ist ein überaus regelmäßiges Symptom und sollte bei Fehlen anderer plausibler Ursachen stets an die Entwicklung einer Krise denken lassen, zumal es zum üblichen Krankheitsbild der Hyperthyreose, wenn man von leichten subfebrilen Temperatursteigerungen absieht, nicht gehört. Gewöhnlich erreicht das Fieber eine Höhe von 38,5–40 °C. Hinzu kommen verstärkter Tremor, Durchfälle sowie regelmäßig eine Tachykardie, die weit über die bei der Hyperthyreose übliche Frequenzsteigerung hinausgeht und zwischen 140–180 Schlägen/min liegt und 200 Schläge erreichen kann. Kardiale Dekompensationserscheinungen sind bei diesen hohen Frequenzen nicht ungewöhnlich. Flimmerarrhythmien werden häufig beobachtet (Abb. 5.**15**). Mit Ausbruch der Krise, oft aber auch schon vorher, entwickelt sich bei schlaffer hypotonischer Muskulatur eine große körperliche Schwäche, die bald auch kleinere Verrichtungen unmöglich macht. Im Gegensatz dazu steht eine starke innere und motorische Erregtheit, die die Patienten keinen Augenblick zur Ruhe kommen läßt und zu deliranten Zustandsbildern führt, in denen die Patienten desorientiert sind, halluzinieren und den Kontakt zur Außenwelt verlieren. Oft werden die Patienten in diesem Zustand primär in eine psychiatrische Klinik eingeliefert. Der Zustand stärkster Agitation leitet schließlich in einen Dämmerzustand und in ein tiefes Koma über, in welchem oft der Exitus erfolgt. Ihrem Erscheinungsbild nach sind diese psychischen Veränderungen dem akuten exogenen Reaktionstypus von BONHOEFFER zuzuordnen. Außer diesen delirant verlaufenden Krisen findet man seltener die apathischen Formen (20), bei denen die motorische Erregtheit fehlt und die unmittelbar in Somnolenz und Koma übergeht. In anderen Fällen stehen intestinale Erscheinungen in Form von Erbrechen und Durchfällen mit rapidem Kräfteverfall ganz im Vordergrund, in anderen die kardiale Dekompensation, so daß man von einer gastrointestinalen und einer kardialen Verlaufsform gesprochen hat. Bei diesen Verläufen wird der wahre Charakter der Krise oft verkannt. Als besonderer Typus ist die bulbäre oder enzephalomyopathische Form bekannt, bei der sich Zeichen der Bulbärparalyse mit Gefahr der Aspirationspneumonie als Folge von Schlucklähmungen entwickeln (32).

Auf der Höhe der Krise sind die Patienten infolge Wasser- und Elektrolytverlustes exsikkiert. Die bei der Hyperthyreose sonst übliche gute Durchblutung der Haut schwindet. Die Haut ist heiß und trocken. Auch Mund und Rachenhöhle trocknen aus und zeigen eine diffuse trockene Rötung.

Die postoperative Krise entspricht in ihrer Symptomatologie weitgehend den auf anderem Wege ausgelösten Krisen. Sie kann auch auftreten, wenn die Hyperthyreose nicht als schwer zu bezeichnen ist. Der Operation folgt sie nicht unmittelbar. Der Höhepunkt ist gewöhnlich der 2. postoperative Tag.

Dauer, Verlauf und Letalität

Dauer und Prognose der Krise hängen von der Schwere der vorausgehenden hyperthyreoten Stoffwechsellage, vom Allgemeinzustand des Patienten vor der Krise, von der Intensität der auslösenden Ursachen, von den Begleitkrankheiten und von der Schnelligkeit des Behandlungsbeginns ab. Im allgemeinen dauert die Krise einige Tage, jedoch kann schon der erste Tag das tödliche Ende bringen. Der Zustand kann sich aber auch über eine Woche bis zu 25 Tagen hinziehen (bei den von uns beobachteten Kranken 1–20 Tage). In der Literatur kann man eine Verkürzung der Krankheitsdauer (infolge der jetzt effektiveren Behandlung) feststellen. Ist die Therapie erfolgreich, so erholt sich der Patient nach wenigen Tagen, wobei die Unruhe nachläßt, Pulsfrequenz und Fieber absinken. Die Psyche ist jetzt wieder geordnet; der Appetit erwacht. Ist die Krise überwunden, so liegt der vorher bestehende hyperthyreote Zustand unverändert wieder vor; er ist sogleich weiter zu behandeln. In dieser Erholungsphase ist der Patient besonders anfällig gegenüber Infektionen, so daß er sorgfältig beobachtet werden muß. Während BANSI (3) in den Jahren 1928–1933 vor Einführung der Jodid- und der antithyreoidalen Therapie von 37 Fällen 24 verlor, ging bei ihm und auch bei anderen Autoren die Letalität später ganz erheblich zurück und dürfte jetzt bei 20%, unter günstigen Umständen sogar bei 10% liegen. In Anbetracht der Vielzahl der Faktoren, die den Verlauf beeinflussen, ist eine Prognose kaum zu stellen (18, 22).

Prophylaxe und Therapie

Angesichts der Ungewißheit des therapeutischen Erfolgs und der immer noch hohen Letalität steht die Vorbeugung ganz im Vordergrund. Wie aus der Statistik von BARTELS (4) hervorgeht, ist bei sachgerechter Vorbereitung eine postoperative Krise nach subtotaler Schilddrüsenresektion völlig zu vermeiden, wenn der Patient in euthyreotem Zustand zur Operation kommt. Bei jeder ernsten Hyperthyreose ist die Möglichkeit, daß sich eine Krise entwickelt, im Auge zu behalten. Jeder Streß sollte, soweit möglich, dem Patienten ferngehalten werden, besonders solange durch die Behandlung eine Euthyreose nicht erreicht ist. Tritt ein unerklärbares Fieber oder auch eine fieberhafte Infektion auf oder ist eine schilddrüsenferne Operation nicht zu umgehen, so sollte man sich so verhalten, als stünde die Krise unmittelbar bevor. Auch kleine Eingriffe, wie Zahnextraktionen, können verhängnisvoll werden.

Bei der Behandlung einer Hyperthyreose mit antithyreoidalen Substanzen darf das Medikament erst abgesetzt werden, wenn Euthyreose erreicht ist. Das vorzeitige Absetzen kann eine Krise auslösen. Bei Hyperthyreose-Patienten, die einen schweren Krankheitsverlauf

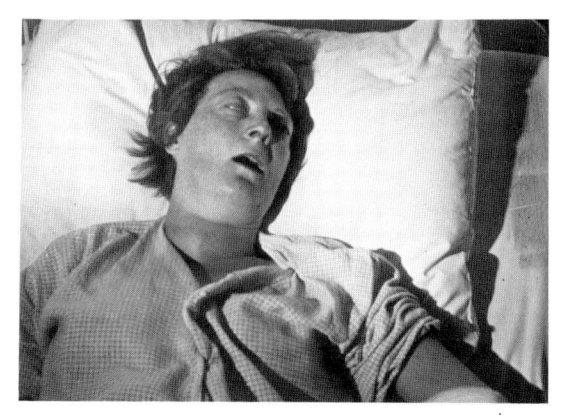

Abb. 5.15 Thyreotoxische Krise. 39jährige Patientin. Einlieferung von einem auswärtigen Krankenhaus mit der Diagnose thyreotoxische Krise bei kardialer Insuffizienz. Kaum ansprechbar; da keine Angehörigen erreichbar, Anamnese nicht bekannt. Schwerer Kreislaufkollaps. RR 80/50 mm Hg, später 105/85 mm Hg. Leicht zyanotische heiße Haut. Anhaltend agitiert. Hypermotorik und Hyperreflexie. Große beiderseitige diffuse Struma. Exophthalmus und Lidödeme. Pulsfrequenz zwischen 250 und 300/min, Temperatur 40,1 °C. Anhaltendes Erbrechen. Die Somnolenz ging in ein tiefes Koma über, in welchem die Patientin nach 30 Std. starb.

bei vermindertem Kräfte- und Allgemeinzustand aufweisen, sollte man die Therapie nicht mit einer Radiojodgabe beginnen, die schweren Krankheitserscheinungen vielmehr durch eine einleitende medikamentöse Behandlung auffangen. Läßt sich die Gabe eines jodhaltigen Röntgenkontrastmittels nicht vermeiden, so muß man bei bestehender Hyperthyreose mit dem Ausbruch einer Krise rechnen. Gleichzeitige Perchloratgabe ist empfohlen worden (13). Handelt es sich um ein autonomes Adenom mit ernstem Krankheitsverlauf, so sollte man den TSH-Test und den Suppressionstest mit T_3 möglichst vermeiden und durch einen TRH-Test bzw. durch eine übersteuerte Szintigraphie ersetzen.

Um eine bessere Verständigung über Wert und Nutzen prophylaktischer und therapeutischer Maßnahmen zu erreichen, wurde eine Stadieneinteilung der thyreotoxischen Krise empfohlen (15). Ist die Krise ausgebrochen, so ist schnell zu handeln, wobei eine gewisse Polypragmasie mangels Kenntnis der Pathogenese nicht zu umgehen ist. Zunächst sollen die allgemeinen Maßnahmen, sodann die nach unserer Vorstellung spezifischen Maßnahmen erörtert werden.

Allgemeine Maßnahmen. Jede drohende oder schon ausgebrochene thyreotoxische Krise muß auf einer Intensivstation behandelt werden. Vor Einleitung der therapeutischen Maßnahmen ist eine Blutprobe zu entnehmen, in der alle im Laboratorium zu ermöglichenden Schilddrüsenparameter bestimmt werden. Eine Blutprobe zur Bestimmung von T_3 und T_4 sowie der freien Hormonanteile sollte zur Analyse in ein Schilddrüsenzentrum eingeschickt werden, da das bisher vorliegende Material zur Klärung der Pathogenese nicht ausreicht. Sehr schnell ist die Behandlung einer auslösenden Ursache, z.B. einer Infektionskrankheit, mit Antibiotika in Angriff zu nehmen. Wegen der fast stets bestehenden Exsikkose soll eine Dauerinfusion gelegt werden, durch die ein Elektrolytdefizit, z.B. ein Kaliumdefizit, ausgeglichen und Kalorien in Form von Laevulose zugeführt werden. Da der Blutzucker manchmal erhöht ist, sollte man auf Glucoseinfusionen verzichten.

Bei hoher Temperatur ist eine Hibernation (nur auf der Intensivstation) angezeigt. Man packt den Patienten in feuchte Umschläge, bläst ihn mit dem Ventilator an und legt Eisbeutel in die Axillen, die Leisten, auf die Hals- und Herzgegend. Diese Hibernation sollte möglichst früh einsetzen. Hyperthermie und Pulsfrequenz gehen bei dieser Behandlung zurück. Eine Temperatur von 37,5–38,0 °C ist anzustreben.

Ein „lytisches Gemisch" ist wegen der möglichen Nebenwirkungen weniger in fixer Kombination als in individueller Dosierung angezeigt, z.B. eine Kombination von Atosil und Hydergin. Chlorpromazin ist wegen seiner frequenzsteigernden Wirkung zu vermeiden, Dolantin meist überflüssig, da keine Schmerzen bestehen. Bei starker Agitation kommt auch ein Barbiturat oder Valium in Frage. Sauerstoffgaben und Digitalispräparate sind meist notwendig, bei kollabierten Patienten auch Bluttransfusionen. Eine Thromboembolieprophylaxe ist zu erwägen; jedoch ist Vorsicht bei Verwendung von Heparin geboten, da dieses die Hormonbindung an Rezeptoren an der Zelle wie im Plasma blockiert und einen Anstieg der freien Hormone bewirkt (15).

Als *spezifische Therapie* können folgende Maßnahmen gelten:
– Hemmung der Hormonsynthese in der Schilddrüse.
– Blockierung der Hormonabgabe der Schilddrüse.
– Blockade des peripheren Angriffs der Schilddrüsenhormone.
– Elimination von Schilddrüsenhormonen aus der Peripherie durch Plasmapherese.

Hemmung der Hormonsynthese in der Schilddrüse. Obwohl die Blockade der Hormonsynthese in der Schilddrüse keine schnelle Wirkung auf das Krankheitsbild erwarten läßt, ist sie jedoch dringend erforderlich, um den weiteren Verlauf des Krankheitsgeschehens zu beeinflussen. Man gibt unverzüglich ein Thiocarbamid, etwa in 24 Stunden intravenös 180–250 mg Methimazol*, beginnt aber mit der hohen Dosis von etwa 80–100 mg. Propylthiouracil** kann in einer ähnlichen Applikationsart mit einer Dosis von 800–1200 mg in 24 Stunden verwandt werden. Die Dosis beider Stoffe wird vom 3. Behandlungstag langsam reduziert. Nach einigen Tagen kann man auf eine Dosis von 120 mg Methimazol oder auf eine Dosis von 400 mg Propylthiouracil heruntergehen. Die Dauerbehandlung erfolgt mit der für die Hyperthyreose üblichen Dosis. Falls möglich, sollte man die antithyreoidalen Substanzen wenigstens eine Stunde vor der Jodidgabe verabfolgen.

Blockierung der Hormonabgabe der Schilddrüse. Die Hemmung der Hormonabgabe der Schilddrüse erfolgt durch das historisch ältere Verfahren, das die Letalität bei der Krise wesentlich herabgesetzt hat (34), nämlich durch die Gabe von Jodid. Die dadurch erfolgende Anreicherung der Schilddrüse mit Hormonen kann durch vorherige Gabe von antithyreoidalen Substanzen gehemmt werden. Falls der Patient zum Schlucken noch imstande ist, kann man das Jodid als Lugolsche Lösung oral geben, besser aber in Form von Präparaten, die Jod in organischer Bindung enthalten, intravenös zu injizieren sind und das Jod als Jodid freigeben (4 ml Endojodin = 472 mg Jod; 5 ml Agontal = 58 mg Jod). Zur langsamen intravenösen Injektion ist auch eine sterile pyrogenfreie 10%ige Natriumjodidlösung mit folgender Zusammensetzung geeignet (18):

Natr. jodat.   0,94
Kal. jodat.   0,06
Aqua dest. ad   10,0

Der Jodgehalt dieser Lösung entspricht 84 mg/ml. Um Spuren elementaren Jods zu reduzieren, werden 100–200 mg Vitamin C zugemischt. Man kann auch die Lugolsche Lösung (100 Tropfen Lugolscher Lösung = 126 mg Jod) verwenden. Die Tagesdosis sollte insgesamt allerdings nicht über 500 mg liegen, da sich bei hohen Dosen das Bronchialsekret in sehr störender Weise vermehrt. Die Jodidbehandlung wird während

---
* Favistan
** Propycil

der Krise in unverminderter Dosis beibehalten. Nach Überstehen der Krise wird sie, ebenso wie die Dosis der antithyreoidalen Substanzen, nur langsam reduziert. Ist die Krise durch eine Jodexposition ausgelöst worden, so muß man auf Jodidgaben verzichten und die Hemmung der Hormonabgabe durch Lithiumsalze erzielen. Unter Kontrolle des Plasmaspiegels geht man nach den im Kap. Die Behandlung der Hyperthyreose (S. 327) angegebenen Regeln vor. Die möglichen Nebenwirkungen dieser Behandlung lassen sich vorläufig noch nicht übersehen.

Blockade des peripheren Angriffs der Schilddrüsenhormone. Wie bereits erwähnt, hat die Blockade der peripheren Rezeptoren der Schilddrüsenhormone in den letzten Jahren zunehmende Bedeutung gewonnen. Reserpin, das eine Entspeicherung der Gewebsdepots der Katecholamine bewirkt, ist wegen seiner sedierenden Wirkung, die eine sich anbahnende Bewußtseinstrübung überdeckt, nicht in allen Fällen geeignet. Guanethidin, das ähnlich wirkt, zusätzlich aber die Abgabe adrenerger Neurotransmitter hemmt, kann ebenfalls verwendet werden, da es keinen Einfluß auf die Bewußtseinslage hat (22). Die besten Erfolge erzielt man jedoch mit der Blockierung β-adrenerger Rezeptoren durch Propanolol. Auf die Schilddrüse selbst hat es keinen Einfluß, wohl aber auf Pulsfrequenz, Körpertemperatur und etwa bestehendes Vorhofflimmern (7, 10).

Die Gabe von Corticosteroiden ist in jedem Fall indiziert (Insuffizienz der Nebennierenrinde, erhöhter Katabolismus der Corticosteroide, Hemmung immunpathologischer Vorgänge, Hemmung der Konversion von T_4 zu T_3 [9]). Der intravenösen Dauerinfusion sind 100–200 mg Cortisol zuzufügen, wodurch sich das Krankheitsbild mitunter schlagartig bessert. Die Dosis wird nach Abklingen der Krise wie üblich langsam abgebaut.

Elimination von Schilddrüsenhormonen aus der Peripherie durch Plasmapherese. Obwohl nicht sicher nachgewiesen ist, daß bei der Krise stets ein Exzeß an Schilddrüsenhormonen im Serum vorliegt und obwohl sich der größte Teil dieses Überschusses in den Geweben befindet, ist angesichts der schlechten Prognose ein Verfahren zu begrüßen, das einen Teil der Schilddrüsenhormone aus dem strömenden Blut eliminiert, wie dies auch bei anderen toxischen Stoffen üblich ist. Es wurden deshalb Versuche mit Blutaustausch und Peritonealdialyse empfohlen (2, 14, 26). Durchzusetzen scheint sich jedoch allein die Plasmapherese (2, 15, 16), die angewendet werden sollte, wenn die soeben geschilderte Therapie nicht innerhalb von 1–2 Tagen zum Erfolg führt. Obgleich man damit rechnen muß, daß aus dem erheblichen T_4-Pool des Gewebes die Thyroxinwerte des Plasma durch Rückstrom ergänzt werden und auch mit dem zugeführten Spenderplasma eine gewisse Menge Thyroxin in den Körper eingeführt wird, kommt den durch Plasmapherese entfernten Hormonmengen offenbar eine Bedeutung zu.

So ließen sich beim hyperthyreoten Hund die Serum-T_4-Werte von 16,1 auf 6,1 µg/100 ml (207 auf 78,5 nmol/l) bei einer Gesamteliminierung von 80,6 µg T_4 (104 nmol) senken. Bei einer Patientin in einer hyperthyreoten Krise sanken die Serum-T_4-Werte von 40 auf 13,5 µg/100 ml (515 auf 174 nmol/l), wobei 331 µg T_4 (0,43 µmol) aus dem Plasma entfernt wurden (2). Die Plasmapherese senkt vorwiegend den T_4-, weniger den T_3-Gehalt des Serums, was mit der stärkeren Bindung des T_4 an das Serumeiweiß zu erklären ist. Die Halbwertzeiten des freien und des gesamten T_4 werden stärker verkürzt, als man dies mit einer alleinigen antithyreoidalen Therapie erzielen kann (15). Da Heparin die Bindung von T_4 an das TBG und an die T_4-Rezeptoren hemmt und somit den Erfolg der Plasmapherese verschleiert, ist die Verwendung von Heparin (auch zur Prophylaxe der Thromboembolien) zu vermeiden (15). Da man als Spenderserum das von Graviden nicht wohl verwenden kann, wurde das Serum von Frauen, die Ovulationshemmer einnehmen, empfohlen, da dieses ein besonders hohes TBG und damit eine starke T_4-Bindungskapazität aufweist (26).

Literatur

1 Arzneimittelkommission der Deutschen Ärzteschaft: Schilddrüsenwirkung von jodhaltigen Arzneipräparaten, insbesondere von Jodchlorhydroxychinolin. 1969
2 Ashkar, F. S., R. B. Katims, W. M. Smoak u. Mitarb.: Thyroid storm treatment with blood exchange and plasmapheresis. J. Amer. med. Ass. 214 (1970) 1275
3 Bansi, H. W.: Die thyreotoxische Krise. Ergebn. inn. Med. Kinderheilk. 56 (1939) 305
4 Bartels, E. C.: In: The Thyroid. 2. Aufl., Harper & Row, New York 1962 (S. 676)
5 Bellabarba, D., N. Varsano-Aharon, M. Inada, K. Sterling: Free thyroxine and binding capacity of the serum in severe illness. Clin. Res. 15 (1967) 257
6 Brooks, M. H., S. S. Waldstein, D. Bronsky, K. Sterling: Serum triiodothyronine concentration in thyroid storm. J. clin. Endocr. 40 (1975) 339
7 Buckle, R. M.: Treatment of thyroid crisis by beta-adrenergic blockade. Acta endocr. (Kbh.) 57 (1968) 168
8 Creutzig, H., J. Kallfelz, J. Haindl, G. Thiede, H. Hundeshagen: Thyroid storm and iodine – 131 treatment. Lancet 1976/II, 146
9 Croxson, M. S., D. S. Duick, J. T. Nicoloff: Effect of glucocorticoids on serum triiodothyronine (T_3) concentration in man. 7. International Thyroid Conference. Boston 1975. Exc. Med. Internat. Congr. Ser. Nr. 361 Abstr. 153
10 Das, G., M. Krieger: Treatment of thyrotoxic storm with intravenous administration of propranolol. Ann. intern. Med. 70 (1969) 985
11 Goetsch, E.: Newer methods in the diagnosis of thyroid disorders. Pathological and clinical. Adrenal hypersensitiveness in clinical states of hyperthyroidism. N. Y. med. J. 18 (1918) 259
12 Grab, W.: Pharmakologie der Schilddrüsentätigkeit. Arch. exp. Path. u. Pharmakol. 216 (1952) 16
13 Herrmann, J.: Neuere Aspekte in der Therapie der thyreotoxischen Krise. Dtsch. med. Wschr. 103 (1978) 166
14 Herrmann, J., K. H. Gillich, H. L. Krüskemper: Kombinierte parenterale Therapie mit Thiamazol und Jodid bei schwerer Hyperthyreose. Klin. Wschr. 49 (1971) 930
15 Herrmann, J., P. Hilger, J. Rusche, H. L. Krüskemper: Plasmapherese in der Behandlung der thyreotoxischen Krise. Dtsch. med. Wschr. 99 (1974) 888
16 Horn, K., G. Brehm, J. Habermann: Erfolgreiche Behandlung einer thyreotoxischen Krise durch kontinuierliche Plasmapherese am Blutzellseparator. Klin. Wschr. 54 (1976) 983
17 Jacobs, H. S., C. J. Eastman, R. P. Ekins, D. B. Mackie, S. M. Ellis, S. McHardy-Young: Total and free triiodothyronine and thyroxine levels in thyroid storm and recurrent hyperthyroidism. Lancet 1973/II, 236
18 Kallee, E., R. Wahl, K. H. Secker, D. Mallet, J. Bohner: Thyreotoxische Krisen: Symptomatik und Therapie. Med. Klin. 68 (1973) 1689

19 Keminger, K., J. Piribauer: Postoperative thyreotoxische Krisen nach schilddrüsenfernen Eingriffen. Langenbecks Arch. klin. Chir. 290 (1958) 14
20 Lahey, F. H.: The crisis of exophthalmic goiter. New Engl. J. Med. 199 (1928) 255
21 Lamberg, B. A.: The medical thyroid crisis. Acta med. scand. 164 (1959) 479
22 Mazzaferri, E. L., T. G. Skillman: Thyroid storm: a review of 22 episodes with special emphasis on use of guanethidine. Arch. intern. Med. 124 (1969) 684
23 Müller, F.: Beiträge zur Kenntnis der Basedowschen Krankheit. Dtsch. Arch. klin. Med. 51 (1893) 335
23a Nauman, J. A., A. Nauman, S. C. Werner: Total and free triiodothyronine in human serum. J. clin. Invest. 46 (1967) 1346
24 Oppenheimer, J. H., S. C. Werner: Effect of prednisone on thyroxine-binding proteins. J. clin. Endocr. 26 (1966) 715
25 Plummer, H. S.: Results of administering iodine to patients having exophthalmic goiter. J. Amer. med. Ass. 80 (1923) 1955
26 Schaible, U. M., F. Dürr, E. Kallee: Beschleunigte Eliminierung von Thyroxin durch Peritonealdialyse mit Serum. Klin. Wschr. 50 (1972) 1112
27 Scherntaner, G., W. Erd, H. Ludwig, R. Höfer: Thyreotoxische Krise ausgelöst durch Nebennierenmarkstimulation. Schweiz. med. Wschr. 105 (1975) 415
28 Sterling, K., D. Bellabarba, E. S. Newman, M. A. Brenner: Determination of triiodothyronine concentration in human serum. J. clin. Invest. 48 (1969) 1150
29 Vagenakis, A. G., C.-A. Wang, A. Burger, F. Maloof, L. E. Braverman, S. H. Ingbar: Iodide-induced thyrotoxicosis in Boston. New Engl. J. Med. 287 (1972) 523
30 Viheroski, M., B. A. Lamberg: Treatment of toxic, nodular and diffuse goiter with radioactive iodine. Acta endocr. (Kbh.) 64 (1970) 159
31 Wahlberg, P., B. A. Lamberg: Iodine metabolism in a case of thyrotoxic crisis. J. clin. Endocr. 23 (1963) 397
32 Waldenström, J.: Thyreotoxische Krise. Acta med. scand. 121 (1945) 251
33 Waldstein, S. S., J. Slodki, G. I. Kaganiec, D. Bronsky: A clinical study of thyroid storm. Ann. intern. Med. 52 (1960) 626
34 Wijnbladh, H.-J.: Über die thyreotoxischen Krisen. Chirurg 9 (1937) 380

Das autonome Adenom

Schon PLUMMER hatte im Jahre 1913 auf die Unterschiede zwischen „hyperplastischen und nichthyperplastischen Kröpfen" hingewiesen (43). Wahrscheinlich hat er schon damals autonome Adenome miterfaßt, sie aber noch nicht differenziert. Erst 1947 erkannten COPE, RAWSON und MCARTHUR (10) die Bedeutung des „hyperfunctioning single adenoma of the thyroid" und mittels der Isotopenmethode seine Autonomie. 1954–1959 differenzierte HORST (20, 21) durch Szintigraphie das kompensierte vom dekompensierten autonomen Adenom. Zunächst wurde das autonome Adenom als Rarität angesehen. Erst die überall nun erfolgende Auswertung szintigraphischer Befunde hat erkennen lassen, daß es sich um eine häufige Erkrankung und gegenüber der Hyperthyreose mit diffuser Struma um eine nosologische Einheit handelt. Unter 2300 Patienten des Düsseldorfer Krankengutes mit Hyperthyreose fand HORSTER (24, 25) 800 autonome Adenome, also 35%. In einem Schilddrüsenambulatorium kann man 5% autonomer Adenome erwarten (2). Bis vor kurzem beherrschte die Szintigraphie die Diagnostik. Erst später erkannte man, daß eine Diskrepanz zwischen den szintigraphischen und den klinisch-metabolischen Veränderungen besteht. Die schon gut ausgebaute Klassifizierung nach szintigraphischen Gesichtspunkten wurde durch die metabolische Analyse ergänzt, nachdem es möglich geworden war, das TSH radioimmunologisch (53) zu bestimmen, das TRH zu synthetisieren und als TRH-Test einzuführen (3, 6). Für die klinische Klassifizierung ist neben der T_4-Bestimmung im Blut auch die Kenntnis der vom T_4 unabhängigen Bewegung der T_3-Konzentrationen von Bedeutung.

Nach dem Vorschlag der Sektion Schilddrüse der Deutschen Gesellschaft für Endokrinologie (30) wird der Ausdruck „toxisches Adenom" nicht mehr verwandt, da die Mehrzahl dieser Adenome nicht toxisch, d. h. hyperthyreot ist. Statt dessen spricht man vom „autonomen Adenom der Schilddrüse mit und ohne Hyperthyreose". Dies entspricht den klinischen Erfordernissen, während für die nuklearmedizinische Diagnostik die von HORST eingeführten Begriffe „kompensiert und dekompensiert" mit Übergangsformen nach wie vor von Bedeutung sind.

Beim autonomen Adenom handelt es sich um einen (auch zwei oder mehrere) mehr oder weniger große Knoten, deren Tastbefund dem szintigraphischen Befund entspricht. In ihm ist die gesamte oder doch fast die gesamte sekretorische Aktivität der Schilddrüse vereinigt. Die Hormonproduktion im Knoten erfolgt, nicht anders als bei der diffusen hyperthyreotischen Struma, autonom, d. h. unabhängig von den Bedürfnissen des Körpers. Es handelt sich also um einen benignen hormonproduzierenden Tumor. Von der diffusen hyperthyreoten Struma unterscheidet sich das Adenom in seinem Wesen jedoch dadurch, daß autoimmunologische Erscheinungen fehlen. Die Hormonproduktion unterliegt nicht den regelnden Einflüssen des Hypophysenvorderlappens. Dieser wird vielmehr, je nach Ausmaß der Hormonproduktion durch die Hormonabgabe des Adenoms gehemmt, so daß das paranoduläre Schilddrüsengewebe seine Inkretion bis auf eine Basalaktivität einstellt, bei längerer Dauer, auch histologisch, atrophiert und szintigraphisch nicht mehr zu erkennen ist (s. Abb. 5.**17**). Die euthyreote Stoffwechsellage kann erhalten bleiben oder auch in eine klinisch ernste Hyperthyreose übergehen. Die Aktivität des Knotens wird durch exogene Zufuhr von Schilddrüsenhormonen nicht gehemmt, nach früheren Vorstellungen durch TSH-Zufuhr auch nicht zur Hormonproduktion angeregt; jedoch scheint dies aufgrund neuerer Erkenntnisse nicht mehr zuzutreffen (19). Der Nachweis des autonomen Adenoms beruht auf der Übersteuerungsszintigraphie, dem Suppressionsversuch mit Schilddrüsenhormonen und dem Stimulationsversuch mit TRH.

Die *Ätiologie* des autonomen Adenoms ist ebensowenig wie die eines anderen benignen Tumors geklärt. Manche Autoren (12) sehen, da das autonome Adenom im endemischen Jodmangelgebiet besonders häufig ist, das Entstehen autonomer Bezirke in einer Jodmangelstruma als Ursache an (Hyperplasie durch mangelnde Anpassung [12]). Durch Jodidzufuhr können sie zur hyperthyreoten Entgleisung gebracht werden. Hier spielen jodhaltige Kontrastmittel eine besondere Rolle: Da das autonome Adenom der Inhibition des Reglerkreises nicht unterliegt, werden die über lange Zeit abgegebenen kleinen Jodidgaben aus dem Kontrastmittel im verstärkten Maße aufgenommen und in Aminosäuren eingebaut; damit steigt auch in der Peripherie die Konzentration der Schilddrüsenhormone an. Die zeitliche Entstehung der Hyperthyroxinämie entspricht dem steigenden Jodidspiegel (14, 33, 34). Dies ist, z.B. nach einer Cholezystographie, mit einer gewissen Konstanz zu beobachten. Auch eine Substitutionstherapie mit Schilddrüsenhormonen, desgleichen mit rechtsdrehendem Thyroxin, kann in ähnlicher Weise wirken. Bei Vorliegen einer Struma sollte deshalb nach einem autonomen Adenom gefahndet werden, wenn eine Cholezystographie oder eine Behandlung mit Schilddrüsenhormonen geplant ist. Entsprechende therapeutische Konsequenzen sind zu ziehen.

Von Interesse ist das Vorkommen von morphologisch nicht erkennbaren, nur autoradiographisch feststellbaren autonomen, d.h. unabhängig vom TSH sezernierenden Follikeln bei nodulären und multinodulären Strumen mit euthyreoter Stoffwechsellage oder mit nichtimmunologisch bedingter Hyperthyreose. Sie treten vereinzelt, in Gruppen oder als Mikroadenome auf, können aber auch die Mehrzahl der Follikel in einer Schilddrüse darstellen. Die Grenzen der Knoten haben für ihre Verteilung keine Bedeutung. Die Entstehung der Autonomie geht unabhängig von der Knotenbildung vor sich. Von der Masse und der Sekretionskapazität der autonomen Follikel hängt der Schweregrad der ggf. entstehenden Hyperthyreose ab, die in diesen Fällen von der immunpathologisch bedingten Hyperthyreose vom Basedow-Typ abzugrenzen ist. Übergänge zum autonomen „toxischen" Adenom bestehen. Das Wesen der Follikelautonomie ist ungeklärt. TSI sind nicht beteiligt (3a). Offenbar ist das Zusammenspiel TSH-unabhängiger, enzymatischer Prozesse im Zellmetabolismus gestört (39, 51). Bei dieser disseminierten Autonomie kann man von einer „*subklinischen Hyperthyreose*" sprechen, wenn klinisch Euthyreose vorliegt, die T_3- und T_4-Werte sowie der T_3-in-vitro-Test normal sind, der TSH-TRH-Versuch aber Suppression erkennen läßt. Jodzufuhr (aber auch Jodsalzprophylaxe) kann eine Hyperthyreose manifest werden lassen, letztere allerdings nur auf begrenzte Zeit. Zur Abschätzung des Hyperthyreoserisikos nach Jodzufuhr kann die Bestimmung der Masse des autonomen Gewebes durch Messung der thyreoidalen Pertechnetataufnahme im Szintigramm unter Suppression herangezogen werden (27, 28). Aber auch bei diffuser Struma und Nachweis schilddrüsenstimulierender Antikörper kann man bei gleichem klinischen und biochemischen Befund von einer „subklinischen Hyperthyreose" vom Basedow-Typ sprechen. Die Jodsalzprophylaxe scheint für die Manifestation dieser Art von Hyperthyreose, anders als die Jodzufuhr in massiven Dosen, ohne Einfluß zu sein (s. auch S. 505 und 523).

Zur Klinik. Die meisten Berichte über das autonome Adenom stammen aus Europa. Dies hängt zweifellos damit zusammen, daß sich in einer Landschaft mit relativem Jodmangel das autonome Adenom besonders häufig entwickelt. Demgegenüber ist die Jodversorgung in den USA durch Trinkwasser und Nahrungsmittel wesentlich höher als im europäischen Gebiet (40, 47). Dort scheint es seltener vorzukommen, in Australien angeblich nur in 3% aller Fälle von Hyperthyreose (44).

Die Differenzierung ist weder durch die Vorgeschichte noch durch Klinik und Tastbefund, auch nicht durch die biochemischen Daten möglich. Von Bedeutung ist jedoch der TRH-TSH-Test. Ein klinisch wichtiges konstantes Kennzeichen ist das Fehlen einer endokrinen Ophthalmopathie, einer endokrinen Dermatopathie, destruierender Autoantikörper und die Schilddrüse stimulierender Immunglobuline. Auch dies weist auf die differente Genese gegenüber der Hyperthyreose vom Basedow-Typ hin. Fast alle Patienten mit einem autonomen Adenom haben eine lange, oft atypische Anamnese. Dementsprechend liegt der Altersgipfel im Krankengut der Düsseldorfer Klinik mit 800 Patienten zwischen dem 50. und 60. Lebensjahr (4, 24, 54) (Tab. 5.**5** und 5.**6**). In dieser Serie findet sich ein Sexualquotient (Männer : Frauen) von 1 : 5,6, etwa wie bei der Hyperthyreose mit diffuser Struma. Jedoch liegt er in den jüngeren Jahrgängen höher und kann zwischen dem 30. und 40. Lebensjahr den Wert von 1 : 10,6 erreichen. Hyperthyreote Beschwerden werden in ca. 30% der Fälle angegeben (5). Sie entwickeln sich schleichend und spät, im allgemeinen dann, wenn das Adenom einen Durchmesser von ca. 3 cm erreicht hat (8). Besonders häufig werden neben Gewichtsabnahme Thyreokardiopathien (Frequenzerhöhungen, Vorhofflimmern) beobachtet; sie geben – angesichts des Fehlens der Ophthalmopathie – oft zu Fehldiagnosen Veranlassung (23).

Im Laufe der Entwicklungen können im Adenom regressive Veränderungen, zentrale Nekrosen und Blutungen auftreten, so daß sich die autonome Abgabe der Schilddrüsenhormone reduziert und die vorher bestehende Inhibition der TSH-Sekretion wieder aufgehoben wird. Daraus erklärt sich auch die Schwierig-

Tabelle 5.**5** Lebensalter in Jahrzehnten bei 800 Patienten mit autonomem Adenom der Schilddrüse zu Therapiebeginn (24)

2. Jahrzehnt (11–20 Jahre)	20 Patienten	(2,5 %)
3. Jahrzehnt	67 Patienten	(8,4 %)
4. Jahrzehnt	128 Patienten	(16,0 %)
5. Jahrzehnt	174 Patienten	(21,75%)
6. Jahrzehnt	204 Patienten	(25,5 %)
7. Jahrzehnt	163 Patienten	(20,4 %)
8. Jahrzehnt	42 Patienten	(5,2 %)
9. Jahrzehnt	2 Patienten	(0,25%)
	800 Patienten	(100,00%)

Tabelle 5.**6** Relation männlich zu weiblich bei 800 Patienten mit autonomem Adenom der Schilddrüse (24).

Lebensalter	m	w	Relation
2. Jahrzehnt (11–20 Jahre)	2	18	1 : 9,0
3. Jahrzehnt	10	57	1 : 5,7
4. Jahrzehnt	11	117	1 : 10,6
5. Jahrzehnt	26	148	1 : 5,7
6. Jahrzehnt	32	172	1 : 5,4
7. Jahrzehnt	30	134	1 : 4,5
8. Jahrzehnt	8	33	1 : 4,1
9. Jahrzehnt	2	–	
	121 (15,1%)	679 (84,9%)	1 : 5,6

keit, die Schwere der Erkrankung mit der Größenausdehnung des Adenoms in Beziehung zu setzen. Eine maligne Entartung kommt, insbesondere bei Vorliegen einer Hyperthyreose, nur selten vor (49, 55), während sie von HORSTER (24) immerhin in 3,6% aller Fälle, sowohl beim kompensierten wie dekompensierten Adenom beobachtet wurde. Auffälligerweise waren alle Patienten unter 30 oder über 50 Jahre alt.

Histologisch ist das autonome Adenom von einem euthyreoten Knoten autoradiographisch abzugrenzen (s. Normale und pathologische Anatomie der Schilddrüse S. 22).

Über *biochemische Veränderungen* in den Knoten ist wenig bekannt. Im Operationspräparat findet man wesentlich höhere Mengen von T4 und T3 als im paranodulären Gewebe; besonders auffällig ist der hohe T4-Gehalt und der erhöhte T4/T3-Quotient (45). Obwohl die T3-Werte im Serum oft hoch sind, braucht keine Hyperthyreose vorzuliegen. Im Invitro-Versuch kann die Organifizierung des Jodids wesentlich höher sein als im umgebenden Gewebe. Dem neugebildeten T4 stehen relativ hohe Mengen von neugebildetem MIT und DIT gegenüber. Dies würde auf einen Kuppelungsdefekt hinweisen, wie man ihn beim sporadischen Kretinismus findet (32). Die Basalwerte des c-AMP und der Glucoseoxidation sind im Knoten und im paranodulären Gewebe etwa gleich. Die Ansprechbarkeit des Knotens auf TSH-Gabe ist aber 2- bis 4mal größer als die des paranodulären Gewebes. Man könnte dies als einen pathogenetischen Faktor ansehen (7).

Szintigraphische Einteilung

Nach HORST u. Mitarb. (22) unterscheidet man kompensierte und dekompensierte Adenome, wobei sich bei den ersteren das paranoduläre Gewebe szintigraphisch darstellt, bei den letzteren nicht. Dies entspricht auch der szintigraphischen Einteilung angelsächsischer Autoren in functioning adenoma und hyperfunctioning adenoma (36) (s. auch S. 147/148).

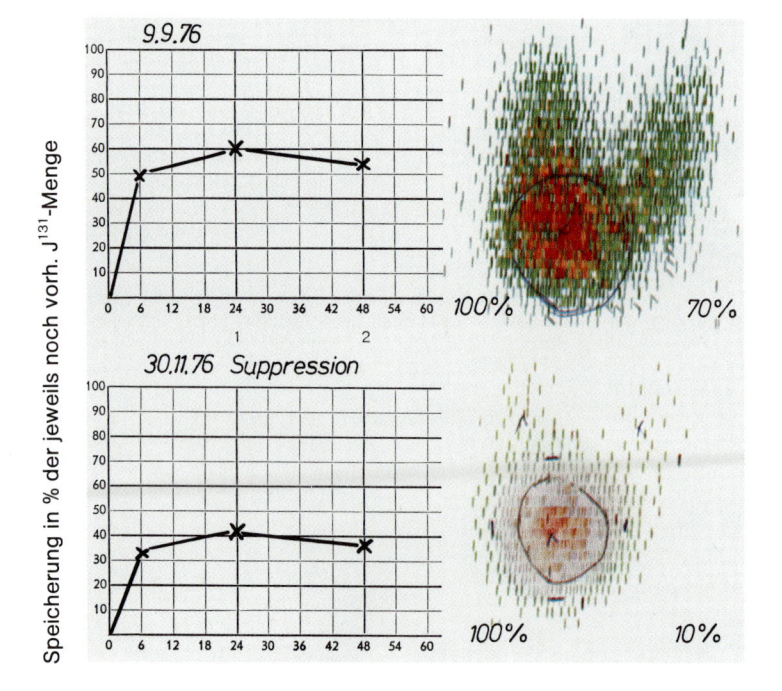

Das kompensierte autonome Adenom

Die autonome Produktion der Schilddrüsenhormone durch den Knoten ist hier relativ niedrig, so daß die TSH-Abgabe des Hypophysenvorderlappens nicht supprimiert wird. Infolgedessen wird das paranoduläre Gewebe weiterhin stimuliert und speichert Radionuclide. Das Szintigramm läßt einen speichernden Knoten, umgeben von ebenfalls, aber in geringerem Maße speicherndem Schilddrüsengewebe, erkennen. Mißt man die Impulsraten im Szintigramm, so speichert das paranoduläre Gewebe mehr als 20% der über dem autonomen Knoten gemessenen Aktivität (16). Da die thyreotrope Funktion des Vorderlappens nicht supprimiert ist, läßt sich im TRH-Test mit 200 µg TRH i. v. (allerdings nicht immer) ein Anstieg des TSH erzielen, der sich nicht von der Norm unterscheidet (s. Abb. 5.4, S. 209 TRH-Test). Klinischer Befund und Hormonanalysen im Blut lassen fast immer Euthyreose erkennen. Insofern bestehen keine Unterschiede gegenüber einer blanden Struma; jedoch ist die szintigraphische Kompensation nicht mit Euthyreose gleichzusetzen. Im Suppressionsversuch mit einmaliger Gabe von 3 mg Thyroxin (oder auch von 7maliger Gabe von täglich 60 µg Trijodthyronin) läßt sich die Autonomie des Knotens daran erkennen, daß seine Speicherung unverändert bleibt, während die des paranodulären Gewebes unterdrückt wird (Abb. 5.16). Handelt es sich jedoch um einen nichtautonomen Knoten, so sinkt die Impulszahl über dem Knoten deutlich ab (Abb. 5.17). Zu dieser Untersuchung bedarf es der Szintigraphie mit ^{131}J sowie der Impulsratenmessung über Knoten und paranodulärem Gewebe (5, 16). Ein Suppressionsszintigramm mit Technetium-99m-Pertechnetat hat sich für diesen Zweck als nicht ausreichend erwiesen (s. auch 30). Noch ungeklärt bleibt, weshalb der TRH-TSH-Test in 15% aller Fälle bei der euthyreoten Struma ohne autonomes Adenom in einem Jodmangelgebiet negativ bleibt und weshalb 40% dieser Patienten einen negativen Suppressionstest aufweisen (11, 12, 13). Da bei euthyreoten Strumen mikroskopisch autonome Areale nachgewiesen werden können (38), wird die Frage erörtert, ob es bei Jodmangel eine Anpassung durch Autonomie anstelle von TSH-induzierter Hypertrophie gibt (s. S. 296).

Abb. 5.**16*** Kompensiertes autonomes Adenom. *Szintigraphie:* – Im Basisszintigramm warmer Knoten im Bereich des rechten unteren Lappenpols (100%). Bezogen hierauf speicherte das paranoduläre Gewebe 70%. – Nach Suppression mit 60 µg T3/d 7 Tage lang und während der Untersuchung ist die ^{131}J-Aufnahme auf etwa 10% gehemmt. *Suppressionstest:* Die maximale Speicherung nimmt von 60% auf 40% ab, der Radiojodumsatz bleibt beschleunigt. Die Abnahme der Speicherung entspricht der Suppression des paranodulären Gewebes, die Restspeicherung betrifft im wesentlichen das autonome Adenom. *Funktionsdiagnostik:* T4 (CPB-A): 5,6 µg/100 ml, f^{125}J T3: 34,8%, FT4-Index: 1,9, TRH-Test: 0 min < 0,8 µE/ml TSH, 30 min 6,9 µE/ml TSH, △ TSH 6,1 µE/ml.

* Die Szintigramme der Abb. 5.**16**, 5.**17**, 5.**18**, 5.**19** und 5.**21** mit den zugehörigen biochemischen Daten stellte Herr Prof. H. G. Heinze, Karlsruhe, in dankenswerter Weise zur Verfügung.

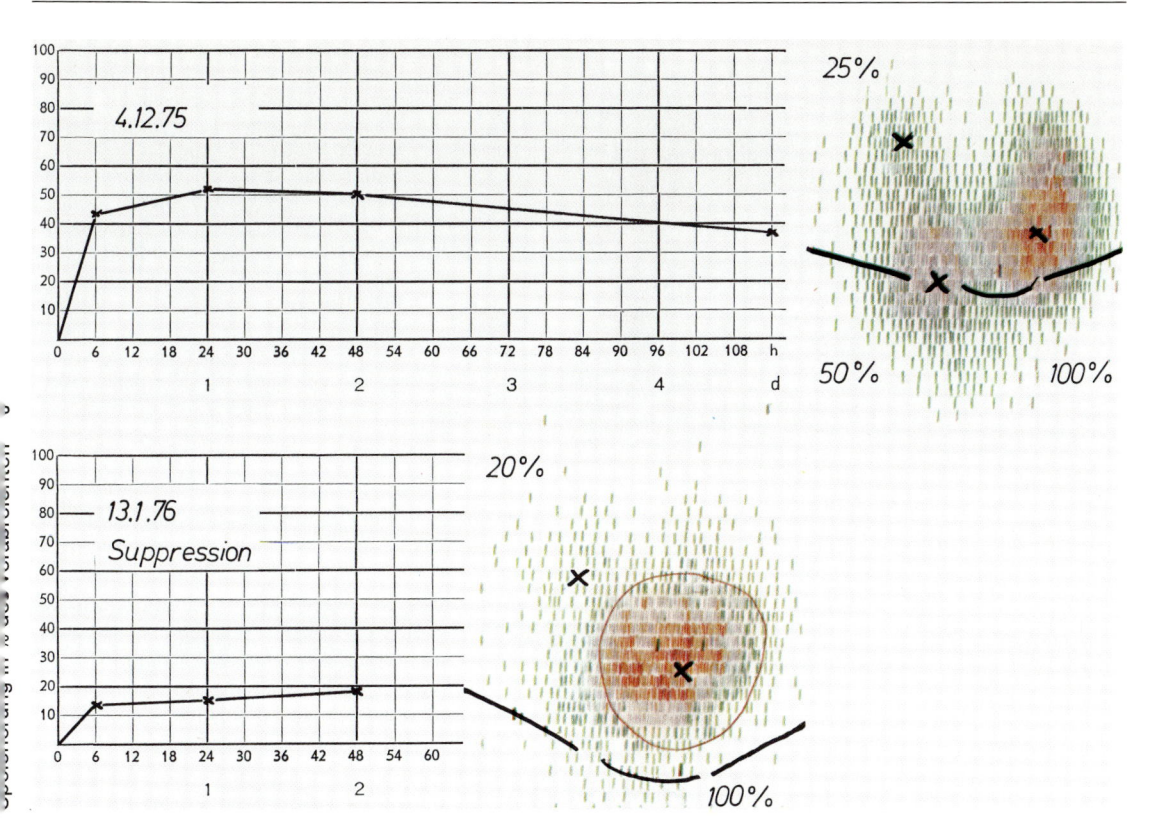

Abb. 5.17 Differentialdiagnose zwischen Struma nodosa und autonomem Adenom. *Szintigraphie:* – Im Basisszintigramm warmer Knoten links (100%). Verminderte Speicherung im rechten Lappen mit 25% bzw. 50% sowie dazwischenliegendem kalten Areal. – Nach Suppression mit 60 µg T3 / d für 7 Tage und während der Untersuchung ist der rechte Lappen mit einer Speicherung von 20% gegenüber dem warmen Knoten links schlechter abgrenzbar. *Suppressionstest:* Die maximale Speicherung nimmt von 52% auf 18% ab. Das entspricht einer Suppression auf 35% des Ausgangswertes. Ein beschleunigter Radiojodumsatz ist nach Suppression nicht mehr nachweisbar. *Funktionsdiagnostik:* T_4 (CPB-A): 6,8 µg/100 ml, TRH-Test: 0 min 3,0 µE/ml TSH, 30 min 16,0 µE/ml TSH, $\triangle$ TSH 13,0 µE/ml. *Beurteilung:* Entsprechend dem Tastbefund und dem Szintigramm betragen das Gewicht des rechten Lappens 50% des Gesamtgewichts und die Speicherung 25% der Gesamtspeicherung. Bei vollständiger Suppression dieses Gewebes ist ein Speicherungsabfall auf etwa 75% des Ausgangswertes zu erwarten, bei jedoch unvollständiger Suppression und einer Restspeicherung von 20% im paranodulären Gewebe rechts muß die Suppression noch geringer sein, falls ein autonomes Adenom links vorliegt, das definitionsgemäß nicht supprimierbar ist. Die ausgeprägte Suppression auf 35% des Ausgangswertes beweist aber, daß der Knoten links supprimiert werden kann und die Diagnose einer blanden Struma zu stellen ist. Ohne Quantifizierung des Szintigramms durch die Messung der Speicherung wurde im Vorbefund die Fehldiagnose eines autonomen Adenoms gestellt. In Zweifelsfällen kann also nicht auf einen Suppressionstest bestehend aus Szintigramm und Speicherungsmessung zur Diagnostik eines kompensierten autonomen Adenoms verzichtet werden.

Das dekompensierte autonome Adenom

Die Übergänge von der kompensierten zur dekompensierten Form sind fließend. Die szintigraphische Darstellung der Schilddrüse läßt hier einen Knoten in Erscheinung treten, dessen szintigraphisch berechnete Fläche deutlich größer ist als die des kompensierten Adenom (54). Das paranoduläre Gewebe ist im Szintigramm nicht zu erkennen, da die Hormoninkretion des Knotens ein solches Ausmaß erreicht hat, daß die thyreotrope Funktion des Vorderlappens inhibiert und das paranoduläre Gewebe mit konventioneller Technik nicht mehr erkennbar zur Aktivität angeregt wird. Die Durchführung eines Suppressionstestes erübrigt sich somit. Bei szintigraphischer Impulszählung ist die Aktivität des paranodulären Gewebes sehr gering und beträgt weniger als 10% der Aktivität des Knotens. Das wichtigste Kriterium für die Dekompensation (als szintigraphischem Begriff) ist der Nachweis der TSH-Suppression im TRH-Test (29, 48). Die niedrigen oder gar nicht nachweisbaren basalen TSH-Spiegel steigen unter TRH-Wirkung (200 µg i.v.) nicht an (s. Abb. 5.18). Auf der anderen Seite kann die Aktivität des autonomen Knotens im Suppressionstest, wie beim kompensierten autonomen Adenom, nicht inhibiert werden.

Der zweite (szintigraphische) Nachweis der Autonomie wurde früher allgemein mittels des TSH-Testes durchgeführt, d.h. durch exogene Zufuhr von 2mal 2,5, maximal 2mal 5,0 IE TSH läßt sich das vorher nicht sichtbare paranoduläre Gewebe wieder zur Darstellung bringen. Dieses Verfahren birgt ein gewisses Risiko in sich (das man aber nicht überschätzen sollte), da das TSH nicht nur die Ausschüttung der Schilddrüsenhormone, sondern auch in zeitlicher Reihenfolge ihre Synthese anregt; Jodidclearance und Jodidaufnahme steigen im Knoten an, ebenso die T_3- und T_4-Werte im Serum. Dadurch ergibt sich die Gefahr, daß sich eine akute Hyperthyreose entwickelt. Außerdem kann es zu allergischen Erscheinungen und zu einer Vergrößerung der Schilddrüse, ggf. mit Trachealkompression kommen. Unter diesen Gesichtspunkten ist der TRH-Test ungefährlich.

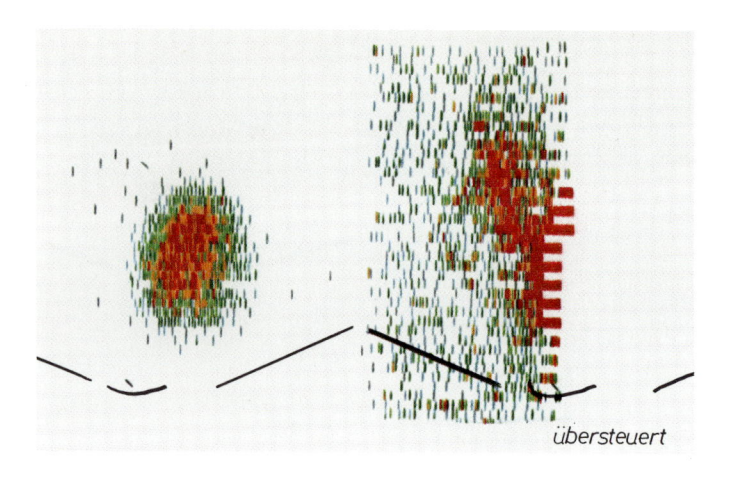

5 Die Hyperthyreose

Abb. 5.**18** Dekompensiertes autonomes Adenom (< 10% Speicherung im paranodulären Gewebe). *Szintigraphie:* Links: Basisszintigramm mit isoliertem heißen Knoten. Rechts: Empfindlichkeitsmoduliertes (übersteuertes) Szintigramm mit Darstellung des paranodulären Gewebes (das Adenom ist nur am Rand dargestellt). *Funktionsdiagnostik:* T$_4$ (CPB-A): 8,6 µg/100 ml, f^{125}J T$_3$: 42%, FT$_4$-Index: 3,6, TRH-Test: 0 min < 0,1 µE/ml TSH, 30 min < 0,1 µE/ml TSH, $\triangle$ TSH: 0 µE/ml. *Diagnose:* Dekompensiertes autonomes Adenom mit T$_3$-Hyperthyreose.

Zum szintigraphischen Nachweis des dekompensierten Adenom verwendet man nicht das ^{131}J, sondern das Technetium-^{99m}-Pertechnetat in einer Dosierung von 250 µCi (9,25 MBq). Da es sich ähnlich wie Jodid verhält, kann man einen Suppressions- und einen TSH-Test bei erheblich geringerer Strahlenbelastung ausführen. Auch läßt sich die Konversionsrate bestimmen, nicht jedoch die Hormonphase (s. Untersuchungsmethoden).

Neuerdings wurde zum Nachweis des paranodulären Schilddrüsengewebes die empfindlichkeitsmodulierte Schilddrüsenszintigraphie, das sog. „übersteuerte Szintigramm" eingeführt (56). Mit diesem Verfahren kann man die trotz fehlender TSH-Stimulation stets noch vorhandene Basalaktivität des paranodulären Gewebes sichtbar machen und auf die von Risiko nicht freie Zufuhr von exogenem TSH verzichten. Die Notwendigkeit, den TRH-Test auszuführen, bleibt davon unberührt (s. Abb. 5.18, 5.19 und 5.21).

Mit der Gammakamera läßt sich die Jodkinetik im Knoten und im umgebenden Schilddrüsengewebe getrennt und quantitativ messen. Dabei ergibt sich auch im kompensierten autonomen Adenom ein beschleunigter intraadenomatöser Jodumsatz mit schneller Jodidaufnahme und einer Abnahme bereits zwischen 24 und 48 Stunden, während in dieser Zeit im paranodulären Gewebe noch ein Anstieg erfolgt. Dies bedeutet eine weitere differentialdiagnostische Abgrenzungsmöglichkeit gegenüber einer knotigen Hyperplasie der Schilddrüse (31).

Die *Stoffwechsellage,* Laborbefund, Szintigraphie und klinisches Bild lassen sich beim „dekompensierten" autonomen Adenom nur schwer in Einklang bringen; insbesondere ist Dekompensation nicht mit klinischer Hyperthyreose gleichzusetzen. Während bei den kompensierten Adenomen, von wenigen Ausnahmen abgesehen, Euthyreose nach Maßgabe der T$_3$- und T$_4$-Werte im Blut besteht (wobei aber trotzdem subjektive Beschwerden vorgebracht werden können), sind die Spiegel der Schilddrüsenhormone bei den dekompensierten Adenomen in rund $^2/_3$ aller Fälle pathologisch, wobei isoliert erhöhte Trijodthyroninwerte oft beobachtet werden. Dies entspricht also einer *Trijodthyroninhyperthyreose,* die durch die Konstellation: erhöhte T$_3$-Werte, normale T$_4$-Werte und negativer Suppressionstest gekennzeichnet ist. Mit zunehmender „Dekompensation" steigt der T$_3$/T$_4$-Quotient (von 1,47 auf 2,13) an (41). Die übrigen Parameter des Laboratoriums haben außer dem TRH/TSH-Test wenig Bedeutung. Am ehesten ist der intrathyreoidale Jodumsatz (PB^{131}J) pathologisch (14, 42, 54).

Die sog. Übergangsfälle, die weniger gut auch als „fast" dekompensierte Adenome bezeichnet werden, sind schwer zu klassifizieren (Abb. 5.19). Die Speiche-

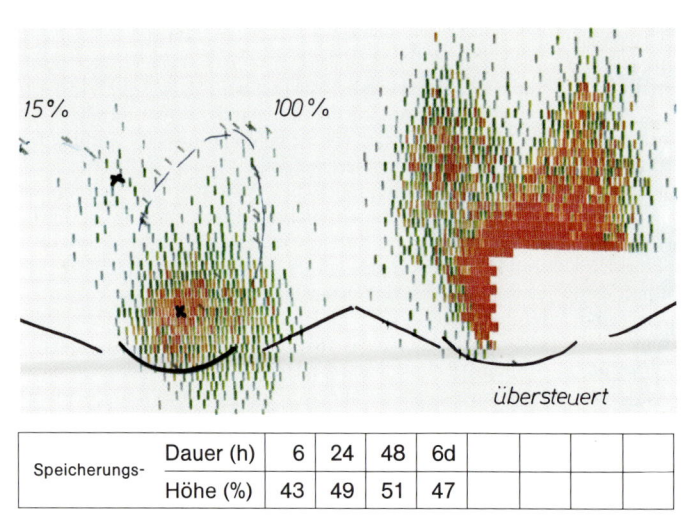

Abb. 5.**19** Autonomes Adenom vom Übergangstyp (10–20% Speicherung im paranodulären Gewebe). *Szintigraphie:* Links: Basisszintigramm mit heißem Knoten, das paranoduläre Gewebe speichert 15%. Rechts: Empfindlichkeitsmoduliertes (übersteuertes) Szintigramm mit Darstellung beider Schilddrüsenlappen. Der Radiojodtest ist unauffällig und trägt nicht zur Diagnostik bei. *Funktionsdiagnostik:* T$_4$ (CPB-A): 19,4 µg/100 ml, T$_3$ (RIA): 380 µg/100 ml, TRH-Test: 0 min < 0,1 µE/ml TSH, 30 min < 0,1 µE/ml TSH, $\triangle$ TSH: 0 µE/ml. *Diagnose:* Autonomes Adenom vom Übergangstyp mit Hyperthyreose.

Speicherungs-	Dauer (h)	6	24	48	6d			
	Höhe (%)	43	49	51	47			

gemessen mit Szintillationszähler in Bleiabschirmung mit 35 cm Abstand über der Schilddrüse rung der Radionuclide im paranodulären Gewebe liegt zwischen 10 und 20% der Speicherung im Knoten (19). Sie werfen insofern Probleme auf, als bei Suppression der thyreotropen Funktion eine Speicherung im paranodulären Gewebe gefunden wird. Der pathogenetische Mechanismus ist unklar. Wahrscheinlich ist eine gewisse basale Inkretion von Schilddrüsenhormonen ohne Einwirkung von TSH möglich (37). Möglicherweise gibt es auch außerhalb des Knotens autonome Schilddrüsenareale, u. U. sogar in Form von Mikroknoten (38, 50, 54).

Über die *Entwicklung* des unbehandelten autonomen Adenom liegen wenig Untersuchungen vor. Sicher ist, daß sie sich über viele Jahre und Jahrzehnte erstrecken kann. Unter 31 Patienten mit unbehandeltem autonomen Adenom waren nach einer Beobachtungszeit von 33 Monaten 20% gebessert, 48% unverändert und 22% verschlechtert (11, 12, 13). Ein autonomes Adenom kann in dem klinischen und biochemischen Zustand, in dem es sich zur Zeit der Beobachtung befindet, lange verbleiben, ohne daß sich eine klinische Verschlechterung nachweisen läßt. Allerdings sind nach dem 50. Lebensjahr hyperthyreote Symptome häufiger. Über den Altersgipfel wurde bereits gesprochen.

Der Entwicklungsgang läßt sich schematisch etwa folgendermaßen darstellen (42):
– Das Vorstadium kann einer euthyreoten Knotenstruma mit normalem Hormonspiegel und ungestörter Suppressibilität entsprechen.
– Daraus kann sich, wie bereits von MILLER u. Mitarb. (38) erkannt wurde, ein kompensiertes autonomes Adenom entwickeln (peripherer Hormonspiegel noch normal, TSH noch stimulierbar); das paranoduläre Gewebe stellt sich dar, wird aber durch T4 supprimiert; dies gilt nicht für die Aktivität im Knoten.
– In einer Übergangsphase erfolgt bei Euthyreose bereits Suppression des TSH-Spiegels, was bei erhöhtem peripheren Hormonspiegel leichter verständlich wäre. Übergangsform und völlig dekompensiertes autonomes Adenom liegen offensichtlich in einer zeitlichen Entwicklungslinie, da die letzteren deutlicher ausgeprägte pathologische Laboratoriumswerte aufweisen (T4 im Serum, PB^{131}J). Die Übergangsform könnte tatsächlich nur eine Phase darstellen, in welcher das Adenom, z. B. durch eine Jodexposition, zur endgültigen Dekompensation mit den Zeichen der klinischen Hyperthyreose und pathologischen Laboratoriumswerten angeregt wird. Die Hormoninkretion ist bei der Übergangsform oft schon gesteigert, kenntlich an den im hohen Normalbereich liegenden Hormonspiegeln in der Peripherie. Der sich ändernde T3/T4-Quotient kann sehr langsam in eine hyperthyreote Stoffwechsellage überleiten. Die Suppression der thyreotropen Funktion weist bereits auf die potentielle Hyperthyreose hin. Immerhin ist schwer zu erklären, weshalb die TSH-Abgabe des Hypophysenvorderlappens bei einem normalen Spiegel der Schilddrüsenhormone in der Peripherie supprimiert werden kann. Man könnte an eine erhöhte Reaktivität der thyreotropen Funktion denken.
– Das dekompensierte autonome Adenom entwickelt sich oft mit einer klinischen Hyperthyreose und mit Suppression des TSH-Spiegels.
– Die Hormonproduktion des autonomen Knotens fällt (z. B. durch regressive Veränderungen) wieder in den Normbereich ab; dabei kann die thyreotrope Funktion weiterhin supprimiert bleiben.
– Sinkt der periphere Hormonspiegel auf subnormale Werte, so kann es zur Normalisierung der TSH-Stimulation kommen.
– Stellt sich der normale Reglermechanismus zwischen Hypophysenvorderlappen und Schilddrüse wieder ein, d. h. erfolgt die TSH-Sekretion auf normale Reize, so kann ein Übergang zum Stadium II, dem des kompensierten Adenoms, erfolgen.

Daß es sich beim kompensierten und dekompensierten autonomen Adenom um Phasen eines einheitlichen Krankheitsprozesses handelt, geht auch daraus hervor, daß die klinischen Symptome im Laufe der Entwicklung mehr und mehr hervortreten. So findet man bei jüngeren Patienten vorwiegend kompensierte Adenome ohne klinische Erscheinungen, während bei den älteren die Dekompensation mit klinischer Hyperthyreose und erhöhten T4- oder T3-Werten in der Peripherie vorherrscht. Hält die Dekompensation lange an, so kann es zu einer auch histologisch nachweisbaren Atrophie des paranodulären Gewebes kommen.

Differentialdiagnose

Da sich die Therapie des autonomen Adenom von der anderer Knotenkröpfe unterscheidet, ist die Differentialdiagnose von Bedeutung.

Abzugrenzen ist die hyperthyreote, kugelig umgebaute Schilddrüse. Ist das autonome Adenom groß, so überlappt es oft das normale Organ, so daß man dieses mit TSH nicht darstellen kann. Es empfiehlt sich in solchen Fällen, die Radiojodtherapie in refracta dosi durchzuführen (21). Mit einer ersten Dosis wird der Knoten so weit verkleinert, daß man jetzt unter TSH-Belastung feststellen kann, ob die Seitenlappen der Schilddrüse speichern oder nicht. Kommt es zu einer Speicherung, so handelt es sich um ein echtes autonomes Adenom, das einer hohen therapeutischen Gesamtdosis bedarf. Speichern die Seitenlappen nicht, so handelt es sich um eine kugelig umgebaute hyperthyreote Schilddrüse, die zu ihrer Behandlung eine kleinere Radiojoddosis benötigt. Öfter besteht auch ein größeres hyperthyreotes Zentrum in der Schilddrüse, das von pathologischem, nicht aktivem Gewebe umgeben ist (Tumor, Zyste, Entzündung).

Differentialdiagnostische Schwierigkeiten kann auch die kongenitale Aplasie des gegenseitigen Schilddrüsenlappens, eine stark verformte Rezidivstruma sowie ein dekompensiertes autonomes Adenom bereiten, bei dem das paranoduläre Gewebe infolge sehr langer Inaktivierung atrophisch ist und auch entsprechend histologische Veränderungen zeigt, oder eine partielle Blockade der Schilddrüse durch exogene Jodzufuhr (2). Zur Differentialdiagnose des Malignom s. S. 559. Die Differentialdiagnose muß in Anbetracht der therapeutischen Konsequenzen in jedem Fall geklärt werden.

Therapie

Allgemeine Voraussetzungen. Das autonome Adenom ist, auch bei euthyreoter Stoffwechsellage, prinzipiell als Wegbereiter einer klinischen Hyperthyreose anzusehen. Da es sich in ausgeprägten Fällen um ältere Personen handelt, spielen Thyreokardiopathie mit Flimmerarrhythmie und Herzinsuffizienz bei Ausbruch einer Hyperthyreose eine bedeutende Rolle. Ist der Zustand hyperthyreot, so sollte, möglichst unter Vermeidung eines TSH-Tests, die Therapie bald eingeleitet werden. Aber auch bei dekompensierten, noch euthyreoten autonomen Adenomen liegt meist schon eine Erhöhung des T3- oder des T4-Spiegels vor (54). Die Gefahr einer Jodexposition durch Medikamente oder durch Röntgenkontrastmittel ist heute erheblich und jederzeit gegeben, so daß dadurch die klinische Hyperthyreose eingeleitet werden kann. Eine Behandlung ist insbesondere dann angezeigt, wenn das autonome Adenom groß ist, da sich hier erfahrungsgemäß am leichtesten hyperthyreote Erscheinungen einstellen. Entgegen früheren Annahmen ist das Risiko des Eintretens einer Hyperthyreose bei klinisch euthyreoten autonomen Adenomen bei langer Beobachtung relativ gering (15). Nach neueren Untersuchungen von REINWEIN und Mitarb. (46) entwickelte sich bei einer Beobachtungszeit von 45 Monaten nur bei 6 von 82 nachuntersuchten Patienten spontan eine Hyperthyreose. Dabei nahm das Risiko ab, je länger der Patient beobachtet wurde; d. h. die spontane Hyperthyreoseentwicklung erfolgte meist innerhalb von 2 Jahren nach Stellung der Diagnose.

Während es sich bei der genuinen Hyperthyreose mit diffuser Struma nur um eine symptomatische Therapie handelt, ist hier eine kausale Therapie möglich.

Zur Therapie stehen zwei gleichwertige Verfahren mit guten Ergebnissen, nämlich die Operation und die Radiojodbehandlung, zur Verfügung. Eine Behandlung mit antithyreoidalen Substanzen ist abzulehnen. Sie kommt nur als Operationsvorbereitung in Frage, jedoch nicht vor einer Radiojodtherapie, da die Gabe von antithyreoidalen Substanzen die TSH-Stimulierung des paranodulären Gewebes fördert, was aber gerade unerwünscht ist. Sollten sich in der Zwischenphase einer in refracta dosi durchgeführten Radiojodtherapie krisenhafte Erscheinungen ergeben, so ist die Verabfolgung von antithyreoidalen Substanzen statthaft.

Die operative Behandlung kann nur in Form einer Enukleation des Adenoms „funktionsgerecht" erfolgen. Es ist unangebracht, zusätzlich einen Teil des übrigen Schilddrüsengewebes zu resezieren, falls dieser nicht, wie dies in Endemiegebieten häufig der Fall ist, nodulär verändert ist oder Mikroadenome enthält. Eine Indikation ist bei harter Konsistenz des Knotens, bei gleichzeitigem Vorliegen eines kalten Knotens, aus kosmetischen Gründen und, falls lokale Komplikationen wie Trachealkompression oder intrathorakaler Anteil vorhanden sind, gegeben. Wie erwähnt, ist Malignität außerordentlich selten. Die Indikation zur Operation ist vorwiegend bei jüngeren Personen unter 35 Jahren zu stellen, wenn die allgemeine Strahlenbe-

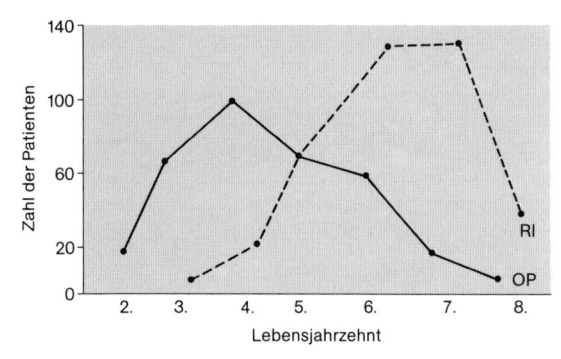

Abb. 5.**20** Therapiewahl und Relation zum Alter bei 749 Patienten mit autonomen Schilddrüsenadenomen. ——— 335 operierte Patienten; ———— 414 Patienten, die mit ^{131}J behandelt wurden (nach *Horster*).

lastung zu hoch erscheint. Zur Vermeidung postoperativer Krisen ist eine Behandlung mit Thiocarbamiden vorauszuschicken. In der erwähnten Düsseldorfer Serie von 800 Patienten (24) wurden 41,9% operiert mit einem Altersgipfel zwischen 30 und 40 Jahren (Tab. 5.**7**; Abb. 5.**20**). Die Vorzüge des operativen Verfahrens sind darin zu sehen, daß das Adenom schnell und komplett entfernt wird und eine endgültige Heilung eintritt.

Bei sachgerechter, selektiver Enukleation werden postoperative Hypothyreosen, Rezidive sowie postoperative endokrine Ophthalmopathien oder Dermatopathien nicht beobachtet. Über funktionelle Beschwerden kann natürlich, wie nach jeder Schilddrüsenoperation, geklagt werden (24, 26), weitere Literatur: (1, 52). Wegen der guten Erfolge und der nur kurzfristigen stationären Behandlung wird dem operativen Verfahren mehr und mehr der Vorzug gegeben. Die Indikationen zur *Radiojodtherapie* sind gegenüber dem operativen Verfahren gut abgegrenzt. Die Vorzüge sind darin zu suchen, daß das Verfahren einfach, korrigierbar und billiger ist und daß ein Operationsrisiko nicht besteht. Die Indikation ist immer dann zu stellen, wenn die obigen Indikationen zur Operation nicht gegeben sind, so auch, wenn wenig Lokalbeschwerden bestehen und eine gute umschriebene Speicherung der Radionuclide vorliegt. Sie ist besonders auch bei Personen in höherem Lebensalter gegeben. So wurden in der obigen Serie 51,7% der Radiojodtherapie zugeführt, wobei der Altersgipfel dieser Gruppe zwischen dem 50. und 60. Lebensjahr lag. Wie bei der diffusen hyperthyreoten Struma behandelt man das autonome Adenom mit Vorteil in refracta dosi. Im allgemeinen sind ein bis zwei Radiojoddosen erforderlich. Die Gesamtdosis liegt meistens bei 10 mCi (370 MBq). Bei etwa der Hälfte ist nur eine Dosis, bei 40% sind zwei Dosen und nur bei 9% drei Dosen erforderlich. Will man, wie es viele Nuklearmediziner tun, die Gesamtdosis auf einmal verabfolgen, so kann man dies nach einer Formel berechnen, wobei das Adenomgewicht geschätzt wird. Zur Bestimmung der maximalen Speicherung und der effektiven Halbwertszeit muß in diesem Fall ein ^{131}J-Zweiphasenstudium vorausgehen. Im Mittel werden dabei 30 000 rad (300 Gy) oder 18,6

Tabelle 5.**7** Therapiewahl bei 800 Patienten mit autonomem Adenom der Schilddrüse (Düsseldorf 1976) (24).

Operative Enukleation:	335 Patienten (41,9%)
Elimination mit ^{131}J:	414 Patienten (51,7%)
Keine definitive Therapie:	51 Patienten (6,4%)

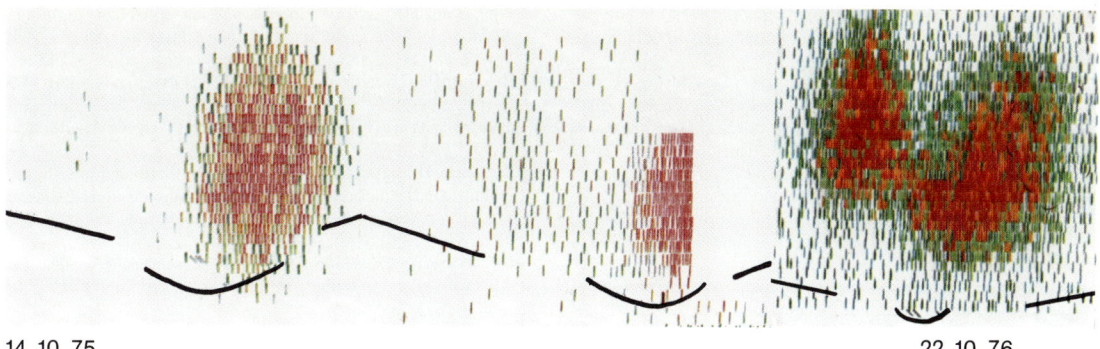

14. 10. 75   **22. 10. 76**
nach ^{131}J-Therapie

Abb. 5.21 Dekompensiertes autonomes Adenom vor und nach Radiojodtherapie. *Szintigraphie:* Links: Basisszintigramm mit isoliertem heißen Knoten. Mitte: Empfindlichkeitsmoduliertes (übersteuertes) Szintigramm mit schwacher Darstellung des paranodulären Gewebes. Rechts: 1 Jahr nach ^{131}J-Therapie Darstellung des paranodulären Gewebes als Zeichen der wieder einsetzenden TSH-Stimulation. Das Speicherungsverhältnis von autonomem Adenom zu paranodulärem Gewebe verhält sich wie 1:1. *Funktionsdiagnostik: vor Therapie:* T$_4$ (CPB-A): 18,5 µg/100 ml, f^{125}J-T$_3$: 39,4%, FT$_4$-Index: 7,8, TRH-Test: 0 min < 0,3 µE/ml TSH, 30 min < 0,3 µE/ml TSH, $\triangle$ TSH: 0 µE/ml. *1 Jahr nach ^{131}J-Therapie:* T$_4$ (CPB-A): 9,4 µg/100 ml, f^{125}J T$_3$: 26,2%, FT$_4$-Index: 2,5, TRH-Test: 0 min < 1,4 µE/ml TSH, 30 min < 15,6 µE/ml TSH, $\triangle$ TSH: 14,5 µE/ml. *Diagnose:* Zustand nach Radiojodtherapie eines dekompensierten autonomen Adenoms. Euthyreote Funktionslage (Übereinstimmung der Veränderung des szintigraphischen Bildes mit dem TRH-Test).

± 9,6 mCi (688 ± 355 MBq) verabfolgt (16). Nur in 7% ist eine zweite und in einer sehr kleinen Anzahl von Fällen eine dritte Dosis notwendig. Der Behandlung in refracta dosi ist jedoch der Vorzug zu geben, da sie leichter zu steuern ist.
Die Erfolgsbeurteilung muß sich auf mindestens 1½–2 Jahre erstrecken. Dabei kommt es früher zur Besserung des klinischen Befundes und der Laborbefunde als zur szintigraphischen Normalisierung (Abb. 5.21). Der Erfolg wird neben den klinischen Daten durch Bestimmung des T$_3$ und T$_4$ im peripheren Blut, den T$_3$-in-vitro-Test, der Lipidwerte und auch des PB^{127}J, ganz besonders aber durch den TRH-Test beurteilt, mit dem man das Ende der Autonomie am besten beurteilen kann. Das Zweiphasenradiojodstudium läßt sich zu diesem Zweck nicht verwerten. Die Entstehung einer posttherapeutischen Hypothyreose ist bei der Behandlung in refracta dosi kaum zu befürchten, in jedem Fall ist sie selten (9, 24, 26, 35, 44). Man sollte kurz vor Beginn der Therapie einen TSH-Test vermeiden und statt dessen die übersteuerte Szintigraphie verwenden. Der TRH-Test ist in jedem Falle notwendig, desgleichen die Suppression des paranodulären Gewebes bei kompensierten Adenomen.

Literatur

1 Bay, V.: Klinik und Therapie beim toxischen Adenom der Schilddrüse. Fortschr. Med. 16 (1964) 577
2 Benker, G., K. Hackenberg, D. Reinwein: Autonome Schilddrüsenadenome. Diagnose und Differentialdiagnose. Internistische Welt 1 (1979) 26
3 Boler, J., F. Enzmann, K. Folkers, C. Y. Bowers, A. V. Schally: The identity of chemical and hormonal properties of the thyrotropin releasing hormone and pyro-glutamyl-histidyl-proline-amide. Biochem. biophys. Res. Commun. 37 (1969) 705
3a Bolk, J. H., J. W. F. Elte, J. K. Bussemaker, A. Haak, D. v. d. Heide: Thyroid-stimulating immunoglobulins do not cause non-autonomous, autonomous, or toxic multinodular goitres. Lancet 1979/II, 61
4 Bommer, J., H. D. Röher, B. Kotthoff, H. Schmidt-Gayk: Unterschiede des Krankheitsbildes der Hyperthyreose beim Vergleich der Untersuchungsergebnisse der Jahre 1948–1950 und 1963–1970. In: Schilddrüse 1973, hrsg. von H. Schleusener, B. Weinheimer, Thieme Stuttgart 1974 (S. 216)
5 Börner, W., E. Moll, E. Rauh, A. Pohner, S. Grehn, G. Ruppert: Diagnostik des autonomen Adenoms der Schilddrüse. Dtsch. med. Wschr. 96 (1971) 1707
6 Burgus, R., Th. F. Dunn, D. Desiderio, D. N. Ward, W. Vale, R. Guillemin: Characterisation of bovine hypothalamic hypophysiotropic TSH-releasing factor (TRF). Nature (Lond.) 226 (1970) 321
7 Burke, G., M. Szabo: Dissociation of in vivo and in vitro autonomy in hyperfunctioning thyroid nodules. J. clin. Endocr. 35 (1972) 199
8 Campbell, W. L., H. E. Santiago, K. H. Perzin, P. M. Johnson: The autonomous thyroid nodule: correlation of scar appearance and histopathology. Radiology 107 (1973) 133
9 Cardenas, R., J. Oliva: Treatment of the autonomous „hot" nodule of the thyroid with ^{131}J. Nucl.-Med. (Stuttg.) 8 (1969) 339
10 Cope, O., R. W. Rawson, J. W. MacArthur: The hyperfunctioning single adenoma of the thyroid. Surg. Gynec. Obstet. 84 (1947) 415
11 Emrich, D.: Das autonome Adenom. Tagg. Sektion Schilddrüse deutschen Gesellschaft für Endokrinologie, Würzburg 12.–13. 3. 1976
12 Emrich, D., M. Bahre: Autonomy in euthyroid goitre: Maladaptation to iodine deficiency. Clin. Endocr. 8 (1978) 257
13 Emrich, D., A. von zur Mühlen, R. D. Hesch, F. Hottenbacher: Zur Problematik des autonomen Adenoms. Therapiewoche 1975. Exc. Med. 34 (1) (1976) 19
14 Ermans, A. M., M. Camus: Modifications of thyroid function induced by chronic administration of iodide in the presence of „autonomous" thyroid tissue. Acta endocr. (Kbh.) 70 (1972) 463
15 Hamburger, J. I.: Solitary autonomously functioning thyroid lesions. Diagnosis, clinical features and pathogenetic considerations. Amer. J. Med. 58 (1975) 740
16 Heinze, H. G., K. J. Pfeifer, Z. Lichtenstein: Radiojodtherapie des autonomen Adenoms. Dtsch. med. Wschr. 100 (1975) 2203
17 Heinze, H. G., C. R. Pickardt, K. Horn, G. Swoboda: Diagnostik und Therapie des autonomen Adenoms der Schilddrüse. Therapiewoche 27 (1977) 4712
18 Heinze, H. G., C. R. Pickardt, G. Swoboda, K. Horn, F. Erhardt, P. C. Scriba: Schilddrüsenfunktion nach Radio-Resektion des autonomen Adenoms der Schilddrüse. Nukl.-Med. (Stuttg.) 16 (1977) 224
19 Heinze, H. G., J. Wöhler, H. Ingrisch, K. J. Pfeifer, I. Souvatzoglou, K. Horn, P. C. Scriba: TSH-Stimulation mit niedrigen Dosen zur Diagnostik des autonomen Adenoms. Treffsicherheit und Risiko des TSH-Tests. Dtsch. med. Wschr. 99 (1974) 1236

20 Horst, W.: Neue Ergebnisse der Anwendung von [131]J in Diagnostik und Therapie von Schilddrüsenerkrankungen. Strahlentherapie 94 (1954) 169
21 Horst, W.: Klinische Radiojoddiagnostik der Schilddrüsenerkrankungen. In: Strahlenbiologie, Strahlentherapie, Nuklearmedizin und Krebsforschung, hsg. von H. R. Schinz, H. Holthusen, H. Langendorff, B. Rajewsky, G. Schubert. Thieme, Stuttgart 1959 (S. 789)
22 Horst, W., C. Schneider, K. J. Thiemann: Ergebnisse der Radiopapierchromatographie. Szintigraphie und Radiojodelimination bei 58 Fällen von toxischem Adenom der Schilddrüse. Verh. dtsch. Ges. inn. Med. 66 (1960) 356
23 Horst, W., H. Rösler, C. Schneider, A. Labhart: 306 cases of toxic adenoma: clinical aspects, findings in radioiodine diagnostics, radiochromatography and histology; results of of [131]J and surgical treatment. J. nucl. Med. 8 (1967) 515
24 Horster, F. A.: Das autonome Adenom. Tagg. Sektion Schilddrüse der Deutschen Gesellschaft für Endokrinologie, Würzburg 12.–13. 3. 1976
25 Horster, F.-A.: Diagnostik der Hyperthyreose. Referat. Verhdlg. Dt. Ges. für Chirurgie. München 4. 5. 1978
26 Horster, F. A., E. Klein, D. Reinwein: Indikationen und Erfolge einer Radiojodtherapie des toxischen Adenoms. Nucl.-Med. (Stuttg.) 9 (1971) 892
27 Joseph, K., J. Mahlstedt, U. Welcke: Die Beeinflussung der thyreoidalen ^{99m}Tc-Pertechnetataufnahme durch therapeutische und diagnostische Suppression. Nuc Compact 10 (1979) 22
28 Joseph, K., J. Mahlstedt, H. H. Pries, U. Schmidt, U. Welcke: Früherkennung und Abschätzung des Hyperthyreoserisikos autonomen Schilddrüsengewebes im Endemiegebiet In: Schilddrüse 1977, hrsg. von B. Weinheimer, J. Jung u. B. Gloebel, Thieme, Stuttgart 1978 (S. 62)
29 Karlberg, B. E.: Thyroid nodule autonomy: its demonstration by the thyrotropin releasing hormone (TRH) stimulation test. Acta endocr. (Kbh.) 73 (1973) 689
30 Klein, E., J. Kracht, H. L. Krüskemper, D. Reinwein, P. C. Scriba: Klassifikation der Schilddrüsenkrankheiten. Dtsch. med. Wschr. 98 (1973) 2249
31 Lange, S., B. K. Das: Funktionsdiagnostik des „kompensierten toxischen Adenoms" der Schilddrüse mit der Szintillations-Kamera. Röfo 117 (1972) 94
32 Larsen, P. R., K. Yamashita, A. Dekker, J. B. Field: Biochemical observations in functioning human thyroid adenomas. J. clin. Endocr. 36 (1973) 1009
33 Mahlstedt, J., K. Joseph: Dekompensation autonomer Adenome der Schilddrüse nach prolongierter Jodzufuhr. Dtsch. med. Wschr. 98 (1973) 1748
34 Mahlstadt, J., U. Schmidt, B. Glöbel, K. Joseph: Untersuchungen zum szintigraphischen Erscheinungsbild „kalter" autonomer Adenome der Schilddrüse mit Hilfe prozeßrechengesteuerter Datenverarbeitung. In: Radioaktive Isotope in Klinik und Forschung. Bd. XI. Urban & Schwarzenberg, München 1974 (S. 496)
35 Malamos, B., D. A. Koutras, D. Fringeli, C. N. Tassopoulos: Toxic adenoma of the thyroid. Horm. Metab. Res. 1 (1969) 19
36 Meadows, P. M.: Scintillation scanning in the management of the clinically single thyroid nodule. J. Amer. med. Ass. 177 (1961) 229
37 van Middlesworth, L.: Thyroxine accumulation in thyroids of hypophysectomized rats. Endocrinology 84 (1969) 375
38 Miller, J. M., M. A. Block: Functional autonomy in the multinodular goiter. J. Amer. med. Ass. 214 (1970) 535
39 Miloni, E., R. Forster, M. Weber, R. Berchthold, H. Studer: Radioautographic studies on the functional autonomy of follicles and nodules in euthyroid human goiters. 10th annual Meeting of the European Thyroid Association. Newcastle upon Tyne 1979. Ann. Endocr. (Paris) 1979. Abstr. Nr. 102 (1979)
40 Molnar, G. D., R. D. Wilber, R. E. Lee, L. B. Woolner, F. R. Keating jr.: On the hyperfunctioning solitary thyroid nodule. Mayo Clin. Proc. 40 (1965) 665
41 von zur Mühlen, A.: Neuere Aspekte bei der Diagnostik der Schilddrüsenüberfunktion. Therapiewoche 25. (1975) 2082
42 Pickardt, C. R., F. Erhardt, J. Grüner, H. G. Heinze, K. Horn, P. C. Scriba: Stimulierbarkeit der TSH-Sekretion durch TRH bei autonomen Adenomen der Schilddrüse. Dtsch. med. Wschr. 98 (1973) 152
43 Plummer, H. S.: The clinical and pathological relationship of simple and exophthalmic goiter. Amer. J. med. Sci. 146 (1913) 790
44 Pohl, G., G. Galvan, H. Steiner, R. Salis-Samaden: Das autonome Adenom der Schilddrüse im Struma-Endemiegebiet. Dtsch. med. Wschr. 98 (1973) 189
45 Reinwein, D., H. A. Durrer, D. Emrich, K. Littmann, E. Eilers: The thyroidal T_4-T_3 ratio in autonomous adenomas: correlation with presurgical thyroid status and iodine content. Horm. Metab. Res. 9 (1977) 321
46 Reinwein, D., B. Gieshoff, U. Ufacorro, J. Interthal, W. Strötges, D. Emrich: The natural course of the autonomous thyroid adenoma. 9. Ann. Meeting Europ. Thyroid. Assoc. (Abst. 110) Ann. Endocr. (Paris) 39 (1978)
47 Riccabona, G.: Zur Epidemiologie und Therapie der Hyperthyreosen in einem endemischen Kropfgebiet. Wien. klin. Wschr. 84 (1972) 360
48 Ridgway, E. C., B. D. Weintraub, J. L. Cevallos, M. C. Rack, F. Malooff: Suppression of pituitary TSH secretion in a patient with a hyperfunctioning thyroid nodule. J. clin. Invest. 52 (1973) 2783
49 Schlesinger, M. J., S. L. Gargill, I. H. Saxe: Studies in nodular goiter. I. Incidence of thyroid nodules in routine necropsies in nongoitrous region. J. Amer. med. Ass. 110 (1938) 1638
50 Skillern, P. G., E. P. McCullagh, M. Clamen: Radioiodine in diagnosis and therapy of hyperthyroidism. Arch. intern. Med. 110 (1962) 124
50a Studer, H., H. Bürgi, M. P. König: Die klinische Bedeutung der „sub- oder präklinischen" Hyperthyreose. Schweiz. med. Wschr. 108 (1978) 2029
51 Studer, H., H. R. Hunziker, C. Ruchti: Morphologic and functinal substrate of thyrotoxicosis caused by nodular goiters. Amer. J. Med. 65 (1978) 227
52 Studer, H., F. Wyss, M. P. König: Die Therapie des toxischen Adenoms. Dtsch. med. Wschr. 94 (1969) 441
53 Utiger, R. D.: Radioimmunoassay of human plasma thyrotropin. J. clin. Invest. 44 (1965) 1277
54 Wenzel, K. W., H. Meinhold, H. Schleusener, H. Botsch: Verbesserte Beurteilungskriterien des autonomen Adenoms der Schilddrüse: Trijodthyronin-Konzentrationen im Serum, funktionelle Definition durch den TRH-Test. Dtsch. med. Wschr. 27 (1974) 1465
55 Wiener, J. D., E. L. Frensdorf: Thyroid autonomy with contralateral malignancy; mere coincidence? Acta med. scand. 200 (1976) 509
56 Wöhler, J., H. G. Heinze, C. R. Pickardt, F. Erhardt, P. C. Scriba: Eine neue risikolose Methode zur Diagnostik dekompensierter autonomer Adenome der Schilddrüse. Dtsch. med. Wsch. 99 (1974) 1240

Die Hyperthyreose im Alter

Das Auftreten einer Hyperthyreose kann man bis ins hohe Alter hinein beobachten. Die Altersverteilung unseres Krankengutes ist in Abb. 5.1, S. 192 dargestellt. Demnach befanden sich 64% unserer Patienten im Alter über 40 Jahre und 15% im Alter über 60 Jahre. Über eine (scheinbare) Umschichtung der Altersklassen mit stärkerer Bevorzugung des höheren Lebensalters ist in den letzten Jahrzehnten mehrfach berichtet worden, auch von uns. In einer Gruppe von Patienten mit Hyperthyreose, deren Krankheit im Zeitraum von 1948 bis 1955 diagnostiziert wurde, lag das mittlere Erkrankungsalter bei 38,5 Jahren, in einer Gruppe aus dem Jahre 1963 bis 1970 bei 45,5 Jahren (5). Ob diese Veränderung der Altersverteilung real ist, erscheint fraglich. Zum Teil mag sie damit zusammenhängen, daß die oligosymptomatischen Hyperthyreoseformen des Alters jetzt durch eine effektivere biochemisch-technische Diagnostik besser erfaßt werden.

Unter 91 Patienten unseres Krankengutes im Alter

über 60 Jahre befinden sich 68 Frauen. Der Sexualquotient (Frauen:Männer) beträgt in dieser Gruppe 3,0:1, ist also deutlich niedriger als bei der Gruppe unter 40 Jahren (7,5:1), während er im Gesamtkollektiv 5,3:1 beträgt. Auch in der oben erwähnten Gruppe hatte sich der Sexualquotient von 7,3:1 auf 4,8:1 verschoben.
Die Häufigkeit des Knotenkropfes im Düsseldorfer Nichtendemiegebiet geht aus der Abb. 5.9, S. 231 hervor. Sie läßt erkennen, daß die Zahl der diffusen Strumen im Alter abnimmt und die Zahl der Knotenkröpfe ansteigt. Wir fanden folgende Häufigkeit des Knotenkropfes:
2. Lebensjahrzehnt   0%,
3. Lebensjahrzehnt   6%,
4. Lebensjahrzehnt   21%,
5. Lebensjahrzehnt   25%,
6. Lebensjahrzehnt   35%,
7. Lebensjahrzehnt   44%,
8. Lebensjahrzehnt   65%.
Knotenkröpfe ohne Hyperthyreose sind im hohen Alter, d.h. jenseits des 70. Lebensjahres, selten (3). Es kommt also im Laufe der späten Dekaden häufig zu einer „Basedowifizierung" der vorher blanden Knotenstrumen (s. S. 296/297). Ein wesentlicher Faktor ist dabei sicher die jetzt so häufige Jodkontaminierung, besonders durch Röntgenkontrastmittel und Medikamente (s. auch Die jodinduzierte Hyperthyreose, S. 314). Es ist bereits die Behauptung aufgestellt worden, daß jeder Knotenkropf bei entsprechender Jodexposition schließlich in eine Hyperthyreose übergeht, sofern der Patient lange genug lebt. Der hyperthyreote Kropf ist im Alter gewöhnlich nicht besonders groß, das Gewicht, das sich bei der Resektion ergibt, beträgt etwa 26 g, während die im Alter resezierten, nicht hyperthyreoten Knotenkröpfe mit 105 g im Mittel wesentlich schwerer sind (3). In 3% aller Fälle ist im Alter ein Kropf überhaupt nicht zu tasten.
Die Hyperthyreose des alten Menschen ist durch ihre Oligosymptomatik gekennzeichnet, was die Diagnose oft erheblich erschwert. Die klassischen Hyperthyreosezeichen des Menschen in jüngeren oder mittleren Lebensjahren sind nur selten zu beobachten. Sie können auch ganz fehlen. In den Hintergrund treten im Alter die zentralnervösen Erscheinungen, wie allgemeine Nervosität, innere Unruhe, leichte Erregbarkeit. Warme Hände und Füße sind zwar auch im Alter ein verläßliches klinisches Zeichen; jedoch tritt die in jüngeren Jahren so überaus charakteristische Wärmeintoleranz mit vermehrter Perspiratio in den Hintergrund. Das gleiche gilt für die Appetitsteigerung und die mit der Hyperthyreose oft kombinierte endokrine Ophthalmopathie. Auch Durchfälle werden selten beobachtet. Bei Frauen kann der Übergang von einer Obstipation zu einem geregelten und normalen Stuhlgang unter Umständen schon als Hyperthyreosesymptom gedeutet werden. Im Vordergrund steht dagegen der Gewichtsverlust, oft im Zusammenhang mit Inappetenz und unklaren abdominellen Beschwerden, sowie eine allgemeine Schwäche und Adynamie als Ausdruck einer hyperthyreoten Myopathie. Besonders charakteristisch für die Altershyperthyreose ist das Hervortreten kardiovaskulärer Erscheinungen in Form von Flimmerarrhythmie, Extrasystolie und den Anzeichen der Herzinsuffizienz.
In rund 10% aller Fälle tritt die Erkrankung im Alter ohne alle Symptome und Beschwerden auf und wird deshalb unter Umständen nur bei einer routinemäßigen Suche nach Schilddrüsenkrankheiten erfaßt (3). Zur Frage der maskierten Hyperthyreose des alten Menschen mit vorwiegend kardialen Erscheinungen s. S. 244. Mit der Symptomenarmut hängt es auch zusammen, daß die Diagnose im Alter meist spät gestellt wird und daß die Krankheit in einem Zehntel der Fälle schon jahrelang bestand, bevor sie erkannt wurde.
Da die Krankheit im Alter so schwer aufzudecken ist, muß bei jedem Knotenkropf im Alter nach einer bestehenden Hyperthyreose gefahndet werden, dies um so mehr, als die Therapie auch im Alter schöne Erfolge zeitigt.
Während es in früheren Jahrzehnten, als uns zur biochemisch-technischen Diagnostik im wesentlichen nur die Grundumsatzbestimmung und die Lipidbestimmung zur Verfügung standen, ausgesprochen schwer war, die oligosymptomatischen Formen des Alters zu erkennen, sind diese Schwierigkeiten nunmehr durch den TRH-Test sowie durch die Analyse der Schilddrüsenhormone im Blut behoben. Zu berücksichtigen ist, daß die Gesamt-T_3-Konzentration, aber auch die T_4-Konzentration, bei alten Personen wesentlich niedriger liegen kann als in einer jüngeren Altersgruppe. Es erhebt sich die Frage, ob die periphere Konversion von T_4 zu T_3 und die verminderte T_4-Produktion der Schilddrüse dafür verantwortlich ist (24, 25). Die Verminderung der Hormonspiegel läßt sich angesichts des Ansteigens der TBG-Werte oberhalb des Alters von 60 Jahren am besten durch den Quotienten T_4/TBG (s. S. 207) beurteilen. So erhält die radioimmunologische TBG-Bestimmung ihre besondere Bedeutung, wenn man nicht ernste Altershyperthyreosen übersehen will. Einzelheiten s. Kap. Die Hypothyreose im Alter (S. 443).
Bei großen, lange bestehenden, scheinbar euthyreoten Knotenkröpfen mit normalen T_4- und T_3-Werten im Serum entwickeln sich autonome sezernierende Kompartimente, da die basalen TSH-Konzentrationen gegenüber Kontrollen signifikant erniedrigt und in etwa 20% der Fälle durch TRH nicht zu stimulieren sind. Nach operativer Behandlung kehrt die Möglichkeit der Reaktion auf TRH zurück. Auch hier liegen Zustände von potentieller subklinischer Hyperthyreose vor (19, 46) (S. 296).
Die differentialtherapeutischen Überlegungen werden an anderer Stelle (S. 352 und 356) besprochen. Die subtotale Resektion hat zweifellos gute Erfolge. Sie kommt in jedem Fall in Frage, wenn es sich um eine größere Knotenstruma und um eine Mitbeteiligung der Nachbarschaftsorgane handelt. Da die Komplikationen der chirurgischen Verfahren, vor allen Dingen im hohen Lebensalter, zu berücksichtigen sind, ist der fraktionierten Radiojodtherapie unbedingt der Vorzug zu geben.

Die Hyperthyreose in der Kindheit

Während eine Hyperthyreose bei Erwachsenen häufiger als eine Hypothyreose beobachtet wird, sind die Zahlenverhältnisse in der Kindheit gerade umgekehrt: Die Hypothyreose kommt relativ häufig, die Hyperthyreose aber selten vor. Das Verhältnis der hypothyreoten zu den hyperthyreoten Kindern beträgt etwa 5,2–7:1 (20, 48, 49). Der Anteil hyperthyreoter Kinder an der Gesamtzahl aller Hyperthyreotiker beträgt nur 2,5–5%. Die Häufigkeit der kindlichen Hyperthyreose im Vergleich zur blanden Struma dürfte in einer pädiatrischen Klinik bei 1:3–10 liegen (14, 48). Vom Kleinkindesalter bis zur pubertätsnahen Zeit läßt sich eine deutliche Zunahme der Frequenz feststellen, und zwar findet man im Alter von

0– 5 Jahren 8%,
6–10 Jahren 24%,
11–15 Jahren 68% aller hyperthyreoten Kinder.

Wenn man von der neonatalen Hyperthyreose absieht, ist der eigentliche Beginn der Krankheit mit dem 3.–4. Lebensjahr anzusetzen. Die Manifestation erfolgt also vorwiegend in der Vorpubertätszeit.
Die Geschlechtsverteilung ist ähnlich wie bei der Erwachsenen-Hyperthyreose. Der Sexualquotient liegt bei 5–6:1, d.h. die Mädchen sind in weit stärkerem Maße als die Jungen betroffen (14, 21, 43, 49).

Pathophysiologische Vorbemerkungen

Die Physiologie des Jod- und des Hormonstoffwechsels in der Kindheit weicht zwar von der des Erwachsenen ab, sie läßt jedoch keine so erheblichen Besonderheiten erkennen, daß sie das seltene Auftreten einer Hyperthyreose plausibel machte. Über die Konzentration der Schilddrüsenhormone im Blut s. Kap. Die Hypothyreose in der Kindheit S. 447. Wie aus der Tab. 7.4 in diesem Kapitel hervorgeht, zeigen die Parameter einen ersten Gipfel in der perinatalen Lebensphase. Danach folgt ein kontinuierlicher Abfall der T_4-, der T_3-Werte und auch des TBG bis zum 15. Lebensjahr. Der Abfall des T_4-Spiegels hängt wahrscheinlich mit dem Rückgang der TBG-Konzentration zusammen. Das TBPA zeigt unter dem Einfluß der Sexualsteroide im Adoleszentenalter eine leichte Tendenz zur Erhöhung. Das TBG steigt nach dem 50. Lebensjahr wieder an (16, 18, 30, 41). Lediglich das TSH zeigt keinen Altersgang. Verwendet man zur Diagnose der Hyperthyreose im Kindesalter biochemisch-technische Methoden, so muß man sie zur Konzentration der Schilddrüsenhormone und anderer Parameter bei gesunden Kindern in Beziehung setzen. Einen Vorteil bedeutet es, den T_4/TBG-Quotienten zu errechnen, da dieser, von der perinatalen Lebensphase abgesehen, vom Alter unabhängig und konstant ist (41). In der Zeit der Präpubertät und der Pubertät findet man eine erhöhte Jodavidität bei niedrigem Gehalt des Blutes an Jodid und einer erhöhten Ausscheidung von Jodid durch die Nieren (28). Als Folge einer herabgesetzten Hormonbindungskapazität und beschleunigten Abwanderung von Thyroxin ist die Turnover-Rate im Adoleszentenalter erhöht (das TBG sinkt bei ansteigendem TBPA). Die Suppressibilität ist unverändert. Die veränderten Bindungsverhältnisse des Thyroxin hängen mit der vermehrten Produktion von Androgen in dieser Zeit zusammen (6). Vorläufig kann man die erhöhte Manifestationsrate in der Präpubertät durch diese physiologischen Untersuchungen noch nicht erklären.

Klinische Befunde

Erste Krankheitszeichen werden oft von den Eltern und von den Lehrern als zurückgehende Leistung in der Schule trotz guter Intelligenz beobachtet. Die subjektiven und objektiven Symptome unterscheiden sich nicht sehr von denen der Erwachsenen; jedoch stehen die vegetativ-nervösen Erscheinungen mehr im Vordergrund: allgemeine Unruhe und Nervosität, vermehrter Aktivitätsdrang, psychische Labilität, gesteigerter Appetit bei Gewichtsabnahme. Hinzu kommen auch hier die klassischen Symptome der Wärmeintoleranz und des Herzklopfens.
Eine Vergrößerung der Schilddrüse ist fast immer vorhanden. Gewöhnlich handelt es sich um eine weiche, diffus vergrößerte Struma. Eine endokrine Ophthalmopathie ist in den leichteren Stadien (I und II) fast immer, im Stadium III in $3/4$ aller Fälle festzustellen, während die schweren Formen kaum beobachtet werden (23). Sieht man von der regelmäßig vorhandenen Tachykardie ab, so stehen die kardiovaskulären Anzeichen der Hyperthyreose im Vergleich zur Hyperthyreose der Erwachsenen (und vor allem der älteren Personen) ganz im Hintergrund. Tremor und gesteigerte Darmperistaltik sind dagegen häufig. Bei langdauernder Krankheit können auch in der Kindheit myopathische Schwächezustände der Muskulatur auftreten, kaum dagegen eine endokrine Dermatopathie. Die seit den letzten Jahrzehnten frühzeitiger einsetzende Diagnostik und Therapie haben die schweren, erschöpfenden Krankheitssymptome seltener werden lassen.
Während in der älteren Literatur den Menstruationsstörungen bei hyperthyreoten Mädchen eine große Bedeutung beigemessen wurde, wird in neueren Arbeiten nicht mehr in gleichem Maße darüber berichtet. Auch hier wirkt sich offenbar die schneller einsetzende Therapie günstig aus. Die Menarche liegt meistens zwischen dem 11. und 13. Lebensjahr. Nur bei 8% der Mädchen lassen sich Abnormitäten der Menses irgendwelcher Art beobachten. In einer gut nachuntersuchten Serie (33) ließen sich im späteren Leben keine Zyklusstörungen feststellen, sofern die juvenile Hyperthyreose zur Ausheilung kam. Alle Frauen – sofern sie verheiratet waren – hatten wenigstens eine Schwangerschaft durchgemacht. Sterilität wurde nicht beobachtet.
Im Gegensatz zu den schweren Beeinträchtigungen von Wachstum und Reifung des Skeletts bei der Hypothyreose sind die Veränderungen bei der Hyperthyreose nicht sehr eindrucksvoll. Eine Akzeleration der Skelettentwicklung wird jedoch beobachtet, vor allem, wenn die Hyperthyreose vor dem 10. Lebensjahr auftritt und längere Zeit besteht. Bei 20 Patienten ergaben sich keine auffälligen Veränderungen im Knochenalter, in 3 Fällen eine Akzeleration, in einem Falle eine Retardierung (43). Eine verfrühte Knochenreifung bei Hyperthyreose im frühen Kindesalter kann zu einer vorzeitigen Schädelnahtsynostose, die auch bei übermäßiger Substitution mit Schilddrüsenhormonen bei Hypothyreose beschrieben wurde, führen (36). Eine

überdurchschnittliche Körpergröße im Erwachsenenalter wurde beobachtet, ist jedoch nicht die Regel (23). Nach erfolgreicher Therapie stellt sich meist eine normale relative Körpergröße wieder ein. Eine Intervention des Wachstumshormons, der Insulin- oder der Keimdrüsensekretion, ist experimentell noch nicht belegt, so daß die anabole Wirkung der im Exzeß produzierten Schilddrüsenhormone als Ursache diskutiert wird (14). Neuere Untersuchungen von Kindern hyperthyreoter Mütter lassen weniger gute Langzeitergebnisse erkennen: nur 35% wiesen eine normale Schilddrüsenfunktion, normales Wachstum und normale Schulfortschritte auf (27a).

Differentialdiagnose und Diagnose

Die Differentialdiagnose entspricht im wesentlichen der des Erwachsenenalters. Jedoch dürften die Symptome der vegetativen Labilität schwerer als beim Erwachsenen abzugrenzen sein. Die bei hyperthyreoten Kindern oft anzutreffende Hyperkinetik läßt gelegentlich an eine Chorea minor denken. Auch bei Kindern kann eine temporäre Hyperthyreose als flüchtiger Zustand im Laufe der Entwicklung einer Hashimoto-Struma auftreten (7).

Auf die diagnostischen Verfahren (S. 205) kann hingewiesen werden. Sie unterscheiden sich, einschließlich der ophthalmologischen Untersuchung, nicht von den Verfahren, die in der Kindheit anzuwenden sind.

Auch hier muß dem TRH-Test entscheidende Bedeutung beigemessen werden: Er läßt erkennen, daß die TSH-Werte im niedrigen, nicht nachweisbaren Bereich liegen und daß sie nach TRH-Gaben von 5 µg/kg nicht ansteigen (4). Normalwerte: (51).

Auch in der Kindheit und im Adoleszentenalter werden isolierte T_3-Hyperthyreosen (bei fehlender T_4-Erhöhung und pathologischem TRH-Test) beobachtet (1, 2, 38). Aus diesem Grunde empfehlen sich T_3-Bestimmungen, besonders bei rekurrierender Hyperthyreose.

Therapie

Die differentialtherapeutischen Überlegungen entsprechen etwa denen, die bei der Behandlung der Hyperthyreose des Erwachsenen anzustellen sind. Auch hier gilt, daß Schwere und Dauer der Erkrankung, vor allen Dingen aber die Größe der Struma und etwa vorhandene Komplikationen, zu berücksichtigen sind. Von entscheidender Bedeutung ist, ob die Eltern zuverlässig und kooperativ sind und ob ein erfahrener Chirurg zur Verfügung steht.

Schon vorweg ist zu sagen, daß die beim Erwachsenen so erfolgreiche Radiojodtherapie im kindlichen Alter fast immer ausscheidet und nur in Ausnahmefällen nach der Pubertät in Frage kommt. Die karzinogene Wirkung ist im Kindesalter größer als bei Erwachsenen. Sie wird nach einer Beobachtungszeit von 10 Jahren mit 5,4% angegeben. Die Gefahr, eine Leukämie zu induzieren, ist neben dem genetischen Risiko in Betracht zu ziehen. Dieses letztere kann man zwar als gering veranschlagen, es ist aber sicher vorhanden. Bezüglich des Auftretens einer definitiven Hypothyreose haben wir wenig Erfahrung; sie wird in der anglo-amerikanischen Literatur als häufig angegeben (zwischen 16 und 21% und darüber hinaus [29, 43, 44]), im Gegensatz zu den Ergebnissen der Radiojodbehandlung bei Erwachsenen im deutschen Schrifttum. Die Ursachen dieser Diskrepanz sind darin zu suchen, daß in Deutschland jetzt überwiegend die fraktionierte Radiojodbehandlung angewandt wird (S. 340). Im Adoleszentenalter kann ausnahmsweise eine Radiojodtherapie durchgeführt werden, wenn sich bei der antithyreoidalen Behandlung eine toxische Reaktion des Knochenmarks eingestellt oder eine subtotale Schilddrüsenresektion zu einem Mißerfolg geführt hat.

In vielen Schilddrüsenzentren wird bei Kindern die subtotale Resektion als Methode der Wahl angesehen. Sie hat den großen Vorzug, daß sie eine schnelle Besserung bringt, den normalen Lebensrhythmus wenig stört, kaum unmittelbare postoperative Aufsicht benötigt und deshalb an die Zuverlässigkeit der Eltern nicht so große Ansprüche wie die medikamentöse Behandlung stellt. Ein weiterer großer Vorzug liegt in der Sicherheit des Erfolges. Die Nachteile für das Kindesalter sind jedoch nicht zu übersehen. Wenn die Mortalität bei einem erfahrenen Chirurgen auch sicher weit unter 1% liegt und wenn bei Erstoperationen Läsionen des N. laryngeus recurrens und der Epithelkörperchen kaum zu befürchten sind, so muß man doch mit einem beträchtlichen Prozentsatz postoperativer Hypothyreosen rechnen, die sich unter Umständen erst sehr viel später bei eingehender labortechnischer Untersuchung herausstellen. Sie dürften mit 25% sicher nicht zu hoch geschätzt sein, sind aber in diesem Alter als besonders schwerwiegend anzusehen, da sie die weitere Entwicklung des Kindes erheblich stören. In einer ersten Serie der Mayo-Clinic wurde eine permanente Hypothyreose mit 38% und eine Rückfallquote von 10% angegeben. Nachdem man zu einer radikaleren Operationsmethode überging, lag der Prozentsatz der definitiven Hypothyreosen über 50%. Dementsprechend ging die Zahl der Rückfälle wesentlich zurück (21, 22). Eine posttherapeutische Hypothyreose erfordert eine lebenslängliche Substitutionstherapie, die wiederum hohe Ansprüche an das kooperative Verhalten der Eltern und später des Patienten stellt.

Unter diesen Umständen ist der antithyreoidalen medikamentösen Behandlung entschieden der Vorzug zu geben. Es wird zwar häufig eingewendet, daß Kinder Medikamente über lange Zeit nicht zuverlässig einnehmen. Entsteht aber postoperativ eine Hypothyreose, so wiegt eine nachlässige Substitutionstherapie noch schwerer. Der große Vorzug der Behandlung liegt darin, daß es höchstens zu einer transitorischen, niemals aber zu einer permanenten Hypothyreose kommt und daß der Weg der subtotalen Resektion immer noch offen bleibt. Die geringere psychische Belastung des Kindes ist ebenfalls in Rechnung zu ziehen. Liegt eine große Struma vor, welche die Nachbarorgane in Mitleidenschaft zieht, so kommt allerdings nur die chirurgische Behandlung mit nachfolgender langfristiger T_4-Behandlung in Frage.

Im Kindesalter handelt es sich aber meistens um kleinere diffuse Strumen. Die medikamentöse Behandlung sollte mindestens die erste Indikationswahl darstellen, besonders auch im Hinblick auf den oft transitorischen Charakter der kindlichen Hyperthyreose. Der Nachteil ist in der zweifellos langen Behandlungsdauer von etwa 1–2 Jahren zu sehen.

Auch beim Kind wird man zwischen einer Initial- und einer Dauerbehandlung unterscheiden müssen. Die Regeln der antithyreoidalen Behandlung sind eingehend auf S. 327 besprochen. Von den meisten Autoren wird dem Propylthiouracil der Vorzug gegeben. Methylmercaptoimidazol und in Ausnahmefällen Kaliumperchlorat kommen jedoch ebenso in Frage. Über die Dosierung bei Schulkindern unterrichtet die Tab. 5.8 (20). Wie bei der Erwachsenenhyperthyreose kann man mit etwa 50% Dauerremissionen bei sachkundiger Durchführung der Behandlung rechnen. Die Zahl der Rückfälle beträgt aber mindestens 20%. Kommt es nach Absetzen der Therapie zu einem Rückfall, so ist eine neue Behandlungsperiode anzusetzen. Eine Kombination dieser Behandlung mit L-Thyroxin ist ebenso wie beim Erwachsenen angezeigt (100 µg Na-L-Thyroxin/m²). Die Überwachung erfolgt nach den auf S. 327 ff. angegebenen Richtlinien. Das Persistieren einer hyperthyreoten Stoffwechsellage kann durch Hormonbestimmungen in vitro, bei unklarer Situation durch einen Suppressionstest mit einem kurzlebigen Isotop (^{132}J) geklärt werden.

Unter allen Umständen ist die völlige Ausheilung der Hyperthyreose anzustreben, da bei länger bestehender, unkontrollierter oder schlecht kontrollierter Hyperthyreose die Einwirkungen auf den kindlichen Organismus erheblich sind. Bei kompletter Ausheilung sind unerwünschte Folgen nicht zu befürchten.

Die Hyperthyreose des Neugeborenen (neonatale Hyperthyreose)

Die Embryonalentwicklung der Schilddrüse ist auf S. 49 und 106 beschrieben. An dieser Stelle sei daran erinnert, daß die Schilddrüsenhormone T_3 und T_4 sich etwa um den 90. Tag nachweisen lassen und daß im 2. und 3. Trimester die Eigenproduktion des Fet an Schilddrüsenhormonen zur Selbstversorgung bereits ausreicht (Abb. 5.22). Die Plazenta, deren Peremeabilität für die Schilddrüsenhormone vorher gering war, läßt jetzt die Hormone in stärkerem Maße passieren. Um den 50. Tag entwickelt sich die fetale Hypophyse, so daß eine autonome Hypophysen-Schilddrüsen-Achse entstehen kann. Vom 60. bis 70. Tag an läßt sich TSH, das die Plazenta nicht passiert, nachweisen. Wird die Mutter mit antithyreoidalen Substanzen, die die Plazentaschranke überwinden, behandelt, kann beim Fet ein Kropf entstehen, was man als einen Beweis für das Funktionieren des Reglermechanismus zwischen Schilddrüse und Hypophyse ansehen kann. Der geringe Transport von Schilddrüsenhormonen durch die Plazenta zum Fet ist z.T. durch den Anstieg des thyroxinbindenden Globulins bedingt, das bei Mutter und Fet durch Oestrogeneinwirkung ansteigt. Bei der Geburt ist der T_4-Gehalt im Serum des Neugeborenen etwa gleich dem der Mutter. Die Konzentration des freien T_4 kann sogar darüberliegen. Die Jodavidität der Schilddrüse des Fet ist erheblich: Jodidaufnahme und Jodidclearance können in einem höheren Bereich als bei der Mutter liegen.

Auffällige Veränderungen ergeben sich in der Neugeborenenperiode (Abb. 3.**10**, S. 107). In den ersten Lebensstunden kommt es zu einem deutlichen Ansteigen des TRH (78 µg/ml) und des TSH (80–90 µE/ml (mU/l)) und als Folge davon zu einem Anstieg des PBI (8–16 µg/dl (0,63–1,26 µmol/l) in der 24.–48. Std.) und des freien T_4, besonders aber des freien T_3, das beim Fet niedrig ist. Mit der Geburt entsteht unter dem Einfluß des TSH aus einem chemischen T_3-Defizit eine scheinbare T_3-Hyperthyreose. TBG und TBPA ändern sich nicht (10, 12, 14, 16, 17, 31, 32a, 41). Es handelt sich beim gesunden Neugeborenen zwar um Hormonwerte im Hyperthyreosebereich; eine echte Hyperthyreose liegt aber natürlich nicht vor. Vermutlich hängen die ungewöhnlichen Erhöhungen mit der Abkühlung nach der Geburt, vielleicht auch mit der Ausschüttung von Katecholaminen zusammen.

Die Pathophysiologie der Schilddrüsenfunktion des Feten gewann einen neuen Aspekt durch die Entdeckung von CHOPRA (8, 9), daß sich das rT_3 in beträchtlichen Mengen im Blut des Fetus und in der Amnionflüssigkeit nachweisen läßt, während die T_3-Spiegel hier eher niedrig sind. Der rT_3-Spiegel fällt erst am 9.–11. Lebenstag in den Normbereich zurück. Er bleibt so lange erhöht, wie die physiologische Gelbsucht andauert. Es liegt deshalb nahe anzunehmen, daß die hohen rT_3-Spiegel Ausdruck einer noch nicht abgeschlossenen Leberreifung sind. Es ist zu diskutieren, ob sich durch eine Bestimmung des rT_3 durch Amniozentese eine kindliche Hypothyreose mit Therapiemöglichkeiten bereits vor der Geburt diagnostizieren läßt (s. auch [15]).

Die neonatale Hyperthyreose wurde 1910 von OCHSNER u. THOMPSON (40) erstmals, danach von WHITE (47) beschrieben. Seitdem sind über 70 Fälle bekannt geworden (26, 27). Obzwar die Hyperthyreose des Neugeborenen wegen ihrer Seltenheit keine große klinische Bedeutung hat, kommt ihr jedoch ein hohes pathogenetisches Interesse zu, da hier schilddrüsenstimulierende Immunglobuline als ätiologische Faktoren, die die Mutter auf das Kind überträgt, diskutiert werden.

Meist ist die Mutter während der Schwangerschaft von einer Hyperthyreose (in 57 von 75 Fällen) betroffen; manchmal läßt sich die Hyperthyreose aber auch nur anamnestisch nachweisen. In 17 Fällen war die Mutter euthyreot und einmal hypothyreot.

Auffällig ist der niedrige Sexualquotient von 1:1. Sofern er durch weitere Untersuchungen keine Änderung erfährt, scheint er für besondere pathogenetische Verhältnisse zu sprechen. Das Geburtsgewicht ist ge-

Tabelle 5.**8** Dosierung antithyreoidaler Medikamente bei Schulkindern (aus G.-A. v. Harnack [20])

Medikament	Initialdosis mg	Übergangsdosis mg	Erhaltungsdosis mg
Propylthiouracil (z. B. Propycil)	100– 250	50–125	25– 75
Methylmercaptoimidazol (z. B. Favistan)	20– 50	10– 25	5– 15
Kaliumperchlorat (z. B. Irenat)	400–1000 (–2000)	200–500 (–1000)	100–300 (–1000)

wöhnlich niedrig (<2500g). Die Neugeborenen sind öfter unreif. Über Synostosen und akzeleriertes Knochenalter wurde berichtet (13). Eine vergrößerte Schilddrüse und eine endokrine Ophthalmopathie finden sich häufig, jedoch nicht immer. Eine Vergrößerung der Thymusdrüse, der Leber, der Milz oder der Lymphknoten kann vorliegen, ja sogar ein vergrößertes Herz, das an eine Herzinsuffizienz denken läßt (11). Die Neugeborenen sind meist schwerkrank und zeigen erhebliche hypermetabolische Symptome; die Nahrungsaufnahme ist schlecht; Erbrechen und Durchfälle werden beschrieben. Das schwerstwiegende Symptom ist wohl die Tachykardie in Verbindung mit einer Herzinsuffizienz. Diese letztere kann durch eine Behandlung der Mutter mit Propranolol verstärkt werden (32). Bedrohlich kann auch die Einengung der Trachea sein. Wenn die Mutter mit antithyreoidalen Medikamenten vorbehandelt wurde, können die Symptome bei den Kindern um Tage oder Wochen verzögert einsetzen.

Wenn es sich im allgemeinen auch um ein temporäres Auftreten der Krankheit handelt, so ist die Prognose doch als ernst zu bezeichnen. Die neonatale Mortalität beträgt bei den bisher beobachteten Kindern 16%. Bei den Müttern ist die Zahl der Aborte und Totgeburten hoch, manchmal auch bei Müttern, die erst später Kinder mit neonataler Hyperthyreose gebären. Gravide mit Hyperthyreose und einem positiven LATS-Nachweis sollten deshalb in besonderem Maße in Beobachtung gehalten werden.

Bei den Kindern, die die Hyperthyreose überleben, dauerte die Krankheit meistens 8 Wochen bis 6 Monate. Es wurden aber auch Fälle beschrieben, bei denen die Ophthalmopathie länger als 1 Jahr persistierte, oder Kinder, bei denen Hypermetabolismus und Kropf jahrelang bestehen blieben.

Es ist wahrscheinlich, daß die neonatale Hyperthyreose durch schilddrüsenstimulierende Immunglobuline der Mutter, die die Placenta passieren, hervorgerufen wird. Dies ist nicht nur der Fall, wenn die Mutter während der Gravidität eine floride Hyperthyreose hat, sondern auch dann, wenn sich eine Hyperthyreose nur in der Anamnese nachweisen läßt. Auf die Bedeutung des LATS wiesen zuerst Rosenberg (42), später McKenzie hin (34, 35, 37, 38a, 42, 45, 50). Sie ist jedoch später zweifelhaft geworden, während es als wahrscheinlich erscheint, daß andere TSI, auch der LATS-P eine Rolle spielen. Aus neueren Untersuchungen (38a) geht hervor, daß eine neonatale Hyperthyreose bei etwa 1% der Säuglinge, die von Müttern mit einer Hyperthyreose in der Anamnese geboren werden, entsteht. Auch wenn die Hyperthyreose durch subtotale Resektion erfolgreich behandelt wurde, können die TSI im mütterlichen Organismus weiterhin nachgewiesen werden. Im übrigen wird LATS-P häufiger gefunden als LATS. Bei 93 Frauen mit LATS-P im Blut und einer Hyperthyreose in der Anamnese lag eine Hyperthyreose bei 12 Neugeborenen vor, während 3 nur diskrete Zeichen aufwiesen. Die Krankheit der Neugeborenen ist im allgemeinen nach 3 Monaten verschwunden. Im Laufe der Schwangerschaft scheint der Spiegel des LATS-P abzufallen. Im Nabelschnurblut lassen sich die gleichen Werte wie im mütterlichen Serum feststellen. Man nimmt an, daß die kritische Konzentration der TSI im Blut, die eine neonatale Hyperthyreose verursacht, 10–20 E/ml beträgt. Zu diskutieren ist, ob man die neonatale Hyperthyreose durch eine TSI-Messung voraussagen kann.

Auf der anderen Seite können gravide Frauen mit Hyperthyreose durchaus gesunde Kinder gebären. Ferner ist schwer zu

Monate		Morphologie		Funktion
1. Monat	1			
	2	Anlage am Mundboden		
	3	Deszensus der Schilddrüse		
	4	Definitive Position, 2 Lappen		
2. Monat	5			
	6			
	7			
	8	Hypothalamische Kerne		
3. Monat	9			TRH-Synthese
	10			Jodakkumulation
	11	Intrazelluläres Kolloid	Differenzierung der Hypophyse	Jodthyroninsynthese TBG erscheint
	12	Extrazelluläres Kolloid		
4. Monat	13			
	14			
	15			Niedrige TSH- und T$_4$-Spiegel im Blut
	16	Portales Gefäßsystem		Elektrische Aktivität des Dienzephalon
5. Monat	17			
	18			
	19			
	20			Anstieg von TSH, T$_4$, TGB im Blut. Ausreifen des Regelkreises Hypophyse-Hypothalamus (?). Reifung der kortikalen EEG-Aktivität

Abb. 5.22   Die Schilddrüsenfunktion im embryonalen Leben (nach *Fisher* [17]).

erklären, weshalb die Hyperthyreose bei den Kindern nicht immer nur temporär auftritt, sondern auch bis in das späte Leben hereinreichen kann. Bei diesen Kindern müßte man an einen Defekt der immunologischen Überwachung denken.

Die Behandlung der neonatalen Hyperthyreose schließt vor allen Dingen eine adäquate Ernährung, Flüssigkeits- und Elektrolytersatz, die Gabe von Sauerstoff und Sedative und u. U. von Digitalispräparaten ein. Handelt es sich, wie meistens, um einen ernsten Zustand, so sind antithyreoidale Stoffe erforderlich.

Literatur

1 AvRuskin, T. W., S. C. Tang, L. Shenkman, C. S. Hollander: T3 toxicosis in adolescence: Presentation as recurrent hyperthyroidism. Pediatrics 52 (1973) 649
2 AvRuskin, T. W., S. C. Tang, L. Shenkman, T. Mitsuma, C. S. Hollander: Serum triiodothyronine concentrations in infancy, childhood, adolescence and pediatric thyroid disorders. J. clin. Endocr. 37 (1973) 235
3 Bartels, E. C.: Hyperthyroidism in patients over 65. Geriatrics 20 (1965) 459
4 Beyer, J., J. Happ, F. Kollmann, H. Menzel, V. Grabs, P. Althoff, B. Leonhardi: Der TRH-Test bei Kindern mit Hyperthyreose, primärer und sekundärer Hypothyreose sowie klinisch euthyreoten Strumen. Dtsch. med. Wschr. 99 (1974) 1901
5 Bommer, J., H. D. Röher, B. Kotthoff, H. Schmidt-Gayk: Unterschiede des Krankheitsbildes der Hyperthyreose im Vergleich der Untersuchungsergebnisse der Jahre 1948–1955 und 1963–1970. In: Schilddrüse 1973, hrsg. von H. Schleusener und B. Weinheimer. Thieme, Stuttgart 1974
6 Braverman, L. E., S. H. Ingbar: Effects of norethandrolone on the transport in serum and peripheral turnover of thyroxine. J. clin. Endocr. 27 (1967) 389
7 Buchanan, W. W., W. D. Alexander, J. Crooks, D. A. Koutras, E. J. Wayne, J. R. Anderson, R. B. Goudie: Association of thyrotoxicosis and autoimmune thyroiditis. Brit. med. J. 1961 I, 843
8 Chopra, I. J.: A radioimmunoassay for measurement of 3,3', 5' triiodothyronine (reverse T^3). J. clin. Invest. 54 (1974) 583
9 Chopra, I. J., J. Sack, D. A. Fisher: Reverse T^3 in the fetus and newborn. In: Perinatal Thyroid Physiology and Disease, hrsg. von D. A. Fisher. G. N. Burrow. Raven Press, New York 1975 (S. 33)
10 Danowski, T. S., S. Y. Johnston, W. C. Price, M. McKelvy, S. S. Stevenson, E. R. McCluskey: Protein-bound iodine in infants from birth to one year at age. Pediatrics 7 (1951) 240
11 Elsas, L. J., R. Whittemore, G. N. Burrow: Maternal and neonatal Graves' disease. J. Amer. med. Ass. 200 (1967) 250
12 Erenberg, A., K. Omori, J. H. Menkes: Growth and development of the thyroidectomized bovine fetus. Pediatr. Res. 8 (1974) 783
13 Farrehi, C., M. Mitchell, D. M. Fawcett: Heart failure in congenital thyrotoxicosis. Pediatrics 37 (1966) 460
14 Fisher, D. A.: Hyperthyroidism. Pediatric aspects. In: The Thyroid. A Fundamental and Clinical Text. Hrsg. von S. C. Werner, S. H. Ingbar. Harper & Row, New York 1971 (S. 665)
15 Fisher, D. A.: Reverse Tri-iodothyronine and fetal thyroid status. New Engl. J. Med. 293 (1975) 770
16 Fisher, D. A., T. H. Oddie: Neonatal thyroidal hyperactivity. Response to cooling. Amer. J. Dis. Child. 107 (1964) 574
17 Fisher, D. A., T. H. Oddie, E. J. Makoski: The influence of environmental temperature on thyroid, adrenal and water metabolism in the newborn human infant. Pediatrics 73 (1966) 583
18 Fisher, D. A., J. Sack, T. H. Oddie, A. E. Pekary, J. M. Hershman, R. W. Lam, M. E. Parslow: Serum T4, TBG, T3 uptake, T3, reverse T3 and TSH concentrations in children 1 to 15 years of age. J. clin. Endocr. 45 (1977) 191
19 Gemsenjäger, E., J. Staub, J. Girard, P. H. Heitz: Preclinical hyperthyroidism in multinodular goiter. J. clin. Endocr. 43 (1976) 810
20 Harnack, G.-A. von: Die Schilddrüse und ihre Erkrankungen. In: Handbuch der Kinderheilkunde, Bd. I/1, hrsg. von H. Opitz, F. Schmidt. Springer, 1971 (S. 216)
21 Hayles, A. B.: Problems of childhood Graves' disease. Mayo Clin. Proc. 47 (1972) 850
22 Hayles, A. B., E. Chaves-Carballo, W. M. McConahey: The treatment of hyperthyroidism (Graves' disease) in children. Mayo Clin. Proc. 42 (1967) 218
23 Hayles, A. B., R. L. J. Kenedy, O. H. Beahrs, L. B. Woolner: Exophthalmic goiter in children. J. clin. Endocr. 19 (1959) 138
24 Herrmann, J., H. J. Rusche, H. J. Kröll, P. Hilger, H. L. Krüskemper: Free triiodothyronine (T3)- and thyroxine (T4) serum levels in old age. Horm. Metab. Res. 6 (1974) 239
25 Herrmann, J., H. J. Rusche, H. J. Kröll, K. H. Rudorff, H. L. Krüskemper: Trijodthyronin: Abnahme der Serumkonzentration mit zunehmendem Alter. Dtsch. med. Wschr. 99 (1974) 2122
26 Hollingsworth, D. R., C. C. Mabry: Congenital Graves' disease – four familial cases with longterm follow-up and perspective. Amer. J. Dis. Child. 130 (1976) 148
27 Hollingsworth, D. R., C. C. Mabry, J. M. Eckerd: Hereditary aspects of Graves' disease in infancy and childhood. J. Pediat. 81 (1972) 446
27a Hollingsworth, D. R., C. C. Mabry, M. C. Reid: New observations in congenital Graves' disease. 8. International Thyroid Congress. Sydney, Australia. February 3–8, 1980 Abstr. Nr. 176
28 Klein, E.: Die Schilddrüse und ihre Hormone in der Präpubertät und Pubertät. In: 16. Symposium der Deutschen Gesellschaft für Endokrinologie. Springer, Berlin 1970 (S. 175)
29 Kogut, M. D., S. A. Kaplan, P. J. Collipp, T. Tiamsic, D. Boyle: Treatment of hyperthyroidism in children. Analysis of forty-five patients. New Engl. J. Med. 272 (1965) 217
30 Kunstadter, R. H., H. Buchman, M. Jacobson, L. Oliner: The thyroid in children. II. In vitro erythrocyte uptake of radioactive-L-triiodothyronine. Pediatrics 30 (1962) 27
31 Lemarchand-Béraud, Th., A. R. Genazzani, F. Bagnoli, M. Casoli: Thyroid function in the premature and the full term newborn. Acta endocr. 70 (1972) 445
32 Lightner, E. S., H. D. Allen, G. Loughlin: Neonatal hyperthyroidism and heart failure: A differential approach. Amer. J. Dis. Child 131 (1977) 68
32a Lombardi, G., G. Lupoli, F. Scopacasa, R. Panza, M. Minozzi: Plasma immunoreactive thyrotropin releasing hormone (TRH) values in normal newborns. J. Endocrinol. Invest. 1 (1978) 69
33 McClintock, J. C., Th. F. Frawley, J. H. P. Holden: Hyperthyroidism in children: Observations in 50 treated cases, including an evaluation of endocrine factors. J. clin. Endocr. 16 (1956) 62
34 McKenzie, J. M.: Neonatal Graves' disease. J. clin. Endocr. 24 (1964) 660
35 Maisy, M. N., L. Stimmler: The role of long-acting thyroid stimulator in neonatal thyrotoxicosis. Clin. Endocr. (Oxford) 1 (1972) 81
36 Menking, M., J. Wiebel, W. K. Schmid, W. T. Schmidt, K. D. Ebel, R. Ritter: Premature craniosynostosis associated with hyperthyroidism in 4 children with reference to 5 further cases in the literature. Mschr. Kinderheilk. 120 (3) (1972) 106
37 Mitchell, I., G. Shenfield, J. Brash: Neonatal thyrotoxicosis associated with transplacental passage of human thyroid stimulating immunoglobulin (HTSI). Arch. Dis. Childh. 51 (1976) 565
38 Mitsuma, T., J. Colucci, L. Shenkman: Rapid simultaneous radioimmunoassay, for triiodothyronine and thyroxine in unextracted serum. Biochem. biophys. Res. Commun. 46 (1972) 2107
38a Munro, D. S., S. M. Dirmikis, H. Humphries, T. Smith, G. D. Broadhead: The role of thyroid stimulating immunoglobulins of Graves' disease in neonatal thyrotoxicosis. B. J. Obstet. Gynaecol. 85 (1978) 837
39 Nutt, J., F. Clark, R. G. Welch, R. Hall: Neonatal hyperthyroidism and longacting thyroid stimulator protector. Brit. med. J. 1974 IV, 695
40 Ochsner, A. J., R. L. Thompson: The Surgery and Pathology of the Thyroid and Parathyroid Glands. Mosby, St. Louis 1910 (S. 192)
41 Pickardt, C. R., M. Bauer, K. Horn, Th. Kubiczek, P. C. Scriba: Vorteile der direkten Bestimmung des thyroxin-bindenden Globulins (TBG) in der Schilddrüsenfunktionsdiagnostik. Internist (Berl.) 18 (1977) 538
42 Rosenberg, D., M. J. H. Grand, D. Silbert: Neonatal hyperthyroidism. N. Engl. J. Med. 268 (1963) 292
43 Saxena, K. M., J. D. Crawford, N. B. Talbot: Childhood thyrotoxicosis: a longterm perspective. Brit. med. J. 1964 II, 1153
44 Starr, P., H. L. Jaffe, L. Oettinger jr.: Late results of I[131] treatment of hyperthyroidism in seventy-three children and adolescents. J. nucl. Med. 5 (1964) 81
45 Sunshine, P., H. Kusumoto, J. P. Kriss: Survival time of circulating

longacting thyroid stimulator in neonatal thyrotoxicosis: implications for diagnosis and therapy of the disorder. Pediatrics 36 (1965) 869
46 Toft, A. D., W. J. Irvine, W. M. Hunter: A comparison of plasma TSH levels in patients with diffuse and nodular non-toxic goiter, J. clin. Endocr. 42 (1976) 973
47 White, C. J.: A foetus with congenital hereditary Graves' disease. J. Obstet. Gynaec. Brit. Colth 21 (1912) 231
48 Wiebel, J., N. Stahnke, R. P. Willig: Behandlung von Schilddrüsenkrankheiten im Kindesalter. In: Schilddrüse 75, Homburg/Saar, hrsg. von H. Schleusener, B. Weinheimer. Thieme, Stuttgart 1976
49 Wilkins, L.: The diagnosis and treatment of endocrine disorders in childhood and adolescence, 3. Aufl., Thomas, Springfield Ill., (1965) (S. 92f., 141–150)
50 Wilroy, R. J., jr., J. N. Etteldorf: Familial hyperthyroidism including two siblings with neonatal Graves' disease. J. Pediat. 78 (1971) 625
51 Zabransky, S., E. Cunow: Ein Beitrag zur Diskussion über die optimale TRH-Testdosis bei Kindern. Mschr. Kinderheilk. 126 (1978) 345

Besondere Verlaufsformen
Trijodthyronin-Hyperthyreose
Pathophysiologische Vorbemerkungen
Das Trijodthyronin, das durch GROSS und PITT RIVERS 1952 entdeckt wurde, ist ungefähr 3- bis 4mal wirksamer bei der Behandlung der menschlichen Hypothyreose als das Thyroxin (27). Wegen der winzigen Mengen des Hormons im Serum und der damit verbundenen methodischen Schwierigkeiten waren die Fortschritte in der Forschung zunächst nur bescheiden. Erst mit der Entdeckung neuer analytischer Verfahren, insbesondere des radioimmunologischen Nachweises, wuchsen die Kenntnisse über die Konzentration des T_3 im Serum, über seinen Transport, seine Bindung an Trägerproteine und seine pathophysiologische Bedeutung (37). Der größte Teil des Bedarfs an Schilddrüsenhormonen wird durch T_3 gedeckt. Untersuchungen an hypothyreoten Patienten, die synthetisches T_4 erhielten, erbrachten den Nachweis einer peripheren Konversion von T_4 zu T_3 (3). Das rT_3 als biologisch inaktives Isomer des T_3 ist gleichfalls im Serum nachzuweisen und wird ebenso durch periphere Konversion fast vollständig aus T_4 gebildet. Die Konzentrationen des T_3 und rT_3 verhalten sich im allgemeinen reziprok (7, 10). Die relativen Sekretionsraten von $T_4 : T_3 : rT_3$ betragen etwa 85:9:1 (48). Bei schweren konsumierenden Krankheiten (2, 4, 6, 8), bei chronischem Eiweißmangel mit Unterernährung (8), im Hungerzustand (45), bei chronischen Lebererkrankungen (35), nach Gaben von Propranolol und Corticosteroiden, im Coma diabeticum (34) und im postoperativen Zustand (5, 33) sinkt der T_3-Spiegel im Plasma ab. (Demgegenüber Anstieg bei Überernährung? [11a].) Ist für dieses „*Syndrom des niedrigen T_3-Spiegels*" eine chronische Unterernährung verantwortlich, so kann die hepatische Konversion im Tierversuch besonders durch Zufuhr von Kohlenhydraten, auch von Aminosäuren, nicht aber von Fett gebessert werden (11, 16) (s. auch Hypothyreose, S. 398). Demgegenüber bestehen noch Unsicherheiten in der Deutung der rT_3-Befunde, zumal die Veränderungen der beiden Trijodthyronine relativ schnell reversibel sind. Bei der konventionellen T_4/T_3-Hyperthyreose ist das rT_3 erhöht, aber weniger ausgesprochen bei der T_3-Hyperthyreose. Die T_4-Produktion ist bei beiden Formen der Hyperthyreose gesteigert; die niedrigen T_4-Werte bei der T_3-Hyperthyreose sind durch die gesteigerte Konversion zu T_3 zu erklären. Allerdings sind alle Ergebnisse noch unter einem gewissen Vorbehalt zu sehen, da auch der radioimmunologische Nachweis, obwohl empfindlich, immer noch Schwierigkeiten bei der Hormonbestimmung im unteren Bereich bietet (14, 29).

Klinik, Pathogenese, Therapie
Unsere Kenntnisse über die T_3-Hyperthyreose gründen sich auf den Untersuchungen von HOLLANDER u. Mitarb. (19), die das T_3 gaschromatographisch bestimmten, sowie von STERLING u. Mitarb. (43), BELLABARBA (1), WAHNER (47) IVY u. Mitarb. (23). Im Konzept der T_3-Hyperthyreose gab es jedoch auch schon Vorläufer, so MCCLAGAN u. Mitarb. (30); RUPP u. Mitarb. (39), E. KLEIN (24). Der letztere zeigte, daß bei Hyperthyreosen mit größerem T_3-Anteil eine niedrigere Hormonphase und eine längere Halbwertszeit des T_4 vorlagen und daß auch das Hormonjod und der Grundumsatz im allgemeinen niedriger waren. In 8 Fällen mit dem größten T_3-Anteil war das PBJ z. T. normal, z. T. lag der Grundumsatz unter +30%.
Unter einer T_3-Hyperthyreose versteht man einen Krankheitszustand, bei dem
– die klinischen Anzeichen einer Hyperthyreose vorhanden sind,
– der T_4-Spiegel normal ist,
– keine auffälligen Bindungsanomalien der Schilddrüsenhormone vorliegen,
– der Suppressions- und TRH-Test pathologisch sind und
– der T_3-Spiegel erhöht ist.
Auch wenn aus technischen Gründen das T_3 im Serum nicht bestimmt werden kann, ist die Diagnose einer T_3-Hyperthyreose durch einen sonst nicht zu erklärenden klinischen hyperthyreoten Zustand, einen normalen T_4- oder PBJ-Spiegel, eine normale Bindungskapazität und eine Autonomie der Schilddrüsenfunktion sehr wahrscheinlich zu machen.
Klinisch unterscheidet sich die T_3-Hyperthyreose weder im Verlauf noch in den Behandlungsmöglichkeiten wesentlich von der konventionellen, der sog. T_4/T_3-Hyperthyreose. Wegen der eigentümlichen Hormonrelation im Serum erfordert sie aber klinische Beachtung.
Von Ausnahmefällen abgesehen, die einen besonders hohen T_3-Spiegel im Serum aufweisen, scheint die T_3-Hyperthyreose, wie bereits KLEIN (24) zeigte, klinisch etwas milder zu verlaufen. Im allgemeinen ist die Schilddrüse relativ klein und schwankt in ihrem Gewicht zwischen 20 und 34 g (46, 47). Ophthalmopathie und Dermatopathie sind beschrieben worden, ohne daß diese letzteren Befunde besonders eindrucksvoll gewesen wären (23). Ein positiver LATS-Nachweis kommt gelegentlich vor.
Bei der T_3-Hyperthyreose sind sowohl diffus vergrößerte Strumen und Knotenkröpfe als auch autonome Adenome beobachtet worden. Die Zahl der publizierten Fälle reicht noch nicht aus, um die Relationen zwischen diesen Formen der Schilddrüsenbeschaffenheit zu sichern. In einer Untersuchungsserie war das Verhältnis Knotenkropf zu diffus vergrößerter Struma 12:7 (43), in einer anderen Serie überwogen die T_3-Hyperthyreosen mit diffus vergrößerter Struma bei weitem (29:3; [21]). Geographische Unterschiede spielen hier zweifellos eine Rolle.
Die Spiegel des T_4 oder des PBJ sind bei der T_3-Hyperthyreose normal oder niedrig normal. Die Untersu-

chung der TBG-Bindungskapazität mittels des T₃-In-vitro-Tests ist notwendig, wenn man die Diagnose einer T₃-Hyperthyreose sichern will. Anomalien des TBG sollen definitionsgemäß nicht vorliegen. Liegt ein TBG-Defizit vor, so kann ein normales oder erniedrigtes T₄ vorgetäuscht werden (43).

Da es sich auch bei dieser Form um eine genuine Hyperthyreose handelt, erfolgt die Schilddrüsentätigkeit autonom. Sie ist deshalb mit T₃- oder T₄-Gaben nicht zu supprimieren. Auch der TRH-Test verläuft wie bei der konventionellen Hyperthyreose, d.h. die Initialwerte des TSH sind niedrig oder nicht zu messen und steigen nach TRH-Stimulation nicht an.

In mehreren Untersuchungsserien wurden hohe T₃-Werte und normale T₄-Werte gefunden, so bei 7 Patienten mit T₃-Hyperthyreose Gesamt-T₄-Werte zwischen 9 und 11 µg/dl (116–142 nmol/l), Werte für das freie T₄ zwischen 2,0 und 4,9 ng/dl (25,7–63 nmol/l), dagegen T₃-Werte zwischen 391 und 840 ng/dl (6,0–12,9 nmol/l), bei normalen Werten für das TBG zwischen 17,8 und 21,9 µg/dl (229 und 282 nmol/l) (46, 47); in einer anderen Serie mit rekurrierender Hyperthyreose: Werte für das T₄ und das freie T₄ im Normbereich, T₃-Werte zwischen 210 und 2000 ng/dl (3,2 und 30,7 nmol/l). Auch die Werte für das freie T₃ waren auf 0,5–4,0 ng/dl (7,7–61,4 pmol/l) gestiegen (Normalwert zwischen 0,1 und 0,4 ng/dl (1,54–6,14 pmol/l [40]). Demgegenüber liegen die T₃-Werte bei der konventionellen Hyperthyreose zwischen 400 und 710 (6,1 und 10,9), bei der Hypothyreose zwischen 66 und 187 ng/dl (1,0 und 2,9 nmol/l) (46). Bei den T₃-Hyperthyreosen mit diffuser und knotiger Struma sowie mit autonomem Adenom haben sich zwar differente T₃-Werte ergeben (807 bzw. 285 bzw. 525 ng/dl [12,4 bzw. 4,4 bzw. 8,1 nmol/l]); bisher ist es aber noch nicht möglich, Schlüsse aus diesen Differenzen zu ziehen (12, 32, 41).

Der Quotient T₄/T₃ ist dementsprechend niedrig: Während er bei euthyreoten Personen bei 71 ± 3 gefunden wird, sinkt er schon bei der konventionellen Hyperthyreose auf 53 ± 3 ab (25, 26); bei der T₃-Hyperthyreose ist er bedeutend niedriger, nämlich 13,7 und 22 (18, 31).

In diesem Zusammenhang ist von Interesse, daß sich bei Untersuchungen des Schilddrüsengewebes selbst ein T₄/T₃-Verhältnis von 19,5 ± 1,97 bei gesunden, bei hyperthyreoten Drüsen aber nur ein Quotient von 2,7 ± 0,78 ergab, d.h. in der hyperthyreoten Drüse ist der T₄-Gehalt zugunsten des T₃ ganz erheblich herabgesetzt (9, 13).

Die Krankheitszustände, bei denen man eine T₃-Hyperthyreose beobachtet, sind heterogen. Sie kommen in geographischen Regionen mit Joddefizit besonders häufig vor (20) (s. auch S. 503). Wie in Westdeutschland schwanken auch in den USA die Werte der Jodidaufnahme erheblich, allerdings auf einem höheren Niveau, das etwa zwischen 240–700 µg (1,9–5,5 µmol) 24 Std. liegt (36). In Minnesota und Toronto, mit relativ niedriger Jodaufnahme, ergaben sich höhere T₃-Werte als in New York und Kalifornien, wo die tägliche Jodaufnahme relativ hoch ist.

Schon 1970 hatten Pineda u. Mitarb. (38) in Chile, einem Joddefizitgebiet, eine auffällig hohe Anzahl von T₃-Hyperthyreosen, nämlich 12,5% aller Hyperthyreosen, gefunden, während in New York die Frequenz nur 4% betrug. 12 dieser hyperthyreotischen Personen wurden näher untersucht (20). Hier fand sich ein T₃-Spiegel zwischen 260 und 480 ng/dl (4,0 und 7,4 nmol/l), während PBJ, Gesamt-T₄ und freies T₄ im Normbereich lagen, der Suppressionstest, sofern er untersucht wurde, pathologisch ausfiel und die Basalwerte des TSH nicht aufzufinden waren. Die Schilddrüsen waren diffus vergrößert.

Damit bietet sich eine Erklärung an, daß nämlich bei mangelnder Jodzufuhr durch eine relative Überproduktion von T₃ die Homöostase wieder hergestellt wird, da zur T₃-Produktion, gegenüber dem T₄, ein Atom Jod weniger benötigt wird. Bei Zufuhr von weniger als 50 µg (0,4 µmol) Jodid in 24 Std. sinkt der T₄/T₃-Quotient ab (21).

Allerdings können die T₃-Werte bei euthyreoten Patienten mit niedriger Jodzufuhr u.U. auch normal sein. Es ist deshalb zu erwägen, ob noch andere Umstände hinzukommen müssen. Obwohl die Schilddrüse bei der Hyperthyreose eine hohe Hormonproduktion aufweist und somit einen größeren Bedarf an Jodid hat, sind die Jodvorräte in der Schilddrüse normal, u.U. allerdings auch reduziert (17, 42). Es ist deshalb erörtert worden, ob sich das Joddefizit nur in den kleineren, aber sehr aktiven Follikeln, in denen die größte Menge der Schilddrüsenhormone produziert wird, bemerkbar macht (20). Bisher ist aber noch nicht nachgewiesen worden, daß eine T₃-Hyperthyreose durch Zufuhr von Jodid in eine T₄/T₃-Hyperthyreose umgewandelt werden kann. In jedem Fall ist aber damit zu rechen, daß Einflüsse der Nahrungszufuhr die T₃-Produktion beeinflussen.

Im übrigen wurden erhöhte T₃-Werte, meistens aber in Verbindung mit einer T₄-Erhöhung, beim autonomen Adenom (22) und auch, was noch nicht bestätigt ist, bei der endokrinen Ophthalmopathie beobachtet, ebenso ein abnormer T₄/T₃-Quotient bei Verkleinerung des Jodpools der Schilddrüse nach chirurgischer oder Radiojodbehandlung. Hier kommt es bei verminderter T₄-Produktion durch den Eingriff infolge erhöhter Stimulation durch das TSH zu einer gesteigerten T₃-Sekretion, wodurch der niedrige T₄/T₃-Quotient bewirkt wird (25, 26, 43). Ähnliches gilt für die Immunthyreoiditis.

Es ist bekannt, daß nach TSH-Gaben das T₃ schneller und höher ansteigt als das T₄. Allerdings gleicht sich das Verhältnis nach weiteren TSH-Gaben an (25, 26, 28). Das gleiche ist auch nach Injektion von TRH beobachtet worden (20), so daß man bereits die T₃-Bestimmung als besonders empfindlichen Parameter im TRH-Test empfohlen hat.

Von klinischer Bedeutung ist möglicherweise, daß bei einem Rezidiv der Hyperthyreose nach einem verschieden langen euthyreoten Intervall die T₃-Werte als erste ansteigen, während die T₄-Werte noch normal bleiben. Hier läge ein echtes prämonitorisches Symptom für ein Rezidiv vor, wenn dieses durch eine Erhöhung der T₄-Spiegel noch nicht zu erfassen ist. Im Verlauf der Behandlung einer konventionellen Hyperthyreose mit antithyreoidalen Drogen kann das T4 zur Norm absinken, obgleich der hyperthyreotische Zustand des Patienten weiterhin besteht. Er kann in diesem Fall durch einen erhöhten T3-Spiegel erklärt werden (20, 40).

Hohe T3- und normale T4-Konzentrationen ergaben sich im Serum bei der Untersuchung einer großen follikulären Karzinommetastase, nachdem der Primärtumor und das gesamte gesunde Schilddrüsengewebe exstirpiert worden waren. Wahrscheinlich war die sehr große Tumormetastase mit ihrer großen Masse in der Lage, reichliche Mengen von T3 zu produzieren (44).

Eine T3-Hyperthyreose als Ausdruck einer gesteigerten peripheren Konversion von T4 zu T3 ließ sich während einer antithyreoidalen Behandlung nachweisen, als die Hormonproduktion gehemmt und als Begleit- und Substitutionstherapie T4 gegeben wurde. Dabei stiegen die Werte für das Gesamt- und das freie T3 unter Rückfall in die Hyperthyreose an, während die T4-Werte im subnormalen Bereich blieben. Der T4/T3-Quotient im Serum war außerordentlich niedrig (18).

Eine T3-Hyperthyreose wurde auch bereits in der Kindheit beobachtet (18).

Es ist wahrscheinlich, daß es sich bei der T3-Hyperthyreose nicht um eine selbständige Krankheitseinheit handelt, daß vielmehr ein besonderes, aber wichtiges Zusammentreffen von Parametern in der Laboratoriumsdiagnostik vorliegt. Es ist durchaus zu erwägen, daß sie ein temporäres Stadium in der natürlichen Entwicklung einer konventionellen Hyperthyreose darstellt. Der empfindliche Parameter T3 scheint sich aber gut zur Beurteilung der aktuellen Situation zu eignen. Auf der anderen Seite sind die T3-Konzentrationen im Serum insofern stets nur mit Vorbehalt zu deuten, als das T3 nur zum Teil von der Schilddrüse selbst produziert wird, während ein großer Anteil aus der Konversion von T4 zu T3 in der Peripherie entsteht. Eine T3-Hyperthyreose ist nach den gleichen Regeln wie eine T4/T3-Hyperthyreose zu behandeln. Da das PBJ und das T4 normal sind und auch der Radiojodtest meistens keine pathologischen Veränderungen erkennen läßt, kann man den Erfolg der Therapie nur nach der T3-Konzentration im Serum messen. Wird eine medikamentöse Therapie mit antithyreoidalen Substanzen durchgeführt, so ist auch hier eine Begleitbehandlung mit Schilddrüsenhormonen notwendig. Ist eine deutlich gesteigerte periphere Konversion anzunehmen, so gibt man T3 über den Tag verteilt oder eine nur kleine T4-Menge, die unter 100 μg/d liegen soll. Später werden auch höhere T4-Dosen vertragen (18).

Literatur

1 Bellabarba, D.: Further observations on T3 thyrotoxicosis (abstr.) Clin. Res. 20 (1972) 421
2 Bermudez, F., M. I. Surks, J. H. Oppenheimer: High incidence of decreased serum triiodothyronine concentration in patients with nonthyroidal disease. J. clin. Endocr. 41 (1975) 27
3 Braverman, L. E., S. H. Ingbar, K. Sterling: Conversion of thyroxine (T4) to triiodothyronine in athyreotic subjects. J. clin. Invest. 49 (1970) 855
4 Burger, A., P. Suter, P. Nicod, M. B. Vallotton, A. Vagenakis, L. E. Braverman: Reduced active thyroid hormone levels in acute illness. Lancet 1976/I, 653
5 Burr, W. A., E. G. Black, R. S. Griffiths, R. Hoffenberg, H. Meinhold, K. W. Wenzel: Serum triiodothyronine and reverse triiodothyronine concentrations after surgical operation. Lancet 1975/II, 1277
6 Carter, J. N., J. M. Corcoran, C. J. Eastman, L. Lazarus: Effect of severe chronic illness on thyroid function. Lancet 1974/II, 971
7 Chopra, I. J.: A radioimmunoassay for measurement of 3,3', 5'-triiodothyronine (reverse T3). J. clin. Invest. 55 (1974) 583
8 Chopra, I. J., S. R. Smith: Circulating thyroid hormones and thyrotropin in adult patients with protein-calorie malnutrition. J. clin. Endocr. 14 (1975) 221
9 Chopra, I. J., D. A. Fisher, D. H. Solomon, G. N. Beall: Thyroxine and triiodothyronine in the human thyroid. J. clin. Endocr. 36 (1973) 311
10 Chopra, I. J., U. Chopra, S. R. Smith, M. Reza, D. H. Solomon: Reciprocal changes in serum concentrations of 3,3', 5'-triiodothyronine (reverse T3) and 3,5,3'-triiodothyronine (T3) in systemic illnesses. J. clin. Endocr. 41 (1975) 1043
11 Danforth, jr., E., E. D. Tyzbir, E. S. Horton, E. A. H. Sims, A. G. Burger, L. E. Braverman, A. G. Vagenakis, S. H. Ingbar: Reciprocal changes in serum triiodothyronine (T3) and reverse (rT3) induced by altering the carbohydrate content of the diet. Clin. Res. 24 (1976) 271 A
11a Davidson, M. B., I. J. Chopra: Effect of carbohydrate and noncarbohydrate sources of calories on plasma 3, 5, 3'-triiodothyronine concentrations in man. J. clin. Endocr. 48 (1979) 577
12 Dussault, J. H., R. Lam, D. A. Fisher: The measurement of serum triiodothyronine by double column chromatography. J. Lab. clin. Med. 77 (1971) 1039
13 Ermans, A. M., P. A. Basténie: Endemic goitre in the Uele region. II. Synthesis and secretion of thyroid hormones. J. clin. Endocr. 21 (1961) 996
14 Gharib, H., R. J. Ryan, W. E. Mayberry: Triiodothyronine (T3) radioimmunoassay. A critical evaluation. Mayo Clin. Proc. 47 (1972) 937
15 Gross, J., R. Pitt-Rivers: The identification of 3:5:3'-L-triiodothyronine in human plasma. Lancet 1952/I, 439
16 Harris, A., S. Fang, S. Ingbar, L. Braverman, A. Vagenakis: Effect of carbohydrate, protein, and fat infusion on the hepatic T3 generation in the fasted rat. Clin. Res. 25 (1977) 463 A
17 Heedman, P. A., B. Jacobson: Thyroid iodine determined by x-ray spectrophotometry. J. clin. Endocr. 24 (1964) 246
18 Herrmann, J., H. J. Lehr, H. J. Kröll, H. J. Rusche, K. H. Rudorff: Exzessive periphere Konversion von Thyroxin (T4) zu Trijodthyronin (T3) in der Pathogenese der T3-Hyperthyreose. Dtsch. med. Wschr. 100 (1975) 2319
19 Hollander, C. S.: On the nature of the circulating thyroid hormone: clinical studies of triiodothyronine and thyroxine in serum using gas chromatographic methods. Trans. Ass. Amer. Phycns. 81 (1968) 76
20 Hollander, C. S., T. Mitsuma, L. Shenkman, C. Stevenson, G. Pineda, E. Silva: T3-Toxicosis in an iodinedeficient area. Lancet 1972/II, 1276
21 Hollander, C. S., L. Shenkman, T. Mitsuma, M. Blum, A. J. Kastin, D. G. Anderson: Hypertriiodothyroninemia as a premonitory manifestation of thyrotoxicosis. Lancet 1971/II, 731
22 Hüfner, M.: Sonderformen der Hyperthyreose mit besonderer Berücksichtigung der T3-Hyperthyreose. Therapiewoche 26 (1976) 4884
23 Ivy, H. K., H. W. Wahner, C. A. Gorman: „Triiodothyronine (T3) toxicosis": its role in Graves' disease. Arch. intern. Med. 128 (1971) 529
24 Klein, E.: Über die Beziehungen zwischen dem thyreoidalen und peripheren Jodstoffwechsel bei Schilddrüsengesunden und Hyperthyreose. Acta endocr. (Kbh.) 34 (1960) 137
25 Larsen, P. R.: Direct immunoassay of triiodothyronine in human serum. J. clin. Invest. 51 (1972) 1939
26 Larsen, P. R., Triiodothyronine: Review of recent studies of its physiology and pathophysiology in man. Metabolism 21 (1972) 1073
27 Lerman, J.: The physiological activity of L-triiodothyronine. J. clin. Endocr. 13 (1953) 1341
28 Lieblich, J., R. D. Utiger: Triiodothyronine radioimmunoassay. J. clin. Invest. 51 (1972) 157
29 Loos, U., F. Konrad, G. Rothenbuchner: T3-hyperthyroidism under the aspects of thyroidal hormone secretion and peripheral formation. 23. Symposium der Deutschen Gesellschaft für Endocrinologie, Ulm, 1978 (Abstr. Nr. 78)

30 MacClagan, N. F., C. H. Bowden, J. H. Wilkinson: The metabolism of thyroid hormones. 2. Detection of thyroxine and triiodothyronine in human plasma. Biochem. J. 67 (1957) 5
31 McConnon, J., V. V. Row, R. Volpé: Simultaneous comparative studies of the thyroxine and triiodothyronine distribution and disposal rates. J. Endocr. 51 (1971) 117
32 Mitsuma, T., N. Nehei, M. Gershengorn, C. Hollander: Serum triiodothyronine: Measurements in human serum by radioimmunoassay with corroboration by gas-liquid chromatography. J. clin. Invest. 50 (1971) 2679
33 von zur Mühlen, A., R. D. Hesch: Zur Diagnostik der Überfunktion der Schilddrüse: In-vitro-Methoden. Therapiewoche 26 (1976) 4859
34 Naeiji, R., N. Clumeck, G. Somers, L. Vanhaelst, J. Golstein: Thyroid hormones in serious non-thyroidal illness, Lancet 1976/I, 1070
35 Nomura, S., C. S. Pittman, J. B. Chambers, M. W. Buck, T. Shimizu: Reduced peripheral conversion of thyroxine to triiodothyronine in patients with hepatic cirrhosis. J. clin. Invest. 56 (1975) 643
36 Oddie, T. H., D. A. Fisher, W. M. McConahey: Iodine intake in the United States: a reassessment. J. clin. Endocr. 30 (1970) 659
37 Oddie, T. H., D. A. Fisher, J. H. Dussault: Triiodothyronine turnover in euthyroid subjects. J. clin. Endocr. 33 (1971) 653
38 Pineda, G., E. Silva, A. Gianetti, C. Stevenson, J. Barzelatto: Influence of iodine deficiency upon PBI in hyperthyroidism. J. clin. Endocr. 30 (1970) 120
39 Rupp, J. J., C. Chavarria, K. E. Paschkis: The occurrence of triiodo-thyronine as the only circulating thyroid hormone. Ann. intern. Med. 51 (1959) 359
40 Shenkman, L., T. Mitsuma, M. Blum, C. S. Hollander: Recurrent hyperthyroidism presenting as triiodothyronine toxicosis. Ann. intern. Med. 77 (1972) 410
41 Shimaoka, K.: Toxic adenoma of the thyroid with triiodothyronine as the principal circulating thyroid hormone. Acta endocr. (Kbh.) 43 (1963) 285
42 Stanbury, J. B., G. L. Brownell, D. S. Riggs: Endemic goitre: the adaption of man to iodine deficiency. Lancet 1972/II, 1278
43 Sterling, K., S. Refetoff, H. A. Selenkow: Thyrotoxicosis due to elevated serum triiodothyronine levels. J. Amer. med. Ass. 213 (1970) 571
44 Sung, L. C., R. R. Cavalieri: T_3-thyrotoxicosis due to metastatic thyroid carcinoma. J. clin. Endocr. 36 (1973) 215
45 Vagenakis, A. G., A. Burger, G. I. Portnay, M. Rudolph, J. T. U'brian, F. Acici, R. A. Arky, P. Nicod, S. H. Ingbar, L. E. Braverman: Diversion of peripheral thyroxine metabolism from activating to inactivating pathways during complete fasting. J. clin. Endocr. 41 (1975) 191
46 Wahner, H. W.: T_3-Hyperthyroidism. Mayo Clin. Proc. 47 (1972) 938
47 Wahner, H. W., C. A. Gorman: Interpretation of serum triiodothyronine levels measured by the Sterling technic. N. Engl. J. Med. 284 (1971) 225
48 Westgren, U., A. Melander, S. Ingemansson, A. Burger, S. Tibblin, E. Wahlin: Secretion of thyroxine. 3,5,3'-triiodothyronine and 3,3',5'-triiodothyronine in euthyroid man. Acta endocr. 84 (1977) 281

Jodinduzierte Hyperthyreose

Bald nach der Entdeckung des Elements Jod im Jahre 1813 durch COURTOIS berichtete COINDET, der Kröpfe erfolgreich mit Jod behandelte, im Jahre 1821 über 6 Patienten, bei denen sich die klinischen Erscheinungen einer Hyperthyreose mit Pulsbeschleunigung, Zittern, Schlaflosigkeit, Abmagerung und Appetitsteigerung entwickelten; dies bevor das klinische Krankheitsbild der Hyperthyreose durch GRAVES 1935 und v. BASEDOW 1840 beschrieben wurde. KOCHER (14) sprach zuerst 1910 im Gefolge der Jodzufuhr von einem „Jod-Basedow". Diese Krankheitsbezeichnung ist in das Schrifttum eingegangen. Allerdings blieb die jodinduzierte Entstehung einer Hyperthyreose lange Zeit umstritten, und manche Gegner der Kropfprophylaxe mit Jodid sahen die mögliche Existenz eines „Jod-Basedow" als willkommenen Anlaß, sich gegen die Jodprophylaxe zu wenden. Wenn das Krankheitsbild früher gewiß selten war, so werden Zweifel an seinem Vorkommen nicht mehr vorgebracht, seit die Jodexposition der Gesamtbevölkerung in so erheblichem Maß zugenommen hat.

Namentlich in Deutschland entwickelte sich über diese Form der Hyperthyreose in den vergangenen Jahrzehnten ein ausgedehntes Schrifttum. Hier verstand man darunter vor allen Dingen die Exazerbation einer Hyperthyreose nach präoperativer Jodidvorbereitung, da ein Übergang in eine thyreotoxische Krise erfolgen kann, wenn die Jodidapplikation zu lange andauert und der günstigste Zeitpunkt zur Operation versäumt wird. Aber auch in den USA wurde in den zwanziger Jahren häufiger über Auftreten einer Hyperthyreose nach Gabe von jodiertem Salz berichtet, wenn man auch damals annahm, daß es sich um ein seltenes Vorkommnis handele, das nur bei Zufuhr von relativ großen Jodidmengen auftritt (10, 11, 19).

Die jodinduzierte Hyperthyreose wurde aber auch, wie aus den Niederlanden berichtet, bei Verzehr von jodiertem Brot gesehen (16). Bei Verwendung von Jodat als Backzusatz zum Brot wurde in den USA bei einer gemischten Kost eine Tageszufuhr von 730 µg Jod berechnet (17). In Schweden führte bei 7 von 100 euthyreoten Patienten ein Jodrepletionstest mit 10 mg Kaliumjodid/d über 10 Tage zu einer Hyperthyreose (8). Aus Tasmanien, einer Insel mit einer Gesamtbevölkerung von 380 000 Einwohnern, Joddefizit und starkem Kropfbefall, stammt ein Bericht über die Kropfprophylaxe mit jodiertem Brot (7, 30). Obwohl nur 80–270 µg Jodid/d zugeführt wurden, verdoppelte sich die Häufigkeit der Hyperthyreose temporär in den beiden Kliniken der Insel, wobei es sich meist um ältere Patienten mit einem multinodulären Kropf handelte. Daß das Vorhandensein eines autonomen Adenoms bei der Entwicklung dieser Form der Hyperthyreose eine bedeutende Rolle spielt, zeigen Beobachtungen an 4 euthyreoten Patienten mit autonomem Knoten, bei denen über einen längeren Zeitraum, nämlich 3–10 Monate, 500 µg Jodid verabfolgt wurden. Labortechnische Untersuchungen und klinisches Bild sprachen für die Ausbildung einer Hyperthyreose, die sich erst nach einigen Monaten entwickelte (9).

Die jodinduzierte Hyperthyreose kommt zwar überwiegend in Endemiegebieten vor, ist aber keineswegs auf Endemiegebiete beschränkt. So wurde in Boston im Verlauf einer Studie über den Effekt von Jodidgabe auf die Synthese von Schilddrüsenhormonen bei 8 Patienten mit blander Struma über 10–18 Wochen täglich die hohe Dosis von 180 mg Jodid verabreicht (31). 4 der Patienten entwickelten eine Hyperthyreose, was einen ungewöhnlich hohen Prozentsatz bedeutet. Daß bei diesen Patienten kein verstecktes Joddefizit bestanden hatte, ging u. a. daraus hervor, daß eine erhöhte Radiojodaufnahme und ein erhöhter TSH-Spiegel im Serum vor Beginn des Versuchs nicht bestanden. Es kann auch als wahrscheinlich gelten, daß diese Patienten keine autonomen Adenome in ihrer Schilddrüse hatten. Die Hyperthyreose trat 7–10 Wochen nach Beginn der Jodarreichung auf und wurde u. a. durch erhöhte T_4-Konzentration im Serum dokumentiert; doch waren auch die klinischen Zeichen eindeutig. Sie verstärkten sich sogar noch nach Absetzen des Jodid. Auch das Serum-T_4 stieg weiter an, desgleichen die T_3-Werte, die schon während der Jodiddarreichung erhöht waren. Nach Behandlung mit antithyreoidaler Substanz kam es zu einer teils schnellen, teils verzögerten Besserung. In einem Fall

mußte eine subtotale Schilddrüsenresektion 12 Wochen nach Absetzen des Jodid vorgenommen werden.
Bereits nach dem ersten Kriege wurde aus Skandinavien und Frankreich über mehrere Krankheitsfälle berichtet, bei denen Patienten zum Zwecke der Entfettung einige Monate lang Schilddrüsenpräparate in Form von Glandulae thyreoideae siccatae (s. unten!) eingenommen hatten. Klinisch traten typische Hyperthyreosen, zum Teil sogar mit Exophthalmus, auf. Allerdings waren diese Patienten zum Teil mit Schilddrüsenerkrankungen in der Familie vorbelastet (2, 3, 15, 18).
In den fünfziger Jahren erschienen Berichte über den Einfluß von Rötgenkontrastmitteln und jodhaltigen Medikamenten auf den Jodumsatz der Schilddrüse (5, 13, 22, 27, 29). Eine Untersuchung über das Hyperthyreoserisiko bei iatrogener Jodexposition (26) ging von über 4000 Kranken aus, bei denen eine Radiojoddiagnostik der Schilddrüse vorgenommen wurde. Bei 17% der Patienten, die mit jodhaltigen Kontrastmitteln in Berührung gekommen waren, zeigte sich eine Häufung von Hyperthyreosen. Bei Verwendung von Röntgenkontrastmitteln der Gallenwege war die Wahrscheinlichkeit, daß eine Hyperthyreose auftrat, um etwa 65% erhöht, nicht aber bei Röntgenkontrastmitteln zur Ausscheidungspyelographie.
Temporäre Perioden jodinduzierter Hyperthyreosen bei Patienten, die in einem Nichtendemiegebiet lebten, aber Knotenkröpfe hatten, wurden in Schweden beobachtet entweder als Folge einer Cholezystographie oder der Einnahme jodhaltiger Expektorantien. Der Krankheitsverlauf war gutartig und klang spontan ab (23).
Über die Ursachen, die in solchen Fällen zu einer Hyperthyreose führen, kann man nur Vermutungen anstellen. Sicher ist jedoch, daß es sich in jedem Fall um die Wirkung des Jodids handelt. Auch aus jodhaltigen Röntgenkontrastmitteln wird durch die im Körper überall vorhandenen Dejodasen Jodid abgespalten. Dieses ist die einzige Jodverbindung, die von der Schilddrüse aufgenommen und gespeichert werden kann. Der Grund dafür, daß die Gallenwegskontrastmittel ein größeres Risiko als die nierengängigen Kontrastmittel darstellen, ist darin zu sehen, daß die letzteren eine wesentlich kürzere Verweildauer im Körper haben.
Die jodhaltigen Röntgenkontrastmittel vergrößern den anorganischen Jodpool im Serum und führen zu einer Erhöhung des PBI^{127}J. Nach Urographie normalisiert sich der nichthormonal gebundene Jodspiegel nach 2 Wochen, nach oraler Cholezystographie nach 6 Wochen und nach intravenöser Cholangiographie nach 12 Wochen (4). Bei Verwendung des Mittels Bilijodon zur oralen Zystographie soll die mit dem Thyroxin verwandte Molekularstruktur eine Rolle spielen und mit dem enzymatischen Dejodierungssystem interferieren. Nach Gabe dieses Röntgenkontrastmittels kommt es zu einem T_3-Abfall mit gleichzeitigem rT_3-Anstieg und einer vermehrten TSH-Sekretion. Dadurch soll die T_4-Sekretion der Schilddrüse angeregt werden (die T_4-Werte und die FT_4-Werte stiegen deutlich an). Andere Kontrastmittel zeigen auf Grund ihrer molekularen Struktur eine weniger ausgeprägte Wirkung.
Auch in einer anderen Serie wurde nach Gabe des Röntgenkontrastmittels Jodbenzansäure ein Anstieg des Jodidspiegels auf das 10fache beobachtet, ohne daß er zur Auslösung des Wolff-Chaikow-Effektes kam. Bei normalen und euthyreoten Schilddrüsen erfolgte zwar ein Anstieg der Werte für T_4, FT_4 und rT_3 bei Abfall der T_3-Werte. Dabei ließ sich im TRH-Test eine Stimulierung der Schilddrüse feststellen. Alles bewegte sich jedoch im Normbereich. Eine Hemmung der Konversion von T_4 zu T_3 kann verantwortlich gemacht werden. Lagen jedoch autonome Anteile der Struma vor, so stiegen die Werte für FT_4 und T_3 bei negativem TRH-TSH-Test deutlich an (21, 28).

Auch über den Einfluß jodhaltiger Medikamente (Felsol, Agontan, Claviton, Enterovioform, Mexaform S, Asthmamitteln und Zahnpasten) liegen zahlreiche Veröffentlichungen vor (zus. Darstellung: [12, 13]).
Es ist offensichtlich, daß durch Schilddrüsenhormone selbst, also durch Thyroxin und Trijodthyronin, eine Hyperthyreose nicht induziert werden kann. Bei den bekanntgewordenen Fällen mit Applikation von Schilddrüsenhormonen wurden stets Glandulae thyreoideae siccatae verwendet. Sowohl Thyroxin wie Trijodthyronin werden von den Dejodasen in geringerem Ausmaß angegriffen, während andere jodhaltige Metabolite schnell dejodiert werden, so daß Jodid in größerer Menge anfällt und von der Schilddrüse aufgenommen werden kann. Der größte Teil des in den Glandulae thyreoideae siccatae vorhandenen Gesamtjods liegt aber nicht in Hormonform, sondern als Jodid oder als Mono- oder Dijodtyrosin vor. Da die Glandulae thyreoideae siccatae vielfach in einer überhohen Dosierung, etwa zur Behandlung der Fettsucht, verwandt werden, ist es sehr wohl möglich, daß mehr als 500 µg (3,9 µmol) Jodid täglich zugeführt werden, so daß die wahrscheinliche Grenzdosis überschritten wird.
Die täglich benötigte Jodidmenge liegt etwa bei 150–200 µg (1,18–1,58 µmol). Steigert man die tägliche Zufuhr, so erhöht sich entsprechend dem Wolff-Chaikoff-Effekt zunächst die Aufnahme der Schilddrüse bis zu einem kritischen Bereich von etwa 20–25 µg/100 ml (1,6–2,0 nmol/l) im Plasma. Diese Grenzkonzentration liegt bei blanden Strumen höher (24). Der gelegentlich zu beobachtende Umschlag von einer Euthyreose in eine Hypothyreose ist demnach leichter zu verstehen als die Entstehung einer Hyperthyreose. Theoretisch könnte man annehmen, daß ein abnormes Thyreoglobulin, das wenig Jod und Hormon enthält, vorliegt, etwa als Folge eines Defektes im intrathyreoidalen Jodmetabolismus, oder auch eine Abnormität im Thyreoglobulinmolekül selbst (31). Wird ein solches Joddefizit durch exogene Jodidzufuhr ausgeglichen, so kann die Euthyreose in eine Hyperthyreose umschlagen. Allerdings wäre so nicht zu erklären, weshalb die Hyperthyreose auch nach Absetzen der Jodidzufuhr über viele Monate persistiert (persistierende TSH-Suppression?). Als zweite Möglichkeit ist zu erwägen, daß in der Schilddrüse ein oder mehrere autonome Knoten bestehen, die aufgrund eines Joddefizits entstanden sind und durch die Jodidzufuhr zu einer Hormonbildung im Überschuß angeregt werden. Patienten mit autonomen Adenomen sind, wie erwähnt, besonders gefährdet (20). Schließlich könnte man annehmen, daß vor der Jodidzufuhr bereits eine TSH-unabhängige maskierte subklinische Hyperthyreose vorgelegen hat, die durch die Jodidzufuhr demaskiert wird. Auch diese Möglichkeit ist durch einen vorhergehenden Suppressionstest noch nicht erwiesen. Das gleichzeitige Auftreten einer endokrinen Ophthalmopathie, die manchmal beobachtet wurde, wäre nur durch das ursprüngliche Vorliegen eines immunpathologischen subklinischen Krankheitsbildes zu erklären. Ob die jodidgefährdeten Personen in die gene-

tisch zur Hyperthyreose prädisponierte Subpopulation gehört, müßte durch Familienuntersuchungen ermittelt werden (s. S. 297).

Es darf als wahrscheinlich gelten, daß eine Jodidzufuhr unter 500 µg/d (3,9 µmol/d) nicht zu einem Umschlag in eine Hyperthyreose führt. Die Bedeutung der Höhe der Dosis ist jedoch noch nicht klar. In den Untersuchungen von ERMANS u. Mitarb. (9) wurde nur ein Jodidplasmaspiegel von 1,0 µg/100 ml (78,8 nmol/l) erreicht. Andererseits wurde die hohe Hyperthyreosefrequenz in den Beobachtungen von VAGENAKIS u. Mitarb. mit einer ungewöhnlich hohen Jodiddosierung erzielt (31).

Im allgemeinen erfolgte eine Besserung des klinischen Bildes nach Absetzen der Jodidzufuhr. Dabei ist aber die immanente Tendenz der Hyperthyreose zur Spontanremission zu beachten. Insofern stellt diese Tatsache keinen zwingenden Beweis für den Kausalzusammenhang zwischen Jodidzufuhr und Hyperthyreoseentstehung dar, da in solchen Fällen eine Readministration natürlich nicht möglich ist.

Ebenfalls schwer verständlich ist das erwähnte Auftreten einer Hyperthyreose nach Jodidentzug (1). In solchen Fällen kann man nur annehmen, daß ursprünglich eine Hyperthyreose vorlag, die durch die Jodidzufuhr zeitweilig unterdrückt wurde.

Offenbar bildet sich die jodinduzierte Hyperthyreose nach einer Dauer von Wochen oder Monaten spontan zurück, wie man am Beispiel Tasmaniens sieht. Trotzdem ist das Krankheitsbild keineswegs als harmlos anzusehen. Ein Übergang in eine thyreotoxische Krise ist sowohl postoperativ wie auch nach Radiojodbehandlung der jodinduzierten Hyperthyreose beobachtet worden (25). Hier ist starker Zweifel berechtigt, ob die sonst bei thyreotoxischen Krisen üblichen hohen Jodiddosierungen nützlich sind und nicht durch Lithiumsalze ersetzt werden sollten.

Als Folgerung ergibt sich die Empfehlung, die Jodprophylaxe, die auch in der Bundesrepublik als einem Land mit Joddefizit notwendig ist, mit relativ niedrigen Joddosen (etwa 100 µg/d [0,79 µmol/d]) durchzuführen (KOCHER hat 1910 schon vor zu hohen Dosen gewarnt [14]). Damit wird man das Hyperthyreoserisiko niedrig halten. Dieses betrifft (prädisponierte?) Personen in vorgerückten Jahren mit erhöhter Radiojodaufnahme (latentes Joddefizit), mit autonomen Adenomen und Knotenkröpfen. Die Rezidivprophylaxe nach Strumaoperation wird jetzt ohnehin mit Schilddrüsenhormon durchgeführt. Bei älteren Patienten mit Struma sollte man, besonders wenn sie sich in reduziertem Allgemeinzustand befinden, mit einer oralen Cholecystographie zurückhaltend sein.

In pathogenetischer Hinsicht handelt es sich also um ein wenig geklärtes und noch undurchsichtiges Kapitel der Schilddrüsenpathologie.

Literatur

1 Begg, T. B., R. Hall: Jodide goitre and hypothyroidism. Quart. J. Med. 32 (1963) 351
2 Brochner-Mortensen, K.: Exophthalmic goitre after thyroid medication. Acta med. scand. 121 (1945) 171
3 Bruun, E.: Exophthalmic goitre developing after treatment with thyroid preparations. Acta med. scand. 122 (1945) 13
4 Bürgi, H., C. Wimpfheimer, A. Burger, W. Zaunbauer, W. Rösler, H. Rösler, T. Lemarchant-Béraud: Changes of circulating thyroxine, triiodothyronine and reverse triiodothyronine after radiographic contrast agents. J. clin. Endocr. 43 (1976) 1203
5 Clark, R. E., R. A. Shipley: Thyroidal uptake of ^{131}J after iopanoic acid in 74 subjects. J. clin. Surg. 17 (1957) 1008
6 Coindet, J. R.: Ann. Chim. Phys, 16 (1821) 252; History of goitre. In: Endemie goitre, hrsg. von P. Langer. W. H. O. Genf 1960
7 Connolly, R. J., G. J. Vidot, J. C. Stewart: Increase in thyrotoxicosis in endemic goitre area after iodation of bread. Lancet 1970/I, 500
8 Ek, B., S. Johnson, B. Porat: Iodide repletion test in an endemic goitre area; risk of iodine-induced hyperthyroidism. Acta. med. scand. 173 (1963) 341
9 Ermans, A. M., M. Camus: Modifications of thyroid function induced by chronic administration of iodide in the presence of „autonomous" thyroid tissue. Acta. endocr. (Kbh.) 70 (1972) 463
10 Jackson, A. S.: Iodine hyperthyroidism: an analysis of fifty cases. Boston med. surg. J. 193 (1925) 1138
11 Kimball, O. P.: Induced hyperthyroidism. J. Amer. med. Ass. 85 (1925) 1709
12 Klein, E.: Der endogene Jodhaushalt des Menschen und seine Störungen. Thieme, Stuttgart 1960
13 Klein, E.: Iatrogene Störungen im Jodhaushalt. In: Fortschritte der Schilddrüsenforschung, hrsg. von K. Oberdisse und E. Klein, Thieme, Stuttgart 1962 (S. 81)
14 Kocher, Th.: Über Jodbasedow. Arch. klin. Chir. 92 (1910) 1166
15 Laroche, C., J. M. Remy: A propos d'une observation d'hyperthyreoïde induite par extraits thyreoïdiens. Rev. franç. Endocr. clin 11 (1960) 295
16 Leeuwen, van, E.: Form of genuine hyperthyroidism (without exophthalmus) after use of iodized bread. J. Amer. med. Ass., 154 (1954) 1460
17 London, W. T., R. L. Vough, F. A. Brown: Bread – a dietary source of large quantities of iodine. New Engl. J. Med. 273 (1965) 381
18 Lous, P.: Nine cases of Graves' desease developed in connection with thyroid gland therapy. Acta med. scand. 122 (1945) 83
19 McClure, R. D.: Experiences with the thyroid problem in a Detroit clinic. Ann. Surg. 85 (1927) 333
20 Mahlstedt, J., K. Joseph: Dekompensation autonomer Adenome nach protrahierter Jodzufuhr. Dtsch. med. Wschr. 98 (1973) 1748
21 Mahlstedt, J., H. Fischer, K. Joseph, H. Meinhold, B. Glöbel: Beeinflussung der T4/T3-Konversion durch jodhaltige Cholegraphika. Nuc. compact. 8 (1977) 164
22 Newman, S., C. M. Cupp: Influence of iodoalphiomic acid with and without thyrotropin on thyroidal J^{131} uptake in euthyroid patients. J. clin. Endocr. 17 (1957) 95
23 Nilsson, G.: Self-limiting episodes of Jodbasedow. Acta endocr. (Kbh.) 74 (1973) 475
24 Reinwein, D., E. Klein: Der Einfluß des anorganischen Blutjod auf den Jodumsatz der menschlichen Schilddrüse. Acta endocr. (Kbh.) 35 (1960) 485
25 Schneider, C.: Behandlung der Thyreotoxikose mit ^{131}-Radiojod. Klinische und radiologische Ergebnisse an 1344 Patienten. Strahlentherapie 127 (1965) 65
26 Schneider, C., G. Stephan, M. Suwelack: Über das Hyperthyreose-Risiko bei iatrogener Jodzufuhr. Dtsch. med. Wschr. 94 (1969) 2631
27 Slingerland, D. W.: Effects of organic iodine compounds on tests of thyroid function. J. clin. Endocr. 17 (1957) 82
28 Sobrinho, L. G., E. S. Limbert, M. A. Santos: Thyroxine toxicosis in patients with iodine induced thyrotoxicosis. J. clin. Endocr. 45 (1977) 25
29 Sommer, F., R. Schüssler: Die Nebenwirkung von jodierten Röntgenkontrastmitteln auf die Schilddrüse. Fortschr. Röntgenstr. 91 (1959) 299
30 Stewart, J. C., G. J. Vidor, J. H. Buttfield, B. S. Hetzel: Epidemic thyreotoxicosis in Northern Tasmania: studies of clinical features and iodine nutrition. Aust. N. Z. J. Med. 3 (1971) 203
31 Vagenakis, A. G.: Iodide-induced thyrotoxicosis in Boston. New Engl. J. Med. 287 (1972) 523

Hyperthyreosis factitia

Unter Hyperthyreosis factitia versteht man einen der genuinen Hyperthyreose ähnelnden Zustand, der durch längerdauernde exogene Zufuhr von Schilddrüsenhormonen oder Schilddrüsenpräparaten hervorgerufen wird. Die Diagnose kann Schwierigkeiten bereiten, da die subjektiven Beschwerden und ein großer Teil des objektiven klinischen Befundes mit Hypermetabolismus und allen seinen Folgeerscheinungen nicht leicht von den Symptomen der echten Hyperthyreose zu unterscheiden sind.

Die häufigste Ursache für den Mißbrauch dieser Hormone ist die irrige Vorstellung, daß man mit Schilddrüsenhormonen oder -präparaten in klinisch vertretbarer Weise eine Entfettung herbeiführen oder arteriosklerotische Veränderungen günstig beeinflussen könne. Manchmal werden diese Präparate auch indikationslos vom Arzt zur Entwässerung oder zur Behandlung einer irrtümlich angenommenen Hypothyreose verordnet. In vielen Fällen handelt es sich aber bei diesen Patienten um psychopathische Persönlichkeiten, die die Einnahme der Schilddrüsenhormone nicht zugeben und alles tun, um den Arzt zu täuschen. In diesem Fall sollte man zu ermitteln versuchen, ob solche Präparate durch Bekannte oder Familienmitglieder zugängig sind (Ärzte in der Verwandtschaft, Verwandte mit blanden Strumen oder Hypothyreose, bei denen eine Substitutionsbehandlung mit Schilddrüsenhormonen vorgenommen wird). Indiziert ist eine solche Behandlung nur bei der konservativen Therapie der euthyreoten Struma, bei der Substitutionstherapie der Hypothyreose und in einigen anderen Fällen, z.B. bei der Begleit- und posttherapeutischen Behandlung der Hyperthyreose, wobei auch hier natürlich Überdosierungen vermieden werden müssen.

Klinisch ist die Hyperthyreosis factitia durch das Fehlen einer Struma (sofern eine solche nicht bereits vorher vorhanden war) sowie durch das Fehlen von Augen- und Hauterscheinungen (endokrine Ophthalmopathie und Dermatopathie) gekennzeichnet. Im übrigen können aber alle anderen klinischen subjektiven und objektiven Anzeichen einer Hyperthyreose mit kardiovaskulären Erscheinungen bis zur schweren hyperthyreoten Myopathie mit allgemeinem Körperverfall bestehen.

Leugnet der Patient die Einnahme von Schilddrüsenpräparaten und hat der Arzt einen Verdacht gefaßt, so kann man den wahren Charakter der Krankheit nur durch eine Funktionsdiagnostik im Laboratorium erkennen.

Alle Parameter, die die Wirkung der Schilddrüsenhormone in der Peripherie erkennen lassen, entsprechen denen einer genuinen Hyperthyreose (Grundumsatzsteigerung, Lipidsenkung, pathologischer Creatininversuch). Natürlich sind auch die Werte des PBJ und des T_4 erhöht. Man muß sich jedoch vergewissern, daß diese hohen Werte nicht durch eine Vermehrung der Transportproteine im Serum, etwa durch Oestrogenzufuhr oder Kontrazeptiva, bedingt sind.

Handelt es sich um eine chronische Zufuhr von Trijodthyronin, so können PBJ und T_4-Spiegel im Blut niedrig sein, was durch die geringe Bindung von T_3 an das TBG und durch die Suppression des Reglermechanismus zu erklären ist. Zum Jodideffekt der Gland. Thyr. sicc. s. S. 315.

Bei der genuinen Hyperthyreose ist die Umsatzrate des T_4 erhöht (6, 7, 8). Auch bei der Hyperthyreosis factitia liegt eine solche Beschleunigung vor (9). Eine ähnliche Beschleunigung hat man unter T_4-Wirkung bei der Behandlung des Kretinismus und auch bei gesunden Versuchspersonen gefunden, sofern es sich um große Dosen des Hormons und eine längerdauernde Verabfolgung handelte (3, 11, 13). Falls die Hyperthyreosis factitia durch Trijodthyronin hervorgerufen wurde, ist die Umsatzrate nicht verändert oder sogar vermindert. Falls es sich um D-Thyroxin handelte, läßt sich ein Ansteigen des PBJ und des Gesamt-T_4 feststellen, der Hypermetabolismus fehlt jedoch oder ist nur mäßig stark ausgebildet; außerdem ist der T_3-in-vitro-Test nicht pathologisch (1, 10, 12).

Der entscheidende Befund, der die Hyperthyreosis factitia erkennen läßt, ist die Suppression der Schilddrüsentätigkeit, die durch den Exzeß von Schilddrüsenhormonen über den intakten Reglermechanismus bewirkt wird. Dementsprechend ist die Speicherung von ^{131}J oder auch ^{132}J erniedrigt und der intrathyreoidale Jodumsatz gedrosselt, d.h. das PB^{131}J ist erniedrigt oder gleich Null.

Wie bei der genuinen Hyperthyreose sind die TSH-Werte im Serum normal oder nicht faßbar (unter 0,5–3,8 µE/ml [mU/l]). Da die Schilddrüse selbst aber nicht erkrankt ist, ist sie durch Zufuhr von TSH (5 IE, an einem Tag zu geben) zu stimulieren, d.h. es kommt zu einer normalen Reaktion der Speicherung und des intrathyreoidalen Jodumsatzes (4).

Außer dieser wichtigsten Differentialdiagnose ist an den relativ seltenen Befund ektopischen Schilddrüsengewebes zu denken, z.B. in Form einer Zungengrundstruma oder einer Struma ovarii. Um ektopisch produzierendes Schilddrüsengewebe auszuschließen, ist im Zweifelsfall ein Ganzkörperszintigramm anzufertigen. Auch eine subakute Thyreoiditis ist als seltene Ursache in Betracht zu ziehen. Differentialdiagnostisch muß man bei einem Hypermetabolismus mit hohen Gesamt-T_4-Werten bei gleichzeitig erniedrigter Jodidphase an die langdauernde Zufuhr von Jodiden, kenntlich an einer hohen Jodidausscheidung im Urin, denken (Abb. 5.**23**).

Wird die Zufuhr von Schilddrüsenhormonen abgesetzt, so kommt es schnell zu einer Normalisierung der Serumwerte. Das T_4 und das freie T_4 fallen in wenigen Tagen ab; vom 12.–20. Tag an normalisiert sich die Radiojodspeicherung; außerdem kommt es auch schnell zu einem Ansteigen der TSH-Werte (5). Beim sonst gesunden Menschen fällt das PBJ, das z.B. durch tägliche Gaben von 2 mg L-Thyroxin auf 20,5 µg/dl (1,62 µmol/l) angestiegen war, in 6–10 Tagen wieder zur Norm zurück, wenn die Thyroxingabe unterbrochen wird (2). Es ließ sich auch zeigen, daß der Reglermechanismus gegenüber einer langdauernden Zufuhr von Schilddrüsenhormonen sehr widerstandsfä-

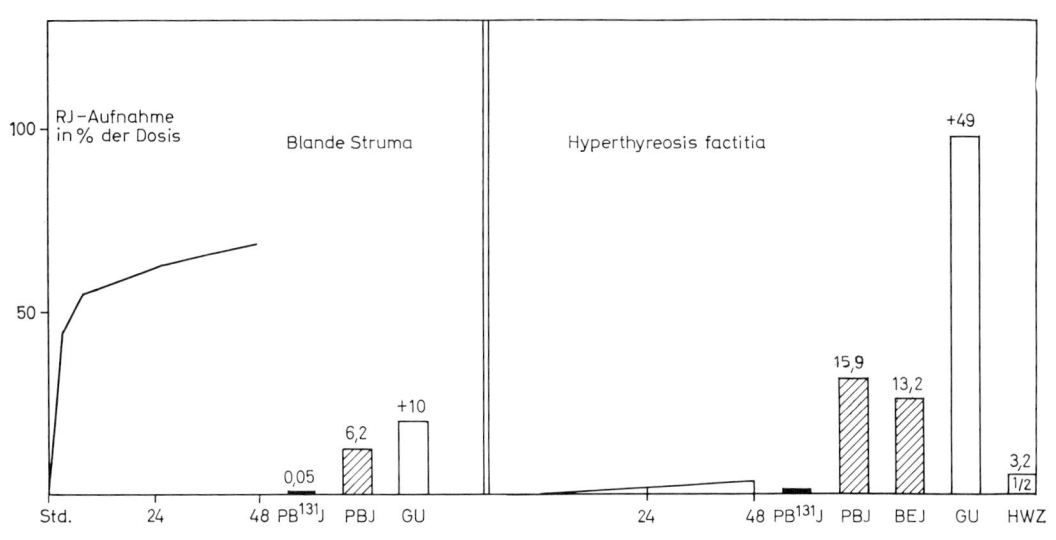

Abb. 5.23 Hyperthyreosis factitia. 29jährige Frau, bei der seit 4 Jahren eine euthyreote Struma mit vegetativen Erscheinungen besteht. Behandlung über 4 Monate mit 0,1 g Glandulae thyreoideae siccatae. Gewichtsabnahme von 4 kg, dazu Unruhe, Tremor, Tachykardie, keine Augensymptome. Der Grundumsatz steigt von +10 auf +49%, das $PB^{127}J$ von 6,2 auf 15,9 µg/dl. Die Radiojodspeicherung, die vorher im Bereich der Norm liegt, sinkt auf sehr niedrige Werte ab (2% der Dosis nach 24 und 48 Stunden). Im Stadium des Hypermetabolismus ist die Halbwertszeit des Thyroxin mit 3,2 Tagen sehr niedrig. Alle Erscheinungen verschwinden nach Weglassen des Schilddrüsenpräparates.

hig ist. Es erholt sich schnell, während dies bekanntlich bei der adrenocorticotropen Funktion nicht der Fall ist. Auch nach jahrelanger Zufuhr von Schilddrüsenhormonen kann sich die Schilddrüsenfunktion wieder völlig normalisieren.

Eine Klärung der Diagnose ist unter allen Umständen notwendig, da irgendwelche antithyreoidalen Maßnahmen, wie etwa Medikamente, natürlich nicht in Frage kommen, weil die Funktion der Schilddrüse bereits gedrosselt ist. Die Therapie besteht im Absetzen der Hormonzufuhr. Für eine Übergangszeit kann man Sedativa oder Propranolol verwenden. Jede andere Therapie ist gefährlich.

Da ein beträchtlicher Teil dieser Patienten psychopathologische Züge trägt, ist eine sorgfältige Überwachung, am besten mit einem temporären stationären Aufenthalt, notwendig. Depressive Züge, die psychiatrische Probleme aufwerfen, machen eine psychotherapeutische Behandlung notwendig. In anders gearteten Fällen heilt die Krankheit nach Entzug der Hormone spontan aus.

Literatur

1 Arango, G., W. E. Mayberry, T. J. Hockert, L. R. Elveback: Total and free human serum thyroxine in normal and abnormal thyroid states. Mayo Clin. Proc. 43 (1968) 503
2 Beierwaltes, W. H., G. E. Ruff: Thyroxin and triiodothyronine in excessive dosage to euthyroid humans. Arch. intern. Med. 101 (1958) 569
3 Burke, G.: The radiothyroxine turnover study in the diagnosis of thyroid disease. Ann. intern. Med. 64 (1966) 1208
4 Gorman, C. A., H. W. Wahner, W. N. Tauxe: Metabolic malingerers. Amer. J. Med. 48 (1970) 708
5 Hamilton jr., C. R., F. Maloof: Unusual types of hyperthyroidism. Medicine (Baltimore) 52 (1973) 195
6 Klein, E.: Iatrogene Störungen im Jodhaushalt. In: Fortschritte der Schilddrüsenforschung. Internationales Symposium über Schilddrüse und Jodstoffwechsel 27./28. 10. 1961 in Düsseldorf, hrsg. von K. Oberdisse, E. Klein. Thieme, Stuttgart 1962
7 Klein, E., A. Berghoff: Der Einfluß von Thyronin, Trijodthyronin und trijodierten Hormonmetaboliten auf den peripheren Thyroxinumsatz des Menschen. In: Radioaktive Isotope in Klinik und Forschung. 4. Gasteiner Internationales Symposium, 1960 (S. 328). Sonderband zu: Strahlentherapie Bl. 45
8 Klein, E., H. Blank, H. Zimmermann: Iatrogene Störungen im endogenen Jodhaushalt. Schweiz. med. Wschr. 89 (1959) 172
9 Rose, E., T. P. Sanders, L. William, W. L. Webb jr., R. C. Hines: Occult factitial thyrotoxicosis. Thyroxine kinetics and psychological evaluation in three cases. Ann. intern. Med. 71 (1969) 309
10 Schneeberg, N. G., M. E. Johnson, S. Fredericks, A. Ansari: Effect of sodium dextrothyronine on the thyroidal uptake of radioactive iodine in hyperthyroid and euthyroid subjects. J. clin. Endocr. 25 (1965) 286
11 Schussler, G. C., V. K. Vance: Effect of thyroid-suppressive doses of triiodothyronine on thyroxine turnover and on the free thyroxine fraction. J. clin. Invest. 47 (1968) 720
12 Starr, P., P. Roen, J. L. Freibrun, L. A. Schleissner: Reduction of serum cholesterol by sodium dextrothyronine. Arch. intern. Med. 105 (1960) 830
13 Sterling, K., R. Chodes: Radiothyroxine turnover studies in myxedema, thyrotoxicosis, and hypermetabolism without endocrine disease. J. clin. Invest. 35 (1956) 806

Die sekundäre Hyperthyreose, die durch trophoblastisches Thyreotropin hervorgerufen wird, und die paraneoplastische Hyperthyreose

Durch eine Molenschwangerschaft oder durch trophoblastische Tumoren kann ein hyperthyreoter Zustand erzeugt werden (5). Bis zum Jahre 1972 waren bereits 37 Patienten mit gesteigerter Schilddrüsenfunktion ohne klinische Anzeichen von Hyperthyreose bei trophoblastischen Tumoren beobachtet worden, außerdem 8 Patienten mit klinischer Hyperthyreose bei Blasenmolen und 5 Patienten mit Chorionkarzinom (12). Die Schilddrüsenüberfunktion wird durch einen Schilddrüsenstimulator hervorgerufen, der sich vom hypophysären Thyreotropin radioimmunologisch unterscheidet und wahrscheinlich dem plazentaren human chorionic thyrotrophin (HCT) entspricht. Er ist biologisch im Serum und in den Extrakten der Tumoren nachzuweisen (8, 10, 12, 16, 22, 25, 29). Zur Frage des human chorionic gonadotrophin s. 1. Bei der Blasenmole ergibt sich eine beschleunigte Radiojodaufnahme und ein gesteigerter intrathyreoidaler Jodumsatz. In der Hälfte der Fälle sind die Werte für das T_4, das freie T_4 und das Gesamt-T_3, manchmal auch für das freie T_3, erhöht (25, 28). Eine Verzögerung des T_4-Turnover läßt sich nicht nachweisen. Der Quotient T_3/T_4 ist niedriger als bei der genuinen Hyperthyreose, möglicherweise durch eine Hemmung der peripheren Konversion von T_4 zu T_3, wie dies auch bei anderen schilddrüsenfernen chronischen Krankheiten beobachtet wird. Über ein Ansteigen des rT_3 ist noch nichts bekannt. Die TSH-Produktion wird durch den erhöhten Spiegel der Schilddrüsenhormone im Serum unterdrückt; der TRH-Test läuft in gleicher Weise wie bei der genuinen Hyperthyreose ab. Wenn klinische Anzeichen vorliegen, ist die Struma gewöhnlich klein. Immerhin können Zeichen einer Herzinsuffizienz auftreten (35). Eine endokrine Ophthalmopathie wird nicht beobachtet (1a, 13, 32). Unklar bleibt, weshalb nur in manchen Fällen eine manifeste Hyperthyreose auftritt. Möglicherweise spielt der niedrige T_3/T_4-Quotient eine Rolle. Vielleicht reicht auch die Dauer der Hyperthyreose nicht aus, um erhebliche klinische Erscheinungen hervorzurufen. Nach Entfernung der Blasenmole verschwinden die hyperthyreoten Zeichen der Hyperthyreose; die pathologischen biochemisch-technischen Werte kehren zur Norm zurück.

Metastasierende Chorionkarzinome mit klinischen Anzeichen von Hyperthyreose und nachweisbarem Schilddrüsenstimulator kommen auch bei Männern vor (29, 36). Ein Schilddrüsenstimulator konnte im Serum und im Tumorgewebe nachgewiesen werden (13, 14, 15). Er hat eine längere Wirkungsdauer als das TSH, aber eine kürzere als LATS.

Seit 1½ Jahrzehnten ist bekannt, daß außer der gutartigen Blasenmole und dem bösartigen Chorionkarzinom auch andere Neoplasmen (nichtendokrinen Ursprungs) in der Lage sind, TSH-ähnliche Aktivitäten zu synthetisieren und damit die Schilddrüse zu stimulieren (2). Bei 34 Fällen, über die berichtet wurde, überwog die Lokalisation des Karzinoms im Magen-Darm-Kanal. Aber auch Malignome des hämatopoetischen und des bronchopulmonalen Systems sowie Prostatakarzinome wurden beobachtet. Der Sexualquotient liegt fast bei 1, d. h. es sind relativ mehr Männer befallen, als dies sonst bei der Hyperthyreose üblich ist. Das Alter der Männer liegt jenseits des 45. Lebensjahres; die Frauen befinden sich fast immer jenseits des Klimakterium. Selten handelt es sich um das komplette klinische Bild einer Hyperthyreose, obwohl Abmagerung, Tachykardie, kardiovaskuläre Erscheinungen, Wärmeintoleranz und Myasthenie beobachtet werden. Aufgrund klinischer Beobachtungen scheint das Vorliegen einer Hyperthyreose gesichert zu sein, obwohl die biochemisch-technischen Untersuchungen zu wünschen übriglassen (Erhöhung des Grundumsatzes und des PBJ, soweit untersucht: Jodspeicherung vom Typ der Hyperthyreose). Eine endokrine Ophthalmopathie läßt sich nie nachweisen; eine Vergrößerung der Schilddrüse ist jedoch vorhanden.

Diese Karzinome stellen sich somit an die Seite von anderen endokrin-aktiven Tumoren, in denen hormonähnliche Aktivitäten, wie ACTH (Hypokaliämie, Körperschwäche, gestörte Glucosetoleranz, Hypertension, Fettsucht, Striae und Osteoporose), Parathromon (Hyperkalzämie), antidiuretisches Hormon, Erythropoetin, Gastrin, Gonadotropin und eine unbekannte Substanz, die zur Hypoglykämie führt, produziert werden können. Die klinischen Zeichen sind oft schwer, weil diese Tumoren nicht durch einen Reglermechanismus supprimiert werden.

Immer handelt es sich um Polypeptide, niemals um periphere Hormone wie jodierte Aminosäuren oder Steroide. Es liegt deshalb nahe anzunehmen, daß die hier in Frage stehenden Karzinome ebenfalls eine TSH-ähnliche Aktivität produzieren. In diesem Sinne würde sprechen, daß HENNEN (11) eine Substanz, die biologisch und immunologisch die Eigenschaften des TSH aufwies, aus dem Bronchialkarzinom eines Mannes extrahieren konnte, der allerdings keine Zeichen von Schilddrüsenstörungen aufgewiesen hatte. Es handelte sich um ein wenig differenziertes epidermoides Epitheliom.

Diese Fälle sind zwar selten, sie haben aber ein hohes theoretisches Interesse. Die tiefere Ursache der ektopischen Hormonbildung ist noch unklar. Diskutiert wird die Hypothese einer Derepression genetisch strukturierter Informationen, die für die Synthese zahlreicher Körperproteine in den Genen vorhanden, aber meist inaktiv oder reprimiert sind. Die allumfassende Potenz differenzierter Zellen ist im Versuch nachgewiesen (31). Diese Hypothese würde auch erklären, daß fast immer nur Polypeptidhormone gebildet werden, weil in jeder Zelle die entsprechenden Enzyme zur Synthese von Zellproteinen vorhanden sind, während die Enzymketten, z. B. für Schilddrüsen- oder Steroidhormone, nur in den spezifischen endokrinen Geweben vorkommen. Sie würde auch erklären, daß ein solcher Tumor nicht nur ein, sondern auch mehrere Hormone synthetisieren kann, so z. B. ACTH und MSH. Angesichts des hypothetischen Charakters dieser Annahmen sind genauere Untersuchungen solcher ektopisch gebildeten Hormone mittels radioimmunologischer Verfahren notwendig.

Erwähnt sei, daß (im Gegensatz zur Hypothyreose) der hyperthyreote Zustand für die Entwicklung von extrathyreoidalen Malignomen nicht förderlich sein soll (24).

Schilddrüsenkarzinom und Hyperthyreose

Das Zusammentreffen von Hyperthyreose und Schilddrüsenkarzinom ist nicht so selten, daß man es klinisch ganz vernachlässigen könnte. Mit verbesserter Diagnostik wird es weniger häufig beobachtet (s. Schilddrüsenmalignome). Die meisten Serien stammen aus chirurgischen Kliniken oder pathologischen Instituten, also einem selektierten Krankengut, daß wenig Rückschlüsse auf die Prävalenz in der Gesamtbevölkerung zuläßt.

In vielen Fällen ist das paranoduläre Gewebe für die Hyperthyreose verantwortlich zu machen, während sich das Karzinom als nichtspeicherndes Areal darstellt. Bei pathologisch-anatomischen Untersuchungen (2114 Schilddrüsen), bei denen klinisch eine Hyperthyreose diagnostiziert worden war, ergab sich ein begleitendes Karzinom in 2,5% der Fälle (1,9% mit diffuser und 0,5% mit knotiger Struma). Die Malignome sind mit einem Durchmesser von weniger als 1 cm gewöhnlich klein. Sie zeigen meist eine papilläre, seltener eine folliläre und ganz selten eine undifferenzierte Struktur. Die regionalen Lymphknoten sind nur selten befallen; weit entfernte Metastasen werden überhaupt nicht gefunden. Das Sexualverhältnis (♀:♂) beträgt 3,8:1; die Männer sind also relativ häufiger befallen als bei der Hyperthyreose insgesamt (30). In einem anderen Krankengut mit etwas älteren Personen war die Prävalenz mit 2,8% etwa die gleiche (27). In einem anderen (chirurgischen) Krankengut betrug die Häufigkeit bei hyperthyreoten Knotenkröpfen ebenfalls 0,5% (23). In verkropften Endemiegebieten soll die Prävalenz wesentlich höher sein (17).

Bei den bisher beschriebenen Karzinomen ist das paranoduläre Gewebe für die Hyperthyreose verantwortlich zu machen, während sich das Karzinom als nichtspeicherndes Areal darstellt. Bei einem solchen szintigraphischen Befund muß also der Verdacht auf Malignität gefaßt werden. Ob der hyperthyreote Zustand des paranodulären Gewebes durch Pro-

duktion einer TSH-ähnlichen Substanz im Karzinom hervorgerufen wird, ist noch nicht untersucht worden.
Ganz anders ist die Situation, wenn die Hyperthyreose durch den Primärtumor oder durch seine ausgedehnten Metastasen ausgelöst und unterhalten wird, während die Aktivität des paranodulären Gewebes, wie bei einem autonomen Adenom, supprimiert ist. In diesen Fällen ist u. U. die Masse des Malignom oder der malignen Metastasen so groß und die Hormonproduktion so erheblich, daß dadurch die Suppression des paranodulären Gewebes bewirkt wird. Ein erster solcher Fall wurde bereits von v. EISELSBERG 1894 beschrieben (3) (Metastase eines Schilddrüsenkarzinoms im Skelett, die eine Hyperthyreose erzeugte und nach totaler Schilddrüsenresektion entstanden war). Bisher gibt es nur kasuistische Beschreibungen; bis 1972 handelte es sich um nicht mehr als 20 Fälle (20). Die histologische Untersuchung ergibt meist ein follikuläres Karzinom, seltener eine trabekuläre Struktur (38). In der überwiegenden Mehrzahl der Fälle war eine Thyreoidektomie, oft vor vielen Jahren, vorausgegangen. Man könnte deshalb den Verdacht fassen, daß die stimulierende Überproduktion des TSH zur Entstehung der Metastasen beigetragen habe. Jedoch war bei einer Anzahl der Fälle das Malignom schon bei der ersten Operation diagnostiziert worden, so daß die beobachtete Autonomie sekundär entstanden sein müßte (7). Natürlich besteht auch die Möglichkeit, daß bereits der Primärtumor autonom arbeitete und daß diese Autonomie von den Metastasen übernommen wurde, da Fälle bekannt sind, bei denen bereits bei der ersten Strumaresektion eine Hyperthyreose vorlag (20).
In einem ausführlich beschriebenen Fall (37) war das gesamte maligne Gewebe in einer einzigen riesigen Lebermetastase vereinigt. Gewicht der Leber: 3 kg. Die Hyperthyreose war klinisch gesichert. In der Metastase, die histologisch keine differenzierten Follikel und kein Kolloid enthielt, fand eine intensive Jodaufnahme statt. Die enorme, praktisch von der Metastase allein erzeugte Hormonproduktion unterhielt das klinische Bild der Hyperthyreose. Dabei war die Aktivität pro Gramm Tumorgewebe 30mal geringer als diejenige einer entsprechenden Gewichtseinheit eines normalen Schilddrüsengewebes. Im Laufe der Zeit ging die Aktivität zurück, wurde aber durch die Zunahme der Tumormassen kompensiert.
Offenbar ist das Ausmaß der Tumormasse und die Geschwindigkeit der Hormonsynthese von großer Bedeutung (18, 37). Die Pathogenese ist also von der der genuinen Hyperthyreose völlig verschieden. Handelt es sich um Tumoren mit histologisch verschiedenen Anteilen, so wird Jodid nur in den follikulären und kolloidhaltigen Bezirken gespeichert (3). Die Analyse des Tumorgewebes und der Hormonkonzentration im Serum zeigen, daß der T_3-Gehalt relativ hoch ist (4). Nach operativer oder Radiojodausschaltung des aktiven Primärtumors und der Metastasen tritt das paranoduläre Gewebe szintigraphisch wieder in Erscheinung. Der Unterschied gegenüber einem autonomen Adenom liegt darin, daß die Karzinommetastasen die Suppression des paranodulären Gewebes durch ihre weitaus größere Masse erzielen, während das autonome Adenom imstande ist, eine Hyperthyreose und eine Suppression des paranodulären Gewebes durch hohe Produktion der Hormone auf kleinstem Raum zu bewirken.
Über die Bedeutung des LATS-Nachweises im Blut dieser Patienten hat sich eine Diskussion entsponnen, die aber zu keinen verwertbaren Resultaten geführt hat (9, 38).
Klinisch unterscheidet sich das Bild nicht von dem einer genuinen Hyperthyreose; allerdings fehlen die Augen- und die Hauterscheinungen. Die hyperthyreoten Symptome können außerordentlich schwer sein und sogar zu einer hyperthyreoten Krise führen (7, 38).
An diese Kombination muß man differentialdiagnostisch stets dann denken, wenn bei Vorliegen klinischer Anzeichen von Hyperthyreose eine Schilddrüsenresektion, die ein follikuläres Karzinom entdeckt hat, vorausgegangen ist. Eine szintigraphische Suche nach Metastasen ist dann erforderlich.
Durch eine Behandlung mit großen Radiojoddosen kann man die Symptome bessern oder sogar vorübergehend zum Verschwinden bringen. Eine definitive Heilung ist aber kaum zu erzielen, da diese Tumoren nicht in allen ihren Teilen Radiojod speichern.

Struma ovarii

Die Struma ovarii wird im Kapitel Pathologische Anatomie (S. 11) behandelt. Hier soll sie erwähnt werden, weil sie mit einer Hyperthyreose vergesellschaftet sein kann. Es handelt sich um ein ovarielles Teratom, eine Geschwulst, in der sich differenziertes Schilddrüsengewebe befindet. Die Aktivität dieses Schilddrüsengewebes kann einer blanden Struma entsprechen. Es kann sich aber auch um hyperaktives Schilddrüsengewebe handeln. In länger zurückliegenden Untersuchungsserien fehlte oft der sichere Nachweis einer Hyperthyreose. Inzwischen ist die Möglichkeit des Bestehens einer Hyperaktivität aber gesichert. Es kann sogar zu einer Suppression der Halsschilddrüse kommen (33). In einer Zusammenstellung von 14 Fällen mit Hyperthyreose lag das Alter der Patientinnen zwischen 19 und 63 Jahren. Achtmal war die Halsschilddrüse vergrößert. Der Ovarialtumor, der in 13 von 14 Fällen tastbar war, ist manchmal infolge der Ausbildung eines Aszites schwer aufzufinden. Aszites und Pleuraergüsse sind relativ häufig. Die klinischen Anzeichen einer Hyperthyreose sind in diesen Fällen meist eindeutig (9). Bei einer 40jährigen Frau war sogar gleichzeitig eine endokrine Ophthalmopathie bei diffus vergrößerter Halsschilddrüse nachzuweisen (19). Meist liegt aber ein multinodulärer Kropf vor. In einer anderenUntersuchungseihe waren 8 von 31 Patienten hyperthyreot (21). Daß die Hyperthyreose mitunter sogar schwer sein kann, geht daraus hervor, daß sich nach einer Ovarektomie eine postoperative thyreotoxische Krise entwickelte (39).
Wenn ein Ovarialtumor zusammen mit den klinischen Zeichen einer Hyperthyreose sowie mit Aszites und Pleuraergüssen festgestellt wird, muß man an das Vorliegen einer Struma ovarii denken. Die Besserung der Symptome wird im allgemeinen nicht durch eine Resektion der Halsschilddrüse, sondern fast regelmäßig durch eine Ovarektomie erzielt.

Literatur

1 Chan, V., C. Wang, P. C. Ho, R. T. T. Yeung, H. K. Ma: Biochemical thyroid hyperfunction in trophoblastic diseases: Human chorionic gonadotropin as a possible thyroidal stimulator. 8. International Thyroid Congress Sydney, Australia, February 3–8, 1980 Abstr. Nr. 191
1a Cohen, J. D., R. D. Utiger: Metastatic choriocarcinoma associated with hyperthyreoidism. J. clin. Endocr. 30 (1970) 423
2 DeGennes, L., H. Bricaire, J. Leprat: Les syndromes endocriniens paranéoplastiques. II. Hyperthyreoïdes et endocrinopathies diverses. Presse méd. 70 (1962) 2137
3 Dobyns, B. M., F. Maloof: The study and treatment of 119 cases of carcinoma of the thyroid with radioactive iodine. J. clin. Endocr. 11 (1951) 1323
4 Dorta, T., Th. Lemarchand-Béraud, C. Burri: Ein Fall von Schilddrüsenkarzinom mit hyperfunktionierenden Metastasen. Schweiz. med. Wschr. 98 (1968) 701
5 Dowling, J. T., H. Ingbar, N. Freinkel: Iodine metabolism in hydatiform mole and choriocarcinoma. J. clin. Endocr. 20 (1960) 1
6 von Eiselsberg: 1894. Zitiert nach Dorta, T. u. Mitarb. Nr. 4
7 Federman, A. A.: Hyperthyroidism due to functioning metastatic carcinoma of the thyroid. Medicine (Baltimore) 43 (1964) 267
8 Galton, V. A., S. H. Ingbar, J. Jimenez-Fonseca, J. M. Kershman:

Alterations in thyroid hormone economy in patients with hydatiform mole. J. clin. Invest. 50 (1971) 1345
9 Hamilton, C. R., F. Maloof: Unusual types of hyperthyroidism. Medicine (Baltimore) 52 (1973) 195
10 Hennen, G.: Detection of a thyroid stimulating factor in a choriocarcinoma occurring in a mole. Arch. intern. Physiol. Biochem. 74 (1966) 303
11 Hennen, G.: Characterization of a thyroid-stimulating factor in a human cancer tissue. J. clin. Endocr. 27 (1967) 610
12 Hershman, J. M.: Hyperthyroidism induced by trophoblastic thyrotropin. Mayo Clin. Proc. 47 (1972) 913
13 Hershman, J. M., H. P. Higgins: Hydratiform mole – a cause of clinical hyerthyroidism. New. Engl. J. Med. 284 (1971) 573
14 Hershman, J. M., J. A. Pittman: Response to synthetic thyrotropinreleasing hormone in man. J. clin. Endocr. 31 (1970) 457
15 Hershman, J. M., H. P. Higgins, W. R. Harnes: Differences between thyroid stimulator in hydratiform mole and human chorionic thyrotropin. Metabolism 19 (1970) 735
16 Higgins, H. P., J. M. Hershman, J. G. Kenimer, R. A. Patillo, T. A. Bayley, P. Walfish: The thyrotoxicosis of hydatiform mole. Ann. intern. med. 83 (1975) 307
17 Holstig, L. B., U. Suinhufoud: Natural history of thyroid cancer. Ann. med. intern. Fenn. 56 (1967) 105
18 Hunt, W. B., K. R. Crispell, J. McKee: Functioning metastatic carcinoma of the thyroid producing clinical hyperthyroidism. Amer. J. Med. 28 (1960) 995
19 Judd, E. S., Buie jr., L. A.: Hyperthyroidism associated with struma ovarii. Arch. Surg. 84 (1962) 692
20 Kaestner, F., Ch. Glanzmann, K. P. Braun, A. Akovblantz, H. J. Kistler, F. H. Bromberg, Ch. Vorbürger: Hyperthyreose durch Metastasen eines autonomen Adenocarcinoms der Schilddrüse. Ein Bericht über 3 Fälle. Verh. Ges. Nukl. Med. 1972 (S. 443)
21 Kempers, R. D., M. B. Dockerty, D. L. Hoffman, L. G. Bartholomew: Struma ovarii-ascitic, hyperthyroid and asymptomatic syndromes. Ann. intern. Med. 72 (1970) 883
22 Kenimer, J. C., J. M. Hershman, H. P. Higgins: The thyrotropin in hydatidiform moles in human chorionic gonadotropin. J. clin. Endocr. 40 (1975) 482
23 Lahey, F. H., H. F. Hare: Malignancy in adenomas of the thyroid. J. Amer. med. Ass. 145 (1951) 689
24 Liechty, R. D., E. H. Robert, J. Burket: Cancer and thyroid function. J. Amer. med. Ass. 183 (1963) 116
25 Miyai, K., O. Tanizawa, T. Yamamoto, M. Azukizawa, Y. Kawai, M. Noguchi, K. Ishibashi, Y. Kumahara: Pituitary-thyroid function in trophoblastic disease. J. clin. Endocr. 42 (1976) 254
26 Morley, J. E., R. J. Jacobson, L. Melamed, J. M. Hershman: Choriocarcinoma as a cause of thyrotoxicosis. Am. J. Med. 60 (1976) 1036
27 Mortensen, J. D., W. A. Bennett, L. B. Woolner: Incidence of carcinoma in thyroid gland removed at 1000 consecutive routine necropsies. Surg. Forum. 5 (1955) 659
28 Nagataki, S., M. Mizuno, S. Sakamoto, M. Irie, K. Shizume, K. Nakao, V. A. Galton, R. A. Arky, S. H. Ingbar: Thyroid function in molar pregnancy. J. clin. Endocr. 44 (1977) 254
29 Odell, W. D., R. W. Bates, R. S. Riolin: Increased thyroid function without clinical hyperthyroidism in patients with choriocarcinoma. J. clin. Endocr. 23 (1963) 658
30 Olen, E., G. H. Klinck: Hyperthyroidism and thyroid cancer. Arch. Path. 81 (1966) 531
31 Omenn, G. S.: Ectopic polypeptide hormone production by tumours. Ann. int. Med. 72 (1970) 136
32 Osathanondh, R., D. Tulchinsky, I. J. Chopra: Total and free thyroxine and triiodothyronine in normal and complicated pregnancy. J. clin. Endocr. 42 (1976) 98
33 Perlmutter, M., M. Mufson: Inhibition of a cervical thyroid gland by a functioning struma ovarii. J. clin. Endocr. 11 (1951) 621
34 Ratcliffe, J. G., B. H. R. Stack, R. W. Burt, W. A. Ratcliffe, W. G. S. Spilg, J. Cuthbert, R. S. Kennedy: Thyroid function in lung cancer. Brit. med. J. 1978/I, 210
35 Robson, A.: Hydatiform mole and hyperthyroidism. Brit. med. J. 1971/III, 187
36 Steigbigel, N. H., J. J. Oppenheim, L. M. Fishman: Metastatic embryonal carcinoma of the testis associated with elevated plasma TSH-like activity and hyperthyroidism. New Engl. J. Med. 271 (1964) 345
37 Studer, H. P., F. Veraguth, F. Wyss: Thyreotoxikose infolge Solitärmetastase eines Schilddrüsencarcinoms. Dtsch. med. Wschr. 87 (1962) 2676
38 Valenta, L., T. Lemarchand-Béraud, J. Numec, M. Griessen, J. Bednar: Metastatic thyroid carcinoma provoking hyperthyroidism with elevated circulating thyrostimulation. Amer. J. Med. 48 (1970) 72
39 Winand, R., R. Bates, C. E. Becker, S. W. Rosen: Unusual thyroid-stimulating activity in the plasma of a man with choriocarcinoma. J. clin. Endocr. 29 (1969) 1369
40 Woodruff, J. D., J. T. Rauh, R. L. Markley: Ovarian struma. Obstet. Gynec. 87 (1966) 194

Hyperthyreose und Immunthyreoiditis

Die immunpathologischen Aspekte der Hyperthyreose, der Hypothyreose und der Immunthyreoiditis sind an anderer Stelle dargestellt (S. 197, 221, 392). Obgleich diese Krankheiten in den Lehr- und Handbüchern in verschiedenen Kapiteln als verschiedene Krankheitseinheiten behandelt werden, hat sich in den letzten 10 Jahren die Ansicht durchgesetzt, daß es sich um verwandte Krankheitsbilder auf immunpathologischer Basis handelt. (Über die Stufeneinteilung der Hypothyreose s. S. 394.) Daß bei der Hashimoto-Thyreoiditis die klinischen Anzeichen einer Hyperthyreose beobachtet werden können, ist gut dokumentiert (2, 4, 10, 11). Die Hyperaktivität der Drüse wird bei der Hyperthyreose durch das Maß der lymphozytären Zellinfiltration begrenzt, so daß sich in manchen Fällen eine deutlich zu verfolgende Linie von der Hyperthyreose zum Vollbild der Immunthyreoiditis mit dem schließlichen Endstadium der Hypothyreose ergibt. Für den Wesenszusammenhang beider Krankheiten spricht auch, daß bei beiden eine begleitende endokrine Ophthalmopathie oder eine endokrine Dermatopathie vorkommt (12, 16, 17, 22). Eine endokrine Ophthalmopathie ohne Hyperthyreose bei Patienten mit Immunthyreoiditis ist ebenfalls beobachtet worden (7, 22). Daß das Ausmaß die Zellinfiltrationen in der hyperthyreotischen Drüse die Funktion limitiert, geht auch aus dem Altersgang hervor: Die Patienten mit einer klinischen Hyperthyreose, die aber histologisch nur die Anzeichen einer Immunthyreoiditis ohne histologisch nachweisbare Hyperthyreosezeichen in der Drüse aufwiesen, befanden sich in einem höheren Alter (im Mittel 55,9 Jahre) als diejenige Gruppe, bei der die thyreoiditischen Anzeichen geringer waren (33,2 Jahre) oder einer dritten Gruppe, bei der histologisch die Hyperthyreose ebenso wie Thyreoiditis nachzuweisen war (31,0 Jahre) (8). Bei der ersten Gruppe war das postoperative Hypothyreoserisiko wesentlich größer als bei den beiden jüngeren Gruppen.

Zahlreiche immunologische Befunde deuten auf die Gemeinsamkeit zwischen Hyperthyreose, Immunthyreoiditis und primärer Hypothyreose hin, so die Antikörper gegen Thyreoglobulin, Mikrosomen und zytoplasmatische Komponenten des Schilddrüsengewebes (1, 10), ebenfalls im familiären Umkreis, das Vorkommen von Antikörpern gegen Magenschleimhaut (5) sowie das Auftreten einer spontanen Nebennierenrindeninsuffizienz auf immunologischer Basis (14), der Befund der zellständigen Immunität in Form des Migrationshemmfaktors, schließlich das Auftreten von Immunglobulinen in der Schilddrüse selbst bei Patienten mit Hyperthyreose (18, 19). Auch der Diabetes ist bei diesen Patienten mit immunpathologischen Veränderungen besonders häufig, mindestens besteht eine Familiarität (bei 10 von 24 Patienten; [8]).

Höchstwahrscheinlich ist das Auftreten einer posttherapeutischen Hypothyreose u. a. durch das Ausmaß der Zellinfiltrationen bestimmt. Sie wird bei reichlich vorhandenen Infiltrationen sowohl nach Radiojodtherapie (3) wie auch nach subtotaler Resektion (20) besonders häufig beobachtet. Es ist deshalb von Interesse, die immunpathologischen Merkmale der Hyperthyreose zu kennen, bevor man eine dieser beiden Therapieformen einleitet. Natürlich kann man auch die Nadelbiopsie heranziehen. Ihr Wert ist aber dadurch beschränkt, daß die Infiltrationen oft einen herdförmigen Charakter haben.

Demgegenüber hat die subakute Thyreoiditis in diesem Zusammenhang nur wenig Bedeutung. Bei dieser Krankheit, die gewöhnlich zeitlich begrenzt ist und vermutlich durch ein Virus hervorgerufen wird, kommen passagere Symptome der Hyperthyreose durch Hormonverluste vor. Sie treten aber wegen der übrigen klinischen Erscheinungen kaum in den Vordergrund, so daß sie kaum einer speziellen Therapie bedürfen. Ein Fortschreiten zur definitiven Hypothyreose wird bei diesem Krankheitsbild nur selten beobachtet (9, 13).

Die schmerzlose Thyreoiditis (meist nur kleine Struma, klinisch und biochemisch Zeichen der Hyperthyreose bei stark herabgesetzter ^{131}J-Aufnahme) zeigt nur schwach erhöhte Titer der Standardantikörper; dagegen bleiben die Antithyreoglobulin-Antikörper (RIA) lange Zeit positiv. Die hyperthyreote Phase klingt nach 1–4 Monaten ab. Es wurden aber auch hypothyreote Folgezustände mit erhöhten TSH-Werten für die Dauer eines halben Jahres beobachtet. Da sich bioptische Befunde wie bei chronisch-lymphozytärer Thyreoiditis ergeben, bleibt die Frage offen, ob es sich um eine Unterform der chronischen Immunthyreoiditis handelt. Von differentialdiagnostischer Bedeutung ist die herabgesetzte ^{131}J-Aufnahme. Eine Therapie der hyperthyreoten Erscheinungen ist nicht erforderlich (6, 15, 21).

Literatur

1 Blizzard, R. M., G. J. Hamwi, T. G. Skillman, W. E. Wheeler: Thyroglobulin antibodies in multiple thyroid diseases. New Engl. J. Med. 260 (1959) 112
2 Buchanan, W. W., W. D. Alexander, J. K. Crooks, E. J. Wayne, J. R. Anderson, R. B. Goudie: Association of thyrotoxicosis and autoimmune thyroiditis. Brit. Med. J. 1961/I, 843
3 Burke, G., G. E. Silverstein: Hypothyroidism after treatment with sodium iodide I-131. Incidence and relationship to antithyroid antibodies, longacting thyroid stimulator (LATS), and infiltrative ophthalmopathy. J. Amer. med. Ass. 210 (1969) 1051
4 Doniach, D.: Thyrotoxicosis merging into Hashimoto's disease. Proc. roy. Soc. Med. 52 (1959) 178
5 Doniach, D., I. M. Roitt, K. B. Taylor: Autoimmune phenomena in pernicious anemia. Serologic overlap with thyroiditis, thyrotoxicosis, and systemic lupus erythematodes. Brit. Med. J. 1963/I, 1374
6 Dorfman, S. G., M. T. Cooperman, R L. Nelson, H. Depuy, R. L. Peake, R. L. Young: Painless thyroiditis and transient hyperthyroidism without goiter. Ann. intern. Med. 86 (1977) 24
7 Eversmann, J. J., P. G. Skillern, D. A. Sennhauser: Hashimoto's thyroiditis and Graves' disease with exophthalmos without hyperthyroidism. Cleveland Clin. Quart. 33 (1966) 179
8 Fatourechi, V., W. M. McConahey, L. B. Woolner: Hyperthyroidism associated with histologic Hashimoto's thyroiditis. Mayo Clin. Proc. 46 (1971) 682
9 Furszyfer, J., W. M. McConahey, H. W. Wahner, L. T. Kurland: Subacute (granulomatous) thyroiditis in Olmstead County, Minnesota, Mayo Clin. Proc. 45 (1970) 396
10 Gürkan, K. I., Chronic thyroiditis and primary thyrotoxicosis (exophthalmic goitre). Arch. Surg. (Chicago) 50 (1945) 125
11 Hall, R.: Immunologic aspects of thyroid function. New Engl. J. Med. 266 (1962) 1204
12 Haydar, N. A.: Exophthalmos, digital clubbing and pretibial myxedema in thyroiditis. J. clin. Endocr. 23 (1963) 215
13 Hazard, J. B.: Thyroiditis. A review. Amer. J. clin. Path. 25 (1955) 399
14 Irvine, W. J.: A clinical and immunological study of adrenal insufficiency. J. Endocr. 26 (1963) 32
15 Lebacq, E. G., G. Therasse, A. Schmitz, A. Delannoy, C. Destailleurs: Subacute thyroiditis. Acta endocr. (Kbh.) 81 (1976) 707
16 Mason, R. E., F. B. Walsh: Exophthalmos in hypothyroidism due to Hashimoto's thyroiditis. Bull. Johns Hopk. Hosp. 112 (1963) 323
17 Peard, M. C.: Lymphadenoid goitre with hypothyroidism, exophthalmos, pretibial myxoedema and acropachy. Proc. roy. Soc. Med. 54 (1961) 312
18 Werner, S. C.: Hyperthyroidism: Introduction. In: The Thyroid, hrsg. von S. C. Werner, S. H. Ingbar. Harper & Row. New York 1971 (S. 499)
19 Werner, S. C., O. Wegelius, J. A. Fierer, K. C. Hsu: Immunoglobulins (E, M, G) and complement in the connective tissue of the thyroid in Graves's disease. New Engl. J. Med. 287 (1972) 421
20 Whitesell, F. B., B. M. Black: A statistical study of the clinical significance of lymphocytic and fibrocytic replacements in the hyperplastic thyroid gland. J. clin. Endocr. 9 (1949) 1202
21 Woolf, P. D., R. Daly: Thyrotoxicosis with painless thyroiditis. Amer. J. Med. 60 (1976) 73
22 Wyse, E. P., W. M. McConahey, L. B. Woolner, D. A. Scholz, T. P. Kearns: Ophthalmopathy without hyperthyroidism in patients with histologic Hashimoto's thyroiditis. J. clin. Endocr. 28 (1968) 1623
23 Zellman, H. E., C. E. Sedgwick: Hashimoto's thyroiditis and Graves' disease. Lahey Clin. Bull. 15 (1966) 53

Die Behandlung der Hyperthyreose

Die Behandlung der Hyperthyreose mit den uns zur Verfügung stehenden, sehr wirksamen Verfahren führt zu den schönsten Erfolgen, die wir in der inneren Medizin und in der Endokrinologie kennen, obwohl es sich in jedem Fall nur um eine symptomatische Behandlung handelt, die die eigentliche Ursache der Krankheit nicht beseitigt. Durch sachgemäßes Vorgehen läßt sich jedoch die Sekretion mindern und damit der Exzeß an Schilddrüsenhormonen beseitigen, so daß die Euthyreose wiederhergestellt wird. Ältere Methoden, wie z.B. die Röntgenbestrahlung, dürfen als überholt gelten. Die nicht ungefährliche Jodidzufuhr kommt nur bei der Behandlung der hyperthyreoten Krise und bei der Vorbehandlung zur Operation in Betracht.

Es handelt sich um folgende Behandlungsverfahren:
- Die Behandlung mit monovalenten Anionen (sog. Jodinationshemmern), die den Transport des Jodid in die Schilddrüse blockieren.
- Die medikamentöse Behandlung mit Thiocarbamiden, die die Organifizierung des Jod und damit die Synthese der Schilddrüsenhormone hemmen und zum Teil auf ihre Konversion in der Peripherie einwirken (sog. Jodisationshemmer).
- Die medikamentöse Behandlung mit Jodid und Lithium, die die Hormonabgabe der Schilddrüse inhibieren.
- Die Behandlung mit dem Radionuclid ^{131}J, das die Funktion der Schilddrüse drosselt und ihre Struktur durch Strahleneinwirkung verändert.

- Die chirurgische Verkleinerung der Schilddrüse, die sog. subtotale Resektion.
- Die unterstützende Behandlung mit verschiedenen Drogen (z.B. den β-Rezeptoren-Blockern).

Die ersten drei Substanzen werden auch als antithyreoidal bezeichnet.*

Von diesen Behandlungsmethoden ist die operative die historisch älteste. Ihre Bedeutung ist zwar geringer geworden; sie hat aber bei bestimmten Indikationen auch jetzt noch ihren festen Platz in der Therapie. In den vierziger Jahren kamen die Behandlungsverfahren mit antithyreoidalen Substanzen und die Behandlung mit „Radiojod" hinzu. Die Auswahl erfordert spezielle differentialtherapeutische Erwägungen, wenn ein optimaler Erfolg, nämlich die Wiederherstellung der Euthyreose, erzielt werden soll. Dabei müssen Alter und Geschlecht, der bisherige Verlauf der Krankheit, die Schwere der Hyperthyreose, die Größe der Struma, der Palpationsbefund, das Vorhandensein einer Ophthalmopathie oder kardialer Begleiterscheinungen, die Mitbeteiligung anderer endokriner Organe und schließlich auch die soziale Stellung und die wirtschaftlichen Möglichkeiten des Patienten berücksichtigt werden. Die Möglichkeit eines Rezidivs ist im Auge zu behalten.

Wie bei allen äußerst wirksamen Verfahren ist die Gefahr der Überdosierung gegeben, so daß es über die Euthyreose hinaus zu einer transitorischen oder permanenten Hypothyreose kommen kann. Sie sollten deshalb unter allen Umständen nur dann angewandt werden, wenn Zweifel an der Diagnose „Hyperthyreose" nicht aufkommen können. Eine Diagnose ex juvantibus, z.B. mit antithyreoidalen Substanzen oder auch mit Jodid, ist in jedem Fall zu vermeiden. In Grenzfällen werden erfahrungsgemäß zahlreiche differentialtherapeutische Fehler begangen, die verhängnisvolle Folgen haben können. Diese Fehler bewegen sich einmal, wie auf S. 228 ausgeführt, in die Richtung der vegetativen Fehlregulation (es wird fälschlicherweise das Vorliegen einer Hyperthyreose angenommen) oder in die Richtung der larvierten Hyperthyreose mit Verkennung des Vorliegens einer echten Hyperthyreose. Ist die Diagnose „Hyperthyreose" nicht gesichert, so sollte man sich nicht, auch nicht auf Drängen der Patienten, die die Ursache ihrer Beschwerden in der vergrößerten Schilddrüse sehen, dazu verleiten lassen, eine der oben genannten eingreifenden Behandlungsmethoden anzuwenden. Mit einer Besserung des Zustands ist dann nicht zu rechnen, oft aber mit einer Verschlechterung. So kommt es bei indikationsloser Anwendung antithyreoidaler Substanzen fast immer zu einer Anschwellung der Schilddrüse oder auch zur Ausbildung einer echten iatrogenen Hypothyreose.

Wie groß die Quote der *Spontanheilungen* ist, wissen wir nicht. Wir können sie nur auf Grund der Angaben der Ärzte aus dem letzten Jahrhundert vor der Einführung der „Plummerung" vermuten. Sie dürfte mit Vorbehalten auf 38% geschätzt werden (Tab. 5.9).

Allgemeine Maßnahmen

Diätetische, physikalische, sedierende und psychotherapeutische Maßnahmen haben sicher auch jetzt noch ihre Bedeutung. Sie sind jedoch gegenüber früheren Jahrzehnten, als außer der Operation wirksame Behandlungsmethoden fehlten, deutlich in den Hintergrund getreten. Mit Sicherheit kann man sagen, daß die früher empfohlene Reduktion der Eiweißzufuhr falsch war. Sie ging von der Vorstellung aus, daß der durch die Hyperthyreose erhöhte Kalorienumsatz durch die spezifisch-dynamische Wirkung der Eiweißkörper noch weiterhin erhöht werde. Gerade wenn es sich um untergewichtige, im Ernährungszustand reduzierte Patienten handelt, ist die Zufuhr genügender Mengen tierischen Eiweißes, von Mineralien und Vitaminen von Bedeutung. In solchen Fällen sollte man die Diätwahl dem Patienten überlassen und ihn zu reichlicher Zufuhr einer gemischten Kost ermuntern. In gleicher Weise haben klimatische Faktoren an Bedeutung verloren. Zu bevorzugen ist jedoch ein Höhenklima zwischen 600 und 800 m. Auch dem Aufenthalt an der Meeresküste ist nicht zu widerraten.

Behandlung mit Thiocarbamiden als antithyreoidalen Substanzen

Geschichtliche Entwicklung

Es bedeutete eine wesentliche Bereicherung der Therapie der Hyperthyreose, als Astwood (10, 14) den Thioharnstoff und das Thiouracil in die Behandlung einführte. Die Forschung wurde damit in ähnlicher Weise stimuliert, wie man dies in der Diabetologie durch Einführung der oralen Antidiabetika kennt. Unsere ersten Kenntnisse über die antithyroidalen Substanzen, die die Hormonsynthese in der Schilddrüse hemmen, gehen auf die Arbeiten von Chesney u. Mitarb. (46) zurück, nachdem man schon vorher die Ursache der euthy-

Tabelle 5.9 Schicksal unbehandelter Hyperthyreotiker nach *Pegg* u. Mitarb. (202)

Autor	Mortalität		Chronischer Verlauf, der zu kardiovaskulären Störungen führte		Spontane Heilung	
	n	%	n	%	n	%
Williamson (1896)	6	26	10	44	7	30
Ord u. Mackenzie (1897)	8	24	11	34	14	42
Campbell (1921)	15	18	40	45	33	37
Insgesamt	29	20	61	42	54	38

---

* *Anmerkung:* Die Bezeichnungen Jodination und Jodisation stiften Verwirrung, zumal sie im anglo-amerikanischen Schrifttum oft anders verwendet werden. Man sollte deshalb besser von Transport- und Synthesehemmern sprechen.

reoten Struma außer in einem Joddefizit der Nahrung und schlechten, das Trinkwasser beeinflussenden hygienischen Verhältnissen, auch in strumigenen Stoffen, die mit der Nahrung zugeführt werden, vermutet hatte. Die Autoren konnten bei Kaninchen, die im Laboratorium zu anderen Versuchszwecken gehalten wurden, durch kohlhaltige Nahrung einen Kropf erzeugen. HERCUS u. PURVES (114) bestätigten die Versuche, während sich MARINE u. Mitarb. (175) mit der strumigenen Wirkung der Cyanide befaßt hatten. Strumigene Stoffe als reine chemische Verbindungen kamen erstmals in Form von Sulfaguanidinen (173) und Phenylharnstoff (218) zur Verwendung. Es bleibt das Verdienst von ASTWOOD, die Bedeutung dieser Stoffe für die Therapie der Hyperthyreose erkannt zu haben, nachdem er eine große Anzahl untersucht hatte (9–12, 14).

Für die Verwendung der antithyreoidalen Substanzen ergeben sich folgende Indikationen:
– Zur Erzielung einer Langzeit- oder einer Dauerremission.
– Als Überbrückungstherapie bis zum Eintritt einer Spontanremission.
– Zur operativen Vorbereitung.
– Als Intervallbehandlung bei der Radiojodtherapie oder im Anschluß an diese Therapie.

Die *Synthesehemmer* sollen zuerst besprochen werden. Man unterscheidet drei Gruppen: die Thiocarbamide, die Anilinderivate und die zweiwertigen Phenole (13).

Zu den *Thiocarbamiden,* die sich von Thioharnstoff ableiten, gehören fast alle Verbindungen, die jetzt klinisch verwandt werden. Für sie ist folgende Gruppe charakteristisch:

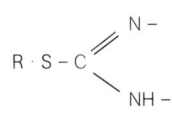

$$R-S-C\diagdown^{N-}_{NH-}$$

Zu ihnen gehören außer dem Thioharnstoff das Thiouracil, das Thiobarbital, das Methimazol, das Carbimazol, das Methyltiouracil und das Propylthiouracil (s. Tab. 5.**11** S. 328).

Die Anilinderivate haben zwar bei der Aufklärung des Wirkungsmechanismus eine gewisse Rolle gespielt. Da aber ihre Wirkung auf die Schilddrüse schwach ist, haben sie, wie etwa die Sulfonamide, in der Klinik keine Verwendung gefunden.

Die zweiwertigen Phenole. Hier handelt es sich um in Metastellung substituierte Phenole, von denen das Resorcin (Salbenbehandlung!) zu erwähnen ist. Klinische Bedeutung haben sie nicht erlangt, zumal sie im Magen-Darm-Kanal schlecht resorbiert werden.

Von Interesse, jedoch ebenfalls ohne klinische Bedeutung ist eine Reihe weiterer Substanzen, so z. B. das Goitrin, auch die Aminothiazole, die Aminotriazole und das Amphenon B. Auch die oralen Antidiabetika vom Typ der Sulfonylharnstoffe und der Biguanide weisen keine ins Gewicht fallende antithyreoidale Eigenschaft auf (s. auch Die Pathogenese der blanden Struma, S. 499).

Die Pharmakokinetik der Thiocarbamide
wird im Kap. Physiologie S. 125 besprochen.

Wirkungsmechanismus

Der Wirkungsmechanismus ist im Prinzip bei allen (potentiell strumigenen) Thiocarbamiden der gleiche. Es kommt bei euthyreoten Versuchstieren und auch beim Menschen zu einer Hyperplasie der Schilddrüse. Daß diese über den Reglermechanismus durch Stimulierung der TSH-Ausschüttung zustande kommt, geht daraus hervor, daß die Hyperplasie ausbleibt, wenn man die Hypophyse exstirpiert oder wenn man mit ausreichenden Mengen von Schilddrüsenhormonen die Stimulierung der Hypophyse unterdrückt (95). Auch läßt sich nach Gaben von Thiocarbamiden ein erhöhter TSH-Gehalt im Blut nachweisen (94). Im Hypophysenvorderlappen treten die sog. Thyrektomiezellen auf, polygonale Zellen der zentralen Region, die glucoproteidhaltig sind und unter dem Einfluß dieser Stoffe degranulieren und anschwellen (208). Im gleichen Sinne spricht, daß sich der TSH-Effect an hypophysenlosen Tieren nicht durch gleichzeitig verabfolgte strumigene Stoffe verstärken läßt (179). Zur Frage der Konversionshemmung s. S. 326.

Diese Versuchsergebnisse sind nur so zu deuten, daß die antithyreoidalen Substanzen im wesentlichen die Hormonsynthese in der Schilddrüse hemmen (11). Parallel dazu geht der Jodgehalt der Schilddrüse zurück. Innerhalb eines Tages kann die Schilddrüse die Hälfte verlieren und nach 5 Tagen völlig entleert sein, während sie sich langsam vergrößert, und zwar schon bevor sie ganz frei von Jod ist. Parallel dazu fällt die Konzentration der Schilddrüsenhormone in Blut ab; bei Fortsetzen der Behandlung ist nach einigen Wochen der Zustand einer kompletten Hypothyreose erreicht. Ist die Hormonsynthese nur unvollkommen inhibiert, so bleibt der Patient infolge TSH-Ausschüttung und ggf. einer Vergrößerung der Schilddrüse euthyreot. Schon in den ersten Tagen der Darreichung kommt es zu histologischen Veränderungen: Das Kolloid schwindet, die Thyreozyten vergrößern sich, und die Vaskularisierung der Drüse nimmt zu.

Der Wirkungsmechanismus der Thiocarbamide ist in Einzelheiten noch nicht völlig geklärt. Es steht jedoch fest, daß diese Substanzen weder den Transport des Jodid in die Schilddrüse noch die Hormonabgabe aus der Schilddrüse ins Blut hemmen. Sie greifen vielmehr in die Organifizierung des Jod, somit in die Synthese der Schilddrüsenhormone ein. Gleichzeitig wird auch die Koppelung der Jodtyrosine zu Jodthyroninen gehemmt, ohne daß man diese hemmenden Schritte deutlich voneinander trennen könnte. Spezifische Inhibitoren für die Koppelungsreaktion sind nicht bekannt. Es wird vielfach angenommen, daß die Kopplungsreaktion besonders stark, die Bildung von Dijodtyrosin weniger deutlich gehemmt wird und daß die Bildung von Monojodtyrosin relativ widerstandsfähig gegenüber den Thiocarbamiden ist (13). Diese Frage ist jedoch schwer zu beantworten, da die Hemmung der späteren Syntheseschritte infolge Substratmangels nicht mehr beurteilt werden kann, wenn die Hemmung der ersten Schritte bereits vollzogen ist. Jedenfalls werden bei hoher Dosierung T_3 und T_4 überhaupt nicht mehr gebildet, während die Jodtyrosine in der Schilddrüse noch vorhanden sind und auch ins Blut abgegeben werden können. Da die Jodidanlieferung durch steigende TSH-Ausschüttung sogar erhöht werden kann, ergibt sich eine Art von Jodfehlverwertung, bei der ähnliche Defekte wie beim sporadischen Kretinismus entstehen. Der Monojodtyrosin/Dijodtyrosin-Quotient kann dabei ansteigen (141).

Eine iatrogene hypothyreote Struma infolge indikationsloser Einwirkung von Methimazol mit gesteigertem intrathyroidalem Jodumsatz, Synthesehemmung der Hormone und Ausschüttung von Jodthyrosinen, die normalerweise in der Schilddrüse wieder verwertet werden, zeigt die Abb. 5.**24**. Nach Absetzen der Medi-

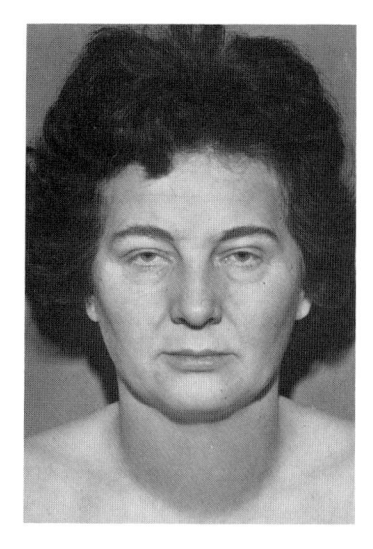

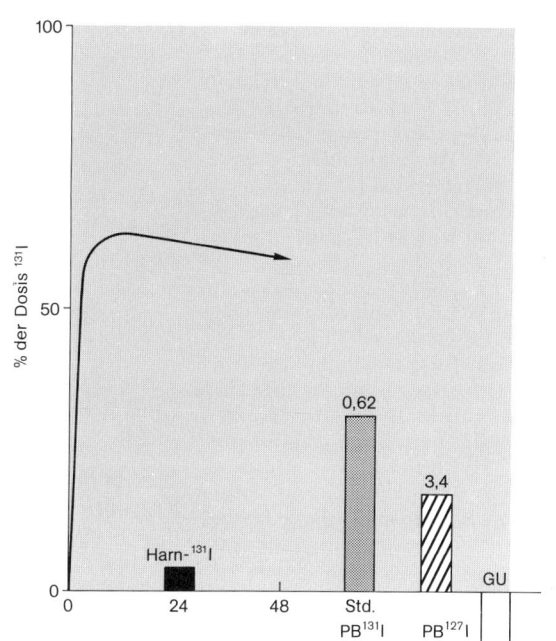

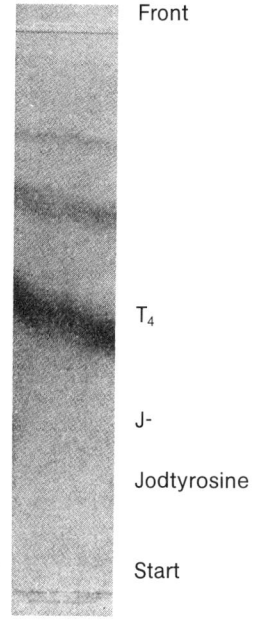

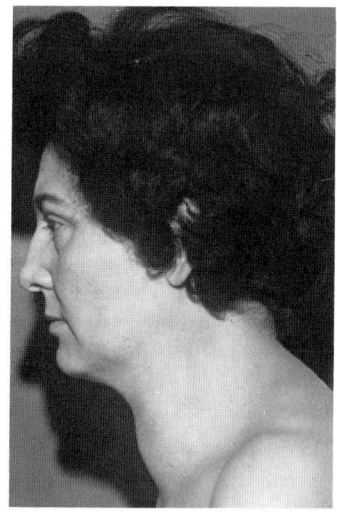

Abb. 5.24 Iatrogene Struma und Hypothyreose infolge nicht indizierter Medikation von antithyreoidalen Substanzen (beschleunigter Jodumsatz der Schilddrüse bei mangelhafter inkretorischer Leistung mit Jodfehlverwertung). Normalisierung aller Befunde innerhalb eines halben Jahres (nach *Klein*) (138).

kation normalisierten sich alle Befunde innerhalb eines halben Jahres (138).

Da die Thiocarbamide stark reduzierende Substanzen sind, liegt die Annahme nahe, daß sie die Oxidation des von der Schilddrüse aufgenommenen Jodid zu Jod hemmen, indem sie selbst oxidiert werden. Sie würden also in diese Reaktion kompetitiv eingreifen.

In-vitro-Versuche ergaben, daß Propylthiouracil und Methimazol durch Schilddrüsenperoxidase schnell oxidiert werden; die Anwesenheit von Jodid ist dazu allerdings erforderlich, wahrscheinlich weil die Oxidation aktiviertes Jodid erfordert; möglicherweise handelt es sich um denselben Enzym-Jodid-Komplex, der bei der Jodisation eine Rolle spielt. Eine leichte Anhebung der Drogenkonzentration ergibt eine fast komplette Hemmung der Drogenoxidation. Beide Substanzen sind also in der Lage, ihre eigene Metabolisierung durch das Peroxidasesystem zu hemmen. Bei niedrigen Konzentrationen wird die Jodisation nicht mehr unterdrückt, wohl aber bei höheren Konzentrationen. Nach Taurog (256) ergeben sich folgende Reaktionsmöglichkeiten (Abb. 5.25): Es entsteht ein Enzym-Jod-Komplex, der als aktiviertes Jod fungiert (1). Bei niedriger Konzentration der Droge wird der Enzym-Jod-Komplex zur Oxidation der Droge verwandt (2).

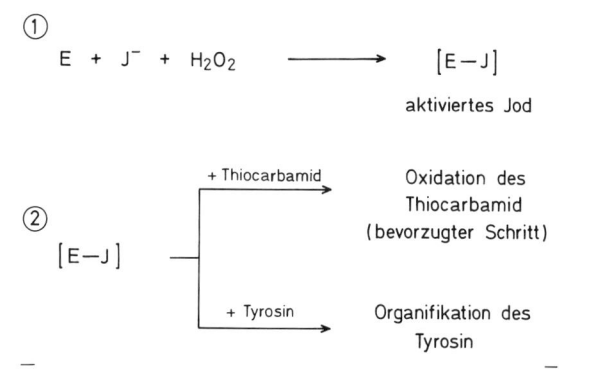

$$\text{(1)} \quad E + J^- + H_2O_2 \longrightarrow [E-J]$$
aktiviertes Jod

$$\text{(2)} \quad [E-J] \begin{array}{c} \xrightarrow{+ \text{Thiocarbamid}} \text{Oxidation des Thiocarbamid (bevorzugter Schritt)} \\ \xrightarrow{+ \text{Tyrosin}} \text{Organifikation des Tyrosin} \end{array}$$

Abb. 5.25 Mechanismus der Hemmung der durch Schilddrüsenperoxidase katalysierten Jodination durch Propylthiouracil und Methylmercaptoimidazol. Erläuterung im Text (nach *Taurog*).

Wenn die anfängliche Konzentration genügend abgesunken ist, beginnt die Organifizierung. Bei höheren Konzentrationen der Droge soll sich die Reaktion (1) selbst hemmen, so daß die Bildung des Intermediärproduktes, das sowohl für die Drogenoxidation wie für die Organifizierung des Jod erforderlich ist, inhibiert wird. Für die Therapie ergibt sich daraus, daß man eine Thiocarbamidkonzentration aufrecht erhalten sollte, die die Reaktion (1) hemmt, damit die Blockierung der Organifikation nicht zu schnell aufhört (99, 209) (s. auch S. 125).

Mit hochgereinigten Schilddrüsenperoxidasen kann man in vitro die Jodidoxidation, die Bildung von Jodtyrosinen und die Kopplung zu Jodthyroninen induzieren (13).

Bei der Hyperthyreose ist der T_4/T_3-Quotient, wie bereits im Kap. T_3-Hyperthyreose (S. 314) gezeigt wurde, niedriger als bei Normalpersonen. Im akuten Versuch sinkt nach Propylthiouracilgaben der T_3-Spiegel außerordentlich schnell, nämlich bereits am 3. Tag um 60%, während der T_4/T_3-Quotient ansteigt. Man könnte annehmen, daß für diesen starken Abfall die verminderte periphere Konversion des T_4 zu T_3 eine Rolle spielt. Da aber mit Methimazolgaben der T_3-Spiegel ebenfalls, wenn auch in geringerem Maße, absinkt und der T_4/T_3-Quotient ebenfalls, aber weniger stark ansteigt, läßt sich daraus schließen, daß, da Methimazol die periphere Konversion nicht inhibiert, die T_3-Sekretion, wenigstens zum Teil, für das disproportionierte Verhalten des T_3 verantwortlich zu machen ist (2).

Durch die Thiocarbamide wird nicht nur die Utilisation des Jodids, das vom Blute antransportiert wird, sondern auch die des Jodids das aus der intrathyreoidalen Rezirkulation stammt, inhibiert. Sie veranlassen damit auch eine beschleunigte Ausschüttung der intrathyreoidalen Jodspeicher (12, 172a). Dementsprechend wird die Jodidausscheidung im Urin durch Methimazol weit stärker (um das 2,2fache) gesteigert als durch Perchlorat (72). Auch läßt sich die Jodidspeicherung in der Schilddrüse durch Methimazol schneller abbauen als durch Perchlorat. Das Perchlorat hat entweder nur eine ganz geringe oder überhaupt keine Einwirkung auf die Abgabe des gespeicherten Jodids in der Schilddrüse (99). Allerdings nehmen bei einer Hyperthyreose mit hohem intrathyreoidalen Jodumsatz und hohem $PB^{131}J$ die Hormonspeicher in der Schilddrüse rasch ab; deshalb liegen auch keine großen Sekretionsreserven vor. Wenn jetzt durch ein Thiocarbamid die Hormonsynthese inhibiert wird, so fallen die Hormonwerte im Serum besonders schnell ab, jedenfalls schneller als bei einem niedrigeren Jodumsatz (188).

Bei hyperthyreoten Patienten kann der Spiegel des Serumthyreoglobulin sehr stark erhöht sein. Nach Gaben von Thiocarbamid bleibt er fast immer unverändert; in keinem Fall steigt er in solch dramatischer Weise an wie nach einer subtotalen Resektion, die eine Erhöhung um das Vielfache und danach einen schnellen Abfall bewirkt. Eine Beziehung zwischen Thyreoglobulinausschüttung und Rezidivneigung soll bestehen: Nach Absetzen der Therapie mit Thiocarbamid zeigen diejenigen Patienten, bei denen die Thyreoglobulinausschüttung erheblich war, oft ein unmittelbar darauf folgendes Rezidiv, während die übrigen Patienten eher in Remission bleiben. Die Normalwerte liegen bei etwa 5 ng/ml (µg/l); die Werte für die unbehandelte Hyperthyreose bei 220 ng/ml (µg/l). Nach Radiojodtherapie scheint die Ausschüttung des Thyreoglobulins verzögert zu verlaufen, wobei auch die Normalwerte erst spät wieder erreicht werden (39, 120, 268).

Die Angabe der Chirurgen, daß bei alleiniger präoperativer Vorbereitung mit Thiocarbamiden die Schilddrüse besonders blutreich sei, wird durch Tierversuche bestätigt, bei denen unter der Einwirkung von Methylthiouracil der Blutfluß durch die Schilddrüse mittels der ^{86}Rb-Methode gemessen wurde. Zusammen mit der Vergrößerung des Schilddrüsengewichts stieg der Blutdurchfluß auf das Vierfache an und fiel nach Absetzen der Droge zusammen mit dem Schilddrüsengewicht wieder ab, um am 7. Tag den Normalwert zu erreichen. Dafür ist die TSH-Ausschüttung verantwortlich zu machen; denn der Blutdurchfluß stieg nicht an, wenn die TSH-Abgabe durch Schilddrüsenpräparate supprimiert wurde (133).

Die Hemmung der extrathyreoidalen Konversion von T_4 zu T_3 durch Propylthiouracil

Es gehört zu den neueren Erkenntnissen, daß die Thiocarbamide außer der Hemmung auf die Syntheseschritte in der Schilddrüse auch einen extrathyreoidalen Einfluß in der Peripherie insofern haben, als sie die Konversion von T_4 zu T_3 hemmen. Dies ist mindestens für das Propylthiouracil erwiesen und um so wichtiger, als man im T_3 die aktive Hormonform in der Peripherie sehen muß. Daß bei normalen Personen erhebliche Mengen von T_3 aus dieser Konversion entstehen können, ist bekannt (32). Die Hemmung durch Propylthiouracil in der Peripherie wurde sowohl im Tierversuch (8, 73, 116, 155, 173, 185) als auch beim Menschen (79, 117, 244) bewiesen. Der Nachweis erfolgte dadurch, daß man athyreote Tiere oder auch athyreote Menschen mit T_4 substituierte, Propylthiouracil hinzufügte und feststellte, daß dabei der T_4-Spiegel unverändert blieb, während der T_3-Spiegel (z.B. von 120 auf 83 ng/dl [1,84 auf 1,27 nmol/l]) absank und nach Absetzen des Propylthiouracil wieder zur Norm zurückkehrte. Ähnliche Veränderungen ließen sich bisher bei Einwirkung von Methimazol nicht feststellen. Diese Konversionshemmung verläuft unabhängig von der Syntheseblockierung in der Schilddrüse, möglicherweise spielt aber auch im Gewebe die Inhibition der (Gewebs-)Peroxidase eine Rolle. Im übrigen soll auch die Ausscheidung des T_4 durch den Darm ansteigen (73). Auf die periphere Aktivität des T_3 selbst scheint das Propylthiouracil keine Wirkung zu haben.

An gesunden Versuchspersonen läßt sich feststellen, daß die T_3-Konzentrationen im Serum nach Gabe von Propylthiouracil bereits nach einem Tag abfallen, während die Konzentration des stoffwechselinaktiven rT_3 ansteigt. Die Rückkehr zur Norm erfolgt sehr schnell innerhalb eines Tages nach Absetzen der Droge (285). Der Blockierungseffekt von PTU auf den Konversionsmechanismus soll durch Dexamethason verstärkt werden (51).

Die extrathyreoidale Konversionsblockierung durch Propylthiouracil bewirkt auch bei athyreoten Personen einen zum Abfall des T_3 reziproken Anstieg des Serum-TSH, das nach Absetzen der Therapie wieder zur Norm zurückkehrt. Auch ist das TSH nach TRH-Gabe während der Propylthiouracilbehandlung stärker als in der Kontrollperiode erhöht.

Eine Beziehung der klinischen Wirksamkeit verschiedener Thiocarbamidpräparate zur Konversion ließ sich bisher nicht feststellen, obwohl immer behauptet worden ist, daß Propylthiouracil besonders schnell wirksam sei. Bei der Behandlung der Hyperthyreose des Menschen steht die Hemmung der Hormonsynthese gegenüber der Konversionshemmung jedenfalls im Vordergrund.

Die Auswirkung von Jodidgaben bei der Behandlung mit Thiocarbamiden

Jodidgaben führen nicht nur zu einer Vergrößerung der Jodspeicher in der Schilddrüse, sondern durch eine gesteigerte Organifizierung auch zur Erhöhung der Hormonspeicher, ganz besonders, wenn es sich um größere Knotenkröpfe handelt, in denen an sich schon große Jodmengen vorhanden sind. Bei Steigerung der Dosis tritt durch den Wolff-Chaikoff-Effekt allerdings eine Inhibierung ein. Das Ziel der Behandlung mit Thiocarbamiden ist es aber, einen Verlust des Jodid in der Schilddrüse zu bewirken. Dabei kann es sogar durch erhöhte Urinausscheidung zu einer Verarmung des Körpers an Jodid kommen. Dem steht eine Jodidtherapie also entgegen. Man sollte sie deshalb vor und nach der Therapie mit Thiocarbamiden vermeiden. Ist diese Behandlung vorher erfolgt, so kann sich das Einsetzen der Wirkung über viele Wochen verzögern. Man kann geradezu sagen, daß sich ein Mangel an Jod auf die Behandlung mit Thiocarbamiden eher günstig auswirkt. Es ist auch bekannt, daß die Zahl der dauerhaften Remissionen klein wird, wenn der Schilddrüse Jod angeboten wurde. Ein wesentlicher Teil der oft zu beobachtenden ungünstigen Gesamtremissionsrate ist sicher durch unbekannte Jodinkorporation in der Nahrung, wie dies z.B. in den USA in besonderem Maße der Fall ist, oder auch durch die Einwirkung von Röntgenkontrastmitteln bedingt. Es ist auch schon beobachtet worden, daß bei Patienten mit schlechter Remission die Jodidausscheidung im Urin besonders hoch war (z.B. 374 µg; [277]). Jedoch sind hohe Rückfallquoten, auch Regionen mit niedriger Jodaufnahme beobachtet worden (168). Jedenfalls sollte man eine Jodidbehandlung nach Absetzen der Thiocarbamidtherapie vermeiden, da man so die Jodspeicher wieder auffüllt und die Zahl der Rückfälle steigert. Die dazu erforderliche Menge soll nicht besonders groß, etwa 200 µg, sein. Der Rückfall kann ziemlich schnell erfolgen, bevor die Jodspeicher wieder ihr normales Ausmaß erreicht haben (4) (s. auch Die Behandlung der Hyperthyreose mit Jodid, S.334).

Indikationen zur Behandlung mit Thiocarbamiden, die Initial- und die Dauerbehandlung, Therapiefehler

Einen Initialerfolg mit dieser medikamentösen Therapie zu erzielen, ist nicht schwer, falls nicht eine Jodkontamination vorliegt. Es gilt aber, schon vor Beginn die richtige Auswahl der Patienten zu treffen. Für diese Art der Behandlung kommen vor allen Dingen Patienten in Frage, bei denen es sich um die *erste Attacke* der Hyperthyreose handelt und bei denen die Krankheit *weniger* als ein Jahr besteht. Günstig ist eine relativ *kleine* Drüse, dagegen haben Alter, Geschlecht, die Schwere der klinischen Krankheitszeichen und das Vorhandensein einer endokrinen Ophthalmopathie oder Dermopathie offensichtlich keinen Einfluß auf den Ausgang der Behandlung. Außerdem wird sie bevorzugt durchgeführt bei Vorliegen einer

– Hyperthyreose im Klimakterium mit phasenhafter Verlaufsform,
– Hyperthyreose in der Gravidität,
– Thyreokardiopathie,
– Rezidiv nach operativer Behandlung,
– zur Operationsvorbereitung.

Die Therapiewahl beim Düsseldorfer Krankengut von 1750 Fällen von Hyperthyreose ergibt sich aus der Tab. 5.10. Daraus geht hervor, daß die medikamentöse Therapie in 35% aller Fälle für richtig gehalten wurde.

Da, wie erwähnt, eine Jodkontamination den Erfolg der Behandlung zweifelhaft macht, ist in solchen Fällen eine vorhergehende Behandlung mit ca. 1000 mg Perchlorat zu erwägen, um die Jodspeicher der Schilddrüse zu entleeren.

Initialbehandlung

Die Initialbehandlung dauert etwa 3–6 Wochen und kann ambulant durchgeführt werden. Nur bei schweren Hyperthyreosen, bei denen eine krisenhafte Verschlechterung zu befürchten ist, ist eine stationäre Behandlung indiziert. Bettruhe ist nur bei diesen schwerkranken Patienten und bei Vorliegen einer Thyreokardiopathie erforderlich. Im übrigen sollte man den oft erregten Patienten ausreichend Bewegung gestatten. Auf die Notwendigkeit einer vollwertigen Ernährung wurde bereits hingewiesen. Dies macht im allgemeinen nur Schwierigkeiten, wenn es im vorgeschrittenen Krankheitsverlauf zu Appetitlosigkeit gekommen ist. Die Dosierung geht aus der Tab. 5.11 hervor; Äquivalenzdosen s. Tab. 5.12. Die Wahl des Präparates ist nicht von ausschlaggebender Bedeutung. Wir selbst haben unsere Erfahrungen vorwiegend mit Methimazol und Carbimazol gesammelt. In den USA wird meist Propylthiouracil verwendet. Zu beachten ist, daß das Carbimazol in Methimazol im Organismus umgewandelt wird. Aus den relativ kurzen Halbwertiten (S.125) geht hervor, daß die Gesamttagesdosis in drei Einzeldosen unterteilt werden soll, wenn nicht längere Abschnitte des Tages ohne medikamentösen Schutz bleiben sollen. Dem stehen allerdings die Ansichten anderer Autoren gegenüber, die für eine einmalige Darreichung, z.B. von Methimazol, eintreten. Nach allgemeiner Ansicht wählt man die höhere Dosierung, wenn eine schwere Form der Krankheit vorliegt, um so einen schnellen Wirkungseintritt zu erzielen. Es wird allerdings auch die Auffassung vertreten, daß z.B. eine Dosis von 40 mg Methimazol ausreichend sei und mit einer höheren Dosis keine schnellere und bessere Wirkung zu erreichen sei (188).

Tabelle 5.10 Therapiewahl bei der Hyperthyreose (n = 1750) (nach *Reinwein*) (202)

Therapie	n	%
Subtotale Resektion	175	10
Antithyreoidale Substanzen	612	35
Radiojod	963	55

5 Die Hyperthyreose

Tabelle 5.11 Antithyreoidale Substanzen

INN Allgem. Bezeichnung	Chemische Bezeichnung	Chemische Formel	Markenname/ Trivialname	Stärke pro Einheit	Firma	Initialdosis mg	Dauerdosis mg
Carbimazol	3-Methyl-2-thioxo-4-imidazolin-1-carbonsäure-aethylester	$C_7H_{10}N_2O_2S$	Carbimazol 10 mg „Henning"	10 mg	Henning Berlin, D	10-30	2,5-15
			Neo-morphazole	5 mg	Nicholas, D		
			Neo-Mercazole	5 mg	Nicholas, A		
			Neo-Mercazole	5 mg	Doetsch, CH		
			Neo-Thyreostat	10 mg	Herbrand, D		
Methimazol Thiamazol	1-Methyl-2-mercaptoimidazol	$C_4H_6N_2S$	Favistan	20 mg	Asta, D	30-100	5-20
			Favistan Amp.	40 mg	Asta, D		
			Favistan	20 mg	Lavasan, A		
			Mercazole		Schering, GB		
Propylthiouracil	4-Propyl-2-thiouracil	$C_7H_{10}N_2OS$	Propycil	50 mg	Kali-Chemie, D	150-300	25-100
			Thyreostat II	25 mg	Herbrand, D		
			Prothiuracil	20 mg	Donaupharmazie, A		
Methylthiouracil	4-Methyl-2-thiouracil	$C_5H_6N_2OS$	Thyreostat I	25 mg	Herbrand, D		
			Pitufren comp. Methylthiouracil + Paraoxypropion + Guajokolglycerin-aether	50 mg 200 mg 100 mg	Brunngräber, D		
Perchlorat	Natriumperchlorat	$NaClO_4$	Irenat-Tropfen	300 mg	Tropon, D	800-2000	200-400
			Irenat-Tropfen	300 mg	Kolassa, A		
			Irenat		Medichemie, CH		
	Kaliumperchlorat	$KClO_4$	Anthyrinum Kapseln + Reserpin	200 mg 0,12 mg	Nordmark, D		
Mercaptobenzimidazol-Dimethylol	2-Mercaptobenzimidazol-1,3-dimethylol	$C_9H_{10}N_2O_2S$	Thyreocordon	25 mg	Byk-Gulden, D	50-200	50
			Thyreocordon	25 mg	Donaupharmazie, A		
L-Dijodtyrosin	L-ß-(3,5 Dijod-4-hydroxy-phenyl)-α-amino-propionsäure	$C_9H_9J_2NO_3$	Agontan inject.	20 mg	Ligapharm, D		
			Dityrin		Sanabo, A		
Poloniumjodid	Hexamethyldiaminoisopropanoldijodid		Endojodin	Amp. à 2 ml = 0,4 = 0,236 g Jod	Bayer, D	s. Text	

Im Laufe der für die Initialbehandlung notwendigen 3–4 Wochen baut man die ursprünglich höhere Dosierung langsam ab, so daß man sich am Ende der Initialbehandlung schon der Erhaltungsdosis nähert. Der Erfolg der Initialbehandlung setzt mit großer Zuverlässigkeit bereits nach 5–6 Tagen ein, und zwar bessern sich zuerst die Symptome, die mit der erhöhten Kalorienproduktion, der Hyperzirkulation und der nervösen Überaktivität in Zusammenhang stehen, während diejenigen Erscheinungen, die durch den chronischen Exzeß an Schilddrüsenhormonen hervorgerufen werden, wie Hyperkalzämie und Myopathie, erst langsam verschwinden. Die endokrine Ophthalmopathie und die Dermopathie folgen ihren eigenen Gesetzmäßigkeiten. Am Ende der ersten Woche bessern sich Unruhe, Schlaflosigkeit, Wärmeintoleranz und die erhöhte Perspiratio. Der Heißhunger verschwindet; auch bessert sich das Allgemeinbefinden. Meist hört am Ende der ersten Woche die Gewichtsabnahme auf. Es folgt eine langsame Gewichtszunahme, die im Laufe von 7 Wochen in unserem Krankengut etwa 10% betrug. Allerdings bedarf es mehrerer Monate, um den eingetretenen Gewichtsverlust völlig auszugleichen. Die erhöhte Pulsfrequenz geht langsam im Laufe von 1–2

Tabelle 5.**11** – Fortsetzung

INN Allgem. Bezeichnung	Chemische Bezeichnung	Chemische Formel	Markenname/ Trivialname	Stärke pro Einheit	Firma	Mittlere Dosierung mg
Lithium-carbonat	Lithiumcarbonat	Li_2CO_3	Hypnorex Hypnorex Hypnorex	400 mg	Delalande, D Delalande, CH Delalande, B	
			Neurolepsin	300 mg	Kwizda, A	
Lithiumsulfat	Lithiumsulfat	Li_2SO_4	Lithium-Duriles	330 mg	Astra Chemicals, D	
			Lithiofor		Vifor, CH	
Lithium-acetat	Lithiumacetat	CH_3CH_2COOLi	Quilonum Quilonum retard	536 mg 450 mg	Dauelsberg, D Dauelsberg, D	800–1200
			Quilonorm Quilonorm		Schoeller Pharma, A Häusler, CH	unter der Kontrolle des Serumspiegels

Tabelle 5.**12** Äquivalenzdosen einiger Thiocarbamide und des Perchlorat

Carbimazol	1
Methimazol	1,5 – 2
Propylthiouracil	8 – 10
Perchlorat	50

Wochen zurück, wobei für die Beurteilung der eintretenden Wirkung die im Schlaf gemessene Pulsfrequenz wesentlich ist. In der 2.–4. Woche reguliert sich im allgemeinen auch der Herzrhythmus, wenn eine Tachyarrhythmie vorlag. Weiterhin läßt sich das Verschwinden der hyperthyreoten Symptome auch am Zurückgehen der Gefäßerscheinungen, des Schwirrens und der Geräusche über der Drüse feststellen. Wenn der Patient berichtet, daß er zum ersten Mal wieder gefroren habe, kann man sicher sein, daß die Euthyreose erreicht ist.

Zu diesem Zeitpunkt haben sich auch die Laboratoriumsbefunde normalisiert (PBJ, T_4- und T_3-Werte sowie der T_3-in-vitro-Test). Auch steigen die vorher niedrigen Cholesterinwerte langsam wieder an.

Die Dauer einer möglichen Latenzperiode ist durch das Ausmaß der in der Drüse vorhandenen Kolloidspeicher bedingt, die, wie erwähnt, durch vorherige Jodidzufuhr vergrößert werden können und bei Knotenkröpfen ohnehin groß sind. Diese Hormonvorräte sind im allgemeinen jedoch nach einigen Tagen abgegeben oder erschöpft, und zwar um so schneller, je kleiner die Drüse ist. Im gleichen Sinne wirkt die Beschleunigung des intrathyreoidalen Jodumsatzes nach Maßgabe des $PB^{131}J$ (188). Die Halbwertszeit des PBJ ist dem $PB^{131}J$ umgekehrt proportional; insofern ist also auch die Schwere des Krankheitsbildes von Bedeutung. Ausgangswerte des PBJ und des Grundumsatzes sind aber nicht maßgebend (83).

Um die Ausschüttung der Schilddrüsenhormone zu Beginn der Initialbehandlung einzudämmen (wie man dies mit Zufuhr von Jodid bewirken kann) wurde vorgeschlagen, während der ersten 10 Tage bei mittelschweren und schweren Hyperthyreosen Lithium in einer Dosis von 1500 mg als Lithiumacetat zuzusetzen. Die Notwendigkeit dieser Zusatztherapie wird allerdings noch diskutiert (s. auch S. 337) (77).

Begleittherapie mit Schilddrüsenhormonen

Sowohl während der Initial- als auch während der Dauertherapie besteht die Gefahr der Über- und Unterdosierung. Im ersten Fall würde man in den hypothyreoten Bereich eintreten, im zweiten Fall die hyperthyreoten Symptome nur unzureichend beseitigen. Eine Begleittherapie mit Gaben von Schilddrüsenhormonen hat sich deshalb bewährt und ist bei ambulanter Behandlung unbedingt erforderlich, und zwar ohne Rücksicht auf die besonderen Umstände. Sie soll spätestens bei Einsetzen der Euthyreose, besser aber schon vorher, etwa 10 Tage nach Beginn der Behandlung, erfolgen. Demgegenüber ist die Begleittherapie bei der stationären Initialbehandlung zwar erwünscht, aber nicht in gleichem Maße notwendig, da in diesem Fall die Kontrolluntersuchungen genügend häufig durchgeführt werden können. Manche Autoren beginnen erst mit der Begleittherapie, wenn sich die Schilddrüsenfunktion wieder supprimieren läßt. Sie verhindert eine Stimulation der TSH-Sekretion und damit eine unerwünschte Vergrößerung der Drüse. Sie soll mit 50–100 μg T_4 durchgeführt werden und die Dauertherapie einschließen. Bei der ambulanten Führung des Patienten verleiht sie große Sicherheit, hat allerdings den Nachteil, daß die T_4-Werte im Blut ihre Kontrollfunktion verlieren und das Einsetzen einer durch die Therapie bedingten hypothyreoten Phase verschleiert wird.

Dauerbehandlung

Nunmehr erfolgt die Dauerbehandlung mit einer graduellen Reduktion der Thiocarbamiddosis auf etwa $1/3$ des Ausgangswertes (s. Tab. 5.**11**). Sie soll etwa 10–12 Monate durchgeführt und dann abgebrochen werden. Manche Autoren sprechen sich aber auch für einen Abbruch zu einem früheren Zeitpunkt, z. B. nach

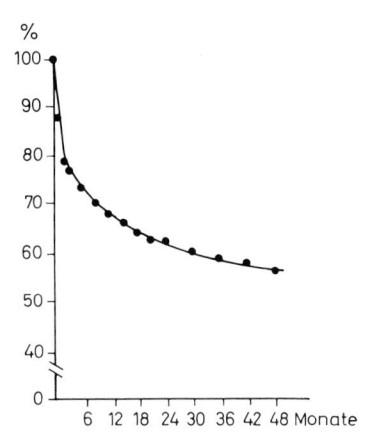

Abb. 5.26 Der Erfolg der Behandlung mit antithyreoidalen Substanzen bei einer Serie von 101 Patienten. Ordinate: Prozentsatz der Patienten, die sich in euthyreotem Zustand befinden. Abszisse: Zeit in Monaten nach Absetzen der Behandlung (nach *Solomon* u. Mitarb.).

6 Monaten aus (101). Wenn man die therapeutische Aktivität der einzelnen Präparate in Betracht zieht, so kann man auch während der Dauerbehandlung mit den verschiedenen, in der Tabelle aufgeführten Thiocarbamiden gleich gute Erfolge erzielen.

Dauererfolge und Dauerremissionen

Der Nachteil der Behandlung mit antithyreoidalen Substanzen ist darin zu sehen, daß diese Therapie nur in etwa 60% aller Fälle zu einer Dauerremission führt (allerdings auch nie eine definitive Hypothyreose zur Folge hat). Angesichts dieser Tatsache ist die Frage diskutiert, aber noch nicht beantwortet worden, ob es sich bei diesen Dauererfolgen nicht um die auch bei der unbehandelten Hyperthyreose zu beobachtenden spontanen Remissionen handelt (s. Tab. 5.9). Immerhin hätte die medikamentöse Therapie den Vorzug, den Patienten über diese Phase der Krankheit hinwegzuhelfen. Die Situation ist im Grunde dieselbe geblieben wie in der sorgfältigen Studie von SOLOMON u. Mitarb. (249, 250) (Abb. 5.26). 24% ihrer Patienten hatten einen Rückfall in den ersten 3 Monaten nach Absetzen der Therapie, 21% in der darauffolgenden Zeit, und 55% blieben wenigstens 4 Jahre nach Abschluß der Behandlung euthyreot. Bei den rückfälligen Patienten kann man durch eine zweite Behandlungsserie noch in 36% eine endgültige Remission erzielen; auch eine dritte Serie soll ganz ähnlich verlaufen. Allerdings wird die Zahl der Remissionen bei zwei- und dreimaliger Behandlung kleiner.
Relativ gute Erfolge ergaben sich bei der Nachuntersuchung des Düsseldorfer Krankengutes von 630 Fällen von Hyperthyreose durch HORSTER u. Mitarb. (124). 212 Patienten (= 34%) wurden medikamentös behandelt. Als Exazerbation galt, wenn innerhalb von 12 Monaten nach Absetzen der Therapie ein hyperthyreoter Schub erfolgte, als Rezidiv, wenn eine erneute Manifestation später als 1 Jahr nach Absetzen eintrat. 185 Patienten konnten nachuntersucht werden. Dabei ergab sich, daß 136 (= 74%) rezidivfrei geblieben waren. Bei 11 Patienten (= 6%) traten echte Rezidive auf, zum Teil post partum, zum Teil nach Abort oder bei Beginn des Klimakterium. Für diese Patienten war charakteristisch, daß die Struma persistierte. 8% der Patienten mußten später einer Operation, 7% einer Radiojodtherapie zugeführt werden.

In einer anderen Serie (258) befanden sich nach 5 Jahren 35% der Patienten in Remission, wobei die Rückfälle zu 80% in den ersten 2 Jahren, zu 50% in den ersten 9 Jahren nach Absetzen der Therapie erfolgten.

Im finnländischen Endemiegebiet führt eine Dauerbehandlung mit Thiocarbamiden kaum zum Erfolg. Sie wird deshalb auch nur in 4% aller Fälle angewandt, während die Radiojodtherapie an erster und die Operation an zweiter Stelle steht (152).

Nachbeobachtungen über einen langen Zeitraum unter Verwendung des TRH-Tests liegen nur vereinzelt vor. Bei einer Nachfolgestudie, die sich über den Zeitraum von rund 5,9–13 Jahre erstreckte, waren 59% der Patienten klinisch euthyreot und hatten normale T_4- und T_3-Werte und einen normalen TRH-Test. 16% erreichten bei klinischer Euthyreose einen noch negativen oder nicht sicher positiven TRH-Test; 13% hatten eine erhöhte TSH-Sekretion nach TRH, 6% einen erhöhten TSH-Spiegel basal und nach TRH, und 6% waren nach allen Kriterien hypothyreot. Da die Patienten mit hypothyreoten Anzeichen signifikant häufiger Schilddrüsenantikörper aufwiesen, muß man annehmen, daß es sich bei den letzten 3 Gruppen um schicksalsmäßig verlaufende thyreoiditische Begleiterscheinungen handelte (128).

Die Rückfälle, über die vor allen Dingen in den ersten 6 Monaten nach Absetzen der Therapie berichtet wird, sind in vielen Fällen durch mangelnde Sorgfalt bei der Therapie bedingt. Rezidive sind oft bei Patienten in endokrinen Belastungssituationen, wie dem Klimakterium, zu beobachten. Die oft unbefriedigenden Behandlungsergebnisse hängen zum Teil auch damit zusammen, daß es schwer ist, Patienten, deren Krankheitssymptome verschwunden sind, über ein weiteres Jahr in laufender Kontrolle zu halten. Reisen, interkurrente Infekte und andere äußere Umstände sind häufig Gründe für das vorzeitige Absetzen der Therapie. Mitunter fehlt es bei den Patienten auch an Intelligenz und Krankheitseinsicht. Bei solchen Patienten ist eine medikamentöse Behandlung auf längere Zeit nur schwer durchzuführen. Zudem gibt es Patienten, die nicht die notwendige Geduld aufbringen und die schnell wirkende Operation oder die Radiojodtherapie deshalb vorziehen.

Prognostische Möglichkeiten

Um einem unbefriedigenden Experimentieren zu entgehen, hat man in jüngerer Zeit durch Verschärfung der Auswahlkriterien bessere Erfolge zu erzielen versucht. So sollten alle Patienten von vornherein ausscheiden, die eine mehr als faustgroße Struma aufweisen. Ferner hat sich gezeigt, daß ein hohes PBJ, ein hoher Index des freien T_4 und eine hohe ^{131}J-Aufnahme die Therapiechancen deutlich verringern.

Von wesentlicher Bedeutung war, daß VAN DER LAAN

Abb. 5.27 Suppressibilität nach Langzeitbehandlung der Hyperthyreose mit antithyreoidalen Substanzen (nach Alexander u. Mitarb.) (5).

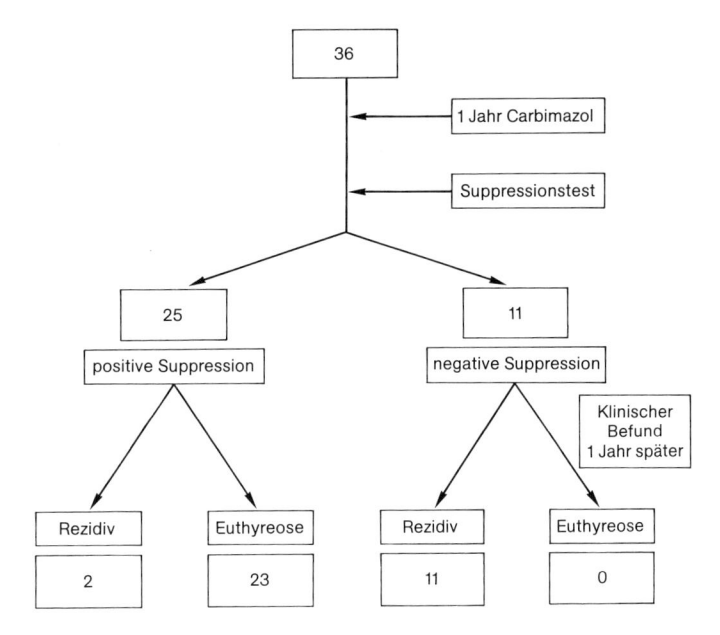

```
                        ┌────┐
                        │ 36 │◄──── 1 Jahr Carbimazol
                        └────┘
                           ▲
                           │◄──── Suppressionstest
                  ┌────────┴────────┐
               ┌────┐             ┌────┐
               │ 25 │             │ 11 │
               └────┘             └────┘
         positive Suppression  negative Suppression
                                                  Klinischer
                                                  Befund
                                                  1 Jahr später
          ┌──────┬──────┐       ┌──────┬──────┐
        Rezidiv Euthyreose    Rezidiv Euthyreose
          ┌──┐   ┌──┐           ┌──┐   ┌──┐
          │ 2│   │23│           │11│   │ 0│
          └──┘   └──┘           └──┘   └──┘
```

(150) und CASSIDY (44) den von WERNER inaugurierten Suppressionstest zur prognostischen Beurteilung während und nach dem Absetzen der Therapie einführten. Inzwischen wurde der Suppressionskurztest mit ^{132}J in der Frühphase der Radiojodaufnahme, nämlich 20 min nach i.v. Injektion, wegen der verminderten Strahlenbelastung und der Verkürzung der Versuchszeit eingeführt. Der Suppressionstest gilt in dieser Anordnung als negativ, wenn der ^{132}J-Aufnahmewert nach 20 min mehr als 8% der Dosis beträgt (101). Der so durchgeführte Suppressionstest scheint die bisher beste Vorhersage der Langzeitergebnisse bei der Behandlung der Hyperthyreose zu ermöglichen. Über Suppressibilität und Rezidivhäufigkeit orientiert die Abb. 5.27 (5). Nach den Untersuchungen von HAKKENBERG am Düsseldorfer Krankengut (102) findet sich bei einem positiven Suppressionstest eine Rezidivhäufigkeit von 25%, bei fehlender Suppressibilität aber eine Rezidivhäufigkeit von 70%. (Ähnlich günstige Beurteilung der Aussagekraft bei WEAVER [278]; eine zurückhaltende Beurteilung von LOWRY [166]). In praxi geht man so vor, daß man nach 6–9 Monaten einen Auslaßversuch macht und den Suppressionstest vornimmt. Ist er nicht eindeutig, so wird die Behandlung fortgesetzt und eine Kontrolle nach 3 Monaten vorgenommen. Ist er aber negativ und findet man auch noch andere Faktoren, die die Prognose ungünstig beeinflussen, so sollte man zu einer definitiven Therapie, die entweder in einer Operation oder einer Radiojodbehandlung besteht, übergehen. Auf diese Weise läßt sich die Therapiedauer auf 6–12 Monate begrenzen, was u.a. auch eine Kostenersparnis bedeutet (101, 102, 211, 212, 214).

Demgegenüber hat der TRH-Test die Erwartungen, die man in ihn zur Beurteilung der Rezidivhäufigkeit gesetzt hatte, nicht erfüllt. Es ließ sich zeigen, daß eine Dissoziation zwischen Suppressibilität und dem Ausfall des TRH-Tests besteht (80, 244) und daß der TRH-Test lange Zeit nach Erreichen der Euthyreose bei normalen T$_4$- und T$_3$-Werten als Ausdruck einer anhaltenden Suppression des Hypophysenvorderlappens negativ bleiben kann (78, 105, 107, 154, 157, 190).

Dabei ist zu berücksichtigen, daß die Suppression der thyreotropen Funktion angesichts der starken Empfindlichkeit dieser Funktionsprobe durch ganz geringe Anhebungen der Schilddrüsenhormonkonzentrationen im Blut erfolgt. Diejenigen Patienten, die einen negativen TRH-Test zeigen, lassen eine Suppression des TSH-Spiegels durch eine Einzelgabe von T$_4$ erkennen. Der Reglermechanismus ist also intakt (108). Jedenfalls muß man annehmen, daß auch bei Erreichen einer klinischen Euthyreose die Hyperthyreose in subklinischer Form noch lange bestehen bleibt (38, 70).

Ein wichtiger Parameter bei der Beurteilung der Behandlung ist der T$_3$-Spiegel im Serum, da er besser mit dem klinischen Status korreliert als der T$_4$-Spiegel, der u.U. schon auf normale oder subnormale Werte abgesunken sein kann, wenn die T$_3$-Werte bei bereits bestehender Euthyreose noch leicht erhöht sind. Unter der Therapie mit Thiocarbamiden kann der T$_4$/T$_3$-Quotient absinken (24). Außerdem zeigen persistierende erhöhte T$_3$-Werte den bevorstehenden Rückfall an. Die T$_3$-Bestimmung ist aber nur als eine Ergänzung zur T$_4$-Bestimmung aufzufassen. Die Erhöhung geht manchmal wochenlang dem Rezidiv voraus, wobei die Erhöhung jedoch auch passager auftreten kann. Als einziger Parameter ist die T$_3$-Bestimmung nicht geeignet, da erhöhte Werte zur Überbehandlung verleiten können (221). Die Altersabhängigkeit des T$_3$-Spiegels muß zudem immer berücksichtigt werden.

Bei einer medikamentösen Langzeittherapie sollen hohe T$_3$- und hohe Thyreoglobulinwerte (RIA) vor Beginn der Behandlung für die Wahrscheinlichkeit eines Rezidivs, abfallende Thyreoglobulinwerte während der Therapie für eine wahrscheinliche Remission sprechen (268). Eine noch nicht gesicherte Bedeutung für die Beurteilung des Therapieverlaufs haben jedoch die Titer der destruktiven Antikörper und der TSI. So können sich mittelhohe Titer von Antikörpern gegen Thyreoglobulin (TRC-Test) während der Behandlung normalisieren, wogegen stark erhöhte TRC-Titer und Titer gegen Mikrosomen unverändert hoch bleiben (148). Hohe TRC-Titer finden sich bei stark pathologischen Suppressionstesten; bei niedrigeren Titern sind die Suppressionsteste weniger stark pathologisch oder auch positiv. Eine gewisse Parallelität ergibt sich im Laufe der Behandlung, da der Suppressionstest bei hohen TRC-Titern negativ bleibt (101). Auch in einer anderen Serie ließ sich nachweisen, daß bei den nicht supprimierbaren Kranken mit hohen TRC-Titern die Neigung zu Rückfällen besonders hoch war (65, 66). Die prognostische Bedeutung schilddrüsestimulierender Antikörper kann noch nicht abschließend beurteilt werden (52). Auch die Auswertung der thymusabhängigen (T-)Lymphozyten erlaubt keine Aussage zur Prognose während einer Behandlung mit Thiocarbamiden (102). Die anfängliche Hoffnung, im LATS-Titer einen Anhalt für die Prognose der Erkrankung während der Behandlung zu finden (3), hat sich nicht bestätigt. Eine Beziehung zwischen Ausfall des Suppressionstestes und LATS-Titer ist nicht vorhanden. LATS kommt vielmehr in gleicher Weise bei Supprimierbaren und Nichtsupprimierbaren vor (47, 101, 113). Zwischen Remission und ihrer Abwesenheit besteht (nach Maßgabe des c-AMP-Stimulationstests) eine Korrelation (245). Jedoch läßt sich nur in etwa der Hälfte der mit Carbimazol behandelten Kranken nach Absetzen der Therapie durch Persistenz des LATS-P der eintretende Rückfall vorhersagen (105 a, s. auch 52, 75 a und S. 200).*

Bei HLA-B 8-positiven Patienten tritt ein Rezidiv 1,8mal häufiger auf als bei HLA-B 8-negativen Patienten. Es wurde bereits diskutiert, ob man die Patienten mit positiven Befunden von der Therapie mit antithyreoidalen Substanzen ausschließen soll (127).

Zusammenfassend kann man feststellen, daß bei Absetzen der Behandlung mit Thiocarbamiden ein positiver Suppressionstest, ein niedriger Antikörper- und TSI-Spiegel und eine normalisierte Radiojodaufnahme die Prognose als günstig erscheinen lassen. Sind diese Vorbedingungen nicht gegeben, so sollte man nach 12monatiger Behandlung den Patienten einer definitiven Therapie, d.h. einer Operation oder einer Radiojodbehandlung, je nach Umständen, zuführen (101), wobei zu betonen ist, daß dem Suppressionstest die größere Bedeutung zukommt. Die Befunde über den TRH-Test zeigen, daß der Reglermechanismus noch lange nach Eintritt der Euthyreose pathologisch und somit zur Prognosestellung nicht herangezogen werden kann. Die das Krankheitsbild der Hyperthyreose vermutlich erzeugenden autoimmunologischen Prozesse selbst werden durch die medikamentöse Therapie nicht beeinflußt.

Unerwünschte Nebenwirkungen der Therapie mit Thiocarbamiden

Bei der Behandlung mit Thiocarbamiden ergibt sich eine nicht unerhebliche Zahl von unerwünschten Nebenwirkungen, die aber nur selten schwerwiegender Natur sind. Bei der Indikationsstellung zu dieser Behandlung muß man die negativen Auswirkungen gegenüber den positiven Möglichkeiten sorgfältig abwägen. Die Nebenerscheinungen, die mit dem Wirkungsmechanismus und der Beeinflussung des Reglermechanismus in Zusammenhang stehen, wie Kropfbildung durch vermehrte TSH-Ausschüttung und Übergang in eine Hypothyreose infolge Überdosierung, sind von den eigentlichen Nebenerscheinungen abzugrenzen, da sie die Frage der Dosierung berühren. Die hier interessierenden Nebenwirkungen sind zum größten Teil allergischer, zum kleineren Teil aber vielleicht auch toxischer Natur, so z.B. die Einwirkung auf die Stammzellen des Knochenmarks, die wahrscheinlich mit der Peroxidasehemmung in Zusammenhang stehen. Möglicherweise liegt aber auch hier ein allergischer Mechanismus zugrunde. Es ist vielfach versucht worden, die möglichen Nebenwirkungen der einzelnen Präparate in Prozentzahlen anzugeben. Gegen dieses Vorgehen spricht jedoch, daß es sich gewöhnlich um Sammelstatistiken und nicht um prospektive Studien handelt, so daß dem Prozentsatz immer ein Unsicherheitsfaktor anhaftet. Er kann deshalb nur pauschal angegeben werden.

Ein wesentlicher Rückgang der Nebenerscheinungen war zu verzeichnen, als man von den ursprünglich verwendeten Substanzen, z.B. zum Thiouracil, abging. Die jetzt gebräuchlichen Präparate sind wesentlich besser verträglich.

Eine absolute Kontraindikation stellt das Auftreten einer aplastischen Anämie, einer ernsten Granulozytopenie oder einer thrombozytopenischen Purpura dar. Man beobachtet sie zumeist in den ersten 30–60 Tagen der Behandlung (250, 286). Eine weitere Kontraindikation stellt das Auftreten eines cholostatischen Ikterus dar. Die Ansicht, daß die Behandlung mit Thiocarbamiden die Entstehung eines Schilddrüsenkarzinoms induzieren könnte, darf als überholt gelten.

Im übrigen ist das Erscheinungsbild der meist allergischen Nebenerscheinungen außerordentlich bunt. Die Möglichkeiten sind in der Tab. 5.**13** dargestellt. Am Magen-Darm-Kanal können Übelkeit, nachhaltiger schlechter Geschmack, Erbrechen, Durchfälle, Stomatitis und Pharyngitis beobachtet werden. Diese Erscheinungen gehen vielfach spontan zurück und können mit einem Antazidum behandelt werden. Drogenfieber, Gelenkschmerzen und -schwellungen sowie Muskelschmerzen ebenso wie die zahlreich auftretenden Hauterscheinungen in Form von Exanthemen usw. erfordern einen Wechsel des Präparates. Begleiterscheinungen am Nervensystem, wie Polyneuropathie, sensoneurale Gehörschäden (247) sollten ebenfalls das Absetzen oder das Wechseln des Präparates zur Folge haben. Schwellungen der Speicheldrüse und Begleiterscheinungen am Pankreas kommen gelegentlich vor. Desgleichen Lymphknoten- und Milzschwellungen. Auch ein Lupus erythematodes ist als Ausnahmeereignis einmal beobachtet worden (247), ebenso an den Augen des Auftreten einer Keratitis und einer Konjunktivitis.

Ernstere Stammzellenschäden des Knochenmarks sind selten und liegen unter 0,25%. In diesen Fällen ist die auch sonst übliche Behandlung mit Transfusionen, Corticosteroiden und Antibiotika angezeigt. Das

---

* Zur Frage, ob die Thiocarbamide an sich eine immunsuppressive Wirkung haben, s. 275.

Tabelle 5.13 Unerwünschte Nebenwirkungen bei der Behandlung mit Thiocarbamiden

Abdominelle Erscheinungen	Arzneimittelfieber	Haut
Übelkeit		Arzneimittelexantheme
Erbrechen		Erythem
Diarrhoen		Dermatose
Stomatitis		Urtikaria
Pharyngitis		Erythema nodosum
Cholostatischer Ikterus		
Lymphatisches System	**Nervensystem**	**Vergrößerung der Speicheldrüse**
Generalisierte Lymphadenopathie	Polyneuropathie	Pankreasschäden
Vergrößerung der Milz	Innenohrschäden	
Augen	**Schädigung der Stammzellen des Knochenmarks**	
Keratitis	Aplastische Anämie	
Konjunktivitis	Leukopenie	
	Agranulozytopenie	
	Thrombozytopenie	

Krankheitsbild tritt meistens überraschend auf; ihm ist auch nicht mit Leukozytenzählung, zweimal wöchentlich in den ersten Wochen der Behandlung, zu begegnen. Die sonst zu beobachtenden leichteren Granulozytopenien (ca. 3%) bilden sich meist spontan zurück. Auch hier kommt ein Wechsel des Präparates in Frage. Wenn der Eindruck entsteht, daß es sich bei den erwähnten Nebenerscheinungen um eine ernste Situation handelt, die Behandlung aber nicht abgebrochen werden darf, so ist als Ausweichpräparat das Perchlorat (S. 336) zu empfehlen oder auch der Übergang auf eine Radiojodtherapie.

Das Ausweichen auf die operative Behandlung ist nur dann möglich, wenn die Euthyreose durch die medikamentöse Behandlung schon erreicht ist und die am Ende dieser präoperativen Therapie zu empfehlende Jodidgabe einsetzen kann. Im allgemeinen scheidet die Operation aber eben wegen der notwendigen *medikamentösen Operationsvorbereitung* aus, es sei denn, man bereitet mit hohen Dosen von Jodid in Form von Endojodin vor, wie dies BAY 1976 berichtet hat (21), was aber mit Zurückhaltung zu beurteilen ist.

Allerdings muß auch die alleinige Vorbereitung mit antithyreoidalen Substanzen vermieden werden, da die Drüse unter dieser Behandlung stark vaskularisiert, brüchig wird und bei der Operation leicht blutet. Dies kann man jedoch dadurch vermeiden, daß man in den letzten 10 Tagen vor der Operation Kaliumjodid in der auf S. 354 beschriebenen Weise, nämlich 6 mg/d zu dieser Behandlung hinzufügt. Die Drüse speichert jetzt wieder ein hormonarmes Kolloid; sie wird fest und prall und läßt sich gut resezieren. Dieses Verfahren hat sich in fast allen Schilddrüsenzentren durchgesetzt, nachdem BARTELS (19, 20) über hervorragende Operationsergebnisse berichtete (insgesamt 2600 Patienten mit nur 5 [= 0,19%] Todesfällen).

Die Vorbehandlung kann mit allen antithyreoidalen Substanzen außer dem Kaliumperchlorat (d.h. mit Thiocarbamiden) durchgeführt werden. Das letztere würde das in der Schlußphase notwendigerweise zugeführte Jodid wieder eliminieren. Die Dauer der Vorbereitung richtet sich nach dem klinischen Befund und den Daten des Laboratoriums. Bei hyperthyreoten Knotenstrumen nimmt sie mehr Zeit in Anspruch, ebenso bei sehr großen diffusen Strumen.

In seltenen Fällen kann es unter der Einwirkung hoher Jodidgaben zu einer Vergrößerung der Schilddrüse und sogar zu einer Hypothyreose kommen. Man muß annehmen, daß in diesen Fällen ein Defekt des homöostatischen Reglermechanismus auf genetischer Basis vorliegt. Dazu s. S. 326 u. 334 (192, 200, 254).

Während der Behandlung mit Thiocarbamiden und nach Erreichen der Euthyreose können die Gesamtaktivität der alkalischen Phosphatase, insbesondere die Knochenphosphatase-Isoenzyme, ansteigen, was auf die jetzt einsetzende gesteigerte Aktivität der Osteoblasten im Rahmen der osteopathischen Prozesse bei der Hyperthyreose zurückzuführen ist (199).

Im übrigen muß der Patient über die möglichen Nebenwirkungen aufgeklärt werden, damit seine Reaktion schnell erfolgt. So ist in den ersten Wochen eine Leukozytenzählung zweimal wöchentlich ratsam (144, 146, 157, 199).

Nachteile und Vorteile der Behandlung mit Thiocarbamiden

Gegen diese Therapie spricht, daß sie in 40% keine Dauerverhältnisse schafft und daß die Patienten schließlich doch noch einer anderen definitiven Therapie zugeführt werden müssen. Demgegenüber spielen die unerwünschten Nebenerscheinungen eine geringere Rolle, ebenso daß ernste Vorkommnisse selten und die übrigen durch Reduktion der Dosis oder Wechseln des Präparates zu beherrschen sind. Gegen die Therapie spricht weiterhin, daß diese Stoffe über lange Zeit unter stetiger Kontrolle und Überwachung einzunehmen sind und daß der Arzt sehr auf Disziplin und Kooperation des Patienten angewiesen ist.

Die Vorzüge sind auf der anderen Seite darin zu sehen, daß eine posttherapeutische Hypothyreose, die man bei Radiojodtherapie und operativer Behandlung in einem erheblichen Prozentsatz findet, nicht vorkommt. (Tritt sie ein, so handelt es sich um den schicksalsmäßigen Ablauf einer zu Beginn hyperthyreoten Immunthyreoiditis, was aus der hohen Inzidenz der Schilddrüsenantikörper hervorgeht [127]). Operation und ihre Komplikationen können vermieden werden. Von Bedeutung ist auch die Flexibilität und die Reversibilität der Wirkung. Unterbricht man die Behandlung, so ist die normale Anatomie und Funktion der Schilddrüse wiederhergestellt. Bei Neuerkrankungen empfiehlt es sich, die Thiocarbamidtherapie anzuwenden, um sich die Entscheidung für eine weitere definitive Therapie offenzuhalten. Bei einigen oben erwähnten Verlaufsformen und bei einer Hyperthyreose in der Schwangerschaft ist die Thiocarbamidtherapie ohnehin die Therapie der Wahl. Liegt eine endokrine Ophthalmopathie vor, so ist diese Behandlung besonders schonend.

Die Gesamtkosten der Therapie, für die Dauer von 2 Jahren berechnet, dürften beim jetzigen Konjunkturstand nach einer Schätzung von SCRIBA (229) etwa 1200 DM betragen und vielleicht sogar ein wenig billiger sein als die operative und die Radiojodtherapie.

Zusammenfassung der Indikationen und Kontraindikationen

Zur Indikation und Kontraindikation bei der Behandlung mit Thiocarbamiden können zusammenfassend folgende Gesichtspunkte angeführt werden (s. auch [198]):

Indikation

– Die Hyperthyreose bei Kindern und Jugendlichen. Hier kommt nur eine Behandlung mit antithyreoidalen Substanzen in Frage, sofern es sich nicht um einen hyperthyreoten Knotenkropf handelt, insbesondere, wenn er zu Kompressions- oder Verdrängungserscheinungen Anlaß gibt oder so groß ist, daß eine Rückbildung nicht zu erwarten ist. Thiocarbamide sollten besonders bei der Pubertäts-Hyperthyreose verwendet werden, da es sich oft um phasenhafte Verlaufsformen handelt und die Hyperthyreose nach einiger Zeit wieder abklingt. Die Flexibilität dieser Therapie entspricht der Situation, da sie keine endgültigen Verhältnisse schafft. Eine Behandlung mit Radionucliden ist in diesem Alter kontraindiziert.
– Die kleine diffuse hyperthyreote Struma bei Erwachsenen, diesseits des 35.–40. Lebensjahres, wenn die Hyperthyreose einen milden Verlauf zeigt. Hier ergeben sich gute Dauererfolge.
– Die Kombination einer Hyperthyreose mit einer Kardiopathie bei Kranken vor dem 35.–40. Lebensjahr (S. 244). Eine operative Behandlung ist angesichts der bestehenden Komplikationen nicht indiziert. Die Behandlung mit antithyreoidalen Substanzen führt meist zu einer Besserung, vor allem auch der kardialen Erscheinungen. Diese Kombination findet sich allerdings gewöhnlich in einem höheren Lebensalter. In diesem Falle kommt nur die Behandlung mit Radionucliden in Frage, wobei man eine (allerdings seltene) Exazerbation mit antithyreoidalen Stoffen und Corticosteroiden abfangen kann.
– Die klimakterische Hyperthyreose. In diesem Lebensabschnitt werden Hyperthyreosen häufig beobachtet. Dies betrifft nicht nur das natürliche Klimakterium, sondern auch die Folgen einer Kastration. Mitunter kann man diese Krankheitsformen auch durch Oestrogenzufuhr bessern.
Wie bei der Pubertät handelt es sich hier häufig um temporäre Erscheinungen, die nach einiger Zeit spontan abklingen. Die Therapie mit Thiocarbamiden ist auch hier deshalb angezeigt, weil sie keine endgültigen Verhältnisse schafft. Eine subtotale Resektion kommt nur bei Vorliegen von größeren Knotenkröpfen, eine Therapie mit Radionucliden bei ernsten anhaltenden krankhaften Erscheinungen in Frage.
– Die Hyperthyreose bei Vorliegen einer Gravidität (S. 284).
– Die Operationsvorbereitung bei der subtotalen Resektion in Verbindung mit Jodidgabe (S. 253).
– Rezidiv nach subtotaler Resektion. Ist es zu dem Rezidiv vor dem 35.–40. Lebensjahr gekommen, so sollte man einen Versuch mit einer medikamentösen Behandlung machen. Sind die Patienten älter, kommt eine Behandlung mit Radionucliden in Frage, da ein Erfolg mit größerer Sicherheit eintritt. Allerdings ist die Hypothyreosequote in diesem Fall besonders hoch. Eine zweite Operation empfiehlt sich nicht, da Komplikationen ungleich häufiger als bei der Erstoperation auftreten. Ist es beim Rezidiv zur Bildung eines hyperthyreoten Knotens gekommen, so ist die Behandlung mit Radionucliden indiziert.

Relative Indikation

– Bei großen diffusen hyperthyreoten Strumen kann man mit der antithyreoidalen Therapie nur gute Anfangserfolge, aber keine endgültige Remission erzielen. Deshalb wird man vor dem 35.–40. Lebensjahr die chirurgische, danach die Radionuclidtherapie wählen. Nur bei Kindern und Jugendlichen kommt die antithyreoidale Therapie in Frage, insbesondere dann, wenn objektive Gründe gegen eine Operation sprechen oder die Operation abgelehnt wird. Ist nach Einsicht und Intelligenz des Patienten nicht mit einer kooperativen Einstellung zu rechnen, so ist überhaupt nur die chirurgische Behandlung zu wählen. Natürlich kann man einen Versuch mit einer medikamentösen Therapie unternehmen, da sie die Möglichkeit der Operation offenläßt. Vor einer Radionuclidtherapie muß das Medikament für 2 Wochen abgesetzt werden, um die Jodaufnahme der Schilddrüse nicht zu blockieren.
– Die kleine mehrknotige hyperthyreote Struma. Wenn auch hier in jüngerem Alter noch eine relative Indikation zur medikamentösen Behandlung besteht, so sind die Aussichten auf Erfolg jedoch gering, so daß die chirurgische Therapie vorzuziehen ist. In höherem Alter kommt nur die Therapie mit Radionucliden in Frage.
– Eine weitere relative Indikation besteht als Intervallbehandlung nach einer therapeutischen Gabe von Radionucliden, um hyperthyreote Erscheinungen in einer Phase zu überbrücken, in der die Euthyreose noch nicht eingetreten ist.

Kontraindikation

– Jenseits des 40. Lebensjahres besteht keine Indikation zur medikamentösen Behandlung. Hier ist in jedem Fall die Behandlung mit Radionucliden vorzuziehen, die ihrerseits bei größeren hyperthyreoten

Strumen oder bei Kompression und Verdrängungserscheinungen der Nachbarorgane in der chirurgischen Therapie eine Konkurrenz hat, besonders, wenn ein substernaler oder intrathorakaler Anteil vorhanden ist.
- Das gleiche gilt von großen, ein- oder mehrknotigen Strumen in jüngeren Jahren, die ebenfalls operiert werden sollten.
- Das toxische Adenom. Es ist der Therapie mit antithyreoidalen Substanzen nicht zugängig und wird in jüngeren Jahren chirurgisch, nach dem 35.–40. Lebensjahr mit Radionucliden behandelt. Im allgemeinen wird jetzt der Operation der Vorzug gegeben.
- Ernsthafte Nebenerscheinungen, insbesondere in Form einer Agranulozytose.

Behandlung mit Jodid

Es handelt sich um das älteste Behandlungsverfahren. Nachdem schon v. BASEDOW Versuche unternommen, aber nicht als befriedigend angesehen hatte, wurde die Jodbehandlung von NEISSER (194) sowie von LOEWI u. ZONDEK (164) empfohlen und schließlich von PLUMMER (205) in die Therapie der Hyperthyreose eingeführt. In den USA hat sie sich, auch als chronische Behandlungsform, zum Teil bis heute noch erhalten; allerdings sieht man auch dort die Nachteile dieser Therapie jetzt ein. In Europa war sie das einzige präoperative Behandlungsverfahren bis zur Einführung der antithyreoidalen Substanzen. Inzwischen hat man die Nachteile und Gefahren erkannt und verwendet das Jodid nur noch gemeinsam mit den Thiocarbamiden zur Operationsvorbereitung, außerdem in Gefahrenfällen wie der hyperthyreoten Krise.

Die Physiologie des Stoffwechsels ist auf S. 53 dargestellt. Hier sei auf einige für die Hyperthyreosebehandlung wichtige Daten hingewiesen. Bei einem Joddefizit spielt das Jod vor allen Dingen die Rolle des unzureichend vorhandenen Substrates. Die Aufnahme wird über den Reglermechanismus beschleunigt. Erzeugt man durch Jodidgaben jedoch einen Überschuß, so kommt es bei nur geringen Gaben zu einer verstärkten Organifizierung des Jod mit einer Anhäufung von organischen Verbindungen in der Schilddrüse. Bei großen Gaben wird die Organifizierung und damit die Synthese der Hormone gehemmt (sog. Wolff-Chaikoff-Effekt). Bei diesen Vorgängen spielt der Reglermechanismus keine Rolle; vielmehr ist die Jodkonzentration in der Drüse maßgebend, d.h. es handelt sich um eine Autoregulation in der Schilddrüse selbst.

WOLFF (291) hat gezeigt, daß im Überschuß auch der Jodidtransport ebenso wie die Rezirkulation des nichthormonalen Jod gehemmt wird. Bei plötzlicher großer Gabe, wie z.B. durch Lugolsche Lösung oder durch Endojodin, kommt es aber zu einer akuten Sekretionshemmung (Blockade der Hormonabgabe); die Wirkung tritt schnell ein. Nach 4–11 Tagen fällt das T_4 um 46% und das T_3 um 47% ab (68). Diesen Effekt hatte man früher durch die PBI-Bestimmung nicht in gleich sicherer Weise feststellen können. (Neuerdings wird auch die Frage diskutiert, ob es einen direkten hemmenden Einfluß der Schilddrüsenhormone auf die Schilddrüse selbst gäbe [80]). Daß bei diesem akuten Hemmeffekt auf die Hormonsekretion die TSH-Funktion keine Rolle spielt, geht u. a. auch daraus hervor, daß man mit Jodid auch die Hormonabgabe beim TSH-unabhängigen autonomen Adenom hemmen kann.

Zur Blockierung der Hormonabgabe s. auch S. 294.

Bei der Hyperthyreose ist der Wirkungseintritt prompt und sicher. Subjektive Krankheitszeichen normalisieren sich innerhalb weniger Tage, manchmal in 24 Stunden; in 8–10 Tagen ist die klinische Besserung deutlich. Grundumsatz und Hormonwerte im Blut sinken ab. Die Cholesterinwerte steigen an. Damit verbunden ist auch eine Verminderung der bei der Hyperthyreose stark erhöhten Durchblutung; es kommt wieder zur Anhäufung von Kolloid in den Follikeln, die Menge des organischen Jod steigt an, die Schilddrüsenzellen werden kleiner. Die Drüse wird insgesamt fester und härter. Es entstehen also günstigere Voraussetzungen für eine Operation. Die Wirkung tritt so konstant ein, daß man die probatorische Jodidgabe in den USA vielfach zu diagnostischen Zwecken verwendet hat, was aber natürlich nicht zu empfehlen ist.

Die Jodidmedikation eignet sich nicht zur Dauerbehandlung, da nur eine temporäre Besserung zustande kommt. Schon KOCHER (143) hat darauf aufmerksam gemacht, daß bei euthyreoten Strumen eine plötzliche akute Verschlimmerung einsetzen kann, die in die deutsche und angelsächsische Literatur unter der Bezeichnung „Jod-Basedow" eingegangen ist. Eine definitive Heilung der Hyperthyreose tritt nicht ein. In zeitlichen Abständen, die man nicht vorhersagen kann, bildet sich der hyperthyreote Ausgangszustand wieder zurück, ja es kann eine Exazerbation, die bis zur hyperthyreoten Krise gehen kann, eintreten (Einzelheiten darüber im Kap. Jodinduzierte Hyperthyreose S. 314. Zur Erörterung steht die Frage, ob es sich auch einmal um eine spontane Exazerbation einer nicht völlig beherrschten Hyperthyreose handelt oder ob durch die Jodidzufuhr eine latente hyperthyreotische Stoffwechsellage zum Ausbruch kommt. Wie wenig zuverlässig die alleinige Jodbehandlung ist, geht auch daraus hervor, daß bei der früher allein geübten präoperativen Behandlung mit Lugolscher Lösung postoperative hyperthyreote Krisen nicht selten waren, während sie bei der jetzt geübten kombinierten Behandlung mit Thiocarbamiden und anschließender Jodidbehandlung nicht mehr beobachtet werden. In jedem Fall hat man die Dauerbehandlung der Hyperthyreose mit Jodid zu Recht verlassen. Das gleiche gilt auch für Jod in organischer Bindung, z.B. als Agontan oder Endojodin. Diese organischen Jodverbindungen wirken dadurch, daß sie im Organismus durch Dejodierung sehr schnell Jodid freisetzen und daß dieses seinerseits seine Wirkung auf die Schilddrüse entfaltet. Pathophysiologisch und klinisch entspricht die Wirkung von großen Jodidgaben dem, was man beim plötzlichen Hormonentzug einer vorher substituierten Hypothyreose oder bei der subtotalen Resektion einer hyperthyreotischen Schilddrüse sieht. Bei allen drei Ereignissen hört die Hormonversorgung akut auf. Wird, wie in den USA noch vielfach geübt, eine langdauernde Therapie mit Jodid bei der Hyperthyreose

Tropfenzahl	Deutsche Lugol-Lösung mg J	Amerikanische Plummer-Lösung mg J	1%ige KJ-Lösung mg J	Tabelle 5.**14** Jodgehalt einiger Medikamente in mg (nach *Grab*)
1	1,3	6,3	0,4	
3	3,8	19,0	1,1	
5	6,3	31.6	1,9	
10	12,6	63,2	3,8	
16			6,0	

	100 mg	Dijodtyrosin	enthalten	58 mg J
	1 Dragée	Jobramag	enthält	10 mg J
	1 ml	Endojodin	enthält	118 mg J
	1 Tabl.	Astrumin	enthält	77 µg J

Lugolsche Lösung: 1 g J + 2 g KJ, Wasser ad 100 ml.
Plummersche Lösung: 5 g J + 10 KJ, Wasser ad 100 ml.

durchgeführt, so kann man die allenfalls auftretende unsichere Wirkung wohl nicht mehr mit einer Sekretionshemmung allein erklären. In diesen Fällen muß auch die erwähnte Synthesehemmung eine Rolle spielen (91).
Anwendungsform und Dosierung. Es ist gleichgültig, ob man das Jod in anorganischer oder in organischer Form verabfolgt. Die organischen Verbindungen werden durch die Dejodasen des Körpers sehr schnell in Jodid umgewandelt, so daß es als solches wirksam wird. Die tägliche Menge beträgt 6 mg, eine Dosis, die nur bei der Behandlung der hyperthyreotischen Krise überschritten werden sollte. Die Tab. 5.**14** zeigt den Jodgehalt einiger Medikamente in mg. Die noch weithin in Gebrauch befindliche Lugolsche Lösung (elementares Jod löst sich leicht in wäßriger Jodkalilösung) ist sowohl in ihrer deutschen wie in ihrer stärkeren amerikanischen Form überflüssig. Auch das Jod der Lugolschen Lösung wird im Organismus zu Jodid reduziert. Am besten verwendet man eine 1%ige Jodkalilösung, bei der in 16 Tropfen etwa 6 mg Jod enthalten sind, oder auch die entsprechende Menge in Kapseln oder Tabletten.

Monovalente Ioneninhibitoren

Es gibt eine Reihe von Substanzen, die in Kompetition zum Jodidion im Bereich der Schilddrüsenfunktion stehen, monovalente Anionen, die den Jodidionen vergleichbar sind und auch etwa dieselbe Größe aufweisen. Unter ihnen hat nur das Perchlorat klinische Bedeutung erlangt.
Am längsten bekannt ist das Thiocyanat (Rhodanid; SCN^-), das zuerst von WYNGAARDEN u. Mitarb. (293) genauer untersucht wurde, nachdem BARKER (17) das Thiocyanat in die Behandlung der Hypertension eingeführt hatte. Er stellte als erster die strumigene Wirkung und eine Herabsetzung des Grundumsatzes fest. Erst später wurde bekannt, daß auch bei gewerblicher Beschäftigung mit Thiocyanat Kröpfe entstehen können (106). Ähnliche Ergebnisse ließen sich an der Schilddrüse im Tierversuch feststellen (151, 292). Perrhenat (ReO_4^-) und Tetrafluorobat (BF_4^-) sowie Pertechnetat (TcO_4^-) werden ebenfalls in der Schilddrüse gespeichert, dabei aber nicht metabolisiert. Für das Pertechnetat hat sich insofern eine Anwendungsmöglichkeit gegeben, als man es mit dem Isotop ^{99m}Tc markieren und damit in der Szintigraphie verwenden kann.

Das Thiocyanat wurde von REINWEIN u. IRMSCHER (215) näher untersucht. Es ist wie Jodid in der Lage, den Einbau organischer Verbindungen zu verhindern, den Hormonspiegel zu reduzieren und über den Reglerkreis zu einer Hyperplasie der Schilddrüse zu führen. Dies steht aber zurück gegenüber der Wirkung auf den Jodidtransportmechanismus, der durch hohe Serumkonzentrationen inhibiert wird. Allerdings läßt sich eine vollständige Blockade nicht erzielen. Auch bleibt die Jodidausscheidung durch die Nieren unverändert. Das Thiocyanat wird in der Schilddrüse nicht gespeichert, wohl aber metabolisiert. Bei Rauchern findet man einen erhöhten Gehalt im Blut.

Die primäre Wirkung bei allen diesen Substanzen ist offenbar der Substratverlust durch die Transportbehinderung; sekundär kommt es dann zur Hemmung der Hormonsynthese und zur Einwirkung auf den Reglermechanismus.
Klinische Bedeutung hat neben dem Pertechnetat nur das Perchlorat (ClO_4^-) gewonnen. Auch hier erfolgt die wesentliche Wirkung durch Hemmung des Transportmechanismus des Jodid; sekundär ist die Einwirkung auf die Hormonsynthese infolge Substratmangels, so daß sich diese Substanz als antithyreoidales Medikament verwenden läßt. Die vorher vorhandenen Hormon- und Jodidspeicher der Schilddrüse werden entleert; der Jodgehalt der Schilddrüse sinkt ab. Da aber die Organifizierung des Jod in der Schilddrüse äußerst schnell erfolgt, sind die normalerweise vorhandenen Speicher nicht groß, so daß man durch Perchlorat auch nur relativ wenig Jod aus der Schilddrüse entfernen kann. Anders ist es beim sporadischen Kretinismus, bei dem sich nichthormonelle Jodverbindungen in der Schilddrüse in starkem Maße anreichern. In diesem Fall kann man das Perchlorat im Depletionstest verwenden und nach Maßgabe der ausgeschütteten Jodverbindungen feststellen, ob eine Störung der Organifizierung oder der Kupplungsreaktion vorliegt.
Von klinischer Bedeutung ist, daß alle diese monovalenten Anionen nur dann eine Wirkung haben, wenn die Jodzufuhr niedrig gehalten wird. In diesem Fall deprimieren sie die Schilddrüsenfunktion, führen u. U. zu

einer Hyperplasie der Schilddrüse oder auch zu einer Hypothyreose. Ist dagegen Jodid im Überfluß vorhanden und steigt damit die Konzentration des Jodid im Plasma an, so können große Jodidmengen durch einfache Diffusion in die Schilddrüse eindringen, so daß bei einer Hyperthyreose nicht nur eine normale, sondern auch eine überschüssige Hormonsynthese zustande kommt und damit ein Rückfall erfolgt. In In-vitro-Versuchen an Schilddrüsen gesunder Tiere läßt sich feststellen, daß Perchlorat die Erneuerungsrate des Jodid in den Zellen um das Zehnfache steigert, und zwar nicht nur durch eine Hemmung des Transports in die Zelle hinein, sondern auch durch eine erhebliche Steigerung des Jodidverlustes in das Medium (42).

Setzt man die Perchloratmedikation ab, so erfolgt im Laufe von einigen Wochen die Rückkehr der Schilddrüse zum vorherigen Zustand. Dazu muß man jedoch genügend Jodid zuführen, um das Perchlorat aus seinen Rezeptorstellen zu verdrängen (141).

Für die klinische Verwendung hat sich nur das Perchlorat durchgesetzt. Es ist um das Zehnfache wirksamer als das Thiocyanat. Zudem fallen seine Nebenwirkungen nicht in gleichem Maße ins Gewicht.

Die einzige Indikation für die Behandlung der Hyperthyreose mit Perchlorat ist das Auftreten von nicht beherrschbaren Nebenerscheinungen bei Verwendung der Thiocarbamide in einer Situation, in der eine schnelle Besserung der Hyperthyreose notwendig erscheint. Die Parameter der Schilddrüsenfunktion im Serum (PBI, T_3-In-vitro-Test, T_4 und T_3) sinken in ähnlicher Weise wie bei der Verwendung von Thiocarbamiden, so daß im Verlaufe von einigen Wochen eine Normalisierung eintritt. Dies gilt aber nur für die Phase der Initialbehandlung. Für die Dauerbehandlung ist das Perchlorat nicht geeignet.

Gleichzeitige Jodgaben sind strikt zu vermeiden, da man dadurch, wie oben gezeigt, die Perchloratwirkung unterläuft. Aus diesem Grunde kann man es auch nicht für die Vorbehandlung zur Operation verwenden, da in diesem Fall die terminale Phase mit Jodidgaben unmöglich gemacht wird. Im übrigen träte die erhöhte Vaskularisation der Drüse in gleichem Maße wie bei Thiocarbamiden auf. Durch Jodidgaben könnte man sie jedoch nicht unterdrücken.

Die Droge wird als Kaliumperchlorat oral verabfolgt. Die Gesamttagesdosis liegt zwischen 1000 und 2000 mg/d, in jodarmen Gegenden wesentlich niedriger, unter Umständen nur bei 400 mg. Geographische Unterschiede in der Wirksamkeit sind also offenbar vorhanden. Auch dieses Medikament muß wegen seiner schnellen Metabolisierung und Ausscheidung in 3 Einzeldosen auf den Tag verteilt werden. Ist die Euthyreose erreicht, so wird die Dosis langsam reduziert. Die Erhaltungsdosis beträgt, wenn man diese Form der Therapie überhaupt durchführen will, etwa $^1/_3$ der Initialdosis (s. Tab. 5.**11**, S. 328).

Die Nebenwirkungen des Perchlorat sind nicht unerheblich. Dies ist auch einer der Gründe, weshalb sich die Substanz in die routinemäßige Behandlung der Hyperthyreose nicht hat einführen lassen. Die unerwünschten Nebenerscheinungen kann man auf 4–5% beziffern (131). Unangenehm sind Reizerscheinungen an der Magenschleimhaut; außerdem kann es auch zu Drogenfieber, zu Hauterscheinungen, Lymphdrüsenvergrößerungen und auch zu Einwirkungen auf die Stammzellen im Knochenmark kommen. Tödliche Fälle sind beschrieben worden (145). Meistens treten die Nebenwirkungen auf, wenn man mehr als 1000 mg/d verordnet (s. auch [147]).

Behandlung mit Lithiumsalzen

Die Behandlung manischer oder hypomanischer, aber auch depressiver Zustände mit Lithiumsalzen ist seit Jahrzehnten bekannt (76, 130, 141). Aber erst im Jahre 1968 erkannten SCHOU u. Mitarb., daß bei einer Lithiumbehandlung kropfige Vergrößerungen der Schilddrüse (in ca. 3–5% der Fälle) und auch eine Hypothyreose mit Struma entstehen können. Diese Beobachtungen sind seitdem vielfach bestätigt worden (76, 81, 82, 167, 213, 227, 234). Nach Absetzen des Lithiumpräparates geht die Schilddrüsenvergrößerung zurück; ebenso kann man durch exogene Zufuhr von Schilddrüsenhormonen die Größe der Schilddrüse wieder normalisieren.

Die ersten Ansätze zur Aufklärung des Wirkungsmechanismus stammen von SEDVALL u. Mitarb. (231, 232). Sie zeigten, daß die ^{131}J-Halbwertszeit in der Schilddrüse verlängert ist und daß somit die Jodspeicherung in der Schilddrüse ansteigt. Sie schlossen daraus, daß das Lithium die Jodabgabe aus der Schilddrüse blockiert. Mit dem Absinken des PBJ und des T_4 im Serum erfolgt zugleich eine Verminderung der ^{131}J-Ausscheidung im Urin, während die ^{131}J-Aufnahme der Schilddrüse ansteigt oder gleichbleibt. Dabei reichert sich das Lithium in beträchtlichem Maße in der Schilddrüse an (25, 26, 27). Für die Vergrößerung der Drüse ist der erhöhte TSH-Spiegel im Serum verantwortlich zu machen, der um das Dreifache gegenüber den Kontrollgruppen ansteigt (67). Nach einigen Behandlungsmonaten sinkt der TSH-Spiegel wieder ab, was auf ein Nachlassen der Lithiumwirkung hinweist. Zur Ausbildung einer Hypothyreose kommt es in 6–16% aller Fälle (67, 273). Falls sich eine Hypothyreose entwickelt, werden oft mikrosomale Antikörper gegen Schilddrüse nachgewiesen, was man für eine mögliche genetische Prädisposition anführen könnte (212).

Da sich bei gesunden, mit Lithiumsalzen behandelten Personen nach einer TRH-Belastung eine verminderte reaktive T_3-Ausscheidung, auf der anderen Seite aber eine vermehrte TSH-Ausschüttung nachweisen ließ, ist erörtert worden, ob das Lithium u. a. auch die Empfindlichkeit der Schilddrüse gegenüber dem TSH herabsetzt (155). Der Vergleich der Blockierung der Hormonausschüttung in der Schilddrüse bei hyperthyreoten und euthyreoten Personen zeigt, daß die Patienten mit Hyperthyreose empfindlicher gegenüber Lithium reagieren (251).

Die Jodakkumulation in der Schilddrüse unter dem Einfluß des Lithium läßt sich auch durch den Depletionstest nachweisen: Bei gesunden Patienten bewirkt

Perchlorat keine erkennbare Abgabe des ^{131}J aus der Schilddrüse, während es nach vorheriger Lithiumbehandlung zu einer deutlichen Entspeicherung der Schilddrüse kommt (6).

Die Ursache für die Blockierung der Hormonausschüttung in der Schilddrüse ist darin zu suchen, daß die Hydrolyse des Thyreoglobulin gehemmt wird. Ein Vergleich mit der Wirkungsweise des Jodid liegt nahe, da dies ebenfalls u. a. die Hormonsekretion inhibiert. Offenbar ist der Angriffspunkt aber nicht der gleiche, da durch Lithium die Bildung von Kolloidtröpfchen unterdrückt wird, was auf einen frühen Eingriff in den sekretorischen Prozeß hinweist. Dies ist aber in gleicher Weise nicht nach Jodidgabe festzustellen (208, 291). Auf der anderen Seite kann man bei Tieren, bei denen man mit Thiocarbamid eine Entleerung der Thyreoglobulinspeicher erzielt hat und bei denen man durch Lithiumgabe eine deutliche Reakkumulation erzeugt, durch Jodid eine Potenzierung der Lithiumwirkung hervorrufen. Eine Kombination beider Stoffe erhöht den Thyreoglobulingehalt besonders deutlich (208).

Unklarheit herrscht noch bezüglich der Frage, ob das Lithium zusätzlich zur Wirkung auf die Drüse selbst noch eine Hemmung des peripheren Hormonabbaus bewirkt. Eine Verlangsamung des Schwundes des T$_4$ im Serum unter dem Einfluß von Lithium wird bei hyperthyreoten, nicht aber bei euthyreoten Patienten beobachtet (43). Eine solche Hemmung der Degradation würde dem Sinken des Hormonspiegels im Serum entgegenwirken und die oft inkonstante Wirkung des Lithium verständlich machen. Eine andere Erklärung für die unsichere Wirkung wäre die, daß sich bei normalem Jodidtransport in die Schilddrüse die Jodspeicher ständig vergrößern, so daß der Hemmeffekt auf die Hormonsekretion überspielt wird und sich in der Peripherie wieder normale Hormonkonzentrationen einstellen. Durch den hohen Jodpool in der Schilddrüse ist es auch zu erklären, daß der Hormonspiegel in der Peripherie nach Absetzen des Lithium schnell wieder ansteigt. Will man also eine dauerhafte Sekretionshemmung erzielen, so muß man gleichzeitig eine Behandlung mit Thiocarbamiden einleiten, welche die Ausbildung einer Jodanreicherung in der Schilddrüse verhindert. Ein Reboundphänomen nach Absetzen der Lithiumtherapie ist dann nicht zu erwarten.

Für die Wirkungsweise des Lithium ist von Interesse, daß man eine durch TSH-Applikation erzeugte Hyperthyreose bessern kann, wobei die Werte für T$_4$ und c-AMP sich normalisieren. Dies ist bei einer T$_4$-Intoxikation nicht möglich, woraus man schließen kann, daß das Lithium bei einer Hyperthyreosis factitia wahrscheinlich keine Wirkung hat.

Behandelt man einen Hyperthyreotiker mit Lithiumsalzen, so kann man eine schnelle Besserung der klinischen Symptome beobachten, oft schon nach 2–3 Tagen, fast aber immer im Laufe von 10 Tagen. Wie bei Verwendung von Thiocarbamiden vermindert sich die Pulsfrequenz, die allgemeine Unruhe und die Wärmeintoleranz. Man kann damit rechnen, daß das Gesamt-T$_4$ im Laufe von 7 Tagen um etwa 30% absinkt.

Dem parallel läuft ein Rückgang der ^{131}J-Ausscheidung im Urin (82, 266).

Der Erfolg ist aber nicht so sicher wie bei Verwendung der Thiocarbamide, was einmal durch die Jodspeicherung in der Schilddrüse mit Reboundphänomen nach Absetzen der Therapie und vielleicht auch durch die Verlangsamung der T$_4$-Degradation in der Peripherie bewirkt sein mag. Um die erste Schwierigkeit zu umgehen, ist, wie erwähnt, eine Kombination mit Thiocarbamiden notwendig, die die Jodakkumulation in der Schilddrüse verhindert (evtl. bei Einleitung der Initialbehandlung).

Ob das Lithium die Jodidbehandlung in einer thyreotoxischen Krise ersetzen kann, ist noch völlig unsicher und auch unwahrscheinlich. Zu erwägen ist jedoch der Ersatz, wenn die Krise durch eine Jodexposition ausgelöst wurde. Zu erörtern ist die Frage, ob bei der Radiojodtherapie der Hyperthyreose durch die Lithiumbehandlung das Radionuclid länger in der Schilddrüse verweilt, so daß man die Dosis vermindern kann. Ähnliche Überlegungen gelten für die Behandlung des Schilddrüsenkarzinom. Ferner ist noch unklar, ob das Lithium die vom Chirurgen als angenehm angesehene Eigenschaft des Jodids aufweist, nämlich die Vaskularisierung der Schilddrüse zu vermindern. Durchblutungsmessungen der Schilddrüse, ähnlich wie sie bei Anwendung der Thiocarbamide vorgenommen wurden, liegen noch nicht vor. Eine weitere mögliche Indikation für die Lithiumbehandlung ist die Allergie gegenüber Thiocarbamiden, sofern man nicht auf Perchlorat ausweichen kann. Wie bereits erwähnt, kommen Vergrößerungen der Schilddrüse und der Übergang in eine Hypothyreose vor. Die Notwendigkeit einer Begleittherapie mit T$_4$ ist aber noch nicht erörtert worden. Diese käme vor allen Dingen bei Vorliegen eines Joddefizits in Frage, wobei es zu einer abrupten Senkung der Hormonkonzentration im Serum kommen könnte.

Die Dosierung ist durch die Erfahrungen der Psychiater bekannt. Sie liegt etwa zwischen 500 und 1500 mg/d, wobei man wegen der geringen therapeutischen Breite darauf achten muß, daß die Konzentration im Serum zwischen 0,6–1,2 mmol/l liegt (257). Eine individualisierende Indikation ist notwendig (s. Tab. 5.**11**, S. 329).

Die Nebenwirkungen der Lithiumtherapie sind zahlreich. Auch hier sind wir durch die Erfahrungen der Psychiater gut orientiert. Liegt die Serumkonzentration jedoch unter 2,0 mmol/l, so ist bei kurzfristiger Gabe mit ernsten Erscheinungen nicht zu rechnen. Es handelt sich im übrigen um Übelkeit, Erbrechen, Appetitlosigkeit, Durchfälle und Muskelschwäche. Schläfrigkeit und leichte Ermüdbarkeit kommen vor. Blutbildkontrollen sind erforderlich. Schwere Erscheinungen sind aber selten und kommen vor allen Dingen bei Niereninsuffizienz vor, allerdings auch bei ungenügender Kontrolle der Serumlithiumwerte. Ob andere endokrine Organe von der Lithiumwirkung betroffen sind, ist noch nicht bekannt. Das Auftreten einer endokrinen Ophthalmopathie ist jedoch beschrieben worden. Dabei handelte es sich nur um eine Protrusio bulbi; infiltrative Erscheinungen in der Orbita traten nicht auf (233). Bei Gabe über einen langen Zeitraum (i. M. 27 Monate) wurde in einem euthyreoten psychiatrischen Kollektiv bei adäquaten Lithiumkonzentrationen im Serum jedoch die Entwicklung von Strumen und von subklinischen Hypothyreosen ($\triangle$ TSH nach TRH – Gaben von 20 µE/ml [mU/l]) beobachtet (15, 30, 41, 267).

Die Nachteile der Lithiumtherapie sind in der geringen therapeutischen Breite dieser Substanz und in der Tatsache zu sehen, daß man während der Behandlung die Lithiumkonzentration im Serum bestimmen muß, was allerdings keine technischen Schwierigkeiten bietet. Zudem ist der Erfolg unsicher. Eine Kombination mit Thiocarbamiden ist erforderlich. Die Vorteile dieser Therapie liegen darin, daß sie eine schnelle Besserung der klinischen Symptome mit einem schnellen Abfall der Hormonkonzentration im Serum bewirken. Insgesamt ist die Frage, ob die Lithiumtherapie bei der Behandlung der Hyperthyreose einen Fortschritt bedeutet, vorläufig noch nicht zu beantworten.

Verwendung von Sympathikusblockern

Die Anwendung von Reserpin, Guanethidin und Propranolol ist in den Abschnitten Das kardiovaskuläre System (S. 239) und Wirkung und Metabolismus der Katecholamine (S. 279) besprochen; dort auch Bemerkungen zum Wirkungsmechanismus. In manchen Situationen ist es erwünscht, die Hyperaktivität des sympathischen Nervensystems schnell zu dämpfen. Es kann auch kein Zweifel daran bestehen, daß man die hyperzirkulatorischen Erscheinungen, wie die Tachykardie, aber auch Arrhythmien und nichtinfiltrative Augenerscheinungen mit Propranolol bessern kann. Es steht jedoch fest, daß der Hypermetabolismus nicht vermindert wird und daß diese Drogen auch keinen Einfluß auf den Kohlenhydrat- und Fetthaushalt haben. Letztenendes werden auch die zugrunde liegenden Erscheinungen am Myokard nicht gebessert.

Reserpin wurde früher vielfach appliziert, scheidet jetzt aber wohl wegen der gelegentlich auftretenden depressiven Zustände aus. Das Guanethidin kann zu einer peripheren Kreislaufinsuffizienz führen. Es bleiben deshalb für die β-adrenergische Blockade das Propranolol, das schnell wirkt, wenn es auch nur eine kurze Halbwertzeit hat, oder verwandte Stoffe.

In jedem Fall sollte man das Propranolol nur als Adjuvans verwenden, so z. B. bei stark gesteigerter Herzfrequenz, bei Arrhythmien und vielleicht immer dann, wenn ein schneller Erfolg notwendig ist. So wird es z. B. mit Nutzen bei der hyperthyreoten Krise eingesetzt. Man kann es auch als Zusatztherapie vor und in den Intervallen der Radiojodtherapie anwenden, da der Jodstoffwechsel nicht beeinflußt wird. Daß manche Chirurgen es als alleinige präoperative Behandlung verwenden, erscheint mir nicht richtig, da durch die Propranololgaben zwar gewisse, durch die erhöhte Erregbarkeit des Sympathikus bedingte Nebenerscheinungen verschwinden. Es ist aber niemals möglich, den Patienten in einem euthyreoten Zustand zu operieren, was das Ziel der präoperativen Behandlung sein muß. Über eine erfolgreiche Vorbehandlung ist allerdings berichtet worden (184, 204, 252, 262) (s. S. 365). Es bedarf aber noch größerer Erfahrungen. Insbesondere ist einer solchen vorbereitenden Therapie bei mittelschweren und schweren Hyperthyreosen mit diffuser Struma strikt zu widerraten. Offensichtlich kann es bei alleiniger Anwendung in schweren Fällen das Eintreten einer thyreotoxischen Krise nicht verhindern (1, 71). Zur Frage der Koronarinfarkte bei Absetzen der Therapie s. S. 240. Man sollte Propranolol stets nur als Zusatztherapie und als Haupttherapie nur dann verwenden, wenn Kontraindikationen gegenüber der hier empfohlenen Behandlung bestehen (s. auch [201, 219]). Die Pulsfrequenz soll unter seiner Einwirkung niemals unter 80–100 Schläge/min. sinken. Über langanhaltende postoperative Hypoglykämien und über eine deprimierte Reaktion des ACTH-Cortisol-Systems auf den Operationsstreß ist berichtet worden (75).

Die Therapie mit Propranolol kann weiterhin angewandt werden, um die hyperthyreotischen Erscheinungen bis zum Wirkungseintritt der spezifischen Therapie oder im Intervall zu überbrücken, oder auch in leichten Fällen von Hyperthyreose während der Gravidität, bei denen zu erwarten ist, daß sich die Krankheit spontan bessert.

Therapie mit Radioisotopen des Jod

Nachdem in den Jahren 1938 und 1939 die ersten Versuche mit ^{131}J (oft als „Radiojod" bezeichnet) zur Aufklärung der Funktionsabläufe in der Schilddrüse unter Benutzung der γ-Strahlen gemacht worden waren (104, 118), wurde dasselbe Isotop im Jahre 1942 in die Behandlung der Hyperthyreose eingeführt (103, 119). Seit 1951 wird es zu therapeutischen Zwecken auch in Deutschland verwandt. Man macht sich dabei die weiche β-Strahlung dieses Isotop zunutze, mit der man eine oft irreversible Schädigung, besonders der ausgeprägt hyperthyreoten Zellen in der Schilddrüse bewirkt. Auch bei dieser Methode kommt es zu einer symptomatischen Defektheilung; auch sie trifft das Wesen der Erkrankung nicht. Das Ziel dieser Therapie ist, den Thyreozyten so zu schädigen, daß die Hormonsynthese gehemmt wird oder daß keine Replikation der Zellen mehr eintritt. Sie ist außerordentlich wirksam und zuverlässig, dementsprechend aber auch mit gravierenden Nebenerscheinungen, insbesondere der Induktion einer Hypothyreose, deren Bedeutung noch besprochen wird, verbunden. Den Ausgang einer solchen Therapie kann man angesichts unserer Unkenntniß über die Strahlensensibilität des Schilddrüsengewebes im einzelnen Fall nicht immer voraussagen. Obwohl in den letzten 30 Jahren gewiß über 200 000 Hyperthyreose-Patienten mit „Radiojod" behandelt worden sind und man somit große Erfahrungen hat sammeln können, ist das Hypothyreoserisiko noch immer Gegenstand kontroverser Erörterungen. Die Isotopentherapie wurde später auch auf die Behandlung des Schilddrüsenmalignom und der großen euthyreoten Struma ausgedehnt. Man kan damit rechnen, daß etwa die Hälfte aller Hyperthyreotiker in dieser Form behandelt wird: Unter den 1750 Patienten mit Hyperthyreose des Düsseldorfer Krankengutes, das von REINWEIN u. Mitarb. (211) untersucht wurde, waren es 55% (s. Tab. 5.**10**, S. 327).

Der Wirkungsmechanismus der Radiojodbehandlung

Wenn man von dem bisher nicht abschließend zu beurteilenden Versuchen, das Isotop ^{125}J zu verwenden (näheres s. S. 351) absieht, so kommt für die Behandlung nur das Isotop ^{131}J in Frage. Es hat die günstige physikalische Halbwertszeit von 8 Tagen, so daß fast 100% seiner Strahlungsenergie innerhalb von 56 Tagen abgegeben werden. Seine biochemischen Eigenschaften sind die gleichen wie die des stabilen ^{127}J. Die zur Verwendung kommende absolute Jodmenge ist sehr gering, spielt deshalb biochemisch keine Rolle und hat auch keine allergisierenden Auswirkungen. Wirksam sind die beim radioaktiven Zerfall emitierten β-Strahlen mit einer mittleren Energie von 0,188 MeV (30 fJ). Da ihre Reichweite nur 400 bis 2000 µm beträgt, ist eine Schädigung der Nachbarorgane nicht zu erwarten und wird auch kaum beobachtet.

Das ^{131}J wird wie das stabile Jod bevorzugt in der Schilddrüse gespeichert, begünstigt durch den Umstand, daß bei der Hyperthyreose das Konzentrierungsvermögen durch den erhöhten Jodsog stark erhöht ist. Die Jodidclearance der hyperthyreoten Schilddrüse beträgt mehr als das 30fache der normalen Drüse. In dieser „inneren Bestrahlung" ist ein großer Vorzug gegenüber jeder äußeren Bestrahlung zu sehen, da leicht große Strahlenmengen an die Schilddrüse selbst, in der das ^{131}J gespeichert und umgesetzt wird, herangebracht werden können.

Das ^{131}J wird in die Thyreozyten aufgenommen. Bei der nun folgenden Organifizierung entstehen jodierte Aminosäuren, die im Kolloid der Follikel abgelagert werden. So können die ionisierenden Stahlen auf die Thyreozyten wirken, ohne das die Schilddrüse umgebende Gewebe zu beeinflussen. Das Isotop wird nun mit den bei der Hyperthyreose schnell synthetisierten jodierten Aminosäuren in die Blutbahn abgegeben, im Gewebe dejodiert, zum Teil als Jodid im Urin ausgeschieden, zum Teil aber als aktives Isotop wieder in die Schilddrüse aufgenommen. Die Affinität des bereits inaktivierten Gewebes ist für das Isotop nunmehr gering, während es sich in den noch hyperaktiven Zellen von neuem einlagert. Bei diesem Kreislauf kommt es zu einer langsam fortschreitenden Inaktivierung des hypersekretorischen Schilddrüsengewebes. Die Verteilung erfolgt in der Schilddrüse, besonders wenn es sich um hyperthyreote Knotenkröpfe handelt, zwar nicht gleichmäßig; jedoch reichert es sich in erwünschter Weise besonders in den hyperaktiven Regionen des Kropfes an, deren Funktion auf diese Weise stark und schnell geschädigt wird. Sinkt durch die inzwischen erfolgte Synthesehemmung der Hormone und die Verminderung des Jodpool die biologische Hyperaktivität der Schilddrüse ab, so werden die vordem relativ inaktiven Partien über den Reglermechanismus durch TSH-Ausschüttung stimuliert, so daß auch sie jetzt das Isotop aus der Blutbahn in erhöhtem Maße an sich reißen und ebenfalls langsam inaktiviert werden.

Bei Verwendung des ^{131}J wird der Zellkern in etwa gleicher Weise wie die apikale Zellmembran betroffen, d. h. die Hormonsynthese wird ebenso wie die Replikation der Zelle geschädigt. Dies letztere steht bei der Behandlung mit ^{131}J im Vordergrund (271). Die Verhältnisse sind bei der Verwendung von ^{125}J etwas anders (S. 351).

Histologisch treten bald nach der Isotopengabe histologische Veränderungen in Erscheinung, die sich in Hyperämie, Follikelrupturen und Blutungen zu erkennen geben (141). Im Verlaufe der Radiojodbehandlung kommt es zu degenerativen Vorgängen an der Zelle, an der Interzellularsubstanz und auch am Gefäßsystem, die teils reversibel, teils irreversibel sind. Der Zellkern, der bei der Verwendung von ^{131}J in gleichem Maße wie die Gesamtzelle betroffen ist, zeigt unregelmäßige Größe, Verformung und bizarre Chromatinmuster. Aber auch das Protoplasma läßt degenerative Vorgänge, wie Hyalinisierung und Vakuolenbildung erkennen. Schließlich kommt es bei starker Strahleneinwirkung unter Verlust der Schilddrüsenfollikel zur Bindegewebsentwicklung und Vernarbung. Sie ist neben dem Verlust des Zellvolumens für die in späteren Monaten zu beobachtende Verkleinerung der Schilddrüse und natürlich auch für die gegebenenfalls zu beobachtende Hypothyreose verantwortlich. Am extrathyreoidalen Gewebe lassen sich stets nur geringfügige Veränderungen feststellen (54) (Abb. 5.**28**). Dem Rückbildungsprozeß geht oft eine herdförmige Hyperaktivität voraus mit Auftreten sog. Askanazy-Zellen im Follikelepithel, die reich an Oxidase sind und zahlreiche Mitochondrien enthalten (136). Nach einigen Wochen geht die Fähigkeit, das Jod zu organifizieren, und damit der Hormonbildung stark zurück, was man daraus schließen kann, daß sich zu diesem Zeitpunkt Jodid durch gabe von Perchlorat besonders leicht aus der Drüse eliminieren läßt (137, 243).

Die Destruktion der Thyreozyten führt zum Austritt von Jodthyreoglobulin und von jodierten Aminosäuren in die Blutbahn und die Lymphe. Das erste kann die Ursache immunpathologischer Prozesse (s. Die immunpathologische Genese S. 210, 384) mit einer posttherapeutischen Strahlenthyreoiditis sein, während die abrupte Ausschüttung von Hormonen eine Exazerbation der Hyperthyreose oder in Ausnahmefällen sogar eine hyperthyreote Krise veranlassen kann.

Die Thyreozyten zeigen im Tierversuch unter physiologischen Verhältnissen nur eine geringe Tendenz zu Teilung und Mitose (182). Unter dem Einfluß der stimulierenden Wirkung des TSH, z. B. nach Verkleinerung der Schilddrüse oder bei Vorliegen eines Joddefizits, wächst die Neigung zur Zellteilung. Dies ist ebenfalls bei der Isotopentherapie der Fall, sofern es noch nicht zu einer erheblichen Schädigung der Zelle gekommen ist. Insgesamt dürfte die Hauptwirkung des ^{131}J aber in einer Hemmung der Zellproliferation liegen. Nach einer Hypothese von GREIG (92) hat man es nach der Bestrahlung mit 3 Gruppen von Thyreozyten zu tun: Es handelt sich

– um Zellen, die durch die Strahlung abgetötet sind,
– um Zellen, die ihre Funktion behalten haben und Schilddrüsenhormone produzieren, sich aber nicht reproduzieren können und
– um eine Gruppe von Zellen, die völlig unbeschädigt sind.

Nach dieser Hypothese, die sich auf Tierversuche stützt, ist die Euthyreose dadurch zu erreichen, daß zwar in einer frühen Phase der Bestrahlung Zellen zugrunde gehen, daß aber die Gesamtfunktion der Drüse durch Zellen aufrecht erhalten wird, die entweder nicht geschädigt wurden oder sich von der Strahlenschädigung wieder erholt haben, und von solchen Zellen, deren Funktion noch intakt oder leicht geschädigt ist, deren reproduktive Eigenschaften aber stark gelitten haben.

Die zu beobachtenden Funktionsänderungen sind von der Höhe der Dosis abhängig, aber auch von der Gesamt- oder der regionalen Strahlenempfindlichkeit der Schilddrüse, von der wir wenig wissen. Zum Teil mag dies letztere mit der Durchblutung des Organs zusammenhängen, da Regionen mit relativer Anoxie einen mehr oder weniger großen Grad von Strahlenresi-

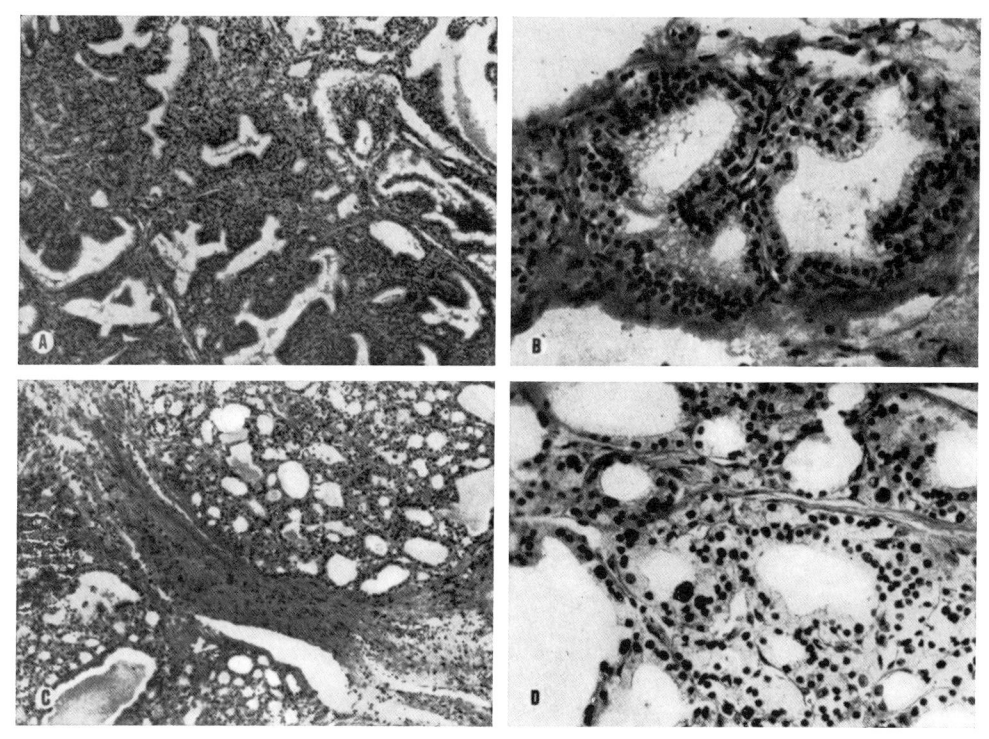

Abb. 5.28 Histologische Schnitte (Schilddrüsenbiopsie) vor und nach Radiojodbehandlung bei einem hyperthyreoten Patienten, der erfolgreich mit ^{131}J in refracta dosi behandelt wurde. 50jähriger Patient mit schwerer Hyperthyreose und diffuser Vergrößerung der Schilddrüse. Als die erste Probe vor der Behandlung entnommen wurde, war die Drüse rot, fleischig und stark vaskularisiert. Im histologischen Präparat (A = 130fache Vergrößerung; B = 430fache Vergrößerung) findet sich eine ausgedehnte Hyperplasie und Zellhypertrophie. Die Zellen sind gleichmäßig groß, die Kerne im Zentrum gelegen; das Zytoplasma enthält Vakuolen an der Spitze. Die zweite Biopsie wurde 343 Tage nach der ersten und 297 Tage nach der zweiten von drei ^{131}J-Dosen vorgenommen (C = 130fache Vergrößerung; D = 370fache Vergrößerung). Obwohl zu diesem Zeitpunkt die Hyperthyreose noch nicht ganz verschwunden ist, lassen sich beträchtliche histologische Veränderungen beobachten: Grobe fibröse Trabekel teilen das Parenchym. Die Follikel und die sie bildenden Zellen sind beträchtlich kleiner als vorher. Die Höhe der Zellen ist nicht ganz gleichmäßig. Wenigstens einige Kerne in jedem Follikel sind atypisch in Größe und Gestalt. Sie variieren von geschrumpften hyperchromatischen Formen zu solchen, die zwei- oder dreimal größer sind als normal. Das Kolloid in den Follikeln ist verschwunden. Trotz dieser Bestrahlungsveränderungen ist eine Andeutung von Hyperplasie vorhanden (nach *Dobyns* u. Mitarb.) (54).

stenz aufweisen (92). Auch eine ungleichmäßige Verteilung des Isotops in der Schilddrüse mag eine Rolle spielen, was vor allen Dingen bei hyperthyreoten Knotenkröpfen von Bedeutung ist.

Die Dosierung des ^{131}J

Die Darreichung ist einfach: Das ^{131}J wird oral in einem Glas Wasser verabfolgt. Eine stationäre Aufnahme von einigen Tagen ist, je nach Größe der Dosis, erforderlich. Es ist zu erwarten, daß durch die kommende Strahlenschutzgesetzgebung die ambulante Behandlung in Zukunft erschwert werden wird. Die Höchstdosis ist bei ambulanter Behandlung z.Z. auf 2,5 mCi festgelegt.

Von entscheidender Bedeutung ist die sachgerechte Dosierung, die individuell erfolgen muß, da Unterdosierung zu einem Rezidiv, Überdosierung unweigerlich zu einer Hypothyreose führen. Die Ermittlung der richtigen, im Schilddrüsengewebe wirksamen Dosis ist auch heute noch schwierig. Folgende Faktoren sind dabei von Bedeutung:

– Der bisherige Verlauf der Hyperthyreose.
– Die Schwere der Erkrankung.
– Größe und Gewicht der Drüse.
– Maximale Radiojodaufnahme der Schilddrüse.
– Die Aufenthaltsdauer des Isotop in der Schilddrüse (effektive Halbwertszeit).
– Die Verteilung in der Schilddrüse.
– Die Sensibilität des Schilddrüsengewebes gegenüber dem ^{131}J.

Die Radiojodaufnahme und die effektive Halbwertszeit werden vorher mit einer Testdosis von Radiojod ermittelt. Es ist wahrscheinlich, daß sich die Halbwertszeit im Laufe der Behandlung unter Strahleneinwirkung, wenn auch nicht erheblich, verlängert (175). Über die Verteilung im Schilddrüsengewebe gibt das Szintigramm einen ungefähren Anhalt. Jedoch kann sich bei knotigen Strumen das Radiojod auf kaltes, kolloidreiches und hyperaktives Gewebe in schwer übersehbarer Weise verteilen.

Die Größen- und Gewichtsbestimmung der Schilddrüse ist von erheblicher Bedeutung, stellt aber immer noch einen Unsicherheitsfaktor dar. Die Schilddrüse des Erwachsenen wiegt im Durchschnitt 25–30 g mit einer Variationsbreite von 10–50 g. Mit steigendem Alter sinkt das Gewicht ab. Man schätzt es durch Besichtigung und Betastung. Die Bestimmung ist durch Szintigraphie und Sonographie (S. 147) wesentlich sicherer geworden. Trotzdem läßt die Genauigkeit zu wünschen übrig, was sich aus dem Vergleich mit Operations- und autoptischen Befunden ergibt (135). Ist die Schilddrüse knotig oder unregelmäßig begrenzt, so wird der Fehler größer. Zwischen der planimetrisch ermittelten Fläche (F) und dem Gewicht (G) ergibt sich folgende Beziehung (57).

$G = 0{,}36 \times F^3$.

Vielfach wird auch eine andere Formel verwendet (88):

$G = 0{,}32 \times$ Fläche in m² $\times$ maximale Länge des Lappens in cm.

Das planimetrisch nach der Methode von DÖRING berechnete Gewicht liegt um das 1,2–2,4fache höher als das aufgrund des Szintigramms und des Tastbefundes geschätzte Gewicht (112). Wird die Größe der Drüse unterschätzt, so ist die therapeutische Dosis oft zu hoch, so daß leicht eine posttherapeutische Hypothyreose entsteht. Andererseits ist die Prozentzahl der Resthyperthyreose nach der Therapie bei großen Strumen (diffus und nodös) höher als bei normler Größe der Drüse. Unter den Therapieversagern befinden sich ganz überwiegend Patienten mit einer großen Struma (112).

Die Beurteilung der Strahlensensibilität des Schilddrüsengewebes stellt den größten Unsicherheitsfaktor bei der Berechnung der Dosis dar. Manche Autoren vermuten, daß die Strahlenempfindlichkeit bei kleinen Drüsen höher ist und daß sie mit zunehmendem Gewicht abnimmt (203). Durch eine herabgesetzte Strahlensensibilität wäre auch die Tatsache zu erklären, daß bei einer zweiten, notwendig werdenden Radiojoddosis die Zahl der Behandlungsversager häufiger ist (112).

Drei Verfahren zur Ermittlung der Dosis lassen sich prinzipiell unterscheiden:
– Es wird eine Dosis in rad (Gy) berechnet, die geeignet ist eine bestimmte Strahlenmenge an die Drüse heranzubringen.
– Die Dosis in mCi (MBq) wird nach Größe der Drüse und der Schwere der Erkrankung geschätzt.
– Es wird eine Dosis in mCi/g (MBq/g) geschätzten Schilddrüsengewebes gegeben.

Die meisten Nuklearmediziner berechnen die Dosis nach dem erstgenannten Verfahren und geben sie einzeitig. In diesem Fall errechnet man die Gesamtaktivität des ¹³¹J in mCi etwa nach der Formal von HORST (122) wie folgt:

$$mCi = \frac{\text{Dosis (rad)} \times \text{Gewicht (g)}}{180 \times \text{HWZ}_{\text{eff}} \times \text{Aufnahme (\%)}} \times \left(\frac{\mu Ci \times d}{rad \times g}\right).$$

Dabei werden bei der Ersttherapie etwa folgende Dosen appliziert (77):

Struma diffusa <70 g	6 000 rad (60 Gy),
Struma diffusa >70 g	8 000–10 000 rad (80–100 Gy),
Struma nodosa	10 000–12 000 rad (100–120 Gy),
autonomes Adenom, je nach Funktionslage	30 000–40 000 rad (300–400 Gy).

Dieses Verfahren ist sicher in vielen Fällen erfolgreich. In manchen Schilddrüsenzentren wird die Dosis jetzt von 6–10 000 (60–100 Gy) auf 3 500–4 000 rad (35–40 Gy) reduziert. Der große Nachteil besteht in der Ungenauigkeit der Berechnung, sowohl der Größe der Drüse wie auch der effektiven Halbwertzeit. Die Dosis/Wirkungs-Relation ist noch weitgehend unklar. Durch die Pseudogenauigkeit ergibt sich ein trügerisches Gefühl der Sicherheit. Dem entspricht es, daß in den meisten Behandlungsserien die Hypothyreoserate hoch, in manchen Zentren sogar unerträglich hoch ist. Deshalb setzt sich bei zahlreichen Endokrinologen mehr und mehr die Ansicht durch, daß man das Hypothyreoserisiko vermindert, wenn man empirisch vorgeht und die Dosis über einen längeren Zeitraum verteilt, d.h. fraktioniert behandelt. Dem haben andere Autoren widersprochen (241). KLEIN (139), der diese Behandlungsweise einführte, berichtete bereits 1963 über günstige Erfahrungen der Düsseldorfer Klinik an 350 Fällen.

Auch bei diesem Behandlungsverfahren ist eine Reihe ähnlicher Faktoren zu beachten, wie bei Berechnung einer Einzeldosis:
– Der bisherige Krankheitsverlauf: Bei einer noch nicht lange bestehenden Hyperthyreose ist eine kleinere Dosis anzuwenden.
– Die Größe der Struma: Je größer eine diffuse Struma ist, um so höher ist die Dosis zu wählen. Kleine Strumen neigen, wie erwähnt, in vermehrtem Maße zu einer posttherapeutischen Hypothyreose.
– Der Schweregrad der Hyperthyreose: Schwere klinische Erscheinungen und hohe Hormonkonzentrationen im Blut erfordern eine höhere Dosis.
– Die Dosis sollte ebenfalls hoch sein, wenn kardiale Komplikationen zu erwarten sind.
– Bei Vorliegen einer endokrinen Ophthalmopathie mit infiltrativen Prozessen ist vorsichtig und niedrig zu dosieren.
– Bei Knotenstrumen und besonders beim autonomen Adenom (s. Das autonome Adenom S. 301) ist eine hohe Dosis angezeigt.
– Auch bei der fraktionierten Behandlung ist die maximale ¹³¹J-Aufnahme und die effektive Halbwertszeit zu berücksichtigen. Dies erfordert eine ¹³¹J-Testdosis, was aber mancherorts, obwohl dies fragwürdig ist, unterlassen wird.

Unter diesen Umständen ergaben sich im Düsseldorfer Krankengut (217) bei 317 erfolgreich behandelten Hyperthyreosen, die mit 1, 2 und mehr als 2 Dosen nach einheitlichen Gesichtspunkten vor durchschnittlich 9,5 (7–16) Jahren zuletzt behandelt worden waren, die in der Tab. 5.15 dargestellten Werte. Die mittlere Gesamtdosis geht aus der Tab. 5.16 hervor. Bei diesem Verfahren ergeben sich pro Einzeldosis etwa 50 µCi (1,85 MBq) ¹³¹J pro g Schilddrüse, eine Dosis, die deutlich niedriger ist als die anderer Zentren (s. auch [7, 152, 216]).

Auch andere Autoren verwenden keine Dosimetrie, beachten jedoch die Größe des Kropfes und der Radio-

Tabelle 5.15 Zahl und Höhe der verabreichten Dosen bei 317 erfolgreich behandelten Hyperthyreosen mit und ohne Struma, sowie Prozentsatz der Fälle, die mit dieser Dosis euthyreot geworden waren (nach Reinwein und Mitarb.) (217)

Keine Struma		(MBq)	Euthyreose %	Struma I		(MBq)	Euthyreose %	Struma II		(MBq)	Euthyreose %
1 Dosis:	3,4 mCi	(126)	49	1 Dosis:	3,4 mCi	(126)	41	1 Dosis:	5,7 mCi	(211)	26
2 Dosen:	5,4 mCi	(200)	24	2 Dosen:	7,5 mCi	(277)	31	2 Dosen:	11,2 mCi	(414)	21
>2 Dosen:	9,6 mCi	(355)	27	>2 Dosen:	12,8 mCi	(474)	28	>2 Dosen:	16,1 mCi	(596)	53

Tabelle 5.16 Mittlere Gesamtdosis beim gleichen Krankengut wie in Tabelle 5.15

Art der Struma	mCi	MBq
ohne Struma	5,6 (1,2–12,5)	207 (44,4–463)
Struma diffusa I	7,0 (2,5–22,5)	259 (92,5–833)
Struma nodosa I	9,2 (2,5–24,0)	340 (92,5–888)
Struma diffusa II	11,6 (3,0–23,0)	429 (111–851)
Struma nodosa II	12,6 (5,0–17,0)	466 (185–629)

jodaufnahme. So soll sowohl die Gesamtdosis wie die Zahl der Einzeldosen bei der fraktionierten Behandlung herabgesetzt werden können (186).
Bei der Behandlung in refracta dosi ist die Resistenz des Drüsengewebes gegenüber der Bestrahlung natürlich ebenso unsicher. Man kann sich aber an die endgültige Dosis herantasten und vermeidet die Pseudogenauigkeit der Formelberechnung. Die Hypothyreoserate ist, wie noch gezeigt wird, wesentlich geringer, die Rezidivrate nicht höher als bei Gabe einer Einzeldosis.

GOLDSMITH (87) bevorzugt die sehr hohe Standarddosis von 160 µCi/g (5,92 MBq/g) geschätzten Schilddrüsengewichtes oder ungefähr 9 mCi (333 MBq) in der großen Mehrzahl der Fälle. Andere Autoren verwenden (allerdings in einem Endemiegebiet) die hohe Initialdosis von 160–200 µCi/g (5,92–7,40 MBq/g), im Mittel etwa 12,7 ± 7,5 mCi (470 ± 278 MBq). Es ist verständlich, daß sie dabei bereits nach der ersten Dosis kaum noch eine persistierende Hyperthyreose beobachten. Sie ziehen auch Kinder ab 10. Lebensjahr und Jugendliche in diese Therapie ein (!) (224). Im Krankengut von WERNER (283) wurden für die diffuse Struma im Mittel 6 mCi (222 MBq), bei der Knotenstruma im Mittel 8,2 mCi (303 MBq) benötigt (hier in mehr als drei Dosen).

Initialerfolge

Die subjektiven Beschwerden bilden sich im allgemeinen in der 5.–6. Woche zurück. Der eigentliche Therapieerfolg ist aber erst in der 8.–12. Woche zu erwarten. In den ersten 2 Wochen nach der Behandlung kommt es gelegentlich (in etwa 3% der Fälle) als Folge der Zerstörung von Zellstrukturen mit Ausschüttung von Thyreoglobulin und Schilddrüsenhormonen zu einer Verschlimmerung der hyperthyreotischen Erscheinungen. Sie ist kenntlich an einer Steigerung der Pulsfrequenz und an einer Zunahme der inneren Unruhe. Bei intrathorakalem Anteil der hyperthyreoten Struma kann es, wenn auch selten, zu einer Zunahme der Kompressionserscheinungen durch Schwellung kommen. Bei einer solchen „Strahlenthyreoiditis" ist eine Prednisonbehandlung angezeigt. Bedrohliche Exazerbationen wurden von uns, bei fraktionierter Therapie, nicht beobachtet. Ein abruptes Ansteigen der T_4- und der T_3-Werte im Laufe von 24 Stunden nach der Radiojodgabe muß an eine solche Exazerbation denken lassen. Kommt es zu kritischen Zuständen, so sollte man in solchen Fällen vor Jodidgaben nicht zurückschrecken (50, 234).

Begleittherapie

Wenn der Patient vor Beginn der Therapie das Vorliegen schwerer hyperthyreoter Erscheinungen erkennen läßt und sich in einem schlechten Allgemeinzustand befindet, ist eine vorbereitende Behandlung mit Thiocarbamiden, ähnlich wie bei der subtotalen Resektion, erforderlich. Diese Behandlung muß etwa 10–12 Tage vor Beginn der Radiojodbehandlung abgesetzt werden.
Da der eigentliche Therapieerfolg aber erst in der 8.–12. Woche zu erwarten ist, ist es oft notwendig, vor allem bei sinkendem Körpergewicht und bei schlechtem Allgemeinzustand sowie bei Vorliegen kardialer Begleiterscheinungen, die noch bestehende Hyperaktivität der Schilddrüse durch eine Intervalltherapie mit Thiocarbamiden herabzusetzen. Sie soll 10 Tage nach Gabe der Radiojoddosis beginnen und wiederum etwa 10–12 Tage vor Gabe der neuen Dosis abgesetzt werden. Dies kann nach jeder neuen Dosis wiederholt werden. Zufuhr von Jodid oder Kaliumperchlorat scheidet aus. Über den Nutzen einer Lithiumbehandlung s. S. 337. Falls eine endokrine Ophthalmopathie vorliegt, ist die medikamentöse Behandlung mit Gaben von T_4 in einer Höhe von 50–100 g zu kombinieren. Der Nutzen bleibt unsicher. Im übrigen ist eine Begleittherapie mit Schilddrüsenhormonen, meistens T_4, nicht im gleichen Maße notwendig wie bei der medikamentösen Behandlung, da sich hypothyreote Erscheinungen gegebenenfalls wesentlich langsamer ausbilden. Sie hat generell den Nachteil, daß sie die Beurteilung der biochemisch-technischen Parameter erschwert (140, 186, 253).

Kontrolluntersuchungen während und nach der Behandlung

Die Kontrolluntersuchungen sind erforderlich, um festzustellen, ob die erwünschte Euthyreose erreicht ist, ob die Hyperthyreose persistiert oder eine hypothyreote Stoffwechsellage entsteht oder im Entstehen begriffen ist. Oft geben darüber die klinischen Symptome Auskunft. Um frühzeitige Veränderungen zu erkennen, sind aber biochemisch-technische Untersuchungen unbedingt notwendig.

Der Patient soll etwa 3–4 Wochen nach Verabfolgung der Radiojoddosis zur Nachuntersuchung kommen. Ist er euthyreot, so kann die nächste Untersuchung in 5–6 Wochen vorgenommen werden. Danach sind Untersuchungen im Abstand von 2 Monaten, später in 6 Monaten und schließlich jährliche Untersuchungen erforderlich. Diese häufigen Untersuchungen in der Anfangszeit sind notwendig, weil sich die Frühhypothyreose im Laufe des ersten Jahres ausbildet. Aber eine Späthypothyreose kann sich auch zu einem späteren Zeitpunkt noch entwickeln.

Bei beschränkten Möglichkeiten muß man sich mit der Untersuchung des PBJ, des T_3-in-vitro-Test, des Serumcholesterin und der Achillessehnenrelaxationszeit begnügen. Der Untersuchung der ^{131}J-Kinetik im Zweiphasentest kommt keine Bedeutung zu. Sie kann zu einer irrigen Beurteilung Veranlassung geben, da die Verkleinerung des intrathyreoidalen Jodpool zu einer Steigerung der PB^{131}J-Werte führen kann (s. auch [264]).

Bei entsprechendem klinischem Befund liegt eine Euthyreose vor, wenn die biochemisch-technischen Parameter einschließlich der TSH-Bestimmung normal sind. Bei persistierender Hyperthyreose bleiben die TSH-Werte weiterhin supprimiert; dabei können die T_4- und T_3-Werte erhöht, aber auch normal sein. Isoliert erhöhten T_3-Werten, die posttherapeutisch zwischen dem 2. und 15. Monat beobachtet werden, kommt nur eine geringe diagnostische Bedeutung zu (248a). Die Entwicklung einer posttherapeutischen Hypothyreose läßt sich an der erhöhten Ausschüttung von TSH feststellen, bevor die T_4- und T_3-Spiegel eindeutig abfallen. Wie bei der medikamentösen Therapie kann man auch hier eine Dissoziation dieser Werte beobachten, insofern als die T_4-Spiegel häufig erniedrigt bei noch normalen T_3-Spiegeln sind. Das Ansteigen der TSH-Werte zeigt die Progression in Richtung Hypothyreose an. Eine häufige Kombination sind niedrige T_4-, normale T_3- und erhöhte TSH-Werte (115, 228). Erhöhte TSH-Werte bei normaler Hormonkonzentration im Blut deuten auf eine bereits bestehende subklinische Hypothyreose hin. Sie bedeuten, daß die klinische Euthyreose eben noch mit Hilfe des Reglermechanismus über eine erhöhte TSH-Ausschüttung aufrechterhalten wird. So war in dem von REINWEIN u. Mitarb. untersuchten Düsseldorfer Krankengut bei 30% der euthyreot gewordenen Patienten nach der Radiojodtherapie der TSH-Spiegel im Serum auf Werte über 6,0 µE/ml erhöht (217). Bleiben die TSH-Werte im TRH-Versuch supprimiert, so ist in der Hälfte der Fälle mit einer noch persistierenden Hyperthyreose zu rechnen. Ist der Zustand einer manifesten Hypothyreose eingetreten, so sind alle biochemischen Werte (PB ^{127}J, T_3, T_4, auch freies T_3 und freies T_4) bei erhöhten TSH-Werten erniedrigt.

Über das Verhalten der biochemisch-technischen Parameter bei Euthyreose, persistierender Hyperthyreose, bei subklinischer und klinischer Hypothyreose un-

Tabelle 5.17 Richtigkeit der einzelnen Schilddrüsenparameter. Angegeben ist die Zahl der falsch erhöhten oder erniedrigten Ergebnisse. In Klammern Angabe in Prozent der Fälle (nach *Reinwein* und Mitarb.) (217)

Parameter	euthyreot falsch ↑	euthyreot falsch ↓	euthyreot richtig	subklinisch hypothyreot falsch	subklinisch hypothyreot richtig	Hypothyreose falsch	Hypothyreose richtig	Hyperthyreose falsch	Hyperthyreose richtig
PBI* n	25 (10,0)	22 (8,8) 251	204 (81,3)	7	13 20	1	7 8	0	7 7
T_3-In-vitro-Test n	11 (3,7)	19 (6,5) 294	264 (89,9)	5	17 22	5	5 10	1	6 7
Index für freies T_4 n	13 (5,2)	11 (4,4) 248	224 (90,4)	5	15 20	1	7 8	0	5 5
TSH n	67 (25,0)	--- 268	201 (75,0)	0	22 22	0	10 10	0	7 7
ASR n	32 (14,3)	0 224	192 (85,7)	3	15 18	0	10 10	falsch erhöht** 3 3	0
Klinisch-diagnostischer Index n	0	47 (19,1) 276	229 (80,9)	1	21 22	0	10 10	*** --	--
Cholesterin n	172 (62,4)	0 276	104 (37,6)	2	20 22	1	9 10	4 7	3

* PBI-Werte über 18 µg/100 ml (1,42 µmol/l) wurden nicht berücksichtigt
** Achillessehnenrelaxationszeit in 4 Fällen nicht auslösbar
*** klinischer Index für Hyperthyreose nicht anwendbar

terrichtet die Tab. 5.17, die sich auf die 317 Patienten des Düsseldorfer Krankengutes bezieht.
Man ersieht daraus, daß sowohl das PB^{127}J, wie der Index des freien T$_4$, die Achillessehnenrelaxationszeit und der TSH-Spiegel im Serum, in geringerem Maße der Cholesterinspiegel, für die Beurteilung der Stoffwechselsituation von Bedeutung sind.
Die Bedeutung des Suppressionstests für die prognostische Beurteilung der Radiojodtherapie ist weniger klar als bei der Behandlung mit antithyreoidalen Substanzen. Nach Erreichung der Euthyreose soll er noch in 75% aller Fälle nach 2 Jahren negativ sein (187). Auch der TRH-Test erlaubt offenbar keine sichere prognostische Aussage (zum Titer der Antikörper s. S. 200, 331, 347).

Erfolge der Radiojodtherapie

Die Radiojodtherapie ist ein überaus sicheres Verfahren zur Beseitigung des hyperthyreoten Zustandes. Die Euthyreose tritt im Laufe von etwa vier Monaten in 70–85% der Fälle ein (85, 217, 280). Sie erreicht damit fast die Erfolge der operativen Behandlung, während die Erfolge der medikamentösen Behandlung deutlich zurückbleiben. Persistiert die Hyperthyreose, so ist eine zweite oder eine dritte Dosis erforderlich. Ein Spätrezidiv wird nur selten, und zwar in etwa 1% aller Fälle beobachtet (217). Erfolgte eine Begleittherapie mit Thiocarbamiden, so erkennt man die Persistenz der Hyperthyreose erst nach Absetzen der Therapie (36, 40, 123, 134, 139, 152, 153, 196, 197, 198, 264, 288).

Posttherapeutische Hypothyreose

Sie ist zweifellos die wichtigste und schwerstwiegende Komplikation. Die Radiojodtherapie teilt dieses Risiko mit der operativen, nicht jedoch mit der medikamentösen Behandlung. Die biologischen und histologischen Vorgänge, die zu einer Hypothyreose führen, sind auf S. 340 dargestellt. Die Hypothyreose kann klinisch deutlich in Erscheinung treten; man findet sie aber auch als subklinische Form, die nur mit biochemisch-technischen Parametern zu erfassen ist.

Der größere Teil der zu beobachtenden posttherapeutischen Hypothyreosen tritt frühzeitig innerhalb des ersten Jahres auf. Diese Frühhypothyreosen sind wahrscheinlich durch die Höhe der Strahlendosis bedingt. Demgegenüber kommen die selteneren Späthypothyreosen durch fortlaufende immunthyreoiditische Prozesse zustande, möglicherweise auch dadurch, daß die Replikation der Thyreozyten zum Erliegen kommt (112, 176, 203, 226).
Zur statistischen Erfassung der Hypothyreoserate kann man die Zahl der Fälle auf die Gesamtzahl der Behandelten oder auf die im Intervall beobachteten Patienten und schließlich entsprechend der Sterbetafelmethode berechnen. Dabei ergeben sich im ersten Fall zu niedrige, im zweiten Fall ebenfalls noch niedrige Zahlen. Das dritte, das kumulative Verfahren, läßt die Zahl der Hypothyreotiker überschätzen, da das Gesamtkrankengut immer kleiner wird (112).

Folgende, z.T. schon genannte Faktoren sind für das Entstehen einer Hypothyreose von Bedeutung:
– Die Größe der Dosis.
– Die Verabfolgung des ^{131}J als Einzeldosis oder in refracta dosi.
– Größe und Gewicht der Struma.
– Die Beschaffenheit der Struma.
– Das Auftreten der Hyperthyreose in einem Endemiegebiet (Joddefizit) oder in einem Nichtendemiegebiet.
– Die Durchführung einer Begleittherapie.
– Das Ausmaß der immunpathologischen Vorgänge in der Schilddrüse.

Die viel zitierte „Cooperative thyrotoxicosis therapy follow-up study" (23) umfaßt zwar ein riesiges Material, läßt aber alle Nachteile einer Sammelstatistik, die schon bei der Besprechung der medikamentösen Therapie erörtert wurden, erkennen. Sie umfaßt 10 000 Patienten, die wegen einer Hyperthyreose mit ^{131}J-Dosen, pro g Schilddrüsengewebe berechnet, behandelt wurden. Die Hypothyreoserate steigt in dieser Studie in den ersten 2 Jahren, besonders im ersten Jahr nach der Behandlung, bei allen Dosierungen stark an. Die Abhängigkeit des Hypothyreoserisikos von der Höhe der Dosis ist deutlich erkennbar: 5 Jahre nach der Behandlung lag die Wahrscheinlichkeit, hypothyreot zu werden, bei Patienten mit einer Dosis unter 50 µCi/g (1,85 MBq/g) bei 0,22; sie stieg bei Patienten mit einer Dosis über 175 µCi/g (6,48 MBq/g) auf 0,55 an. Nach im Mittel 7,5 Jahren waren fast 35% der Patienten hypothyreot; bei einer chirurgisch behan-

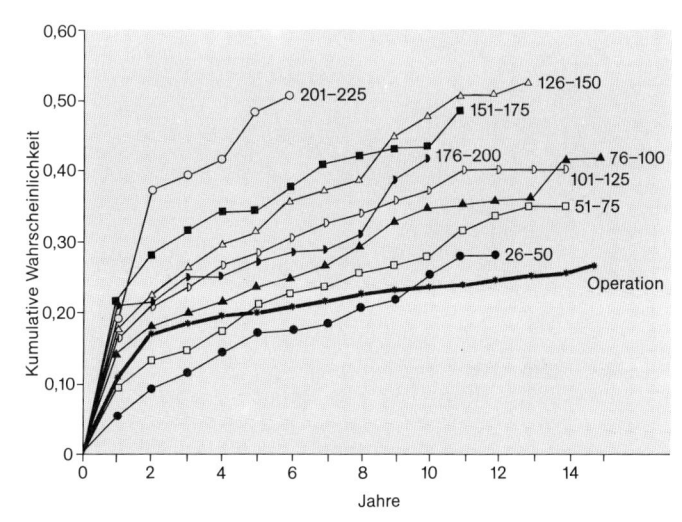

Abb. 5.29 Die kumulative Hypothyreoserate (kumulative Wahrscheinlichkeit) bei Behandlung mit einer einzelnen Dosis ^{131}J, ausgedrückt in µCi/g Schilddrüse. Die stark ausgezogene Linie gibt die Hypothyreoseinzidenz nach chirurgischer Behandlung an. Kooperative Nachuntersuchungsstudie nach Hyperthyreosetherapie (nach *Becker* u. Mitarb.).

delten Gruppe (5200 Patienten) lag die Hypothyreoserate mit 24,8% nach 12,7 Jahren etwas niedriger, aber auch noch sehr hoch. Die Abb. 5.**29** läßt erkennen, daß sich bei den Späthypothyreosen im kurvenmäßigen Ablauf bei höherer Dosierung nach 10 Jahren ein Plateau ausbildet, das bei niedrigerer Dosierung nicht zu erkennen ist. Bei Mehrfachdosen war das Hypothyreoserisiko geringer als bei einer Einzeldosis.

Die fast als selbstverständlich erscheinende Tatsache, daß hohe Dosen die kumulative Rate der Hypothyreose erhöhen, geht auch aus einer anderen Serie hervor (45): Eine Reduktion der Dosis von 160 μCi/g (6,0 MBq/g) auf 80 μCi/g (3,0 MBq/g) ließ sie signifikant, wenn auch in noch unbefriedigendem Maße absinken (Abb. 5.**30**) (s. auch [222]).

In einer Serie von WERNER (283) waren bei einer Nachuntersuchung nach 18 Jahren von 719 Patienten 28% hypothyreot. Auch hier lag die Vergleichszahl bei den chirurgisch behandelten Patienten etwas niedriger (20,6%). Besonders ungünstige Ergebnisse zeigten sich, wenn Operation und Radiojodtherapie zusammentrafen. Hier entwickelte sich in etwa 50% der Fälle eine Hypothyreose. In den meisten Statistiken ergibt sich nach Ablauf des 1. und 2. Jahres nach Abschluß der Behandlung ein jährlicher Zuwachs zwischen 2,5 und 3,5%. Die kumulative Hypothyreoserate erreicht nach Ablauf von 10 Jahren in manchen Statistiken einen Wert von 50–70% (61, 195). Bei hoher Strahlensensibilität des Gewebes kann auch bei sehr niedriger Dosierung (etwa 2 mCi [74 MBq]) bereits eine Hypothyreose auftreten (283). Die geringste Hypothyreosefrequenz findet sich bei der Behandlung des (kompensierten oder dekompensierten) autonomen Adenom (s. S. 301). Im Endemiegebiet von Finnland liegt der Hyperthyreose in 77% der Fälle eine Knotenstruma zugrunde (272). Bei diesen Untersuchungen läßt sich die erhöhte Resistenz der Knotenstruma gegenüber dem ^{131}J deutlich demonstrieren: Bei den diffus vergrößerten Strumen betrug die Hypothyreoserate nach 1 Jahr 25,6%, bei den Knotenstrumen aber nur 11,8%. Nach 8 Jahren hatten sich diese Zahlen bei den diffus vergrößerten Strumen auf 35,2, bei den nodulären Strumen auf 20,7% erhöht. Die jährliche kumulative Zunahme betrug 1–2%. Daß Knotenstrumen eine höhere Dosis

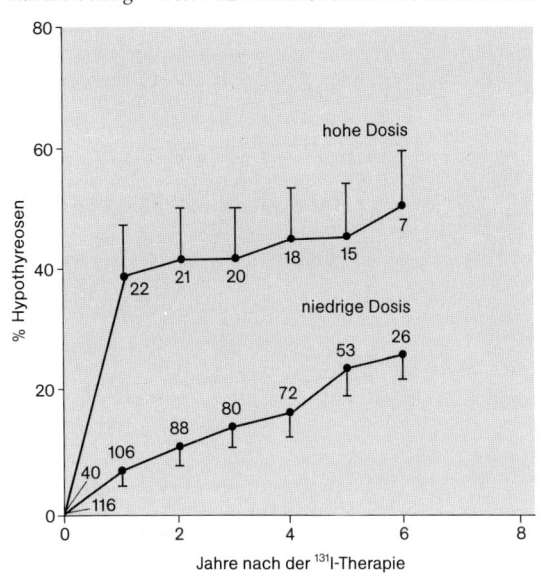

Abb. 5.**30** Kumulative Hypothyreoserate bei Patienten mit Hyperthyreose und diffuser Struma, die entweder eine hohe (160 μCi/g) oder eine relativ niedrige (80 μCi/g) Dosis von ^{131}J erhielten. Die Ziffern im Diagramm bedeuten die Zahl der nachuntersuchten Patienten (nach *Cevallos* u. Mitarb.). (45)

Tabelle 5.**18** Zahl der notwendigen Radiojoddosen bei der Behandlung der Hyperthyreose (nach *Klein* [139])

Zahl der Radio- jod- dosen	Ohne endokrine Ophthalmopathie													Mit endokriner Ophthalmopathie				
	ohne Struma nµ = 41				mit Struma nµ = 128				Toxisches Adenom nµ = 30				nµ = 151				
	n =	%	Mittlere Dosis mCi	MBq	Dosis- bereich mCi MBq		n =	%	Mittlere Dosis mCi	MBq	Dosis- bereich mCi MBq		n =	%	Mittlere Dosis mCi	MBq	Dosis- bereich mCi MBq	
1	30	75	3,7	136,9	2,5–5,0	92,5–185	55	43	5,3	196	2,5–12,0	92,5–444	11	37	3,8	141	2,0–7,0	74–259
2	8	20	6,3	233	5,0–8,0	185–296	51	40	9,5	352	5,5–20,0	204–740	12	40	11,1	411	3,5–11,0	130–407
3	2	3	10,2	377	6,0–14,5	222–536	18	14	14,1	522	9,0–25,0	333–925	7	23	17,0	629	14,0–21,0	518–777
4	1	2	15,0	555	15,0	555	4	3	16,5	611	12,0–22,0	444–814	–	–	–	–	5,0–16,0	185–592
5	–	–	–	–	–	–	–	–	–	–	–	–	18	12	15,4	570	5,0–23,0	185–851
6	–	–	–	–	–	–	–	–	–	–	–	–	4	2	19,5	722	12,0–38,0	444–1406
													1	1	23,0	851	23,0	851

erfordern als vergleichbare Patienten mit diffus vergrößerter Struma, geht auch aus der oben erwähnten Sammelstatistik (23) hervor. Auch ist bei fraktionierter Behandlung die Zahl der erforderlichen Einzeldosen bei Patienten ohne Struma kleiner als bei Patienten mit Struma (139 [Tab. 5.18]).

Energische Verfechter der einzeitigen Gabe einer nach der oben erwähnten Formel (S. 342) berechneten ^{131}J-Dosis sind GLANZMANN u. Mitarb. (85). Sie führen die hohen Hypothyreoseraten, die in der Literatur mitgeteilt werden, auf unsachmäßige Anwendung (unzureichende Unterscheidung zwischen den einzelnen Formen der Hypothyreose, Nichtbeachtung des Schilddrüsengewichtes und der Beschaffenheit) zurück. In ihrem Krankengut von 1165 Patienten beträgt die Hypothyreoserate insgesamt bei individueller Dosisberechnung etwa 12%. Die kumulative Hypothyreoserate wird bei der Struma diffusa unter 70 g mit 3%/Jahr, über 70 g mit 1,2%/Jahr und bei der Struma nodosa mit 0,7%/Jahr angegeben, so daß die Gesamthypothyreoseraten nach 10 Jahren 31% bzw. 11% bzw. 5% betragen.

Eine andere Serie mit pessimistischer Prognosestellung zeigt, daß bei niedriger Dosis in den ersten Jahren die Hypothyreoserate absinkt und für mehrere Jahre im Vergleich zu konventionellen Dosen niedrig bleibt. Die spätere Zuwachsrate ist aber auch hier nicht verringert (86). Eine Reduktion der Dosis von 7000 bis 10000 auf 6000 rad (70 bis 100 auf 60 Gy) läßt die Hypothyreoserate von 18 auf 7% sinken (112).

Demgegenüber läßt die von KLEIN eingeführte fraktionierte Radiojodtherapie wesentlich bessere Ergebnisse erkennen. Über das Düsseldorfer Krankengut von 350 Fällen berichteten bereits KLEIN (139) sodann REINWEIN u. Mitarb. (216). Die Nachuntersuchungen konnten bereits auf einen Zeitraum von 11 Jahren ausgedehnt werden. Damals ergab sich bei der in Düsseldorf allein geübten fraktionierten Dosierung eine Hypothyreosequote von nur 2,3%. In einer neuerlichen Untersuchung wurde von REINWEIN u. Mitarb. (217) das Schicksal von 334 Fällen von Hyperthyreose über 7–16 Jahre (im Mittel 9,5 Jahre) verfolgt. Über Dosis und Aufteilung wurde bereits berichtet. Die Einzeldosis pro g Schilddrüse lag etwa bei 50 µCi (1,85 MBq) ^{131}J, die mittlere Gesamtdosis zwischen 5,4 und 12,9 mCi (200 und 477 MBq), war also, absolut betrachtet, keineswegs klein. Zwischen klinischer und subklinischer Hypothyreose wurde unterschieden. In 83,3% der Fälle ergab sich der erwünschte Effekt, nämlich die Wiederherstellung der Euthyreose. In 2,1% der Fälle persistierte die Hyperthyreose. 3,0% der Patienten waren klinisch hypothyreot, 6,6% subklinisch hypothyreot.

Daß sich die Struma als besonders eindrucksvoller Befund nach der Radiojodbehandlung im Laufe der Zeit zurückbildet, wird von vielen Untersuchern berichtet. Bei REINWEIN u. Mitarb. (217) hatten bei der Nachuntersuchung nur noch 22,7% eine Schilddrüsenvergrößerung. Bei den Hypothyreotikern war die Struma so gut wie immer verschwunden, nicht aber bei den Patienten mit einer Persistenz der Hyperthyreose.

Aus der Abb. 5.31 geht hervor, daß nach 2–11 Jahren

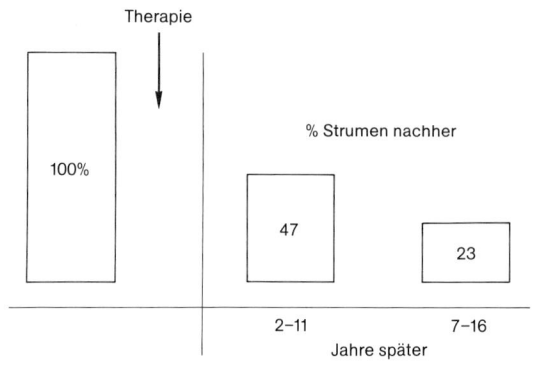

Abb. 5.31 Rückgang der Strumen nach der Radiojodtherapie. Die Zahl der Patienten mit Struma vor Therapie (= 238) wurde = 100% gesetzt (nach *Reinwein* u. Mitarb.). (217)

eine Struma nur noch in 47% und nach 7–16 Jahren nur noch in 23% der Fälle bestand. Schon bei den Nachuntersuchungen des Jahres 1963 (139) hatte sich die Struma nach 3 Jahren in 96% der Fälle gebessert. Besonders eindrucksvoll ist die Beeinflussung der hyperthyreoten endokrinen Ophthalmopathie. Während bei der damals noch kürzeren Beobachtungszeit (124–126) die Ophthalmopathie in 25% der Fälle unverändert, in 62% gebessert und nicht mehr behandlungsbedürftig war, aber sich insgesamt in 13% noch verschlechtert hatte, zeigte die neuerliche Nachuntersuchung, daß nach 11–13 Jahren die Augensymptome in 85% der Fälle überhaupt verschwunden waren. Nur bei persistierender Hyperthyreose und einem Fall von klinisch nachweisbarer Hypothyreose konnte eine Zunahme der Protrusio beobachtet werden (Abb. 5.32).

Auch diese Untersuchungen lassen erkennen, daß die TSH-Werte im Serum für die Beurteilung des posttherapeutischen Zustandes von Bedeutung sind: $^2/_3$ der klinisch euthyreot gewordenen Patienten wiesen einen erhöhten, zum Teil sogar stark erhöhten TSH-Spiegel auf, d.h. es lag eine latente Hypothyreose vor, die durch erhöhte TSH-Ausschüttung kompensiert wurde.

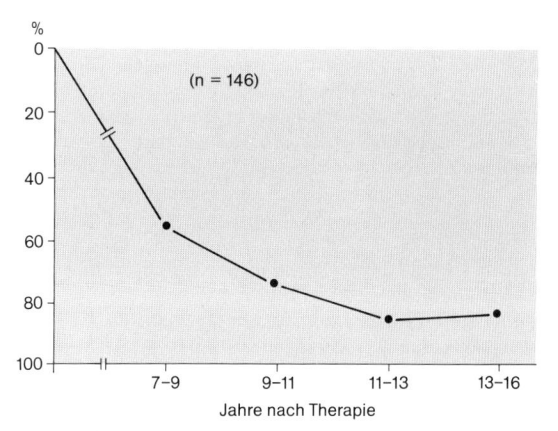

Abb. 5.32 Verschwinderate der endokrinen Ophthalmopathie in Abhängigkeit von der Zeit nach der Radiojodtherapie (nach *Reinwein* u. Mitarb.). (217)

Die Bedeutung des Titers der Schilddrüsenantikörper ist noch umstritten. Nach LUNDELL u. Mitarb. (169) sind bei einer sich entwickelnden Hypothyreose Antikörper häufig nachzuweisen. In dem von REINWEIN u. Mitarb. (217) nachuntersuchten Krankengut waren Schilddrüsenantikörper bei entstandener Hypothyreose, aber auch bei persistierender Hyperthyreose signifikant häufiger. Sie nahmen mit zeitlichem Abstand von der letzten Radiojodgabe nicht zu. Die vorgelegten Befunde sprechen nicht dafür, daß durch die Behandlung selbst immunologische Vorgänge induziert werden. Diese Möglichkeit ist aber prinzipiell nicht auszuschließen, da sie das Auftreten von Späthypothyreosen nach Strahlen- und operativer Behandlung erklärt. Wahrscheinlich ist, daß es sich bei diesen so entstandenen Hypothyreosen primär um Hyperthyreosen mit besonders stark ausgeprägten immunpathologischen Prozessen gehandelt hat, die durch die Behandlung aktiviert wurden (40, 172, 191, 217, 238, 283).

Abschließend läßt sich feststellen, daß die hohe Hypothyreoserate nach wie vor diese Art der Behandlung belastet. Das Risiko wächst mit steigender Dosis. Es ist durch Reduktion der Dosis und durch fraktionierte Behandlung zu vermindern.

Das Risiko der Karzinom- und Leukämieinduktion

Diese beiden Fragen sind als somatisches Risiko gegenüber dem genetischen Risiko abzugrenzen.

Sie wurden in den letzten Jahrzehnten öfter diskutiert, nachdem in den USA die Entstehung von *Schilddrüsenkarzinomen* bei Kindern beobachtet worden war, die wegen Thymushyperplasie, Lymphdrüsenschwellungen oder Hauterkrankungen in der Halsregion mit Röntgenstrahlen behandelt worden waren. Im Memorial Hospital in New York wurden 28 Patienten unter 18 Jahren mit einem Schilddrüsenkarzinom beobachtet, von denen 10 in der Kindheit wegen einer vergrößerten Thymus Röntgenstrahlen erhalten hatten (60). Die Möglichkeit der Karzinomentstehung in der Schilddrüse unter dem Einfluß einer Röntgenbestrahlung in der Kindheit ist seitdem auch durch andere Untersuchungsserien belegt worden (40, 239, 240, 288). Bei 451 Patienten von Schilddrüsenkarzinom bei Kindern, bei denen sich ausreichende anamnestische Angaben ermitteln ließen, konnte in 80% eine Röntgenbestrahlung im Kleinkindes- oder Kindesalter wegen vergrößerter Thymus, hypertrophischer Tonsillen, Nävi oder Angiomen festgestellt werden (290). Eine erneute Bestätigung ergab sich durch eine jüngst mitgeteilte Serie (7): 1452 Risikopersonen, die in der Jugend Röntgenbestrahlungen aus ähnlichen, wie den oben angeführten Gründen erhalten hatten, konnten in einem Durchschnittsalter von 35 Jahren nachuntersucht werden. 20,7% zeigten einen abnormen szintigraphischen oder Tastbefund an der Schilddrüse. Bei 130 Personen wurde chirurgisch interveniert. Dabei ergaben sich 64% abnorme Befunde. In 29% der operierten Fälle wurde ein Schilddrüsenmalignom festgestellt, außerdem 133mal benigne knotige Veränderungen und 4mal eine Thyreoiditis.

An der hohen Malignomrate nach Schilddrüsenbestrahlung im Kindes- oder jugendlichen Alter kann somit, anders als im Erwachsenenalter, nicht gezweifelt werden. Man muß annehmen, daß die besondere Anfälligkeit mit den Wachstumsvorgängen in der Drüse zusammenhängt. Möglicherweise wirken die ionisierenden Strahlen direkt karzinogen, das Wachstum als solches kann als zusätzlicher Faktor hinzukommen (58).

Seit dem Jahre 1946, als das ^{131}J, das in dem Kernreaktor von Oak Ridge, Tenn., zuerst dargestellt und erstmals den Kliniken und medizinischen Instituten zur Verfügung gestellt wurde, ist die Möglichkeit der Karzinogenese therapeutischer Dosen erörtert worden. In der Zwischenzeit dürften mehr als 200 000 Personen, zumeist wegen Hyperthyreose und Schilddrüsenkarzinom, behandelt worden sein (223).

Einige Beobachtungsreihen liegen vor. So ergab der bereits erwähnte „Report of the cooperative thyrotoxicosis therapy follow-up study" (56), der alle Nachteile einer Sammelstatistik aufweist, unter 21 714 Patienten, die mit ^{131}J behandelt wurden, innerhalb des ersten Jahres 9, nach mehr als einem Jahr 19 Malignome. Diese Studie, die wegen ihrer großen Probandenzahl beachtenswert ist, ließ kein erhöhtes Karzinomrisiko erkennen; ein Vergleich mit den Karzinomen, die bei operativer Behandlung gefunden wurden, ergab gegenüber dem Risiko der ^{131}J-Therapie keine Signifikanz (s. auch [23]).

Wohl aber werden benigne knotige Veränderungen der Schilddrüse bis zu 14 Jahren nach der ^{131}J-Therapie gelegentlich beobachtet (8 Fälle unter 256 Behandlungen); meist handelt es sich aber um Kinder unter 10 Jahren; sie wurden niemals nach dem 30. Lebensjahr beobachtet. Ihr Ursprung ist in hyperplastischen regenerierenden Bezirken der Schilddrüse zu suchen, die unter dem Einfluß des TSH proliferieren. Ein Malignon ist nur einmal bei einem Kind beobachtet worden (59, 236).

Obwohl kürzlich in einer Serie von 87 Kindern und Jugendlichen zwischen dem 3. und 18. Lebensjahr, die mit ^{131}J behandelt und 5–24 Jahre nach der Behandlung nachuntersucht wurden, weder ein Schilddrüsenkarzinom noch eine Leukämie beobachtet wurde, sollte man dies als einen glücklichen Zufall betrachten und aus den bisher bekannten Tatsachen den Schluß ziehen, daß eine ^{131}J-Behandlung nicht vor dem 35.–40. Lebensjahr durchgeführt werden sollte.

Die jetzt vorliegenden Nachuntersuchungen der Strahlengeschädigten bei den Atombombenabwürfen über Hiroshima und Nagasaki (August 1945) und die Explosion durch Unfall auf den Marshallinseln (1954) haben die Diskussion über das somatische Risiko durch ionisierende Strahlen neu entfacht. Allerdings darf man diese Ereignisse nicht ohne weiteres mit einer Radiojodtherapie in Beziehung setzen. Bei der letzteren sind Menschen mit einer kranken Schilddrüse betroffen, während es sich bei den Opfern der atomaren Explosionen um eine Ganzkörperbestrahlung bei gesunden Menschen mit relativ geringer Exposition der Schilddrüse handelt. Bei der Hiroshima-Explosion kamen vorwiegend Neutronen von hoher Energie zur Einwirkung, während es bei der Nagasaki-Explosion vorwiegend um eine γ-strahlung handelte. Der Unfall auf den Marshallinseln ist im Hinblick auf die Schilddrüse von besonderem biologischen Interesse, da hier eine Reihe von Isotopen des Jod (^{131}J, ^{132}J, ^{133}J und ^{135}J) einwirkte (129). Die Nachuntersuchungen in den Jahren 1958–1959 von 5553 erwachsenen Personen, die die Explosion von Hiroshima überlebt hatten, ergab 169mal eine Schilddrüsenerkrankung (in der überwiegenden Mehrzahl Frauen); in 39 Fällen waren benigne Knoten entstanden, und zwar signifikant bei einer kleineren Distanz vom Explosionszentrum. Demgegenüber ließ sich keine Signifikanz für die Karzinominduktion (7% aller beobachteten Schilddrüsenerkrankungen) nachweisen. Auch ergab sich hier keine eindeutige Beziehung zur Distanz vom Zentrum (121). Das Krebsrisiko durch Strahlen, die etwa dem ^{131}J entsprechen, betrug weniger als 1:100 000/rad, was etwa der Strahlenbelastung bei einer Pyelographie entspricht. Dabei ist allerdings zu berücksichtigen, daß sich die Schilddrüsenkarzinome häufiger im Kindes- und jugendlichen Alter entwickeln (248).

Wie bereits erwähnt, lagen die Verhältnisse bei der Explosion auf den Marshallinseln etwas anders, hier handelte es sich um eine kleinere Personenzahl; Radioisotope des Jod waren beteiligt. 64 Personen erhielten eine Ganzkörperdosis von 175 rad (1,75 Gy), 18 Personen von 69 (0,69 Gy) rad. In 21 von 67 Fällen traten Abnormitäten der Schilddrüse auf, davon 16 benigne adenomatöse Knoten (Kinder mehr als Erwachsene), zudem aber 3 Malignome und zweimal Atrophien der Schilddrüse mit konsekutiver Hypothyreose (erniedrigte T4-, erhöhte TSH-Werte) (49). Die Schilddrüsen aller betroffenen Personen erhielten im Mittel 11,2 µCi (414 kBq) ^{131}J, bevor eine Evakuierung vorgenommen werden konnte. Die Strahlenbelastung der Schilddrüse Erwachsener durch alle Jodisotope wurde auf 160 rad + 170 (1,6 Gy + 1,7) als γ-Strahlen geschätzt. Für die Kinder mit kleinerer Schilddrüse wurde eine höhere Dosis von 700 bis 1400 rad (7 bis 14 Gy) als Jod + 165 rad (1,65 Gy) als γ-Strahlen angenommen, während eine oft verabfolgte Dosis bei der Hyperthyreose bis 10 000 rad (100 Gy) beträgt, so daß die Radiojoddosis auf den Marshallinseln unter der Hyperthyreosedosis liegt, wobei noch zu beachten ist, daß die Halbwertszeit der Jodisotope oft niedriger war als die des ^{131}J. Wie öfter berichtet, unterschied sich hier die Prävalenz der betroffenen Frauen nur wenig von der der Männer. Die Latenzzeit betrug einmal 7 Jahre, zweimal 14 und 15 Jahre.

In drei Fällen kam es zu nachgewiesenen Malignombildungen in der Gruppe der schwer exponierten Personen: zweimal handelte es sich um erwachsene Frauen, einmal um ein 7jähriges Mädchen. Ein Schilddrüsenmalignom trat bei einer Frau in einer nur leicht exponierten Gruppe auf und stand mit der Bestrahlung wahrscheinlich nicht in Zusammenhang. Während es sich in der stark exponierten Gruppe insgesamt um 39,6% Schilddrüsenveränderungen handelte, traten Malignome insgesamt in 5,7% auf.

Die an der Schilddrüse applizierte Strahlendosis war bei Erwachsenen um den Faktor 2 und bei Kindern um den Faktor 7 größer als die Strahlendosis, die an anderen Organen des Körpers deponiert wurde.

Diese drei Malignome bei schwer exponierten Personen sind die ersten, die eine klare Beziehung zur Bestrahlung mit radioaktivem Jod zeigen, wenn man den einzelnen möglichen Fall der Radiojodbehandlung von SHELINE u. Mitarb. (236) ausnimmt.

Von 67 der Bestrahlung ausgesetzten Personen waren 3, d. h. 4,5%, an Schilddrüsenmalignom erkrankt. Die geschätzte Karzinomerwartung in der Gesamtpopulation hätte aber nur, berechnet auf 15 Jahre, 0,056 Fälle betragen. Die höchste Inzidenz von Schilddrüsenerkrankungen wurde bei stark exponierten Kindern unter 10 Jahren gefunden; aber auch bei den Erwachsenen war sie signifikant höher als in der Allgemeinbevölkerung oder in der schwächer mit Strahlen belasteten Gruppe.

Bei einigen Kindern entwickelte sich eine schleichende Wachstumsverzögerung, bevor klinische Abnormitäten der Schilddrüse beobachtet wurden.

Eine sorgfältige Überwachung der strahlengeschädigten Personen auf den Marshallinseln soll fortgesetzt werden. Wie diese Ergebnisse auch auslaufen mögen, so haben klinische Beobachtungen an mindestens 200 000 Personen, die mit therapeutischen Dosen von ^{131}J bei Hyperthyreose und (seltener) bei Herzerkrankungen behandelt worden sind, bisher kein erhöhtes Karzinomrisiko erkennen lassen. Die Auswertung der Beobachtungen von Hiroshima und Nagasaki sowie neuere Risikoanalysen ergeben, daß im Dosisbereich unterhalb von etwa 100 rad das zu erwartende mittlere Strahlenkrebsrisiko einschließlich Leukämie wahrscheinlich nicht größer ist als 10 Krebsfälle auf 1 000 000 Personen pro rad Dosis (129). Damit sollte man das Krebsrisiko aus anderen Ursachen vergleichen. In der Bundesrepublik Deutschland beträgt das spontane Krebsrisiko zur Zeit etwa 19%. Die natürliche Strahlenexposition bedeutet für ein Menschenleben eine mittlere Ganzkörperdosis von etwa 7–8 rad, d. h. weniger als $^{1}/_{1000}$ des spontanen Krebsrisikos. Die mittlere zivilatorische Strahlenbelastung (ohne Medizin) soll für das Menschenleben etwa 12 rem betragen. Das Strahlenrisiko, das dadurch bedingt ist, würde etwa 100–200 Krebsfällen auf 1 000 000 Menschen entsprechen, d. h. höchstens $^{1}/_{1000}$ des spontanen Krebsrisikos (129). Von diesen Überlegungen sollte man „kritische" Gruppen ausnehmen, da z. B. der embryonale, der kindliche und der jugendliche Organismus eine wesentlich höhere Strahlenempfindlichkeit aufweist.

Zu dem oben erwähnten Krebsrisiko durch ionisierende Strahlen, wie ^{131}J, ist zu vermerken, daß bei einer Radiojodtherapie der Hyperthyreose als Ganzkörperdosis etwa 8–15 rad pro Gesamttherapie verabfolgt werden (281) und daß die Mortalität bei der subtotalen Schilddrüsenresektion bei allen Fortschritten der Chirurgie sicher höher liegt als das genannte Krebsrisiko.

Angesichts der relativ hohen Dosen, die bei der Behandlung der Hyperthyreose verwendet werden, ist bereits darauf hingewiesen worden, daß diese Dosen so stark destruierend auf die Schilddrüse wirken, daß eine proliferative Aktivität und ein Übergang in Malignome bei so vorgeschädigten Drüsen nicht mehr zu erwarten sei. In diesem Sinne würde auch die vielerorts beobachtete steigende Tendenz zur Hypothyreose nach Radiojodbehandlung sprechen.

Wenn die ^{131}J-Dosis so hoch ist, daß alle Thyreozyten zugrunde gehen und eine Atrophie und eine Hypothyreose folgt, kann sich allerdings kein Schilddrüsentumor mehr entwickeln. Nur kleinere Dosen, die ein Wachstum der reproduktionsfähigen Zellen erlauben, können im Prinzip nicht nur das Risiko eines Rückfalls, sondern auch das einer Karzinomentstehung in sich bergen.

Klinische Anhaltspunkte dafür, daß eine Begleittherapie mit antithyreoidalen, die TSH-Ausschüttung anregenden Pharmaka das Karzinomrisiko vergrößern, liegen nicht vor (58, 162).

Über den Zeitfaktor der Karzinomentstehung ist man sich freilich noch völlig im unklaren. Bei niedriger Dosis könnte die Latenzzeit so groß werden, daß sie die natürliche Lebenszeit des Menschen übersteigt, so daß in diesem Fall ein tatsächliches Risiko nicht bestehen würde. Da diese Fragen aber noch nicht endgültig zu beantworten sind, sollte man über einen Zeitraum von 50 Jahren nach der Strahlenbelastung in der Beurteilung der Karzinominduktion noch zurückhaltend sein. Aus der erhöhten Strahlensensibilität des jugendlichen Gewebes sind ebenfalls Konsequenzen zu ziehen. Manche Nuklearmediziner schätzen das Risiko so gering ein, daß sie die unterste Grenze für eine Radiojodbehandlung beim 20.–30. Lebensjahr ansetzen. Die meisten Strahlentherapeuten in der Bundesrepublik haben sich aber auf das 35.–40. Lebensjahr geeinigt. Ergibt sich aus zwingenden Gründen die Notwendigkeit einer ^{131}J-Behandlung in jüngeren Jahren, so sollte man in jedem Fall eine mehrjährige Behandlung mit T₄ anschließen, um die TSH-Sekretion zu dämpfen.

Im Hinblick auf die ^{125}J-Therapie der Hyperthyreose haben sich angesichts der relativ kurzen Erfahrungszeit noch keine anderen Konsequenzen als beim ^{131}J ergeben. Man könnte allenfalls spekulieren, daß das Karzinomrisiko geringer sei, da die im Bereich des Zellkerns deponierten Strahlenmengen niedriger sind als bei Verwendung von ^{131}J.

Das zweite somatische Risiko betrifft die Induktion einer *Leukämie*. Eine erhöhte Belastung des Knochenmarks ist vor allen Dingen bei hohen Radiojoddosen zu erwarten, z.B. bei der Behandlung des Schilddrüsenkarzinoms, das eine wesentlich höhere Strahlendosis als die Hyperthyreose erfordert, und bei herabgesetzter Speicherfunktion der Schilddrüse, die einen ungewöhnlich hohen Anteil von ^{131}J im Blut kreisen läßt. Im Falle der Karzinombehandlung scheint ein statistisch gesicherter Zusammenhang zwischen Bestrahlung und Leukoseentstehung zu bestehen: 4 Fälle von Leukämie ergaben sich bei 140 wegen eines Karzinoms behandelten Fällen (206). Bekannt ist, daß es zu Leukämien bei Patienten kommen kann, bei denen eine rheumatische Spondylitis mit Röntgenstrahlen behandelt wurde, wobei das Knochenmark an der Bestrahlung beteiligt wurde. Ferner wird über die angeblich erhöhte Morbidität amerikanischer Radiologen berichtet (160). Bei 32 000 Patienten, die wegen einer Hyperthyreose mit ^{131}J behandelt wurden, traten jedoch nur 10 Leukämiefälle auf bei einer Nachuntersuchungszeit für 142 000 Personenjahre. Diese Zahl ist geringer als erwartet: 13,8 Leukämiekranke. Unter den akuten Fällen wurden bei Männern mehr als erwartet gefunden (6:1) und weniger bei chronischen Erkrankungen (3:9). Bei Frauen ergaben sich weniger Gesamtfälle (2 gefunden, 10 erwartet) und weniger chronische Fälle (1 gefunden, 6 erwartet) ([284]; s. auch [171]).

Bei der mehrfach erwähnten kooperativen Studie (223) wurden ungefähr 22 000 mit ^{131}J behandelte Fälle, sowie 14 000, die chirurgisch und mit antithyreoidalen Substanzen behandelt worden waren, nachuntersucht. Die gesamte Mortalität an Leukämie in den USA betrug 10 ± 0,1 Fälle pro 100 000 Patientenjahre, während merkwürdigerweise die Hyperthyreotiker eine höhere Zahl, nämlich 15 ± 2,3 aufwiesen, ein signifikanter Unterschied, der vorläufig in keiner Weise zu erklären ist. Es ist unbekannt, ob die Schwere oder die Dauer der Hyperthyreose dafür verantwortlich zu machen ist, vielleicht auch der Hypermetabolismus oder ein unbekannter Effekt des Exzesses von Schilddrüsenhormonen. Diese Ergebnisse sind noch nicht bestätigt worden. Bei der Studie fanden sich 16 Fälle von Leukämie vor und 44 Fälle nach der Behandlung. Die Inzidenz von Leukämie bei Hyperthyreotikern mit behandelten im Vergleich zu den chirurgisch behandelten Patienten zeigte keinen Unterschied; jedoch hatten alle diejenigen, die sowohl operiert wurden wie auch ^{131}J erhielten, eine höhere Inzidenz.

Bisher ergibt sich jedenfalls noch kein Anhalt dafür, daß bei Dosen, die zur Behandlung bei Hyperthyreose verwandt werden, eine Leukämie induziert werden könnte.

Bei den japanischen Überlebenden des Atombombenabwurfs in Hiroshima und Nagasaki zeigte sich, daß das Leukämierisiko bei einer ionisierenden Strahlung von 50 bis 100 rad (0,5–1,0 Gy) und darüber anwächst. Zwischen 100 und 500 rad (1,0–5,0 Gy) läßt sich sogar eine lineare Korrelation zwischen Dosis und Leukämiehäufigkeit feststellen. Pro 1 Million Bevölkerungsjahre/rad steigt das Risiko um 1–2 Fälle bei einer Beobachtungszeit von 14 Jahren. Aussagen über die verschiedenen Typen der dabei entstehenden Leukämie lassen sich nicht machen; jedoch scheint die chronisch lymphatische Leukämie besonders selten zu sein. Die erhöhte Inzidenz von Leukämie beginnt 1–1½ Jahre nach der Exposition. Die Latenzzeit ist kürzer als bei Entstehung der verschiedenen Krebsarten. Das maximale Risiko liegt etwa zwischen 4 und 7 Jahren (34).

Das genetische Risiko

Wie bereits erwähnt, wird die Radiojodbehandlung der Hyperthyreose in den USA seit 38 und in Deutschland seit 29 Jahren geübt. Diese Zeit ist bei weitem zu kurz, um Aussagen über eine genetisch wirksame Keimdrüsenschädigung, d.h. die Induktion von Mutationen zu machen, wenn eine solche Aussage überhaupt je möglich sein sollte.

Die Beurteilung des genetischen Risiko (29, 48, 63, 85, 100, 220, 223, 230, 279, 289) muß von der Verdoppelungsdosis ausgehen, d.h. von der Strahlendosis, die zu einer Verdoppelung der spontanen Mutation führt. Diese wird bei akuter Belastung mit 30–40 rad (0,3–0,4 Gy) und bei chronischer Belastung mit 100–200 (1,0–2,0 Gy) rad angegeben. Man schätzt, daß von den etwa 4% Geburtsanomalien der Neugeborenen etwa die Hälfte durch Mutationen und diese wieder zum Teil durch die natürliche Strahlenbelastung bedingt sind. Die Strahlenbelastung durch therapeutische Anwendung unterscheidet sich im Prinzip nicht von der natürlichen Belastung. Zu berücksichtigen ist jedoch, daß alle Personen jenseits des fortpflanzungsfähigen Alters aus dieser Berechnung ausscheiden müssen und daß es sich zum ganz überwiegenden Teil um rezessive genetische Faktoren handelt. Die zulässige normale Strahlenbelastung vor dem 30. Lebensjahr wird in der allgemeinen Population mit weniger als 10 rad (0,1 Gy) (National Research Council 1962) oder auch mit 5 rad (0,05 Gy) (63) angegeben. Nimmt man an, daß die Ganzkörperbelastung pro Therapie mit ^{131}J etwa 8–15 rad (0,08–0,15 Gy) beträgt (281) und die einer Schilddrüse von 50 g etwa 1600 rad/mCi (432 mGy/MBq), so wurde berechnet, daß auf die Gonaden die Hälfte der Ganzkörperbelastung, d.h. etwa 0,4 rad/mCi (0,11 mGy/MBq) entfällt. Andere Autoren nehmen einen Wert von 2,0 rad/mCi (0,54 mGy/MBq) (β- und γ-Strahlen) an (193).

Dabei ist zu berücksichtigen, daß sich das ^{131}J temporär vor der Ausscheidung in der Blase ansammelt, so daß sich dadurch möglicherweise die Gonadenbelastung erhöht. Sie würde sich aus der β- und γ-Strahlung, die aus dem Radionuclid der Ovarien selbst stammt, aus der γ-Strahlung aus dem ^{131}J aus dem Schilddrüsengewebe und aus der γ-Strahlung aus dem ^{131}J, das durch die Nieren ausgeschieden wird und sich in wechselnden Perioden in der Blase ansammelt, zusammensetzen. Bei hypothyreoten Patienten, bei denen die Speicherung in der Schilddrüse gering ist, würde die Gonadenbelastung um das 4–5fache ansteigen (48). Wie im Kap. Epidemiologie (S. 191) ausgeführt, beträgt die Inzidenz der Hyperthyreose etwa 30,5/100 000 Frauen/Jahr, d.h. 1,5% für 50 Lebensjahre. Bei der Mehrzahl der Hyperthyreotiker tritt die Krankheit aber erst in höherem Alter auf. Extrapoliert man von Tierversuchen auf den Menschen und berücksichtigt, daß fast alle Mutationen rezessiv sind, so läßt sich berechnen, daß, wenn alle Hyperthyreotiker mit ^{131}J behandelt würden, die Zahl der Geburtsanomalien von 4% auf 4,00056% ansteigen würde, im Einzelfall, wenn nur ein Elternteil Radiojodbehandlung erhält, von 4% auf 4,008% (29, 100). Damit ist aber klar, daß eine solche Schädigung statistisch nicht in Erscheinung treten kann. Insofern ist es auch nicht überraschend, wenn kürzlich berichtet wurde, daß 80 Patienten im Alter zwischen 3 und 18 Jahren wegen einer Hyperthyreose mit einer mittleren Dosis von 9,5 mCi (352 MBq) behandelt wurden, eine Nachuntersuchung ein im Mittel nach 12,3 Jahren bei 39 der so vorbestrahlten Mädchen, die für mehr als 1 Jahr verheiratet und insgesamt 87 Kinder hatten, die Zahl der Spontanaborte, der Konzeptionshäufigkeit und des Gesundheitszustandes der Kinder sich nicht von denen der Allgemeinbevölkerung unterschied und daß die Mißbildungsrate der regionalen Häufigkeit entsprach. Der Empfehlung der Autoren, die kindliche Hyperthyreose mit ^{131}J zu behandeln, wird man selbstverständlich ablehnend gegenüberstehen (224). Wie beim somatischen Risiko ist auch hier zu berücksichtigen, daß auch die Gonadenbelastung bei einem Kontrasteinlauf oder bei einer intravenösen Pyelographie der Radiojodtherapie der Hyperthyreose nicht nachsteht. Man muß aber davon ausgehen, daß eine gewisse, für uns unerkennbare Steigerung der Zahl der Mutationen bei der Radiojodtherapie im generationsfähigen Alter zustande kommt, obwohl wir sie klinisch und statistisch nicht erfassen können. Treten solche Anomalien bei der Geburt auf, so sollten sie im weiteren Leben des Kindes sorgfältig verfolgt werden. Da aber das individuelle Risiko außerordentlich gering ist, sollte man sich nicht scheuen, eine solche Therapie bei zwingender Notwendigkeit auch im jugendlichen Alter durchzuführen. Angesichts der dringenden Empfehlungen, die in der Deklaration von Helsinki (53) (revidierte Fassung des Weltärztebundes vom 10.10.1975 in Tokio) zum Ausdruck kommen, ist man gehalten, den Patienten oder seine Angehörigen über die Situation aufzuklären.

Die Behandlung der Hyperthyreose mit ^{125}Jod

Der Vorschlag, die Hyperthyreose nicht mit ^{131}J, sondern mit ^{125}J zu behandeln, stammt von GREIG (93). Das ^{125}J emittiert keine β-Strahlen; aber ein Teil der weichen γ-Strahlen besteht aus Elektronen mit sehr niedriger Energie. Die Wirkung erstreckt sich im Gewebe nur auf 2–5 μm, während der Bestrahlungsbereich bei ^{131}J 2000 μm beträgt. Auch ist die Halbwertzeit wesentlich länger als beim ^{131}J, nämlich 60 Tage (271). Die ^{131}J-Bestrahlung verteilt sich relativ gleichmäßig über die ganze Zelle. Anders ist es aber beim ^{125}J: Wegen der geringen Reichweite bleibt die meiste Strahlungsenergie im Kolloid. An der Grenzfläche zwischen Zelle und Kolloid ist die Strahlungsdosis von ^{125}J ungefähr viermal größer als bei der gleichen Menge ^{131}J. In diesem Bereich, der Reifungszone des Kolloids, wird 80%, am Kern nur 20% der Dosis, deponiert (161). Die Strahlenbelastung des Stroma außerhalb des Thyreozyten ist besonders gering (Abb. 5.33). Man hatte ursprünglich gehofft, daß die Funktion der Hormonsynthese stärker inhibiert würde als die regenerative Funktion des Zellkerns und daß infolgedessen das Hypothyreoserisiko kleiner sei und die Wirkung der Bestrahlung schneller einträte. Bei 200 μCi (7,4 MBq) ^{125}J/g Schilddrüse werden etwa 13 000–15 000 rad (130–150 Gy) in der Kolloidreifungszone und ca. 3000–4000 rad (30–40 Gy) im Bereich des Kerns gespeichert (85).

Insgesamt haben die bisherigen Behandlungsversuche keine besseren Resultate als die mit ^{131}J gezeitigt. Auch hier kommt es nach 4–6 Wochen zu den ersten Zeichen subjektiver Besserung; in 2 Monaten ist Symptomfreiheit erzielt (161). Eine fünfjährige Erfahrung bei 69 Patienten ergab in 37 Fällen Euthyreose, in 9 Fällen ein Persistieren der Hyperthyreose, wäh-

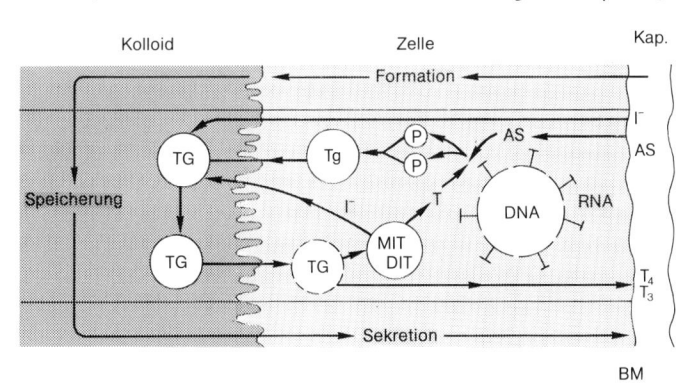

Abb. 5.33 Topographie der Hormonsynthese in einem einzelnen Thyreozyten (nach *Greig* u. Mitarb.). Die Zelle nimmt Aminosäuren (AS) auf und synthetisiert Polypeptide (P) in das nichtjodhaltige Thyreoglobulin (Tg). Dieses wird durch die apikale Membran in das Kolloid gebracht. Im Kolloid und speziell an der Kolloid-Zellgrenze wird Thyreoglobulin mit Jod jodiniert. Das Jod leitet sich vom Jodid des Blutes ab, das schnell von der Zelle aus den Kapillaren (Kap.) und der Basalmembran (BM) aufgenommen wird. Das reife jodhaltige Thyreoglobulin ist das normale Kolloid, in dem MIT und DIT sich kombinieren, um die T_4- oder T_3-Speicher zu bilden. Die Rückresorption des Thyreoglobulin, das T_4 und T_3 enthält, in die Thyreozyten, wird durch aktive Pinozytose oder Mikrophagozytose durch die apikale Membran bewirkt. Das resorbierte Thyreoglobulin unterliegt der Proteolyse, wobei freies T_4 und T_3 freigesetzt werden und in die interfollikularen Kapillaren sezerniert werden. Während dieses Prozesses wird auch MIT und DIT frei und in freies Jodid (J^-) und freies Tyrosin (T) gespalten und reutilisiert. Dieser Prozeß gilt auch für die hyperthyreotische Drüse.

rend 4 Kranke permanent hypothyreot waren. Eine transitorische Hypothyreose entwickelt sich auch hier des öfteren (280). Über die Ergebnisse bei 87 Patienten im Laufe von 16 Monaten s. (33, 85, 179, 210).

Nachteile und Vorteile der Radiojodtherapie

Das wichtigste Gefahrenmoment ist in dem zweifellos noch immer vorhandenen hohen Hypothyreoserisiko zu sehen. Man muß damit rechnen, daß in Anbetracht der unbekannten Strahlensensibilität der Drüse ein gewisser Prozentsatz von Patienten immer überbehandelt wird. Dieser Prozentsatz läßt sich durch fraktionierte Therapie wesentlich herabsetzen. Es ist aber nicht auszuschließen, daß auch bei diesem Verfahren, bei Beobachtung über viele Jahre, eine kumulative Hypothyreoserate festzustellen sein wird. Dieses Risiko darf nicht leicht genommen werden. Es ist bekannt, wie schwer es ist, eine lebenslange Substitutionstherapie durchzuführen, da diese erfahrungsgemäß durch Unachtsamkeit des Patienten und des behandelnden Arztes immer wieder unterbrochen wird. Kardiovaskuläre Störungen und fortschreitende Arteriosklerose können die Folge sein. Eine routinemäßig über lange Zeit durchgeführte posttherapeutische T_4-Gabe verschleiert die Situation. Auslaßperioden sind erforderlich. Ein weiterer Nachteil ist darin zu sehen, daß der Erfolg nicht so schnell wie bei der chirurgischen Therapie und der Therapie mit antithyreoidalen Substanzen einsetzt. Müssen mehrere Dosen in Abständen nacheinander gegeben werden, so läßt der erwünschte Erfolg u. U. lange auf sich warten. Dabei müssen in der Übergangszeit antithyreoidale Substanzen, ggf. in Kombination mit T_4, verabfolgt werden. Wird die Gesamtdosis einzeitig (zuvor berechnet) gegeben, so ist ein vorheriger Zweiphasentest notwendig. Die Behandlung ist zudem an das Vorhandensein eines kostspieligen Isotopenlaboratoriums mit Strahlenschutzvorrichtungen gebunden.

Dem stehen große Vorteile gegenüber: Es handelt sich um eine überaus einfache Methode, die nur einen Radiojodtrunk erfordert; die Hospitalisierung erstreckt sich nur auf einen kurzen Zeitraum. Allerdings ist fraglich, ob eine ambulante Therapie in Zukunft noch möglich sein wird. Die Berufstätigkeit kann während der Behandlung fortgesetzt werden, so daß ein Verlust an Arbeitszeit nicht entsteht. Das Behandlungsverfahren ist, was die Erzielung einer Euthyreose angeht, sicher und dauerhaft; eine Mortalität gibt es nicht. Die Schilddrüse ist als einziges Organ dem therapeutischen Eingriff exponiert; das umgebende Gewebe, die Nebenschilddrüsen und der N. laryngeus recurrens sind (von extremen Ausnahmen abgesehen) nicht betroffen. Die Behandlung ist schonend, d. h. der Operationsstreß und die traumatische Belastung bei Psychisch-Labilen fallen fort. Außerdem kommt es nicht zu kosmetischen Veränderungen am Halse. Das Risiko bezüglich der endokrinen Ophthalmopathie ist besonders niedrig, da die Euthyreose relativ langsam eintritt. Außerdem sind die Kosten der Gesamtbehandlung niedrig, wenn auch vielleicht etwas höher als bei der Therapie mit antithyreoidalen Substanzen.

Indikation zur Radiojodbehandlung

Sie ist jenseits der 35.–40. Lebensjahres, von wenigen Ausnahmen abgesehen, die Methode der Wahl; d. h. sie betrifft die große Masse der Hyperthyreotiker. Vor diesem Lebensjahr ist sie nur dann indiziert, wenn dringende Umstände es erfordern. Im einzelnen ergeben sich folgende Indikationen (s. auch [198]):
– Die große diffuse hyperthyreote Struma jenseits des 35.–40. Lebensjahres. Eine kleine diffuse Struma sollte wegen des Hypothyreoserisiko vorwiegend der medikamentösen Behandlung zugeführt werden.
– Die hyperthyreote Thyreokardiopathie. Hier handelt es sich vorwiegend um ältere Patienten, bei denen die kardiovaskulären Störungen keine besonders schnelle, aber doch wirksame Beseitigung der Hyperthyreose fordern.
– Das Rezidiv nach Resektion oder medikamentöser Behandlung. Die Radiojodbehandlung ist hier gut begründet, da bei einer Zweitoperation Komplikationen in Form einer Schädigung des N. laryngeus recurrens oder der Epithelkörperchen häufiger vorkommen als bei der Erstoperation. Allerdings ist bei einer Radiojodbehandlung nach vorhergehender Resektion die Gefahr einer Hypothyreose besonders groß.
– Die Hyperthyreose mit progredienter endokriner Ophthalmopathie. Hier ist die Therapie in refracta dosi, besonders vorsichtig und mit einer Begleittherapie von T_4 vorzunehmen. In jüngeren Jahren kommt die medikamentöse Behandlung, hier ebenfalls kombiniert mit T_4, in Frage.

Relative Indikation

Bei der kleinen mehrknotigen hyperthyreotischen Struma jenseits des 35.–40. Lebensjahres. Hat die Struma einen oder mehrere große Knoten, so kommt eine chirurgische Behandlung in Frage, es sei denn, daß die Kreislaufverhältnisse oder das hohe Lebensalter die Operation als nicht indiziert erscheinen lassen, ebenso bei schnell wachsenden Knoten, desgleichen bei substernalen intrathorakalen Strumen, die u. U. große Jodreserven aufweisen und bei einer Radiojodtherapie zu krisenhaften Hormonausschüttungen Anlaß geben können.

Kontraindikationen

– Jüngere Personen unterhalb des 35.–40. Lebensjahres, es sei denn, daß besondere Umstände vorliegen. Bei Kindern und Jugendlichen, besonders bei Vorliegen einer Pubertätshyperthyreose, ist die Radiojodbehandlung in jedem Fall kontraindiziert. Bei klimakterischen Hyperthyreosen ist sie nicht anzuraten, da die Hyperthyreose meist phasenhaft verläuft.
– Die kleine diffuse Struma. Hier wird die Größe der Struma erfahrungsgemäß überschätzt und eine zu große Radiojoddosis gegeben, so daß es dabei besonders oft zu definitiven Hypothyreosen kommt. Eine medikamentöse Therapie ist angezeigt.

– Gravidität und Laktation. Eine Radiojodtherapie ist hier strikt kontraindiziert, auch im 1. Monat, wenn die fetale Schilddrüse noch nicht angelegt ist, da das im starken Wachstum begriffene fetale Gewebe gegenüber Strahleneinwirkungen besonders empfindlich ist. Will man bei einer hyperthyreoten Patientin, bei der mit der Möglichkeit einer Gravidität zu rechnen ist, dennoch eine Radiojodtherapie durchführen, so sind Kontrazeptiva angezeigt.

Bemerkungen zur präoperativen Behandlung vom Standpunkt des Internisten

Während zu Beginn dieses Jahrhunderts die Hyperthyreose eine sehr ernste Krankheit war, die in $^1/_5$ aller Fälle zum Tode und in $^3/_5$ aller Fälle zu einem chronischen Siechtum führte, trat die entscheidende Wende ein, als PLUMMER 1923 die Jodvorbereitung für die Operation einführte und die Operation damit zu einem Behandlungsverfahren mit weit geringerem Risiko als vordem machte (205). Zunächst betrug die Operationsmortalität aber auch noch etwa 12%, später bei erfahrenen Chirurgen 4 und schließlich 2% (62). Eine weitere entscheidende Verbesserung wurde durch die Operationsvorbereitung mit Thiocarbamiden und einer abschließenden Jodidzugabe erzielt (14). Etwa gleichzeitig trat aber die alleinige medikamentöse Behandlung und etwas später die Radiojodbehandlung in Konkurrenz zur Operation. Seitdem hat sie in Nichtendemiegebieten, in denen die diffuse hyperthyreotische Struma präväliert, stark an Bedeutung verloren, nicht aber in Endemiegebieten. Die Tab. 5.**10** S. 327 zeigt, daß von 1750 Patienten mit Hyperthyreose im Düsseldorfer Krankengut bis 1971 nur 175 = 10% operiert wurden. Für diesen relativ kleinen Prozentsatz hat aber die Operation auch im Nichtendemiegebiet ihre Bedeutung nicht verloren.

Über das operative Verfahren und die Indikation zur operativen Therapie am Rande zweier Endemiegebiete wird im chirurgischen Kap. S. 364 berichtet. Hier wird klar, daß sich wesentliche Differenzen ergeben, so daß auch an dieser Stelle auf Indikation, Operationsvorbereitung und Komplikationen eingegangen werden soll. Ein besonderer Vorteil der subtotalen Resektion ist darin zu sehen, daß gelegentlich auch Karzinome (in etwa 2%) und Adenome der Nebenschilddrüsen entdeckt werden.

In den Händen erfahrener Chirurgen ist die Mortalität bei entsprechender Vorbereitung nunmehr auf fast Null herabgesunken und zu vernachlässigen. Auch die Schädigungen des N. laryngeus recurrens und der Nebenschilddrüsen spielen bei der Erstoperation nur noch eine geringe Rolle. Bei einer Zweitoperation ist die Situation schwieriger, ebenso bei unerfahrenen Chirurgen.

Die Ausführungen im Kap. Chirurgie der Hyperthyreosen lassen erkennen, daß man unter verschiedenen Situationen mit verschiedenen Methoden der Operationsvorbereitung zum Ziel kommen kann. Allgemein anerkannt ist, daß Sicherheit bei der Operation nur dann gegeben und die Gefahr einer postoperativen hyperthyreoten Krise gebannt ist, wenn der Patient in einem zuverlässig euthyreoten Zustand operiert wird. Aus diesem Grunde führt auch die Wiener Klinik das auch bei uns geübte Verfahren der Vorbereitung mit Thiocarbamiden und anschließender Jodidgabe durch. Wie im Kap. Behandlung mit Thiocarbamiden ausgeführt, ist diese Schlußbehandlung mit Jodid notwendig, damit die Schilddrüse bei der Operation ihre Brüchigkeit verliert und sich ohne größere Blutungsneigung resezieren läßt. Die meisten Schilddrüsenzentren gehen nach diesem präoperativen Verfahren vor seit BARTELS 1948 und 1953 über hervorragende Ergebnisse mit dieser Methode berichtet hatte (19, 20). Inzwischen sind aber auch andere präoperative Verfahren angegeben worden, von denen die Vorbehandlung mit β-Rezeptoren-Blockern die interessanteste ist (s. S. 333 u. 365). Mit einem solchen Medikament, z.B. Propranolol, kann man zweifellos die durch die Hyperthyreose bedingte Hyperzirkulation im kardiovaskulären System, die hohe Schlagfrequenz und die Hyperkinetik des Patienten bis zu einer gewissen Grenze günstig beeinflussen. Diese Methode mag auch in einem Endemie- oder fast Endemiegebiet ausreichend sein und dort ihre Bedeutung haben. Sie stellt aber in keinem Fall den dringend erwünschten euthyreoten Zustand vor der Operation her. Vielmehr liegt nach wie vor eine hyperthyreot-biochemische Stoffwechsellage vor, wenn diese auch infolge der Dämpfung der hyperzirkulatorischen Erscheinungen klinisch nicht deutlich in Erscheinung tritt. Ein zuverlässig euthyreoter Zustand ist aber vor der Operation dringend erwünscht, besonders bei den zahlreichen Hyperthyreosen mit diffuser Struma und schwerem Krankheitsbild. Die Vorbereitung mit Thiocarbamiden und Jodid hat auch den Vorzug, daß man bei der Operation an keinen Termin gebunden ist und in Ruhe abwarten kann, bis der erwünschte klinische Zustand erreicht ist. Die Propranololbehandlung erreicht ihr (begrenztes) Ziel in relativ kurzer Zeit; aber auch die bisher geübte Behandlung kann ambulant erfolgen und ist deshalb vom Kostenaufwand her gesehen nicht teurer als die Behandlung mit Propranolol. Nur bei zusätzlicher Jodidbehandlung wird der Patient für einige Tage in die Klinik aufgenommen (Näheres über die Einwirkung der β-Rezeptoren-Blocker im Kap. Katecholamine [S. 280] und Das kardiovaskuläre System; Interferenz mit den Katecholaminen [S. 239]). In jedem Fall ist Propranolol bei älteren Personen, besonders mit kardialer Dekompensation und obstruktiven Erscheinungen an den Luftwegen kontraindiziert, da sie die kardialen Erscheinungen nur maskiert. Eine Senkung der Pulsfrequenz unter 80–100 Schläge/min ist zu vermeiden. Bei der Vorbehandlung mit Propranolol ist die kurze Halbwertszeit, nämlich 3,2 Stunden (235), zu beachten. Das Medikament muß deshalb am Morgen vor der Operation noch einmal und nach der Operation alle 6 Stunden gegeben werden. Ob die endgültigen Resultate bez. des Rückfalls und der Hypothyreoserate genau so günstig sind wie bei der Vorbereitung mit Thiocarbamiden, ist zu bezweifeln. Einige neuere, zum Teil positive Stellungnahmen, liegen vor (18, 159, 261, 262, 269, 276). Als Vorteil der Propranololvorbehandlung wird angegeben: Die kurzfristige Vorbehandlung (5–6 Tage), was der verständlichen Ungeduld der Chirurgen entgegenkommt, keine Brüchigkeit, nur geringe Blutungsneigung, leichte Mobilisierbarkeit der Drüse bei der Operation.

In den meisten Zentren wird eine kombinierte Behandlung mit Thiocarbamiden und Jodid geübt (152, 165, 260). Von anderen Autoren wird die Vorbereitung mit Thiocarbamiden vorgenommen, nach Eintritt der Euthyreose jedoch nicht Jodid, sondern T_4 zugefügt. Auch mit diesem Verfahren sollen sich gute Ergebnisse erzielen lassen (84, 97, 111, 274).

Neuerdings wurde wieder auf das alte Plummersche Behandlungsverfahren, nämlich die alleinige Vorbehandlung mit Jodid, und zwar mit sehr großen Dosen Jodid als Endojodin zurückgegriffen (21, 177). Nach de HEER u. Mitarb. (110), die auf diese Weise 179 Fälle von Hyperthyreose operierte, soll diese Methode sicher sein und in keinem Fall zu einer postoperativen hyperthyreoten Krise geführt haben. Diese Art der Operationsbehandlung läßt endgültige und sichere Ergebnisse noch nicht erkennen. In jedem Fall bedarf es weiterer Untersuchungen.

Weitere Komplikationen: Die subtotale Resektion der Schilddrüse bedeutet, ebenso wie die Radiojodbehandlung, eine Defektheilung, bei der sich nicht schätzen läßt, wieviel Prozent der Hyperthyreose mit diffuser Struma (möglicherweise 30–40%) zur Spontanheilung kommen.

Die Zahl der Rückfälle ist aber bei weitem geringer als bei der medikamentösen Therapie; sie entspricht etwa der Quote bei der Radiojodtherapie (28, 74, 97, 109, 112). Sie dürfte in den meisten Statistiken zwischen 3 und 14% schwanken, wobei es sich in einem Drittel der Fälle um eine temporäre, in einem weiteren Drittel um eine permanente Persistenz und in einem letzten Drittel um echte Rezidive handelt. Es sind auch schon völlig refraktäre Fälle beschrieben worden, bei denen es trotz mehrfacher Operation stets wieder zu einem Rückfall gekommen ist; hier müssen aber besondere Umstände vorliegen.

Die schwerstwiegende Komplikation ist die postoperative Hypothyreose, deren klinische Bedeutung und deren Behandlungsschwierigkeiten bereits im Kap. Radiojodtherapie dargelegt wurden (S. 345). Wie bei dem letzteren Behandlungsverfahren muß man zwischen einer latenten subklinischen, oft temporären und einer definitiven Hypothyreose unterscheiden.

Die Angaben über die Häufigkeit einer solchen Hypothyreose schwanken in den verschiedenen Behandlungsserien stark. Zum Teil ist ihre Häufigkeit auch wohl überschätzt worden. In vielen Fällen ist aber die postoperative Hypothyreose mangels Nachuntersuchung gar nicht erkannt worden, da sie nicht gleich in Erscheinung tritt und auch in späteren Jahren noch eine jährliche Zuwachsrate zeigen kann. In der bereits zitierten „cooperative thyrotoxicosis therapy follow-up study" (23), einer Sammelstatistik, wurden 5200 Patienten 12½ Jahre nach der Operation nachuntersucht. Hier lag die Hypothyreoserate bei 24,8%, also sehr hoch, aber etwas niedriger als die Hypothyreoserate bei mit ^{131}J behandelten Patienten (35% nach 7,5 Jahren). Von den chirurgisch behandelten Fällen wurden im ersten Jahr 11% hypothyreot, während die Wahrscheinlichkeit im zweiten Jahr hypothyreot zu werden, 8% betrug (s. Abb. 5.29, S. 345). Nach dem zweiten Jahr ergab sich eine mittlere jährliche Wahrscheinlichkeit, hypothyreot zu werden, von 0,7% pro Jahr über 22 Jahre der Beobachtung. In den meisten neueren Statistiken wurde die enorme Hypothyreoserate früherer Autoren nicht bestätigt. Damals hat es sich wohl zum Teil auch um temporäre Erscheinungen gehandelt. Jedenfalls liegt sie unter 30%. Von den meisten Autoren wird ein Prozentsatz zwischen 3,5 und 17% angegeben, in einigen Fällen mehr, wenn es sich um besondere Bedingungen handelte (22, 28, 31, 74, 96, 97, 109, 152, 183, 195, 202, 260, 261).

Die geringe Zahl der postoperativen Hypothyreosen, die in manchen Serien angegeben wird, hängt damit zusammen, daß nicht genügend und nicht genügend lange nachuntersucht wurde; die hohe Quote kann dadurch bedingt sein, daß temporäre Hypothyreosen als definitiv angesehen wurden. In vielen Fällen werden keine Angaben über den Zeitpunkt der Nachuntersuchung gemacht. Die Diagnose einer definitiven Hypothyreose sollte nicht vor Ablauf von 6 Monaten nach der Operation gestellt werden. Eine Substitutionstherapie mit T_4 soll aber einsetzen, sobald erhöhte TSH-Werte festzustellen sind.

Daß es sich in vielen Fällen postoperativ um eine milde, nach Monaten wieder abklingende Hypothyreose handelt, geht aus den T_4- und T_3-Werten im Serum hervor. In solchen Fällen sinken nach der Operation die T_4-Werte ab, während die TSH-Werte im Plasma stark ansteigen und dadurch ein Absinken in eine schwere Hypothyreose verhindern. Dieser Zustand einer klinisch milden Hypothyreose oder auch einer Euthyreose wird durch Ausschüttung des TSH bei oft normalen T_3-, aber schon abgesunkenen T_4-Werten aufrechterhalten (90, 97, 261) [Abb. 5.34]).

Die T_3-Werte sinken unmittelbar nach der Operation auf ein normales Niveau ab, während die T_4-Werte erst am 3.–4. Tag nachfolgen. Dies entspricht den Halbwertzeiten dieser Schilddrüsenhormone und zeigt, daß der Nachschub weitgehend unterbrochen ist. Zum Teil ist der schnelle Abfall des T_3 aber auch durch die periphere Dejodierung bedingt (Abb. 5.35). Falls die Operationsvorbereitung mit Propranolol vorgenommen wurde, sollte man bei Normalisierung der T_3- und T_4-Werte diese Behandlung absetzen.

Verfolgt man die Hormonwerte einige Monate nach der Operation, so unterschreiten sie im zweiten oder dritten Monat oft den Normalbereich. In dieser Zeit und auch schon kurz vorher ist der TSH-Spiegel im Serum stark angestiegen, mitunter bis auf 150 µE/ml (mU/l) (262).

Eine Woche nach der Operation fällt der TRH-Test bei 70% der Patienten negativ aus oder ist erniedrigt, nach 2 Monaten bei 20% der Patienten. Daraus geht hervor, daß sich der Reglermechanismus nur langsam erholt, nachdem er solange unter dem Einfluß hoher zirkulierender T_3- und T_4-Werte stand (261). Wahrscheinlicher ist, daß das TSH im TRH-Test, angesichts seiner großen Empfindlichkeit, auch jetzt noch durch minimale Erhöhungen der Hormonkonzentrationen im Plasma supprimiert wird. Ähnliche TRH-Werte sind auch nach Operationen von hyperthyreoten Knotenkröpfen, nach der Behandlung mit Radiojod oder nach dem Entzug einer Therapie mit antithyreoidalen Substanzen beobachtet worden (149, 225, 263, 270).

Die Wiederherstellung der Funktion des Hypophysenvorder-

Die Behandlung der Hyperthyreose

lappens dauert etwa 4–8 Wochen. Außerdem kommt es in dieser Zeit unter der stimulierenden Wirkung des TSH zu einer Hypertrophie des Schilddrüsenrestes.

Auch bei sachgemäßer Operation und ausreichendem großen Rest des Schilddrüsengewebes kann eine leichte Hypothyreose in den ersten Wochen nach der Operation entstehen, kenntlich an niedrigen T_3- und T_4-Spiegeln. Dies bedeutet aber noch nicht, daß eine definitive Hypothyreose entstanden ist. Diese Diagnose sollte man nicht vor Ablauf von 6 Monaten stellen (35, 170).

Da eine definitive Hypothyreose in jedem Fall einen sehr ernsten Krankheitszustand darstellt, erhebt sich die Frage, welche Faktoren für ihre Ausbildung verantwortlich sein könnten.

Über den Einfluß der Größe des zurückgebliebenen Schilddrüsenrestes wissen wir wenig. Es gilt als Regel, daß ein Anteil der Schilddrüse, der dem Daumenendglied des Patienten entspricht, zurückgelassen wird (21), was bei Frauen einem Volumen von $3 \times 2 \times 1$ cm, bei Männern von $4 \times 2 \times 1,5$ cm entsprechen würde. THOMAS (260) gibt 1,5–2 g beiderseits an. Man könnte annehmen, daß bei einem zu großen Rest die Gefahr des Rückfalls, bei einem zu kleinen Rest die Gefahr einer Hypothyreose gegeben ist. Dem ist widersprochen worden (267).

Sicher spielt neben der Blutversorgung des Restes aber auch das Totalgewicht der Schilddrüse vor der Operation eine Rolle (s. auch Radiojodtherapie, S. 345), da bei ursprünglich kleiner Drüse die Gefahr der Hypothyreose weit eher gegeben ist. Auch dem Alter des Patienten scheint eine gewisse Bedeutung zuzukommen, insofern, als Patienten über vierzig Jahre nach der Operation eine höhere Hypothyreoserate aufweisen als jüngere (202). Das alimentäre Jodangebot scheint insofern ins Gewicht zu fallen, als in Jodmangelgebieten (z. B. Aberdeen) die Rezidivrate niedrig, die Hypothyreoserate aber hoch ist, während in Island mit hohem Jodangebot bei identischer Technik das umgekehrte Verhalten gefunden wurde (259).

Die schwer voraussehbare Progressivität und Aggressivität des immunpathologischen Prozesses, der auch weiterhin im zurückgebliebenen Rest des Schilddrüsengewebes unterhalten wird, spielt sicher eine Rolle. Für die in den ersten Wochen nach der Operation entstehende, meist temporäre leichte Hypothyreose kann der herabgesetzte Titer der stimulierenden TSH-Rezeptor-Antikörper von Bedeutung sein, der durch die Entfernung des Antigens bei der Operation vermindert wird. Diese stellen ein IgG mit einer Halbwertzeit von etwa 3 Wochen dar (261).

Die Frage, ob es prognostische Merkmale gibt, die das Entstehen einer definitiven Hypothyreose rechtzeitig erkennen lassen, ist weit weniger untersucht worden als bei der Hyperthyreose nach Radiojodbehandlung. Am meisten empfiehlt sich auch hier der Suppressionstest mit T_4. Unterscheidet man nach der Operation supprimierbare und nicht supprimierbare Patienten, so zeigt sich, daß in einer größeren Gruppe, in der eine Remission erfolgt, der Suppressionstest positiv ist, während in einer kleineren negativen Gruppe ein Rückfall in 20–30% der Fälle zu beobachten ist (109). Vorläufig ist es aber noch nicht möglich, vor der Operation vorauszusagen, ob der Suppressionstest nach der Operation normal oder pathologisch ausfallen wird.

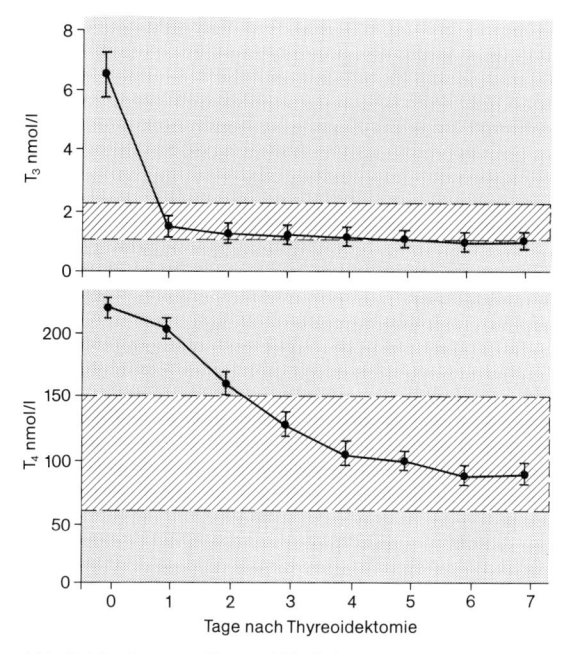

Abb. 5.**34** Gesamt-T_3- und T_4-Spiegel im Serum vor und 7 Tage nach subtotaler Schilddrüsenresektion wegen Hyperthyreose bei 14 Patienten, die mit Propranolol vorbereitet wurden. Die Normalbereiche sind schraffiert. Einige der T_3- und T_4-Spiegel waren postoperativ niedrig (nach *Toft* u. Mitarb.) (262).

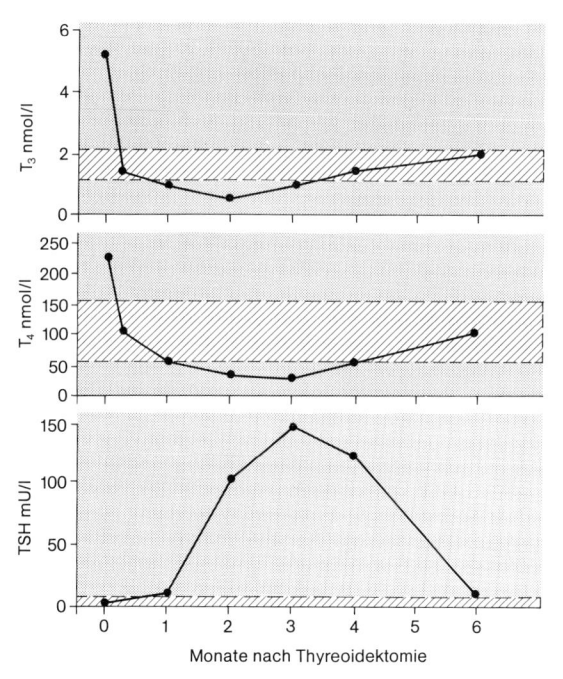

Abb. 5.**35** Gesamt-T_3- und T_4-Wert im Serum und die TSH-Werte im Serum vor und nach subtotaler Schilddrüsenresektion wegen Hyperthyreose bei einem Patienten, der mit Propranolol vorbereitet wurde und bei dem sich vorübergehend eine milde Hypothyreose entwickelte. Normalbereiche sind schraffiert (nach *Toft* u. Mitarb.) (262).

Wäre dies der Fall, so könnte man bei den Patienten mit positivem Suppressionstest einen größeren Rest der Drüse zurücklassen, um die Häufigkeit der postoperativen Hypothyreose zu reduzieren, bei den „Nichtsuppressoren" eine kleinere Portion, um einen Rückfall zu vermeiden (109). Hier sind die Ansichten widersprüchlich: Manche Autoren empfehlen bei positivem Antikörpertiter gegen Thyreoglobulin die Belassung eines größeren Drüsenrestes. Ob dem TRH-Test eine prognostische Bedeutung auf längere Zeit zukommt, kann man vorläufig noch nicht entscheiden. Offenbar normalisiert er sich schneller als der Suppressionstest (255).

Möglicherweise hat die histometrische Untersuchung des chirurgisch entfernten Schilddrüsengewebes eine gewisse Bedeutung: Ist das noch vorhandene Volumen des Epithels größer als 40%, so scheinen die Aussichten, daß sich eine postoperative Hypothyreose entwickelt, geringer zu sein (294).

Nach der Operation eines autonomen Adenom mit Hyperthyreose kann die Reaktion des Hypophysenvorderlappens auf eine TRH-Belastung temporär ausbleiben. Dies kann man damit erklären, daß die langdauernde Einwirkung großer Schilddrüsenmengen nicht nur die Abgabe des TSH unter Reiz des TRH hemmt, sondern auch die Speicher des TSH in der Schilddrüse entleert (225). Später stellt sich eine normale TRH-Reaktion wieder ein.

Im allgemeinen wird bei einer infiltrativen Form der endokrinen Ophthalmopathie unter der Vorstellung vor der Operation gewarnt, daß es damit zu einem abrupten Anstieg des TSH-Spiegels komme. Auch jetzt noch sollte man für die Stadium II ff die Radiojodtherapie oder die medikamentöse Behandlung wählen, da sich hier der Übergang zur Euthyreose langsamer vollzieht. Es ist auch bekannt, daß nach jeder Schilddrüsenoperation eine, wenn auch leichte Protrusio der Bulbi erfolgt, die man mit dem Ophthalmometer messen kann (54). Da sich aber unser Konzept über die Pathogenese der endokrinen Ophthalmopathie geändert hat und es wahrscheinlich ist, daß immunpathologische Vorgänge mit einem eigengesetzlichen Ablauf im Vordergrunde stehen und da man andererseits gesehen hat, daß die TSH-Ausschüttung nach der Operation nur temporär erfolgt, braucht man mit der Indikationsstellung zur Operation vielleicht nicht mehr so zurückhaltend zu sein, zumindest nicht, wenn man nach der Operation mit einer konsequenten T_4-Behandlung beginnt. In einer neueren Serie besserte sich bei 39 operierten Patienten 14mal der Augenbefund, 8mal blieb er unverändert und nur 2mal verschlechterte er sich (90).

Nachteile des operativen Verfahrens

Die Nachteile des operativen Verfahrens sind darin zu erblicken, daß es ähnlich wie die Radiojodtherapie, aber anders als die medikamentöse Behandlung, eine Defektheilung mit endgültigem Zustand ohne Flexibilität der weiteren Behandlung bewirkt. Eine Operationsmortalität ist in der Hand erfahrener Chirurgen kaum noch zu befürchten; desgleichen ist die Quote der Rekurrensschädigungen und der Läsion der Nebenschilddrüsen sehr stark zurückgegangen, nicht aber bei Zweitoperationen. Ein weiterer Nachteil ist das hohe Hypothyreoserisiko, das nur wenig unter dem der Radiojodbehandlung liegt.

Vorteile des operativen Verfahrens

Die Vorteile liegen in dem geringeren Zeitaufwand, wodurch Patient und Krankenhaus weniger stark belastet werden, außerdem in der niedrigen Rückfallquote. Ein vorläufig noch spekulativer und theoretisch in Betracht kommender Vorteil ist darin zu suchen, daß möglicherweise mit dem Schilddrüsengewebe auch Antigene entfernt werden, so daß es zu einer Umstellung der immunologischen Situation kommt. Für diese Annahmen gibt es aber noch kaum Belege. Im Gegenteil: Manches spricht dafür, daß die immunpathologischen Veränderungen im zurückgelassenen Schilddrüsenrest fortlaufen.

Indikationen zur Operation

Vom Standpunkt des Internisten ergeben sich für die subtotale Resektion folgenden Indikationen:
– Die große diffuse hyperthyreote Struma bei jüngeren Personen unter 35 Jahren. Mit antithyreoidalen Substanzen kann man keinen Dauererfolg erzielen. Die Radiojodtherapie sollte in diesem Alter nur bei Vorliegen besonderer Gründe angewandt werden.
– Die knotige hyperthyreote Struma, besonders wenn sie schnell wächst, einen substernalen Anteil hat oder Trachea und Ösophagus in stärkerem Maße verdrängt und einengt. Besteht Verdacht auf Malignität, so kommt überhaupt nur die Operation in Frage.
– Bei Jodkontamination mit herabgesetzter Speicherung des Radiojod.
– Die soziale Indikation zur Operation. Sie sollte bei jüngeren Personen dann vorgenommen werden, wenn an sich eine medikamentöse Therapie indiziert ist, diese Patienten aber nicht bereit sind, diese langjährige und viele Kontrollen erfordernde Therapie zu akzeptieren oder wenn sie die nötige Zusammenarbeit mit dem Arzt vermissen lassen.

Kontraindikationen zur Operation

– Patienten jenseits des 35.–40. Lebensjahres, bei denen die Radiojodtherapie indiziert ist. Mit vorschreitendem Lebensalter oder bei gleichzeitigem Vorliegen einer Thyreokardiopathie kommt überhaupt nur die Radiojodtherapie in Frage.
– Bei Vorliegen einer endokrinen Ophthalmopathie mit dem Stadium II und ff, vor allen Dingen, wenn eine Tendenz zur Progression erkennbar ist (relative Kontraindikation).
– Die kleine oder nicht palpable hyperthyreotische Struma. In etwa 14% aller Fälle ist die Struma in unserem Krankengut nicht palpabel.
– Bei einem Hyperthyreoserezidiv nach Operation ist im allgemeinen eine Zweitoperation wegen der erschwerten Bedingungen im Operationsfeld nicht indiziert. Bei einer nachfolgenden Radiojodtherapie hat sich aber eine besonders hohe Hypothyreosequote ergeben. Infolgedessen sollte stets ein Versuch mit einer medikamentösen Therapie für Dauer eines Jahres vorgenommen werden.

Literatur

1 Abrams, J. J., J. Sandler, S. G. Dorfman, S. Van Hofe, R. L. Young, T. A. Bowdle, S. Rubenfeld, A. J. Garber, M. Eriksson, P. Kohler: Propranolol for thyroid storm. New Engl. J. Med. 296 (1977) 1120
2 Abuid, J., P. R. Larsen: Triiodothyronine and Thyroxine in hyperthyroidism. Comparison of the acute changes during therapy with antithyroid agents. J. clin. Invest. 54 (1974) 201
3 Alexander, W. D., R. McG. Harden: Factors affecting thyroidal suppressibility by triiodothyronine during treatment of thyrotoxicosis with antithyroid drugs. In: Thyrotoxicosis, hrsg. v. W. J. Irvine, Livingstone, Edinburgh 1967
4 Alexander, W. D., R. McG. Harden, D. A. Koutras, E. Wayne: Influence of iodine intake after treatment with antithyroid drugs. Lancet 1965/II 866
5 Alexander, W. D., R. McG. Harden, D. McLarty, J. Shimmins: Thyroidal suppressibility after stopping long-term treatment of thyrotoxicosis with antithyroid drugs. Metabolism 18 (1969) 58
6 Anderson, B. F.: Iodide perchlorate discharge test in lithium-treated patients. Acta endocr. (Kbh.) 73 (1973) 35
7 Arnold, J., S. Pinsky, U. Y. Ryo, L. Frohman, A. Schneider, M. Favus, M. Stachura, M. Arnold, M. Colman: ^{99m}Tc-Pertechnetate thyroid scintigraphy in patients predisposed to thyroid neoplasms by prior radiotherapy to the head and neck. Radiology 115 (1975) 653
8 Van Arsdel jr., P. P., R. H. Williams: Effect of propylthiouracil on degradation of I^{131}-labeled thyroxine and triiodothyronine. Amer. J. Physiol. 186 (1956) 440
9 Astwood, E. B.: The chemical nature of compounds which inhibit the function of the thyroid gland. J. Pharmacol. exp. Ther. 78 (1943) 79
10 Astwood, E. B.: Thiouracil treatment in hyperthyroidism. J. clin. Endocr. 4 (1944) 229
11 Astwood, E. B.: Chemotherapy of hyperthyroidism. Harvey Lect. 40 (1944/1945) 195
12 Astwood, E. B.: Mechanisms of action of various antithyroid compounds. Ann. N. Y. Acad. Sci. 50 (1949) 419
13 Astwood, E. B.: Hormones and hormone antagonists. In: The Pharmacological Basis of Therapeutics, 4. Aufl. hrsg. von L. S. Goodmann, A. Gilman. MacMillan, London 1970 (S. 1464)
14 Astwood, E. B., J. Sullivan, A. Bisell, R. Ryslowitz: Action of certain sulfonamides and of thiourea upon the function of the thyroid gland of the rat. Endocrinology 32 (1943) 210
15 Bakke, K.: The influence of lithium carbonate on the hypothalamic-pituitary-thyroid axis. Studies in patients with affective disorders, thyrotoxicosis and hypothyroidism. Diss. Universität Groningen 1977
16 Balzer, J., H. Lahrtz, P. A. Van Zwieten: Serumspiegel und Urinausscheidung von ^{14}C-Thiamazol bei Patienten mit Schilddrüsenüberfunktion. Dtsch. med. Wschr. 100 (1975) 548
17 Barker, M. H.: The blood cyanates in the treatment of hypertension. J. Amer. med. Ass. 106 (1936) 762
18 Barnes, H. V., D. S. Gann: Choosing thyroidectomy in hyperroidism. Surg. Clin. N. Amer. 54 (1974) 289
19 Bartels, E. C.: Propylthiouracil; its use in the preoperative treatment of severe and complicated hyperthyroidism. West. J. Surg. 56 (1948) 226
20 Bartels, E. C.: Symposium on surgical lesions of neck and upper mediastinum. Preparation of hyperthyroid patients for subtotal thyroidectomy. Surg. Clin. N. Amer. 33 (1953) 757
21 Bay, V.: Die operative Therapie der Hyperthyreose. Symposium der Sektion Schilddrüse der Deutschen Gesellschaft für Endokrinologie. Hahnenklee 2.–3. 12. 1976
22 Beahrs, O. H., S. B. Sakulsky: Surgical thyroidectomy in the management of exophthalmic goitre. Arch. Surg. 96 (1968) 512
23 Becker, D. W., W. M. McConakry, B. M. Dobyns, E. Tomkins, G. E. Sheline, J. B. Workman: The results of radioiodine treatment of hyperthyroidism. A preliminary report of the thyrotoxicosis therapy follow-up study. In: Further Advances of Thyroid Research, hrsg. von K. Fellinger u. R. Höfer. Verlag der Wiener medizinischen Akademie 1971 (S. 603)
24 Bellabarba, D., B. Benard, M. Langlois: Pattern of serum thyroxine, triiodothyronine and thyrotropin after treatment of thyrotoxicosis Clin. Endocr. 1 (1972) 345
25 Berens, S. C., J. A. Billiams, J. Wolff: Dissociation of thyrotropin-stimulated hormone secretion and glucose oxidation in thyroid glands by lithium and colchicine. Biochim. biophys. Acta (Amst.) 252 (1971) 314
26 Berens, S. C., J. Wolff, D. L. Murphy: Lithium concentration by the thyroid. Endocrinology 87 (1970) 1085
27 Berens, S. C., R. S. Bernstein, J. Robbins, J. Wolff: Antithyroid effects of lithium. J. clin. Invest. 49 (1970) 1357
28 Black, B. M.: Surgery for Graves' disease. Mayo Clin. Proc. 47 (1972) 966
29 Blahd, W. H., M. T. Hays: Graves' disease in the male. A review of 241 cases treated with an individually calculated dose of sodium iodide I 131. Arch. intern. Med. 129 (1972) 33
30 Bottermann, P., W. Greil, H. Steinböck, B. Wasilewski, P. Kohl, U. Henderkott: Thyroid function in patients with episodic affectiv disorders in the course of lithium therapy. 12. Acta endocrin. Congren. München 1979. Acta endocrin (Kbh.) Suppl. 225. (Abstr. Nr. 37)
31 Bradley, E. L., N. Di Girolamo: Remnant function after subtotal thyroidectomy for Graves' disease. STH. Med. J. 68 (1975) 1245
32 Braverman, L. E., S. H. Ingbar, K. Sterling: Conversion of thyroxine (T_4) to triiodothyronine (T_3) in athyreotic human subjects. J. clin. Invest. 49 (1970) 855
33 Bremner, W. F., C. A. Spencer, W. A. Ratcliffe, W. R. Greig, J. G. Ratcliffe: J. G., The assessment of ^{125}I treatment of thyrotoxicosis, Clin. Endocr. 5 (1976) 225
34 Brill, A. B., M. Tomanaga, R. M. Heyssel: Leukemia in man following exposure to ionizing radiation. A summary of the findings in Hiroshima and Nagasaki, and a comparison with other human experience. Ann. intern. Med. 56 (1962) 590
35 Brownlie, B. E. W., C. A. Jensen, J. G. Turner, W. A. A. G. Macbeth, R. A. Donald: The pituitary-thyroid axis following surgery for thyrotoxicosis: thyrotrophin releasing hormone tests in diffuse thyroid hyperplasia and toxic uninodular goitre. Clin. Endocr. 7 (1977) 159
36 Brunner, H. E., A. Labhart: Die Behandlung von Schilddrüsenerkrankungen mit radioaktivem Jod. Schweiz. med. Wschr. 91 (1961) 1269
37 Brunner, K.: Schilddrüsenkarzinom im Kindesalter nach Röntgenbestrahlung eines Naevus vasculosus cutaneus vor 12 Jahren. Schweiz. med. Wschr. 91 (1961) 389
38 Buerklin, E. M., R. D. Utiger: Pituitary thyroid regulation in euthyroid patients with Graves' disease previouly treater with antithyroid drugs J. clin. Endocr. 43 (1976) 419
39 Bürgi, H., M. C. Andersen, J. Schwander, H. Köhler, H. Studer: Secretion of thyroxine and nonthyroxine iodine by the normal human thyroid gland. Influence of carbimazole and pharmacological doses of iodide. Europ. J. clin. Invest. 3 (1973) 142
40 Burke, G., G. E. Silverstein: Hypothyroidism after treatment with sodium iodide ^{131}I. Incidence and relationship to antithyroid antibodies, longacting thyroid stimulator (LATS), and infiltrative ophthalmopathy. J. Amer. med. Ass. 210 (1969) 1051
41 Burman, K. D., R. C. Dimond, J. M. Earll, F. D. Wright, L. Wartofsky: Sensitivity to lithium in treated Graves' disease: effects on serum T_4, T_3 and reverse T_3. J. Clin. Endocr. 43 (1976) 606
42 Cantraine, F. R. L., B. Dewandre, P. Rocmans: Simulation of perchlorate effect on thyroide iodide transport. Vth Ann. Meeting, European Thyroid Ass., Jerusalem 1973, Abstr. Nr. 58
43 Carlson, H. E., R. Temple, J. Robbins: Effect of lithium on thyroxine disappearance in man. J. clin. Endocr. 36 (1973) 1251
44 Cassidy, C. E., W. P. van der Laan: Thyroid suppression test in the prognosis of hyperthyroidism treated by antithyroid drugs. New Engl. J. Med. 262 (1960) 1228
45 Cevallos, J. L., G. A. Hagen, F. Maloof, E. M. Chapman: Low-dosage ^{131}I therapy of thyrotoxicosis (diffuse goiters). New Engl. J. Med. 290 (1974) 141
46 Chesney, A. M., T. A. Clawson, B. Webster: Endemic goitre in rabbits; incidence and characteristics. Bull. Johns Hopk. Hosp. 43 (1928) 261
47 Chopra, I. J., D. H. Solomon, D. E. Johnson, U. Chopra, D. A. Fisher: Dissociation of serum LATS content and thyroid suppressibility during treatment of hyperthyroidism. J. clin. Endocr. 30 (1970) 524
48 Comas, F., M. Brucer: Radiation of the ovaries from the urinary excretion of iodine 131. Amer. J. Roentgenol. 83 (1960) 501
49 Conard, R. A., M. Brown, B. M. Dobyns, W. Wataru, M. D. Sutow: Thyroid neoplasia as late effect of exposure to radioactive iodine in fallout. J. Amer. med. Ass. 214 (1970) 316

50 Creutzig, H., I. Kallfelz, J. Hainel, G. Thiede, H. Hundeshagen: Thyroid storm and iodine-^{131}treatment. Lancet 1976/II, 145
51 Croxson, M. S., T. D. Hall, J. T. Nicoloff: Combination drug therapy for treatment of hyperthyroid Graves'disease. J. clin. Endocr. 45 (1977) 623
52 Davies, T. F., D. C. Evered, B. R. Smith, P. P. B. Yeo, F. Clark, R. Hall: Value of thyroid-stimulating antibody determinations in predicting short-term thyrotoxic relapse in Graves' disease. Lancet. 1977/I, 1181
53 Deklaration von Helsinki: Revidierte Fassung der 24. Generalversammlung des Weltärztebundes am 10.10.1975 in Tokio. Federal Register 38 (1973) 172
54 Dobyns, B. M.: Present concepts of the pathologic physiology of exophthalmos. J. clin. Endocr. 10 (1950) 1203
55 Dobyns, B. M., A. R. Vickery, F. Maloof, E. M. Chapman: Functional and histological effects of therapeutic doses of radioactive iodine on the thyroid of man. J. clin. Endocr. 13 (1953) 548
56 Dobyns, B. M., G. E. Sheline, J. B. Workman, E. A. Tompkins, W. M. McConahey, D. V. Becker: Malignant and benign neoplasms of the thyroid in patients treated for hyperthyroidism: A report of the cooperative thyrotoxicosis therapy follow-up study. J. clin. Endocr. 38 (1974) 976
57 Doering, P.: Gewichtsbestimmungen der menschlichen Schilddrüse mit der Scintigraphie. Klin. Wschr. 35 (1957) 944
58 Doniach, I.: Radiation Biology. In: The Thyroid, 3. Aufl., hrsg. von S. C. Werner u. C. H. Ingbar. Harper & Row, New York 1971 (S. 185)
59 Doniach, I., D. G. A. Eadie, H. F. Hope-Stone: The development of multiple thyroid adenomata in primary hyperthyroidism in previously irradiated thyroid glands. Brit. J. Surg. 53 (1966) 681
60 Duffy, jr. B. J.: Can radiation cause thyroid cancer? J. clin. Endocr. 17 (1957) 1383
61 Dunn, T. J., E. M. Chapman: Rising incidence of hypothyroidism after radioactive iodine therapy in thyrotoxicosis. New Engl. J. Med. 271 (1964) 1037
62 Editorial: Thyrotoxicosis, the wheel turns. Lancet 1974/I. 1024
63 Ehling, U. H.: Die Gefährdung der menschlichen Erbanlagen im technischen Zeitalter. Fortschr. Röntgenstr. 124 (1976) 166
64 Eichelbaum, M.: Drug metabolism in thyroid disease. Clin. Pharkokin. 1 (1976) 339
65 Eickenbusch, W., E. Haupt, L. Weisbecker: Verlaufskontrollen unter der medikamentös-antithyreoidalen Therapie der Hyperthyreose unter Berücksichtigung hochtitriger Antikörperbefunde. Verh. dtsch. Ges. inn. Med. 76 (1970) 448
66 Eickenbusch, W., E. Haupt, L. Weisbecker: Die Frühphase der medikamentös-antithyreoidalen Therapie der Hyperthyreose mit und ohne zirkulierende Schilddrüsenantikörper. Verh. dtsch. Ges. inn. Med. 76 (1970) 1187
67 Emerson, C. H., W. L. Dason, R. D. Utiger: Serum thyrotropin and thyroxine concentrations in patients receiving lithium carbonate. J. clin. Endocr. 36 (1973) 338
68 Emerson, C. H., A. J. Anderson, W. J. Howard, R. D. Utiger: Serum thyroxine and triiodothyronine concentrations during iodine treatment of hyperthyroidism. J. clin. Endocr. 40 (1975) 33
69 Emrich, D., F. Arens: Zur Therapie der Schilddrüsenüberfunktion. Z. Rheumaforsch. 29 (1970) 75
70 Emrich, D., M. Baehre, A. von zur Mühlen: Insufficient TSH-stimulation after successful treatment for hyperthyroidism. Horm. Metabol. Res. 8 (1976) 408
71 Eriksson, M., S. Rubenfeld, A. J. Garber, P. O. Kohler: Propranolol does not prevent thyroid storm. New Engl. J. Med. 296 (1977) 263
72 Ermans, A. M., F. Goossens: Influence du perchlorate et du méthimazol sur l'excrétion urinaire de l'iode chez l'homme. Arch. int. Pharmacodyn. 132 (1961) 487
73 Escobar del Rey, F., G. Morreale de Escobar: The effect of propylthiouracil, methylthiouracil and thiouracil on the peripheral metabolism of l-thyroxine in thyroidectomized l-thyroxine maintained rats. Endocrinology 69 (1961) 456
74 Evered, D., E. T. Young, W. M. G. Tunbridge, B. J. Ormston, E. Green, V. B. Petersen, P. H. Dickinson: Thyroid function after subtotal thyroidectomy for hyperthyroidism. Brit. med. J. 1975/I, 25
75 Feely, J., M. Browning, A. Forrest, A. Gunn, W. Hamilton, J. Crooks: Peri-operative problems in propranolol prepared hyperthyroid patients. 10. Ann. meeting Europ. Thyroid Association. Newcastle 1979. Ann. Endocr. (Paris) (1979) 40. Abstr. Nr. 100
75a Fenzi, G., K. Hashizuma, C. P. Roudebush, L. J. DeGroot: Changes in thyroid-stimulating immunoglobulins during antithyroid therapy. J. clin. Endocr. 48 (1979) 572
76 Fieve, R. R., S. Platman: Goitre during lithium treatment. Amer. J. Psychiat. 125 (1969) 119
77 Freyschmidt, P.: Die medikamentöse Therapie der Hyperthyreose. Symposium der Sektion Schilddrüse der Dtsch. Ges. f. Endokrinologie. Hahnenklee, 2.–3.12.1976
78 Friis, Th., U. B. Lauridsen, C. Kirkegaard, K. Siersbaek-Nielsen: TRH stimulation test during antithyroid therapy. 5. Ann. Meeting European Thyroid Association. Jerusalem, 17.–21.9.1973. (Abstr. Nr. 18)
79 Furth, E. D., K. Rivers, D. V. Becker: Non-thyroidal action of propylthiouracil in euthyroid, hypothyroid and hyperthyroid man. J. clin. Endocr. 26 (1966) 239
80 Gafni, M., N. Sirkis, J. Gross: Inhibition after response of mouse thyroid to thyrotropine induced by chronic triiodothyronine treatment. Endocrinology, 97 (1975) 1256
81 Gerdes, H.: Nebenwirkungen und Wirkungen der Lithiumtherapie beim Menschen im Bereich des Endokriniums. Internist (Berl.) 14 (1973) 175
82 Gerdes, H., K.-P. Littmann, K. Joseph, J. Mahlstedt: Die Behandlung der Thyreotoxikose mit Lithium. Dtsch. med. Wschr. 98 (1973) 1551
83 Gillich, K. H., H. L. Krüskemper: Klinische Untersuchungen zur Wirkungsgeschwindigkeit verschiedener Thyreostatika. Dtsch. med. Wschr. 94 (1969) 314
84 Gillquist, J., B. Karlberg, R. Sjödahl, L. Tegler: Preoperative treatment of hyperthyreoidism. Effect on primary postoperative complications. Acta chir. scand. 140 (1974) 23
85 Glanzmann, Ch., F. Kaestner, W. Horst: Therapie der Hyperthyreose mit Radio-Isotopen des Jods: Erfahrungen bei über 2000 Patienten. Klin. Wschr. 53 (1975) 669
86 Glennon, J. A., E. S. Gordon, C. T. Sawin: Hypothyreoidism after low-dose ^{131}I treatment of hyperthyroidism. Ann. intern. Med. 76 (1972) 721
87 Goldsmith, R. E.: Radioisotope therapy for Graves' disease. Mayo Clin. Proc. 47 (1972) 953
88 Goodwin, W. G., B. Cassen, F. K. Bauer: Thyroid gland weight determination from thyroid szintigramm with postmortem verification. Radiology 61 (1953) 186
89 Grab, W.: In: Die medikamentöse Behandlung der Schilddrüsenerkrankungen, hrsg. von W. Grab u. K. Oberdisse. Thieme, Stuttgart 1959
90 Grabs, V., J. Schumann, J. Beyer, K. Retiene: Verhalten von TSH und RIA-T$_3$ nach subtotaler Strumaresektion bei Hyperthyreose mit endocriner Ophthalmopathie. Verh. dtsch. Ges. inn. Med. 80. Kongr. 1974 (S. 1349)
91 Green, W. L.: Mechanism of action of antithyroid compounds. In: The Thyroid, 3. Aufl., hrsg. von S. C. Werner u. C.H. Ingbar. Harper & Row, New York 1971 (S. 41)
92 Greig, W. R.: Radiation, thyroid cells and ^{131}I therapy – a hypothesis (editorial) J. clin. Endocr. 25 (1965) 1411
93 Greig, W. R., H. W. Gray, I. R. McDougall, J. F. B. Smith, F. C. Gilespie, J. A. Thomson, E. M. McGirr: ^{125}I-therapy for thyrotoxicosis. Results of treatment of 50 patient followed for at least 1 year after therapy. In: Further Advances in Thyroid Research, hrsg. von K. Fellinger, R. Höfer. Wien 1971 (S. 619)
94 Griesbach, W. E.: Regulation der Schilddrüsentätigkeit. Verh. dtsch. Ges. inn. Med. 66 (1960) 48
95 Griesbach, W. E., H. D. Purves: Studies on experimental goitre. V. Pituitary function in relation to goitrogenesis and thyroidectomy. Brit. J. exp. Path. 22 (1951) 249
96 Griffith, N. J., R. S. Murley, R. Gulin: Thyroid function following partial thyroidectomy. Brit. J. Surg. 61 (1974) 626
97 Grisoli, J., J. Farisse, J. Bilet: Resultats du traitement chirurgical des hyperthyroïdes après cinq ans. Ann. Endocr. (Paris) 35 (1974) 51
98 DeGroot, L. J., A. M. Davis: Studies on the biosynthesis of iodothyronines. J. biol. Chem. 263 (1964) 2009
99 DeGroot, L. J., U. Buhler: Effect of perchlorate and methimazole on iodine metabolism. Acta endocr. (Kbh.) 68 (1971) 696
100 DeGroot, L. J., J. B. Stanbury: The thyroid and its disease; 4. Aufl., Wiley, New York 1975 (S. 337)
101 Hackenberg, K.: Prognostische Bedeutung des Suppressionstests

bei der konservativen Behandlung der Hyperthyreose. Habil.-Schrift, Essen, 1973
102 Hackenberg, K., G. Cohnen, H. Wiermann, D. Reinwein, A. von zur Mühlen: T-Lymphozyten, TRH-Test und Suppressionstest bei thyrostatisch behandelten Hyperthyreosen. Verh. dtsch. Ges. inn. Med. 81. Kongr. 1975 S. 1555
103 Hamilton, J. G., J. H. Lawrence: Recent clinical developments in therapeutic application of radiophosphorus and radioiodine. J. clin. Invest. 21 (1942) 624
104 Hamilton, J. G., M. H. Soley, K. B. Eichorn: The position of radioactive iodine in human thyroid tissue. University California Publ., Pharmacol. 1 (1940) 339
105 Harada, A., A. Kojima, T. Tsukui: Pituitary unresponsiveness to thyrotropin releasing hormone in thyrotoxic patients during chronic antithyroid drug therapy and in rats previously treated with excess thyroid hormone. J. clin. Endocr. 40 (1975) 942
105 a Hardisty, C. A., D. S. Munro: Relationship between long-acting thyroid stimulator-protector (LATS-P) and the course of Graves' disease. 8. International Thyroid Congress. Sydney, Australia. February 3–8, 1980. Abstr. Nr. 117
106 Hardy, H. L., W. M. Jeffries, M. M. Wassermann, W. R. Waddell: Thiocyanate effect following industrial cyanide exposure: report of two cases. New Engl. J. Med. 242 (1950) 968
107 Hartmann, K. P., U. Henderkott, G. Hör, P. Bottermann: TRH-Test im Verlauf von Hyperthyreosen. Med. Klin. 72 (1977) 849
108 Haug, E., H. M. M. Frey, T. Sand: The thyrotrophin response to thyrotrophin-releasing hormone during treatment in patients with Graves' disease. Acta endocr. (Kbh.) 85 (1977) 335
109 Hedley, A. J., I. P. Ross, J. Swanson Beck, D. Donald, F. Albert-Recht, W. Mitchie, J. Crooks: Recurrent thyrotoxicosis after subtotal thyroidectomy. Brit. med. J. 1971 IV 258
110 de Heer, K., G. Koch, E. H. Farthmann: Präoperative Behandlung der Hyperthyreose. Münch. med. Wschr. 119 (1977) 1003
111 Heimann, P., J. Martinson: Surgical treatment of thyrotoxicosis: results of 272 operations with special reference to preoperative treatment with antithyroid drugs and L-thyroxine. Brit. J. Surg. 62 (1975) 683
112 Heinze, H. G., F. Schenk: ^{131}J-Therapie der Hyperthyreose. Behandlungsergebnisse von 1960 bis 1974. Nucl.-Med. (Stuttg.) 16 (1977) 1
113 Hennemann, G., A. Dolman, R. Docter: Dissociation of serum LATS activity and hyperfunction and autonomy of the thyroid gland in Graves' disease. J. clin. Endocr. 40 (1975) 935
114 Hercus, C. E., H. D. Purves: Studies on endemic and experimental goitre. J. Hyg. (Lond.) 36 (1936) 182
115 Herrmann, J., D. Schaps, H. J. Rusche: Serum triiodothyronine 7 to 15 years after fractionated low dose radioiodine therapy of thyrotoxicosis. Clin. Endocr. (Oxford) 4 (1975) 205
116 Hershman, J. M.: Effect of 5- and 6-propylthiouracil on the metabolism of L-thyroxine in man. J. clin. Endocr. 24 (1964) 173
117 J. M. Hershman, L. van Middlesworth: Effect of antithyroid compounds on the deiodination of thyroxine in the rat. Endocrinology 71 (1962) 94
118 Hertz, S., A. Roberts: Radioactive iodine as an indicator in the study of thyroid physiology. Proc. Soc. exp. Biol. (N. Y.) 38 (1938) 510
119 Hertz, S., A. Roberts, R. D. Evans: Application of radioactive iodine in the therapy of Graves' disease. J. clin. Invest. 21 (1942) 624
120 Hjort, T., U. B. Lauridsen, I. Persson: Thyroglobulin-like substances with low iodine content in the serum of patients receiving antithyroid therapy. J. clin. Endocr. 30 (1970) 520
121 Hollingsworth, D. R., H. B. Hamilton, H. Tamagaki, G. W. Beebe: Thyroid disease – a study in Hiroshima, Japan. Medicine (Baltimore) 42 (1963) 47
122 Horst, W.: Die Therapie der Hyperthyreose mit Radiojodid. Strahlentherapie 85 (1951) 186
123 Horst, W., F. Kuhlencordt: Ergebnisse der Strahlentherapie mit Radiojod. Dtsch. med. Wschr. 79 (1954) 399
124 Horster, F. A.: Tierexperimentelle und klinische Befunde zur Pathogenese und Klinik der endokrinen Ophthalmopathie. Habil.-schrift, Düsseldorf 1965
125 Horster, F. A.: Endokrine Ophthalmopathie. Experimentelle und klinische Befunde zur Pathogenese, Diagnose und Therapie. Springer, Berlin 1967

126 Horster, F. A., H. Berger, K. Hackenberg, E. Klein, D. Reinwein, D. Schaps, W. Wildmeister: Schilddrüsenfunktion, Struma und endokrine Augensymptome bei 316 Patienten, 7–16 Jahre nach Abschluß einer fraktionierten Radiojodtherapie gegen Hyperthyreose. Verh. Ges. Nuklearmedizin, Freiburg, September 1972 (S. 424)
127 Irvine, W. J., R. S. Gray, P. J. Morris, A. Ting: Correlation of HLA and thyroid antibodies with clinical cause of thyrotoxicosis treated with antithyroid drugs. Lancet 1977 a/II, 898
128 Irvine, W. J., A. D. Toft, G. P. Lidgard, R. S. Gray, J. Seth, E. H. D. Cameron: Spectrum of thyroid function in patients remaining in remission after antithyroid drug therapy for thyrotoxicosis. Lancet 1977 b/II, 179
129 Jacobi, W.: Veränderungen und neue Erkenntnisse in der Abschätzung des somatischen Strahlenrisikos. Fortschr. Röntgenstr. 124 (1976) 489
130 Johnson, G., S. Gershon: Controlled evaluation of lithium and chlorpromazina in the treatment of manic states. An interim report. Comprehens. Psychiat. 9 (1968) 563
131 Johnson, R. S., W. G. Moore: Fatal aplastic anaemia after treatment of thyrotoxicosis with potassium perchlorate. Brit. med. J. 1961 I, 1369
132 Kampmann, J., L. Skovsted: The kinetics of propylthiouracil in hyperthyroidism. Acta pharmacol (Kbh.) 37 (1975) 201
133 Kapitola, J., M. Schüllerova, D. Schreiberova: Blood flow and radioiodine uptake in the thyroid gland of rats after administration and discontinuation of methylthiouracil. Acta endocr. (Kbh.) 65 (1970) 435
134 Keiderling, W.: Therapie der Schilddrüse mit Radiojod. Ergebn. inn. Med. Kinderheilk. 8 (1957) 245
135 Kelly, F. Y.: Observation on the calculation of thyroid weight, using empirical formulae. J. clin. Endocr. 14 (1954) 326
136 Kennedy, J. S., J. A. Thompson: The changes in the thyroid gland after irradiation with ^{131}I or partial thyroidectomy for thyrotoxicosis. J. Path. Bact. 112 (1974) 65
137 Kirkland, R. H.: Impaired organic binding of radioiodine by the thyroid following radioiodine treatment of hyperthyroidism. J. clin. Endocr. 14 (1954) 565
138 Klein, E.: Iatrogene Störungen im Jodhaushalt. In: Fortschritte der Schilddrüsenforschung. Internationales Symposium über Schilddrüse und Jodstoffwechsel 27./28. 10. 1961 in Düsseldorf hrsg. von K. Oberdisse, E. Klein, Thieme Stuttgart 1962 (S. 81)
139 Klein, E.: Die fraktionierte Radiotherapie der Hyperthyreose (Erfahrungen an 350 Fällen). Nucl.-Med. (Stuttg.) (1963) 251
140 Klein, E.: Die Schilddrüse, Diagnostik und Therapie ihrer Krankheiten. Springer, Berlin 1969
141 Klein, E.: Die Wirkungsweise der internistischen Behandlungsverfahren von Schilddrüsenerkrankungen. Verh. dtsch. Ges. inn. Med. 76 (1970) 712
142 Kline, N. S.: Modern problems of pharmacopsychiatry, 3. Aufl. hrsg. von Freyhan, F. A., N. Petrilowitsch, P. Pichot. Karger, Basel 1969
143 Kocher, Th.: Über Jodbasedow. Arch. Klin. Chir. 92 (1910) 1166
144 Kolenda, K.-D.: Geschmacksstörungen und Leberparenchymschäden bei der Behandlung mit Thiamazol. Dtsch. med. Wschr. 101 (1976) 84
145 Krevans, J. R., S. P. Asper jr., W. F. Rienhoff jr.: Fatal aplastic anemia following use of potassium perchlorate in thyrotoxicosis. J. Amer. med. Ass. 181 (1962) 162
146 Krüskemper, H. L.: Funktionsänderungen der Schilddrüse als Arzneimittelnebenwirkungen. Dtsch. med. Wschr. 84 (1959) 821
147 Krüskemper, H. L.: Nebenwirkungen thyreostatischer Arzneimittel. Internist (Berl.) 1 (1960) 436
148 Krüskemper, H. L., W. Beisenherz, K. W. Gillich: Schilddrüsenautoantikörper bei Hyperthyreose. Schweiz. med. Wschr. 100 (1970) 376
149 Krugmann, L. G., J. M. Hershmann, I. J. Chopra, G. A. Levine, A. E. Pekary, D. L. Geffner, G. N. Chua Teco: Patterns of recovery of the hypothalamic-pituitary-thyroid axis in patients taken off chronic thyroid therapy. J. clin. Endocr. 41 (1975) 70
150 Van der Laan, W. P.: Results of administration of desiccated thyroid to subjects in remission from hyperthyroidism after treatment with antithyroid drugs. New Engl. J. Med. 256 (1957) 511
151 Van der Laan, W. P., A. Bissell: Effects of propylthiouracil and of potassium thiocyanate on the uptake of iodine by thyroid gland of the rat. Endocrinology 39 (1946) 157

152 Lamberg, B. A.: Die Therapie der Hyperthyreose. Verh. dtsch. Ges. innere Med. 76. Kongr. 1970 (S. 788)
153 Lamberg, B. A., C. A. Hernberg, P. Wahlberg, R. Hakkila: Treatment of toxic nodular goitre with radioactive iodine. Acta med. scand. 165 (1959) 245
154 Lamberg, B. A., A. Aro, P. Saarinen, T. Töttermann, T. Mäkinen: The response to TRH, the serum T3 level and the leucocyte migration after long-term antithyroid treatment in Graves' disease. Europ. Thyroid Assoc. Helsinki, J. endocr. In vest. 1 (1978) 9
155 Lang, S., B. N. Premachandra: Propylthiouracil and hepatic clearance of thyroid hormones. Amer. J. Physiol. 204 (1963) 133
156 Lauridsen, U. B., C. Kirkegaard, J. Nerup: Lithium and the pituitary-thyroid axis in normal subjects. J. clin. Endocr. 39 (1974) 383
157 Lauridsen, U. B., C. Kirkegaard, T. Friis, K. Siersbaek-Nielsen: Stimulation with thyrotropin-releasing hormone (TRH) during antithyroid treatment. Acta endocr. (Kbh.) 78 (1975) 461
158 Lazarus, J. H., B. Marchant, W. D. Alexander, D. H. Clark: The metabolism of ^{35}S-labelled antithyroid drugs in thyrotoxic, adenomatous, neoplastic and normal human thyroid. Vth Ann. Meeting, European Thyroid Ass., Jerusalem, September 1973, Abstr. Nr. 34
159 Lee, T. C., R. J. Coffey, J. Mackin u. Mitarb.: The use of propranolol in the surgical treatment of thyrotoxic patients. Ann. Surg. 177 (1973) 643
160 Lewis, E. B.: Leukemia, multiple myeloma and aplastic anemia in American radiologists. Science 142 (1963) 1492
161 Lewitus, Z., E. Lubin, J. Rechnie, M. Ben-Porath, Y. Feige, J. Loar: Treatment of thyrotoxicosis with small doses 125-Iodine. In: Further advances of thyroid research, 2. Aufl., hrsg. von K. Fellinger u. R. Höfer (1971) (S. 643)
162 Lindsay, S., I. L. Chaikoff: The effects of irradiation on the thyroid gland with particular reference to the induction of thyroid neoplasm: a review. Cancer Res. 24 (1964) 1099
163 Lindsay, R. H., J. B. Hill, K. Kelly: Regulation of thyroidal accumulation of propylthiouracil-^{14}C and methimazole-^{14}C. 57th Annual Meeting of the Endocrine Soc., New York 1975, Abstr. Nr. 154
164 Loewy, A., H. Zondek: Morbus Basedowii und Jodtherapie. Klinische und gasanalytische Beobachtungen. Dtsch. med. Wschr. 47 (1921) 1387
165 Lorenz, D.: Chirurgische Behandlung von Schilddrüsenüberfunktionszuständen. Therapiewoche 25 (1975) 561
166 Lowry, R. C., D. Lowe, D. R. Hadden, D. A. Montgomery, J. A. Weaver: Thyroid suppressibility: Follow-up two years after antithyroid treatment. Brit. med. J. 1971/II, 19
167 Luby, E. D., D. Schwartz, H. Rosenbaum: Lithium-carbonate-induced myxedema. J. Am. Med. Ass. 218 (1971) 1298
168 Lumholtz, I. B., D. L. Poulsen, K. Siersbaek-Nielsen, T. Friis, P. Rogowski, C. Kirkegaard, J. M. Hansen: Outcome of long-term antithyroid treatment of Graves' disease in relation to iodine intake. Acta endocr. (Kbh.) 84 (1977) 538
169 Lundell, G., J. Jonsson: Thyroid antibodies and hypothyroidism in 131 I-therapy for hyperthyroidism. Acta radiol. (Stockh.) 12 (1973) 443
170 Lundström, B., J. Gillquist, B. Karlberg, B. Kägedal, L. Tegler: Thyroid function after subtotal resection for hyperthyroidism: a prospective study. Europ. J. Clin. Invest. 8 (1978) 47
171 Malone, J. F., M. J. Cullen: A termoluminescent method for estimation of effective thyroidal half-life of therapeutic ^{131}J in toxic goitre. Brit. J. Radiol. 48 (1975) 762
172 Malone, J. F., M. J. Cullen: Two mechanisms for hypothyroidism after ^{131}J therapy. Lancet 1976/II, 73
172a Maloof, F., M. Soodak: Intermediary metabolism of thyroid tissue and the action of drugs. Pharmacol. Rev. 15 (1963) 43
173 Marchant, B., J. H. Lazarus, P. D. Papapetrou, W. D. Alexander: The thyroid accumulation, oxidation and duration of action of ^{35}S -labelled methimazole, carbimazole and propylthiouracil. Fourth Meeting of the European Thyroid Association, Berne, 1971 (S. 10) (Abstr. 15)
174 Marchant, B., W. D. Alexander, J. H. Lazarus, J. Lees, D. H. Clark: The accumulation of ^{35}S-antithyroid drugs by the thyroid gland. J. clin. Endocr. 34 (1972) 847
175 Marine, D., E. J. Baumann, A. W. Spence, A. Cipra: Further studies on etiology of goitre with particular reference to action of cyanides. Proc. Soc. exp. Biol. N. Y. 29 (1932) 772
176 Martino, E., A. Pinchera, R. Capiferri, E. Macchia: Dissociation of responsiveness to thyrotropin-releasing hormone from thyroid suppressibility and outcome of hyperthyroidism following antithyroid drug treatment. 7. Internat. Thyroid Conference, Boston 1975. Exc. Med. 361 (1975) 78
177 Matthaes: zitiert nach Lorenz 1975 Nr. 165
178 McCormack, K. R., G. E. Sheline: Leukemia after radioiodine therapy for hyperthyroidism. Calif. Med. 98 (1963) 207
179 McDougall, I. R.: ^{125}J therapy in Graves' disease. Long term results in 355 patients. Ann. intern. Med. 85 (1976) 720
180 McKenzie, J. B., C. G. McKenzie, E. V. McCollum: Effect of sulfanilylguanidine on thyroid of rat. Science (N. Y.) 94 (1941) 518
181 McMurry jr., J. F., P. F. Gilliland, C. R. Ratliff, P. D. Bourland: Pharmacodynamics of propylthiouracil in normal and hyperthyroid subjects after a single oral dose. J. clin. Endocr. 41 (1975) 36
182 Messier, B., C. P. Leblond: Cell proliferations and migration as revealed by radioautography after injection of thymidine-H^3 into male rats and mice. Amer. J. Anat. 106 (1960) 247
183 Michie, W.: Wither thyrotoxicosis? Brit. J. Surg. 62 (1975) 673
184 Michie, W., C. A. S. Pegg, D. W. Hamer-Hodges, F. G. G. Orr, P. D. Bewsher: Beta-blockade and partial thyroidectomy for thyrotoxicosis. Lancet 1974 I, 1009
185 Van Middlesworth, L., S. L. Jones: Interference with deiodination of some thyroxin analogues in the rat. Endocrinology 69 (1961) 1085 (Abstr.)
186 Mirouze, J., C. Jaffiol., L. Baldret, M. Ghachem: Association des faibles doses d'iode 131 et d'antithyroidiens de synthèse en cure très prologée pour le traitement de la maladie de Basedow à propos de 165 observations. Rev. franc. Endocrin. clin. 13 (1972) 339
187 Montgomery, D. A. D., D. C. Lowe, D. R. Hadden, J. A. Weaver: Thyroid suppressibility. Follow-up for two years after antithyroid treatment. Vth Ann. Meeting, Europ. Thyroid Ass., Jerusalem, Sept. 1973, (Abstr. Nr. 37)
188 Morgner, K. D., K. H. Gillich, H. L. Krüskemper, U. Zeidler: Dosierungsprobleme bei thyreostatischer Initialbehandlung der diffusen Hyperthyreose mit Methylmercaptoimidazol. Med. Klin. 68 (1973) 1038
189 Mornex, R., L. Revol. G. Poussel, G. Prost: Maladie de Basedow et purpura thrombopénique à propos d'un case avec guérison des deux affections par le seul traitement antithyreoidien. Rev. franc. Endocr. clin. 12 (1971) 147
190 Von zur Mühlen, A., R. D. Hesch, J. Köbberling: The TRH test in the course of treatment of hyperthyroidism. Clin. Endocr. 4 (1975) 165
191 Müller, W., K. Schemmel, H. Uthgenannt, L. Weisbecker: Charakteristika der antikörper-positiven Hyperthyreose. Verh. dtsch. Ges. inn. Med. 74 (1967) 517
192 Murray, I. P. C., R. D. H. Stewart: Iodide goitre. Lancet 1967 I, 922
193 Myant, N. B.: Treatment of thyrotoxicosis by radioiodine. In: Manual of therapeutic use of artificial radioisotopes. Wiley, New York 1956
194 Neisser, E.: Über Jodidbehandlung bei Thyreotoxicose. Berl. klin. Wschr. 57 (1920) 461
195 Nofal, M., W. H. Beierwaltes, M. E. Platno: Treatment of hyperthyroidism with sodium iodide I-131. A 16 years experience. J. Amer. med. Ass. 197 (1966) 605
196 Oberdisse, K.: Die Radiojodbehandlung der Hyperthyreose. In: Die medikamentöse Behandlung der Schilddrüsenerkrankungen, hrsg. von W. Grab, K. Oberdisse. Thieme, Stuttgart 1959
197 Oberdisse, K.: Die Hyperthyreose. Verh. dtsch. Ges. inn. Med. 66 (1960) 56 (Referat)
198 Oberdisse, K.: Differential-therapeutische Erwägungen bei der Behandlung der Hyperthyreose. Wien. med. Wschr. 113 (1963) 811
199 Ohlen, J., H. Pause, J. Richter: Methimazol und Cholestase. Med. Klin. 67 (1972) 1088
200 Paris, J., W. M. McConahey, C. A. Owen, L. B. Woolner, R. C. Batur: Iodide goitre. J. clin. Endocr. 20 (1960) 57
201 Parsons, V., D. Jewett: β-adrenergic blockade in the management of acute thyrotoxic crisis. Postgrad. Med. 73 (1967) 756
202 Pegg, C. A. S., D. J. Stewart, P. D. Bewsher, W. Michie: The surgical management of thyrotoxicosis. Brit. J. Surg. 60 (1973) 765
203 Petersen, F.: Dosiswirkungsbeziehung bei der Radiojodtherapie der Hyperthyreose. Strahlentherapie 151 (1976) 511

204 Pimstone, B., B. Joffe, N. Pimstone u. Mitarb.: Clinical response to long-term propranolol therapy in hyperthyroidism. S. Afr. med. J. 2 (1969) 2103
205 Plummer, H. S.: Results of administering iodine to patients having exophthalmic goitre. J. Amer. med. Ass. 80 (1923) 1955
206 Pochin, E. E.: Leukemia following radioiodine therapy for thyrotoxicosis. Brit. med. J. 1960 II. 1545
207 Purves, H. D., W. E. Griesbach: Observations on the acidophil cell changes in the pituitary in thyroxine deficiency states. Acidophil degranulation in relation to goitrogenic agents and extrathyroidal thyroxine synthesis. Brit. J. exp. Path. 27 (1946) 170
208 Radvila, A., A. Roost, H. Bürgi, H. Kohler, H. Studer: Inhibition of thyroglobulin biosynthesis and degradation by excess iodide. Synergism with lithium. Acta endocr. (Kbh.) 81 (1976) 495
209 Randall, L. O.: Reaction of thiocompounds with peroxidase and hydrogen peroxide. J. biol. Chem. 164 (1946) 521
210 Reddy, A. R.: Physical and radiobiological bases of the use of ^{125}J in the management of thyrotoxicosis. Radiat. Environ. Biophys. 13 (1976) 205
211 Reinwein, D.: Die konservative Behandlung der Schilddrüsenerkrankungen. Therapiewoche 22 (1972) 2340
212 Reinwein, D.: Neuere Gesichtspunkte in der Diagnostik und Therapie von Schilddrüsenerkrankungen. Krankenhausarzt 49 (1976) 69
213 Reinwein, D.: Schilddrüsenfunktion bei Lithiumbehandlung. Dtsch. med. Wschr. 101 (1976) 217
214 Reinwein, D., K. Hackenberg: Schilddrüsenerkrankungen. In: Klinik der Gegenwart II, Neufassung, 1975 E (1975) 511
215 Reinwein, D., K. Irmscher: Untersuchung zur Wirkung von Rhodanid auf den Jodstoffwechsel der menschlichen Schilddrüse. Acta endocr. (Kbh.) 49 (1965) 629
216 Reinwein, D., H. Miss, F. A. Horster, H. Berger, E. Klein, K. Oberdisse: Spätergebnisse der fraktionierten Radiojodtherapie. Kontrolluntersuchungen bei Hyperthyreose nach 2–11 Jahren. Dtsch. med. Wschr. 93 (1968) 2416
217 Reinwein, D., D. Schaps, H. Berger, K. Hackenberg, F. A. Horster, E. Klein, A. von zur Mühlen, R. U. Wendt, W. Wildmeister: Hypothyreoserisiko nach fraktionierter Radiojodtherapie. Schilddrüsenfunktion und Serum-TSH bei 334 Hyperthyreosen nach 7–16 Jahren. Dtsch. med. Wschr. 98 (1973) 1789
218 Richter, C. P., K. H. Clisby: Toxic effects of bittertasting phenylthiocarbamide. Arch. Path. 33 (1942) 46
219 Riddle, M. C., Th. B. Schwartz: New tactics for hyperthyroidism: Sympathetic blockade. Ann. intern. Med. 72 (1970) 749
220 Robertson, J. S., C. A. Gorman: Gonadal radiation dose and its genetic significance in radioiodine therapy of hyperthyroidism. J. nucl. Med. 17 (1976) 826
221 Rogowski, P., C. Kirkegaard, B. Lumholtz u. Mitarb.: Serum triiodothyronine during treatment of hyper- and hypothyroidism. Ugeskr. Laeg. 137 (1975) 1951, zit. nach Exc. med., Sect. 6, 34 (S. 621) s. auch: Acta med. scand. 202 (1977) 93
222 Sachs, B. A., E. Siegel, S. Kass, M. Dolman: Radioiodine therapy of thyrotoxicosis. The Montefiore experience. Amer. J. Roentgenol. 115 (1972) 698
223 Saenger, E. L., G. E. Thoma, E. A. Tompkins: Incidence of leukemia following treatment of hyperthyroidism. J. Amer. med. Ass. 205 (1968) 855
224 Safa, A. M., O. P. Schumacher, A. Rodriguez-Antunez: Long term follow-up results in children and adolescents treated with radioactive iodine (^{131}I) for hyperthyroidism. New Engl. J. Med. 292 (1975) 167
225 Sanchez-Franco, F., M. D. Garcia, L. Cacicedo, A. Martin-Zurro, F. Escobar del Rey, G. Morreale de Escobar: Transient lack of thyrotropin response to thyrotropin-releasing hormone in treated hyperthyroid patients with low serum thyroxine and triiodothyronine. J. clin. Endocr. 38 (1974) 1098
226 Schneider, C.: Behandlung der Thyreotoxikose mit Radiojod. Strahlentherapie 127 (1965) 65
227 Schou, M., A. Amdisen, S. E. Jensen, T. Olsen: Occurrence of goitre during lithium treatment. Brit. med. J. 1968 III, 710
228 Schrub, J. C., J. P. Nouel, P. H. Brunelle: Modifications biologiques dans 88 cas de maladie de Basedow traités par l'iode. Nouv. Presse Med. 5 (1976) 1346
229 Scriba, P. C.: Indikation und Kombination der verschiedenen Therapieformen der Hyperthyreose. Symposium der Sektion Schilddrüse der Dtsch. Ges. Endokrinologie, Hahnenklee, 2.–3. 12. 1976
230 Second report: United nations scientific committee on the effects of atomic radiation, United Nations, New York, 17th Session., Suppl. Nr. 16 (A/5216) (1962)
231 Sedvall, G., B. Jönsson, U. Petterson: Evidence of an altered thyroid function in man during treatment with lithium carbonate. Acta psychiat. scand. Suppl. 207 (1969) 59
232 Sedvall, G., B. Jönsson, U. Pettersson, K. Levin: Effects of lithium salts on plasma protein bound iodine and uptake of ^{131}I thyroid gland of man and rat. Life Sci. 7 (1968) 1257
233 Segal, R. L., S. Rosenblatt, I. Eliasoph: Endocrine exophthalmos during lithium therapy of manicdepressive disease. New Engl. J. Med. 289 (1973) 136
234 Shafer, R. B., F. Q. Nuttall: Acute changes in thyroid function in patients treated with radioactive iodine. Lancet 1975 II 635
235 Shand, D. G., E. M. Nuckolls, J. A. Oates: Plasma propranolol levels in adults. Clin. Pharmacol. Ther. 11 (1970) 112
236 Sheline, G. E., St. Lindsay, K. R. McGormack, M. Galante: Thyroid nodules occurring late after treatment of thyrotoxicosis with radioiodine. J. clin. Endocr. 22 (1962) 8
237 Shopsin, B., M. Blum. S. Gershon: Lithium-induced thyroid disturbance: case report and review. Comprehens. Psychiat. 10 (1969) 215
238 Sievers, P., K. D. Schwartz, S. Leverenz: Bestimmung von Schilddrüsenantikörpern nach Radiojodtherapie. Radiobiol. Radiother. (Berl.) 10 (1969) 83
239 Simpson, C. L., L. H. Hempelmann: The association of tumours and roentgenray treatment of the thorax in infancy. Cancer (Philad.) 10 (1957) 42
240 Simpson, C. L., L. H. Hempelmann, L. M. Fuller: Neoplasm in children treated with x-rays in infancy for thymic enlargement. Radiology 64 (1955) 840
241 Sippel, R., U. Zeidler: Vergleichende Untersuchungen zur einzeitigen und fraktionierten Radiojodtherapie der Hyperthyreosen. In: Radionuklide in der Hämatologie, hrsg. von H. W. Pabst. Schattauer, Stuttgart 1973
242 Sitar, D. S., R. J. Gardiner, R. J. Ogilvie: Effect of chronic administration of propylthiouracil on its disposition during the treatment of hyperthyroidism. 7. Internat. Thyroid Conf. Boston 1975. (Abstr. Nr. 90) Exc. Med. 361 (1975) 52
243 Skanse, B. N.: The biological effect of irradiation by radioactive iodine, J. clin. Endocr. 8 (1948) 707
244 Slingerland, D. W., B. A. Burrows: Inhibition by propylthiouracil in the peripheral metabolism of radiothyroxine. J. clin. Endocr. 22 (1962) 511
245 Slingerland, D. W., B. A. Burrows: Results of continuous longterm drug treatment of hyperthyroidism. Americ. thyroid association. 54. Kongress, Portland, Oregon. Sept. 1978, Abstr. T–1
246 Slingerland, D. W., J. Sullivan, E. Dell, B. A. Burrows: Effects of TRH in hyperthyroid patients treated with antithyroid drugs. 7. Internat. Thyroid Conf. Boston, 1975. Exc. Med. 361 (1975) 78
247 Smith, K. E., J. S. Spaulding: Ototonic reaction to propylthiouracil. Arch. Otolaryng. 96 (1972) 368
248 Socolow, E. L., A. Hashizume, S. Neriishi, R. Nitani: Thyroid carcinoma in man after exposure to ionizing radiation. A summary of the findings in Hiroshima and Nagasaki. New Engl. J. Med. 268 (1963) 406
248a Soler, H. G., W. Kennedy, J. Wortsman: Isolated high serum triiodothyronine levels. Clinical relevance after sodium iodide I 131 therapy. Arch. intern. Med. 139 (1979) 36
249 Solomon, D. H.: Antithyroid drugs. In: The Thyroid, 3. Aufl., hrsg. von S. C. Werner u. S. H. Ingbar. Harper & Row, New York (S. 682) 1971
250 Solomon, D. H., J. C. Beck, W. P. Van der Laan, E. B. Astwood: The prognosis of hyperthyroidism treated by antithyroid drugs. J. Amer. med. Ass. 152 (1953) 201
251 Spaulding, S. W., G. N. Burrow, F. Bermudez, J. M. Himmelhoch: The inhibitory effect of lithium on thyroid hormone release in both euthyroid and thyrotoxic patients. J. Endocr. 35 (1972) 905
252 Starling, J. R., C. G. Thomas jr.: Experience with the use of propranolol in the surgical management of thyrotoxicosis. World J. Surg. 1 (1977) 251
253 Sterling, K., R. Hoffenberg: Beta blocking agents and antithyroid

drugs as adjuncts to radioiodine therapy. Sem. nucl. Med. 1 (1971) 422
254 Suzoki, H. T., S. K. Higucki, S. Oktaki, Y. Hociuchi: Endemic coast goitre in Hokkaido, Japan. Acta endocr. (Kbh.) 50 (1965) 161
255 Tamai, H., N. Kurokawa, H. Suematsu, K. Kuma, K. Shizume: TRH test and T3 suppression test before and after surgical treatment of hyperthyroidism. VII. Internat. Thyroid Conference 1975, Boston. Exc. Med. 361 (1975) 79
256 Taurog, A.: The mechanism of inhibition of thyroid peroxidase-catalyzed iodination by propylthiouracil (PTU) and methylmercaptoimidazole (MMI). 7. Internat. Thyroid Conference, Boston 1975. Exc. Med. 361 (1975) 33
257 Temple, R., M. Berman, H. E. Carlson, J. Robbins, J. Wolff: The use of lithium in Graves' disease. Mayo Clin. Proc. 47 (1972) 872
258 Thalassinos, N. C., N. W. Oakley, T. R. Fraser: Five years follow-up of thyrotoxicosis treated with antithyroid drugs. Endokrinologie 63 (1974) 325
259 Thjodleifsson, B., A. J. Hadley, D. Donald, M. I. Chesters, M. Kjeld, J. S. Beck, J. Crooks, W. Michie, R. Hall: Outcome of subtotal thyroidectomy for thyrotoxicosis in Iceland and northeast Scotland. Clin. Endocrinol. 7 (1977) 367
260 Thomas, C. G.: Treatment of hyperthyroidism: Surgery. In: The thyroid, 3. Aufl. hrsg. von S. C. Werner, C. H. Ingbar. Harper & Row, New York 1971 (S. 690)
261 Toft, A. D., W. J. Irvine: Propranolol in thyrotoxicosis. J. clin. Endocr. 43 (1976) 1312
262 Toft, A. D., W. J. Irvine, J. Sinclair, J. Seth, E. H. D. Cameron: Thyroid funktion after surgical treatment of thyrotoxicisis. A report of 100 cases treated with propranolol before operation. New Engl. J. Med. 298 (1978) 643
263 Toft, A. D., W. J. Irvine, W. M. Hunter, J. G. Ratcliffe, J. Seth: Anomalous plasma TSH levels in patients developing hypothyroidism in the early months after ^{131}I therapy for thyrotoxicosis. J. clin. Endocr. 39 (1974) 607
264 Toft, A. D., J. Seth, W. J. Irvine, W. M. Hunter, E. H. D. Cameron: Thyroid function in the long-term follow-up of patients treated with iodine-131 for thyrotoxicosis. Lancet 1975/II 576
265 Transbøl, I., C. Christiansen, P. C. Baastrup: Endocrine effects of lithium. I. Hypothyroidism, its prevalence in longterm treated patients. Acta endocr. (Kbh.) 87 (1978) 759
266 Turner, J. G., B. E. W. Brownlie, W. A. Sadler, C. H. Jensen: An evaluation of lithium as an adjunct to carbimazole treatment in acute thyrotoxicosis. Acta endocr. (Kbh.) 83 (1976) 86
267 Tweedle, D., A. Colling, W. Schardt: Hypothyroidism following partial thyroidectomy for thyrotoxicosis and its relationship to thyroid remnant size. Brit. J. Surg. 64 (1977) 445
268 Uller, R. P., A. J. van Herle: Effect of therapy on serum thyroglobulin concentration in patients with Graves' disease. J. clin. Endocr. 46 (1978) 747
269 Utiger, R. D.: Treatment of Graves'disease (Editorial). New Engl. J. Med. 298 (1978) 681
270 Vagenakis, A. G., L. E. Braverman, F. Azizi, G. I. Portnay, S. H. Ingbar: Recovery of pituitary thyrotropic function after withdrawal of prolonged thyroid-suppression therapy. New Engl. J. Med. 293 (1975) 681
271 Vickery, A. L., E. D. Williams: Comparative biological effects of 125-I and 131-I on the rat thyroid. Acta endocr. (Kbh.) 66 (1971) 201
272 Viherkoski, M., B.-A. Lamberg, C. A. Hernberg, E. Niemi: Treatment of nodular and diffuse toxic goitre with radioactive iodine. Acta endocr. (Kbh.) 64 (1970) 159
273 Villeneuve, A., J. Gautier, A. Jus, D. Perron: The effect of lithium on thyroid in man. Int. J. clin. Pharmacol. 9 (1974) 75
274 Voigt, H. G.: Die chirurgische Therapie der Schilddrüsenerkrankungen. Dtsch. Ärzteblatt 70 (1973) 1595
275 Wall, J. R., G. L. Greenwood, B. A. Walters: The in vitro suppression of lecitin induced ^{3}H-thymidin incorporation into DNA of peripheral blood lymphocytes after the addition of propylthiouracil. J. clin. Endocr. 43 (1976) 1406
276 Wallace, F. T., R. S. Wilson: Propranolol in thyroid surgery, J. S. C. med. Ass. 70 (1974) 383
277 Wartofsky, L.: Low remission after therapy for Graves' disease. Possible relation of dietary iodine with antithyroid therapy results. J. Amer. med. Ass. 226 (1973) 1083
278 Weaver, J. A., R. C. Lowry, D. R. Hadden, D. A. A. Montgomery: Thyroid suppressibility follow-up for two years after antithyroid treatment. hrsg. von K. Fellinger, R. Höfer. Bd. II. In: Further advances in thyroid research. Verlag der Wiener medizinischen Akademie 1971 (S. 983)
279 Webster, E. W., O. E. Merrill: Radiation hazards. II. Measurement of gonadal dose in radiographic examination. New Engl. J. Med. 257 (1957) 811
280 Weidinger, P., P. M. Johnson, S. C. Werner: Five years' experience with iodine 125 therapy of Graves' disease. Lancet 1974/II, 74
281 Weijer, D. L., H. E. Duggan, D. B. Scott: Total body radiation and dose to the gonads from therapeutic use of iodine-131. J. Canad. Ass. Radiol. 11 (1960) 50
282 Wendt, R.-U.: Verteilungsmuster der humoralen Schilddrüsenantikörper nach fraktionierter Radiojodtherapie. Diss. Düsseldorf, 1974
283 Werner, S. C.: Hyperthyreoidism: Radioiodine treatment. In: The Thyroid, 3. Aufl., hrsg. von S. C. Werner u. C. H. Ingbar. Harper & Row, New York 1971 (S. 697)
284 Werner, S. C., A. M. Gittleshon, A. B. Brill: Leukemia following radioiodine therapy of hyperthyroidism. Calif. Med. 98 (1963) 207
285 Westgren, U., A. Melander, E. Vahlin, J. Lindgren: Divergent effects of 6-propylthiouracil on 3,5,3'-triiodothyronine (T3) and 3,3',5-triiodothyronine (rT3) serum levels in men. Acta endocr. (Kbh.) 85 (1977) 345
286 Wiberg, J. J., F. Q. Nuttall: Methimazole toxicity from high doses. Ann. intern. Med. 77 (1972) 414
287 Wildmeister, W., H. L. Krüskemper: Die konservative Therapie der dekompensierten diffusen Hyperthyreose. Therapiewoche 25 (1975) 552
288 Wilson, E. H., S. P. Asper: The role of x-ray therapy to the neck region in the production of thyroid cancer in young people. A report of thirty-seven cases. Arch. intern. Med. 105 (1960) 244
289 Wilson, G. M.: The treatment of thyrotoxicosis by radioiodine. Pharmacol. Ther. Ser. C. 1 (1976) 101
290 Winship, R., R. V. Wosvoll: Childhood thyroid carcinoma. Cancer (Philad.) 14 (1961) 734
291 Wolff, J.: Iodine homeostasis. In: Regulation of thyroid function. International Thyroid Sympos. Düsseldorf, 1975 hrsg. von E. Klein u. D. Reinwein. Schattauer, Stuttgart 1976 (S. 65 u. 74)
292 Wolff, J., I. L. Chaikoff, A. Taurog, L. Rubin: The disturbance in iodine metabolism produced by thiocyanate: the mechanism of goitrogenic action with radioactive iodine as indicator. Endocrinology 39 (1946) 140
293 Wyngaarden, J. B., B. M. Wright, P. Ways: The effect of certain anions upon the accumulation and retention of iodide by the thyroid gland. Endocrinology 50 (1952) 537
294 Young, R. J., J. Beck Swanson, W. Michie: The predictive value of histometry of thyroid tissue in anticipating hypothyroidism after subtotal thyroidectomy for primary thyrotoxicosis. J. clin. Path. 28 (1975) 94

Chirurgie der Hyperthyreosen

Von K. Keminger

Ätiologie, Pathophysiologie sowie die Möglichkeit der medikamentösen und radiologischen Behandlung sind ausführlich auf S. 323 u. 339 besprochen. Indessen verlangen nicht zuletzt regionale Besonderheiten und spezielle chirurgische Erfahrungen einige allgemeine Bemerkungen.

Von den zahlreichen Einteilungen der einzelnen Hyperthyreoseformen (13, 36) erscheint uns die in Parenchymstrumen und Knotenstrumen mit Hyperthyreose für die Chirurgie am geeignetsten zu sein.

In Wien, zwischen dem alpinen und dem Endemiegebiet des niederösterreichischen Waldviertels gelegen, machen die nichtnodösen Parenchymkröpfe kaum ein

Viertel aller Hyperthyreosen aus. In der Schweiz, im Zentrum einer Endemie, betragen sie sogar nur 2% (!), überwiegen aber in den endemiefreien Gebieten entlang der Ostküste der USA mit 70% (50).

Auch im Material von OBERDISSE, aus einem Nichtendemiegebiet (S. 228) stellt die diffuse hyperthyreote Struma die große Mehrzahl dar. Es scheint auch, daß die hyperthyreoten Knotenkröpfe einen *milderen* Verlauf nehmen und weniger zur Exazerbation neigen. Vorwiegend sind ältere Menschen davon betroffen. Hier kann die oft vorherrschende kardiale Symptomatik mit einer Kardiopathie verwechselt werden, Ebenso kann die Tachykardie mit Arrhythmie, wie wir dies vor allem bei autonomen Adenomen sehen, erstes Anzeichen einer Hyperthyreose sein (38).

Eigenes Krankengut

1957–1961 wurden 248,* 1962–1964** 161 und 1965–1977** 1222 Hyperthyreosen operiert, so daß wir Erfahrungen an 1631 Fällen sammeln konnten. Der Anteil der reinen Parenchymstrumen war 1957–1961 29,8% und ist 1965–1978 durch Zunahme der Isotopenuntersuchung, durch die das autonome Adenom vermehrt zur Operation kam, auf 14% gesunken. Demzufolge hat der Anteil der operierten „Autonomen Adenome" mit 39% stark zugenommen (14).

Das *autonome Adenom,* schon 1913 von PLUMMER (53, 54) beschrieben, kann heute einwandfrei diagnostiziert werden (S. 296), wobei zwischen autonomem Adenom mit und ohne Hyperthyreose unterschieden wird. Durch die bessere Diagnostik ist die Anzahl in der ganzen Welt sprunghaft angestiegen (8, 13, 14, 16, 36, 60).

Im eigenen Krankengut waren zwischen 1957–1961 bei nur 18,4% Isotopenuntersuchungen 0,8% autonome Adenome, zwischen 1962–1969 waren es bereits 14,7% und zwischen 1969–1978 sogar 39% der operierten Hyperthyreosen.

Besonders auffallend ist, daß Augenerscheinungen beim autonomen Adenom sowie bei der hyperthyreoten Knotenstruma kaum in Erscheinung treten. Auch tritt die postoperative Ophthalmopathie bei der knotigen Struma ausgesprochen selten auf. In ihrer malignen progredienten Form, die bis zum Verlust des Auges führen kann, haben wir sie im eigenen Krankengut kein einziges Mal beobachtet. Allerdings gehen die Augensymptome von allen Symptomen postoperativ nur sehr zögernd und nicht immer vollständig zurück. Das Fehlen der Augensymptome und die vorherrschende kardiale Symptomatik sind der Grund, daß in Endemiegebieten mit überwiegenden Knotenstrumen die Hyperthyreose oft übersehen wird (maskierte Hyperthyreosen).

Das histologische Bild ist beim autonomen Adenom (Tab. 5.**19**) uneinheitlich und ebenso uncharakteri-

---

* Chir. Abt., Kaiserin Elisabeth Spital, Wien (Damaliger Vorstand: Prof. Dr. P. Fuchsig).
** I. Chir. Univ. Klinik, Wien (Damaliger Vorstand: Prof. Dr. P. Fuchsig).

Tabelle 5.**19**   Histologie von 708 autonomen Adenomen

Histologie	N
Mikro- bis Makrofollikulär, teils mit hochprismat. Epithel	533
Papillär	84
Trabekulär	52
Tubulär	32
Maligne	7
	708

stisch wie bei den anderen Hyperthyreosen. Zu erinnern ist in diesem Zusammenhang an die schon von FLÖRCKEN (18) mitgeteilte, von uns in 30,6% der Fälle bestätigte Beobachtung, nach welcher die klinische Diagnose mit der Histologie nicht konform geht. Eine Diskrepanz, die das Risiko einer postoperativen Krise keineswegs ausschließt.

Maligne Entartungen sind selten, werden aber beobachtet (38, 59).

Die *Symptomatik* entwickelt sich beim autonomen Adenom oft durch Jahre hindurch, meist diskret und oft verkannt. Kardiale Beschwerden stehen im Vordergrund und geben Anlaß zu einer oft monatelangen „Herztherapie".

Keine Relation besteht zwischen der Größe des Adenoms und der Schwere der Hyperthyreose. Nicht selten findet man neben dem autonomen Adenom weitere Adenome. Im eigenen Krankengut von 708 autonomen Adenomen war ein isolierter Knoten nur bei 32% der Operationen vorhanden.

Jedes toxische Adenom sollte operativ entfernt werden, auch dann, wenn es keine Beschwerden bereitet. Spontanheilungen sind selten.

Die Operation besteht in der Enukleation („gezielte Operation") mit gänzlicher Erhaltung des normalen Parenchyms. Eine vorübergehende Klemmung der Schilddrüsenarterien (60) halten wir nicht für erforderlich. Auch wenn mehrere Adenome vorliegen, beschränkt sich der Eingriff tunlichst auf deren Ausschälen bei *Erhaltung* des normalen Parenchyms.

Die Operation ist, wie aus Tab. 5.**20** hervorgeht, mit einem sehr geringen Risiko verbunden.

Die Frage, ob auch beim autonomen Adenom eine

Tabelle 5.**20**   Komplikationen bei „autonomen Adenomen" (n = 708)

Komplikationen	%
Mortalität	0,56%
Thyreotoxische Krisen	0,70%
Rekurrensparesen bei Enukleation bei Resektion	0 1,41%
Tetanien	0
Nachblutungen	0,3%
Hämatome, Serome	0,7%

Operationsvorbereitung mit Jod oder Thyreostatika erforderlich ist, gewinnt wegen der Zunahme der Adenome und den Berichten von thyreotoxischen Krisen (8, 13, 38) an Bedeutung. Antithyreoidale Pharmaka sind auch beim toxischen Adenom, wenn auch in geringerem Maße, wirksam (43). In den meisten Fällen wird man ohne spezifische Operationsvorbereitungen auskommen, bei Fällen mit einer deutlichen hyperthyreoten Symptomatik ist aber eine solche ratsam. Wir verwenden zur Operationsvorbereitung hyperthyreoter Strumen immer häufiger β-Rezeptoren blockierende Pharmaka und haben unter dieser Therapie: 3 × 10–3 × 20 mg Inderal (Propranolol) 2 Tage vor und 2–3 Tage nachher, *keine* Krise mehr gesehen.

Operationsvorbereitung

Die entscheidende Voraussetzung für den Erfolg der chirurgischen Therapie der Hyperthyreose ist eine konsequente *Operationsvorbereitung* mit dem Ziel, den Patienten in eine, wenn auch zeitlich begrenzte, euthyreote Stoffwechsellage zu bringen. Damit wird die Gefahr der postoperativen thyreotoxischen Krise auf ein Minimum reduziert oder ganz ausgeschaltet.

Während wir 1957–1961 unter 248 operierten Hyperthyreosen 4 präoperative und 25 postoperative thyreotoxische Krisen hatten, wovon 3 letal verliefen, war 1962–1964 unter 161 Hyperthyreosen nur noch 1 postoperative thyreotoxische Krise letal. Seit 1965 haben wir bei 1222 operierten Hyperthyreosen dank einer konsequenten thyreostatischen Vorbereitung und Verwendung von β-Blockern keine ernste thyreotoxische Krise gesehen.

Für eine spezifische Operationsvorbereitung stehen uns heute mehrere Behandlungsverfahren zur Verfügung:
– Bettruhe, Sedierung und Plummerung,
– antithyreoidale Substanzen und Plummerung,
– β-Rezeptoren blockierende Pharmaka,
– neurovegetative Blockade und kontrollierte Hypothermie.

In der Entwicklung der präoperativen Therapie setzte bekanntlich PLUMMER 1922 mit der Einführung des Jod den ersten Meilenstein. Die thyreotoxische Krise in den verschiedenen Statistiken mit einer Letalität bis 75% angegeben, konnte damit entscheidend gesenkt werden. Eine längerdauernde Verabreichung allerdings kann, wenn auch regional sehr verschieden, zum „Jod-Basedow" führen. In den USA trotz hoher und häufiger Jodmedikation früher selten, ist sie wie in Nord- und Westdeutschland nun geläufig und gefürchtet.

Während der Jodbehandlung erfährt die Schilddrüse eine charakteristische Konsistenzzunahme und Verkleinerung. Klinisch ist eine Abnahme der hyperthyreoten Symptomatik charakteristisch.

Die angewendeten Lösungen haben einen sehr unterschiedlichen Jodgehalt (Tab. 5.21):

Die Plummersche Jodtherapie kann per os (allgemein üblich) oder bei schlechter Verträglichkeit intravenös (Endojodin) verabfolgt werden.

Tabelle 5.21 Jodgehalt der angewendeten Lösungen

Tropfen	Dtsch. Lugolsche Lösung	Amerik. Plummersche Lösung	Lugolsche Lösung nach Kaspar
10	12,6 mg	63,2 mg	4,2 mg

Plummersche Lösung: 5 g Jod, 10 g Kalium jodat. ad 100 ml Wasser
Lugolsche Lösung nach Kaspar: 1 g Jod, 2 g Kalium jodat. ad 300 ml Wasser

Die Jodwirkung ist weder von der Applikation noch von der chemischen Bindung des Jod abhängig. Ausschlaggebend ist allein der Jodgehalt des betreffenden Medikamentes oder der verwendeten Jodlösung.

Die Plummerung wird heute vorwiegend *nach* einer thyreostatischen Therapie durchgeführt. Senkung der Pulsfrequenz unter 90/min., Beruhigung des klinischen Bildes und Zunahme des Gewichts sind verläßliche klinische Kriterien. Darüber hinaus kann das PBI, der T4-Spiegel oder der T3-In-vitro-Test herangezogen werden.

Antithyreoidale Therapie

Seit der Entdeckung durch ASTWOOD (3, 4, 5) sind eine Reihe von Substanzen auf den Markt gekommen; heute verfügen wir über einige, deren Wirkung und Toxizität bekannt ist, im Einzelfall aber doch unterschiedlich sein kann (6, 7, 16, 20, 22, 34, 36).

Allen gemeinsam ist eine mehr oder minder starke strumigene Wirkung, weshalb sie nur bei gesicherter Diagnose verabfolgt und bei längerer Anwendung mit Schilddrüsenhormon (s. iatrogene Strumen) kombiniert werden sollen (45).

Während wir früher das Methylthiouracil namentlich in der Kombination mit Prominal bevorzugt haben, sind wir seit Jahren zu Methyl-Mercapto-imidazol (Favistan) übergegangen, da es niedriger dosiert und auch *intravenös* gegeben werden kann, falls es oral zu Erbrechen und gastritischen Beschwerden kommt. Die Dosierung richtet sich nach der Schwere des Falles und liegt im Mittel bei 60 mg (3 × 1 Tabl. täglich), maximal bei 120 mg. Zur Vermeidung der strumigenen Nebenwirkung wird 50–100 mg L-Thyroxin oder ein Kombinationspräparat von L-Thyroxin und L-Trijodthyronin (Combithyrex mite oder forte) gegeben. Bei Kombinationspräparaten mit Trijodthyronin sieht man nicht selten Tachykardien.

Die „antithyreoidale" Therapie wird unter einer allgemeinen Sedierung so lange fortgesetzt, bis die Pulsfrequenz zuverlässig, also auch bei gelegentlicher und unerwarteter „Chef"-Visite 90 Schläge pro Minute nicht überschreitet. Auch sollte die anfängliche Ungeduld hinsichtlich des Operationstermins einer Gelassenheit gewichen sein.

Der große Vorzug dieser in der Regel gut verträglichen antithyreoidalen Behandlung liegt darin, daß ein sogenannter „thyreotoxischer Umschlag", wie wir ihn bei alleiniger Jodvorbehandlung öfters gesehen haben, nicht zu erwarten ist.

Die gelegentlich als Nachteil dieser Art von Vorberei-

tung angegebene Veränderung des Schilddrüsengewebes im Sinne einer erhöhten Brüchigkeit fällt bei entsprechender Operationstechnik nicht ins Gewicht.
In der angegebenen Form, durch Leukopenie kaum belastet, ist die thyreostatische Therapie zeitlich nicht begrenzt. An sie schließt sich die letzte Phase der Vorbereitung an und zwar erst dann, wenn sich der Zustand des Patienten, wie geschildert, stabilisiert hat. Mit Beginn der Plummerung reduzieren wir die antithyreoidale Medikation schrittweise. Wir beginnen die Plummerung mit 3 × 15 gtts. und steigern täglich pro Dosis um 3 Tropfen, also 3 × 18, 3 × 21 usw. Bei 3 × 30 gtts. (das sind 37,8 mg Jod) ist das Tagesmaximum erreicht, das, falls erforderlich, noch einige Tage beibehalten werden kann. Gewöhnlich ist eine 6- bis 8tägige Anwendung ausreichend. Sie führt, abgesehen von einer weiteren Stabilisierung des Allgemeinzustandes, zu einer Verkleinerung und deutlichen Konsistenzzunahme der Struma.

β-Rezeptoren-Blocker

Seit den Arbeiten von AHLQUIST (2) wird die thyroxinbedingte Sympathikusaktivierung des Herzmuskels über β-Rezeptoren diskutiert.
Wir haben auf diese Weise erstmals 1967 Hyperthyreosen ohne jede andere Medikation zur Operation vorbereitet (29). Die Patienten erhielten je nach der Schwere des Falles täglich 3 × 20 bis 3 × 50 mg Propranolol. Klinisch ist die rasche Senkung der Pulsfrequenz am eindrucksvollsten (Abb. 5.36). *Hingegen bleibt die hyperthyreote Stoffwechsellage weiter bestehen oder nimmt sogar zu* (Abb. 5.37). Während der Operation werden nur bei einem Pulsfrequenzanstieg über 100/min 2–3 mg Propranolol – im Bedarfsfall auch wiederholt – intravenös gegeben. Da der thyreotoxische Einfluß auf den Organismus weiterbestehen bleibt, ja zunimmt, ist die Anwendung zeitlich begrenzt und sollte durch die Operation abgeschlossen oder mit einer antithyreoidalen Therapie fortgesetzt werden. Bei Pulsfrequenzanstieg, wie er die ersten postoperativen Tage die Regel ist, wird Inderal per os weitergegeben.
Ähnlich wie bei der Plummerung ist die Operation der mit Propranolol vorbereiteten Hyperthyreosen charakterisiert durch geringe Blutung, das Parenchym ist fest und nicht so brüchig wie bei der Vorbereitung mit antithyreoidalen Substanzen. Ebenso sind Serome und Hämatome postoperativ seltener.
Die Verwendung von β-rezeptoren-blockierenden Pharmaka ist jedoch nicht ungefährlich und setzt Intensivüberwachung voraus. Mit Abnahme der Herzfrequenz verringert sich auch das Herzzeitvolumen, womit die Durchblutung von Niere, Leber und Herzmuskel gefährdet ist (29, 56). Je ausgeprägter die Hyperthyreose, um so stärker wirkt sich die Abnahme des Herzzeitvolumens durch β-Blocker und die damit verbundene Minderdurchblutung lebenswichtiger Organe aus, da der hyperthyreote Organismus besonders empfindlich auf Sauerstoffmangel reagiert.
Bei älteren Patienten oder kardialer Schädigung ist eine ausreichende Digitalisierung eine wesentliche Voraussetzung für die Verwendung von β-Blockern. Trotz dieser Einschränkung müssen wir feststellen, daß mit Propranolol wie bisher mit keinem anderen Medikament es möglich ist, auch schwerste Hyperthyreosen in kürzester Zeit operationsreif zu bekommen. (Ähnliche Erfahrungen s. bei Lit. [11, 12, 17, 49, 52, 57].)

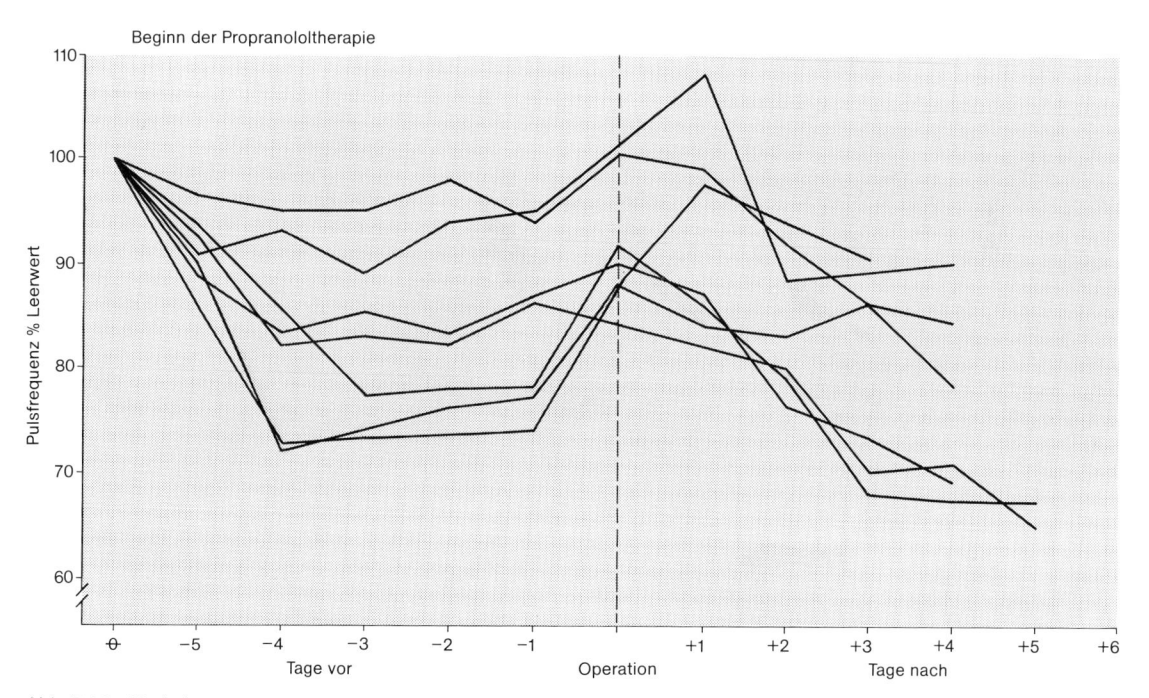

Abb. 5.36 Verhalten von Propranolol auf die Pulsfrequenz (Mittelwert aller absoluten Frequenzmessungen vor Beginn der Therapie als Ausgangswert 100% gesetzt).

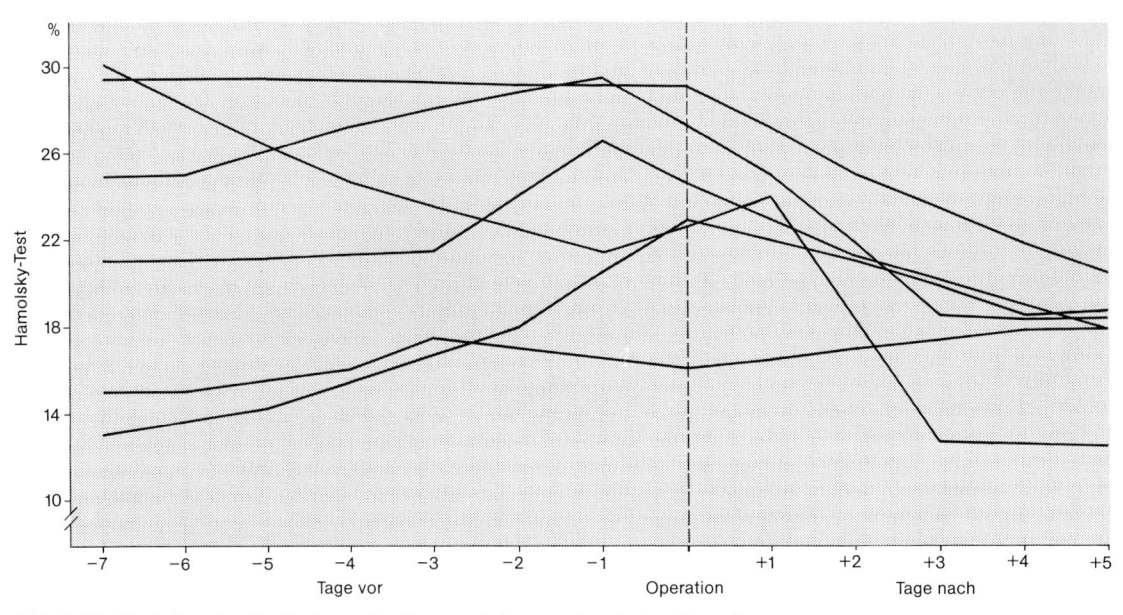

Abb. 5.37 Verhalten des T₃-Testes unter Propranolol vor und nach der Operation.

Neurovegetative Blockade

Seit LABORIT u. HUGUENARD 1954 ihre Arbeit „Pratique de L'hibernotherapie" veröffentlicht haben (44), werden schwerste Hyperthyreosen und thyreotoxische Krisen mit einem „lytischen Gemisch" in Kombination mit einer Hypothermie behandelt (24, 30, 31, 35, 39, 42).
Wir verwenden eine Mischung aus: Dolantin 100 mg, Phenergan 50 mg und Hydergin 0,3 mg. Von dieser Mischung werden in 1- bis 2stündigen Intervallen 2–4 ml intravenös injiziert, bis eine hinreichende hypnotische Wirkung eingetreten ist. Unterstützt wird diese „lytische Mischung" durch Nembutal supp. 120 mg oder Pentothal i.v.
Die physikalische Hypothermie erfolgt durch Eisbeutel oder Ventilatoren auf Hals, Herzgegend, Axilla oder Leistengegend. Die Temperatur soll auf 37 °C, gegenüber der für die Krise charakteristischen Temperatur von 39 bis 41 °C gesenkt werden. Die Pulsfrequenz sollte maximal 90 Schläge pro Minute betragen. Freihaltung des Atemweges, Aufrechterhalten der Flüssigkeitsbilanz (Dauerkatheter, parenterale Ernährung), Kontrolle des Elektrolythaushaltes, Schutz vor Infektion durch Antibiotika, Verhinderung von Dekubitalgeschwüren durch Drehbett, Schaumstoff oder andere Maßnahmen, müssen beachtet werden. Betont sei nochmals, daß die Hibernation nur bei allen materiellen und personellen Voraussetzungen einer Intensivpflegestation möglich ist. Einzelheiten sind in der einschlägigen anästhesiologischen Literatur nachzulesen.
Die Operation erfolgt, wie in allen anderen Hyperthyreosefällen, in Intubationsnarkose durch eine bds. subtotale Resektion.

Postoperative thyreotoxische Krisen
(s. auch S. 290)

Von den *echten postoperativen Krisen* abzutrennen sind thyreotoxische Reaktionen mit vorübergehender Tachykardie und Temperatursteigerung während der ersten 2–3 Tage. Sie bereiten therapeutisch keine besonderen Schwierigkeiten. Wir geben während der ersten 2–3 Tage nach der Operation 2 mal täglich eine Infusion bestehend aus je:
500 ml 5%iger Laevulose, 2 Amp. Endojodin und 2 Amp. Solu-Dacortin;
gehen aber auch hier immer mehr auf eine Behandlung mit Propranolol 3 × 10–20 mg über. Die Therapie hat den Vorteil, daß das Medikament per os gegeben, eine Infusionstherapie überflüssig macht.
Werden Infusionen gegeben, so soll die erste Infusion am Vormittag, die zweite Infusion aber erst in den späten Nachmittagsstunden verabfolgt werden, da erfahrungsgemäß der Gipfel des Puls- und Temperaturanstieges gegen Abend zu erwarten ist.
Die *echte, stets lebensgefährliche postoperative thyreotoxische Krise* zeigt klinisch ein charakteristisches Bild mit Temperatursteigerung bis 40 °C und Tachykardien über 140 Schläge pro Minute. Angstzustände mit starker Unruhe gehen in Adynamie und Apathie über. Die Sprache wird undeutlich, der Gesichtsausdruck schlaff wie bei einer Myasthenie. Innerhalb weniger Stunden tritt ein komatöses Zustandsbild auf. Anstelle der starken Schweißsekretion wird die Haut trocken und heiß. Die großen Flüssigkeitsverluste bedingen unbehandelt Oligurie bis Anurie und hohen Hämatokrit. Erbrechen, Durchfall und Schweißsekretion führen zu erheblichen Natrium- und Kaliumverlusten. Die anfänglich charakteristische hohe Blut-

druckamplitude verringert sich, da der systolische Druck abfällt. Auftreten eines Ikterus sowie Reststickstoffsteigerungen sind prognostisch ungünstig (39, 46, 58).
Rechtzeitiges Einsetzen der Therapie ist von allergrößter Wichtigkeit. Mit *diagnostischen Maßnahmen darf keine Zeit verloren werden.*
Zu Beginn der sehr komplexen therapeutischen Maßnahmen stehen *hochdosierte, intravenöse Jodgaben* (4–6 Amp. Endojodin, i.v. pro die), ferner Cortisonpräparate, wie Solu-Decortin (50–200 mg in 24 Stunden) (51, 56). Eine exakte intravenöse Flüssigkeits- und Elektrolytbilanz neben einer Volldigitalisierung ist unerläßlich. Tachykardien werden heute erfolgreich durch β-Rezeptoren-Blocker abgefangen. In schwersten Fällen kann die medikamentöse Hibernation und künstliche Hypothermie angeschlossen werden (24, 39, 42).
Ein Erfolg ist vor allem dann zu erwarten, wenn möglichst früh mit der Hibernation begonnen wird.

Peritonealdialyse

HERMANN u. Mitarb. (27) konnten in Fällen, bei denen kein Erfolg mit der konventionellen Therapie (Jod, Corticoide, Thyreostatica u. a.) zu erreichen war, eine Beherrschung der Krise durch die Peritonealdialyse erzielen.
Die Autoren gingen von der Überlegung aus, die zirkulierende Schilddrüsenhormonmenge beschleunigt zu eliminieren. Dialysezeiten waren 27,5 und 48 Stunden. Es konnte damit eine 66%ige Abnahme des zirkulierenden freien Thyroxins erreicht werden. Uns fehlen eigene Erfahrungen, da wir mit der Verwendung von β-Blockern bisher jede thyreotoxische Reaktion beherrscht haben. Auch über die *Plasmaphorese* (25) und *Austauschtransfusion* fehlen eigene Erfahrungen.
Thyreotoxische Krisen nach schilddrüsenfernen Eingriffen sind selten (40). Da sie aber meist nicht, oder nur spät erkannt werden, verlaufen sie in 70% der Fälle tödlich. Die hyperthyreoten Erscheinungen können dabei äußerst diskret sein. Temperatur und Pulssteigerung, die immer vorhanden sind, werden meist falsch gedeutet und mit dem chirurgischen Eingriff in Zusammenhang gebracht. Irreführend und zur Annahme einer Entzündung (Peritonitis, Abszess, Myokarditis) verleitend, sind ferner die hohen Leukozytenwerte von 20000 und mehr.
Schon 1934 haben GÖTSCH u. RITZMANN jun. (21), 1957 wir (39) selbst darauf hingewiesen, daß während der Krise, annähernd parallel zu ihrer Schwere, Leukozytenerhöhungen auftreten, die sich innerhalb weniger Stunden wieder normalisieren können. GÖTSCH und RITZMANN haben damals, entsprechend der Cannonschen Theorie eine Überschüttung des Organismus mit Adrenalin angenommen. MADDOCK u. Mitarb. (47) verglichen den Tod in der Krise mit einer Adrenalinvergiftung.

Totale Thyreoidektomie bei maligner endokriner Ophthalmopathie

Die Pathogenese der malignen endokrinen Ophthalmopathie ist weitgehend ungeklärt (S. 377).
Untersuchungsergebnisse der letzten Jahre sprechen dafür, daß die endokrine Ophthalmopathie zu den Autoimmunerkrankungen zu rechnen ist (16). Demnach soll vor allem bei den Hyperthyreosen, die nachweisbar zirkulierende Schilddrüsenantikörper haben, mit dem Auftreten einer endokrinen Ophthalmopathie zu rechnen sein.
CATZ u. PERZIG (37) haben daher die totale Thyreoidektomie empfohlen und mit Erfolg durchgeführt. Mißerfolge führten sie auf eine unkomplette Thyreoidektomie zurück. WERNER u. Mitarb. (59) sowie eigene Erfahrungen konnten diesen günstigen Effekt nicht bestätigen. Die totale Ablation der Schilddrüse ist nach ursprünglich positiven Berichten neuerdings wieder sehr fraglich geworden.
Nach HÖFER u. OSSOINIG (persönl. Mitteilung) sollten β-Rezeptoren-Blocker in Form von Augentropfen eine günstige Wirkung haben, wobei Dauer der Anwendung und Unverträglichkeit – Augenbrennen – als wesentliche Nachteile angeführt werden.

Nachuntersuchung und Ergebnisse

In Verkennung der charakteristischen Symptomatik und durch methodisch unzulängliche Untersuchungen sind – zumindest in Wien – zahlreiche Patienten zu Hyperthyreosen gestempelt und einer Schilddrüsenoperation unterzogen worden. Diese Fälle hatten, wie unsere Nachuntersuchungen zeigen konnten, „Restbeschwerden", die dem Formenkreis der vegetativen Dystonie zuzuordnen waren; Beschwerden, die durch die Resektion der Thyreoidea eben nicht zu beseitigen sind. Hingegen stellten sich wie bei allen übrigen euthyreoten Strumen *Rezidive* ein, die bei vor dem 21. Lebensjahr operierten Patienten 50% betragen haben (s. Abb. 9.**17** und 9.**18**).
Es kommt uns darauf an, auf diese Mißerfolge einer *verfehlten Indikationsstellung* mit allem Nachdruck hinzuweisen, weil andererseits die Operation echter Hyperthyreosen ganz ausgezeichnete Resultate aufweist.
Von unseren 1631 wegen einer Hyperthyreose operierten Struma-Patienten konnten 72% nachuntersucht werden. Der Zeitpunkt der Operation lag 20 bis 2 Jahre zurück.
Die Rezidivrate an *Hyperthyreosen* hat 7,3% betragen, wovon ein Drittel auch eine Struma hatte. Eine *Hypothyreose* war bei 4,8% nachzuweisen. Die Raten nahmen mit zunehmendem Abstand von der Operation zu. Die geringe Hypothyreoserate ist weniger ein Erfolg unserer chirurgischen Technik – Belassung größerer Schilddrüsenreste, keine Ligatur der unteren Schilddrüsenarterien –, sondern vielmehr der konsequenten Substitutionstherapie mit Schilddrüsenhormonen zuzuschreiben. Demzufolge beruht die höhere Hyperthyreoserate auf einer Hyperthyreosis factitia. Beschwerden, die nach Absetzen der Therapie sofort

verschwinden. Wesentlich erscheint uns eine laufende Kontrolle jüngerer Patienten, weil sich durch die Substitution eine Rezidivstruma vermeiden läßt.

Komplikationen

An der Spitze der *nicht letalen* Komplikationen steht die Rekurrensparese mit 3,6%, wovon sich jedoch ein Drittel wieder völlig zurückbildet. An zweiter Stelle stehen Wundkomplikationen, die, wie eigene Untersuchungen (10) ergeben haben, auf dem geänderten Gehalt an Aktivatoren des Plasminogens im Strumaparenchym durch die antithyreoidalen Substanzen zurückzuführen sind.

Hatten wir zwischen 1957 und 1961 unter 248 operierten Hyperthyreosen keinen einzigen Todesfall, so betrug die *Letalität* zwischen 1962 und 1977 bei 1383 Operationen 0,7% (n = 8), wobei das „autonome Adenom" dominierte (n = 4). Hier waren es vor allem ältere Patienten, die infolge eines erhöhten kardialen Risikos der kardialen Insuffizienz erlegen sind.

Zur konservativen Therapie der Hyperthyreose aus der Sicht des Chirurgen

Durch TH. KOCHER war die operative Therapie der Hyperthyreose zu einem praktisch konkurrenzlosen Behandlungsverfahren geworden. Antithyreoidale Pharmaka und Radiojod haben einen Wandel gebracht. Nun konnte aber auch mit diesen Methoden genügend Erfahrung gesammelt werden, so daß eine kritische Analyse gestattet ist.

Die Wahl der Therapie ist heute unter dem Eindruck der noch immer im Fluß befindlichen Forschungsergebnisse schwieriger denn je. Obwohl zahlreiche Befunde der letzten Jahre sehr dafür sprechen, daß die Hyperthyreose vom Typ des Morbus Basedow zu den Autoimmunerkrankungen gehört, ist Ätiologie und Pathogenese letzten Endes nicht geklärt. Der chronische, zum Teil schubweise Verlauf, Rezidivneigung aber auch Selbstlimitierung erschweren die Beurteilung therapeutischer Maßnahmen. Als Vorteil der operativen Therapie wird angeführt:
- rascher Wirkungseintritt,
- Erfolg bis in 90% der Fälle,
- geringe Rezidivquote,
- sichere Beseitigung der mechanischen Symptome.

Entgegengehalten wird:
- Risiko einer, wenn auch geringen Mortalität,
- lokale Schäden wie: Rekurrensparese, Hypoparathyroidismus,
- Hypothyreoserate, die vielfach unterschätzt wird,
- maligner Exophthalmus.

Rascher Wirkungseintritt und berufliche Eile sollten keine Motive der Indikation sein, werden in der Praxis aber nicht zu vermeiden sein. In Endemiegebieten macht ebenso wie bei uns der echte Morbus Basedow mit einer kaum vergrößerten Parenchymstruma den kleinsten, wenn auch im Einzelfall keineswegs unbedeutenden Anteil aus. Der überwiegende Teil bei uns hat eine Struma, die neben ihrer mechanischen Komponente Adenome mit vielfach szintigraphisch „kalten" Arealen beherbergt. Speicherungsausfall oder inhomogene Speicherung sind stets Ausdruck einer degenerativen Umwandlung des Schilddrüsenparenchyms und sollten schon angesichts einer möglichen späteren malignen Degeneration auf jeden Fall aber als funktionsloses Gewebe entfernt werden.

Mangelnde Indikation ist heute von weit größerer Bedeutung als eine *echte Kontraindikation* aufgrund von Allgemeinzustand oder Alter des Patienten. Ebenso wird die operative Therapie der Hyperthyreose weniger durch Fehleinschätzung des Operationsrisikos, als vielmehr durch die falsche Indikation zur Operation belastet.

Vegetative Fehlregulationen werden sehr oft für echte Hyperthyreosen gehalten und nach längeren konservativen Therapieversuchen mit antithyreoidalen Pharmaka als sogenannte „toxische" Strumen operiert. Gerade diese Fälle neigen zu Hypothyreosen und haben unbefriedigende Resultate. Jedes antithyreoidale Medikament hat entsprechend seiner Wirkungsart und Wirksamkeit auch eine mehr oder weniger intensive strumigene Wirkung. Zunächst parenchymatöse Strumen werden durch starres, oft über Jahre sich hinziehendes konservatives „Behandeln" zu Knotenkröpfe. Auch ist heute noch keineswegs ein abschließendes Urteil über die Spätfolgen der Radiojodtherapie gestattet.

Wie auf S. 367 dargestellt, leistet die Operation Ausgezeichnetes und sollte durch die konservativen Maßnahmen nicht in dem Maße ersetzt werden, wie dies vielerorts heute erfolgt. Nicht zuletzt sollte aber auch die finanzielle Seite beachtet werden. Bei der konservativen Therapie liegen die Unkosten infolge längeren Krankenstandes und oft jahrelanger Behandlung wegen Rezidivneigung wesentlich höher. Bei einer ambulanten Operationsvorbereitung beträgt heute der Spitalaufenthalt 5 Tage (!). Der Patient ist nach 3 Wochen voll arbeitsfähig!

Bei jugendlichen Hyperthyreosen wird vielfach die Meinung vertreten, daß der Operation wegen der Sicherheit und Gefahrlosigkeit der Vorzug zu geben ist. Wir möchten uns dieser Meinung nicht anschließen, da die Rezidivquote in diesen Altersklassen hoch ist. Hingegen sollte die Altershyperthyreose mit ihrem geradezu klassischen Knotenkropf operiert werden. Anästhesie und Operationstechnik haben die einst höhere Mortalität infolge Herzversagens unter 1% – im eigenen Krankengut 0,7% – gesenkt.

Literatur

1 Adams, D. A., H. D. Purves: Rôle of thyrotropin in hyperthyreoidism. Metabolism 6 (1957) 26
2 Ahlquist, R. P.: Sympathicus. Amer. J. Physiol. 163 (1948) 586
3 Atswood, E. B.: The chemical nature of compounds which inhibit the function of the thyroid gland. J. Pharmacol. exp. Ther. 78 (1943) 79
4 Astwood, E. B.: Thiobarbital and hyperthyreoidism. J. clin. Endocr. 5 (1945) 345
5 Astwood, E. B.: Clinical use of the antithyroid drugs. Progr. clin. Endocr. Bandur. (1950) 79

6 Banst, H. W.: Zur Therapie des M. Basedow vom Standpunkt des Internisten. Zbkl. Chir. 83 (1958) 1
7 Bartels, E. C.: Propylthiouracil: its use in the preoperative treatment for severe and complicated hyperthyreoidism. N. West J. Surg. 56 (1948) 226
8 Bay, V.: Das toxische Adenom der Schilddrüse. Ergebn. Chir. Orthop. 47 (1965) 132
9 Bindeballe, W., E. Drenkhalm, W. Jüsgen, Hg. W. Niedermayer, K. Schemmel: Der Einfluß der Hämodialyse auf den Hormonstatus bei terminaler Niereninsuffizienz. Dtsch. med. Wschr. 98 (1973) 661
10 Blümel, G., D. Depisch, K. Dinstl, K. Keminger: Über den Gehalt an Aktivatoren des Plasminogens in Geweben verschiedener Strumaformen. Wien Med. Wschr. 118 (1968) 219
11 Brickfield, P. M., J. A. Davis: Beta adrenergic blockers in childhood thyrotoxicosis. Lancet 1966/I, 1425
12 Das, G., M. Krieger: Treatment of thyrotoxic storm with intravenous administration of propranolol. Ann. intern. Med. 70 (1969) 985
13 DeGroot, L. J., J. B. Stanbury: The Thyroid and Its Diseases, 4. Aufl., Wiley, New York 1975
14 Depisch, D., K. Dinstl, K. Keminger: Beeinflußt das Thyreogramm die Operationsindikation im Endemiegebiet? 12. Tagung d. Österr. Ges. f. Chirurgie (Kongreßbericht). Innsbruck, Verlag d. Wiener Medizin. Akademie, Wien 1972
15 Dinstl, K., D. Depisch, K. Keminger: Experimentelle Untersuchungen zur Frage der medikamentösen Beeinflussung der peripheren Symptomatik thyreotoxischer Krisen. Langenbecks Arch. klin. Chir. 316 (1966) 594
16 Emrich, P., V. Bay, P. Freyschmidt, K. Hackenberg, J. Herrmann, A. v. zur Mühlen, C. R. Pickardt, C. Schneider, P. C. Scriba, P. Stubbe: Therapie der Schilddrüsenüberfunktion. Dtsch. med. Wschr. 102 (1977) 1261
17 Eriksson, M., S. Rubenfeld, A. J. Garber, P. O. Kohler. New Engl. J. Med. 296 (1977) 263
18 Flörcken, H.: Klinik und Histologie der Schilddrüsenerkrankungen. Langenbecks Arch. klin. Chir. 261 (1949) 604
19 Gerke, H.: Was ist gesichert in der Therapie der Hyperthyreose? Internist (Berl.) 16 (1975) 557
20 Gillich, K. H., H. L. Krüskemper: Klinische Untersuchungen zur Wirkungsgeschwindigkeit verschiedener Thyreostatika. Dtsch. med. Wschr. 94 (1969) 314
21 Goetsch, E., A. J. Ritzmann jr.: The suprarenal factor in reactions to thyreoidectomy. Arch. Surg. 39 (1934) 492
22 Grab, W., K. Oberdisse: Die medikamentöse Behandlung der Schilddrüsenerkrankungen. Thieme, Stuttgart 1959
23 Grisoli, J. et. al.: Results of the surgical treatment of hyperthyreoidism after 5 years. Ann. Endocr. (Paris) 35 (1974) 51
24 Haumann, W., R. Voss: Erfahrungen über die neurovegetative Blockade bei 176 Strumektomien. Chirurg 26 (1955) 342
25 Herrmann, J.: Neue Aspekte in der Therapie der thyreotoxischen Krise. Dtsch. Med. Wschr. 103 (1978) 166
26 Herrmann, J.: Therapie thyreotoxischer Krisen. Dtsch. med. Wschr. 99 (1974) 1788
27 Herrmann, J., H. L. Schmidt, H. L. Krüskemper: Thyroxine elimination by peritoneal dialysis in experimental thyrotoxicosis. Horm. metab. Res. 5 (1973) 180
28 Herrmann, J., P. Hilger, H. J. Rusche, H. L. Krüskemper: Plasmapherese in der Behandlung der thyreotoxischen Krise. Dtsch. med. Wschr. 99 (1974) 888
29 Höfer, R., K. Keminger, O. Kraupp, H. Seidl, K. Steinbereithner: Zur prä- und postoperativen Behandlung schwerer Hyperthyreosen mit Propranolol. Wien. med. Wschr. 119 (1969) 89
30 Hoffenberg, R., J. H. Louw, T. J. Voss: Thyroidectomy under Hypothermia in a Pregnant Patient with Thyroid Crisis. Lancet 1961/II, 687
31 Hohmann, H. G., R. Enzenbach: Die thyreotoxische Krise und ihre Therapie unter Berücksichtigung der Winterschlafbehandlung. Langenbecks Arch. klin. Chir. 288 (1958) 287
32 Horster, F. A.: Biologischer Nachweis von thyreotropem Hormon (THS) und Exophthalmus produzierendem Faktor (EPF) im Serum bei endokriner Ophthalmopathie. Verh. dtsch. Ges. inn. Med. 70 (1964) 937
33 Horster, F. A.: Tierexperimentelle und klinische Befunde zur Pathogenese und Klinik der endokrinen Ophthalmopathie. Habil.-Schrift, Düsseldorf 1965
34 Horster, F. A., E. Klein, K. Oberdisse, D. Reinwein: Ergebnisse der Behandlung von Hyperthyreosen mit antithyreoidalen Substanzen. Dtsch. med. Wschr. 90 (1965) 377
35 Huguenard, P.: Der künstliche Winterschlaf (Hibérnation artificielle) Anaesthesist 2 (1953) 33
36 Irvine, W. J., A. D. Toft: The diagnosis and treatment of thyrotoxicosis. Clin. Endocr. 5 (1976) 687
37 Catz, B. S., L. Perzik: Total thyroidectomy in the management of thyrotoxic and euthyroide Graves' disease. Amer. J. of Surgery 118 (1969) 434
38 Keminger, K.: Das toxische Adenom. Klin. Med. 20 (1965) 354
39 Keminger, K.: Die Hibernation bei der Behandlung thyreotoxischer Krisen. Chir. Praxis 7 (1963) 21
40 Keminger, K., J. Piribauer: Postoperative thyreotoxische Krisen nach schilddrüsenfernen Eingriffen. Langebeck's Arch. klin. Chir. 290 (1958) 14
41 Kirmse, L., H. G. Lahrtz, K. Schemmel, G. Waschenzik: Totale Thyreoidektomie bei progredienter endokriner Orbitopathie. Dtsch. med. Wschr. 100 (1975) 536
42 Kolb, E.: Vegetative Blockade bei der operativen Behandlung der Basedow-Struma. Langenbecks Arch. klin. Chir. 285 (1957) 18
43 Labhardt, A.: Die Schilddrüse. In: Klinik der inneren Sekretion, hrsg, von A. Labhardt. Springer, Berlin 1971
44 Laborit, H., P. Huguenard: Pratique de l'hibérnothérmie en chirurgie et médecine. Masson, Paris 1954
45 Linder, F., P. Freyschmidt: Die Behandlung von Schilddrüsenerkrankungen aus chirurgischer Sicht. Internist (Berl.) 1 (1960) 359
46 Maddok, W. G., S. Pedersen, F. Coller: Studies of the blood chemistry in thyroid crisis. J. Amer. med. Ass. 109 (1937) 2130
47 Mazzaferri, E. L., J. C. Reynolds, R. L. Young, Ch. N. Thomas, A. F. Parisi: Propranolol as primary therapy for thyrotoxicosis. Results of a long-term prospective study. Arch. intern. Med. 136 (1976) 50
48 Merke, F.: Chirurgie des Halses. In: Lehrbuch der Chirurgie, Bd. II, hrsg. von A. I. Brunner, C. Henschen, H. Heuser. Verlag Benno Schwabe u. Co, Basel, 1950
49 Michie, W., D. W. Hamer-Hodges, C. A. S. Pegg, F. Orr, P. D. Bewsher: Beta-blockade and partial thyroidectomy for thyrotoxicosis. Lancet 1947/I, 1009
50 Miller, H. J., A. Durant, J. M. Cowan: Thyroid function and steroid hormone excretion. J. Endocr. 48 (1970) 55
51 Molnar, G. D., D. S. Childs, L. B. Woolner: Histological evidence of malignancy in a thyroid gland bearing a' hot' nodule. J. clin. Endocr. 18 (1958) 1132
52 Parsons, V., D. Jewett: Beta adrenergic blockade in the management of acute thyrotoxic crisis. Postgrad. Med. 43 (1967) 756
53 Plummer, H. S.: The clinical and pathological relationship of hyperplastic and non hyperplastic goiter. J. Amer. med. Ass. 61 (1913) 650
54 Plummer, H. S.: The clinical and pathological relationship of simple and exophthalmic goiter. Amer. J. med. Sci. 146 (1913) 790
55 Teichmann, W., u. Mitarb.: Prä- und postoperative Therapie hyperthyreoter Strumen unter besonderer Berücksichtigung der sogenannten thyreostatischen Krise. Zbl. Chir. 98 (1973) 703
56 Thimme, W., H. J. Buschmann, R. Pust, B. Ramdohr: Die Wirkung von Propranolol auf den Kreislauf bei Hyperthyreose. Z. Kreisl.-Forsch. 60 (1970) 900
57 Toft, A. D., W. J. Irvine, D. McIntosh, D. A. D. McLeod, J. Seth: Propranolol in the treatment of thyrotoxicosis by subtotal thyreodectomy. J. clin. Endocr. 43 (1976) 1312
58 Waldenström, J.: Acute thyreotoxic encephalo-or-myopathy, its cause and treatment. Acta med. scand. 121 (1945) 251
59 Werner, S. C., C. R. Feind and M. Aida: Graves' disease and total thyroidectomy. New England. J. Med. 276 (1967) 132
60 Zukschwerdt, L., V. Bay: Die gezielte Operationstechnik im Nichtendemiegebiet. Wien. med. Wschr. 113 (1963) 823

6 Die endokrine Ophthalmopathie (endokrine Orbitopathie), die endokrine Dermatopathie und die Akropachie

Von K. Oberdisse

Die endokrine Ophthalmopathie

Einleitung und Begriffsbestimmung

Neben der Tachykardie und der Struma sind es die Augensymptome, die den Arzt oft zuerst veranlassen, an das Vorliegen einer Hyperthyreose zu denken. Die Kenntnis der im Verlaufe dieser Krankheit auftretenden Augensymptome ist so alt wie die der Hyperthyreose selbst. Die erste Beschreibung stammt von PARRY (1825); es folgen FLAJANI (1802) und GRAVES (1835). Eine eingehende und umfassende Darstellung erfolgte durch von BASEDOW (Merseburger Trias [5]), der auch bereits die manchmal gleichzeitig auftretende Dermatopathie beschrieb.

Die Augenerscheinungen hielt man zunächst für eine unmittelbare Folge der Schilddrüsenüberfunktion. Erst aus neuerer Zeit stammt die Erkenntnis, daß zwischen Hyperthyreose und Ophthalmopathie zwar eine enge pathogenetische Beziehung besteht, daß es sich aber um verschiedene, sich überlappende Krankheitsbilder handelt und daß beide zwar oft gemeinsam auftreten, jede aber auch für sich beobachtet werden kann. Manchmal ist die Ophthalmopathie auch Begleiterscheinung einer Hypothyreose oder einer Immunthyreoiditis (100). Obwohl die pathogenetischen Fragen noch nicht befriedigend geklärt sind, ist wahrscheinlich die Bezeichnung „Immunorbitopathie" vorzuziehen, da alle neueren Erkenntnisse darauf hinweisen, daß der Erkrankung ein genetisch bedingtes, immunpathologisches Geschehen, und zwar an den extraokulären Augenmuskeln und am retrobulbären Gewebe, zugrunde liegt. Dennoch soll hier die von HORST u. ULLERICH (28) inaugurierte Bezeichnung „endokrine Ophthalmopathie" beibehalten werden, da sie sich in der Literatur eingebürgert hat. (Die Krankheit ist jedoch nicht „endokrin" bedingt, da sie nicht durch Über- oder Unterfunktion einer endokrinen Drüse ausgelöst wird.) Die Ophthalmopathie mit Hyperthyreose (Abb. 6.1) ist von der Ophthalmopathie bei euthyreoter Stoffwechsellage zu trennen, bei der sich nicht ohne weiteres klinisch erkennbare Funktionsänderungen der Schilddrüse feststellen lassen, jedenfalls nicht immer zum Zeitpunkt der Untersuchung. Dieses klinische Bild bezeichnet man als euthyreote endokrine Ophthalmopathie (Abb. 6.2). Sie ist oft nur schwer und unter Anwendung besonderer Verfahren von einem Exophthalmus anderer Genese abzugrenzen. In vielen Fällen ist die endokrine Ophthalmopathie eine Frühphase in der Entwicklung einer Hyperthyreose, oder die letztere läßt sich in der Anamnese nachweisen. In anderen Fällen koinzidiert sie mit ihr oder sie beginnt erst spät, nachdem die hyperthyreote Phase abgelaufen ist. Nicht selten entstehen die manchmal schweren Augenerscheinungen erst nach Behandlung einer Hyperthyreose, ganz besonders dann, wenn der euthyreote Zustand abrupt, z. B. durch eine Operation, herbeigeführt wird (s. auch [3] und die Theorie von [43] Abb. 6.3). Ein ernstes Vorkommnis ist das noch ungeklärte Auftreten einer oft schweren Ophthalmopathie nach indikationsloser Anwendung antithyreoidaler Stoffe. Die endokrine Ophthalmopathie kann mit und ohne Struma auftreten. Sie wird beim autonomen Adenom mit Hyperthyreose und bei der Hyperthyreosis factitia nie gefunden. Aus diesem Grunde sollte man eine Terminologie vermeiden, die an eine thyreogene Entstehung der Augensymptome denken läßt, so etwa die Bezeichnung „thyreotoxischer Exophthalmus". Aber auch für die euthyreote Form sind Bezeichnungen wie „Graves disease without hyperthyroidism", „euthyroid Graves disease" oder „ophthalmic Graves' disease" abzulehnen.

Bei der klinischen Einteilung ist demnach zu beachten, daß es sich um eine endokrine Ophthalmopathie mit oder ohne Hyperthyreose, mit oder ohne Struma handeln kann.

Die Sektion Schilddrüse der Deutschen Gesellschaft für Endokrinologie hat in Anlehnung an WERNER (90) für praktisch-klinische Zwecke eine Klassifizierung vorgeschlagen (Tab. 6.1).

Die Einteilung unterscheidet nach Schweregraden I–VI absichtlich ohne Berücksichtigung von Ein- oder Doppelseitigkeit der Ophthalmopathie, wobei die Symptome jeweils geringerer Schweregrade in der gewählten Gruppe mitenthalten sein oder fehlen können. Einzelheiten der Bezeichnung s. (39) und S. 190.

Ein etwas anderes Schema wurde von WERNER (90, 91) angegeben. Neben der Symptomatik enthält die Tab. 6.2 auch eine Gradeinteilung; die Intensität in den einzelnen Stufen ist mit 0, a, b, c angegeben.

Prävalenz

Im Düsseldorfer Krankengut (31, 38) fanden sich bei klinischer Untersuchung unter 635 Hyperthyreosen 253 Patienten mit (= 40%) und 382 ohne (= 60%) Ophthalmopathie. Die Zahl der Patienten mit endokriner Ophthalmopathie betrug insgesamt 420. Davon waren 253 (= 60%) hyperthyreot, 167 (= 40%) euthyreot, wobei das Bestehen einer Euthyreose durch den klinischen Befund und die Ergebnisse der Labora-

Die endokrine Ophthalmopathie

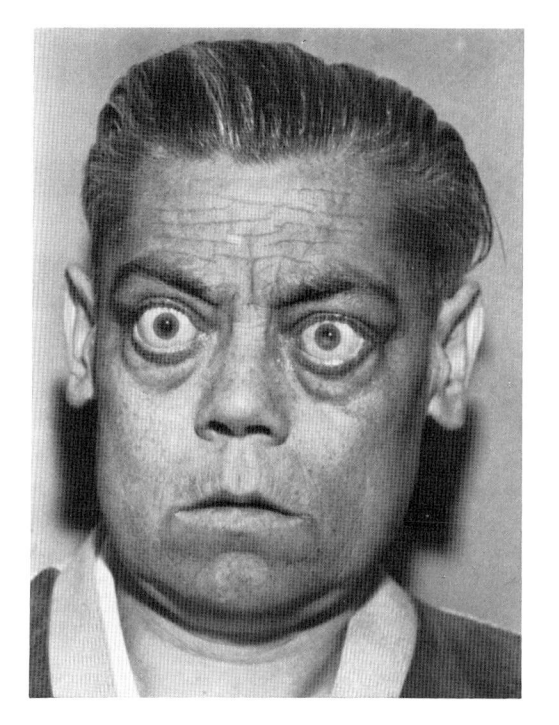

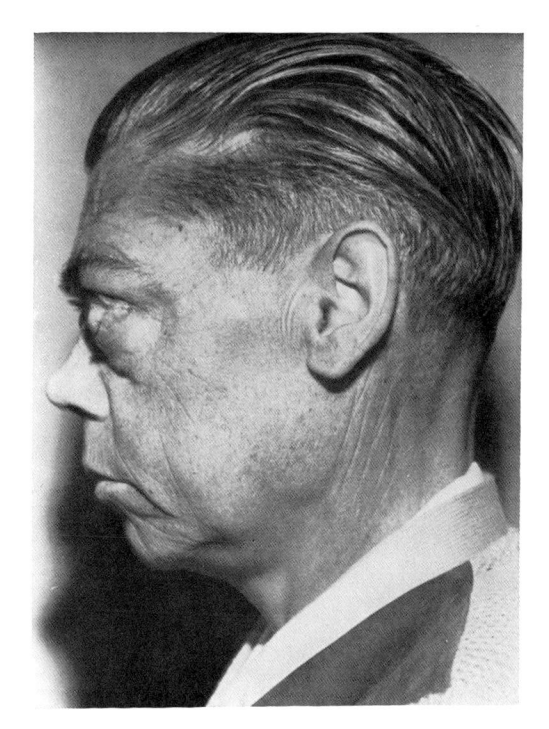

Abb. 6.1 Hyperthyreote endokrine Ophthalmopathie. Otto Ch., 51 Jahre, Krankheitsbeginn vor 2 Jahren mit Gewichtsabnahme von 26 kg, Leistungsverminderung, Durchfällen und Nervosität. Gleichzeitig Anschwellen der Augenlider. Aufnahme in eine auswärtige Augenklinik: Lagophthalmus, Bindehautödem, Augenmuskellähmungen, Hornhautulzerationen; Hertel damals rechts 26, links 32 bei Basis von 100 mm, Tarsorrhaphie rechts, Bindehautausschneidungen, Röntgenbestrahlung der Hypophyse. Zunächst eine gewisse Besserung, dann interne Therapie mit Methylmercaptoimidazol. Erneute deutliche Verschlechterung des Augenbefundes. Bei Aufnahme in die Düsseldorfer Klinik: 174 cm, 62 kg. Beiderseitige progrediente Ophthalmopathie mit Hornhautulzerationen, Lidödemen. Feinschlägiger Tremor, heiße, feuchte Haut, Struma nicht sicher palpabel. PB^{127}J = 9,3 µg% (733 nmol/l), Cholesterin 150 mg% (3,9 mmol/l), intrathyreoidaler Jodumsatz stark erhöht. Suppressionstest negativ. Nach vorsichtiger Behandlung mit antithyreoidalen Substanzen in Kombination mit Thyroxin: Corticosteroidbehandlung und retrobulbäre Röntgenbestrahlung. Deutliche Besserung. Hertel-Werte beiderseits jetzt auf 26 mm zurückgegangen. Hyperthyreote Erscheinungen unter Kontrolle.

Tabelle 6.1 Klassifizierung der endokrinen Ophthalmopathie (nach der Sektion Schilddrüse der Deutschen Gesellschaft für Endokrinologie 1974)

I	Oberlidretraktion (Dalrymplesches Phänomen), Konvergenzschwäche
II	mit Bindegewebsbeteiligung (Lidschwellungen, Chemosis, Tränenträufeln, Photophobie)
III	mit Protrusio bulbi sive bulborum (pathologische Hertel-Werte, mit und ohne Lidschwellungen)
IV	mit Augenmuskelparesen (Unscharf- oder Doppeltsehen)
V	mit Hornhautaffektionen (meistens Lagophthalmus mit Trübungen, Ulzerationen)
VI	mit Sehausfällen bis Sehverlust (Beteiligung des N. opticus)

Tabelle 6.2 Klassifikation der endokrinen Ophthalmopathie nach *Werner*

I	O	a	b	c	Nichtinfiltrative Lidsymptomatik
II	O	a	b	c	Infiltration der Lider und der Bindehaut
III	O	a	b	c	Protrusio
IV	O	a	b	c	Befall der extraokulären Muskeln
V	O	a	b	c	Hornhautschädigungen
VI	O	a	b	c	Optikusschädigungen

O kein Befund; a geringer Befund; b mäßiger Befund; c schwerer Befund

toriumsuntersuchungen gesichert wurden. In 2–10% handelt es sich um schwere Verlaufsformen (43). Bei Anwendung spezieller Methoden (Ultraschalluntersuchung der Orbita; s. unten) dürfte die Prävalenz

6 Die endokrine Ophthalmopathie

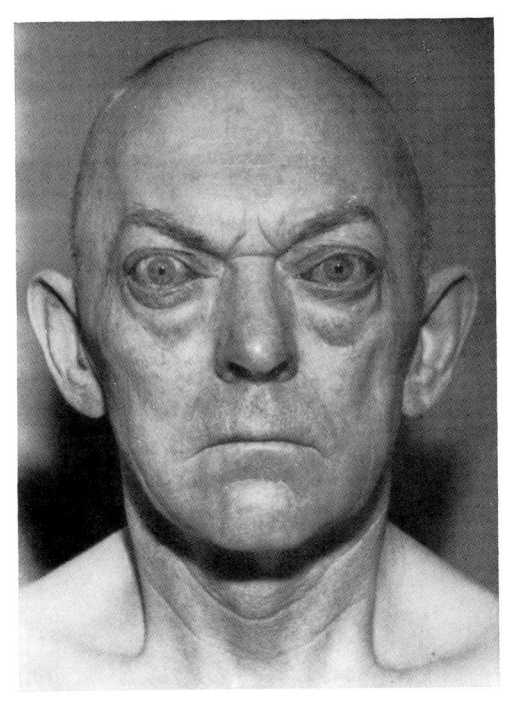

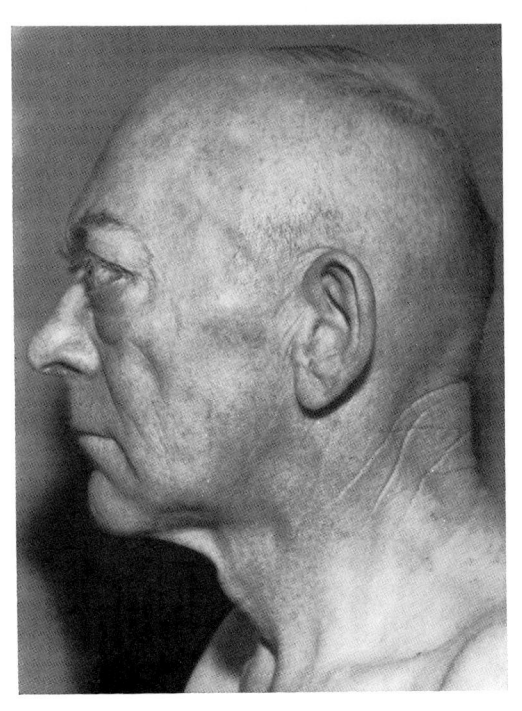

Abb. 6.2 Euthyreote endokrine Ophthalmopathie. Friedrich K., 60 Jahre. Vor einem Jahr Protrusio des linken Auges, Druckgefühl hinter beiden Augen, leichte Gewichtszunahme, keine hyperthyreoten Erscheinungen. Ophthalmologische Behandlung zunächst ohne Erfolg. Dann auch Protrusio des rechten Auges. Verdacht auf Hyperthyreose. Bei der Einweisung: 168 cm, 65 kg, unauffällige Haut, kein Tremor, Pulsfrequenz normal, keine Struma, beiderseitiger Exophthalmus mit Hertel-Werten rechts 25,5, links 28 mm bei einer Basis von 101 mm. Keratitis superficialis. Erhebliches Lidödem. Chemosis. Kratzendes Gefühl in den Augen. Tränenträufeln. PB^{127}J im Normalbereich. Stark erhöhter intrathyreoidaler Jodumsatz mit einem PB^{131}J von 1,13% der Dosis/l. Suppressionstest negativ. In den folgenden Monaten Zunahme des Exophthalmus und Auftreten von Doppelbildern. Konservative Therapie mit Besserung des Befundes.

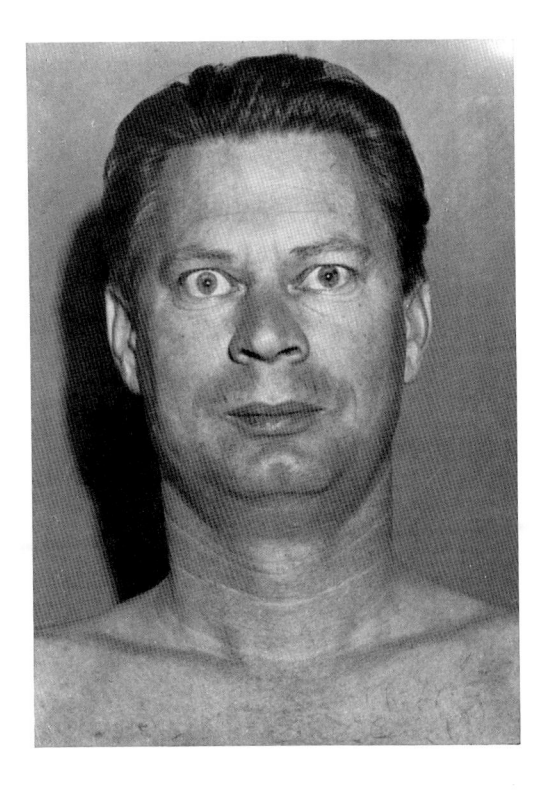

Abb. 6.3 Iatrogene endokrine Ophthalmopathie nach Radiojodtherapie, die in den hypothyreoten Bereich führte. Walter J. Vor 2 Jahren soll sich eine Hyperthyreose entwickelt haben, die auswärts in 3monatigen Abständen mit 4 Radiojoddosen in unbekannter Höhe behandelt wurde. Dabei entstand ein beiderseitiger Exophthalmus. Darauf erneut die sehr hohe Dosis von 25 mCi (925 MBq) Radiojod und 3monatige Behandlung mit Schilddrüsenpräparaten. Bei der Aufnahme: allgemeiner Vitalitätsverlust, Kälteintoleranz, trockene und kalte Haut, diffus vergrößerte, ziemlich derbe Struma. Druckgefühl an den Augen mit vermehrtem Tränenfluß. Grundumsatz −9%, Cholesterin 385 mg% ($\approx$ 10 mmol/l) deprimierte Kurve der Radiojodaufnahme PB^{127}J = 4,5 µg% (355 nmol/l). Szintigraphisch verminderte Speicherung der Schilddrüse als Ausdruck der Strahlenschädigung − Protrusio bulbi beiderseits, Hertel-Werte rechts 28, links 26 bei einer Basis von 102 mm. Ödeme des Ober- und Unterlides, Graefesches Phänomen positiv.

der endokrinen Ophthalmopathie bei Hyperthyreose wesentlich höher als bei klinischer und biochemischer Untersuchung liegen.
Ein einseitiger Exophthalmus trat in unserem Krankengut bei der hyperthyreoten Form der Ophthalmopathie in 10%, bei den euthyreoten Kranken in 16% auf. Bei den Patienten mit euthyreoter endokriner Ophthalmopathie ist eine Schilddrüsenvergrößerung meist nicht nachzuweisen. So fanden wir nur in 18% eine Struma, in 14% einen Zustand nach Strumaoperation und in 68% überhaupt keine Schilddrüsenvergrößerung.
Liegt bei der endokrinen Ophthalmopathie mit Hyperthyreose gleichzeitig eine Struma vor, so ist die diffuse Struma die Regel (83%). Demgegenüber sind Knotenkröpfe bei der endokrinen Ophthalmopathie selten. Dies kann damit zusammenhängen, daß sie öfter eine autonome Funktion aufweisen.
Auffällig ist die Verschiebung des Geschlechtsquotienten. Bei der Hyperthyreose ohne Augensymptome liegt der Geschlechtsquotient (weiblich : männlich) bei 6,7 : 1. Der weibliche Anteil der Kranken überwiegt also erheblich. Ist die Hyperthyreose mit Augensymptomen verbunden, so sinkt der Quotient auf 4,3 ab, während er bei der euthyreoten endokrinen Ophthalmopathie sogar auf 2,6 abfällt. Ob das männliche Sexualhormon dabei eine Rolle spielt, ist noch nicht geklärt.
Das Diagramm des Manifestationsalters zeigt für die hyperthyreote endokrine Ophthalmopathie einen Häufigkeitsgipfel im 5. Lebensjahrzehnt, während die Patienten mit einer euthyreoten endokrinen Ophthalmopathie mit gleicher Häufigkeit im 4., 5. und 6. Lebensjahrzehnt erkranken (31).

Pathologisch-anatomische Veränderungen

Die Möglichkeit histologischer, auch elektronenmikroskopischer Untersuchungen ergibt sich beim Versuch chirurgischer Korrektur der extraokulären Muskeln oder der orbitalen Dekompression (67, 78, 99). Die wichtigsten Veränderungen sind in der Tab. 6.3 zusammengestellt.
Wesentlich ist die Vermehrung der Grundsubstanz des Bindegewebes. In ihr häufen sich die Glucosaminglucane, besonders die Hyaluronsäure an. Da diese Stoffe hygroskopisch sind, steigt der Wassergehalt des Gewebes an, das wie durchtränkt erscheint. Das Fett wird durch Bindegewebe ersetzt. Die Fettmenge kann aber auch ansteigen. Das gesamte orbitale Gewebe zeigt herdförmige Anhäufungen von Entzündungszellen, besonders Lymphozyten und Plasmazellen, aber auch von polymorphkernigen Leukozyten. Dies gilt auch für das orbitale Fettgewebe. Zellige Infiltrationen sieht man auch in den Tränendrüsen, die oft erheblich vergrößert sind. Die Veränderungen im retrobulbären Gewebe sind besonders auf eine Proliferation des Bindegewebes mit vermehrter Kollagensynthese zurückzuführen. Hier spielen die Fibroblasten eine besondere Rolle, die Kollagen, Glucoproteine und Glucosaminglucane sezernieren (67) (s. auch Pathogenese). Letztere erscheinen in hoher Konzentration im Blut und im Urin. Die hier beschriebenen histologischen Veränderungen entsprechen im wesentlichen denjenigen, die man auch bei der endokrinen Dermatopathie findet.
Die extraokulären Augenmuskeln, die im Mittelpunkt des Geschehens stehen, sind zunächst blaß, ödematös und schon

Tabelle 6.**3** Veränderungen des retrobulbären Gewebes bei der endokrinen Ophthalmopathie

- Erhöhter Gehalt an Glucosaminglucanen
- Erhöhte Wasserdurchtränkung des Gewebes
- Vermehrung des Bindegewebes
- Infiltration mit Lymphozyten und Entzündungszellen, vermehrte Zahl der Mastzellen
- Vermehrung des orbitalen Fettgehalts
- Ödem, Schwellung und degenerative Veränderungen der extraokulären Muskeln
- Proliferation der Fibroblasten

frühzeitig auf ein Vielfaches ihres Ausgangsvolumens geschwollen. Histologisch sieht man Fragmentierung, Verlust der Querstreifung und Anhäufung metachromatisch färbbarer Substanzen und Fetttröpfchen. Hinzu kommen Rundzelleninfiltrate, wie man sie auch im übrigen Orbitalgewebe findet. In einem späteren Stadium kommt es zu Fibrosierung und Verhärtung. Auf diese Weise entstehen die beschriebenen Paresen der Augenmuskeln. Mit der Ultraschalltechnik läßt sich nachweisen, daß sie bei Hyperthyreotikern schon geschwollen sein können, wenn keine klinischen Anzeichen für eine endokrine Ophthalmopathie vorliegen (22, 92).

Symptomatologie und Klinik

Die Augenerscheinungen sind aus klinischen Gründen in nichtinfiltrative und in infiltrative Vorgänge in der Orbita und an den Anhangsgebilden des Auges zu trennen.
Zu den nichtinfiltrativen Befunden gehört die Retraktion des Oberlides (Dalrymplesches Phänomen). Während man früher annahm, daß sie durch eine Steigerung der sympathischen Erregbarkeit (sensibilisierender Einfluß der Schilddrüsenhormone auf die Katecholamine) zustande käme, ist inzwischen klar geworden, daß es sich um eine Verkürzung der Myofibrillen des M. levator palpebrae handelt (62). Beim Blick geradeaus ist die Sklera über dem oberen Hornhautrand zu sehen. Das Oberlid bleibt beim Senken des Blickes zurück (Graefesches Phänomen; s. Abb. 6.6). An sich handelt es sich nur um ein kosmetisches Problem; es läßt sich chirurgisch durch einen Eingriff an der Faszie des M. levator beeinflussen (83). Während des gleichen Entwicklungszustands kann man auch einen seltenen Lidschlag (Stellwagsches Zeichen) und eine Konvergenzschwäche (Moebiussches Zeichen) beobachten. Dieses letztere wird vielfach als zentralbedingt angesehen. Es kann aber auch seine Ursache in einer Myopathie haben.
Die infiltrativen Prozesse haben eine weit größere klinische Bedeutung. Sie hängen mit dem autoimmunologischen Geschehen innerhalb des Orbitagewebes zusammen, bedingen eine Volumenzunahme des retroorbitalen Gewebes und drängen den Bulbus axial nach vorn. Diese Protrusio ist der entscheidende Krankheitsvorgang, mit dem ein großer Teil der folgenden schwerwiegenden Symptomatik in Zusammenhang steht. Aus diesem Grunde ist auch die Quan-

Tabelle 6.4 Klassifizierung der Protrusiowerte nach (*Ullerich* u. *Fischedick*) (83)

	0	a	b	c
III	– 20 mm	21-23 mm	24-27 mm	28 mm und darüber

tifizierung der Protrusio für Prognose und Beurteilung des Therapieerfolges von großer Bedeutung (Tab. 6.4). Die Messung erfolgt mit dem Exophthalmometer von Hertel (Abb. 6.4). Man mißt den Abstand des lateralen Orbitalrandes zum vorderen Hornhautscheitel. Bei Männern ergibt sich ein Mittelwert von 17 mm, bei Frauen von 16,5 mm. Die Streuung ist jedoch so erheblich, daß man von einem Exophthalmus erst sprechen sollte, wenn sich ein Wert von mehr als 20 mm ergibt oder wenn bei fortlaufender Messung eine Zunahme oder eine Seitendifferenz nachzuweisen ist. Die Messung ist leicht; sie setzt aber Übung voraus. Bei schweren Verlaufsformen kann die Protrusio schnell fortschreiten und eine Luxation des Bulbus zur Folge haben. Es sind Werte bis 36 mm gemessen worden, so daß der gesamte Bulbus weit vor die vordere Orbitalöffnung luxiert war (83).

Die Erkrankung der extraokulären Muskeln muß differentialdiagnostisch von andersartigen neurologischen, entzündlichen oder neoplasmatischen Prozessen abgegrenzt werden (Abb. 6.5, Abb. 6.6). Es handelt sich in diesen Muskeln um einen myopathischen Prozeß, dem eine ödematöse Schwellung und eine zellige Infiltration zugrunde liegt. Die Muskelveränderungen entwickeln sich in einer bestimmten Reihenfolge: sie beginnen fast immer im Bereich des M. rectus superior, es folgt der M. obliquus superior und der externus. Die Muskeln, die eine Senkung des Bulbus bewirken, werden kaum betroffen. Differentialdiagnostisch ist die Myographie von entscheidender Bedeutung (62). Daß trotz fortschreitenden klinischen Befundes die durch die Augenmuskelparesen hervorgerufenen Doppelbilder nach einiger Zeit zurückgehen können, klärt sich aus der Tatsache, daß ein initialer Befall des M. rectus superior später häufig in eine symmetrische Beteiligung aller vier Hebermuskeln der Augen übergeht, so daß die Doppelbilder im oberen Blickfeld verschwinden (83). Vertikale Bewegungsstörungen werden, wenn sie mehr als 3–4 Grad betragen, vom Patienten nicht mehr fusioniert. Dadurch ist er im erheblichen Maße berufs- und verkehrsbehindert. Dies ist von besonderer Bedeutung, weil die Augenmuskelparesen einer Behandlung nur wenig zugängig sind.

Das Auftreten infiltrativer Prozesse im Orbitalraum ist stets mit großer Sorgfalt zu beobachten. Sie beginnen mit einem periokulären Ödem, Schwellung der Lider und vermehrter Tränensekretion. Subjektiv steht im Vordergrund ein Druck- und ein sandiges Gefühl sowie Wind- und Lichtempfindlichkeit. Diese Erscheinungen sind weniger bei aufrechter Körperhaltung ausgeprägt. Bei Fortschreiten des infiltrativen Prozesses werden die Konjunktivalgefäße gestaut und abgedrückt. Die Motilität des Auges kann bis zur kompletten Einmauerung herabgesetzt sein. In diesem Stadium ist das Auge in einer Stellung nach unten und einwärts fixiert. Die Konjunktiven wölben sich glasig zwischen den Lidern hervor. Schließlich wird der Lidschluß unmöglich, so daß Keratitis und Hornhautulzerationen entstehen, die zur spontanen Perforation und damit zum Verlust des Auges führen können. Durch Schwellung des Retroorbitalgewebes kann es aber auch zur Atrophie des Sehnerven, zu Papillenödemen, Gesichtsfelddefekten, zur Herabsetzung des Visus und zur völligen Amaurose kommen. Sind diese Störungen einmal eingetreten, so sind sie therapeutisch ebenfalls kaum zu beeinflussen.

Das Sekundärglaukom ist bei der endokrinen Ophthalmopathie eine seltene Komplikation. Es handelt sich nicht um ein echtes Glaukom, das zu einer Optikusschädigung führen kann (83).

Differentialdiagnose

Zur differentialdiagnostischen Abgrenzung ist es wichtig zu wissen, daß die endokrine Ophthalmopathie mit 15% zwar die häufigste raumfordernde Erkrankung der Orbita darstellt; sie ist jedoch nur eine

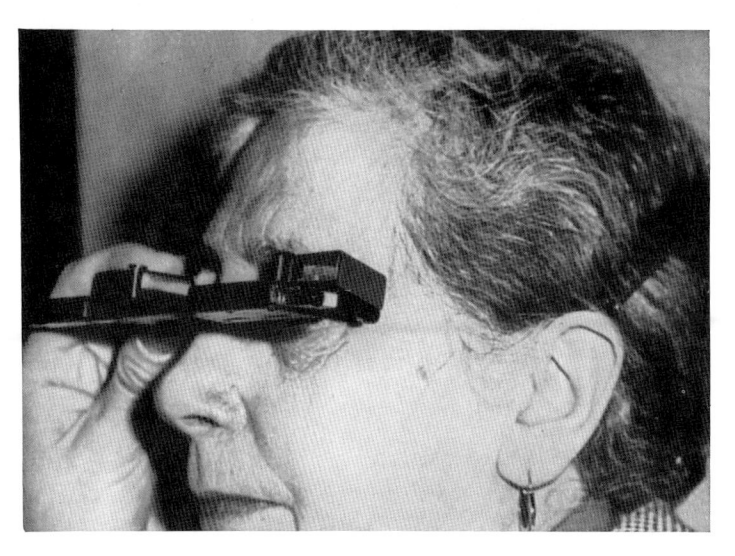

Abb. 6.4 Das Hertelsche Exophthalmometer.

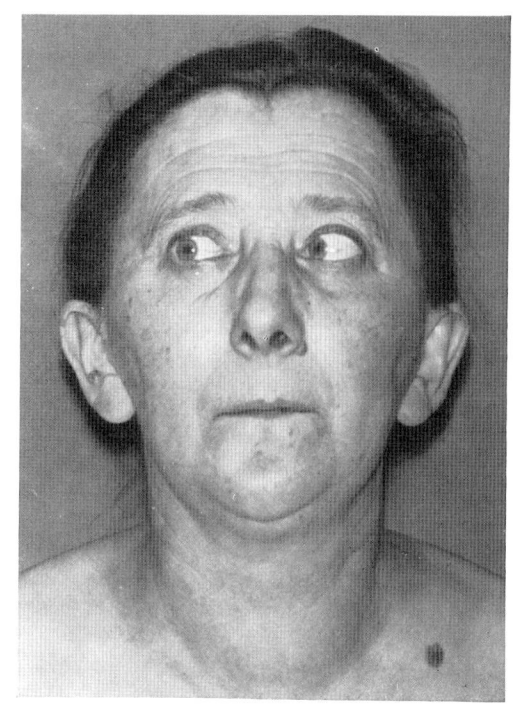

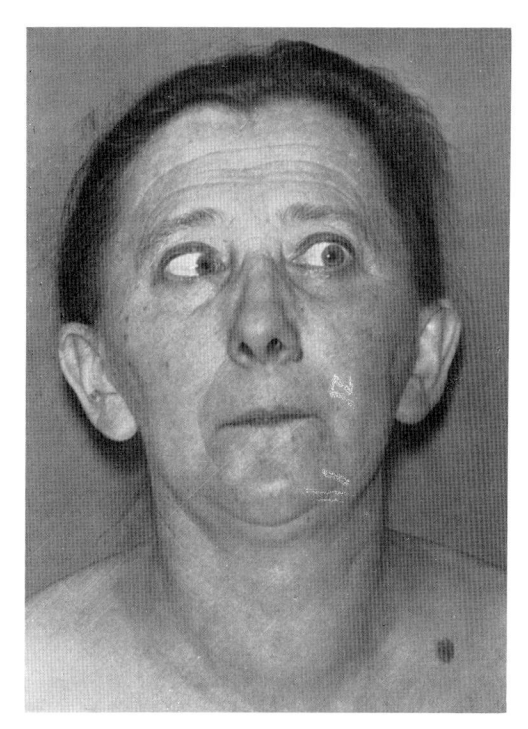

Abb. 6.5 Euthyreote endokrine Ophthalmopathie mit beiderseitiger Abduzensparese. Frau Johanna A., 52 Jahre. Die Gesamtstoffwechsellage ist euthyreot. Der intrathyreoidale Jodumsatz ist nach Maßgabe des PB^{131}J mit 1,88% der Dosis/l Serum stark beschleunigt.

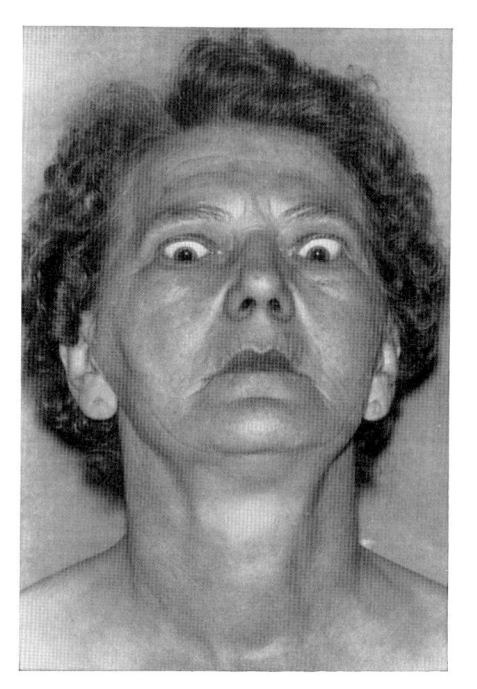

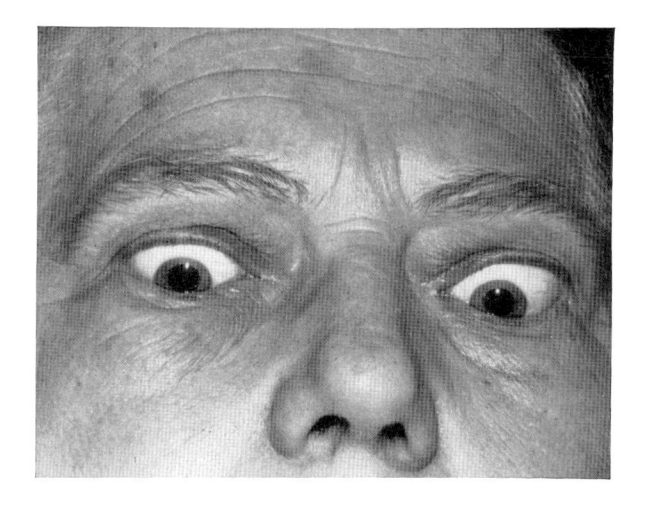

Abb. 6.6 Hyperthyreote endokrine Ophthalmopathie mit beiderseitiger Heberparese. Frau Gertrud B., 55 Jahre. Seit einem Jahr, anschließend an die Menopause, Anschwellen der rechten Halsseite mit Gewichtsabnahme von 22 kg. Seit einem Jahr Schwellung der Augenlider, Vergrößerung der Augen. Seit dieser Zeit Schiefstellung der Augen mit Doppelbildern. Befund: 161 cm, 67 kg. Ziemlich derbe, knollige Schwellung des rechten und mittleren Schilddrüsenlappens. Lidödeme, jedoch kein Exophthalmus. Hertel-Werte beiderseits unter 20 mm, bei einer Basis von 110 mm. Angedeutete Chemosis. Deutliche Zeichen von Hyperthyreose mit heiß-feuchter Haut und permanenter innerer Erregung. Biochemisch-technischer Befund: eindeutige Anzeichen von Hyperthyreose. Durch fraktionierte Radiojodtherapie konnten die Zeichen der Hyperthyreose beseitigt werden. Eine Besserung der Paresen der extraokulären Augenmuskeln trat jedoch nicht ein.

unter etwa 75 Ursachen (83). In 30% aller Fälle von endokriner Ophthalmopathie ist die Oberlidretraktion mit einer Protrusio und einer Bewegungsstörung (wie beschrieben) kombiniert, so daß diese Kombination schon auf die richtige Diagnose hinweist. Bei anderer Genese ist der Exophthalmus allerdings meist einseitig. Die Differentialdiagnose gegenüber nichtendokrinen Erkrankungen ist besonders bei der euthyreoten Form von Bedeutung. So entsteht ein Mißverhältnis zwischen Bulbusgröße und Inhalt der Orbita bei Vorliegen eines Turmschädels, aber auch bei einer exzessiven Myopie. Orbitale Varizen, ein arteriovenöses Aneurysma (brausendes Geräusch), entzündliche Veränderungen, die bis zur Orbitalphlegmone gehen können, Periostitiden und der noch ungeklärte Pseudotumor der Orbita sind in Erwägung zu ziehen, natürlich auch die echten Tumoren der Orbita, die in 60% primär in der Orbita entstehen, in 35% fortgeleitet sind und in 5% als Metastasen vorkommen. Von den primären Orbitatumoren werden am häufigsten Hämangiome, Lymphangiome und Mischtumoren der Tränendrüsen angetroffen, schließlich auch Sarkome und hämatologische Erkrankungen wie Leukosen, Lymphogranulomatose, Lipoidspeicherkrankheiten u. a. m. Zur Klärung der Diagnose sind in diesen Fällen Röntgenuntersuchungen, Arteriographien, Beurteilung des Fundus und des Augendrucks, eine fachärztliche Untersuchung des Nasenraums, Ultraschalluntersuchung, die so wichtig gewordene Computertomographie und bei Verdacht auf die schwer auszuschließende Myositis eine Myographie, jedoch keine Probeexzision heranzuziehen (21, 61, 74, 83, 101). In jedem Fall empfiehlt es sich, eine komplette Schilddrüsendiagnostik, einschließlich TRH- und Suppressionstest, durchzuführen sowie die Bestimmung der Antikörper. Für wissenschaftliche Fragestellungen ist eine Bestimmung der schilddrüsenstimulierenden Immunglobuline, des Migrationshemmungsfaktor gegen Schilddrüsen- und Orbitagewebe sowie die Bestimmung der Glucosaminglucane in Urin und Serum anzustreben.

Biochemisch-technische Möglichkeiten bei der Diagnostik der euthyreoten Form der endokrinen Ophthalmopathie

Eine technische Hilfe bei der Differentialdiagnose der euthyreoten endokrinen Ophthalmopathie ist u. a. die *Hormonphase* der ^{131}J-Zweiphasenuntersuchungen. Ihr wechselhaftes Verhalten zeigt, wie die übrigen biochemischen Parameter, die Phase der Überlappung mit der Hyperthyreose an. Sie ist, wenn man von einem Früh- und Spätzustand absieht, mit einem statistischen Mittelwert von etwa 1,05% der Dosis/l Serum erhöht. Bei der hyperthyreoten Form beträgt der Wert im Mittel 1,78 (38). Bei einer einseitigen Erkrankung ist er niedriger. Eine Beziehung zum Schweregrad läßt sich nicht feststellen. Die Ursache ist in einer vermehrten Produktion von Schilddrüsenhormonen (also bei aktiver Hyperthyreose) oder in einem abnorm kleinen Jodpool der Schilddrüse zu suchen. Oft sind bei der euthyreoten Form die Werte des T_4, des TBG und auch der Suppressionstest normal, während die T_3-Werte wie bei einer T_3-Hyperthyreose deutlich über der Norm liegen, so daß sich der Quotient T_4/T_3 zugunsten des T_3 verschiebt (1,6–2,6 ng/ml (≈ 2,5–4,0 nmol/l) (27, 46). An eine Erhöhung des PB^{131}J durch Verkleinerung des Jodpool der Schilddrüse ist vor allem bei vorausgegangenen therapeutischen Maßnahmen (Operation, Radiojodbehandlung) zu denken.

Der negative *Suppressionstest* gilt als weiteres Kriterium für das Vorliegen einer euthyreoten endokrinen Ophthalmopathie. Die Angaben über die Supprimierbarkeit der Radiojodaufnahme schwanken jedoch erheblich (25, 35, 38). So hat sich inzwischen, nachdem zahlreiche Fälle mit positivem Suppressionstest beobachtet wurden, die schon früher vertretene Ansicht durchgesetzt, daß der Ausfall stark vom Zeitpunkt der Untersuchung und somit vom Überlappungsgrad beider Krankheiten abhängt. Wie sich schon bei der Bewertung der Hormonphase zeigte, kann die endokrine Ophthalmopathie in jeder Phase der Hyperthyreose auftreten. Außerdem ist auch der Suppressionstest vom Spiegel der Schilddrüsenhormone, insbesondere des T_3 im Serum abhängig. Insofern ist die Korrelation mit der erhöhten Hormonphase verständlich. Die fehlende Suppressibilität ist demnach nicht als Wesenszug der endokrinen Ophthalmopathie anzusehen. Trotzdem behält sie ihren diagnostischen Wert.

Auch der *TRH-TSH-Test* ist für die Diagnostik der euthyreoten endokrinen Ophthalmopathie von Bedeutung, da er im allgemeinen negativ ausfällt. Allerdings ist über Diskrepanzen gegenüber dem Suppressionstest berichtet worden (14). Auch hier scheint für den Ausfall die Hypertrijodthyroninämie und die Phase der Überlappung maßgebend zu sein (27). Ist die Reaktion auf TRH normal und läßt sich die Schilddrüsenaktivität supprimieren, so scheint die endokrine Ophthalmopathie eine Tendenz zur Besserung zu zeigen. Ist die TSH-Antwort jedoch schwach bis negativ und die Suppressibilität vermindert oder fehlend, der T_3-Wert aber hoch, so entspricht das Zustandsbild einer „subklinischen T_3-Hyperthyreose mit endokriner Ophthalmopathie". Bei überschießender TRH-Reaktion mit tief normalen Werten der Funktionsanalyse, subnormaler T_3-Konzentration und hohen Antikörpertitern kann man von einer „subklinischen Hypothyreose mit endokriner Ophthalmopathie" sprechen. In diesem Fall neigen die Augensymptome zur Progredienz (60).

Für die Differentialdiagnose der endokrinen Ophthalmopathie sind Computertomographie und Ultraschalluntersuchung von Bedeutung, da sich mit ihrer Hilfe eine Schwellung der extraokulären Augenmuskeln schon frühzeitig feststellen läßt (21, 22, 92).

Zur Pathogenese der endokrinen Ophthalmopathie

Wie bei der Hyperthyreose sind die Ansichten über den Entstehungsmechanismus der endokrinen Ophthalmopathie kontrovers. Ältere Theorien, die eine Übererregbarkeit des zervikalen sympathischen Nervensystems oder eine nervalbedingte Behinderung des Blutrückstroms in den Obitalvenen annahmen, sind nicht mehr zu halten. Jede Theorie hat vielmehr zu erklären, daß das Volumen des retrobulbären Gewebes bei dieser Krankheit vermehrt ist und unter erhöhtem Druck steht. Da die Orbita durch Knochen fest begrenzt ist, kann der Bulbus nur nach vorn ausweichen. Einer Gewichtszunahme des Gewebes von 30–40 mg/ml Orbitalvolumen entspricht eine Protrusio von 1–4 mm (70).

Da außer dem retroorbitalen Gewebe auch Haut, Skelettmuskeln und Knochen pathologische Veränderungen zeigen, lag es nahe, einen humoralen Faktor, der auf diese Gewebe einwirkt, verantwortlich zu machen. Es ist jedoch aus klinischen Gründen sicher, daß dies die Schilddrüsenhormone selbst nicht sind, da zwei Syndrome bekannt sind, bei denen die Konzentration der Schilddrüsenhormone im Blut eindeutig erhöht ist, die Augenerscheinungen aber regelmäßig vermißt werden, nämlich das hyperthyreote autonome Adenom und die Hyperthyreosis factitia.

Die ersten Versuche, den Entstehungsmechanismus der Ophthalmopathie zu ergründen, befassen sich mit dem TSH. Durch Gabe von Rohextrakten der Hypophyse kann man bei jungen Enten, bei Meerschweinchen und schilddrüsenlosen Meerschweinchen einen experimentellen Exophthalmus hervorrufen (45, 52, 73, 78). Die Gewebsveränderungen entsprechen den histologischen Befunden bei der menschlichen endokrinen Ophthalmopathie mit Ödem, Einlagerung von Glucosaminglucanen, Infiltration von Rundzellen und Proliferation der Fibroblasten (81). Neuerdings haben Tierversuche bestätigt, daß die Membranen der Fettzellen im retrobulbären Gewebe Rezeptoren für TSH enthalten (25 a, 40), deren Stimulation beim Menschen offenbar aber keine besondere Bedeutung zukommt. (Der einmalige Befund einer einwandfreien Ophthalmopathie bei einem Patienten mit einem Seminom, das trophoblastisches TSH produzierte, und die nach Entfernung des Tumors im Laufe von Jahren komplett verschwand (51), spricht gegen die unten erörterte These der immunpathologischen Entstehung der endokrinen Ophthalmopathie.)
Die Ansicht, daß nicht das TSH, sondern ein spezieller Faktor der Hypophyse, der sog. Exophthalmos-producing-factor (EPF) verantwortlich sei, stammt von DOBYNS u. Mitarb. (17). Sie wiesen diesen Faktor bei Elritzen (später bei Goldfischen und Karpfen) nach, da sich bei Fischen wegen der seitlichen Anordnung der Augen die Interkornealdistanz besonders leicht messen läßt (9, 18, 29, 30, 34, 48, 64, 65). Man hatte den EPF zunächst auch für die Entstehung der menschlichen endokrinen Ophthalmopathie verantwortlich gemacht und nahm an, daß er normalerweise im Hypophysenvorderlappen entstünde, möglicherweise als Präkursor bei der TSH-Synthese und daß er unter pathologischen Umständen im Serum nachweisbar und wirksam sei (31). In TSH-produzierenden experimentellen Hypophysentumoren ist er nicht vorhanden (6); mit dem LATS ist er nicht identisch (49). Nachdem man die Bedeutung des TSH durch den Nachweis niedriger TSH-Spiegel bei Patienten mit hyperthyreoter endokriner Ophthalmopathie in Zweifel gezogen hatte, beurteilte man später auch die EPF-Hypothese skeptisch, da der Nachweis des EPF im Fischversuch nur eine geringe Spezifität aufweist (das Ausmaß der Protusio unterliegt u. a. osmotischen Einflüssen) und da sich der Ursprung des EPF aus der Hypophyse nicht mit Sicherheit nachweisen ließ. Zudem besteht zwischen Schwere und Dauer der Erkrankung einerseits und der Höhe des EPF-Spiegels im Serum nur eine sehr lose Beziehung. Der Nachweis gelingt nicht in allen Fällen von endokriner Ophthalmopathie. Zudem kommt der EPF auch bei der primären Hypothyreose und bei der Immunthyreoiditis vor. Offenbar ist der im Versuch erzeugte Exophthalmus des Fisches in seinem Wesen nicht mit der menschlichen Ophthalmopathie vergleichbar. Allerdings wurde neuerdings durch eine partielle Pepsindigestion ein Derivat des TSH mit exophthalmogenen, aber ohne schilddrüsenstimulierende Eigenschaften dargestellt. Dieser Faktor setzt sich aus der β-Untereinheit und einem Fragment der α-Untereinheit des TSH zusammen. Es ist aber noch völlig unklar, ob die Metabolisierung des endogenen TSH beim Menschen ein ähnliches Peptid ergibt (40, 96, 98). Nach dieser Hypothese spielt der EPF zwar eine Rolle; es müßte aber ein immunpathologischer Faktor hinzukommen, um eine exophthalmogene Wirkung zu erzielen. Bei diesem Faktor soll es sich um ein γ-Globulin handeln, das durch ein Antigen der Schilddrüse oder des Retroorbitalgewebes induziert wird. Es ist auf das TSH oder ein digestives TSH-Produkt an den retroorbitalen Membranen gerichtet und aktiviert die Adenylcyclase wahrscheinlich dadurch, daß die Zahl und die Affinität der TSH-Rezeptoren erhöht wird. Diese Zweifaktorentheorie besagt also, daß die endokrine Ophthalmopathie durch das gleichzeitige Vorhandensein eines γ-Globulins und des TSH oder des EPF zustande kommt. Dieser Theorie widerspricht die Tatsache, daß nicht nur der TSH-Spiegel, sondern auch die erwähnten Untereinheiten bei Patienten mit Hyperthyreose und endokriner Ophthalmopathie niedrig sind (41, 66).

Dem steht die Theorie von KRISS (43) gegenüber, die von der Beobachtung ausgeht, daß nach einer Schilddrüsenoperation oder einer Radiojodbehandlung der Hyperthyreose öfter ernste Ophthalmopathien auftreten, als dies ohne diese Eingriffe der Fall ist (86, 88). Nach dieser Theorie ist dafür eine anatomische Verbindung in Form einer lymphatischen retrograden Drainage zwischen Schilddrüse und Orbita verantwortlich. Daß ein retrograder Lymphfluß von der Schilddrüse zur Orbita besteht, war schon früher bekannt, ebenso daß die Schilddrüse kontinuierlich beträchtliche Mengen von Thyreoglobulin in die Lymphgefäße entläßt und daß dieses zu den zervikalen Lymphknoten transportiert wird. Manipulationen an der Schilddrüse oder gar eine Operation setzen mehr Thyreoglobulin in Richtung Lymphknoten und Orbita frei. Die Membranen der extraokulären Augenmuskeln binden Thyreoglobulin besonders leicht, aber auch Thyreoglobulin-Antithyreoglobulin-Komplexe, die in den zervikalen Lymphknoten oder schon in der Schilddrüse entstehen. Thyreoglobulin oder ein thyreoglobulinähnliches Molekül ist schon normalerweise beim Menschen in den extraokulären Muskeln der Orbita nachzuweisen (54). Im Blut gesunder Menschen sind antigenbindende Lymphozyten, die menschliches Thyreoglobulin binden, vorhanden. Die Zahl dieser Lymphozyten ist im Blut von Patienten mit Hyperthyreose oder Immunthyreoiditis erhöht (4, 69). Diese Zellen können sich wahrscheinlich an das Thyreoglobulin binden, das bereits an die Muskelzelle fixiert ist und so die Bildung von Komplexen fördern. Sodann läuft eine Serie von immunpathologischen Prozessen ab (16): Sowohl die Lymphozyten als auch die Immunkomplexe können eine Schädigung der Muskelzelle, eine Freisetzung von Eiweiß und Histamin bewirken. Die vaskuläre Permeabilität steigt. Die Lymphozyten stimulieren die Glucosaminglucanproduktion durch Fibroblasten, die aus dem Retrobulbärgewebe stammen (76).

Dem entspricht es auch, daß eine zelluläre Immunität nach Maßgabe des MIF gegen retrobulbäres Gewebe und gegen extraokuläre Muskelantigene bei Patienten mit hyperthyreoter endokriner Ophthalmopathie gefunden wurde (50, 55). Dagegen ist bei einer Hyperthyreose ohne endokrine Ophthalmopathie der MIF nur gegen Schilddrüsenantigen, bei einer euthyreoten endokrinen Ophthalmopathie der MIF nur gegen extraokuläres Muskelantigen positiv. Die schilddrüsenstimulierenden Immunglobuline (TSI) sind nachzuweisen, wenn die Schilddrüse erkrankt ist. Fehlt die Schilddrüsenbeteiligung oder liegt klinisch eine Immunthyreoiditis vor, so ist der TSI-Nachweis negativ (58, 79, 80). Hat die Schädigung einmal begonnen, so kann sich ein Circulus vitiosus ausbilden, insofern als das lokale Ödem, das durch die Ansammlung von Glucosaminglucanen entsteht, die Verlegung von Venen und Lymphgefäßen bewirkt, wodurch der Krankheitsprozeß weiter unterhalten wird. Die Exazerbation der Augenerscheinungen nach Schilddrüsenoperationen oder nach einzeitiger Radiojodtherapie kann mit einem plötzlichen Anstieg der Thyreoglobulinkonzentrationen, mit der Antikörperreaktion und mit der Begünstigung der lymphatischen Drainage zusammenhängen. Eine Stabilisierung oder eine Remission kann eintreten, wenn die Freigabe des Thyreoglobulins nachläßt. Daß nicht alle Patienten mit einer Hyperthyreose eine endokrine Ophthalmopathie aufweisen, mag damit zusammenhängen, daß man die Prävalenz der endokrinen Ophthalmopathie im Verlaufe einer Hyperthyreose bisher unterschätzt hat. Bei Anwendung der Ultraschalltechnik ergibt sich, daß bedeutend mehr Patienten mit Hyperthyreose eine Schwellung der extraokulären Augenmuskeln aufweisen, als man klinisch vermuten kann (92). Außerdem können spezielle Faktoren eine Rolle spielen, so z. B. das Ausmaß des Lymphflusses, die Menge der Antigen-Antikörper-Komplexe, die sich an die Muskeln binden, und die Behandlungsform der Hyperthyreose. Die Theorie von KRISS erklärt nicht alle, aber doch manche Fälle von endokriner Ophthalmopathie. (Die z. Z. wichtigsten Theorien von WINAND und KRISS, die keineswegs voll befriedigen, sind in der Abb. 6.7 schematisch dargestellt.)

Die viel diskutierte Frage, warum es, wenn auch selten, bei einer Immunthyreoiditis oder einer Hypothyreose zu einer Ophthalmopathie kommt (100), ist vielleicht dadurch zu beantworten, daß auch hier in der Schilddrüse Bezirke vorhanden sind, die größere Mengen von Thyreoglobulin in das lymphatische Gefäßsystem freisetzen. Aber auch in Fällen von euthyreoter endokriner Ophthalmopathie, bei denen man nicht einmal einen anamnestischen Hinweis auf eine Hyperthyreose findet, werden erhöhte Werte von Antithyreoglobulin oder mikrosomalen Antikörpern im Serum festgestellt. Es kann also sehr wohl in einem früheren Zeitpunkt eine Freisetzung von Thyreoglobulin stattgefunden haben.

Abschließend kann man feststellen, daß trotz einiger widersprechender Faktoren die meisten Befunde dafür sprechen, daß es sich bei der endokrinen Ophthalmopathie um ein Autoimmungeschehen in einer genetisch präselektierten Subpopulation handelt. Dafür spricht auch der histologische Befund. Sowohl humorale wie zellständige Reaktionen spielen dabei eine Rolle, ohne daß man über den genauen Mechanismus z. Z. ein abschließendes Urteil abgeben könnte.

Therapie

Behandlungserfolge sind im allgemeinen nur in bescheidenem Umfang zu erzielen. In vielen Fällen muß man sich damit begnügen, den derzeitigen Zustand zu erhalten und bei Progredienz der Symptome die größten Gefahren, nämlich die Luxation des Augapfels, die Ulzeration der Kornea und die Beeinträchtigung des N. opticus zu vermeiden. Je früher die Therapie einsetzt, um so wirkungsvoller ist sie. Besteht der Krankheitsprozeß bereits zwei Jahre und mehr, so kann man nur mit unwesentlichen Besserungen rechnen. Ist der Prozeß bereits in ein fibrotisches Stadium eingetreten, so sind konservative Maßnahmen wirkungslos. Der Patient sollte stets auf den Ernst und die wahrscheinliche Dauer der Erkrankung hingewiesen werden, aber auch darauf, daß mit einem phasenhaften Verlauf und mit spontanen Remissionen, die aber nur sehr selten zu einer Ausheilung führen, zu rechnen ist. Die Remissionen erschweren im übrigen die Beurteilung der Wirksamkeit therapeutischer Maßnahmen.

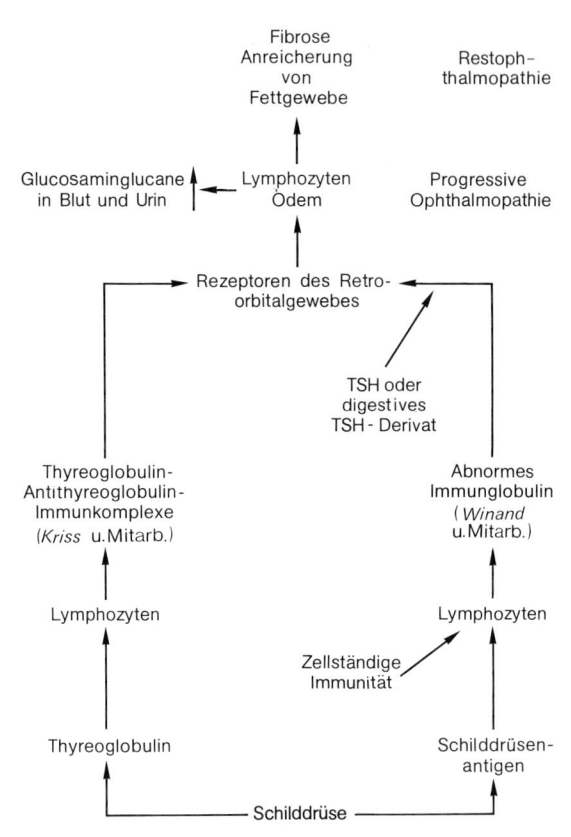

Abb. 6.7 Schematische Darstellung der immunpathologischen Vorgänge im Retroorbitalgewebe bei der endokrinen Ophthalmopathie nach den Theorien nach *Kriss* u. Mitarb. und *Winand* (nach *Winand* [97]).

Vor Beginn der Therapie muß geklärt werden, ob eine Hyperthyreose oder eine Euthyreose (ggf. auch, was allerdings sehr selten vorkommt, eine Hypothyreose) vorliegt. Ist dies durch die Funktionsdiagnostik eindeutig festgelegt worden, so sollte die Hyperthyreose beseitigt werden, da dies manchmal zu einer Besserung der ophthalmologischen Befunde führt. Eine abrupte Normalisierung der Schilddrüsenfunktion oder die Induktion einer Hypothyreose bewirken aber nicht selten eine Progredienz der Ophthalmopathie. Prinzipiell ist es gleichgültig, ob die bestehende Hyperthyreose durch antithyreoidale Substanzen, durch eine Radiojodtherapie oder durch eine chirurgische Maßnahme beseitigt wird. Da aber die Gefahr der Progredienz um so größer ist, je abrupter und schneller der euthyreote Zustand herbeigeführt wird, birgt die subtotale Schilddrüsenresektion die größeren Gefahren in sich. Gegen eine Radiojodtherapie ist nichts einzuwenden, wenn sie fraktioniert durchgeführt und somit der euthyreote Zustand nur langsam im Laufe von Wochen und Monaten erreicht wird. Einer Behandlung mit antithyreoidalen Substanzen ist insofern der Vorzug zu geben, als diese Behandlung besonders gut zu überwachen ist und Korrekturen vorgenommen werden können. Das Risiko einer posttherapeutischen Hypothyreose ist trotz gegenteiliger Ansichten zu vermeiden; deshalb ist die gleichzeitige Gabe kleiner Mengen von

T4 bei allen drei Behandlungsverfahren notwendig. Bei der seltenen hypothyreoten Form der endokrinen Ophthalmopathie ist eine vorsichtige Substitutionstherapie mit T4 angezeigt. Der Einwand gegen die chirurgische und radiologische Therapie, nämlich daß sich immunologische Prozesse im Orbitalgewebe durch Freisetzung von Thyreoglobulin und Resorption antigenhaltigen Schilddrüsenmaterials verschlimmern könnten, hat angesichts neuerer Erkenntnisse nicht mehr nur hypothetischen Charakter. Auch aus diesem Grunde wäre der Behandlung mit antithyreoidalen Substanzen der Vorzug zu geben. Eine Operation kann jedoch aus besonderen Gründen indiziert sein, z.B. durch einen intrathorakalen Anteil der Struma oder durch Kompression der Halsorgane. Die nach Abschluß der Behandlung gewonnenen Parameter der Schilddrüsenfunktion sollten sich möglichst an der oberen Grenze der Norm bewegen.

Spezielle Maßnahmen

Die wirksamsten konservativen Maßnahmen, die uns zur Verfügung stehen, sind die Behandlung mit Corticosteroiden und die Strahlenbehandlung des retrobulbären Raums. Mit den *Corticosteroiden,* gleichgültig, ob sie entzündungswidrig oder immunsuppressiv wirken oder die Bildung der Glucosaminglucane der Grundsubstanz herabsetzen, sind Erfolge zweifellos zu erzielen, sofern man die Dosis ungeachtet der möglichen Nebenerscheinungen bei sorgfältiger Überwachung nicht zu niedrig wählt. Nur oberhalb einer, dem Stadium der Erkrankung angepaßten Dosis, ist eine Wirkung zu erwarten.
Sorgfältige Überwachung und Reduktion der Dosis bei Auftreten von Komplikationen sind selbstverständlich erforderlich. Mit der Corticosteroidbehandlung ist ein Stillstand des Prozesses sowie ein objektiver Rückgang der Protrusio und eine Besserung der subjektiven Beschwerden oft zu erzielen, selten jedoch eine komplette Restitution. Durch die Erleichterung des Abflusses aus Lymphbahnen und Venen sinken die Druckerscheinungen im retroorbitalen Gewebe, so daß es auch zu einer Besserung der Funktion der Augenmuskeln und u. U. sogar des Visus kommt. In etwa 10% aller Fälle ist der Krankheitsprozeß trotz ausreichender Dosierung jedoch progredient (71). Die Grenzen der Therapie sind deutlich. In vielen Fällen gelingt es jedoch, mittels der Steroidtherapie bedrohliche Krankheitszustände zu überbrücken, bis eine Spontanremission eintritt. Ob die intermittierende Steroidbehandlung (Gesamtdosis alle 48 Stunden morgens) bei dieser Erkrankung dieselben Erfolge bei geringeren Nebenwirkungen zeitigt, ist noch nicht erprobt (8). Die früher viel von uns auch mit Erfolg geübte Lokalbehandlung des Orbitalgewebes durch Injektionen von Depot-Steroidpräparaten, haben wir später wegen der Blutungsgefahr wieder aufgegeben.
Eine weitere therapeutische Maßnahme, die bei ungenügendem Erfolg der Corticosteroidtherapie, aber u. U. auch schon gleichzeitig mit ihr eingesetzt werden kann, ist die *Röntgenbestrahlung* des retrobulbären Raums. Dabei werden ultraharte Röntgenstrahlen eines Beschleunigers mit Einzeldosen von 100–200 r und einer Gesamtdosis bis zu 2000 r bei einem rechteckigen temporalen Feld von 2×3 cm oder eine Hochvolttherapie mit 4–6 MeV (6,4–9,6 pJ) verwandt. Linse und vordere Augenkammer müssen verschont bleiben. Der Erfolg ist in 65% der Fälle überraschend gut; er stellt sich auch schon bald nach Beginn der Therapie ein (19). In diesen Fällen bildet sich die Protrusio zurück, desgleichen das Lidödem und die Konjunktivitis. Die schweren extraokulären Augenmuskelparesen werden allerdings nicht gebessert, sofern schon fibrotische Veränderungen bestehen. Erfolge sind aber noch zu verzeichnen, wenn die Steroidtherapie versagt hat. Da die Bestrahlungstherapie von sich aus eine Fibrosierung bewirkt, sind weitere spontane Besserungen danach nicht mehr zu erwarten (26, 33, 63).
Mit den beiden hier aufgeführten Maßnahmen kann man meist eine Besserung, zumindest aber einen Stillstand des Prozesses erzielen. Die früher geübte Bestrahlung der Hypophyse (frühere Scheinerfolge sind auf die Mitbestrahlung des retroorbitalen Raums zu beziehen) oder gar eine Hypophysektomie sind abzulehnen, da beide Maßnahmen erwiesenermaßen keinen Einfluß auf die endokrine Ophthalmopathie haben und da auch die theoretische Fundierung zu entschwinden erscheint.
Die Erfolge der kombinierten Steroid- und Bestrahlungstherapie sind besonders gut, wenn die Ophthalmopathie noch nicht länger als 2 Jahre besteht. Bei der Behandlung von 130 Patienten mit euthyreoter endokriner Ophthalmopathie an der Düsseldorfer Klinik ergaben sich bis zum Jahre 1971 folgende Resultate: Bei einer kombinierten Therapie, bei der allerdings auch noch eine Behandlung mit D-T4 eingeschlossen wurde, ließ sich mit Prednison und retrobulbärer Röntgenbestrahlung in 53% der Fälle eine Besserung erzielen. In 36% der Fälle blieb der Zustand unverändert, und in 11% der Fälle konnte weder ein Stillstand noch eine Rückbildung erzielt werden (7, 94, 95). Über ähnliche Ergebnisse berichtet SCHEMMEL (71), der bei 210 Patienten (davon 1/3 euthyreot) mit Prednison in 80% einen Stillstand des Prozesses mit subjektiver und objektiver Besserung erzielte. In einer Reihe von Fällen ließ sich sogar eine Restitutio ad integrum erreichen. In 10% schritt die Krankheit fort.
Die Therapie mit dem rechtsdrehenden Thyroxin (D-T4) hat inzwischen an Boden verloren. Sie ging von der Vorstellung aus, daß man mit dieser wenig stoffwechselwirksamen Verbindung den Reglerkreis bremsen, auf der anderen Seite aber vielleicht auch den immunpathologischen Prozeß beeinflussen könne. Die bei dieser Therapie durch Dejodierung abgespaltenen Jodidmengen sind jedoch so groß, daß man die Induktion einer Hyperthyreose oder gar einer thyreotoxischen Krise befürchten muß. Bei Einführung dieser Therapie waren die Gefahren einer Jodexposition noch nicht im gleichen Maße bekannt wie jetzt (31, 32, 37, 77, 84, 95) (S. 468).
Eine *immunsuppressive Behandlung* findet neuerdings mehr Beachtung. Bei hoher Dosierung hat die Cortico-

steroidtherapie einen suppressiven Effekt (10). Neuerdings wurde von WINAND u. Mitarb. vorgeschlagen, die progressive Form der Ophthalmopathie von einer Restform durch den Leukozytenmigratationstest, die Anwesenheit einer speziellen humoralen Autoimmunität und die Bestimmung von Glucosaminglucanen im Serum und im Urin zu unterscheiden. In einem früheren Stadium der Erkrankung, wenn eine Ophthalmopathie noch nicht besteht, aber der Leukozytenmigratationstest positiv ist, soll die Behandlung mit Azathioprin helfen, das Auftreten einer progressiven Ophthalmopathie zu verhindern (97) (s. auch 85 a, 89).

Behandlungsvorschläge entsprechend der Stadieneinteilung

Stadium I und II. Hier handelt es sich um eine gering ausgeprägte Symptomatik, die mit den angeführten konservativen Maßnahmen behandelt werden kann. Falls die subjektiven Beschwerden erheblich sind, kommt eine Corticosteroidtherapie mit niedriger oder mittlerer Dosierung (20–40 mg Prednison) in Frage.
Stadium III und IV. Die nach HERTEL gemessene Protrusio muß maßgebend sein; sie stellt auch den feinsten Indikator für den Erfolg der Therapie dar. Die Hertel-Werte liegen hier zwischen 23 und 27 mm. Eine kombinierte Therapie mit Prednison und Bestrahlung des Retrobulbärraums ist einzuleiten.
Stadium V und VI. Hier handelt es sich um Hertel-Werte von über 28 mm, Paresen der extraokulären Augenmuskeln und Gefährdung der Kornea. Eine sofortige Bestrahlungstherapie und eine hochdosierte Corticosteroidtherapie kommt in Frage. Bei der Bestrahlung der Orbitaspitze ist zu beachten, daß der hintere Augenpol bereits vollständig vor der vorderen Orbitalbegrenzung liegt und daß das Bestrahlungsfeld daher bei Abdeckung des vorderen Bulbusabschnittes ausreichend nach vorn zu verlegen ist (82, 83). Um die Kornea zu schützen, ist eine operative Lidadhäsionsbehandlung zu erwägen, sowie eine feuchte Kammer durch einen Uhrglasverband anzulegen (72).
Um bei drohendem Verlust des Auges oder bei Gefahr der Sehnervenschädigung das dem Orbitalgewebe zur Verfügung stehende Volumen zu erhöhen, können operative Dekompressionen vorgenommen werden. Dabei wird entweder das Dach (56, 57) oder die laterale Wand (44) oder der Boden der Orbita (75) entfernt. In einer neueren Serie von 58 Patienten ergab sich bei transfrontaler orbitaler Dekompression in der Mehrzahl der Fälle eine Besserung der Ophthalmopathie ohne Mortalität und ohne wesentliche Komplikationen (1, 2, 15, 20, 23, 47, 68). Neuerdings wird nach der Methode von Ogura (59) die Kieferhöhle eröffnet und die Orbita durch Resektion der unteren und medialen Begrenzung erweitert. Ein oft erheblicher Rückgang der Protrusio läßt sich feststellen, ohne daß die bei den früher geübten Verfahren beobachteten Komplikationen wie Liquorfisteln und Meningitis auftreten. Allerdings ist ein Neuauftreten von Doppelbildern infolge Verschiebung der Bulbusachse nicht auszuschließen. In Westeuropa wird die Dekompression im Gegensatz zu den USA als ultima ratio angesehen. In unserem Krankengut sind wir bisher ohne einen solchen Eingriff ausgekommen. Die Dekompression nach Ogura sollte jedoch öfter in Erwägung gezogen werden, wenn ein Verlust des Auges oder eine Beeinträchtigung des Sehnerven droht. Allerdings muß ein erfahrener Chirurg zur Verfügung stehen und die Kooperation mit dem Ophthalmologen und Endokrinologen gewährleistet sein.
Unter der Vorstellung, daß die in der Schilddrüse produzierten Antigene die Autoimmunprozesse im Orbitalgewebe veranlassen und unterhalten, wurde eine totale chirurgische Exstirpation der Schilddrüse vorgeschlagen (13, 42, 53, 85), ein Verfahren, das in der Bundesrepublik aufgegriffen wurde (53). Die günstigen Erfolge, über die zunächst berichtet wurde, wurden allerdings nicht überall bestätigt (87, 93). Zumindest ist dieser schwere Eingriff, der eine lebenslange Substitutionstherapie erfordert, nicht in unser übliches Therapieschema einzuordnen. Neuerdings wurde allerdings über Erfolge bei 26 Patienten berichtet, bei denen eine konservative Behandlung keinen Erfolg gebracht hatte. Von Bedeutung ist dabei die Vollständigkeit der Schilddrüsenexstirpation; sie muß postoperativ durch ein Szintigramm bestätigt werden. Andernfalls ist eine Radioresektion nachzutragen. Die Operation sollte innerhalb des ersten Jahres des Bestehens der Erkrankung durchgeführt werden. Eine präoperative retrobulbäre Bestrahlung beeinträchtigt den Erfolg (36).

Allgemeine Maßnahmen

Bei der infiltrativen und oft progredienten Form der Ophthalmopathie ist eine wesentliche Gefahr darin zu erblicken, daß die Lider in vorgerücktem Stadium nicht mehr schließen, die Hornhaut austrocknet, ulzeriert und sich infiziert, was zum Verlust des Auges führen kann. Der Schutz der Kornea und auch des Sehnerven ist deshalb Ziel der Therapie. Es gilt, ernste Schäden bis zum Zeitpunkt einer möglichen Selbstlimitierung der Krankheit zu verhüten.
Da sich die subjektiven Beschwerden am Morgen bei aufrechter Körperhaltung gewöhnlich bessern, ist dem Patienten zu empfehlen, mit angehobenem Kopf zu schlafen. Dies wirkt sich auch günstig auf das Tränen der Augen, das Gefühl des Augendrucks und das Doppelsehen aus. Augentropfen oder Augensalben, ggf. mit Zusatz von Antibiotika, ein vorsichtig angelegter Augenverband für die Nacht, während des Tages getönte Augengläser mit Windschutz lindern die Beschwerden. Angesichts der Hydrophilie des retroorbitalen Gewebes können Gaben von Diuretika als unterstützende Maßnahme eine Verminderung des Druckgefühls und der Protrusio bewirken.
5%ige Guanethidin-Augentropfen sind als Sympatholytikum zur Verminderung der Lidretraktion empfohlen worden (11, 12, 35). Der Erfolg bleibt ungewiß. Ebensowenig kann man sich eine erkennbare Wirkung von β-Rezeptoren-Blockern versprechen, da auch sie bestenfalls die sympathikotonen Symptome, nicht aber den infiltrativen Prozeß beeinflussen (24).

Literatur

1 Algvere, P., S. Almquist, E. O. Backlund: Pterional orbital decompression in progressive ophthalmopathy of Graves' disease. I. Short term effects. Acta ophthal. (Kbh.) 51 (1973) 461
2 Algvere, P., S. Almquist, E. O. Backlund: Pterional orbital decompression in progressive ophthalmopathy of Graves' disease. II. A follow up study. Acta ophthal. (Kbh.) 51 (1973) 475
3 Almquist, S., P. Algvere: Hypothyroidism in progressive ophthalmopathy of Graves' disease. Acta ophthal. (Kbh.) 50 (1972) 761
4 Bankhurst, A. D.: Lymphocytes binding human thyroglobulin in healthy people and its relevance to tolerance for autoantigens. Lancet 1973/I, 226
5 von Basedow, K.: Exophthalmus durch Hypertrophie des Zellgewebes in der Augenhöhle. Wschr. ges. Heilk. 13 (1840) 197; 14 (1840) 220
6 Bates, R. W., A. Albert, P. B. Condliffe: Absence of an exophthalmogenic substance in transplantable thyrotrophin producing tumors of the pituitary of mice. Endocrinology 65 (1959) 860
7 Bauer, A.: Ergebnisse konservativer Therapie der euthyreoten endokrinen Ophthalmopathie. Inaug.-Diss., Düsseldorf 1971
8 Bethge, H.: Alternierende Corticoidtherapie. Dtsch. med. Wschr. 96 (1971) 1254
9 Brunish, R.: The production of experimental exophthalmos. Endocrinology 62 (1958) 437
10 Burrow, G. N., M. S. Mitchell, R. O. Howard u. Mitarb.: Immunosuppressive therapy for the eye changes of Graves' disease. J. clin. Endocr. 31 (1970) 307
11 Cant, J. S., D. R. H. Lewis, M. T. Harrison: Treatment of dysthyroid ophthalmopathy with local guanethidine. Brit. J. Ophthal. 53 (1969) 233
12 Cartlidge, N. E. F., A. L. Crombie, J. Anderson u. Mitarb: Critical study of 5% guanethidine in ocular manifestations of Graves' disease. Brit. med. J. 1969/IV 645
13 Catz, B., S. L. Perzik: Subtotal vs. total surgical ablation of the thyroid: malignant exophthalmos and its relation to remnant thyroid. In: Current Topics in Thyroid Research. Proceedings of the Fifth International Thyroid Conference, Rome 1968, hrsg. von C. Cassano, M. Andreoli. Academic Press, New York 1965 (S. 1183)
14 Chopra, I. J., U. Chopra, J. Orgiazzi: Abnormalities of hypothalamo-hypophyseal-thyroid axis in patients with Graves' ophthalmopathy. J. clin. Endocr. 37 (1973) 955
15 DeSanto, L. W.: Surgical palliation of ophthalmopathy of Graves' disease. Transantral approach. Mayo Clin. Proc. 47 (1972) 989
16 Dixon, F. J.: Antigen-antibody complexes and autoimmunity Ann. N. Y. Acad. Sci. 124 (1965) 162
17 Dobyns, B. M., S. L. Steelman: Thyroid stimulating hormone of anterior pituitary as distinct from exophthalmos producing substance. Endocrinology 52 (1953) 705
18 Dobyns, B. M., L. A. Wilson: An exophthalmus producing substance in the serum of patients suffering from progressive exophthalmos. J. clin. Endocr. 14 (1954) 1393
19 Donaldson, S. S., M. A. Bagshaw, J. P. Kriss: Supervoltage orbital radiotherapy for Graves' ophthalmopathy. J. clin. Endocr. 37 (1973) 276
20 Duerksen, R. L.: Orbital decompression of malignant exophthalmos. Trans. Penn. Acad. Ophthal. 25 (1972) 113
21 Enzmann, D., W. H. Marshall, A. R. Rosenthal, J. P. Kriss: Computed tomography in Graves' ophthalmopathy. Radiology 118 (1976) 615
22 Forrester, J. V., G. R. Sutherland, D. R. McDougall: Dysthyroid ophthalmopathy: orbital evaluation with B-scan ultrasonography. J. clin. Endocr. 45 (1977) 221
23 Gorman, C. A., L. W. DeSanto, C. S. MacCarty, F. C. Riley: Optic neuropathy of Graves' disease. Treatment by transantral or transfrontal orbital decompression. New Engl. J. Med. 290 (1974) 70
24 Grossman, W., N. I. Robin, L. W. Johnson u. Mitarb.: Effects of beta blockade on the peripheral manifestations of thyrotoxicosis. Ann. intern. Med. 74 (1971) 875
25 Hackenberg, K.: Prognostische Bedeutung des Suppressionstest bei der konservativen Behandlung der Hyperthyreose. Habil.-Schr., Essen 1973
25a Hart, J. R., M. I. McKenzie: Comparison of the effect of thyrotrophin and LATS on guinea-pig adipose tissue. Endocrinology 88 (1972) 26
26 Heinze, H. G., C. R. Pickardt, H. Brand: Strahlentherapie der endokrinen Ophthalmopathie mit 18-MeV-Bremsstrahlung. Strahlentherapie 148 (1974) 226
27 Hesch, R. D., M. Hüfner, A. von zur Mühlen, D. Emrich: Triiodothyronine levels in patients with euthyroid endocrine exophthalmos and during treatment of thyrotoxicosis. Acta endocr. (Kbh.) 75 (1974) 514
28 Horst, W., K. Ullerich: Hypophysen-, Schilddrüsenerkrankungen und endokrine Ophthalmopathie, Enke, Stuttgart 1958
29 Horster, F. A.: Biologischer Nachweis von thyreotropem Hormon (TSH) und Exophthalmus produzierendem Faktor (EPF) im Serum bei endokriner Ophthalmopathie. Verh. dtsch. Ges. inn. Med. 70 (1964) 937
30 Horster, F. A.: Tierexperimentelle und klinische Befunde zur Pathogenese und Klinik der endokrinen Ophthalmopathie. Habil.-Schr., Düsseldorf 1965
31 Horster, F. A.: Endokrine Ophthalmopathie. Springer, Berlin 1967
32 Horster, F. A.: Zur Pathophysiologie und Therapie der endokrinen Ophthalmopathie. Verh. dtsch. Ges. inn. Med. 76 (1970) 771
33 Horster, F. A.: Diagnose und Therapie der endokrinen Ophthalmopathie. Med. Klin. 72 (1977) 1277
34 Horster, F. A., E. Klein: Über den EPF-Gehalt im Serum endokriner Ophthalmopathien. In: 10. Symposion der Deutschen Gesellschaft für Endokrinologie, Wien 1963. Springer, Berlin 1964 (S. 126)
35 Ivy, H. K.: Medical approach to ophthalmopathy of Graves' disease. Mayo Clin. Proc. 47 (1972) 980
36 Kirmse, L., H.-G. Lahrtz, K. Schemmel, G. Waschulzik: Totale Thyreoidektomie bei progredienter endokriner Orbitopathie. Dtsch. med. Wschr. 100 (1975) 535
37 Klein, E., F. A. Horster: Die Behandlung der euthyreotischen endokrinen Ophthalmopathie mit D-Thyroxin. In: 12. Symposion der Deutschen Gesellschaft für Endokrinologie, Wiesbaden 1966. Springer, Berlin 1967 (S. 368)
38 Klein, E., H. Zimmermann, H. Lins: Die Schilddrüse bei der endokrinen Ophthalmopathie. Endokrinologie 39 (1960) 44
39 Klein, E., J. Kracht, H. L. Krüskemper, D. Reinwein, P. C. Scriba: Klassifikation der Schilddrüsen-Krankheiten. Internist (Berl.) 15 (1974) 181
40 Kohn, L. D., R. J. Winand: Structure of an exophthalmos-producing factor derived from thyrotropin by partial pepsin digestion. J. biol. Chem. 250 (1975) 6503
41 Kourides, I. A., B. D. Weintraub, E. Ch. Ridgway, F. Maloof: Pituitary secretion of free alpha and beta subunit of human thyrotropin in patients with thyroid disorders. J. clin. Endocr. 40 (1975) 872
42 Kriss, J. P.: Radioisotopic thyroidolymphography in patients with Graves' disease. J. clin. Endocr. 31 (1970) 315
43 Kriss, J. P., J. Konishi, M. Herman: Studies on the pathogenesis of Graves' ophthalmopathy (with some related observations regarding therapy). In: Recent Progress in Hormone Research. Proceedings of the 1974 Laurentian Hormone Conference. 1975 (S. 533)
44 Krönlein, R. U.: Die traumatische Meningitis. In: Handbuch der praktischen Chirurgie, Bd. IV. Enke, Stuttgart 1913–1914
45 Loeb, L., H. Friedman: Exophthalmos produced by injections of acid extract of anterior pituitary gland of cattle. Proc. Soc. exp. Biol. (N. Y.) 29 (1932) 648
46 Loos, U., G. Rothenbuchner, J. Birk, A. Ishihara, E. F. Pfeiffer: Die endokrine Ophthalmopathie – neue pathophysiologische Gesichtspunkte durch die Bestimmung von T_3, T_4 und TSH nach TRH-Stimulation. Verh. dtsch. Ges. inn. Med. 80 (1974) 1340
47 MacCarty, C. S., T. P. Kenefick, W. M. McConahey, T. P. Kearns: Ophthalmopathy in Graves' disease treated by removal of roof, lateral walls and lateral sphenoid ridge. A review of 46 cases. Mayo Clin. Proc. 45 (1970) 488
48 McGill, D. A.: Some investigations into endocrine exophthalmos. Quart. J. Med. 29 (1960) 423
49 McKenzie, J. M., E. P. McCullagh: Observations against a causal relationship between the longacting thyroid stimulator and ophthalmopathy in Graves' disease. J. clin. Endocr. 28 (1968) 1177
50 Mahieu, P., R. J. Winand: Demonstration of delayed hypersensitivity to retrobulbar and thyroid tissues in human exophthalmos. J. clin. Endocr. 34 (1972) 1090
51 Mann, A. S.: Bilateral exophthalmos in seminoma. J. clin. Endocr. 27 (1967) 1500
52 Marine, D., J. H. Rosen: Exophthalmos of Graves' disease. Its ex-

perimental production and significance. Amer. J. med. Sci. 188 (1934) 565
53 Müller, W., K. Schemmel, H. Uthgenannt, L. Weissbecker: Die Behandlung des malignen Exophthalmus durch totale Thyreoidektomie. Dtsch. med. Wschr. 92 (1967) 2103
54 Mullin, B. R., R. E. Levinson, A. Friedman, D. E. Henson, R. J. Winand, L., D. Kohn: Delayed hypersensitivity in Graves' disease and exophthalmos: Identification of thyroglobulin in normal human orbital muscle. Endocrinology 100 (1977) 351
55 Munro, R. E., L. Lamki, V. V. Row, R. Volpé: Cell-mediated immunity in the exophthalmos in Graves' disease as demonstrated by the migration inhibition factor (MIF) test. J. clin. Endocr. 37 (1973) 286
56 Naffziger, H. C.: Exophthalmos: some principles of surgical management from the neurosurgical aspect. Amer. J. Surg. 75 (1948) 25
57 Naffziger, H. C.: Progressive exophthalmos. Ann. roy. Coll. Surg. Engl. 15 (1954) 1
58 O'Donnell, J., J. Silverberg, V. V. Row, R. Volpé: Thyrotrophin-displacement activity (TDA) of serum immunoglobulins in Graves' disease. In: Proceedings of the 58th meeting of the Endocrine Society, San Francisco 1976. J. clin. Endocr. 46 (1978) 770
59 Ogura, J. H., F. E. Lucente: Surgical results of orbital decompression for malignant exophthalmos. Laryngoscope (St. Louis) 84 (1974) 637
60 Ormston, B. J., L. Alexander, D. C. Evered, F. Clark,. T. Bird, D. Appleton, R. Hall: Thyrotropin response to thyrotropin-releasing hormone in ophthalmic Graves' disease: correlation with other aspects of thyroid function, thyroid suppressibility, and activity of eye signs. Clin. Endocr. 2 (1973) 369
61 Papst. W.: Okuläre Myopathien. Ophthalmologica (Basel) 167 (1973) 332
62 Papst, W., E. Esslen: Elektromyographische Untersuchungen bei endokriner Ophthalmopathie. Dtsch. Ophthal. Ges. Ber. 63 Heidelberg 1960 (S. 154)
63 Pickardt, C. R., K. P. Boergen, H. G. Heinze: Endokrine Ophthalmopathie. Internist (Berl.) 15 (1974) 497
64 Pimstone, B. L.: Parallel assays of thyrotrophin, long-acting thyroid stimulator and exophthalmos-producing substance in endocrine exophthalmos and pretibial myxedema. J. clin. Endocr. 24 (1964) 976
65 Pimstone, B. L., R. Hoffenberg, E. Black: Parallel assays of thyrotrophin, long-acting thyroid stimulator and exophthalmos producing substance in some endocrine disorders. J. clin. Endocr. 23 (1963) 336
66 Pinchera, A.: Pathophysiological mechanism of endocrine exophthalmos. In: Konferenz der European Thyroid Association. Berlin 1978
67 Riley, F. C.: Orbital pathology in Graves' disease. Mayo Clin. Proc. 47 (1972) 975
68 Riley, F. C.: Surgical management of ophthalmopathy in Graves' disease. Transfrontal orbital decompression. Mayo Clin. Proc. 47 (1972) 986
69 Roberts, I. M., S. Whittingham, I. R. MacKay: Antigen-binding lymphocytes in thymus and blood in health and autoimmune disease. Lancet 1973/II, 936
70 Rundle, F. F., E. E. Pochin: The orbital tissues in thyrotoxicosis: a quantitative analysis relating to exophthalmos. Clin. Sci. 5 (1944) 54
71 Schemmel, K.: Glukokortikoide und endokrine Orbitopathie. In: Kortikosteroide in der Augenheilkunde. Symp. dtsch. Ophthal. Ges., Kiel 1972. Bergmann, München 1973 (S. 246)
72 Schleusener, H.: Behandlung der „endokrinen" Orbitopathie. Therapiewoche 28 (1978) 5109
73 Schoeckert, J. A.: Hyperplasia of thyroid and exophthalmos in treatment with anterior pituitary in young ducks. Proc. Soc. exp. Biol. (N. Y.) 29 (1931) 306
74 Seitz, R.: Exophthalmus – ein Tumor-Frühsymptom. Therapiewoche (1974) 5658
75 Sewall, E. C.: Operative control of progressive exophthalmos. Arch. Otolaryng. 24 (1936) 621
76 Sisson, J. C., P. Kothary, H. Kirchick: The effects of lymphocytes, sera and long-acting thyroid stimulator from patients with Graves' disease on retrobular fibroblasts. J. clin. Endocr. 37 (1973) 17
77 Skom, J. H., R. Dowben, D. Shoch, R. E. Dolkart: Treatment of thyrotoxic exophthalmos with dextrothyroxine. J. Lab. clin. Med. 58 (1961) 958
78 Smelser, G. K.: Experimental studies on exophthalmos. Amer. J. Ophthal. 54 (1961) 929
79 Solomon, D. H., I. J. Chopra, U. Chopra, F. J. Smith: Identification of subgroups of euthyroid Graves' ophthalmopathy. New Engl. J. Med. 296 (1977) 181
80 Teng, C. S., B. R. Smith, B. Clayton, D. C. Evered, F. Clarke, R. Hall: Thyroid-stimulating immunoglobulins in ophthalmic Graves' disease. Clin. Endocr. 6 (1977) 207
81 Tengroth, B.: Endocrine ophthalmos. Effects of thyrotropin preparation and the thyroxin isomers. Quantitative evaluations in guinea pigs. Acta ophthal. (Kbh.), Suppl. 65 (1961)
82 Ullerich, K.: Kosmetische und funktionelle Nachoperationen bei endokriner Ophthalmopathie. In: Tagung der Sektion Schilddrüse der Dtsch. Ges. f. Endokrinologie, Kettwig/Ruhr 1977
83 Ullerich, K., O. Fischedick: Endokrine Ophthalmopathie. Klinische Symptomatik, Klassifikation, diagnostische Einordnung, Behandlungsindikationen. Röntgen-Bl. 29 (1976) 331
84 Vail, D.: The treatment of post-thyrotoxic exophthalmos: the suggested use of dextrothyronine. Amer. J. Ophthal. 52 (1961) 145
85 Volpé, R., M.-L. Desbarats-Schonbaum, E. Schonbaum u. Mitarb.: The effect of radioablation of the thyroid gland in Graves' disease with high levels of long-acting thyroid stimulator (LATS). Amer. J. Med. 46 (1969) 217
85 a Wall, R. J., C. R. Strakosch, S. L. Fang, S. H. Ingbar, L. E. Braverman: Thyroid binding antibodies and other immunological abnormalities in patients with Graves' ophthalmopathy: effect of treatment with cyclophosphamide. Clin. Endocrinol. 10 (1979) 79
86 Wasnich, R. D., F. C. Grumet, R. O. Payne, J. P. Kriss: Graves' ophthalmopathy following external neck irradiation for nonthyroidal neoplastic disease. J. clin. Endocr. 37 (1973) 703
87 Weiss, E. R., W. H. Blahd, M. A. Winston, G. T. Krishnamurthy: Observations on the therapeutic merit of thyroid radioablation for treatment of malignant exophthalmos. Nucl. Med. (Stuttg.) 11 (1972) 226
88 Wenzel, K. W., H. Schleusener, W. Weise: Durch externe Schilddrüsenbestrahlung ausgelöste Hyperthyreose und endokrine Ophthalmopathie. Hinweis auf immunologische Pathogenese. Dtsch. med. Wschr. 41 (1974) 2036
89 Werner, S. C.: Immunosuppression in the management of the active severe eye changes of Graves' disease. In: Thyrotoxicosis, hrsg. von W. J. Irvine. Williams & Wilkins, Baltimore 1967 (S. 238)
90 Werner, S. C.: Classification of the eye changes of Graves' disease. J. clin. Endocr. 29 (1969) 982
91 Werner, S. C.: Modification of the classification of the eye changes of Graves' disease: Recommendations of the ad hoc committee of the American Thyroid Association. J. clin. Endocr. 44 (1977) 203
92 Werner, S. C., D. J. Coleman, L. A. Franzen: Ultrasonographic evidence of a consistent orbital involvement in Graves' disease. New Engl. J. Med. 290 (1974) 1447
93 Werner, S. C., C. R. Feind, M. Aida: Graves' disease and total thyroidectomy: progression of severe eye changes and decrease in serum long-acting thyroid stimulator after operation. New Engl. J. Med. 276 (1967) 132
94 Wildmeister, W., F. A. Horster: Zur Therapie der endokrinen Ophthalmopathie. Dtsch. med. Wschr. 97 (1972) 1708
95 Wildmeister, W., F. A. Horster, A. Bauer: Ergebnisse einer Langzeittherapie der euthyreoten endokrinen Ophthalmopathie. Verh. dtsch. Ges. inn. Med. 77 (1971) 1330
96 Winand, R. J.: Pathogenesis of endocrine exophthalmos. In: Schilddrüse 1973, hrsg. von H. Schleusener, B. Weinheimer. Thieme, Stuttgart 1974 (S. 45)
97 Winand, R. J.: Complementary non-thyroidal tests in progressive exophthalmos. In: Europäische Schilddrüsen Konferenz, Berlin 1978
98 Winand, R. J., L. D. Kohn: Retrobulbar modifications in experimental exophthalmos: The effect of thyrotropin and an exophthalmos-producing substance derived from thyrotropin on the $^{35}SO_4$ incorporation and glycosaminglycan content of harderian glands. Endocrinology 93 (1973) 670
99 Wybar, K. C.: The nature of endocrine exophthalmos. Bibl. ophthal. (Basel) 49 (1957) 119
100 Wyse, E. P., W. M. McConahey, L. B. Woolner, D. A. Scholz, T. P. Kearns: Ophthalmopathy without hyperthyroidism in patients

with histologic Hashimoto's thyroiditis. J. clin. Endocr. 28 (1968) 1623
101 Zauberman, H., J. Chaco, A. Magora: Electromyography of the extraocular muscles in exophthalmos: a contribution to the problem of differential diagnosis. Isr. J. med. Sci. 5 (1969) 378

Die endokrine Dermatopathie und die Akropachie

Die endokrine Dermatopathie, früher auch als lokales oder prätibiales Myxödem bezeichnet, wurde erstmals von VON BASEDOW (1) beschrieben (zit. S. 190). Zwischen endokriner Ophthalmopathie, Dermatopathie und Akropachie bestehen deutliche histologische, pathogenetische und klinische Beziehungen. Ähnlich wie die endokrine Ophthalmopathie wird die Dermatopathie während verschiedener Phasen einer Hyperthyreose beobachtet: Vor Ausbruch der Erkrankung, während der floriden Phase und besonders häufig nach Abklingen der Hyperthyreose, wenn durch therapeutische Maßnahmen eine Euthyreose erzielt wird oder aber auch, wenn es zu einer iatrogenen Hypothyreose kommt. Im übrigen sind Fälle von endokriner Dermatopathie bekannt, bei denen niemals Anzeichen einer Hyperthyreose, auch nicht in der Anamnese, bestanden haben und bei denen auch niemals eine antithyreoidale Behandlung durchgeführt wurde. In einer Serie von 23 Fällen mit Ophthalmopathie, Dermatopathie und Akropachie ohne Hyperthyreose waren 2/3 euthyreot und 1/3 hypothyreot, als sich dieses Syndrom entwickelte (16). Die Dermatopathie kommt also auch bei der primären Hypothyreose und, wenn auch sehr selten, bei der Hashimoto-Thyreoiditis vor (18). Wenn man nicht nur ausgeprägte Formen in Betracht zieht und bei jedem verdächtigen Kranken die prätibiale Region genau inspiziert und auf Temperaturdifferenzen gegenüber der Umgebung achtet, so ist sie keineswegs selten. Ihre Häufigkeit kann man auf 1,5–4% aller Fälle von Hyperthyreose einschätzen (6, 9, 10, 23, 25). Sie kommt in jedem Lebensalter sowohl bei Männern als auch bei Frauen vor. Aber auch hier verschiebt sich, ähnlich wie bei der endokrinen Ophthalmopathie, der Sexualquotient zugunsten der Männer (18).

Klinisches Bild

Die endokrine Dermatopathie ist für gewöhnlich an den unteren Extremitäten, und hier meist an der anterolateralen Seite des Unterschenkels lokalisiert. Bei schwer verlaufenden Krankheitsbildern kann sie den ganzen Unterschenkel einschließlich der Rückseite umfassen und sich auch auf Knöchelregion und Fußrücken, ja sogar auf den Oberschenkel erstrecken. Es entstehen dann elephantiastische Krankheitsbilder, die natürlich pathogenetisch mit der Elephantiasis nichts zu tun haben. In seltenen Fällen werden diese Veränderungen auch an der Hand, an der Bauchhaut, prästernal oder im Gesicht beobachtet. Bei der üblichen Lokalisation an den Unterschenkeln findet man sie fast immer bilateral; nur im Anfangsstadium kann man auch eine einseitige Ausbildung beobachten.

Zuerst entstehen winzig kleine rote erhabene Flecken, die sich auch zurückbilden können. Meist vergrößern sie sich aber unter Konfluation, so daß die Veränderungen eine gewisse Ähnlichkeit mit dem Erythema nodosum haben. Die Haut ist im Erkrankungsbereich erhaben und rötlichzyanotisch verfärbt; manchmal hat sie auch einen gelblich-bräunlichen Ton. Sie ist fast immer rauh, manchmal hyperkeratotisch und mit einem groben Haarwuchs behaftet. Die so entstandene diffuse, oft unregelmäßig begrenzte ödematöse Schwellung fühlt sich sulzig an und hinterläßt beim Fingerdruck keine Delle. Die Temperatur ist um 0,5–1,5 °C niedriger als die der Umgebung. Ulzerationen kommen vor. Später entwickeln sich Induration und Fibrose. Über lokale Beschwerden wird selten geklagt, manchmal über ein brennendes Gefühl oder Juckreiz.

Der Krankheitsprozeß entwickelt sich langsam im Laufe von Monaten und Jahren und bleibt dann gewöhnlich lange Zeit stationär. Spontane Rückbildungen werden beobachtet und erschweren die Beurteilung von Therapieerfolgen. Aber auch über schwere progressive Verlaufsformen ist berichtet worden.

Histologische Befunde

Eine Erhärtung der klinischen Diagnose durch Biopsie ist gewöhnlich nicht notwendig. Die histologischen Befunde haben weitgehende Ähnlichkeit mit den Befunden am retrobulbären Gewebe bei der endokrinen Ophthalmopathie, aber auch mit den Hautveränderungen bei der primären Hypothyreose. Man findet eine Ansammlung eines muzinartigen, stark hydrophilen Gewebes, in dem die Glucosaminglucane stark vermehrt sind und die faserigen Elemente, besonders die Kollagenfasern, auseinanderdrängen, ferner sternförmige Fibroblasten und eine vermehrte Anzahl von Mastzellen. Der Glucosaminglucangehalt der Haut ist aber nicht nur im Bereich der lokalen Dermatopathie, sondern auch in anderen Hautregionen, die klinisch nicht besonders auffällig sind, gegenüber der Norm erhöht (2). Prinzipielle Unterschiede finden sich auch nicht gegenüber den generalisierten Hautveränderungen bei der Hypothyreose. Bei der lokalisierten Form sind die Ablagerungen der Glucosaminglucane jedoch dichter, die metachromatische Färbung ist intensiver. Auch liegen die Veränderungen tiefer in der Haut, während sie beim generalisierten Myxödem mehr oberflächlich zu finden sind.
Bei einer 45jährigen Frau entwickelte sich ein Jahr nach Operation einer hyperthyreoten Schilddrüse eine lokale Dermatopathie, die ein solches Ausmaß annahm, daß das Bein amputiert werden mußte. In der Haut ließen sich große Mengen von Hyaluronsäure und etwas geringere Mengen von Chondroitinsulfat nachweisen. Charakteristisch war der hohe Wassergehalt. Die gefundenen Konzentrationen gehen aus der Tab. 6.5 hervor (28).

Pathogenese

Die Ausführungen über die Pathogenese der endokrinen Ophthalmopathie gelten im wesentlichen auch hier, ebenso für die Akropachie (S. 386). Die differente Pathogenese der generalisierten Hautveränderungen des primären Myxödem ist schon daran zu erkennen, daß sich die Hautveränderungen, die im letzteren Fall auf Mangel an Schilddrüsenhormonen beruhen, nach Substitutionsbehandlung wieder zurückbilden, was bei der endokrinen Dermatopathie nicht der Fall ist. Ein lokaler Hormonmangel besteht nicht, was daraus

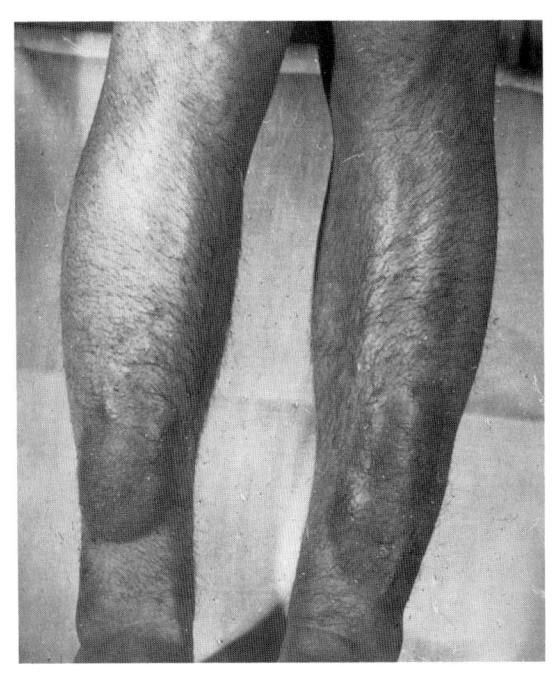

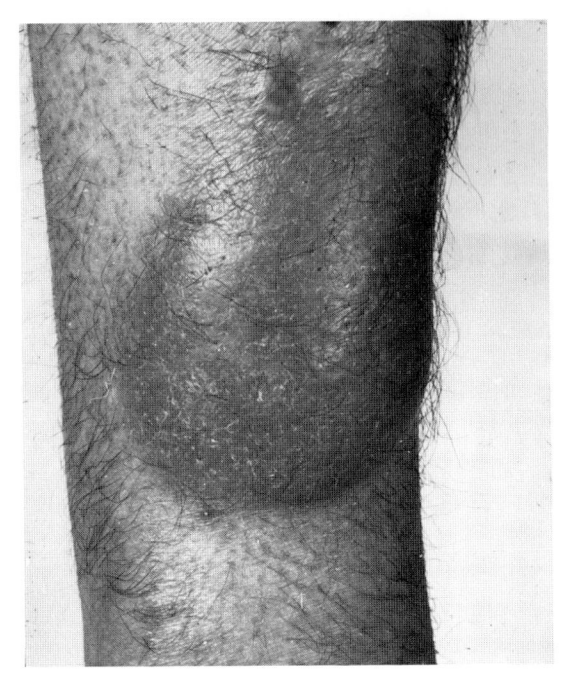

Abb. 6.8 Endokrine Dermatopathie bei euthyreoter Ophthalmopathie vor und nach Operation einer blanden Struma. Margarete L., 25 Jahre. Familie mit Schilddrüsenkrankheiten belastet. Mit 21 Jahren Schwellung des Halses und Hervortreten der Augen. Ein Jahr später derbe schmerzlose Schwellung am linken Unterschenkel, etwas später das gleiche am rechten Unterschenkel. Mit 24 Jahren Operation einer kleinen, angeblich unter das Sternum reichenden Struma, die zuvor keine Lokalbeschwerden verursacht hat. Augen und Schwellungen an den Unterschenkeln unverändert. Befund: 162 cm, 53 kg. Kein Strumarezidiv. Reizlose Operationsnarbe. Protrusio beiderseits angedeutet, Lidödeme jedoch deutlich. An beiden Unterschenkeln symmetrische handflächengroße bläulich-livide derbe, stark behaarte Schwellung. Nicht schmerzempfindlich. Die Probeexzision zeigt bei atrophischer Epidermis muzinöses Gewebe, das die kollagenen Fasern auseinanderdrängt. Hyalinisierung, auch an den Gefäßwänden. Keine entzündlichen Infiltrate. – Die Gesamtstoffwechsellage ist euthyreot. Jedoch besteht ein beschleunigter intrathyreoidaler Jodumsatz mit einem PB^{131}J von 0,75%/l Serum.

hervorgeht, daß sich markiertes T$_3$ im erkrankten Gewebe in gleicher Weise wie in der Nachbarschaft verteilt (11). Biochemische Befunde mit moderner Methodik sind selten. Über alleinigen T$_3$-Anstieg mit niedrigen basalen TSH-Werten sowie TSH-Werten, die sich im TRH-Versuch an der Grenze zwischen Eu- und Hyperthyreose bewegen, und über das Vorkommen von mikrosomalen und Antithyreoglubulinantikörpern wurde berichtet (13). Ob in einer subhyperthyreoten, noch euthyreoten Phase die Trijodthyroninwerte des Blutes schon erhöht sind, ist nicht bekannt. Wenn auch die Disposition zur Einlagerung von Glucosaminglucanen in die Haut nicht lokal begrenzt ist, bleibt es doch unklar, weshalb bestimmte Lokalisationen so offensichtlich bevorzugt werden. Lokale Traumata, Narben nach Verletzungen und Zirkulationsstörungen spielen eine Rolle. Zudem ist nicht ersichtlich, weshalb die endokrine Dermatopathie, und erst recht die Akropachie, so viel seltener als die Ophthalmopathie im Verlaufe einer Hyperthyreose auftreten. (Bei der letzteren mögen Raummangel durch die knöcherne Begrenzung der Orbita und die durch einen retrograden Lymphstrom unterstützten immunpathologischen Prozesse eine Rolle spielen.)

Auch hier sind TSH und EPF als mögliche kausale Faktoren in Erwägung gezogen worden. Ebenso gelten die Einwände von SISSON (22) wie die Vorschläge von WINAND u. Mitarb. (29) neben der Einwirkung eines Faktors im Serum auch immunpathologische Vorgänge zur Erklärung heranzuziehen (S. 377). Dem LATS kann man keine Kausalbedeutung beimessen, obgleich er sich in den meisten Fällen von endokriner Dermatopathie im Serum nachweisen läßt (15, 16, 21). Es wäre auch nicht verständlich, weshalb angesichts der großen Zahl der Hyperthyreotiker mit positivem LATS-Nachweis die Dermatopathie so relativ selten auftritt. Auch besteht keine Korrelation zwischen Schwere der Hautveränderungen und dem Titer des LATS. Die Immunglobuline IgG, IgA und IgM im Serum verhalten sich nicht auffällig. Sie lassen sich auch mit einer Immunfluoreszenztechnik im erkrankten Gewebe nicht nachweisen. Exstirpationsversuche der gesamten Schilddrüse (wie bei der endokrinen Ophthalmopathie berichtet) brachten meist weder eine Besserung des Krankheitsbildes noch einen Abfall des Titers des LATS (26). Allerdings wird neuerdings nicht nur über Besserung, sondern sogar über Ausheilung der endokrinen Dermatopathie nach fast kompletter Ablation der Schilddrüse durch hohe Gaben von ^{131}J berichtet (7). Es ist wahrscheinlich, daß wie bei der Hyperthyreose, der endokrinen Ophthalmopathie und der Akropachie immunpathologische Vorgänge eine Rolle spielen (Abgabe von Schilddrüsenantigenen, Bildung von Antikörpern, die in der Haut, abhängig von lokalen Faktoren, deponiert werden und dort die pathologischen Veränderungen herbeiführen). Doch ist es angesichts der spärlichen vorliegenden Befunde noch nicht klar, ob diese Vorgänge kausale Bedeutung haben oder nur als Begleitphänomene aufzufassen sind (15).

Therapie

Auch hier sind die Ergebnisse der bisher vorgeschlagenen Behandlungsverfahren nicht ermutigend. Wenn die Hautveränderungen bei einer floriden, noch unbe-

Die endokrine Dermatopathie und die Akropachie   385

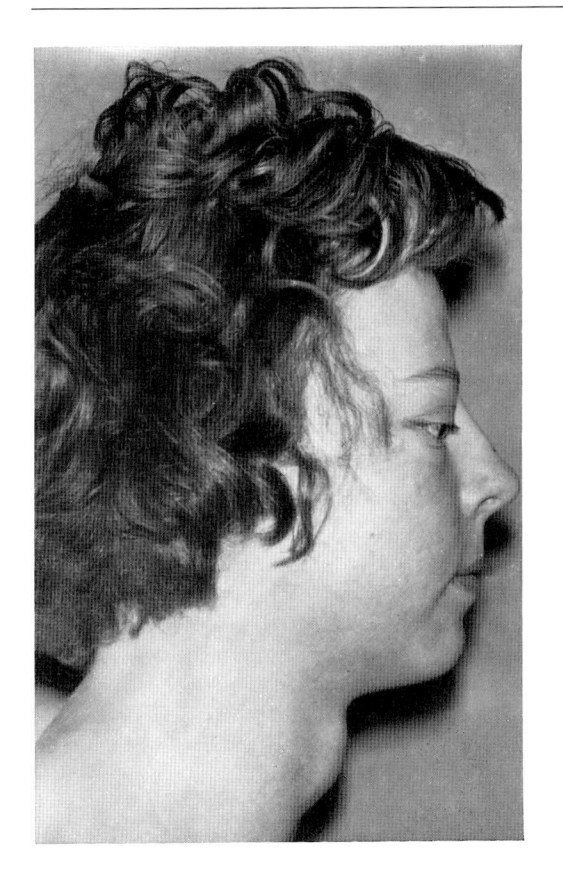

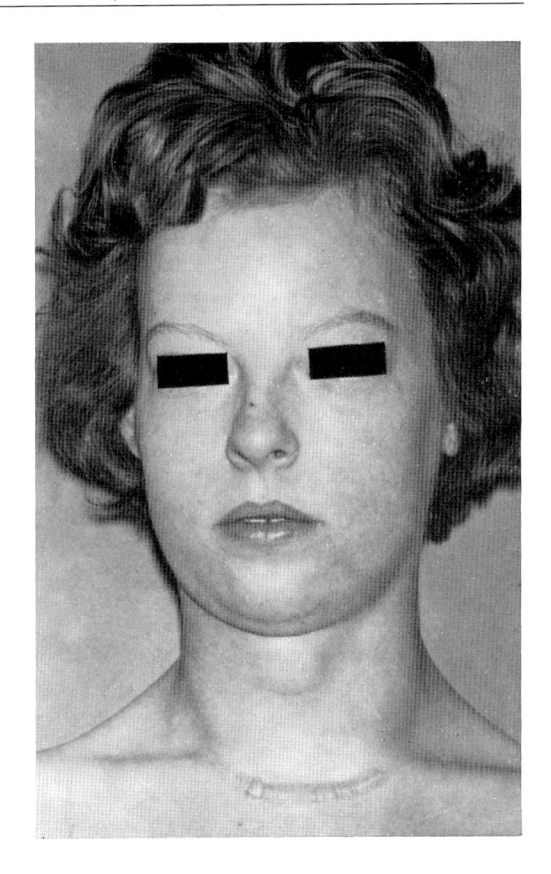

Abb. 6.**9**   Lokalisierte endokrine Dermatopathie bei Hyperthyreose, endokriner Ophthalmopathie und knotiger Rezidivstruma. Christel Sch., 20 Jahre. Keine familiäre Belastung. Mit 16 Jahren Operation einer diffusen Struma, die sich nach der Menarche entwickelt hatte. Ob eine Hyperthyreose vorlag, ließ sich nicht mehr feststellen. Keine Rezidivprophylaxe. 1½ Jahre nach der Operation Strumarezidiv mit Exophthalmus und lokaler Dermatopathie beiderseits. 2 Jahre nach der Operation Beginn einer Therapie auswärts mit Methylmercaptoimidazol, Schilddrüsenpräparaten und Lokaltherapie ohne Erfolg. Bei der nach einem weiteren Jahr erfolgten stationären Aufnahme: 167 cm, 53 kg. Derbe mehrknotige Rezidivstruma mit Einengung der Trachea und Keloidbildung im Narbenbereich. Halsumfang 38 cm, Hertel-Werte rechts 25, links 26 mm bei einer Basis von 110 mm. Stellwag- und Möbiussches Phänomen positiv; erhebliches Lidödem. Handflächengroße dermatopathische Hautveränderungen mit starker Randbehaarung an beiden Tibiakanten. Weiterer Befund: deutliche hyperthyreote Erscheinungen mit einem PB^{127}J-Wert von 17,0 µg% (1340 nmol/l), Cholesterin 145 mg% (3,76 mmol/l), Pulsfrequenz 120/min. Typische Speicherkurve im Radiojod-Zweiphasentest; um die hyperthyreoten Erscheinungen zu beseitigen, erfolgte eine Therapie mit Propylthiouracil und Schilddrüsenpräparaten. Bei einer erneuten stationären Aufnahme ergab sich keine Besserung der Stoffwechsellage. Es stellte sich ein erheblicher Stridor ein, der jetzt durch eine erneute Operation beseitigt werden sollte. Während der Operationsvorbereitungen in einem auswärtigen Krankenhaus thyreotoxische Krise und Exitus.

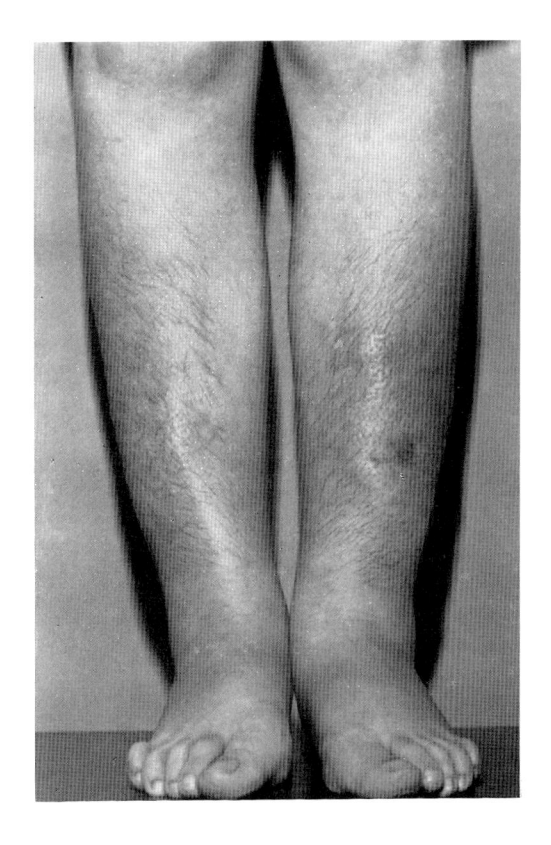

Tabelle 6.5 Konzentration der Mucopolysaccharide, Feuchtigkeit und Aschegehalt der Haut (nach Watson [28])

Quelle des Materials und Zahl der Gewebsproben	Hyaluronsäure	Chondroitinsulfat	Verhältnis Hyaluronsäure/ Chondroitinsulfat
	(mg freier Säure pro 100 g frischer Haut)		
Normalpersonen n = 11	24,5 ± 5,7	26,2 ± 4,7	0,75 ± 0,08
lokales Myxödem n = 3	63,6	48,7	1,31
p	10^{-10}	10^{-6}	0,001

Feuchtigkeit und Aschegehalt der Haut

Quelle des Materials und Zahl der Gewebsproben	Feuchtigkeit (in %)	Aschegehalt (in %)
Normalpersonen n = 4	61,0 ± 0,8	0,74 ± 0,3
lokales Myxödem n = 3	74,8 ± 0,0	0,45 ± 0,0
p	10^{-10}	0,33

handelten Hyperthyreose auftreten, gelten die gleichen Empfehlungen wie bei der endokrinen Ophthalmopathie, d. h. die hyperthyreoten Erscheinungen müssen definitiv, aber nicht abrupt beseitigt werden. Auch hier sollte man die subtotale Resektion der Schilddrüse möglichst vermeiden und entweder eine vorsichtige Therapie mit antithyreoidalen Substanzen oder eine Radiojodtherapie in refracta dosi durchführen. Um den Übergang in eine posttherapeutische, wenn auch vielleicht subklinische Hypothyreose mit Sicherheit zu vermeiden, ist eine Kombination dieser Behandlung mit Thyroxingaben unter allen Umständen erforderlich. Diese Behandlung ist auch notwendig, wenn die Hautveränderungen nach erfolgter Schilddrüsenbehandlung auftreten. Wird die Kompensation der Schilddrüsenfunktion nicht ausreichend überwacht und kontrolliert, so haben die überhaupt nicht behandelten Fälle gegenüber den behandelten Fällen eine bessere Prognose. Im übrigen hat ein Behandlungsversuch nur im Frühstadium Aussicht auf Erfolg. In einer späteren Phase ist die dann aufgetretene Fibrosierung kaum mehr zu beeinflussen.

Obwohl Trijodthyronin bei intravenöser Verabfolgung in die befallenen Hautstellen eindringt (11), ist ein Erfolg bei dieser Art der Behandlung bisher ausgeblieben. Über bessere, wenn auch vorübergehende Erfolge, wird bei lokaler Injektion von Trijodthyronin berichtet (5, 8, 27). Die systematische oder lokale Gabe von Trijodthyronin steht jedoch sicher hinter dem mit Glucocorticoiden zu erzielenden Erfolg zurück. Aber auch diese Behandlungsversuche sind mit Zurückhaltung zu beurteilen. Die besten Resultate ergeben sich, wenn man Glucocorticoide zunächst oral über möglichst lange Zeit und in einer Dosis, die gerade noch toleriert wird, verabfolgt und dann auf eine langdauernde Behandlung mit glucocorticoidhaltigen Salben übergeht. Lokale Injektionen bringen zwar auch einen vorübergehenden Effekt; er ist jedoch zu flüchtig (3, 8, 15, 17). Das gleiche gilt für die lokale Anwendung von Hyaluronidase, deren Applikation wegen des hohen Gehalts des muzinösen Gewebes an Hyaluronsäure naheliegt. Einige Minuten nach der Injektion entsteht eine Delle, in deren Bereich das metachromatisch färbbare Material weitgehend verschwindet (8). Der Effekt klingt jedoch nach einigen Tagen ab.

Hautexzisionen mit nachfolgender Transplantation bringen keine Besserung, meist sogar einen Rückfall, sogar ein Neuauftreten der Krankheit an der Stelle der Entnahme des Transplantates (z. B. am Oberschenkel). Überhaupt scheinen chirurgische Eingriffe die endokrine Dermatopathie zu verschlimmern (4, 9, 10, 19).

Akropachie

Ein seltenes, im Zusammenhang mit Schilddrüsenerkrankungen auftretendes Syndrom ist die Akropachie. Sie wurde erstmals von HOEGLER (12) beschrieben; den Zusammenhang mit Schilddrüsenerkrankungen erkannte THOMAS (24). Die Akropachie scheint der endokrinen Ophthalmopathie und Dermatopathie wesensverwandt zu sein, wird in etwa 1% aller Fälle von Hyperthyreose beobachtet, ist aber ein ausgesprochenes Spätsyndrom, das Monate bis Jahre nach der aktiven Phase der Hyperthyreose auftritt. Eine endokrine Dermatopathie ist stets gleichzeitig vorhanden. Die Syndrome entwickeln sich in folgender Reihenfolge: Ophthalmopathie – Dermatopathie – Akropachie. Zum Zeitpunkt der Diagnose kann sowohl eine Hyperthyreose wie eine Euthyreose, wie auch bereits eine Hypothyreose vorliegen. Eine Anamnese ohne Hyperthyreose ist selten. Der Geschlechtsquotient, der bei der Hyperthyreose ein starkes Überwiegen der Frauen erkennen läßt, nähert sich dem Wert 1 (14). In einzelnen Serien wurden sogar mehr Männer als Frauen beobachtet (18).

Die Akropachie betrifft vorwiegend die Extremitätenenden und führt zu keulenartigen Anschwellungen der Finger und der Zehen (Trommelschlegelfinger), der Metatarsalien und der Metakarpalien, seltener auch der langen Röhrenknochen. Dabei kommt es zu einer Schwellung der darüberliegenden Weichteile, die histologisch ähnliche Befunde wie bei der endokrinen Dermatopathie aufweisen (4). Das Röntgenbild läßt eine subperiostale Knochenneubildung erkennen. Schmerz und Hitzegefühl treten nicht auf. Auch wird eine Funktionsstörung relativ selten beobachtet, es sei denn, die begleitende endokrine Dermatopathie führt zu einer unförmigen Mißgestaltung der Extremitätenenden, die gelegentlich eine Amputation erforderlich macht.

Differentialdiagnostisch ist an eine Akromegalie zu denken, die jedoch auch an anderen Akren Vergröberungen erkennen läßt. Sie muß durch Röntgenaufnahmen der Sella und STH-Bestimmung ausgeschlossen werden. Der Akropachie kann der Pachydermoperiostose, bei der Knochen und Weichteile, besonders im Gesicht, den Armen und an den Beinen verdickt sind, ähneln, sowie der hypertrophischen pulmonalen Osteoakropachie (18, 20). Die Akropachie soll auch als paraendokrine Manifestation großer Tumoren vorkommen (18).

Zur Pathogenese dieser rätselhaften Erkrankung ist nur zu sagen, daß sie ein spätes Syndrom der bei der endokrinen Ophthalmopathie und Dermatopathie beschriebenen pathologischen Veränderungen darstellt. Eine spezielle Therapie hat sich, wenn man von der begleitenden Dermatopathie absieht, bisher nicht als notwendig erwiesen.

Literatur

1 von Basedow, C.: Exophthalmus durch Hypertrophie des Zellgewebes in der Augenhöhle. Wschr. ges. Heilk. 13 (1840) 197; 14 (1840) 220
2 Beierwaltes, W. H., A. J. Bollet: Mucopolysaccharide content of skin in patients with pretibial myxedema. J. clin. Invest. 38 (1959) 945
3 Benoit, F. L., F. S. Greenspan: Corticosteroid therapy for pretibial myxedema; observations on the long-acting thyroid stimulator. Ann. intern. Med. 66 (1967) 711
4 Chremos, A. N.: Relentless localized myxedema, with exophthalmos, clubbing of the fingers and hypertrophic osteoarthropathy. Amer. J. Med. 38 (1965) 954
5 Diamond, M. T.: The syndrome of exophthalmos, hypertrophic osteoarthropathy and localized myxedema. Ann. intern. Med. 50 (1959) 206
6 Dyke, R. W., C. E. Wood, S. D. Marty: Localized pretibial myxedema: Report of 2 cases treated with hydrocortisone by local injection. Ann. intern. Med. 51 (1959) 1097
7 Fawell, W. N., B. Catz: Attempt at thyroid ablation with radioactive iodine for the treatment of ophthalmopathy in Graves' disease. Amer. J. med. Sci. 265 (1973) 467
8 Gabrilove, J. L.: Studies on the ground substance in myxedema. II. Effect of desiccated thyroid. l-triodo-thyronine and cortisone in myxedema, localized myxedema, and severe exophthalmos. J. clin. Invest. 36 (1957) 891
9 Gimlette, T. M. D.: Pretibial myxoedema. Brit. med. J. 1960/II, 348
10 Gimlette, T. M. D.: Localized myxedema and thyroid acropachy. In: The Thyroid Gland, 2. Aufl., hrsg. von R. Pitt-Rivers, W. R. Trotter: Butterworth, Washington 1964 (S. 198)
11 Greer, M. A.: Exophthalmos and localized pretibial myxedema in euthyroid patients: Studies with triiodothyronine. J. clin. Endocr. 17 (1957) 1466
12 Hoegler, F.: Über Akropachie (Trommelschlegelfinger und Osteoarthropathie). Wien. Arch. inn. Med. 1 (1920) 35
13 Kind, R., O. P. Hornstein: Klinik des prätibialen Myxödems und neue Aspekte zur Diagnostik und Pathogenese. Hautarzt 27 (1976) 375
14 Kinsella jr., R. A., D. K. Back: Thyroid acropachy. Med. Clin. N. Amer. 52 (1968) 2
15 Kriss, J. P., V. Pleshakov, J. R. Chien: Isolation and identification of the long-acting thyroid stimulator and its relation to hyperthyroidism and circumscribed pretibial myxedema. J. clin. Endocr. 24 (1964) 1005
16 Lynch, P. J., J. C. Maize, J. C. Sisson: Pretibial myxedema and nonthyrotoxic thyroid disease. Arch. Derm. 107 (1973) 107
17 Malkinson, F. D.: Hyperthyroidism, pretibial myxedema and clubbing, review of syndrome and report of a case treated locally with TSH and triiodo-thyronine. Arch. Derm. 88 (1963) 303
18 Nixon, D. W., E. Samols: Acral changes associated with thyroid diseases. J. Amer. med. Ass. 212 (1970) 1175
19 Patterson, R. J. S.: Pretibial myxedema with report of a case of recurrence after excision and grafting. Brit. J. plast. Surg. 11 (1958) 197
20 Rynearson, E. H., C. F. Sacasa: Hypertrophic pulmonary osteoarthropathy (acropachy) afflicting a patient who had post-operative myxedema and progressive exophthalmos. Proc. Mayo Clin. 16 (1941) 353
21 Schermer, D. R., H. H. Roenigk, O. P. Schumacher, J. M. McKenzie: Relationship of long-acting thyroid stimulator to pretibial myxedema. Arch. Derm. 102 (1970) 62
22 Sisson, J. C., P. Kothary, H. Kirchick: The effects of lymphocytes, sera and LATS from patients with Graves' disease on retrobulbar fibroblasts. J. clin. Endocr. 37 (1973) 17
23 Sloan, L. W.: Surgical treatment of hyperthyroidism. N. Y. St. J. Med. 51 (1951) 2897
24 Thomas jr., H. M.: Secondary sub-periosteal new bone formation. Arch. intern. Med. 51 (1933) 511
25 Trotter, W. R., K. C. Eden: Localized pretibial myxedema in association with toxic goitre. Quart. J. Med. 11 (1942) 229
26 Volpé, R., M. L. Desbarats-Schonbaum, E. Schonbaum: The effect of radioablation of the thyroid gland in Graves' disease with high levels of long-acting thyroid stimulator. Amer. J. Med. 46 (1969) 217
27 Warthin, T. A., B. R. Boshell: Pretibial myxedema treated with local injections of triiodothyronine. Arch. intern. Med. 100 (1957) 319
28 Watson, E. M., R. H. Pearce: The mucopolysaccharide content of skin in localized (pretibial) myxedema. Amer. J. clin. Path. 17 (1947) 507
29 Winand, R. J., L. D. Kohn: Relationships of thyrotropin to exophthalmic producing substance: purification of homogeneous glycoproteins containing both activities from (3_H)-labelled pituitary extracts. J. biol. Chem. 245 (1970) 967

7 Die erworbene Hypothyreose

Von K. Oberdisse

Einleitung und Definition

Unter Hypothyreose versteht man ein Krankheitsbild, bei dem die ausreichende Versorgung der Körperzellen mit Schilddrüsenhormonen (Thyroxin und Trijodthyronin) nicht gewährleistet ist, so daß ein gestörter und verzögerter Stoffwechsel der Körpergewebe resultiert. Der Mehrzahl der Krankheitsfälle liegt eine fehlende oder unzureichende Produktion der Schilddrüsenhormone zugrunde (primäre Hypothyreose).

Dabei kann es sich um eine idiopathische Hypothyreose handeln, wobei in den weitaus meisten Fällen wahrscheinlich der Endzustand einer Immunthyreoiditis vorliegt. In zunehmendem Maße wird eine Hypothyreose als Folge iatrogener Schäden (Strahlenbehandlung, subtotale Resektion; in wesentlich geringerem Maße auch nach einer Behandlung einer Hyperthyreose mit antithyreoidalen Substanzen) beobachtet. Eine weitere Entstehungsmöglichkeit der primären Hypothyreose ist in der Zufuhr exzessiver Jodmengen, aber auch in einem ausgeprägten Jodmangel zu suchen. Wieweit eine Resistenz der Körperzellen gegenüber einem normalen Angebot an Schilddrüsenhormonen zu milden hypothyreotischen Erscheinungen führen kann, wird im einzelnen besprochen. Eine Sonderstellung nehmen die hypothyreoten Zustände ein, die durch renale oder intestinale Hormonverluste zustande kommen. Beides kann man nicht zur primären Hypothyreose rechnen.

Die Entstehung einer Hypothyreose kann nicht nur auf der „untersten" Stufe des Reglermechanismus, nämlich im Bereich der Schilddrüse selbst erfolgen, sondern auch im Bereich der Hypophyse oder des Hypothalamus. Wenn der stimulierende Reiz der thyreotropen Funktion des Vorderlappens, das TSH, ganz oder partiell fehlt oder wenn das TSH in einer biologisch nicht voll wirksamen Form abgegeben wird, kann sich ebenfalls eine Hypothyreose entwickeln; man spricht dann von einer sekundären oder hypophysären Form. Erst in neuester Zeit ist bekannt geworden, daß auch durch den Fortfall des stimulierenden Einflusses des Hypothalamus auf die thyreotrope Funktion des Hypophysenvorderlappens eine tertiäre Form der Hypothyreose, die hypothalamische Form, entstehen kann (s. Die hypophysäre und die hypothalamische Hypothyreose S. 452). Die pathogenetischen Möglichkeiten sind in der Abb. 7.1 dargestellt.

Von entscheidender Bedeutung ist das Alter, in welchem sich der Schilddrüsenhormonmangel auf die Körperzellen auszuwirken beginnt. Ist dies bereits in der pränatalen Phase oder im frühkindlichen Alter der Fall, so treten die klinisch schwersten Erkrankungen auf, wobei eine spezielle Symptomatologie dem Krankheitsbild ein besonderes Gepräge gibt: Man findet schwere Störungen des Wachstums und aller Reifungsprozesse, die durch eine Substitutionstherapie sehr viel schwerer zu beseitigen sind als bei Krankheitszuständen, die nach Abschluß der Reifung auftreten. In solchen Fällen spricht man von einer angeborenen Hypothyreose, wobei es sich um einen endemisch oder einen sporadisch auftretenden Kretinismus handeln kann.

Das Krankheitsbild der primären Hypothyreose entwickelt sich in seiner ganzen Schwere erst im Laufe eines längeren Zeitraums, sofern es unbehandelt bleibt; es kann im hypothyreoten Koma enden. Während man früher annahm, daß nur komplett entwickelte Krankheitsbilder vorkämen, ist man in den letzten 10 Jahren durch die Verbesserung der Schilddrüsendiagnostik zur Erkenntnis gekommen, daß es kein „Alles-oder-Nichts-Gesetz" gibt, daß vielmehr graduelle Abstufungen beobachtet werden und sich klassifizieren lassen (Näheres s. Ätiologie S. 392). Dabei handelt es sich neben der voll ausgebildeten Hypothyreose einmal um klinisch milde Formen, weiterhin um subklinische Zustände, die bei konventionellen Schilddrüsenuntersuchungen keine Auffälligkeiten erkennen lassen, bei denen die basalen TSH-Werte und der TRH-Test aber bereits im pathologischen Bereich liegen, und schließlich um autoimmunpathologische Vorgänge ohne klinische oder biochemische Störungen, bei denen aber Schilddrüsenantikörper gefunden werden und die ein schwer zu fassendes Risiko für die Ausbildung einer künftigen Thyreoiditis mit nachfolgender Hypothyreose darstellen. Dieses letztere Syndrom sollte man aber nicht als präklinische Hypothyreose bezeichnen, da dieser Begriff eine bestimmte mögliche Entwicklung vorwegnimmt, die man in keiner Weise voraussagen kann (s. auch Prädiabetes!). Verwendet man den Begriff der subklinischen Hypothyreose, so kann man auf die Bezeichnungen „latent", „kompensiert", „Grenzfall" ganz verzichten (s. Ätiologie S. 393).

Mitunter stehen Manifestationen an einzelnen Organen oder Organsystemen ganz im Vordergrund (Blutbild, kardiovaskuläres System, zerebrale Durchblutungsstörungen, psychische Veränderungen, insbesondere Depressionen), oder es wird bei alten Personen eine allgemeine „Senilität" angenommen, so daß die Diagnostik auf ein falsches Gleis gedrängt wird (s. maskierte Hypothyreose, Näheres s. Die Hypothyreose im Alter S. 445 und Die Diagnostik der Hypothyreose mittels biochemisch-technischer Verfahren S. 400). Im Gegensatz zur Hyperthyreose, die in Grenzfällen zu häufig diagnostiziert wird, besteht die

Einleitung und Definition

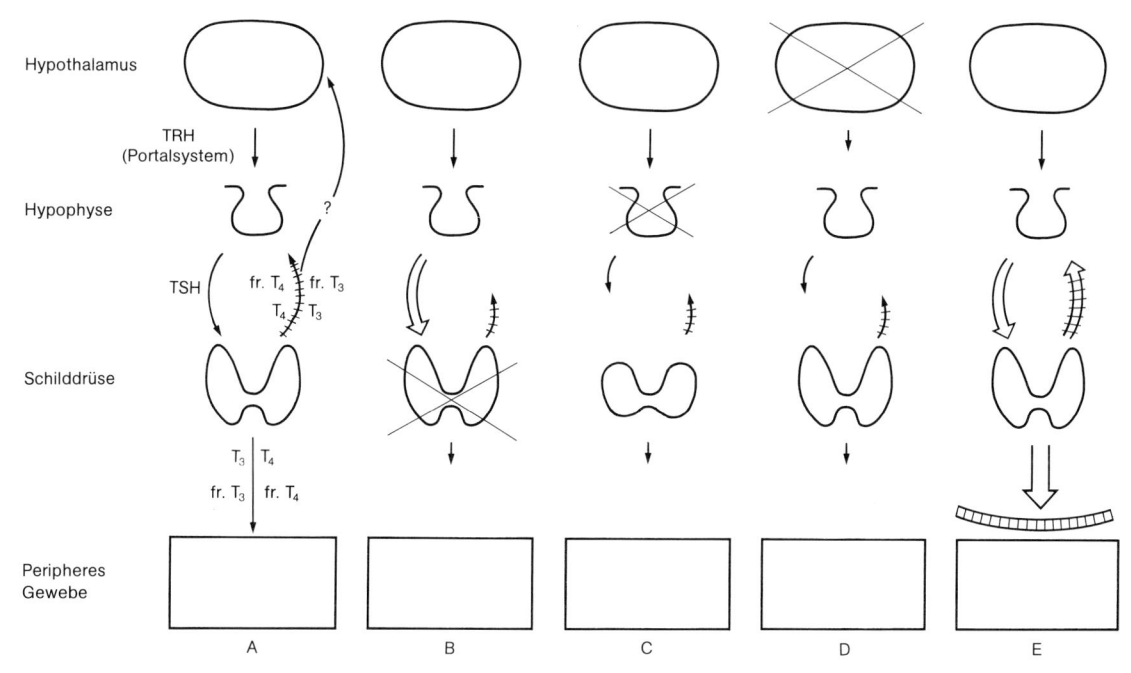

Abb. 7.1 Schematische Darstellung der Pathogenese der Hypothyreosen. Der ausgezogene Pfeil bedeutet normale Hormonproduktion bzw. normale Stimulation, der gestrichelte Pfeil Hemmung. Die Länge und die Dicke des Pfeils zeigt die Stärke der Hormonproduktion an. **A** Normaler Zustand. Der Reglermechanismus ist intakt. Es besteht ein homöostatisches Gleichgewicht und Euthyreose. **B** Primäre Hypothyreose. Die Schilddrüsenfunktion fällt aus. Die TSH-Produktion des Hypophysenvorderlappens ist erhöht, ohne jedoch die erkrankte Schilddrüse anregen zu können. Hypothyreotische Erscheinungen im Gewebsstoffwechsel. **C** Sekundäre Hypothyreose. TSH-Produktion des Hypophysenvorderlappens fällt aus. Die Schilddrüse atrophiert. Eine Basalproduktion von Schilddrüsenhormonen wird aufrecht erhalten. Hypothyreote Erscheinungen im Gewebsstoffwechsel. **D** Hypothalamische Hypothyreose. Die TRH-Gabe ist herabgesetzt oder verschwunden. Durch das Portalsystem kann der Hypophysenvorderlappen nicht angeregt werden. Damit vermindert sich auch die TSH- und die Hormonproduktion der Schilddrüse. Im peripheren Stoffwechsel besteht Hypothyreose. **E** Resistenz des peripheren Gewebes gegenüber den Schilddrüsenhormonen. Der Reglermechanismus ist intakt. Die Schilddrüse wird zu einer erhöhten Hormonproduktion angeregt. Der Spiegel der Schilddrüsenhormone im Blut ist hoch. Da das periphere Gewebe aber gegenüber diesen Hormonen resistent ist, resultiert im Gewebe eine klinisch milde Hypothyreose.

Gefahr, daß wenig eindrucksvolle und schleichend beginnende Formen der Hypothyreose übersehen und nicht erkannt werden. Dies hat angesichts der aussichtsreichen Therapie erhebliche Konsequenzen. Apathie und Indolenz, die im Verein mit depressiven Zuständen zu den wesentlichen psychischen Erscheinungen des Hypothyreotikers gehören, spielen dabei eine große Rolle, da sie den Patienten hindern, den Arzt rechtzeitig aufzusuchen.

Terminologie

Für die Hypothyreose sind die verschiedensten Bezeichnungen in Gebrauch. Vielfach wird die von ORD (95) eingeführte Bezeichnung „Myxödem" verwendet. Diesen Ausdruck sollte man entweder ganz vermeiden, da er nur eines von vielen Symptomen betrifft, oder ihn denjenigen Zuständen vorbehalten, die mit ausgesprochenen myxödematösen Hautveränderungen einhergehen, was keineswegs immer der Fall ist. In den angelsächsischen Ländern ist auch der Name Gullsche (51) oder Faggesche Krankheit (39) im Gebrauch; auf diese Eigennamen kann man jedoch verzichten, zumal der letztere einen kretinoiden Zustand bezeichnet. Man sollte deshalb die Bezeichnung „Hypothyreose" verwenden, die zwar auch nicht immer, aber doch in den weitaus meisten Fällen, das Wesen der Krankheit trifft. Die Diagnose kann dadurch vervollständigt werden, daß man Beschreibungen des klinischen Krankheitsbildes hinzufügt, etwa: primäre Hypothyreose, Aplasie der Schilddrüse, als Folge einer Jodfehlverwertung, als Bestrahlungsfolge, mit und ohne Struma usw.

Klassifizierung

Da sich anatomisch-morphologische Kriterien zur Differenzierung nicht bewährt haben, kommen für die Klassifizierung vorwiegend funktionelle Gesichtspunkte in Frage. Wenn man, soweit wie möglich, auch ätiologische Faktoren berücksichtigt, so ergibt sich die folgende Einteilung, die sich den Vorschlägen der Sektion Schilddrüse der Deutschen Gesellschaft für Endokrinologie anschließt (76) (Tab. 7.1).

Historische Vorbemerkungen

Die erste wissenschaftliche Mitteilung stammt von CURLING (29), der 2 kretinähnliche Patienten obduzierte und die Schilddrüse vermißte. Als nächster berichtete FAGGE, Guy's

Tabelle 7.1 Klassifizierung der Hypothyreose

Angeborene Hypothyreose
(endemischer oder sporadischer Kretinismus)

- Schilddrüsenaplasie (Athyreose, ggf. kongenitale Hypothyreose)

- Schilddrüsendysplasie
    - ektopisch (z. B. Zungengrundschilddrüse)
    - an normaler Stelle des Halses

- Struma mit Jodfehlverwertung (Dyshormonogenese; zur Zeit 6 Typen bekannt; Angabe des biochemischen Defektes)

- Bei endemischer Struma

Postnatal erworbene Hypothyreose

- Primär (mit oder ohne Struma)
    - idiopathisch (auf immunpathologisch-thyreoiditischer Grundlage)
    - entzündlich (wahrscheinlich mit idiopathisch identisch)
    - neoplastisch (sehr selten)
    - postoperativ
    - nach Strahlenbehandlung (extern oder nach Gabe von Isotopen des Jod)
    - medikamentös
        - Jod in hohen Dosen
        - strumigene, antithyreoidale Substanzen
    - bei extremem Jodmangel
    - bei starken Hormonverlusten (renal, intestinal)

- Sekundär (TSH-Mangel bei totaler oder partieller Hypophysenvorderlappeninsuffizienz)

- Tertiär (bei Läsionen des Hypothalamus mit mangelnder TRH-Inkretion)

- Resistenz der Körperzellen gegenüber den Schilddrüsenhormonen (milde Formen der Hypothyreose)

Hospital in London (39), über 4 Fälle von sporadischem Kretinismus. Die Ähnlichkeit mit dem endemischen Kretinismus war offensichtlich. 1873 beschrieb Sir WILLIAM GULL (51), Leibarzt der Königin Victoria, 2 Frauen mit „kretinoider Verfassung". ORD stellte 1878 (95) bei der Obduktion die wohlbekannten Hautveränderungen fest. Er schlug die Bezeichnung „Myxedema" vor. 1881 nannte CHARCOT (25) dieses Krankheitsbild mit typischen Hautveränderungen „Cachexie pachydermique". Bei den bisher erwähnten Beobachtungen war aber die Frage des Zusammenhanges der Krankheit mit der Schilddrüse noch nicht in vollem Umfang erörtert oder erkannt worden. Man hatte die Schilddrüsenveränderungen als sekundäre Erscheinungen angesehen und, den damaligen pathophysiologischen Vorstellungen entsprechend, an eine nervöse Genese der Störung gedacht. Erst den Chirurgen, die die totale Schilddrüsenresektion beim Menschen vornahmen, war es vorbehalten, die Ätiologie der Hypothyreose zu klären. KOCHER (77) hatte inzwischen die Operationstechnik und die Aseptik so vervollkommnet, daß er Totalexstirpationen der Schilddrüse durchführen konnte. Da er die operierten Patienten wieder aus dem Auge verlor, wurde ihm das entstehende hypothyreote Krankheitsbild nicht sogleich bewußt. Die ersten Beobachtungen über den Zusammenhang zwischen einer von KOCHER vorgenommenen totalen Strumektomie und dem nachfolgenden körperlichen und geistigen Verfall stammen von dem Schweizer Landarzt FETSCHERIN, der KOCHER auf die Folgen der Operation aufmerksam machte (s. 17).

Die ganze Tragweite erkannte aber erst der Genfer Arzt REVERDIN, der im Jahre 1882 (103) und 1883 (104) ausführlich über die Auswirkungen der kompletten Schilddrüsenentfernung berichtete. REVERDIN erfaßte nicht nur den Zusammenhang mit dem Auftreten von Hypothyreose und Myxödem; er beobachtete auch, daß bei partieller Resektion das Myxödem ausblieb. Außerdem verdanken wir ihm die erste Beschreibung eines Falles von postoperativer Tetanie. Erst jetzt 1883 berichtete KOCHER (77) über die Folgen der Totalexzision bei 16 Fällen. Er gab dem postoperativen Zustand die Bezeichnung „Cachexia strumipriva" und beschrieb sie in klassischer Weise. KOCHER hat sich große Verdienste um die Erkennung des Krankheitsbildes erworben und bemühte sich mit BIRCHER (15) auch schon um eine Substitutionstherapie durch Transplantationen. Die Priorität der Entdeckung gebührt aber wohl REVERDIN, der auch die Beziehung zu dem in England beschriebenen Myxödem erkannte. Seine Bezeichnung lautete: „Myxoedème operatoire". Die Untersuchungen von KOCHER und REVERDIN haben mit einem Schlage die wesentlichen pathogenetischen Zusammenhänge enthüllt.

Als KOCHER seine grundlegenden Erkenntnisse veröffentlichte, wurde von der Clinical Society of London eine Kommission (102) eingesetzt, die ihre Ergebnisse 1888 veröffentlichte. Sie enthält in bewundernswürdiger Weise viele Tatsachen, die uns heute bei der spontan auftretenden Hypothyreose geläufig sind: so den Zusammenhang der Krankheit mit der Destruktion der Schilddrüse, das häufigere Vorkommen bei Frauen gegenüber den Männern, die Fibrose, der das Schilddrüsengewebe unterliegen kann, die großen Mengen von Muzin, die in den verschiedenen Geweben abgelagert werden, die Mitbeteiligung nicht nur den Haut, sondern auch des Haares und der Zähne, die eigenartigen psychischen Veränderungen, die Tatsache, daß die Krankheit nicht durch Läsionen der Trachea, des N. laryngeus recurrens oder des Halssympathikus hervorgerufen wird, weiterhin, daß für die Entstehung keineswegs das Leben in einem Endemiegebiet Vorbedingung ist, daß man ein ähnliches Krankheitsbild durch die Entfernung der Schilddrüse bei Affen hervorrufen kann und daß, wenn das Krankheitsbild nach der Operation beim Menschen nicht entsteht, der Grund wahrscheinlich darin zu suchen ist, daß die Schilddrüse nicht komplett entfernt wurde oder daß der Patient nach der Operation nicht lange genug beobachtet wurde. Nach Ansicht der Kommission bestehen enge Beziehungen zwischen der Krankheit und dem sog. sporadischen Kretinismus bei jugendlichen Personen. Wenn auch die Beziehung zum Ausfall der Schilddrüse durch die Arbeit der Kommission, ähnlich wie durch die Beobachtungen von KOCHER, eindeutig geklärt wurde, so konnte man über das eigentliche Wesen der spontan auftretenden Krankheit noch keine Aussagen machen.

Wiederum war es MAGNUS-LEVY, der bei der Hypothyreose im Jahre 1895 (86) erstmals die Senkung des Grundumsatzes durch direkte spirometrische Untersuchungen feststellte. 1899 beschrieb HERTOGHE (62) leichtere Formen der Hypothyreose mit partiellem Ausfall der Schilddrüsenfunktion; hier liegen erste Angaben über ein, in der Schwere abgestuftes Krankheitsbild vor.

Die Hypothyreose ist die erste endokrine Erkrankung, bei der man den Hormonausfall mit Erfolg substituierte. Solche Versuche stammen von SCHIFF (106), der die Cachexia strumipriva sowohl durch Transplantation von Schilddrüsengewebe als auch durch orale und subkutane Verabfolgungen von Schilddrüsen verhinderte. Es folgen Beobachtungen von BIRCHER (15), Transplantation einer menschlichen Schilddrüse in die Bauchhöhle HORSLEY (64, 65) (Glycerinextrakt von Schafschilddrüsen), MURRAY (92) (subkutane Injektion von Extrakten), LEICHTENSTERN (80) und CHRISTIANI (26) (subkutane Transplantation). Zur Substitution verwandte man später außer getrockneter Rinderschilddrüse nach der Entdeckung von KENDALL (73) das Thyroxin und noch später, nach den Entdeckungen von GROSS und PITT-RIVERS (50) auch das Trijodthyronin. Wieweit das Thyrotropin-releasing hormone (TRH) bei der neuerdings entdeckten tertiären Form der Hypothyreose eine therapeutische Rolle spielen kann, ist noch offen.

Die Diagnose der Hypothyreose wurde in neuerer Zeit durch die direkten Hormonbestimmungen im Serum und schließlich durch die Möglichkeit des radioimmunologischen TSH-Nachweises und des TRH-Test außerordentlich verfeinert.

Epidemiologie

Die Epidemiologie der Hypothyreose wurde bisher nur unvollkommen untersucht. Bis vor kurzem schien festzustehen, daß sie wesentlich seltener als die Hyperthyreose vorkommt. Das Verhältnis wird in dem nichtauslesefreien Krankengut der Kliniken mit 1:8 angegeben. Dieses Verhältnis ergab sich auch bei unseren eigenen Patienten. Die Häufigkeit der Hypothyreose im Verhältnis zu allen Zugängen in den Kliniken wurde früher bei unzureichender Screening-Methode mit 0,01–0,08% beziffert (87, 108). Als man als alleinigen Parameter des biochemischen Screening das PB^{127}J benutzte, lagen die Werte für die Prävalenz zu hoch. So wurden bei Personen, die in Industriebetrieben, als Blutspender und im ärztlichen Dienst in den USA tätig waren, Hypothyreoseraten zwischen 4 und 5% gefunden (82). Als man zum Screening die Werte für T$_4$, für TSH und die Titer der Antikörper verwandte, kam man der Wahrheit näher. Es zeigte sich aber, daß die Prävalenz wesentlich höher war, als man früher bei Verwendung rein klinischer Maßstäbe vermutet hatte, d. h. also, daß ein erheblicher Pool von subklinischen Formen besteht.

Die fast komplette Durchuntersuchung einer kleinen Gemeinde in Nordfinnland mit 1137 Personen (80% der Bevölkerung) ergab bei 3 Personen (= 0,25%) eine klinische Hypothyreose. Schilddrüsenantikörper waren in 7,7% aufzufinden, mit hohem Titer, der als thyreoiditisch angesehen wurde, in 2%. Alle 3 Hypothyreotiker gehörten in den antikörperpositiven Kreis. In der letzten Gruppe fanden sich in $^1/_3 - ^1/_2$ der Fälle signifikant gesteigerte TSH-Werte als Zeichen einer gestörten Schilddrüsenfunktion. Bei den Hypothyreotikern waren sie besonders hoch (1, 47).

Eine weitere epidemiologische Untersuchung wurde in Whickham im Nordosten Englands durchgeführt (109). Von der Gesamteinwohnerzahl von 20 000 wurden 2779 Personen randomisiert ausgesondert. Abgesehen davon, daß in dieser Population die Hyperthyreose mit 1,8% vertreten war, fand sich eine, im Vergleich zur finnischen Studie höhere Zahl von deutlich erkennbaren Hypothyreosen, nämlich 1,1%, wobei es sich in 0,2% um neu entdeckte und in 0,9% um schon bekannte Hypothyreosen handelte. Die Schilddrüsenantikörper (Thyreoglobulinantikörper und zytoplasmatische Antikörper) wurden in 7,5%, besonders bei älteren Frauen, gefunden. Ein Wert des TSH unter 6 µE/ml (mU/l) ergab sich in 95%, während die Werte über 6 µE/ml (mU/l) wiederum besonders bei älteren Frauen gefunden wurden. Die Kombination von Antikörper + erhöhten TSH-Werten ergab sich in 3,3% der Population und wurde als Risiko für das Auftreten einer Hypothyreose angesehen. Eine Korrelation zwischen Titer der Antikörper oder erhöhten TSH-Werten zu den Ergebnissen der Cholesterin- oder Triglyceridbestimmung ergab sich nicht; bei den Frauen fand sich nur eine erhöhte Prävalenz ischämischer Herzerkrankungen gegenüber der Gesamtpopulation (s. auch 110).

Weit höhere Prozentsätze ergaben sich erwartungsgemäß bei den Insassen einer englischen geriatrischen Klinik (8). Bei 2000 biochemisch eingehend untersuchten Patienten, bei denen allerdings nur selten eine TSH-Bestimmung vorgenommen wurde, ergab sich bei 2,3% das Vorliegen einer Hypothyreose, wobei in 2,1% die Diagnose neu gestellt wurde und es sich bei den übrigen Patienten um den Rückfall einer Hypothyreose bei unzureichender Therapie handelte. Rechnet man zu den so gefundenen 46 Personen noch 11 hinzu, bei denen man eine adäquat behandelte Hypothyreose bereits kannte, so ergab die hohe Gesamtzahl von 2,9% . 85% dieser Patienten waren Frauen, während die Anzahl der Frauen insgesamt im Hospital nur 64% betrug. Von großem Interesse ist, daß nur 13 Personen (= 0,56%) die klassischen Zeichen der Hypothyreose aufwiesen, während unspezifische Anzeichen, besonders Depressionen, prävalierten und gut auf T$_4$-Behandlung ansprachen. Außerdem ließ sich eine Assoziation mit anderen Autoimmunkrankheiten, wie perniziöse Anämie und rheumatische Arthritis, feststellen. Diese Ergebnisse ähneln früheren Untersuchungen (81), bei denen eine Häufigkeit von 1,7% unter 3417 Patienten einer geriatrischen Klinik angegeben wurde, wobei allerdings außer Grundumsatzbestimmung, PBJ und ^{131}J-Speicherung vorwiegend klinische Kriterien benutzt wurden. Screening-Untersuchungen sollten nicht nur in geriatrischen und psychiatrischen, sondern auch in rheumatologischen Anstalten durchgeführt werden. Auch hier sind mit großer Wahrscheinlichkeit latente Hypothyreosen zu finden.

Manifestationsalter und Altersgipfel

Die Hypothyreose wird in jedem Lebensalter beobachtet, die primäre Form jedoch mit einem Gipfel zwischen dem 50. und 60. Lebensjahr (Abb. 7.**2**). In anderen Untersuchungsserien lag der Altersgipfel jenseits des 60. Lebensjahres (9, 10, 31), während das Altersmaximum bei der Immunthyreoiditis zwischen dem 40. und 60. Lebensjahr zu finden ist. In einem geriatrischen Krankengut lag der Altersgipfel sogar beim

7 Die erworbene Hypothyreose

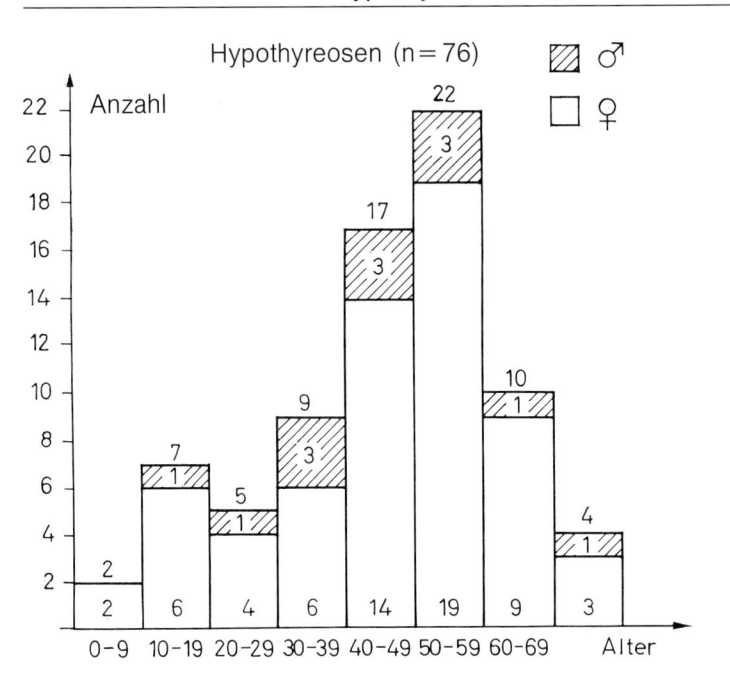

Abb. 7.2 Alters- und Geschlechtsverteilung bei 76 Patienten mit Hypothyreose.

70. Lebensjahr (8, 81). Im Düsseldorf-Essener Krankengut (100) sind 67% der Hypothyreotiker älter als 40 Jahre, bei den erworbenen Formen sogar 88%.
Die langsame Entwicklung der Krankheit bringt es mit sich, daß sie lange Zeit unbeachtet bleibt, besonders wenn es sich um ältere Personen handelt. Auch im ambulanten Krankengut müssen schon ernsthafte Störungen auftreten, wenn sie erkannt werden sollen. In diesem Fall erfolgt die Diagnose zwischen dem 2. und 20. Jahr der Erkrankung, im Falle der klinischen Beobachtung beträgt das Intervall in der Mehrzahl der Fälle 0 und 2 Jahre (9, 10).

Sexualquotient

Wie bei der Hyperthyreose ist das weibliche Geschlecht bei der primären Form der Hypothyreose bevorzugt befallen. Der Sexualquotient (weiblich : männlich) liegt in unserem Krankengut bei 10 : 1. Gewöhnlich wird ein Quotient von 5 : 1 angegeben (9, 10, 31), während für die Immunthyreoiditis ein Wert von 9 : 1 zutrifft. Bei den sekundären Hypothyreosen richtet sich der Sexualquotient allerdings nach der zugrundeliegenden Hypophysenerkrankung. Die Männer sind dabei wesentlich öfter beteiligt, so daß der Sexualquotient etwa bei 0,8 : 1 liegt.

Ätiologie der erworbenen Hypothyreose

Die immunpathologisch bedingte Hypothyreose und die sog. idiopathische Form

In der Mehrzahl der Fälle ist die Ätiologie dieser Form der Hypothyreose nicht klar zu erkennen. Der schleichende, oft weit zurückliegende Beginn verschleiert das initiale Krankheitsgeschehen. Es kann aber kaum ein Zweifel daran bestehen, daß das, was wir früher als Atrophie, z. T. auch als Aplasie und Hypoplasie bezeichneten, den Endzustand einer Immunthyreoiditis darstellt, in deren Verlauf es langsam zu einer kompletten Hypothyreose gekommen ist. Im kombinierten, nicht auslesefreien Krankengut der Düsseldorfer und Essener Klinik (100) liegt diese Form in der Häufigkeit an erster Stelle; sie betrifft 50–60% von 172 Patienten mit primärer Hypothyreose.

Schon in den fünfziger Jahren hatte man aus klinischen Gründen in Anbetracht des Verlaufs und der lymphozytären Infiltration in der hyperthyreoten Drüse an einen Wesenszusammenhang zwischen Hyperthyreose, Immunthyreoiditis und primärer Hypothyreose gedacht. Die Wahrscheinlichkeit der pathogenetischen Gemeinsamkeit wurde erst deutlich, als man zirkulierende Antikörper gegen Schilddrüsengewebe in verschiedenen Abstufungen bei diesen angeblichen Krankheitseinheiten fand. Ein hoher Titer der Antikörper gegen Thyreoglobulin und eine positive Komplementbindungsreaktion sprechen bei der Hypothyreose für eine immunpathologische Genese. Faßt man die Präzipitinreaktion in Agar, die TRC und die Komplementbindungsreaktion zusammen, so wird ein positiver Befund bei der Immunthyreoiditis in 98%, bei der primären Hypothyreose in 83%, bei der Hyperthyreose in 67%, bei der blanden Struma in 33% und beim Schilddrüsenkarzinom in 29% festgestellt (32) (s. Abb. 5.2, S. 198).

Diese Befunde sind vielfach bestätigt worden. So fand sich in einem großen Krankengut ein Agglutinationstiter von 1 : 2500 und mehr bei der Hyperthyreose in 26%, bei der Hypothyreose in 39%, eine positive Komplementbindungsreaktion in 29 bzw. 63% (111), mikrosomale Antikörper bei der Hypothyreose in 75, bei Kontrollpersonen nur in 20–23% (90).

Sieht man die komplett ausgebildete Hypothyreose mit atrophischer Drüse als den Endzustand einer Progression, die von der Immunthyreoiditis ausgeht (wobei in den Anfangsstadien eine hyperthyreote Phase eingeschaltet sein kann), so bereitet dem Verständnis zunächst Schwierigkeiten, daß die thyreoiditische Drüse groß, geschwollen und manchmal schmerzhaft ist und auch in diesem Zustand verharren kann. In manchen Fällen ist die Drüse aber nicht vergrößert, jedoch von fester Konsistenz und palpabel. Der atrophische hypothyreote Endzustand wird sehr viel häufiger als eine Immunthyreoiditis mit vergrößerter Drüse angetroffen. Es scheint also einen Entwicklungsgang zu geben, bei dem die Drüse unter TSH-Einfluß groß bleibt, und einen anderen, bei dem sie kontinuierlich atrophiert und schließlich schwere Funktionsstörungen zeigt. Dies scheint besonders auf die von Beginn an wenig oder mäßig vergrößerten Drüsen zuzutreffen (32). Übergänge vom kropfig-entzündlichen Zustand der Schilddrüse zur primären Hypothyreose sind beobachtet worden; auch findet sich manchmal im voll ausgebildeten hypothyreotischen Endzustand noch eine palpable Drüse.

Die Frage, wie oft eine asymptomatische Immunthyreoiditis in einen hypothyreoten Zustand einmündet, läßt sich noch nicht beantworten. Eine Zahl von 28% innerhalb von 28 bis 50 Monaten wird angenommen, wobei erhöhte TSH-Werte und überschießende TSH-TRH-Reaktionen schon initial beobachtet werden (46, 74, 84).

Es ist von Interesse, daß die Autoimmunprozesse bei langer Dauer der Krankheit mit entsprechendem Abfall der Titer der Hämagglutinationsreaktion zurückgehen können (111).

Auch die seit langer Zeit bekannten *histologischen* Veränderungen, die sowohl in der hypothyreoten wie in der thyreoiditisch veränderten Schilddrüse gefunden werden, sprechen für einen inneren Zusammenhang. Die autoptische Untersuchung zeigt bei der primären Hypothyreose ein fast völliges Verschwinden des Parenchyms, das durch dichtes, z.T. hyalinisiertes fibröses Gewebe ersetzt wird, wobei sich eingestreut wenige herdförmige Akkumulationen von Lymphozyten und Plasmazellen mit einigen restlichen Schilddrüsenfollikeln finden (33) (s. S. 19). Bereits in den vorhergehenden Stadien führt die Infiltration mit Rundzellen zu einer Herabsetzung der Funktion, die auch im Szintigramm zu erkennen ist (112). Allerdings gibt es auch voll ausgebildete atrophische Finalzustände, bei der sich zelluläre Infiltrationen nicht mehr nachweisen lassen. Aber auch in diesen Fällen macht die klinische Beobachtung den Ablauf des oben geschilderten Prozesses wahrscheinlich. Im übrigen besteht jedoch eine nachweisbare Korrelation zwischen den Autoimmunprozessen und den histologischen Befunden in der Drüse (9, 10).

Die Krankheitsfälle, bei denen zunächst eine Hypothyreose vorlag, die aber dann nach Absetzen der Substitutionstherapie in eine Hyperthyreose überging, sind mit Vorsicht zu bewerten, da es unklar ist, ob die Substitutionstherapie nicht ohne Wissen des Arztes weiter fortgeführt wurde, so daß es sich in Wirklichkeit um eine Hyperthyreosis factitia handelte (45, 70). In anderen Fällen ist eine hyperthyreote Phase als Ausdruck einer Immunthyreoiditis zu vermuten (43, 63, s. aber auch 68).

Die klinischen Korrelationen zwischen Hyperthyreose, Immunthyreoiditis und primärer Hypothyreose sind in den Kap. Ätiologie der Hyperthyreose und Entzündungen der Schilddrüse besprochen (s. S. 199, 609). Die vielfachen Beziehungen zu anderen Autoimmunerkrankungen gehen aus der Abb. 7.3 hervor (40). Sie lassen das Vorliegen eines *genetischen* Faktors bei der Entstehung auch des letzteren Krankheitsbildes als sehr wahrscheinlich erscheinen. Zwar liegen zum Komplex der primären Hypothyreose nur wenig genetische Untersuchungen vor; die Ergebnisse der Hyperthyreoseforschung lassen aber keine Zweifel an der hereditären Bedingtheit dieser Krankheit; sie ist auch durch Zwillingsforschung gut belegt (105, 115) (s. auch Kap. Hyperthyreose S. 193). Die genetische Komponente bei der Entstehung der Immunthyreoiditis ist unbestritten. Auch hier ist Konkordanz bei eineiigen Zwillingen nachgewiesen (7, 69, 121). Aber auch bei der primären Hypothyreose hat sich bei der Zwillingsforschung Konkordanz ergeben (60). Allerdings sind diese Untersuchungen insgesamt noch unbefriedigend.

Zur Familiarität des Vorkommens von Schilddrüsenantikörpern liegen ebenfalls Untersuchungen vor, meist in den Familien von Personen, die eine ernsthafte Schilddrüsenkrankheit aufweisen (22, 34, 36, 52–56, 69). Aber auch bei Verwandten älterer Personen, die nicht unter dem Gesichtspunkt des Vorhandenseins einer Schilddrüsenkrankheit ausgewählt wurden, ließ sich die Anwesenheit von Schilddrüsenantikörpern nachweisen. Mindestens ergab sich auch hier die Fähigkeit, Antikörper zu produzieren, wobei sich eine mäßig starke erbliche Bedingtheit, wahrscheinlich auf multifaktorieller Basis, fand (54).

Unter Berücksichtigung der klinischen Erscheinungen, der Konzentration der Hormone und des TSH im Serum und der Gegenwart von zirkulierenden Schilddrüsenantikörpern wurde versucht, die Hypothyreose in abgestufte Phasen einzuteilen (37, 38). In einer ersten Gruppe handelt es sich um das *voll ausgeprägte Bild* der Hypothyreose mit den zu erwartenden klinischen und biochemischen Befunden. Die zweite Gruppe stellt eine *klinisch milde Form* dar mit meist unspezifischen, wenig eindrucksvollen klinischen Anzeichen wie leichter Ermüdbarkeit, trockener Haut, Obstipation, Haarverlust und dgl. Die Hormonwerte im Blut liegen im unteren Bereich der Norm. Erhöhte TSH-Werte

---

* Über eine immunpathologische Trias: hämolytische Anämie, Thrombozytopenie und Thyreoiditis mit Hypothyreose wurde kürzlich berichtet (59).

Abb. 7.3 Klinische Verbindungen verschiedener Autoimmunerkrankungen. Die Kombinationen sind durch die Enden der Haken angegeben (nach *Feltkamp* u. Mitarb. [40]).

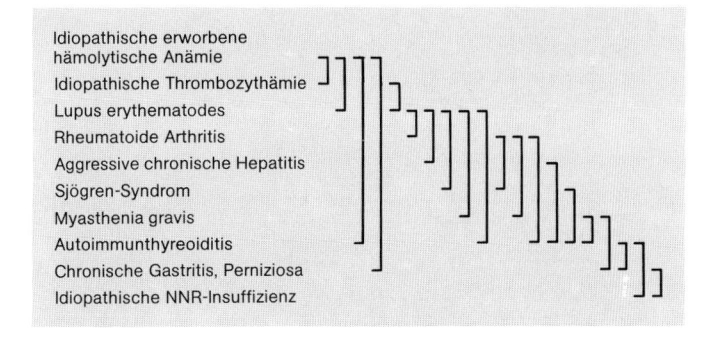

Idiopathische erworbene hämolytische Anämie
Idiopathische Thrombozythämie
Lupus erythematodes
Rheumatoide Arthritis
Aggressive chronische Hepatitis
Sjögren-Syndrom
Myasthenia gravis
Autoimmunthyreoiditis
Chronische Gastritis, Perniziosa
Idiopathische NNR-Insuffizienz

sorgen für eine leidliche klinische und biochemische Kompensation. Eine erfolgreiche Substitutionstherapie beweist, daß es sich tatsächlich um eine milde Form der Hypothyreose handelt. In der dritten Gruppe liegt eine *subklinische asymptomatische Hypothyreose* vor, die klinisch den Anschein der Euthyreose erweckt. Die biochemischen Parameter sind hier vollkommen normal, werden aber nur durch TSH-Ausschüttung in diesem euthyreoten Bereich gehalten. Der TSH-Stimulationstest, den man aber für die Beurteilung als nicht voll ausreichend ansehen muß, gibt oft keine pathologischen Werte. Eine vierte euthyreote Gruppe läßt biochemisch keine Besonderheiten und auch normale TSH-Werte im Serum erkennen. Es finden sich aber *zirkulierende Schilddrüsenantikörper*. Von einer subklinischen Hypothyreose kann man hier nicht sprechen. Die Funktion der Schilddrüse ist zwar normal, immunpathologische Vorgänge spielen sich aber in der Schilddrüse ab, so daß man erwägen muß, ob die Patienten dieser Gruppe ein Risiko für den Eintritt einer späteren Hypothyreose aufweisen (Abb. 7.4 und Abb. 7.5). Zytoplasmatische Antikörper zeigen eine bessere Korrelation als Antikörper gegen Thyreoglobulin zur Schwere der Hypothyreose auf (38). (Zum Altersgang von T_4, TSH und TRH-TSH-Test s. S. 443 und Abb. 7.15.)

Bei diesen Überlegungen ist zu erwähnen, daß ein nicht unbeträchtlicher Teil der allgemeinen Population bei Serienuntersuchungen Antikörper im Serum aufweist. So wurden an einer Allgemeinpraxis im Nordosten von England Antikörper gegen Thyreoglobulin mit einem Titer von 1 : 25 oder mehr bei 16,2% der Frauen und 4,3% der Männer und sehr hohe Antikörpertiter von 1 : 80 000 oder mehr bei 4,6% der Frauen und 1,6% der Männer gefunden (30). Sollte man annehmen, daß ein so großer Teil der Bevölkerung eine noch unentdeckte Hypothyreose oder mindestens das Risiko für die Entwicklung dieser Krankheit mit sich trägt?

	T_4	T_3	TSH	TSH-TRH-Test	Bemerkungen
Primäre Hypothyreose (voll ausgebildet)	↓	↓ oder normal	↑↑	↑	Klinisch deutliche Symptome
Primäre Hypothyreose (verminderte Reserve)	↓ oder normal	↓ oder normal	↑	↑	Klinische Symptome wenig ausgeprägt
Primäre Hypothyreose (subklinisch, asymptomatisch)	normal	normal	(↑)	(↑)?	Klinisch Euthyreose
Immunpathologisches Risiko	normal	normal	normal	normal	Klinisch Euthyreose, jedoch Schilddrüsenantikörper nachweisbar
Sekundäre Hypothyreose	↓	↓ oder normal	↓	normal oder (↑)	
Tertiäre Hypothyreose	↓	↓ oder normal	↓	↑ mit Verzögerung	

Abb. 7.4 Klassifizierung der Hypothyreose und Einteilung ihres Schweregrades.

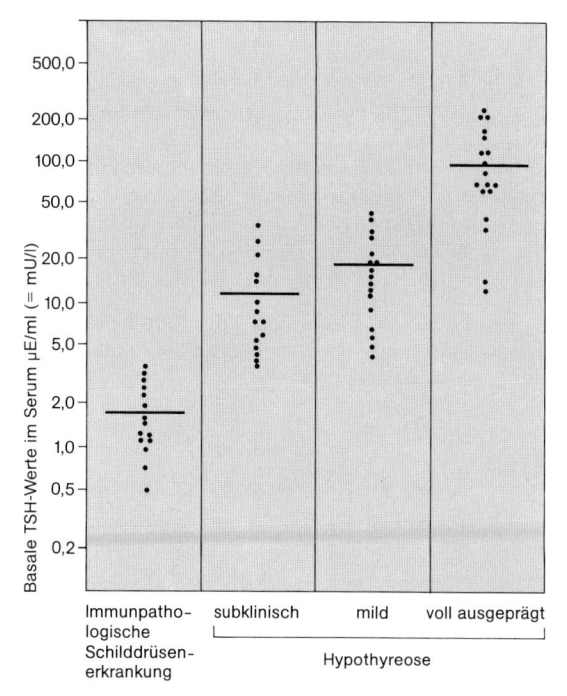

Abb. 7.5 TSH-Konzentrationen im Serum bei der Hypothyreose (nach *Evered* u. Mitarb. [38]).

Es ist diskutiert worden, ob euthyreote Personen mit einem positiven Antikörperbefund und lymphozytären Infiltrationen in der Schilddrüse in vermehrtem Maße zu kardiovaskulären Komplikationen neigen (11, 41). Inzwischen ergab eine prospektive Studie, die sich in Finnland über 4 Jahre erstreckte und Personen zwischen 50 und 69 Jahren bei der ersten Untersuchung umfaßte, daß die Prävalenz von koronaren Herzerkrankungen eine Korrelation zum Nachweis von Schilddrüsenantikörpern zeigte. Nach dieser Studie hat es den Anschein, daß eine asymptomatische Schilddrüsenautoimmunität, unabhängig von anderen bekannten Risikofaktoren, die nachfolgende Entwicklung einer koronaren Herzerkrankung voraussagen läßt. Die Bedeutung der asymptomatischen Autoimmunthyreoiditis als Risikofaktor für die koronare Herzerkrankung steigt mit dem Alter an. Möglicherweise ist nicht die Schilddrüsenunterfunktion, die mit der Thyreoiditis in Zusammenhang steht, maßgebend, sondern vielmehr der autoimmunologische Prozeß für sich, der die vaskulären Degenerationen bedingt. Auch der metabolische Effekt von hohen Konzentrationen von TSH mag eine Rolle spielen (13).

Für den pathogenetischen Zusammenhang zwischen Hyperthyreose, Immunthyreoiditis und primärer Hypothyreose spricht auch der seltene Befund einer endokrinen Ophthalmopathie bei einer primären Hypothyreose. Während das Zusammentreffen von Ophthalmopathie mit Hyperthyreose und Euthyreose geläufig ist, ist die Kombination mit einer primären Hypothyreose in der Literatur erst in 57 Fällen beschrieben worden, ohne daß ein therapeutischer Eingriff (etwa bei vorhergehender Hyperthyreose) bekannt gewesen wäre. Bei der Kombination lassen sich fast immer Schilddrüsenantikörper nachweisen. Manchmal entstehen Ophthalmopathie und Hypothyreose gleichzeitig, manchmal treten sie nach einem Intervall von einigen Jahren auf (21, 27). Auch das Zusammentreffen von primärer Hypothyreose und endokriner Dermatopathie mit hohem Antikörpertiter und thyreoiditischen Befunden bei der Biopsie ist bekannt (42, 58, 88, 96, 120).

Schwangerschaft und Entbindung können bei einer thyreoiditisch bedingten primären Hypothyreose die Autoimmunvorgänge beeinflussen. Es ist sowohl über den Übergang von einer Hypothyreose zur Euthyreose bei Eintritt der Gravidität und ein erneutes Auftreten der Hypothyreose nach der Entbindung (94) als auch über eine Hypothyreose nach der Entbindung, die später abklang, berichtet worden (3, 4, 5). Stets ließen sich hohe Titer von Schilddrüsenantikörpern feststellen.

Die iatrogene Hypothyreose durch Einwirkung ionisierender Strahlen und operative Eingriffe

Diese Formen der Hypothyreose haben an Häufigkeit stark zugenommen; in der Skala stehen sie vielleicht sogar an erster Stelle. Die statistischen Belege sind auf S. 345 zu finden. Auch wenn man die klinische und die subklinische, die temporäre und die definitive Form der Hypothyreose auseinanderhält, so ergibt sich bei Verwendung einer Einzeldosis bei der Radiojodtherapie eine Gesamthypothyreoserate von etwa 12%, wobei die kumulative Zuwachsrate pro Jahr 1–3% beträgt. Dieses hohe Risiko ist z. T. dadurch bedingt, daß die immunpathologischen Vorgänge nach der Therapie weiterlaufen. Durch Beachtung der auf S. 347 dargestellten Vorbeugungsmaßnahmen ist die Hypothyreoserate sicher wesentlich herabzusetzen. Insbesondere empfiehlt es sich, diese Therapie in refracta dosi durchzuführen, da sich in diesem Fall nur Hypothyreoseraten von 2,5 bis 3% ergeben.

Auch nach operativer Behandlung von Schilddrüsenerkrankungen ist das Hypothyreoserisiko erheblich, besonders, wenn es sich um die subtotale Resektion bei der Hyperthyreose vom Basedowtyp, und hier speziell wiederum eine diffuse Struma, handelt. Nachuntersuchungen liegen bisher nur spärlich vor, so daß man sich über die Frequenz dieser Komplikation nur schwer ein Bild machen kann, zumal sich genaue Angaben über den Funktionszustand der Schilddrüse erst 6–12 Monaten nach der Operation machen lassen. Auch hier muß man zwischen subklinischen und klinischen, temporären und definitiven Hypothyreosen, unterscheiden. Der Grad der lymphozytären Infiltration, das Vorhandensein zytotoxischer Antikörper, die Tendenz der Hyperthyreose zu einer Progression in Richtung Hypothyreose, der zeitliche Abstand zur Operation ist maßgebend, während die Bedeutung der Größe des verbliebenen Schilddrüsenrestes noch umstritten ist. Die definitive Hypothyreoserate kann auf 3,5–17% geschätzt werden. Auch hier ist mit einer jährlichen kumulativen Zuwachsrate von 1 bis 3% zu rechnen.

Wird indikationslos eine Operation bei einer Immunthyreoiditis (Hashimoto) vorgenommen, so tritt die postoperative Hypothyreose unweigerlich ein.

Über das Hypothyreoserisiko bei der Operation euthyreoter Strumen ist wenig bekannt. 1–15 Monate nach der Operation war in einem Endemiegebiet der FT4-Index bei jüngeren Frauen signifikant erniedrigt, während die basalen und TRH-stimulierten TSH-Werte anstiegen (44).

Die jodinduzierte Hypothyreose

Die Verwendung von Jodpräparaten bei der Behandlung des Asthma, der chronischen Bronchitis und der Lues ist sehr alt. Trotzdem ist erst seit 1945 bekannt, daß in seltenen Fällen eine Hypothyreose entstehen kann (66, 97). Weitere Mitteilungen folgten dann schnell. 1969 gab WOLFF (117) eine ausführliche Übersicht mit Erläuterung des Entstehungsmechanismus. Er stellte damals aus der Literatur 143 Fälle zusammen, die in Nichtendemiegebieten entstanden waren. Die Untersuchungen sind inzwischen durch Einführung der basalen TSH-Bestimmung und des TRH-Test verfeinert worden.

In jedem Fall handelt es sich um die Applikation von hohen, pharmakologischen Dosen von Jodid, die den normalen Bedarf der Schilddrüse (ca. 100 bis 150 µg/d) (0,8 bis 1,2 µmol/d), wovon 10% aus der Dejodierung der von der Schilddrüse abgegebenen organischen Jodide entsteht, um das Vielfache, evtl. um das Hundert- bis Tausendfache übersteigt.

Die jodinduzierte Hypothyreose (im anglo-amerikanischen Schrifttum oft als „iodide goitre" bezeichnet) kommt in jedem Lebensalter, bevorzugt bei Frauen vor. Durch die Stimulierung der TSH-Funktion entsteht in der überwiegenden Mehrzahl der Fälle eine diffus vergrößerte Struma. In etwa 40% wird eine Struma ohne Hypothyreose beobachtet, in 16% eine Hypothyreose ohne Struma und in 44% eine Kombination von beiden (117). Im übrigen bietet das klinische Bild nichts Auffälliges. Alle Abstufungen des Schweregrades kommen vor.

Die Funktionsdiagnostik läßt den Einfluß des Jodexzesses erkennen, d. h. die $PB^{127}J$-Werte sind durch Jodkontamination hoch und somit nicht verwertbar. Der Blutspiegel des anorganischen Jod ist hoch (57, 89) und kann auf 1000 µg/dl (79 µmol/l) im Serum ansteigen. Einen ebenso wichtigen Hinweis auf die Genese der Krankheit bietet die hohe Ausscheidung von stabilem Jod im Urin. Es können bis weit über 1000 mg (7,9 µmol/l) in 24 Stunden gefunden werden (83). Die Beeinflussung der ^{131}J-Aufnahme im Zweiphasentest stellt die Abb. 7.6 dar. Sie kann auf die für die Hypothyreose charakteristischen niedrigen Werte zurückgeben und nach TSH-Gabe stimuliert werden. Hohe Uptake-Werte sind aber auch schon beobachtet worden. Der Jodpool der Schilddrüse ist hoch und besteht zum großen Teil aus nicht-organisiertem Jod. Dementsprechend ist das $PB^{131}J$ gewöhnlich niedrig. Durch den Depletionstest mit Kaliumperchlorat läßt sich das Jod leicht aus der Schilddrüse entfernen, auch dann noch in grö-

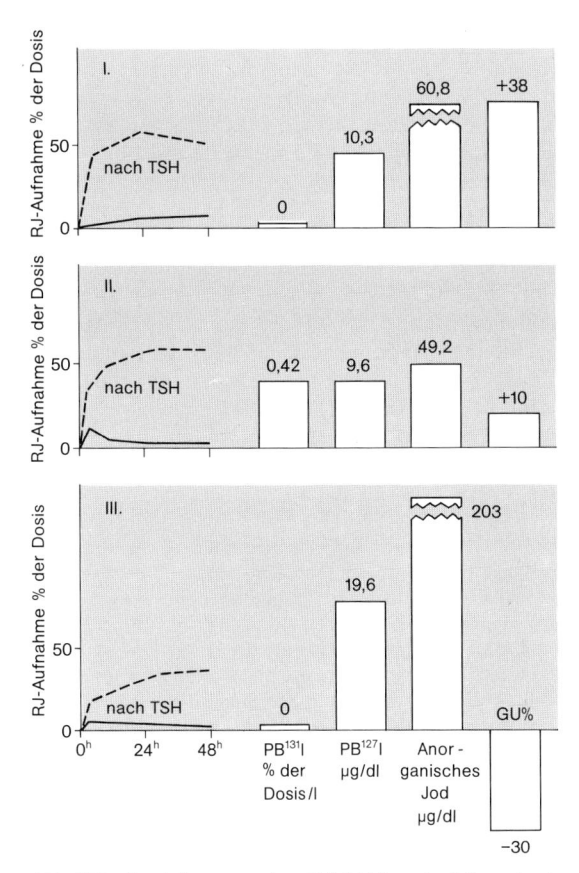

Abb. 7.6 Beeinflussung der Schilddrüsenfunktion durch hohe Tagesdosen von Kaliumjodat. I. Patient, 37 Jahre, nach 1 Woche: Gesamtzustand euthyreot; II. Patient, 51 Jahre, nach 8 Wochen: Gesamtzustand euthyreot; III. Patient, 41 Jahre, nach 1 Jahr: Gesamtzustand euthyreot (nach *Klein* [75]).

ßeren Mengen, wenn die Jodmedikation bereits abgesetzt wurde (117). Beim voll ausgebildeten Krankheitsbild ist der Grundumsatz erniedrigt und die Halbwertzeit des Thyroxin bis auf 13 Tage verlängert.

Wird die Jodmedikation beendet, so kommt es im Laufe von Wochen, spätestens von Monaten zu einer Wiederherstellung der Euthyreose auch ohne Substitutionstherapie. Man kann daraus einen Schluß auf die Genese dieser Form der Hypothyreose ziehen. Dies trifft jedoch kaum bei Verwendung von Röntgenkontrastmitteln mit langer Halbwertzeit zu. Hier erfolgt die Restitution wesentlich langsamer. Nach Absetzen der Jodmedikation kann es zu einem Rebound-Phänomen mit gesteigerter Abgabe von Schilddrüsenhormonen kommen. Möglicherweise wird es durch eine TSH-Ausschüttung hervorgerufen. Natürlich kann aber in seltenen Fällen auch ein vorher bestehendes hyperthyreotes Krankheitsbild vorliegen, das durch die Jodidgaben kaschiert war. Das Rebound-Phänomen kann differentialdiagnostisch verwertet werden. Wenn sich die Hypothyreose auch üblicherweise nach Jodentzug zurückbildet, so ist dies doch keineswegs immer der Fall. Dauerhypothyreosen, z.B. nach Felsoleinnahme, die bis zu 22 Jahren anhielten, sind beobachtet worden (14, 67).

Untersucht man serienmäßig Patienten, die z.B. wegen einer asthmatischen Erkrankung, regelmäßig jodhaltige Medikamente einnehmen, so entstehen, wie bereits erwähnt, mitunter hypothyreote Krankheitszustände, die klinisch kaum zu erkennen sind. Hormonanalysen, die durch Jodkontamination nicht gefährdet sind, lassen erkennen, daß es zwar regelmäßig zu einem T_4-Abfall im Serum kommt, daß die T_3-Werte aber nicht oder nur wenig absinken. Daraus resultiert der oft milde klinische Befund, der durch die nachweislich gesteigerte TSH-Abgabe aufrecht erhalten wird. T_4-, T_3- und TSH-Werte normalisieren sich nach Ablauf eines Monats, wenn das jodhaltige Medikament abgesetzt wird. Versuche an gesunden Personen zeigen außer einer Erhöhung des basalen TSH auch einen Anstieg des TSH im TRH-Test. Dabei wird wohl T_4, nicht aber T_3 durch TRH beeinflußt (23, 71, 113, 116).

Mechanismus der Induktion einer Hypothyreose durch exzessive Jodidmengen

Die Schilddrüse verfügt über mehrere Regulationsmechanismen, die es erlauben, die Hormonabgabe aus der Schilddrüse in die Zirkulation bei überschüssiger Jodzufuhr zu begrenzen (118):

- Organisches Jod kann vermehrt gespeichert werden.
- Es kann zu einer Reduktion des Jodidtransports durch Sättigung des aktiven Transportmechanismus oder durch einen speziellen Inhibitor kommen. Der Jodidspiegel im Blut muß allerdings auf sehr hohe Werte ansteigen, wenn eine Sättigung des Transports erreicht werden soll.
- Die Organifizierung des Jod kann gehemmt werden (sog. Wolff-Chaikoff-Effekt). Hier ist die Höhe des intrazellulären Jodspiegels von Bedeutung (119).
- Es kann eine Hemmung der Hormonsekretion eintreten, wie man sie von der Behandlung der Hyperthyreose mit Kaliumjodid kennt. Diese Sekretionshemmung läßt sich jedoch schon mit relativ kleinen Jodiddosen erzielen. Sie reichen nicht aus, um den Wolff-Chaikoff-Effekt hervorzurufen. Eine Entleerung der Hormonspeicher ist unwahrscheinlich, weil die Drüsen, die präoperativ mit Jodid behandelt worden sind, große Mengen von Jod enthalten.
- Schließlich kommt eine Hemmung der Rezirkulation des nichthormonalen Jod in der Schilddrüse in Frage.

Obwohl noch viele der pathophysiologischen Prozesse, die nach exzessiven Jodgaben in der Schilddrüse ablaufen, unbekannt sind, muß man annehmen, daß der Wolff-Chaikoff-Effekt für die Depression der Schilddrüsenfunktion maßgebend ist. Noch nicht geklärt ist die Frage, weshalb nur ein kleiner Teil aller Personen, die unter exzessiver Jodeinwirkung stehen, an einer vorübergehenden oder permanenten Hypothyreose erkranken. Wird Jod über lange Zeit gegeben, so schwächt sich die Inhibition der Hormonsynthese ab. Man hat dies als escape oder auch als Adaptation bezeichnet (119). Wahrscheinlich kommt die Adaptation dadurch zustande, daß der aktive Jodidtransport vom Plasma in die Schilddrüse absinkt, so daß eine Jodidspeicherung in der Schilddrüse, welche die Hormonsynthese hemmt, verhindert wird (18). So könnte man es am ehesten erklären, daß die große Mehrzahl der Patienten, die unter der Einwirkung exzessiver Jodiddosen steht, keine Hypothyreose entwickelt. Man muß also annehmen, daß bei den Patienten, bei denen eine Hypothyreose entsteht, dieser Adaptationsmechanismus gestört ist, d. h. daß eine Prädisposition durch eine abnorme Schilddrüsenfunktion vorliegt. Wahrscheinlich handelt es sich um eine Störung im Organifizierungsmechanismus der Schilddrüse. Ein solcher wird bei der unbehandelten Hyperthyreose, ganz besonders aber nach einer Radiojodtherapie, vermutet. Tatsächlich ließ sich eine erhöhte Empfänglichkeit dieser Drüsen gegenüber der Induktion einer Hypothyreose durch Jodid nachweisen; aus unbekannten Gründen, jedoch in geringerem Maße, ebenso nach einer subtotalen Schilddrüsenresektion bei Hyperthyreose (19). Wenn sich bei der Immunthyreoiditis in der größten Mehrzahl der Fälle durch Joddarreichung mit pharmakologischen Dosen ebenfalls eine Hypothyreose mit Absinken der T_4-Werte und Erhöhung der TSH-Werte erzeugen läßt, so muß man auch hier an einen Defekt in der Organifikation, der dieser Entwicklung zugrunde liegt, denken. In dieser Gruppe soll auch der Titer der Antikörper höher sein. Möglicherweise sind für die erhöhte Empfänglichkeit Autoimmunphänomene verantwortlich. Allerdings besteht keine Relation zur Höhe des Titers der Antikörper (20) (s. auch S. 505).

Jodid-induzierte Hypothyreose beim Neugeborenen

Da Jodid die Plazentaschranke leicht überschreitet (und ebenso in die Milch wie in das Fruchtwasser übertritt), ist es verständlich, daß für das Neugeborene einer Mutter, die unter dem Einfluß eines Überschusses an Jod steht oder auch ein Röntgenkontrastmittel erhielt, die gleichen Bedingungen gelten. Die meisten dieser Mütter leiden unter einer chronischen Bronchialerkrankung. Allerdings ist die blande Struma des Neugeborenen nach Jodidbehandlung der Mutter wesentlich häufiger als eine Kombination von Struma und Hypothyreose. Ein solcher Kropf tritt auf, wenn Jodid wenigstens 4 Monate während der Schwangerschaft verabreicht wurde (117). Der jodidinduzierte Kropf ist beim Neugeborenen nur deshalb besonders gefährlich, weil er leicht zu einer Trachealverlegung führen und deshalb bei der Geburt ernste Schwierigkeiten bereiten kann. So stirbt etwa $1/3$ der Kinder bei der Geburt, falls nicht besondere Vorsichtsmaßnahmen getroffen werden. Die Mutter muß nicht unbedingt mit einer Struma behaftet sein. Nach der Entbindung verschwindet die Struma bei den überlebenden Kindern langsam. Sie tritt auch bei Kindern auf, deren Mütter wegen Hyperthyreose mit Jodid behandelt worden sind (24, 93).
Von Interesse ist ferner, daß auf einer der japanischen Inseln, nämlich Hokkaido, eine Jodstruma auftritt, die als Küstenkropf bezeichnet wird und in einer Häufigkeit von 6–12% vorkommt. Diese Struma wird bei Algenfischern, die große Mengen von Algen essen, gefunden. Diese enthalten große Mengen von Jodid, so daß es zu einer täglichen Zufuhr von ungefähr 200 mg (1,6 mmol) kommen kann. Es handelt sich dabei, auch bei Kindern, um eine diffuse Struma. Die Jodidkonzentrationen im Plasma und im Urin sind hoch. Eine Hypothyreose wird nicht beobachtet, nach Ansicht der japanischen Untersucher deshalb, weil die Algen nur in Intervallen verzehrt werden. Jedoch wird ein Rebound-Phänomen nach Änderung der Kost beobachtet.

Die jodinduzierte Hypothyreose ist besonders in ihrer klinisch kaschierten Form nicht leicht zu erkennen. Wichtig ist, daß man bei verdächtiger Vorgeschichte an diese Möglichkeit denkt. Bei Asthmatikern soll die Häufigkeit bis zu 3% betragen (14). Wie erwähnt, sind einige Laboratoriumsverfahren wegen der Möglichkeit einer Jodkontamination nicht zu verwerten.
Eine Therapie ist meistens nicht notwendig, da die Ausheilung spontan erfolgt. Handelt es sich aber um Röntgenkontrastmittel mit langer Halbwertzeit, so ist eine T_4-Behandlung erforderlich, die Struma und Hypothyreose schnell zum Verschwinden bringt.

Durch periphere Resistenz gegenüber den Schilddrüsenhormonen hervorgerufene Hypothyreose

Die Erforschung dieser seltenen Spielart der Hypothyreose befindet sich noch im Stadium der Kasuistik und der wissenschaftlichen Diskussion. Jedoch liegen einige gut belegte Krankheitsfälle vor. Die Möglichkeit einer Resistenz des peripheren Gewebes gegenüber einer Hormoneinwirkung wurde zuerst von ALBRIGHT u. Mitarb. (2) bei der Entdeckung des „Pseudoparathyreoidismus" beschrieben. Inzwischen gibt es kaum ein Hormon, bei dem nicht Beobachtungen über eine periphere Resistenz bekannt geworden wären.
Das klinische Bild ist wenig eindrucksvoll. Es entspricht entweder einer milden Hypothyreose oder meistens einer Euthyreose. In einem Fall (16) lagen bei einem 8jährigen Jungen keine Anzeichen einer angeborenen Schilddrüsenerkrankung vor, jedoch erwies er sich als unbegabt in der Schule. Manchmal sind bei Geschwistern aber die Anzeichen einer angeborenen Schilddrüsenschädigung unverkennbar (Taubstummheit, verzögerte Knochenreifung, gestippte Epiphysen bei normaler Wachstumsrate) (98). In anderen Fällen läßt sich nur Familiarität nachweisen, nicht aber ein angeborener Defekt (79).
Die biochemischen Untersuchungen ergeben ausnahmslos Werte, die scheinbar für eine Hyperthyreose sprechen. So sind die Werte für T_4, freies T_4, T_3, auch $PB^{127}J$ sowie die Speicherung im ^{131}J-Zweiphasentest erhöht. Der extrathyreoidale T_4-Pool ist erhöht, ebenso die T_4-Umsatzraten (78). TSH ist stets in meßbaren Mengen im Serum vorhanden, manchmal ist es sogar stark erhöht und zeigt ein erhebliches Ansteigen nach TRH-Gabe (35, 107). Die Bestimmung des Grundumsatzes und der Perspiratio insensibilis ergeben normale Werte. Dagegen zeigt sich bei Geschwistern (98, 99) als Ausdruck einer Hypothyreose eine verminderte Ausscheidung von Hydroxyprolin und Creatin, erhöhte Carotinwerte sowie eine Metachromasie in den Fibroblasten der Hautkultur. Schilddrüsenantikörper sind nicht zu finden, was gegen die primär-thyreogene Genese spricht. Familiarität liegt bei manchen Fällen vor, bei anderen nicht. Zur Erklärung bietet sich nur die Hypothese an, daß die Zielorgane gegenüber den Schilddrüsenhormonen resistent sind, da ein Defekt der Konversion von T_4 zu T_3 in Anbetracht der hohen T_3-Werte im Serum unwahrscheinlich ist und eine Abnormität der Schilddrüsenhormone und des TSH sich nicht hat nachweisen lassen (Ansteigen von TSH, T_4, freiem T_4 und T_3 im TRH-Versuch). Der sekretorische Apparat des Hypophysenvorderlappens erweist sich aber als unempfindlich gegenüber den Schilddrüsenhormonen, da die hohen Werte der letzteren im Serum nicht im Stande sind, das TSH auf nicht meßbare Werte zu senken.
Zu erörtern wäre noch eine nur scheinbare Resistenz dadurch, daß die Patienten die Schilddrüsenhormone nicht einnehmen, daß sie möglicherweise erst auf höhere Menge reagieren oder daß sie die Hormone nicht in ausreichender Weise absorbieren (49). Wahrscheinlicher ist aber eine Bindungsstörung von T_3 und T_4 an der Zellmembran sowohl in der Hypophyse wie auch in den Körperzellen der Peripherie.

Eine Möglichkeit, dieses Syndrom, das keine praktische Bedeutung hat, jedoch hohes pathophysiologisches Interesse erregen muß, zu beeinflussen, ist nicht bekannt. Bei 3 Geschwistern kam es spontan zu einer langsamen Besserung im Laufe von 6–7 Jahren (98).

Neue Aspekte haben sich durch die Entdeckung von Antikörpern ergeben, die in spezifischer Weise T4 oder T3 binden. Sie werden bei verschiedenen Schilddrüsenkrankheiten beobachtet und stellen einen Störfaktor bei der Bestimmung der Hormonkonzentrationen im Serum dar (61). Es besteht die Möglichkeit, daß die Ausbildung einer Hypothyreose durch das Vorkommen dieser Antikörper begünstigt oder sogar eingeleitet wird. Der Titer der T3-Antikörper kann parallel zur Ausbildung der Hypothyreose ansteigen (72). Dabei spricht die Schilddrüse nicht auf TSH an; Anzeichen einer Thyreoiditis lassen sich dabei nicht nachweisen.

Das Syndrom des niedrigen Trijodthyroninspiegels

Dieses Syndrom ist durch niedrige Werte für das freie und das Gesamt-T3, normale Werte für das freie und das Gesamt-T4 und erhöhte Werte für das rT3 gekennzeichnet. Daß die T3-Konzentrationen bei manchen konsumierenden Krankheiten, die nichts mit der Schilddrüse zu tun haben, infolge mangelnder Dejodierung absinken, wurde bereits besprochen (S. 311). Beim Studium der Anorexia nervosa (S. 458) ergeben sich insofern neue Erkenntnisse, als diese Patienten zwar klinisch euthyreot sind, der Reglermechanismus sich aber infolge der verminderten Nahrungsaufnahme auf ein niedriges Niveau einstellt, wobei der Ablauf des TRH-Tests eine Verzögerung erfährt (6, 27, 28, 91, 114). In den Anfängen scheint es sich um einen Selbstschutzmechanismus zu handeln, d.h. um eine adaptive metabolische Hypothyreose. Jedoch kann sich auch in einzelnen Fällen eine klinische Hypothyreose herausbilden, wenn die T4-Werte ebenfalls absinken. Durch eine Wiederaufütterung kann beides korrigiert werden (6), nicht aber bei schweren Krankheitszuständen. Hier läßt das Absinken der Werte für freies und Gesamt-T4, zusammen mit einem negativen TRH-Test die Entstehung einer sekundären Hypothyreose erkennen, wobei sich die Gesamtprognose erheblich verschlechtert und eine Substitutionsbehandlung erforderlich wird (58 a).

Literatur

1 Aho, K., P. Virkola, O. P. Heinonen: Determination of thyroglobulin antibodies using chromic chloride as a coupling reagent. Evaluation of the test and charaterization of antibodies in an adult population. Acta endocr. (Kbh.) 68 (1971) 196
2 Albright, F., C. H. Burnett, P. H. Smith, W. Parson: Pseudoparathyroidism: an example of „Seabright-Bantam Syndrome". Endocrinology 30 (1942) 922
3 Amino, N., K. Miyai, M. Fukuchi, Y. Kumahara: Transient hypothyroidism associated with increased anti-microsomal antibodies. Endocr. jap. 22 (1975) 141
4 Amino, N., R. Kuro, O. Tanizawa, F. Tanaka, C. Hayashi, K. Kotani, M. Kawashima, K. Miyai, Y. Kumahara: Changes of serum anti-thyroid antibodies during and after pregnancy in autoimmune thyroid disease. Clin. exp. Immunol. 31 (1978) 30
5 Amino, N., K. Miyai, R. Kuro, O. Tanizawa, M. Azukizawa, S. Takai, F. Tanaka, K. Nishi, M. Kawashima, Y. Kumahara: Transient postpartum hypothyroidism: fourteen cases with autoimmune thyroiditis. Ann. Intern. Med. 87 (1977) 155
6 Aro, A., B.-A. Lamberg, R. Pelkonen: Hypothalamic endocrine dysfunction in anorexia nervosa. Acta endocr. (Kbh.) 85 (1977) 673
7 Austoni, M., F. Callegari, P. Borini: Tirodite autoimmune concordante di Hashimoto in gemelli uniovolari. Folia allerg. (Roma) 11 (1964) 78
8 Bahemuka, M., H. M. Hodkinson: Screening for hypothyroidism in elderly inpatients. Brit. med. J. 1975/II, 601
9 Bastenie, P. A., A. M. Ermans: Thyroiditis and thyroid function. Clinical, morphological, and physiopathological studies. Pergamon Press, Oxford 1972
10 Bastenie, P. A., M. Bonnyns, L. Vanhaelst: Thyroiditis in acquired hypothyroidism in adults, In: Thyroiditis and thyroid function. clinical, morphological and physiopathological studies, hrsg. von P. A. Bastenie, A. M. Ermans. Pergamon Press, Oxford 1972 (S. 211)
11 Bastenie, P. A., P. Neve, M. Bonnyns, L. Vanhaelst: Clinical and pathological significance of asymptomatic atrophic thyroiditis. Lancet 1967/I, 915
12 Bastenie, P. A., P. Neve, M. Bonnyns, L. Vanhaelst: Coronary artery disease in hypothyroidism. Lancet 1967/II, 1221
13 Bastenie, P. A., L. Vanhaelst, J. Goldstein, Ph. Smets: Asymptomatic autoimmune thyroiditis and coronary heart-disease. Cross-sectional and prospective studies. Lancet 1977/I, 155
14 Begg, T. B., R. Hall: Iodide goitre and hypothyroidism. Quart. J. Med. 32 (1963) 351
15 Bircher, H.: Das Myxödem und die cretinische Degeneration. Volksmanns Slg. 1890 (S. 357); zit. nach Austoni u. Mitarb. (7)
16 Bode, H. H., M. Danon, B. D. Weintraub, F. Maloof, J. D. Crawford: Partial target organ resistance to thyroid hormone. J. clin. Invest. 52 (1973) 776
17 Bornhauser, S.: Zur Geschichte der Schilddrüsen- und Kropfforschung im 18. Jahrhundert. In: Veröffentlichungen der Schweizerischen Gesellschaft für Geschichte der Medizin und der Naturwissenschaften. Sauerländer, Aarau 1951
18 Braverman, L. E., S. H. Ingbar: Changes in thyroid function during adaptation to large doses of iodide. J. clin. Invest. 42 (1963) 1216
19 Braverman, L. E., K. A. Woeber, S. H. Ingbar: Induction of myxedema by iodide in patients euthyroid after radioiodine or surgical treatment of diffuse toxic goiter. New Engl. J. Med. 281 (1969) 816
20 Braverman, L. E., S. H. Ingbar, A. G. Vagenakis, L. Adams, F. Maloof: Enhanced suspectibility to iodide myxedema in patients with Hashimoto' thyroiditis. J. clin. Endocr. 32 (1971) 515
21 Brownlie, B. E. W., O. A. G. Newton, S. P. Singh: Ophthalmopathy associated with primary hypothyroidism. Acta endocr. (Kbh.) 79 (1975) 691
22 Buchanan, W. W., J. A. Boyle, W. R. Greig, R. McAndres, M. Barr, J. R. Anderson, R. B. Goudie: Distribution of certain autoantibodies in monozygotic and dizygotic twins. Ann. rheum. Dis. 25 (1966) 463
23 Bürgi, H., R. Grubler, A. Radvila, H. Studer: Hypothyreose, eine Nebenwirkung der Asthmabehandlung mit hohen Joddosen. Schweiz. med. Wschr. 102 (1972) 837
24 Carswell, F., M. M. Kerr, J. H. Hutchinson: Congenital goitre and hypothyroidism produced by maternal ingestion of iodide. Lancet 1970/I, 1241
25 Charcot, M.: Myxoedème cachexie pachydermique on état crétinois. Gaz. Hôp. (Paris) 10 (1881)
26 Christiani, H.: La greffe thyroidienne chez l'homme. Sem. méd. (Paris) 24 (1904) 81
27 Christy, J. H., R. S. Morse: Hypothyroid Graves' disease. Amer. J. Med. 62 (1977) 291
28 Croxson, M. S., H. K. Ibbertson: Low serum triiodothyronine (T3) and hypothyreoidism in anorexia nervosa. J. clin. Endocr. 44 (1977) 167
29 Curling: zit. nach T. H. McGavack (85)
30 Dingle, P. R., A. Ferguson, D. B. Horn, J. Tubmen, R. Hall: The incidence of thyroglobulin antibodies and thyroid enlargement in a general practice in North-East England. Clin. exp. Immunol. 1 (1966) 277
31 Doniach, D. R., I. M. Roitt: Auto-immune thyroid disease. In:

Textbook of Immunpathology, hrsg. von P. A. Miescher, H. G. Müller-Eberhard. Grund & Stratton, New York 1969
32 Doniach, D. R., V. Hudson, I. M. Roitt: Human auto-immune thyroiditis: Clinical studies. Brit. med. J. 1960/I, 365
33 Douglass, R. C., S. D. Jacobson: Pathologic changes in adult myxedema. J. clin. Endocr. 17 (1957) 1354
34 Dunning, E. J.: Struma lymphomatosa: A report of three cases in one family. J. clin. Endocr. 9 (1959) 1121
35 Elewaut, M. Mussche, A. Vermeulen: Familial partial target organ resistance to thyroid hormones. J. clin. Endocr. 43 (1976) 575
36 Evans, A. W., J. C. Howel, C. D. M. Woodrow, A. R. McDougall, R. W. Chew Evans: Antibodies in the families of thyrotoxic patients. Lancet 1967/I, 636
37 Evered, D. C., R. Hall: Hypothyroidism. Brit. med. J. 1972/I, 290
38 Evered, D. C., B. J. Ormston, P. A. Smith, R. Hall, T. Bird: Grades of hypothyroidism. Brit. med. J. 1973/I, 657
39 Fagge, C. H.: On sporadic cretinism occurring in England. Brit. med. J. 1871/I, 279
40 Feltkamp, T. E. W., A. L. van Rossum: Antibodies to salivary duct cells, and other autoantibodies, in patients with Sjörgren's syndrome and other idiopathic autoimmune diseases. Clin. exp. Immunol. 3 (1968) 1; zit. nach D. Reinwein u. K. Hackenberg (101)
41 Fowler, P. B. S., J. Swale: Premyxoedema and coronary artery disease. Lancet 1967/I, 1077
42 Fox, R. A., T. B. Schwartz: Infiltrative ophthalmopathy and primary hypothyroidism. Ann. intern. Med. 67 (1967) 377
43 Gavras, J., J. A. Thomson: Late thyrotoxicosis complicating autoimmune thyroiditis. Acta endocr. (Kbh.) 69 (1972) 41
44 Gemsenjäger, E.: Untersuchungen der Schilddrüsenfunktion mittels TRH-Test bei blander Struma vor und nach Strumektomie. Schweiz. med. Wschr. 106 (1976) 1084
45 Goolden, A. W. G., M. Davidson, R. Hoffenberg: Myxoedema preceding hypothyroidism. Lancet 1971/II, 268
46 Gordin, A., B. A. Lamberg: Natural course of symptomless autoimmune thyroiditis. Lancet 1975/II, 1234
47 Gordin, A., O. P. Heinonen, B. A. Lamberg: Serum TSH in „healthy" subjects with thyroid antibodies and in hypothyroidism. In: 4th Meeting Eur. Thyr. Assoc., Bern 1971, Abstr. Nr. 6
48 Greenspan, F. S.: Radiation exposure and thyroid cancer. J. Amer. med. Ass. 237 (1977) 2089
49 DeGroot, L. J., J. B. Stanbury: The Thyroid and its Diseases, 4. Aufl. Wiley, New York 1975 (S. 562)
50 Gross, J., R. Pitt-Rivers: Triiodothyronine in relation to thyroid physiology. Recent Progr. Horm. Res. 10 (1954) 109
51 Gull, W. W.: On a cretinoid state supervening in adult life in women. Trans. clin. Soc. Lond. 7 (1873) 180
52 Hall, R.: Biochemical genetics of Hashimoto's disease. In: Colloquium on the Thyroid, Rio de Janeiro 1962 s. (53)
53 Hall, R.: Immunologic aspects of thyroid function. New Engl. J. Med. 266 (1962) 1204
54 Hall, R., P. R. Dingle, D. F. Roberts: Thyroid antibodies: A study of first degree relatives. Clin. Genetics 3 (1972) 319
55 Hall, R., S. G. Owen, G. A. Smart: Evidence for genetic predisposition to formation of thyroid autoantibodies. Lancet 1960/II, 187
56 Hall, R., K. M. Saxena, S. G. Owen: A study of the parents of patients with Hashimoto's disease. Lancet 1962/II, 1291
57 Harden, R. M., D. A. Koutras, W. D. Alexander, E. J. Wayne: Quantitative studies of iodine metabolism in iodide-treated thyrotoxicosis. Clin. Sci. 27 (1964) 399
58 Haydar, N. A.: Exophthalmos, digital clubbing and pretibial myxedema in thyroiditis. J. clin. Endocr. 23 (1963) 215
58a Heinen, E., J. Herrmann, Th. Königshausen, H. L. Krüskemper: The prevalence of secondary hypothyroidism and its relation to prognosis in severely ill patients of an intensive care unit. 8. International Thyroid Congress. Sydney, Australia. February 3-8, 1980 Abstr. Nr. 111
59 Hennemann, H. H., A. Klöss: Autoimmune hämolytische Anämie, Thrombozytopenie und Thyreoiditis: Eine immunpathologische Trias. Dtsch. med. Wschr. 103 (1978) 609
60 Hennen, G., P. Dodinval: Apparition simultanée d'une insufficience thyroidienne primitive chez des jumelles monozygotes. Acta endocr. (Kbh.) 49 (1965) 487
61 Herrmann, J., K. H. Rudorff, H. Kroner, B. N. Premachandra: Antibody binding of thyroid hormone juvenile goitrous hypothyroidism. Horm. metab. Res. 9 (1977) 394
62 Hertoghe, E.: Die Rolle der Schilddrüse beim Stillstand und Hemmung des Wachstums und der Entwicklung und der chronisch gutartige Hypothyreoidismus. Deutsch von Spiegelberg, München 1899
63 Hochstein, M. A., V. Nair, M. Nevins: Hypothyreoidism followed by hyperthyreoidism. Occurrence in a patient with elevated antithyroid antibody titer. J. Amer. med. Ass. 237 (1977) 2222
64 Horsley, V.: Abstracts of the Brown lectures delivered at the University of London. Lancet 1886/I, 3
65 Horsley, V. A.: Note on possible means of arresting the progress of myxedema, cachexia strumipriva and allied diseases. Brit. med. J. 1890/I, 287
66 Hurxthal, L. M.: Myxedema following iodine administration for goitre in a girl aged 6 years. Lahey Clin. Bull. 4 (1945) 73
67 Hydrovitz, J. D., F. Rose: Goitre and myxedema following prolonged ingestion of iodine: report of a case. J. clin. Endocr. 16 (1956) 1109
68 Irvine, W. J., B.-A. Lamberg, D. R. Cullen, R. Gordin: Primary hypothyroidism preceding thyrotoxicosis. J. clin. Lab. Immunol. (1979) Im Druck
69 Irvine, W. J., A. G. MacGregor, A. E. Stuart, G. H. Hall: Hashimoto's disease in uniovular twins. Lancet 1961/II, 850
70 James, K. W.: Myxoedema preceding hyperthyroidism. Lancet 1971/II, 156
71 Jubiz, W., S. Carlile, L. D. Lagerquist: Serum thyrotropin and thyroid hormone levels in humans receiving chronic potassium iodide. J. clin. Endocr. 44 (1977) 379
72 Karlsson, F. A., L. Wibell, L. Wide: Hypothyroidism due to thyroid-hormone-binding antibodies. New Engl. J. Med. 296 (1977) 1146
73 Kendall, E. C.: The isolation in crystalline form of the compound containing iodine which occurs in the thyroid, its chemical nature and physiological activity. Trans. Ass. Amer. Physns. 30 (1915) 420
74 Khangure, M. S., P. R. Dingle, J. Stephenson, T. Bird, R. Hall, D. C. Evered: A long-term follow up of patients with autoimmune thyroid disease. Clin. Endocr. 6. (1977) 41
75 Klein, E.: Iatrogene Störungen im Jodhaushalt. In: Fortschritte der Schilddrüsenforschung, hrsg. von K. Oberdisse, E. Klein. Thieme, Stuttgart 1962 (S. 81)
76 Klein, E., J. Kracht, H. L. Krüskemper, D. Reinwein, P. C. Scriba: Klassifikation der Schilddrüsenkrankheiten. Internist (Berl.) 15 (1974) 181
77 Kocher, T.: Über Kropfextirpation und ihre Folgen. Langenbecks Arch. klin. Chir. 29 (1883) 254
78 Lamberg, B.-A., S. Rosengard, K. Liewendahl, P. Saarinen, D. C. Evered: Familial partial peripheral resistance to thyroid hormones. Acta endocr. (Kbh.) 87 (1978) 303
79 Lamberg, B.-A., R. Sandström, S. Rosengard, P. Saarinen, D. C. Evered: Familial peripheral resistance to thyroid hormones. Acta endocr. (Kbh.), Suppl. 199 (1975) 176
80 Leichtenstern, O.: Ein mittels Schilddrüseninjektion und Fütterung erfolgreich behandelter Fall von Myxoedema operativum. Dtsch. med. Wschr. 19 (1893) 1297, 1333, 1354
81 Lloyd, W. H., I. J. L. Goldberg: Incidence of hypothyroidism in the elderly. Brit. med. J. 1961 II. 1256
82 Lowrey, R., P. Starr: Chemical evidence of incidence of hypothyroidism. Study of employed men and women, physicians, and professional blood donors. J. Amer. med. Ass. 171 (1959) 103
83 Lukens, D.: Iodide goitre. J. Kans. med. Soc. 62 (1961) 478
84 Maggøe, H., I. Reintoft, H. E. Christensen, J. Simonsen, E. F. Mogensen: Lymphocytic thyroiditis: II. The course of the disease in relation to morphologic, immunologic and clinical findings at the time of biopsy. Acta med. scand. 202 (1977) 469
85 McGavack, T. H.: In: The Thyroid. Mosby, St. Louis 1951 (S. 30)
86 Magnus-Levy, A.: Über den respiratorischen Gaswechsel unter dem Einfluß der Thyreoidea sowie unter verschiedenen pathologischen Zuständen. Berl. klin. Wschr. 32 (1895) 650
87 Means, J. H.: The Thyroid and Its Diseases, 2. Aufl. Lippincott, Philadelphia 1948
88 Michaelson, E. D., R. L. Young: Hypothyroidism with Graves' disease. J. Amer. med. Ass. 211 (1970) 1351
89 Mitchell, M. L., H. H. Bradford, Y. Gilboa: Paradoxical response

of the unblocked hyperthyroid gland to iodine. J. clin. Endocr. 26 (1966) 639
90 Mori, T., J. P. Kriss: Measurements by competive binding radioassay of serum antimicrosomal and antithyreoglobin antibodies in Graves' disease and other thyroid disorters. J. clin. Endoc. 33 (1971) 688
91 Moshang, T., R. D. Utiger: Low triiodothyronine euthyroidism in anorexia nervosa. In: Anorexia Nervosa, hrsg. von R. Vigersky. Raven Press New York 1977 S. 263
92 Murray, C. R.: Note on the treatment of myxoedema by hypodermic injections of an extract of the thyroid gland of a sheep. Brit. med. J. 1891 II, 796
93 Nagle, W. W., J. W. Hope, A. M. Bongiovanni: Congenital goiter. Radiology 68 (1957) 562
94 Nelson, J. C., F. J. Palmer: A remission of goitrous hypothyroidism during pregnancy. J. clin. Endocr. 40 (1975) 383
95 Ord, W. M.: On myxoedema, a term proposed to be applied to an essential condition in the „cretinoid" affection occasionolly observed in middle aged women. Med. Chir. Trans. 61 (1878) 57
96 Peard, M. C.: Lymphadenoid goitre with hypothyroidism, exophthalmos, pretibial myxedema and acropachy. Proc. roy. Soc. Med. 54 (1961) 342
97 Raben, M. S.: Teaching Clinic; Endocrine Conference. Case History, 3. November 1952. J. clin. Endocr. 13 (1953) 469
98 Refetoff, S., L. T. DeWind, L. J. DeGroot: Familial syndrome combining deafmutism, stippled epiphyses, goitre and abnormally high PBI: possible target organ refractoriness to thyroid hormone. J. clin. Endocr. 27 (1967) 279
99 Refetoff, S., L. J. DeGroot, B. Benard, L. T. DeWind: Studies of a sibship with apparent hereditary resistance to the intracellular action of thyroid hormone. Metabolism 21 (1972) 723
100 Reinwein, D., K. Hackenberg: Hypothyreose. In: Schilddrüsenerkrankungen, Klinik der Gegenwart, Bd. II, hrsg. von H. E. Bock, W. Gerok, F. Hartmann. Urban & Schwarzenberg, München 1975 (S. 525)
101 Reinwein, D., K. Hackenberg: Schilddrüsenentzündungen. In: Schilddrüsenerkrankungen, Klinik der Gegenwart, Bd. II, hrsg. von H. E. Bock, W. Gerok, F. Hartmann. Urban & Schwarzenberg, München 1975 (S. 537)
102 Report of a Committee of the Clinical Society of London to Investigate the Subject of Myxoedema. Longmans, Green & Co., London 1888
103 Reverdin, J. L.: In: Discussion. Societé médicale de Genève. Rev. méd. Suisse rom. 2 (1882) 539
104 Reverdin, J. L., A. Reverdin: Note sur vingt-deux opérations de goitre. Rev. méd. Suisse rom. 3 (1883) 169, 233, 300
105 Saxena, K. M.: Inheritance of thyroglobulin antibodies in thyrotoxic children. Lancet 1965 I, 694
106 Schiff, M.: Resumé d'une série d'experiences sur les effets de l'ablation des corps thyroides. Rev. méd. Suisse rom. 4 (1884) 65, 425
107 Seif, F. J., W. Scherbaum, W. Klingler: Syndrome of elevated thyroid hormone and TSH blood levels. A case report. In: 23. Tagung der Deutschen Gesellschaft für Endokrinologie, Ulm 1978 Springer, Berlin (1978) (Abstr. Nr. 77)
108 Soffer, L. J.: Diseases of the Endocrine Glands. Lea & Febiger, Philadelphia 1951 (S. 787)
109 Tunbridge, W. M. G., D. C. Evered: The prevalence of thyroid disorders in an English community. Excerpta med. (Amst.) 361 (1975) 101
110 Tunbridge, W. M. G., D. C. Evered, R. Hall, D. Appleton, M. Brewis, F. Clark, J. G. Evans, E. Young, T. Bird, P. A. Smith: The spectrum of thyroid disease in a community: the Whickham survey. Clin. Endocr. 7 (1977) 481
111 Uthgenannt, H., D. Schutte: Das Vorkommen und die Bedeutung von Autoantikörpern bei der Hypothyreose. Dtsch. med. Wschr. 99 (1974) 12
112 Uthgenannt, H., J. Adlung, K. J. Josten: Über szintigraphische Befunde bei der fokalen Immunthyreoiditis. Röntgen-Forsch. 114 (1971) 557
113 Vagenakis, A. G., P. Downs, L. E. Braverman, A. Burger, S. H. Ingbar: Control of thyroid hormone secretion in normal subjects receiving iodides. J. clin. Invest. 52 (1973) 528
114 Vigersky, R. A., D. L. Loriaux, A. E. Andersen, R. S. Mecklenburg, J. L. Vaitukaitis: Delayed pituitary hormone response to LRF and TRF in patients with anorexia nervosa and with scoondary amenorrhea with simple weight loss. Endocr. 43 (1976) 893
115 Vogel, F.: Modern problems of human genetics. Ergebn. inn. Med. Kinderheilk. 12 (1959) 52
116 Waldhäusl, W., H. Haydl: Effect of iodide upon the TRH induced release of TSH in euthyroid, hypothyroid and hyperthyroid individuals. Horm. metab. Res. 8 (1976) 286
117 Wolff, J.: Iodide goiter and the pharmycologic effects of excess iodide. Amer. J. Med. 47 (1969) 101
118 Wolff, J.: Iodine homoestasis. In: Regulation of Thyroid Function. Internat. Thyroid Symposion, Düsseldorf, 1975, hrsg. von E. Klein, D. Reinwein. Schattauer, Stuttgart 1976 (S. 65)
119 Wolff, J., I. L. Chaikoff, R. C. Goldberg u. Mitarb.: The temporary nature of the inhibitory action of excess iodide on organic synthesis in the normal thyroid. Endocrinology 45 (1949) 404
120 Wyse, E. P., W. M. McConahey, L. B. Woolner u. Mitarb.: Ophthalmopathy without hyperthyroidism in patients with histologic Hashimoto's thyroiditis. J. clin. Endocr. 28 (1968) 1623
121 Zaino, E. D., W. Gerra: Hashimoto's disease (struma lymphomatosa), in identical twins. Arch. intern. Med. 113 (1964) 70

Die Diagnostik der Hypothyreose mittels biochemisch-technischer Verfahren

Auf die Kap. Hyperthyreose (S. 205) und Untersuchungsmethoden (S. 132) wird verwiesen. Auch bei der Hypothyreose ist eine Verschiebung der Methodik von den In-vivo- zu den In-vitro-Methoden zu verzeichnen. Als empfindliche Parameter haben sich die TSHBestimmung, besonders in Verbindung mit dem TRH-Test, sowie die Hormonbestimmungen im Plasma durchgesetzt.

Die *Grundumsatzbestimmung* wurde verlassen, obwohl sie bei der Hypothyreose zuverlässigere Werte als bei der Hyperthyreose ergibt. Auch hier war es MAGNUS-LEVY (4, 5), der die Senkung der Gesamtkalorienproduktion in Respirationsversuchen feststellte (1895 und 1897). Bei der voll ausgebildeten Hypothyreose findet man die niedrigsten Werte, die überhaupt jemals gefunden werden, nämlich bis zu −40 und −50% des Sollumsatzes. Die bereits erörterten vielfältigen Fehlermöglichkeiten sind auch hier zu berücksichtigen (2). Die Werte sinken bei Gewöhnung des Patienten an die Apparatur ab. Die Indolenz des Patienten erleichtert die Untersuchung. Die Bestimmung des Grundumsatzes im engeren Sinne und die Vorbereitung mit Barbituraten sind bei der Hypothyreose nicht im gleichen Maße in Erwägung zu ziehen wie bei der Hyperthyreose.

Bei der sekundären, hypophysär bedingten Hypothyreose sind die Grundumsatzwerte gewöhnlich höher, da eine Basalproduktion der Schilddrüsenhormone bestehen bleibt. Allerdings werden bei langdauerndem Krankheitsverlauf und kompletter Zerstörung der Hypophyse ebenfalls außerordentlich niedrige Werte gemessen, wie z. B. beim Simmonds-Sheehan-Syndrom. Nicht immer steht der Grundumsatz in Korrelation zu Ausmaß und Schwere der Hypothyreose, da komplizierende Erkrankungen wie Entzündungen oder Herzinsuffizienz den Grundumsatz steigern können. Stellt die Schilddrüse ihre Hormonproduktion ein, so dauert es relativ lange, bis das ganze Ausmaß der Grundumsatzsenkung erreicht wird. Instruktiv ist die Entwicklung der Hypothyreose bei gut substituierten Hypothyreotikern, denen die Schilddrüsenpräparate abrupt entzogen wurden. Im Laufe von 2 Monaten bilden sich die klinischen Erscheinungen wieder voll heraus. Erst dann kommt es zum Absinken des Grundumsatzes auf sehr niedrige Werte.

Die starke Verminderung der Gesamtkalorienproduktion ist Ausdruck der Verlangsamung aller Lebensvorgänge. Da die Wärmebildung herabgesetzt ist, ist der Organismus zwar imstande, seinen Kern auf einer Temperatur zu halten, die das Leben ermöglicht. Die Körperschale kühlt aber deutlich ab, was an der kalten Haut, den kalten Extremitäten und der diagnostisch wichtigen Kälteintoleranz des Hypothyreotikers zu ersehen ist.

Da bei voll ausgebildeter Hypothyreose nach Erreichen eines konstanten Zustandes Eiweiß, Fett und Kohlenhydrate etwa im gleichen Maße an den Verbrennungsprozessen beteiligt sind, werden keine wesentlichen Veränderungen des respiratorischen Quotienten beobachtet.

Die *spezifisch-dynamische Eiweißwirkung* ist ebenso wie die Luxuskonsumption bei schilddrüsenlosen Hunden, offenbar auch beim hypothyreoten Menschen, herabgesetzt (3).

Ebensowenig wie die Grundumsatzbestimmung ist für die Diagnostik der Hypothyreose der Radiojod-Zweiphasentest erforderlich. Bei ausgebildeter Hypothyreose ergibt sich eine nur geringfügige Speicherung, die jedoch oft eine Überlappung mit dem Normalbereich aufweist. Bei einer Hypothyreose infolge Jodfehlverwertung kann es allerdings zu einem erheblichen Anstieg der Speicherung kommen. Das $PB^{131}J$, als Maßstab des intrathyreoidalen Jodumsatzes, ist bei der Diagnostik der Hypothyreose nicht zu verwerten, da die Werte schon normalerweise unter 0,05%/l liegen können.

Am Beginn der Untersuchung steht neben der In-vitro-Diagnostik die Anfertigung eines Technetiumszintigramms. Handelt es sich darum, Ektopien und Dystopien der Schilddrüse auszuschließen, so ist die Szintigraphie mit einem Jodisotop, am besten mit dem kurzlebigen ^{123}J notwendig. Bei der In-vitro-Diagnostik wird anstelle des $PB^{127}J$ eine Bestimmung des Gesamt-T_4, besser noch eine Bestimmung der ETR, vorgenommen. Die Werte des Gesamt-T_4 müssen durch einen Bindungstest, entweder als T_3-In-vitro-Test oder auch als radioimmunologische TBG-Bestimmung ergänzt werden, da abnorme TBG-Werte das Ergebnis verfälschen. Wie im Kap. Hyperthyreose (S. 207) ausgeführt, sind die Werte für das TBG bei radioimmunologischer Bestimmung (mit Ausnahmen) sowohl für die Hyperthyreose als auch für die Hypothyreose normal. Da aber eine Altersabhängigkeit besteht, ist es von Bedeutung, den Quotienten T_4/TBG zu bilden, der bei der Hypothyreose eine deutliche Erniedrigung zeigt (6). Eine Hypothyreose kann durch TBG-Verluste (renal oder enteral), durch verminderte Synthese (z.B. Leberzirrhose) sowie durch eine T_4-Verdrängung (Heparin) vorgetäuscht werden. In diesen Fällen sind die T_4-Werte niedrig. Durch Bestimmung des freien T_4 kann die Situation geklärt werden.

Eine radioimmunologische T_3-Bestimmung ist bei der Routineuntersuchung der Hypothyreose nicht notwendig. Die T_3-Werte liegen bei schweren Störungen des Allgemeinbefindens infolge Beeinträchtigung der peripheren Konversion von T_4 zu T_3 ohnehin in einem niedrigen Bereich. Aber auch die Hypothyreose an sich (primär oder sekundär) hat einen deprimierenden Einfluß auf diese periphere Konversion (1).

Bei einer ausgeprägten Hypothyreose ergeben sich bei der Hormonbestimmung im Blut etwa folgende Werte: Gesamt-T_4 unter 4 µg/dl (51,5 nmol/l), freies T_4 unter 0,6 ng/dl (7,7 nmol/l), Gesamt-T_3 unter 80 ng/dl (1,2 nmol/l), freies T_3 unter 0,3 ng/dl (4,6 pmol/l).

Der wesentliche Fortschritt in der Diagnostik der Hypothyreose ist in der radioimmunologischen Bestimmung der basalen TSH-Werte und in der Einführung des TSH-TRH-Test zu sehen. Bei der Ermittlung der „normalen" TSH-Werte bestehen allerdings noch methodische Schwierigkeiten. Diese beiden Untersuchungsmethoden haben ihre Bedeutung besonders bei der Diagnostik der subklinischen Hypothyreose, die klinisch nicht zu erkennen ist und normale oder grenznahe T_4- und T_3-Werte aufweist (s. Ätiologie der erworbenen Hypothyreose, S. 393, Abb. 7.4; der Altersgang von TSH und T_4 ist im Abschnitt Die Hypothyreose im Alter dargestellt S. 447, Abb. 7.**15**). Beide Methoden sind wertvoll beim Suchverfahren wie bei der Unterscheidung von Hypothyreoseerkrankungen verschiedenen Schweregrades. Wie bereits zitiert, ist es möglich, schwere, leichte und subklinische Krankheitserscheinungen voneinander abzugrenzen, besonders wenn man die Bestimmung der Antikörper hinzunimmt.

Nach einem Vorschlag von REINWEIN (7) wird die Stufendiagnostik nach dem in Abb. 7.7 aufgezeigten Schema vorgenommen. Hier hat die Bestimmung der Achillessehnenrelaxationszeit ihre begrenzte Bedeutung. Ihre Aussagekraft wird durch neuropathische (Diabetes mellitus) und myopathische Störungen sowie durch Anomalien im Elektrolythaushalt beeinträchtigt. Jedenfalls ist sie für die Diagnostik der Hypothyreose wichtiger als für die der Hyperthyreose. Die Mittelwerte liegen bei der Hypothyreose über 400 ms gegenüber Normalwerten von 250–300 ms.

Die Diagnostik der hypophysären und der hypothalamischen Hypothyreose ist in den entsprechenden Kapiteln besprochen, dort auch der Thyreotropin-Stimulations-Test. Zur Bedeutung der Cholesterinbestimmung s. Der Lipidstoffwechsel (S. 407). Es läßt sich nachweisen, daß die Cholesterinwerte nur bei ausgesprochen schweren Krankheitsbildern mit erheblich erhöhten TSH-Werten gesteigert sind. Bei der Therapiekontrolle haben die Cholesterinbestimmungen nach wie vor ihre Bedeutung. Zur Verlaufskontrolle nach eingeleiteter Therapie empfiehlt sich ebenfalls die Bestimmung des Gesamt-T_4 mit einem Bindungstest, der Achillessehnenrelaxationszeit und ggf. der basalen TSH-Werte.

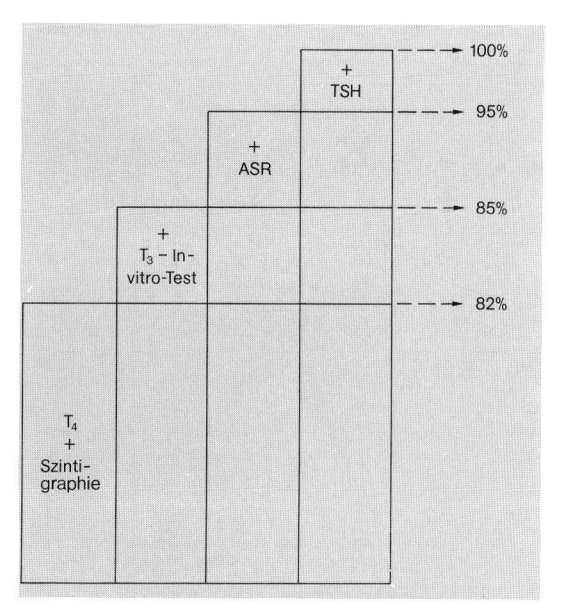

Abb. 7.**7** Stufendiagnostik der Hypothyreose. Diejenigen Fälle, die mit der jeweiligen Testkombination diagnostiziert wurden, sind in Prozenten angenommen. ASR = Achillessehnenrelaxationszeit (nach *Reinwein* [7]).

Literatur

1 Balsam, A., F. Sexton, S. H. Ingbar: Independent inhibitory effects of hypothyroidism and fasting on hepatic conversion of thyroxine (T4) in the rat. In: 59. Meeting Amer. endocrin. Soc. Chicago. 1977, Abstr. Nr. 365
2 Grafe, E.: Die pathologische Physiologie des Gesamtstoff- und Kraftwechsels bei der Ernährung des Menschen. Bergmann, München 1923
3 Grafe, E.: Spezifisch-dynamische Wirkung. In: Handbuch der Biochemie des Menschen und der Tiere, 2. Aufl., Ergänzungswerk. Fischer, Jena 1934
4 Magnus-Levy, A.: Über den respiratorischen Gaswechsel unter dem Einfluß der Thyreoidea sowie unter verschiedenen pathologischen Zuständen. Berl. klin. Wschr. 32 (1895) 650
5 Magnus-Levy, A.: Untersuchungen zur Schilddrüsenfrage. Z. klin. Med. 33 (1897) 269
6 Pickardt, C. R., M. Bauer, K. Horn, Th. Kubiczek, P. C. Scriba: Vorteile der direkten Bestimmung des Thyroxin-bindenden Globulins (TBG) in der Schilddrüsendiagnostik. Internist (Berl.) 18 (1977) 358
7 Reinwein, D.: Neuere Gesichtspunkte in der Diagnostik und Therapie von Schilddrüsenerkrankungen. Der Krankenhausarzt 49 (1976) 2, 69

Pathophysiologie

Der Eiweißstoffwechsel

Zur Pathophysiologie des Eiweißstoffwechsels s. S. 212. Im schilddrüsenlosen Organismus verharrt der gesamte Eiweißstoffwechsel auf einem niedrigen Niveau. Markierte Aminosäuren werden in vermindertem Maße eingebaut, ohne daß dies durch eine herabgesetzte Resorption im Magen-Darm-Kanal zu erklären wäre (2). Die Proteinsynthese ist zwar herabgesetzt, jedoch auch der Katabolismus der Eiweißkörper, so daß meist eine positive Stickstoffbilanz resultiert. Hinzu kommt, daß sich die Diffusion durch die Kapillarwände erhöht. Das gesamte austauschbare Albumin ist vermehrt. Da es trotzdem zu einer Reduktion des Plasmavolumens kommt, ist anzunehmen, daß sich das Albumin vorwiegend extravasal befindet (6), und zwar mit einer, wie Isotopenversuche zeigten, um 50% gesteigerten transkapillären Verlustrate in der interstitiellen Flüssigkeit vorwiegend von Haut und Muskulatur. Eine mangelhafte Lymphdrainage mag eine Rolle spielen (8 a).

Die Rolle der Schilddrüsenhormone bei Wachstumsstörungen hypothyreoter Kinder und junger Tiere ist noch keineswegs geklärt. Die mangelnde Produktion des Wachstumshormon (STH), die durch eine sekundäre Schädigung des Hypophysenvorderlappens hervorgerufen wird, spielt dabei eine Rolle. Durch Gabe von Schilddrüsenhormon kann man das Wachstum nur bei der Hypothyreose, nicht aber bei anderen Formen des Minderwuchses, z. B. beim hypophysären Zwergwuchs, ausgleichen. Durch die Untersuchung von Evans u. Mitarb. (4) wurde erstmals gezeigt, daß man bei normalen Tieren einen erheblichen Wachstumsüberschuß durch STH hervorrufen kann. Bei schilddrüsenlosen Tieren kann man aber das gleiche durch STH nur dann erzielen, wenn gleichzeitig Schilddrüsenhormon verabfolgt wird. Während das Thyroxin das Wachstum schilddrüsenloser Tiere der Wachstumsrate normaler Kontrollen entsprechend beschleunigt, kann man denselben Effekt mit Thyroxin nicht bei schilddrüsenlosen und hypophysenlosen Tieren erzielen. Hier ist vielmehr die gleichzeitige Gabe von STH notwendig (Abb. 7.8 und Abb. 7.9).

Das bei der Hypothyreose extrazellulär gespeicherte Eiweiß wird durch Gaben von Schilddrüsenhormon abgebaut. Dabei

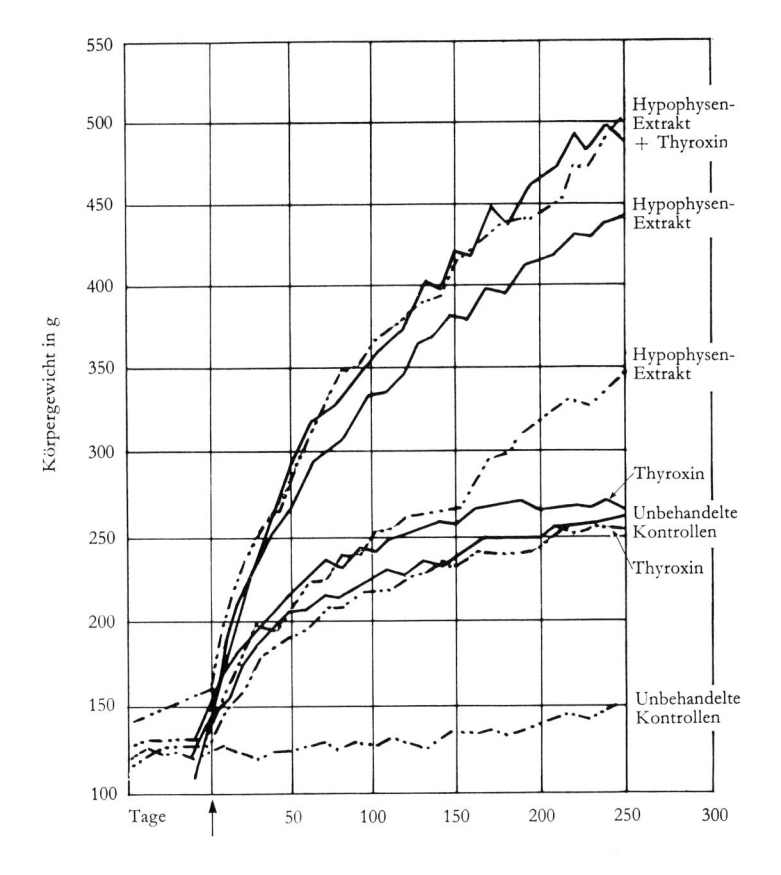

Abb. 7.8 Einfluß von Schilddrüsen- und Hypophysenvorderlappenhormon auf das Wachstum von Ratten (nach *Evans* u. Mitarb. [4]).
——— normale weibliche Ratten
· — · — · — · athyreote weibliche Ratten
↑ Beginn der Injektion

Abb. 7.9 Einfluß von Schilddrüsen- und Hypophysenvorderlappenhormon auf das Wachstum von schilddrüsen- und hypophysenlosen weiblichen Ratten (nach *Evans* u. Mitarb. [4]).

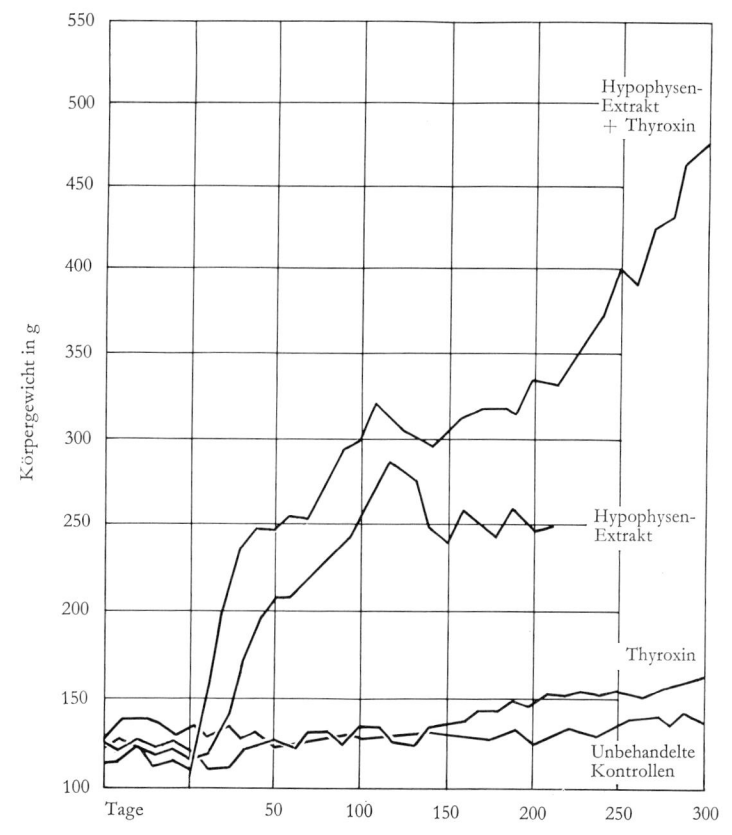

erfolgt zusammen mit Wasserverlust eine Stickstoff- und Natriumausschwemmung aus dem myxödematösen Gewebe (Abb. 7.10). (Man kann diese Ausschwemmung auch beim Gesunden erzielen, doch ist hier der Verlust von Kalium größer als der von Natrium.) Die Stickstoffbilanz kann vorübergehend negativ werden, aber auch Kalium, Phosphor und Schwefel werden mit dem Stickstoff zusammen ausgeschieden, d. h. es wird auch das intrazelluläre Protein mobilisiert (3). Es handelt sich also um die Einschmelzung der im Interstitium abgelagerten Glucoproteide und Glucosaminglucane. Erst wenn diese Stoffe ausgeschwemmt sind, erhöht sich die aus dem intrazellulären Raum stammende Kalium- und Phosphorausscheidung.

Die Proteinsynthese in der Schilddrüse selbst wird durch das TSH reguliert. Bei hypophysenlosen Tieren ist die Proteinsynthese erheblich reduziert, während man sie durch Injektion von TSH stimulieren kann. Der TSH-Effekt wirkt sich mehr auf das Thyreoglobulin als auf andere Proteine in der Schilddrüse aus (9).

Die Werte des *Plasmaeiweißes* werden nicht in eindrucksvoller Weise beeinflußt. Sie bewegen sich gewöhnlich im normalen Bereich, sind aber gelegentlich auch erhöht, wobei sie nach Substitutionstherapie wieder zur Norm abfallen. Bei der elektrophoretischen Auftrennung zeigt sich eine Tendenz zur Verminderung der Albumine, der α-Globuline und zur Erhöhung der β-Globuline. Bei Behandlung sinken die Albumine weiter ab, während die α2-Fraktion ansteigt (5, 7, 8).

Literatur

1 Byrom, F. B.: The nature of myxoedema. Clin. Sci. 1 (1934) 273
2 Crispell, K. R., W. Parson, G. Hollifield: A study of the rate of protein synthesis before and during the administration of l-triiodothyronine to patients with myxedema and healthy volunteers using N-15 glycine. J. clin. Invest. 35 (1956) 164
3 Crispell, K. R., G. A. Williams, W. Parson, G. Hollifield: Metabolic studies in myxedema following administration of l-triiodothyromine: 1. Duration of negative mitrogen balance. 2. Effect of testosterone proprionate. 3. Comparison with nitrogen balance in a healthy volunteer. J. clin. Endocr. 17 (1957) 221
4 Evans, H. M., M. E. Simpson, R. J. Pencharz: Relation between the growth promoting effects of the pituitary and the thyroid hormone. Endocrinology 25 (1939) 175
5 Lamberg, B.-A., R. Gräsbeck: The serum protein pattern in disorders of thyroid function. Acta endocr. (Kbh.) 19 (1955) 91
6 Lewallen, C. G., J. E. Rall, M. Berman: Studies of iodoalbumin metabolism. II. The effects of thyroid hormone. J. clin. Invest. 38 (1959) 88
7 Lewis, L. A., E. P. McCullagh: Electrophoretic analysis of plasma proteins in hyper- and hypothyroidism. Amer. J. med. Sci. 208 (1944) 727
8 Mahaux, J., E. Koiw: Le proteinogramme et le lipoidgramme sur le papier filtre dans le myxoedème. Ann. Endocr. (Paris) 13 (1952) 691
8a Parving, H.-H., J. M. Hansen, S. L. Nielsen, N. Rossing, O. Munck, N. A. Lassen: Mechanisms of edema formation in myxedema-increased protein extravasation and relatively slow lymphatic drainage. N. Engl. J. Med. 301 (1979) 460
9 Pavlovic-Hournac, M., D. Delbauffe: Protein metabolism in hypo- and hyperstimulated rat thyroid glands. I. Protein synthesis of different thyroidal proteins. Horm. metab. Res. 7 (1975) 492

Der Kohlenhydratstoffwechsel

Pathophysiologische Vorbemerkungen

Die Pathophysiologie ist zum großen Teil im Kap. Kohlenhydratstoffwechsel und Hyperthyreose dargestellt (S. 213). Die Stoffwechselsituation ist teilweise konträr gegenüber der Hyperthyreose, jedoch wenig untersucht, so daß es schwierig ist, ein zutreffendes Bild zu vermitteln.

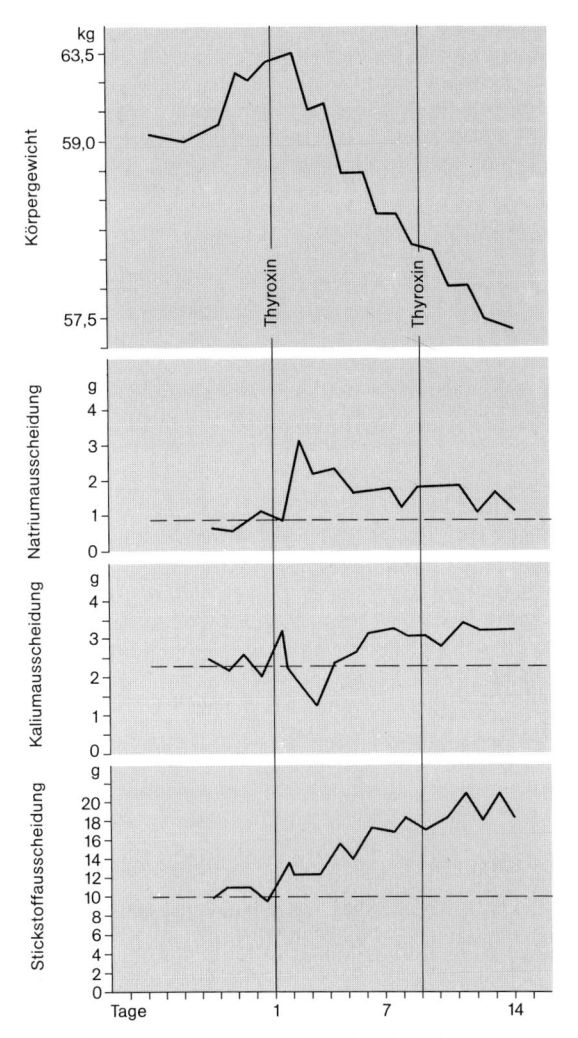

Abb. 7.**10** Die Wirkung von Thyroxin auf die Ausscheidung von Natrium, Kalium und Stickstoff bei einem hypothyreoten Patienten (nach *Byrom* [1]).

Der Glycogengehalt der Organe ist nach älteren Untersuchungen in Leber, Muskel und Herz bei schilddrüsenlosen Tieren unverändert; er schwindet im Hungerzustand langsamer als im gesunden Organismus (6, 15). In anderen Untersuchungen ergab sich sogar ein vermehrter Glycogengehalt der Organe mit zwar verminderter Synthese (1), aber einer (nicht erheblich) herabgesetzten Glykogenolyse. Die Glukoneogenese in der Leber schilddrüsenloser Ratten sinkt jedoch ab. Dementsprechend ist die Aktivität der glukoneogenetischen Enzyme niedrig, kann aber durch eine einzelne Injektion von T_3 wieder stimuliert werden (5). Ein, dem Abfall des O_2-Verbrauchs entsprechender verminderter Turnover der Glucose (und auch der freien Fettsäuren) ist nicht festzustellen (29).

Für die Beurteilung der Glucosetoleranz gelten die Ausführungen im Kap. Hyperthyreose; auch hier ist der Zustand der B-Zellen, die Degradation des Insulins, die Gewebsempfindlichkeit und die Schnelligkeit der Absorption im Darm von Bedeutung. Der Einfluß eines Mangels an Schilddrüsenhormonen läßt sich direkt allerdings nur in vitro nachweisen. Durch vorherige Thyreoidektomie in vivo sinkt die Insulinsekretion um über 30%, um sich durch T_4-Gabe wiederum zu normalisieren (27). Wie Tierversuche mit markiertem Insulin zeigen, läuft die Degradation des Insulins im hypothyreoten Organismus verzögert ab (7, 13). Durch Gabe von T_4 oder T_3 läßt sich der Abbau normalisieren. Dieser Umstand wirkt der mangelnden Glucoseutilisation im Gewebe entgegen und erklärt vielleicht auch die Tatsache, daß eine spontan auftretende Hypothyreose eine vorbestehende diabetische Stoffwechsellage bessern und daß eine totale Thyreoidektomie ebenfalls einen günstigen Einfluß auf einen, im Tierversuch vorher erzeugten Diabetes haben kann (19).

Falls eine verzögerte Absorption der Glucose im Dünndarm vorliegen sollte, so könnte dadurch eine verbesserte Glucosetoleranz vorgetäuscht werden. Bei der Hypothyreose ist diese Frage aber keineswegs geklärt. Wahrscheinlich wird die verminderte Glucoseabsorption durch die herabgesetzte Darmmotilität und die verzögerte Magenentleerung vorgetäuscht.

Koinzidenz von Diabetes mellitus und Hypothyreose

Über die wahre Häufigkeit des Zusammentreffens ist wenig bekannt, da es sich bei den vorliegenden Statistiken um ein selektiertes Krankengut handelt und da die subklinischen Formen der Hypothyreose bisher wenig beachtet wurden. Immerhin ist das Zusammentreffen so selten, daß man nur bei einem großen Kollektiv von Diabetikern eine genügend große Anzahl von Hypothyreotikern erwarten kann. Die geringe Koinzidenz läßt erkennen, daß man bei den älteren Untersuchungen nur die voll manifestierte Hypothyreose berücksichtigt hat. So fanden sich in der Joslin Clinic in den Jahren 1957–1965 unter 21 500 neu eingewiesenen Diabetikern 52 Fälle von primärer Hypothyreose, was einem Prozentsatz von 0,24 entspricht (22). Dies stimmt etwa mit den Zahlenangaben aus Brüssel überein, bei denen sich unter 2819 Diabetikern 11 Fälle von Hypothyreose (= 0,4%) fanden (4). Ähnliche Zahlenangaben (0,7%) fanden sich in einer anderen Serie ([2]; weitere Berichte bei [28, 30]). In jedem Fall ist die Koinzidenz von Diabetes und Hyperthyreose höher. Diabetes und Hypothyreose scheinen in etwa gleicher Häufigkeit als Ersterkrankungen aufzutreten, soweit man dies überhaupt anhand der vorliegenden Statistiken beurteilen kann. Anscheinend kann eine unbehandelte Hypothyreose, wie erwähnt, die Schwere des Diabetes verringern, so daß sich der Insulinbedarf vermindert und dieser bei erfolgreicher Substitution wieder ansteigt (18). In anderen Fällen läßt sich keine Auswirkung feststellen. Aber auch bei vorliegender Hypothyreose kann es zur Ausbildung einer Ketoazidose und eines diabetischen Koma kommen.

Die Koinzidenz würde wahrscheinlich mit höheren Zahlenwerten in Erscheinung treten, wenn man bei der Suche nach gemeinsamem Vorkommen das Auftreten von Schilddrüsenantikörpern und den TRH-TSH-Test zur Aufdeckung subklinischer Formen der Hypothyreose einschlösse. Es wurde im Kap. Epidemiologie bereits erwähnt, daß bei diesem Verfahren in der Gesamtpopulation die Hypothyreose mit einer Häufigkeit von 1–3% gefunden wird. Angesichts des häufigen Auftretens immunpathologischer Befunde bei der primären idiopathischen Hypothyreose erhöht sich die Wahrscheinlichkeit, daß es sich um den Endzustand einer Immunthyreoiditis handelt. Inzwischen sind auch beim Diabetes mellitus Befunde erhoben worden, die mit immunpathologischen Begleiterscheinungen der Krankheit zu vereinbaren sind. So treten nicht nur immunologisch bedingte Schilddrüsenkrankheiten, sondern auch die perniziöse Anämie bei Diabetikern häufiger auf, als dies dem zufälligen Zusammentreffen entsprechen würde. Das Vorkommen von Antikörpern gegenüber Schilddrüsenzytoplasma (und auch gegenüber Parietalzellenzytoplasma) ist im Serum von Diabetikern ohne Anzeichen einer klinischen Schilddrüsenerkrankung oder einer perniziösen Anämie um 20% gegenüber einer Kontrollgruppe erhöht. Dies ist vor allen Dingen bei jüngeren insulinbedürftigen Diabetikern, insbesondere bei jungen Frauen der Fall. Eine Korrelation zur Dauer des Diabetes ergibt sich nicht; wohl aber werden Antikörper jenseits des 40. Lebensjahres besonders häufig angetroffen. Die Antikörper gegenüber Schilddrüsenzytoplasma stehen im Vordergrund (20, 32). Zudem sind bei Diabetikern in vermehrtem Maße auch zellständige Antikörper mittels des Lymphozytentransformationstest und des Leukozytenmigrationshemmtest nachgewiesen worden. Während positive Reaktionen bei einer Kontrollgruppe sehr selten sind, ist die Häufigkeit pathologischer Reaktionen bei Diabetikern unerwartet hoch (LTT-positiv bei 12 von 56 und LMT-positiv bei 24 von 61). Die Koinzidenz von Diabetes und Hypothyreose, die vermutlich höher ist, als aus älteren Untersuchungen hervorgeht, kommt deshalb, wie man mit Vorsicht schließen kann, dadurch zustande, daß der Diabetiker ein erhöhtes Risiko zur Entwicklung einer (subklinischen) Immunthyreoiditis aufweist. Damit wäre eine Parallelität zur Addisonschen Krankheit gegeben (10). Bei künftigen epidemiologischen Untersuchungen wird man also auf die Bestimmung von zirkulierenden und zellulären Antikörpern sowie auf die Durchführung eines TSH-TRI I-Test nicht verzichten dürfen.

Während es einige Anhaltspunkte dafür gibt, daß zwischen Hyperthyreose und Diabetes genetische Beziehungen bestehen, z. B. das Vorkommen überschwerer Neugeborener (23), sind entsprechende Untersuchungen bei der Hypothyreose nicht bekannt geworden. Jedoch spricht das häufige Vorkommen von Diabetes bei Frauen mit gleichzeitiger asymptomatischer Thyreoiditis (4) sowie das Vorkommen dieser Krankheit beim Turner-Syndrom, wobei auch die Verwandten der Patienten eingeschlossen sind, in diesem Sinne (16).

Klinische Befunde bei Belastungen

Da die üblichen epidemiologischen Untersuchungen die Koinzidenzrate zwischen Diabetes und Hypothyreose nicht zu klären vermochten, sind, wie bei der Hyperthyreose, Belastungen mit Kohlenhydraten vorgenommen worden, um auch latente Störungen des Kohlenhydratstoffwechsels bei der Hypothyreose aufzudecken. Eindrucksvolle Befunde haben sich aber auch hier nicht ergeben.

So sind die Nüchternglucosewerte leicht erniedrigt oder aber im Normbereich. Nur gegenüber der Hyperthyreose finden sich signifikante Differenzen (79 mg/dl [4,38 mmol/l] gegenüber Werten von 90 mg/dl [5,00 mmol/l]) (17). Ergibt sich eine ausgesprochene Nüchternhypoglykämie, so muß man an einen hypophysären Ursprung der Hypothyreose denken.

Bei oraler Belastung mit 100 g Glucose fanden sich im Düsseldorfer Krankengut keine ausgeprägten Assimilationsstörungen (8, 9, 17). Eindeutige Grenzwerte haben sich in der epidemiologischen Diabetesforschung ohnehin nicht ergeben. Jedoch waren bei 37 Belastungen die 120-min-Werte bereits wieder auf 118 ± 26 mg/dl (6,55 ± 1,44 mmol/l) abgesunken, nachdem sie als Maximalwert von 137 ± 29 mg/dl (7,60 ± 1,61 mmol/l) erreicht hatten. Das Maximum wird etwas später als bei den Kontrollen erreicht (nach 60 min gegenüber 30 min bei den Kontrollen). Die gleichzeitige Bestimmung des immunreaktiven Insulin, dem jedoch für die Epidemiologie des latenten Diabetes keine große Bedeutung zukommt, ergab Werte im Bereich der Norm. Die Kurve der Insulinwerte zeigte keine Auffälligkeiten und erreichte nach 60 min mit großer Streuung ein Maximum von 77 µE/ml (mU/l).

Im Tierversuch ergab sich nach Schilddrüsenentfernung bei der intravenösen Glucosebelastung eine Verminderung der Glucoseutilisation mit Absinken der K-Werte sowie eine Abnahme der basalen und reaktiven Insulinspiegel. Aus diesen Tierversuchen könnte man also auf eine verminderte Insulinsekretion als Ursache der herabgesetzten Glucosetoleranz schließen (21). Beim hypothyreoten Patienten lag bei intravenöser Glucosebelastung im Düsseldorfer Krankengut die Assimilationskonstante im unteren Normbereich (1,51 gegenüber einem Kontrollwert von 2,11). Nach anderen Untersuchungen ist sie jedoch herabgesetzt (11, 12, 14, 26), wobei eine Normalisierung nach Substitution der Hypothyreose erfolgen soll. Im finnischen Endemiegebiet ergaben sich folgende K-Werte: Hyperthyreose 1,61, Kontrollen 1,44, Hypothyreose 1,14. Die Berechnung der absoluten Glucoseutilisation in mg/min/m² (27,8 bzw. 20,8 bzw. 16,7 µmol/S/m²) ergibt 300 bzw. 225 bzw. 180 (24).

Der „insulinogene Index" soll bei oraler Belastung erhöht sein, woraus man auf eine Insulinresistenz in der Peripherie schließen könnte (26). Durch intravenöse Insulingabe hat sich aber eine Gewebsresistenz gegenüber der Insulinwirkung nicht feststellen lassen. Die hypoglykämisierende Wirkung ist sogar verlängert (31).

Nach Glucagonbelastung, die bei der Hyperthyreose einen nur geringen Anstieg der Blutglucose hervorruft, ergibt sich bei der Hypothyreose ein übernormaler, aber langsamer Anstieg (24, 25). Der Blutglucoseabfall nach Injektion von 1 g Tolbutamid ist bei der Hypothyreose träger als bei der Hyperthyreose (24).

Wertung der Befunde

Die Veränderungen im Glucosestoffwechsel bei der Hypothyreose sind weniger ausgeprägt und weniger eindrucksvoll als bei der Hyperthyreose. Auch widersprechen sich die Ergebnisse, was durch die naturgemäß kleineren Kollektive, die nicht leicht eine statistische Sicherung erlauben, z. T. aber auch dadurch bedingt ist, daß in den Kollektiven verschiedene Formen der Hypothyreose, möglicherweise sogar hypophysären Ursprungs, eingeschlossen wurden. Ein weiterer Grund für die wenig von der Norm abweichenden Befunde ist darin zu suchen, daß der Glycogenbestand von Leber und Muskulatur gewahrt ist. Durch verminderte Darm- und Magenmotilität können weiterhin Verzögerungen im Stoffwechselablauf erklärt werden. Die wesentliche Ursache für die mitgeteilten Befunde ist aber in der Verminderung des Gesamtenergiebedarfs und dem trägen Ablauf der Stoffwechselvorgänge zu suchen. Damit ist auch der Insulinbedarf herabgesetzt, wobei aber zu berücksichtigen ist, daß auch die aufgenommene Nahrungsmenge reduziert und der Abbau des Insulin verzögert ist. Ketoazidotische Komplikationen kommen aber trotzdem vor. Die Verminderung der Glucoseutilisation erstreckt sich nicht in gleichem Maße auf alle Gewebe. Im Gehirn wird bei vermindertem Blutdurchfluß und erhöhter Extraktion eine Sauerstoff- und Glucosemenge aufgenommen, die sich von der des Gesunden nicht unterscheidet.

Literatur

1. Bargoni, N., M. A. Grillo, M. T. Rinaudo, T. Fossa, M. L. Tourn, M. L. Bozzi: Über die Glykolyse und Gluconeogenese in der Leber von hypothyreotischen Ratten. Hoppe-Seylers Z. physiol. Chem. 344 (1966) 42
2. Baron, D. N.: Hypothyroidism and diabetes mellitus. Lancet 1955 II, 796
3. Bastenie, P. A.: Endocrine disorders and diabetes. In: Handb. des Diabetes mellitus, hrsg. von E. F. Pfeiffer, Lehmann, München 1971 (S. 871)
4. Bastenie, P. A., P. Neve, M. Bonnyns, L. Vanhaelst: Clinical and pathological significance of asymptomatic atrophic thyroiditis. Lancet 1967 I, 915
5. Böttger, I., H. Kriegel, O. Wieland: Fluctuation of hepatic enzymes important in glucose metabolism in relation to thyroid function Europ. J. Biochem. 13 (1970) 253
6. Britton, S. W., W. K. Meyers: Thyroid gland and sensitivity of animals to insulin. Amer. J. Physiol. 84 (1928) 132
7. Cohen, A. M.: Interrelation of insulin activity and thyroid function. Amer. J. Physiol. 188 (1957) 287
8. Daweke, H., K. Oberdisse, D. Reinwein, H. Bethge, W. Schilling: Insulinähnliche Aktivität und Glucosetoleranz bei Hyperthyreose und Myxoedem. (Abstr.) Diabetologia 1 (1965) 78
9. Daweke, H., D. Reinwein, K. Hann, H. Liebermeister, D. Grüneklee: Seruminsulin und Insulinreserve bei Hyperthyreose und Myxoedem. 5. Kongreß, Dtsch. Diabetes-Ges., Bonn-Bad Godesber 1970, Abstr. Nr. 40
10. Delespesse, G., P. A. Bastenie, J. Duchateau, B. Kennes: Cellular thyroid autoimmune reactions in diabetes mellitus. Horm. metab. Res. 7 (1975) 59
11. Dieterle, P., P. C. Scriba: Die Stoffwechselwirkungen der Schilddrüsenhormone. In: Diabetes mellitus. Handbuch der Inneren Medizin, 5. Aufl. Bd. VII/2 B, hrsg. von K. Oberdisse. Springer Berlin 1975 (S. 439)
12. Dieterle, P., P. Bottermann, R. Landgraf, K. Schwarz, P. C. Scriba: Der Kohlenhydratstoffwechsel bei Schilddrüsenfunktionsstörungen. Med. Klin. 64 (1969) 489
13. Elgee, N. J., R. H. Williams: Effects of thyroid function on insulin-J-131 degradation. Amer. J. Physiol. 180 (1955) 13
14. Elrick, H., C. J. Hlad, Y. Arai: Influence of thyroid function on carbohydrate metabolism and a new method for assessing response to insulin. J. clin. Endocr. 21 (1961) 387
15. Fieschi, A., Experimentelle Untersuchungen über die chemische Zusammensetzung des Herzmuskels, Wassergehalt, Gesamtstickstoff, Gesamtphosphor, Sterine, Glykogen und Lipoide bei normalen und thyreodektomierten Tieren. Z. ges. exp. Med. 86 (1933) 387
16. Forbes, A. P., E. Engel: The high incidence of diabetes mellitus in 41 patients with gonadal dysgenesis and their close relatives. Metabolism 12 (1963) 428
17. Hann, K.: Kohlenhydratstoffwechselstörungen bei Schilddrüsenerkrankungen. Diss. Düsseldorf 1969
18. Hecht, A., H. Gershberg: Diabetes mellitus and primary hypothyroidism. Metabolism 17 (1968) 108
19. Houssay, B. A.: The action of the thyroid on diabetes. Recent Progr. Horm. Res. 2 (1948) 277
20. Irvine, W. J., B. F. Clarke, L. Scarth, D. R. Dullen, L. J. P. Duncan: Thyroid and gastric autoimmunity in patients with diabetes mellitus Lancet 1970 II, 163
21. Katsilambros, N., R. Ziegler, H. Schatz, M. Hinz, E. F. Pfeiffer: Glukosetoleranz und Seruminsulinsekretion nach Thyreoidektomie bei Ratten. 6. Kongreß, Dtsch. Diabetes-Ges., Düsseldorf, 1971, Abstr. Nr. 5
22. Kozak, G. P.: Diabetes and other endocrinologic disorders. In: Joslin's Diabetes Mellitus, hrsg. von A. Marble, P. White, R. F. Bradley, L. P. Krall, Lea & Febiger, Philadelphia 1971 (S. 617)
23. Kreines, K., M. Jett, H. Knowles: Obervation in hyperthyroidism on abnormal glucose tolerance and other traits related to diabetes mellitus. Diabetes 14 (1965) 740
24. Lamberg, B.-A.: Glucose metabolism in thyroid disease. Acta med. scand. 178 (1965) 351
25. Levy, L. J., J. D. Adesman, G. Spergel: Studies on carbohydrate and lipid metabolism in thyroid disease. Effects of glucagon. J. clin. Endocr. 30 (1970) 372
26. Macho, L.: The influence of endocrine glands on carbohydrate metabolism. II. Glucose tolerance and clearance of glucose in healthy subjects and patients with hypo- und hyperthyroidism. Acta med. scand. 160 (1958) 485
27. Malaisse, W. J., F. Malaisse-Lagae, E. F. McCraw: Effects of thyroid function upon insulin secretion. Diabetes 16 (1967) 643
28. Rupp, J. J., A. M. DiGeorge, K. E. Paschkis: Hypothyroidism and diabetes mellitus. Diabetes 4 (1955) 393
29. Saunders, J. S., E. H. Hall, P. H. Sönksen: Thyroid hormones in insulin requiring diabetes before and after treatment. Diabetologia 15 (1978) 29
30. Schieche, M., R. Reistel: Schilddrüsenfunktion bei Diabetikern. Z. ges. inn. Med. 24 (1969) 307
31. Shah, J. H., G. S. Motto, E. Papagiannes, G. A. Williams: Insulin metabolism in hypothyreoidism. Diabetes 24 (1975) 922
32. Whittingham, S., J. D. Mathews, I. R. Mackay, A. E. Stocks, B. Ungar, F. I. R. Martin: Diabetes mellitus, autoimmunity, and ageing. Lancet 1971/I. 763

Der Lipidstoffwechsel

Die Pathophysiologie des Lipidstoffwechsels bei Schilddrüsenkrankheiten wird im Kap. Der Lipidstoffwechsel bei der Hyperthyreose besprochen (S. 220). Hier finden sich bereits Hinweise auf die Lipidwerte im Plasma bei Euthyreose und Hypothyreose.

Trotz der erheblichen und konstanten Senkung des Grundumsatzes gehört die Adipositas entgegen weit verbreiteter Ansicht keineswegs zum klassischen Bild der Hypothyreose. Ist das Krankheitsbild fortgeschritten, so kommt es zwar oft zu Wasseransammlungen, die bei Beginn der Therapie schnell ausgeschieden werden. Stärkere oder gar extreme Übergewichte, die auf Fettansatz beruhen, sind aber selten. Allerdings liegt in allen Gruppen das Durchschnittsgewicht oberhalb des Sollwertes nach Broca. So fanden wir bei kongenitaler Aplasie der Schilddrüse ein Durchschnittsgewicht von +9%, bei der Jodfehlverwertung von +5%, bei der sog. idiopathischen Hypothyreose als Folgezustand einer Immunthyreoiditis von +5% bis +8%, bei den Hypothyreosen als Folge therapeutischer Eingriffe zwischen +6% und +10%. Auffällig ist das im Durchschnitt niedrige Körpergewicht bei den sekundären, hypophysär bedingten Hypothyreosen (−7% gegenüber der Norm). Daß es trotz erniedrigten Grundumsatzes und verminderter körperlicher Aktivität zu einem nur relativ bescheidenen Fettansatz kommt, ist durch die herabgesetzte Nahrungsaufnahme zu erklären. Da bei der hypophysären Hypothyreose der allgemeine Vitalitätsverlust und die Inappetenz besonders deutlich sind, wird hier auch das niedrigste Körpergewicht gefunden.

Der Mechanismus, durch den die Schilddrüsenhormone auf den Lipidstoffwechsel einwirken, ist noch wenig geklärt. Wahrscheinlich geht er zu einem erheblichen Teil über die Beeinflussung der Proteinsynthese. Dadurch wird eine Reihe von Enzymen, die in den Lipidstoffwechsel eingreifen, stimuliert oder deprimiert. Hinzu kommt, daß die Proteine als Baustoffe für die Rezeptoren der Schilddrüsenhormone an den Zellmembranen von Bedeutung sind.

Der Stoffwechsel der Fettsäuren

Einzelheiten s. S. 220. Bei der Hypothyreose verlaufen die Vorgänge im Stoffwechsel der Fettsäuren zum großen Teil konträr gegenüber der Hyperthyreose. So ist ihre Synthese in der Leber vermindert, aber auch ihr Abbau.

Da Synthese und Abbau nicht immer in gleichem Maße herabgesetzt sind, findet man keineswegs immer, wie zu erwarten, erniedrigte Werte für die freien Fettsäuren im Plasma. Sie liegen zwischen 520 und 820 µmol/l (14, 16, 25, 26).

Das Fettgewebe reagiert bei der Hypothyreose auf Lipolytika nicht in gleichem Maße wie bei Kontrollen. Die Lipolyse kann aber durch Gabe von Schilddrüsenhormonen normalisiert werden (4, 24). Auf akute Streßsituationen (z. B. interkurrente Krankheiten) reagieren Hypothyreotiker jedoch ebenso wie euthyreote Personen mit einer erhöhten lipolytischen Aktivität im Fettgewebe und mit der Freisetzung von freien Fettsäuren. Serumcholesterin und Phospholipide sinken dabei ebenfalls ab. Es ist noch unklar, ob diese erhöhte Lipolyse auf eine vermehrte Katecholamineinwirkung zu beziehen ist (16). Die Konzentration des c-AMP ist in den Fettgewebszellen etwas, im Plasma deutlich erniedrigt (1, 15).

Der Stoffwechsel der Triglyceride

Die Konzentration der Triglyceride im Plasma ist bei der klinisch ausgesprochenen Hypothyreose leicht bis stark erhöht (293,2 ± 191,9 mg/dl (3,34 ± 2,19 mmol/l) gegenüber einem Kontrollwert von 96,0 ± 37,9 mg/dl (1,09 ± 0,43 mmol/l) (26).

Jedoch sind die Beziehungen zur Schilddrüsenfunktion nicht so deutlich wie beim Cholesterin. Es läßt sich zeigen, daß die Triglyceridproduktion in der Leber unverändert ist, obwohl die Konzentration der freien Fettsäuren im Plasma gewöhnlich leicht erniedrigt ist. Die Hypertriglyzeridämie kommt vielmehr allein durch eine stark reduzierte Elimination der endogenen und exogenen Triglyceride zustande (21). Demnach sind die Abläufe denjenigen bei der Hyperthyreose nicht genau entgegengesetzt. Der Defekt in der Produktion der Schilddrüsenhormone wirkt sich auf die Synthese der Lipoproteinlipase aus, die für die Elimination der Triglyceride von Bedeutung ist. Außerdem kann, umgekehrt wie bei der Hyperthyreose, die verminderte Blutzirkulation in Fettgewebe und Muskulatur eine Rolle spielen.

Der Stoffwechsel des Cholesterin

Zur Pathophysiologie des Cholesterinstoffwechsels bei der Hypothyreose s. auch S. 222. Die Erhöhung der Plasmacholesterinwerte bei der Hypothyreose ist (in Abhängigkeit von der Schwere der Krankheit) eindrucksvoll. Sie können u. U. erheblich (bis 600 mg/dl [15,5 mmol/l]) ansteigen und betreffen sowohl das freie wie das veresterte Cholesterin. Die Cholesterinanstiege sind auch an Tieren ohne Schilddrüse nachzuweisen. Sowohl beim Menschen wie beim Tier kommt es nach T4-Zufuhr zu einer schnellen Normalisierung der Werte.

Trotz des erhöhten Cholesterinspiegels im Plasma ist die Cholesterinsynthese in der Leber vermindert, was aus dem herabgesetzten Einbau von ^{14}C-Acetat in das Cholesterin hervorgeht (9, 20). Das gleiche läßt sich auch in vitro an Leber und Haut von schilddrüsenlosen Ratten feststellen (3, 7). Wie oben erwähnt (S. 222), steuern die Schilddrüsenhormone die Cholesterinsynthese über die HMG-CoA-Reduktase, deren Aktivität bei der Hypothyreose vermutlich über eine Hemmung der Proteinsynthese herabgesetzt wird (10).

Die leichte Minderung der Cholesterinbildung kann sich aber im Gesamtcholesterinhaushalt nicht auswirken, da sie bei weitem durch eine herabgesetzte Elimination des Cholesterin wettgemacht wird. Die Halbwertzeit von markiertem Cholesterin ist bei der Hypothyreose verlängert (160 Tage gegenüber einem Normalwert von 65 Tagen) (18), die Ausscheidung in der Galle herabgesetzt. Hinzu kommt, daß auch die Gesamtmenge des Stuhls vermindert ist (24). Die Unfähigkeit, das Cholesterin zu katabolisieren und in der Galle auszuscheiden, läßt sich auch im Tierversuch an schilddrüsenlosen Ratten feststellen (5). Demnach ist die Hypercholesterinämie bei der Hypothyreose auf eine defekte Elimination, nicht aber auf eine Synthesestörung zurückzuführen.

Die Untersuchung der Transportlipoproteine zeigt, daß die Erhöhung des Cholesterin und der Triglyceride im Serum im wesentlichen auf einem Anstieg der Triglyceride und des Cholesterin in der LDL-Klasse der Lipoproteine beruht. In der VLDL-Klasse ließ sich keine Erhöhung der Triglyceride, wohl aber des Cholesterin nachweisen. Das Verhältnis von Cholesterin zu Triglyceriden steigt also innerhalb dieser Lipoproteinklasse an und normalisiert sich nach einer Substitutionsbehandlung (25).

Die verzögerte Reifung des Zentralnervensystems beim hypothyreoten Fetus und Neugeborenen ist nicht nur durch die mangelnde Proteinsynthese, sondern auch durch die herabgesetzte Lipidbildung in den Myelinscheiden bedingt. Im Tierversuch läßt sich zeigen, daß der Cholesterin-, Cerebrosid- und Sulfatidgehalt im Gehirn 18 Tage nach der Geburt stark vermindert und durch Substitution nicht zu normalisieren ist. Daher die Notwendigkeit der frühzeitigen Behandlung (13, 29).

Beurteilung des Arterioskleroserisikos

Aus den Ausführungen über die Cholesterin-Triglycerid-Anstiege geht hervor, daß bei der Hypothyreose nach der Einteilung von FREDRICKSON (8) vorwiegend der Typ IIa mit einem Anstieg des Cholesterin und der Typ IIb mit einem Anstieg von Cholesterin und Triglycerid gefunden werden. Von beiden nimmt man an, daß sie mit einem Risiko im Hinblick auf die Induktion einer Arteriosklerose behaftet sind. Nach WIELAND (30) ist der Typ III, der ebenfalls zur Ausbildung einer Arteriosklerose neigt, zwar selten, soll aber vorkommen.

Die Bedeutung der Hyperlipoproteinämien der genannten Typen wird aber dadurch vermindert, daß es sich bei der Hypothyreose um eine relativ seltene Krankheit handelt (die allerdings, wenn man die subklinischen Formen hinzuzieht, doch wieder nicht so selten ist), daß sie vorwiegend ältere Personen betrifft und daß sich die abnormen Werte durch eine Substitutionstherapie, ggf. auch durch D-T$_4$ (17) schnell und wirksam herabsetzen lassen. Deshalb hat auch die Hypercholesterinämie bei der Behandlung der Hypothyreose eine gewisse diagnostische Bedeutung. In diesem Zusammenhang ist von Interesse, daß Patienten mit hohen Cholesterinwerten im Plasma, aber mit euthyreoter Schilddrüsenfunktion, erhöhte Titer von zirkulierenden Autoantikörpern gegen Schilddrüsengewebe aufweisen sollen (6). Dies würde auf das Vorhandensein einer Gruppe latenter, sonst schwer zu erfassender potentieller Hypothyreotiker hinweisen, bei denen sich die immunpathologisch bedingte Hypothyreose schon anbahnt. Vor Ausbildung der kompletten Atrophie finden sich bereits Störungen in der Antikörperproduktion und im Lipidstoffwechsel. Letztere können durch Substitutionstherapie ausgeglichen werden. Es handelt sich vor allen Dingen um Frauen, denen in solchen Fällen das gleiche Arterioskleroserisiko wie den Männern zukommen soll.

Auf die erhöhte Gefährdung durch Herzinfarkt ist wiederholt hingewiesen worden (2), s. jedoch S. 219.

Beurteilung der Plasmalipidwerte

Der Bestimmung der Plasmalipidfraktionen, insbesondere des Cholesterin, kommt bei der Hypothyreose eine größere Bedeutung als bei der Hyperthyreose zu. Im unbehandelten Zustand sind die Cholesterinwerte durchweg erhöht, so daß hohe Cholesterinwerte immer den Verdacht auf das Vorliegen einer Hypothyreose erwecken müssen, wenn andere Gründe unwahrscheinlich sind. Differentialdiagnostisch kommen nephrotische Zustände, der dekompensierte Diabetes mellitus und die essentiellen Hyperlipidämien in Betracht. Die Cholesterinbestimmung hatte früher als Vorfeldmethode zur Erkennung der Schilddrüsenunterfunktion eine gewisse Bedeutung, vor allem dann, wenn die Werte nach Einsetzen der Therapie abfielen, was in schweren Fällen regelmäßig eintritt.

Die bisher vorgelegten Befunde über einen Anstieg der Cholesterinwerte bei der Hypothyreose beziehen sich fast immer auf voll ausgebildete Krankheitsbilder. Seit man die Hypothyreose aber in mehrere Schweregrade einteilt (Kriterien s. Ätiologie der erworbenen Hypothyreose, S. 393), zeigt sich, daß eine signifikante Erhöhung der Cholesterinwerte im Vergleich zu den Kontrollen nur für die schweren Erkrankungsgruppen zutrifft, d.h. für die Gruppen, bei denen die basalen TSH-Werte zwischen 40 und 80 und über 80 µE/ml (mU/l) liegen. Die Korrelation zum steigenden Spiegel des TSH ist deutlich und wird nicht durch Alter und Körpergewicht beeinflußt. Nur die beiden Gruppen mit den hohen basalen TSH-Werten lassen nach T$_4$-Behandlung einen signifikanten Abfall des Cholesterin im Serum erkennen. Für die Triglyceridwerte läßt sich zwar auch mit abfallender Schilddrüsenfunktion ein Ansteigen erkennen, eine signifikante Differenz gegenüber der Kontrollgruppe ergibt sich jedoch nicht, so daß die Einteilung nach Schweregraden für die klinische Diagnostik nur für die Cholesterinwerte von Bedeutung ist (19).

Differenzen in der Beurteilung der Normalwerte der Cholesterin- und Triglyceridkonzentrationen im Plasma sind zum Teil durch verschiedene Methodik, aber auch durch verschiedene Größe und Alterszusammensetzung der untersuchten Kollektive zu erklären. Das Arterioskleroserisiko soll bei einer Cholesterinkonzentration über 250 mg/dl (6,5 mmol/l) (11, 12) sowie bei einer Triglyceridkonzentration über 150 mg/dl (1,7 mmol/l) ansteigen (28). Für die letzteren Werte bestehen aber noch erhebliche Unsicherheiten. Der höchste Cholesterinwert, den wir bei einer unbehandelten 60jährigen Hypothyreotikerin fanden, lag bei 650 mg/dl (16,8 mmol/l). Die Tab. 5.2 S. 224 zeigt Mittelwerte für Euthyreose, Hyperthyreose und Hypothyreose aus zwei verschiedenen Kollektiven.

Bei der sekundären, hypophysär bedingten Hypothyreose sind die Lipidwerte niedriger als bei der primären Form. Besteht die Krankheit aber lange, so steigen sie auch hier erheblich an. So fanden wir bei einer 64jährigen untergewichtigen Frau mit einem durch Tumor zerstörten Vorderlappen bei komplett ausgebildeter sekundärer Hypothyreose einen Cholesterinwert von 475 mg/dl (12,3 mmol/l). Die im allgemeinen etwas niedrigeren Cholesterinwerte sind durch die erhaltene Basalfunktion der Schilddrüse bedingt. Aus der Tatsache, daß bei Patienten mit Panhypopituitarismus der Cholesterinspiegel bei alleiniger Cortisolbehandlung ansteigt, geht hervor, daß der Funktionszustand der Nebennierenrinde für die Regulation des Cholesterinspiegels von Bedeutung ist. Bei der sekundären Form der Hypothyreose dürfte also neben der besser erhaltenen Funktion der Schilddrüse auch die geschädigte Nebennierenrinde eine Rolle spielen (27).

Literatur

1 Armstrong, K.-J., J. E. Stouffer, R. C. v. Imwegen, W. J. Thompsen, A. G. Robinson: Effects of thyroid hormone deficiency on cyclic adenosine 3'5'-monophosphat and control of lipolysis in fat cells. J. biol. Chem. 249 (1974) 4226

2 Bastenie, P. A.: Thyroide et lipides plasmatics. Acta cardiol. (Brux.) Suppl. 15 (1972) 49

3 Boyd, G. S.: In: Hormones and Atherosclerosis, hrsg. von G. Pincus, Academic Press, New York 1959 (S. 49)

4 Bray, G. A.: Metabolism of adipose tissue from normal and hypothyroid rats. Endocrinology 82 (1968) 863

5 Byers, S. O., M. Friedman: Effect of thyroidectomy on conversion of cholesterol into bile acids. Proc. Soc. exp. Biol. (N. Y.) 143 (1973) 551

6 Doniach, D., I. M. Roitt: Autoimmune thyroid disease. In: Textbook of Immunopathology, hrsg. von. R. A. Miescher. Grune & Stratton, London 1969 (S. 2)

7 Fletcher, K., N. B. Myant: Influence of the thyroid on the synthesis of cholesterol by liver and skin in vitro. J. Physiol. (Lond.) 144 (1958) 361

8 Fredrickson, D. S., R. J. Levy, R. S. Lees: Fat transport in lipoproteins – an integrated approach to mechanisms and disorders. New Engl. J. Med. 276 (1967) 32, 94, 148, 215, 273

9 Gould, R. G., G. V. Leroy, G. Okita, J. J. Kabard, P. Keegan, D. M. Bergenstal: The use of C^{14} labeled acetate to study cholesterol metabolism in man. J. Lab. clin. Med. 46 (1955) 372

10 Gries, F. A., F. Matschinsky, O. Wieland: Induktion der β-Hydroxy-β-methylglutarylreductase durch Schilddrüsenhormone. Biochim. biophys. Acta (Amst.) 56 (1962) 615

11 Heyden, S.: Epidemiology. In: Atherosclerosis II, hrsg. von F. G. Schettler, G. S. Boyd. Elsevier, Amsterdam 1969 (S. 169)
12 Heyden, S.: Environmental factors. In: Atherosclerosis II, hrsg. von F. G. Schettler, G. S. Boyd. Elsevier, Amsterdam 1969 (S. 599)
13 Hoch, F. L.: Metabolic effects of thyroid hormones. In: Handbook of Physiology, hrsg. von M. A. Greer, D. H. Solomon. American Physiological Society, Washington 1974 (S. 400)
14 Jahnke, K., F. A. Gries, H. Bethge, H. Fehlings: Über den Einfluß der Schilddrüsenfunktion auf Metabolite des Fettstoffwechsels im Serum. In: 11. Symposium der Deutschen Gesellschaft für Endokrinologie. Düsseldorf 1964, Springer, Berlin 1965
15 Karlberg, B. E., K. G. Hendriksson, R. G. G. Andersson: Cyclic adenosine 3'5' monophosphate concentrations in plasma, adipose tissue and skeletal muscle in normal subjects and in patients with hyper- and hypothyroidism. J. clin. Endocr. 39 (1974) 96
16 Kirkeby, K.: Fatty acid composition of serum lipids in hyper- and hypothyroidism. Acta endocr. (Kbh.) 71 (1972) 62
17 Koschinsky, T., K. H. Vogelberg, F. A. Gries: Therapie primärer Hyperlipoproteinämien des Types IIa und IIb mit D-Thyroxin. Dtsch. med. Wschr. 99 (1974) 494
18 Kurland, G. S., J. L. Lucas: The metabolism of intravenously infused ^{14}C-labelled cholesterol in man before and after the induction of myxedema. J. clin. Invest. 34 (1955) 947
19 Kutty, K. M., D. G. Bryant, N. R. Farid: Serum lipids in hypothyroidism – a re-evaluation. J. clin. Endocr. 55 (1978) 46
20 Lipsky, S. R., P. K. Bondy, E. B. Man, J. S. McGuire: The effects of triiodothyronine on the biosynthesis of plasma lipids from acetate-I-C^{14} in myxoedematous subjects. J. clin. Invest. 34 (1955) 950
21 Nikkilä, E. A., M. Kekki: Plasma triglyceride metabolism in thyroid diesease. J. clin. Invest. 51 (1972) 2103
22 Peters, J. P., E. B. Man: The significance of serum cholesterol in thyroid disease. J. clin. Invest. 29 (1950) 1
23 Rosenman, R. H., M. Friedman, S. O. Byers: Observations concerning the metabolism of cholesterol in the hypo- and hyperthyroid rat. Circulation 5 (1952) 589
24 Rosenquist, U.: Adrenergic receptor response in hypothyroidism. Acta med. scand., Suppl. 532 (1972)
25 Rössner, S., U. Rosenquist: Serum lipoproteins and the intravenous fat tolerance test in hypothyroid patients before and during substitution therapy. Atherosclerosis 20 (1974) 365
26 Sandhofer, F., S. Sailer, H. Braunsteiner: Plasmalipide bei Störungen der Schilddrüsenfunktion des Menschen. Klin. Wschr. 44 (1966) 433
27 Skanse, B.: Der Unterschied im Serumcholesterin zwischen hypophysärer und primärer Hypothyreose. 4. Internat. Kropfkonferenz. London 1960 (Abstr. Nr. 179)
28 Vogelberg, K. H., F. A. Gries, K. Jahnke: Diabetes mellitus und Hyperlipoproteinämie. In: Handbuch der Inneren Medizin, VII/2 B, hrsg. von K. Oberdisse. Springer, Berlin 1977 (S. 117)
29 Walravens, Ph., H. P. Chase: Influence of thyroid on formation of myelin lipids. J. Neurochem. 16 (1969) 1477
30 Wieland, H.: Der Einfluß der Schilddrüsenhormone auf den Lipidstoffwechsel. In: Handbuch der Inneren Medizin, VII/4, hrsg. von G. Schettler, H. Greten, G. Schlierf, D. Seidel. Springer, Berlin 1976 (S. 423)

Klinik und Verlauf

Die Diagnose der voll ausgeprägten Hypothyreose ist leicht zu stellen, wenn auch einige Verwechslungsmöglichkeiten gegeben sind. Die Frühdiagnose kann aber infolge der schleichenden Entwicklung und der, besonders zu Beginn, inkompletten Symptomatik schwierig sein, sofern man nicht die Möglichkeit der Laboratoriumsdiagnostik hinzuzieht (T$_4$-Bestimmung mit Bindungstest, im Zweifelsfalle eine TSH-Bestimmung). Dementsprechend wird die Diagnose angesichts der Vielzahl uncharakteristischer Symptome oft gar nicht oder zu spät gestellt. Hinzu kommt, daß der verlangsamte Ablauf aller geistigen Funktionen den Patienten daran hindert, den Arzt rechtzeitig aufzusuchen. Glücklicherweise wird die Krankheit infolge der Verbesserung der Diagnostik jetzt wesentlich öfter erkannt als in früheren Jahrzehnten. Wird sie übersehen, so führt sie unweigerlich im Laufe von Jahren über Kachexie und Koma zum Tode.

Die Möglichkeit einer Frühdiagnose hängt weitgehend von der Ätiologie der Erkrankung ab. Bei der primären, immunpathologisch bedingten Form, ergeben sich angesichts des schleichenden Beginns größte Schwierigkeiten. Ist aber die Hypothyreose, was jetzt immer häufiger geschieht, infolge eines ärztlichen Eingriffs entstanden, so liegt der Verdacht viel näher. Auch in diesem Falle können die ersten Symptome zwar erst nach vielen Monaten in wenig eindrucksvoller Weise in Erscheinung treten, meist sind sie jedoch schon nach einigen Wochen erkennbar, so daß eine erfolgreiche Behandlung eingeleitet werden kann. Aus diesem Grunde sind anamnestische Angaben über Vorbehandlung einer Schilddrüsenerkrankung von Bedeutung, während die Anamnese sonst wenig ergiebig ist und nur bei Vorliegen einer familiären Belastung und bei Herkunft aus einem Endemiegebiet von Bedeutung ist.

Subjektive Beschwerden

Subjektive Beschwerden werden gewöhnlich nur zögernd und auf eindringliches Befragen vorgebracht. Zu den Initialsymptomen gehören Schwäche, abnorme Ermüdbarkeit und eine allgemeine Apathie, der Verlust jeglicher Initiative, Neigung zu Depressionen und ein großes Schlafbedürfnis. Die Störung der geistigen Funktionen drückt sich in Gedächtnisschwäche und Störung der Merkfähigkeit aus. Als Frühsymptom ist die Kälteintoleranz höchst charakteristisch; sie ist mit unablässigem Frieren verbunden und bringt den Patienten im Hinblick auf die Heizung der Wohnräume in Konflikt mit seinen Angehörigen. Nur selten kommt es anstelle von Apathie und Depression zu zerebralbedingten Erregungszuständen, die zu einer Verwechslung mit psychotischen Krankheitsbildern führen können. Frühzeitig werden Gelenksteifigkeit und rheumatische Beschwerden sowie als neurologisches Symptom Parästhesien in den Extremitäten angegeben. Das Nachlassen des Appetits verhindert eine durch Grundumsatzerniedrigung und körperliche Inaktivität bedingte Gewichtszunahme. Über stenokardische Beschwerden wird manchmal geklagt; Menstruationsstörungen im Sinne von Metrorrhagien sind häufig. Verlust von Libido und Potenz werden meist erst nach eindringlichen Fragen angegeben. Charakteristisch ist eine Obstipation. Dyspnoische Beschwerden können zu Beginn der Erkrankung eintreten, erreichen aber erst beim Einsetzen einer kardialen Insuffizienz oder pulmonaler oder perikardialer Komplikationen stärkere Ausmaße. Weitere subjektive Symptome sind Schwerhörigkeit, Heiserkeit und eine trockene Haut.

Objektive Symptome

Die objektiv festzustellenden Symptome hängen ebenfalls stark von der Dauer der Erkrankung ab. Von einer voll entwickelten Hypothyreose, die den Namen Myxödem zu Recht trägt, kann man erst nach Ablauf einiger Jahre sprechen. Nach 5 oder 6 Jahren hat sich das Vollbild aber im allgemeinen komplett entwickelt. Jetzt sind die verlangsamten Bewegungen charakteristisch, die allgemeine Blässe, die oft einen Stich ins Gelbliche zeigt, die schlecht durchblutete kühle Haut, die besonders an Händen, Unterarmen und im Bereich der Ellenbogen rauh ist, die Verschwellung des Gesichtes, vor allen Dingen im orbitalen Bereich, die allgemeine teigige Verschwellung der Haut ohne erkennbare Dellenbildung bei Druck und die gelegentlich, aber nicht immer vorhandene Bradykardie. Die Zunge ist in ausgeprägten Fällen groß, plump und scheint den Mund auszufüllen. Damit hängen die Verlangsamung der Sprache und die verwaschene Artikulation zusammen. Die Stimme ist heiser, rauh und oft vertieft. Die Extremitäten sind breit und plump. Daran ist das Skelett, wie etwa bei der Akromegalie, aber nicht beteiligt.

Bei den idiopathischen Formen der Hypothyreose ist die Schilddrüse, außer im initialen Stadium der Thyreoiditis, nicht zu tasten. Liegt eine Struma vor, so muß man an einen Kretinismus oder an eine Hypothyreose infolge Jodfehlverwertung denken. Stets ist zu beachten, daß auch eine blande Struma auf eine subklinische Hypothyreose hindeuten kann, was sich aus dem Erfolg der Therapie mit Schilddrüsenhormonen erkennen läßt. Die Häufigkeit klinischer Symptome bei 154 Patienten des Düsseldorfer und Essener Krankengutes ist in Tab. 7.**2** wiedergegeben (16).

Sehr eindrucksvoll ist die Entwicklung der hypothyreoten Symptome nach Absetzen der Hormontherapie bei einer vorher voll substituierten Hypothyreose. Ähnlich wie bei der postoperativen Hypothyreose entwickeln sich die Krankheitserscheinungen im Laufe von einigen (meist 6–8) Wochen.

Ebenso wie bei der Hyperthyreose haben wir, angesichts der besseren Diagnosemöglichkeiten, nur noch selten Gelegenheit, den ungestörten Verlauf einer Hypothyreose zu verfolgen. Nur Erstbeschreibungen des Krankheitsbildes, z.B. der Report der Clinical Society of London (1888) (17), die zu einer Zeit abgefaßt wurden, als eine Substitutionstherapie noch nicht eingeführt war, läßt erkennen, daß die Dauer einer Hypothyreose bei natürlichem Verlauf etwa 10–15 Jahre beträgt, ehe die Krankheit über Kachexie und hypothyreotes Koma, meist unter dem Einfluß einer terminalen Infektion, zum Ende führt.

Erstaunlich ist, daß auch die Angehörigen und Freunde die ganz allmählich auftretenden Symptome nicht wahrnehmen, sondern diese wohl aus Ausdruck einer sich langsam vollziehenden Wesensänderung ansehen. Da es sich um eine relativ seltene Krankheit handelt, die dem praktizierenden Arzt nicht oft begegnet, gibt es zahlreiche Fälle, bei denen auch der Hausarzt die Diagnose nicht stellt, so daß man im angelsächsischen Schrifttum von einer „consultant diagnosis" gesprochen hat (5).

In neuerer Zeit ist mit großen Nachdruck darauf hingewiesen worden, daß es sich bei dem Auftreten der Hypothyreose nicht, wie man früher angenommen hatte, um ein „Alles-oder-Nichts-Gesetz" handele, daß vielmehr durchaus subklinische Formen verschiedener Abstufungen vorkommen, wie auf S. 393 ausgeführt. Die Erkennung solcher subklinischen Formen ist nicht nur aus den oben angeführten Gründen, sondern auch in Anbetracht des möglichen Risikos einer Koronarerkrankung von Bedeutung (6).

Die subklinische Hypothyreose kann man serienmäßig im Vorfeldverfahren durch TSH- und T_4-Bestimmungen im Serum erfassen. Eine Bestätigung erfolgt durch den TSH-TRH-Test, die Bestimmung von Antikörpern und der Cholesterinwerte. Die pädiatrischen Abteilungen bemühen sich zur Zeit um die Einführung eines Screening-Test zur Erkennung der Hypothyreose bei Neugeborenen, bei denen die Erkennung der Erkrankung von besonderer Bedeutung ist (15, 18).

Ähnlich wie für die Hyperthyreose (4) und für die euthyreote Struma (3) wurde auf statistischer Basis ein Hypothyreosediagnoseindex für die Erkennung der Hypothyreose ausgearbeitet (2). In Anbetracht des häufigen Vorkommens subklinischer Formen ist die Bedeutung eines solchen Index fraglich geworden, obwohl er möglicherweise eine Entlastung des Laboratoriums darstellen kann, sofern man nur die voll ausgebildeten Krankheitsbilder in Betracht zieht. Für die subklinischen Verlaufsformen ist er aber ohne Interesse, da er im Gegenteil nur dazu verleitet, sie zu übersehen. Trotzdem soll dieser Index hier angeführt werden, da er erlaubt, die Häufigkeit der subjektiven und objektiven Symptome und ihre Wertigkeit beim ausgeprägten Krankheitsbild zu erkennen (Tab. 7.**3**). Dabei haben sich nur 8 subjektive und 6 objektive Befunde statistisch als relevant erwiesen.

Maskierte Krankheitsbilder

Aus diesen Ausführungen geht schon hervor, daß die Erkennung maskierter Krankheitsbilder ebenso wie bei der Hyperthyreose von großer Bedeutung ist. Man versteht darunter alle Formen, die keine typischen Hautveränderungen, keine Kälteintoleranz und keine

Tabelle 7.**2** Die Häufigkeit klinischer Symptome bei 154 Kranken mit Hypothyreose bei unterschiedlichem Schweregrad (nach Reinwein u. Hackenberg [16])

Symptom	Häufigkeit in %
Verlangsamte Reflexe	76
Trockene rauhe Haut	72
Müdigkeit	68
Leistungsabfall	66
Kälteempfindlichkeit	62
Übergewicht (10 % vom Idealgewicht)*	59
Obstipation	56
Heisere rauhe Sprache	28
Periphere Ödeme	25
Angina pectoris	23
Haarausfall	18
Depression	7

*z. T. Wasserretention

Tabelle 7.**3** Index der Diagnostik der Hypothyreose
(nach *Billewicz* u. Mitarb. [2] und *König* [10])

	Ja	Nein	Zweifel-haft
Symptome (subjektive Beschwerden, „symptoms")			
Vermindertes Schwitzen	+ 6	– 2	0
Kälteintoleranz	+ 4	– 5	0
Heiserkeit	+ 5	– 6	0
Parästhesien	+ 5	– 4	0
Trockene Haut	+ 3	– 6	0
Obstipation	+ 2	– 1	0
Schwerhörigkeit	+ 2	0	0
Gewichtszunahme	+ 1	– 1	0
Befunde (objektive Symptome, „signs")			
Verlangsamte Bewegungen	+11	– 3	0
Verlangsamte Sehnenreflexe	+15	– 6	0
Rauhe Haut: Hände, Vorderarme, Ellenbogen	+ 7	– 7	0
Periorbitale Schwellung	+ 4	– 6	0
Puls: 70/min.	+ 4		
70/80 min.			
80/min.		– 4	
Kühle Haut im Vergleich zum Untersuchenden	+ 3	– 2	0
Total „Index"-Punkte			
Hypothyreose	= + 25 oder mehr		
Euthyreose	= – 30 oder weniger		
Braucht weitere Abklärung	= + 24 bis –29		

erkennbare Minderung der körperlichen und geistigen Fähigkeiten erkennen lassen. Ihre Diagnose ist vor allen Dingen im Alter und im frühen Säuglings- und Kleinkindesalter wichtig, da im letzteren Fall die besten Chancen bestehen, eine abnorme körperliche und geistige Entwicklung zu verhindern (9).
Im Säuglings- und Kleinkindesalter sind trinkfaule Kinder, die nicht viel schreien, viel schlafen, motorisch träge bei seltenen Stuhlentleerungen sind (sozusagen Kinder, die den Eltern bequem sind), hypothyreoseverdächtig, ebenso das Auftreten einer Nabelhernie, einer marmorierten Haut und schlaffer Bauchdecken (8, 9). Im Schulalter muß man bei Kleinwuchs, Sprach-, Antriebs-, Intelligenzstörungen und bei verzögerter sexueller Reife an eine larvierte Hypothyreose denken. Im Erwachsenenalter ist es die blande Struma, die infolge eines Hormondefizits entstehen kann. Aber auch ohne Kropf kann eine schmerzlose Thyreoiditis und vor allen Dingen ein Zustand nach ärztlichen Eingriffen an der Schilddrüse zu einer larvierten Hypothyreose führen. In der Mitte des Lebens können Depressionen und Antriebslosigkeit Ausdruck einer kaschierten Hypothyreose sein. Auf die Zustände im Senium wird auf S. 445 näher eingegangen. Hier sind es vor allen Dingen Parästhesien, Myopathien und rheumatische Beschwerden, die an eine maskierte Hypothyreose denken lassen.

Differentialdiagnose

Aus den schon erwähnten Gründen, besonders aber im Hinblick auf die so überaus erfolgreiche Therapie ist die Differentialdiagnostik von Bedeutung. Die voll ausgebildete Hypothyreose mit kardiovaskulären Erscheinungen kann mit einer Stauungsinsuffizienz auf arteriosklerotischer Basis verwechselt werden. Neben der Art und der besonderen Anordnung der Ödeme existieren aber so viele Besonderheiten des seltenen „Myxödemherzens", die auf S. 416 näher erörtert werden, daß eine Verwechselung nicht gut möglich ist. Auch die Differentialdiagnose gegenüber der perniziösen Anämie ist leicht zu stellen (S. 423). Sie kommt in Koinzidenz mit der Hypothyreose als echte perniziöse Anämie, je nach Ätiologie der Hypothyreose, in 4–10% aller Fälle vor. Zu berücksichtigen ist aber, daß in weiteren 10–30% aller ausgebildeten Fälle von Hypothyreose eine normozytär-normochrome oder eine mikrozytär-hypochrome Anämie vorliegt. Zu Verwechslungen kann das blaß-gelbliche Kolorit der Haut bei der Hypothyreose Veranlassung geben, das sich allerdings von der strohgelben Farbe bei der perniziösen Anämie unterscheidet. Auch Parästhesien kommen bei beiden Krankheiten vor. Die Zunge unterscheidet sich jedoch in charakteristischer Weise: Bei der perniziösen Anämie handelt es sich um eine Schleimhautatrophie, während die Zunge bei der voll ausgebildeten Hypothyreose verdickt und plump ist. Zu beachten ist fernerhin das nephrotische Syndrom, bei dem das Ödem allerdings universell auftreten kann und bei Fingerdruck Dellen erkennen läßt, was bei der Hypothyreose nicht der Fall ist. Erhöhte Cholesterinwerte und ein Hypometabolismus sind beiden Krankheiten eigen, insbesondere kann der Verlust von Trägerproteinen und Schilddrüsenhormonen im Urin beim nephrotischen Syndrom zu diagnostischen Schwierigkeiten führen. Die Parameter, die sich auf die Schilddrüsenfunktion selbst beziehen, sind jedoch beim nephrotischen Syndrom kompensatorisch ausgeglichen, z. B. die ^{131}J-Aufnahme. Die Besonderheiten der Hormonverluste durch Proteinurie werden auf S. 266 und 270 eingehender erörtert. Im übrigen läßt die genauere Nierendiagnostik das Vorliegen eines nephrotischen Syndroms erkennen.
Gewisse Schwierigkeiten können bei der Frühdiagnostik auftreten, wenn sich die Hypothyreose mit einer endokrinen Ophthalmopathie oder Dermatopathie (selten!) verbindet und schilddrüsenstimulierende Immunglobuline nachweisbar sind. In solchen Fällen handelt es sich um eine Immunthyreoiditis in vorgerücktem Stadium, bei der das aktive Schilddrüsengewebe soweit reduziert ist, daß eine klinische Hypothyreose entsteht (7, 11, 13).
Von Bedeutung ist die neuere Erkenntnis, daß bei scheinbar euthyreoten Strumen in etwa 20% eine subklinische Hypothyreose mit nicht kompensiertem Thyroxinmangel vorliegt, kenntlich an der erhöhten Stimulierbarkeit des TSH-Spiegels im Serum durch TRH-Gabe (14). Der Erfolg einer T$_4$-Behandlung zeigt die Bedeutung dieser Befunde auf.
Ein kindlicher, durch Hypothyreose bedingter Zwergwuchs läßt sich kaum mit der Chondrodystrophie verwechseln, da im letzteren Fall eine völlig normale Schilddrüsenfunktion vorliegt. Schwieriger ist die Unterscheidung gegenüber dem Mongolismus,

dem sog. Down-Syndrom. Das auffällige Äußere dieser Kinder mit Bradymikrozephalie, schrägstehender, nach innen geneigter Lidachse mit Epikanthus und einer agitierten Imbezillität läßt die richtige Diagnose stellen. Eine Depression der Schilddrüsenfunktion kommt jedoch bei etwa 9% dieser Patienten vor (1). Es handelt sich um subklinische Hypothyreosen, deren Vorliegen sich nur durch T4- und TSH-Bestimmung im Serum feststellen läßt. Eine komplette Hypothyreose entsteht erst, wenn eine Immunthyreoiditis hinzukommt. Offenbar handelt es sich beim Mongolismus um eine Störung in der Anlage der Schilddrüse (12).

Literatur

1 Aldenhoff, P., C. Waldenmaier, S. Zabransky, H. Helge: Der TRH-Stimulationstest bei Kindern und Erwachsenen mit Down-Syndrom. Mschr. Kinderheilk. 125 (1977) 544
2 Billewicz, W. Z., R. S. Chapman, J. Crooks, M. E. Day, J. Gossage, E. Wayne, J. A. Young: Statistical methods applied to the diagnosis of hypothyroidism. Quart. J. Med. N.S. 38 (1969) 255
3 Boyle, J. A., W. R. Greig, D. A. Franklin, R. McG. Harden, W. W. Buchanan, E. M. McGirr: Construction of a model for computer-assisted diagnosis: application to the problem of non-toxic goitre. Quart. J. Med. N.S. 35 (1966) 565
4 Crooks, J., I. P. C. Murray, E. J. Wayne: Statistical methods applied to the clinical diagnosis of thyrotoxicosis. Quart. J. Med. N.S. 28 (1959) 211
5 DeGroot, L. J., J. E. Stanbury: The Thyroid and its Diseases, 4. Aufl. Wiley, New York 1975 (S. 415)
6 Evered, D. C., B. J. Ormston, P. A. Smith, R. Hall, T. Bird: Grades of hypothyroidism. Brit. med. J. 1973/I, 657
7 Fox, R. A., T. B. Schwartz: Infiltrative ophthalmopathy and primary hypothyroidism. Ann. intern. Med. 67 (1967) 377
8 von Harnack, G. A.: Die Schilddrüse und ihre Erkrankungen. In: Handbuch der Kinderheilkunde, Bd. I/1, hrsg. von H. Opitz, F. Schmid. Springer, Berlin 1971 (S. 216)
9 Horster, F. A.: Maskierte Hypothyreose. Diagnostik 5 (1972) 565
10 König, M. P.: Hypothyreose – Klinik und Therapie. Therapiewoche 27 (1977) 4732
11 Michaelson, E. D., R. L. Young: Hypothyroidism with Graves' disease. J. Amer. med. Ass. 211 (1970) 1351
12 Murdoch, J. C., W. A. Ratcliffe, D. G. McLarty, J. C Rodger, J. G. Ratcliffe: Thyroid function in adults with Down's syndrome. J. clin. Endocr. 44 (1977) 453
13 Peard, M. C.: Lymphadenoid goitre with hypothyroidism, exophthalmos, pretibial myxedema and acropachy. Proc. roy. Soc. Med. 54 (1961) 342
14 Pickardt, C. R., F. Erhardt, J. Grüner, K. Horn, P. C. Scriba: Stimulation der TSH-Sekretion durch TRH bei blander Struma. Diagnostische Bedeutung und pathophysiologische Folgerungen. Klin. Wschr. 50 (1972) 1134
15 von Puttkamer, K., M. Ranke, K. Rager, D. Gupta: Screening problems for hypothyroidism in the newborns using a dried-blood-spot-RIA for TSH. 11. Acta Endocrinologica Congress, Lausanne 1977. Acta endocr., Suppl. 212, 173
16 Reinwein, D., K. Hackenberg: Hypothyreose. In: Klinik der Gegenwart. Urban & Schwarzenberg, München 1975 (S. 527)
17 Report of a Committee of the Clinical Society of London to Investigate the Subject of Myxoedema. Longmans, Green & Co., London 1888
18 Zabransky, S.: Neugeborenen-Screening auf Hypothyreose mittels Thyreotropinbestimmung im Nabelschnurblut. Mschr. Kinderheilk. 124 (1976) 662

Psychische Veränderungen

Anders als schwere psychotische Zustände sind (reversible) psychische Veränderungen auch jetzt noch bei längerer Dauer und entsprechend der Schwere der Erkrankung unverändert zu beobachten. In seiner ersten Beschreibung der Hypothyreose erwähnt GULL (13) bei 2 seiner Patienten eine allgemeine Mattigkeit und gelegentliche Zustände von Reizbarkeit.

Es heißt: „Mit den Veränderungen im Gesicht, an der Zunge, den Lippen und den Händen entwickelt sich langsam zunehmend eine Schlaffheit und eine Abneigung gegenüber Anstrengungen; das Gemüt, das vorher aktiv und wißbegierig war, nimmt eine ruhige und träge Indifferenz an mit einer Neigung zu gelegentlichen Ausbrüchen von Gereiztheit. Die Intelligenz bleibt unbeeinträchtigt."

Die eindrucksvollste Veränderung auf psychischem Gebiet ist die allgemeine Verlangsamung, die sowohl die körperlichen wie die psychischen Vorgänge betrifft. Alles verläuft langsamer, der Patient wird schwerfällig. Das Schreiben bereitet Schwierigkeiten, ebenso das Sprechen, wobei die artikulatorischen Störungen und auch die bald auftretende Schwerhörigkeit eine Rolle spielen. In leichten Fällen besteht Apathie, in schweren eine depressive Verstimmung, dazu eine große Müdigkeit, besonders in den Morgenstunden, die sich auch durch Schlaf nicht beheben läßt. Der Patient nickt öfter während des Tages, auch während einer Unterhaltung, ein. Er sitzt, stets frierend, möglichst in der Nähe der Heizung. Jede Bewegung erfolgt nur mit Anstrengung und Widerwillen.

Die allgemeine Stumpfheit betrifft auch die Sexualsphäre; die Libido ist entweder herabgesetzt oder ganz erloschen.

Wenn auch eine träge friedliche Apathie oder auch eine depressive Grundstimmung im Vordergrund stehen, so werden doch Zustände von Reizbarkeit, die in einen agitierten Zustand überleiten können, beobachtet. Offenbar treten sie dann auf, wenn dem Patienten die Verlangsamung und Zähflüssigkeit der psychomotorischen Abläufe, das Unvermögen, seine Gedanken und Gefühle zu äußern und der Verlust der Spontaneität im Vergleich zu seinem prämorbiden Zustand ins Bewußtsein kommt. Oft auch empfindet der Patient seinen Mangel an Konzentrationsvermögen, Gedächtnisleistung und Merkfähigkeit als bedrückend. Demgegenüber ist die örtliche und zeitliche Orientierung erhalten. Auch ist schon frühzeitig darauf hingewiesen worden, daß Kritik und Urteilsfähigkeit wenig gestört sind (27).

Neuere Untersuchungen haben gezeigt, daß in der Gefühlssphäre nicht nur Abstumpfung und Veröden zu finden ist, daß vielmehr auch neue Gefühle auftreten, die die Patienten infolge der allgemeinen Dämpfung der psychischen Funktionen nicht auszudrücken vermögen, was sie als schwere Beeinträchtigung empfinden (20).

Zur Frage der Intelligenz des Hypothyreotikers: Wie bereits erwähnt, wurde schon von älteren Autoren darauf hingewiesen, daß Kritik, Urteilsfähigkeit und Intelligenzleistungen relativ wenig betroffen sind, falls es sich nicht um fortgeschrittene Fälle mit langer Dauer handelt (2, 27, 28). Allerdings kann sich im Laufe der Jahre ein Zustandsbild entwickeln, das einem diffusen irreversiblen Hirnschaden entspricht (36) und das über enzephalopathische Anfälle und delirante Zustände zum Koma und zum Ende führen kann. Die Störungen der Denkvorgänge sind meist reversibel. BANSI (2) hat darauf hingewiesen, daß der Patient nach erfolgreicher Therapie wie aus einem, allerdings nicht immer friedlichen „Dornröschenschlaf" erwachen kann. Dies wurde durch neuere Untersuchungen (20) bestätigt. Mit den Methoden der experimentellen Psychologie ließ sich unter Verwendung des Hamburg-Wechsler-Intelligenztests für Erwachsene zeigen, daß die intellektuelle Leistungsfähigkeit gegenüber Normalpersonen ein erniedrigtes Niveau aufweist, daß diese Herabsetzung aber nach Behandlung reversibel ist.

Der Intelligenzquotient betrug bei hypothyreoten Frauen im Mittel 89,7 ± 9,7 (niedrigster Wert: 78, höchster Wert: 102). Nach Behandlung stieg der Mittelwert um fast 13 Punkte, nämlich auf 102,6 an und lag somit im Normbereich. Dabei zeigte sich im einzelnen in charakteristischer Weise, daß der Verbalteil an der Verbesserung der intellektuellen Leistungen nur in geringem Maße beteiligt war (Anstieg von 95,7 auf 103,6), während der Handlungsteil des Intelligenztest während der Krankheit besonders tiefe Werte aufwies, daß es aber bei Substitutionstherapie zu einem ungewöhnlich starken Anstieg um 16 Punkte (von 84,9 auf 100,9) kam. Mit der Verlangsamung der psychomotorischen Abläufe und der depressiven Verstimmung hängt es zusammen, daß die Patienten besonders bei denjenigen Aufgaben, die eine motorisch-visuelle Koordination erfordern und in einem bestimmten Zeitraum durchgeführt werden müssen, versagen und daß auf diesem Gebiet deshalb bei der Behandlung die schönsten Erfolge zu erzielen sind.

Mit der Fragebogentechnik (Maudsley Medical Questionnaire und Maudsley Personality Inventory) ließ sich zudem zeigen, daß eine gewisse Tendenz zu neurotischer Verhaltungsweise besteht. Sie schwächt sich bei Behandlung ab. Extraversion und Intraversion sind nicht erkennbar verändert. Bei diesen Fragebogenuntersuchungen sind Ausbrüche von Ungeduld, Zorn oder Wut gelegentlich festzustellen, ohne daß aus ihnen eigentliche krankhafte Reaktionen hervorgehen.

Psychotische Zustände im Verlauf der Hypothyreose

Die Häufigkeit der Diagnosestellung psychotischer Veränderungen im Laufe der Hypothyreose läßt den Wandel des Krankheitsbildes eindrucksvoll erkennen. Als das Commitee on Myxoedema der Clinical Society of London im Jahre 1888 (29) seinen Report abgab, standen psychiatrische Befunde bei fast der Hälfte der Fälle im Vordergrund. Das Vorkommen von Wahrvorstellungen wurde in 18 von 46 daraufhin untersuchten Patienten, von Halluzinationen in 16 von 43, weitere psychiatrische Störungen (Manie, Demenz, Melancholie) in 16 von 45 Fällen festgestellt. Solche schweren Geistesstörungen mit psychiatrischen Aspekten sind sehr selten geworden. Immerhin wurden von 1930 bis 1969 106 Fälle publiziert, wobei es sich vorwiegend um depressive Zustände, manchmal auch um Störungen der kognitiven Funktion handelte (zusammenfassende Darstellung [1]). Auch nach dieser Zeit gab es zahlreiche Publikationen, wobei delirante Zustände (5) oder episodische Enzephalopathien mit Verwirrungszuständen (35) im Vordergrund standen. Bei manchen Publikationen ist auch jetzt noch nicht die Diagnose Hypothyreose mit der wünschenswerten Genauigkeit gestellt worden. Vor allen Dingen ist auffällig, daß der Erfolg der Substitutionstherapie nicht in allen Fällen deutlich war oder nur eine subjektive Besserung betraf. Dies ist zur Beurteilung der Diagnose ein entscheidender Punkt, da mangels Kontrollkollektiv nur die Nachuntersuchung nach Substitutionstherapie als Kontrolle verwertet werden kann. Die psychotischen Zustände sind als solche unspezifisch. Wenn auch die melancholische Verstimmung bei weitem überwiegt, so zeigen sie kein spezifisches Muster; jedoch können die Besonderheiten der prämorbiden Persönlichkeit durch das Auftreten der Hypothyreose akzentuiert werden. In diesem Sinne würde auch sprechen, daß es bei Verwandten ersten Grades bei Patienten mit Depressionen zu einer hohen Prävalenz ähnlicher Störungen kommt (17).

Man darf überzeugt sein, daß in Landeskrankenhäusern und geriatrischen Kliniken viele Patienten verweilen, die während ihres Lebens einen psychotischen Zustand, dem eine Hypothyreose zugrunde lag, durchgemacht haben, ohne daß diese Hypothyreose erkannt wurde und daß diese Patienten unbehandelt und undiagnostiziert weiterhin in diesen Kliniken liegen. Screening-Verfahren zur Erkennung einer subklinischen Hypothyreose in psychiatrischen und geriatrischen Häusern haben erstaunliche Ergebnisse zutage gebracht (22, 24).

Neurologische Manifestationen

Die neurologischen Symptome betreffen sowohl das zentrale wie das periphere Nervensystem. Sie sind ebenso variabel und unspezifisch wie die psychischen Veränderungen. Organische Hirnveränderungen sind besonders schwerwiegend bei Kretinen: allgemeine Unterentwicklung, niedriges Hirngewicht, geringe Ausdehnung des Kapillargebietes mit erhöhter Kapillardurchlässigkeit, Verzögerung der Myelinisierung der Achsenzylinder und des Wachstums der Dendriten, Unterentwicklung des Hypothalamus (8). Tritt das Hormondefizit bereits in dieser frühen Entwicklungsstufe auf, so sind die neurologischen und morphologischen Veränderungen irreversibel. Ein Behandlungserfolg ist nicht zu erwarten. Der kritische Zeitpunkt scheint der 5. Monat des intrauterinen Lebens zu sein.

Für diese Entwicklung ist unter anderem das Fehlen der durch Schilddrüsenhormone stimulierten Aminosäureeinlagerung in das Protein verantwortlich, die besonders diejenigen Organe (Leber, Niere und Herz) betrifft, die auf Gabe von Schilddrüsenhormonen mit einer Steigerung der O_2-Aufnahme reagieren. Im Gehirn läßt sich im weiter vorgeschrittenen und im Erwachsenenalter keine Stimulierung der Mitochondrien zur Proteinsynthese erzielen (33). Hinzu kommen die schweren, wenn auch reversiblen Veränderungen des zerebralen Blutdurchflusses bei der Hypothyreose des Erwachsenen. Während der zerebrale Gefäßwiderstand um fast 50% steigt, sinkt der Durchfluß im Mittel um ca. 22% ab; dabei läßt sich allerdings eine Erhöhung der O_2-Utilisation feststellen, so daß die O_2-Aufnahme nicht wesentlich abfällt. Immerhin bleibt das Gehirn an der Grenze der Hypoxie, da nur leichte Verschlechterungen der Herzleistung genügen, um eine Mangelversorgung mit O_2 herbeizuführen. Die zerebrale Glucoseaufnahme ist nicht immer herabgesetzt; in manchen Fällen sinkt sie aber im Verhältnis zum zerebralen O_2-Verbrauch ab. Blutdurchfluß und Gefäßwiderstand normalisieren sich weitgehend mit der klinischen Besserung nach Substitutionstherapie (30, 31).

Das Gehirn ist aber trotz allem ein sensibles Erfolgsorgan der Schilddrüsenhormone. Die metabolischen und damit die klinischen Besserungen sind aber zum großen Teil der günstigen Einwirkung auf das kardiovaskuläre System und nur zum geringeren Teil der enzymatischen Beeinflussung des Zellstoffwechsels zuzuschreiben.

Auch heute noch können, wenn auch selten, schwere diffuse Hirnschäden auftreten, die bei Erwachsenen zu episodischen, dramatisch verlaufenden Anfällen von Enzephalopathie mit Konfabulation, grobem Tremor, Hyperreflexie und Bewußtseinsverlust bei schweren EEG-Veränderungen kommt. Man muß dabei an die Folgen hypothyreotischer Veränderungen, aber auch an das Vorliegen autoimmunpathologischer Prozesse im Gehirn denken (35). Freilich läßt sich in manchen Fällen die Ätiologie nicht völlig klären, besonders, wenn die Reaktion auf die Substitutionstherapie nur inkomplett ist.

Auch generalisierte epileptische Anfälle sind selten. Sie werden besonders in den Initialstadien der Entwicklung eines Komas und, neben Koronarattacken, bei zu hoher initialer Substitutionstherapie beobachtet (9, 12, 25, 27). Im letzteren Fall muß die Therapie abgebrochen und nach einigen Wochen mit sehr kleinen Dosen wieder aufgenommen werden (6). Über eine zerebellare Ataxie ist öfter berichtet worden (Torkelbewegungen mit Schwanken, Beeinträchtigung der Koordination, vor allen Dingen an Rumpf und unteren Extremitäten, breitspuriger und ataktischer Gang, Adiadochokinese). Daß auch diese neurologischen Störungen durch die metabolischen hypothyreotischen Veränderungen bedingt sind, geht aus ihrem Verschwinden nach Substitutionstherapie hervor (14, 18).

Demgegenüber sind Polyneuropathien häufig. Subjektiv stehen lästige Parästhesien in den Fingern und Zehen im Vordergrund. Hinzu kommt ein Sensibilitätsverlust, der vorwiegend distal lokalisiert ist, verminderte Schmerz-, Berührungs- und Vibrationsempfindung. Brennende Schmerzen an Händen und Füßen werden beobachtet. Nicht selten wird das Karpaltunnelsyndrom beobachtet, das durch eine Kompression des N. medianus am Handgelenk durch Einlagerung muzinöser Substanzen hervorgerufen wird. Es bewirkt eine Verminderung der Nervenleitgeschwindigkeit sowie Paresen und Muskelatrophien in der Hand. Das Syndrom läßt sich durch Inzision des Lig. carpale oder auch durch eine Substitutionstherapie beseitigen (7, 10, 12, 19, 26, 32).

Histologisch ergibt sich am peripheren Nerven eine ödematöse Infiltration des Endo- und Perineurium durch metachromatisch färbbare Substanzen, degenerative Veränderungen der Myelinscheiden und der Achsenzylinder. Die Axone sind verdreht und verzerrt, die neuronalen Grenzen schlecht zu erkennen. Es handelt sich aber nicht allein um eine kompressive Neuropathie durch muzinöse Einlagerungen, vielmehr besteht eine echte Störung an den Nervenfasern. Das Bild wird kompliziert durch eine gleichzeitig bestehende hypothyreote Myopathie (26, 32).

Schwerhörigkeit und Taubheit wurde bereits in dem Bericht der Clinical Society of London beschrieben und sind seitdem vielfach bestätigt worden (16). Oft sind gleichzeitig Schwindelgefühle vorhanden. Es kann sich sowohl um eine Innenohrschwerhörigkeit als auch um eine Leitungsstörung handeln. Im letzteren Fall liegt häufig ein Ödem der Eustachischen Röhre vor. Die Schallempfindungsstörungen überwiegen. Meist sind die Schäden des Gehörs nur gering oder mittelgradig ausgeprägt. Bei Substitutionstherapie läßt sich nach 3 Monaten bei der Hälfte der Patienten eine Besserung registrieren (16a). Im Tierversuch fanden sich in Cochlea und Saccus endolymphaticus muzinöse Substanzen. Ebenso fanden sich Ablagerungen von Glucosaminglucanen (15).

Sehr häufig (in über 80%) liegen Störungen des Geschmacks und des Geruchsempfindens vor. Besonders ist der Geschmack für bitter, weniger für salzig und sauer, und am wenigstens für süß betroffen. Die Störungen sind reversibel, manchmal sogar sehr schnell (23).

Das Elektroenzephalogramm ist bei vorgeschrittenen Formen der Hypothyreose durch eine Verlangsamung der Wellen wie eine Verminderung ihrer Voltage, die nicht durch erhöhten Hautwiderstand hervorgerufen wird, charakterisiert. Bei Zunahme der Krankheit kann die Reduktion der Voltage bis zu einem Punkt vorschreiten, an dem Wellen überhaupt nicht mehr zu sehen sind. Trotzdem ist eine Besserung nach Behandlung möglich (3, 5, 21, 26).

Liquor cerebrospinalis

Während im Serum des Hypothyreotikers der Gesamtproteingehalt nicht wesentlich verändert ist, der γ-Globulin-Gehalt aber um 25–30%, prozentual als Eiweißfraktion sogar um 45% bei Absinken des Albumingehalts steigt, ist der Gesamteiweißgehalt im Liquor cerebrospinalis fast immer erheblich, etwa um 115% gesteigert. Das immunchemisch bestimmte γ-Globulin steigt absolut um 250%, prozentual um 62% an. Auch in der elektrophoretisch bestimmten Teilfraktion sind die γ-Werte etwa auf das Doppelte erhöht. Nach Substitutionstherapie tritt eine Normalisierung ein (34). Auch eine Präalbuminfraktion wurde im Liquor beobachtet (10). Die wechselnden Werte in den Angaben über den Proteingehalt des Liquor sind in der verschiedenen Dauer und Schwere der Krankheit zu suchen, die Ursache in einer vermehrten Permeabilität der Blut-Liquor-Schranke, was der auch sonst festzustellenden erhöhten Kapillardurchlässigkeit im Körperkreislauf entspricht (s. Aszites S. 415 und 419).

Literatur

1 Asher, R.: Myxoedematous madness. Brit. med. J. 1949 II, 555
2 Bansi, H. W.: Die Krankheiten der Schilddrüse. In: Handbuch der inneren Medizin, 4. Aufl., Bd. VII/1. Springer, Berlin 1955 (S. 482)
3 Bertrand, I., J. Delay, J. Guillain: L'électro-encephalogramme dans le myxoedème. C. R. Soc. Biol. (Paris) 129 (1938) 395
4 Bonhoeffer, K.: Die Psychosen im Gefolge von akuten Infektionen, Allgemeinerkrankungen und inneren Erkrankungen. In: Aschaffenburg's Handbuch der Psychiatrie, spezieller Teil, 3. Abt., 1. Hälfte. Deuticke, Leipzig 1912 (S. 96)

5 Browning, T. B., R. W. Atkins, H. Weiner: Cerebral metabolic disturbances in hypothyroidism. Arch. intern. Med. 93 (1954) 938
6 De Groot, L. J.: In: The Thyroid and its diseases, hrsg. von L. J. de Groot, J. B. Stanbury, Wiley, New York 1975 (S. 454)
7 Dyck, P. J., E. H. Lambert: Polyneuropathy associated with hypothyroidism. J. Neuropath. exp. Neurol 29 (1970) 631
8 Eayrs, J. T.: Developmental relationships between brain and thyroid. In: Endocrinology and Human Behaviour. Proc. of a Conference held at the Institute of Psychiatry, London, 1967, hrsg. von R. P. Michael. Oxford University Press, London 1968 (S. 239)
9 Evans, E. C.: Neurologic complications of myxedema: convulsions. Ann. intern. Med. 52 (1960) 434
10 Fincham, R. W., C. A. Cape: Neuropathy in myxedema. Arch. Neurol. (Chic.) 19 (1968) 464
11 Fisk, A. A., A. Chanutin, W. O. Klingman: Rapidly migrating electrophoretic component. Proc. Soc. exp. Biol. (N. Y.) 78 (1951) 1
12 Greene, R.: The thyroid Gland: Its Relationship to Neurology. In: Handb. Clinic. Neurology, Bd. 27, hrsg. von P. J. Vinken and G. G. Bruyn. North Holland Publishing Co., Amsterdam 1976 (S. 255)
13 Gull, W. W.: On a cretinoid state supervening in adult life in women. Trans. clin. Soc. Lond. 7 (1873) 180
14 Hammer, C. H., F. Regli: Cerebellar ataxia due to hypothyroidism in adults (case report). Dtsch. med. Wschr. 100 (1975) 1504
15 Haubrich, J.: Morphogenesis of hearing loss due to hypothyroidism. Histologic and histochemical studies in guinea pigs. Acta oto-laryng. (Stockh.) 80 (1975) 56
16 Hirashima, N., S. Watanabe: Deafness in myxedema Otologia (Fukuoka) 21 (1975) 694
16a Jahnke, K., B. Maas, G. Mödder: Hypakusis bei erworbener Hypothyreose. HNO 27 (1979) 1
17 Jain, V. K.: A psychiatric study of hypothyroidism. Psychiat. et Neurol. (Basel) 5 (1972) 121
18 Jellinek, E. H., R. E. Kolly: Cerebellar syndrome in myxoedema. Lancet 1960) II, 225
19 König, M. P., M. Schmidhauser: Neurologische Störungen als Leitsymptom einer langdauernden Hypothyreose mit Tod im Myxödem-Coma. Schweiz. med. Wschr. 93 (1963) 1083
20 Krüskemper, G., H. L. Krüskemper: Psychologische Verlaufsuntersuchungen bei Unterfunktion der Schilddrüse. Z. psychosom. Med. Psychoanal. 20 (1974) 37
21 Lansing, R. W., J. B. Trinell: Electroencephalographic changes accompanying thyroid deficiency in man. J. clin. Endocr. 23 (1963) 470
22 Lloyd, W. H., I. J. L. Goldberg: Incidence of hypothyroidism in the elderly. Brit. med. J. (1961) II 1256
23 McConnell, R. J., C. E. Menendez, F. Rees Smith, R. I. Henkin, R. S. Rivlin: Defects of tast and smell in patients with hypothyroidism. Amer. J. Med. 59 (1975) 354
24 Nicholson, G., L. I. Liebling, R. A. Hall: Thyroid dysfunction in female psychiatric patients. Brit. J. psychiat. soc. Work 129 (1976) 236
25 Nickel, S. N., B. Frame: Neurologic manifestations of myxedema. Neurology (Minneap.) 8 (1958) 511
26 Nickel, S. N., B. Frame, J. Bebin, W. W. Tourtellote, J. A. Parker, B. R. Hughes: Myxedema neuropathy and myopathy: a clinical and pathologic study. Neurology (Minneap.) 11 (1961) 125
27 Oberdisse, K.: Hypothyreose. Nervensystem und Psyche. In: K. Oberdisse u. E. Klein: Die Krankheiten der Schilddrüse, 1. Aufl., Thieme, Suttgart 1967 (S. 351)
28 Reitan, R. M.: Intellectual functions in myxedema. Arch. Neurol. Psychiat. (Chic.) 69 (1952) 436
29 Report of a Committee of the Clinical Society of London to Investigate the Subject of Myxoedema. Longmans, Green and Co., London 1888
30 Scheinberg, P., E. A. Stead, E. S. Brannon, J. V. Warren: Correlative observations on cerebral metabolism and cardiac output in myxoedema. J. clin. Invest. 29 (1950) 1139
31 Sensenbach, W., L. Madison, S. Eisenberg, L. Ochs: The cerebral circulation and metabolism in hyperthyroidism and myxedema. J. clin. Invest. 33 (1954) 1434
32 Shirabe, T., S. Tawara, A. Terao, S. Araki: Myxoedematous polyneuropathy: a light and electron microscopic study of the peripheral nerve and muscle. J. Neurol. Neurosurg. Psychiat. 38 (1975) 241
33 Sokoloff, L., G. B. Klee: Effect of thyroid on protein synthesis in brain and other organs. In: Endocrines and the Nervous System, hrsg. von R. Levine. Williams & Wilkins, Baltimore 1966 (S. 371)
34 Thompson, W. O., P. K. Thompson, E. Silveus, M. E. Daley: The cerebrospinal fluid in myxedema. Arch. intern. Med. 44 (1929) 368
35 Thrush, D. C., H. G. Boddie: Episodic encephalopathy associated with thyroid disorders. J. Neurol., Neurosurg. Psychiat. 37 (1974) 696
36 Whybrow, P. C., A. J. Prange, C. R. Treadway: Mental changes accompanying thyroid gland dysfunction. Arch. gen. Psychiat. 20 (1969) 48

Veränderungen an der Haut und ihren Anhangsgebilden. Karotinämie

Die *Hautveränderungen* sind, allerdings nur in voll ausgebildeten Krankheitszuständen, so aufffällig, daß die Krankheit bei der Erstbeschreibung die Bezeichnung Myxödem erhielt. Sie kommen unter dem Einfluß der mangelnden Hormonversorgung zustande und verschwinden in einigen Wochen, auch histologisch, wenn eine erfolgreiche Substitutionstherapie einsetzt.

Die Haut ist kühl und trocken. Dies hängt mit der mangelhaften Durchblutung zusammen: Wenn angesichts der verminderten Kalorienproduktion die Temperatur des Körperkerns aufrecht erhalten werden soll, so muß die Temperatur der Körperschale und damit die Durchblutung der Haut vermindert werden. Allerdings spielt auch die Kompression der kleinen Gefäße durch die Einlagerung von muzinösen Substanzen in die Haut eine Rolle. Die herabgesetzte Hauttemperatur mit trockenen Händen und Füßen, an denen sich oft auch die Zeichen einer Akrozyanose feststellen lassen, ist die Ursache für die abnorme Kälteempfindlichkeit des Hypothyreotikers.

Aber noch weitere Auffälligkeiten tragen zur schnellen Diagnostik bei: So ist in vorgerückten Zuständen die Haut grob, rauh und verdickt. Sie neigt zur Bildung von Hyperkeratosen und schuppt oft bis zur Vortäuschung einer Ichthyosis, die jedoch nicht vorliegt. Die Verschwellungen sind besonders periokulär und an den Händen und Armen anzutreffen. Auf der anderen Seite kann es aber auch zur Ausbildung von Ödemen mit freier Wasseransammlung kommen, dies besonders an den unteren Extremitäten, wenn eine Stauungsinsuffizienz hinzutritt. In diesen Fällen ist die Wasserretention erheblich, so daß bei Einsetzen der Therapie in kurzer Zeit große Mengen Wasser, zusammen mit Mineralien und Stickstoff, ausgeschwemmt werden. Die mangelnde Hautdurchblutung ist u. a. die Ursache für die verzögerte Wundheilung, besonders auch für das schlechte Abheilen von Ulzerationen.

Infolge Ödem und Myopathie ist der Gesichtsausdruck oft stumpf und täuscht einen nicht vorhandenen Intelligenzdefekt vor. Eine maskenhafte Starre wie bei postenzephalitischen Zuständen wird aber nicht beobachtet. Die periokuläre Gesichtsschwellung kann so erheblich sein, daß sich die Lidspalten verkleinern, obwohl auch retrobulbär hydrophile Substanzen eingelagert werden. Dabei kommt es jedoch nicht zu einer fortschreitenden Protrusio. Trotz Schwellung ist im

Gesicht eine feine Fältelung zu erkennen, dies besonders bei der hypophysären Form, bei der das Ödem geringer, die Runzelung aber ausgesprochener ist.

Die Farbe der Haut ist in vielen Fällen charakteristisch. Einerseits ist die Haut blaß, was mit mangelnder Durchblutung und ggf. mit dem Vorliegen einer Anämie in Zusammenhang steht; auf der anderen Seite hat sie oft einen deutlich gelblichen Ton, der zunächst an das Vorliegen einer hämolytischen Anämie denken läßt. Die Ursache der Verfärbung wurde von FELLENBERG u. Mitarb. (2) und von FASOLD u. Mitarb. (1) aufgeklärt.

Sie ist in dem erhöhten β-Carotin-Gehalt des Blutes zu sehen. Die genannten Autoren stellten fest, daß die Milch schilddrüsenloser Ziegen, die normalerweise weiß ist und reichlich Vitamin A, aber kein Carotin enthält, sich infolge ihres β-Carotin-Gehalts gelblich verfärbt. Das gelbe Pigment β-Carotin entspricht dem Provitamin A, aus dem das farblose Vitamin A, besonders in der Dünndarmwand, synthetisiert wird. Unter der Einwirkung der Schilddrüsenhormone und auch im hyperthyreoten Organismus geht die Umwandlung von β-Carotin zu Vitamin A schnell vor sich, so daß das Serum nur geringe Mengen von β-Carotin enthält. Umgekehrt ist bei der Hypothyreose der Vitamin-A-Gehalt des Serums normal, während der β-Carotin-Gehalt ansteigt (7, 8). Durch eine Carotinbelastung läßt sich der Vitamin-A-Spiegel nicht anheben. Die Erhöhung der Lipoproteine, die das Carotin transportieren, mag ebenfalls von Bedeutung sein (6a).

Unter der Einwirkung einer Substitutionstherapie verschwindet die gelbliche Hautfarbe schnell; die Carotinwerte im Serum fallen ab. Die verminderte Dunkeladaptation, die bei manchen Hypothyreotikern beobachtet wird und mit der Störung im Vitamin-A-Stoffwechsel zusammenhängt, geht zurück (9). Verwechslungsmöglichkeiten mit einem Ikterus sind kaum gegeben. Eine Inspektion der Skleren bei Tageslicht ist zu empfehlen. Bei der hypophysären Hypothyreose ist eine rein blasse („alabasterweiße") Verfärbung der Haut vorherrschend. Ein gelbliches Kolorit tritt nur auf, wenn die Schilddrüse bereits weitgehend atrophiert ist.

Histologisch sind die Hautveränderungen der primären Hypothyreose prinzipiell nicht von denen der hypophysären Hypothyreose zu unterscheiden, falls die letztere voll ausgebildet ist und lange genug besteht. Es handelt sich um extrazelluläre Einlagerungen von metachromatisch färbbarem Material in die oberen papillären Schichten des Korium, welches die normalerweise dicht gepackten Kollagenfibern und -bündel trennt und auseinanderdrängt. Diese Veränderungen sind perivaskulär und an den Haarfollikeln besonders ausgeprägt. Sie verstärken sich mit der Dauer der Erkrankung und dringen dann in die tieferen Schichten der Haut ein (s. Schilddrüse und Bindegewebe S. 225). Bei einsetzender Substitutionstherapie läßt sich bereits eine Woche nach Beginn unter bioptischer Kontrolle eine Reduktion der Einlagerungen feststellen. Ein deutlicher Rückgang tritt aber erst nach 2–3 Wochen ein. Bei Patienten mit hypophysärer Hypothyreose ist die Darreichung von TSH genauso wirksam wie die von Schilddrüsenhormonen, hat aber keinen Erfolg bei der primären Hypothyreose. Wird die Behandlung ausgesetzt, so tritt die Metachromasie zuerst an den Basalschichten des Epithels, wiederum besonders an Gefäßen und Follikeln auf. Die Anhäufung des muzinösen Materials geht langsam vor sich, so daß sie erst nach 3–5 Wochen deutlich nachzuweisen ist (3).

Die Dicke der Epidermis und ihre Netzstrukturen sind bei der Hypothyreose reduziert, während die Schnelligkeit der Zellteilung und die anabole Aktivität der Epidermis bei der Hyperthyreose ansteigen (6). Wird die Hyperthyreose behandelt, so geht die Dicke der Epidermis zurück; auch vermindert sich die Zellreplikation bei autoradiographischer Markierung; der Rückgang der Inkorporation markierter Präkursoren läßt den Abfall der anabolen Prozesse erkennen. Umgekehrt steigern sich alle diese Vorgänge bei der Behandlung der Hypothyreose, wenn auch nicht im gleichen Ausmaß. Sowohl bei der Hyperthyreose wie auch der Hypothyreose kommen diese Behandlungseffekte ziemlich schnell zustande. Sie korrelieren mit der Hormonkonzentration im Serum (5).

Das *Haar* ist bei ausgesprochener Hypothyreose trocken, struppig, brüchig und spröde. Es fällt leicht aus; sein Wachstum ist verzögert. So kommt es zu schütterem Haarwuchs mit diffusem oder umschriebenem Ausfall, bei Frauen manchmal zur Glatzenbildung. Den Männern fällt auf, daß sie sich nur relativ selten rasieren und das Haar schneiden lassen müssen. Durch die Zurückdrängung der Androgenproduktion schwindet auch die Sexualbehaarung bei Männern und Frauen, so daß bei Männern ein eunuchoides Aussehen entstehen kann. Insbesondere schwindet auch der laterale Teil der Augenbrauen.

Auch die *Nägel* zeigen charakteristische Veränderungen: Sie sind verdickt, spröde, rissig und neigen zu Rillen- und Fleckenbildungen. Vertikale und Längsstreifen werden beobachtet. Das Wachstum ist auch hier verzögert, so daß sie selten geschnitten zu werden brauchen.

Die *Schweißdrüsen* der Haut atrophieren, zum Teil auch durch den Druck des eingelagerten muzinösen Gewebes. Damit geht die Sekretion zurück, so daß die Haut sich trocken anfühlt. Aber auch die Perspiratio insensibilis ist herabgesetzt, und zwar ohne nachweisliche Beziehungen zur Senkung des Grundumsatzes (4).

Literatur

1 Fasold, H., E. R. Heidemann: Über die Gelbfärbung der Milch thyreopriver Ziegen. Z. ges. exp. Med. 92 (1935) 53
2 von Fellenberg, Th., F. Rüter: Beitrag zur Kenntnis des Einflusses der Schilddrüsenextirpation für sich allein, bei Nachbehandlung mit Hypophysenvorderlappen-Gesamtextrakt und bei Vorbehandlung mit Plazentaextrakt und Corpus luteum-Brei auf die Milchsekretion der Ziegen. Biochem. Z. 253 (1932) 42
3 Gabrilove, J. L., A. W. Ludwig: The histogenesis of myxedema. J. clin. Endocr. 17 (1957) 925
4 Gilligan, D. R., G. Edsall: The relationship between insensible water loss and heat production in patients with hypothyroidism compared with normal subjects. J. clin. Invest. 14 (1935) 659
5 Holt, P. J. A., R. Marks: The epidermal response to change in thyroid status. J. invest. Derm. 68 (1977) 299
6 Holt, P. J. A., J. Lazarus, R. Marks: The epidermis in thyroid desease. Brit. J. Derm. 95 (1976) 513
6a N. I. Krinsky, D. G. Cornwell, J. L. Oncley: The transport of vitamin A and carotenoids in human plasma. Arch. Biochem. Biophys 73 (1958) 233
7 Mandelbaum, T., S. Candell, S. Millman: Hypothyroidism, hyperlipaemia and carotinaemia. J. clin. Endocr. 2 (1942) 465)
8 F. R. Smith, D. S. Goodman: The effects of diseases of the liver, thyroid and kidneys on the transport of vitamin A in human plasma. J. clin. Invest. 50 (1971) 2426

9 Walton, K. W., P. J. Scott, P. W. Dykes, J. W. C. Davies: The significance of alterations in serum lipids in thyroid dysfunction. II. Alterations of the metabolism and turnover of ^{131}I-low-density lipoproteins in hypothyroidism and thyrotoxicosis. Clin. Sci. 29 (1968) 217

Das kardiovaskuläre System

Die auffälligen Veränderungen des Herzens beim Hypothyreotiker wurden zuerst von ORD (37, 38) beobachtet und später von FALTA (17) näher beschrieben. ZONDEK (49, 50) faßte das „Myxödemherz" als klinische Einheit auf. Seine grundlegenden Erkenntnisse wurden später in vieler Hinsicht ausgebaut (4, 5).
Nach ZONDEK ist das „Myxödemherz" durch folgende Eigenschaften charakterisiert:
– Oft hochgradige Verbreiterung des Herzens nach links und rechts.
– Träge Herzaktion, Pulsverlangsamung mit normalem Blutdruck.
– Fehlen der Vorhofzacke und der Terminalschwankungen im EKG.
– Rückbildung aller Erscheinungen nach Substitutionstherapie.

Es bleibt jedoch fraglich, ob das „Myxödemherz" tatsächlich als nosologische Einheit aufzufassen ist, da es nur bei weit vorgeschrittener Hypothyreose, die heute selten geworden ist, beobachtet wird. FRIEDBERG (20) schlägt deshalb die Bezeichnung „myxödematöse Herzerkrankung" vor, was besagen soll, daß die Hypothyreose Ursache bestehender Herzschädigungen ist und zur Einschränkung der Leistungsfähigkeit des Herzens und auch zur Entstehung einer Herzinsuffizienz beitragen kann. Das Herz des Hypothyreotikers läßt zunächst an das Vorliegen einer Herzinsuffizienz denken; jedoch kann man zeigen, daß es zwischen beiden Erkrankungen charakteristische Unterschiede gibt.
Wie bei der Hyperthyreose ist die Frage offen, ob die Veränderungen des Herzens durch das Fehlen direkter Wirkungen der Schilddrüsenhormone auf den Herzmuskel ausgelöst werden oder ob es sich nur um eine Anpassung an dem verminderten Sauerstoffverbrauch der Peripherie mit herabgesetzten Anforderungen an das Herz handelt. Die kardialen Erscheinungen werden oft durch eine hinzutretende Arteriosklerose kompliziert.
Vorkommen. Die charakteristischen Veränderungen am Kreislaufsystem finden sich bei Frauen häufiger als bei Männern; dies entspricht dem Sexualquotienten bei der Hypothyreose (5 bis 10 : 1). Sie treten besonders nach dem 40. Lebensjahr in Erscheinung. Über die Häufigkeit kann man sich nur schwer ein Bild machen, da das „Myxödemherz" nur bei voll ausgeprägter Hypothyreose und langer Dauer der Erkrankung zu beobachten ist. Wie erwähnt, sind solche ausgeprägten Fälle aber heute ausgesprochen selten, da die Grundkrankheit leichter diagnostiziert werden kann und früher behandelt wird. Auf der anderen Seite hat die Zahl der Hypothyreosen durch unsachgemäße Radiojodtherapie und Chirurgie der Hyperthyreose, weniger durch indikationslose Therapie mit antithyreoidalen Substanzen, zugenommen.

Pathologisch-anatomische und histologische Veränderungen

Obduktionsbefunde des Myxödemherzens ohne zusätzliche andere Herzerkrankungen und ohne vorhergehende Substitutionsbehandlung sind spärlich. Die histologische Untersuchung zeigt, daß die Myokardfasern durch interstitielles Ödem geschwollen sind und vakuolisierte, PAS-positive Bezirke enthalten; die Myofibrillen sind durch intrazellulär angehäufte Massen auseinandergedrängt. Es finden sich Fibrosierungen und Nekrosen. Mastzellen können durch das ganze interstitielle Gewebe verteilt und besonders perivaskulär, manchmal auch zwischen den Muskelfasern, angehäuft vorkommen (15, 24). Ähnliche Veränderungen finden sich auch am Herzen schilddrüsenloser Tiere (46). Auf die Hypertrophie des Herzmuskels wies schon der „Report of the Clinical Society of London" (39) hin. Im allgemeinen liegt jedoch keine genuine Hypertrophie vor; sie ist vielmehr durch andere zusätzliche Herzkrankheiten bedingt (20, 46). Bei der Autopsie werden häufig, wenn auch nicht immer, Perikardergüsse gefunden, die erhebliche Ausmaße (bis zu 4 Litern) annehmen können. Sie täuschen u. U. eine Herzvergrößerung vor. Kleinere Perikardergüsse, die öfter vorhanden sind, können als Frühsymptom angesehen werden. Die Ergußflüssigkeit ist eiweißreich (bis zu 6 g/dl [60g/l]). Auch in anderen serösen Höhlen, z. B. in der Pleura und in der Bauchhöhle, werden Ergüsse gefunden (13, 27, 32).

Pathophysiologie und hämodynamische Befunde

Der Einfluß der Schilddrüsenhormone auf die kontraktilen Eigenschaften des Herzmuskels werden im Kap. Hyperthyreose (S. 238) erörtert. Bei hypothyreoten Tieren finden sich gegenteilige Verhältnisse: Die Spitzenspannung ist vermindert, die Entwicklung der Spannung ist verzögert und die Zeit bis zum Erreichen der maximalen Spannung verlängert (s. Abb. 5.**11** und 5.**12**). Die Konzentration des Creatinphosphat und des Adenosintriphosphat ändert sich nicht. Auch hier ist die Höhe der Noradrenalinspeicher im Herzmuskel, deren Bedeutung noch unklar ist, ohne Einfluß. Die myokardiale Anreicherung von c-AMP nach Noradrenalingabe ist vermindert (s. Katecholamine S. 280).
Bei der voll ausgebildeten Hypothyreose ist das *Herzminutenvolumen* in Ruhe herabgesetzt. Es kann auf extrem niedrige Werte (z. B. auf 1,6 l/min) (4) oder einen Herzindex von 1,88 l/min/m² (gegenüber einem Normalwert von 2,98) absinken und weist keine Beziehungen zum Hämoglobin, zur Herzgröße oder zum Vorhandensein perikardialer Ergüsse auf. Die Austreibungszeit des linken Ventrikels ist herabgesetzt. Von Interesse ist, daß bei körperlicher Belastung das Herzminutenvolumen erheblich ansteigt, falls nicht eine anderweitige Erkrankung vorliegt. Die Herabsetzung des Herzminutenvolumen in der Ruhe ist im wesentlichen auf die Verminderung des Schlagvolumen bei erniedrigter Herzfrequenz zurückzuführen. Daß das Minutenvolumen bei der Arbeit ansteigt, kommt in erster Linie durch eine Erhöhung des Schlagvolumen zustande, während die Steigerung der Pulsfrequenz nur unwesentlich beteiligt ist. Der Quotient Minutenvolumen : Sauerstoffverbrauch liegt in vielen Fällen im unteren Normalbereich; er kann aber auch deutlich erniedrigt sein (16, 24, 40). Wenigstens in einem Teil der Fälle ist die verminderte Herztätigkeit als eine kompensatorische Anpassung an den verminderten Sauerstoffverbrauch anzusehen.
Die Verminderung der *Herzfrequenz* ist ein sehr konstanter Befund. In-vitro-Versuche haben gezeigt, daß sie durch die fehlende Einwirkung der Schilddrüsenhormone auf das Herz selbst zustande kommt.

Da der Blutdurchfluß durch das Körpergewebe verlangsamt ist, findet man die *arteriovenöse Sauerstoffdifferenz* bei voll ausgebildeter Hypothyreose erhöht, in manchen Fällen aber auch unverändert. Sie kann nach Belastung auf normale Werte absinken.

Die Kreislaufzeit ist verlängert (20–25 s gegenüber einem Normalwert von 9–16 s) (16). Nur ausnahmsweise findet sich bei beginnender Rechtsinsuffizienz ein erhöhter *Venendruck*. Im rechten Ventrikel kann ein leicht erhöhter Druck gemessen werden, der bei Arbeitsbelastung nicht deutlich ansteigt. Messungen des Drucks im rechten Ventrikel haben die Vermutung nahegelegt, daß es durch Perikardergüsse zu einer Behinderung der diastolischen Füllung kommt, gleichgültig, ob ein Erguß röntgenologisch nachzuweisen ist oder nicht. Steigerungen des *Blutdrucks* gehören nicht zum Bilde der unkomplizierten Hypothyreose. Sie sind aber häufiger als ein erniedrigter Blutdruck. Es handelt sich dann gewöhnlich um eine gleichzeitig bestehende Arteriosklerose. Meist sind diese Patienten auch älter als 45 Jahre. Der periphere Gesamtwiderstand ist erhöht, auch wenn keine arterielle Hypertension besteht. Er ist eine Folge der Querschnittsverkleinerung des peripheren Gefäßbettes; dadurch wird der arterielle Blutdruck auf einer angemessenen Höhe gehalten. Nach Arbeitsbelastung erfolgt ein Abfall.

Die *Pulswellengeschwindigkeit* ist vermindert (26), während die *Pulswellenerscheinungszeit* verlängert ist (im Mittel 288 ± 38 ms gegenüber einem Normalwert von 232 ± 17) (25, 30). Die Verwertung dieser Befunde wird durch gleichzeitig bestehende arteriosklerotische Veränderungen erschwert (zur Kritik s. S. 241). Zur Frage der systolischen Zeitintervalle und ihrer Relation zur T4- und TSH-Konzentration im Serum während der Therapie s. 11.

Die Änderung des Gesamtblutvolumen, des Plasmavolumen und der *zirkulierenden Blutmenge* sind im Kap. Das blutbildende System (S. 422) besprochen. Bei der Hypothyreose ist die zirkulierende Blutmenge meist leicht vermindert oder auch normal; oft ist das Plasmavolumen normal, der Hämatokritwert jedoch erniedrigt (16, 24). Das Flüssigkeitsvolumen des Interstitium ist erhöht (1).

Nur ein relativ kleiner Teil des Minutenvolumens wird zur Durchblutung der Körperschale, d.h. im wesentlichen der Haut, verwandt. Dieser Anteil ist gegenüber der Norm, besonders aber im Gegensatz zu den Durchströmungsverhältnissen bei der Hyperthyreose, deutlich herabgesetzt (auf etwa 1,3% gegenüber einem Normwert von 4% des Herzminutenvolumen) (44). Der Blutdurchfluß durch das Gehirn ist herabgesetzt, wobei die arteriovenöse Sauerstoffdifferenz des Gehirns etwa gleichbleibt (11) (s. auch S. 413). Ebenso sind der renale Blutdurchfluß, der renale Plasmadurchfluß und die Filtrationsrate erniedrigt (48) (s. Die Nieren und der Elektrolyt- und Wasserhaushalt S. 431).

Auch kapillarmikroskopisch läßt sich eine Verlangsamung der Durchströmung feststellen. Die Kapillaren sind verengt; außerdem ist ihre Zahl vermindert (51, 52). Bei lang bestehender Hypothyreose sind die Basalmembranen verdickt (3). Die Permeabilität ist erheblich gesteigert. Nach Substitutionstherapie normalisiert sich das Kapillarbild; dabei werden auch arteriovenöse Anastomosen geöffnet (28).

Beim sog. „Myxödemherzen" ergeben sich also charakteristische *Unterschiede gegenüber der Stauungsinsuffizienz*, bei der ebenfalls Ödeme und eine verlängerte Kreislaufzeit zu beobachten sind. Hier findet sich jedoch nur ein geringer oder gar kein Anstieg des Minutenvolumens nach Belastung. Der Venendruck und der linksventrikuläre Füllungsdruck steigen vielmehr weiter an, desgleichen die arteriovenöse Sauerstoffdifferenz. Demgegenüber ist bei der Hypothyreose der Anstieg des Herzminutenvolumen nach Belastung normal, der Venendruck bleibt ebenfalls im Bereich der Norm. Die Ergüsse sind proteinreich; das Blutvolumen ist vermindert, es fehlen auch die Anzeichen einer Lungenstauung. Die kardiovaskulären Veränderungen bei der Hypothyreose beruhen demnach zum Teil auf der fehlenden Einwirkung der Schilddrüsenhormone auf das Myokard, zum anderen Teil auf der Anpassung der Herztätigkeit an die verminderten Ansprüche der Peripherie. Hinzu kommen oft andere, vor allem koronarsklerotische Krankheiten, die zu einer Vermengung der Symptome des „Myxödemherzens" mit denen einer Stauungsinsuffizienz führen.

Die Atmung ist oft durch eine Herabsetzung der Diffusionskapazität der Lungen infolge einer Verdickung der alveolären Kapillarmembranen oder durch eine Reduktion des pulmonalen Kapillarbettes reduziert (47). Bei unkomplizierter Hypothyreose ist die Vitalkapazität zwar meistens normal. Eine bestehende Adipositas oder wenigstens die Wasseransammlungen in der hypothyreotischer Haut im Thoraxbereich und die Steifheit der Gelenkverbindungen tragen aber zu einer alveolären Hypoventilation bei. Es kann sich auch eine Unempfindlichkeit des Atemzentrums entwickeln, die auf Hyperkapnie und Hypoxie nicht ausreichend anspricht (33). Myopathische Störungen der Atemmuskulatur kommen hinzu. Nach Gewichtsreduktion und Substitutionstherapie gehen auch diese Erscheinungen am Respirationssystem zurück.

Arteriosklerose und Herzinfarkt

Es ist immer bezweifelt worden, ob eine faßbare Beziehung zwischen dem Mangel an Schilddrüsenhormonen und der Entwicklung einer Arteriosklerose, insbesondere einer Koronarsklerose, besteht. Bei der iatrogenen Erzeugung einer Hypothyreose bei Patienten mit schwerer Angina pectoris oder mit Herzinsuffizienz sollen sich keine arteriosklerotischen Veränderungen entwickeln, die über das in diesem Alter übliche Maß hinausgehen (8). Auch kann man die Hypertension, die im Alter bei Hypothyreotikern besonders häufig ist, für die Entstehung der Arteriosklerose mitverantwortlich machen. Schließlich kommen gewöhnlich keine Hypothyreotiker zur Obduktion, die ganz unbehandelt sind, so daß sich das Bild verwischt. Außerdem sind sie meistens auch in einem höheren Alter. Auf der anderen Seite muß die mit der Hypothyreose verbundene Hyperlipoproteinämie daran denken lassen, daß die Hypothyreose einen atherogenen Effekt ausüben könnte. Bei schilddrüsenlosen Tieren kann man durch Cholesterinfütterung eine experimentelle Arteriosklerose erzeugen (31) und diese durch Zufuhr von Schilddrüsenhormonen wieder rückgängig machen (36). Eine sorgfältig kontrollierte Studie, die 87 Fälle von Hypothyreose (davon 25 mit Autopsie) umfaßte (45), zeigt, daß die spontan aufgetretene (primäre) Hypothyreose das Auftreten einer Koronarsklerose begünstigt, und zwar unabhängig vom Geschlecht, Alter und Begleiterkrankungen. Trotzdem war der Koronarinfarkt, ungeachtet der Arteriosklerose und der Ischämie des Herzmuskels, nicht häufiger als im Kontrollkollektiv. Eine weitere Studie, bei der es sich nur um Autopsien handelte, und zwar, um den Geschlechtsfaktor auszuschließen, nur um Frauen, zeigte jedoch, daß die Koronarverengerungen bei der Hypothyreose signifikant stärker waren als bei Kontrollen, aber nur, wenn gleichzeitig eine Hypertension vorlag. Bei primärer Hypothyreose und normalen Blutdruckwerten ergab sich keine Prädisposition zur Koronarsklerose (43).

Daß sich bei der erwähnten iatrogenen Hypothyreose keine auffälligen Anzeichen vor Arteriosklerose entwickelten, ist möglicherweise darauf zurückzuführen, daß es sich um eine relativ kleine, relativ jugendliche Gruppe mit wenig Hypertonikern und geringer Cholesterinerhöhung handelte. Zum Teil waren diese Patienten auch bereits mit Schilddrüsenhormonen behandelt. Die Eingriffe wurden mit dem Ziel vorgenommen, bei einer therapierefraktären Angina pectoris oder Herzinsuffizienz eine artifizielle Hypothyreose zu induzieren, um die Anforderungen an die Herzleistung zu vermindern (8, 9, 21). Dabei hatte man sich sowohl der Schilddrüsenexstirpation wie der Behandlung mit Radiojod oder antithyreoidaler Substanzen bedient. Es ist aber zumindest fraglich, ob diese eingreifende Behandlungsweise von Nutzen ist, da die erhöhten Serumlipidwerte die Neigung zur Koronarverengerung fördern. Auch tritt erst bei fühlbarer Senkung der Gewebsoxydation eine wirkliche Entlastung des Herzens ein, wobei es immer offenbleibt, ob die Verminderung des Herzminutenvolumen nicht stärker ist als die Verminderung des Sauerstoffbedarfs des Gewebes, so daß die Gesamtsituation des Kreislaufs eher ungünstiger wird. Die auftretende Hypothyreose kann u. U. gefährlicher sein als die vorbestehende Krankheit. Daß die Überlebensrate ansteigt, ist nicht erwiesen. Im ganzen wurde diesem Verfahren vom Anfang an große Zurückhaltung entgegengebracht. Heute ist es praktisch verlassen.

Der Begriff der subklinischen Hypothyreose ist in letzter Zeit öfter diskutiert worden. Es soll sich dabei um eine Hyperlipoproteinämie mit latenten klinischen hypothyreoten Syndromen, zum Teil noch in der Phase der Thyreoiditis handeln, ein Zustand, der durch einen TRH-Test oder durch Antikörperbestimmung aufgedeckt werden könnte (6, 7, 18, 19). Natürlich kann man einen solchen Zustand als Schrittmacher der Koronarsklerose ansehen. Diese wie auch die vorher erwähnten Probleme können wohl nur durch prospektive Studien geklärt werden. Im Augenblick muß man zugeben, daß die Frage der Korrelation zwischen Hypothyreose und Arteriosklerose noch nicht endgültig geklärt ist.

Die Wirkung der Digitalisglycoside

S. auch Kap. Hyperthyreose S. 244. Sowohl der hyper- wie der hypothyreote Herzmuskel reagiert auf Glycoside. Auch bei der Hypothyreose spielt die Absorption und die Elimination der Droge eine Rolle. Der veränderten Verteilung in den Körperflüssigkeiten ist es auch zuzuschreiben, daß der Spiegel der Digitalis im Serum erhöht ist. Trotzdem bleibt die Konzentration am Myokard normal (14). Zur Frage der Halbwertzeit und der Bedeutung der glomerulären Filtration s. S. 244, dort auch Literatur! Die Wirkung am Herzmuskel ist dadurch gekennzeichnet, daß bei der Hyperthyreose der Kontraktilitätszustand des Myokards erhöht und die Wirkung der Digitalis damit vermindert ist. Demgegenüber ist die Kontraktilität bei der Hypothyreose vermindert und der Spannungszuwachs durch Digitalisglycoside erhöht (10, 23).

Bei hypothyreoten Hunden ergibt sich eine deutlich gesteigerte inotrope Reaktion bei Infusion von Strophanthin (35). Wie bei der Hyperthyreose ist also der als Reaktion auf die Glycosidgabe festzustellende Spannungszuwachs wenigstens zum Teil vom initialen Kontraktionszustand abhängig, der durch das Ausmaß der Schilddrüsenaktivität gegeben ist. Dem entspricht es, daß, um eine Herabsetzung der Schlagfrequenz um einen bestimmten Betrag zu erreichen, eine jeweils höhere Digitalisdosis notwendig ist, wenn man im Tierversuch von der Hypothyreose durch Substitution zur Euthyreose und von der Euthyreose durch Hormongaben zur Hyperthyreose gelangt (21).

Die Refraktärperiode des atrioventrikulären Leitungssystems ist im Tierversuch bei der Hypothyreose länger als bei der Hyperthyreose. Bei einer gegebenen Strophanthindosis verlängert sich die Refraktärperiode bei der Hypothyreose stärker als bei der Hyperthyreose (35).

Eine Digitalisbehandlung ist bei der Hypothyreose allerdings nur gerechtfertigt, wenn eine echte Stauungsinsuffizienz bei vorgeschädigtem Herzen hinzutritt. Handelt es sich um eine rein hypothyreote Schädigung, so ist die Substitutionstherapie fast immer erfolgreich. Die erwähnten Tierversuche bestätigen die klinische Erfahrung, daß der Hypothyreotiker, wenn je Digitalis gegeben wird, gegenüber dieser Droge besonders empfindlich ist und daß sie, ebenso wie Morphin, schlecht toleriert wird. Die erforderlichen Dosen sind geringer als bei Euthyreose. Ein radioimmunologischer Nachweis der Serumkonzentration ist, falls technisch möglich, von Vorteil.

Klinische Befunde

Die klinische und röntgenologische Untersuchung ergibt in vorgeschrittenen Fällen ein nach beiden Seiten verbreitertes, plumpes, gewissermaßen auseinanderfließendes Herz. Bei erfolgreicher Substitutionstherapie verkleinert es sich innerhalb von Wochen und Monaten. Die Gründe sind, wie bereits erwähnt, in infiltrativen Prozessen der Herzwand, vor allen Dingen aber in einem Perikarderguß von wechselnden Ausmaßen zu sehen. Kaum je kommt es aber zu einer Herztamponade (2, 41). Auch eine zusätzliche Herzkrankheit kann für die Vergrößerung des Herzens verantwortlich sein.

Die Exkursionen des Herzens sind langsam, wurmförmig, oberflächlich und träge, was besonders bei der Kymographischen Untersuchung deutlich wird („Die Trägheit des ganzen Menschen spiegelt sich deutlich an seinem Herzen wider") (49, 50, 51, 52). Der Spitzenstoß ist meist nicht palpabel, die Töne sind leise (Perikarderguß!). Eine Lungenstauung gehört nicht zum Bilde des hypothyreoten Herzens. Auch findet man keine Stauung in den großen Venen, auch nicht eine Vergrößerung der Leber. Zum klinischen Bild gehört regelmäßig eine Bradykardie, die jedoch nicht extrem ist. Sie liegt meist zwischen 50 und 70 Schlägen/min. Bei erfolgreicher Substitutionstherapie bilden sich die Erscheinungen einschließlich der Ergüsse in einigen Wochen zurück. Nach Absetzen der Therapie kommt es aber sogleich wieder zu einem Rückfall. Sie muß lebenslang fortgesetzt werden.

Man beobachtet wohl eine Belastungsdyspnoe, jedoch

keine Orthopnoe, ebenso keine nächtliche Vermehrung der Harnausscheidung.
Eine Kochsalzbelastung führt im Gegensatz zur Herzinsuffizienz, bei der es zu Gewichtsanstieg und Anstieg des Venendrucks kommt, bei der Hypothyreose nicht zu gleichen Erscheinungen. Sie wird sogar ohne Schwierigkeiten vertragen (12). Die Ödeme werden durch die Körperhaltung nicht beeinflußt.
Die subjektiven Beschwerden sind gering. Stenokardien, die mit einer gleichzeitig bestehenden Koronarsklerose in Verbindung gebracht werden können, sind keineswegs die Regel, was mit der Indolenz und Schmerzunempfindlichkeit der Patienten zusammenhängen mag. Auf der anderen Seite kommt es auch nicht leicht zu ischämischen Erscheinungen, weil der Sauerstoffbedarf des Gewebes herabgesetzt ist. Eine gleichzeitig bestehende Anämie begünstigt allerdings das Auftreten einer mangelhaften Sauerstoffversorgung im Herzmuskel.
Dagegen ist es eine wohlbekannte Erscheinung, daß es im Laufe einer unvorsichtig gehandhabten Substitutionstherapie zu heftigen Anfällen von Angina pectoris kommt, und zwar parallel mit der Steigerung des Grundumsatzes und damit des Sauerstoffbedarfs des Gewebes. In anderen Fällen bringt aber die Substitution eine Linderung der stenokardischen Beschwerden. Die Hormontherapie führt hier wahrscheinlich zu einer Entwässerung, wodurch die mechanische Behinderung des Koronardurchflusses teilweise aufgehoben wird.

Elektrokardiogramm

Veränderungen im Elektrokardiogramm sind bereits durch ZONDEK (48, 49) ausführlich beschrieben worden. Neben der Bradykardie ist die Niederspannung in den Extremitäten- und Brustwandableitungen (in 43%) und die Reversibilität dieser Erscheinungen nach Substitution charakteristisch (Abb. 7.11). Hervorzuheben ist ferner die Abflachung oder Inversion der T-Welle. Die Vorhofswellen können völlig verschwinden, ST sich der isoelektrischen Linie nähern. Das PQ-Intervall ist verlängert (in 19%) oder liegt an der oberen Grenze der Norm. QRS ist meist normal, gelegentlich aber auch verbreitert (in 19%). Ein Schenkelblock kommt relativ selten vor, wird aber beobachtet. Demgegenüber sind kompletter AV-Block, Vorhofflimmern, Kammerflimmern oder paroxysmale Tachykardien ausgesprochen selten und auf zusätzliche Herzkrankheiten zu beziehen.
Daß bei der Entstehung der elektrokardiographischen Veränderungen ein Perikarderguß eine Rolle spielt, geht daraus hervor, daß es zumindest zu einer partiellen Normalisierung der Stromabläufe nach Punktion kommt. Die Hautverdickungen spielen dabei keine Rolle, da die Abnormitäten im EKG auch bei Nadelableitungen bestehen bleiben (29). Nach Belastung treten Veränderungen im EKG auf, die einer Hypoxie entsprechen (20, 34, 42).

Die Behandlung der kardialen Komplikationen

Die Richtlinien der Behandlung sind im Kap. Therapie der Hypothyreose dargestellt (S. 467). Es sei an dieser Stelle noch einmal darauf hingewiesen, daß die Substitutionstherapie den zeitlichen Vorrang hat und daß sie bei unkomplizierten Fällen innerhalb von 4–6 Wochen die kardialen Erscheinungen zum Verschwinden bringt: Pulsfrequenz und Minutenvolumen normalisieren sich. Die Herzgröße nimmt unter oft dramatischer Wasserausschwemmung ab, der Perikarderguß

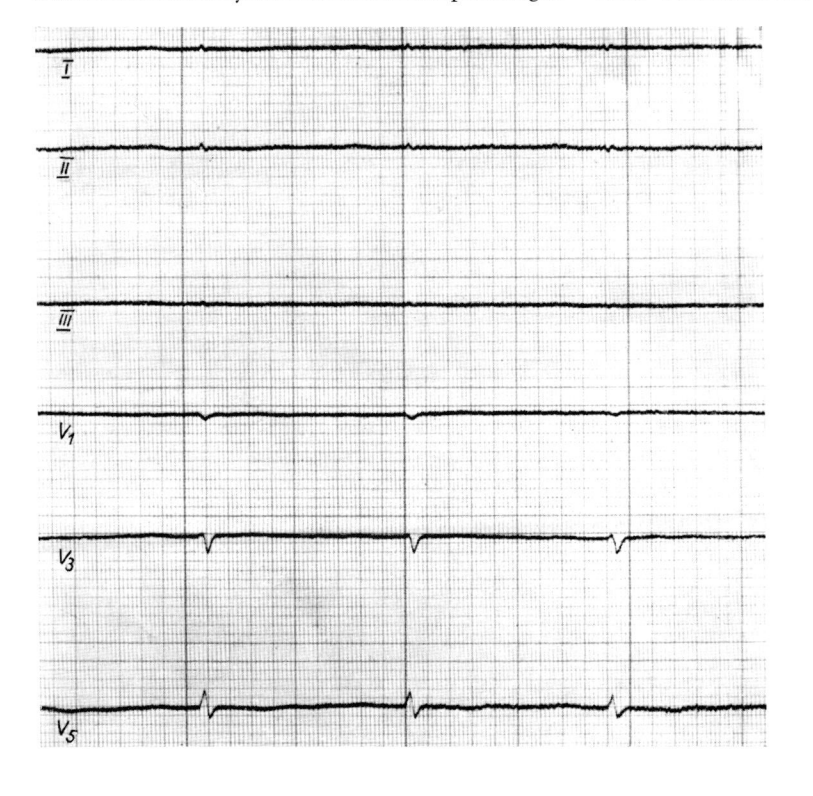

Abb. 7.11 Das Elektrokardiogramm bei ausgeprägter Hypothyreose.

wird resorbiert. Allerdings kann eine Herzverbreiterung zurückbleiben. Eine zu schnelle Entleerung eines Aszites durch Punktion kann zur Herztamponade führen (2). Die Substitutionstherapie muß vorsichtig durchgeführt und mit sehr kleinen Dosen begonnen werden, weil unter einer unvorsichtigen Therapie stenokardische Beschwerden parallel zur Erhöhung des Sauerstoffbedarfs des Herzmuskels auftreten oder sich verschlimmern können. In manchen Fällen muß man die völlige Normalisierung des Stoffwechsels vermeiden, die T_3- und T_4-Werte etwas unterhalb der Norm belassen. Eine Digitalisbehandlung (S. 419) ist überflüssig, falls nicht andere Herzerkrankungen hinzugetreten sind. Erst wenn eine Substitutionstherapie nicht zum vollem Erfolg wird, kann Digitalis gegeben werden. Diuretika sind nicht notwendig. Im allgemeinen braucht auch Bettruhe nicht eingehalten zu werden.

Literatur

1 Aikawa, J. K.: The nature of myxedema: alterations in the serum electrolyte concentrations and radiosodium space and in the exchangeable sodium and potassium contents. Ann. intern. Med. 44 (1956) 30
2 Alseveror, R. N., M. R. Stjernholm: Cardiac tamponade in myxedema. Amer. J. Sci. 269 (1975) 117
3 Baker, S. M., J. D. Hamilton: Capillary changes in myxedema. Lab. Invest. 6 (1957) 218
4 Bansi, H. W.: Die Kreislaufgeschwindigkeit beim Morbus Basedow und Myxödem. Klin. Wschr. 7 (1928) 1277
5 Bansi, H. W.: Beziehungen der Schilddrüse zu Herz- und Gefäßsystem. Med. Klin. 33 (1937) 356
6 Bastenie, P. A., L. Vanhaelst, P. Neve: Coronary artery disease in hypothyroidism. Lancet 1967/II, 1221
7 Bastenie, P. A., J. Golstein, L. Vanhaelst, P. Smets, A. Keys, M. J. Karvonen, S. Punsar: Asymptomatic autoimmune thyroiditis and coronary heart-disease. Cross-sectional and prospective studies. Lancet 1977/II, 155
8 Blumgart, H. L., A. S. Freedberg: The heart and the thyroid: with particular reference to J^{131} treatment of heart disease. Circulation 6 (1952) 222
9 Blumgart, H. L., A. S. Freedberg, G. S. Kurland: Hypothyroidism produced by radioactive iodine (I^{131}) in the treatment of euthyroid patients with angina pectoris and congestive heart failure. – Early results in various types of cardiovascular diseases and associated pathologic states. Circulation 1 (1950) 1105
10 Buccino, R. A., J. F. Spann jr., P. E. Pool: Influence of the thyroid state on the intrinsic contractile properties and energy stores of the myocardium. J. Clin. Invest. 46 (1967) 1669
11 Crowley, W. F., F. E. C. Ridgway, E. W. Bough, G. S. Francis, G. H. Daniels, J. A. Kourides, G. S. Myers, F. Maloof: Noninvasive evaluation of cardiac function in hypothyroidism. New Engl. J. Med. 296 (1977) 1
12 Davies, C. E., J. MacKinnon, M. M. Platts: Renal circulation and cardiac output in „low-output" heart failure and in myxedema. Brit. med. J. 1952/II, 595
13 Doerr, W., K. Holldack: Über das Myxödem-Herz. Virchows Arch. path. Anat. 315 (1948) 651
14 Doherty, J. E., W. H. Perkins: Digoxin metabolism in hypo- and hyperthyroidism. Studies with tritiated digoxin in thyroid disease. Ann. intern. Med. 64 (1966) 489
15 Douglass, R. C., S. D. Jacobson: Pathologic changes in adult myxedema: survey of 10 necropsies. J. clin. Endocr. 17 (1957) 1354
16 Ellis, L. B., I. G. Mabane, G. Maresch, H. N. Hultgren, R. A. Bloomfield: The effect of myxedema on the cardiovascular system. Amer. Heart J. 43 (1952) 341
17 Falta, W.: Die Erkrankungen der Blutdrüsen. Springer, Berlin 1913
18 Fowler, P. B. S.: Editorial. Premyxoedema – a cause of preventable coronary heart disease. Proc. roy. Soc. Med. 70 (1977) 297
19 Fowler, P. B. S., J. Swale: Premyxedema and coronary-artery disease. Lancet 1967/I, 1077
20 Friedberg, Ch. K.: Die Erkrankungen des Herzens, Bd. II, Thieme, Stuttgart 1972
21 Friedell, H. L., E. L. Schoeniger, J. P. Storaasli: The treatment of euthyroid cardiac patients with radioiodine and antithyroid drugs. Progr. Cardiovasc. Dis. 5 (1962) 55
22 Frye, R. L., E. Braunwald: Studies on digitalis III. The influence of triiodthyronine on digitalis requirements. Circulation 23 (1971) 376
23 Gold, H. K., J. F. Spann jr., E. Braunwald: Effect of alterations in the thyroid state on the intrinsic contractile properties of isolated rat skeletal muscle. J. clin. Invest. 49 (1970) 849
24 Graettinger, J. S., J. J. Muenster, C. S. Checchia: A correlation of clinical and hemodynamic studies in patients with hypothyroidism. J. clin. Invest. 37 (1958) 502
25 Ibrahim, T., D. Klaus: Die Bestimmung der Pulswellenerscheinungszeit für die Diagnostik von Hyper- und Hypothyreosen. Med. Welt (Berl.) 23 (1972) 1700
26 Keller, M. F.: Korotkoff-Töne: einfacher screening-test zum Erfassen von Hyperthyreosen. Schweiz. med. Wschr. 100 (1970) 630
27 Kern, R. A., L. A. Soloff, J. W. Snape, C. T. Bello: Pericaridal effusion – a constant, early and major factor in myxedema heart. Amer. J. med. Sci. 217 (1949) 609
28 Lange, K.: Capillary permeability in myxedema. Amer. J. med. Sci. 208 (1944) 5
29 Lepeschkin, E.: Modern Electrocardiography. Williams & Wilkins, Baltimore 1951
30 Lüderitz, B.: Herzfunktion bei Hyperthyreose. Internist (Berl.) 16 (1975) 524
31 Malmros, H., B. Swahn: Lipid metabolism in myxedema. Acta med. scand. 145 (1953) 361
32 Marks, P. A., B. S. Roof: Pericardial effusion associated with myxedema. Ann. intern. Med. 39 (1953) 230
33 Massumi, R. A., J. L. Winnacker: Severe depression of the respiratory centre in myxedema. Amer. J. Med. 36 (1964) 876
34 Matthes, K.: Herz und Kreislauf bei Störungen der Schilddrüsenfunktion. In: Handbuch der inneren Medizin, 4. Aufl., Bd. IX/4, hrsg. von H. Schwiegk. Springer, Berlin 1964
35 Morrow, D. H., T. E. Gaffhey, E. Braunwald: Studies on digitalis. VII. Influence of hyper- and hypothyroidism on the myocardial response to ouabain. J. Pharmacol. exp. Ther. 140 (1963) 324
36 Myasnikov, A. L., V. F. Zaitzev: The influence of thyroid hormones on cholesterol metabolism in experimental atherosclerosis in rabbits. J. Atheroscler. Res. 3 (1963) 295
37 Ord, W. M.: On myxedema, a term proposed to be applied to an essential condition in the „cretinoid" affection occasionally observed in middle-aged women. Med. Chir. Tr. (Lond.) 61 (1878) 57
38 Ord, W. M.: Cases of myxedema. Trans. clin. Soc. Lond. 13 (1880) 15
39 Report of a Committee of the Clinical Society of London to Investigate the Subject of Myxoedema Longmans, Creen and Co., London 1888
40 Scheinberg, P., E. A. Stead jr., E. S. Brannon, J. V. Warren: Correlative observations on cerebral metabolism and cardiac output in myxedema. J. clin. Invest. 29 (1950) 1139
41 Smolar, E. N., J. E. Rubin, A. Avramides, A. C. Carter: Cardiae tamponade in primary myxedema and review of the literature. Amer. J. med. Sci. 272 (1976) 345
42 Sobel, B. E., E. Braunwald: Cardiovascular system. In: The Thyroid, hrsg. von S. C. Werner, S. H. Ingbar. Harper & Row, New York 1971 (S. 551 u. 727)
43 Steinberg, A. D.: Myxedema and coronary artery disease – a comparative autopsy study. Ann. intern. Med. 68 (1968) 338
44 Stewart, J. H., W. F. Evans: Peripheral blood flow in myxedema. Arch. intern. Med. 69 (1942) 808
45 Vanhealst, L., P. Neve, P. Chailly: Coronary-artery disease in hypothyroidism: observations in clinical myxoedema. Lancet 1967/II, 800
46 Webster, B., C. Cooke: Morphological changes in the heart of experimental myxedema. Arch. intern. Med. 58 (1936) 296
47 Wilson, W. R., G. N. Bedell: The pulmonary abnormalities in myxedema. J. clin. Invest. 39 (1960) 42
48 Yount, E., J. M. Little: Renal clearance in patients with myxedema. J. clin. Endocr. 15 (1955) 343
49 Zondek, H.: Das Myxödem-Herz. Münch. med. Wschr. 65 (1918) 1180

50 Zondek, H.: Das Myxödem-Herz. Münch. med. Wschr. 66 (1919) 681
51 Zondek, H.: Die Krankheiten der endokrinen Drüsen unter Berücksichtigung ihrer Anatomie und Physiologie. Schwabe, Basel 1953
52 Zondek, H., M. Michael, A. Kaatz: The capillaries in myxedema. Amer. J. med. Sci. 202 (1941) 435

Das blutbildende System

Erythrozytäres System

Obgleich sich die Anämie bei der Hypothyreose im allgemeinen in mäßigen Grenzen hält, gehört sie zu den Kardinalsymptomen dieser Krankheit. Schon die ersten Beobachter (8, 12) wiesen auf die Anämie als wichtiges Symptom hin. Ist sie hochgradig, so kann sie unter Umständen die übrigen Erscheinungen überdekken und zu schwerwiegenden Fehldiagnosen verleiten. Oft wird der wahre Charakter der Krankheit erst offensichtlich, wenn sich die Therapieresistenz gegenüber den üblichen antianämischen Behandlungsmethoden herausstellt. Auf der anderen Seite sind Pseudoanämien infolge schlechter Hautdurchblutung keine Seltenheit. Die Haut ist nicht nur blaß; sie zeigt infolge der Karotinämie auch einen gelblich-fahlen Ton. Bei Anämien, deren Ursache unklar ist, sollte stets auch an eine zugrundeliegende Hypothyreose gedacht werden. Zu den pathophysiologischen Grundlagen s. Kap. Hyperthyreose (S. 247).

Die Häufigkeit des Vorkommens einer Anämie wurde in länger zurückliegenden Publikationen meist höher als jetzt angegeben, da Schwere und Dauer der Hypothyreose bei der Ausbildung einer Anämie eine Rolle spielen und jetzt auch leichtere Formen der Hypothyreose mit großer Sicherheit diagnostiziert werden können. In unserem eigenen Krankengut lag das Hämoglobin bei 30% der Männer unter 13,5 g Hb/dl (135 g/l) und bei 30% der Frauen unter 10,5 g Hb/dl (105 g/l). Eine Anämie unter 9 g Hb/dl (90 g/l) fanden wird nur in 5%, was ungefähr den Angaben von TUDHOPE u. Mitarb. entspricht (23). Die meisten Angaben schwanken zwischen 30 und 60% (18, 19).

Die bei der Hypothyreose zu beobachtenden Anämien lassen sich in vier Typen einteilen (5):
— normozytär-normochrome Anämie,
— mikrozytär-hypochrome Anämie,
— makrozytär-hyperchrome Anämie ohne nachweisliches Vorliegen einer Kombination mit perniziöser Anämie und
— megalozytär-hyperchrome Anämie in Kombination mit einer Perniziosa.

Normozytär-normochrome Anämie

Die normozytär-normochrome Anämie, die auch als unkomplizierte Form bezeichnet wird, läßt bei einer Herabsetzung der Hämoglobinkonzentration unter 12 (bei Frauen) und unter 13,9 (bei Männern) einen normalen Färbeindex, eine normale Eisenutilisation und ein normales Plasmaeisenturnover, eine normale Granulopoese sowie eine normale bis leicht verlängerte Halbwertzeit der Erythrozyten erkennen. Diese letztere sinkt bei Therapie wieder ab. Als wichtige Ursache ist die Anpassung des Hämoglobingehalts an den verminderten O_2-Bedarf anzusehen. Die Anämie ist abhängig von Veränderungen des Plasmavolumen, das sich aus hämodynamischen Gründen verändern kann. Wenn eine proportionale Reduktion von Plasma- und Erythrozytenvolumen erfolgt, ist eine Anämie nicht zu erkennen (22).

Mikrozytär-hypochrome Anämie

Bei der mikrozytär-hypochromen Anämie handelt es sich fast immer um einen Eisenmangel. Die niedrigen Retikulozytenzahlen lassen den aregeneratorischen Charakter der Anämie erkennen. Der Blutausstrich weist meist kleine, schwach gefärbte Erythrozyten, in schweren Fällen mit Anisozytose, Poikilozytose, Pessarformen und Targetzellen auf. Auch hier ist das Volumen der Erythrozyten, oft bei gleichzeitiger Herabsetzung des Plasmavolumens, vermindert. Die Sternalpunktion ergibt ein hypoplastisches hypozelluläres Knochenmark. In den Röhrenknochen kann es durch Fettgewebe ersetzt sein. In manchen Fällen findet man reichlich hyperämisches ödematöses Gewebe ohne erythropoetische Funktion. Die Mitoserate ist niedrig, das Knochenmark zeigt in vitro einen verminderten Sauerstoffverbrauch (4, 10). Der ^{3}H-Thymidin-Einbau in die Erythroblasten ist signifikant niedriger als bei normalen oder hyperthyreoten Patienten (10). Meist sind im Knochenmark ausreichende Mengen von färbbarem Eisen nachzuweisen; die Utilisation ist also, im Gegensatz zu hyperthyreoten Patienten, bei denen im Mittel nur geringe Eisenspeicher im Knochenmark zu finden sind, verringert.

Während der Spiegel des Plasmaerythropoetin bei hyperthyreoten Patienten eindeutig erhöht ist, liegt er bei hypothyreoten Patienten unterhalb der Norm oder im unteren Bereich des Normalen, manchmal auch unterhalb der Grenze der biologischen Nachweismöglichkeit.

Bei dieser Form der Anämie sind gewisse Störungen der Ferrokinetik deutlicher als bei der ersten Form zu erkennen. Wenn auch die Zeit für die Clearance und die Turnoverrate des Plasmaeisens nicht sicher verändert ist, so ist doch die Utilisation markierten Eisens in den Erythrozyten niedriger als in der Norm, wobei der Gipfel der Utilisation sich um einige Tage verzögert (10). Der Eisenspiegel des Blutes ist erniedrigt (82 ± 21 µg/dl [14,7 ± 3,8 µmol/l]) gegenüber einem Kontrollwert von 104 ± 26 µg/dl [18,6 ± 4,7 µmol/l]) (17, 23). Die Lebensdauer der chromierten autotransfundierten Erythrozyten ist normal oder leicht verlängert (10, 17), die eisenbindende Kapazität des Serums herabgesetzt, was durch die Störung der Eiweißsynthese zu erklären ist.

Der Eisenmangel, der wie bei hypochromen Anämien generell auch zu Veränderungen an der Zunge und an den Nägeln führen kann, kann durch Begleiterkrankungen, wie gastrointestinale Sickerblutungen durch mangelnde Adhäsivität der Thrombozyten, Menorrhagien, infektiöse oder rheumatische Erkrankungen hervorgerufen werden. Manchmal tritt er erst deutlich in Erscheinung, wenn eine Therapie mit Schilddrüsenhormonen einsetzt und die Eisenverwertung ansteigt

(19). Öfter läßt sich auch eine Achlorhydrie, die die Eisenresorption mindert, nachweisen.

Bei diesem Typ der Anämie ist das Ausmaß der Anämie keineswegs immer dem Schweregrad der Hypothyreose korreliert. Man darf deshalb annehmen, daß mehrere pathogenetische Faktoren von Bedeutung sind, d.h. außer dem Eisenmangel mit Bestimmtheit auch die gestörte Hämoglobinsynthese.

In jedem Fall kann man diese Form der Anämie nicht nur als einen Anpassungsvorgang an die verminderte Kalorienproduktion bei der Hypothyreose auffassen, was bei der ersten Form anzunehmen ist.

Makrozytär-hyperchrome Anämie

Demgegenüber ist die Pathogenese der makrozytär-hyperchromen Form der hypothyreotischen Anämie, bei der keine eigentliche Perniziosa vorliegt, durchaus unklar (13, 14, 20, 24). Hier fehlt das hyperregeneratorische Knochenmark. Es fehlen die Megaloblasten, ebenso die für die perniziöse Anämie charakteristischen Veränderungen der Granulozyten. Diese Form der Anämie ist wahrscheinlich durch Folsäuremangel (Absorptionsstörungen, Mangelernährung) bedingt und soll sich nur durch gleichzeitige Gaben von Folsäure, Vitamin B_{12} und Thyroxin erfolgreich behandeln lassen.

Megalozytär-hyperchrome Anämie in Kombination mit einer perniziösen Anämie

Über das gemeinsame Vorkommen von Hypothyreose und perniziöser Anämie wurde schon in den zwanziger Jahren berichtet. Ein größeres Krankengut stellten LARSSON (18) und vor allen Dingen TUDHOPE u. WILSON (23) vor: In einem hospitalisierten Patientenkollektiv war die Kombination ziemlich häufig: Bei 166 Fällen von Hypothyreose fand sich in 7,8% gleichzeitig eine perniziöse Anämie. Handelte es sich um spontan auftretende primäre Hypothyreosen, so betrug der Prozentsatz 10,3, bei den iatrogenen Hypothyreosen, die nach Thyreoidektomie oder nach Radiojodtherapie entstanden waren, 4,3%. Die in der allgemeinen Bevölkerung in vergleichbarem Alter zu erwartende Häufigkeit der perniziösen Anämie wurde aber nur mit 0,35% berechnet. Im Gegensatz zur Kombination mit Hyperthyreose läßt sich keine Differenz im Zeitpunkt der Manifestation der beiden Krankheiten erkennen. Eine histaminrefraktäre Achlorhydrie liegt bei dieser Kombination immer vor. Außerdem ist die Vitamin-B_{12}-Resorption verschlechtert und der Vitamin-B_{12}-Spiegel im Blut niedrig (7).

Die Verwechslung einer Hypothyreose mit einer perniziösen Anämie kann bei oberflächlicher Untersuchung angesichts der Ähnlichkeit des äußeren Erscheinungsbildes leicht unterlaufen, zumal der Hypometabolismus der Hypothyreose durch den verbrennungsfördernden Einfluß der Anämie verschleiert werden kann. Wird bei einer Hypothyreose ein makro- oder megalozytäres Blutbild gefunden, so muß in jedem Fall zuerst an einen Vitamin-B_{12}-Mangel gedacht werden, vor allem, wenn das Knochenmark einen hyperregeneratorischen Charakter hat, die Halbwertszeit der Erythrozyten verkürzt, das indirekte Bilirubin im Serum erhöht ist und hypersegmentierte polymorphkernige Granulozyten im Blut vorliegen. Eine Zufuhr von Schilddrüsenhormonen kann in solchen Fällen ein Defizit an B_{12} aufdecken, da eine Besserung des Blutbildes nicht erfolgt.

Bei der spontan auftretenden primären Hypothyreose ohne perniziöse Anämie kann sehr wohl ein B_{12}-Defizit zugleich mit einer histaminrefraktären Achlorhydrie bestehen, wie dies nach Gastrektomien und bei Verwandten von Patienten mit perniziöser Anämie bekannt ist (22). Man kann diesen Zustand als „latente perniziöse Anämie" auffassen. Der B_{12}-Spiegel im Blut ist bei diesen Patienten zwar höher als bei der Perniziosa, jedoch niedriger als bei Hypothyreotikern mit erhaltener Salzsäuresekretion. Diesen letzteren Werten entspricht auch der Vitamin-B_{12}-Spiegel im Serum bei iatrogener Hypothyreose. Im Hinblick auf die Absorption des Vitamin-B_{12} verhalten sich diese Patientengruppen nach Maßgabe des Urinausscheidungstests analog. Die B_{12}-Absorptionsstörung bei den Hypothyreotikern mit Achlorhydrie kommt durch einen Defekt in der Produktion des intrinsic factor zustande. Die Biopsiebefunde der Magenschleimhaut ergeben bei Patienten mit Hypothyreose und Achlorhydrie, aber ohne Perniziosa, oft eine Atrophie oder eine atrophische Gastritis. Eine Korrelation zwischen Achlorhydrie, B_{12}-Spiegel im Serum und B_{12}-Absorptionsstörung ist demnach gegeben. Alle Hypothyreotiker mit B_{12}-Mangel weisen eine Achlorhydrie auf, aber weniger als die Hälfte der Patienten mit Achlorhydrie haben niedrige B_{12}-Spiegel im Serum. Eine ausreichende Behandlung der Hypothyreose über Jahre mit T_4 bessert den Absorptionsdefekt nicht; im Gegenteil: Der B_{12}-Mangel verschlechtert sich manchmal im Laufe dieser Therapie.

Liegt eine solche „latente perniziöse Anämie" mit einem Vitamin-B_{12}-Defekt und einer histaminrefraktären Achlorhydrie bei einer Hypothyreose vor, so ist mit der Ausbildung einer manifesten perniziösen Anämie im Laufe der Zeit wegen des progressiven Charakters der Magenschleimhautveränderungen zu rechnen (22).

Die Schilddrüsenhormone fördern zwar die Absorption von B_{12}; diese kann auch durch Thyreoidektomie, ohne daß Mangel an intrinsic factor vorliegt, herabgesetzt werden. Es ist aber zweifelhaft, ob diese Befunde eine klinische Bedeutung haben.

Kann man bei einem Hypothyreotiker mit einer megaloblastischen Anämie durch fehlende Achlorhydrie, normale B_{12}-Konzentrationen im Serum und das Vorhandensein des intrinsic factor einen B_{12}-Mangel ausschließen, so ist immer noch an einen Folsäuremangel im Serum und in den roten Blutkörperchen zu denken. Diese Patienten, die keine neurologischen Erscheinungen aufweisen, reagieren neben der Zufuhr von Schilddrüsenhormonen gut auf die Gabe von Pteroylmonoglutaminat (ca. 50–100 µg/d).

Die Ursache für das kombinierte Auftreten von Hypothyreose und perniziöser Anämie ist in der Achylie und in dem Defizit des intrinsic factor zu suchen, die ihrerseits eine Folge der atrophischen Gastritis, die auch bei der Hashimoto-Struma gefunden wird, sind. Ebenso wie das Vorkommen von Antikörpern weist auch diese Tatsache auf die gemeinsame immunbiologische Basis von primärer Hypothyreose und perniziöser Anämie hin (s. auch Der Gastrointestinaltrakt S. 429).

Leukozytäres System

Das weiße Blutbild zeigt nur wenig charakteristische Veränderungen. Die Gesamtzahl der Leukozyten ist gewöhnlich normal. In 10% aller Fälle unseres Krankengutes fanden sich Leukozytenwerte unter 4000/mm³, wobei die Gruppe der postoperativen Hypothyreosen besonders stark vertreten war. Im allgemeinen ergeben sich auch im Differentialblutbild keine auffälligen Abweichungen von der Norm. Bei Infektionen oder nach Applikation von Fieber erzeugenden Mitteln kommt es zu einer verminderten, spät einsetzenden Leukozytose (4). Der O_2-Verbrauch der Leukozyten weist eine Korrelation zum Grundumsatz auf. Die basophilen Zellen im Blut zeigen eine statistisch signifikante Steigerung, nämlich im Mittel 55/mm³ (55 M/l) gegenüber einem Normalwert von 30/mm³ (30 M/l) (6). Vermutlich ist die erhöhte Zahl der Basophilen im strömenden Blut Ausdruck der die Krankheit begleitenden Hyperlipoproteinämie, woraus sich die Differenz bei der Hypothyreose und der Hyperthyreose erklärt. Erhöhte Werte erlauben nicht, eine Hypothyreose zu diagnostizieren, da auch andere Erkrankungen, die mit einer Hyperlipoproteinämie einhergehen, zu einer Erhöhung der Basophilen führen können. Während der Substitutionstherapie normalisieren sich die Zahlen der Basophilen. Liegt eine Kombination mit einer perniziösen Anämie vor, so ist die zu beobachtende Leukopenie ausreichend erklärt.

Die Zahl der Eosinophilen im strömenden Blut schwankt. Sie ist teils vermindert, teils erhöht (3, 4, 15). Wahrscheinlich ist die Zahl der Eosinophilen ein Ausdruck der durch die Hypothyreose beeinflußten Aktivität der Nebennierenrinde.

Blutgerinnung

Die Zahl der Thrombozyten im strömenden Blut ist fast immer normal, obwohl die Zahl der Megakaryozyten im Knochenmark herabgesetzt ist. Morphologisch sind die letzteren unauffällig (2). Bei der primären Hypothyreose ist die Brüchigkeit der Kapillaren herabgesetzt. Sie normalisiert sich während der Behandlung und reagiert auch nicht in normaler Weise auf Erwärmung und Abkühlung der Haut. Es ist jedoch zu erwägen, ob hier, ähnlich wie bei der Hyerthyreose, der durch metabolische Veränderungen der Haut veränderte Gefäßtonus eine Rolle spielt (21, 22). Die Verminderung einiger Koagulationsfaktoren wie Thromboplastinzeit, Faktor VIII und Plasmathromboplastin ist durch die geschädigte Proteinsynthese in der Leber bedingt (16). Demgegenüber sind der Faktor V, die Prothrombinzeit und der Fibrinogenspiegel normal. Die Haftfähigkeit der Blutplättchen ist meist herabgesetzt und normalisiert sich nach Behandlung (11).

Anämie bei der hypophysären sekundären Hypothyreose

Nachdem ASCHNER (1) im Jahre 1912 bereits nachgewiesen hatte, daß im Tierversuch nach einer Hypophysektomie eine Anämie auftreten kann, sind zahlreiche Versuche zur Erklärung der Pathogenese unternommen worden. Lange Zeit hat man das Vorhandensein eines speziellen erythropoetischen Faktors im Hypophysenvorderlappen vermutet. Inzwischen hat sich aber herausgestellt, daß der Ausfall der thyreotropen, der kortikotropen und der gonadotropen Funktion für das Auftreten dieser Anämie verantwortlich zu machen ist, da die Ausschaltung der drei Zielorgane auf das hämatropoetische System in gleicher Weise wirkt wie die Hypophysenexstirpation. Mit Zufuhr der peripheren Hormone kann man auch das Auftreten der Anämie nach Hypophysenexstirpation verhindern, während umgekehrt bei Fehlen der peripheren endokrinen Drüsen die glandotropen Hormone des Vorderlappens das Entstehen einer Anämie nicht verhindern können (9). Bei fehlendem Hypophysenvorderlappen ist das Knochenmark hypozellulär; oft kommt es auch zu einem Versiegen der Salzsäureproduktion. Die Anämie ist hypochrom und meist nicht sehr stark ausgeprägt. Eine alleinige Therapie mit Schilddrüsenhormonen ist kontraindiziert (s. Die hypophysäre Hypothyreose S. 459).

Zur Therapie der hämatologischen Veränderungen

Da mehrere pathogenetische Faktoren beim Zustandekommen der Anämie beteiligt sind, ist es verständlich, daß die Therapie ihrerseits auch nicht einheitlich sein kann. Der herabgesetzte Sauerstoffverbrauch der Gewebe bewirkt eine Verminderung der Masse der roten Blutkörperchen; der Anreiz zur Erythropoese fehlt. Deshalb ist es sinnvoll, die gestörte Hämatopoese durch eine Substitutionstherapie mit Schilddrüsenhormonen zunächst wieder herzustellen, und zwar wie stets mit kleinen, sich langsam einschleichenden Dosen. Um die hämatopoetischen selbstregulatorischen Vorgänge nicht zu behindern, sind Transfusionen, die meist ohnehin nicht notwendig sind, möglichst zu vermeiden. Die Reaktion auf T_4 geht nur langsam vonstatten. Die Besserung zieht sich über Monate hin. Falls sich die Anämie refraktär verhalten sollte, kann auch ein Versuch mit Gabe von Testosteron gemacht werden.

Bei der zweiten Form der Anämie mit Eisenmangel ist eine Eisentherapie zusammen mit der Substitutionstherapie erforderlich. Eine alleinige Behandlung mit Schilddrüsenhormonen kann unter Umständen den Eisenmangel erst demaskieren (in diesem Fall muß nach Begleitkrankheiten, die einen Eisenmangel produzieren, gesucht werden). Die Hypochromie kann sich sogar verschlechtern, wobei der Eisenwert im Blut absinkt. Eine Besserung des Blutbildes tritt erst ein, wenn man Eisen hinzufügt. Ist die Anämie schwer, so gleicht man zunächst nur den Nahrungsdefekt (Eisen oder B_{12}) aus und hält die Schilddrüsensubstitution sehr niedrig, um den Sauerstoffbedarf nicht zu sehr zu steigern.

Bei der dritten Form können therapeutische Erfolge nicht durch Gabe von B_{12} allein, sondern nur durch die Kombination von Schilddrüsenhormonen mit Vitamin B_{12} und Folsäure erzielt werden. Liegt als vierte Form eine Kombination mit perniziöser Anämie vor, so ist eine Substitutionstherapie mit B12 notwendig, und zwar sofort in der für die perniziöse Anämie auch sonst üblichen Dosierung (für 3 Tage 100 μg B12/d intramuskulär). In dieser Zeit werden die Schilddrüsenhormone sehr niedrig substituiert. Wenn sich später ein Eisendefizit entwickelt, müssen Eisenpräparate zusätzlich verabfolgt werden. Falls sich das Blutbild nach B12-Gaben nicht bessert, muß nach einem Folsäuremangel gesucht werden, der in der oben beschriebenen Weise behandelt wird.

Literatur

1 Aschner, B.: Über die Funktion der Hypophyse. Pflügers Arch. ges. Physiol. 146 (1912) 1
2 Axelrod, A. R., L. Berman: The bone marrow in hyperthyroidism and hypothyroidism. Blood 6 (1951) 436
3 Basténie, P. A., W. Gepts, R. Tagnon: Myxoedème hypophysaire. Sem. Hôp. Paris 26 (1950) 3157
4 Bock, H. E., R. Gross: Die Tätigkeit des Knochenmarks bei der Hypothyreose und deren Behandlung. Verh. dtsch. Ges. inn. Med. 57 (1951) 132
5 Bomford, R.: Anaemia in myxoedema, and the role of the thyroid gland in erythropoiesis. Quart. J. Med. 7 (1938) 495
6 Braunsteiner, H., R. Höfer, N. Thumb, H. Vetter: Untersuchungen über die basophilen Leukozyten bei Schilddrüsenkrankheiten. Klin. Wschr. 37 (1959) 250
7 Castle, W. B., R. O. Wallerstein: Blood. In: The Thyroid, 3. Aufl., hrsg. von S. C. Werner, S. M. Ingbar. Harper & Row, New York 1971 (S. 786)
8 Charcot, J. B.: Myxoedème, cachexie pachydermique ou état cretinoide. Gaz. Hôp. (Paris) 1 (1881) 73
9 Crafts, R. C.: The effect of endocrines on the formed elements of the blood. I. The effects of hypophysectomy, thyroidectomy and adrenalectomy on the blood of the adult female rat. Endocrinology 29 (1941) 596
10 Das, K. C., M. Mukherjee, T. K. Sarkar, R. J. Dash, G. K. Rastogi: Erythropoiesis and erythropoietin in hypo- and hyperthyroidism. J. clin. Endocr. 40 (1975) 211
11 Edson, R. J., D. R. Fecher, R. P. Doe: Low platelet adhesiveness and other hemostatic abnormalities in hypothyroidism. Ann. int. Med. 82 (1975) 342
12 Gull, W. W.: On a cretinoid state supervening in adult life in women. Brit. med. J. 1873/II, 528; Trans. clin. Soc. Lond. 7 (1874) 180
13 Haus, E.: Endokrines System und Blut. In: Handbuch der ges. Hämatologie, Bd. II, hrsg. von L. Heilmeyer, A. Hittmair. Urban & Schwarzenberg, München 1959 (S. 177)
14 Hines, J. D., C. H. Halsted, R. C. Griggs, J. W. Harris: Megaloblastic anemia secondary to folate deficiency associated with hypothyroidism. Ann. intern. Med. 68 (1968) 792
15 Holboll, S. A.: Anemia in myxedema patients. Acta med. scand. 89 (1936) 526
16 Ikkala, E., A. Eisalo, O. Heinivaara: Plasma coagulation factors in thyrotoxicosis. Acta endocr. (Kbh.) 40 (1962) 307
17 Kiely, J. M., D. C. Purnell, C. A. Owen: Erythrokinetics in myxedema. Ann. intern. Med. 67 (1967) 533
18 Larsson, Sr. O.: Anemia and iron metabolism in hypothyroidism. Acta med. scand. 157 (1957) 349
19 Lerman, J., J. H. Means: The gastric secretion in exophthalmic goiter and myxedema. J. clin. Invest. 11 (1932) 167
20 Reisert, P. M.: Anämien bei Endokrinopathien. In: Handbuch der inneren Medizin, 4. Aufl., Bd. II/2, hrsg. von H. Schwiegk. Springer, Berlin 1970 (S. 721)
21 Thompson, J. S., R. C. Reilly, H. P. Russe, A. Kappas: The effect of estradiol on bone marrow transplantation in lethally irradiated mice. Nature (Lond.) 205 (1964) 265
22 Tudhope, G. R.: The Thyroid and the Blood. Heinemann, London 1969
23 Tudhope, G. R., G. M. Wilson: Anaemia in hypothyroidism. Quart. J. Med. 29 (1960) 513
24 Wintrobe, M. M.: Clinical Hematology, 5. Aufl., Lea & Febiger, Philadelphia 1961

Die hypothyreote Myopathie

Die auffällige Muskelschwäche, über die manche Hypothyreotiker klagen, ist Ausdruck einer Myopathie, bei der die Muskeln leicht ermüden (in 47%) und die Bewegungen sich verlangsamen. Die Muskeln werden steif (in 32%) und manchmal voluminös, so daß sie eine allgemeine Muskelhypertrophie vortäuschen (14). Die Extremitäten sind besonders befallen, aber auch die Zunge, deren Hypertrophie einer der Gründe für die schwerfällige und mühsame Sprache der Hypothyreotiker ist. Die Muskelkontraktionen sind verzögert, manchmal auch schmerzhaft. Alles verschlechtert sich bei kaltem Wetter. Bei faradischer Reizung sind Nervenleitungsgeschwindigkeit und die Übertragung an der neuromuskulären Endplatte normal. Bei galvanischer Reizung erfolgt eine wurmähnliche, sich langsam wieder lösende Kontraktion. Mit der hypothyreoten Myopathie ist auch der pathologische Achillessehnenreflex in Verbindung zu bringen (S. 401). Er kommt durch eine Verlangsamung der Muskelkontraktion und der Relaxation zustande (10). Auch hier tritt bei Abkühlung eine weitere Verzögerung ein (11). Im Gegensatz zur Hyperthyreose ist die Creatintoleranz erhöht; bei Belastung wird nur ein kleiner Teil des zugeführten Creatin wieder ausgeschieden (16). Eine Kreatinurie kann, im Gegensatz zu einer mit Myopathie nicht komplizierten Hypothyreose, vorliegen (5, 13). Das Elektromyogramm zeigt einige Besonderheiten und läßt sich auch vom Elektromyogramm der eigentlichen Myotonie und der Muskeldystrophie differenzieren: Es besteht Polyphasie, eine pseudomyotonische Spontanaktivität, verlangsamter Kontraktionsablauf und Niederspannung (8, 17). Im Tierversuch kann man ähnliche Befunde erheben (4).

Histologische Befunde sind außerordentlich spärlich. Das histologische Äquivalent für Volumenvermehrung und Trägheit des Kontraktionsablaufs ist in der Infiltration des Muskels mit Glucosaminglucanen zu suchen. Ferner finden sich Verlust der Querstreifung, Degeneration des Sarkoplasma, unterschiedliche Größen der Muskelfasern, Vergrößerung der Muskelkerne, Basophilie der Fasern und interstitielle Veränderungen des Gewebes mit Ödem, Fibrose und Infiltration mit Glucosaminglucanen. Zunächst veranlaßt die Krankheit keine strukturellen Abnormitäten, später jedoch ausgesprochene Veränderungen an den Organellen, wie z. B. an den Mitochondriren (12). Im frühen Stadium der Therapie kann ein außerordentlicher Gewichtsverlust erfolgen, wobei die Muskelkonsistenz zur Norm zurückkehrt. Man kann daraus schließen, daß die Stoffwechselstörung u. a. durch eine Anhäufung von myxödematöser Flüssigkeit verursacht wurde.

Zur Differentialdiagnose: Die hypothyreote Myopathie ist von den bekannten Formen der Myotonie abzugrenzen, und zwar sowohl von der Myotonia congenita (Thomsen), bei der es sich um eine seltene, dominant-erbliche Erkrankung handelt und bei der bei mechanischer, aber auch bei galvanischer und faradischer Reizung eine myotone Reaktion auftritt, als auch von der Myotonia dystrophica (6, 7), bei der die Myotonie in bestimmten, symmetrisch angeordneten Muskelgruppen zu finden ist und bei der verschiedenartige endokrine Störungen wie Hypogonadismus und Störungen der Schilddrüsenfunktion vorkommen sollen. Eine Patientin von STANBURY u. Mitarb. (15) wies ein Myxödem auf, ebenso ein Patient von BEYERWALTERS u. Mitarb. (2), bei dem Myotonie und Hypothyreose nach Gaben von Schilddrüsensubstanz wieder verschwanden. Von angelsächsischen Autoren wird außerdem das Syndrom von KOCHER (9), DEBRÉ u. SEMELAIGNE (3) abgetrennt. Es handelt sich um eine angeborene Hypothyreose oder einen Kretinismus mit Volumenvermehrung der Muskulatur, aber ohne schmerzhafte Spasmen und ohne Pseudomyotonie. Inwieweit es sich bei den letztgenannten Syndromen von HOFFMANN (6) und KOCHER (9) nur um Ausdrucksformen einer verschieden weit vorgeschrittenen hypothyreoten Myopathie handelt, sei dahingestellt.

ADAMS u. Mitarb. (1) schlagen für die myotonen Zustände bei der Hypothyreose den Ausdruck Pseudomyotonie vor, da sich insofern Unterschiede ergeben, als eine Verlangsamung der Kontraktion und der Erholungsphase vorliegt und keine Verschlechterung nach Ruhe und keine Besserung nach wiederholter Arbeitsleistung des Muskels auftreten. Außerdem kann man bei der hypothyreoten Form eine lokale Muskelkontraktion durch Beklopfen nicht auslösen. Die Myotonie der Myotonia congenita beruht auf einer gesteigerten Kontraktilität der Muskelfaser, während bei der Hypothyreose sowohl die Kontraktion wie die Erholungsphase verlängert sind.

Differentialdiagnostisch ist dieses Syndrom von Krankheitszuständen, die eine entfernte Ähnlichkeit zeigen wie der Tetanie, extrapyramidalen Nervenkrankheiten und Krampi abzugrenzen. Die Behandlung besteht in einer Substitutionstherapie der Hypothyreose.

Während man früher annahm, daß die Hypothyreose nur in seltenen Fällen mit der Myasthenia gravis kombiniert sei, haben neuere Analysen gezeigt, daß die Prävalenz der Hypothyreose bei etwa 60 pro 1000 Fällen von Myasthenia gravis liegt, viermal so hoch wie in der allgemeinen Bevölkerung (14). Zur Frage des Zusammenhangs zwischen Myasthenia gravis, Hyperthyreose, Immunthyreoiditis s. Hyperthyreote Myopathie S. 255.

Literatur

1 Adams, R. D., N. P. Rosman: Neuromuscular system in hypyroidism. In: The Thyroid, 3. Aufl., hrsg. von S. C. Werner, S. H. Ingbar. Harper & Row, New York 1971 (S. 771)
2 Beierwaltes, W. H., G. H. Koepke, K. R. Magee: „Myotonia" of the orbicularis oculi with myxedema. Arch. intern. Med. 110 (1962) 323
3 Debré, R., G. Semelaigne: Syndrome of diffuse muscular hypertrophy in infants causing athletic appearance. Amer. J. Dis. Child. 50 (1935) 1351
4 Gold, H. K., J. F. Spann, E. Graunwald: Effect of alterations in the thyroid state on the intrinsic contractile properties of isolated rat skeletal muscle. J. clin. Invest. 49 (1970) 849
5 Hall, B. E., F. W. Sunderman, J. C. Gittings: Congenital muscular hypertrophy. Amer. J. Dis. Child. 52 (1936) 773
6 Hoffman, J.: Ein Fall von Thomsen'scher Krankheit, kompliziert durch Neuritis multiplex. Dtsch. Z. Nervenheilk. 9 (1897) 272
7 Hoffman, J.: Weiterer Beitrag zur Lehre von der Tetanie. Dtsch. Z. Nervenheilk. 9 (1897) 278
8 Hopf, H. C., H. P. Ludin: Differentialdiagnose „primärer" und „sekundärer" Myopathien nach dem Elektromyogramm. Dtsch. med. Wschr. 96 (1971) 1643
9 Kocher, T.: Zur Verhütung der Cretinismus und cretinoider Zustände nach neuen Forschungen. Dtsch. Z. Chir. 34 (1892) 556
10 Kramer, F.: Weiterer Verlauf der früher vorgestellten Fälle von verlangsamter Muskelkontraktion (Myxödem). Neurol. Zbl. 37 (1918) 95
11 Lambert, E. H.: A study of the ankle jerk in myxedema. J. clin. Endocr. 11 (1951) 1186
12 Norris, F. H., B. J. Panner: Hypothyroid myopathy. Clinical, electromyographical and ultrastructural observations. Arch. Neurol. (Chic.) 14 (1966) 574
13 Poncher, H. F., H. Woodward: Pathogenesis and treatment of myotonia congenita. Amer. J. Dis. Child. 52 (1936) 1065
14 Ramsay, E.: Thyroid disease and muscle dysfunction. In: Schilddrüse 1975, hrsg von J. Herrmann, H. L. Krüskemper, B. Weinheimer. Thieme, Stuttgart 1975 (S. 145)
15 Stanbury, J. B., R. R. Goldsmith, M. Gillis: Myotonic dystrophy associated with thyroid disease. J. clin. Endocr. 14 (1954) 1437
16 Thorn, G. W., N. A. Tierney: Myasthenia gravis complicated by thyrotoxicosis; creatine studies. Bull. Hopkins Hosp. 69 (1941) 469
17 Waldstein, S. S., D. Bronsky, H. B. Shrifter, Y. T. Oester: The electromyogram in myxedema. Arch. intern. Med. 101 (1958) 97

Die hypothyreote Osteopathie

Erste Mitteilungen über Knochenveränderungen bei der Hypothyreose stammen von LEWEN (21). Spätere Mitteilungen von V. SEEMEN (29) und LOOSER (23) folgten. Beginnt die Hypothyreose im Erwachsenenalter, so sind die Skelettveränderungen wenig eindrucksvoll und entsprechen bis zu einem gewissen Grade den Alterungsvorgängen beim Gesunden. Spezielle histologische Veränderungen sind jedoch nachzuweisen. Die Osteopathie ist um so eindrucksvoller, je früher die Hypothyreose einsetzt, d. h. besonders bei der angeborenen Athyreose, dem Kretinismus und der erworbenen Hypothyreose im Kindesalter (S. 448).

Zur Pathophysiologie des Mineralstoffwechsels

Schon AUB u. Mitarb. (1, 2) wiesen in Bilanzversuchen nach, daß die Calciumexkretion durch Darm und Nieren bei der Hypothyreose bis zu einem Betrag von 40% gegenüber den Normalwerten vermindert ist. Sie läßt sich durch Zufuhr von Schilddrüsenhormonen normalisieren, und zwar in stärkerem Ausmaß als der Steigerung des Grundumsatzes entspricht.

Die Serumcalciumwerte liegen im Bereich der Norm. Dies gilt auch für den P/Ca-Quotienten, der im unteren Normalbereich liegt und nach Beginn der Therapie ansteigt.

Bei einer Calciumbelastung (markiert oder nicht markiert) kommt es zu einer Calciumretention mit einem Anstieg des Serumcalciumspiegels (24). Es ist noch nicht geklärt, ob dabei auch eine verstärkte Absorption eine Rolle spielt. Jedenfalls ist die Exkretion vermindert. Der Anstieg kommt aber im wesentlichen dadurch zustande, daß das Calcium im Skelettsystem bei herabgesetzter osteoblastischer Aktivität nicht ausreichend verwertet werden kann. Der Turnover des Calcium im Knochen ist vermindert. Dies betrifft sowohl die Resorption im Knochen wie auch die Anlagerung, die in noch stärkerem Maße absinkt (1, 19).

Dabei wird die Calciumbilanz positiv. Untersuchungen mit markiertem Calcium haben gezeigt, daß die Größe des austauschbaren Calciumpool etwa 100 g (2,5 mol) Calcium/kg beim gesunden Erwachsenen beträgt. Die normale Rate der Knochenneubildung liegt bei 9 mg Calcium/kg/d (0,225 mol). Dieser Betrag kann sich bei der Hyperthyreose auf 17 (0,425 mol) erhöhen, während er bei der unbehandelten Hypothyreose zwischen 1,9 und 3,6 (0,048 und 0,09 mol) liegt (7, 14, 18, 22). Die alkalische Phosphatase, deren Aktivität ein Index für die Tätigkeit der Osteoblasten darstellt, ist trotz normalen Spiegels des Calcium im Serum häufig erniedrigt. Für die Wirkungsweise der Schilddrüsenhormone ist charakteristisch, daß die enchondrale Ossifikation stärker beeinflußt wird als die periostale, so daß sich der Defekt der ersteren bei der hypothyreoten Osteopathie in besonderem Maße bemerkbar macht. Man kann deshalb vermuten, daß der Chondrozyt der knorpligen Epiphysenfuge die Zelle ist, auf die die Schilddrüsenhormone besonders einwirken und auch ihr Wachstum stimulieren (5, 6). Der Chondroitinsulfatumsatz in der Tibiaepiphyse und Metaphyse hypothyreotischer Ratten stellt bei hoher Konzentration des Chondroitinsulfat in der interzellulären Knorpelmatrix einen Indikator für die Syntheseleistung der Chondrozyten dar. Die dabei festzustellende Erniedrigung der Chondroitinsulfatsynthese entspricht dem verminderten Längenwachstum der Tiere (5, 6).

Der gleichzeitige Einfluß fehlenden Wachstumshormons ist bei der Hypothyreose schwer vom Defizit der Schilddrüsenhormone abzugrenzen, da es bei der Hypothyreose sekundär zu Schädigungen der Produktion des Wachstumshormon kommt. So kann man bei hypophysenlosen Tieren durch Gabe von Schilddrüsenhormonen die herabgesetzte Wachstumsrate nur wenig beeinflussen, während das Wachstumshormon bei schilddrüsenlosen Tieren sehr wohl einen Einfluß ausübt (28). Die Höhe der verwendeten Dosen von Schilddrüsenhormon sind aber insofern von Bedeutung, als man mit großen Dosen einen erheblichen Einfluß auf die Knochenneubildung ausüben kann (30). Interferenzen mit den Sexualhormonen, deren Fehlen ebenfalls zu einer Reifungsverzögerung führt und die, wie die Schilddrüsenhormone einen Einfluß auf die Stickstoffbilanz ausüben, sich weiter in Erwägung zu ziehen (s. auch Kap. Hyperthyreose, S. 252).

Im Gegensatz zur Hyperthyreose (S. 253) ist die Ausscheidung des *Hydroxyprolin* als Maß des Kollagenumsatzes bei der Hypothyreose vermindert (3, 9, 15–17). Im Tierversuch ergeben sich bei hypothyreoten Ratten keine so auffälligen Differenzen der Parameter des Kollagenstoffwechsels wie bei der Hyperthyreose; jedoch ist die Haut hypothyreoter Tiere dicker, sie enthält mehr Fett und wiegt pro cm² Oberfläche mehr als die der Kontrollen. Die Urinausscheidung des Hydroxyprolin innerhalb von 24 Stunden beträgt weniger als die Hälfte der Kontrolltiere. Die erniedrigte Urinausscheidung kommt durch einen verminderten Abbau des Kollagens zustande (10). Es finden sich aber auch Anhaltspunkte für eine herabgesetzte Kollagensynthese, da sich bei Verwendung von markiertem Prolin eine Herabsetzung der Gesamtaktivität des Hydroxyprolin, der totalen Aktivität im löslichen Kollagen der Haut und des Gesamtkollagengehalts des Knochens ergibt (17).

Histologische Befunde

Die sich bei ausgeprägter Hypothyreose ergebenden bioptischen Knochenbefunde hängen von der Dauer der Erkrankung ab. Aber schon nach Ablauf eines halben Jahres kommt es zu einer Auflockerung der Ultrastruktur des Knochens. Dabei finden sich nicht die histologischen Merkmale der Osteoporose, wie dies bei der Hyperthyreose der Fall ist. Vielmehr tendieren die Veränderungen in die Richtung der Osteomalazie. Die Menge der Knochengrundsubstanz ist erhalten oder sogar vermehrt. Der Schaden liegt vielmehr in einer Verminderung der Verkalkung der vorhandenen Strukturen. Als Folge ergeben sich statische Insuffizienz durch Weichheit und gesteigerte Verformbarkeit des Knochens. Nach erfolgter Substitutionstherapie tritt eine schnelle Besserung ein (26).

Klinische Befunde

Die ersten Hinweise auf das verminderte Längenwachstum bei der Unterfunktion der Schilddrüse gehen auf PARACELSUS (27) im Jahre 1609 zurück. Die Kenntnis der klinischen und röntgenologischen Veränderungen bei der Hypothyreose des wachsenden menschlichen Organismus verdanken wir vor allen Dingen WILKINS (32). Die Knochenreifung ist bei frühzeitigem Eintritt des Hormonmangels stets verzögert, und zwar um so ausgeprägter, je früher die Krankheit einsetzt. Die Veränderung der Körperproportionen ist insofern charakteristisch, als vor allen Dingen das Wachstum der Extremitäten zurückbleibt, so daß kindliche Proportionen bestehen bleiben. Wie schon erwähnt, handelt es sich um eine fast selektive Inhibierung des enchondralen Knochenwachstums, während das periostale Knochenwachstum fast unverändert bleibt. Dabei ergeben sich eine Reihe von charakteristischen Veränderungen: So ist das Auftreten der Knochenkerne verzögert, die Fontanellen schließen sich spät. Die Epiphysenfugen bleiben lange offen. Der Schädelknochen wird spät pneumatisiert. Besonders typisch sind die Verkalkungen an den unregelmäßigen präparatorischen Verkalkungszonen der Röhrenknochen. Dabei entstehen röntgenologisch sichtbare dichte Platten, die wahrscheinlich dadurch zustande kommen, daß das Calciumangebot in Anbetracht der Osteoblasteninsuffizienz relativ groß ist. Diese „Wachstumslinien", die auch nach erfolgreicher Substitutionstherapie zu erkennen sind, lassen die Diagnose noch in einem späten Stadium stellen. Den Prozess der mangelhaften Knochenreifung kann man anhand von Entwicklungsskalen zeitlich einordnen. So läßt sich der Zeitpunkt des Beginns der Erkrankung (auch intrauterin) ungefähr feststellen (14). Findet man während der frühkindlichen Entwicklung keine Verzögerung des Knochenalters, so muß man die Diagnose Hypothyreose fallen lassen (33).

Besonders charakteristisch ist die als Epiphysendysgenesie bezeichnete unregelmäßige Ossifikation der Knochenkerne, die sich aus multiplen Herden zusammensetzen (Abb. 7.12). An der normalen Epiphyse bildet sich im Knorpel zunächst ein kleiner Ossifikationskern, der nach außen hin wächst. Nach einiger Zeit ist der ganze Knochen kalzifiziert. Bei der Hypothyreose findet man aber zahlreiche kleine verstreute Ossifikationszentren, die sich nur langsam vergrößern und unregelmäßige Umrisse aufweisen. Diese Epiphysendysgenesie kommt vor allen Dingen am Kopf des Femur und des Humerus, aber auch an der Wirbelsäule vor (31). Prinzipiell können alle Zentren der enchondralen Ossifikation befallen sein. Von der Perthesschen Erkrankung, die ähnliche Befunde ergibt, läßt sich die hypothyreote Erkrankung dadurch abgrenzen, daß sie stets doppelseitig auftritt. Zu erwähnen ist ferner das nicht seltene Auftreten einer Kyphose mit keilförmiger Deformation des 2. Lendenwirbels. Mit dem relativ großen Calciumangebot im Verhältnis zur verminderten Aktivität der Osteoblasten hängt es auch zusammen, daß man in seltenen Fällen osteoskle-

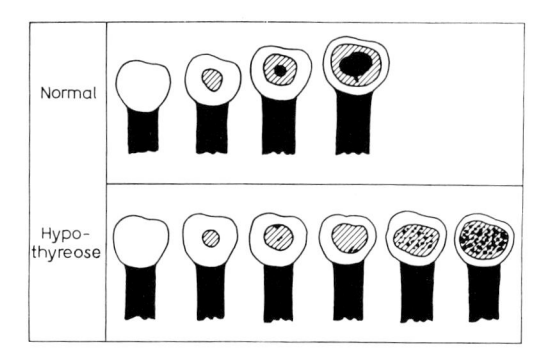

Abb. 7.**12** Ossifikation der Epiphyse bei normalen und hypothyreoten Kindern. Die schattierten Bezirke stellen die Veränderungen im epiphysären Knorpel vor der Ossifikation dar. Die schwarzen Bezirke bezeichnen die Kalzifikation. Unter normalen Bedingungen entwickelt sich die Kalzifikation aus einem einzigen Kern im Knorpel. Bei der Hypothyreose ist die Kalzifikation durch Abnormitäten in der vorbereitenden Phase verzögert. Schließlich entwickelt sie sich von multiplen Herden ausgehend, die über einen großen Bezirk verstreut sind (nach *Wilkins* [31]).

rotische Veränderungen am Skelett und auch Verkalkungen in den Weichteilen beobachtet.

In gleicher Weise wie die Knochenreifung ist die Dentition verzögert, was sich besonders am Zahndurchbruch wie auch am Wachstum der Wurzeln zeigen läßt.

Bei erfolgreicher Behandlung der Hypothyreose kommt es zu einer schnellen Besserung der Veränderungen am Skelett, falls es sich wirklich um eine Hypothyreose handelt (Diagnosis ex juvantibus). Der Erfolg läßt sich am besten am Knochenalter feststellen. Die gestörte zerebrale Reifung läßt sich weit schwerer beeinflussen.

Rheumatische Gelenkerscheinungen

Über Einbeziehung schmerzhafter Gelenkerkrankungen in das Bild der Hypothyreose wurde schon von GULL (12) und ORD (25) berichtet. Dabei handelt es sich um Anschwellung der Gelenke mit Ergüssen und dehnbar gewordenen Ligamenten. Man hat diese Veränderungen später auf die abnorme Einlagerung von Glucosaminglucanen in das Bindegewebe bezogen, wodurch die normalen Eigenschaften auch der Weichteile verloren gehen und die Gelenke unstabil und sekundär traumatischen Veränderungen zugänglich werden.

Aus einer Rheumaklinik wurde über 30 Patienten berichtet, bei denen durch Laboratoriumsuntersuchungen die Diagnose Hypothyreose bestätigt werden konnte. Während bei einer Anzahl von Patienten andere Gründe für das Entstehen der rheumatischen Gelenkerkrankung angenommen werden mußte, blieben jedoch 11 Patienten mit einem rheumatischen Syndrom übrig, bei denen die Hypothyreose ursächlich für die Gelenkerkrankung in Frage kam. Dabei fanden sich hypothyreote Myopathien, generalisierte Ödeme, Gelenkergüsse, Verdickungen der Synovia und der Gelenkkapseln mit Schmerzen, gelegentlich auch destruktive Veränderungen, die pathologischen Frakturen ähnelten sowie Weichteilschwellungen um die Gelenke, ohne daß jedoch typische rheumatische Erosionen oder Tophi zu beobachten wären. Befallen waren besonders die Knie, die Hände, die Hand- und Fußgelenke. Bei allen Patienten verschwanden die Gelenkveränderungen prompt und komplett nach erfolgreicher Substitutionstherapie (4, 8, 11). Auf der anderen Seite ist bekannt, daß während des Therapiebeginns neue Gelenkbeschwerden auftauchen, die dann längere Zeit anhalten, aber schließlich doch endgültig verschwinden (11).

Literatur

1 Aub, J. C., W. Bauer, C. Heath, M. Ropes: Studies of calcium and phosphorus metabolism. III. The effects of the thyroid hormone and thyroid disease. J. clin. Invest. 7 (1929) 97
2 Aub, J. C., W. Bauer, C. Heath, M. Ropes: Studies of calcium and phosphorus metabolism. VI. In hypoparathyroidism and chronic steatorrhea with tetany, with special consideration of the therapeutic effect of thyroid. J. clin. Invest. 11 (1932) 211
3 Benoit, F. L., G. B. Theil, R. H. Watten: Hydroxyproline excretion in endocrine disease. Metabolism 12 (1963) 1072
4 Bland, J. H., J. W. Framoyer: Rheumatic syndromes of myxedema. New Engl. J. Med. 282 (1970) 1171
5 Bommer, J., E. Ritz, B. Schulze, O. Mehls: Wachstumsstörungen bei experimenteller Hypothyreose. Verh. dtsch. Ges. inn. Med. 80 (1974) 135
6 Bommer, J., B. Krempien, H. Huberti, S. Jedanzik, E. Gengenbach: Influence of thyroid hormone on growth processes. Acta endocr. (Kbh.) Suppl. 208, 84 1977 (S. 4)
7 Cohn, S. H., M. S. Roginsky, J. F. Aloia, K. J. Ellis, K. K. Shukla: Alteration in elemental body composition in thyroid disorders. J. clin. Endocr. 36 (1973) 742
8 Dorwart, B. B., H. R. Schumacher: Joint effusions, chondrocalcinosis and other rheumatic manifestations in hypothyroidism. Amer. J. Med. 59 (1975) 780
9 Dull, T. A., P. H. Hennemann: Urinary hydroxyproline as an index of collagen turnover in bone. New Engl. J. Med. 268 (1963) 132
10 Fink, C. W., J. L. Ferguson, J. D. Smiley: Effect of hyperthyroidism and hypothyroidism on collagen metabolism. J. Lab. clin. Med. 69 (1967) 950
11 DeGroot, L. J., J. B. Stanbury: The Thyroid and its Diseases, 4. Aufl. Wiley, New York 1975 (S. 435)
12 Gull, W. W.: On a cretinoid state supervening in adult life in women. Trans. clin. Soc. Lond. 7 (1874) 180
13 von Harnack, G.-A.: Die Schilddrüse und ihre Erkrankungen. In: Handbuch der Kinderheilkunde, Bd. I/1, hrsg. von H. Opitz, F. Schmid, Springer, Berlin 1971 (S. 216)
14 Heaney, R. P., G. D. Whedon: Radiocalcium studies of bone formation rate in human metabolic bone disease. J. clin. Endocr. 18 (1958) 1246
15 Jasin, H. E., C. W. Fink, W. Wiese, M. Ziff: Relationship between urinary hydroxyproline and growth. J. clin. Invest. 41 (1962) 1928
16 Keiser, H. R., A. Sjoersdma: Effect of thyroid hormone on collagen metabolism. J. clin. Invest. 41 (1962) 1371
17 Kivirikko, K. J., O. Laitinen, J. Aer, J. Halme: Metabolism of collagen in experimental hyperthyroidism and hypothyroidism in the rat. Endocrinology 80 (1967) 1051
18 Klein, E.: Die thyreogenen Osteopathien. Dtsch. med. Wschr. 88 (1963) 1087
19 Krane, S. M.: Skeletal system. In: The Thyroid. A Fundamental and Clinical Text, hrsg. von S. C. Werner, S. H. Ingbar. Harper & Row, New York 1971 (S. 598)
20 Krane, S. M., G. L. Brownell, J. B. Stanbury, H. Gorrigan: The effect of thyroid disease on calcium metabolism in man. J. clin. Invest. 35 (1956) 874
21 Lewen, A.: Zur Kenntnis der Wachstumshormonstörungen am kretinen Skelett. Dtsch. Z. Chir. 101 (1909) 454
22 Lipsett, M. B., I. L. Schwartz, N. A. Thron: In: Mineral Metabolism, Bd. I/B, hrsg. von F. Bronner, C. Comar. Academic Press, New York 1961
23 Looser, E.: Die Kretinenhüfte. Schweiz. med. Wschr. 59 (1929) 1258
24 Lowe, C. E., E. D. Bird, W. C. Thomas: Hypercalcemia in myxedema. J. clin. Endocr. 22 (1962) 261
25 Ord, W. M.: On myxoedema: a term proposed to be applied to an essential condition in the „cretinoid" affection occasionally observed in middleaged women. Med. Chir. Trans. Lond. 61 (1878) 57

26 Pahlke, G., J. M. Schmitt-Rohde, H. Bartelheimer: Bioptische Knochenbefunde bei Hypothyreose. Klin. Wschr. 38 (1960) 919
27 Paracelsus: Sämtliche Werke, hrsg. B. Aschner, Bd. 4, S. 32, zit. nach Bommer u. Mitarb. (5)
28 Riekstniece, E., C. W. Asling: Thyroxine augmentation of growth hormone-induced endochondral osteogenesis. Proc. Soc. exp. Biol. (N. Y.) 123 (1966) 258
29 von Seemen, H.: Osteochondropathia cretinoidea. Arch. klin. Chir. 152 (1928) 616
30 Tapp, E.: The effect of hormones on bone in growing rats. J. Bone Joint Surg. 48B (1966) 526
31 Wilkins, L.: Epiphysial dysgenesis associated with hypothyroidism. Amer. J. Dis. Child. 61 (1941) 13
32 Wilkins, L.: Hormonal influences on skeletal growth. Ann. N. Y. Acad. Sci. 60 (1955) 763
33 Wilkins, L.: The Diagnosis and Treatment of Endocrine Disorders in Childhood and Adolescence. Thomas, Springfield Ill. 1962 (S. 93)

Der Gastrointestinaltrakt

Einige pathophysiologische Fragen sind im Kap. Hyperthyreose S. 259 besprochen. Der Gastrointestinaltrakt ist bei einer ausgeprägten Hypothyreose fast stets in irgendeiner Weise mitbetroffen, manchmal nur in Form einer Inappetenz. Im Vordergrund steht aber eine hartnäckige, in ihrem Wesen oft nicht erkannte Obstipation, also eine Störung der Motilität, die groteske Formen annimmt und bis zum Ileus führen kann. Es bestehen aber auch fast immer Sekretionsanomalien sowie Störungen der Absorption. Diese letzteren sind weniger auffällig, da die Verweildauer des Darminhalts verlängert ist und somit eine bessere Ausnutzung erfolgen kann. Neben dem Magen, dem Dünndarm und dem Kolon sind aber auch das Pankreas und die Gallenblase befallen. Ein sonst nicht leicht zu erklärende Aszites wird (oft in nur geringem Ausmaß) beobachtet.

Mundhöhle

Wie bei der Hyperthyreose ist die Speichelsekretion, aber aus anderen Gründen, herabgesetzt (11). Im Abschnitt Klinik wurde schon darauf hingewiesen, daß die Zunge vergrößert und trocken ist und daß dies zum Auftreten von Artikulationsstörungen beiträgt.

Magen

Ein wichtiger und seit langer Zeit bekannter Befund ist die, etwa in der Hälfte der Fälle zu beobachtende histaminrefraktäre und irreversible komplette Achylie (3, 11, 19, 21). Sie steht in engem Zusammenhang mit den schweren atrophischen Veränderungen der Schleimhaut, die sich auch auf Dünndarm und Kolon erstreckt. Die Atrophie ist begleitet von einer Infiltration mit muzinösem Gewebe, das Lymphozyten, Plasmazellen und Mastzellen enthält.

In den letzten 18 Jahren hat sich aus den von TUDHOPE u. WILSON (21) überzeugend dargestellten Tatsachen, daß die perniziöse Anämie häufig mit der Hypothyreose vergesellschaftet ist, ein interessantes gemeinsames Arbeitsgebiet zwischen Endokrinologen, Gastroenterologen, Hämatologen und Immunologen entwickelt. Im einzelnen wird darauf im Kap. Das blutbildende System S. 423 eingegangen (9, 15, 16, 20, 21, 23).

Dünndarm

Über die Dünndarmsekretion bei der menschlichen Hypothyreose ist wenig bekannt. Die Motilität ist sicher herabgesetzt. Dafür sprechen die klinischen Befunde und die Frequenzverminderung des basalen elektrischen Rhythmus, abgeleitet von der Schleimhautoberfläche des menschlichen Dünndarms. Die Frequenz ist bei der Hyperthyreose erhöht und kehrt bei der Hypothyreose nach Behandlung mit Schilddrüsenhormonen wieder zur Norm zurück (8).

Über die Absorptionsmöglichkeiten sind wir etwas besser orientiert. Die mangelhafte Absorption von Vitamin B_{12} bei vorliegender Schleimhautatrophie wurde schon erwähnt, ebenso, daß die verlängerte Verweildauer trotz herabgesetzter Schleimhautpassage die Absorption verbessert. Hinzu kommen natürlich die Einflüsse der verzögerten Magenentleerung.

Über die Absorption oral zugeführter Glucose im Vergleich zum intravenösen Glucosetoleranztest s. Der Kohlenhydratstoffwechsel S. 213. Der Galactosebelastung kommt keine praktische Bedeutung zu, wohl aber der Belastung mit D-Xylose. Dabei ergab sich nach 5 Stunden eine Ausscheidung im Urin von 2,1 ± 0,9 g (14,0 ± 6,0 mmol) (Kontrollwert 5,7 ± 1,5 [38,0 ± 10,0 mmol]; Hyperthyreose 7,7 ± 1,2 [51,3 ± 8,0 mmol]) (5). Man kann die niedrige Ausscheidung jedoch nicht nur als Ausdruck einer mangelnden Absorption ansehen, da auch eine intravenöse Belastung ähnliche Ergebnisse ergibt. Vielmehr muß man diese Befunde mit einer Herabsetzung der Glomerulumfiltrationsrate bei der Hypothyreose in Verbindung bringen. Dabei ergab sich ein erhöhter Pentoseblutspiegel über eine längere Zeit, so daß sich dieser extrarenal in erhöhtem Maße verteilen konnte, was sich wiederum in einer herabgesetzten Ausscheidung im Urin ausdrückte.

Die Absorption des Calcium im Kap. Die hypothyreote Osteopathie besprochen (S. 426), der Stoffwechsel des β-Carotin, dessen Umwandlung zu Vitamin A in der Mukosa des Dünndarms stattfindet, s. S. 416.

Morphologisch ergeben sich auch in der Dünndarmwand muzinöse Infiltrationen, Einlagerungen von Lymphozyten, Plasmazellen und Mastzellen. Eine Atrophie der Schleimhaut kommt hinzu (3, 10).

Kolon

Das Kolon zeigt ähnliche Veränderungen. Es ist makroskopisch verdickt, weißlich, unelastisch und hat die Konsistenz von weichem Leder (2). Oft findet sich eine erhebliche Erweiterung. Da nicht nur das Volumen des Kolon, sondern auch der Ösophagus, der Magen, das Duodenum und der gesamte Dünndarm vergrößert sein können, hat man von einer funktionellen Megasplanchnie gesprochen (13). Dem entspricht am Kolon die stark herabgesetzte Motilität. Mikroskopisch ergibt sich, wie im Dünndarm, eine muzinöse Infiltration mit Anreicherung von Lymphozyten, Plasmazellen, Mastzellen, diese besonders perivaskulär. In die Grundsubstanz sind oft fibrilläre Kollagenfasern eingelagert; die Fasern der Muskularis sind geschwollen und durch muzinöses Material auseinandergedrängt. Die Wand des Kolon ist oft ödematös durchtränkt.

Die allgemeine Hypotonie, die den Magen, den Ösophagus, die Gallenblase, den Dünndarm, den Uterus und die Blase betrifft, wirkt sich besonders stark am Kolon aus. Klinisch zeigt sich fast immer ein Meteorismus, dazu Übelkeit und Erbrechen sowie diffuse Schmerzen im Abdomen. Die Verstopfung kann unter Umständen so schwer sein, daß die Verfestigung des Darminhalts bis zum Ileus führt (1, 3, 4, 14, 22). Nicht selten kommt es dabei in Verkennung des Krankheitsbildes zu einer chirurgischen Intervention. Drogen mit atropinähnlicher Wirkung können die hypothyreote Hypomotilität verstärken. Bei Kindern ähnelt dieses Bild der Hirschsprungschen Krankheit, wobei sich eine Rektusdiastase, eine Nabelhernie und auch ein Rektalprolaps entwickeln kann.

Entsteht eine posttherapeutische Hypothyreose (z.B. nach der Behandlung einer Hyperthyreose mit ^{131}J oder einer subtotalen Resektion), so ist es mitunter sehr eindrucksvoll, daß die vorher bestehenden Durchfälle einer Normalisierung der Stuhlentleerungen oder auch einer Obstipation weichen.

Das Auftreten eines isolierten Aszites ist bei lang bestehender Hypothyreose nicht ungewöhnlich. Meistens treten allerdings gleichzeitig Ergüsse in der Pleurahöhle und im Herzbeutel auf, gelegentlich entwickelt sich auch eine Hydrozele (17).

Daß angesichts des schleichenden Verlaufs der Krankheit ein geringfügiger Aszites übersehen und nur bei der Obduktion gefunden wird, ist nicht überraschend. Wenn aber ein größerer therapieresistenter Aszites ohne gleichzeitige Herzinsuffizienz, Lebererkrankung oder nephrotisches Syndrom auftritt, so kann es leicht geschehen, daß die richtige Diagnose nicht gestellt wird, besonders wenn die übrigen hypothyreoten Krankheitsprozesse larviert verlaufen. Auch hier sind öfter chirurgische Eingriffe unter dem Verdacht etwa einer Karzinomatose vorgenommen worden. Die Untersuchung des Aszites, der strohfarben ist, wenig Zellen, aber viel Eiweiß enthält, sollte vor dieser Fehldiagnose schützen. Der Eiweißgehalt liegt meist über 3,2 g/100 ml (32 g/l), das spezifische Gewicht zwischen 1012 und 1025 (1,012 und 1,025). Da die Elektrophorese ähnliche Werte wie im Serum ergibt und da auch ein evtl. vorhandener Perikard- oder Pleuraerguß einen hohen Eiweißgehalt aufweist, muß man daran denken, daß es sich um eine bei der Hypothyreose auch sonst zu beobachtende vermehrte Permeabilität der Kapillaren handelt, daß also ein Exsudat infolge erhöhter Durchlässigkeit vorliegt, ähnlich wie man beim Liquor angesichts des hohen Proteingehalts auf eine Störung der Blut-Liquor-Schranke schließen darf (6). Der kolloidosmotische Druck im Aszites ist hoch, der Gradient zwischen Serum und Aszites gering (4, 7, 12, 18). Die Einleitung einer Substitutionstherapie führt zur schnellen Ausscheidung des Aszites. Auch die morphologischen Veränderungen am Kolon bilden sich, wenn auch sehr langsam und unvollkommen, zurück.

Literatur

1 Abbasi, A. A., R. C. Douglass, G. W. Bissell, Y. Chen: Myxedema ileus. A form of intestinal pseudo-obstruction. Brit. med. J. 1975/I, 211
2 Bacharach, T., J. R. Evans: Enlargement of the colon secondary to hypothyroidism. Ann. intern. Med. 47 (1957) 121
3 Bastenie, P. A., K. P. Kowalewski: Les troubles gastro-intestinaux dans l'insuffisance thyroidienne. Gastroenterologia (Basel) 74 (1949) 225
4 Boruchow, I. B., L. D. Miller, W. T. Fitts: Paralytic ileus in myxedema. Arch. Surg. 92 (1966) 960
5 Broitman, S. A., D. C. Bondy, I. Yachnin, L. Hoskins, S. H. Ingbar, N. Zamcheck: Absorption and disposition of D-xylose in thyrotoxicosis and myxedema. New Engl. J. Med. 270 (1964) 333
6 Bronsky, D., H. Shrifter, J. de la Huerza, A. Dubin, S. S. Waldstein: Cerebrospinal fluid in myxedema. J. clin. Endocr. 18 (1958) 470
7 Clancy, R. L., I. R. Mackay: Myxoedematous ascites. Med. J. Aust. 2 (1970) 415
8 Christensen, J., J. A. Clifton, H. P. Schedl: Variations in the frequency of the human duodenal basic electrical rhythm in health and disease. Gastroenterology 51 (1966) 200
9 Doniach, D., I. M. Roitt, K. B. Taylor: Autoimmune phenomena in pernicious anemia. Serological overlap with thyroiditis, thyrotoxicosis and systemic lupus erythematosus. Brit. med. J. 1963/I, 1374
10 Douglas, R. C., S. D. Jacobson: Pathologic changes in adult myxedema: survey of 10 necropsies. J. clin. Endocr. 17 (1957) 1354
11 Friedenwald, J., S. Morrison: Gastrointestinal disturbances associated with endocrinopathies. Endocrinology 17 (1933) 393
12 Haley, H. B., C. Leigh, D. Bronsky, S. S. Waldstein: Ascites and intestinal obstruction in myxedema. Arch. Surg. 85 (1962) 328
13 Hillemand, P., P. Gilbrin, C. Maurin, J. Caron, J. Lapresale: Un cas de mégacolon chez une myxoedèmateuse, guérison par l'extrait thyroïdien. La mégasplanchnie fonctionelle d'origine endocrinieuse. Bull. Soc. méd. Hôp. Paris 63 (1947) 274
14 Hohl, R. D., R. K. Nixon: Myxedema ileus Arch. intern. Med. 115 (1965) 145
15 Irvine, W. J.: Clinical and pathological significance of parietal cell antibodies. Proc. roy. Soc. Med. 59 (1966) 659
16 Irvine, W. J., S. H. Davies, I. W. Delamore, A. Wynn Williams: Immunologic relationship between pernicious anemia and thyroid disease. Brit. med. J. 1962/II, 454
17 Isaacs, A. J.: Myxoedema and hydrocele. Brit. med. J. 1976/I, 322
18 Kocen, R. S., M. Atkinson: Ascites in hypothyroidism. Lancet, 1963/I, 527
19 Lerman, J., J. H. Means: The gastric secretion in exophthalmic goitre and myxedema. J. clin. Invest. 11 (1932) 167
20 Tudhope, G. R.: The thyroid and the blood. Heinemann, London 1969 (S. 24)
21 Tudhope, G. R., G. M. Wilson: Deficiency of vitamin B$_{12}$ in hypothyroidism. Lancet 1962/I, 703
22 Wells, I.: Acute ileus in myxoedema. Brit. med. J. 1977/I, 211
23 Wright, R.: The significance of gastric antibodies. Proc. roy. Soc. Med. 59 (1966) 698

Die Leber

Auf einige pathophysiologische Besonderheiten und auf die Wechselwirkung zwischen Leber und Schilddrüse wird im Kap. Hyperthyreose S. 262 hingewiesen. Schäden, die bei der Hypothyreose auftreten, sind nicht besonders eindrucksvoll. Unter den Serumenzymen sind die Aktivitäten der Lactatdehydrogenase und der Creatinphosphokinase erhöht (5). Enzymuntersuchungen im bioptisch gewonnenen Lebergewebe ergaben im Bereich des Glycogenstoffwechsels, der Glykolyse und des Glycerinzyklus eine Herabsetzung der Aktivität der Hexokinase, der Triosephosphatdehydrogenase und (fraglich) der mitochondrialen Glycerophosphatdehydrogenase. Im Bereich der Gluconeogenese ist die Phosphoenolpyruvatcarboxykinase wahrscheinlich, und im Bereich des Fettstoffwechsels die Carnitinacetyltransferase sicher erniedrigt (7). Bei einigen wenigen hypothyreoten Patienten liegen lichtmikroskopische Untersuchungen bei Leberbiopsien vor. Manchmal ergeben sich völlig normale histologische Befunde, manchmal eine Steatosis oder intrazelluläres Gallenpigment (3). Elektronenmikroskopisch finden sich gewisse Unterschiede gegenüber der hyperthyreoten Leber: Die Mitochondrien haben eine sphärische Gestalt; ihre Membranen sind glatt. Hinsichtlich der Größe sind sie nicht auffällig, dagegen sind Rosetten von Glycogen und große Anhäufungen von Lipofuscinpigment deutlicher als bei den hyperthyreoten Lebern. Das rauhe und das glatte endoplasmatische Retikulum ist nicht auffällig verändert (4).

Frühere, im Tierversuch festgestellte zirrhotische Veränderungen in der Leber nach Thyreoidektomie kombiniert mit Hypophysektomie (2) sind später nicht bestätigt worden. Unklar bleiben die Befunde einer zentralen Stauungsfibrose, ohne daß eine Herzinsuffizienz oder eine Nierenerkrankung vorgelegen hätte. Hier waren die perizentralen Hepatozyten bei bioptischer Untersuchung durch Bindegewebe ersetzt. Gleichzeitig bestand ein Aszites (1).

Eine diagnostische Hilfe hat sich also aus der Kenntnis der funktionellen und histologischen Veränderungen an der Leber nicht ergeben. Da die pathologischen Serumenzymaktivitäten nach Behandlung zur Norm zurückkehren, ist zu überlegen, ob sie überhaupt auf eine Leberläsion zu beziehen sind oder ob es sich um metabolische Einwirkungen im Serum handelt.

An der Gallenblase werden Motilitätsstörungen und Erweiterungen beschrieben (6).

Literatur

1 Baker, A., M. Kaplan, H. Wolfe: Central congestive fibrosis of the liver in myxedema ascites. Ann. int. Med. 77 (1972) 927
2 Chaikoff, I. L., T. Gillman, C. Entenman, J. F. Rinehardt, F. L. Reichert: Cirrhosis and other hepatic lesions produced in dogs by thyroidectomy and by combined hypophysectomy and thyroidectomy. J. exp. Med. 88 (1948) 1
3 Dooner, H. P., J. Parada, C. Aliagra, C. Hoyl: The liver in thyrotoxicosis. Arch. intern. Med. 120 (1967) 25
4 Klion, F. M., R. Segal, F. Schaffner: The effect of altered thyroid function on the ultrastructure of the human liver. Amer. J. Med. 50 (1971) 317
5 Krüskemper, H. L., K. H. Gillich, U. Zeidler, F. Zielske: Enzymaktivitäten im Serum bei Störungen der Schilddrüsenfunktion. Dtsch. med. Wschr. 93 (1968) 1099
6 Lorenzo y Losade, H., E. C. Staricco, J. M. Cerviño, M. A. Bellini, J. Maggiolo, R. B. DeBuño, J. C. Mussio-Fournier: Hypotonia of the gall bladder, of myxedematous origin. J. clin. Endocr. 17 (1957) 133
7 Nolte, J., D. Pette, B. Bachmaier, P. Kiefhaber, H. Schneider, P. C. Scriba: Enzyme response to thyrotoxicosis and hypothyroidism in human liver and muscle. Comparative aspects. Europ. J. clin. Invest. 2 (1972) 141

Die Nieren und der Elektrolyt- und Wasserhaushalt

Wie bei der Hyperthyreose sind die klinisch-nephrologischen Befunde nicht sehr eindrucksvoll, obwohl sich deutliche morphologische Veränderungen nachweisen lassen. Insgesamt ist die Nierenfunktion nur mäßig stark gestört. Eine tiefgreifende Beeinflussung des Elektrolyt- und Wasserhaushalts ist jedoch vorhanden. Auf die Bedeutung der Nieren für den T_4- und T_3-Metabolismus, auf den Abbau dieser Hormone in der Niere, die Ausscheidung von Jodid im Urin und auch die Ausscheidung von T_4 und T_3 im Urin wird im einleitenden Abschnitt Nieren und Hyperthyreose (266) sowie im Abschnitt Physiologie (S. 117) hingewiesen.

Morphologische Veränderungen

Wie bei der hypothyreotisch veränderten Leber haben erst bioptische Untersuchungen, im Gegensatz zu Autopsiebefunden, den wahren Charakter der hypothyreoten Veränderungen an den Nieren erkennen lassen. Im jugendlichen Alter findet sich bei Tieren ein verzögertes Wachstum der Nieren, deren Größe bei ausgewachsenen Tieren vermindert ist. Tritt die Hypothyreose beim Menschen in einer frühen Lebensphase auf, so läßt sich eine Vereinfachung der glomerulären Struktur und eine Verminderung des Durchmessers des Glomerulum erkennen (s. sog. renotroper Effekt der Schilddrüsenhormone im Kap. Niere und Hyperthyreose S. 267). Lichtmikroskopisch findet man beim erwachsenen Hypothyreotiker eine generalisierte Verdickung der glomerulären Basalmembran, eine inkonstante Verdickung der tubulären Basalmembran sowie Erweiterung und Vakuolisierung des Mesangium. Die mesangiale Matrix ist vermehrt und weist amorphes Material, das Glucosaminglucanen entspricht, auf (11, 27). Elektronenmikroskopisch finden sich intrazelluläre Einschlüsse des verschiedensten Materials in den Glomerula, in den Tubuli und in den interstitiellen Zellen. Zytoplasmatisches Ödem mit Vakuolisierung kommt hinzu. Die Einschlüsse erklären zum Teil den weiter unten zu beschreibenden verminderten Blutdurchfluß und die verminderte Filtrationsrate. Beim erwachsenen Hypothyreotiker bessern sich die intrazellulären Veränderungen bei erfolgreicher Behandlung erheblich und schnell, während sich die extrazellulären Veränderungen nur langsam zurückbilden. (Zur Frage der ultrastrukturellen Veränderungen bei der hypothyreoten Ratte s. [30].)

Hämodynamik und Glomerulumfiltration

Während die glomeruläre Filtration, gemessen an der Inulinclearance, bei der Hyperthyreose oft, aber nicht konstant erhöht ist, ergibt sich bei der Hypothyreose eine eindeutige Erniedrigung. Das gleiche gilt für den effektiven renalen Plasmafluß. Die glomeruläre Filtrationsrate liegt im Mittel bei 66 ml/min (1,1 ml/s), der effektive renale Plasmafluß im Mittel bei 375 ml/min (6,25 ml/s) (9, 12, 13, 17, 19, 37). Auch im Düsseldorfer Krankengut fand sich eine deutliche Einschränkung der Inulinclearance (48 ± 14 ml/min/1,73 m² (0,8 ± 0,23 ml/s/1,73 m²) und eine PAH-Clearance von 311 ± 93 ml/min/1,73 m² [5,2 ± 1,55 ml/s/1,73 m²]) (25). Die Filtrationsfraktion variiert. Die erhebliche Herabsetzung der genannten Werte, die sich auch im Tierversuch nachweisen läßt, verschwindet nach erfolgreicher Substitutionstherapie. Die Ursache der hämodynamischen Besonderheiten ist einmal in den erwähnten anatomischen Veränderungen der Niere zu suchen, zweitens aber auch in der Herabsetzung des Minutenvolumen, das die Nieren in gleicher Weise wie andere Organe betrifft. Die renale Vasokonstriktion und auch die chronische Anämie mögen zum Zustandekommen der hämodynamischen Veränderungen beitragen.

Tubuläre Transportkapazität

Auch diese ist bei Hypothyreotiker wie im Tierversuch deutlich erniedrigt und kehrt nach Substitutionstherapie schnell zur Norm zurück (13). Hier sei erwähnt, daß auch die Ausscheidung von Uraten vermindert ist, so daß u. U. eine Hyperurikämie entstehen kann. Auch sie bildet sich nach erfolgreicher Therapie zurück (21).

Die Konzentrations- und Verdünnungsfähigkeit der Nieren

Die Konzentrationsfähigkeit der Nieren ist bei der Hypothyreose vermindert, was aus der herabgesetzten U_{max} während eines Durstversuches hervorgeht. Bei einer Wasserbelastung kommt es zu einer verzögerten Diurese, wobei durch intravenöse Wassergaben klargestellt wurde, daß eine mangelnde Absorption nicht beschuldigt werden kann (6). Die stündliche prozentuale Ausscheidung des zugeführten Wassers liegt deutlich unter der der Kontrollen, die Volumenspitze der Einzelportionen ist erniedrigt; 4 Stunden nach der Wasserbelastung ist der Urin im Verhältnis zum Plasma immer noch verdünnt. Diese Störung bei der Wasserbelastung wird dadurch besonders deutlich, daß sich nach einer Substitutionstherapie das Verdünnungsvermögen der Nieren wieder normalisiert (32, 36).

Nicht leicht zu erklärende Störungen ergeben sich im Bereich des Natriumstoffwechsels. Mit der Gesamtkörperneutronenaktivation läßt sich, was man aber auch schon vorher wußte, in exakter Weise feststellen, daß der Natriumgehalt im Verhältnis zur fettfreien Körpermasse hoch ist und die Salz- und Wasserretention bei der Hypothyreose widerspiegelt (5, 23). Die Ausdehnung des gesamten Wassers und der Anstieg des austauschbaren Körpernatrium ist ein gut belegter Befund. Das Plasmavolumen ist jedoch erniedrigt, so daß man annehmen muß, daß sich der Überschuß des Natrium im Interstitialraum befindet. Vermutlich wird er dort durch muzinöses Material im Bindegewebe gebunden. Auffälligerweise besteht aber in manchen ernsten Fällen von Hypothyreose, und ganz besonders im Koma hypothyreoticum, eine Hyponatriämie, bei der die Natriumwerte in schweren Fällen sehr stark abfallen und sicher auch zur Bewußtseinstrübung im Koma beitragen können (1, 15, 28, 35). Zufuhr hypotoner Lösungen können sich deletär auswirken. Diese eigentümlichen Verhältnisse im Natriumhaushalt sind schwer zu erklären. Wahrscheinlich spielen viele Faktoren eine Rolle, so die herabgesetzte Filtrationsrate und die gesteigerte tubuläre Reabsorption. Es wird allgemein angenommen, daß es sich um eine Verdünnungshyponatriämie handelt, die mit der beschränkten Fähigkeit der Niere, freies Wasser zu erzeugen, zusammenhängt. Strittig ist, ob eine unangemessene Sekretion von Adiuretin oder eine gesteigerte tubuläre Reaktionsfähigkeit gegenüber dem Adiuretin oder auch ein relatives Defizit an Corticosteroiden eine Rolle spielen.

Bei der hypothyreoten Ratte ergeben sich ganz andere Verhältnisse. Offensichtlich sind Speziesdifferenzen von Bedeutung, z.B. die Tatsache, daß sich myxödematöses Gewebe in der Ratte nicht ausbildet.

Der bekannte starke initiale Gewichtsverlust bei Einsetzen der Therapie ist durch einen Verlust von Wasser, Elektrolyten und Stickstoffmaterial, das aus dem muzinösen Gewebe stammt, bedingt (S.404, Abb.7.**10**). Es kommt bei Ansteigen der glomerulären Filtrationsrate schnell zu einer negativen Wasserbilanz, die in ihrer Auswirkung eine gleichzeitig bestehende negative Natriumbilanz übersteigt. Der größere Teil des Gewichtsverlusts ist durch Wasserabgabe bedingt (4). Dabei steigt das Natrium im Serum schnell an, vor allen Dingen bei denjenigen Patienten, die vorher hyponatriämisch waren. Dabei erfolgt auch eine leichte Retention von Kalium.

Bei der Beurteilung des Körpergewichts muß man auch den ansteigenden Gewichtsverlust durch Erhöhung der Kalorienproduktion während der Behandlungsperiode berücksichtigen. Dieser ist jedoch wenig bedeutungsvoll. Bei einem Gewichtsverlust zwischen 2,75 und 4,5 kg während der ersten 8–11 Tage der Behandlung (wobei die ersten Gewichtsveränderungen schon zwischen der 24. und 48. Stunde erfolgen) kann man mit einer metabolischen Komponente der Gewichtsabnahme zwischen 5,4 bis 11% des totalen Gewichtsverlusts rechnen.

Trotz der gestörten Nierenfunktion kommt es im allgemeinen nicht zu einer Urämie, da der Eiweißkatabolismus gleichzeitig vermindert ist und somit eine Anhäufung von Stickstoffprodukten nicht erfolgt. Auch eine Azotämie ist ungewöhnlich. Dementsprechend ist die Überlebenszeit nephrektomierter hypothyreoter Laboratoriumstiere sogar verlängert, wobei es zu einer Verminderung der Phosphorwerte im Serum kommt (2). Liegt eine Proteinurie vor, so handelt es sich meist um komplizierende kardiovaskuläre Störungen oder eine andere Form der Nierenerkrankung. Als zusätzlicher verschlimmernder Faktor ist ein herabgesetzter Tonus der Blasenmuskulatur anzusehen, der zu Blasenerweiterung, Harnretention und Infektionen der ableitenden Harnwege führen kann.

Einige Fragen, die den Natrium- und Wasserhaushalt angehen, sind auf S.268 erwähnt. Hier sei hinzugefügt, daß das *Gesamtkörperwasser und die Extrazellulärflüssigkeit* bei der Hypothyreose erhöht sind. Demgegenüber ist das Plasmavolumen vermindert (s. auch Das kardiovaskuläre System S.417). Die Untersuchung des Düsseldorfer Krankengutes ließ jedoch bezüglich der Extrazellulärflüssigkeit signifikante Differenzen gegenüber der Norm nur bei den relativen, auf das Körpergewicht bezogenen Werten feststellen (25, 31). Die Ursache für die Expansion der Flüssigkeitsräume ist in der Hydrophilie der Grundsubstanz, in der Herabsetzung der glomerulären Filtration und des renalen Plasmaflusses zu suchen. Hinzu kommt die herabgesetzte Nierendurchblutung infolge Reduktion des Herzminutenvolumen und die Verzögerung der Wasserausscheidung nach einer Wasserbelastung. Ödeme und Aszites können auch ohne Stauungsinsuffizienz auftreten.

Das antidiuretische Hormon

Bei der Erörterung der Störungen im Wasser- und Elektrolythaushalt wird vielfach auf das Syndrom der unangemessenen Sekretion des antidiuretischen Hormons (ADH) hingewiesen. Dieses kennt man u. a. beim Bronchialkarzinom und bei Hirnverletzungen. Es hat folgende Charakteristika: Hyponatriämie und niedrige Osmolalität des Serums, Produktion eines anhaltend hypertonischen Urins, der trotz der Hyponatriämie größere Mengen von Natrium enthält, normale Nierenfunktion ohne Azotämie, keine Dehydration, keine klinisch nachweisbaren Ödeme, Besserung der Hyponatriämie und Verminderung der Natriumausscheidung im Urin nach Flüssigkeitsbeschränkung.

Es wurde bereits darauf hingewiesen, daß man in diesem abnormen Verhalten der ADH-Sekretion eine von mehreren Ursachen für die beschriebenen Störungen im Elektrolyt- und Wasserhaushalt bei der Hypothyreose sehen kann (3, 15, 29, 33, 34). Da es aber erst seit kurzem möglich ist, das ADH selbst im Serum zu messen, kann die Annahme, daß ein Überschuß von ADH vorliege bisher nur als Hypothese bezeichnet werden. Man darf annehmen, daß dieses Syndrom in einigen wenigen Fällen von schwerer Hypothyreose tatsächlich von Bedeutung ist; es ist aber nicht angebracht, diese Annahme auch auf andere Fälle von Hypothyreose zu beziehen (3, 7, 16, 19, 24).

Die Polyurie des Diabetes insipidus wird durch Zufuhr von Schilddrüsenhormonen deutlich erhöht, durch Schilddrüsenexstirpation aber gebessert. Vermutlich ist dies letztere (wie bei der Zerstörung des Hypophysenvorderlappens) z. T. durch verminderte Nahrungsaufnahme und damit geringerer Eiweiß- und Elektrolytzufuhr bedingt.

Andere gelöste Stoffe und Elektrolyte

Die Werte für die Blutglucose können bei hypophysärem Ursprung der Hypothyreose niedrig sein. Die Werte für Harnstoff, Reststickstoff und Kohlensäure sind im allgemeinen normal, letztere nur, wenn keine respiratorische Insuffizienz vorliegt und der Zustand nicht weit vorgeschritten ist.

Plasmaproteine

s. Der Eiweißstoffwechsel S. 403 (8, 20, 26).

Liquor cerebrospinalis

Die Veränderungen im Liquor cerebrospinalis s. Nervensystem S. 414.

Calcium- und Phosphorstoffwechsel

s. Die hypothyreote Osteopathie S. 452. Der Serumcalciumspiegel ist nicht verändert. Da aber die Exkretion in Stuhl und Urin erniedrigt ist, kann sich nach einer Calciumbelastung eine Hyperkalzämie einstellen. Unter Substitutionstherapie wird ein solcher Anstieg nicht beobachtet (22).

Magnesium

Es ist anerkannt und vielfach bestätigt worden, daß die Werte für das Magnesium im Serum bei der Hypothyreose erhöht sind, während die Ausscheidung im Urin herabgesetzt, die Ausscheidung im Stuhl aber gesteigert ist. Die Werte für das Gesamt- und das zellulär austauschbare Magnesium sind niedrig, die Werte in den Erythrozyten normal. Die ultrafiltrierbare Form soll stark erhöht sein. Nach Substitutionstherapie bewegen sich die Magnesiumwerte im Serum zur Norm, d. h. sie fallen ab, während die Ausscheidung ansteigt. Bilanzstudien für das Magnesium sind fast immer negativ. Zur Ursache für diese Veränderungen s. Kap. Hyperthyreose S. 268 (10, 14, 18).

Literatur

1 Aikawa, J. K.: The nature of myxedema. Alterations in the serum electrolyte concentrations and radiosodium space and in the exchangeable sodium and potassium contents. Ann. intern. Med. 44 (1956) 30
2 Bair, G. O., W. H. Tu, P. R. Schloerb: Effect of induced hyper- and hypothyroidism upon acute uremic syndrome in nephrotomized dogs. Metabolism 10 (1961) 261
3 Chinitz, A., F. L. Turner: The association of primary hypothyroidism and inappropriate secretion of the antidiuretic hormone. Arch. intern. Med. 116 (1965) 871
4 Cohen, R. D.: Water and electrolyte metabolism during the treatment of myxedema. Clin. Sci. 25 (1963) 293
5 Cohn, S. H., M. S. Roginsky, J. F. Aloia, K. J. Ellis, K. K. Shukla: Alteration in elemental body composition in thyroid disorders. J. clin. Endocr. 36 (1973) 742
6 Crispell, K. R., W. Parson, P. Sprinkle: A cortisone-resistant abnormality in the diuretic response to ingested water in primary myxedema. J. clin. Endocr. 14 (1954) 640
7 Curtis, R. H.: Hyponatremia in primary myxedema. Ann. intern. Med. 44 (1956) 376
8 Danowski, T. S.: Body water and solutes in hypothyroidism. In: The Thyroid. 3. Aufl., hrsg. von S. C. Werner, S. H. Ingbar, Harper & Row, New York 1971 (S. 755)
9 DeRubertis, F. R., M. F. Michelis, M. E. Bloom, D. H. Mintz, J. B. Field, B. B. Davis: Impaired water excretion in myxedema. Amer. J. Med. 51 (1971) 41
10 Dimich, A., J. E. Rizek, S. Wallach: Radiomagnesium kinetics in thyroid dysfunction. Endocr. Soc. 47th meet. 1965 (S. 84), s. auch: J. clin. Endocrin. 25 (1965) 350
11 Discala, V. A., M. Salomon, E. Grishman, J. Churg: Renal structure in myxedema. Arch. Path. 84 (1967) 474
12 Emmanouel, D. S., M. D. Lindheimer, A. I. Katz: Mechanism of impaired water excretion in the hypothyroid rat. J. clin. Invest. 54 (1974) 926
13 Ford, R. V., J. C. Owens, G. W. Curd jr., J. H. Moyer, C. L. Spurr: Kidney function in various thyroid states. J. clin. Endocr. 21 (1961) 548
14 Frizel, D., A. Malleson, V. Marks: Plasma levels of ionized calcium and magnesium in thyroid disease. Lancet 1967/I, 1360
15 Goldberg, M., M. Reivich: Studies on the mechanism of hyponatremia and impaired water excretion in myxedema. Ann. intern. Med. 56 (1962) 120
16 Hare, K., D. M. Phillips, J. Bradshaw, G. Chambers, R. S. Hare: The diuretic action of thyroid in diabetes insipidus Amer. J. Physiol. 144 (1944) 187
17 Hlad jr., C. J., N. S. Bricker: Renal function and I^{131} clearance in hyperthyroidism and myxedema. J. clin. Endocr. 14 (1954) 1539
18 Jones, J. E., P. C. Desper, S. R. Shane, E. B. Flink: The relationship of thyroid function to magnesium metabolism. J. Lab. clin. Med. 66 (1965) 882
19 Katz, A. I., D. S. Emmanouel, M. D. Lindsheimer: Thyroid hormone and the kidney. Nephron 15 (1975) 223
20 Lamberg, B.-A., R. Gräsbeck: Serum protein pattern in disorders of thyroid function. Acta endocr. (Kbh.) 19 (1955) 91
21 Leeper, R. D., R. S. Benua, J. L. Brener, R. W. Rawson: Hyperuricemia in myxedema. J. clin. Endocr. 20 (1960) 1457
22 Lekkerkerker, J. F. F., H. Doorenbos: The influence of thyroid hormone on calcium absorption from the gut in relation to urinary calcium excretion. Acta endocr. (Kbh.) 73 (1973) 672
23 Lipsett, M. B., I. L. Schwartz, N. A. Thron: In: Mineral Metabolism, Bd. I/B, hrsg. von C. Comar, F. Bronner. Academic Press, New York 1961
24 Lohavichan, C., K. E. Carroll, M. J. Sebastianelli, C. A. Vaamonde, S. Papper: The failure of alcohol to improve impaired water diuresis in myxedema. Clin. Res. 18 (1970) 508
25 Lohr, E.: Untersuchungen über die Nierenclearance und den Inulinraum bei Hypothyreosen, Hyperthyreosen und gesunden Personen. Diss., Düsseldorf 1973

26 Mahaux, J., E. Koiw: Le protéinogramme et le lipoidogramme sur le papier filtre dans le myxoedème. Ann. Endocr. (Paris) 13 (1952) 691
27 Naeya, R. L.: Capillary and venous lesions in myxedema. Lab. Invest. 12 (1963) 465
28 Papper, S., R. C. Lancestremere: Certain aspects of renal function in myxedema. J. chron. Dis. 14 (1961) 495
29 Pettinger, W. A., L. Talner, T. F. Ferris: Inappropriate secretion of antidiuretic hormone due to myxedema. New Engl. J. Med. 272 (1965) 362
30 Porte, A., Y. Fonck-Cussac, P. Stoebner, P. Reville, F. Stephan: Étude ultrastructurale du rein chez le rat hypothyroidien. J. Urol. Néphrol 72 (1966) 58
31 Reinwein, D.: Klinik des Wasser-, Elektrolyt- und Säurebasen-Haushaltes: Schilddrüse. In: Wasser-, Elektrolyt- und Säure-Basen-Haushalt, hrsg. von H. Zumkley. Thieme, Stuttgart 1975
32 Rèville, P., F. Stephan, H. Jahn: Le pouvoir de dilution et de concentration du rein au cours de l'insufficance thyroidienne primitive de l'homme. J. Urol. Néphrol. 75 (1969) 329
33 Schwartz, W. B.: Syndrome of renal sodium loss and hyponatremia probably resulting from inappropriate secretion of antidiuretic hormone. Amer. J. Med. 23 (1957) 529
34 Sterling, F. H., J. S. Richter, A. M. Giampetro: Inappropriate antidiuretic hormone secretion and myxedema: hazards in management. Am. J. med. Sci. 253 (1967) 697
35 Surveyor, I.: Sodium, potassium and water metabolism in myxedema. Postgrad. med. J. 45 (1969) 659
36 Vaamonde, C. A., U. F. Michael, J. R. Oster u. Mitarb.: Impaired renal concentrating ability to hypothyroid man. Nephron 17 (1976) 382
37 Yount, E., J. M. Little: Renal clearance in patients with myxedema. J. clin. Endocr. 15 (1955) 343

Reproduktionssystem, Gravidität und Hypothyreose

Auf die Physiologie und Pathophysiologie des Reproduktionssystems bei Schilddrüsenerkrankungen wird im Kap. Hyperthyreose des Reproduktionssystems, Hyperthyreose in der Kindheit und beim Neugeborenen hingewiesen (S. 282, 305, 308).

Gravidität

Da bei ausgebildeter Hypothyreose oft Sterilität mit erloschener Libido vorliegt, ist das Eintreten einer Gravidität in vorgeschrittenen Krankheitsfällen eine Seltenheit. Allerdings kommt sie vor und kann auch erfolgreich beendet werden. Bis zum Jahre 1970 sind 33 Fälle in der Weltliteratur beschrieben worden (8, 17). Sicher ist die Diagnose der Hypothyreose bei den Fällen der älteren Literatur nicht gegenüber jedem Zweifel erhaben. In anderen Fällen ist sie aber gesichert.

Aborte sollen häufig vorkommen. Jedoch wurden in der erwähnten Zusammenstellung 29 Graviditäten, z. T. allerdings mit Behandlung, zu Ende geführt, wobei sich jedoch 3 Totgeburten, 3 neonatale Todesfälle, aber keine kongenitalen Mißbildungen, die nicht so häufig zu sein scheinen wie man vordem annahm, ergaben (8).
In einer anderen Serie mit 168 unkomplizierten Schwangerschaften „hypothyroxinämischer" Mütter erfolgten die Entbindungen in 19,6% ohne ausgetragene überlebende Kinder, und zwar handelte es sich in 9,5% um Frühgeburten unter 2500 g, in 10,1% um abgestorbene Frühgeburten, Totgeburten, Aborte oder Anomalien, die mit dem Leben nicht vereinbar sind. Bei 97 dieser hypothyroxinämischen Mütter ergab auch die Erhebung der Vorgeschichte eine geringere Inzidenz überlebender Kinder (15). Leider wurden bei dieser Untersuchung zunächst nur BEI-Bestimmungen vorgenommen, die später mit Werten des T4-Jod verglichen wurden. Hinzu kamen TBG- und TBPA-Bestimmungen. Später erfolgten Nachuntersuchungen der Kinder im Alter von 4 und 7 Jahren (1962–1975) (18, 19). Dabei handelte es sich um 1394 Schwangerschaften, bei denen eine Prävalenz von 3% Hypothyroxinämien vorlag. Unter den 36 hypothyroxinämischen Frauen waren 15 adäquat und 21 inadäquat behandelt worden. Die Schwangerschaften waren in dieser Serie unkompliziert, d.h. es handelte sich nicht um Frühgeburten, sondern um Neugeborene nicht unter 2500 g (in einer anderen Gruppe hypothyroxinämischer Mütter der gleichen Autorin fand sich die bereits erwähnte hohe Prävalenz von Aborten, Frühgeburten, Totgeburten, u. a. Anomalien). Bei den 7jährigen Kindern ergab sich ein signifikanter Unterschied des Intelligenzquotienten. Die Kinder unzureichend behandelter Mütter hatten den höchsten Prozentsatz eines Intelligenzquotienten unter 80 (24%), während die Kinder zureichend behandelter Mütter den höchsten Prozentsatz eines Intelligenzquotienten über 110 und darüber hatten (47%).

Ist die Hypothyreose durch eine Immunthyreoiditis bedingt, so kann sich der Zustand aus unbekannten Gründen durch eine Gravidität bessern oder ganz verschwinden (22): Eine immunthyreoiditisch veränderte Schilddrüse mit diffuser Vergrößerung, Hypothyreose und hohen Antikörpertitern verschwand während der Gravidität. Alle Symptome traten aber nach der Entbindung wieder in Erscheinung. Da die vom Fetus produzierten Schilddrüsenhormone diese Veränderungen kaum bewirken und da auch die in der Gravidität produzierten Glucocorticoide kaum einen so erheblichen Effekt ausüben können, muß man daran denken, daß die Änderungen der Immunreaktion während der Gravidität eine solche Remission zustande bringen (13, 24). Aber auch nach der Entbindung wurde bei 6 Frauen eine Immunthyreoiditis mit diffuser Schilddrüsenvergrößerung, Hypothyreose, hohen TSH-Werten und hohen mikrosomalen Antikörpern beobachtet. 6 Monate später bildete sich alles einschließlich der Schilddrüsenvergrößerung und der Hypothyreose zurück (1). In der Gravidität steigt bei gesunden Frauen infolge des erhöhten Oestrogenspiegels das TBG an, das auch außerhalb einer Gravidität infolge der Einwirkung der Sexualsteroide ein wenig höher als bei Männern liegt. Damit kommt es zu einer Erhöhung der PB^{127}J- und der Gesamt-T4-Konzentration. Die Diagnose einer subklinischen Hypothyreose kann dadurch erschwert werden. Auch die Hypothyreose als solche soll eine Neigung zum Ansteigen der TBG-Kapazität erkennen lassen (14, 26, s. S. 207).

Aborte sollen besonders häufig auftreten, wenn das Ansteigen dieser Parameter in den ersten 14–16 Wochen der Gravidität vermißt wird. An eine Gefährdung der Gravidität ist in jedem Fall zu denken. Trotzdem ist es fraglich, ob die Zahl der Aborte zurückgeht, wenn Schilddrüsenhormone verabreicht werden (32). In zweifelhaften Fällen ist die Diagnose durch die Bestimmung des freien T4, der ETR und des TSH zu sichern.

Obwohl wenig Hoffnung besteht, daß durch eine T4-Behandlung der Mutter die Entwicklung des Fetus günstig zu beeinflussen ist, muß diese Therapie natürlich so früh wie möglich begonnen werden, besonders im Hinblick auf eine möglicherweise einsetzende Anämie, eine respiratorische oder kardiovaskuläre Insuffizienz und Störungen im Elektrolyt- und Wasserhaushalt im mütterlichen Organismus. Die Substitutionstherapie ist auch in Anbetracht der Myopathie des

Uterus, die die Geburt erschwert, und der sich ungünstig auswirkenden apathisch-depressiven Stimmungslage notwendig. Schließlich ist die Makroglossie bei einer Intubation hinderlich. Da es in der Gravidität zu Jodidverlusten durch die Nieren kommt (s. Reproduktionssystem und Hyperthyreose S. 282), die allerdings meist durch eine erhöhte Clearance der Schilddrüse ausgeglichen werden, empfiehlt sich eine Jodidzufuhr von 200 µg/d (~ 1,6 µmol/d) mindestens in denjenigen Bundesländern, die ein relatives Joddefizit in der Nahrung aufweisen (16).

Störungen des weiblichen Reproduktionssystems

Das Ausmaß der Störungen hängt weitgehend vom Zeitpunkt des Einsetzens der Hypothyreose ab. Handelt es sich um eine konnatale Hypothyreose oder hat sich die Krankheit in der frühen Kindheit ausgebildet, so bleibt die Entwicklung des inneren und äußeren Genitale infantil. In jedem Fall resultiert Sterilität. Maßgebend ist aber auch die Schwere der Hypothyreose und der Umstand, daß schon eine kurze Phase von ernsthafter Hypothyreose in einer kritischen Periode des Lebens genügen kann, um die spätere Sexualentwicklung entscheidend zu beeinflussen (3, 5). Bei adäquater Behandlung tritt die Pubertät im allgemeinen zum normalen Zeitpunkt ein.
Tritt die Hypothyreose nach der Pubertät auf, so sind Zyklusstörungen und abnorme Blutungen überaus häufig, etwa bei 50–80% aller Frauen zwischen dem 16. und 40. Lebensjahr. In erster Linie handelt es sich um Menorrhagien, die schleichend beginnen können, so daß die Patientinnen diese Abnormität erst spät entdecken. Hypo- und Amenorrhoen sind wesentlich seltener.

In einer gut untersuchten Serie, die auch endometriale Biopsien vor und nach Behandlung einschloß, ergab sich bei 10 Hypothyreotikerinnen zwischen 17 und 49 Jahren folgender Befund: 2mal ein normaler Zyklus mit normaler Blutung, 2mal mit profuser Blutung, 1mal eine Amenorrhoe, 5mal eine Metropathia haemorrhagica, d. h. also 8mal menstruelle Abnormitäten. 7mal ließ sich keine Ovulation nachweisen. Bei allen 10 Patientinnen normalisierte sich der Zyklus einschließlich Ovulation nach erfolgreicher Therapie, und zwar ziemlich schnell innerhalb von 1–3 Monaten (10). Von anderen Autoren werden Abnormitäten in 56% der Fälle angegeben, zu ³/₄ Metro- und Menorrhagien (29).

Unklare Menstruationsstörungen sollen deshalb u. a. den Verdacht auf Vorliegen einer Schilddrüsenerkrankung wecken (27).
Bei Hypo- und Amenorrhoen ist stets das Vorliegen einer hypophysär bedingten Hypothyreose in Erwägung zu ziehen. Die Menstruationsstörungen gehen in diesen Fällen den hypothyreoten Erscheinungen gewöhnlich voraus.
Findet man bei einer Hypothyreose eine Galaktorrhoe, so müssen andere mögliche Ursachen sorgfältig ausgeschlossen werden. Das Zusammentreffen ist selten. Unter 45 Fällen von Galaktorrhoe soll nur einmal die Ursache in einer primären Hypothyreose zu suchen sein (7). Sie kann mit einer Amenorrhoe, aber auch mit einer Pubertas praecox verbunden sein. Die letztere Anomalie kommt auch bei Knaben vor (9) (s. auch Die erworbene Hypothyreose des Kindes [S. 305]). Bei allen Mädchen läßt sich eine vorzeitige Menarche, eine Vergrößerung der Mammae sowie radiologisch eine Erweiterung der Sella feststellen. Nach Substitutionstherapie bildet sich alles zurück. Gewöhnlich wird das Phänomen mit der „Überlappungstheorie" erklärt. Dies ist bei den Fällen mit Amenorrhoe jedoch nicht möglich (2). Differentialdiagnostisch kommt in erster Linie eine Hyperprolaktinämie und ein Hypophysentumor in Frage.

Unter 111 Patientinnen mit einseitiger oder doppelseitiger Galaktorrhoe erwies sich bei 39 Fällen der Spiegel des Serum Prolactin als normal (12 ± 1 ng/ml (µg/l)). Unter den 13 Fällen, bei denen der Prolactinspiegel oberhalb der Norm lag (Mittel 80 ± 17 ng/ml [µg/l]), ergab sich in 5 Fällen der dringende Verdacht auf ein Mikroadenom der Hypophyse, das zum Teil auch chirurgisch bestätigt werden konnte. Bei allen hyperprolaktinämischen Patientinnen fand sich nach Maßgabe des TSH- und T₄-Spiegels kein Anhalt für eine Hypothyreose. Bei 2 Patientinnen, die einen normalen Prolactinspiegel zeigten, lag jedoch eine primäre Hypothyreose (auch aufgrund klinischer Symptome) vor; d.h. also, man muß bei 4% der normoprolaktinämischen Patientinnen mit dem Vorliegen einer Hypothyreose rechnen (21, 22). Ein Syndrom mit Galaktorrhoe und Amenorrhoe, das post partum auftritt, wird auf eine verminderte Schilddrüsenfunktionsreserve zurückgeführt (25).

Die Therapie erfolgt mit der bei erwachsenen Hypothyreotikern sonst üblichen Dosis. Auch die Bestimmung der Ausscheidung von T_4 und T_3 im Urin während des letzten Trimesters der Schwangerschaft wurde als simple Methode empfohlen (6).
Von euthyreoten Müttern wird zwischen dem 8. und 48. Tag nach der Entbindung eine Menge von 40–50 µg (52–64 nmol) T_4 täglich in der Milch ausgeschieden. Dies gilt jedoch nur für kurze Zeit, so daß die Kompensation einer kongenitalen Hypothyreose des Säuglings durch das Stillen nur in einem begrenzten Zeitraum möglich ist (28).
Die früher vielfach geübte Therapie, bei Menstruationsstörungen Schilddrüsenhormone zu applizieren, wenn nur ein vager Verdacht auf das Bestehen einer larvierten Hypothyreose vorliegt, hat niemals zu Erfolg geführt, es sei denn, es bestehe tatsächlich eine Unterfunktion der Schilddrüse. Eine exakte Diagnose ist Voraussetzung.

Störungen im Bereich des männlichen Reproduktionssystems

Die erworbene Hypothyreose kann im Bereich der männlichen Sexualsphäre zum Erlöschen von Libido und Potenz führen. Gleichzeitig vermindert sich die Bartbehaarung, die Behaarung der Axillen und der Pubes sowie der lateralen Augenbrauen. Bei unbehandelten konnatalen Hypothyreosen bleibt ein Infantilismus bestehen. Bei präpuberaler Entstehung der Hypothyreose findet man deutliche Veränderungen an bioptisch gewonnenem Hodengewebe in Gestalt von

Tubulusfibrose und -hyalinisierung, fibroblastischer Verdickung der Tubuluswand, verminderter Spermatogenese und Involution der Leydig-Zellen. Zwischen dem Grad der histologischen Veränderungen und der Dauer der Hypothyreose besteht eine deutliche Korrelation. Bei postpuberal entstandenen Hypothyreosen finden sich zwar Veränderungen des tubulären, aber keine Abnormitäten des intratubulären Gewebes (Verminderung des Tubulusdurchmessers, Hypospermatogenese, Leydig-Zellen vom vakuolisierten Typ, reichlich intrazelluläre amorphe Substanz, Sklerose der Media und der Intima) (4).

Der Androgenmetabolismus ist bei der Hypothyreose erheblich gestört. Die Produktion von Androsteron und Aethiocholanolon ist herabgesetzt, wobei die Aethiocholanolonbildung relativ ansteigt (12, 31). Nach Therapie normalisiert sich das Verhältnis von Androsteron und Aethiocholanolon. Da männliche Hypothyreotiker relativ selten sind, wurde die Kinetik der Androgene bisher nur an Frauen bestimmt. Dabei zeigt sich, daß die metabolische Clearancerate des Testosteron und die Konversion zu Androstendion erhöht ist. Die metabolische Clearancerate des Androstendion ist normal, obwohl die Konversion von Androstendion zu Testosteron vermindert ist. Auch hier kommt es zur Normalisierung nach Therapie (11).

Die prozentuale Bindung des Testosteron an die Trägerproteine des Plasmas ist herabgesetzt (23).

Literatur

1 Amino, N., K. Miyai, T. Onishi, T. Hashimoto, K. Arai, K. Ishibashi, Y. Kumahara: Transient hypothyroidism after delivery in autoimmune thyroiditis. J. clin. Endocr. 42 (1976) 296
2 Arroyo, H., L. Guion, L. Aubert: Les hypothyroidies avec galactorrhée: a propos de 3 cas. Ann. Endocr. (Paris) 32 (1971) 547
3 Bakke, J. L., R. J. Gerrert, N. L. Lawrence: The persistent effects of perinatal hypothyroidism on pituitary and gonadal function. J. Lab. clin. Med. 76 (1970) 25
4 Balze, F. A., F. Arrillaga, R. E. Mancini, M. Janches, O. W. Davidson, A. J. Gurtman: Male hypogonadism: A study of six cases. J. clin. Endocr. 22 (1962) 215
5 Bray, G. A., H. S. Jacobs: Thyroid activity and other endocrine glands. In: Handbook of Physiology, Bd. III/7, hrsg. von M. A. Greer, D. H. Solomon. Americ. Physiolog. Society, Washington, D. C. 1974 (S. 413)
6 Chan, V., C. A. Paraskevaides, J. F. Hale: Assessment of thyroid function during pregnancy. J. Obstet. Gynaec. Brit. Cwlth. 82 (1975) 137
7 Dowling, J. T., J. B. Richards, N. Freinkel, S. H. Ingbar: Nonpuerperal galactorrhea. Arch. intern. Med. 107 (1961) 885
8 Echt, C., J. F. Doss: Myxedema in pregnancy. Obstet. gynec. Surv. 22 (1963) 615
9 Franks, R. C., R. S. Stempfel: Juvenile hypothyroidism in precautious testicular maturation. J. clin. Endocr. 23 (1963) 805
10 Goldsmith, R. E., S. N. Sturgis, J. Lerman, J. B. Stanbury: The menstrual pattern in thyroid disease. J. clin. Endocr. 12 (1952) 846
11 Gordon, G. G., A. L. Southren, S. Tochimoto, J. Rand, J. Olivo: Effect of hyperthyroidism and hypothyroidism on the metabolism of testosterone and androstenedione in man. J. clin. Endocr. 29 (1969) 164
12 Hellman, L., H. L. Bradlow, B. Zumoff, D. K. Fukushima, T. F. Gallagher: Thyroid androgen interrelations and the hypocholesteremic effect of androsterone. J. clin. Endocr. 19 (1959) 936
13 Hill, C. A. St., R. Finn, V. Denye: Depression of cellular immunity in pregnancy due to a serum factor. Brit. med. J. 1973/III, 513
14 Inada, M., K. Sterling: Thyroxine transport in thyrotoxicosis and hypothyroidism. J. clin. Invest. 46 (1967) 1442
15 Jones, W. S., E. B. Man: Thyroid function in human pregnancy. Amer. J. Obstet. Gynec. 104 (1969) 909
16 Kallee, E.: In: Ridgway, E. C., Maloof, F., Federman, D. D.: Rationale Therapie der Schilddrüsenfunktion. Internist (Berl.) 18 (1977) 228
17 Lachelin, G. C. L.: Myxoedema and pregnancy. J. Obstet. Gynaec. Brit. Cwlth 77 (1970) 77
18 Man, E. B.: Maternal hypothyroxinemia: Development of 4- and 7-year old offspring. In: Perinatal Thyroid Physiology and Diseases, hrsg. von D. A. Fisher, G. N. Burrow. Raven Press, New York 1975 (S. 117)
19 Man, E. B., R. H. Holden, W. S. Jones: Thyroid function in human pregnancy. VII. Development and retardation of a 4-year-old-progeny of euthyroid and of hypothyroxinemic women. Amer. J. Obstet. Gynec. 109 (1971) 12
20 Morgenstern, L., M. T. Buckman, G. T. Peake: Is galactorrhea a marker for 1) hyperprolactinemia, 2) pituitary tumor, and 3) hypothyroidism? 59. Meeting der American Endocr. Society, Chicago, 1977, Abst. 327
21 Nedvidkova, J., V. Felt: Serum levels of thyrotropin, prolactin, growth hormone, triiodothyronine and thyroxine after oral administration of thyrotropin releasing hormone in hypothyroid patients. Endokrinologie 68 (1976) 175
22 Nelson, J. C., F. J. Palmer: A remission of goitrous hypothyroidism during pregnancy. J. clin. Endocr. 40 (1975) 383
23 Olivo, J., A. L. Southern, G. G. Gordon, S. Tochimoto: Studies of the protein binding of testosterone in plasma in disorders of the thyroid function: Effect of therapy. J. clin. Endocr. 31 (1970) 539
24 Parker, R. H., W. H. Beierwaltes: Thyroid antibodies during pregnancy and in the newborn. J. clin. Endocr. 21 (1961) 792
25 Perkins, R. P., F. D. Hofeldt: Post-partum galactorrhoea, amenorrhoea syndrome due to the limited thyroid reserve syndrome. J. Product. Med. 14 (1975) 145
26 Pickardt, C. R., M. Bauer, K. Horn, Th. Kubiczek, P. C. Scriba: Vorteile der direkten Bestimmung des Thyroxin-bindenden Globulins (TBG) in der Schilddrüsenfunktionsdiagnostik. Internist. (Berl.) 18 (1977) 538
27 Ross, G. T., D. A. Scholz, E. H. Lambert, J. E. Geraci: Severe uterine bleeding and degenerative skeletal-muscle changes in unrecognized myxoedema. J. clin. Endocr. 18 (1958) 492
28 Sack, J., O. Amado, B. Lunenfeld: Thyroxine concentration in human milk. J. clin. Endocr. 45 (1977) 171
29 Scott, J. C., E. Mussey: Menstrual patterns in myxedema. Amer. J. Obstet. Gynec. 90 (1964) 161
30 Winikoff, D., M. Malinek: The predictive value of thyroid test profile in habitual abortion. J. Obstet. Gynaec. Brit. Cwlth. 32 (1975) 760
31 Zimmermann, H.: Die Chromatographie der 17-Ketosteroide und deren Bedeutung in der Diagnostik endokriner Krankheitsbilder. Habil.-Schrift, Düsseldorf 1960

Die Nebennierenrinden

Die Wechselbeziehungen zwischen Schilddrüse und Nebennierenrinde werden im Kap. Physiologie S. 113 sowie im Kap. Nebennierenrindenfunktion und Hyperthyreose S. 272 besprochen. Die pathophysiologischen gegenseitigen Beeinflussungen, die im letzteren Kapitel angeführt sind, gelten, allerdings nur zum Teil, mit umgekehrtem Vorzeichen für die Hypothyreose. Die dort angeführten einschränkenden Bemerkungen gelten auch hier.

Bei athyreoten Tieren kommt es zu einer Atrophie der Nebennierenrinde (1, 23). Einwandfreie Größenverminderungen lassen sich bei der menschlichen Hypothyreose jedoch nur feststellen, wenn gleichzeitig eine Hypophysenvorderlappeninsuffizienz besteht, welche auch die Hypothyreose bewirkt (7, 22). Bei vorgeschrittener Hypothyreose wurde jedoch auch über Atrophie und Lipidarmut der Nebenniere berichtet (3).

Der Cortisolspiegel im Plasma ist normal oder bewegt sich im unteren Normalbereich. Er wird, angesichts des verminderten Bedarfs an Corticosteroiden, auf dieser Höhe durch eine verminderte ACTH-Sekretion einreguliert. Die Produktionsrate des Cortisol ist vermindert. Dieser Umstand wird aber durch eine herabgesetzte Abbaurate im Plasma ausgeglichen. So fand sich in einer älteren Untersuchungsserie eine Halbwertszeit des Cortisol im Plasma von 155 min bei der Hypothyreose, von 50 min bei der Hyperthyreose und von 110 min im Kontrollversuch (2, 7, 24). Bei hypothyreoten Kindern beträgt die Cortisolproduktionsrate pro qm Körperoberfläche nur etwa die Hälfte der Produktionsrate von gesunden Kindern (17). Bei hypothyreoten Erwachsenen ergibt sich eine ähnliche Verminderung (16, 24).

Die cortisolbindende Kapazität ist bei der Hypothyreose nicht wesentlich verändert. Manchmal sollen die Transcortinwerte erhöht sein (9, 11). Das Verhältnis von freiem zu gebundenem Cortisol zeigt ebenfalls keine Abnormitäten; meist liegt der Wert für das freie Cortisol im unteren Normalbereich; jedoch ist der Umsatz beider Fraktionen bei der Hypothyreose verlangsamt (2, 8). Im Tierversuch liegen bei der Ratte abweichende Verhältnisse vor.

Bei der Messung des Cortisol nach ACTH-Gaben unterscheiden sich die basalen Werte bei der Hypothyreose nicht von denen der euthyreoten und hyperthyreoten Patienten. Am 2. oder 3. Tag bleibt die Reaktion der Hyperthyreotiker manchmal zurück, während die der Hypothyreotiker über die bei den Euthyreoten gefundenen Werte hinausgeht. Dabei sind die Folgen des verzögerten Metabolismus eher in Erwägung zu ziehen als Änderungen der Funktionsreserve der Nebennierenrinde (4, 10). Die Reaktion auf Metopiron läßt bei der primären Hypothyreose nur geringe Anomalien erkennen: Nur bei wenigen Patienten ist die Reaktion träge und nicht ausreichend, bei anderen ergibt sich aber eine überschießende Reaktion in der Ausscheidung der 11-DOCS. Auf Grund der Reaktion der letzteren Gruppe läßt sich jedenfalls vermuten, daß die Kapazität des Hypophysenvorderlappens, ACTH zu sezernieren, normal ist (15).

Sowohl bei der ACTH- wie der Metopironbelastung kommt es aber auf die Tageszeit an. Während, wie auf S. 275 ausgeführt, die hyperthyreoten Patienten nach ACTH-Infusionen am Vormittag einen raschen und hohen Anstieg der 17-OHCS-Ausscheidung aufweisen, ist der Anstieg bei den Hypothyreotikern träge und von geringerem Ausmaß. Bei nachmittäglicher Infusion ist sie bei Normalen und bei der Hyperthyreose schwächer als am Vormittag, während das ACTH bei den Hypothyreotikern am Nachmittag eine stärkere Reaktion als am Morgen bei niedrigerem Gesamtniveau auslöst. Die Gesamtausscheidung beträgt während der ACTH-Gabe bei der Hyperthyreose 5,4 (14,9), bei Normalpersonen 2,7 (7,4) und bei Hypothyreotikern 0,9 mg (2,5 μmol). Auch nach Metopironinfusion ergibt sich bei der Hyperthyreose, wie schon erwähnt, ein schnellerer und stärkerer Anstieg der Steroidexkretion als bei den Kontrollen, während die Ausscheidung bei den Hypothyreotikern nur langsam ansteigt, zwar länger anhält, aber in der Gesamtmenge wesentlich unter der Ausscheidung der Kontrollen liegt. Wird der Versuch am Nachmittag angesetzt, so ist die Kurve des Ansteigens bei den Hypothyreotikern besonders flach (20).

Daß die Ergebnisse der ACTH- und der Metopironbelastung oft unterschiedlich ausgefallen sind, mag an methodischen Differenzen liegen (5, 10, 18, 20). Nicht bei allen untersuchten Patienten ist die Möglichkeit einer hypophysären Hypothyreose ausreichend ausgeschlossen. In einer anderen Untersuchungsserie zeigten sich variable Reaktionen im Metopirontest, jedoch keine Reaktion bei der Belastung mit Vasopressin. In einem Fall fand sich eine positive Reaktion bei ACTH-Belastung, dagegen eine fehlende Reaktion nach Lypressin, welche letztere sich aber nach 2monatlicher Behandlung mit T4 normalisierte (18). Die abnormen Reaktionen kommen besonders bei langer Dauer der Hypothyreose und bei älteren Personen vor. Diese Tatsachen weisen darauf hin, daß der Hypophysenvorderlappen nicht nur morphologisch, sondern auch funktionell bei langdauernder Hypothyreose geschädigt wird. Die Frage, ob Metopiron außer der stimulierenden Wirkung über ACTH noch andere Nebenwirkungen im Schilddrüsenmetabolismus aufweist, muß zudem offenbleiben.

Der zirkadiane Rhythmus des Corticosteroidspiegels im Blut und der Ausscheidung im Urin ist, wie bei der Hyperthyreose, erheblich verändert; er zeigt jedoch einen gegenteiligen Charakter. Während bei der Hyperthyreose die Ausscheidung der 17-OHCS einen überspitzten Rhythmus mit einem steilen Abfall zur Norm in der Nacht und danach einen Anstieg zu einem höheren und länger anhaltenden Gipfel zeigen, ergibt sich bei der Hypothyreose überhaupt keine deutliche Schwankung in der 17-OHCS-Ausscheidung. Das Cortisol im Plasma (nach der Methode von Silver und Porter) läßt zwar einen diurnalen Rhythmus wie bei der Hyperthyreose und bei den Kontrollpersonen erkennen; der Anstieg zu einem Gipfel am späten Nachmittag erfolgt jedoch langsam und prolongiert. Um 14 Uhr läßt sich bei allen Personen infolge erheblicher Überlappung keine signifikante Differenz feststellen (21) (Abb. 7.13). Über Charakter und Zahl der sekretorischen Episoden für das Cortisol, wie sie bereits für den Normalen und den Hyperthyreotiker klargestellt worden sind (12, 27), liegen meines Wissens für die Hypothyreose keine Befunde vor.

Die bei der Hypothyreose erhöhten basalen TSH-Werte lassen sich durch Dexamethasonbehandlung mit einem deutlichen „Rebound-Phänomen" erheblich erniedrigen, jedenfalls stärker als bei normalen Personen (28). Metopirongaben haben bei Normalpersonen kaum einen Einfluß auf die TSH-Sekretion; in einem Teil der hypothyreoten Patienten lassen sich jedoch noch unerklärte Anstiege der Plasma-TSH-Konzentration beobachten (28).

Wie bei der Hyperthyreose läßt sich ein Shift im Metabolis-

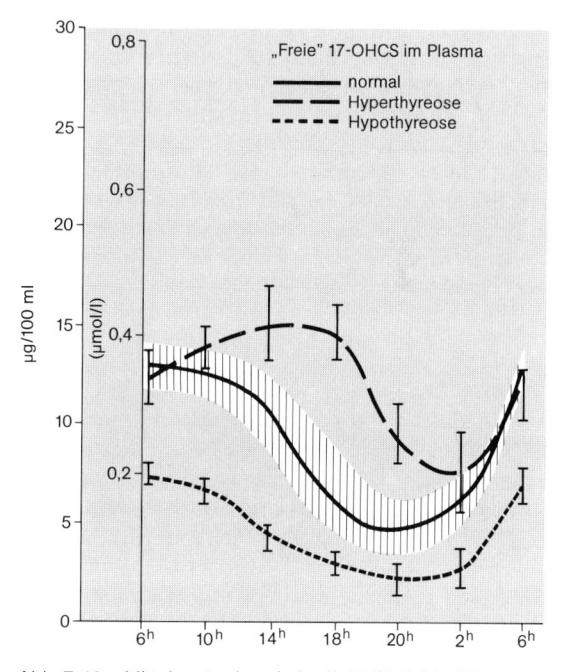

Abb. 7.13 Mittelwerte der „freien" 17-OHCS bei 7 normalen Personen, 6 Patienten mit Hyperthyreose und 4 Patienten mit Hypothyreose. Der gestrichelte Bezirk stellt die mittlere Standardabweichung für die Kontrollpersonen dar (nach *Martin* u. Mitarb. [21]).

mus der Corticosteroide bei der Hypothyreose feststellen. Auch hier ergibt sich ein spiegelbildliches Verhalten gegenüber der Hyperthyreose: Die C_{19}-Steroide zeigen eine Vermehrung der Fraktion der 5-β-Form (13, 20). Ferner erfolgt ein Shift in der C 11-Position: Die oxidierte Ketoform tritt zurück, während die 11-Hydroxyform in den Vordergrund rückt. Weiterhin ergibt sich eine Vermehrung der 6-β-hydroxylierten Form, die bei der Hyperthyreose vermindert ist (s. Abb. 5.**13** S. 274).

Da die 5-β-Form, das Aethiocholanolol, im Stoffwechsel inaktiv ist, während die 5-α-Verbindung, das Androsteron, einen depressiven Effekt auf das Serumcholesterin ausübt, hat man die Frage aufgeworfen, ob durch diesen Shift nach der einen oder anderen Seite der Cholesterinhaushalt bei Schilddrüsenüber- und -unterfunktion beeinflußt werden könnte (25). Da aber keine Unterlagen über den Einfluß auf die Cholesterinsynthese vorliegen, ist diese Vermutung vorläufig noch als Spekulation zu betrachten.

Die Kombination von Hypothyreose und Addisonscher Krankheit

Diese Kombination wurde im Jahre 1926 von SCHMIDT (26) beschrieben, und zwar bei 2 Patienten mit nichttuberkulöser Addisonscher Krankheit. Allerdings handelte es sich dabei um eine chronische lymphozytäre Thyreoiditis, ohne daß klinische Zeichen einer Hypothyreose nachzuweisen waren. In der Folgezeit wurde diese Kombination als „Schmidt-Syndrom" bezeichnet. Diese „biglanduläre" Erkrankung ist seitdem oft beschrieben worden. Eine zusammenfassende Darstellung erfolgte 1964 durch CARPENTER (6), der 15 neue Fälle hinzufügte. Man muß, wie IRVINE (14) hervorgehoben hat, annehmen, daß subklinische chronische Thyreoiditiden häufiger als manifeste Schilddrüsenkrankheiten vorkommen und daß diese subklinische Form bei der idiopathischen Addisonschen Krankheit eine besondere Rolle spielt.

Im Kap. Nebennierenrinde und Hyperthyreose S. 276 ist die Koinzidenz von Addisonscher Krankheit mit Hyperthyreose, Hypothyreose, Immunthyreoiditis und blander Struma beschrieben worden. Auf die dort angegebenen Zahlen sei verwiesen. Dort wird auch erwähnt, daß bei der idiopathischen Form der Addisonschen Krankheit der TSH-Spiegel als Ausdruck einer Hypothyreose in der Hälfte der Fälle hoch liegt (in 13 von 33 Fällen, wobei sich in 6 Fällen der Spiegel des PB^{127}J unter 4,0 μg/dl [315 nmol/l] bewegte) (21).

Literatur

1 D'Angelo, S. A., J. M. Grodin: Experimental hyperthyroidism and adrenocortical function in the rat. Endocrinology 74 (1964) 509
2 Beisel, W. R., V. C. DiRaimondo, P. Y. Chao, J. Rosner, P. H. Forsham: The influence of plasma protein binding on the extraadrenal metabolism of cortisol in normal, hyperthyroid and hypothyroid subjects. Metabolism 13 (1964) 942
3 Berkheiser, S. W.: Adult hypothyroidism: Report of an advanced case with autopsy study. J. clin. Endocr. 15 (1955) 44
4 Brown, H., E. Englert jr., S. Wallach: Metabolism of free and conjugated 17-hydrocorticosteroids in subjects with thyroid disease. J. clin. Endocr. 18 (1958) 167
5 Brownie, A. C., J. G. Sprunt: Metopirone in the assessment of pituitary-adrenal function. Lancet 1962/I, 773
6 Carpenter, C. J. u. Mitarb.: Schmidt's syndrome-(thyroid and adrenal insufficiency): a review of the literature and a report of 15 new cases including 10 instances of coexisting diabetes mellitus. Medicine (Baltimore) 43 (1964) 153
7 Le Compte, P. M.: Width of adrenal cortex in lymphatic leukemia, lymphosarcoma and hyperthyroidism. J. clin. Endocr. 4 (1944) 517
8 Doe, R. P., R. Fernandez, U. S. Seal: Measurement of corticosteroidbinding globulin in man. J. clin. Endocr. 24 (1964) 1029
9 Farese, R. V., J. E. Plager: The in vitro red blood cell uptake of ^{14}C-cortisol; studies of plasma protein binding of cortisol in normal and abnormal states. J. clin. Invest. 41 (1962) 53
10 Felber, J. P., W. J. Reddy, H. A. Selenkow, G. W. Thorn: Adrenocortical response to the 48-hour ACTH test in myxedema and hyperthyroidism. J. clin. Endocr. 19 (1959) 895
11 Fortier, C., F. Labrie, G. Pelletier, R. Jean-Pierre, P. Ducommun, A. Delgado, R. Labrie, M.-A. Ho-Kim: Recent studies on the feedback control of ACTH secretion, with particular reference to the role of transcortin in pituitary thyroid-adrenocortical interactions. In: Multicellular Organisms, hrsg. von G. E. W. Wolstenholme, J. Knight. Churchill, London 1970 (S. 178)
12 Gallagher, T. F., L. Hellman, J. Finkelstein, K. Yoshida, E. D. Weitzman, H. D. Roffwarg, D. K. Fukushima: Hyperthyroidism and cortisol secretion in man. J. clin. Endocr. 34 (1972) 919
13 Hellman, L., H. L. Bradlow, B. Zumoff, D. K. Fukushima, T. F. Gallagher: Thyroid-adrenal interrelations and the hypocholesteremic effect of androsterone. J. clin. Endocr. 19 (1959) 936
14 Irvine, W. J., E. W. Barnes: Adrenocortical insufficiency. Clin. Endocr. Metab. 1 (1972) 549
15 Kaplan, N. M.: Methopyrapone test in primary hypothyroidism. J. clin. Endocr. 25 (1965) 146
16 Karl, H. J., W. Decker: Untersuchungen über Sekretion und Abbau von Cortisol bei Patienten mit Hypo- und Hyperthyreose. 10. Symposium der Deutschen Gesellschaft für Endokrinologie 1963. Springer, Berlin 1964 (S. 198)
17 Kenny, F. M., N. Iturzaeta, C. Preeyasambat, F. H. Taylor, C. J. Migeon: Cortisol production rate. VII. Hypothyroidism and hyperthyroidism in infants and children. J. clin. Endocr. 27 (1967) 1616
18 Lessof, M. H., C. Lyne, M. N. Maisey, R. A. Sturge: Effect of thyroid failure on the pituitary-adrenal axis. Lancet 1969/I, 642
19 McHardy-Young, S., M. H. Lessof, M. N. Maisey: Serum TSH and thyroid antibody studie in Addison's disease. Clin. Endocr. 1 (1972) 45
20 Martin, M. M., D. H. Mintz: Effect of altered thyroid function upon adrenocortical ACTH and methopyrapone (SU-4885) responsiveness in man. J. clin. Endocr. 25 (1965) 20
21 Martin, M. M., D. H. Mintz, H. Tamagaki: Effect of altered thyroid function upon steroid circadian rhythms in man. J. clin. Endocr. 23 (1963) 242
22 Means, J. H.: Myxoedema. In: The Thyroid and its Diseases, 2. Aufl., Lippincott, Philadelphia 1948 (S. 210)
23 Money, W. L.: The interrelation of the thyroid and the adrenals. In: The Thyroid. Brookhaven Sympos. in Biology National Laboratory, Upton, Brookhaven 1954
24 Peterson, R. E.: The influence of the thyroid on adrenal cortical function. J. clin. Invest. 37 (1958) 736
25 Pittman, J. A.: Hyperthyroidism: Adrenal cortex. In: The Thyroid, 3. Aufl., hrsg. von S. C. Werner, S. H. Ingbar. Harper & Row, New York 1971 (S. 649)
26 Schmidt, M. B.: Eine biglanduläre Erkrankung (Nebennieren und Schilddrüse) bei Morbus Addisonii. Verh. dtsch. Ges. Path. 21 (1926) 212
27 Weitzman, E. D., D. K. Fukushima, Ch. Nogeire, H. Roffwarg, T. F. Gallagher, L. Hellman: Twenty-four hours pattern of the episodic secretion of cortisol in normal subjects. J. clin. Endocr. 33 (1971) 14
28 Wilber, J. F., R. D. Utiger: The effect of glucocorticoids on thyrotropin secretion. J. clin. Invest. 48 (1969) 2096
29 Zimmermann, H.: Chromatographie der 17-Ketosteroide und deren Bedeutung in der Diagnostik endokriner Krankheiten. Habilschrift, Düsseldorf 1960

Das hypothyreote Koma

Das hypothyreote Koma stellt meist den Endzustand eines sich über lange Zeit erstreckenden Krankheitsgeschehens dar. Über die ersten Fälle berichteten ORD

(18) sowie das Komitee der Londoner Klinischen Gesellschaft (23). Insgesamt sollen ca. 150 Fälle bekanntgeworden sein (6); doch ist die Dunkelziffer sehr hoch. Wie bei der Addisonschen Krise liegt letzten Endes ein Hormondefizit zugrunde. Fast immer aber kommen auslösende Ursachen hinzu, die den Eintritt des Koma begünstigen. In jedem Fall handelte es sich um ein sehr ernstes Geschehen mit einer meist schlechten Prognose und eine Notfallsituation, die schnelles Handeln erfordert. Nach langer Krankheitsdauer kann der Eintritt in das Koma schnell erfolgen. In früheren Jahrzehnten wurde eine Letalität von 80% angegeben; sie dürfte bei jetzt besserer Diagnostik immer noch 50% betragen (4). Das Koma ereignet sich am häufigsten im 6. und 7. Lebensjahrzehnt, allem Anschein nach jetzt aber auch bei jüngeren Personen, da die Hypothyreose in zunehmendem Maße nicht primärer Natur ist, sondern als Folge therapeutischer Eingriffe auftritt. Frauen sind etwa viermal häufiger als Männer befallen; Koronarbeteiligung und zerebrale Arteriosklerose werden oft als Nebenerkrankungen beobachtet. Sozial schlechter gestellte Bevölkerungsschichten werden bevorzugt. In früheren Zeiten stammten die Patienten häufig aus Regionen, die mit der Zivilisation in geringerem Maße in Berührung kamen (so. z.B. während meiner Assistentenzeit in Würzburg aus den Tälern der Rhön und des Spessart).

Als wichtiger auslösender Faktor ist die Kälteeinwirkung anzusehen. Komata treten besonders in der kalten Jahreszeit auf. Von großer Bedeutung sind weiterhin alle Umstände, die eine respiratorische Insuffizienz begünstigen, sowie Sedativa, Morphin, Barbiturate, Tranquilizer und Alkohol. Daß die für eine Operation notwendige Narkose den äußeren Anlaß gibt, ist nicht selten. Ein wesentlicher Faktor ist die Unterbrechung der Substitutionstherapie (s. Therapie der Hypothyreose). Wenn die Manifestationsfaktoren sowie die pathophysiologischen Besonderheiten richtig erkannt werden, kann man eher mit einem Erfolg der Therapie rechnen. Diese Besonderheiten sind in erster Linie die Hypothermie; es folgt die Hypoxie und die Hyperkapnie. Ferner ist das Vorliegen einer Hypophysenvorderlappeninsuffizienz zu berücksichtigen. Einige dieser Faktoren, vor allen Dingen die Hypothermie, können sich schon lange vor Beginn des Koma entwickeln und sollten als Warnsignale angesehen werden.

Im übrigen ist jeder Streß als gefährlich anzusehen. Damit hängt die auffällige Tatsache zusammen, daß bei etwa der Hälfte der Patienten das komplette Koma sich erst nach Einlieferung in die Krankenhausabteilung entwickelt. Auch Transport, überflüssige diagnostische und therapeutische Maßnahmen, besonders Gaben von Sedativa, sind auslösende Faktoren. Dies gilt besonders für ältere und schwerkranke Patienten (26).

Das Kardinalsymptom, die Bewußtseinstrübung, entwickelt sich langsam aus einer zunehmenden Müdigkeit und Apathie. Eine weitere Phase von Somnolenz und Desorientiertheit kann sich über Tage hinziehen. Schließlich verfällt der Patient in einen Zustand tiefer Bewußtlosigkeit, in dem die Reflexe erloschen sind und aus dem der Patient nicht mehr zu erwecken ist. Klinische Hinweise auf die Diagnose gibt die stark erniedrigte Körpertemperatur. Eine Struma kann vorhanden sein oder nicht. Eine Narbe nach Schilddrüsenoperation weist bei Bewußtlosen auf die mögliche Genese hin. Da in der Vorgeschichte ein temporärer hyperthyreotischer Zustand vorliegen kann, ist ausnahmsweise auch eine endokrine Ophthalmopathie oder eine endokrine Dermatopathie zu beobachten. Neurologische Symptome, besonders generalisierte Krämpfe sind nicht ungewöhnlich. Eine Hyporeflexie gehört zum klinischen Bild. Die Cholesterinwerte sind infolge unzulänglicher Ernährung oft niedrig. Eine vorausgegangene Oestrogentherapie kann die Gesamt-T_4-Werte verschleiern. Die Bestimmung des freien T_4 ist deshalb vorzuziehen. Eine Eiweißvermehrung im Liquor kann einen diagnostischen Hinweis geben. Die erhöhte Kapillarbrüchigkeit führt zu Hämorrhagien des Darmes und der Haut. Unter allen Umständen sind in der Intensivstation, in der der Patient behandelt werden sollte, die Werte des pH, des pCO_2, des pO_2 und des Bicarbonat zu bestimmen und zu verfolgen (1, 13, 25) (Abb. 7.**14**).

Die wichtigsten pathophysiologischen Gesichtspunkte sollen im folgenden besprochen werden.

Die CO_2-Retention, die Hypoxie und die Veränderungen am Respirationstrakt

Die Hypoventilation ist neben der Hypothermie und den Störungen des Elektrolythaushaltes von entscheidender Bedeutung für den Verlauf. Die damit im Zusammenhang stehende und eine Narkose erzeugende Hyperkapnie wurde 1960 zum ersten Mal beschrieben (17). Schon damals erkannte man, daß sich das Krankheitsbild bei künstlicher Beatmung schnell zum Bessern wenden kann. Die Blutgase sind trotzdem bisher nur selten bestimmt worden. Immerhin liegen aber einige Angaben über den Bicarbonatgehalt des Blutes vor, der in den meisten Fällen kompensatorisch erhöht ist (16). Im allgemeinen sind die Partialdrucke des O_2 und des CO_2 im Blut normal, sofern keine erhebliche Adipositas vorliegt. Ist dies der Fall, so findet man in den meisten Fällen aber ein erhöhtes pCO_2 und ein erniedrigtes pO_2. Es entsteht eine respiratorische Azidose.

Die Ursachen der alveolären Hypoventilation sind vielfältig. Die Herabsetzung der Atemfrequenz und des Atemvolumen, die Vergrößerung des Totraums, pulmonale und bronchiale Erkrankungen, Schwellungen der Luftwege des oberen Respirationstraktes, auch der Nasenschleimhaut, die die Luftdurchgängigkeit hindern, spielen eine Rolle. Die große und plumpe Zunge fällt bei Eintreten der Bewußtlosigkeit leicht zurück. Die Koordination zwischen Glottis und der Muskulatur des Atmungstraktes ist gestört (15).

Einen ungünstigen Einfluß hat eine, wenn auch selten zu beobachtende Adipositas. Zwerchfellhochstand, Meteorismus, Emphysem, Pleuraergüsse sowie eine Blutüberfüllung infolge einer Stauungsinsuffizienz verschlechtern die Ventilation. Myopathisch-hypothyreote Veränderungen der Atemmuskulatur und u. U. auch die Verdickung der Haut durch Infiltrate am Thorax kommen hinzu. Zudem ist die Diffusionskapazität der Alveolen herabgesetzt. Eine hinzukommende Infektion des Respirationstraktes kann einen unheilvollen Einfluß haben. Hält ein solcher Zustand mit Hyperkapnie und Anoxie längere Zeit an, so sinkt die Ansprechbarkeit des Atemzentrums, was u. a. daran zu erkennen ist, daß sich die

7 Die erworbene Hypothyreose

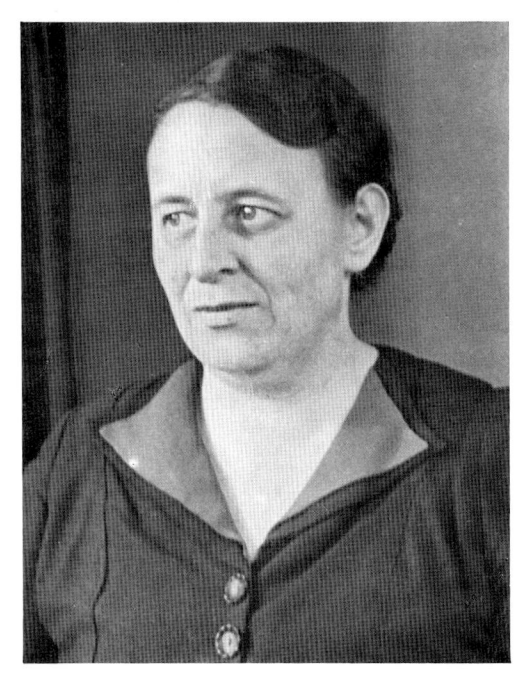

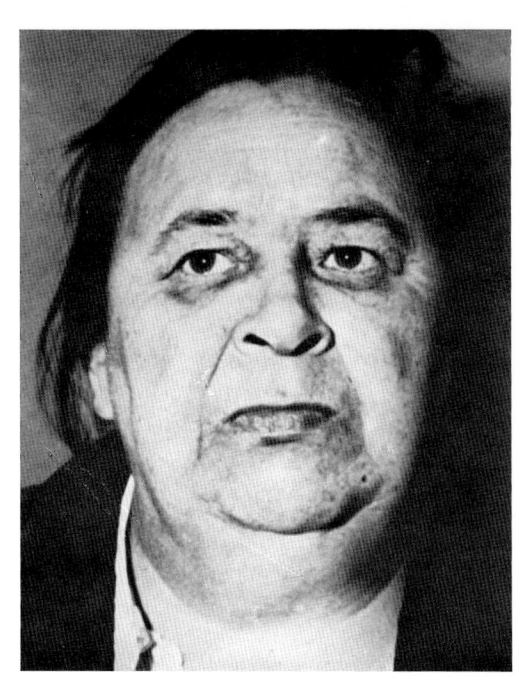

Abb. 7.**14** Primäre Hypothyreose mit Ausgang in hypothyreotes Koma. Links vor, rechts nach Ausbruch der Erkrankung. Auguste J., 52 Jahre. Krankheitsbeginn vor etwa 2 Jahren. 155 cm, 86 kg. Trockene, teigige Haut, schütteres Haar, dicke Zunge, kloßige Sprache, Niederspannungs-EKG, schlaff dilatiertes Herz. Im ^{131}J-Zweiphasenstudium nach TSH keine Speicherung. PB^{127}J 3,0µg% (236,4 nmol/l). Nach Substitution Wohlbefinden bei hyperthyreoter Stoffwechsellage – 4 Jahre später stationäre Notaufnahme. Die Patientin hat seit etwa 3 Jahren kein Schilddrüsenpräparat mehr eingenommen. Cholesterin 635 mg% (16,4 mmol/l). Erhebung weiterer Stoffwechseldaten nicht möglich, da Exitus im hypothyreoten Koma erfolgte.

Atemfrequenz durch Hypoxie und Zufuhr von CO_2 nicht mehr steigern läßt (17, 32).
Eine solcherart entstehende Hypoventilation wird, wie oben erwähnt, durch Drogen der verschiedensten Art verstärkt. Sie üben, da sie nur langsam abgebaut werden, einen ungünstigen zentralen Einfluß aus und sollten nur mit größter Vorsicht angewandt werden (3, 10).

Hyponatriämie und Wasserhaushalt

Diese Störungen sind im Kap. Die Nieren und der Elektrolyt- und Wasserhaushalt (S. 432) geschildert. Sie sind beim hypothyreoten Koma oft noch ausgesprochener. Auch hier findet sich oft eine Hyponatriämie. Der Spiegel des Natrium ist nicht sehr stark herabgesetzt, in besonderen Fällen jedoch erheblich, so daß man ihn zusammen mit der Hyperkapnie für die Bewußtlosigkeit, aber auch für Delirien und generalisierte Krämpfe verantwortlich machen kann. Er kann bis zu 100 mval/l (mmol/l) absinken (4). Gesamtkörperwasser und extrazelluläre Flüssigkeit sind auch hier vermehrt, während das Plasmavolumen absinkt (22). Die Ursache für die Vermehrung der extrazellulären Flüssigkeit ist in der Einlagerung muzinöser und hydrophiler Substanzen in die Grundsubstanz zu sehen. Dabei kann die Natriumkonzentration und die Osmolalität im Urin erhöht, in anderen Fällen erniedrigt sein (19). Die verminderte Diurese ist zum Teil auch mit der herabgesetzten glomerulären Filtrationsrate und dem verminderten renalen Plasmafluß zu erklären. Bei Ausschwemmung von Ödemen kommt es zunächst vorwiegend zu einem Verlust von Wasser. Der Komatöse ist gegenüber Wasserbelastungen sehr empfindlich; dementsprechend ist die Reaktion auf Flüssigkeitsrestriktion gut. Das zerebrale Ödem ist wenigstens zum Teil auf die Hyponatriämie zurückzuführen.

Zum Kaliumgehalt und der Einwirkung des Adiuretin s. die oben erwähnten Abschnitte. Durch Flüssigkeitsrestriktion lassen sich die Elektrolytabnormitäten u. U. korrelieren, dies vor allen Dingen dann, wenn eine alleinige Hormontherapie zu große kardiale Gefahren in sich birgt.

Hypothermie

Jedes Absinken der Körpertemperatur eines Hypothyreotikers muß als alarmierendes Zeichen angesehen werden. Leider wird die Hypothermie meistens nicht entdeckt. Sehr niedrige Temperaturen, wie oben erwähnt, können überdies nur mit Spezialthermometern gemessen werden. Die Hypothermie zeigt eine schwere Entgleisung der Stoffwechselvorgänge an. Möglicherweise wird sie durch Depression zentralnervöser Zentren ausgelöst. Diese zentrale Störung kann jedoch auch sekundärer Natur sein. Das Abfallen der Körpertemperatur wird zweifellos durch die mangelnde Muskeltätigkeit des Hypothyreotikers und durch das Fehlen von spontanem Muskelzittern unterstützt. Die periphere Vasokonstriktion ist als Gegenregulationsmaßnahme des Organismus zu betrachten. Nicht immer liegt bei Unterkühlung des Organismus eine tiefe Bewußtlosigkeit vor. Bis zu einem gewissen Grade bedeutet sie auch einen Schutz gegenüber der Anoxie; außerdem wird auf diese Weise die CO_2-Produktion in Grenzen gehalten. Bei Infekten können Temperatursteigerungen auftreten, was die Diagnostik in falsche Bahnen lenken kann.

Eine exogene Erwärmung des Körpers kann Schaden anrichten. Sie erhöht den O_2-Bedarf und die CO_2-Produktion; außerdem kann sie zu einer Vasodilatation in der Peripherie und damit zu einem Kollaps führen.

Kardiovaskuläre Störungen und die Beteiligung des Zentralnervensystems

Für das hypothyreote Koma gelten die im Kap. Das kardiovaskuläre System (416) beschriebenen Besonderheiten, nur sind sie vielfach noch ausgeprägter. Das Plasmavolumen ist reduziert, während das extrazelluläre Flüssigkeitsvolumen vergrößert ist. Herzminutenvolumen und Schlagvolumen sinken ab. Das Herz zeigt die für die Hypothyreose charakteristische Verbreiterung im Röntgenbild, die aber mindestens zum Teil durch perikardiale Ergüsse bedingt ist. Die Bradykardie kann ausgeprägt sein. Im EKG finden sich die schon vorher beschriebenen Veränderungen. Die Hypotension ist dadurch ausgezeichnet, daß sie auf Vasopressoren schlecht anspricht. Der Blutdruck reagiert erst wieder, wenn Schilddrüsen und Nebennierenhormone zugeführt werden.

An dieser Stelle sei erwähnt, daß sich im hypothyreoten Koma extreme Enzymerhöhungen im Serum feststellen lassen (CK, GOT, GPT, LDH, α-HBDH((11). Zur Bedeutung des Zentralnervensystems s. S. 413. Hier sei noch einmal darauf hingewiesen, daß der O_2-Verbrauch des Zentralnervensystems von den Schilddrüsenhormonen nur in geringem Maße abhängig ist. Die Herabsetzung des Herzminutenvolumen hat an anderen Organen, z. B. im Muskel, relativ wenig Folgen, da der Sauerstoffverbrauch in diesem Gewebe absinkt. Im Gehirn jedoch führt der herabgesetzte Blutdurchfluß an die Grenze einer relativen zerebralen Anoxie. Ältere Personen mit schwerer Hypothyreose sind besonders gefährdet. Deshalb sollte man alles vermeiden, was den Blutdurchfluß durch das Gehirn weiter reduziert. Daran sollte man, um das Eintreten eines Komas zu verhindern, stets denken (26).

Der Hypophysenvorderlappen und die Nebennierenrinde

Im wesentlichen gilt das, was in den entsprechenden Abschnitten zum Thema Hypothyreose gesagt wurde, auch für den komatösen Zustand. Jedoch sind hier die vorliegenden Untersuchungen spärlich, zumal sich, in Anbetracht der Notfallsituation, zeitraubende Untersuchungen verbieten. Daß eine hypophysär bedingte Hypothyreose bei genügend langer Dauer des Zustandes in einem hypothyreoten Koma (ca. 4% der Fälle) enden kann, ist bekannt (27, 29). Hat es sich einmal herausgebildet, so kann man es klinisch nicht vom Folgezustand einer primären Hypothyreose unterscheiden. Die fehlende TSH-Erhöhung im Serum kann man differentialdiagnostisch heranziehen. Eine Hypoglykämie kann bei einem länger dauernden Koma spontan auftreten; sie kann aber auch ein Symptom einer Hypophysenvorderlappeninsuffizienz oder einer Nebennierenrindeninsuffizienz sein. In jedem Fall sollte sie den Verdacht auf eine hypophysär ausgelöste Erkrankung lenken (20).

Auch über die Beteiligung der Nebennierenrinde liegen nur spärliche Untersuchungen vor, die sich zumeist mehr auf die Hypothyreose außerhalb des Komas beziehen. Die Sekretionsrate von Cortisol wie auch Aldosteron ist herabgesetzt bei reduzierter ACTH-Produktion. Der Katabolismus dieser Steroide ist vermindert, ihre Halbwertszeit im Blut verlängert. Die Ausscheidung von Cortisol und Aldosteron im Urin ist erniedrigt (9, 14, 21). Nach einer anderen Darstellung soll sich im hypothyreoten Koma ein sekundärer Hyperaldosteronismus ausbilden (10).

Konsequenzen hinsichtlich des Vorliegens einer Vorderlappen- und einer Nebennierenrindeninsuffizienz ergeben sich nur insofern, als die Therapie, wie weiter unten ausgeführt, nicht mit Schilddrüsenhormonen allein, sondern nur mit gleichzeitiger Gabe von Glucocorticoiden durchgeführt werden sollte.

Außer der Insuffizienz des Hypophysenvorderlappens kommen *differentialdiagnostisch* der Endzustand einer Niereninsuffizienz, das nephrotische Syndrom, eine Enzephalitis sowie ein apoplektischer Insult in Frage.

Therapie

Die Therapie setzt sich aus zwei Komponenten zusammen: Einmal Substitution des Hormondefizits, sodann flankierende, aber nicht minder wichtige Maßnahmen.

Die Wahl zwischen der Gabe von T_4 oder T_3 entscheidet sich scheinbar durch die Tatsache, daß ein schneller Wirkungseintritt notwendig ist, den man bevorzugt mit T_3 erreichen kann. Während bei Gaben von L-T_4 einige Tage vergehen, bis ein deutlicher Effekt nachzuweisen ist, erreicht man mit L-T_3 bereits eine Wirkung nach 5 Stunden und ein Maximum nach 24–36 Stunden. Wie das L-T_4 ist auch das L-T_3 jetzt in einer Zubereitung verfügbar, die eine intravenöse Darreichung erlaubt. Der schnelle Wirkungseintritt beruht auf der geringeren Bindung an die Trägerproteine und auf dem schnellen Eintritt in die Zelle. Ein Nachteil ist darin zu sehen, daß die Halbwertszeit niedriger und das vorliegende Defizit nicht genau zu berechnen ist. Auch ist zweifellos die kardiovaskuläre Gefährdung durch T_3 höher als durch T_4, da es u. U. zu hohen T_3-Spitzenwerten im Serum kommen kann (32).

Es herrscht Einigkeit darüber, daß die Therapie so schnell wie möglich begonnen werden soll, nicht aber über die initiale Dosierung. Bei der konventionellen Hypothyreose außerhalb des Koma ist, da die Behandlung nicht sehr dringend ist, das Prinzip „to start low and go slow" angebracht. Im komatösen Zustand, bei dem es auf Stunden ankommt, ist eine höhere initiale Dosis erforderlich. Sie sollte, wenn man sich für L-T_3 entschließt, 125–200 µg/d (0,2–0,3 µmol/d) betragen, wobei initial 50 µg (0,08 µmol) zu geben sind, intravenös oder durch Magenschlauch. Die weitere Dosierung richtet sich nach dem Ansteigen der Temperatur, die angesichts der fast immer vorhandenen Hypothermie mit einem Spezialthermometer rektal zu messen ist. Steigt die Temperatur, so kann man die Dosis auf die Hälfte reduzieren. Weiterhin richtet man sich nach der Pulsfrequenz. Erwacht der Patient, so kann man auf die übliche Therapie mit L-T4 übergehen, wobei man mit dieser Therapie beginnt, während die T3-Therapie noch fortläuft. Vermutet man eine starke koronare Gefährdung, so kann die T3-Therapie als Dauerinfusion durchgeführt werden.

In den letzten Jahren hat sich zunehmend die Tendenz entwickelt, das L-T4 zu bevorzugen. Der Vorteil gegenüber dem L-T3 ist in der höheren Bindung an die Trägerproteine und in der langen Halbwertzeit zu erblicken, woraus eine Depotwirkung resultiert. So kann es nicht zu einem Rückfall ins Koma kommen, was bei einer T3-Behandlung möglich ist. Außerdem kann man den T4-Pool des Gesunden und des Hypothyreotikers sowie den täglichen Hormonumsatz berechnen und das Defizit auffüllen (5, 7, 8, 24). Von diesen Überlegungen ausgehend, wird empfohlen, mit einer Dosis von 500 µg (0,64 µmol) L-T4 als Bolus intravenös zu beginnen und für weitere 10 Tage je 100 µg (0,13 µmol) L-T4 zu injizieren. Die T3-Werte im Serum steigen nach einigen Tagen durch Konversion an. Weitere Erfahrungen mit der L-T4-Behandlung bleiben jedoch abzuwarten.

Sofern der Hypophysenvorderlappen durch eine seit langem bestehende Hypothyreose nicht bereits selbst geschädigt ist, dient zur Kontrolle die Bestimmung des TSH im Serum, das bei geeigneter Therapie in etwa 40% der Fälle innerhalb von 24 Stunden nach intravenöser Injektion bereits abfällt und nach 7–10 Tagen den Normalwert erreichen kann (24). Die Normalisierung von Grundumsatz, Cholesterin erfolgt erst nach der Normalisierung der TSH-Werte. Das EKG sollte mit einem Monitor überwacht werden; wenn Arrhythmien auftreten, ist die Dosis zu reduzieren.

Die wesentlichsten Fehler, die bei der Behandlung des hypothyreoten Komas unterlaufen, sind zu großer Zeitverlust durch diagnostische Maßnahmen, eine unzureichende Substitutionstherapie, entweder durch ungeeignete Präparate oder fehlerhafte Art der Anwendung, schließlich die mangelhafte Differenzierung zwischen primärer und hypophysärer Hypothyreose. Wie schon erwähnt, ist es wahrscheinlich, daß im Falle eines hypothyreoten Komas eine Insuffizienz der Nebennierenrinde vorliegt. Untersuchungen, die vor Einsetzen einer wirksamen Therapie durchgeführt wurden, sind allerdings selten. Atrophien und Hämorrhagien der Nebennierenrinde sind beschrieben worden (12, 28, 31). Ist das Koma hypophysären Ursprungs, so kann kein Zweifel an dem Vorliegen einer Rindeninsuffizienz bestehen: Eine Cortisoltherapie ist in jedem Fall angezeigt, auch auf die Gefahr hin, daß sie möglicherweise überflüssig ist. Das Cortisol wird in einer Menge von 100–200 mg (0,275–0,55 mmol) täglich als Dauerinfusion appliziert; mit fortschreitender Besserung kann man auf eine intramuskuläre Darreichung übergehen. Bei einem Koma hypophysären Ursprungs ist eine Dauertherapie mit Erhaltungsdosis angezeigt. Weitere Angaben über die Therapie mit Corticosteroiden im Kap. Therapie der Hypothyreose (S. 459).

Die Hyponatriämie ist bei einer erfolgreichen Substitutionstherapie schnell reversibel. Im übrigen behandelt man sie mit einer Flüssigkeitsrestriktion; nur selten ist eine Zulage von Kochsalz nötig. Die wesentlichen Maßnahmen zur Bekämpfung der Hypothermie sind bereits erörtert. Exogene Wärmezufuhr in Form von Lichtkasten, Heizkissen oder warmen Krügen ist schädlich, da sie zu einem Kreislaufkollaps und zu einem Ansteigen des O_2-Bedarfs, der nicht befriedigt werden kann, führt. Die Aufwärmung des Körpers wird der Wirkung des Trijodthyronin überlassen. Sie soll in jedem Fall sehr langsam unter Vermeidung einer Erweiterung der Hautgefäße vor sich gehen.

Besteht eine Hypoglykämie adrenalen oder hypophysären Ursprungs, so kann eine Infusion von Glucoselösung lebensrettend wirken.

Liegt eine Respirationsstörung und eine alveoläre Hypoventilation vor, so sind zunächst Nase, Mund und Kehlkopf zu revidieren, da eine Schwellung vorliegen kann, die die Atmungsmechanik behindert. Angesichts der Hyperkapnie und der Hypoxie ist fast immer eine Intubation und eine künstliche Beatmung erforderlich, die allein die narkotisierende Wirkung der CO_2 beseitigen kann. Bei erfolgreicher Substitutionstherapie schwinden allmählich die muzinösen Einlagerungen in den Atmungswegen, in den Alveolen und an der Haut des Thorax. Auch bessert sich die hypothyreote Myopathie, die zu einem nicht unwesentlichen Teil zur Atmungsstörung beiträgt. Auch während der Rekonvaleszenz müssen die Luftwege unter dauernder Kontrolle gehalten werden, da es leicht zu einem Rückschlag und zu einer erneuten respiratorischen Störung kommen kann. Während des akuten Stadiums sollte mit Hilfe eines Monitors die Konzentration von O_2 und CO_2 im Blut, ggf. auch das pH, kontrolliert werden.

Die bestehende Hypotension geht im allgemeinen mit Besserung des Zustands zurück. Eine medikamentöse Behandlung sollte möglichst vermieden werden, da der Hypothyreotiker gegenüber diesen Substanzen empfindlich ist. In jedem Fall muß sorgfältig auf das Auftreten von Arrhythmien geachtet werden.

Literatur

1 Blum, M.: Myedema coma. Amer. J. med. Sci. 264 (1972) 432
2 Danowski, T. S.: Body water and solutes. In: The Thyroid. 3. Aufl., hrsg. von S. C. Werner, S. H. Ingbar. Harper & Row, New York 1971 (S. 754)
3 Domm, B. M., C. L. Vassallo: Myxedema coma with respiratory failure. Amer. Rev. resp. Dis. 107 (1973) 842
4 Forester, C. F.: Coma in myxedema. Report of a case and review of the world literature. Arch. intern. Med. 111 (1963) 734
5 Green, W. L.: Guidelines for the treatment of myxedema. Med. Clin. N. Amer. 52 (1968) 431
6 Hackenberg, K., D. Reinwein: Diagnose des Myxödem-Koma. Dtsch. med. Wschr. 103 (1978) 1224
7 Hackenberg, K., D. Reinwein: Therapie des Myxödem-Koma. Dtsch. med. Wschr. 103 (1978) 1225
8 Holvey, D. N., J. T. Goodner, J. T. Nicoloff, J. T. Dowling: Treatment of myxedema coma with intravenous thyroxine. Arch. intern. Med. 113 (1964) 89
9 Kaplan, N. M.: Methopyrapone test in primary hypothyroidism. J. clin. Endocr. 25 (1965) 146
10 Kokenge, F., R. Liedtke, S. Zepf: Ein Beitrag zur Diagnostik und Therapie des Myxödemkomas. Med. Klin. 70 (1975) 1275

11 Laubinger, G.: Ein Fall von Myxödemkoma. Dtsch. med. Wschr. 99 (1974) 643
12 Levin, M. E., W. H. Daughaday: Influence of the thyroid on adrenocortical function. J. clin. Endocr. 15 (1955) 1499
13 Lindberger, K.: Myxoedema Coma. Acta med. scand. 198 (1975) 87
14 Luetscher, J. A., A. P. Cohn, C. A. Camargo u. Mitarb.: Aldosterone secretion and metabolism in hyperthyroidism and myxedema. J. clin. Endocr. 23 (1963) 873
15 Massumi, R. A., J. L. Winnacker: Severe depression of the respiratory center in myxedema. Amer. J. Med. 36 (1964) 876
16 Nickerson, J. F., S. R. Hill, J. H. McNeil u. Mitarb.: Fatal myxedema, with and without coma. Ann. intern. Med. 53 (1960) 475
17 Nordquist, P., K. G. Dhuner, K. Stenberg, G. Örndahl: Myxedema coma and CO_2 retention. Acta med. scand. 166 (1960) 189
18 Ord, W. M.: Cases of myxedema. Trans. clin. Soc. Lond. 13 (1879–1880) 15
19 Pasquier, J., H. Rousset, M. Sibille: Hyponatremie et coma myxoedèmateux. Sem. Hôp. Paris 53 (1977) 1143
20 Perlmutter, M., H. Cohn: Myxedema crisis of pituitary or thyroid origin. Amer. J. Med. 36 (1964) 883
21 Peterson, R. E.: The influence of the thyroid on adrenal cortical function. J. clin. Invest. 37 (1957) 736
22 Reinwein, D.: Klinik des Wasser-, Elektrolyt- und Säurebasenhaushaltes: Schilddrüse. In: Wasser-, Elektrolyt und Säurebasenhaushalt, hrsg. von H. Zumkley. Thieme, Stuttgart 1975
23 Report of a committee of the clinical society of London, nominated December 14, 1883, to investigate the subject of myxedema. Trans. clin. Soc. 21, Suppl. (1888)
24 Ridgeway, E. E., J. A. McCammon, J. Benotti u. Mitarb.: Metabolic responses of patients with myxedema to large doses of intravenous L-thyroxine. Ann. intern. Med. 77 (1972) 549
25 Royce, P. C.: Severely impaired consciousness in myxedema. A review. Amer. J. med. Sci. 261 (1971) 46
26 Senior, R. M., S. J. Birge, S. Wessler, L. V. Avioli: The recognition and management of myxedema coma. J. Amer. med. Ass. 217 (1971) 61
27 Sheehan, H. L., V. K. Summers: Treatment of hypopituitary coma. Brit. med. J. 1952/I, 1214
28 Statland, H., J. Lerman: Function of adrenal cortex in myxoedema, with some observations of pituitary function. J. clin. Endocr. 10 (1950) 1401
29 Summers, V. K.: Myxedema coma. Brit. med. J. 1953/II, 366
30 Wenzel, K. W., H. Meinhold: Evidence of lower toxicity during thyroxine suppression after a single 3 mg L-thyroxine dose. Comparision to the classical L-triiodothyronine test for thyroid suppressibility. J. clin. Endocr. 38 (1974) 890
31 Zimmermann, H.: Chromatographie der 17-Ketosteroide und deren Bedeutung in der Diagnostik endokriner Krankheitsbilder. Habil.-schrift, Düsseldorf 1960
32 Zwillich, C. W., D. J. Pierson, F. D. Hofeldt, E. G. Lufkin, J. V. Weil: Ventilatory control in mxyedema and hypothyroidisen. New Engl. J. Med. 292 (1975) 662

Die Hypothyreose im Alter

Einleitung und pathophysiologische Vorbemerkungen

Die Hypothyreose kann in jeder Altersklasse, auch im Senium, in Erscheinung treten. Die Diagnose ist bei alten Menschen nicht immer leicht zu stellen. Da sich gewisse Symptome der Hypothyreose mit den Erscheinungen des natürlichen Alters decken, spricht man dann von einer oligosymptomatischen maskierten Altershypothyreose. Auf der anderen Seite ist seit Jahrzehnten die Frage erörtert worden, ob nicht wenigstens ein Teil der natürlichen Alterserscheinungen mit einem subklinischen Defizit an Schilddrüsenhormonen in Verbindung zu bringen sei.

In diesem Sinne schien der allmählich mit dem Alter absinkende Grundumsatz und das Ansteigen der Konzentrationen von Cholesterin und Lipoproteinen im Serum zu sprechen. Beides erlaubt jedoch nicht die Diagnose einer Hypothyreose. Der Hypometabolismus des Alters ist vielmehr auf die Verminderung der aktiven Körpermasse mit absinkendem Wasser- und Kaliumgehalt zu beziehen (35). Immerhin wäre die Frage zu erörtern, ob nicht eine mangelnde Reagibilität des peripheren Körpergewebes gegenüber den Schilddrüsenhormonen vorliege, wenn schon ein eigentliches Defizit sich nicht nachweisen lasse. Obwohl sich bei den Untersuchungen über die Biorheuse eine Lebenskurve der Schilddrüse nachweisen läßt, wobei es im Alter zur Abnahme der Epithelhöhe und der Durchblutung, zu einer Bindegewebsvermehrung und einer Vermehrung gutartiger Knoten kommt, waren bis vor kurzem Funktionsabfälle nicht bekannt. Die Kinetik des Jodstoffwechsels im Alter wurde von KLEIN (25) ausführlich dargestellt (s. auch S. 109). Da die renale Jodidclearance mit vorschreitendem Alter absinkt, erhöht sich der Blutspiegel an organischem Jod, so daß die Jodidaufnahme der Schilddrüse aus dem Plasma abfallen kann, ohne daß daraus ein funktioneller Defekt resultiert. Die aus der Clearance berechnete Jodaufnahme der Schilddrüse sinkt im Alter auf 60% der Werte der jüngsten Gruppe ab (18) (s. auch [14]). Die Clearancerate verhält sich bei epidemiologischen Untersuchungen etwa umgekehrt proportional der täglichen Jodzufuhr in der Nahrung (29). Die oft leicht erhöhten Werte des intrathyreoidalen Jodumsatzes ($PB^{131}J$) sind durch den infolge der Involution verkleinerten Jodpool der Schilddrüse zu erklären. Von Interesse wäre die Kenntnis der Reagibilität der Schilddrüse gegenüber TSH-Gaben und des Hypophysenvorderlappens gegenüber TRH. Trotz mancher Untersuchungen sind die Ergebnisse bisher nicht schlüssig und z. T. widersprechend, besonders was den TSH-Stimulationstest angeht, mit dem man allerdings auch nur unter Schwierigkeiten Untersuchungen im physiologischen Bereich durchführen kann. Gemessen an den Veränderungen des $PB^{127}J$ oder des T_4 im Serum wird z. T. über verminderte, z. T. aber auch über normale Ansprechbarkeit berichtet (3, 11, 27, 34). Sieht man beim TRH-Test die Änderungen der T_3-Konzentration im Serum als Maß für die Reaktionsfähigkeit der Schilddrüse an, so ergibt sich insofern ein Alterseffekt, als bei Männern und Frauen die T_3-Ausschüttung im Alter absinkt (1). Mehr Information sollte man sich vom TSH-TRH-Test versprechen. In manchen Untersuchungen ergab sich gegenüber einer Gruppe von jüngeren Personen keine Differenz für das $\triangle$-TSH (8, 33). In einer anderen Untersuchung blieben die $\triangle$-TSH-Werte nach TRH-Belastung bei den Frauen in allen Altersgruppen, auch bei den 60–79jährigen, im Mittel unverändert, während die Männer einen progressiven Abfall zeigten (36). Die Abb. 7.**15** zeigt einen statistisch gesicherten, altersbezogenen Abfall von $\triangle$-TSH (39). Daß bei diesen Untersuchungen auch genetische und Umweltfaktoren eine Rolle spielen, lassen japanische Untersuchungen erkennen, bei denen bei älteren Personen eine verstärkte TRH-Reaktion festgestellt wurde (latente Hypothyreose?) (30). Über das Verhalten der basalen TSH-Werte besteht noch Unklarheit (s. Abb. 7.**15**) (39). Mangels ausreichender Untersuchung ist auch die Frage noch geklärt, ob bei der vollausgebildeten Hypothyreose eine Tendenz zum Abfall der basalen TSH-Werte im Serum besteht (26). Da es sich nur um wenige Befunde handelt, muß die Frage der verminderten Reagibilität und auch die der Geschlechtsdifferenz vorläufig offen bleiben (10).

Eine scheinbare Unterstützung der These, daß im Senium generell ein subklinisches Defizit an Schilddrüsenhormonen vorliegen könne, ergab sich aus den Befunden über die Ver-

minderung der T$_3$-Werte im Serum bei alten Personen (9, 20, 22, 23, 32). Die Erniedrigung des T$_3$-Spiegels im Serum kann man prinzipiell auf folgende Ursachen zurückführen:
- eine verringerte Sekretion in der Schilddrüse,
- eine verminderte periphere Konversion,
- ein vergrößertes Verteilungsvolumen und
- eine erhöhte Degradation.

Mit zunehmendem Alter sinken die T$_3$-Konzentrationen im Serum progressiv ab, wobei es vor allen Dingen während der Pubertät und im Adoleszentenalter zu einer besonders deutlichen Verminderung kommt (20, 32). Die jährliche T$_3$-Verminderung beträgt etwa 0,8–2,0 ng/dl (0,012–0,031 nmol/l). Die Ursache dieser Verminderungen kann nicht in einer Abnahme der Trägerproteine des Serums gesehen werden, da diese im vorgeschrittenen Alter zunehmen (22,9 ± 6,0 gegenüber einer jüngeren Gruppe mit 20,1 ± 4,4 mg/l) (31). Zudem sind die für den Zellmetabolismus maßgebenden Konzentrationen des AFT$_3$ im Alter ebenfalls erniedrigt (19).

Es kommt nicht nur zu dieser, mit etwa 50% erheblichen Verminderung der T$_3$-Konzentration, sondern im Alter auch zu einem, allerdings nicht stets nachzuweisenden Abfall der T$_4$-Konzentrationen um ca. 20%. Frühere Untersuchungen des PB^{127}J hatten dies nicht erkennen lassen. Die metabolische Clearancerate nimmt mit vorrückendem Alter zunehmend ab, und zwar bis zu einem Wert von −50% gegenüber Personen des mittleren Alters (17). Auch hier sind die Trägerproteine nicht verantwortlich zu machen. In manchen Untersuchungen kommt es zu einem signifikanten Absinken, auch des AFT$_4$, gegenüber einer jüngeren Altersklasse (20), wobei Produktion der Schilddrüse und metabolische Clearancerate maßgebend sind. Neben einer Erhöhung des Quotienten T$_4$/T$_3$ steigen auch die rT$_3$-Werte an (10, 21, 22).

Da über die Kinetik des T$_3$-Stoffwechsels noch keine überzeugenden Unterlagen vorliegen (24), ist es auch noch nicht klar, ob die Produktion des T$_3$ in der Schilddrüse vermindert ist. Es spricht aber vieles dafür, daß die Verminderung der T$_3$-Konzentrationen ein sekundärer Vorgang ist, der durch die absinkende Konversion des T$_4$ zu T$_3$ im peripheren Gewebe bewirkt wird (40). Man könnte spekulieren, daß die in jüngeren Lebensjahren konvertierenden Organe (Leber, Niere, Muskulatur, Herz, evtl. die Schilddrüse selbst) dazu im Alter nur in vermindertem Maße in der Lage sind. Auch ist zu beachten, daß andauernde und konsumierende Krankheiten, wahrscheinlich über einen ähnlichen Mechanismus, die T$_3$-Spiegel des Serums herabsetzen. Hypothylamisch-hypophysäre Störung mögen hinzukommen.

Bei Würdigung dieser Tatsachen, die eine verminderte Hormonversorgung auf dem Niveau der Körperzelle nahelegen und wahrscheinlich machen, könnte man annehmen, daß die eingangs erwähnten, der Hypothyreose ähnelnden Symptome der sonst gesunden alternden Personen, auf einem Hormondefizit im Gewebe beruhen. Wahrscheinlich ist dies jedoch nicht, da es sich ebenso gut um Anpassungsvorgänge an einen, der Körperzelle immanenten Alterungsprozeß handeln kann. In diesem Sinne spricht auch, daß die vielfachen Versuche, Alterserscheinungen durch Gabe von Schilddrüsenhormonen zu beheben, stets gescheitert sind, es sei denn, es handele sich um eine bisher nicht entdeckte subklinische Hypothyreose.

Klinisches Bild und Prävalenz

Die Hypothyreose kann im Alter als voll ausgebildetes Krankheitsbild mit allen klinischen Anzeichen einschließlich einer myxödematösen Haut auftreten. Häufiger sind im Alter aber oligosymptomatische maskierte Formen, welche die richtige Diagnose erschweren. Wie bereits erwähnt, sind es zum Teil Symptome, die man auch beim nichthypothyreoten alten Menschen findet, wie Leistungsabfall, Müdigkeit, trockene Haut, Schwellungen an Gesicht und Händen, Kälteempfindlichkeit, langsame Herzaktion, Verlangsamung im körperlichen und geistigen Bereich, Neigung zu Depression und Apathie. Myopathische und rheumatische hypothyreotische Symptome werden im Senium oft verkannt. Wenn die Diagnose einer Hypothyreose schon bei jüngeren Personen schwieriger als die einer Hyperthyreose ist, so gilt dies im vermehrtem Maße für die Hypothyreose alter Menschen. Auch hier handelt es sich um einen langsamen schleichenden Beginn, wobei die Symptome leicht auf gewöhnliche Alters- oder arteriosklerotische Erscheinungen zurückgeführt werden.

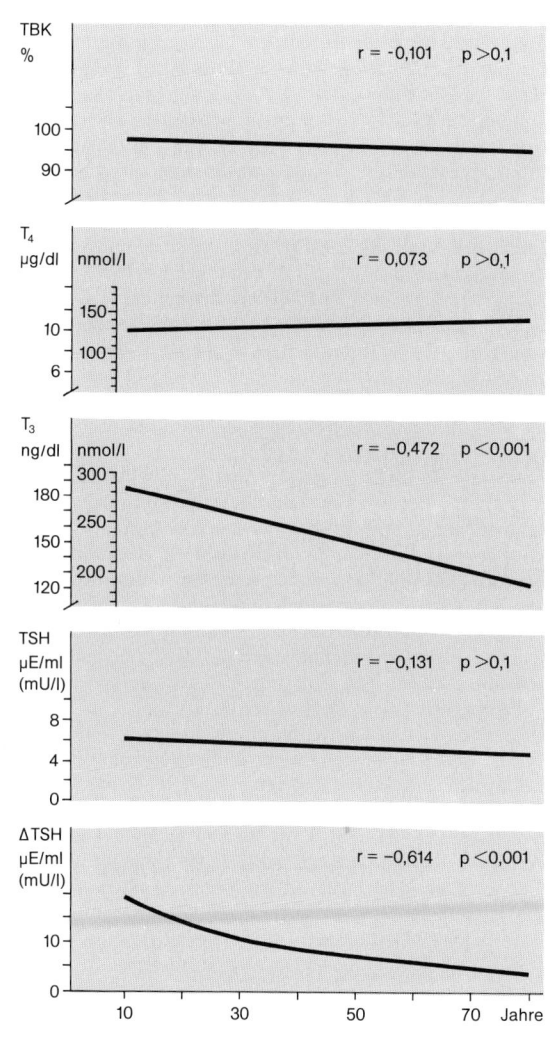

Abb. 7.**15** Verhalten der Hormonwerte im Serum mit zunehmendem Alter der Probanden (nach *Vosberg* u. Mitarb. [39]).

Erst die systematische Untersuchung größerer Populationen alter Menschen im Screening-Verfahren hat zu der Erkenntnis geführt, daß die maskierte oligosymptomatische Form sehr viel häufiger ist, als man vordem gedacht hatte. Bewährt hat sich vor allen Dingen die TSH-Bestimmung, der TSH-TRH-Test, kombiniert mit einer T4-Bestimmung, besser noch die Bestimmung der ETR. Nur ein systematisches Screening in Familien, in Altenheimen, in geriatrischen, rheumatologischen und psychiatrischen Kliniken eröffnet die Chancen, die zahlreichen behandlungsbedürftigen Hypothyreoseerkrankungen alter Leute zu entdecken.

Schon 1961 fanden LLOYD u. Mitarb. (28) in einer geriatrischen Klinik unter 3417 Patienten 58 Fälle von Hypothyreose und nur 17 Fälle von Hyperthyreose. Die Prävalenz betrug demnach 1,7 bzw. 0,5%, obwohl sich die Untersuchungen nur auf Bestimmungen des Cholesterins, des Grundumsatzes, des PB^{127}J wie der ^{131}J-Aufnahme und den diagnostischen Index von Wayne bezogen. Von den Hypothyreosen waren 5 in der Vergangenheit wegen Hyperthyreose behandelt worden. Bei 53 Fällen durfte man eine primäre Hypothyreose annehmen. Das mittlere Lebensalter betrug 70 Jahre, der Sexualquotient 5 : 1 (15).

Das Screening-Verfahren wurde durch Hinzuziehung der TSH-Bestimmung und der Antikörper später verbessert. In einer Serie von 2000 geriatrischen Patienten ergab sich ein Prozentsatz von 2,9% Hypothyreosen. Davon waren 0,6% bereits bekannt und behandelt, während 2,3% neu entdeckt wurden. Von diesen hatten 28,3% klassische, 54,4% unspezifische Symptome; darunter waren 12 Patienten, deren Symptomatik (rheumatoide Arthritis, perniziöse Anämie, Kropf, Taubheit) man wohl mit einer Hypothyreose in Verbindung bringen konnte. In 17,4% der neu entdeckten Fälle hatte man ein psychiatrisches Krankheitsbild angenommen, wie Depression, Paranoia, Delirium. Es ist wichtig zu wissen, daß depressive Zustände alle anderen Manifestationen der Hypothyreose überschatten (2).

In einer geriatrischen Abteilung wurden während einer Dreijahresperiode Schilddrüsenerkrankungen in 1,4% aller Patienten gefunden. Davon litten 3,9% an Hypothyreose. Diese Untersuchungen wurden allerdings nicht mit TSH-Bestimmungen oder TRH-Test durchgeführt (15). (Zum Wert der PB^{127}J-Bestimmung s. auch [37].)

Aus diesen wenigen Untersuchungsserien geht bereits hervor, daß die Fahndung nach Hypothyreotikern im vorgeschrittenen Alter mindestens ebenso wichtig ist wie im Säuglingsalter. Auch im Alter kann man durch eine Substitutionstherapie die hypothyreoten Erscheinungen zum Verschwinden bringen. Suchaktionen können in der Familie erfolgen, sollten aber bevorzugt in Altenheimen, psychiatrischen und Rheumakliniken durchgeführt werden. Man kann damit rechnen, daß hier 2–3% unerkannter Hypothyreotiker verweilen. Notwendig ist allerdings die Verwendung geeigneter Parameter, vor allen Dingen des Gesamt-T4, besser noch der ETR, während sich eine T3-Bestimmung erübrigt. Da die Behandlung einer Hypothyreose billig ist, ist die Kostenminderung bei erfolgreichem Screening durch Betteneinsparung erheblich (19).

Wird beim Screening-Verfahren eine manifeste Hypothyreose gefunden, so genügt zur Sicherung der Diagnose die T4-Bestimmung in Verbindung mit einem Bindungstest. Handelt es sich aber um den Verdacht auf eine subklinische Hypothyreose, so sind wenigstens zwei Parameter notwendig, nämlich zusätzlich die TSH-Bestimmung, ggf. mit dem TRH-Test. Erwünscht ist die Bestimmung von Schilddrüsenantikörpern. Bei Verdacht auf eine hypophysäre Hypothyreose können die TSH-Werte normal oder nicht nachweisbar sein. In diesen Fällen ist eine umfangreiche endokrinologische Diagnostik erforderlich. Liegen bei alten Menschen gleichzeitig Allgemeinerkrankungen vor, so ist die Diagnose der Hypothyreose, auch mittels der Parameter des Laboratoriums, besonders schwierig. (Weitere Angaben zur Epidemiologie der Hypothyreose bei alten Personen s. Epidemiologie [391].)

Ätiologie der Altershypothyreose

Die Ätiologie der Altershypoithyreose entspricht im wesentlichen den bei der Klassifizierung der postnatal erworbenen Hypothyreose aufgeführten Punkten. Auch im Alter stehen die Folgezustände einer Immunthyreoiditis im Vordergrund. Auch hier spielt die Hypothyreose nach iatrogenen Eingriffen (operativ, Strahlenbehandlung) eine zunehmende größere Rolle, desgleichen aber auch die durch Jodid in hohen Dosen verursachte Hypothyreose. Aufschlüsselungen liegen jedoch noch nicht vor. Insbesondere ist wenig über die Resistenz der Peripherie im Alter gegenüber den Schilddrüsenhormonen bekannt.

Besonderheiten der subklinischen Hypothyreose im Alter

Zum Begriff der subklinischen Hypothyreose (klinische Eutyhreose mit normalen Konzentrationen der Schilddrüsenhormone im Serum, erhöhten TSH- und △ TSH-Werten, ggf. positivem Antikörperbefund) s. S. 392 (7, 12). Auch beim älteren Menschen scheint die Entwicklung der subklinischen Hypothyreose in verschiedenem Tempo vor sich zu gehen. Bei manchen Patienten bleibt das TSH über Jahre konstant. Bei anderen steigt es an, bis sich eine manifeste Hypothyreose entwickelt. Auch plötzliche Erhöhungen sind beschrieben worden (4, 12).

Auch hier wird die asymptomatische Autoimmunthyreoiditis mit Recht als Wegbereiter der manifesten Hypothyreose angesehen (5, 6, 13, 16). Zur Frage, ob sie einen Risikofaktor in bezug auf die koronaren Herzerkrankungen darstellt, s. S. 418. Eine prospektive Studie in West- und Ostfinnland erfaßte ältere Personen, bei denen sich eine Korrelation zwischen der Prävalenz von koronaren Herzerkrankungen und der Anwesenheit von Schilddrüsenantikörpern ergab. Nachuntersuchungen nach 5 Jahren zeigten, daß in beiden Gebieten die asymptomatische Schilddrüsenautoimmunität, unabhängig von anderen bekannten Risikofaktoren, eine Vorhersage über die nachfolgende Entwicklung von koronaren Herzerkrankungen erlaubte. Die Bedeutung dieses Risikofaktors stieg mit dem Alter an (7, s. auch 38).

Behandlung der Altershypothyreose

Die Behandlung der Altershypothyreose geht nach den Kriterien vor sich, die auf S. 461 angegeben werden, d.h. man muß mit einer kleinen Dosis von 25 µg (32 nmol) L-T4/d beginnen und, um keine koronaren oder zerebralen Attacken zu provozieren, sehr vorsichtig alle 4 Wochen um je 25 µg (220 nmol) steigern. Auch bei alten Personen soll die Erhaltungsdosis im Mittel etwa 170 µg/d (220 nmol) betragen.

Literatur

1 Azizi, F., A. G. Vagenakis, G. I. Portnay: Pituitary-thyroid responsiveness to intramuscular thyrotropin-releasing hormone based on analyses of serum thyroxine, tri-iodothyronine and thyrotropin concentrations. New Engl. J. Med. 292 (1975) 273
2 Bahemuka, M., H. M. Hodkinson: Screening for hypothyroidism in elderly patients. Brit. med. J. 1975/II, 601
3 Baker, S. P., G. W. Gaffney, N. W. Shock u. Mitarb.: Physiological responses of five middle-aged and elderly men to repeated administration of thyroid stimulating hormone. J. Geront. 14 (1959) 47
4 Baschieri, L., R. Fellino, E. Martino, G. Chepaldi, A. Pinchera: Zit. nach P. A. Bastenie u. Mitarb. 1977 (7)
5 Bastenie, P. A., L. Vanhaelst, P. Neve: Coronary – artery disease in hypothyroidism. Observations in preclinical myxoedema. Lancet 1967/II, 1221
6 Bastenie, P. A., P. Neve, M. Bonnyns, L. Vanhealst: Clinical and pathological significance of asymptomatic atrophic thyroiditis. Lancet 1967/II, 915
7 Bastenie, P. A., J. Golstein, L. Vanhaelst, P. Smets, A. Keys, M. J. Karvonen, S. Punsar: Asymptomatic autoimmune thyroiditis and coronary heart-disease. Cross-sectional and prospective studies. Lancet 1977/II, 155
8 Blichert, T. M., L. Hummer, H. Dige Petersen: Human serum thyrotrophin level and response to thyrotrophin releasing hormone in the aged. Geront. clin. (Basel) 17 (1975) 191
9 Brunelle, P., C. Bohuon: Baisse de la triiodothyronine sérique avec l'âge. Clin. chim. Acta 42 (1972) 201
10 Burrows, A. W., E. Cooper, R. A. Shakespear, C. M. Aikin, S. Fraser, R.-D. Hesch: Low serum L-T3 levels in the elderly sick: Protein binding, thyroid and pituitary responsiveness, and reverse T3 concentrations. Clin. Endocr. 7 (1977) 289
11 Einhorn, J.: Studies on the effect of thyrotropic hormone on thyroid function in man. Acta radiol. (Stock.), Suppl. 160 (1958) 1
12 Fowler, P. B. S.: Premyxoedema – a cause of preventable coronary heart disease. Proc. roy. Soc. Med. 70 (1977) 297
13 Fowler, P. B. S., J. Swale, H. Andrews: Premyxoedema and coronary artery disease. Lancet 1967/I, 1077
14 Gaffney, G. W., R. I. Gregerman, N. W. Shock: Relationship of age to the thyroid accumulation, renal excretion and distribution of radioiodide in euthyroid man. J. clin. Endocr. 22 (1962) 784
15 Gatti, A., G. Pozzi: Thyroid pathology in the elderly. J. Geront. 23 (1975) 377
16 Gordin, A., B.-A. Lamberg: Natural course of symptomless autoimmune thyroiditis. Lancet 1975/II, 1234
17 Gregerman, R. I., G. W. Gaffney, N. W. Shock, S. E. Crowder: Thyroxine turnover in euthyroid man with special reference to changes with age. J. clin. Invest. 41 (1962) 2065
18 Hansen, J. M., L. Skovsted, K. Siersbaek Nielsen: Age dependent changes in iodine metabolism and thyroid function. Acta endocr. (Kbh.) 79 (1975) 60
19 Hermann, J.: Ätiologie und klinische Symptomatik der Schilddrüsenunterfunktion. Tagg. der Sektion Schilddrüse der Dtsch. Ges. f. Endokrinologie, Celle, 2.–3. 12. 1977
20 Herrmann, J., H. J. Rusche, H. J. Kröll, K. H. Rudorff, H. L. Krüskemper: Trijodthyronin: Abnahme der Serumkonzentration mit zunehmendem Alter. Dtsch. med. Wschr. 99 (1974) 2122
21 Hesch, R.-D., J. Gatz, H. Jüppner, P. Stubbe: TBG-dependency of age related variations of thyroxine and triiodothyronine. Horm. metab. Res. 9 (1977) 141
22 Hesch, R.-D., J. Gatz, J. Pape, E. Schmidt, A. von zur Mühlen: Total and free triiodothyronine and thyroid-binding globulin concentration in elderly human persons. Europ. J. clin. Invest. 6 (1976) 139
23 Hilger, P., J. Herrmann, H. L. Krüskemper: Radioimmunologische Schnellmethode zur Messung von Trijodthyronin im Serum ohne Extraktion. Z. klin. Chem. 11 (1973) 323
24 Ingbar, S. H.: Effect of aging on thyroid economy in man. J. Amer. Geriat. Soc. 24 (1976) 49
25 Klein, E.: Der endogene Jodhaushalt des Menschen und seine Störungen. Thieme, Stuttgart 1960
26 Krüskemper, H. L.: Diagnosis of hypothyroidism. In: Rational Diagnosis of Thyroid Disease, hrsg. von R. Höfer, Egermann, Wien 1976/77 (S. 143)
27 Lederer, J., J. P. Bataille: Sénescence et fonction thyroidienne. Ann. Endocr. (Paris) 30 (1969) 598
28 Lloyd, W. H., I. J. L. Goldberg: Incidence of hypothyroidism in the elderly. Brit. med. J. 1961/II, 1256
29 Oddie, T. H., J. Myhill, F. G. Pirnque u. Mitarb.: Effect of age and sex on the radioiodine uptake in euthyroid subjects. J. clin. Endocr. 28 (1968) 776
30 Ohara, H., T. Kobayashi, M. Shiraishi, T. Wada: Thyroid function of the aged as viewed from the pituitary thyroid system. Endocr. jap. 21 (1974) 377
31 Pickardt, C. R., M. Bauer, K. Horn, Th. Kubiczek, P. C. Scriba: Vorteile der direkten Bestimmung des Thyroxin-bindenden Globulins (TBG) in der Schilddrüsenfunktionsdiagnostik. Internist (Berl.) 18 (1977) 538
32 Rubenstein, H. A., V. P. Butler, S. C. Werner: Progressive decrease in serum triiodothyronine concentrations with human aging. Radioimmunoassay following extraction of serum. J. clin. Endocr. 37 (1973) 247
33 Sakoda, M., T. Fukoda, H. Mori u. Mitarb.: The pituitary reserve of thyrotropin secretion in aged subjects. Kobe J. med. Sci. 21 (1975) 61
34 Scazigga, B., T. Lemarchand-Béraud, A. Vanotti: Problèmes de Gériatrie. Sandoz, Paris 1968 (S. 15)
35 Shock, N. W., D. M. Watkin, M. J. Yiengst, A. H. Norris, G. W. Gaffney, R. I. Gregerman, J. A. Falzone: Age differences in the water content of the body as related to basal oxygen consumption in males. J. Geront. 18 (1963) 1
36 Snyder, P. J., R. D. Utiger: Thyrotropin response to thyrotropin releasing hormone in normal females over forty. J. clin. Endocr. 34 (1972) 1096
37 Taylor, B. B., J. A. Thomson, F. I. Caird: Further studies of thyroid function tests in the elderly at home. Age and Ageing. 3 (1974) 122
38 Tunbridge, W. M. G., D. Evered: The prevalence of thyroid disorders in an English community. Seventh International Thyroid Conference, Boston Exc. Medica. I.C.S. Nr. 361. S. 101 (1975)
39 Vosberg, H., H. Wagner, K. Böckel, W. H. Hauss: Altersabhängige Veränderungen der Hypophysen-Schilddrüsen-Regulation. act. geront. 6 (1976) 279
40 Wenzel, K. W., W. R. Horn: Triiodothyronine (T3) and thyroxine (T4) kinetics in aged men. Excerpta med. (Amst.) I.C.S. 378 (1976) 270

Die erworbene Hypothyreose des Kindes

Die in der Kindheit erworbene Hypothyreose ist von den verschiedenen Formen der kongenitalen Hypothyreose (Athyreose, Hypothyreose bei endemischem und sporadischem Kretinismus), die auf S. 472 ff. behandelt werden, abzugrenzen. Die überaus charakteristischen Symptome der letzteren sind bei der erworbenen Hypothyreose des Kindes in weit geringerem Maße ausgebildet. Insofern ähnelt diese Form mehr der Hypothyreose des Erwachsenen, wenn auch einige Besonderheiten, wie Wachstumsrückstand, Veränderungen der Proportionen, Störung der Skelettentwicklung und der Dentition sowie Behinderungen der geistigen Entwicklung in vielen Fällen deutlich sind. Je früher das Hormondefizit einsetzt, um so ausgesprochener und schwerwiegender sind diese klinischen Symptome. Insofern bedarf die Hypothyreose im Kindesalter einer besonderen Besprechung.

Prävalenz

Faßt man die Hypothyreose des Kindesalters (kongenitale und erworbene) zusammen, so ist sie unter den ernsten endokrinen Erkrankungen des Kindesalters neben dem Diabetes mellitus die häufigste. Sie ist auch bedeutend häufiger als die Hyperthyreose. So fanden sich im Harriet Lane Home in Baltimore (41) in einem Nichtendemiegebiet unter 239 Kindern mit Schilddrüsenerkrankungen 164 Hypothyreosen. Diesen standen nur 29 Hyperthyreosen gegenüber. Während eine Hyperthyreose im Erwachsenenalter wesentlich häufiger als eine Hypothyreose beobachtet wird, sind die Zahlenverhältnisse in der Kindheit gerade umgekehrt. Im Hamburger Krankengut (40) betrug das Verhältnis von Hypothyreose zu Hyperthyreose bei Kindern 6,2:1. Den kongenitalen primären Hypothyreosen der Neugeborenen kommt klinisch und zahlenmäßig eine ungleich höhere Bedeutung zu. Hier ergibt sich mit Hilfe der TSH-Bestimmung im Screening-Verfahren eine Häufigkeit von ca. 1:6000 bis 1:2600, berechnet auf die Gesamtzahl der Neugeborenen (20, 23, 43, 44).

Ätiologie

Die Ursachen der erworbenen Hypothyreose des Kindes sind etwa die gleichen wie bei der Hypothyreose des Erwachsenen. Die Folgen einer Immunthyreoditis stehen an erster Stelle. Danach kommen (in abnehmender Reihe) die Folgen therapeutischer Eingriffe wie die subtotale Resektion der Schilddrüse oder die Behandlung mit antithyreoidalen Substanzen wegen Hyperthyreose, die Resektion der Schilddrüse wegen eines Malignoms oder auch die Resektion einer Zungengrundstruma. Die Einwirkung ionisierender Strahlen spielen in diesem Lebensbereich nur insofern eine Rolle, als sich nach einer Bestrahlung der Halsregion eine Hypothyreose entwickeln kann. Manchmal liegen aber auch kongenitale Defekte, wie Dysgenesie oder Störungen im Stoffwechsel und in der Synthese der Schilddrüsenhormone (sporadischer Kretinismus) zugrunde, die zwar pränatal angelegt sind, sich aber erst im Kindesalter entwickeln, da die Hormonproduktion in den ersten Jahren der Kindheit leidlich ausreichte. Dies gilt auch für die Zungengrundstruma, die manchmal imstande ist, den Hormonbedarf des Körpers für längere Zeit zu decken. Es handelt sich also um eine sich in der Kindheit manifestierende, aber doch konnatale Hypothyreose, so daß die Begriffe angeboren und erworben nicht scharf zu trennen sind. In diesen letztgenannten Fällen entwickelt sich, genau wie bei der Erwachsenenhypothyreose, das Krankheitsbild allmählich und schleichend. Natürlich kommt auch eine hypophysäre Form der Hypothyreose mit den verschiedenen Möglichkeiten der Entstehung, wie sie S. 452 dargestellt sind, in Frage. Hier gelten die gleichen klinischen Besonderheiten und die gleichen diagnostischen Methoden. Schließlich sei erwähnt, daß man auch auf den Begriff der idiopathischen Hypothyreose im Kindesalter nicht ganz verzichten kann, da es Krankheitsfälle gibt, bei denen man den Ursprung wohl vermuten, aber nicht mit Sicherheit nachweisen kann. Aufgrund neuerer Untersuchungen hat auch die früher oft erwogene Möglichkeit einer Resistenz der peripheren Gewebe gegenüber den Schilddrüsenhormonen als auch der Schilddrüse gegenüber dem TSH, wie auf S. 397 dargestellt ist, wieder an Wahrscheinlichkeit gewonnen (28, 31, 34, 35).

In seltenen Fällen kann die kindliche Hypothyreose im fetalen Leben durch Behandlung der Mutter mit antithyreoidalen Substanzen oder mit ionisierenden Strahlen sowie durch eine hoch dosierte Jodidbehandlung hervorgerufen werden. Auch hier handelt es sich letztendes um eine erworbene Form der Hypothyreose. Offenbar kann das Entstehen einer kindlichen Hypothyreose bei versehentlicher Behandlung der Mutter mit ^{131}J in der Gravidität durch pharmakologisch hohe Dosen von T_3 nicht verhindert werden (22) (s. Kap. Hyperthyreose und Gravidität, S. 285).

Klinische Anzeichen

Im Gegensatz zur Hypothyreose des Neugeborenen und des Säuglings, bei denen die klinischen Erscheinungen nach Ablauf einiger Wochen voll ausgeprägt sind (mangelnde körperliche Aktivität, Trinkfaulheit bei guter Gewichtszunahme, auffällige Ruhe, heisere Stimme beim Schreien, Verstopfung, Meteorismus, Nabelhernie, Megakolon, Rektusdiastase, Rektalprolaps, langdauernder Icterus neonatorum, Gelbfärbung der Haut durch Carotin, Struma), stellen sich die klinischen Anzeichen bei der erworbenen kindlichen Hypothyreose erst nach Ablauf der ersten Lebensjahre, meist im Kleinkindesalter ein. Der Beginn ist wie bei den Erwachsenen schleichend, so daß die Krankheit nicht leicht zu erkennen ist.

Die wichtigsten klinischen Symptome betreffen das Skelettsystem. Dabei ist der Zeitpunkt des Einsetzens der Hypothyreose von Bedeutung: Je später die Krankheit beginnt, um so mehr ähneln die osteopathischen Erscheinungen denen des hypothyreoten Erwachsenen. Bei frühem Einsetzen kommt es zu einer Verzögerung des Zahndurchbruchs und der Zahnentwicklung, zur Ausbildung einer Karies, zu einer Störung des Skelettwachstums und der Skelettreifung sowie, was von besonderer Bedeutung ist, zu einem Wachstumsrückstand (s. Die hypothyreote Osteopathie, S. 426). Noch nachträglich kann man bei der Beurteilung der Knochenveränderungen einen ungefähr zu verwertenden Rückschluß auf den Zeitpunkt des Einsetzens der Hypothyreose ziehen. Ist die Krankheit früh entstanden, so bleiben die Körperproportionen infantil, d.h. die Extremitäten sind im Verhältnis zum Rumpf klein. Aber auch alle übrigen hypothyreoten Symptome können entstehen: So bleibt das Gesicht rund, breit und infantil, die Haut zeigt die charakteristischen Merkmale der Hypothyreose; es kann zur Ausbildung kardiovaskulärer Erscheinungen mit Bradykardie und verbreitertem Herzen sowie zu einer hypo-, normo- oder hyperchromen Anämie kommen, ebenso zu myopathischen Erscheinungen der Muskulatur. In psychischer Hinsicht fällt die allgemeine Verlangsamung mit auffällig ruhigem Verhalten auf, so z. B. das Ausbleiben der Trotzphase (39); das Sprechenlernen verzögert sich; auch bilden sich artikulatorische Sprachstörungen wie bei Erwachsenen aus. Charakteristisch ist die Kontaktschwäche zu anderen Kindern und die Hilflosigkeit beim Spielen und Turnen. Es muß jedoch betont werden, daß die in diesem Alter auftretenden körperlichen und geistigen Defekte weit milder als die des nicht oder unvollkommen behandelten Neugeborenen und bei sachgemäßer Therapie fast immer rückbildungsfähig sind (34a). Anders verhält es sich bei den hypophysären Formen der Hypothyreose, bei denen ein komplexeres Krankheitsbild vorliegt. Hier bildet sich im allgemeinen die körperliche Entwicklungsstörung nicht komplett zurück (16). Bei einer unbehandelten oder ungenügend behandelten Hypothyreose im Kindesalter muß man mit verspätetem Einsetzen der Menarche, aber auch mit postpuberalen Menorrhagien rechnen (8). Auch bei Knaben kann es zu einer Verzögerung der Sexualentwicklung kommen, so daß sich ein präpuberaler Zustand lange hinauszieht. Offenbar handelt es sich um eine sekundäre Störung der Gonadotropinproduktion, die sich durch eine sachgemäße Therapie bessern läßt (45).

Von pathophysiologischem Interesse ist das (allerdings seltene) Auftreten einer Pubertas praecox, die bereits 1905 in diesem Zusammenhang beschrieben wurde (14, 24, 36, 37, 42). Gleichzeitig können Galaktorrhoe (33), Sellavergrößerungen und Hautpigmentierungen in Erscheinung treten, was auf eine Adenombildung im Bereich des Hypophysenvorderlappens mit vermehrter Produktion von Gonadotropinen, Prolactin und Melanophorenhormon hinweist. Auch vergrößerte Testes mit vorzeitiger Reifung sind beschrieben worden, desgleichen Tumoren der Ovarien, die sich, wie die übrigen Anzeichen der Pubertas praecox, bei Substitutionstherapie zurückbildeten, so daß man mit einem operativen Eingriff zurückhaltend sein soll. Offenbar ist die durch den Schilddrüsenhormonmangel angeregte TSH-Produktion das Primum movens, das zu einer funktionellen „Überlappung" führt und eine Mehrproduktion anderer hypophysärer Hormone auslöst. Klinisch ergeben sich insofern Besonderheiten, als, entsprechend der hypothyreoten Stoffwechsellage, die Skelettreifung nicht wie sonst bei der Pubertas praecox beschleunigt, sondern verlangsamt ist. Neuere Mitteilungen lassen erkennen, daß die, im Vergleich zum Knochenalter, frühzeitige sexuelle Reifung bei lang bestehender juveniler Hypothyreose nicht so selten ist, wie man bisher angenommen hatte (4). In der Mayo Clinic wurden in 12 Jahren von 54 hypothyreoten Kindern 31 mit vorzeitiger Sexualreifung beobachtet (Brustentwicklung, Östrogenisierung der vaginalen Mukosa, Vaginalbluten und Galaktorrhoe bei den Mädchen, Vergrößerung der Testikel, allerdings mit nur geringem peripherem Androgeneffekt, bei den Knaben). Die Gonadotropinkonzentration im Serum ist im Verhältnis zum Knochenalter gesteigert, und zwar das FSH mehr als das LH. Den Krankheitserscheinungen liegt also eine vorzeitige Ausschüttung von Gonadotropin zugrunde.

Elektroenzephalographische Untersuchungen an hypothyreoten Kindern lassen altersabhängige Differenzen erkennen. Bei der kongenitalen Hypothyreose überwiegen niedrige Amplituden, während bei älteren Kindern mit erworbener Hypothyreose langsame Aktivitäten vorherrschen. Im Tierversuch läßt sich zeigen, daß eine frühzeitige Schilddrüsenexstirpation außer den EEG-Veränderungen auch histologische Abnormitäten veranlaßt, während dies bei einer Exstirpation in einem späteren Stadium der Entwicklung in weit geringerem Maße der Fall ist (7). Je reifer das Gehirn zu dem Zeitpunkt, in welchem die Hypothyreose einsetzt, um so mehr ähneln die EEG-Veränderungen dem Typ des hypothyreoten Erwachsenen, bei denen die Veränderungen nicht erheblich und bei Therapie reversibel sind. Allerdings gibt es einen Rückfall bei Entzug der Substitutionstherapie (19, 26). Diese Befunde sprechen dafür, daß beim älteren Kind und beim Erwachsenen metabolische Ursachen und im wesentlichen keine strukturellen Veränderungen als Ursache angenommen werden müssen.

Laboratoriumsdiagnostik

Die Ergebnisse der Laboratoriumsdiagnostik bei der Erwachsenenhypothyreose dürfen nicht ohne weiteres auf die Hypothyreose in der Kindheit übertragen werden. Es ergeben sich vielmehr in manchen Punkten deutliche Differenzen. Die Grundumsatzbestimmung spielt, wie auch bei Erwachsenen, kaum noch eine Rolle. Sie ist zudem bei Kleinkindern an schwierige technische Voraussetzungen gebunden. Eine Erhöhung der Cholesterin- und Triglyceridwerte ist zwar auch im Kindesalter von Bedeutung, jedoch nur beim älteren Kind, nicht beim Säugling, bei dem sie fehlt; auch beim Kleinkind ist eine Erhöhung nicht regelmäßig festzustellen. Infolge der herabgesetzten Osteoblastentätigkeit ist die alkalische Phosphatase in frühen Lebensabschnitten herabgesetzt. Eine Hyperkarotinämie liegt oft vor. Die Calcium- und Phosphorwerte im Serum sind normal. Dies gilt auch für den P/Ca-Quotienten. Dagegen kann die Calciumausscheidung im Urin herabgesetzt sein. Bei Verdacht auf eine zugrunde liegende Immunthyreoditis ist die Bestimmung der Schilddrüsenantikörper unerläßlich.

Für die Diagnose der Hypothyreose im Kindesalter sind ebenso wie beim Erwachsenen die basalen TSH-Werte und die TSH-Werte nach TRH von entscheidender Bedeutung (S. 208), dies um so mehr, als die basalen TSH-Werte, anders als die Werte für das $\triangle$ TSH, offensichtlich einem Altersgang nicht unterliegen, wenn man von ihrem akuten Anstieg in der neonatalen Phase absieht. Die übrigen Laboratoriumswerte müssen mit Kontrollkollektiven desselben Alters verglichen werden, da sie normalerweise eine Altersabhängigkeit zeigen, so z. B. der TBG-Spiegel, der einen hohen Gipfel in der neonatalen Phase hat; es kommt sodann zu einem Absinken und im höheren Alter, etwa bei 50–60 Jahren, wieder zu einem Ansteigen (29). Der Quotient T_4/TBG ist nach der neonatalen Lebensphase altersunabhängig. Ein Vergleich zahlreicher Parameter mit den Normalwerten gesunder Kinder zwischen dem 1. und 15. Lebensjahr ist inzwischen möglich (13) (Tab. 7.4).

Ein Unterschied zwischen Rassen und Geschlechtern ist nicht nachzuweisen. Dagegen kommt es zu einem deutlichen signifikanten und progressiven Abfall der Werte für T_4, für T_3 und für das TBG. Der Abfall beträgt im Mittel ungefähr 30% für jeden Parameter. Man muß annehmen, daß der Abfall für die T_4- und T_3-Werte zum Teil auch durch die sinkenden TBG-Werte bedingt ist. Aber auch der Spiegel des freien T_4 und des freien T_3 nimmt mit zunehmendem Alter ab. Untersuchungen über einen progressiven Abfall des T_4-Turnover mit steigendem Alter, nicht nur während der Kindheit, sondern auch während der Adoleszenz, liegen bereits vor (12), ebenso bei Erwachsenen (5). Der Abfall der T_3-Konzentration setzt sich in das Erwachsenenalter hinein fort (5). (Über Änderungen

Tabelle 7.4 Die mittleren Konzentrationen verschiedener Parameter der Schilddrüsenhormone im Serum bei Kindern zwischen 1 und 15 Jahren. Die TSH-Konzentrationen zeigen keine Altersabhängigkeit (nach Fisher u. Mitarb. [13])

	1–5 Jahre	5–10 Jahre	10–15 Jahre
T_4 (µg/dl) (nmol/l)	10,5 (135)	9,3 (120)	8,1 (104)
FT_4 - Index	10,7	9,2	8,2
T_3 (ng/dl) (nmol/l)	168 (2,6)	150 (2,3)	133 (2,0)
FT_3 - Index	165	150	130
rT_3 (ng/dl) (nmol/l)	33 (0,51)	36 (0,55)	41 (0,63)
FrT_3 - Index	32	36	40
TBG mg/dl (mg/l)	4,2 (42)	3,8 (38)	3,3 (33)

des Metabolismus der Schilddrüsenhormone in späteren Lebensphasen s. Die Hypothyreose im Alter, S. 443.) Ob dies in der Kindheit auch auf eine Verminderung der Produktion zurückzuführen ist, ist zur Zeit noch nicht zu entscheiden. Die Serum rT_3-Konzentrationen steigen während der Kindheit langsam an, ebenso der Index des freien rT_3, ob durch eine vermehrte Produktion oder einen herabgesetzten Katabolismus bedingt, ist noch nicht bekannt (9). Daß die T_4- und T_3-Werte bei Kindern insgesamt etwas höher als bei Erwachsenen liegen, muß bei der Diagnostik berücksichtigt werden, um die Fehldiagnose Hyperthyreose bei euthyreoten Kindern und ein Übersehen leichter Hypothyreosen zu vermeiden (10). Es ist auffällig, daß der Abfall von T_4, des Index des freien T_4 und des freien T_4 nicht mit einem absinkenden TSH-Spiegel im Serum assoziiert ist. Da die Masse der Schilddrüse während der Kindheit sich anhaltend vergrößert, muß man annehmen, daß die Ansprechbarkeit der Schilddrüse gegenüber dem TSH mit zunehmendem Alter langsam abnimmt, entweder auf der Basis einer Verminderung der TSH-Rezeptoren pro Schilddrüsenzelle oder in einer Abnahme der Reagibilität der Thyreozyten gegenüber dem TSH (13). In jedem Fall ist es wahrscheinlich, daß der Reglermechanismus sich in diesen Jahren in seiner Wirkungsweise ändert (3, 6, 21, 25). Bei der hypophysären Hypothyreose sind die basalen TSH-Werte niedrig oder im Bereich der Norm; nach TRH-Gabe erfolgt kein oder nur ein verzögerter Anstieg. Die TRH-Dosis wird mit 5 ng/kg berechnet (6).

Differentialdiagnose

Die differentialdiagnostischen Schwierigkeiten, die bei der voll ausgebildeten kongenitalen Hypothyreose entstehen, können bei der erworbenen Hypothyreose im Kleinkindes- und Kindesalter im allgemeinen außer Betracht bleiben. Sie sind in den entsprechenden Kapiteln erörtert. Es handelt sich um leicht zu erkennende Krankheitsbilder, wie das Down-Syndrom, die Chondrodystrophie und die Rachitis. Schwieriger abzugrenzen ist ein hypophysärer Minderwuchs, ein diffuser Hirnschaden, eine kongenitale Debilität anderer Genese. Die differentialdiagnostische Abgrenzung eines hypothalamo-hypophysären Minderwuchses erfordert eine eingehende endokrinologische Diagnostik einschließlich der Provokation der STH-Sekretion (s.

auch S. 114). Im übrigen kommen bei der Differentialdiagnose der erworbenen kindlichen Hypothyreose alle die Umstände in Frage, die auch bei Erwachsenen eine Rolle spielen: also eine Anämie anderer Genese, das nephrotische Syndrom sowie die subklinische Hypothyreose, die bei einer scheinbar euthyreoten Struma vorliegen kann. Zur Abgrenzung gegenüber der kongenitalen Hypothyreose ist, wie oben besprochen, die Bestimmung des Knochenalters von Bedeutung sowie die Tatsache, daß bei der erworbenen Hypothyreose immer ein größerer Lebensabschnitt ohne hypothyreote Erscheinungen vorausgeht.

Die schon seit langer Zeit diskutierte Möglichkeit des Bestehens einer Hypothyreose beim Down-Syndrom ist mit neuen Untersuchungsverfahren insofern geklärt worden, als in 9% aller Fälle tatsächlich eine latente Hypothyreose besteht und das Down-Syndrom, mindestens bei zunehmendem Alter, ein Risiko für die Ausbildung einer Hypothyreose darstellt (2) (S.411).

Therapie

Anders als bei der kongenitalen Hypothyreose mit verspätetem Therapieeinsatz lassen sich bei der erworbenen Hypothyreose stets befriedigende Erfolge erzielen, wenn die Behandlung konsequent durchgeführt wird, was zum größten Teil in der Verantwortung der Eltern liegt. Natürlich muß es sich um eine lebenslange Behandlung handeln. Auch verzögertes Wachstum, mangelnde Skelettreifung und Intelligenzdefekte können völlig ausgeglichen werden. Bei richtiger Dosierung kann die Regeneration sogar ziemlich schnell im Laufe eines Jahres erfolgen. Dabei kann die Skelettreifung schneller vor sich gehen, als dem chronologischen Alter und dem Wachstum entspricht. Auf die Gefahr eines vorzeitigen Epiphysenschlusses ist bei der Dosierung Rücksicht zu nehmen. Auch kann bei zu hoher Dosierung ein vorzeitiger Verschluß der Schädelnähte erfolgen, was Konsequenzen für die Entwicklung des Gehirns hat. Im übrigen geht die Besserung der klinischen Symptome ähnlich wie bei der Erwachsenenhypothyreose von statten. Der Übergang von einer in psychischer Hinsicht ruhigen zu einer lebhaften Phase kann u. U. sehr schnell, z. B. unter Nachholen der vorher vermißten Trotzphase erfolgen, so daß die Eltern auf diese Möglichkeiten bei Beginn der Therapie hingewiesen werden müssen (39). Überdosierungen, die früher mangels ausreichender Standardisierung der Thyreoideapräparate nicht selten waren, führen außer der beschleunigten Skelettreifung zwar nicht zu Koronarerscheinungen: generalisierte epileptiforme Krämpfe und Verwirrungszustände können sich aber einstellen, wenn der Sauerstoffbedarf des Gehirns zu schnell ansteigt.

Allgemeine Übereinstimmung herrscht darüber, daß früher im allgemeinen zu hoch dosiert wurde, auch seitdem man nur noch mit L-T_4 anstelle von Glandula thyreoidea siccata behandelt. Anders ist es bei der Hypothyreose des Neugeborenen. Hier muß man hoch dosieren und u. U. sogar ohne sichere Diagnose mit der Therapie beginnen. Da Störungen der Konversion von

T4 zu T3 im Kindesalter wohl sehr selten sind, erscheint eine Indikation zur L-T3-Behandlung nicht mehr gegeben.

Die Dosierung im Kindesalter richtet sich am besten nach der von v. HARNACK (17) angegebenen Oberflächenregel, wobei man einen mittleren Thyroxinbedarf des hypothyreoten Erwachsenen von 170 µg (0,22 µmol) d/1,73 m² zugrunde legt. Bei einem 3jährigen Kind würde dies einer Dosis von 50–60 µg (0,064–0,077 µmol), bei einem 7½jährigen einer Dosis von 90 µg (0,116 µmol) und einem 12jährigen Kind einer Dosis von 120 µg L-T4/d (0,154 µmol/d) entsprechen (17, 18, 30, 39). Aber auch beim Kind darf die Festsetzung der Dosierung nicht schematisch erfolgen. Die Bewertung der körperlichen und geistigen Aktivität, die Dauer des Schlafes, das Verhalten von Größe und Gewicht können Arzt und Eltern zu einer Änderung der Dosierung veranlassen. Eine erschöpfende Beurteilung des Erfolgs ist aber ohne die Parameter des Laboratoriums nicht möglich. Deshalb sollte zunächst in kürzeren Abständen (alle 2–4 Wochen), später in größeren Abständen (alle halbe Jahre) eine TSH- und eine T4-Bestimmung, im Zweifelsfalle auch ein TSH-TRH-Test und eine Bestimmung der Antikörper, durchgeführt werden. Auch eine röntgenologische Festlegung des Knochenalters ist bei Wachstumsrückstand nützlich. Nur so kann man Unter- und Überdosierungen, die u. a. auch zu Schwierigkeiten im psychischen Verhalten und in der Schule führen, vermeiden (1, 32).

Die gesamte Tagesmenge wird in einer Einzeldosis nüchtern vor dem ersten Frühstück eingenommen, da nur so eine gute Resorption gewährleistet ist. Einer Unterbrechung der Therapie, z.B. bei Infektionskrankheiten, ist dringend zu widerraten, da der Mangel an Schilddrüsenhormon zu einer Verzögerung der Ausheilung führt.

Die Trennung zwischen Initial- und Erhaltungsdosis spielt bei der Behandlung der kindlichen Hypothyreose eine um so geringere Rolle, je jünger das Kind ist. Während man bei Säuglingen und Kleinkindern, um eine nicht reparierbare Hirnschädigung zu vermeiden, mit der Erhaltungsdosis beginnt und auch im vorgeschrittenen Kindesalter anoxische Zustände, die durch die Behandlung hervorgerufen werden, nur in geringerem Maße zu befürchten sind, soll man in der Präpubertät und im Adoleszentenalter mit einem Viertel oder der Hälfte der Erhaltungsdosis beginnen, die Dosis in Intervalle von 2–4 Wochen steigern und so allmählich die Erhaltungsdosis erreichen.

Die Dosierung im Kindesalter nach der Oberflächenregel und nach einer Dosierung pro kg Körpergewicht sind in den Tabellen 7.5 und 7.6 dargestellt.

Wenn auch Intelligenzdefekte und Hirnleistungsschwäche bei der erworbenen Hypothyreose des Kindes nicht die Regel sind, so können doch sehr wohl, wenn auch vorübergehend, Störungen auftreten, die die Entwicklung des Kindes, vor allem den Erfolg in der Schule, beeinträchtigen und Hemmungen und allgemeine Ängstlichkeit hervorrufen. Es empfehlen sich deshalb unterstützende Behandlung durch krankengymnastische Therapie und Musikturnen, Sprachunterricht zur Behebung der Artikulationsstörungen und des Stotterns, Erleichterung des Schreibenlernens mit Hilfe einer Schreibmaschine (15, 38). Die Unterrichtung und Information der Eltern, der Lehrer, der Schulärzte und anderer ausbildenden Personen ist von größter Bedeutung, um die Behandlung zu einem vollen Erfolg zu führen.

Tabelle 7.5 Vorschläge für die Dosierung von L-Thyroxin im Kindesalter (nach *Wiebel* [39])

Alter (Jahre)	Oberflächen-regel*	µg L-Thyroxin/Tag	(nmol/d)
0	(¹/₈)	12,5	16
¼	¹/₆	25	32
½	¹/₅	37,5	48
1	¹/₄	37,5	48
3	¹/₃	50	64
5	--	75	96
7½	½	75-100	96-129
12	²/₃	100	129
Erwachsen	1	150-170	193-220

*Jeweiliger Anteil der Erwachsenendosis = 170 µg L-Thyroxin/1,73 m² (220 nmol) Körperfläche.

Tabelle 7.6 Thyroxindosierung im Kindes- und Adoleszentenalter (nach *Fisher* [11])

Alter in Jahren	Na-L-T4 in µg / kg / d	(nmol / kg / d)
2–4	10	(12,5)
4–8	8	(10,0)
8–12	7	(8,8)
12–15	5	(6,3)
15–20	4	(5,0)

Literatur

1 Abbassi, V., C. Aldige: Evaluation of sodium L-thyroxine (T4) requirement in replacement therapy of hypothyroidism. J. Pediat. 90 (1977) 289

2 Aldenhoff, P., C. Waldenmaier, S. Zabransky, H. Helge: Der TRH-Stimulationstest bei Kindern und Erwachsenen mit Down-Syndrom. Mschr. Kinderheilk. 125 (1977) 544

3 AvRuskin, T. W., S. C. Tang, L. Shenkman, T. Mitsuma, C. S. Hollander: Serum triiodothyronine concentrations in infancy, childhood and adolescence and pediatric thyroid disorders. J. clin. Endocr. 37 (1973) 235

4 Barnes, N. D., A. B. Hayles, R. J. Ryan: Sexual maturation in juvenile hypothyroidism. Mayo Clin. Proc. 48 (1973) 849

5 Bermudez, F., M. I. Surks, J. H. Oppenheimer: High incidence of decreased serum triiodothyronine concentration in patients with nonthyroidal disease. J. clin. Endocr. 41 (1975) 27

6 Beyer, J., J. Happ, F. Kollmann, H. Menzel, V. Grabs, P. Althoff, W. Leonhardi: Der TRH-Test bei Kindern mit Hyperthyreose, primärer und sekundärer Hypothyreose sowie klinisch euthyreoten Strumen. Dtsch. med. Wschr. 99 (1974) 1901

7 Bradley, P. B., J. T. Eayrs, K. Schmalbach: The electroencephalogram of normal and hypothyroid rats. Electroenceph. clin. Neurophysiol. 12 (1960) 467

8 Burke, G.: Puberal hypothyroidism: case report and review of the literature. Metabolism 10 (1961) 126

9 Chopra, I. J., J. Sack, D. A. Fisher: 3,3', 5'-triiodothyronine (reverse T3) and 3,3', 5-triiodothyronine (T3) in fetal and adult sheep: Studies of metabolic clearance rates, production rates, serum binding and thyroidal content relative to thyroxine. Endocrinology 97 (1975) 1080

10 Corcoran, J. M., C. J. Eastman, J. N. Carter, L. Lazarus: Circulating thyroid hormone levels in children. Arch. Dis. child. 52 (1977) 716

11 Fisher, D. A.: Hypothyroidism: Paediatric aspects. In: The Thyroid, 3. Aufl., hrsg. von S. C. Werner, S. H. Ingbar. Harper & Row, New York 1971 (S. 820)

12 Fisher, D. A., J. H. Dussault. In: The Thyroid. Handbook of Physiology; Endocrinology III, hrsg. von M. A. Greer und D. H. Solomon, William & Wilkins, Baltimore, 1974, (S. 21)

13 Fisher, D. A., J. Sack, T. H. Oddie, A. E. Pekary, J. M. Hershman, R. W. Lam, M. E. Parslow: Serum T4, TBG, T3 uptake, T3 reverse T3, and TSH concentrations in children 1 to 15 years of age. J. clin. Endocr. 45 (1977) 191

14 Franks, R. C., R. S. Stempfel jr.: Juvenile hypothyroidism and precocious testicular maturation. J. clin. Endocr. 23 (1963) 805

15 Hagberg, B., O. Westphal: Ataxis syndrome in congenital hypothyroidism. Acta paediat. scand. 63 (1974) 332

16 von Harnack, G.-A.: Hypothyreose. In: Die Prognose chronischer Erkrankungen, hrsg. von F. Linneweh. Springer, Berlin 1960 (S. 218)

17 von Harnack, G.-A.: Arzneimitteldosierung im Kindesalter. Thieme, Stuttgart 1965 (S. 35)

18 von Harnack, G.-A.: Die Schilddrüse und ihre Erkrankungen. In: Handbuch der Kinderheilkunde, Bd. I/1, hrsg. von H. Opitz, F. Schmied (1971) 216

19 Harris, R., M. F. Della Rovere, P. F. Prior: Electroencephalographic studies in infants and children with hypothyroidism. Arch. Dis. Childh. 40 (1965) 612

20 Haschke, F., L. Hohenauer, H. Feichtinger: Therapie der kongenitalen primären Hypothyreose im Säuglingsalter. Wien. klin. Wschr. 127 (1977) 388

21 Herrmann, J., H. J. Usher, H. J. Kröll, K. H. Rudorff, H. L. Krüskemper: Trijodthyronin: Abnahme der Serumkonzentration mit zunehmendem Alter. Dtsch. med. Wschr. 99 (1974) 2122

22 Ibbertson, H. K., R. J. Seddon, M. S. Croxson: Fetal hypothyroidism complicating medical treatment of thyrotoxicosis in pregnancy. Clin. Endocr. (Oxford) 4 (1975) 521

23 Illig, R., R. De Vera Roda: Radioimmunologischer Nachweis von TSH in getrockneten Blutstropfen: mögliche Screening-Methode zur Entdeckung der Hypothyreose bei Neugeborenen. Schweiz. med. Wschr. 106 (1976) 1676

24 Kendle, F. W.: Case of precocious puberty in a female child. Brit. med. J. 1905/I, 246

25 Klein, E.: Die Schilddrüse und ihre Hormone in der Präpubertät und Pubertät. In: 16. Symp. Dtsch. Ges. Endokrin. Springer, Berlin (1970) 175

26 Lansing, R. W., J. B. Trunnell: Electroencephalographic changes accompanying thyroid deficiency in man. J. clin. Endocr. 23 (1963) 470

27 Laron, Z., M. Karp, L. Dolberg: Juvenile hypothyroidism with testicular enlargement. Acta paediat. scand. 59 (1970) 317

28 Meyer-Knobel, M. Bronstein, G. A. Medeiros-Neto: Congenital hypothyroidism with impaired thyroid response to thyrotropin. American Thyroid Association, 53th Meeting, Cleveland 1977 Abstr. T-3

29 Pickardt, C. R., M. Bauer, K. Horn, Th. Kubiczek, P. C. Scriba: Vorteile der direkten Bestimmung des Thyroxin-bindenden Globulins in der Schilddrüsenfunktionsdiagnostik. Internist (Berl.) 18 (1977) 538

30 Prader, A., A. Labhart: Die Hypothyreose im Kindesalter. In: Klinik der Inneren Sekretion, 2. Aufl., hrsg. von A. Labhart. Springer Berlin 1971 (S. 158)

31 Refetoff, S., L. T. DeWind, L. J. DeGroot: Familial syndrome combining deafmutism, stippled epiphyses, goiter and abnormally high PBI: possible target organ refractoriness to thyroid hormone. J. clin. Endocr. 27 (1967) 279

32 Rezvani, I., M. DiGeorge: Reassessment of the daily dose of oral thyroxine for replacement therapy in hypothyroid children. J. Pediat. 90 (1977) 291

33 Ross, F., M. L. Nusymovitz: A syndrom of primary hypothyroidism, amenorrhoea and galactorrhoea. J. clin. Endocr. 28 (1968) 591

34 Stanbury, J. B., P. Rocmans, U. K. Buhler, Y. Ochi: Congenital hypothyroidism with impaired thyroid response to thyrotropin. New Engl. J. Med. 279 (1968) 1132

34a Steinhausen, H.-C., M. Gluck, J. Wiebel: Die psychische Entwicklung von Kindern mit Hypothyreose. I. Psychometrische Ergebnisse in ihrer Beziehung zu klinischen Faktoren. II. Gluck, M., H.-C. Steinhausen, J. Wiebel: Motorik und psychopathologische Symptome. Mschr. Kinderheilk. 126 (1978) 90 und 96

35 Tamagna, E., H. E. Carlson, J. M. Hershman: Pituitary and peripheral resistance to thyroid hormone. American Thyroid Association, 53th Meeting, Cleveland 1977, Abst. T/3

36 Tönz, O., P. Trost: Juvenile Hypothyreose und Menstruatio praecox bei Trisomie 21. Klin. Pädiat. Enke, Stuttgart 186 (1974) 543

37 Van Wyk, J. J., M. M. Grumbach: Syndrome of precocious menstruation and galactorrhoea in juvenile hypothyroidism: an example of hormonal overlap in pituitary feedback. J. Pediat. 57 (1960) 416

38 Wiebel, J.: Cerebellar-ataxic syndrome in children and adolescents with hypothyroidism under treatment. Acta paediat. scand. 65 (1976) 201

39 Wiebel, J.: Hypothyreose bei Neugeborenen und Kindern. Med. Mschr. 31 (1977) 7

40 Wiebel, J., N. Stahnke, R. P. Willie: Behandlung von Schilddrüsenkrankheiten im Kindesalter. Schilddrüse 1975. Internat. Konferenz über Schilddrüsenforschung, Homburg/Saar 1975. Thieme, Stuttgart 1977 (S. 19)

41 Wilkins, L.: The Diagnosis and Treatment of Endocrine Disorders in Childhood and Adolescence. 3. Aufl. Thomas, Springfield. Ill. 1975

42 Wood, L. C., M. Olichney, H. Locke, K. R. Crispell, W. N. Thornton jr., J. I. Kitay: Syndrome of juvenile hypothyroidism associated with advanced sexual development: report of two new cases and comment on the management of an associated ovarian mass. J. clin. Endocr. 25 (1965) 1289

43 Zabransky, S., Neugeborenen-Screening auf Hypothyreose mittels Thyreotropinbestimmung im Nabelschnurblut. Mschr. Kinderheilk. 124 (1976) 662

44 Zabransky, S., R. Richter, F. Hanefeld, B. Weber, H. Helge: Zur Prognose der angeborenen Hypothyreose. Psychopathologische Befunde bei 30 langzeitbehandelten Kindern. Mschr. Kinderheil. 123 (1977) 475

45 Zondeck, H., A. Kaatz, H. E. Leszynsky u. a: Thyrogenic infantilism displaying an unusual pattern of thyroid function. Br. med. J. (1958). I. 546

Die hypophysäre und die hypothalamische Hypothyreose

Nachdem die Steuerung der Schilddrüse durch die thyreotrope Funktion des Hypophysenvorderlappens und ihre Wechselwirkung durch ARON (1), LOEB (37), LOESER (39, GRAB (22), KUSCHINSKY (33) erkannt worden waren, trennten MEANS u. Mitarb. (42) die hypophysär bedingte (die sog. sekundäre) Form von der thyreogenen (der sog. primären) Form der Hypothyreose ab. Diese Differenzierung ist nicht nur aus pathophysiologischen Gründen von Bedeutung, sie hat auch erhebliche therapeutische Konsequenzen. Seit der Entdeckung der releasing hormone des Hypothalamus durch GUILLEMIN u. Mitarb. (23), VALE u. Mitarb. (80), FLEISCHER u. Mitarb. (18), BOWERS u. Mitarb. (8), SCHALLY u. Mitarb. (65) wurde eine dritte, eine hypothalamische oder tertiäre Form vermutet und schließlich bestätigt. Die Synthese des Thyrotropin-releasing hormone (TRH), das als Testsubstanz zur Verfügung steht, und die Möglichkeit, das TSH radioimmunologisch nachzuweisen (51, 78), haben die Forschung außerordentlich gefördert und die Differenzierung der verschiedenen Formen der Hypothyreose ermöglicht. Die Einbeziehung von TSH und TRH in den Reglermechanismus geht aus der Abb. 7.16 hervor.

Eine hypophysäre oder hypothalamische Form der Hypothyreose entsteht dann, wenn die stimulierende Wirkung des im Vorderlappen gebildeten TSH auf die Schilddrüse fehlt, wenn es vermindert oder auch in einer biologisch weniger wirksamen Form abgegeben wird. Die Wirkung des TSH auf die Schilddrüse wird auf S. 454 besprochen. Unter seiner Einwirkung erfolgt in der Schilddrüse eine Stimulierung der Hormonsynthese; aus dem Thyreoglobulin werden die Schilddrüsenhormone freigesetzt und sezerniert; damit steigt der Hormongehalt des Blutes an, während der Kolloidgehalt in der Schilddrüse absinkt. Die Thyreozyten zeigen morphologisch einen erhöhten Grad der Aktivität; das Gewebswachstum der Schilddrüse wird gefördert.

Die durch den Fortfall der TSH-Einwirkung erfolgende Funktionsminderung und Atrophie der Schilddrüse ist jedoch nicht so hochgradig wie bei der primären Form der Hypothyreose. Es findet sich fast immer eine Rest- oder Basalaktivität, die man auf etwa 10% der normalen Hormonproduktion einschätzen kann. Die Persistenz dieser Basalaktivität, die man auf etwa 10% der normalen Hormonproduktion einschätzen kann, und die man auch nach kompletter Zerstörung des Hypophysenvorderlappens findet, hat man darauf zurückzuführen versucht, daß ein entwicklungsgeschichtliches Rudiment in der Rachendachhypophyse vikariierend einspringt (50). Die inkretorische Potenz der Rachendachhypophyse ist aber inzwischen fragwürdig geworden, nachdem sich die Untersuchungsmethoden verfeinerten.

Die Abgrenzung der hypothalamischen von der hypophysären Form ist schwierig und auch durch Belastungsproben, wie den TRH-Test, nicht in jedem Fall zu sichern. Auch sind rein hypophysäre Erkrankungen nicht immer von suprasellären, die den Hypothalamus lädieren, die Hypophyse aber auch in Mitleidenschaft ziehen, zu trennen.

Bei dem Versuch, die primäre von der hypophysären Form zu differenzieren, lassen sich folgende Charakteristika für die letztere anführen:
– Der Krankheitsprozeß beschränkt sich nur selten auf die Läsion der thyreotropen Funktion allein; vielmehr fallen auch die übrigen glandotropen Funktionen in mehr oder weniger ausgeprägtem Maße aus, so daß sich auch eine herabgesetzte Produktion des Wachstumshormons, der Gonadotropine und des ACTH mit den entsprechenden Ausfällen an den peripheren Zielorganen feststellen läßt.
– Es ergeben sich Besonderheiten im klinischen Verlauf. Dieser ist, da noch eine Basalaktivität der Schilddrüse besteht, milder. Bei langdauerndem protrahierten Verlauf können sich jedoch ausgeprägte Anzeichen einer Hypothyreose entwickeln, die dann kaum noch von einer schweren primären Form zu unterscheiden ist. Anatomisch kann die Schilddrüse in solchen Fällen bis auf geringe fibrotische Reste, in denen sich nur noch Spuren von Schilddrüsengewebe nachweisen lassen, verschwinden (67, 68).
– Eine weitere Differenzierung erfolgt durch Laboruntersuchungen und spezielle Belastungsproben.
– Schilddrüsenantikörper lassen sich nicht nachweisen; ihr Nachweis bleibt der primären Form vorbehalten.

Handelt es sich um einen globalen Ausfall aller glandotropen Funktionen des Hypophysenvorderlappens, so ist die Hypothyreose nur ein Teil des Krankheitsbildes. Dabei fallen nicht alle glandotropen Funktionen zur gleichen Zeit aus. Die Reihenfolge des Ausfalls ist zwar von der Natur der hypophysären Störung abhängig. Die somatotrope Funktion ist jedoch diejenige, die am leichtesten lädierbar ist, so daß sich ein Fehlen des Wachstumshormons fast immer nachweisen läßt. In der Häufigkeit folgt der Ausfall der Sexualfunktion, während die thyreotrope und die kortikotrope Funktion nachfolgen, aber ein wechselndes Verhalten zeigen. Der sukzessive Ausfall der Partialaktivitäten läßt sich am Beispiel des chromophoben Adenoms besonders gut darstellen (49, 50, 55, 71).

Neben den globalen werden auch selektive Ausfälle beobachtet, die sowohl das TSH des Hypophysenvorderlappens wie auch das TRH als Ausdruck einer Schädigung des Hypothalamus betreffen können.

Zytologie

Zytologische Untersuchungen des Hypophysenvorderlappens, die sich neben den klassischen Verfahren auf histochemische Farbreaktionen, Elektronenmikroskopie, Autoradiographie und immunhistochemische Färbemethoden stützen, haben gezeigt, daß die kohlenhydrathaltigen Vorderlappenhormone, zu denen neben dem FSH und ICSH auch das TSH gehört, sowohl in den chromophilen wie den chromophoben Zellen nachzuweisen sind. Insbesondere hat die Verwendung von TSH-Antiseren neue Erkenntnisse über die TSH-Zellen im menschlichen Vorderlappen gebracht. Diejenigen Zellen, die mit den herkömmlichen Färbemethoden die stärkste Ba-

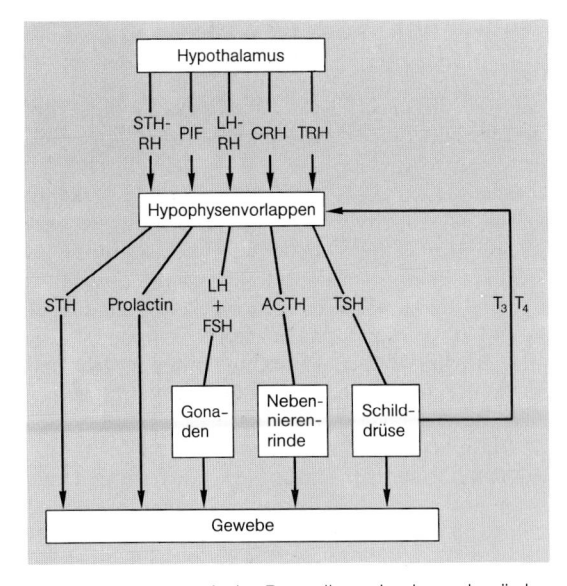

Abb. 7.16 Schematische Darstellung des hypophysär-hypothalamischen Reglersystems.

sophilie aufweisen, zeigen die intensivste Immunoreaktion, während diejenigen, die nur eine leichte Azidophilie aufweisen, am geringsten bei den Immunofärbeverfahren reagieren. Die meisten der thyreotropen Zellen erweisen sich bei den konventionellen Färbemethoden als chromophob. Sie zeigen eine mittlere Immunoreaktivität. Zwischen dem färberisch nachweisbaren Granulagehalt und den funktionellen Eigenschaften bestehen keine Beziehungen. Die chromophoben Zellen zeigen im Tierversuch eine besonders ausgesprochene RNA-Synthese (15). Die räumliche Verteilung ist beim Menschen etwas anders als beim Tier: Die mit TSH-Antiserum reagierenden Zellen haben eine umschriebenere Lokalisation im Vergleich zu den melanokortikotropen oder gonadotropen Zellen. Sie befinden sich fast ganz im anteromedialen Bereich der Pars distalis mit einer auffallenden Konzentration entlang dem vorderen Rand der Drüse (57) (Abb. 7.17).

Klinische Besonderheiten

Diese Form der Hypothyreose ist, wie erwähnt, durch milderen Krankheitsverlauf gekennzeichnet. Deshalb fehlen die für die primäre Form so charakteristischen Besonderheiten. Meist besteht ein mäßiges oder sogar stärkeres Übergewicht (bei den chromophoben Adenomen eigener Beobachtung: leichtes Übergewicht in 60%, stärkeres Übergewicht in 27% der Fälle). Bei langem Krankheitsverlauf, wie z.B. beim Simmonds-Sheehan-Syndrom wird die Neigung zur Nahrungsaufnahme jedoch so gering, daß das durch die Inaktivität bedingte Übergewicht nicht zustande kommt. Hypothyreote Hautveränderungen im Sinne eines Myxödems sind wegen der verbleibenden Basalsekretion selten. Die Pigmentierung ist infolge Fehlens des Melanophorenhormons schwach entwickelt. Der Pigmentverlust tritt vor allem an den Mamillen deutlich hervor. Die Haut ist fahl, meistens infolge Karotinämie blaß gelblich. Sie ist nie rauh, vielmehr zart und zeigt oft eine feine Runzelung im Gesicht, besonders dann, wenn der Hypogenitalismus deutlich entwickelt ist. Die Bart-, Achsel- und Pubesbehaarung ist spärlich; Testes und Prostata atrophieren. Eine Amenorrhoe tritt frühzeitig ein. Der Blutdruck ist gewöhnlich niedrig, die Herzsilhouette im Gegensatz zur primären Hypothyreose eher klein. Eine Verdickung der Zunge, wie bei der primären Form, wird nicht beobachtet; Anzeichen von Spontanhypoglykämie kommen vor.

Die Ergebnisse der Funktionsdiagnostik

Bei Verdacht auf Vorliegen einer hypophysären Hypothyreose ist in jedem Fall eine seitliche Röntgenschädelaufnahme, in Zweifelsfällen eine Computertomographie zur Beurteilung der Sella notwendig, desgleichen eine Gesichtsfelduntersuchung.

Die Parameter des Laboratoriums sind weniger stark verändert als bei der primären Hypothyreose. Dies gilt für die Grundumsatzwerte, die sich im unteren Bereich der Norm bewegen, es sei denn, daß ein deutliches Cortisoldefizit besteht, das zu einer weiteren Grundumsatzherabsetzung führt (Abb. 7.18). Das gleiche gilt für die T_3- und T_4-Werte im Serum wie für das $PB^{127}J$ und die Radiojod-Zweiphasenuntersuchung. Die Cholesterinwerte sind fast immer normal. Sie erhöhen sich nur dann, wenn auch andere Zeichen einer primären Hypothyreose auftreten. Im Tierversuch bleiben die Cholesterinwerte nach Hypophysektomie normal, steigen aber nach zusätzlicher Schilddrüsenentfernung an. Wird bei schilddrüsenlosen Tieren weiterhin die Hypophyse entfernt, so sinken die erhöhten Werte wieder zur Norm ab, was allerdings durch unregelmäßige Nahrungsaufnahme bedingt sein kann (75).

Die Ausscheidung der 17-Ketosteroide und der Gesamtcorticoide liegt im Durchschnitt im unteren Normbereich. (Beim chromophoben Adenom sind die 17-Ketosteroide in einem Drittel der Fälle, die Gesamtcorticoide in einem Viertel der Fälle erniedrigt) (50). Die Durchführung eines Metopirontest ist zu empfehlen. Aber auch bei der primären Hypothyreose kann die Ausscheidung der Corticosteroide vermindert sein.

Der TSH-Stimulationstest

Er wurde von PICKERING u. MILLER (59) und von SCHNEEBERG u. Mitarb. (66) eingeführt und für die Differentialdiagnose zwischen primärer und hypophysärer Hypothyreose (außerdem in der Diagnostik des autonomen Adenom) und zur Bestimmung der Schilddrüsenreserve verwandt. Bei der primären Hypothyreose und unter der Einwirkung von antithyreoidalen Substanzen ist er negativ. Die Werte können auch bei nichtkompletter Hypothyreose erniedrigt sein. Durch die Möglichkeit der direkten TSH-Bestimmung hat er an Bedeutung verloren.

Der Effekt des TSH-Stimulationstests kann an folgenden Parametern gemessen werden: Anstieg der Speicherwerte im ^{131}J-Zweiphasentest, $PB^{131}J$, T_4- und T_3-Werte im Serum, Index der freien Schilddrüsenhormone. Nicht verwertbar ist jedoch der T_3-in-vitro-Test (25). Die Messung des Anstiegs des $PB^{131}J$ weist eine günstige Dosiswirkungsbeziehung und eine gute diagnostische Treffsicherheit auf. Unerwünscht ist die Strahlenbelastung des Patienten. 6 Stunden nach Gabe der Spürdosis ist der Effekt am deutlichsten. Die Speicherung steigt an, der Umsatz wird beschleunigt. Eine Verdopplung des Vorwertes oder das Erreichen des Normalbereichs gilt als positiv. Benutzt man den Spiegel der Schilddrüsenhormone

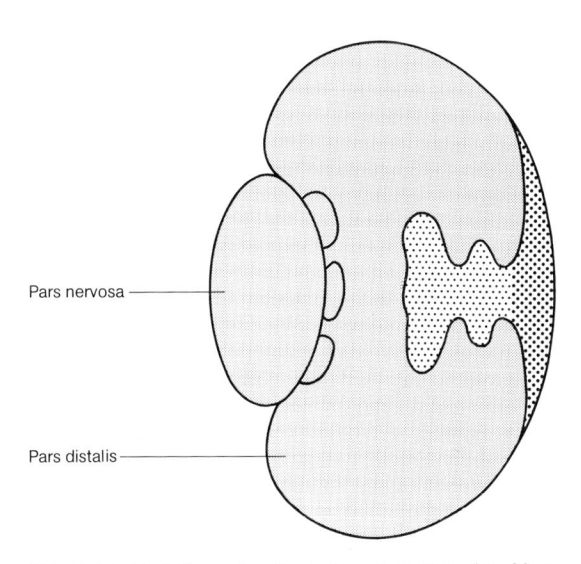

Abb. 7.17 Verteilung der thyreotropen Zellen des Menschen in einem mittleren horizontalen Querschnitt der Hypophyse. Diese Zellen neigen dazu, sich (dicht punktiert) entlang dem vorderen Rand der Drüse zu konzentrieren und kommen fast nur, aber in verschiedener Menge, im anteromedialen Teil der Pars distalis vor (nach *Phifer* u. *Spicer* [57]).

7 Die erworbene Hypothyreose

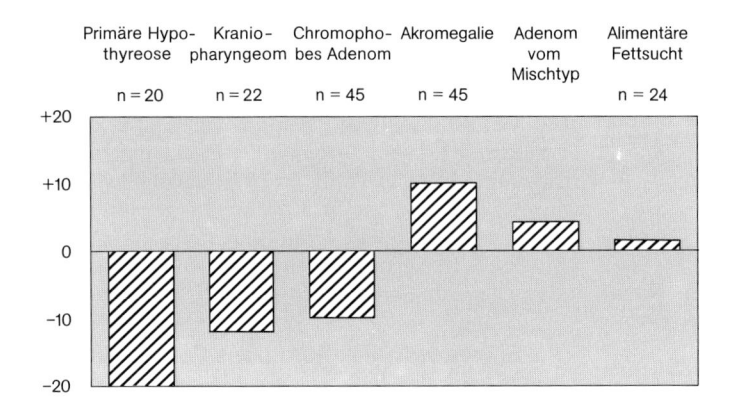

Abb. 7.**18** Grundumsatzwerte bei hypophysären Krankheiten (nach *Oberdisse* [49]).

im Serum als Index, so ist eine Meßzeit zwischen der 6. und 24. Stunde am günstigsten. Der erste Anstieg tritt bereits nach 90 min ein. Ein Ansteigen des PBI um 2–3 µg/dl (158–236 nmol/l) ist als positiver Ausfall der Untersuchung anzusehen. Vorteilhafter ist die Bestimmung des T_4. In allen Fällen ist die nicht unerhebliche Streubreite im individuellen Versuch zu berücksichtigen. Eine gleiche Steigerung kommt natürlich auch bei der gesunden Schilddrüse zustande. Die Überlappung in den Grenzbezirken ist demnach erheblich.

Der TSH-Stimulationstest ist bei negativem Ausfall für die Diagnose der primären Hypothyreose besonders aussagekräftig. Liegt bereits eine maximale endogene Stimulierung der TSH-Abgabe vor, wie z. B. nach einer subtotalen Resektion, so sind die Ergebnisse nicht zu verwerten. Ist eine Störung der Indizes durch Jodkontamination oder Dysproteinämie zu befürchten, so soll man den Index des freien T_4 oder den ETR-Quotienten (effective-thyroxine-ratio) verwenden.

Der TSH-Stimulationstest birgt deutliche Gefahren in sich, da er bei ausgiebiger hyperthyreoter Reaktion zu kardiovaskulären Störungen oder einer thyreotoxischen Krise führen kann. Schwellungen der Schilddrüse und Tachykardien sind nicht ungewöhnlich. Aus diesem Grunde ist die Dosierung niedrig zu halten. Sie sollte bei $2 \times 2,5$ IE, höchstens bei 2×5 IE liegen (11, 25, 74).

Die basale TSH-Werte

Seit es möglich ist, das TSH radioimmunologisch zu bestimmen, kann man auf die umständliche Prozedur des TSH-Stimulationstest mit seinen unphysiologischen Hormongaben verzichten. Bei euthyreoten Personen liegen die Basalwerte bei $3,4 \pm 1,8$ µE/ml (mU/l). Bei der Hyperthyreose sind sie auf nicht meßbare Werte vermindert, während sie bei der primären Hypothyreose hoch (z. B. $53,4 \pm 22,6$) und bei der sekundären Hypothyreose niedrig, oft unterhalb des Normalwertes liegen ($1,0 \pm 0,3$ µE/ml [mU/l]) (83). Von dieser Regel gibt es nur eine Ausnahme, nämlich den Neugeborenen, bei dem, wie im Kap. Neonatale Hyperthyreose erwähnt, das TSH, wahrscheinlich durch die ungewohnte Kälteeinwirkung nach der Geburt, erhöht ist. Eine weitere Möglichkeit des Irrtums ist darin gegeben, daß bei lang bestehender primärer Hypothyreose der Hypophysenvorderlappen durch das Fehlen der Schilddrüsenhormone so stark geschädigt ist, daß er die TSH-Produktion einstellt. Aber dies sind nur wenige Fälle, die man nur selten in Betracht zu ziehen braucht.

Der früher viel geübte TSH-Reservetest (73) hat durch die neuere Entwicklung an Bedeutung verloren: Eine Woche lang Gabe von Methimazol; 36 Stunden nach Absetzen zweite ^{131}J-Zweiphasenuntersuchung. Bei normalen Personen kommt es als Rebound-Phänomen zu einer vermehrten TSH-Ausschüttung mit einer Erhöhung des Speicherungsmaximums um 10–20%. Bleibt der Anstieg aus, so kann man daraus auf eine mangelnde TSH-Reserve des Vorderlappens schließen.

Der TRH-Test

Diese Belastungsprobe bedeutet eine wesentliche und gefahrlose Bereicherung der Diagnostik. Auch sie kann man als TSH-Reservetest auffassen. Vor allem ermöglicht sie die Unterscheidung zwischen primärer und sekundärer Hypothyreose. Die Erkennungsmöglichkeiten sind in den Abbildungen 7.**19**–7.**21** dargestellt (83). Nach 200 µg (0,55 µmol) TRH intravenös kommt es bei Gesunden zu einem deutlichen Anstieg der TSH-Werte (z. B. von basal $3,4 \pm 1,8$ auf $12,2 \pm 3,8$ µE/ml [mU/l]). Bei der primären Hypothyreose liegen die Basalwerte wegen Fehlens der inhibitorischen Einwirkung der Schilddrüsenhormone auf den Hypophysenvorderlappen hoch und steigen nach TRH erheblich an (z. B. von $53,4 \pm 22,6$ auf $132,8 \pm 40,2$ µE/ml [mU/l]). Demgegenüber sind sie bei der hypophysären Form der Hypothyreose, da die thyreotrope Funktion geschädigt ist, basal niedrig oder nicht meßbar und lassen sich auch durch TRH-Gaben nicht steigern. Wie bereits an anderer Stelle vermerkt, sind die Basalwerte bei der Hyperthyreose auf nicht meßbare Werte erniedrigt und bleiben auch nach Provokation im gleichen Bereich (26, 27, 28, 83). Die Normalwerte für das TSH liegen im allgemeinen unter 8 µE/ml (mU/l). Nach TRH ist ein Anstieg von mehr als 2 und weniger als 12 µE/ml (mU/l) als normal anzusehen (24, 48, 61).

Da es sich bei den meisten hypophysären Läsionen um den Ausfall mehrerer glandotroper Funktionen handelt, muß auch der Ausfall des STH, des LH, des FSH, des Prolactin und des ACTH untersucht werden. Provokationsverfahren unter Verwendung von Insulin, Arginin, LH-RH haben sich bewährt. Diese Untersuchungen kann man getrennt, aber auch in Form eines kombinierten TRH-LH-RH-Test zugleich mit einer insulininduzierten Hypoglykämie ausführen, so daß man gleichzeitig die Reserven der verschiedenen glandotropen Funktionen in einem Untersuchungsgang erkennen kann (52, 71) (Tab. 7.**7** und Tab. 7.**8**).

Die klinische Wertung der TSH-Bestimmung und des TRH-Test

Die Bedeutung dieser Untersuchungen ist bei der primären Hypothyreose unbestritten. Hier dürfen diese Untersuchungen als überaus empfindliches Kriterium gelten.

Bei Vorliegen einer sekundären hypophysären oder auch einer tertiären hypothalamischen Hypothyreose sind die Ergebnisse aber nicht so eindeutig, ja sogar widersprüchlich. Die Regel ist, daß man den TRH-Test als Reservetest für die thyreotrope Funktion ansehen kann und daß bei ausgedehnter Schädigung des Vorderlappens die Basalwerte niedrig oder nicht meßbar sind und ein Anstieg nach TRH nicht erfolgt. In manchen Fällen, bei denen man klinisch den starken Verdacht auf Vorliegen einer hypophysären Hypothyreose hat, erfolgt aber eine normale, u. U. sogar eine supranormale abrupte Reaktion. In anderen Fällen ist der Anstieg prolongiert, verzögert und zeigt einen späten Gipfel (17, 29, 53, 58). Über die Ursachen kann man nur Vermutungen anstellen. So könnte das TSH in einer biologisch inaktiven Form sezerniert werden, die radioimmunologisch zwar faßbar ist, aber keine ausreichende Einwirkung auf das Schilddrüsengewebe hat.*
Ferner besteht die Möglichkeit, daß die TSH-Synthese infolge

---

* Bei dem Syndrom der „inappropriate TSH-secretion" lassen sich immunologisch ungewöhnlich hohe Konzentrationen von TSH und LH im Serum ohne Anzeichen einer Schilddrüsenfunktionsstörung bei normalen Spiegeln von T_4 und T_3 feststellen. Dabei ergibt sich im zytochemisch-biologischen Nachweisverfahren ein normaler TSH-Spiegel. Erklärung: stark herabgesetzte biologische Aktivität der TSH- und LH- ähnlichen Substanzen; zu erwägen: Resistenz des Schilddrüsengewebes (17a, 21, 56, 81).

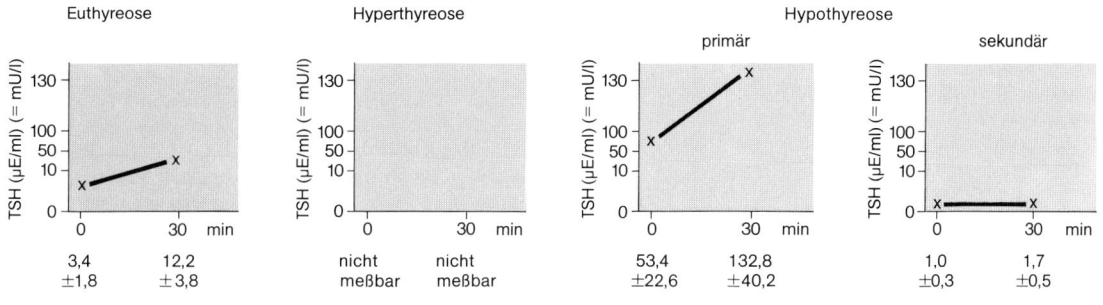

Abb. 7.**19** TSH-Werte vor und 30 min nach TRH-Gabe (0,2 mg i. v.) (nach *Wildmeister* [83]).

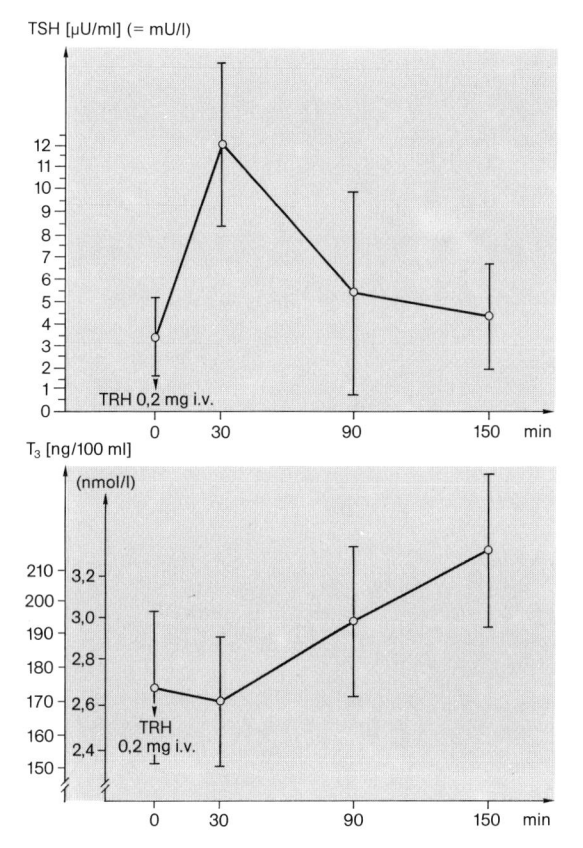

Abb. 7.**20** TSH- und T_3-Werte im Plasma vor und nach Gabe von TRH bei gesunden Versuchspersonen (nach *Wildmeister* [83]). (Bei den Abb. 7.**20** und 7.**22** liegen die basalen T_3-Werte, entsprechend der damaligen Methodik, höher als jetzt.)

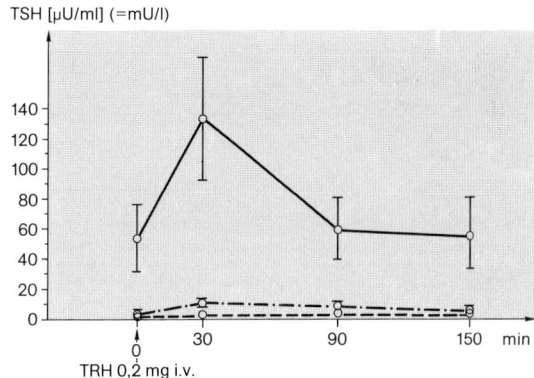

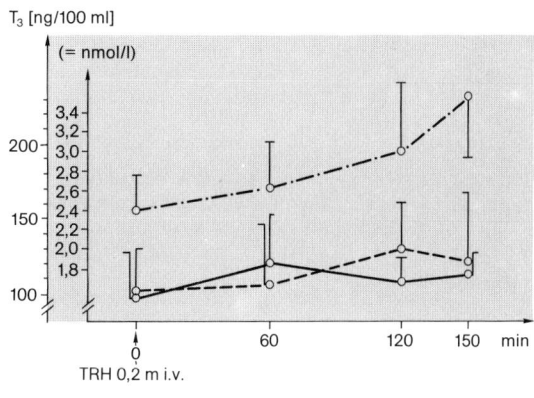

Abb. 7.**21** TSH und T_3 im Plasma vor und nach TRH-Gabe (nach *Wildmeister* [83]).
——O—— Primäre Hypothyreose; ---O--- sekundäre Hypothyreose; –·–O–·– euthyreote Stoffwechsellage bei Hypophysenerkrankungen.

7 Die erworbene Hypothyreose

Schädigung des Gewebes längere Zeit in Anspruch nimmt oder daß unphysiologisch hohe Dosen von exogenem TRH notwendig sind, um einen TSH-Anstieg zu bewirken. Wenn die basalen TSH-Werte normal oder erhöht sind und wenn eine normale TRH-Reaktion bei vorliegender klinischer Hypothyreose erfolgt, so sollte man an eine sekundäre Schädigung der Schilddrüse, die durch langes Fehlen der TSH-Stimulation zustande gekommen ist, denken oder aber auch an eine primäre Hypothyreose und in diesem Fall nach Schilddrüsenantikörpern fahnden.

Die zuverlässige Erkennung einer hypothalamischen Hypothyreose wird erst möglich sein, wenn die radioimmunologische Bestimmung des TRH, die noch in den Anfängen steht, gesichert ist. Erste Untersuchungen haben gezeigt, daß der Spiegel im Serum normaler Personen weniger als 60 pg/ml (166 pmol/l) beträgt, daß er auf 40–400 pg (110–1100 pmol/l) bei der primären Hypothyreose und auf 100–600 pg (276–1658 pmol/l) bei der hypophysären Hypothyreose ansteigt. Bei der hypothalamischen Hypothyreose soll er unter der Grenze der Meßbarkeit liegen (44) (s. aber auch S. 97). Demgegenüber hat die TSH-Reaktion im TRH-Test bei hypothalamischen Schädigungen widersprüchliche Ergebnisse gezeitigt und oft auch keine Konkordanz zu den Spiegeln der Schilddrüsenhormone im Serum erkennen lassen. Auch hier wurden normale, überschießende und verzögerte TSH-Reaktionen beobachtet. Im Regelfalle ergeben die peripheren Parameter eine Hypothyreose. Der basale TSH-Wert ist nicht meßbar, steigt aber nach TRH-Gabe, ebenso wie der Hormonspiegel im Plasma, an (Abb. 7.22). Wie bereits erwähnt, ist es aber mitunter sehr schwer, klinisch zwischen den hypophysären und den hypothalamischen Formen zu unterscheiden, da die zugrunde liegenden anatomischen Prozesse Neigung zum Übergreifen zeigen (17, 29, 30, 50).

Isolierte TSH-Defekte

Bevor man den radioimmunologischen Nachweis des TSH kannte, konnte man isolierte Defekte der thyreotropen Funktion nur vermuten (69). Jetzt kann man sie, zumal im Verein mit dem TRH-Test, mit freilich weiterhin bestehenden Einschränkungen deutlicher machen (7, 45, 63). Das Vorliegen eines solchen isolierten Defektes läßt sich bei einer fehlenden TRH-Reaktion vermuten, wenn alle glandotropen Hormone bei Provokation ausgeschüttet werden. Es wurde auch über partielle TSH-Defekte berichtet (7), und zwar bei klinisch typischer sekundärer Hypothyreose und Normalwerten von STH, ACTH, PRL und Gonadotropin. Durch Behandlung mit Schilddrüsenhormonen läßt sich dabei ein geringer Anstieg des TSH im TRH-Test feststellen. Dies zeigt, daß das TSH-Defizit nicht komplett und daß das TSH selbst biologisch wirksam war. Daraus geht aber außerdem auch hervor, daß man mit Substitution von Schilddrüsenhormonen die TSH-Produktion verbessern kann.

Isolierter TRH-Ausfall

Bei hypothalamischen Läsionen können isolierte TRH-Defekte auftreten, die sich klinisch als milde hypophysäre Hypothyreose manifestieren. Die Schilddrüsenfunktion ist nach Maßgabe der Hormonkonzentrationen im Serum herabgesetzt, desgleichen die Radiojodaufnahme. Im Serum ist TSH

Tabelle 7.7 Stimulation der Hypophysenvorderlappenhormone (nach *Solbach* u. Mitarb. [71])

Parameter	Testsubstanzen
STH	insulininduzierte Hypoglykämie Arginin
LH FSH	LH–RH
TSH Prolactin	TRH
ACTH (Cortisol)	insulininduzierte Hypoglykämie Vasopressin Metopiron

Tabelle 7.8 Durchführung der wichtigsten Stimulationsteste (nach *Solbach* u. Mitarb. [71])

Testsubstanz	Hormon	Zeit der Blutabnahme in min
Insulin (0,1–0,2 E/kg)	STH Cortisol (ACTH)	0 30 60 90
TRH (200 µg i.v.)	TSH Prolactin	0 20 30
LH–RH (50–100 µg i.v.)	LH FSH	0 15 30 60

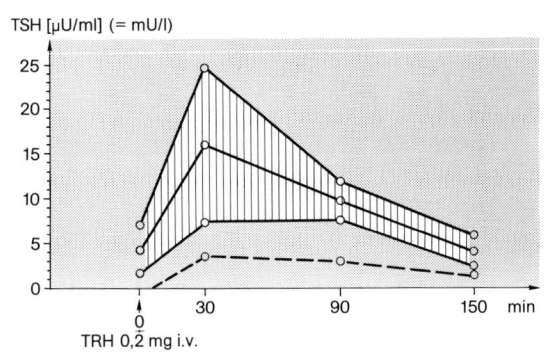

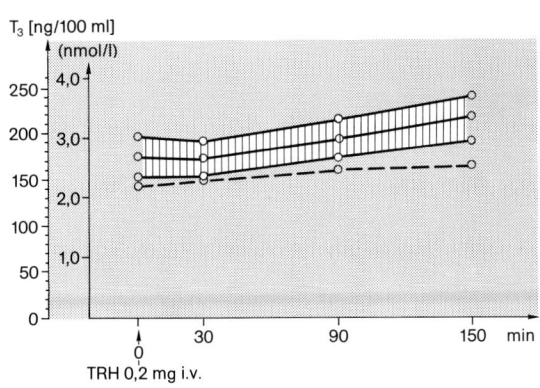

Abb. 7.22 Tertiäre Hypothyreose, 75jähriger Patient mit einem invasiv wachsenden Hypophysentumor. TSH- und T_3-Werte im Plasma vor und nach Stimulation mit 0,2 mg TRH i.v. Normbereich schraffiert (nach *Wildmeister* [83]).

nicht nachzuweisen. Nach exogener Zufuhr von TSH kommt es aber zu einem Ansteigen der Schilddrüsenfunktion. Den Nachweis eines solchen isolierten TRH-Defekts kann man, solange man das Defizit nicht unmittelbar im Serum durch Analyse feststellen kann, nur dadurch führen, daß man durch TRH-Zufuhr eine TSH-Ausschüttung bewirkt (32). Es ist noch unklar, ob einer solchen Störung anatomische Läsionen im Bereich des Nucleus paraventricularis zugrunde liegen. Es wurde auch diskutiert, ob die Reizschwelle erhöht sein könnte, so daß eine TRH-Produktion erst dann zustande kommt, wenn der Gewebsspiegel an Schilddrüsenhormonen im Hypothalamus stark absinkt (32).

Im übrigen muß man feststellen, daß die Analyse der TSH-Werte und der Reaktionen des TSH auf TRH in mancher Hinsicht noch verwirrend sind und daß es oft schwierig ist, aufgrund dieser Untersuchungen zwischen einer hypophysären und einer hypothalamischen Hypothyreose zu unterscheiden. Eine Zuordnung dieser Ergebnisse zum klinischen Bild ist bisher noch nicht sicher möglich. Erschwert wird die Beurteilung dadurch, daß man nicht weiß, wieweit ein voll aktives TSH nach lange bestehendem TRH-Mangel aufgrund exogener TRH-Zufuhr synthetisiert werden kann.

Der Altersgang des TSH und des TRH-Tests (41) (s. Die Hypothyreose im Alter, S. 444) sowie die Schwankungen des TSH im Laufe von 24 Stunden sind noch nicht ausreichend berücksichtigt worden. Der Spiegel ist um 11 Uhr vormittags am tiefsten und steigt während der Nacht an (82). Blutentnahmen zur TSH-Bestimmung sollten deshalb am besten nach 11 Uhr vormittags vorgenommen werden. Provokationsteste für STH durch insulininduzierte Hypoglykämie oder der LH-RH-Test gestatten offensichtlich eine bessere Beurteilung der glandotropen Funktionen des Hypophysenvorderlappens. Nach Vorliegen einer sekundären oder tertiären Hypothyreose muß aber stets gefahndet werden, da in diesen Fällen eine vorsichtige Schilddrüsensubstitution notwendig ist. Auch bei der Beurteilung der primären Hypothyreose ist Vorsicht geboten, da auch hier Fälle beobachtet wurden, bei denen die TSH-Werte im Serum nicht meßbar waren und erst nach Substitution mit Schilddrüsenhormonen wieder in Erscheinung traten, was die sekundäre Schädigung des Hypophysenvorderlappens erkennen läßt.

Sekundäre Hypophysenvergrößerung bei primärer Hypothyreose

Eine Schilddrüsenfunktionsstörung bei gleichzeitig vorhandener Sellavergrößerung wird gewöhnlich als Folge einer Hypophysenerkrankung angesehen. Umgekehrt können sich aber auch Hypophysenvergrößerungen sekundär nach primärer Schilddrüsenerkrankung (oder auch nach Gonadenläsion) ausbilden, wobei eine Überaktivität der glandotropen Funktionen des Vorderlappens nachzuweisen ist (13, 35, 43, 54, 62). In diesen Fällen handelt es sich keineswegs immer um eine primäre idiopathische Hypothyreose; diese kann vielmehr auch ihre Ursache in therapeutischen Eingriffen (Behandlung mit Radiojod oder antithyreoidalen Stoffen, subtotaler Resektion) haben (20). Die TSH-Werte sind sowohl im Tumor wie auch im Serum erhöht (4, 35). Das Ausmaß der Sellavergrößerung ist umgekehrt proportional den T_3- und T_4-Konzentrationen im Blut, direkt proportional dem Anstieg des zirkulierenden TSH (84). TSH-Bestimmung und TRH-Test zeigen, daß die thyreotrope Funktion des Vorderlappens schon bei leichter Herabsetzung der Schilddrüsenfunktion gesteigert ist (6). Nach Substitutionstherapie der Hypothyreose kommt es sowohl zu einer Verkleinerung des Tumors wie auch zu einem Rückgang der TSH-Werte im Blut (35). Es handelt sich keineswegs nur um eine einfache Hyperplasie des Vorderlappengewebes; vielmehr kommen auch Mikroadenome und chromophobe Adenome vor (13, 16). Bei Mäusen wurde sogar maligne Entartung beobachtet. Die Speziesdifferenzen sind erheblich. Die Tumoren können die Grenzen der Sella überschreiten und zu Chiasmaläsionen mit Gesichtsfeldausfällen führen. Auch diese bilden sich nach Substitutionstherapie zurück (36).* Die klinische Bedeutung dieser Hypophysenvergrößerung ist darin zu sehen, daß sie bei etwa 10% aller Patienten mit primärer Hypothyreose beobachtet wird (3). Bei genauer Ausmessung der Sella soll sie sogar in 81% vorkommen, was bei der Hyperthyreose nie der Fall ist. Es ist sehr wohl möglich, wenn nicht wahrscheinlich, daß ein beträchtlicher Teil der endokrinologisch stummen Hypophysentumoren in Wirklichkeit TSH-produzierende Tumoren sind, die durch einen primären Schilddrüsendefekt entstanden sind, so daß in diesen Fällen die Behandlung mit Schilddrüsenhormonen in erster Wahl angezeigt ist. Andere therapeutische Maßnahmen kämen erst in Frage, wenn der Tumor trotz hormoneller Behandlung weiter wächst (64).

Die Schilddrüsenfunktion bei verschiedenen hypophysären und hypothalamischen Erkrankungen

Eine hypophysäre oder hypothalamische Hypothyreose kann durch folgende Krankheiten oder Krankheitssyndrome hervorgerufen werden:

– Tumoren und Zysten der Hypophyse und ihrer Umgebung.
– Das Simmonds-Sheehan-Syndrom:
   a) postpartuale Nekrose,
   b) Infarzierung infolge septischer oder blander Embolie oder Thrombose,
   c) Sklerose infolge von a) und b).
– Granulomatöse Erkrankungen der Hypophyse (Tuberkulose, Lues).
– Traumatische Veränderungen der Hypophyse.
– Zustand nach Hypophysenoperation.

---

* Weshalb sich Gesichtsfeldausfälle bei lang bestehender Hypothyreose mit Sellavergrößerung erst bei Substitution des Schilddrüsendefekts einstellen, bleibt unklar. Es wird über einen Fall berichtet, bei dem die TSH- und Prolactinproduktion erhöht war und Gesichtsfeldstörungen erst nach Substitution des Schilddrüsendefekts auftraten. Sie normalisierten sich nach Hypophysenoperation (72). Aus Tierversuchen ist ein Ungleichgewicht zwischen Synthese und Abgabe des TSH bei Substitution mit Schilddrüsenhormonen bekannt, wobei vor allen Dingen bei niedriger Dosierung die Konzentration des TSH in der Hypophyse ansteigt (60). Auch ist eine Erhöhung des Hypophysengewichts bei antithyreoidal behandelten Tieren mit Gabe von niedrigen Thyroxindosen bekannt (2). Eine Kontrolle der Gesichtsfelder bei Substitutionstherapie ist deshalb erforderlich.

- Stoffwechselerkrankungen (Hämochromatose, Lipoidose).
- Idiopathische Partialdefekte.
- Selektive Ausfälle im Hungerzustand.

Im folgenden sollen die wichtigsten Befunde bei diesen Krankheiten erläutert werden:

Chromophobes Adenom

Während die Grundumsatzwerte bei der primären Hypothyreose stark und konstant erniedrigt sind, ist dies bei der sekundären Hypothyreose des chromophoben Adenoms in weit geringerem Maße der Fall. Die Abb. 7.**18**, S. 454 zeigt, daß die Mittelwerte bei Kraniopharyngeom deutlich tiefer als beim chromophoben Adenom liegen und daß sie bei der Akromegalie erhöht sind (49, 50). Die PBI-Werte liegen im unteren, die Cholesterinwerte im oberen Bereich der Norm. Präoperativ läßt sich ein pathologischer TRH-Test etwa in der Hälfte der Fälle, postoperativ in $^2/_3$ aller Fälle feststellen. Eine genaue Zuordnung der pathologischen TRH-Tests zum Funktionszustand der Schilddrüse ist nicht möglich, jedoch zeigen weitaus die meisten der Patienten bei normaler TRH-Reaktion Euthyreose, während pathologische TRH-Reaktionen in etwa $^3/_4$ der Fälle mit einer sekundären Hypothyreose verknüpft sind (71). Demgegenüber ergeben sich deutliche pathologische Reaktionen im Bereich der somatotropen Funktion, während die adrenokortikotrope Funktion weniger häufig und die Reaktion des LH in wechselndem Maße pathologisch ist (31, 58, 76).

Kraniopharyngeom

Auch hier steht der Ausfall der somatotropen Funktion an erster Stelle; es folgt die gonadotrope Funktion (50). Das Ergebnis des TRH-Test ist vor der Operation wechselnd, etwa in $^1/_3$ der Fälle pathologisch. Nach der Operation ergibt sich aber stets eine sekundäre Hypothyreose mit fehlender oder pathologischer TSH-Reaktion (30, 71). Eine Zuordnung der erniedrigten T4-Werte ist nicht immer möglich.

Akromegalie

Die Schilddrüse ist bei der Akromegalie in 35% der Fälle im Rahmen einer allgemeinen Splanchnomegalie vergrößert, meist nicht erheblich (50). Die Grundumsatzwerte liegen bei einer floriden Akromegalie im oberen Normalbereich mit einem Mittelwert von + 14% (50). Im Düsseldorfer Krankengut von 62 Patienten (70) zeigten Cholesterin- und PBI-Werte ein uncharakteristisches Verhalten, während der Radiojodtest eine Tendenz zur leichten Erhöhung der ^{131}J-Aufnahme erkennen ließ. Nur bei 2 Patienten war die Stoffwechsellage eindeutig hyperthyreot. Bis zum Jahre 1969 war in der Weltliteratur über 28 Patienten berichtet worden, bei denen neben einer Akromegalie eine echte Hyperthyreose bestand (34). Anzeichen von Hypothyreose sind ebenfalls sehr selten. Nur in 10% der Fälle ist die ^{131}J-Aufnahme stark erniedrigt; in 4% liegt das PBI unter 4 μg/dl (315 nmol/l), während sich Erhöhungen des Cholesterinspiegels über 300 mg/dl (7,8 mmol/l) in 13% der floriden und 28% der stationären Fälle nachweisen lassen (71). Eine Schädigung der thyreotropen Funktion läßt sich nach Maßgabe der TRH-Reaktion vor der Operation in weniger als der Hälfte, nach der Operation jedoch in $^2/_3$ der Fälle feststellen (5, 12, 24, 71).

Simmonds-Sheehan-Syndrom

Eine Vorderlappeninsuffizienz im Sinne eines Panhypopituitarismus liegt vor, wenn etwa $^2/_3$–$^3/_4$ des Vorderlappens zerstört sind (67). Die Basalwerte der peripheren und der hypophysären Hormone sind niedrig und steigen auch im Provokationstest nicht an (Cortisol, LH, FSH, TSH, Prolactin). Die beobachteten Patientinnen haben durchweg eine sekundäre Hypothyreose, aber ebenso eine sekundäre Nebennierenrinden- und Ovarialinsuffizienz (71).

Anorexia nervosa

Hier handelt es sich um ein psychosomatisches Syndrom mit langdauernder schwerer Unterernährung und einer (entgegen früheren Vorstellungen) wahrscheinlich vorliegenden sekundären Schädigung hypothalamischer Zentren. Die Grundumsatzwerte sind im Mittel auf −15% erniedrigt, auf die aktive Körpermasse bezogen jedoch normal. Die ^{131}J-Aufnahme, das PB^{131}J und das PB^{127}J sind im Bereich der Norm, die Cholesterinwerte leicht erhöht (50a). Öfter liegen jedoch die T4-Werte, ebenso die Werte für den freien Thyroxinindex im niedrigen Normalbereich, desgleichen die TSH-Werte, deren Gipfel nach TRH-Gabe zwar normal ist, bei manchen Patienten aber eine Verzögerung und Verlängerung des Abfalls aufweist. Wichtig sind die oft eindeutig herabgesetzten Werte für das Gesamt-T3 und die Anhebung des T4 / T3-Quotienten, was wahrscheinlich auf eine Störung der Konversion von T4 zu T3 zurückzuführen ist. Die Halbwertzeit des Cortisol im Serum ist erhöht; die Ausscheidung der Metabolite der Steroide ist zugunsten der des Cortisol und des Aethiocholanolol wie bei der Hypothyreose verschoben (S. 274). Die manchmal verlängerte Relaxationszeit des Achillessehnenreflexes hängt wie die metabolischen Anomalien mit dem Defizit des T3 im Gewebe zusammen, da sich nach T3-Gaben normalisiert. Gelingt die Wiederauffütterung, so kommt es auch zu einem Anstieg der T3-Werte (9, 10, 14, 19, 40, 46, 47, 77) (s. Syndrom des niedrigen T3-Spiegels [S. 398]). Zur Frage des Down-Syndrom s. S. 411.

Therapie der hypophysären Hypothyreose

Die zunächst naheliegende Behandlung mit Thyreotropin (TSH) befriedigt als Dauertherapie nicht. In den ersten Wochen lassen sich zwar gute Erfolge erzielen: Bei richtiger Dosierung (5 IE täglich oder alle 2 Tage intramuskulär) kommt es zu einer Besserung oder gar zu einem Verschwinden der hypothyreoten Erscheinungen. Der Erfolg hält jedoch nicht an, da sich etwa nach 2–3 Wochen Antikörper gegen das Proteohormon TSH bilden, die seine Wirkung im Körper paralysieren. Bei Überdosierungen können sehr unangenehme Erscheinungen mit Spannungsgefühl am Hals, Schwellung der Schilddrüse, Dysphagie, Atembeschwerden und kardialen Erscheinungen auftreten.

Die Substitution hat demnach mit Thyroxin zu erfolgen. Dabei ist aber die Insuffizienz anderer glandotroper Funktionen des Vorderlappens zu berücksichtigen. Thyroxin ist zwar wirksam, kann aber eine gleichzeitig bestehende Nebennierenrindeninsuffizienz verschlimmern und zum Abgleiten in eine Krise führen, kenntlich an einer allgemeinen Schwäche, Appetitlosigkeit und peripherer Kreislaufinsuffizienz mit Kollapserscheinungen. Dabei sind zwei Mechanismen wirksam: Einmal kann es durch das Schilddrüsenhormon zu einem Natriumverlust kommen, der die Ausbildung einer Addison-Krise begünstigt. Der wesentlichere Grund ist aber darin zu sehen, daß der Bedarf der Körpergewebe an Corticosteroiden, der während des hypothyreoten Zustands herabgesetzt war, plötzlich ansteigt und daß die in ihrer Funktion geschädigte Nebennierenrinde nicht imstande ist, den vermehrten Bedarf zu decken:

Bei gesunden Personen produziert die Nebennierenrinde eine Steroidmenge, die dem Bedarf des Organismus entspricht. Liegt eine globale Insuffizienz des Hypophysenvorderlappens vor, so ist die Produktion der Corticosteroide zwar herabgesetzt, der Bedarf des Gewebes aber infolge der bestehenden Hypothyreose ebenfalls erniedrigt, so daß Bedarf und Nachfrage einander entsprechen. Bei exogener Zufuhr von Schilddrüsenhormonen ändert sich die Situation. Der Bedarf an Corticosteroiden steigt jetzt an. Da aber die stimulierende Wirkung der adrenokortikotropen Funktion fehlt, ist die Nebennierenrinde nicht imstande, der Nachfrage des Gewebes nachzukommen. Es entsteht eine akute Nebennierenrindeninsuffizienz, welche die Gabe von Corticosteroiden und Natrium erforderlich macht. Dies ist bei der primären Hypothyreose nicht der Fall. Auch hier liegt infolge Fehlens der Schilddrüsenhormone eine Produktionsschwäche sowohl der Nebennierenrinde als auch der kortikotropen Funktion des Vorderlappens vor, während die TSH-Abgabe – zumindest in der ersten Phase der Hypothyreose – gesteigert ist. Durch exogene Zufuhr von Schilddrüsenhormon können thyreogene Störungen beseitigt werden. Der Zustand normalisiert sich; eine Diskrepanz zwischen Produktion und Bedarf an Corticosteroiden ist nicht zu befürchten. Es muß allerdings hinzugefügt werden, daß diese krisenartigen Erscheinungen nur bei weitgehender Zerstörung der Hypophyse auftreten, etwa beim Simmonds-Sheehan-Syndrom, während sie bei leichteren Funktionsstörungen, wie sie etwa für das chromophobe Adenom charakteristisch sind, nicht beobachtet werden.

In gleicher Weise ist die katabole Wirkung der Schilddrüsenhormone auf den Eiweißstoffwechsel bei der Behandlung zu beachten. Da auch die Hormonproduktion der Gonaden insuffizient ist, kann leicht eine negative Stickstoffbilanz auftreten, die eine gleichzeitige Behandlung mit Keimdrüsenhormonen notwendig macht.

Da man das Vorliegen einer sekundären Nebennierenrindeninsuffizienz stets vermuten muß, ist es zweckmäßig, mit der Steroidtherapie zu beginnen. Die Durchschnittsdosis beträgt 30–40 mg (83–110 µmol) Cortisol oral auf den Tag verteilt; später reduziert man auf die Hälfte. Wegen der unerwünschten Wasserretention ist die Gabe von Prednison vorzuziehen (5–15 mg (14–42 µmol) als Tagesdosis); dies um so mehr, als die Aldosteronproduktion der Nebennierenrinde bei der hypophysären Insuffizienz nur bei sehr schweren und langdauernden Krankheitsbildern herabgesetzt ist. Bei diesen Krankheitszuständen gibt man allerdings dem Cortisol, kombiniert mit Natriumzufuhr, gegenüber dem Prednison den Vorzug und verhindert so die zu befürchtenden Natriumverluste. Verabfolgt man Cortisol mit unzureichenden Dosen von Schilddrüsenhormon, so kann sich ein Cushing-Syndrom entwickeln, dessen Entstehung man durch die Erhöhung der Dosis der Schilddrüsenhormone wieder rückgängig machen kann (52).

Ist die Diagnose eines isolierten TSH-Defekts gesichert, so müßte man theoretisch mit einer Substitution mit Schilddrüsenhormonen allein auskommen. In jedem Fall ist aber Vorsicht geboten.

Komatöse Zustände kommen bei der hypophysären Hypothyreose vor, meistens aber wohl durch eine unzureichende Substitution mit Corticosteroiden (38). In jedem Fall muß man für eine ausgeglichene Substitution sorgen. Dies geschieht am besten dadurch, daß man, wie erwähnt, mit der Gabe von Corticosteroiden beginnt und nach 1–3 Wochen, da die Situation meistens ja nicht dringlich ist, die Schilddrüsensubstitution nachfolgen läßt. Dabei beginnt man mit kleinen Mengen, etwa 30–50 µg/L-Thyroxin/d (38,6–64,4 nmol/d), die man langsam auf 50–70 µg/d (64,4–90 nmol/d) steigert.

Die Normalisierung der Stickstoffbilanz und die Behandlung des Hypogonadismus kann später erfolgen. Bei Männern sind 250 mg (0,87 mmol) Testosteron i. m. in Form von Kristallsuspensionen alle 4 Wochen erforderlich. Die Dosis kann nach einigen Monaten reduziert werden. Bei Frauen empfiehlt sich in Zusammenarbeit mit dem Gynäkologen eine Oestrogen-Progesteron-Kombination, wie sie auch zur Kontrazeption verwandt wird.

Literatur

1 Aron, M.: Action de la préhypophyse sur la thyroïde chez le cobaye. C. R. Soc. Biol. (Paris) 102 (1929) 682
2 Bakke, J. L., N. L. Lawrence, E. Schönbaum: Chronic effects of triiodothyronine and thyrotrophin levels in thyroid ectomized rats. Acta endocr. (Kbh.) 51 (1968) 619
3 Balsam, A., J. H. Oppenheimer: Pituitary tumor with primary hypothyroidism: possible etiologic relationship. N. Y. St. J. Med. 75 (1975) 1737
4 Bates, R. W., P. G. Condliffe: Studies on the chemistry and bioassay of thyrotropins from bovine pituitaries, transplantable pituitary tumors of mice, and blood plasma. Recent Progr. Hormone Res. 16 (1960) 309
5 Benker, G., W. Zäh, K. Hackenberg, B. Hamburger, H. Günnewig, D. Reinwein: Long-term treatment of acromegaly with bromocryptine: Postprandial HGH levels and response to TRH and glucos administration. Horm. metab. Res. 8 (1976) 291
6 Bigos, Th., E. Ch. Ridgway, I. A. Kourides, F. Maloof: Spectrum of pituitary alterations with mild and severe thyroid impairment. J. clin. Endocr. 46 (1978) 317
7 Boehm, T. M., R. C. Dimond, L. Wartofsky: Isolated thyrotropin deficiency with thyrotropin-releasing-hormone induced TSH secretion and thyroidal release. J. clin. Endocr. 43 (1976) 1041
8 Bowers, C. Y., H. G. Friesen, P. Hwang, H. J. Guyda, K. Folkers: Prolactin and thyrotropin release in man by synthetic pyroglutamyl-histidyl-prolinamide. Biochem. biophys. Res. Commun. 45 (1971) 1033
9 Boyar, R. M., L. D. Hellman, H. Roffwarg, J. Katz, B. Zumoff, J. O'Connor, H. L. Bradlow, D. K. Fukushima: Cortisol secretion and metabolism in anorexia nervosa. New Engl. J. Med. 296 (1977) 190
10 Bradlow, H. L., R. M. Boyar, J. O'Connor, B. Zumoff, L. Hellman: Hypothyroid-like alterations in testosterone metabolism in anorexia nervosa. J. Clin. Endocr. 43 (1976) 571
11 Burke, G.: The thyrotrophin stimulation test. Ann. intern. Med. 69 (1968) 1127
12 Cantalamessa, L., E. Reschini, A. Catania, G. Giustina: Pituitary hormone responses to hypothalamic releasing hormones in acromegaly. Acta endocr. (Kbh.) 83 (1976) 673
13 Caughey, J. E., M. J. Lester: Hypothyroidism and pituitary tumors. N. Z. med. J. 60 (1961) 486
14 Croxson, M. S., H. K. Ibbertson: Low serum triiodothyronine (T3) and hypothyroidism in anorexia nervosa. J. clin. Endocr. 44 (1977) 167
15 Dhom, G., E. Stöcker: Autoradiographische Untersuchungen zur nuklearen RNS-Synthese in den verschiedenen Zelltypen des Hypophysenvorderlappens der Ratte. Verh. dtsch. Ges. Path. 49 (1965) 320

16 Ezrin, C., H. E. Swanson, J. G. Humphrey, J. W. Dawson, F. M. Hill: The cells of the human adenohypophysis in thyroid disorders. J. clin. Endocr. 19 (1959) 958
17 Faglia, G., C. Ferrari, A. Paracchi u. Mitarb.: Triiodothyronine response to thyrotrophin releasing hormone in patients with hypothalamic pituitary disorders. Clin. Endocr. 4 (1975) 585
17a Faglia, G., L. Bitensky, A. Pinchera, C. Ferrari, A. Paracchi u. Mitarb.: Thyrotropin secretion in patients with central hypothyroidism: Evidence for reduced biological activity of immunoreactive thyrotropin. J. clin. Endocrinol. 48 (1979) 989
18 Fleischer, N., R. Burgus, W. Vale, T. Dunn, R. Guillemin: Preliminary observations on the effect of synthetic thyrotropin releasing factor on plasma thyrotropin levels in man. J. clin. Endocr. 31 (1970) 109
19 Frankel, R. J., J. S. Jenkins: Hypothalamic-pituitary function in anorexia nervosa. Acta endocr. (Kbh.) 78 (1975) 209
20 Furth, J., K. H. Clifton: Experimental pituitary tumors. In: The Pituitary Gland, Bd. II, hrsg. von G. W. Harris, B. T. Donovan. Univ. of Calif. Press, Los Angeles 1966 (S. 460)
21 Gershengorn, M. C., B. D. Weintraub: Thyrotropin-induced hyperthyreoidism caused by selective pituitary resistance to thyroid hormone. J. clin. Invest. 56 (1975) 633
22 Grab, W.: Hypophysenvorderlappen und Schilddrüse. Die Wirkung des Hypophysenvorderlappens auf die Tätigkeit der Schilddrüse. Naunyn-Schmiedeberg's Arch. Pharmak. 167 (1932) 313
23 Guillemin, R., E. Yamazaki, D. A. Gard, M. Jutisz, E. Sakiz: In vitro secretion of thyrotropin (TSH). Stimulation by a hypothalamic peptide (TRF). Endocrinology 73 (1963) 564
24 Hall, R.: The immunoassay of thyroid-stimulating hormone and its clinical applications. Clin. Endocr. 1 (1972) 115
25 Heinze, H. G., M. Rettig, K. J. Pfeifer, K. Horn, R. Rothe, P. C. Scriba: TSH-Stimulation der Schilddrüse. Anstieg des Hormonspiegels und der Radiojodaufnahme. Nucl.-Med. (Stuttg.) 12 (1973) 1
26 Horster, F. A.: Thyrotropin-Releasing-Hormon. Schattauer, Stuttgart 1971
27 Horster, F. A., W. Wildmeister: Klinische Bedeutung des synthetischen TRH. Dtsch. med. Wschr. 96 (1971) 175
28 Horster, F. A., W. Wildmeister: Verhalten von absolutem freien Thyroxin (AFT4) nach einmaliger Applikation von synthetischem TRH bei Gesunden, Adipösen und Hypophysenstörungen. In: Thyreotropin-Releasing-Hormon, hrsg. von F. A. Horster, W. Wildmeister, F. E. Pausch. Schattauer, Stuttgart 1972 (S. 129)
29 Illig, R., H. Krawczynska, T. Torresani, A. Prader: Elevated plasma TSH and hypothyroidism in children with hypothalamic hypopituitarism. J. clin. Endocr. 41 (1975) 722
30 Jenkins, J. S., C. J. Gilbert, V. Ang: Hypothalamic-pituitary function in patients with craniopharyngiomas. J. clin. Endocr. 43 (1976) 394
31 Kley, H. K., W. Wiegelmann, H. G. Solbach, H. L. Krüskemper: Kombinierter Stimulationstest zur Simultananalyse mehrerer Partialfunktionen der Adenohypophyse. Dtsch. med. Wschr. 99 (1974) 2014
32 Krüskemper, H. L., W. Beisenherz, J. Herrmann, H. K. Kley, G. Krüskemper, K. D. Morgner, A. von zur Mühlen, U. Zeidler: Hypothyreose mit isoliertem Mangel an Thyreotropin-Releasing-Hormon (TRH). Dtsch. med. Wschr. 97 (1972) 76
33 Kuschinsky, G.: Über die Bedingungen der Sekretion der thyreotropen Hormone der Hypophyse. Naunyn-Schmiedeberg's Arch. Pharmak. 170 (1933) 510
34 Lamberg, B.-A., J. Ripatti, A. Gordin, H. Juustila, A. Sivula, G. Björkesten: Chromophobe pituitary adenoma with acromegaly and TSH-induced hyperthyroidism associated with parathyroid adenome. Acta endocr. (Kbh.) 60 (1969) 157
35 Lawrence, A. M., J. F. Wilber, T. C. Hagen: The pituitary and primary hypothyroidism. Arch. intern. Med. 132 (1973) 327
36 Leiba, S., B. Landau, A. Ber: Target gland insufficiency and pituitary tumours. Acta endocr. (Kbh.) 60 (1969) 112
37 Loeb, L.: Studies on compensatory hypertrophy of thyroid gland. Comparison between effect of administration of thyroxine thyroid and anterior pituitary substance on compensatory hypertrophy of thyroid gland in guinea-pig. Amer. J. Path. 5 (1929) 71
38 Leon-Sotomayor, L., C. Y. Bowers: Myxedema Coma. Thomas, Springfield/Ill. 1964
39 Loeser, A.: Hypophysenvorderlappen und Jodgehalt der Schilddrüse. Naunyn-Schmiedeberg's Arch. Pharmak. 163 (1931) 530
40 Maeda, K., Y. Kato, N. Yamaguchi, K. Chihara, S. Ohgo, Y. Iwasaki, Y. Yoshimoto, K. Moridera, S. Kuromaru, H. Imura: Growth hormone release following thyrotrophin-releasing hormone injection into patients with anorexia nervosa. Acta endocr. (Kbh.) 81 (1976) 1
41 Mayberry, W. E., H. Gharib, J. M. Bilstad, G. W. Sizemore: Radioimmunoassay for human thyrotropin. Clinical value in patients with normal and abnormal thyroid function. Ann. intern. Med. 74 (1971) 471
42 Means, J. H., S. Hertz, J. Lerman: The pituitary type of myxedema or Simmond's disease masquerading as myxedema. Trans. Ass. Amer. Phycns. 55 (1940) 32
43 Melynk, C. S., M. A. Greer: Functioning pituitary tumour in an adult possibly secondary to longstanding myxedema. J. clin. Endocr. 25 (1965) 761
44 Mitsuma, T.: Radioimmunoassay of thyrotrophin releasing hormone in human serum and its application. Acta endocr. (Kbh.) 83 (1976) 225
45 Miyai, K., M. Azukizawa, Y. Kumahara: Familial isolated thyrotropin deficiency with cretinism. New Engl. J. Med. 285 (1971) 1043
46 Miyai, K., T. Yamamoto, M. Azukizawa, K. Ishibashi, Y. Kumahara: Serum thyroid hormones and thyrotropin in anorexia nervosa. J. clin. Endocr. 40 (1975) 334
47 Moshang, T., J. S. Parks, L. Baker, V. Vaidya, R. D. Utiger, A. M. Bongiovanni, P. J. Snyder: Low-serum triiodothyronine in patients with anorexia nervosa. J. clin. Endocr. 40 (1975) 470
48 Mühlen, A. von zur, R. D. Hesch, J. Köbberling: Neue Aspekte in der Schilddrüsendiagnostik. Dtsch. med. Wschr. 99 (1974) 1504
49 Oberdisse, K.: Die partielle Vorderlappeninsuffizienz. In: 4. Symposium der Deutschen Gesellschaft für Endokrinologie, 1956, Springer, Berlin 1957 (S. 49)
50 Oberdisse, K., W. Tönnis: Pathophysiologie, Klinik und Behandlung der Hypophysenadenome. Ergebn. inn. Med. Kinderheilk. 4 (1953) 976, s. auch: Oberdisse, K.: Pathophysiologie des Hypothalamus-Hypophysen-Systems. In: Handbuch der Neurochirurgie, hrsg. von Olivercrona, H., und W. Tönnis. IV/3. (1962) S. 80. Springer, Berlin
50a Oberdisse, K., G. Solbach, H. Zimmermann: Die endokrinologischen Aspekte bei Anorexia nervosa. In: Anorexia nervosa, hrsg. von J.-C. Meyer, H. Feldmann. Thieme, Stuttgart (1965) S. 21
51 Odell, W. D., J. F. Wilber, W. E. Paul: Radioimmunoassay of thyrotropin in human serum. J. clin. Endocr. 25 (1965) 1179
52 Parfitt, A. M.: Cushing's syndrome with „normal" replacement dose of cortisone in pituitary hypothyroidism. J. clin. Endocr. 24 (1964) 560
53 Patel, Y. C., H. G. Burger: Serum thyrotropin (TSH) in pituitary and/or hypothalamic hypothyroidism: Normal or elevated basal levels and paradoxical responses to thyrotropin-releasing hormone. J. clin. Endocr. 37 (1973) 190
54 Patel, Y. C., J. A. Kilpatrick: Pituitary enlargement with longstanding myxedema. N. Z. med. J. 70 (1969) 21
55 Peters, J., W. German, R. Man, L. Welt: Functions of gonads, thyroid and adrenals in hypopituitarism. Metabolism 3 (1954) 118
56 Petersen, V. B., A. M. McGregor, P. E. Belchetz, R. S. Elkeles, R. Hall: The secretion of thyrotrophin with impaired biological activity in patients with hypothalamic-pituitary disease. Clin. Endocr. 8 (1978) 397
57 Phifer, R. F., S. S. Spicer: Immunohistochemical and histologic demonstration of thyrotropic cells of the human adenohypophysis. J. clin. Endocr. 36 (1973) 1210
58 Pickardt, C. R., A. von zur Mühlen: Established applications for the TRH stimulation test. Acta endocr. (Kbh.) Suppl. 193 (1975) 178
59 Pickering, D. E., E. R. Miller: Thyrotropic hormone in infants and children: differentiation between primary and hypopituitary hypothyroidism. Amer. J. Dis. Child. 85 (1953) 135
60 von Rees, G. P.: The effect of triiodothyronine and thyroxine on thyrotrophin levels in the anterior pituitary gland and blood serum of thyroidectomized rats. Acta endocr. (Kbh.) 51 (1966) 619
61 Reinwein, D., K. Hackenberg: Schilddrüsenerkrankungen. In: Klinik der Gegenwart. Bd. II, hrsg. von H. E. Bock, W. Gerok, F. Hartmann. Urban & Schwarzenberg, München 1975 (S. E 505)
62 Russfield, A. B., L. Reiner, H. Klaus: The endocrine significance of hypophyseal tumours in man. Amer. J. Pathol. 32 (1956) 1055
63 Sachson, R., S. W. Rosen, P. Cuatrecasas, J. Roth, A. G. Frantz:

Prolactin stimulation by thyrotropin releasing hormone in a patient with isolated thyrotropin deficiency. New Engl. J. Med. 287 (1972) 972
64 Samaan, N., B. M. Osborne, B. MacKay, M. E. Leavens, Th. M. Duello, N. S. Halmi: Endocrine and morphologic studies of pituitary adenomas secondary to primary hypothyroidism. J. clin. Endocr. 45 (1977) 903
65 Schally, A. V., A. Arimura, A. J. Kastin: Hypothalamic regulatory hormones. Science 179 (1973) 341
66 Schneeberg, N. G., W. H. Perloff, L. M. Levy: The diagnosis of equivocal hypothyroidism, using thyrotropic hormone (TSH). J. clin. Endocr. 13 (1953) 855
67 Sheehan, H. L.: Pathologische Anatomie des partiellen Hypopituitarismus. In: Die partielle Hypophysenvorderlappen-Insuffizienz, 4. Symposium der Deutschen Gesellschaft für Endokrinologie, Berlin 1956. Springer, Berlin 1957 (S. 21)
68 Sheehan, H. L., V. K. Summers: The syndrome of hypopituitarism. Quart. J. Med. 18 (1949) 319
69 Shuman, C. P.: Hypothyroidism due to thyrotropin deficiency without other manifestation of hypopituitarism. J. clin. Endocr. 13 (1953) 795
70 Solbach, H. G., H. Bethge, H. Zimmermann: Funktionsdiagnostik der Hypophysentumoren. In: Östrogene, Hypophysentumoren. 15. Symposium der Deutschen Gesellschaft für Endokrinologie, Köln. 1966. Springer, Berlin 1969 (S. 236)
71 Solbach, H. G., W. Wiegelmann, H. K. Kley, K. H. Rudorff, H. L. Krüskemper: Endocrine evaluation of pituitary insufficiency. In: Treatment of pituitary adenomas, hrsg. von Fahlbusch, R., und K. v. Werder. Thieme, Stuttgart. S. 39, s. auch: Klin. Wschr. 57 (1979) 487
72 Stockigt, J. R., W. B. Essex, R. H. West, R. M. L. Murray, H. D. Breidahl: Visual failure during replacement therapy in primary hypothyroidism with pituitary enlargement. J. Endocr. 43 (1976) 1094
73 Studer, H.: Der TSH-Reserve-Test mit Carbimazol. Helv. med. Acta 29 (1962) 275
74 Taunton, O. D., H. G. McDaniel, J. A. Pittman: Standardization of TSH testing. J. clin. Endocr. 25 (1965) 266
75 Thompson, K. W., C. M. H. Long: Effect of hypophysectomy upon hypercholesterolemia of dogs. Endocrinology 28 (1941) 715
76 Tönnis, W., K. Oberdisse, E. Weber: Bericht über 264 operierte Hypophysenadenome. Acta neurochir. (Wien) 3 (1952) 8
77 Travaglini, P., P. Beck-Peccoz, C. Ferrari, B. Ambrosi, A. Paracchi, A. Severgnini, A. Spada, G. Faglia: Some aspects of hypothylamic-pituitary function in patients with anorexia nervosa. Acta endocr. (Kbh.) 81 (1976) 252
78 Utiger, R. R.: Immunoassay of human plasma TSH. In: Current Topics in Thyroid Research. Academic Press, New York 1965
79 Vagenakis, A. G., K. Dole, L. E. Braverman: Pituitary enlargement, pituitary failure, and primary hypothyroidism. Ann. intern. Med. 85 (1976) 195
80 Vale, W., R. Burgus, R. Guillemin: On the mechanism of action of TRF: Effects of cycloheximide and actinomycin on the release of TSH stimulated in vitro by TRF and its inhibition by thyroxine. Neuroendocrinology 3 (1968) 34
81 Wagner, O. F., K. D. Döhler, A. von zur Mühlen: The syndrome of inappropiate TSH secretion. In: 12. Acta endocrinol. Congress. München 1979, Abstr. Nr. 41. Acta endocr. Suppl. 225 (1979)
82 Weeke, J., P. Laurberg: Diurnal TSH variations in hypothyroidism. J. clin. Endocr. 43 (1976) 32
83 Wildmeister, W.: TRH. Klinisch experimentelle Untersuchungen mit Thyrotropin Releasing Hormon. Schattauer, Stuttgart 1976
84 Yamada, T., T. Tsukui, K. Ikejiri, Y. Yukimura, M. Kotani: Volume of sella turcica in normal subjects with primary hypothyroidism and hyperthyroidism. J. clin. Endocr. 42 (1976) 817

Therapie der Hypothyreose

Die Therapie der Hypothyreose gehört zu den dankbarsten Aufgaben, die die innere Medizin kennt. Bei der weitaus größten Zahl dieser Kranken läßt sich eine völlige oder fast völlige Rückbildung der Krankheitserscheinungen erreichen, so daß sich Arbeitsfähigkeit und Lebenserwartung kaum von denen eines Gesunden unterscheiden. Die Behandlung ist zudem billig und erscheint zunächst einfach. Obwohl sie seit 80–90 Jahren geübt wird und die Erfahrungen groß sind, kann aber kein Zweifel daran bestehen, daß sie auch jetzt noch Probleme aufwirft. Diese bestehen einerseits in der oft mangelhaften Kooperation des Patienten und in der Nachlässigkeit bei der Beaufsichtigung durch den Arzt, auf der anderen Seite in der Erzielung einer tatsächlich euthyreoten Stoffwechsellage, die weder in den subklinisch-hypothyreoten oder in den subklinisch-hyperthyreoten Bereich abgleitet. Viele Jahrzehnte ist man mit der klinischen Beurteilung und mit der Bestimmung des Grundumsatzes und der Cholesterinwerte, später des PB^{127}J ausgekommen. Erst in jüngster Zeit stehen Parameter der Laboratoriumsdiagnostik zur Verfügung, die es ermöglichen, die euthyreote Stoffwechsellage sehr präzise festzustellen: Die Bestimmung des T$_4$ im Serum sowie vor allem die radioimmunologische Erfassung des TSH, die den bei weitem feinsten Maßstab zur Titrierung der Stoffwechsellage darstellt. Diese, heute nicht mehr aufwendigen Laboruntersuchungen sind keineswegs überflüssig, da die Risiken in Form von koronaren und zerebralen Komplikationen erheblich sind.

Die Therapie ist lebenslänglich fortzusetzen (was bei uneinsichtigen Kranken oft auf Schwierigkeiten stößt, wenn die Krankheitszeichen geschwunden sind), und soll alle Patienten mit klinischer *und* subklinischer Hypothyreose umfassen.

Das *Ziel der Behandlung* ist es, den defizitären Pool des Organismus an Schilddrüsenhormonen so aufzufüllen, daß Euthyreose entsteht (mit Ausnahme der schwer herzkranken Patienten), die schwerwiegenden Folgen der Hypothyreose damit zu beseitigen, ferner bei der Hypothyreose erhöhte endogene TSH-Produktion auf Normalwerte zu deprimieren und dabei die tägliche Abbaurate der Schilddrüsenhormone zu berücksichtigen. Die Behandlung erfolgt in zwei Schritten: Der Initialbehandlung, zu der man sich, von bedrohlichen Zuständen abgesehen, Zeit lassen sollte, und der Dauerbehandlung, die die Festsetzung einer Erhaltungsdosis erfordert.

Die Wahl des Substitutionspräparates

Die ersten Versuche gehen auf SCHIFF (51), HORSLEY (22) und MURRAY (38) zurück. Damals handelte es sich um Implantationen von Drüsengewebe oder um Injektionen von Schilddrüsenextrakten. Die heute gebräuchlichen Schilddrüsenpräparate sind in Tab. 7.9 zusammengestellt.

Glandulae thyreoideae siccatae

Die getrocknete Rinderschilddrüse hat jahrzehntelang die Therapie der Hypothyreose beherrscht. Diese Art der Behandlung ist in Europa leider noch nicht ganz verlassen (nach WENZEL [63], Verkauf von 120 000 Packungen im Jahr 1976 durch die deutsche Pharmaindustrie!), während sie in den USA sogar in der Hälfte der Behandlungsfälle noch fortgeführt wird, obgleich schon vor 18 Jahren von ihrer Anwendung gewarnt wurde (34). Die deutsche Pharmakopoe schrieb für getrocknete Schilddrüsen (Rinder und Schafe) einen Jodgehalt von 0,18% vor. Es wird durch Vermischen verschiedener Pulver erreicht. Das Präparat darf nur Jodverbindungen enthalten, die natürlicherweise in der Schilddrüse vorkommen. Die Wirkung beruht auf dem Gehalt von Thyreoglobulin, das seinerseits die wirksame und meist vertretene Substanz, das L-T$_4$, enthält. Außerdem ist L-T$_3$ vorhanden. Das molare Verhältnis von L-T$_4$ und L-T$_3$ beträgt etwa 2,0 bis 2,8:1,0, in US-Präparaten bis 4,3 (44). Die meisten Jodverbindungen gehören jedoch den Jodtyrosinen an. Die Standardisierung erfolgt durch die Beeinflussung der Metamorphose von Amphibienlarven, die Erhöhung der Kalorienproduktion des Meerschweinchens und die antistrumigene Wirkung beim künstlich erzeugten Kropf.

Die Behandlung mit getrockneten Schilddrüsen sollte deshalb aufgegeben werden, weil die Standardisierung unzuverlässig, der Jodgehalt (Jodid, Jodtyrosine) zu hoch ist und bei längerer Lagerung ein unverhältnismäßig hoher L-T$_3$-Gehalt durch Zerfall des L-T$_4$ sowie Antikörper gegen L-T$_4$ und L-T$_3$ entstehen.

Die Initialdosis beträgt 20 mg, die Erhaltungsdosis 75–150 mg.

Thyroxin

Das Thyroxin steht in kristalliner Reindarstellung bereits seit 1915 zur Verfügung und wurde auch damals schon zur Behandlung der Hypothyreose angewandt (25); seit 1927 liegt es als synthetisches Produkt vor (16). Aber erst seit etwa 10 Jahren hat es die bis dahin gebräuchliche getrocknete Schilddrüse der Schlachttiere verdrängt. In der Tat hat das Thyroxin so große Vorzüge, so daß es jetzt als Therpeutikum der Wahl angesehen werden muß. Es ist imstande, alle klinischen Anzeichen der Hypothyreose zu beseitigen und mit einer geeigneten Erhaltungsdosis den euthyreoten Zustand aufrecht zu erhalten.

Das Thyroxin wird in einer Menge zwischen 60 und 120 μg/d (77 und 154 nmol/d) in der Schilddrüse produziert. Da eine Konversion zu T$_3$ in der Peripherie durch Monodejodierung stattfindet, ist es zu einem beträchtlichen Teil die Muttersubstanz des T$_3$, das allerdings selbst auch in einer Menge von rd. 30 μg/d (46 nmol/d) von der Schilddrüse sezerniert wird. (Außerdem kann auch eine Monodejodierung zum biolo-

Tabelle 7.**9** Schilddrüsenhormonpräparate

Monopräparate aus L-Thyroxin

Allgemeine Bezeichnung (INN)	Chemische Bezeichnung	Chemische Formel		
Levothyroxin-Natrium	L-ß[4-(4-Hydroxy-3,5-dijod-phenoxy)-3,5-dijod-phenyl]-alanin Natrium-Salz			
Markenname	Stärke pro Einheit, mg	Firma		
Eltroxin	0,05 0,1	Glaxo AG		CH
Euthyrox	0,1 0,5	E. Merck E. Merck		D A
Letter	0,05 bis 0,3	Armour Pharmaceutical Comp.		US
Levothyroxin-Natrium Glaxo	0,05 0,1	Glaco		D
L-Thyroxin 50 „Henning"	0,05	Henning Berlin GmbH		D
L-Thyroxin 100 „Henning"	0,1	Henning Berlin GmbH		D
L-Thyroxin 150 „Henning"	0,15	Henning Berlin GmbH		D
L-Thyroxin 1 mg „Henning"	1,0	Henning Berlin GmbH		D
L-Thyroxin inject „Henning" Ampullen	0,5	Henning Berlin GmbH		D
Synthroid Ampullen	0,025 bis 0,3 0,5	Flint Laboratories		US
Thyrex	0,1 0,2	Sanabo		A

Monopräparate aus D, L-Thyroxin-Natrium

| Thyroxine <ROCHE>   Ampullen | 0,5
1,0 | ROCHE, S.A. | | F |

Tabelle 7.9 Fortsetzung

Monopräparate aus L-Trijodthyronin

Allgemeine Bezeichnung (INN)	Chemische Bezeichnung	Chemische Formel
Liothyronin	L-ß[4-(4-Hydroxy-3-jod-phenoxy)-3,5-dijod-phenyl]-alanin	

Markenname	Stärke pro Einheit, mg	Firma	
Cynomel	0,005 0,025	Uhlmann-Eyrand	CH
	0,005 0,025	Smith, Kline u. French	F
Cytomel	0,005 0,025	RIT Nederland B.V.	N
	0,005 0,025 0,05	Smith, Kline u. French	U
L-Trijodthyronin inject „Henning" Ampullen	0,1	Henning Berlin GmbH	D
Thybon	0,02 0,02	Hoechst AG Hoechst Austria	D A
Thybon forte	0,1	Hoechst AG Hoechst Austria	D A
Trijodthyronin „Sanabo"	0,005 0,025	Sanabo	A

Monopräparate aus D, L-Trijodthyronin

Trithyrone	0,025	Les Laboratories Millot	F

Tabelle 7.9 Fortsetzung

Kombinationspräparate aus L-Thyroxin (T_4) und L-Trijodthyronin (T_3)

Mischungs-verhältnis	Markenname	Stärke pro Einheit µg T_4 / µg T_3	Firma	
10:1	Prothyrid	100/10	Henning Berlin GmbH	D
10:2	Novothyral mite Novothyral	25/5 100/20	E. Merck E. Merck E. Merck	D D A
	Thyroxin-T_3 „Henning"	100/20	Henning Berlin GmbH	D
10:2,5	Combithyrex mite Combithyrex forte	50/12,5 100/25	Sanabo	A
	Euthroid – 1/2 bis – 3	30/7,5 bis 180/45	Warner/Chilcott	US
	Thyrolar –1/2 bis – 3	25/6,25 bis 150/37,5	Armour Pharmaceutical Comp.	US

gisch inaktiven reversen T3 dann stattfinden, wenn der Organismus bei Mangelzuständen Energie einsparen muß.)

Als Natriumsalz wird das L-Thyroxin im Darm gut resorbiert, so daß sich die enterale von der parenteralen Dosierung kaum unterscheidet. Die mittlere Absorptionsrate im Laufe von 24 Stunden weicht bei der Hypothyreose nicht wesentlich von derjenigen euthyreoter Personen ab (43). Durch vorherige Nahrungsaufnahme wird die Absorption allerdings erheblich verzögert: Während sie nüchtern 80% beträgt, findet man nach dem Frühstück nur noch einen Wert von 64% (64). Aus diesem Grunde empfiehlt es sich, die gesamte Menge in einer Dosis morgens gleich nach dem Aufstehen einzunehmen. Im Gegensatz zu T3 beträgt die Halbwertszeit des T4 beim Gesunden 6–7 Tage, bei der Hypothyreose ist sie noch länger, nämlich 12–13 Tage. Da das T4 außerdem in erheblichem Maße an Trägerproteine des Serums gebunden wird, tritt die Wirkung zwar langsamer ein, ist dafür aber gleichmäßiger, so daß man die gesamte Tagesdosis in einer Portion verabreichen kann. Die T3-Spiegel im Blut bleiben bei dieser Art der Therapie über 24 Stunden konstant (58). Wenn man außerdem bedenkt, daß die Konversion von T4 zu dem biologisch wirksamen T3 sich langsam im Laufe einiger Tage vollzieht, so kann man feststellen, daß das L-Thyroxin ein vorzügliches Depotpräparat für das biologisch wirksame L-Trijodthyronin darstellt.

Frühere Vorstellungen über die notwendige Dosierung des T4 gingen davon aus, daß das T3 direkt aus der Schilddrüse stamme. Als Kompensation für das fehlende T3 müsse man das T4 deshalb hoch dosieren, etwa zwischen 200 und 400 µg/d (257–515 nmol/d). Damit lag das T4 im Serum gewöhnlich an der oberen Grenze der Norm oder etwas darüber. Mit 300 µg/d (386 nmol/d) kann man bereits eine subklinische Hyperthyreose erzeugen, was daraus hervorgeht, daß im TRH-Test das TSH nicht ansteigt. Seit der Konversionsmechanismus bekannt ist, ist man auch aus theoretischen Gründen berechtigt, wesentlich niedriger zu dosieren.

Die zu empfehlende *Erhaltungsdosis* liegt zwischen 100 und 200 µg/d (129 und 257 nmol/d) L-T4. Mit dieser Dosis lassen sich etwa 90% aller Fälle von Hypothyreose einstellen (11, 39, 46, 48, 58, 63). Allerdings kann man die Dosierung nicht schematisieren; man muß sie vielmehr anhand der weiter unten angegebenen Kriterien im Einzelfalle erproben. Weshalb der eine Hypothyreotiker 100 µg (129 nmol), ein anderer aber 250–300 µg (322–386 nmol) benötigt, ist nicht ohne weiteres zu erklären. Differente Zellstoffwechselvorgänge mit verschiedener Empfindlichkeit oder Resistenz, Absorptionsanomalien, aber auch unregelmäßige Einnahme können eine Rolle spielen. Der Schweregrad der Hypothyreose mag ebenfalls von Bedeutung sein. Jedoch ist auch bei kompletter Athyreose (Schilddrüsenexstirpation mit nachfolgender [131]J-Therapie wegen Malignom) eine ausreichende Substitution mit 200 µg/d (257 nmol/d) zu erreichen. Da aber hier eine möglichst komplette Suppression der thyreotropen Vorderlappenfunktion angestrebt werden muß, ist eine Dosis von 300 µg/d (386 nmol/d) zu empfehlen. Bei einer höheren Dosierung von 400 µg/d (515 nmol/d) können insofern Schäden des Reglermechanismus auftreten, als es zu einer temporären thyreotropen Insuffizienz nach Absetzen der hohen Substitutionsdosis kommt (2, 25, 61). Aber auch eine Dosis von 300 µg/d (386 nmol/d) kann bereits zu metabolischen Zellstörungen und zu Veränderungen in der Kinetik in der Jodothyronine führen, die eine subklinische Hyperthyreose vermuten lassen (5). Berechnet man die Dosis pro kg Körpergewicht, so ergibt sich etwa eine Menge von 2,25 µg ± 0,6 (2,9 ± 0,8 nmol), und zwar unabhängig von Geschlecht, Alter und Ursache der Hypothyreose (58).

Von dieser Erhaltungsdosis muß die *Initialdosis* unterschieden werden. Da die Behandlung nur in Ausnahmefällen dringlich ist, kann man sich mit der Einleitung der Behandlung Zeit lassen und mit einer niedrigen Dosis von ca. 25 (32 nmol/d), höchstens 50 µg/d (64 nmol/d) beginnen und diese Dosis alle 2 Wochen um 25 µg (32 nmol) steigern, bis die Erhaltungsdosis von etwa 150 µg/d (193 nmol/d) erreicht ist. Handelt es sich um jüngere Patienten mit kurzer Krankheitsdauer, so kann man eine höhere Initialdosis wählen und schneller fortschreiten. Bei älteren Patienten (besonders mit langer Krankheitsdauer und Komplikationen am koronaren und zerebralen Gefäßsystem) muß man mit niedriger Dosis (auch etwa 25 µg [32 nmol]) beginnen und sehr vorsichtig um etwa 25 µg (32 nmol) alle 4 Wochen steigern. Die Erhaltungsdodis ist aber die gleiche.

Ganz im Gegenteil zu dem hier empfohlenen vorsichtigen Vorgehen wurden in einzelnen Schilddrüsenzentren Versuche unternommen, die Hypothyreose mit großen Thyroxingaben (einmal wöchentlich 1 mg) zu behandeln (55), nachdem man mehrfach hohe Thyroxindosen zur Erzeugung eines Suppressionseffektes verwendet hatte (36).

Die einmalige Gabe einer großen T4-Dosis hat ihre theoretische Grundlage darin, daß man den extrathyreoidalen Pool mit 500 µg (644 nmol) L-T4 intravenös bis zum unteren euthyreoten Zustand nach völliger Verarmung an Schilddrüsenhormonen auffüllen kann. Der mittlere extrathyreoidale organische Jodpool beträgt bei einer gesunden Person 490 µg (3,9 µmol) /1,73 m², aber nur 240 (2,0 µmol) bei hypothyreoten Kranken. Das Joddefizit von 255 µg (2,0 µmol) /1,73 m² bedeutet ein mittleres Thyroxindefizit von ungefähr 360 µg (463 nmol). Hinzu kommt, daß etwa 50–60 µg (0,39–0,47 µmol) Thyroxinjod von Normalpersonen täglich verbraucht werden und etwas weniger von Hypothyreotikern (3, 21, 26, 57). Gibt man, was vereinzelt geschehen ist, sehr große einmalige Mengen von T4 (z. B. über 400 µg (515 nmol) und danach für 9 Tage 100 µg (129 nmol) oder 750 µg (965 nmol) und danach 9 Tage 200 µg (257 nmol), so erfolgt ein Abfall des TSH als erste metabolische Reaktion innerhalb der ersten 24 Stunden, während sich die Grundumsatz- und Cholesterinwerte wesentlich später normalisieren.

Schon in der ersten Woche läßt sich eine periphere Konversion von T4 zu T3 nachweisen. Von 20 bzw. 66 ng/dl (0,30–1,0 nmol/d) als Ausgang steigen die Werte am zehnten Tag der Therapie auf 154 bzw. 182 ng/dl (2,4–2,8 nmol/d)

an, allerdings nicht vor dem dritten Tag (47). Große Einzeldosen von 500 bis 1000 µg (644–1287 nmol) werden bei jüngeren Patienten relativ gut vertragen (69). Außerdem werden sie im Darm weit schlechter resorbiert und in der Peripherie schneller abgebaut. Hinzu kommt als Pufferwirkung eine ausgeprägte Bindung an die Trägerproteine (19).
Die wöchentlich zu verabreichenden großen T$_4$-Dosen dürfen nur unter besonderen Bedingungen bei jungen Patienten und bei kurzer Krankheitsdauer angewendet werden, da sich unerwartet hohe T$_4$- und T$_3$-Anstiege einstellen können, die eine akute Gefahr für koronargefährdete Patienten darstellen.

Den Erfolg der Therapie beurteilt man, von der weiter unten zu besprechenden Besserung des klinischen Bildes abgesehen, durch die Bestimmung des T$_4$-Spiegels im Serum, vor allen Dingen aber durch die radioimmunologische Bestimmung des TSH. Besonders diese letztere Methode erlaubt eine ungemein feine Einstellung des euthyreoten Zustands, da das TSH bereits kurz nach dem Wirksamwerden der Substitutionstherapie abfällt. Ergibt die Untersuchung einen zu hohen TSH-Spiegel, so muß man die T$_4$-Dosis heraufsetzen und umgekehrt. Aufgrund der mit diesem Test gesammelten Erfahrungen hat man erkannt, daß wir das T$_4$ früher zu hoch dosierten. Die Austitrierung mit TSH bedeutet den wichtigsten Fortschritt in der Beurteilung der Therapie der Hypothyreose. Sie reicht im allgemeinen, zusammen mit der T$_4$-Bestimmung, völlig aus. Will man die TSH-Reserve des Hypophysenvorderlappens darüber hinaus feststellen, so kann man den TRH-Test hinzufügen, was im allgemeinen aber nicht notwendig ist. Die Normalisierung des TSH-Wertes zeigt die Richtigkeit der Dosierung. Die Normalwerte des TSH liegen unter 6 µE/ml (mU/l), die des T$_4$ zwischen 4,6 und 10,7 µg/dl (59–138 nmol/l). Beide verhalten sich spiegelbildlich. Falls Verdacht auf Abnormitäten der Trägerproteine im Serum bestehen oder eine TSH-Bestimmung aus äußeren Gründen nicht möglich ist, sollte man auf eine Bestimmung des freien T$_4$ oder der ETR ausweichen. Bei einer Substitutionstherapie mit 100 bis 200 µg T$_4$/d (129–257 nmol/d) stellen sich die Serum-T$_4$-Werte in einer Höhe ein, die ein wenig über den Normal- und Kontrollwerten liegt (8,0 ± 1,3 µg/dl [103 ± 16,7 nmol/l] bei Kontrollwerten von 7,1 ± 1,2 µg/dl [91,4 ± 15,4 nmol/l]) (58). Die Differenz ist zwar signifikant, die Überlappung der Werte jedoch erheblich. Als erstrebenswertes Ziel ist ein Wert von 6,5 bis 9,5 µg/dl (83,7 bis 122 nmol/l) anzusehen. Bei der gleichen Dosierung liegen die Serum-T$_3$-Werte mit 130 ± 22 ng/dl (2,0 ± 0,34 nmol/l) etwas niedriger als die Kontrollwerte (140 ± 22 ng/dl [2,15 ± 0,34 nmol/l]). Sie sollten zwischen 100 und 180 ng/dl (1,54 und 2,76 nmol/l) liegen. Dies gilt sowohl für die primäre wie auch die sekundäre Hypothyreose.
Bei einer langsam ansteigenden Therapie mit T$_4$ reagiert das TSH im Serum ebenfalls unabhängig von der Ätiologie der Hypothyreose. Mit 200 µg/d (257 nmol/l) wird der TSH-Spiegel in fast allen Fällen supprimiert. Bei niedrigeren Dosen kann man aber gelegentlich noch gesteigerte TSH-Werte feststellen, wenn die T$_4$-Spiegel bereits normalisiert sind (9). Zwischen den TSH-Spiegeln im Serum einerseits und der T$_4$-Dosis, den Gesamtwerten des T$_4$ und den Werten des freien T$_4$ im Serum andererseits ergibt sich im allgemeinen aber eine ausgezeichnete Korrelation (9) (Abb. 7.23). Bei der hypophysären oder hypothalamischen Hypothyreose sind TSH-Bestimmungen für die Beurteilung des Therapieerfolgs nutzlos.
Obwohl nächst der TSH-Bestimmung den T$_4$-Werten in Serum, die größere Bedeutung für die Beurteilung des Therapieerfolgs zukommt, sollten auch die T$_3$-Werte nicht ganz vernachlässigt werden, wenn sie auch für die Routinebehandlung nicht erforderlich sind und ihre Analyse noch mit Schwierigkeiten behaftet ist. Auch wenn durch die Behandlung normale T$_4$-Werte erzielt werden, können, wie erwähnt, subnormale T$_3$-Werte beobachtet werden. In diesem Fall kann man im TRH-Versuch einen übernormalen Ausschlag beobachten, auch wenn die basalen TSH-Werte normal sind. Deshalb sind manche Autoren der Ansicht, daß die Korrelation zu den basalen TSH-Werten besser ist, wenn man die T$_4$- und T$_3$-Werte gemeinsam und nicht für sich beurteilt (13). In anderen Fällen, besonders bei gestörter Konversion infolge schlechten Allgemeinzustands, zusätzlicher Gabe von β-Rezeptorblockern oder Corticosteroiden, sind die T$_3$-Werte normal, während die T$_4$-Werte noch erhöht sind. Dieser Zustand wird im USA-Schrifttum als „Thyroxinpseudotoxicosis" bezeichnet (12, 63). Auch hier ist

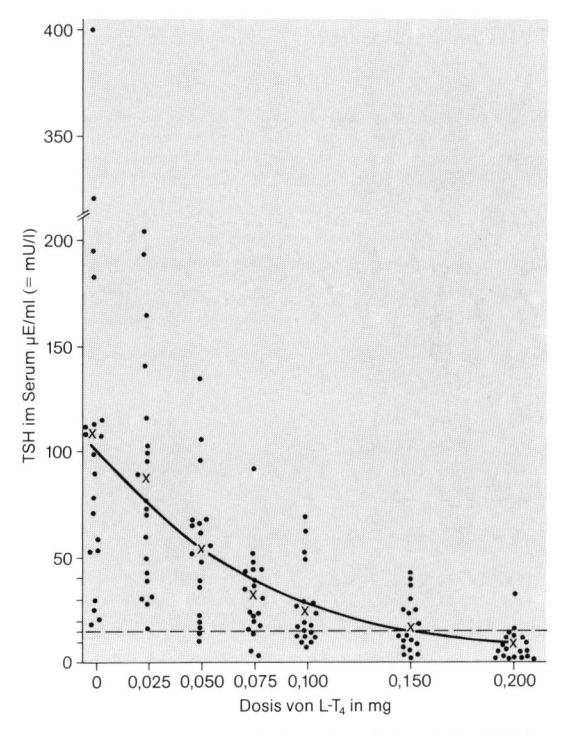

Abb. 7.23 Beziehung zwischen dem Spiegel des TSH im Serum und der L-T$_4$-Dosis bei Patienten mit Hypothyreose. Die horizontale durchbrochene Linie stellt das 95. Perzentile des TSH in einer euthyreoten Population dar (nach Cotton u. Mitarb. [9]).

eine T3-Bestimmung erforderlich, u.U. auch eine alleinige Behandlung mit L-T3 (63). Bei der hier empfohlenen T4-Dosierung ist eine genügende Versorgung der Peripherie mit T3 durch Konversion im allgemeinen aber gewährleistet.

Nach Entzug der Substitutionsdosis läßt sich bereits nach einigen Tagen, deutlich nach 6 Tagen, ein gleichmäßiger Abfall von T4 und T3 im Serum feststellen, wobei die Halbwertzeit des Schwundes für T4 und T3 in ähnlicher Weise etwa 7,4 Tage beträgt (58) (Abb. 7.24). Die Suppression der basalen TSH-Werte hält etwa 13 Tage an, ebenso lange die Suppression des durch TRH erzeugten △-TSH. Die ersten subnormalen T4-Werte treten also bereits zu einer Zeit auf, wenn die basale und stimulierte TSH-Funktion noch supprimiert ist. Die T3-Werte fallen nicht regelmäßig auf einen hypothyreoten Spiegel ab. Mit den klinischen Zeichen der Hypothyreose, die sich zwischen 7 und 21 Tagen nach dem Entzug einstellen, korreliert am besten der T4-Spiegel (32).

Die Dosierung bei Kinder wird im Kap. Die erworbene Hypothyreose des Kindes (S. 450) behandelt.

Monobehandlung mit Trijodthyronin

Die Monobehandlung mit Trijodthyronin ist fast ganz verlassen worden, nachdem sich zeigen ließ, daß bei schilddrüsenlosen Patienten nach Gabe von etwa 50 bis 75 μg (77–115 nmol) L-T3, die T3-Werte im Plasma in kurzer Zeit auf enorme Werte ansteigen, um nach 24 Stunden wieder zur Norm zurückzukehren (60). Das schnelle Ansteigen und auch schnelle Abfallen der T3-Werte im Blut hängt damit zusammen, daß das T3 fast zu 100% im Darm resorbiert wird und daß es in geringerem Maße an Trägerproteine gebunden wird, so daß die puffernde Wirkung dieser Bindung wegfällt. Auf der anderen Seite dringt es schnell in die Zelle ein, wo es eine Bindung an den Kernrezeptoren eingeht. In der Zelle wird es rasch metabolisiert. Damit hängt die Schnelligkeit des Eintritts und des Verlusts der Wirksamkeit zusammen.

Nur bei stimulierter Schilddrüse oder bei der Hyperthyreose werden größere Mengen T3 direkt von der Schilddrüse produziert und in den Kreislauf abgegeben. Da normalerweise 80% des T3 aus der Konversion von T4 entstehen, läßt sich schon daraus ableiten, daß eine Subsitution mit T4 allein in weitaus den meisten Fällen genügt, es sei denn, die Konversion ist durch eine diffuse Leberschädigung oder konsumierende Krankheit gestört. Zudem erfolgt auch intrahypophysär eine Konversion von T4 zu T3, so daß auch für die Suppression der Hypophyse durch T4-Gaben, eine physiologische Erklärung gegeben werden kann (56). Wenn dennoch einige Autoren die Initialbehandlung (nicht die Dauerbehandlung!) mit T3 in niedriger Dosierung durchführen, so kann man dies damit begründen, daß diese Behandlung vielleicht besser zu steuern ist und daß man sie, wenn etwa Koronarbeschwerden auftreten, schnell wieder absetzen kann. Auch bei totaler Schilddrüsenexstirpation wegen eines Malignoms der Schilddrüse wird manchmal nur T3 (neuerdings auch T3-retard in einer anderen Galenik) verwandt, da man die Substitutionstherapie öfter unterbrechen muß, um ein Szintigramm anzufertigen. In jedem Fall muß man, um T3-Spitzen im Serum zu verhindern, die Dosis initial sehr niedrig halten (10 μg [15 nmol] später 20 μg [30 nmol] sodann wöchentlich 5 μg [7,5 nmol] zulegen); die Gesamttagesdosis muß in mehrere Einzeldosen aufgeteilt werden. Zu beachten ist ferner, daß bei einer alleinigen T3-Therapie die PB^{127}J- und T4-Werte unterhalb des Normbereiches liegen können, obwohl klinisch Euthyreose eingetreten ist. Die Suppression des TSH tritt zwar schnell ein; aber erst bei einer Dosis von 75–100 μg/d (115–154 nmol/d) ist sie komplett. Auch das Rebound-Phänomen nach Absetzen der Therapie erfolgt prompt: Die Werte sind innerhalb von 2 Wochen fast wieder auf dem Ausgangswert (9).

Kombinierte Behandlung mit Thyroxin und Trijodthyronin

Die Nützlichkeit dieser Therapie wurde vor einigen Jahren lebhaft diskutiert. Man hat jedoch jetzt die Anwendung von Mischpräparaten bei der Substitutionstherapie der Hypothyreose zugunsten der T4-Behandlung verlassen. Sie wird nur noch gelegentlich bei der Suppressionstherapie der euthyreoten Struma angewandt (23, 49). Aber auch hier kann die Verwendung von T4/T3-Kombinationspräparaten zu unphysiologisch hohen T3-Spiegeln im Serum führen, so daß temporäre Zustände einer T3-Hyperthyreose auftreten können. Wahrscheinlich ist die Suppressionstherapie der Struma mit alleiniger T4-Behandlung vorzuziehen (17, 18). Die Mischpräparate enthalten meist L-T4 und L-T3 im Verhältnis 5:1 oder 4:1, d.h. z.B. 100 μg (125 nmol) L-Natrium T4 und 20 μg (29 nmol) L-T3-Hydrochlorid.

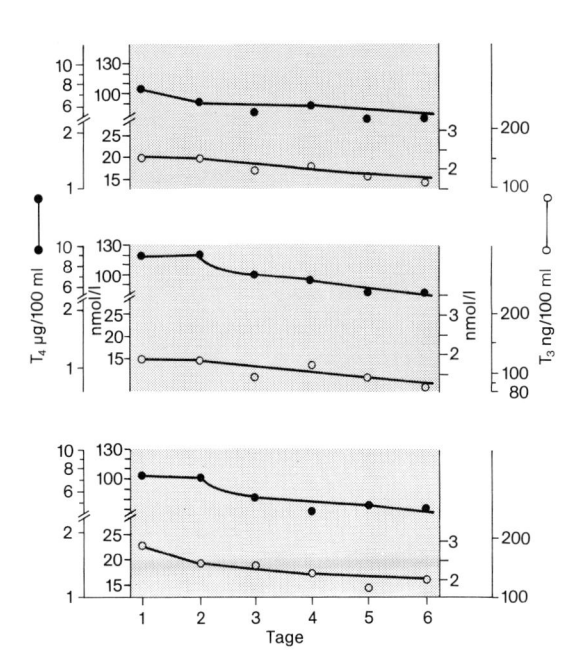

Abb. 7.24 T4- und T3-Konzentrationen bei 3 hypothyreoten Patienten nach Absetzen der Substitutionstherapie für 6 Tage. Logarythmische Ordinatenskala. (nach *Stock* u. Mitarb. [58]).

Äquivalenzen: 100 µg (125 nmol) Na-T4 entsprechen etwa 25 µg (36 nmol) T3-Hydrochlorid und 60 mg Glandulae thyreoideae siccatae.

Behandlung bei kardialen und zerebralen Komplikationen

Wie bereits erwähnt, kann eine hohe Initialdosierung koronare Beschwerden wie auch hypoxämische Erscheinungen im Gehirn mit Krampferscheinungen auslösen. Man muß deshalb bei drohender Hypoxie besonders vorsichtig vorgehen und mit einer Initialdosis von 25 µg (32 nmol) T4 beginnen. Sollten sich anginöse Erscheinungen oder Arrhythmien einstellen, so ist diese Menge sofort zu reduzieren. Während man die Dosis im allgemeinen nach 2–3 Wochen steigert, sollte man hier Steigerungen erst alle 4 Wochen vornehmen. Auch muß man u. U. bei der Erhaltungsdosis unter der sonst üblichen vollen Substitutionsdosis bleiben. Geht man langsam und vorsichtig vor, so kann man jedoch damit rechnen, daß sich hypoxämische Erscheinungen im Koronarsystem und im Gehirn bessern.

Beurteilung des Therapieerfolgs

Wir erwähnt, kann man das Vorliegen einer durch Substitution erzielten euthyreoten Stoffwechsellage annehmen, wenn die T4-Werte im Serum zwischen 4,0 und 10,5 µg/dl (51,5–135 nmol/l), die T3-Werte zwischen 100 und 180 ng/dl (1,54–2,76 nmol/l) liegen, sollte aber darauf achten, daß sie bei älteren und koronargefährdeten Personen im unteren Bereich der Norm bleiben. Für die TSH-Werte soll sich ein Wert von unter 6 µE/ml (mU/l) ergeben. Im TRH-Test sollen sie um 2 bis 12 µE/ml (mU/l) ansteigen.

Die Laboratoriumsdiagnostik verfeinert und verbessert zweifellos die Möglichkeit der Einstellung. Man hat jedoch über Jahrzehnte den Erfolg der Therapie nach den klinischen Zeichen (unter Zuhilfenahme von Grundumsatz- und Cholesterinwerten, neuerdings auch mit Hilfe der Achillessehnenrelaxationszeit, d. h. also an den Auswirkungen an der Peripherie) beurteilt. Die initialen klinischen Zeichen der Besserung sind sehr eindrucksoll, mehr noch für Arzt und Angehörige, weil der Kranke selbst oft nicht in der Lage ist, die Wendung zum Bessern zu erkennen. Schwäche, allgemeine Verlangsamung, Inaktivität und depressive Stumpfheit verschwinden. Der Appetit hebt sich, Körpertemperatur und Pulsfrequenz steigen an, die unbeholfene Artikulation und die rauhe Stimme machen einer normalen Sprache Platz. Sehr eindrucksvoll ist der initiale Gewichtsverlust, der 3–4 kg betragen kann und auch die Ausschwemmung von Ödemen zurückzuführen ist. Damit verkleinert sich die Herzsilhouette. Das Blutvolumen steigt auf Normalwert an. Gleichzeitig normalisiert sich der Stromkurvenverlauf, soweit diese Änderungen nicht auf einer präexistierenden Koronarsklerose beruhen. Perspiration und Schweißbildung treten wieder auf. Das subjektiv als sehr unangenehm empfundene Kältesyndrom weicht einem wohltuenden normalen Wärmeempfinden. Die Darmperistaltik kommt in Gang, Menstruationsstörungen verschwinden. Es dauert allerdings Monate, bis die Veränderungen an der Haut und eine evtl. vorhandene Anämie normalisiert sind. Der Proteingehalt des Liquor fällt ab, die Cholesterinwerte im Serum nähern sich relativ schnell der Norm; aus diesem Grunde war dies letztere in früheren Jahrzehnten ein guter Parameter zur Beurteilung des Erfolgs. Die initiale Wasserausschwemmung hat häufig eine negative Stickstoffbilanz zur Folge (10), die sich erst nach einigen Wochen normalisiert. Es handelt sich um einen katabolen Effekt auf das extrazellulär gespeicherte Depoteiweiß (s. auch Hypothyreose und Mineralstoffwechsel und S. 404).

Die Langzeitergebnisse sind aber keineswegs so gut, wie man erwarten sollte, da die Hypothyreotiker die Tendenz aufweisen, das Substitutionspräparat nach einiger Zeit des Wohlbefindens fortzulassen; sie gleiten dann nicht selten, kaum bemerkt, wieder in ihren alten Zustand der Hypothyreose zurück, in welchem sie erst recht schwer wieder zum Arzt finden. Bleibt der Patient längere Zeit bei den vereinbarten Nachuntersuchungen aus, so ist dies ein alarmierendes Zeichen dafür, daß er die Substitutionstherapie nicht fortgesetzt hat.

Die deprimierenden Langzeitergebnisse bei der Behandlung der Hypothyreose sind an Hand des Düsseldorfer Krankengutes von REINWEIN u. Mitarb. (45) bei 162 nachuntersuchten Patienten dargestellt worden. Diese Patienten entstammen einem Krankengut von 290 Hypothyreotikern, die zwischen 1958 und 1969 beobachtet wurden. Neben der Beurteilung des klinischen Bildes wurden an Laboratoriumsuntersuchungen das PB[127]J, der T3-in-vitro-Test, der Index für freies T4, das freie T4, das Cholesterin und die Relaxationszeit des Achillessehnenreflexes verwertet. Die TSH-Bestimmung stand damals noch nicht zur Verfügung. Die Nachuntersuchung ergab, daß nur 58,5% der Patienten euthyreot, 40% wieder hypothyreot und 1,5% hyperthyreot waren. Bei den Euthyreoten war in 30% keine komplette Restitutio ad integrum eingetreten. Ödeme, Stimmveränderungen und Haarausfall hatten sich am häufigsten zurückgebildet. Ältere Personen mit langer Krankheitsdauer und primärer Hypothyreose sowie Männer waren vom Rückfall in vermehrtem Maße betroffen. Echte Therapieversager wurden nicht beobachtet. Als wesentliche Ursachen für den schlechten Erfolg der Langzeittherapie nach Entlassung aus der Klinik ist die *mangelhafte begleitende Unterrichtung* des Patienten und das Fehlen einer guten *ärztlichen Überwachung* anzusehen. Ein wichtiges Moment ist die Lethargie der Patienten, die schnelle Besserung der objektiven Befunde, die den Arzt in Verkennung der Situation (besonders bei Arztwechsel!) eine Heilung annehmen läßt, und eine übertriebene Vorsicht bei der Therapie aus Furcht vor Überdosierungen. Ein Teil der Patienten war nicht in ausreichendem Maße über die Notwendigkeit einer lebenslänglichen Substitution unterrichtet. Ferner wurden Therapiekontrollen ärztlicherseits oder durch die Patienten nicht eingehalten. Weiterhin ergaben interkurrente Krankheiten fälschlicherweise den Anlaß, die Substitutionsdosis zu reduzieren oder die Therapie abzubrechen. Wurde überhaupt einmal die vorgeschlagene Dosierung geändert, dann nur im Sinne einer Verringerung.

Aus diesen Ergebnissen kann man folgern, daß erstens jeder Patient viel genauer und intensiver über die Natur des Leidens und über die Notwendigkeit einer lebenslänglichen Therapie aufgeklärt werden muß. (Einen Rückfall erlebt man auch bei intelligenten Patienten.) Zweitens sind häufige Kontrolluntersuchungen auch bei guter Stoffwechsellage in halbjährlichen Abständen unter allen Umständen erforderlich. Drittens sollte man bei unachtsamen Patienten überlegen, ob nicht die Anlegung eines wöchentlichen T_4-Depots von Nutzen ist. Kommt der Patient längere Zeit nicht zur vereinbarten Kontrolluntersuchung, so sollte der Arzt ihn aufsuchen. Wochenplanpackungen können von Vorteil sein.

Besondere Empfehlungen: Wie bereits erwähnt, sollten Tranquilizer und alle Sedativa vermieden werden. Morphingaben sind gefährlich; sie können auch bei niedriger Dosierung zu einem Zustand der Lethargie führen. Digitalispräparate lösen leicht Übelkeit und Arrhythmien aus. Die Nebennierenrindeninsuffizienz bei gleichzeitig vorliegender Hypophysenerkrankung ist mit Cortisol zu behandeln (s. Die hypophysäre Hypothyreose, S. 459).

Behandlung mit Analogen der Schilddrüsenhormone

Der Einfluß der Schilddrüsenhormone auf die Hyperlipoproteinämie, den Cholesterin-, den Triglyceridstoffwechsel, ist in den Kap. Lipidstoffwechsel bei Hyperthyreose und bei der Hypothyreose dargestellt (S. 220 und 406). Um die erwähnten Störungen des Lipidstoffwechsels bei Euthyreose durch Gaben von Schilddrüsenhormonen zu beeinflussen, braucht man Dosen, die in den Bereich der Hyperthyreosis factitia führen und Nebenerscheinungen wie Herzklopfen, verstärktes Schwitzen und auch eine Ruhigstellung der Schilddrüsenfunktion zur Folge haben. Liegen bei diesen Patienten kardiovaskuläre Störungen vor, so ist die Gabe von Schilddrüsenhormonen erst recht nicht angezeigt.

Man hat deshalb versucht, auf Thyroxinanaloge überzugehen, deren Hormonwirkung modifiziert ist und die möglicherweise Vorzüge gegenüber Schilddrüsenhormonen haben. Es handelt sich um das Thyroxamin, das durch Abspaltung der Carboxylgruppe aus dem Thyroxin entsteht, sowie die Essigsäureanaloge, die man als Tetrac und Triac bezeichnet. Sie haben jedoch keine klinische Bedeutung mehr (14) (s. auch Biologische Wirkung der Schilddrüsenhormone [S. 90]).

Verwendet werden jetzt noch die Dextroisomere des T_4 (D-Thyroxin) in einer Dosis von 2–8 mg/d (2,6–10,3 µmol/d), das $D-T_3$ (D-Trijodthyronin) in einer Dosis von 1–2 mg/d (1,5–3,0 µmol/d) und das DL-Thyroxin in einer Dosis von 20–40 mg/d (25,7–51,5 µmol/d) (62).

Das $D-T_4$ wird zur Senkung der Cholesterinspiegel bei Hyperlipoproteinämien angewandt, vor allen Dingen bei den Typen II und III, wobei es wiederum bei den Typen II a eine stärkere Wirkung als beim Typ II b entfaltet. Die Serumtriglyceride werden nur wenig beeinflußt. Die initiale Dosis des $D-T_4$ beträgt 3 mg/d (3,9 µmol/d) und steigt langsam auf 4–8 mg/d (5,1–10,3 µmol/d) an, wobei man jeden Monat um 1 mg (1,3 µmol) steigert (5, 28, 59). Eine Senkung der Cholesterinspiegel um mehr als 10% des Ausgangswertes kann man beobachten (30, 31, 33, 66). Das $D-T_4$ wirkt durch eine Steigerung des oxidativen Katabolismus der Lipoproteine. Das Cholesterin und seine Abbauprodukte werden in der Leber in vermehrtem Maße ausgeschieden. Es muß aber betont werden, daß auch ein kalorigener Effekt vorliegt und daß bei manchen Patienten klinische Zeichen eines Hypermetabolismus gefunden werden (33). Bei Patienten mit koronaren Beschwerden sollte man das $D-T_4$ nur mit Vorsicht anwenden (8). Ferner ist zu berücksichtigen, daß mit 8 mg/$D-T_4$ (10,3 µmol) über 5 mg (40 µmol) organisch gebundenes Jod zugeführt werden, woraus über 600 µg (4,7 µmol) Jodid entsteht, ein Betrag, der den Jodidbedarf des Organismus um das dreifache übertrifft (48). Es handelt sich also um Jodidwerte in einem Bereich, in dem durchaus eine jodinduzierte Hyperthyreose entstehen kann (S. 314). Früher war auch die Kontamination mit $L-T_4$ (0,2%) und mit $D-T_3$ (0,5%) zu berücksichtigen. Jedenfalls kann man mit einer Einzeldosis von 6 mg (7,7 µmol) $D-T_4$, aber auch mit kleineren Dosen, eine Suppression der TSH-Sekretion ohne Anstieg im TRH-Test feststellen. Patienten, die über Monate wegen einer Hyperlipoproteinämie mit täglich 6 mg (7,7 µmol) $D-T_4$ behandelt werden, zeigen meist einen negativen TRH-Test. Die TSH-Sekretion wird also in ähnlicher Weise wie durch T_4 vermindert. Nach einer Einzeldosis von $D-T_4$ steigt das T_4 nach 4 Stunden auf den 4fachen Wert an und normalisiert sich nach 14 Stunden. Der Anstieg der T_3-Konzentration im Serum ist nicht erheblich, aber doch signifikant. Es ist außerdem zu beachten, daß Antikörper gegen $L-T_4$ und $L-T_3$ eine Kreuzreaktion gegenüber $D-T_4$ und $D-T_3$ aufweisen können. Die Plasmahalbwertszeit des $D-T_4$ liegt unter einem Tag (13, 24).

Ein gereinigtes $D-T_4$-Präparat, das weniger als 0,2% $L-T_4$ enthält, soll eine signifikante Verminderung des Serumcholesterin ohne hyperthyreotische Nebenwirkungen hervorrufen (4). Bereits bei 2,5–3,5 mg (3,2–4,5 µmol) läßt sich eine Senkung erkennen (52) (s. auch S. 124).

Auch das $D-T_3$, das in einer Dosis von 1–2 mg/d (1,5–3,0 µmol/d) eine Cholesterinsenkung um 15–20% bewirkt, reduziert die TSH-Reaktion auf TRH bei einer Dosis von etwa 30 µg (83 nmol) um 40%. Nach Gaben von 500 µg (1,4 µmol) kommt überhaupt keine TSH-Stimulation mehr zustande. Außerdem steigt das $PB^{127}J$ an, während das T_4 auf 65% des Ausgangswertes abfällt. Also auch bei Verwendung von $D-T_3$ muß man die Schilddrüsenfunktion sehr sorgfältig beachten (68).

Versuche, die Adipositas mit Schilddrüsenhormonen zu behandeln

Schon bald nach der Einführung der Substitutionstherapie der Hypothyreose hatte man versucht, Schilddrüsenhormone zur Gewichtsreduzierung der Adipösen zu verwenden (67). Der Nutzen ist strittig geblieben. Die Versuche gingen von der niemals bewiesenen Theorie aus, daß der Adipositas eine latente Hypothyreose zugrunde liege. Reale Erniedrigungen der Gesamtkalorienproduktion haben sich jedoch nicht nachweisen lassen. Dies wurde bereits 1923 (Grundumsatz und spezifisch-dynamische Wirkung) von GRAFE (15) überzeugend dargestellt. Parameter der Schilddrüsenfunktion, die im unteren Bereich der Norm liegen, wurden öfter als Hinweis auf das Vorliegen einer latenten Hypothyreose angesehen (Achillessehnenreflexrelaxationszeit) (7), Erniedrigungen des $PB^{127}J$ und des T_3-in-vitro-Test (53). Eine Reihe von Untersuchungen, die Regulationsstörungen im Bereich des Fettstoffwechsels aufweisen, konnten keine Hinweise auf eine Beeinflussung der Gesamtkalorienbilanz geben (1, 41, 50). Die Kontroversen darüber sind jetzt abgeschlossen, da sich mit der TSH-Bestimmung und dem TSH-Test einwandfrei zeigen läßt, daß bei der Adipositas keine Hypothyreose vorliegt (20, 42). Trotzdem ergeben sich in einer Auffütterungsphase und im Hungerzustand bei Adipösen Schwankungen im Hormongehalt des Blutes. So soll es bei Fasten über mehrere Wochen zu einem Anstieg des freien T_4 mit einem gleichzeitigen Abfall von TBG und TBPA im Blut kommen (50). In anderen Untersuchungen (6) verändern sich die Konzentrationen des T_4 im Serum nicht, dagegen läßt sich feststellen, daß Übergewicht und erst recht eine Überfütterung Erhöhungen der T_3-Spiegel im Serum veranlassen (im Extremfall Anstiege von 140 auf 185 ng/dl (2,15 auf 2,84 nmol/l). Umgekehrt ließ sich die bereits bekannte Beobachtung bestätigen, daß bei Unterernährung und Gewichtsreduktion ein Absinken der T_3-Werte eintritt, besonders, wenn die Gewichtsreduktion rigoros, etwa durch eine Darmverkürzung vorgenommen wird (Absinken des Serum-T_3 von 146 auf 89 ng/dl [2,24 auf 1,37 nmol/l]). Das Absinken der T_3-Werte bei Nahrungsmangel und bei konsummierenden Krankheiten steht mit einer Störung der Konversion in der Leber in Zusammenhang (37). Aber auch diese Tatsache rechtfertigt nicht die Gabe, wenn auch kleiner Dosen von Schilddrüsenhormonen (50 µg (64 nmol) T_4 oder 10 µg (15 nmol) T_3) als Zusatztherapie zu einer totalen Fastenkur (20). Es gilt vielmehr nach wie vor die Regel, daß man durch Zufuhr von Schilddrüsenhormonen die Gewichtsreduktion nicht beschleunigen kann, sofern man im Rahmen einer physiologischen Dosierung bleiben will. Eine solche niedrige Dosierung führt lediglich zu einer Suppression der Schilddrüsentätigkeit, so daß nichts gewonnen ist. Höhere pharmakologische Dosen erzeugen unweigerlich eine Hyperthyreosis factitia, die, wenn sie nicht durch eine erhöhte Nahrungszufuhr kompensiert wird, allerdings zu einer Gewichtsabnahme führt, wobei jedoch Nebenerscheinungen, die nicht nur lästig, sondern in bezug auf das kardiovaskuläre System auch schädlich sein können, auftreten (40); auch stellen sich nach Absetzen der Medikation temporäre, aber langanhaltende Störungen der endogenen TRH-Sekretion ein (56a). Ist die Adipositas mit einer echten Hypothyreose, kenntlich im TSH/TRH-Versuch, vergesellschaftet, so ist selbstverständlich eine Substitutionstherapie angezeigt. Ein Übergewicht ist bei der Hypothyreose aber keineswegs die Regel. Sein Auftreten ist durch das Ausmaß der Appetenz bedingt.

Ein Grund für die so häufig anzutreffende Ansicht, daß der Adipositas eine latente Hypothyreose zugrunde läge, mag darin zu sehen sein, daß Hyperthyreotiker manchmal über das Normalmaß hinaus an Gewicht zunehmen, wenn ihre Schilddrüsenfunktion durch therapeutische Maßnahmen unter das erwünschte Normalmaß absinkt: Die Gewohnheit der übermäßigen Nahrungszufuhr bleibt noch bestehen, wenn der Bedarf nicht mehr vorhanden ist (27). Die Behandlung der Adipositas mit Schilddrüsenpräparaten ist deshalb nicht nur nutzlos, sondern kontraindiziert.

Bei einem Patienten, der unter der Einwirkung von Schilddrüsenhormon steht, bei dem man aber vermutet, daß diese Therapie indikationslos erfolgte, kann man nicht ohne weiteres feststellen, ob eine latente Hypothyreose vorliegt. Man klärt die Stoffwechselsituation dadurch, daß man die Therapie mit Schilddrüsenhormonen unterbricht. Darauf stellt sich der basale TSH-Spiegel von einem vorher niedrigen auf ein jetzt hohes Niveau ein. Eine gesunde Schilddrüse produziert soviel Hormon, daß sie die TSH-Produktion wieder supprimiert, so daß nach Ablauf von einigen Wochen normale TSH-, T_4- und T_3-Spiegel vorliegen (46).

Literatur

1 Benoit, F. L., F. Y. Durrance: Radiothyroxine turnover in obesity. Amer. J. med. Sci. 249 (1965) 647
2 Berthezene, F., R. Mornex, J. P. Riou, M. Fournier: Thyrotropine deficiency after hyperthyroidism or long-term thyroid hormon administration. Endocr. exp. 8 (1974) 230
3 Blum, M.: History, physical examination and laboratory evidence. Amer. J. med. Sci. 264 (1972) 432
4 Bommer, J., V. Ehrke, H. Speders: Vorläufige Ergebnisse einer Behandlung von Hyperlipidämien mit einem neuen D-Thyroxin-Präparat. Verh. dtsch. Ges. inn. Med. 78 (1972) 1619
5 Braverman, L. E., A. Vagenakis, P. Downs: Effects of replacement doses of sodium-L-thyroxine on the peripheral metabolism of thyroxine and triiodothyronine in man. J. clin. Invest. 52 (1973) 1010
6 Bray, G. A., D. A. Fisher, I. J. Chopra: Relation of thyroid hormones to body weight. Lancet 1976/I, 1206
7 Burt, V., A. Stunkard: Body weight and achilles reflex time. Ann. intern. Med. 60 (1964) 900
8 Coronary Drug Project: Initial findings leading to modifications of its research protocol. J. Amer. med. Ass. 214 (1970) 1303
9 Cotton, G. E., C. A. Gorman, W. E. Mayberry: Suppression of thyrotropin (h-TSH) in serums of patients with myxedema of varying etiology treated with thyroid hormones. New Engl. J. Med. 285 (1971) 529
10 Crispell, K. R., G. A. Williams, W. Parson, G. Hollifield: Metabolic studies in myxoedema following administration of L-triiodothyronine. J. clin. Endocr. 17 (1957) 221
11 Evered, D.: Treatment of hypothyroidism: A reappraisal of thyroxine therapy. Brit. med. J. 1973/III, 131
12 Gavin, L. A., M. Rosenthal: Thyroxine pseudotoxicosis: A compensatory response in non-thyroidal systemic illness. 53. Meeting Amer. Thyroid. Ass., Abstr. T-4 Cleveland 1977
13 Gless, K.-H., P. Oster, M. Hüfner: Influence of D-thyroxine on plasma thyroid hormone levels and TSH secretion. Horm. metab. Res. 9 (1977) 69

14 Grab, W.: Chemische Verwandte des Thyroxin mit thyreomimetischer Wirkung. In: Die medikamentöse Behandlung der Schilddrüsenerkrankungen, von W. Grab, K. Oberdisse. Thieme, Stuttgart 1959 (S. 79)
15 Grafe, E.: Die pathologische Physiologie des Gesamtstoff- und Kraftwechsels bei der Ernährung des Menschen. Bergmann, München 1923
16 Harington, C. R., G. Barger: Chemistry of thyroxine. III. Constitution and synthesis of thyroxine. Biochem. J. 21 (1927) 169
17 Herrmann, J., H. J. Rusche, W. Wildmeister, F. A. Horster, H. L. Krüskemper: Triiodothyronine (T_3) and thyroxine (T_3) serum levels after administration of T_3/T_4-mixtures. In: Symposium der Deutschen Gesellschaft für Endokrinologie 1974, Tübingen (Abstr. Nr. 77)
18 Hesse, V., H. Lauterbach, W. Stoll: Die „hypothyreote" Struma in der Pubertät unter Therapie mit T_3/T_4-Kombinationspräparaten. Dtsch. med. Wschr. 102 (1977) 1412
19 Hoff, H.-G., K. Hackenberg, D. Reinwein: Auswirkungen einer einzeitigen hohen Thyroxindosis auf die Hypophysen-Schilddrüsenaxe bei euthyreoter und hypothyreoter Stoffwechsellage. Verh. dtsch. Ges. inn. Med. 83 (1977) 1358
20 Hofmann, G. G., E. Strohmeier, C. R. Pickard, K. Horn, P. C. Scriba: Die Schilddrüsenfunktion bei der Fettsucht und Wirkung einer Schilddrüsenhormontherapie am Fastenden. Verh. dtsch. Ges. inn. Med., 80 1974 (S. 1346)
21 Holvey, D. M., C. J. Goodner, J. T. Nicoloff: Treatment of myxedema coma with intravenous thyroxine. Arch. intern. Med. 113 (1964) 89
22 Horsley, V. A.: Note and possible means of arresting the progress of myxoedema, cachexia strumipriva and alike diseases. Brit. med. J. 1890/I, 287
23 Horster, F. A., E. Klein, E. Bock, D. Wildmeister, A. Bauer: Zur Therapie der blanden Struma mit einer Kombination aus L-Thyroxin und L-Trijodthyronin: Kontrolle von Hormonjod, Hamolsky-Wert und Radiojodaufnahme. Verh. dtsch. Ges. inn. Med. 77 (1971) 663
24 Hüfner, M.: Metabolismus von D-Thyroxin und dessen Einflüsse auf die Schilddrüsenfunktion. Med. Klin. 73 (1978) 48
25 Hüfner, M., H. Munzinger, H. Papke, D. Barwich, F. Bahner, P. Schenk, D. Röher: Prinzipien der Hormonsubstitution bei thyrektomierten Schilddrüsenkarzinom-Patienten. Radiologe 15 (1975) 245
26 Ingbar, S. G., N. Freinkel: Simultaneous estimation of rates of thyroxine degradation and thyroid hormone synthesis. J. clin. Invest. 34 (1955) 808
27 Jefferies, W. M.: Non-specific uses of thyroid medication. In: The Thyroid, hrsg. von S. C. Werner, S. H. Ingbar. Harper & Row, New York 1971 (S. 842)
28 Jones, R. J., L. Cohen: Sodium dextrothyroxine in coronary disease and hypercholesterolemia. Circulation 24 (1961) 164
29 Kendall, E. C.: The isolation in crystalline form of the compound containing iodine, which occurs in thyroid. J. Amer. med. Ass. 64 (1915) 2042
30 Klemens, U. H., P. v. Löwis of Menar: Behandlung primärer Hypoproteinämien vom Typ II a und II b mit hochgereinigtem D-Thyroxin. Dtsch. med. Wschr. 99 (1974) 487
31 Koschinsky, Th., K. H. Vogelberg, F. A. Gries: Therapie primärer Hyperlipoproteinämien des Typs II a und II b mit D-Thyroxin. Dtsch. med. Wschr. 99 (1974) 494
32 Krugman, L., G., J. M. Hershman, I. J. Chopra, G. A. Levine, A. E. Pekary, D. L. Geffner, G. N. Chua Teco: Patterns of recovery of the hypothalamic-pituitary-thyroid axis in patients taken off chronic thyroid therapy. J. clin. Endocr. 41 (1975) 70
33 Levy, R. I., D. S. Fredrickson, R. Shulman, D. W. Bilheimer, J. L. Breslow, N. J. Stone, S. E. Lux, H. R. Sloan, R. M. Krauss, P. N. Herbert: Dietary and drug treatment of primary hyperlipoproteinemia. Ann. int. Med. 77 (1972) 267
34 MacGregor, A. G.: Why does anybody use thryroid B. P. Lancet 1961/I, 329
35 Maeda, M., N. Kuzua, Y. Masuyama, Y. Imai, H. Ikeda, H. Uchimura, F. Matsuzaki, L. F. Kimagai, S. Nagataki: Changes in serum triiodothyronine, thyroxine and thyrotropin during treatment with thyroxine in severe primary hypothyroidism. J. clin. Endocr. 43 (1976) 10
36 Mahlstedt, J., R. Neugebauer, K. Joseph, E. H. Graul: Die schilddrüsensuppressive Wirkung einer 3-mg-Einzeldosis L-Thyroxin gemessen am Tc^{99m}-Pertechnetat-Uptake. Verh. Ges. f. Nuclearmedizin, Freiburg 1972 (S. 455)
37 von zur Mühlen, A., R. D. Hesch: Zur Diagnostik der Überfunktion der Schilddrüse: In vitro-Methoden. Therapiewoche 26 (1976) 4859
38 Murray, G. R.: Note on the treatment of myxoedema by hypodermic injections of an extract of the thyroid gland of a sheep. Brit. med. J. 1891/II, 796
39 Nilsson, G., U. Petterson, K. Levin, R. Hughes: Studies on replacement and suppressive dosages of L-Thyroxine. Acta med. scand. 202 (1977) 257
40 Oberdisse, K.: Die Fettsucht und die Magersucht. Therapiewoche 10 (1960) 556
41 Perlstein, I. B., B. N. Premachandra, H. T. Blumenthal: Studies on obesity. II. Altered serum protein in thyroxine human obesity. J. Amer. med. Ass. 204 (1968) 533
42 Portnay, G. I., J. T. O'Brian, J. Bush, A. G. Vagenakis, F. Azizi, A. R. Arky, S. H. Ingbar, L. E. Braverman: The effect of starvation on the concentration and binding of thyroxine and triiodothyronine in serum and on the response to TRH. J. clin. Endocr. 39 (1974) 191
43 Read, D. G., M. T. Hays, J. M. Hershman: Absorption of oral thyroxine in hypothyroid and normal man. J. clin. Endocr. 30 (1970) 798
44 Rees-Jones, R. W., P. R. Larsen: Triiodothyronine and thyroxine content of desiccated thyroid tablets. Metabolism 26 (1977) 1213
45 Reinwein, D., H. Gertz, K. Hackenberg, E. Rupperts: Zur Langzeittherapie der Hypothyreose. Dtsch. med. Wschr. 96 (1971) 265
46 Ridgway, E. C., F. Maloof, D. D. Federman: Rationale Therapie der Schilddrüsenunterfunktion. Internist (Berl.) 18 (1977) 221
47 Ridgway, E. C., J. A. McCammon, J. Benotti, F. Maloof: Acute metabolic responses in myxedema to large doses of intravenous l-thyroxine. Ann. intern. Med. 77 (1972) 549
48 Rudorff, K.-H., J. Herrmann, H. J. Rusche, H. L. Krüskemper: Differentialtherapie mit Schilddrüsenhormonen? Inn. Med. 2 (1974) 86
49 Rudorff, K.-H., J. Herrmann, W. Wildmeister, F. A. Horster, H. L. Krüskemper: Trijodthyronin- und Thyroxin-Serumkonzentrationen sowie suppressive Wirkung nach Kurzzeit- und Langzeitapplikation von L-Thyroxin allein oder in Kombination mit L-Trijodthyronin. Verh. Dtsch. Ges. inn. Med. 81 (1975) (1558)
50 Schatz, D. L., R. H. Sheppard, H. C. Palter, M. H. Jaffri: Thyroid function studies in fasting obese subjects. Metabolism 16 (1967) 1075
51 Schiff, M.: Résumé d'une série d'experiences sur les effects de l'ablation des corps thyroïdes. Rev. méd. Suisse rom. 4 (1884) 65. 425
52 Schwarzkopff, W.: Zur Therapie von Lipoproteinämien (Typ II a und II b) mit Dextrothyroxin oder mit D, L-α-Methylthyroxin. Verh. Dtsch. Ges. Inn. Med. 78 (1972) 1621
53 Scriba, P. C., J. Richter, K. Horn, J. Beckerbans, K. Schwarz: Zur Frage der Schilddrüsenfunktion bei Adipositas. Klin. Wschr. 45 (1967) 323; 46 (1968) 1058
54 Searcy, R. L., D. A. Hungerford, E. M. Low: Effects of dextrothyroxine on serum lipoprotein and cholesterol levels. Curr. ther. Res. 10 (1968) 177
55 Sekadde, C. B., W. R. Slaunwhite jr., T. Aceto jr., K. Murray: Administration of thyroxine once a week. J. clin. Endocr. 39 (1974) 795
56 Silva, J. E., P. R. Larsen: Pituitary nuclear T_3 during acute T_3- and T_4-induced TSH suppression in hypothyroid rats. 53. Meeting Amer. Thyroid. Ass. T–21 (abstract). Cleveland 1977
56a Singer, P. A., J. T. Nikoloff, R. B. Stein, B. Jaramillo: Transient TRH deficiency after prolonged thyroid hormone therapy. J. clin. Endocrin. 47 (1978) 512
57 Sterling, K., R. B. Chodos: Radiothyroxine turnover studies in myxedema, thyrotoxicosis and hypermetabolism without endocrine disease. J. clin. Invest. 35 (1956) 806
58 Stock, J. M., M. E. Surks, J. H. Oppenheimer: Replacement dosage of l-thyroxine in hypothyroidism. New Engl. J. Med. 290 (1974) 529
59 Strisower, E. H., G. Adamson, B. Strisower: Treatment of hyperlipidemias. Amer. J. Med. 45 (1968) 488
60 Surks, M. I., A. R. Schadlow, J. H. Oppenheimer: A new radioimmunoassay for plasma L-triiodothyronine: Measurements in thyroid disease and in patients maintained on hormonal replacement. J. clin. Invest. 51 (1972) 3104

61 Vagenakis, A., F. Azizi, G. Portnay, J. DeRidder, S. H. Ingbar: Diminished thyroid-stimulating hormone reserve after long-term suppression. J. clin. Invest. 52 (1973) 85
62 Vogelberg, K. A., F. A. Gries, K. Jahnke: Diabetes mellitus und Hyperlipoproteinämie: In: Handb. d. Inneren Medizin. Diabetes mellitus B, 5. Aufl., Bd. VII/2B, hrsg. von K. Oberdisse. Springer, Berlin 1977 (S. 157)
63 Wenzel, K. W.: Behandlung mit Schilddrüsenhormonen. Therapiewoche 28 (1978) 5084
64 Wenzel, K. W., H. E. Kirschsieper: Aspects of the absorption of oral L-thyroxine in normal man. Metabolism 26 (1977) 1
65 Wilcox, R. G.: Triiodothyronine, TSH and prolactin in obese women. Lancet 1977/I, 1027
66 Winters jr., W. L., L. A. Soloff: Observations of sodium d-thyroxine as a hypercholesteremic agent in persons with hypercholesteremia with and without ischemic heart disease. Amer. J. med. Sci. 243 (1962) 458
67 Yorke-Davis, N. E.: Thyroid tabloids in obesity. Brit. med. J. 1894/II, 42
68 Zabransky, S., A. von zur Mühlen, J. Köbberling: The influence of d-triiodothyronine (d-T$_3$) on thyrotrophin secretion in man. Acta endocr. (Kbh.) 75 (1974) 690
69 Zechmann, W., H. Fill, G. Riccabona, L. Obendorf: Resorption und Pharmakokinetik großer Dosen von l-Thyroxin beim Menschen. Wien klin. Wschr. 87 (1975) 751

8 Kretinismus und kongenitale Hypothyreose

Von D. Reinwein

Historische Vorbemerkungen

Die ikonographische Darstellung des Kretins geht wie beim Kropf seiner medizinischen Erkenntnis und Beschreibung lange voraus: Ein Buddhafries aus Gandhara zeigt uns schon im 2. Jahrhundert nach Christi einen Kropfträger mit kretinistischen Zügen. Im nichtmedizinischen Schrifttum wird der erste Hinweis auf den Kretinismus in den Alpen von JACQUES DE VITRY im Jahre 1220 in seiner „Historia orientalis et occidentalis" gegeben (112). PARACELSUS hat um 1520 erstmals mitgeteilt, daß manche Kropfträger in Endemiegebieten zugleich „nicht allein an der Vernunft, sondern auch am Leib verschnitzelt und mit ungebührlichen Dingen behaftet" sind. Im gleichen Jahrhundert folgten weitere Beobachtungen aus der Schweiz (22, 111) und den Niederlanden (6, 28). 1790 erschien dann ein Buch von ACKERMANN mit dem Titel „Über die Kretinen, eine besondere Menschenabart in den Alpen".

Die ersten aufschlußreichen Monographien über den endemischen Kretinismus stammen von FODÉRÉ (1792) und IPHOFEN (1817), dem sich eine ausgezeichnete anatomisch-pathologische Beschreibung durch NIÈPCE (1851) anschloß. Gleichzeitig waren auch erstmals die Endemiologie des Kretinismus in der Schweiz (MEYER-AHRENS 1854) und Frankreich (FABRE 1857; MOREL 1836) genauer untersucht und sein Zusammenhang mit der Kropfhäufigkeit herausgestellt worden (6, 20). Nach den Untersuchungen von KOCHER und LANGHANS in Bern war der Kretinismus auf eine fehlende oder mangelhafte Schilddrüsenfunktion zurückzuführen. BIRSCHER, DIETERLE, GAMBER und SCHARFETTER nahmen später noch eine zusätzliche exogene Noxe und FINKENBEINER eine hereditäre Komponente an (26).

Die klassische Darstellung des endemischen Kretinismus erfolgte dann durch DEQUERVAIN und WEGELIN (1936); sie ist noch heute voll gültig. Ergänzende und spezielle Ausführungen der letzten Jahre stammen von KÖNIG (1968) und STANBURY und KROC (1972).

Schon 1873 hatte GULL (25) die kongenitale Athyreose mit dem Ausdruck „sporadischer Kretinismus" belegt, und 1897 beobachtete OSLER (134) in den USA auch außerhalb von Endemiegebieten eine familiäre Häufung von Kretinismus. Von seinem sporadischen Vorkommen spricht man jedoch erst, nachdem 1950 STANBURY und HEDGE (160) unter 7 Kindern eines blutsverwandten, nichtkretinistischen Elternpaares 4 Kretins fanden und genauer untersuchten. Alle wiesen eine Struma mit der gleichen Art von Jodfehlverwertung auf. Seither wurden mehrere Typen einer solchen Störung aufgefunden. Die wahre Natur des Kretinismus ist aber immer noch unerkannt. Der Ausdruck „Kretin" scheint im 18. Jahrhundert aufgetaucht zu sein und findet sich erstmals 1754 als von südfranzösischer Mundart abgeleitet in einer französischen Enzyklopädie. Wahrscheinlich ist er aus „Christianus" über „Crestin" entstanden und hat über die Verwandtschaft mit dem Wort „Chrétin" einen Bedeutungswandel vollzogen. In Vergangenheit und Gegenwart ist „Kretin" gleichbedeutend mit „Trottel", „Schwachsinniger" oder „Tropf", ein Ausdruck, der auch direkt von dem spätromanischen Cretira (elendes Geschöpf) abgeleitet sein könnte (6, 22, 51).

Definition des Kretinismus

Der Ausdruck „Kretinismus" ist ein Sammeltopf für verschiedene Krankheiten mit gewisser Ähnlichkeit (88, 85). Dies ist verständlich, weil lange Zeit allein das eigentümliche Aussehen der Kranken bestimmend für die Diagnose war.

Die Situation ändert sich, seitdem man Funktion und Gestalt der Schilddrüsen durch spezielle Untersuchungen des Jodstoffwechsels erfassen kann. Dabei ergaben sich folgende summarische Feststellungen:

- Der phänomenologisch typische Kretin aus einer Kropfendemie, endemischer Kretin genannt, kann mit oder ohne Kropf sehr unterschiedliche, oder aber keine Funktionsstörungen der Schilddrüse aufweisen.
- Es gibt einige sporadische Strumen mit angeborenen Jodfehlverwertungen und leichter Hypothyreose. Diese Patienten können wie endemische Kretins aussehen, bieten aber nur einzelne Symptome derselben, wie Schwachsinn, Schwerhörigkeit und Skelettanomalien.
- Kinder mit kongenitaler Hypothyreose (Athyreose, Schilddrüsenektopie) können, müssen aber nicht wie typische endemische Kretins aussehen. Unter einer rechtzeitigen Substitutionstherapie erreichen sie ein normales Körperwachstum, doch bleiben Folgen einer gestörten Skelett- und Hirnentwicklung nachweisbar (25, 56, 89, 169).
- Entwicklungsstörungen und echtes kretinistisches Aussehen ließen sich tierexperimentell durch Zerstörung der mütterlichen und fetalen Schilddrüse während der Gravidität mit Radiojod erzeugen (153); sie wurden auch in der Humanmedizin beobachtet (56, 169).

– Diese Zusammenstellung läßt erkennen, daß Beziehungen zwischen dem typisch kretinistischen Phänotyp und einer Hypothyreose zu bestehen scheinen, aber keineswegs immer nachweisbar sind. Für die Definition des Kretinismus wird diese Situation heute folgendermaßen interpretiert:

Der Kretinismus ist ein Syndrom, das auf eine passager und im Fetalleben abgelaufene Unterfunktion der Schilddrüse zurückzuführen ist. Zu diesem Syndrom gehört die Kombination von Oligophrenie, neurologischer Störung, Gehstörung, Skelettveränderungen, Schwerhörigkeit bis Taubheit und Schilddrüsenfunktionsstörungen (6, 89, 134). Außer dem irreversiblen geistigen Entwicklungsrückstand sollten *mindestens zwei* der genannten Symptome vorhanden sein. Danach sind nicht alle, sondern nur ganz bestimmte Folgezustände einer intrauterinen Hypothyreose unter dem Begriff des Kretinismus zu subsummieren. Diese Ansicht wird noch von einer Studiengruppe der Pan American Health Organization vertreten.

Einteilung des Kretinismus und der kongenitalen Hypothyreose

Die Einteilung hängt davon ab, ob man den Begriff „sporadischer Kretinismus" fallen lassen soll. Es gibt zwar pathogenetisch zwischen dem endemischen Kretinismus und sporadischen Kretinismus keinen Unterschied; für beide ist das Entscheidende der pränatale T4-Mangel und die daraus resultierenden irreversiblen Defekte. Die Symptomatologie des endemischen Kretinismus ist mit derjenigen der sporadischen kongenitalen Hypothyreose durchaus vergleichbar und zum Teil damit identisch. Die beiden Formen unterscheiden sich aber durch die Gehörstörung und die bei gewissen Formen des endemischen Kretinismus offenbar häufigen, bei der sporadischen Hypothyreose dagegen seltenen schweren neurologischen Defekte.

Nach der heute allgemein sich verbreitenden Ansicht empfiehlt es sich, den Begriff des sporadischen Kretinismus fallen zu lassen und nur noch von „kongenitaler Hypothyreose" zu sprechen. Der Begriff Kretinismus bleibt demnach nur für den „endemischen Kretinismus" reserviert. Dieser Vorschlag ist angesichts der noch herrschenden Verwirrung sehr zu begrüßen (73).

Der *endemische Kretinismus* läßt sich in Anlehnung an die Erstbeschreibung (104) in 3 Typen einteilen:
1. Myxödematöser Kretin,
2. neurologische Form des Kretinismus,
3. Mischbilder von 1 und 2.

Für klinisch-praktische Zwecke ist die Einteilung des Kretinismus nach An- oder Abwesenheit einer Struma am sinnvollsten. Die weitere Unterteilung entspricht derjenigen bei den unter 1. und 2. genannten Gruppen der angeborenen Hypothyreose.

Die Einteilung der angeborenen Hypothyreose erfolgt am besten nach ätiologischen Gesichtspunkten (Tab. 8.1).

Tabelle 8.1   Einteilung der angeborenen Hypothyreosen

– Morphologische Entwicklungsstörungen
  Schilddrüsenaplasie (Athyreose)
  Schilddrüsendysplasie
  Hypoplasie
  Dystopie
– Defekte der Hormonsynthese und -rezeptoren
  (Dyshormonogenese, Jodfehlverwertung)
  Störungen der TRH- und TSH-Produktion
  Struma mit Dyshormonogenese
  Endorganresistenz mit und ohne Struma
– Exogen bedingte Hypothyreosen mit und ohne Struma
  (Thyreostatika, Radiojod, Jod, Jodmangel)

Endemischer Kretinismus

Verbreitung und Pathogenese

Bezeichnend für den endemischen Kretinismus ist die enge Beziehung zu Kropfendemien. Selbständig kommt der Kretinismus nie vor. Die wichtigsten Verbreitungsgebiete von Kropf und Kretinismus waren 1936 nach DEQUERVAIN und WEGELIN (134): die Alpengebiete, Pyrenäen, Skandinavien, ungarische Tiefebene, Karpaten, Himalaja und Sumatra. Seit dieser Zeit wurden weitere Kropfendemien mit endemischem Kretinismus beschrieben, wie Uele-Gebiet und Idjwi-Inseln im Kongo (9, 31), Goîaz-Gebiet in Brasilien (101), Ecuador (47, 156), Ozeanien (20, 105, 127). Neuere Untersuchungen über bereits bekannte Endemien erfolgten in Oberitalien (27), Jugoslawien (83), im Himalaja (137), in der Steiermark und in der Schweiz (89). Allen Beobachtern war aufgefallen, daß trotz gleichstarker Kropffrequenz unmittelbar benachbarte Ortschaften teils stark befallen, teils völlig frei davon waren.

Genaue oder verbindliche Zahlen für die Häufigkeit des endemischen Kretinismus für ein bestimmtes Gebiet gibt es nicht. Der Grund hierfür ist darin zu suchen, daß es formal keine Definition und keine biochemischen Parameter gibt, die mit Sicherheit die Diagnose eines endemischen Kretins zuließen. Die Diagnose stützt sich lediglich auf epidemiologische Daten und ihrer Interpretation. Dieser ist dann besonders Tür und Tor geöffnet, wenn vermeintlich Erkrankte und große endemische Strumen zusammen vorkommen. Je nach Autor variieren die für die Diagnose des Kretinismus angewandten Kriterien erheblich, wodurch eine sehr unterschiedliche Auslese vorgenommen wird. Bestimmte Charakteristika, wie geistige Retardierung, Gangstörungen, Struma, Taubstummheit, muskuläre Inkoordination, Kleinwuchs, verzögerte Knochenreifung und umschriebene Verkalkungen an der Epiphyse gehören zu den Symptomen, die man dem endemischen Kretinismus zuordnet. Sichere Angaben über den Grad der Häufigkeit von Kretinismus sind aus folgenden Gründen unmöglich: Der Mangel an Spezifität der meisten Befunde, die Tatsache, daß Patienten möglicherweise nur einige wenige der o. g. Symptome bieten und die Erkenntnis, daß viele Personen in einem Gebiet von endemischer Struma nur ein oder zwei dieser Befunde aufweisen oder lediglich nur intellektuell retardiert sind. Erschwerend kommt hinzu, daß das klinische Bild des Kretinismus nicht in allen Endemien gleich ist (89). Daher sind alle diesbezüglichen Zahlen nur mit Zurückhaltung zu akzeptieren. Für Graz und München war 1922 am ausgewählten Krankengut von Kinderkliniken eine Häufigkeit festgestellt worden, die 41mal höher war als bei einem zufälligen Zusammentreffen von Kropf und Kretinismus zu erwarten gewesen wäre (126). Ähnliche Angaben aus gleicher Zeit stammen aus der Schweiz. So soll 1938 in verschiedenen Gegenden in der Schweiz die Frequenz an Kretinismus 0,6–1,0% mit einem Maximum von 3,5% in einem Dorf betragen haben (42). Unter der Jodprophylaxe der endemischen Struma ist die Frequenz hier, wie auch in anderen Ländern, erheblich zurückgegangen (22, 89). Seit etwa 1948 ist in dem von KÖNIG besuchten und beobachteten Gebiet der Schweiz und der Steiermark kein sicherer endemischer Kretin geboren worden. Diese Feststellung stimmt mit den Untersuchungsergebnissen von CERLETTI (1963) für Norditalien und KICIC (1961) für Teile Jugoslawiens überein, wo ebenfalls der endemische Kretinismus verschwindet. Andererseits sollen in der Schweiz schon seit 1913, also noch vor Beginn der Jodprophylaxe 1922, kaum Kretins mehr geboren worden sein. Ähnliches gilt für bestimmte Bezirke Oberitaliens. Dort verschwand der Kretinismus stellenweise ohne jede Jodprophylaxe (16). Die älteste Zahlenangabe überhaupt stammt von einer Kommission des Königs von Sardinien zum Studium des Kretinismus (22): Sie konstatierte 1848 unter 2651000 oberitalienischen Einwohnern 7083 Fälle mit der stärksten Frequenz von 2,8% in der Provinz Aosta am Fuße des Mont Blanc.

Besonders genaue und auch pathogenetisch aufschlußreiche Beobachtungen stammen aus Jugoslawien. Sie bestätigen ältere Feststellungen, nach denen bei Zugewanderten in einem Kretinismusgebiet die Krankheit erst in der 2. Filialgeneration erstmals auftrat (42). 1877 war das Dorf Gornja Josamica (Jugoslawien) von den bisherigen Einwohnern geräumt und in den folgenden Jahren von 26 Familien aus 13 kretinismusfreien Dörfern, die mindestens 200 km weit entfernt liegen, neu besiedelt worden. Schon in den ersten 10 Jahren waren 13% der Neugeborenen Kretins, obwohl damals noch keine familiäre Häufung vorlag. Dieser Prozentsatz fiel erst mit einer Besserung der Lebensbedingungen nach 1920 auf 7%, und nach Beginn der Jodprophylaxe 1954 wurde unter 106 Kindern insgesamt bis 1960 kein Kretin mehr geboren. Die Kropfhäufigkeit unter den Schulkindern fiel zugleich von 90 auf 33% ab und erstmals wurden seither auch einige Hypothyreosen in jenem Dorf beobachtet. Der Kretinismus hatte vorher jede der 26 Familien betroffen; das Wasser der Brunnen war durchweg jodarm (1–2 µg/l [8–16 nmol/l]) und teilweise sogar völlig jodfrei, gelegentlich verunreinigt durch Nitrate und Urochrome. 70% der 1960 im Ort lebenden Kretins bezogen ihr Trinkwasser von jeher aus 7 Brunnen, die den Wasserbedarf von nur 30% der Bevölkerung deckten (83).

Die Argumente für den Jodmangel als Ursache des endemischen Kretinismus sind:
– Die enge Verknüpfung zwischen niedrigem Jodgehalt der Nahrung und des Trinkwassers und dem Auftreten von Strumen und Kretins in der Bevölkerung (73a, 165a).
– Der Rückgang der Häufigkeit, sobald Jod der Nahrung zugesetzt wird.
– Der Nachweis, daß der Jodstoffwechsel dieser Patienten mit endemischer Struma demjenigen entspricht, den man vom Jodmangel her kennt und daß dieser durch Jodzufuhr wieder geändert werden kann.

Als alleinige Ursache des Kretinismus kommt der Jodmangel nicht in allen Fällen in Betracht (26, 156). Zusätzlich können genetische oder strumigene Ursachen (z.B. Thiocyanat) im „Cassava" (30) eine Rolle spielen, wie epidemiologische Untersuchungen ergeben haben (56). Unterstützt wird diese Annahme durch die Tatsache, daß nur die Hälfte bis zwei Drittel aller Kretins im Endemiegebiet einen Kropf haben, im Gegensatz zu deren Eltern, die fast immer einen Kropf haben, aber keine Kretins sind (22, 134). Jodmangel als alleinige Ursache des Kretinismus ist andererseits deswegen unwahrscheinlich, weil eine normal angelegte Schilddrüse im Fetalstadium hyperplasieren und die Krankheit somit immer mit einem Kropf kombiniert sein müßte. Da dies nicht zutrifft, dürften andere exogene und endogene Komponenten im Spiel sein. Hierzu gehören möglicherweise auch Läsionen im Hypothalamus, wie sie bei Patienten mit hypothalamischer Hypothyreose beschrieben wurden (130).

Pathophysiologie des endemischen Kretinismus

Seit den Untersuchungen von DEQUERVAIN und WEGELIN (1936) weiß man, daß die pathophysiologischen Veränderungen beim endemischen Kretinismus weitgehend unabhängig davon sind, ob ein Kropf vorliegt oder nicht. Auf die Gewichtseinheit bezogen, ist der Jodgehalt kretinistischer Schilddrüsen entsprechend den Verhältnissen bei endemischen Strumen geringer als normal. Schilddrüsenuntersuchungen über die Zusammensetzung der jodhaltigen Proteine ergaben bei einzelnen fibrösen Knotenkröpfen euthyreoter Kretins abnorme Eiweißkomponenten (Sedimentationskoeffizienz 4,2 S) sowie eine relative Vermehrung von MIT auf Kosten von DIT, Veränderungen, wie man sie bei Jodmangel und/oder unter TSH-Stimulation sieht (73a, 102). Bei zwei anderen Fällen mit andersartigem Thyreoglobulin erwiesen sich die immunchemischen Eigenschaften des pathologischen Thyreoglobulins als normal (4).

Die Tab. 8.2 zeigt die Ergebnisse von Schilddrüsenfunktionstests bei endemischen Kretins, sowie das Vorkommen von Struma und Hypothyreose. Das Harnjod reflektiert den Jodmangel; er war am stärksten ausgeprägt in Neuguinea. Die Befunde zeigen, daß sich der endemische Kretinismus unterschiedlich manifestiert. Zum anderen unterstreichen die Daten die These, daß es keinen für den Kretinismus typischen Laborbefund gibt. Einen beschleunigten ^{131}J-Umsatz findet man auch bei Jodmangelstrumen, die nichts mit Kretinismus zu tun haben, vielmehr nur Ausdruck des

Tabelle 8.2 Untersuchung der Schilddrüsenfunktion bei endemischen Kretins. Zahlen in Klammern sind entsprechende Normalwerte der Bevölkerung.

Land (Autor)	Zahl der Patienten	Schilddrüsengröße	Harn-Jod µg/Tag (n/mol/d)	PBI µg/100 ml (nmol/l) Mittel	Bereich	Thyreoidale ^{131}J-Aufn. pro 24 h	PB^{131}J 48 h %/l	Normaler TSH-Test	Normale T$_3$-Suppression	Abnorm. Perchlorattest	Abnorm. DIT-Test[3]
Schweiz (König 1968) (89)	31	normal bzw. ger. vergr.	--	3,3 (260)	1,0–6,1 (79–481)	34,5[1]	0,48	10/17[2]	1/1	3/17	2/5
Norditalien (Costa 1972) (26)	27	vorw. vergr.	65–76[5] (512–600)	5,6 (441)	4,8–6,5 379–514	52 (39)	--	in allen Fällen	--	einige	--
Kongo (Bastenie u. Mitarb. 1962) (9)	36	31/36 normal	9 (71)	0,5 (39) (3,5) (276)	(0–173) 0–2,2	30 (87)	1,16	0/6	0/4	0%[4]	0/5
Brasilien (Lobo u. Mitarb. 1963) (101)	26	69% Knotenstruma	44–77[5] (347–607)	5,5[6] (433)		32,6 (38)	--	6/6	6/6	--	--
Ecuador (Fierro-Benitez u. Mitarb. 1970) (47)	10	4/10 normal	10,4 (82)	4,0 (315)	2,8–5,4 (221–425)	69	1,29	ja	1/2	--	--
Neuguinea (Buttfield u. Hetzel 1969) (14)	61	74% normal	2,5[7] (20)	2,6 (205) (4,1) (323)		63 (70)	--	--	--	--	--

[1] Maximale Aufnahme zu verschiedenen Zeiten.
[2] Normaler Test/untersuchte Personen.
[3] Dejodierung von Dijodtyrosin (DIT).
[4] Nach Thiocyanat.
[5] Bei Nichtkretins.
[6] Unter Ausschluß von 2 hypothyreoten Kretins, die ein PBI von 2,0 µg/100 ml (158 nmol/l) und eine thyreoidale ^{131}J-Aufnahme von 9% hatten.
[7] Beruhen auf Angaben von McCullagh 1963 (105).

verkleinerten Jodpools sind; man kann ein erhöhtes PB^{131}J sogar bei hypothyreoten Kretins (im Kongo) nachweisen. Die Radiojodaufnahme der Schilddrüse ist bei den Kretins hoch, aber im Vergleich zur normalen Bevölkerung des betreffenden Landes etwas niedriger. Im Kongo waren die thyreoidalen ^{131}J-Aufnahmewerte der Kretins niedriger als bei der übrigen Bevölkerung.

Das Serum-PBI war bei den hypothyreoten Kretins aus dem Kongo niedrig. Euthyreote Kretins von Brasilien hatten normale PBI-Werte. Kretins in Ecuador hatten ein niedrigeres PBI; ihr mittleres T$_4$-Jod betrug nur 2,2 µg/100 (43,3 nmol/T$_4$/l) ml (44). Das sehr niedrige PBI bei Kretins in West-Neuguinea von 1,5 µg/100 ml (118 nmol/l) (105) entsprach dem dort üblichen niedrigen Mittelwert der gesunden Bevölkerung von 1,9 µg/100 ml (150 nmol/l). Die Bindungskapazität für T$_4$, bestimmt mit dem RT$_3$-Test, war normal; ein niedriges T$_4$-bindendes Globulin als Ursache des niedrigen PBI war ausgeschlossen. Möglicherweise ist bei diesen Menschen das T$_3$ kompensatorisch hoch, was nicht gemessen wurde; es würde das niedrige PBI bei klinischer Euthyreose erklären.

Die Reaktion auf exogenes TSH war bei den südamerikanischen Kretins normal. Sie fehlte im Kongo und war bei 59% der Schweizer Kretins nachzuweisen. T$_3$-Suppressionstests sind nur in wenigen Fällen durchgeführt worden. Man fand in Brasilien eine normale Suppression, keine dagegen bei 4 kongolesischen Kretins. Offensichtlich steht deren Schilddrüse unter einer intensiven endogenen Stimulation, die nicht mehr der normalen Feedback-Kontrolle unterliegt. Schilddrüsenantikörper hat man weder bei den brasilianischen Kretins (101), noch bei 16 Kretins im Kongo (9), noch bei 10 Müttern von Kretins in West-Neuguinea (14) entdeckt. Dieser Befund spricht gegen das Konzept, eine chronische Thyreoiditis oder eine Transmission von mütterlichen Schilddrüsenantikörpern sei für den endemischen Kretinismus verantwortlich.

Zur Frage, ob beim endemischen Kretinismus spezifische Defekte in der Hormonsynthese vorliegen, gibt es nur wenige Untersuchungen (71, 89). Die Perchlorat- bzw. Thiocyanattests zum Nachweis eines Oxydationsdefekts waren im allgemeinen normal. 2 von 5 Schweizer Kretins zeigten erhöhte DIT-Ausscheidungen beim DIT-Belastungstest. Bei Kretins im Kongo fanden DUMONT und Mitarb. (35) vereinzelt etwas erhöhte Werte des NBEI (Non-Butanol-Extractable Iodine). Diese entsprechen aber nicht den Fällen mit einem Enzymdefekt in der Thyreoglobulinsynthese (129). Nach den bisher vorliegenden Daten gibt es keine für den endemischen Kretinismus charakteristischen Hormonsynthesedefekte. Abweichungen in der Hormonproduktion und -sekretion kommen vereinzelt vor, wie z.B. bei den Kretins im Kongo, bei denen der Hormonumsatz besonders beschleunigt ist bei einer absoluten Jodaufnahme von 5,7 µg/Tag (45 nmol/d) und einer T$_4$-Degradation von nur 8 µg/Tag (10,3 nmol/d) (9). Der negative TSH-Stimulationstest und T$_3$-Suppressionstest bei diesen Patienten zeigen, daß deren Schilddrüsen bereits mit höchster Aktivität arbeiten.

Das Serum-TSH unterschied sich bei den euthyreoten Kretins im westlichen Neuguinea nicht von den Werten blander Strumen ohne Defekte (1). Andererseits fand man bei hypothyreoten Patienten im Kongo TSH-Werte, die den dort bei euthyreoten Menschen gefundenen der gleichen Gebiete um das Hundertfache übersteigen (31). Leicht erhöhte TSH-Werte bei euthyreoten Kretins fand man in Ecuador (67). Soweit beurteilbar, ergeben sich von der Hypophysen-Schilddrüsen-Regulation her keine typischen Abweichungen. Auch die Reaktion des GH auf die insulininduzierte Hypoglykämie ist bei diesen Patienten trotz ihres Kleinwuchses normal.

Der periphere Schilddrüsenhormonumsatz bei Kretins ist im Kongo (35), in Oberitalien (27) und in der Schweiz (89) untersucht worden. Der tägliche T$_4$-Umsatz in Bern lag mit 29,4 µg (37,8 nmol) im Mittel zwischen den Werten bei hypothyreoten Kretins des Kongo (5,9 µg [7,6 nmol]) und den Werten bei offenbar euthyreoten Kretins des Piemont (109 µg [140 nmol]). Auch in dieser Hinsicht zeigt sich die große Heterogenität im Stoffwechsel der endemischen Kretins.

Der Sauerstoffverbrauch von Kretins ist normal oder bei Hypothyreosen erniedrigt. Das Serumcholesterin verhält sich entsprechend (25, 89). In dieser Hinsicht unterscheiden sich Kretins mit Kropf nicht von Kretins ohne Kropf (134). Die Schweregrade von Kretinismus und Hypothyreose gehen zumindest bei jüngeren Kranken parallel (35). Wenn gelegentlich von Hyperthyreose bei Kretins berichtet wurde, sind Zweifel angebracht. Dies gilt für ältere Angaben aus der Literatur. Andererseits ist natürlich bei jeder Struma, so auch bei der Struma des Kretins, eine Basedowifizierung grundsätzlich möglich.

Klinik des endemischen Kretinismus

Der klinische Aspekt eines Patienten mit klassischem endemischem Kretinismus ist unverwechselbar, wenn die Symptome Oligophrenie, Taubstummheit, Skelettentwicklungsstörung, Kropf und Hypothyreose vorliegen. Beide Geschlechter werden gleich häufig betroffen (6). Schwierig ist die Situation, wenn nur einige Symptome in einem endemischen Strumagebiet vorkommen. Die wichtigsten Kretinsymptome treten in den verschiedenen Endemien mit unterschiedlicher Intensität auf (89).

Eine Halsstruma fehlt bei sog. Frühatrophie der Schilddrüse oder, was selten vorkommt, bei dystopisch, etwa im Mediastinum liegenden Organ (134). Die typischen Merkmale des endemischen Kretinismus sind jedoch völlig unabhängig von der Anwesenheit einer Struma und beziehen sich auf:

– das Skelettsystem mit dysproportioniertem Minderwuchs und mangelhafter Pneumatisierung der Schädelknochen und epiphysärer Dysgenesie;
– Zentralnervensystem mit Oligophrenie, Koordina-

tionsstörungen und mangelhafter psychischer Spannung;
- das Hörvermögen mit der Kombination von perzeptiver und zentraler Schwerhörigkeit bis Taubheit.

In Abhängigkeit vom Lebensalter wirkt sich eine vorhandene Hypothyreose je nach ihrer Dauer erschwerend auf die genannten Organveränderungen aus. Es gibt daher keine einheitliche Entwicklung des jugendlichen oder des erwachsenen Kretins. Polymorphe Bilder und differentialdiagnostische Schwierigkeiten sind die Folgen.

Vergleicht man die klinischen Bilder der 4 Hauptgebiete von Kretinismus Schweiz, Kongo, Südamerika und Himalaja miteinander, so lassen sich übereinstimmend mit den Orginalbeschreibungen von McCarrison 1908 zwei Typen von Kretinismus unterscheiden: Ein Typ ist charakterisiert durch Hypothyreose mit Kleinwuchs; der andere zeichnet sich durch multiple neurologische Defekte einschließlich Taubstummheit und spastische Diplegie aus *ohne* klinische Hypothyreose. Der Typ 1 ist typisch für den Kongo, wo über 90% der Fälle diese Symptomatik zeigen. Typ 2 gilt für Neuguinea, wo verschiedene Schweregrade ohne Hypothyreose beobachtet werden (14, 20, 105). In Südamerika herrscht das neurologische Bild vor; die Hypothyreose ist allerdings selten (46, 48). Im Himalaja steht die neurologische Symptomatik im Vordergrund (152). In Nepal scheint die Häufigkeit von Hypothyreosen dagegen größer zu sein (77). Typ 1 überschneidet sich im Gegensatz zu früheren Meinungen kaum mit Typ 2. Hypothyreosen kommen nicht zusammen vor mit neurologischen Läsionen, Taubheit und spastischer Diplegie (157).

Bei seiner Geburt ist der Kretin äußerlich meistens noch unauffällig, wenn nicht schon eine kongenitale Struma vorliegt. Früher oder später machen sich in den folgenden Jahren hypothyreote Stigmata, insbesondere der gedrungene Körperbau bei infantilen Proportionen, klaffende Schädelnähte und Fontanellen und retardierte Entwicklung des nasoorbitalen Skelettanteils mit plattgedrückter Nasenwurzel bemerkbar. Durch das langsame Wachstum der Schädelbasis mit lange persistierender Synchondrosis sphenooccipitalis resultiert die typische Verkürzung der Schädelbasis. Später fällt die Verzögerung der Dentition auf. Im Gegensatz zum sporadischen Kretinismus läßt sich der Kleinwuchs der endemischen Krankheitsform nicht regelmäßig durch Knorpelreifungsstörungen erklären. Immer wieder finden sich Fälle mit grazilem, ausgereiftem Skelett, angedeuteter „Kretinenhüfte" (89) einer Endokraniose mit Hyperostosis frontalis interna. Nur ausnahmsweise kommt eine vergrößerte Sella bei endemischen Kretins des Kongo, des Piemont und der Schweiz vor. Prinzipiell besteht bei Störungen der Skelettentwicklung kein Unterschied zwischen diesen Veränderungen und denjenigen bei kongenitaler Hypothyreose. Der Grad der Skelettveränderung hängt vom Ausmaß des Thyroxinmangels ab.

Daß die *Körpergröße* des Kretins selten mehr als 140 cm erreichen soll, muß bezweifelt werden. Wahrscheinlich hat man früher vorzugsweise wegen ihrer Statur auffällige, d. h. kleinste Kretins berücksichtigt und größeren weniger Aufmerksamkeit gewidmet. Für die meisten Endemien besteht ein umgekehrtes Abhängigkeitsverhältnis zwischen Körperlänge und Kropfgewicht (134). Der ausgesprochene „Zwergkretin" hat eine atrophische Schilddrüse, also keine Struma und ist kleiner als 120 cm. Allgemein gilt, daß endemische Kretins, je nach der Schilddrüsenfunktion im Kindesalter, eine sehr unterschiedliche Körpergröße erreichen. Alle Übergänge kommen vor. Der Durchschnittswert der endemischen Kretins zeigt einen mittleren Minderwuchs mit einer Erwachsenengröße von 135–145 cm (89).

Die angeborene *Oligophrenie* als obligates Symptom jeder Art von Kretinismus ist nicht von anderen Formen des Schwachsinns abzugrenzen. Sie enthält gewisse affektive Qualitäten, die das Bild prägen können: Gutmütigkeit, ein zu Humor neigendes Gemüt, die dem Gesicht einen „verschmitzten" Ausdruck geben können. Es bestehen aber keine sicheren Unterschiede zu den angeborenen Hypothyreosen (12, 73 a). Der Schweregrad des geistigen Entwicklungsrückstands kann nach den Worten von DeQuervain und Wegelin (134) erheblich variieren: „Die intellektuelle Entwicklung zeigt in ihrem Endresultat alle Abstufungen von einer anständigen bürgerlichen Mittelmäßigkeit abwärts bis zum schweren Stumpfsinn."

Während das klinische Bild des Kretinismus als Ausdruck einer intrafetal abgelaufenen und inzwischen abgeklungenen oder noch vorhandenen Hypothyreose zu verstehen ist, bedarf das gleichzeitige Vorkommen von *Schwerhörigkeit oder Taubheit* einiger zusätzlicher Bemerkungen. Dies deshalb, weil die Hörstörung bei der kongenitalen Hypothyreose infolge Aplasie der Schilddrüse keineswegs ein obligates Symptom ist und bei einer postnatal entstandenen, juvenilen Hypothyreose selten ist.

Wydler (176) fand unter 111 kontrollierten Kretins in der Schweiz keinen einzigen Kretin mit normalem Gehör und normaler Sprache. 42% waren taubstumm, 32 schwerhörig mit mehr oder wenig schwer verständlicher Sprache, 26% hatten ein befriedigendes Gehör und schwerfällige Sprache. Auch im Himalaja (152), in Neuguinea (105), Ecuador (46) und bei den von König und Neiger (90) nachuntersuchten Kretins fanden sich in einem hohen Prozentsatz Taubstumme. Andererseits findet man beim endemischen Kropf oft kochleovestibuläre Veränderungen, die von leichter Gehörabnahme oder Hyporeflexie des Vestibularisapparates bis zur völligen Taubheit und Areflexie reichen (59). Wenn, wie beim Kretinismus, schon intrafetal ein erheblicher Hormonmangel für den Feten besteht, so werden der Verknöcherungsprozeß des Gehörorgans und die Entwicklung der zentralen Ganglienzellen gleicherweise stark beeinträchtigt. Die Folge ist eine Mittelohrschwerhörigkeit kombiniert mit zentralen Hör- und Vestibularisschäden (90); letztere sind weniger spezifisch, fehlen aber fast immer bei postnatal einsetzender Hypothyreose (59). Läsionen am Corti'schen Organ lassen sich tierexperimentell unter besonderen Bedingungen durch antithyreoidale

Substanzen erzeugen (7, 33). Diese Versuche lassen vermuten, daß es die Hypothyreose per se ist, die auf irgendeine Weise das sich entwickelnde Nervensystem stört und dadurch Taubheit und andere neurologische Defekte entstehen läßt. Unter der Jodsalzprophylaxe hat die Frequenz von Taubstummheit und Struma stark abgenommen; dies kann als Ausdruck eines pathogenetischen Zusammenhangs zwischen beiden Leiden gewertet (134, 168) oder unter Hinweis auf die vielen Ursachen der Taubstummheit, besonders in Gebieten mit Verwandtenehen, zurückgewiesen werden (16, 22, 35). So sind auch im Endemiegebiet bei Taubstummen mit und ohne Kropf keinerlei Beziehungen zwischen Parametern des Jodhaushalts und der Hörstörung zu finden (138).

Für Patienten mit dem Pendred-Syndrom scheinen Zusammenhänge zwischen einer Jodfehlverwertung der Schilddrüse und der Hörstörung erwiesen zu sein (s. Dyshormogenese); in Analogie zum Enzymdefekt mit endogenem Jodmangel könnte beim endemischen Kretinismus exogener Jodmangel die Ausreifung des Gehörs behindert haben. Wenn anstelle des exogenen Jodmangels eine exo- oder endogene Noxe mit Wirkung auf die Jodverwertung von Schilddrüse und Hörorgan angenommen wird, so spricht doch mehr für den Zusammenhang: unzulängliche Hormonversorgung im Fetalleben des Kretins und spätere Hörschädigung (20, 168). KÖNIG (89) hat besonders auf die Tatsache hingewiesen, daß Kropfendemien mit endemischem Kretinismus praktisch nur in abgelegenen Regionen vorkommen, wo Inzucht häufig ist. Durch Zunahme der Blutsverwandtschaft können rezessive Leiden, wie z.B. gewisse Formen von nichtendemischer Taubstummheit, vermehrt auftreten. Dies ist im Wallis eindrücklich nachgewiesen worden (61).

Therapie und Prophylaxe

Die ärztliche Behandlung eines Kretins im Endemiegebiet ist nur sinnvoll, solange er sich noch im Wachstumsalter befindet oder später noch eine Hypothyreose aufweist. Sie besteht in der Medikation von Schilddrüsenhormonen und unterliegt den gleichen Gesichtspunkten wie die Therapie einer sporadischen Hypothyreose. Aus verständlichen Gründen liegen kaum Erfahrungen darüber vor. Soweit bekannt, lassen sich analog zu den angeborenen Hypothyreosen am ehesten die Entwicklungsstörungen des Skeletts, kaum der Schwachsinn und gar nicht die Hörstörung bessern (28, 134). Im Erwachsenenalter läßt sich durch Substitution eine hypothyreote Stoffwechsellage korrigieren. Die typischen kretinistischen Symptome lassen sich naturgemäß nicht beeinflussen. Ob eine gleichzeitig bestehende Struma operiert werden sollte oder nicht, hängt von den gleichen Überlegungen wie bei jeder blanden Struma ab. Entsprechend der Kropfpathogenese muß eine lebenslange Rezidivprophylaxe mit Schilddrüsenhormonen auch bei vorhandener Euthyreose erfolgen.

Neben den medizinischen bieten Kretins soziologische und erzieherische Probleme, denen man früher in der Schweiz mit Gründungen von Heimen und Anstalten begegnete. Sie haben sich durch eine erfolgreiche Prophylaxe weitgehend erübrigt.

Die Prophylaxe des endemischen Kretinismus ist identisch mit derjenigen des endemischen Kropfes. Sie hat sich daher sozusagen nebenher ergeben. Mit dem Rückgang der großen Kropfepidemien bei regelmäßigem Jodsalzverbrauch fiel auch die Frequenz an Kretinismus entscheidend ab (6, 22). Von der Schweiz, dem Land mit den gründlichsten Untersuchungen *vor* und *nach* der Jodsalzprophylaxe, berichtete KÖNIG (89), daß in den letzten 20 Jahren keine Kretins mehr geboren worden seien. Ein deutlicher Rückgang wurde auch in Jugoslawien beobachtet (83). Eine kontrollierte Studie mit jodiertem Öl wurde 1966 bis 1971 im Hochland von Neuguinea durchgeführt (128). In der Gruppe, die das Öl injiziert bekommen hatte, fand man unter 687 geborenen Kindern 6 Kretins seit Beginn des Versuchs; bei 5 der Kretins hatte die Konzeption vor der Injektion stattgefunden. Die Kontrollgruppe zeigte 31 Kretins bei einer Gesamtzahl von 688 Kindern, wobei 5 der 31 vor Versuchsbeginn schwanger waren. Parallel mit der Jodsalzprophylaxe geht allerdings die Verbesserung der Lebensbedingungen in Endemiegebieten durch Einfuhr von Nahrungsmitteln; man darf daher nicht uneingeschränkt aus dem Erfolg der Jodsalzprophylaxe ätiologische Schlüsse ziehen. In Endemiegebieten von Oberitalien ist darüber hinaus der vor 35 Jahren stark verbreitete Kretinismus zurückgegangen, ohne daß eine Jodsalzprophylaxe betrieben wurde (16).

Kongenitale Hypothyreose

Tritt die Hypothyreose infolge Funktionsstörung der Schilddrüse intrafetal, perinatal oder in den ersten postnatalen Monaten auf, kann es zu einem klinischen Bild körperlicher und geistiger Retardierung kommen. Diese Krankheit wird als angeborene Hypothyreose bezeichnet. Symptomatik und Verlauf unterscheiden sich von der nach dem 2. Lebensjahr erworbenen Hypothyreose dadurch, daß Entwicklungsstörungen von Skelett, Gehirn und Bindegewebe hinzukommen, die auch bei frühzeitiger Substitution nicht voll korrigierbar sind (56, 86). Besteht über lange Zeit während der kritischen Entwicklungsphase eine schwere Hypothyreose, kommt es zum Krankheitsbild des Kretinismus, der früher mit dem Affix „sporadisch" versehen wurde.

Angeborene Hypothyreosen kommen meist ohne Struma vor. Bei Patienten mit Strumen handelt es sich am ehesten um eine Jodfehlverwertung (Dyshormonogenese).

Ätiologie und Pathophysiologie

Die Ursachen der kongenitalen Hypothyreose sind sehr unterschiedlich. Eine Differenzierung, die grundsätzlich erst seit der Verwendung des Radiojod möglich wurde, ist oft aber nur schwer zu ermitteln. In

Tab. 8.3 ist die Häufigkeit der einzelnen Formen von kongenitaler Hypothyreose nach Literatur und eigenen Fällen wiedergegeben.

Morphologische Entwicklungsstörungen sind übereinstimmend mit MÄENPÄÄ (110) und LITTLE u. Mitarb. (99) zweimal häufiger als biochemische Funktionsdefekte. Unter 108 Kindern mit primärer Hypothyreose *ohne* Struma fanden KAPLAN und Mitarb. (81) 26 mit einer Schilddrüsenektopie. Die Angaben über Athyreosen sind mit Vorsicht zu übernehmen; nicht selten findet man bei scheinbar athyreoten Patienten beim Absuchen des Körpers mit einem Monitor oder nach TSH-Gabe doch noch eine ektopische Radiojodspeicherung; in diesen Fällen, bei denen Klinik und Hormonspiegel im Blut gegen einen vollständigen Hormonmangel sprechen, spricht man besser von einer „fraglichen Ektopie". Die Ursache für die morphologischen Störungen sind unbekannt. Nicht bekannt ist auch, warum Kranke mit rudimentären Drüsenresten oder kongenitalen Strumen nach Abschluß der Wachstumsphase gelegentlich ohne Substitution euthyreot werden. Bei Athyreosen und Schilddrüsenektopien besteht eine Prävalenz des weiblichen Geschlechts von 2,5 zu 1,0 (39, 81). BERNHEIM u. Mitarb. (11) vermuten, daß eine erhöhte Mortalität der hypothyreoten Knaben eine Rolle spielt.

Diskutiert wird, ob die fetale Schilddrüse nicht möglicherweise durch irgendeinen toxischen Faktor in der Entwicklung zerstört wird. Wenig Anhaltspunkte gibt es dafür, daß materne Autoantikörper gegenüber Schilddrüsenantigenen, wie sie bei der lymphozytären Thyreoiditis vorkommen, die Plazenta passieren und die fetale Schilddrüse zerstören (17, 60). Mütterliche Antikörper können zwar die Plazenta passieren und im fetalen Kreislauf erscheinen, halten sich dort aber nur für wenige Monate (122). Bisher ist nur ein Fall von familiär auftretendem Kretinismus beschrieben worden, der auf einen Transfer von maternen Autoantikörpern zurückgeführt werden könnte (54). Nach allen vorliegenden Daten spricht wenig für ein Autoimmungeschehen bei der Athyreoseentstehung. Eine Aplasie bei monozygoten Zwillingen in bestimmten Familien und Geschwistern ist mehrfach beschrieben worden (26, 164). Mangel an TSH infolge hypophysären Ausfalls oder TRH-Mangel sind seltene Ursachen der angeborenen Hypothyreose (114, 131). Eine intrafetale Ablation der Schilddrüse ist nach der Verabfolgung therapeutischer Dosen von Radiojod bei Schwangeren mit Hyperthyreose oder Schilddrüsenkarzinom beobachtet worden (49, 125); zur Zeit der Behandlung hatte man die Schwangerschaft nicht vermutet. Das Radiojod war zwischen der 12. und 20. Schwangerschaftswoche verabreicht worden, also zu einer Zeit, wo die fetale Schilddrüse in der Lage ist, Jod zu speichern.

Hormonsynthesestörung (Dyshormogenese)

Störungen in der Hormonsynthese von Thyroxin findet man bei angeborenen Hypothyreosen fast immer zusammen mit einer Struma. Man sprach daher früher vom kropfigen, sporadischen Kretinismus. Synthese und Sekretion der Schilddrüsenhormone werden enzymatisch gesteuert; sie können qualitativ verändert sein und zu Anomalien im Stoffwechsel führen. Der Mangel eines oder mehrerer Enzyme führt zu einer Blockade der Hormonsynthese und damit zur Hypothyreose. Eine kompensatorische TSH-Mehrinkretion produziert eine Schilddrüsenhyperplasie. Das Ausmaß der Hypothyreose und seine Auswirkungen auf das ZNS, Skelettsystem und die Entwicklung hängen von dem Schweregrad des Defektes und dem Zeitpunkt des Hormondefizits ab.

Verschiedene Typen von Hormonsynthesestörungen sind bekannt. Einige sind gut definiert, andere hypothetisch. In keinem Fall ist der fundamentale Defekt für die biochemische Störung bekannt. Bei Häufung gleichartiger Kropfformen in der Familie und der hohen Frequenz von Verwandtenehen in der Aszendenz besteht kein Zweifel an ihrer Heredität (155). Wahrscheinlich beruht jede Synthese- oder Stoffwechselstörung auf dem Ausfall eines bestimmten Enzyms, das durch ein einziges, inkomplett rezessives autosomales Gen übertragen wird (76, 106, 108, 109, 123).

Dabei dürfte der voll ausgeprägte „kropfige Kretinismus" dem homozygoten Zustand für dieses Gen entsprechen, während die für die gleiche Störung Heterozygoter zwar Strumen mit Jodfehlverwertung, aber keine Hypothyreose aufweisen. Es können jedoch zusätzlich exogene oder nicht hereditäre endogene Faktoren wie Medikamente, Disposition, Korrelationsstörungen im Wachstumsalter dafür verantwortlich

Tabelle 8.3 Häufigkeit der einzelnen Formen von kongenitaler Hypothyreose

Autoren	König Zusammenstellung 1968	Klein 1968	Reinwein 1978 eigene Fälle	Neumann 1968	Zusammen
Athyreosen	208	18	15	9	250
frgl. Ektopien	24				24
Ektopien	107	20	33	114	274
Eutope Restschilddrüse	162	2	18	41	241
Struma		18			
Total	501	58	66	164	789

sein, ob sich überhaupt die heterozygote Anlage manifestiert.

Schwer zu beurteilen sind die Zusammenhänge zwischen angeborener Hypothyreose und der angeborenen Taubheit bzw. Schwerhörigkeit. Beim endemischen Kretinismus werden meistens Hörstörungen angetroffen; bei kongenitaler Aplasie dagegen fehlen sie fast immer (168). Bei Dyshormogenesen findet man Hörstörungen bis zu 50% der Fälle (62, 171). Ihre Anwesenheit spricht für eine pränatale Schädigung des Hörapparates in einer ganz bestimmten Reifungsphase. Allerdings ist der Einfluß und die Wirkungsweise der Schilddrüsenhormone auf die Hirnentwicklung noch nicht genau bekannt (120). Es wäre auch möglich, daß die gleiche, noch unbekannte Ursache für eine Fehlentwicklung sowohl der Schilddrüsenanlage als auch des Gehörgangs in Betracht kommt (65).

Die pathologischen Veränderungen im Jodhaushalt hängen vom Typ der angeborenen Hypothyreose ab. Bei *Athyreosen* fehlt jede Jodakkumulation im Halsbereich sowie jede Umwandlung von anorganischem Jodid in organische Bindung. Inkorporiertes Jodid verläßt den Organismus unverändert. Es besteht ein totaler Hormonmangel. Bei den Schilddrüsendysgenesien liegt ein relativer Hormonmangel auf dem Boden einer quantitativ ungenügenden Produktion vor. Sie verläuft zwar regelrecht, jedoch in einem zu kleinen Gewebsvolumen. Das Gewebe kann unter intensiver oder auch mangelhafter Stimulierung durch TSH stehen, im letzteren Fall ist eine sekundäre Insuffizienz des HVL im Spiel. Eine HVL-Insuffizienz mit Ausfall der thyreotropen Partialfunktion kommt als Ursache einer angeborenen Hypothyreose vor. Sie kann auch hypothalamisch durch TRH-Ausfall bedingt sein. Diese Krankheitsbilder lassen sich durch TSH-Bestimmungen *vor* und *nach* TRH differenzieren. Das kleine Jodreservoir der nichtkropfigen Restschilddrüse bedingt einen beschleunigten Jodumsatz. Qualitativ sind die Synthese und Sekretion der Hormone hierbei nicht verändert (34, 89).

Ungleich vielseitiger und komplizierter sind die Verhältnisse bei *Störungen der Biosynthese*. Auch hier ist das Endresultat eine verminderte Hormonsekretion. Sie führt dazu, daß über den Reglerkreis vermehrt TSH abgegeben wird und sich somit eine Struma bildet. Die direkte Ursache der Struma ist also die gleiche wie bei den gewöhnlichen blanden Strumen. Gelegentlich ist der Suppressionstest hier allerdings negativ, so daß auch ein Defekt im Reglerkreis anzunehmen ist. Der HVL kann hyperplastisch oder unauffällig sein (133). Bisher sind mindestens 7 biochemisch voneinander abgrenzbare Dyshormogenesen bekannt.

Typ I: Unvermögen der Schilddrüse, Jodid zu speichern (Jodinationsdefekt)

Der erste Fall einer Störung des aktiven Jodtransports wurde 1958 bei einer 19jährigen Patientin mit Struma beschrieben (43, 175). Die Anomalie ist nicht nur in der Schilddrüse, sondern auch in den Speichel- und Magendrüsen nachweisbar. Hierauf beruht der Nachweis der Synthesestörung. Normalerweise ist die Radioaktivität im Speichel nach einer Radiojodgabe 2- bis 6mal höher als diejenige im Serum. Bei den Patienten mit defekter Jodaufnahme beträgt der Speichelserumquotient praktisch 1. Dieser Defekt ist bisher nur in wenigen Fällen beschrieben worden (53, 121, 159, 174). Auch unter TSH-Gabe kommt es nicht zur Jodaufnahme. Dagegen läßt sich durch massive Jodgaben per diffusionem genügend Jod für die Hormonsynthese in die Schilddrüse bringen. Die Ursache der Störungen ist nicht bekannt. Ein Jodinationsdefekt bei erhaltener Jodisation ist auch bei kalten Knoten der Schilddrüse beschrieben worden (44). Die Diagnose ergibt sich nach Ausschluß exogener Faktoren aus der fehlenden ^{131}J-Ansammlung in der Struma (Abb. 8.1), dem niedrigen Speichelserumquotienten von ^{131}J und dem negativen TSH-Test.

Typ II: Unvermögen der Schilddrüse, gespeichertes Jodid in organische Bindung zu überführen (Jodisationsdefekt)

Das von der Struma beschleunigt gespeicherte Jodid wird nicht wie normalerweise schnell in organische Form gebracht. Dieser Schritt erfolgt mit Hilfe einer Peroxydase. Das nichtorganisch gebundene Jodid kann durch Perchlorat oder Thiocyanat aus der Schilddrüse verdrängt werden. Patienten mit familiär auftretender Struma haben eine erhöhte ^{131}J-Aufnahme, ein niedriges PBI und BEI. Das gespeicherte ^{131}J kann 2 Stunden nach der Radiojodgabe durch Perchlorat wieder ausgewaschen werden. Seit der ersten Beobachtung von STANBURY u. HEDGE (160) sind zahlreiche Publikationen erschienen, die verschiedene Grade des Defekts beschreiben (8, 16a, 21, 52, 96). Vermutlich erklärt die verminderte Peroxydaseaktivität diese Störung (16, 65). Diese kann z.B. auf einer fehlerhaften Struktur des Apoenzyms beruhen (57). Das Ausmaß der interfamiliär auftretenden Störung reicht von Euthyreose bis zu schweren Hypothyreosen mit dem Bild des Kretinismus. Zahlreiche Familien sind beschrieben worden, bei denen wiederholt Hypothyreosen mit dieser Störung als Ursache vorkommen (146, 155). Diesen Defekt findet man auch beim Kropf-Taubheits-Syndrom (S. 501) sowie gelegentlich nach einer Hashimoto-Thyreoiditis und nach einer mit ^{131}J behandelten Hyperthyreose. Der Perchlorattest als solcher ist daher nicht spezifisch. In mehreren Fällen von angeborener Hypothyreose und angeborener blander Struma mit diesem Defekt konnte eine verminderte Peroxydaseaktivität nachgewiesen werden (57, 132, 170). In einem Fall von Pendred-Syndrom mit diesem Defekt war allerdings die Peroxydaseaktivität normal (100). Der Wert der Peroxydasebestimmung für die Diagnose scheint begrenzt zu sein; man fand nämlich bei einer Sonderform der amaurotischen Idiotie der Batten-Spielmeier-Vogt-Krankheit ein Fehlen der Schilddrüsenperoxydase bei *euthyreoter* Stoffwechsellage (5). Die Diagnose ergibt sich bei stark beschleunigter Jodidphase durch einen positiven Depletionstest mit Perchlorat (Abb. 8.2).

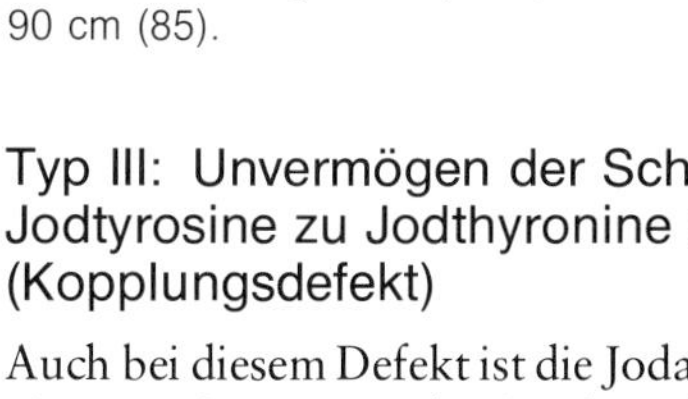

Kongenitale Hypothyreose

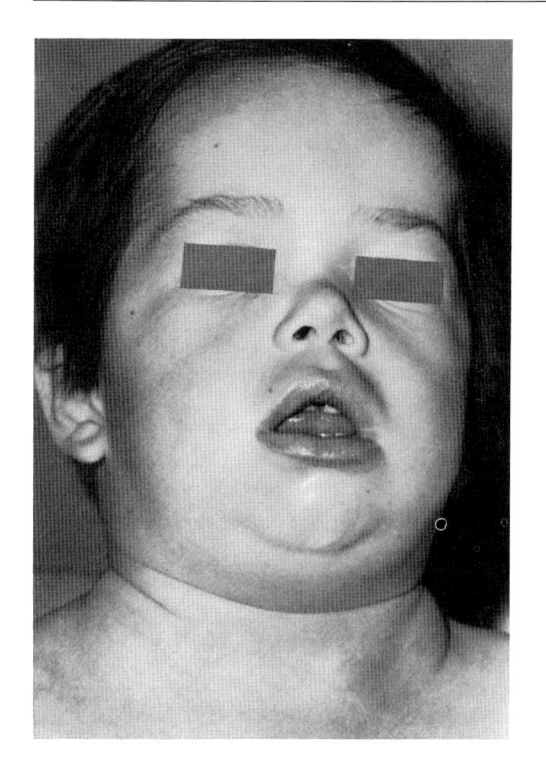

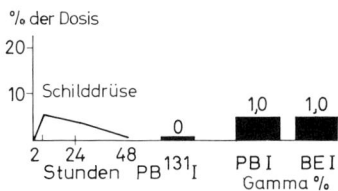

Abb. 8.1 Kongenitale hypothyreote Struma mit Jodinationsdefekt. Sieglinde B., 7 J., Knochenalter 2 Jahre, Größe 90 cm (85).

Typ III: Unvermögen der Schilddrüse, Jodtyrosine zu Jodthyronine zu koppeln (Kopplungsdefekt)

Auch bei diesem Defekt ist die Jodaufnahme beschleunigt. Die Störung in der Synthese liegt bei der Kopplung von Jodtyrosinen zu Jodthyroninen (155). Sie läßt sich nur durch biochemische Aufarbeitung des Schilddrüsengewebes selbst nachweisen. Ein bestimmtes Enzym für diesen Reaktionsschritt ist bisher nicht nachgewiesen worden. Dafür existiert eine Hypothese, wonach die Kopplung von Jodtyrosinen bei kongenitaler Hypothyreose nur dann normal abläuft, wenn der Totaljodgehalt der Drüse nicht unter ein Drittel des Normalwertes abgesunken ist (80). Experimentell wurde die Beziehung zwischen Totaljodgehalt und Verteilung markierter Jodtyrosine bei Patienten, die präoperativ ^{131}J erhalten hatten, bestätigt (166). Bei dem Kopplungsdefekt findet man markiertes T3 und T4 nur in Spuren, radioaktives MIT und DIT sind dagegen im Übermaß vorhanden. Die jodierten Tyrosine erscheinen im Blut, erhöhen dort aber nicht die normale Konzentration, da offensichtlich das dejodierende System intakt ist (145). Die Analysen von betroffenen Familien lassen vermuten, daß es sich bei dieser biosynthetischen Abnormität um einen autosomal rezessiven Erbgang handelt (2, 50, 116, 155).

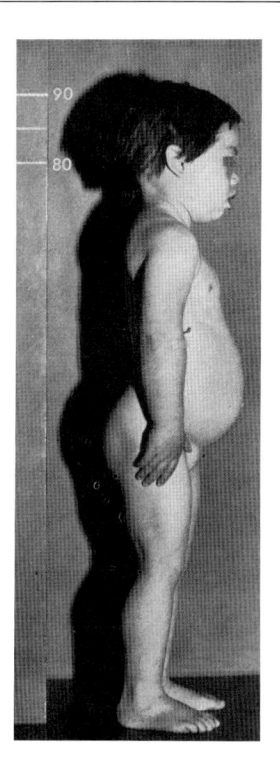

Dieser Defekt vom Typ III ist auch bei einer euthyreoten Patientin mit kongenitaler Taubheit beschrieben worden, bei der sich erst mit 26 Jahren eine Struma entwickelte. Auch hier bestand eine familiäre Belastung bezüglich Struma und Taubheit (74).

Typ IV: Unvermögen der Schilddrüse, Jodtyrosine zu dejodieren (Dejodasedefekt)
(19, 107, 155)

Patienten mit dieser Störung sind nicht in der Lage, MIT oder DIT normal zu dejodieren, d.h. weder innerhalb noch außerhalb der Schilddrüse. T4 dagegen kann adäquat dejodiert werden (117). Der Defekt beruht auf einem Dejodasemangel; man findet daher größere Mengen von MIT und DIT im Blut und Urin. Durch den Verlust dieser Hormonpräkursoren kommt es zu einem Jodverlust, der dann über den Hormonmangel via Reglerkreis eine Schilddrüsenhyperplasie

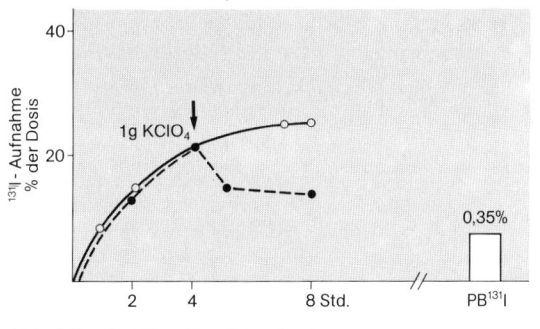

Abb. 8.2 Positiver Perchlorattest.

induziert. Das entscheidende hierbei ist allein der Verlust von Hormonpräkursoren. Durch Gabe von anorganischem Jodid kann man nämlich den Defekt ausgleichen und die Struma verkleinern (55). Die Halbwertszeit für T4 war bei einigen dieser Patienten deutlich reduziert (167). Dieser Befund, der noch einen peripheren zusätzlichen Defekt vermuten läßt, bedarf aber der Bestätigung. Ob es tatsächlich einen dissoziierten Dejodasedefekt, bei dem der Enzymdefekt nur lokalisiert intra- und/oder extrathyreoidal vorzukommen scheint (91), gibt, ist ebenfalls fraglich. Der genetische Aspekt dieses Krankheitsbildes ist von HUTCHISON u. MCGIRR (75) bei Mitgliedern einer schottischen Kesselflicker-Familie untersucht worden. Danach handelt es sich um eine rezessiv autosomale Vererbung. Bei einigen heterozygoten Verwandten sind partielle Dejodasedefekte beschrieben worden (155). Verglichen mit anderen Formen von Jodfehlverwertungen gibt es bei diesem Typ mit biochemischer Hypothyreose Patienten, die klinisch auffallend symptomarm sind (41).

Die Diagnose ist gesichert, wenn Jodtyrosine im Blut (110a) oder Harn erhöht gefunden und bei einer Belastung von 25 g markiertem DIT keine ausreichende Dejodierung nachgewiesen werden (23).

Typ V: Störung bei der Thyreoglobulinsynthese. Abnorm jodierte Serumpolypeptide

Diese Gruppe von Störungen ist am wenigsten klar umrissen. Zweifellos handelt es sich hier um heterogene Defekte. Die Gruppe ist charakterisiert durch die Produktion und Sekretion großer Mengen Jodproteine in das Serum; diese Jodproteine sind nicht, wie normalerweise, mit saurem Butanol extrahierbar, sind stoffwechselaktiv und enthalten Präalbumin, Globulin, Albumin, MIT, DIT und nur Spuren von T4 und T3 (98). Das Syndrom wurde NBEI- (Non-Butanol-Extractable-Iodine-)-Syndrom benannt (2, 56, 98). Entscheidendes Merkmal war die große Differenz zwischen Serum-PBI und Serum-T4. Jodiertes albuminähnliches Protein ist auch im Serum von Patienten mit Thyreoiditis, blanden Knotenstrumen und Schilddrüsenkarzinomen nachgewiesen worden. Bisher war unklar, ob es sich bei dieser Störung um einen Defekt im Aufbau oder bei der Proteolyse des Jodthyreoglobulins oder um eine direkte Folge einer Drüsenhyperplasie handelt (85, 146). LISSITZKY konnte kürzlich bei 2 Brüdern mit kongenitaler Struma und NBEI-Syndrom bestimmte Störungen in der Zusammensetzung des Thyreoglobulins aufdecken (97). Bei normaler Jodination und normaler Jodaminosäurezusammensetzung des Thyreoglobulins ergaben die immunchemischen Untersuchungen eine verminderte Inkorporation von Zuckern in das Thyreoglobulin. Das in der Schilddrüse als jodiertes Protein nachgewiesene Albumin wurde, wie elektronenmikroskopische Befunde zeigten, nicht von der Struma selbst synthetisiert. Die Ergebnisse sprechen eher für einen Defekt beim Thyreoglobulintransport, und zwar auf dem Wege von der Zelle zum Lumen. Der Mechanismus dieser gestörten Sekretion ist unbekannt. Diskutiert wird ein Membrandefekt gegenüber einer abnormen Thyreoglobulinstruktur.

Diagnostisch sichern läßt sich diese Störung durch den radiochromatographischen Nachweis der am Start liegengebliebenen Jodproteine sowie einer auffallend großen Differenz zwischen PBI und T4.

Typ VI: Proteasedefekt

Bei diesem Defekt (144) verläuft die Biosynthese der Schilddrüse normal. Die Proteolyse des gebildeten Jodthyreoglobulins ist jedoch gestört. Sowohl gegenüber Hämoglobin wie auch Thyreoglobulin konnte keine preoteolytische Aktivität in dem Schilddrüsenhomogenat nachgewiesen werden (141, 142). Die Peptidasenaktivität war dagegen normal. Trotz maximaler Stimulierung durch TSH können nur ungenügende Hormonmengen und mit diesen zusammen Jodtyrosine die Schilddrüse verlassen. Ein Dejodasedefekt liegt hierbei nicht vor. Der einzige, bisher genau untersuchte Patient war taubstumm, hypothyreot und hatte eine auf die übliche Hormontherapie nichtansprechende Struma (Abb. 8.3). Sein Bruder hatte ein NBEI-Syndrom.

Typ VII: Endorganresistenz gegenüber Thyroxin

Das Bild einer Endorganresistenz gegenüber T4 ist bei Patienten mit Struma, erhöhtem Serum-T4 und -T3 beschrieben worden (13, 64, 93, 139). Diese Patienten boten ein weites Spektrum klinischer Symptome, angefangen von familiär auftretender Taubstummheit, verzögerter Knochenreifung, Epiphysendysgenesien, bis zu einer Struma bei sonst unauffälligem Patienten. Von besonderem Interesse ist, daß kürzlich auch ein Patient *ohne* Struma beschrieben wurde (146). Bei dem 12jährigen Jungen war das Knochenalter verzögert, die Pubertätsentwicklung normal, wie man es bei dem Bild der juvenilen Hypothyreose findet. Die bisher vorliegenden Beobachtungen weisen darauf hin, daß die klinische Symptomatik sehr heterogen sein kann. TSH ist bei einigen Patienten durch T3 in normaler Dosierung supprimierbar, bei anderen waren sehr viel höhere Dosen als 150 µg T3 (0,23 µmol) notwendig, was auf eine relative Resistenz der Hypophyse gegenüber Schilddrüsenhormonen hinweist. Eine Störung der Konversion von T4 zu T3 konnte ausgeschlossen werden (139). Die molekulare Basis dieses Syndroms könnte, wie kürzlich an Lymphozyten festgestellt wurde, ein Fehlen oder eine Abnormalität der Hormonrezeptoren sein (58).

Außer diesen Defekten von Typ I bis VII wurden noch vereinzelt andere Störungen im Hormonaufbau mit und ohne Hypothyreose diskutiert. Die Möglichkeit einer verminderten Schilddrüsen-Reaktion auf TSH ist erörtert worden, um eine kongenitale Hypothyreose bei einem 8jährigen Jungen *ohne* Struma mit hohem Serum-TSH-Spiegel zu erklären (163). Exogenes TSH stimulierte die Drüse nicht in vivo und erhöhte auch nicht den Glucosestoffwechsel im Schilddrüsenschnitt.

Kongenitale Hypothyreose

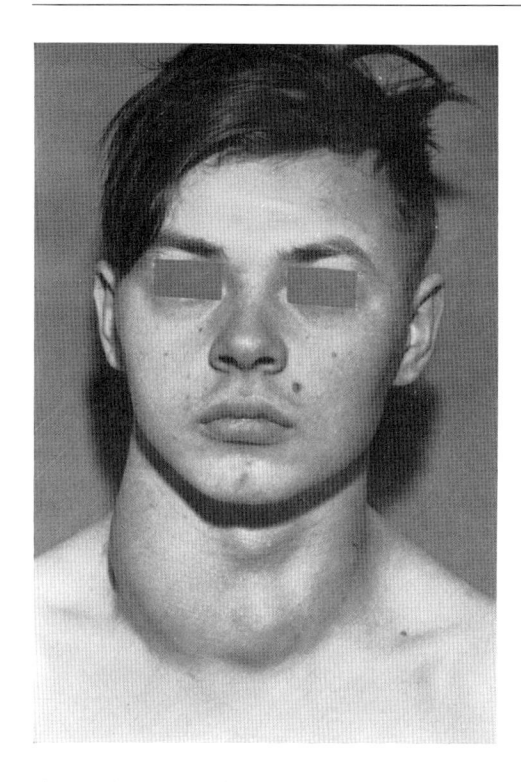

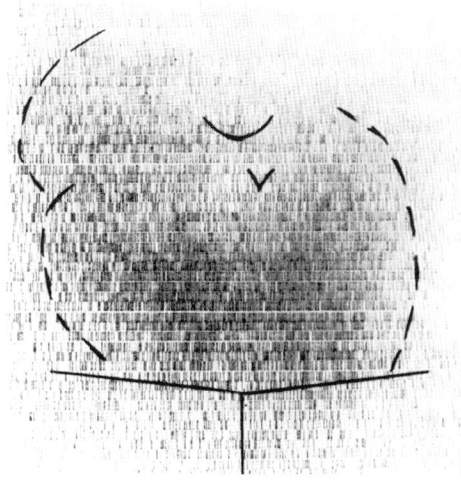

Abb. 8.3 Kongenitale hypothyreote Struma mit Proteasedefekt. F. S., 20 J., vom 4. bis 15. Lebensjahr mit Schilddrüsenhormonen behandelt. Taubstummheit, Skelettanomalien. TSH-Test negativ. Suppressionstest negativ. Perchlorattest normal. Belastung mit ^{131}J-DJT normal.

Die Annahme, es könne sich hier um einen Mangel eines TSH-Rezeptors handeln, wird aber bezweifelt (36), weil TSH in menschlichem Schilddrüsengewebe die Glucoseoxydation ohnehin nicht stimuliert.
Bei den Dyshormogenesen handelt es sich um autosomal rezessive Gendefekte (158). Sie sind selten, verdienen aber dennoch wegen der Erkenntnis, die man aus der Untersuchung dieser Störungen gewonnen hat, besondere Beachtung. In einer Familie kommt nur jeweils derselbe Synthesefehler vor. Dagegen kann aber die klinische Symptomatik von Fall zu Fall stark variieren. Möglicherweise hängt dies davon ab, ob eine heterozygote oder homozygote Form der Störung vorliegt. Es ist auch möglich, daß trotz hereditär bedingter Jodfehlverwertung die Schilddrüsenfunktion jahrelang unauffällig ist und erst im Jugend- und Erwachsenenalter unter Belastungssituation insuffizient wird und dann hyperplasiert. Wird die Insuffizienz zu diesem Zeitpunkt erstmals endeckt, läßt sich nicht mehr entscheiden, ob die Störung angeboren oder erworben ist. Erworbene Störungen sieht man bei der Hashimoto-Thyreoiditis, beim Schilddrüsenkarzinom (follikuläres Adenokarzinom), bei blanden Strumen und bei Hyperthyreosen nach Radiojodtherapie.
Angeborene Synthesestörungen kommen gelegentlich auch kombiniert vor (89, 173). Anomalien des Hormonumsatzes und -stoffwechsels können in verschiedenem Ausmaß die Störungen begleiten. Auch kompensatorisch erhöhte T_3-Werte im Serum bei extrem niedrigem PBI bzw. T_4 sind bei Dyshormogenesen bekannt (143). Der T_4-Umsatz kann trotz Hypothyreose unauffällig, andererseits bei Euthyreose subnormal sein (84).
Angeborene Hypothyreose mit oder ohne Jodfehlverwertung, aber mit Struma, beobachtet man bei Kindern, deren Mütter in der Schwangerschaft wegen einer Hyperthyreose Thyreostatika oder aus anderen Gründen hohe Dosen Jod erhalten haben (15, 89, 171).

Klinik der kongenitalen Hypothyreose

Das klinische Bild der unbehandelten angeborenen Hypothyreose hängt vom Ausmaß, Beginn und von der Dauer des Schilddrüsenhormonmangels in utero ab. Die mütterliche Hormonproduktion ist hierbei von untergeordneter Bedeutung; bei schwerer Hypothyreose der Mutter während der ganzen Schwangerschaft kann es nämlich zur Geburt euthyreoter Kinder kommen (92). Sind noch Drüsenreste an normaler oder ektopischer Stelle vorhanden, finden sich bei der Geburt meistens keine auffälligen Merkmale. Anders ist die Situation bei der Athyreose. Trotzdem vergeht bis zur Diagnosestellung und damit bis zur Therapie zu viel Zeit. Bei 40 kongenitalen Hypothyreosen, die KÖNIG (89) zusammengestellt hat, wurde bei 20 die Diagnose erst nach 0,5, bei 11 Kindern erst nach dem 2. Lebensjahr gestellt. Bei einer internationalen Umfrage (72) ergab sich, daß die klinische Diagnose vorwiegend erst nach Ablauf von 6 Wochen gestellt wird (70). Wichtig für die Früherkennung eines frühkindlichen Thyroxinmangels ist die Tatsache, daß die auffälligen Symptome des Entwicklungsrückstandes und der kretine Ausdruck nicht Frühsymptome darstellen. Selbst erfahrene Kinderärzte betonen übereinstimmend, daß die Unterfunktion der Schilddrüse in den ersten Lebenstagen und Wochen nur ausnahmsweise an klinischen Krankheitszeichen, z. B. Vorhandensein einer Struma, erkannt werden kann (70). Die Zeichen der verzögerten Entwicklung brauchen Zeit, um sich postpartual bemerkbar zu machen.

Leitsymptome in den ersten Wochen und Monaten sind in zunehmendem Maße mangelhafte Eßlust, kühle und trockene, blasse Haut, Obstipation und eine dauerhafte Trägheit oder sogar Somnolenz (3, 89, 133). Ein echtes Myxödem findet man nur in 10–20% der Fälle (89, 103). Die Zunge ist unförmig, die Stimme rauh, heiser und tief. Auch ein protrahierter Ikterus, eine Nabelhernie oder Rektusdiastase können in so frühem Lebensalter verdächtig sein. Später fallen dann Schwerhörigkeit oder Taubheit, sowie der verzögerte Schluß der Schädelfontanellen und zuweilen kretinoide Gesichtszüge auf. Die Zahnung tritt später als normal auf; schließlich bleibt das Körperwachstum zurück, und es entwickelt sich ein dysproportionierter Minderwuchs mit kurzer Unterlänge und unförmigem Kopf. Von der Entwicklungsstörung am schwersten betroffen sind der Reihenfolge nach das Skelettsystem, das Nervensystem, die Körpergröße und das Körpergewicht (85, 133).

Störungen der Skelettreifung

Bestimmte Knochenveränderungen sind für den Schilddrüsenhormonmangel so typisch, daß ihr Fehlen bei jeder kindlichen Hypothyreose Zweifel an der Diagnose erlaubt. In den ersten Monaten des Bestehens einer Hypothyreose, d.h. meistens schon im frühen Säuglingsalter, ist ein Entwicklungsrückstand des Skeletts zu beobachten. Hierbei gilt, daß der Schaden um so größer ist, je vollständiger und je länger der Hormonmangel wirkt. Typisch ist für die kindliche Hypothyreose die Tatsache, daß der Reifungsrückstand der Knochen (Knochenalter) stärker ausgeprägt ist als der Wachstumsrückstand (Längenalter).

Zunächst bilden sich bereits die Knochenkerne abnorm: Statt eines Ossifikationskerns, der sich exzentrisch ausbreitet und in gleicher Weise vom Zentrum her verkalkt, bilden sich im Knorpel multiple und vielgestaltige Herde, die langsam konfluieren. Diese sog. *Epiphysendysgenesie* (133) ist zuerst am Humerus und Femurkopf nachzuweisen. Die Epiphysen sind nicht glatt, sondern unregelmäßig konturiert und sehen fleckig aus. Oft ist auch die Reihenfolge in der Knochenentwicklung gestört. Diese Veränderungen kommen am besten am Femur, Radius, an der Hand und am Fuß zum Ausdruck. Genaue Angaben über die Bestimmung des Knochenalters und ihre Interpretation findet man bei TANNER (165).

Ein weiteres Merkmal ist der verzögerte Schluß der Epiphysenfugen. Die Verzögerung muß nicht alle Skeletteile gleichmäßig betreffen. Manche Epi- und Apophysenfugen können trotz Behandlung noch im hohen Alter nachweisbar sein.

Auch die Veränderungen am Schädelskelett sind charakteristisch. Dicke Schädelkalotte, Verkürzung der Schädelbasis, Brachyzephalie, lange offengebliebene Fontanellen und eine mangelhafte Pneumatisierung der Nebenhöhlen und der Pyramide. Die Pneumatisierung fehlt in einzelnen Fällen von Hypothyreose vollständig (85, 113) (Abb. 8.**4a u. b**). Die Wirbelsäule zeigt oft eine keilförmige Deformierung des 2., evtl. des 1. oder 3. Lendenwirbelkörpers; ihr Fehlen schließt aber eine Hypothyreose nicht aus. KÖNIG hat sie unter 15 Fällen nur 3mal beobachtet (89). Halswirbelhypoplasien sind öfter bei älteren, schon behandelten angeborenen Hypothyreosen nachzuweisen. Die Beckenschaufeln können noch im hohen Alter eine Persistenz der knorpeligen Apophysen aufweisen; als Folge des nicht aufeinander abgestimmten Wachstums der Einzelknochen können sie vielgestaltig deformiert sein (148). Die langen Röhrenknochen sind eher schlank als plump und weisen Belastungsdeformitäten besonders am Humerus und Femurkopf auf. Infolge der Hypoplasie wird der Femurhals in Varusstellung abgebogen; außerdem treten schwere sekundäre Veränderungen auf, die zu einem Bild führen, das als Kretinhüfte bekannt ist. Isoliert betrachtet ähnelt das Röntgenbild dem der Perthes'schen Erkrankung.

Störung der Gehirnentwicklung

Bei der angeborenen Hypothyreose treten psychische und neurologische Störungen infolge Entwicklungshemmung bei der Bildung von Pyramidenzellen und deren Fortsätzen sowie der Myelinisierung auf (40, 95). Das Hirn bleibt zu klein und behält kindliche Proportionen. Gestalt und Anordnung der Neurone sind atypisch, während der Sauerstoffverbrauch des hypothyreotischen Gehirns nicht von dem des normalen abweicht. Die morphologischen Veränderungen sind irreversibel. Hierdurch kommt es zu dem geistigen Entwicklungsrückstand mit ungenügender Assimilation des Erfahrungsgutes und zu fehlenden Assoziationsverbindungen, mit einem Wort zur Oligophrenie (12).

Das Elektroenzephalogramm ist bei früh aufgetretener Hypothyreose stärker verändert mit einer erniedrigten basalen Frequenz und einem flachen uncharakteristischen Muster. Intelligenzmangel, Antriebsstörungen und eine immer wieder auffallende Gutmütigkeit sind besonders hervorstechend, aber keineswegs krankheitsspezifisch.

Außer psychischen Störungen beobachtet man gelegentlich spastische Gangstörungen, gesteigerte Sehnenreflexe, positive Pyramidenzeichen, Koordinationsstörungen, schleppenden Gang, ausfahrende Bewegungen und muskuläre Hypotonie. Nicht selten sieht man einen kongenitalen Nystagmus (157). Besonders schwere zerebrale Schäden sind bei den Patienten zu finden, bei denen die Hypothyreose intrauterin schon sehr früh eingesetzt hat. Die Intelligenzdefekte reichen von kompletter Idiotie bis zur mäßigen Intelligenzschwäche (115). SCHLEIER u. Mitarb. (149) fanden bei 11 von 32 Kindern mit primärer konnataler Hypothyreose Hörstörungen; 7 davon hatten eine Innenohrschwerhörigkeit, 23 Kinder boten sprachliche Auffälligkeiten unterschiedlichen Schweregrades.

Strumen kommen in etwa 80% der angeborenen Störungen der Hormonsynthese vor; sie wandeln sich oft innerhalb weniger Jahre knotig um und können enorme Größe erreichen. Vorwiegend entwickeln sich die Strumen zwischen dem 3. und 8. Lebensjahr. Nach

Abb. 8.4a u. b Kongenitale Hypothyreose bei Zungengrundstruma. E. S., 8 J., bisher unbehandelt, Größe 104 cm, Knochenalter 3 Jahre.
a Stirnhöhlenaplasie.
b Dysgenesie der Femurepiphysen, offene Epiphysenfugen.

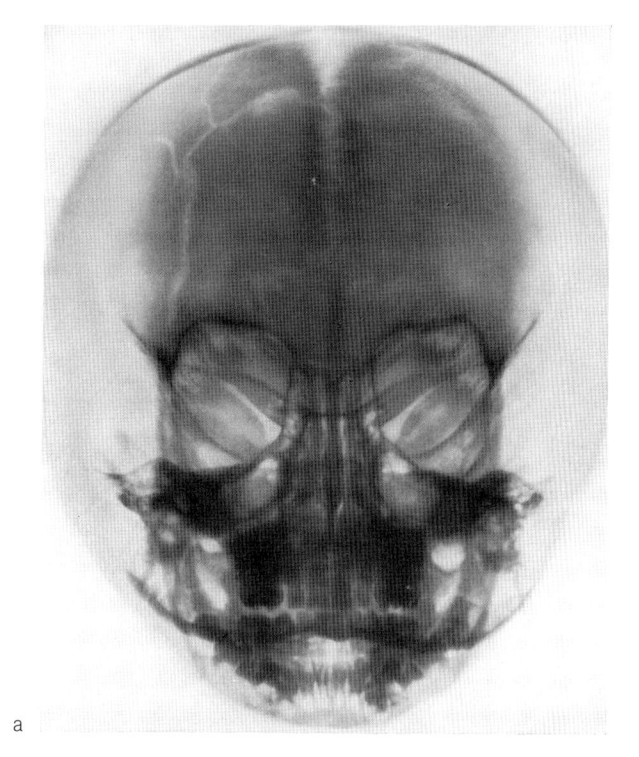

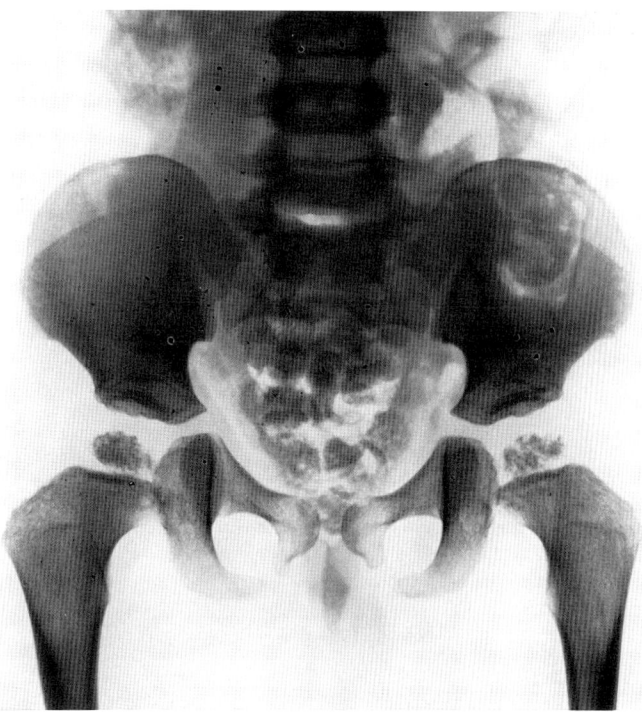

operativer Entfernung neigt sie, wie beim Pendred-Syndrom, schnell zum Rezidiv. Wird eine Struma, die schon bei der Geburt vorhanden war, spontan kleiner, so spricht dies für ihre iatrogene Herkunft durch antithyreoidal wirkende Medikamente, die der Mutter verabreicht wurden. Wird die Struma dagegen größer, so liegt mit großer Wahrscheinlichkeit eine hereditär bedingte Jodfehlverwertung vor.

Diagnostik

Die Diagnose einer angeborenen Hypothyreose sollte so früh wie möglich gestellt werden, weil hiervon einzig und allein der Erfolg der Therapie abhängt. Schon bei geringsten Hinweisen auf körperliche Stigmata, wie Lethargie, Hypothermie (Trinkfaulheit), Nabelhernie, Icterus prolongatus und Reifungsrückstand, sollte man an die Möglichkeit einer konnatalen Hypothyreose denken. Differentialdiagnostisch kommen in Betracht der hypophysäre Zwergwuchs, die Rachitis, die Chondrodystrophie, der Pseudohypoparathyreoidismus, das Down-Syndrom und die Mukopolysaccharidose. Am nächsten kommt von diesen Krankheitsbildern das Down-Syndrom der Hypothyreose. Die Abgrenzung kann nur durch Hormonbestimmungen erfolgen.

Die entscheidenden Hormonuntersuchungen sind das Serum-T_4 und TSH. Hierbei ist zu berücksichtigen, daß das TSH am 1. Lebenstag physiologisch erhöht ist (48); dementsprechend steigt auch das T_4 innerhalb von 2–3 Tagen beim Neugeborenen auf Werte von 10–20 µg/100 ml (130–260 nmol/l) an, um nach etwa 8 Tagen den Spiegel des Erwachsenen zu erreichen (s. Schilddrüsenfunktion und Alter, S. 107). Die FT_4-Werte sind während dieser Periode auch bei gesunden Kindern erhöht und erreichen oft erst nach 12 Monaten die Normalwerte von Erwachsenen (119). Selbst wenn die Werte beim Neugeborenen nur mäßig erniedrigt sind, sollten weitere Untersuchungen wie Röntgenuntersuchungen des Humerus, Kniegelenks, der Hand und wiederholt TSH- und T_4-Messungen durchgeführt werden. Im Zweifelsfall, oder um keine weitere Zeit zu verlieren, ist ein therapeutischer Versuch mit Schilddrüsenhormon durchaus gerechtfertigt. Die Normalwerte für T_3 und fT_3 sind beim Neugeborenen innerhalb der ersten 2 Tage deutlich unterhalb des Erwachsenenspiegels und für die Diagnose Hypothyreose nicht brauchbar. Das rT_3 ist normalerweise bis 5 Tage nach der Geburt noch erhöht (18). In-vivo-Untersuchungen mit Radioisotopen sind im frühen Kindesalter kontraindiziert. Zur Abgrenzung einer dystopisch gelegenen Schilddrüse, Hypoplasie oder Aplasie der Schilddrüse können entsprechende, szintigraphische Untersuchungen mit 99mTc-Pertechnat später, möglichst aber nicht vor dem 10. Lebensjahr, durchgeführt werden. Ausnahmen machen kongenitale Strumen, weil sich hier differentialtherapeutische Konsequenzen ergeben. Zur Differentialdiagnose der Zungengrundstruma gehören Zysten des Ductus thyreoglossus, Tumoren, epidermale Zysten und die Lymphadenopathie.

Mit den TSH-Bestimmungen werden natürlich nicht die sekundären (hypophysären) Hypothyreosen erfaßt. Hypophysäre oder hypothalamische Erkrankungen (positiver TRH-Test) sind aber ungleich seltener als primäre Hypothyreosen. Die Diagnostik der HVL-Insuffizienz entspricht derjenigen bei Erwachsenen (S. 453). Bei Jodfehlverwertungen sind Spezialuntersuchungen (S. 480) meistens mit Aufarbeitung des operativ gewonnenen Schilddrüsengewebes notwendig.

Voruntersuchungen für angeborene Hypothyreosen

Da es unmöglich ist, allein klinisch die Hypothyreose in den ersten Lebenswochen zu erkennen und weil zu spät behandelte Hypothyreosen irreversible Schäden erleiden (37, 79), sind Suchprogramme zur Früherkennung der Hypothyreose entwickelt worden. Die Zahl der angeborenen Hypothyreosen ist größer als man bisher angenommen hatte. Eine Sammelstatistik von Screening-Untersuchungen bei 3,5 Millionen Neugeborenen ergab *eine* primäre Hypothyreose auf 4400 (47a). Vorläufige Ergebnisse (72) zeigten eine Häufigkeit von 1:4000 bis 1:8000 für Australien, Kanada, Finnland, den Niederlanden, Österreich und den USA. In Frankreich und der Schweiz lauten die Zahlen 1:2000 bis 1:4000. In Belgien und in beiden Regionen Deutschlands liegt die Inzidenz unter 1:2000. Während klinisch die Diagnose Hypothyreose im allgemeinen nicht vor Ablauf von 6 Wochen gestellt werden kann, gelang dies bei Anwendung von Screening-Verfahren schon in der ersten Woche.

Für die Vorsorgeuntersuchungen kommen radioimmunologische Bestimmungsmethoden in Betracht (78, 87, 177). Gemessen werden entweder TSH, T_4 oder rT_3 im Nabelschnurblut oder T_4 und TSH am 5. Lebenstag. Die zweite Methode erlaubt eine Ankopplung an schon laufende Screening-Untersuchungen. Die TSH-Bestimmung auf Filterpapier oder Direktfilterbestimmung scheint sich hierbei gegenüber den zuerst begonnenen T_4-Bestimmungen (29) durchzusetzen. Letztere ist besonders durch eine vergleichsweise hohe Inzidenz des TBG-Mangels von 1:9000 belastet, d. h. mit einer falsch-positiven Irrtumswahrscheinlichkeit von 0,122%. Die falsch-negative Irrtumswahrscheinlichkeit bei TSH durch Fälle von sekundärer Hypothyreose, liegt mit 0,02% im Bereich des gegensinnigen Fehlers. Große Erfahrungen über Screening für Neugeborenen-Hypothyreosen hat man bisher in der Schweiz und Kanada gesammelt (38, 78). Auch wenn hierzulande noch keine exakten Zahlen vorliegen, zeigen die Kostennutzenberechnungen für eine Vorsorgeuntersuchung verschiedener Zentren einen Kostennutzenfaktor für das Screening von 15:1 bis 60:1, je nachdem für welchen Zeitraum die Versorgung hypothyreoter Folgeschäden zugrunde gelegt wurde (72).

Therapie, Prognose und Prophylaxe

Der Behandlungserfolg einer angeborenen Hypothyreose hängt entscheidend davon ab, in welchem Lebensalter die Therapie einsetzte, ob sie adäquat durchgeführt wurde und wie vollständig die Athyreose bei dem Patienten war. Tritt die Hypothyreose erst nach dem 2. Lebensjahr in Erscheinung, ist diese bei entsprechender und rechtzeitiger Substitution voll zu korrigieren ohne das Risiko von Entwicklungsstörungen (57, 110, 169). Wird eine angeborene Hypothyreose in den ersten Wochen diagnostiziert und adäquat behandelt, ist eine normale Entwicklung möglich (67, 82, 86, 135, 136), aber nicht sicher. Ein normales Körperwachstum und, entgegen früheren Ansichten auch oft eine wesentliche Besserung des Intelligenzgrades, ist zu erreichen. Wenn die Behandlung aber erst nach 6–12 Monaten einsetzt oder zwischenzeitlich unterbrochen wird, wie es in der Praxis nicht selten geschieht, ist die Prognose quoad sanationem sehr begrenzt. Oligo-

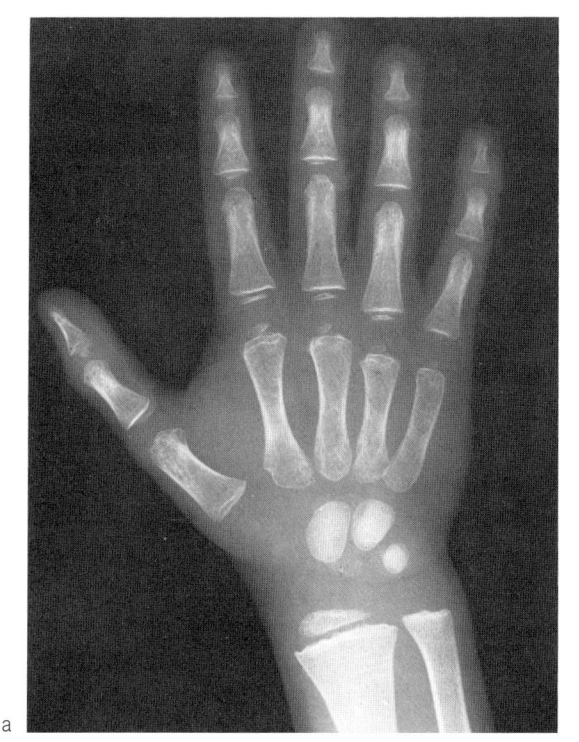

Kongenitale Hypothyreose 487

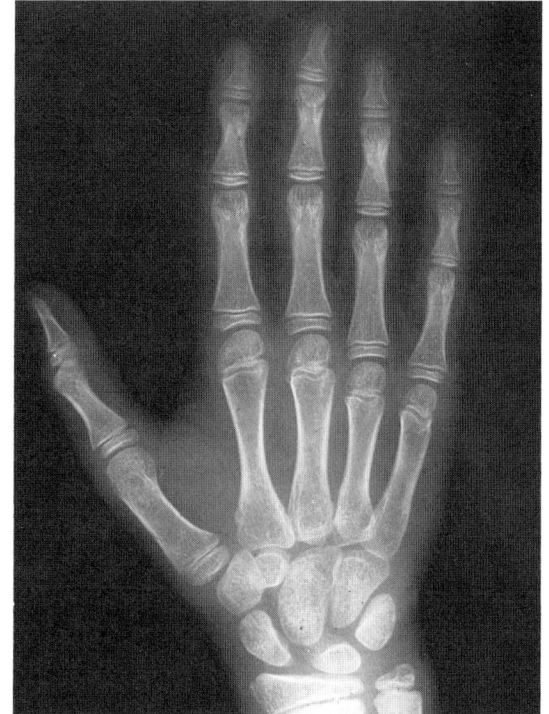

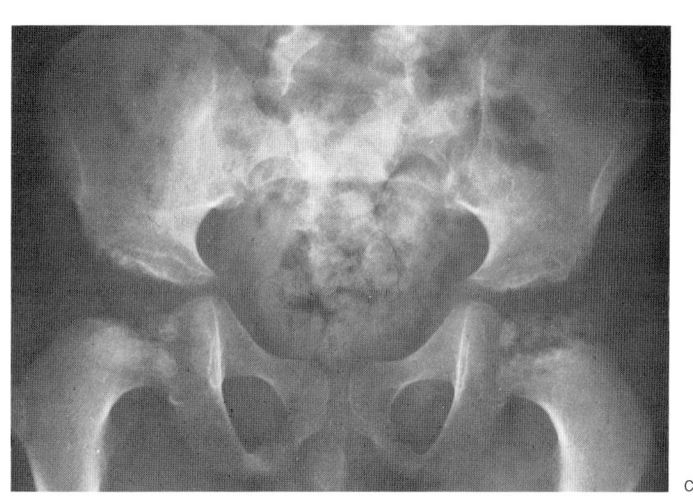

Abb. 8.5 a–d Kongenitale Hypothyreose vor und nach Behandlung mit Schilddrüsenhormonen.
a Angeborene Hypothyreose. E. R., 12 J., vor der Behandlung. Knochenalter 3 Jahre.
b Angeborene Hypothyreose. E. R., 14 J., nach 2,5 Jahre langer Behandlung mit Schilddrüsenhormonen. Knochenalter 11 Jahre.
c Angeborene Hypothyreose. E. R., 12 J., vor der Behandlung. Dysgenesie der Femurepiphysen. Pseudo-Perthes.
d Angeborene Hypothyreose. E. R., 14 J., nach 2,5 Jahren Behandlung mit Schilddrüsenhormonen. Abgerundete Femurepiphysen.

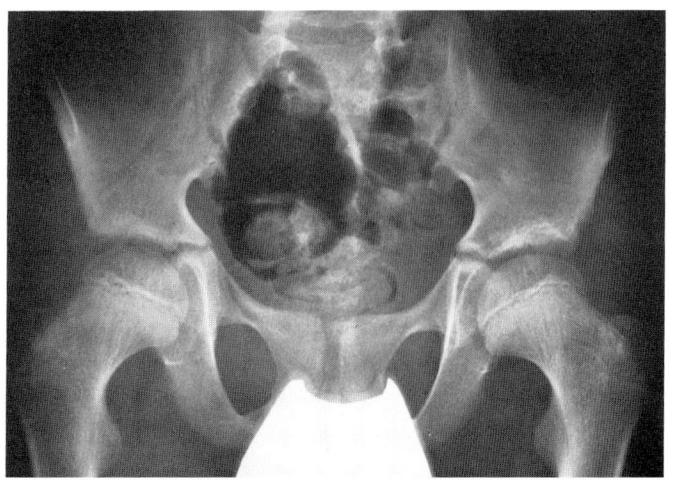

phrenie und neurologische Symptome lassen sich nur beschränkt korrigieren. Von 38 Fällen mit angeborener Hypothyreose erreichte keiner der Patienten einen Intelligenzquotienten über 100, selbst dann nicht, wenn die Substitutionstherapie schon 3 Monate nach der Geburt begonnen hatte (103). Über ähnliche Endresultate berichten ANDERSEN (3), SMITH u. Mitarb. (154) und KLEIN u. Mitarb. (86). Liegt noch eine funktionierende Restschilddrüse vor oder eine Struma, kann man noch nach Jahren ein eindrucksvolles Ergebnis erzielen und einen mehrjährigen Rückstand im Knochenalter aufholen (Abb. 8.5a–d). Hier hängt alles vom Schweregrad und der Dauer einer Hypothyreose ab (66). Nach dem 20. Lebensjahr lassen sich zwar einzelne Symptome wie bei erworbener Hypothyreose beseitigen; an der Intelligenz, Größe und Statur läßt sich aber nichts mehr ändern.

Grundlage der Behandlung ist die adäquat dosierte und lebenslange Medikation von Schilddrüsenhormonen. Einige Pädiater bevorzugen die Therapie mit einer relativ großen Dosis von 100 µg T_4 (129 nmol) intramuskulär oder i.v. zu Beginn, um dann anschließend die Erhaltungsdosis zu verabreichen. Hiermit kann man den Serum-TSH-Spiegel schnell erniedrigen (68, 69). Andere bevorzugen eine Substitutionstherapie zu Beginn mit 25 µg T_4 (32 nmol) oral täglich, die sie alle 2 Wochen um 12,5 µg (16 nmol) täglich erreicht haben. Die volle Substitutionsdosis läßt sich durch die Oberflächenregel nach VON HARNACK (63) berechnen. Einige Pädiater behandeln zunächst mit Trijodthyronin, um dann später auf T_4 oder eine Kombination von T_4 und T_3 überzuwechseln (124). Übereinstimmung besteht darin, daß die TSH-Konzentration im Serum einen ausgezeichneten Gradmesser für die Dosis abgibt. Der entscheidende Punkt ist nicht die Art des Schilddrüsenhormonpräparates, sondern der möglichst frühzeitige Beginn der Therapie.

Bewährt hat sich, die Substitutionstherapie mit etwa der Hälfte der geschätzten Erhaltungsdosis zu beginnen, um dann nach 8 Tagen die volle Substitutionsdosis zu verabreichen. Die geschätzte Hormondosis bei Säuglingen bis zum 1. Lebensjahr liegt bei 50–75 µg (64–96 nmol) T_4 bzw. 25–50 µg (38,5–77 nmol) T_3 täglich, bei 1–2jährigen 75–125 µg T_4 (96–161 nmol) bzw. 25–75 µg (38,5–115 nmol) T_3 täglich; bei 2–4jährigen 100–150 µg (129–193 nmol) T_4 bzw. 50–75 µg (77–115 nmol) T_3 täglich. Entscheidend ist, daß ein normaler Stoffwechsel eine normale Entwicklung, normales Verhalten und regelrechtes Knochenalter erreicht werden; dies ist wichtiger als irgendeine bestimmte Hormondosis. Überdosierungen sind zu vermeiden, weil sich die starke Reizbarkeit des jugendlichen Organismus ungünstig auf die intellektuelle Entwicklung auswirkt bzw. Krämpfe provozieren kann. Bei erwiesener hypophysärer Genese der Hypothyreose ist eine adäquate Substitution der anderen ausgefallenen Partialfunktionen einschließlich des Wachstumshormons zu gewährleisten. Als Kriterien einer adäquaten Dosierung gelten die Wachstumsrate (cm/Jahr), das Serum-T_4 sowie jährliche Röntgenkontrollen des Handwurzelskeletts. Das Serum-T_4 sollte unter der Therapie mit T_4 hochnormal sein; mit T_3 dagegen ist der T_4-Spiegel im Serum unbrauchbar.

Die Therapie wirkt sich auf das Wachstum befriedigender aus als auf die Entwicklung der Intelligenz. Ein Rückstand des Knochenalters von mehreren Jahren läßt sich in kurzer Zeit aufholen; die Körperproportionen nähern sich der Norm oder normalisieren sich vollends. Die intellektuelle Entwicklung bleibt dagegen trotz optimaler Therapie hinter der körperlichen zurück. Der definitive IQ ist um so niedriger, je stärker die Wachstumsstörungen bei Beginn der Behandlung waren (115). Patienten mit Athyreosen erreichen unter solchen Umständen allenfalls die Hilfsschule, während die anderen Kranken, und besonders diejenigen mit einer Struma, zur Hälfte die Volksschule (62) absolvieren. Liegt eine Struma vor, bildet sich diese unter der Substitutionstherapie meistens weitgehend zurück. Nur bei der Dyshormonogenese vom Typ I ist eine einfache Jodbehandlung der Hormontherapie überlegen. In jedem Fall von Struma muß die Therapie lebenslänglich beibehalten werden. Außer der Hormonbehandlung sind unterstützende Maßnahmen wie krankengymnastische Ganzkörperbehandlung, Sprachunterricht, psychologische Beratung von Patienten und Eltern sowie Unterstützung bei der Schulwahl notwendig (172). Zur Prophylaxe angeborener Hypothyreosen, insbesondere sporadischer kongenitaler Strumen, kommt im 2. Drittel der Schwangerschaft eine intrauterine Behandlung des Feten durch T_3-Injektion in das Amnion (147) in Betracht. Antithyreoidal wirksame Substanzen sollten bei Schwangeren vermieden werden, die bereits ein hypothyreotes Kind geboren haben.

Literatur

1 Adams, D. D., T. H. Kennedy, J. C. Choufoer, A. Querido: Endemic goiter in western New Guinea. III. Thyroid-stimulating activity of serum from severely iodine-deficient people. J. clin. Endocr. 28 (1968) 685
2 Alexander, N. M., G. N. Burrow: Thyroxine biosynthesis in human goitrous cretinism. J. clin. Endocr. 30 (1970) 308
3 Andersen, H. J.: Nongoitrous hypothyroidism. In: Endocrine and Genetic Disease of Childhood, L. I. Gardner. Saunders, Philadelphia 1969 (S.. 216)
4 Andreoli, M., F. Monaco, M. D'Armiento, S. Fontana, G. Scuncio, G. B. Salabé: Abnormal iodoproteins in human congenital goiter. Hormones 1 (1970) 209
5 Armstrong, D., D. E. Van Wormer, H. Neville, S. Dimmit, F. Clingan: Thyroid peroxidase deficiency in Batten-Spielmeyer-Vogt-disease. Arch. Path. 99 (1975) 430
6 Bansi, H. W.: Krankheiten der Schilddrüse. In: Handbuch der Inneren Medizin, 4. Aufl., Bd. VII/1, hrsg. von G. v. Bergmann, W. Frey, H. Schwiegk. Springer, Berlin 1955
7 Bargman, G. J., L. I. Gardner: Experimental production of otic lesions with antithyroid drugs. In: Human Development and the Thyroid Gland. Relation to Endemic Cretinism. Adv. Exper. Med. Biol. 30 (1972) 305
8 Baschieri, L., G. Benedetti, F. DeLuca, M. Negri: Evaluation and limitations of the perchlorate test in the study of thyroid function. J. clin. Endocr. 23 (1963) 786
9 Bastenie, P. A., A. M. Ermans, O. Thys, C. Beckers, H. G. Vandenshrieck, M. deVisscher: Endemic goiter in the Uele region. III. Endemic cretinism. J. clin. Endocr. 22 (1962) 187
10 Bax, G. M., J. D. Wiener: Disturbed organic binding in the thyroid: one or two defects? Acta endocr. (Kbh.) 56 (1967) 567
11 Bernheim, M., M. Berger, J. Bertrand, B. Francois: Etude géné-

tique de l'insuffisance thyroidienne de l'enfant. 18e Congr. Ass. Pédiatres, Genève 1961, Bd. I. Karger, Basel 1961 (S. 249)
12 Bleuler, M.: Endokrinologische Psychiatrie. Stuttgart, Thieme 1954
13 Bode, H. H., M. Danon, B. D. Weintraub, F. Maloof, J. D. Crawford: Partial target organ resistence to thyroid hormone. J. clin. Invest. 52 (1973) 776
14 Buttfield, I. H., B. S. Hetzel: Endemic cretinism in eastern New Guinea, Aust. Ann. Med. 18 (1969) 217
15 Carswell, F., M. M. Kerr, S. H. Hutchison: Congenital goitre and hypothyroidism produced by maternal ingestion of iodides. Lancet 1970/I, 1241
16 Cerletti, U., A. Costa, F. Marocco, A. Masini, M. Mortara: L' endemia di gozzo-cretinismo oggi e sessanta anni fa Rilievi ne la Valtellina, nella valle del Mera e nella val Bisaguo. Quad. Ric. Sci. (Biol.) 7 (1963) 33
16a Chan, V., C. Wang, R. T. T. Yeung: Dissociated thyroxine, triiodothyronine and reverse triiodothyronine levels in patients with familial goitre due to iodide organification defects. Clinical Endocrinology II (1979) 257
17 Chandler, R. W., R. M. Blizzard, W. Hung. M. Kyle: Incidence of thyrotoxic factor, and other antithyroid antibodies in the mothers of cretin. New Engl. J. Med. 267 (1962) 376
18 Chopra, I. J., J. Sack, D. A. Fisher: Reverse T_3 in the fetus and newborn. In: Perinatal Thyroid Physiology and Disease, hrsg. von D. A. Fisher, G. N. Burrow. Raven Press, New York 1975 (S. 33)
19 Choufoer, J. C., A. Querido: Goitre and hypothyroidism caused by defective dehalogenation of iodotyrosines. In: Colloque sur les hormones thyroidiennes, Expos. ann. Biochim. med. 25 (1964) 213
20 Choufoer, J. C., M. van Rhijn, A. Querido: Endemic goiter in western New Guinea. II. Clinical picture, incidence and pathogenesis of endemic cretinism. J. clin. Endocr. 25 (1965) 385
21 Clayton, G. W., J. D. Smith, A. Leiser: Familial goiter with defect in intrinsic metabolism of thyroxine without hypothyroidism. J. Pediat. 52 (1959) 129
22 Clemens, F. W.: Health significance of endemic goitre and related conditions. In: Endemic Goitre, W. H. O. Genf 1960 (S. 235)
23 Codaccioni, J. L., J. P. Rinaldi, J. Bismuth: The test of overloading of L-diiodotyrosine (DIT) in the screening of iodotyrosine deshalogenase deficiency. Acta endocr. (Kbh.) 87 (1978) 95
24 Costa, A.: Has endemic cretinism any relation to thyroid deficiency? J. clin. Endocr. 17 (1957) 1017
25 Costa, A.: Relations between the sporadic and endemic form of cretinism. In: Fortschritte der Schilddrüsenforschung, hrsg. von K. Oberdisse, E. Klein. Thieme, Stuttgart 1962 (S. 19)
26 Costa, A.: The clinical pattern of cretinism as seen in northern Italy. In: Human Development and the Thyroid Gland. Relation to Endemic Cretinism. Advan. exp. Med. Biol. 30 (1972) 31
27 Costa, A., F. Cottino, M. Mortara, U. Vogliazzo: Endemic cretinism in Piemont. Panminerva med. 6 (1964) 250
28 Crispell, K. R.: Current concepts in hypothyroidism. Pergamon Press, Oxford 1963
29 Delange, F., A. M. Ermans: Role of a dietary goitrogen in the etiology of endemic goiter on Idjwi Island. Amer. J. clin. Nutr. 24 (1971) 1354
30 Delange, F., J. M. Hershman, A. M. Ermans: Relationship between the serum thyrotropin level, the prevalence of goiter and the pattern of iodine metabolism in Idjwi island. J. clin. Endocr. 33 (1971) 261
31 Delange, F., F. Thilly, A. M. Ermans: La carence iodé, une condition permissive et développment du goitre endémique. European Thyroid Association, Louvain 1967, Abstr. 44
32 Delange, F., M. Camus, M. Winkler, J. Dodion, A. M. Ermans: Serum thyrotrophin determination on day 5 of life as screening procedure for congenital hypothyroidism. Arch. Dis. Childh. 52 (1977) 89
33 Deol, M.: An experimental approach to the understanding and treatment of hereditary syndromes with congenital deafness and hypothyroidism. J. med. Genet. 10 (1973) 235
34 Dorta, T., T. Béraud, A. Vannotti: Le métabolisme de l'iode dans la thyroide ectopique. Schweiz. med. Wschr. 90 (1960) 150
35 Dumont, J. E., A. M. Ermans, P. A. Bastenie: Thyroid function in a goiter endemic: V. Mechanisms of thyroid function in the Uele endemic cretins. J. clin. Endocr. 23 (1963) 847
36 Dumont, J. E., R. Pochet, D. H. Desmedt: Modes of action of TSH. In: Regulation of Thyroid Function, hrsg. von E. Klein, D. Reinwein. Schattauer, Stuttgart 1976 (S. 49)
37 Dussault, J. H., J. Letarte, H. Guyda, C. Laberge: Thyroid function in neonatal hypothyroidism. J. Pediat. 89 (1976) 541
38 Dussault, J. H., P. Coulombe, C. Laberge, H. Guyda, K. Khoury: Preliminary report on a mass screening program for neonatal hypothyroidism. J. Pediat. 86 (1975) 670
39 Dutau, G., P. Rochiccioli: Les dysgenesies thyroidiennes. Ann. pédiat. (Basel) 22 (1975) 315
40 Ears, J. T.: Thyroid and central nervous development. In: The scientific basis of medicine. Ann. Reviews 1966. Athlone Press of the University of London, London 1966 (S. 315)
41 Elewant, A., G. Baele, K. Schelstraete, A. Vermeulen: Diagnostic de défant d'iodotyrosine-déshalogénase après trois grossesses normales. Ann. Endocr. (Paris) 33 (1972) 599
42 Engster, I.: Zur Erblichkeitsfrage des endemischen Kretinismus. Untersuchungen an 204 Kretinen und deren Blutsverwandten. Arch. Klaus-Stift. Vererb.-Forsch. 13 (1938) 383
43 Federman, D., J. Robbins, J. E. Rall: Some observations on cretinism and its treatment. New Engl. J. Med. 259 (1958) 610
44 Field, J. B., P. R. Larsen, K. Yamashita, K. Mashiter, A. Dekker: Demonstration of iodide transport defect but normal iodide organification in nonfunctioning nodules of human thyroid glands. J. clin. Invest. 52 (1973) 2404
45 Fierro-Benitez, R., W. Penafid, L. J. DeGroot, I. Ramirez: Endemic goiter and endemic cretinism in the Andean region. New Engl. J. Med. 280 (1969) 296
46 Fierro-Benitez, C., I. Ramirez, J. Garces, C. Jaramillo, F. Moncayo, J. B. Stanbury: The clinical pattern of cretinism as seen in highland Ecuador. Amer. J. clin. Nutr. 27 (1974) 531
47 Fierro-Benitez, R., J. B. Stanbury, A. Querido, L. DeGroot, R. Alban, J. Cordova: Endemic cretinism in the Andean region of Ecuador. J. clin. Endocr. 30 (1970) 228
47a Fisher, D. A.: Status of neonatal hypothyroid screening: Report from the Quebeck international conference on neonatal thyroid screening. VIII. International Thyroid Congress, Sydney 1980, Abstr. 1
48 Fisher, D. A., W. D. Odell: Acute release of thyrotropin in the newborn. J. clin. Invest. 48 (1969) 1670
49 Fisher, W. D., M. L. Voorhees, L. I. Gardner: Congenital hypothyroidism in infant following maternal I^{131} therapy; with a review of hazards of environmental radioisotope contamination. J. Pediat. 62 (1963) 132
50 Fontan, A., M. Tubiana, J. J. Battin, J. Teyssier: Goitre avec hypothyreodie par trouble de condensation des iodotyrosines et sur demutite familial dissociee. Arch. franç. Pédiat. 22 (1965) 897
51 Frick, K.: Lorenz Chrysanth Edler von Vest der Jüngere (1776–1840) und der Kretinismus in Kärnten. Ein Beitrag zur Geschichte des Kretinismus. Carinthia I, Mitteilungen des Geschichtsvereins für Kärnten 155 (1965) 569
52 Furth, E. D., M. Carvalho, B. Vianna: Familial goiter due to an organification defect in euthyroid siblings. J. clin. Endocr. 27 (1967) 1137
53 Gilboa, Y., A. Ber, Z. Lewitus, J. Hasenfratz: Goitrous myxedema due to iodine trapping defect. Arch. intern Med. 112 (1963) 212
54 Goldsmith, R. E., A. J. McAdams, P. R. Larsen, M. MacKenzie, E. V. Hess: Familial autoimmune thyroiditis. Maternal fetal relationship and the role of generalized autoimmunity. J. clin. Endocr. 37 (1973) 265
55 Greer, M. A., Y. Grimm: Changes in thyroid secretion produced by inhibition of iodotyrosine deiodinase. Endocrinology 83 (1968) 405
56 DeGroot, L. J., J. B. Stanbury: The syndrome of congenital goiter with butanol-insoluble serum iodine. Amer. J. Med. 27 (1959) 586
57 DeGroot, L. J., J. B. Stanbury: The Thyroid and Its Diseases. Wiley, New York 1975
58 DeGroot, L. J., S. Refetoff, J. Bernal, P. A. Rue, A. H. Coleoni: Nuclear receptors for thyroid hormone. J. Endocr. Invest. 1 (1978) 79
59 Gusic, B.: Über die kochleovestibulären Veränderungen beim endemischen Kropf. In: 10. Symposium der Deutschen Gesellschaft für Endokrinologie Wien 1963, Springer, Berlin 1964 (S. 207)
60 Hall, R., S. G. Owen, G. A. Smart: Evidence for genetic predispo-

sition to formation of thyroid autoantibodies. Lancet 1960/II, 187
61 Hanhart, E.: Über die Bedeutung der Erbforschung von Inzuchtgebieten anhand von Ergebnissen bei Sippen mit hereditärer Ataxie, heredo-degenerativem Zwergwuchs und sporadischer Taubstummheit. Schweiz. med. Wschr. 54 (1924) 1143
62 von Harnack, G. A.: Störungen der Schilddrüsenhormonsynthese. In: Erbliche Stoffwechselkrankheiten, hrsg. von E. Linneweh. Urban & Schwarzenberg, München 1962
63 von Harnack, G. A.: Arzneimitteldosierung im Kindesalter. Thieme, Stuttgart 1965 (S. 35)
64 von Harnack, G. A., A. W. Horst: Genetisch bedingte Störung der Schilddrüsenhormonsynthese mit Kropf und Schwerhörigkeit. In: Fortschritte der Schilddrüsenforschung, hrsg. von K. Oberdisse, E. Klein. Thieme, Stuttgart 1962 (S. 31)
65 von Harnack, G. A., A. W. Horst, W. Lenz: Das erbliche Syndrom: Innenohrschwerhörigkeit und Jodfehlverwertung mit Kropf. Dtsch. med. Wschr. 86 (1961) 2421
66 von Harnack, G. A., J. M. Tanner, R. H. Whitehouse, C. A. Rodriguez: Catch-up in height and sceletal maturity in children on long-term treatment for hypothyroidism. Z. Kinderheilk. 112 (1972) 1
67 Harrison, M. R., R. Fierro-Benitez, I. Ramirez, S. Refetoff, J. B. Stanbury: Immunoreactive growth hormone in endemic cretins in Ecuador. Lancet 1968/1, 936
68 Haschke, F., L. Hohemauer, H. Feichtinger: Therapie der kongenitalen primären Hypothyreose im Säuglingsalter. Wien. klin. Wschr. 127 (1977) 388
69 Hayek, A., F. Maloof, J. D. Crawford: Thyrotropin behavior in thyroid disorders of childhood. Pediat. Res. 7 (1973) 28
70 Helge, H.: Früherkennung und -behandlung der konnatalen Hypothyreose. Dtsch. med. Wschr. 103 (1978) 801
71 Hershman, J. M.: Thyroid function in endemic cretinism. In: Human Development and the Thyroid Gland. Relation to Endemic Cretinism. Advan. Exper. Med. Biol. 38 (1972) 161
72 Hesch, R.-D.: Screening für Neugeborenen-Hypothyreose? Materialien einer internationalen Umfrage. Dtsch. med. Wschr. 103 (1978) 811
73 Hetzel, B. S.: Similarities and differences between sporadic and endemic cretinism. In: Human Development and the Thyroid Gland. Relation to Endemic Cretinism. Advan. exper. Med. Biol. 30 (1972) 119
73 a Hetzel, B. S., I. D. Hay: Thyroid function, iodine nutrition and fetal brain development. Clinical Endocrinology II (1979) 445
74 Hollander, C. S., T. E. Prout, M. Rienhoff, R. J. Ruben, S. P. Asper jr.: Congenital deafness and goiter. Studies of a patient with a cochlear defect and inadequate formation of iodothyronines. Amer. J. Med. 37 (1964) 630
75 Hutchison, J. H., E. M. McGirr: Hypothyroidism as an inborn error of metabolism. J. clin. Endocr. 14 (1954) 869
76 Hutchison, J. H., E. M. McGirr: Sporadic non-endemic goitrous cretinism. Hereditary transmission. Lancet 1956/I, 1035
77 Ibbertson, H. K., M. Pearl, J. McKinnon, J. M. Tait, T. Lim, M. B. Gill: Endemic cretinism in Nepal. In: Endemic Cretinism, Monograph Series No. 2. hrsg. von B. S. Hetzel, P. O. D. Pharoah. Institute of Human Biology, Papua, New Guinea 1971 (S. 71)
87 Illig, R., R. Gitzelmann: Screening for congenital hypothyroidism. J. Pediat. 91 (1977) 348
79 DeJonge, G. A.: Congenital hypothyroidism in the Netherlands. Lancet 1977/II, 143
80 Joseph, R., P. Canlorbe, J. C. Job: Les hypothyroidies par trouble congénitaux de l'hormonogénèse. 18e Congr. Ass. Pédiatres, Genève, Bd. I. Karger, Basel 1964 (S. 158)
81 Kaplan, M., R. Kauli, E. Lubin, M. Grunebaum, Z. Laron: Ectopic thyroid gland. A clinical study of 30 children and review. J. Pediat. 92 (1978) 205
82 Kenny, F. M., A. H. Klein, A. V. Augustin, T. P. Foley jr.: Sporadic cretinism. In: Perinatal Thyroid Physiology and Diseases, hrsg. von D. A. Fisher, G. N. Burrow. Raven Press, New York 1975 (S. 133)
83 Kicić, M., P. Milutinovic, S. Djordjevic, S. Ramzin: Endocrinological aspect of an endemic focus of cretinism. Advances in Thyroid Research, hrsg. von R. Pitt-Rivers. Pergamon Press, London 1961 (S. 301)
84 Klein, E.: Der normale und pathologische Umsatz von Schilddrüsenhormonen in der Körperperipherie. Klin. Wschr. 40 (1962) 3
85 Klein, E.: Kretinismus (angeborene Hypothyreose und Athyreose). In: Die Krankheiten der Schilddrüse, hrsg. von K. Oberdisse, E. Klein. Thieme, Stuttgart 1967 (S. 380)
86 Klein, A. H., S. Meltzer, F. M. Kenny: Improved prognosis in congenital hypothyroidism treated before age three months. J. Pediat. 81 (1972) 912
87 Klein, A. H., Th. P. Foley, P. R. Larsen, A. V. Augustin, N. J. Hopwood: Neonatal thyroid function in congenital hypothyroidism. J. Pediat. 89 (1976) 545
88 König, M. P.: Was versteht man unter Kretinismus. In: Fortschritte der Schilddrüsenforschung, hrsg. von K. Oberdisse, E. Klein. Thieme, Stuttgart 1962 (S. 2)
89 König, M. P.: Die kongenitale Hypothyreose und der endemische Kretinismus. Exper. Med., Pathologie u. Klinik Springer, Berlin 21 (1968) 1
90 König, M. P., M. Neiger: The pathology of the ear in endemic cretinism. In: Human Development and the Thyroid Gland. Relation to Endemic Cretinism. Advan. exper. Med. Biol. 30 (1972) 325
91 Kusakabe, T., T. Miyake: Defective deiodination of ^{131}I-labeled L-diiodotyrosine in patients with simple goiter. J. clin. Endocr. 23 (1963) 132
92 Lachelin, G. C. L.: Myxedema and pregnancy. J. Obstet. Gynaec. Brit. Cwlth. 77 (1970) 77
93 Lamberg, B. A.: Congenital euthyroid goitre and partial peripheral resistance to thyroid hormones. Lancet 1973/I, 854
94 Lamberg, B. A., S. Rosengard, K. Liewendahl, P. Saarinen, D. C. Evered: Familial partial peripheral resistance to thyroid hormones. Acta endocr. (Kbh.) 87 (1978) 303
95 Legrand, J.: Analyse de l'action morphogénétique des hormones thyroidennes sur le cervelet du jeune rat. Arch. Anat. micr. Morph. exp. 56 (1967) 205
96 Lelong, M., R. Joseph, P. Canlorbe, J. G. Job, B. Plainfosse: L'hypothyroidie par anomalie congenitale de l'hormonogenese, cinq observations. Arch. franc. Pédiat. 13 (1956) 342
97 Lissitzky, S., J. Torresani, G. N. Burrow, S. Bouchilloux, O. Chaband: Defective thyroglobulin export as a cause of congenital goitre. Clin. Endocr. 4 (1975) 363
98 Lissitzky, S., J. Bismuth, P. Jaquet, M. Castag, M. Michel-Bechet, D. A. Koutras, A. D. Pharmakiotis, A. Moschos, A. Psarras, B. Malamos: Congenital goiter with impaired thyroglobulin synthesis. J. clin. Endocr. 36 (1973) 17
99 Little, C., C. K. Meador, R. Cunningham, J. A. Pittman: Cryptothyroidism, the major cause of sporadic athyreotic cretinism. J. clin. Endocr. 25 (1965) 1529
100 Ljunggren, J. G., H. Lindstrom, B. Hjern: The concentration of peroxidase in normal and adenomatous human thyroid tissue with special reference to patients with Pendred's syndrome. Acta endocr. (Kbh.(72 (1973) 272
101 Lobo, L. C. G., F. Pomen, D. Rosenthal: Endemic cretinism in Goiaz, Brazil. J. clin. Endocr. 23 (1963) 407
102 Lobo, L. C. G., M. M. DeSilva, F. B. Hargreaves, A. M. Couceiro: Thyroidal iodoproteins in endemic cretins. J. clin. Endocr. 24 (1964) 285
103 Lowrey, G. H., R. H. Aster, E. A. Carr, G. Raman, W. H. Beierwaltes, N. R. Spafford: Early diagnostic criteria of congenital hypothyroidism. Amer. J. Dis. Child. 96 (1958) 131
104 McCarrison, R.: Observations on endemic cretinism in the Chitral and Gilgit valleys. Lancet 1908/II, 1275
105 McCullagh, S. F.: The Huou peninsula endemic. IV. Endemic goiter and congenital defects. Med. J. Aust. 50 (1963) 884
106 McGirr, E. M.: Dyshormonogenesis as a cause of sporadic cretinism and goitre. In: Fortschritte der Schilddrüsenforschung, hrsg. von K. Oberdisse, E. Klein. Thieme, Stuttgart 1962 (S. 12)
107 McGirr, E. M., J. H. Hutchison: Radioactive iodine studies in non-endemic goitrous cretinism. Lancet 1953/I, 1117
108 McGirr, E. M., J. H. Hutchison: Dysgenesis of the thyroid gland as a cause of cretinism and juvenile myxedema. J. clin. Endocr. 15 (1955) 668
109 McGirr, E. M., J. H. Hutchison, W. E. Clement: Sporadic non-endemic goitrous cretinism. Lancet 1956/II, 906
110 Mäenpää, J.: Congenital hypothyroidism. Aetiological and clinical aspects. Arch. Dis. Child. 47 (1972) 256
110a Meinhold, H., A. Beckert, K. W. Wenzel: Metabolic studies on diiodotyrosine (DIT): a naturally occurring compound in human

serum. VIII. International Thyroid Congress, Sydney 1980, Abstr. 113
111 Merke, F.: The history of endemic goiter and cretinism in the thirteenth to fifteenth centuries. Proc. roy. Soc. Med. 53 (1960) 995
112 Merke, F.: Geschichte und Ikonographie des endemischen Kropfes und Kretinismus. Huber, Bonn 1971 (S. 205)
113 Middlemass, I. B.: Bone changes in adult cretins. Brit. J. Radiol. 32 (1959) 685
114 Miyai, K., M. Azukizawa, Y. Kumahara: Familial isolated thyrotropin deficiency with cretinism. New Engl. J. Med. 285 (1971) 1043
115 Money, J., V. Lewis: Longitudinal study of intelligence quotient in treated congenital hypothyroidism. In: Brain-Thyroid Relationships. Ciba Found., Churchill, London 1964
116 Morris, J. H.: Defective coupling of iodotyrosine in familial goiters; report of two patients. Arch. intern Med. 114 (1964) 417
117 Murray, P., J. A. Thomson, E. M. McGirr, T. J. Wallace: Absent and defective iodotyrosine deiodination in a family some of whose members are goitrous cretins. Lancet 1965/I, 183
118 Neimann, N., M. Pierson, J. Martin, J. Sapelier: L'ectopie de la thyroide. Cause principale de l'hypothyreoidie infantile. Presse méd. 76 (1968) 659
119 O'Halloran, M. T., H. L. Webster: Thyroid function assay in infants. J. Pediat. 81 (1972) 916
120 Oklund, S., P. S. Timiras: Influence of thyroid levels in brain ontogenesis in vivo and in vitro. In: Thyroid Hormones and Brain Development, hrsg. von G. D. Grave. Raven Press, New York 1977 (S. 33)
121 Papadopoulos, S. N., A. G. Vagenakis, A. Moschos, D. A. Koutras, N. Matsaniotis, B. Malamos: A case of partial defect of the iodide trapping mechanism. J. clin. Endocr. 30 (1970) 302
122 Parker, R. H., W. H. Beierwaltes: Thyroid antibodies during pregnancy and in the newborn. J. clin. Endocr. 21 (1960) 792
123 Parker, R. H., W. H. Beierwaltes: Inheritance of defective organification of iodine in familial goitrous cretinism. J. clin. Endocr. 21 (1961) 21
124 Petricciani, J. C., T. Aceto jr., M. H. MacGillivray, H. Wagner: Treatment of young cretins with triiodothyronine. Metabolism 20 (1971) 678
125 Pfannenstiel, P., G. A. Andrews, D. W. Brown: Congenital hypothyroidism from intrauterine ^{131}I damage. In: Current Topics in Hormone Research, hrsg. von C. Cassano, M. Andreoli. Academic Press, New York 1965 (S. 749)
126 Pfaundler, M.: Über die Entstehungsbedingungen von endemischem Kropf und Kretinismus. Z. Kinderheilk. 105 (1924) 223
127 Pharoah, P. O. D.: The clinical pattern of endemic cretinism in Papua, New Guinea. In: Human Development and the Thyroid Gland. Relation to Endemic Cretinism. Advanc. Exp. Med. Biol. 30 (1972) 71
128 Pharoah, P. O. D., I. H. Buttfield, B. S. Hetzel: The effect of iodine prophylaxis on the incidence of endemic cretinism. In: Human Development and the Thyroid Gland. Relation to Endemic Cretinism. Adv. Exper. Med. Biol. 30 (1972) 201
129 Pittman, C. S., J. A. Pittman: A study of the thyroglobulin, thyroidal protease and iodoproteins in two congenital goitrous cretins. Amer. J. Med. 40 (1966) 49
130 Pittman jr., J. A.: Hypothalamic hypothyroidism: Its possible relationship to endemic goiter. In: Human Development and the Thyroid Gland. Relation to Endemic Cretinism. Advanc. Exp. Med. Biol. 30 (1972) 31
131 Pittman, J. H., E. D. Haigler, J. M. Hershman, C. S. Pittman: Hypothalamic hypothyroidism. New Engl. J. Med. 285 (1971) 844
132 Pommier, S., J. Tourniaire, D. Dème, D. Chalendar, H. Bornet, J. Nunez: A defective thyroid peroxidase solubilized from a familial goiter with iodine organification defect. J. clin. Endocr. 39 (1974) 69
133 Prader, A., H. Bürgi, A. Labhart: Hypothyreose im Kindesalter. In: Klinik der Inneren Sekretion, hrsg. von A. Labhart. Springer, Berlin 1978 (S. 166)
134 DeQuervain, F., C. Wegelin: Der endemische Kretinismus. Springer, Berlin 1936
135 Rager, K., M. Ranke, J. R. Bierich, S. Blüthmann, W. Hoss: Körperliche und geistige Entwicklung hypothyreoter Kinder unter Therapie mit synthetischen Schilddrüsenhormonen. Dtsch. med. Wschr. 99 (1974) 2457

136 Raiti, S., G. H. Newns: Cretinism: Early diagnosis and its relation to mental prognosis. Arch. Dis. Childh. 46 (1971) 692
137 Ramalingaswami, V.: Endemic deaf-mutism and cretinism. In: The Thyroid Gland, hrsg. von R. Pitt-Rivers, W. R. Trotter. Butterworth, London 1964 (S. 76)
138 Raman, G., W. H. Beierwaltes: Correlation of goiter, deaf-mutism and mental retardation with serum thyroid hormone level in non-cretinous inhabitants of a severe endemic goiter area in India. J. clin. Endocr. 19 (1959) 228
139 Refetoff, S., L. T. DeWind, L. J. DeGroot: Familial syndrome combining deaf-mutism, stippled epiphyses, goitre and abnormally high PBI: possible target organ refractoriness to thyroid hormone. J. clin. Endocr. 27 (1967) 279
140 Refetoff, S., L. J. DeGroot, B. Benard, L. T. DeWind: Studies of a sibship with apparent hereditary resistance to the intracellular action of thyroid hormone. Metabolism 21 (1972) 723
141 Reinwein, D.: Dipeptidases and proteases of human thyroid gland and their dependence on the thyroid function. Acta endocr. (Kbh.) Suppl. 67 (1962) 157
142 Reinwein, D.: Hormonsynthese und Enzymspektrum bei Erkrankungen der menschlichen Schilddrüse. Acta endocr. (Kbh.) Suppl. 94 (1964) 1
143 Reinwein, D., K. Hackenberg: Euthyreote Struma mit Jodisationsdefekt und vorwiegender Bildung von Trijodthyronin als neuer Form der Jodfehlverwertung. Schweiz. med. Wschr. 100 (1970) 1067
144 Reinwein, D., E. Klein: Eine besondere Form der Jodfehlverwertung bei sporadischem Kretinismus. Schweiz. med. Wschr. 93 (1963) 1213
145 Rhodes, B. A.: The circulating iodotyrosines. Acta endocr. (Kbh.) 57 (1968) 217
146 Rimoin, D. L., R. Neil: Genetic Disorders of the Endocrine Glands. Mosby, St. Louis 1971 (S. 120)
147 Sack, J., D. A. Fisher: Thyroid hormone metabolism in amniotic fluid of man and sheep. In: Perinatal Thyroid Physiology and Disease, hrsg. von D. A. Fisher, G. N. Burrow. Raven Press, New York 1975 (S. 49)
148 Schinz, H. R., W. E. Baensch, E. Friedl, E. Uehlinger: Lehrbuch der Röntgendiagnostik, Bd. II. Thieme, Stuttgart 1952; 6. Aufl. 1979
149 Schleier, E., V. Hesse, J. Finsterer: Phoniatrische Aspekte bei primären kongenitalen Hypothyreosen. Dtsch. Gesundh.-Wes. 32, (1977) 754
150 Schneider, G., H. R. Kaiser, L. W. Bardin: Peripheral resistance to thyroxine: A cause of short stature in a boy without goitre. Clin. Endocr. 4 (1975) 111
151 Schulman, J. D., J. D. Crawford: Congenital nystagmus and hypothyroidism. New Engl. J. Med. 280 (1969) 708
152 Scrinivasan, S., T. A. V. Subramanyan, A. Sinha, G. Deo, V. Ramalingaswami: Himalayan endemic deaf-mutism. Lancet 1964/II, 176
153 Smith, C. A., H. A. Oberheilman jr., E. H. Storer, E. R. Woodward, L. R. Dragstedt: Production of experimental cretinism in dogs by the administration of radioactive iodine. Arch. Surg. 63 (1951) 807
154 Smith, D. W., R. M. Blizzard, L. Wilkins: Mental atteinments of hypothyroid children. Review of 128 cases. Pediat. 19 (1957) 1011
155 Stanbury, J. B.: Familial goiter. In: The Metabolic Basis of Inherited Disease. 2. Aufl., hrsg. von J. B. Stanbury, J. B. Wyngaarden, D. S. Fredrickson. Mc Graw-Hill, New York 1966 (S. 215)
156 Stanbury, J. B.: The clinical pattern of cretinism as seen in highland Ecuador. In: Human Development and the Thyroid Gland. Relation to Endemic Cretinism. Adv. Exper. Med. Biol. 30 (1972) 3
157 Stanbury, J. B.: A comparison of the clinical features in endemic cretinism. Acta endocr. (Kbh.) Suppl. 179 (1973) 66
158 Stanbury, J. B.: Familial goiter with hypothyroidism. In: Progress in Medical Genetics, hrsg. von A. Bearn. Grune & Stratton, New York 1974
159 Stanbury, J. B., E. M. Chapman: Congenital hypothyroidism with goiter. Absence of an iodide-concentrating mechanism. Lancet 1960/I, 1162
160 Stanbury, J. B., A. N. Hedge: A study of a family of goitrous cretins. J. clin. Endocr. 10 (1950) 1471
161 Stanbury, J. B., R. L. Kroc: Human Development and the Thyroid

Gland. Relation to Endemic Cretinism. Plenum Press, New York 1972
162 Stanbury, J. H., A. Querido: Genetic and environmental factors in cretinism. A classification. J. clin. Endocr. 16 (1956) 1522
163 Stanbury, J. B., P. Rocmans, U. K. Bahler, Y. Ochi: Congenital hypothyroidism with impaired thyroid response to thyrotropin. New Engl. J. Med. 279 (1968) 1132
164 Strickland, A. L., J. W. Bass: Nongoitrous cretinism in monozygotic twins. Am. J. Dis. Child. 118 (1969) 927
165 Tanner, J. M., R. H. Whitehouse, W. A. Marshall, M. J. R. Healy, H. Goldstein: Assessment of Sceletal Maturity and Prediction of Adult Height (TW$_2$ Method). Academic press, London 1975
165a Thilly, C., R. Lagasse, G. Roger, P. Bourdoux, A. Ermans: Impaired fetal and postnatal development and high perinatal death rate in a severe iodine deficient area. VIII. International Thyroid Congress, Sydney 1980, Abstr. 2
166 Thomas-Morrau, C., B. M. Nataf, M. Tubiana: Thyroid proteins and hormone synthesis in various benign thyroid diseases: In vivo and organ culture studies. Acta endocr. (Kbh.) 73 (1973) 22
167 Thomson, S. A., T. J. Wallace: Anomalous values for the half-life of radiothyroxine in dyshormonogenetic goiter. J. clin. Endocr. 26 (1966) 875
168 Trotter, W. R.: Deafness and thyroid dysfunction. Brit. med. Bull. 16 (1960) 92
169 Trotter, W. R.: Diseases of the Thyroid. Blackwell, Oxford 1962
170 Valenta, L. J., H. Bode, A. L. Vickery, J. B. Caulfield, F. Maloof: Lack of thyroid peroxidase activity as the cause of congenital goitrous hypothyroidism. J. clin. Endocr. 36 (1973) 830
171 Wayne, E. J., D. A. Koutras, W. D. Alexander: Clinical Aspects of Iodine Metabolism. Blackwell, Oxford 1964
172 Wiebel, J.: Hypothyreose bei Neugeborenen und Kindern. Med. Mschr. 31 (1977) 295
173 Wiener, J. D., G. A. Lindeboom: The possible occurrence of two inborn errors of iodine metabolism in one patient. Acta endocr. (Kbh.) 47 (1964) 385
174 Wolff, J.: Iodide concentrating mechanism. In: The Thyroid and Biogenic Amines, hrsg. von E. Rall, I. J. Kopin. North-Holland Publishing Co. Amsterdam 1972 (S. 115)
175 Wolff, J., R. H. Thomson, J. Robbins: Congenital goitrous cretinism due to absence of iodide-concentrating ability. J. clin. Endocr. 24 (1964) 699
176 Wydler, A.: Die Histologie der Kretinenstruma, mit Berücksichtigung der Klinik des Kretinismus und der funktionellen Untersuchung. Mitt. Grenzgeb. Med. Chir. 39 (1926) 467
177 Zabransky, S.: Hypothyreose. Screening bei Neugeborenen durch radioimmunologische Thyreotropinbestimmung. Urban & Schwarzenberg, München 1976

9 Die blande Struma

Begründet von E. Klein,
neubearbeitet von P. C. Scriba und C. R. Pickardt

Geschichte

Kropfvorkommen und Gegenmittel waren in China offenbar schon 2500 a. Chr., in Indien um 2000 a. Chr., in Ägypten um 1500 a. Chr. und in Westeuropa, besonders in den Alpenländern, einige hundert Jahre a. Chr. bekannt. Dabei sollen 1500 a. Chr. in Ägypten Kröpfe operiert, von GALEN (129–200 p. Chr.) das Risiko einer Rekurrensschädigung betont und im 5. Jahrhundert p. Chr. in China bereits mit getrocknetem Schilddrüsenpulver behandelt worden sein. Über die nützliche Wirkung von getrockneten oder veraschten Algen oder Meeresschwämmen waren um Christi Geburt herum schon viele Heilkundige in zahlreichen Ländern informiert. Man sprach vom Kropf zunächst als „gongrona (γογϱῶνα)", „chorion (χῶϱιον)", „Bronchozele", „Botium", „Hernia gutturis" oder auch „Tumor tumidum". Das Wort „Struma" ist erstmals von L. HEISTER (Chirurgie, 1718) und von A. von HALLER (1708–1777) benutzt worden, nachdem A. VESALIUS (1514–1564) und R. COLOMBO (1516–1559) erstmals die Schilddrüse als selbständiges Organ beschrieben hatten.

Sowohl operative als auch konservative Behandlungsmethoden von Kröpfen sind im Mittelalter und später von den damals florierenden Medizinschulen (in Arabien, Montpellier, Salerno, Padua) gepflegt worden. P. von AEGINA (626–690) unterschied bereits Zyste und Adenom, und ALBUCANI (10. Jahrhundert) zwischen angeborenem und erworbenem Kropf, dieser operierte nur bei erheblicher Größe desselben.

Regelrechte Endemien und zugleich das Vorkommen von Kretinismus sind zuerst von F. PLATTER (1536–1614), J. SIMLER (1530–1576) und J. STUMPF (1500–1558) in der Schweiz genauer umgrenzt und abgehandelt worden. Kropf und Struma sind in manchen Regionen Familiennamen! Sporadische Kröpfe erwähnte im 14. Jahrhundert G. de. CHAULIAC. Aus der gleichen Zeit stammen auch erste konkrete Vorstellungen über die Ätiologie, nachdem vom Beginn der Kropfbeschreibungen an Zusammenhänge mit Gebirge, Wasser und Luft vermutet worden waren. PARACELSUS (1493–1541) dachte an ein Mineraldefizit im Wasser, später wurde meist ein Kalziumüberschuß (hartes Wasser) angeschuldigt. 1867 konnte SAINT-LAGER bereits 43 Theorien der Kropfentstehung anführen. Ein Jodmangel wurde erstmals 1849 von J.-L. PRÉVOST für die Kropfursache gehalten. Von 1902 an berichtete MCCARRISON (145) mit genauen Beobachtungen in Indien über die strumigene Wirkung von durch tierische und menschliche Exkrete verunreinigtem Wasser, während erste experimentell belegte Angaben über die kropferzeugende Wirkung bestimmter Gemüsearten von CHESNEY, CLAWSON u. WEBSTER stammen (29).

Das 1811 entdeckte Element Jod wurde schon 1816 von PROUST und 1820 von COINDET mit Erfolg zur Kropftherapie benutzt. Der aus dem 19. Jahrhundert stammenden, kausal auch heute kaum begründbaren Jodbehandlung vieler verschiedenartiger Erkrankungen (z. B. Tuberkulose, Syphilis, Arteriosklerose, Arthrose) begegnen wir ja immer noch in Heilanzeigen mancher „Jodbäder" und Kurorte. Diese kritiklose Anwendung und der durch Überdosierung bedingte „Jodismus" belasten noch heute die Diskussion um die Jodprophylaxe. Erste Jodbestimmungen in Luft, Wasser und Nahrungsmitteln führte ab 1850 CHATIN durch, sie ergaben durchwegs jodarme Umweltbedingungen in Kropfgebieten. Diese Untersuchungen wurden ab 1922 durch von FELLENBERG (53, 54) bestätigt und für Mineralien erweitert. Auf die Bedeutung der Gletscherschmelze nach den Eiszeiten für den Jodmangel im Boden hat dann MERKE (158) mit Nachdruck hingewiesen. Bereits 1833 und 1849 empfahlen BOUSSINGAULT und GRANGE eine Jodsalzprophylaxe. Mit rationaler Begründung griffen erst 1917, nach Entdeckung des Jodgehalts der Schilddrüse durch BAUMANN (1895), MARINE und KIMBALL in den USA nach Studien über den Jodmangelkropf der Forelle und HUNZIKER (1915), sowie etwas später EGGENBERGER in der Schweiz (Schweizerische Kropfkommission, 1922) diese Vorschläge auf mit dem Erfolg, daß in den Endemiegebieten beider Länder die Kropffrequenz um ein Vielfaches absank. Von dann ab machten sich viele betroffene Länder diese Erfahrungen zunutze.

Auf ausführlichere historische Übersichten darf verwiesen werden (6, 136, 160).

Definitionen

Die *blande Struma* ist per definitionem eine *Ausschlußdiagnose*. Nach der Definition der Sektion Schilddrüse der Deutschen Gesellschaft für Endokrinologie (125) handelt es sich um eine Schilddrüsenvergrößerung, die
– „nicht entzündlich und
– nicht maligne ist und
– eine euthyreotische Stoffwechselsituation unterhält".

Dieser etwas umständliche Text ist in dreifacher Hinsicht bemerkenswert:
– Bei jeder Ausschlußdiagnose, im besonderen aber bei dem hier geforderten Ausschluß anderer mit

Schilddrüsenvergrößerung einhergehender Erkrankungen muß man erwarten, daß der übrigbleibende Krankheitsbegriff, hier blande Struma, hinsichtlich seiner Ätiologie vielgestaltig ist. Die blande Struma muß per definitionem *mehr* als eine Ursache haben.

– Es ist für jeden einzelnen Patienten mit einer blanden Struma zu fordern, daß alle anderen Schilddrüsenerkrankungen, die mit Schilddrüsenvergrößerung einhergehen können, ausgeschlossen werden. Dabei muß in jedem *Einzelfall* über den adäquaten diagnostischen Aufwand entschieden werden im Sinne einer rationellen „Stufendiagnostik".

– Die in der Definition gegebene Aussage über die euthyreotische Stoffwechselsituation ist nur cum grano salis berechtigt. Besonders gibt es fließende Übergänge zu latenten Hypo- und Hyperthyreosen (S. 505).

Dieser Definition und der gewissen Unschärfe der funktionellen Klassifikation der blanden Struma tragen auch die angloamerikanischen Bezeichnungen „simple goiter" oder *„non-toxic goiter"* Rechnung. Der Begriff *Struma* ist eine allgemeine Bezeichnung für Vergrößerungen der Schilddrüse. Nach PÉREZ u. Mitarb. (172) ist die Struma definiert als „Schilddrüse, deren Seitenlappen ein größeres Volumen als die Daumenendglieder des Untersuchten haben".

Die nachfolgende Stadieneinteilung (Tab. 9.1) der *Strumagröße* ist für epidemiologische Studien vorgenommen worden. Sie reicht keineswegs aus, um den Lokalbefund bei blander Struma im Einzelfall zu beschreiben.

Die Weltgesundheitsorganisation hat ferner eine Definition des Begriffs *endemische* Struma festgesetzt (47): Wenn bei einer epidemiologischen Studie mehr als 10% der Bevölkerung einer Region Kropfträger sind, so herrscht in dieser eine Strumaendemie. Die willkürliche Grenze von mindestens 10% wurde gewählt, weil dieser Strumabefall für nicht kontrollierte, ursächliche Umweltfaktoren spricht. Werden die bekannten Umweltfaktoren eliminiert (z. B. durch Jodprophylaxe), so verbleibt eine *residuale* Strumahäufigkeit von wenigen Prozent (47, 220).

Von *sporadischer* Struma spricht man, wenn weniger als 10% der Bevölkerung betroffen sind. Sporadische Strumen können sowohl durch spezielle Ursachen (z. B. Jodfehlverwertungen, iatrogene Strumen usw.) als auch durch milde Ausprägung derjenigen Umweltfaktoren bedingt sein, die im Endemiegebiet stärker wirksam sind. Umgekehrt ist im Strumaendemiegebiet mit dem vergleichsweise seltenen Aufreten von Strumen zu rechnen, die ätiologisch auf die speziellen Ursachen der „sporadischen" Strumen, also Jodfehlverwertungen usw., zurückzuführen sind.

Schließlich hat die Weltgesundheitsorganisation die *Schweregrade* der Strumaendemien (Tab. 9.2) definiert, weil die Kropfhäufigkeit allein die Beeinträchtigung der Volksgesundheit z. B. durch Jodmangel nicht genau genug beschreibt.

Es wird also empfohlen, in endemischen Strumagebieten nicht nur die Strumahäufigkeit und die Verteilung der Strumagröße, sondern auch die Schwere des Jodmangels epidemiologisch zu untersuchen.

Epidemiologie

Die blande Struma ist in allen Ländern die *häufigste endokrine* Erkrankung und findet sich gleicherweise bei allen Rassen und bei jedem Konstitutionstyp (6, 119, 175). Die Abb. 9.1 zeigt die *weltweite Verbreitung* der endemischen Struma, wie sie sich nach Literaturberichten bis zu einer Kropfkonferenz der Weltgesundheitsorganisation im Jahre 1952 darstellte. Statistiken mit Angaben von prozentualem Kropfbefall sind jedoch keineswegs immer besonders aufschlußreich oder miteinander vergleichbar, weil teilweise nur junge Männer (Rekruten), Adoleszenten, Erwachsene oder auch Säuglinge erfaßt, teilweise alle Kröpfe oder auch nur solche von einer bestimmten Größe an registriert wurden. Auch wurden die Klassifikationen nach Strumagröße (s. Tab. 9.1) und Schweregrad der Endemie (s. Tab. 9.2) keineswegs durchgehend benützt (8, 47, 175, 219, 220).

In den schwersten Endemiegebieten ist der Kropf wegen der damit zusammenhängenden hohen Frequenz von Kretinismus unter anderem ein *soziales* Problem (47). Im einzelnen handelt es sich vorwiegend um ökonomisch wenig ergiebige Landstriche, schon weil sie meistens schwerer zugänglich sind als die besser entwickelten Gegenden der betreffenden Länder. Darüber hinaus ist seit 1835 bekannt und immer wieder auch für Deutschland bestätigt worden, daß überall die sozial schlechter gestellten und vor allem die ländlichen Bevölkerungsanteile unabhängig von der Quantität der Nahrungszufuhr stärker verkropft sind als Angehörige sogenannter gehobener Berufsklassen und als Stadtbewohner (6, 12, 84, 161).

Dieser Gradient zwischen Stadt und Land ist aber, vermutlich durch Angleichung der Ernährungsgewohnheiten, in den letzten Jahren geringer geworden (161).

Glücklicherweise gibt es neuere Untersuchungen zur Epidemiologie der blanden Struma in der *Bundesrepublik Deutschland* durch die Auswertung von 5,4 Millionen Musterungsuntersuchungen von HORSTER u. Mitarb. (108). Die Geburtsjahrgänge von 1937 bis 1952 weisen eine mittlere Kropffrequenz von 15,3%

Tabelle 9.1 Stadien der Schilddrüsenvergrößerung (aus *J. T. Dunn, G. A. Medeiros-Neto* [47])

Stadium 0-A	Keine Struma
Stadium 0-B	Nur durch Palpation zu erfassende Struma, die selbst bei zurückgebeugtem Kopf nicht sichtbar wird
Stadium I	Tastbare Struma, die nur bei voll zurückgebeugtem Kopf sichtbar wird (einschließlich knotiger aber nicht vergrößerter Schilddrüse)
Stadium II	Bei nicht zurückgebeugtem Kopf bereits sichtbare Struma, die ohne Palpation diagnostiziert werden kann
Stadium III	Sehr große, aus erheblicher Entfernung bereits erkennbare Struma

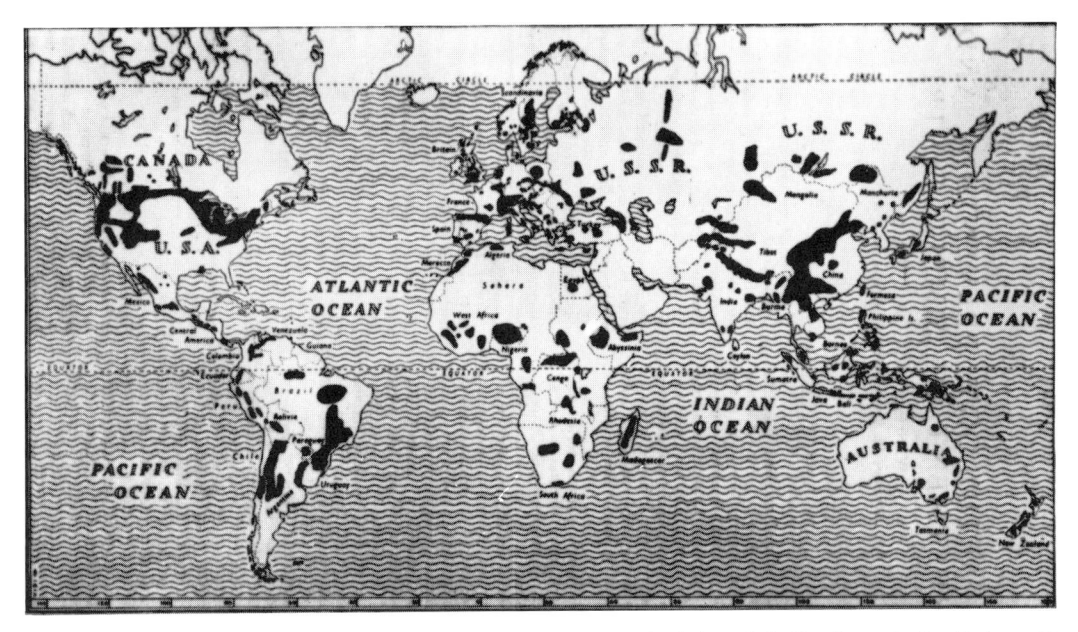

Abb. 9.1 Die Verbreitung der endemischen Struma (schwarze Bezirke) (aus *J. B. Stanbury:* J. clin. Endocr. 13 [1953] 1270).

Tabelle 9.2 Schweregrade der Strumaendemien (aus *J. T. Dunn, G. A. Medeiros-Neto* [47])

Grad I	Endemische Strumagebiete mit einer durchschnittlichen täglichen Jodausscheidung von mehr als 50 µg pro Gramm Creatinin (44,6 nmol/mmol Creatinin) im Urin. Bei diesem Jodmangel kann mit einer für die normale geistige und psychische Entwicklung ausreichenden Schilddrüsenhormonversorgung gerechnet werden.
Grad II	Endemische Strumagebiete mit einer mittleren Urinjodausscheidung zwischen 25 und 50 µg Jod pro Gramm Creatinin (22,3-44,6 nmol/mmol Creatinin). Unter diesen Bedingungen kann es zu Schilddrüsenhormonmangel kommen. Es besteht ein Hypothyreoserisiko, aber kein offenkundiges Kretinismusrisiko.
Grad III	Endemische Strumagebiete mit einer mittleren Urinjodausscheidung von weniger als 25 µg Jod pro Gramm Creatinin (22,3 nmol/mmol Creatinin). Für diese Bevölkerung besteht ein erhebliches Risiko bezüglich des endemischen Kretinismus.

auf, so daß für die erfaßten Altersklassen das Strumavorkommen in der Bundesrepublik als *endemisch* einzuordnen wäre.
Im einzelnen gibt Abb. 9.2 die regionale Häufigkeit in den Wehrkreisen wieder. Da etwa 85% der Gemusterten im Bereich ihres Geburtsortes gemustert wurden, ist die Regionalverteilung als repräsentativ anzusehen. Der Körperfehler Nr. 38 (Schilddrüse) wurde bei den Musterungen zwischen 1950 und 1973 weder graduiert nach der epidemiologischen Größeneinteilung der WHO (s. Tab. 9.1) noch nach ganz eindeutigen Funktionskriterien beurteilt. Daher wurde von HORSTER u. Mitarb. (108) der Geburtenjahrgang 1950 als Stichprobe näher überprüft. Von 6798 Gemusterten dieses Jahrgangs mit dem in der ganzen Bundesrepublik überall gleich häufigen Anfangsbuchstaben des Familiennamens N hatten 1211 den Körperfehler Nr. 38. Von den Betroffenen wiesen 81,9% eine Struma WHO Stadium I (nur tastbar), 12,3% eine Struma Stadium II (tastbar und sichtbar) und etwa 2% eine große Struma Stadium III auf. Diese Verteilung stimmt mit den Angaben für die Gesamtgruppe gut überein (108).
Dabei muß daran gedacht werden, daß die Strumahäufigkeit bei Frauen 2- bis 3mal höher als bei Männern ist (S. 497) und daß mit höherem Lebensalter aus der diffusen Struma immer häufiger eine Knotenstruma wird. Im Hinblick auf die Wichtigkeit dieser epidemiologischen Aussage soll noch auf wenige weitere Untersuchungen eingegangen werden. Die Studie der Sektion Schilddrüse der Deutschen Gesellschaft für Endokrinologie (80) hat gezeigt, daß bei 13- bis 15jährigen Schulkindern beider Geschlechter die Kropfhäufigkeit in der ganzen Bundesrepublik eher noch höher ist. Im Mittel wurde bei 32% der Knaben und bei 42% der Mädchen eine vergrößerte Schilddrüse festgestellt, die bei 6% der Knaben und bei 14% der Mädchen sogar als sichtbar vergrößert eingestuft wurde. – Regionale Untersuchungen in Südbaden (161) bestätigten mit einer Strumahäufigkeit von 24% recht genau die Ergebnisse von HORSTER (108). – Im allgemeinen Krankengut der Münchner Poliklinik wurde bei 55% von 495 Erwachsenen eine Struma festgestellt (61). Dabei hatten 6,5% der untersuchten Patienten eine röntgenologisch nachweisbare Einengung der Trachea (s. Tab. 9.13) um die Hälfte und mehr (!), was vor allem bei den Strumen der Stadien II und III gefunden wurde. Aber auch bei 9% der Patienten mit Strumen des Stadiums I fand sich schon eine Einengung der Trachea

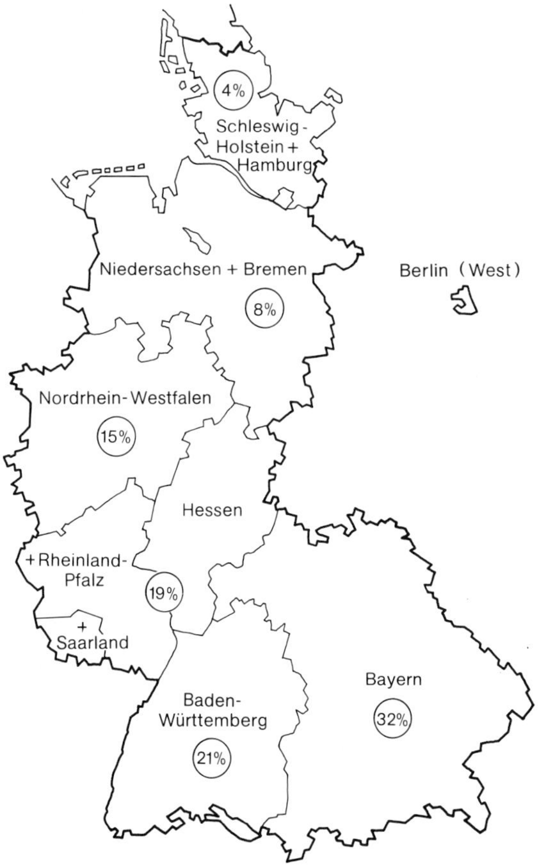

Abb. 9.2 Kropfhäufigkeit bei Gemusterten in der Bundesrepublik Deutschland (aus F. A. Horster u. Mitarb. [108]).

Tabelle 9.3 Ursachen der blanden Strumen

- Mangel an Bausteinen zur Hormonsynthese
    Jodmangel
- Exogene strumigene Substanzen (Goitrogene)
    Strumigene Stoffe in Nahrung und Wasser
    Medikamente
    Exzessive Jodzufuhr
- Hereditäre Defekte
    Jodfehlverwertungen (Abortivformen)
- Seltene spezielle Ursachen

auf die Hälfte des normalen Lumens. – Für den Vogelsberg (Hessen) wurde aufgrund einer Auswertung von mehr als 10000 Röntgenschirmbildaufnahmen ebenfalls das endemische Vorkommen der Struma gezeigt (207).

Diese epidemiologischen Ausführungen mögen genügen, um zu zeigen, daß wir das Problem der endemischen Struma in der Bundesrepublik endlich ernster nehmen sollten.

Ätiologie

Die bekannten Ursachen der blanden Struma, d. h. der nichtentzündlichen und nichtmalignen Schilddrüsenvergrößerungen, lassen sich nach heutigen Kenntnissen und in der Reihenfolge ihrer epidemiologischen Bedeutung folgendermaßen ordnen (Tab. 9.3).

Gemessen an der Effektivität der Jodprophylaxe ist der Jodmangel offenbar noch heute der quantitativ wichtigste Faktor für die meisten Strumaendemien (S. 497). Es ist aber bereits nach den oben gegebenen umfassenden Definitionen der endemischen und sporadischen blanden Strumen sicher, daß die blande Struma ein polyätiologisches Leiden darstellt. Die genannten ursächlichen Faktoren können zweifellos kombiniert und dadurch *potenziert* wirksam sein. Letzten Endes kommen heute als Ursachen von Kropfendemien nur noch ein exogener Jodmangel oder strumigene Stoffe in Wasser und Nahrung oder eine Kombination dieser Möglichkeiten in Betracht (47, 219). Bei jeder Diskussion der Ursachen der blanden Struma muß insbesondere beachtet werden,

- daß die Struma (47, 161, 245) außer bei schwerstem Jodmangel (Grad III, s. Tab. 9.2) bei Frauen häufiger als bei Männern (s. Tab. 9.4 und Tab. 9.12) ist,
- daß z. B. in den meisten Jodmangelgebieten keineswegs alle dort ansässigen Personen einen Kropf bekommen, und
- daß die Behandlung mit einem in der Nebenwirkung strumigenen Medikament (z. B. Lithiumpräparate) keineswegs bei allen Patienten zur blanden Struma führt.

Man hat für die Erklärung dieser Beobachtungen den Begriff der *Manifestationsfaktoren* eingeführt (6), der ursprünglich die Heterogenität des Kropfbefalls in Jodmangelgebieten erklären sollte.

- Eine besondere Belastung für den Jodhaushalt stellt die *Pubertät* dar. Das Wachstum ist bekanntlich schilddrüsenhormonabhängig.
- Auch die *Gravidität* (37) stellt erhöhte Anforderungen an die Schilddrüsenhormonsynthese (u. a. erhöhtes TBG). Demnach ist verständlich, daß die Struma bei Frauen häufiger als bei Männern gefunden wird. Je mehr Kinder die Frauen haben, desto häufiger werden sie strumareseziert (205). Tab. 9.4 zeigt die Häufung der Strumamanifestation in den genannten Lebensphasen.
- Änderungen der Ernährungsweise bei steigendem Wohlstand können zur Minderung des Kropfbefalles im Endemiegebiet führen (159, 161). Bei Kropfträgern finden sich häufig *einseitige Ernährungsweise* oder *Abneigung* gegen den jodreichen *Seefisch* (97, 159, 256).

Im weiteren Sinne kann man aber davon ausgehen, daß für jede einzelne der Strumaursachen das Hinzukommen einzelner oder mehrerer weiterer strumigener Noxen (s. Tab. 9.3) letzterer zum „Manifestationsfaktor" werden läßt. Wesentlich im Sinne der Prävention ist es, die Strumaursachen womöglich auszuschalten. Wenn die Strumaursache dagegen unvermeidbar ist, wie unter Umständen bei strumigenen Medikamenten, z. B. Antikonvulsiva, hat eine frühzeitige Behandlung mit Schilddrüsenhormonen zu erfolgen.

Die *gemeinsame pathogenetische Endstrecke* (213) der bislang angeführten Strumaursachen ist eine Minderversorgung der Peripherie mit wirksamen Schild-

Tabelle 9.4
Häufung der Kropfentstehung in Zeiten endokriner Umstellung (Düsseldorf 1956-1964)

Zeit der Entstehung	3000 erstmalige Strumen ♀ 2520 (84%)	♂ 480 (16%)	500 Rezidivstrumen ♀ 410 (82%)	♂ 90 (18%)
Vor dem 10. Lebensjahr	5	4	–	–
Während der Pubertät	30	46	1	–
Während einer Gravidität	6	–	11	–
Postpartal	18	–	27	–
Im Klimakterium (2 Jahre vor bis 3 Jahre nach letzter Menses)	28	–	22	–
Bei Männern: Zwischen 45. und 55. Lebensjahr	–	22	–	42
Außerhalb der bisher genannten Zeiten	13	28	39	58

Zahlen in % der Fälle

drüsenhormonen. Hieraus resultiert eine gesteigerte TSH-Sekretion (S. 504). Tab. 9.5 zeigt, daß bei korrekter Differentialdiagnose eigentlich nur bei der Akromegalie eine TSH-unabhängige, blande Struma beobachtet wird (81, 177). Bei 47 von 77 Akromegalen des Münchner Krankenguts (64%) fand sich eine solche Struma (214).

Ohne gesteigerte TSH-Sekretion kommt es also praktisch nicht zum Auftreten blander Strumen; die Bedeutung dieser Feststellung für die Diagnose und für die Therapie der blanden Struma sei schon hier unterstrichen.

Jodmangel

Mit den beiden Einschränkungen,
– daß auch in Jodmangelgebieten andere strumigene Noxen (s. Tab. 9.3) zusätzlich wirksam werden können und
– daß Strumaendemien auch bei ausreichender Jodversorgung beobachtet werden,

muß man der Weltgesundheitsorganisation (47) heute abnehmen, *„daß Jodmangel die Hauptursache der endemischen Struma ist"*.

Für diese Annahme sprechen
– die Möglichkeit, im Experiment durch Jodmangel einen Kropf zu erzeugen; Übersicht: STUDER u. Mitarb. (230),
– die auf die Gewichtseinheit bezogene Jodarmut der endemischen Struma (S. 502)
– und Untersuchungsbefunde, nach denen in Endemiegebieten der Jodgehalt von Wasser und von dort

Tabelle 9.5 Differentialdiagnose der TSH-unabhängigen Schilddrüsenvergrößerung und Schilddrüsenüberfunktion bei Hypophysenvorderlappeninsuffizienz (aus *C. R. Pickardt, P. C. Scriba* [177])

Struma maligna
Metastasen in der Schilddrüse
Thyreoiditis (Hashimoto-Struma)
Akromegalie (Viszeromegalie)
Morbus Basedow
Autonomes Adenom der Schilddrüse
Thyreotoxicosis factitia

vorhandenen Nahrungsmitteln für Mensch und Tier niedriger als außerhalb solcher Gebiete ist. In der Schweiz betrug die Kropffrequenz in der Bevölkerung bei einem Jodgehalt des Trinkwassers von mehr als 10 µg/l (79 nmol/l) nie mehr als 10%; sie stieg auf 30 bis 50% bei Jodkonzentrationen von 0,2 bis 2,4 µg/l (1,6–18,9 nmol/l) an (54). Spätere Untersucher konnten solche Beziehungen für viele Länder bestätigen und fanden ein reziprokes Verhältnis zwischen Jodzufuhr und Radiojodavidität der einzelnen Struma (46, 80, 135, 148, 194, 221). Solche epidemiologischen Zusammenhänge werden durch geologische Untersuchungsbefunde gestützt. Nach diesen finden sich Kropfendemien bevorzugt in jenen Gebieten, deren Boden sein Jod durch Auswaschung nach früherer Vergletscherung (Gebirge) oder Überschwemmung (Schweiz, Niederlande, Finnland) verloren hat (158, 201).

Die Erfolge der Jodprophylaxe (S. 522) sind dagegen nur bedingt als Beweis für die „Jodmangeltheorie" zu verwerten, weil die Zufuhr dieses Elementes den Effekt von einigen strumigenen Substanzen (S. 499) zu paralysieren vermag (6, 201). Man darf nicht von der Wirkung auf die Ursache schließen.

Frühere Einwände gegen die Jodmangeltheorie, nach denen in Endemiegebieten von Japan, Indien, Italien, England, Finnland und Norwegen der Jodgehalt des Trinkwassers normal oder sogar hoch ist (201, 234) und die Kropffrequenz in manchen Gegenden ohne jeden ersichtlichen Grund oder besondere Therapiemaßnahmen spontan zurückging (161), sind heute methodisch überholt oder anders zu interpretieren. So wurde für die Strumaendemie im Küstenbereich Japans gezeigt, daß hier ausgerechnet eine exzessiv hohe alimentäre Jodaufnahme die Strumaursache ist (47, 234). Der Rückgang der Endemie in Südbaden auf allerdings immerhin noch 24% (!) ist auf Änderungen der Ernährungsbedingungen zurückzuführen und veranlaßte die Autoren (161) keineswegs, von ihrer Forderung nach einer Jodsalzprophylaxe in der Bundesrepublik Deutschland abzurücken. Es gibt allerdings seltene Beispiele für Strumaendemien bei ausreichender alimentärer Jodversorgung (47, 60, 67, 68, 143).

Wichtiger als die Diskussion über die Jodmangeltheorie ist aus heutiger Sicht die Frage, wie in einem Strumaendemiegebiet *festgestellt* werden soll, ob ein alimentärer Jodmangel (s. Tab. 9.2) vorliegt. Die Weltgesundheitsorganisation (47) empfiehlt „für Gebiete mit mehr als 10% Strumabefall der Bevölkerung die Urinjodausscheidung.... bei 2% der Untersuchten zu messen. Dies kann in Spontanurinen erfolgen und sollte in µg Jod pro Gramm Creatinin (nmol Jod/mmol Creatinin) angegeben werden". Solche Studien erlauben dann eine Klassifikation der Strumaendemien nach Schweregraden (s. Tab. 9.2). Von den meisten Strumaendemiegebieten der Welt (Tab. 9.6) weiß man heute, daß Jodmangel zumindest ein ätiologischer Teilfaktor ist (200), auch wenn nicht alle Berichte methodisch restlos überzeugen.

Die Sektion Schilddrüse der Deutschen Gesellschaft für Endokrinologie hat kürzlich die Verhältnisse in der *Bundesrepublik Deutschland* überprüft. HABERMANN u. Mitarb. (80) konnten zeigen, daß bei 13- bis 15jährigen Schulkindern (N = 1945) aus 24 verschiedenen Orten der ganzen Bundesrepublik Deutschland und aus unterschiedlichen Schultypen die tägliche Urinjodausscheidung (Abb. 9.3) zwischen 15 und 42 µg (118–331 nmol/d) liegt. Mit dem bundesweiten Mittelwert von 25,1 µg Jod/g Creatinin (22,4 nmol/mmol Creatinin) liegen wir gerade an der Grenze der Schweregrade II und III für Strumaendemiegebiete (s. Tab. 9.2)! Die Abnahme der Urinjodausscheidung vom Norden zum Süden der Bundesrepublik ist signifikant. Der relativ geringe Nord-Süd-Unterschied ist im Hinblick auf die deutlicheren Unterschiede in der Strumahäufigkeit (s. Abb. 9.2) überraschend und weist darauf hin, daß etwa 25 µg Jod/g Creatinin (22,3 nmol/mmol Creatinin) eine relativ scharfe Grenze mit

Tabelle 9.6 Publizierte tägliche Jodausscheidung in einigen Kropf+Endemiegebieten (nach *Habermann* u. Mitarb. [80])

Ort bzw. Gebiet	Jodausscheidung µg/d (nmol/d)	Autor
Argentinien (Mendoza)	– 24 (189)	Stanbury u. Mitarb. (221)
Chile (Pedregoso)	28 (221)	Beckers u. Mitarb. (9)
Deutschland (BRD) (München)	37± 24 (292±189)	Scriba (211)
Finnland (Aland)	41 (323)	Lamberg u. Mitarb. (134)
Griechenland (Livadi)	13– 23 (102–181)	Malamos u. Mitarb. (152, 153)
New Guinea	4– 7 (32– 55)	Choufoer u. Mitarb. (31) Buttfield u. Mitarb. (24)
Indien (Punjab)	10 (79)	Ramalingaswami u. Mitarb. (188)
Italien (Piemont) (S. Pietro, Reggio C.) (Eisack-Tal)	42/ 54 (331/426) 14± 1.3 (110± 10) 25± 9 (197± 71)	Costa u. Mitarb. (35) De Luca u. Mitarb. (43) Platzer u. Mitarb. (183)
Jugoslawien (Krk)	27 (213)	Buzina u. Mitarb. (25)
Mexiko (Tepetlixpa)	25 (197)	Maisterrena u. Mitarb. (148)
Österreich (Tirol)	62± 26 (489±205)	Bauer u. Mitarb. (7)
Thailand (Prae Province)	9 (71)	Suwanik u. Mitarb. (233)
Venezuela (Alto Ventuari)	18± 14 (142±110)	Roche u. Mitarb. (202)
Zaire (Idjwi I.) (Uele Region)	12/ 19 (95/150) 18 (142)	Thilly u. Mitarb. (239) Ermans u. Mitarb. (52) De Visscher u. Mitarb. (45)
Bundesrepublik Deutschland gesamt	15– 42 (118–331)	Sektion Schilddrüse der DGE (80, 215)

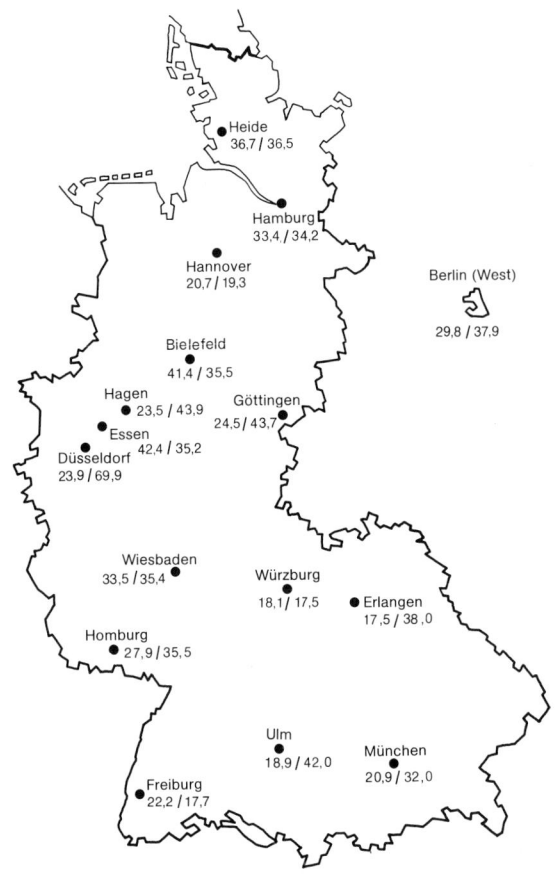

Abb. 9.3 Vergleich der täglichen Urinjodausscheidung nach direkter Messung und indirekter Berechnung. Die Abbildung enthält für jeden Ort mit der ersten Zahl die direkt chemisch gemessene Urinjodausscheidung in µg/g Creatinin und mit der zweiten Zahl die nach dem Oddie-Modell nach den Radiojodspeicherungswerten berechneten Werte der Urinjodausscheidung pro 24 Stunden. Es wurde jeweils ein Mittelwert für alle Personen mit und ohne Struma gebildet. Düsseldorf = *Hilden* und *Meerbusch;* gemessene Urinjodwerte aus Essen wurden von *D. Reinwein* und *K. Hakkenberg* mitgeteilt (aus *J. Habermann* u. Mitarb. [80]).

einer Art Schwellenfunktion für die Manifestation des Jodmangels darstellen, unterhalb derer „der dekompensierte Jodmangel" mit Strumaendemie und Tendenz zu Schilddrüsenhormonmangel (47) beginnt. Jugendliche mit Schilddrüsenvergrößerung scheiden signifikant weniger Jod im Urin aus (21,9 µg/g [19,5 nmol/mmol] Creatinin) als kropffreie Jugendliche (26,1 µg/g [23,3 nmol/mmol] p < 0,0005). – Neben diesen chemischen Bestimmungen der Urinjodausscheidung wurde nach methodischer Überprüfung (80) das Modell von ODDIE (168) eingesetzt, um aus den „normalen" Radiojodspeicherungswerten Erwachsener die Urinjodausscheidung und die alimentäre Jodaufnahme indirekt zu berechnen. Die Daten von 5000 Erwachsenen bestätigen die niedrige Urinjodausscheidung (s. Abb. 9.3) und ließen ferner berechnen, daß die tägliche alimentäre Jodaufnahme in der Bundesrepublik nur zwischen 30 und 70 µg (236 und 552 nmol) (80) liegt. Diese Werte liegen weit unterhalb des von der Weltgesundheitsorganisation (47) empfohlenen Optimums der Jodzufuhr von 150 bis 300 µg (1,2–2,4 µmol) pro Tag.
Auch bei der Auswertung von Ernährungsprotokollen (97) wurde mit einer unabhängigen Technik der *alimentäre Jodmangel* in der Bundesrepublik bestätigt. Leider mangelt es aber an aktuellen Daten über den Jodgehalt der wichtigsten in der BRD heute gebräuchlichen Nahrungsmittel (97). Insgesamt sind sich aber die Deutschen Gesellschaften für Endokrinologie und für Ernährung einig (64, 215) und halten „die Einführung einer gesetzlichen Prophylaxe mit jodiertem Kochsalz für erforderlich" (S. 522).
Die Daten über den alimentären Jodmangel in der Bundesrepublik Deutschland passen gut zu den ersten Ergebnissen einer europäischen Vergleichsuntersuchung (133). – Interessanterweise liegt die alimentäre Jodaufnahme in den Vereinigten Staaten dagegen um praktisch eine Zehnerpotenz höher. Die alimentäre Aufnahme von ca. 500 µg (4 µmol) Jod pro Tag (168) beruht auf einem speziellen Herstellungsverfahren für Brot (121). In einer weiteren Studie konnte für die USA gezeigt werden (244), daß nur ganz wenige Personen weniger als 50 µg Jod/g Creatinin (44,6 nmol/mmol Creatinin) im Urin ausscheiden und daß bei dieser ca. zehnfach höheren alimentären Jodversorgung der USA die Kropfhäufigkeit nur 3,1% beträgt. Für diese 3,1% „Residualkropf" (47, 220) müssen andere ursächliche Faktoren als der Jodmangel angenommen werden.

Strumigene Stoffe in Nahrung und/oder Wasser

Es handelt sich um sehr verschiedenartige Stoffe, die teils in Pflanzen, teils im Wasser vorkommen und direkt oder auf dem Umweg über das Tier (besonders die Milch) zur Nahrung gehören.
1928 hatten CHESNEY, CLAWSON u. WEBSTER (29) ihre Beobachtungen mitgeteilt, nach denen eine vorwiegend Kohl enthaltende, aber keineswegs jodarme Kost bei Kaninchen Kröpfe erzeugte, die sich durch Jod verhüten ließen. Die chemische Natur der *strumigenen Stoffe* war zunächst unbekannt, bis MACKENZIE und MACKENZIE 1941 das Sulfaguanidin und später den Thioharnstoff als solche erkannten (146). Bei diesen Versuchen waren die Kröpfe hyperplastisch (S. 506). Die Thioharnstoffstrumen ließen sich nicht durch Jodgaben verhüten. Die betreffenden Tiere wurden hypothyreot, der Beweis dafür durch Jodstoffwechselanalysen erbracht (5, 146). Diese Beobachtungen führten erstmals zu der Erkenntnis, daß der Kropf Ausdruck einer vermehrten Thyreotropineinwirkung auf die in ihrer Hormonsynthese gehemmte Schilddrüse ist. Die Thyreotropinspiegel im Blut dieser Tiere erwiesen sich als hoch, und bei hypophysektomierten Tieren ließen sich keine Strumen erzeugen (120).
1949 wurde als Kropfnoxe verschiedener Pflanzenprodukte das 5-Vinyl-2-Thiooxazolidon *(Goitrin)* erkannt (4):

$$\begin{array}{c} H_2C - NH \\ | \quad\quad\quad\backslash \\ \quad\quad\quad\quad C = S \\ | \quad\quad\quad / \\ H_2C = C - C - O \\ \quad\quad H \;\; H \end{array}$$

Goitrin ähnelt strukturell vielen synthetischen antithyreoidalen Substanzen (Thiouracile, Mercaptoimidazol, s. S. 323), die in der Folgezeit von ihm abgeleitet wurden (4, 76, 138).
Während die kropferzeugende Wirkung der zuletzt genannten Verbindungen nur durch Schilddrüsenhormone zu verhindern war, gelang dies bei dem 1936 als strumigen erkannten *Thiocyanat* (Rhodanid) auch durch Jodid (249, 259). Die Substanz kommt präformiert oder in Form natürlicher zyanogener Glycoside vor, aus denen sie durch enzymatischen Abbau frei wird. 1952 fand man, daß Thiocyanat, ebenso wie Perchlorat und Perjodat, primär die Jodidspeicherung der Schilddrüse hemmt und nur bei gleichzeitigem Jodmangel strumigen ist (76, 137, 249, 259). Einige der aus Vegetabilien isolierten strumigenen Substanzen sind in Tab. 9.7 aufgeführt. Weitere natürliche Goitrogene, wie z. B. Methylxanthine, wurden inzwischen beschrieben (67, 76, 138, 219, 249, 259, 263). Die divergierenden Angaben über das Ausmaß der strumigenen Wirkungen der einen oder anderen Stoffgruppe oder Gemüseart beruhen auf dem z.B. jahreszeitlich schwankenden Gehalt, der gleichzeitigen Gegenwart mehrerer strumigener Substanzen und dem unterschiedlichen Jodgehalt der Nahrung (76, 138, 249, 259). Sojabohnen und Erdnüsse erzeugen im Tierexperiment einen Kropf, teilweise wohl über einen renalen oder fäkalen Thyroxinverlust (76, 140, 148, 259).

Pflanzliche Kropfnoxen

Nach der Entdeckung des experimentellen Kohlkropfes, seiner Pathogenese und der verschiedenartigen strumigenen Noxen in zahlreichen von Mensch und Tieren genossenen Vegetabilien schien es möglich, die schon seit Jahrhunderten vermuteten Zusammenhänge zwischen Ernährung und Kropfvorkommen näher zu präzisieren. Sogenannte „Kropfwellen", ein

Tabelle 9.7 Strumigene Substanzen in Vegetabilien

Thioglycoside
(Kropfbildung durch Schilddrüsenhormone, nicht durch Jod zu verhüten)

Vorkommen	Verbindung	Wirksame chemische Gruppe
Kreuzblütlersamen	–	Dimethyl-Thiooxazolidon
Kohlsamen	Goitrin	Vinyl-Thiooxazolidon
Rapsarten	Progoitrin	Thioglycosid des Vinyl-Thiooxazolidon
Reseda	Barbarin	Phenyl-Thiooxazolidon

Zyanogene Glycoside
(Kropfbildung durch Jod zu verhüten)

Vorkommen	Verbindung	Vorstufe der chemisch wirksamen Gruppe
Weißklee	Lotaustralin, Linamerin	Cyanverbindung
Kreuzblütler	–	Benzylthiocyanat
Wirsingkohl	Glucobrassicin	Senföl mit Indolgruppe
	Neoglucobrassicin	Glycosid von Senföl mit Indolgruppe

sprunghaftes Ansteigen vornehmlich der Kropffrequenz bei Jugendlichen in verschiedenen Gegenden Mitteleuropas während der durch Ernährungsschwierigkeiten belasteten Nachkriegszeit von etwa 1944 bis 1948 und später wurden auf eine einförmige, mehr als früher aus Vegetabilien bestehende Kost zurückgeführt (184, 192). Die mit solchem Tenor verbreitete Phrase „mir graut vor Kraut" (253) verlor indessen dadurch an Gewicht, daß die Kropfwellen vorwiegend in Gebieten vorkamen, in denen die Krankheit ohnehin schon endemisch war: Thüringen, Bayern, Österreich, Tschechoslowakei, Polen.

Genauere Beobachtungen kamen aus Australien (32). In den Tälern von Queensland mit endemischem Kropfvorkommen wird Milch von Kühen genossen, die bevorzugt ein dort wachsendes Rübenkraut fressen, das die Tiere in kropffreien Küstengebieten nicht vorfinden. Im Experiment war dieses Kraut stark strumigen. Auch in Finnland erwies sich die Milch von Kühen aus Kropfgebieten tierexperimentell als strumigen (171). Etwa 60% der in Tasmanien untersuchten Schulkinder hatten Kröpfe, von denen die Hälfte regelmäßig im Spätfrühling und Frühsommer erheblich an Größe zunahmen und anschließend wieder kleiner wurde. Jodzufuhr beeinflußte dieses Verhalten nicht, und eine Analyse der Eßgewohnheiten und Herkunft der Nahrung ergab, daß die Kühe besonders in dieser Jahreszeit als strumigen erkannte Pflanzenarten fressen. Bemerkenswerterweise blieben trotz gleicher Milchversorgung immer ein Teil der Kinder selbst innerhalb einer größeren Familie sowie meistens die über 10 Jahre alten Kinder verschont (32, 184). – Einwände gegen solche Vorstellungen blieben nicht aus. Es zeigte sich, daß nur sehr geringe Mengen von Goitrin über Kuhmilch in die menschliche Nahrung gelangen können, weil 99% des Stoffes bereits im Pansen der Tiere zerstört werden (76, 249). In Finnland erwies sich rhodanidhaltige Milch stets zugleich als jodarm (171). Erhöhte Thiocyanatspiegel im Blut sind übrigens bei Rauchern bekannt. Ferner wurden Thiocyanatvergiftungen bei antihypertensiver Therapie mit Natriumnitroprussid beschrieben (210). Nach einer Gemüsemahlzeit kann zwar das Serumrhodanid auf das 2- bis 3fache des normalen Wertes ansteigen, aber erst ein Anstieg auf mehr als das 50fache hemmt die Jodaufnahme der Schilddrüse und kann damit Anlaß zur Kropfbildung geben (192). Allenfalls bei langdauernder reiner Gemüseernährung, z.B. in der Kriegsgefangenschaft und ausnahmsweise unter anderen Bedingungen (Vegetarier?), ist damit zu rechnen, daß pflanzliche Strumigene zu einer essentiellen Kropfnoxe werden.

Ein interessantes Beispiel für das Zusammenwirken von Jodmangel und pflanzlichen Strumigenen ist die Idjwi-Insel in Zaire (Kongo). Trotz des gleich ausgeprägten Jodmangels fand sich in einem Teil der Insel eine Strumafrequenz von 54% (1,1% Kretinismus) gegenüber 5% in einem zweiten Teil. In der ersten Region wird deutlich mehr von bestimmten Nahrungsmitteln verzehrt (Cassava = Manjok, Bohnen, Erdnüsse) und mehr Thiocyanat im Urin ausgeschieden. Trotzdem wurde die Strumaendemie durch Injektion von jodiertem Öl gebessert (52).

Kropfnoxen im Wasser

Erste wissenschaftliche Beobachtungen stammen von MCCARRISON (145), der die Einwohner von 9 untereinander gelegenen Dörfern im Himalaja untersuchte. Die Kropffrequenz nahm vom höchstgelegenen ersten Dorf mit 11,8% bis auf 45,6% im achten weiter unten gelegenen Dorf zu, während das am niedrigsten gelegene neunte Dorf kropffrei war. Letzteres hatte eine eigene Quelle, während die Wasserversorgung der übrigen Dörfer durch einen einzigen von oben nach unten durch Exkremente zunehmend verschmutzten Kanal erfolgte. Das Wasser des am stärksten verkropften Ortes führte bei gesunden Versuchspersonen innerhalb von 30 Tagen zu einer Kropfbildung, nach vorherigem Kochen oder Filtrieren blieb es unschädlich. Die Kropfnoxe wurde nicht identifiziert.

Als Zeichen fäkalischer Verunreinigungen des Trinkwassers gelten Nitrate, für die man in den Niederlanden und in der Steiermark eine Parallelität zur Strumahäufigkeit fand (95). Verschiedene Berichte über Koliverunreinigungen des Trinkwassers in Strumagebieten mit und ohne Jodmangel liegen vor (151, 251, 252). In Kolumbien persistiert eine Strumaendemie trotz Jodprophylaxe in einem Gebiet, in dem das Trinkwasser eine strumigene organische Verbindung enthalten soll, die dem dortigen Meeressedimentgestein entstammt (67, 68). Schließlich wurden ältere Berichte über den Calciumgehalt (die Wasserhärte) und über die Fluorkonzentration im Trinkwasser wieder gestützt durch Beobachtungen im Himalaja, wo bei gleichem Jodmangel die Strumahäufigkeit mit der Wasserhärte und dem Fluorgehalt des Wassers korrelierte (39), so daß letztere unter Umständen als Manifestationsfaktoren des Jodmangels gelten können.

Medikamente

Eine blande Struma wird im Gefolge der Behandlung mit zwei Gruppen von Medikamenten beobachtet:
- *Antithyreoidale Medikamente* im engeren Sinne: Diese sind im Kapitel der Behandlung der Hyperthyreose (S. 323) abgehandelt. Sie können bei vielen, aber nicht bei allen Patienten blande Strumen verursachen (oder auch Hypothyreosen, S. 324; Abb. 5.24), wenn sie in fehlerhafter Indikation bei euthyreoten Patienten gegeben werden.
- Andere Medikamente, mit oder ohne Indikation appliziert, die im Sinne der unerwünschten *Nebenwirkung* strumigen sind (oder auch eine Hypothyreose bewirken können). Das Kapitel über die Physiologie der Schilddrüsenfunktion (S. 124) gibt hier eine detailliertere Literaturübersicht.

Im Ganzen hat man den Eindruck, daß die sogenannte *iatrogene* Struma eher seltener geworden ist. Gerade in diesem Zusammenhang ist auch noch einmal zu betonen, daß es nur bei einem Teil aller mit dem jeweiligen Medikament behandelten Patienten zu einer Schilddrüsenvergrößerung kommt. So fand man z.B. bei der Langzeitbehandlung mit Lithiumverbindungen bei 3,6% der Patienten eine Struma (11, 193). Im Einzelfall ist es meist nicht möglich, zu erkennen, ob andere potenzierende Kropfnoxen (s. Tab. 9.3) oder ob denkbare Besonderheiten des Arzneimittelmetabolismus bzw. der Medikamentenempfindlichkeit eine Rolle spielen. Mit Tab. 9.8 wird eine Zusammenstellung einiger Pharmaka gegeben, eingeteilt nach dem nach heutiger Ansicht vorwiegenden Angriffsort in der Schilddrüsenhormonbiosynthese oder im Schilddrüsenhormonstoffwechsel. Weitere Medikamente werden dazukommen; auf einige Übersichten (40, 75, 96) und weitere Literatur (15, 21, 22, 56, 83, 144, 147, 187, 189, 204, 216, 238) sei verwiesen.

Exzessive Jodzufuhr

Der Einfluß hoher Joddosen auf die Schilddrüsenfunktion ist an anderer Stelle ausführlich dargestellt (S. 122, 314). Mit Ausnahme der regionalen japanischen Endemie (234) scheint die durch exzessive Jodzufuhr verursachte blande Struma (bzw. Hypothyreose, S. 497) ein eher seltenes Ereignis zu sein (27, 114, 130, 167, 187). In der Diskussion spielt eine fehlerhafte Anpassung (escape) an den Wolff-Chaikoff-Block (akute passagere Hemmung der Schilddrüsenhormonsynthese bzw. Organifizierung des Jodids) bei diesen Einzelfällen eine Rolle, für die verschiedene Ursachen wie Besonderheiten der fetalen Schilddrüse, vorherbestehende Hashimoto-Thyreoditis oder schilddrüsenstimulierende Immunglobuline und Abortivformen genetisch bedingter Jodfehlverwertungen vermutet werden.

Tabelle 9.8 Medikamentös bedingte blande Struma: Übersicht über einige fakultativ strumigene Medikamente und deren vorwiegenden Angriffsort im Schilddrüsenhormonmetabolismus

Verminderter Jodidtransport
    Perchlorat, Thiocyanat

Verminderte Organifizierung des Jodids (Jodination/Peroxydase, z. T. auch Jodtyrosinkopplung)

    Thiocyanat
    Propylthiouracil
    Methylmercaptoimidazol
    Carbimazol (auch Lycopuspräparate)
    Paraaminosalicylsäure (PAS)
    Antidiabetische Sulfonylharnstoffderivate
    Resorcin
    Aminoglutethimid

Gehemmte Schilddrüsenhormonsekretion (Thyreoglobulinproteolyse, thyreoidale Dejodierung)

    Nitrotyrosine, Jod in hoher Dosis, Lithiumsalze

Gehemmte periphere T_4-Dejodierung zu T_3
    Propylthiouracil, Propranolol,
    jodhaltige Kontrastmittel, Antiarrhythmika
    (Amiodarone)

Erhöhte TBG-Spiegel (vermehrter Schilddrüsenhormonbedarf)
    Oestrogene, hormonelle Antikonzeption

Verminderte Schilddrüsenhormonbindung an Plasmaproteine (mit gesteigertem Schilddrüsenhormonabbau)
    Salicylate, Diphenylhydantoin,
    Paraaminosalicylsäure, Sulfonylharnstoffderivate,
    Heparin

Gesteigerter Schilddrüsenhormonabbau (z. B. Induktion mischfunktioneller Oxidasen)
    Diphenylhydantoin, Barbiturate, Phenothiazine

Hereditäre Defekte

Nach älteren Berichten soll bei bis zu 38% aller Kropfträger eine familiäre Häufung von Schilddrüsenkrankheiten sehr verschiedener Art festzustellen sein (123, 185). Für Strumaendemiegebiete beweist diese u.U. keineswegs überzufällige Häufigkeit auf keinen Fall die Wirksamkeit genetischer Faktoren, da die Familienmitglieder ja im allgemeinen den gleichen Umweltbedingungen, z.B. bezüglich des Jodgehalts der familienspezifischen Ernährung und der strumigenen Faktoren in Wasser und Nahrung ausgesetzt sind. Bei der sogenannten sporadischen Struma weist eine so große Inzidenz in einer Familie allerdings auf einen erblichen Defekt hin.

Mögliche Ursachen blander Strumen sind die folgenden bekannten, familiären oder nichtfamiliären genetischen Störungen:
- Abortivformen der bekannten *Jodfehlverwertungen* oder Schilddrüsenhormonunterempfindlichkeit, die bei voller Ausprägung zu Kretinismus bzw. hypothyreoter Struma unter Umständen mit Taubheit führen (S. 479).
- Genetisch bedingter TBG-Exzess; hier ist in Analogie zur Situation bei hormoneller Kontrazeption (189) an einen vermehrten Schilddrüsenhormonbedarf (s. Tab. 9.8) zu denken, der ein Manifestationsfaktor für andere Kropfnoxen (s. Tab. 9.3) sein könnte.

Umgekehrt wird bei einer kongenitalen Struma (S. 522) nur ausnahmsweise der Schluß auf eine erbliche Ursache berechtigt sein, weil Jodmangel und antithyreoidale Substanzen transplazentär voll wirksam sind. Keine allgemeine Gültigkeit haben einzelne Berichte über angeblich regelmäßig nachweisbare Defekte des Jodstoffwechsels bei sporadischer blander Struma (3, 46), abgesehen davon, daß die Erblichkeit nicht gezeigt wurde. Eine überzufällige Häufigkeit bekannter Formen der Jodfehlverwertungen in Jodmangel- bzw. Strumaendemiegebieten wurde nicht gefunden (131, 196, 197, 257).

Seltene spezielle Ursachen

Hierher gehören die plötzlich auftretenden Schilddrüsenvergrößerungen durch intrathyreoidale Blutung (hämorrhagische Diathese, traumatisch) und bei plötzlich vermehrter Adrenalinwirkung bei Phäochromozytom- bzw. Hypertoniekrisen (157). Weitere seltene Strumaformen sind die Schilddrüsenlipomatose (28) und die Amyloidstruma (165). Schließlich können neutralisierende Antikörper gegen Schilddrüsenhormone zu Kropf (und Hypothyreose) führen (93). Auch bei chronischen Verlusten von Plasmaproteinen und den an sie gebundenen Schilddrüsenhormonen (17, 69, 87, 231) durch den Darm oder über die Nieren (z.B. exsudative Enteropathie oder nephrotisches Syndrom) kann über die kompensatorisch gesteigerte TSH-Sekretion eine blande (oder hypothyreote) Struma entstehen.

Pathophysiologie

Jodstoffwechsel

Im Mittelpunkt der Pathophysiologie endemischer Strumen steht ein unter 0,1 μg% (8 nmol/l) erniedrigtes Blutjodid (90, 122, 228–230, 256), was in der Bundesrepublik Deutschland auf die unzureichende alimentäre Jodaufnahme zurückzuführen ist (s. Tab. 9.6). Als Ausdruck des exogenen Jodmangels findet man in vielen Endemiegebieten beim Radiojodstoffwechselstudium eine beschleunigte Jodidphase (sogenannte Raffung) und ein normales oder erhöhtes Radiojodidakkumulationsvermögen der Struma (Speicherungsmaximum). Meistens ist jedoch die absolute Jodaufnahme pro Tag geringer als im Gebiet mit ausreichender Jodversorgung, da das Jodangebot aus dem extrathyreoidalen Verteilungsraum auf etwa ein Fünftel der Norm oder noch stärker erniedrigt ist. Die starke ^{131}J-Avidität einer solchen Struma ist also Ausdruck des erniedrigten Plasmapools an stabilem Jodid mit der Konsequenz einer erhöhten *spezifischen Aktivität* des Jodids im Plasma nach Radiojodgabe. Dementsprechend ist die thyreoidale ^{131}J-Clearance erhöht, wobei der intrathyreoidale ^{131}J-Umsatz normal oder beschleunigt sein kann. Je geringer der Jodgehalt der Struma, d.h. ihr sogenannter Hormonjodpool ist, desto schneller durchläuft eine einmal aufgenommene Menge Radiojod die thyreoidale Hormonsynthese und erscheint dann als Bestandteil des Hormonjods im Blut. Im Zweiphasenstudium mit ^{131}J kommen deshalb erhöhte Werte für das PB^{131}I vor (90, 122, 221). Es besteht also auch eine reziproke Beziehung zwischen Höhe des Blutjodids und dem endogen markierten Hormon im Plasma nach Verabreichung der Spürdosis. – Insgesamt hat der Verlauf der ^{131}J-Speicherungskurve im Endemiegebiet daher heute keine diagnostische Bedeutung mehr zur funktionellen Unterscheidung zwischen einer blanden Struma und einer Hyperthyreose.

Die Veränderungen im Jodstoffwechsel bei Jodmangel sind aber komplizierter als hier anhand des Isotopenverdünnungsprinzips, bzw. auf der Basis der spezifischen Aktivität des Jodids im Plasma nach Radiojodgabe beschrieben. Die funktionellen Anpassungen des Jodstoffwechsels werden zum Teil auch als *autoregulative* Adaptationsmechanismen der Schilddrüse gedeutet. Dieser Begriff beinhaltet auch Phänomene wie die Zunahme der absoluten Jodaufnahme bei gesteigerter Jodzufuhr nach alimentärem Jodmangel, die bei weiterer Steigerung der Jodzufuhr schließlich wieder zu einer Abnahme der absoluten Jodaufnahme führt (194, 230). Autoregulation heißt Änderungen des Jodstoffwechsels und der Schilddrüsenhormonsekretion ohne erkennbare Änderung der TSH-Sekretion (112, 113). Bei experimentell konstant gehaltenem TSH-Einfluß nach Hypophysektomie sind Änderungen des Radiojodidtransports und der Radiojodidakkumulation in inverser Beziehung zum stabilen Jodidangebot erkennbar (50, 229, 230). Klinische Untersuchungen zum Phänomen der Autoregulation sind allerdings spärlich (103).

Selbst in der Bundesrepublik finden sich offenbar auf Grund der regional verschiedenen alimentären Jodversorgung Unterschiede (90, 213) der Radiojodstoffwechseldaten; so ist z.B. der beschleunigte ^{131}J-Umsatz bei blander Struma in München (Abb. 9.4) häufiger als in Düsseldorf (Tab. 9.9).

Der Gesamtgehalt an stabilem Jod in der Schilddrüse ist in endemischen Jodmangelgebieten vermindert im Vergleich zu Gebieten mit ausreichender alimentärer Jodversorgung (230, 261). Die Quotienten MIT/DIT und T_3/T_4 steigen bei experimentellem Jodmangel gleichsinnig, jedoch nicht ganz parallel (230). Der Gehalt der menschlichen Schilddrüse an Schilddrüsen-

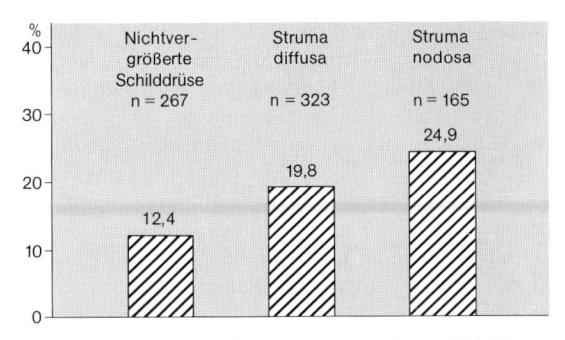

Abb. 9.4 Häufigkeit (%) des beschleunigten ^{131}J-Umsatzes bei unbehandelter sogenannter euthyreoter Schilddrüse (aus *P. C. Scriba, K. Horn* [213]).

Tabelle 9.9 Jodstoffwechselbefunde bei 3000 blanden Strumen (ohne Rezidivstrumen, Düsseldorf 1956–1964)

		Diffuse Strumen	Knotenstrumen (N = 610)			
			Mehrknotig	Einknotig, dabei szintigraphisch		
				warm	kalt	heiß
		(N=2390)	(N=310)	(N=188)	(N=86)	(N=26)
Zweiphasenstudium mit ^{131}J	Normale Jodid- und normale Hormonphase	29%	61%	54%	64%	0
	Beschleunigte Jodidphase (sog. jodavide Strumen) mit normaler Hormonphase	66%	30%	33%	24%	0
	Beschleunigte Hormonphase (PB ^{131}I über 0,3% der Aktivität/l Serum)	5%	9%	13%	12%	100%
Hormonjod im Serum (PBI in µg% (nmol/l), normal 4,0–8,0 (315–630))		5,8±0,8 (457±63)	5,7±1,2 (449±95)	6,1±0,9 (481±71)	5,7±1,2 (449±95)	6,2±0,6 (489±47)
Relation von T$_4$/T$_3$ im Serum (Normal 94/6)		93/7 (N=48)	95/5 (N=12)	90/10 (N=14)	88/12 (N=20)	62/38 (N=20)

hormon zeigt bei Jodmangel eine Verschiebung mit einem Anstieg des T$_3$/T$_4$-Quotienten (195). Aus diesen Befunden ergaben sich bereits, lange bevor die Trijodthyroninspiegel im Serum radioimmunologisch gemessen werden konnten, Hinweise darauf, daß bei Jodmangel das Verhältnis der beiden Schilddrüsenhormone T$_4$ und T$_3$ zu Gunsten von T$_3$ verändert sein müßte (51, 132, 229, 230).

Schilddrüsenhormone

Es ist schon lange bekannt, daß in verschiedenen Endemiegebieten das Thyroxin im Serum bei Patienten mit blander Struma erniedrigt ist oder im unteren Normalbereich liegt, wenn man es mit den T$_4$-Normalbereichen von nichtkropfigen Kontrollpersonen aus der gleichen Region oder von Gebieten mit ausreichender Jodversorgung vergleicht (1, 30, 41, 43, 47, 90, 127, 170, 176, 213, 239, 247, 261). Dabei treten im allgemeinen keine Zeichen für eine Schilddrüsenunterfunktion auf. Dieser Tendenz zu Thyroxinmangel stehen bei der blanden endemischen Struma jedoch normale oder leicht erhöhte Trijodthyroninwerte im Serum gegenüber (Abb. 9.5), das Verhältnis von T$_3$ zu T$_4$ (T$_3$/T$_4$-Quotient) ist also auch im Serum meßbar zugunsten des T$_3$ verschoben (30, 41, 90, 101, 127, 170, 176, 247, 261). Diese T$_3$-Mehrsekretion kann als Versuch der Schilddrüse interpretiert werden, den T$_4$-Mangel zu kompensieren, d.h. mit Hilfe des jodärmeren, aber stoffwechselaktiveren der beiden Schilddrüsenhormone eine euthyreote Schilddrüsenhormonversorgung des Körpers zu gewährleisten (vgl. Tab. 9.11). Es gibt Hinweise darauf, daß in milden Endemiegebieten diese der Ökonomie des Jodhaushalts dienende *kompensatorische* T$_3$-*Mehrsekretion* auch auf einer thyreoidalen Autoregulation beruht, da sich der T$_3$/T$_4$-Quotient z.B. unter ausreichender Jodidsubstitution wieder normalisiert, ohne daß eine meßbare Änderung der Thyreotropinspiegel im Serum (103) eintritt (Tab. 9.10). Nach Hypophysektomie kann bei Ratten die durch experimentellen Jodmangel hervorgerufene T$_3$-Mehrsekretion nicht mehr aufrechterhalten werden (227, 230), ein Befund, der die bevorzugte T$_3$-Sekretion bei Stimulation der Schilddrüse mit TSH noch einmal zeigt (S. 99).

Bekanntlich können die Meßwerte von Schilddrüsenhormonen nicht interpretiert werden, ohne die Spiegel des *thyroxinbindenden Globulins* zu berücksichtigen. Für unser Endemiegebiet wurde mit direkter radioimmunologischer Bestimmung (104, 179) gezeigt, daß die TBG-Spiegel bei Patienten mit blander Struma der altersabhängigen Normalverteilung entsprechen, während nach früheren Untersuchungen in Endemie-

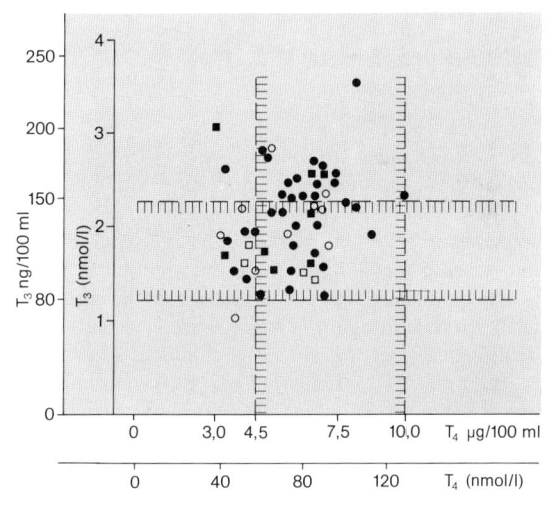

Abb. 9.5 Serumspiegel von Thyroxin und Trijodthyronin bei Strumapatienten. Aufgezeichnet sind die T$_4$- und T$_3$-Spiegel von 44 Patienten mit blander Struma (● = Δ TSH normal, N = 34; ○ = Δ TSH erhöht, N = 10) und 12 Patienten mit Rezidivstruma (■ = Δ TSH normal, N = 8; □ = Δ TSH erhöht, N = 4). Der Normalbereich ist als geschlossenes Rechteck markiert: T$_4$ 6,7 ± 1,3 µg/100 ml (86,2 ± 16,7 nmol/l), T$_3$ 116 ± 18 ng/100 ml (1,78 ± 0,28 nmol/l) (N = 56, $\bar{x} \pm s$) (aus K. Horn [99]).

Tabelle 9.**10** Ergebnisse der Schilddrüsenlaboratoriumsdiagnostik bei 16 Strumapatienten vor und nach 4 Wochen Behandlung mit 200 µg Jodid täglich im Vergleich zu Kontrollpersonen. Signifikanz vor und nach Jodidgabe: * p<0,025; ** p<0,0025 (nach *Horn* u. Mitarb. [103])

	Blande Struma (N = 16)		Kontrollpersonen (N = 58)
	vor Kaliumjodid	nach Kaliumjodid	
Serum-T_3 (nmol/l)	(2,52±0,49)	(2,26±0,37)	(1,78±0,28)
(ng/100 ml)	164±32	147±24**	116±18
Serum-T_4 (nmol/l)	(95,2±29,6)	(106,8±27,0)	(86,2±16,7)
(µg/100 ml)	7,4±2,3	8,3±2,1*	6,7±1,3
T_3/T_4-Quotient (x10^3)	24,6±9,9	18,9±5,5**	18,1±4,2
Serum-TSH basal (µE/ml)	1,4±0,7	1,3±0,5	1,7±0,8
Δ 30 min	5,5±4,2	6,5±5,1	9,3±5,1

gebieten leicht erhöhte Werte gefunden werden sollen (26).

Bei Schilddrüsenerkrankungen, die mit einer partiellen Destruktion des Schilddrüsengewebes einhergehen, kommt es zum vermehrten Übertritt von *Thyreoglobulin* in das Blut. Einige Autoren beschrieben in Strumaendemiegebieten bei Individuen mit und ohne ausgebildeter Struma erhöhte Thyreoglobulinspiegel im Blut, die zum Teil mit der Größe der Struma korrelierten (92, 243). Diese vermehrte Thyreoglobulinfreisetzung ins Blut bei blander Struma wird als Ausdruck der Stimulation durch TSH gedeutet, sie spielt jedoch pathophysiologisch wohl keine Rolle für die Entstehung der blanden Struma (92).

Bestimmungen der *Thyreoglobulinantikörpertiter* bei Patienten aus den Endemiegebieten der Bundesrepublik Deutschland zeigten überdies keine erhöhte Häufigkeit positiver Befunde (162, 198).

Thyreotropinsekretion

Ein Absinken der freien, nichtproteingebundenen Schilddrüsenhormone unter eine für den individuellen Hypophysenvorderlappen erkennbare Schwelle stellt den adäquaten Reiz für eine TSH-Mehrsekretion dar. Im Spezialfall des Jodmangels kann man damit rechnen, daß autoregulative Adaptationen der Schilddrüse und Steuerung durch TSH synergistisch zur Aufrechterhaltung der erforderlichen Schilddrüsenhormonspiegel zusammenarbeiten (112, 113). Das thyreotrope Hormon stimuliert die Hormonsynthese und die Hormonfreisetzung (S. 98) aus der Schilddrüse und führt darüber hinaus zu einer Proliferation des Schilddrüsengewebes zuerst durch Hypertrophie, dann durch Hyperplasie (S. 506).

Unabhängig von der Ursache der vermehrten TSH-Sekretion führt der regulative TSH-Anstieg zum Wachstum proliferationsfähigen Schilddrüsengewebes im Sinne einer adaptativen bzw. Anpassungshyperplasie. Auf Grund der beobachteten Veränderungen der T_3/T_4-Quotienten wurde schon früh vermutet, daß bei blanden Strumen erhöhte TSH-Spiegel im Serum zu finden seien (227, 229, 230), zumal auch die Veränderungen des Radiojodstoffwechsels durch Schilddrüsenhormonapplikation rückgängig gemacht werden können (24, 90, 122).

Inzwischen wurde für das thyreotrope Hormon eine empfindliche radioimmunologische Bestimmungsmethode entwickelt und überdies das synthetische Thyreotropin-Releasing-Hormon zu diagnostischen Zwecken nutzbar. Etwas überraschenderweise stellte sich heraus, daß in *milderen* Endemiegebieten die *TSH-Spiegel* bei der Mehrzahl der Strumaträger *normal* sind. So haben im bayerischen Endemiegebiet (Tab. 9.**11**) nur etwa 20% der Strumapatienten erhöhte basale TSH-Spiegel und/oder eine erhöhte TSH-Antwort auf die TRH-Stimulation (180). Ähnliche Befunde kamen aus anderen milden Endemiegebieten (73, 81, 247, 254, 261), während bei epidemiologischen Untersuchungen in *schweren* Endemiegebieten höhere basale TSH-Spiegel gefunden wurden (1, 30, 42, 127, 169, 170, 176). Wirkungsintensität der strumigenen Noxen, Schweregrad der Strumaendemie und Maß der Thyreotropinmehrsekretion scheinen insgesamt zu korrelieren.

Daß in milden Strumaendemiegebieten keine wesentliche TSH-Mehrsekretion gefunden wird, kann unter Berücksichtigung der bekannten kompensatorischen T_3-Mehrsekretion (S. 503) dem autoregulativen Adaptationsmechanismus der Schilddrüse zugeschrieben werden. Man darf ferner folgern, daß beim *einzelnen* Patienten mit blander Struma und normalem TSH keine *aktuelle Wachstumstendenz* besteht, zumal das Strumawachstum ja bekanntlich in Schüben verläuft. Für das *Persistieren* der blanden Struma bei normalem TSH-Spiegel gibt es heute zwei verschiedene hypothetische Erklärungen.

– Die Struma entsteht zunächst unter phasenhaft vermehrter TSH-Stimulation in Perioden des klinisch latenten Schilddrüsenhormonmangels. Dieser Mangel wird durch die TSH-induzierte funktionelle Stimulation der Schilddrüse behoben, während gleichzeitig die Schilddrüse hypertrophiert und hyperplasiert. Die TSH-Spiegel normalisieren sich dann in Abhängigkeit vom Anstieg der freien peripheren Schilddrüsenhormone und können die erreichte Schilddrüsenvergrößerung ohne Progredienz unterhalten (169, 180, 242). Der nächste Wachstumsschub entsteht jeweils bei vermehrtem Schilddrüsenhormonbedarf oder Intensivierung einer Kropfnoxe.

– Die andere Hypothese geht von den tierexperimentellen Befunden von BRAY (18) aus, der zeigen konnte, daß bei hypophysektomierten Ratten unter jodarmer Diät Thyreotropin stärker strumigen wirkt. Man vermutet ferner, daß das bei Jodmangel vermindert jodierte Thyreoglobulin resistenter gegen die schilddrüsenhormonsekretionsfördernde Wirkung des TSH ist und dadurch mehr TSH erforderlich ist, um einen hinreichenden Anstieg der Schilddrüsenhormonspiegel zu erzielen, was dann mehr proliferative Wirkung zur Folge hat (230). Dementsprechend wird für die endemische Jodmangel-

Tabelle 9.11 Beziehungen zwischen den Serumspiegeln von T4 und T3 und dem TSH-Anstieg nach i. v. Injektion von 200 µg TRH bei Strumapatienten ($\bar{x}\pm s$) (aus K. Horn [99])

Strumapatienten	N	Serum-T4 (µg/100 ml) (nmol/l)	fT4-Index	Serum-T3 (ng/100 ml) (nmol/l)	Serum-TSH basal (mE/l)	Δ 30 min (mE/l)	T3/T4-Quotient (x10³)
Blande Struma Δ TSH normal	34	6,2± 1,6 (79,8±20,6)	1,7±0,5[4]	146 ±30 (2,24± 0,46)	1,1±0,8	8,3± 5,4	25,0± 8,3[4]
Δ TSH erhöht	10	5,4± 1,5[3] (69,5±19,3)	1,6±0,4[4]	134 ±33[2] (2,06± 0,51)	2,4±1,4	28,7± 4,9	25,9± 8,5[4]
Rezidivstruma	12	5,5± 1,5[3] (70,8±19,3)	1,4±0,4[4]	132 ±33[2] (2,03± 0,51)	3,2±1,8[4]	21,9±13,7[4]	26,6±13,2[4]
Alle Strumen	56	5,9± 1,6[1] (75,9±20,6)	1,7±0,4[4]	141 ±32[4] (2,17± 0,49)	1,7±1,5	13,9±11,1[3]	25,5± 9,4[4]
Normalpersonen	58	6,7± 1,3 (86,2±16,7)	2,4±0,6	116 ±18 (1,78± 0,28)	1,7±0,8	9,3± 5,1	18,1± 4,2

Signifikanzurteile gegen das Normalkollektiv: [1] $p<0,05$; [2] $p<0,01$; [3] $p<0,005$; [4] $p<0,0005$.
Die Thyroxinwerte sind im Vergleich zu den Normalpersonen im Mittel vermindert. Für alle Gruppen kann das Phänomen der kompensatorischen T3-Mehrsekretion erkannt werden. Diejenigen zehn Strumapatienten, die einen erhöhten TSH-Anstieg nach TRH-Injektion aufweisen, haben zugleich im Mittel niedrigere T4- und T3-Werte als Strumapatienten mit normalem TSH-Anstieg. Bei der Rezidivstruma sind der basale TSH-Wert und der T3/T4-Quotient am deutlichsten erhöht.

struma eine erhöhte Empfindlichkeit gegenüber der wachstumsfördernden Wirkung des TSH diskutiert (247, 254). Auch für die Persistenz einer Struma könnte diese vermehrte Wirkung normaler endogener TSH-Spiegel eine Rolle spielen.
Diese beiden Hypothesen können hinsichtlich ihrer Bedeutung für die Pathophysiologie der blanden Struma bis heute noch nicht ausreichend gegeneinander abgegrenzt werden; die genannten Mechanismen spielen jedoch sicher auch für die Entstehung der Rezidivstruma eine Rolle. Generell gilt für die *Rezidivstruma*, daß durch die Operation die wirksamen strumigenen Noxen nicht beseitigt werden, derart, daß weder der endemische Jodmangel noch eventuell wirksame strumigene Substanzen (s. Tab. 9.3) durch den Chirurgen beseitigt werden. Das verbleibende Restparenchym steht (s. Tab. 9.11) sogar unter einer eher höheren endogenen thyreotropen Stimulation.

Abgrenzung zur Hypothyreose

In vielen Strumaendemiegebieten, praktisch ausnahmslos durch alimentären Jodmangel ausgezeichnet (47), fiel schon lange die Häufigkeit des Kretinismus mit und ohne Struma auf (S. 473, 476). Die Strumaträger der gleichen Gebiete werden in der Mehrzahl als klinisch euthyreot eingestuft, bei schwerstem Jodmangel ist aber ein unter Umständen beträchtlicher Anteil dieser Patienten hypothyreot (47, 74).
Während nach der Definition der blanden Struma (S. 493) hypothyreote Strumen jeder Genese nicht in dieses Kapitel gehören, ist doch die pathophysiologische Betrachtung der Übergänge zwischen einfacher blander Struma und beginnendem, individuellem Schilddrüsenhormonmangel erforderlich. Akzeptiert man, daß der Hypophysenvorderlappen ein sehr emp-

findlicher Sensor für Schwankungen der freien Schilddrüsenhormonspiegel ist und damit der Anstieg der basalen TSH-Spiegel im Serum über den Schwellenwert von ca. 3 µE TSH/ml (mE/l) Serum einen Schilddrüsenhormonmangel zumindest im Bereich der Rezeptoren der thyreotropen Zellen zum Ausdruck bringt (14, 81, 180), so bedeutet ein erhöhter basaler TSH-Spiegel auch bei normalem freiem Schilddrüsenhormon im Serum, daß eine *präklinische Hypothyreose* vorliegt. Obwohl Patienten mit blander Struma bei leicht erhöhtem, basalem TSH oder erhöhtem TSH-Anstieg nach TRH-Stimulation klinisch euthyreot wirken, verdeutlichen sie doch die Übergänge zur manifesten Hypothyreose, nämlich Übergänge von einer noch ausreichenden Schilddrüsenhormonversorgung, zum Beispiel durch kompensatorische T3-Mehrsekretion (S. 503), zu dem ersten faßbaren Stadium des Schilddrüsenhormonmangels mit lediglich erhöhtem TSH. Dabei muß offen bleiben, ob die Schilddrüsenhormonrezeptoren, z. B. der Leber, des Herzens, des Muskels u. a. eventuell unempfindlicher gegenüber dem Schilddrüsenhormonmangel sind, und daher die klinische Manifestation des Schilddrüsenhormonmangels noch ausbleibt, während die thyreotropen Zellen des Hypophysenvorderlappens bereits regulatorisch anspringen.

Abgrenzung gegen latente Schilddrüsenüberfunktionszustände

Pathophysiologisch schwierig zu deuten ist die Befundkonstellation einer lang bestehenden Schilddrüsenvergrößerung mit klinischer „Euthyreose", mit normalen peripheren Schilddrüsenhormonspiegeln (T4 und T3 bei normalen Proteinbindungsverhältnissen), aber mit supprimierten TSH-Spiegeln, die durch

TRH nicht stimulierbar sind (16, 49, 71–73, 94). Die Häufigkeit dieser Befundkonstellation wird sehr unterschiedlich angegeben, sie soll in bis zu 20% der Fälle beobachtet werden. Auch wenn man immer noch bestehende Schwierigkeiten mit der radioimmunologischen TSH-Bestimmung bedenkt (82, 154), ist doch für einen Teil dieser Patienten zu vermuten, daß sie eine latente Hyperthyreose vom Typ des Morbus Basedow haben und die Schilddrüsenvergrößerung durch die proliferative Wirkung der schilddrüsenstimulierenden Immunglobuline ohne klinische Schilddrüsenüberfunktion unterhalten wird. Bei anderen Patienten muß eine *intrathyreoidale disseminierte funktionelle Autonomie* angenommen werden (49, 71, 73, 163, 200, 225, 232, 236, 237, 242). Für beide Formen der „latenten Hyperthyreose" gilt, daß bei passagerer plötzlicher Steigerung des Jodangebots es zu überschießender Schilddrüsenhormonsekretion kommen kann. Solche klinisch nicht unbedingt manifesten hyperthyreoten Schübe können dann eine persistierende Suppression der TSH-Sekretion hervorrufen. Diese Patienten zeigten in 41% auch einen negativen T_3-Suppressionstest, und zwar um so häufiger, je älter der Patient und je inhomogener das Szintigramm der Schilddrüse war (49). Dieses auch „Maladaptation des Schilddrüsengewebes an den endemischen Jodmangel" genannte Phänomen (49) bzw. *diese Patientengruppe sollte nicht den einfachen blanden Strumen zugeordnet* werden, da
– definitionsgemäß eine Hyperthyreose auszuschließen ist,
– diese Patienten ein Hyperthyreoserisiko tragen (Jodexposition), und
– sie für eine Schilddrüsenhormonbehandlung nicht in Frage kommen.

Morphogenese

Das Thyreotropin stimuliert die Schilddrüse zu einer Mehrproduktion von Thyroxin und Trijodthyronin, die sie auf Dauer jedoch nur durch Hypertrophie leisten und durch bald einsetzende Hyperplasie unterhalten kann. In Abhängigkeit vom Lebensalter und von einer lokal innerhalb des Schilddrüsengewebes unterschiedlichen Empfindlichkeit gegenüber TSH bleibt diese Hyperplasie mehr oder weniger lange diffus, bis sie über ein kleinknotiges Stadium und regressive Veränderungen in eine nodöse Struma übergeht (6, 230, 236). Die verschiedenartigen gewebeeigenen Reaktionen, die für die Entstehung einer diffusen oder knotigen Struma, eines Adenoms oder einer Zyste verantwortlich sind, sind hinsichtlich ihrer Pathophysiologie noch nicht voll zu durchschauen. Das Lebensalter spielt insofern eine Rolle, als jugendliche Drüsen nicht so bald zu knotiger Hyperplasie neigen wie ältere und als die gesunde Schilddrüse ohnehin einen Lebensrhythmus hinsichtlich ihrer Histologie und auch Größe aufweist (115, 122). Letzterer spielt sich im subklinischen Bereich ab, da das Organ erst sicht- oder tastbar wird, wenn es das 2- bis 3fache altersentsprechende Normalgewicht überschritten hat.

Immerhin gibt es aber erste Vorstellungen über die Pathogenese der unterschiedlichen Kropfbeschaffenheit. Vorangestellt sei eine *histologische Einteilung:*
Struma parenchymatosa. Der normale (Kolloid-) Thyreoglobulingehalt des Follikels ist durch Verbrauch vermindert, die normalerweise eher flache Follikelepithelzelle ist hypertrophiert, wird höher und das „Zylinderepithel" zeigt apikal Zeichen der Sekretion bzw. Resorption. Bei andauernder Stimulation durch TSH nimmt die Zahl dieser kleinen histologisch „aktiven" Follikel zu *(normo- bis mikrofolliculäre Hyperplasie).* Dieser histologische Befund – irreführenderweise gelegentlich auch noch Struma basedowificata genannt –, sagt *nichts* über die *Schilddrüsenfunktionslage* des Patienten aus. Er wird sowohl bei hyperthyreoter Struma (S. 21), als auch bei hypothyreoter Struma (z. B. übermäßige Behandlung mit antithyreoidalen Medikamenten), als auch bei euthyreoter Struma (z. B. endemische Jodmangelstruma) beobachtet.
Struma colloides. Die ausgeweiteten Follikel sind nicht mehr kugelig, sondern unförmige Säcke, beladen mit mehr oder weniger gut jodiertem Thyreoglobulin. Der Thyreoglobulingehalt pro mg DNA und der Kolloidgehalt korrelieren gut (200). Das Follikelepithel ist abgeflacht. Eine solche Kolloidstruma kann entstehen, wenn nach längerer Stimulation durch TSH, z. B. bei Jodmangel, mit Ausbildung einer mikrofollikulären Hyperplasie plötzlich wieder Jod zugeführt wird (77, 228–230). Dann kann die Schilddrüse die einmal gebildeten Follikel nur noch mit Thyreoglobulin (Kolloid) füllen; sie geht aber nicht wieder auf ihre Ausgangsgröße zurück, es sei denn, man supprimiert die TSH-Sekretion durch zusätzliche Schilddrüsenhormongabe.

Diese schematische histologische Einteilung muß um die *makroskopische Klassifikation* ergänzt werden:
Struma diffusa. Gleichmäßige Hyperplasie (parenchymatös und/oder kolloidal).
Struma diffusa mit knotiger Hyperplasie. Ungleichmäßige Adenomknötchen in einer hyperplastischen Schilddrüse, klinisch meist noch als Struma diffusa imponierend.
Struma nodosa. Umschriebene, klinisch bereits durch die Haut tastbare oder szintigraphisch erkennbare, pathologisch und anatomisch durch Bildung einer bindegewebigen Kapsel mit Kompression der umgebenden Follikel, ausgezeichnete Adenome. Degenerative Umwandlungen z. B. in *Zysten* sind möglich.
Es gibt mehrere typische Beispiele (Nebennierenrinde, Epithelkörperchen) dafür, daß die chronische Stimulation einer endokrinen Drüse durch adäquate funktionelle Reize zu dem pathologisch-anatomischen Phänomen der stufenweisen Entwicklung einer diffusen Anpassungshyperplasie, dann einer diffus-adenomatösen Anpassungshyperplasie und ggf. schließlich auch von *Adenomen* (16, 49, 142, 163, 182, 228, 237) führt. Letztere können funktionell autonom sein und mit oder ohne klinisch faßbare Überfunktion einhergehen. Sie kommen aber ebenso degenerativ verändert zur Beobachtung (inaktive Adenome, Blutungen, die zu Zysten führen, mögliche maligne Entartung?). Bei

der Schilddrüse, wie bei den anderen endokrinen Drüsen, ist offenbar der längerfristige *Wechsel* von Stimulations- und Ruhephasen für die Entwicklung dieser Heterogenität innerhalb der Drüsen Bedingung. Der Wechsel von Phasen vermehrter TSH-Wirkung mit Hyperplasie und intermittierender Ruhigstellung, z.B. durch erhöhte Jodzufuhr mit resultierender Kolloideinlagerung, ferner die abwechselnd unterschiedlich intensive Wirkung mehrerer sich potenzierender Kropfnoxen und schließlich die vergleichsweise eher langsame Anpassung der Gefäßversorgung dürften gemeinsam im Falle der Schilddrüse die Form des Endprodukts, der blanden Knotenstruma, bestimmen.

Autoradiographische Untersuchungen (50, 163, 197, 200, 236, 237) an operativ oder bioptisch gewonnenem menschlichem Schilddrüsenmaterial nach präoperativer Radiojodgabe haben hier detailliertere Kenntnisse erbracht:

– Eine funktionelle Heterogenität ist bereits in der normalen menschlichen Schilddrüse nachweisbar (200).
– Die klinisch diffuse Struma zeigt ein Nebeneinander aktiver (hyperplastischer) und inaktiver (kolloidaler) Bezirke.
– Mit längerer Dauer der Stimulation werden in der klinisch diffusen Struma zuerst autonome Follikel und dann autonome Mikroadenome nachweisbar. Die Ursache dieser *Autonomie* (S. 506), d.h. der TSH-unabhängigen Schilddrüsenhormonproduktion, ist nicht geklärt. Auf die Beziehungen zum autonomen Adenom (S. 298) und zur hyperthyreoten Knotenstruma (S. 298) sei hier verwiesen.
– *Kalte* Knoten können sicher durch Degeneration aktiver oder sogar autonomer Adenome entstehen. Möglicherweise gibt es aber auch a priori inaktive Adenomknoten. Hierfür spricht die Beobachtung von MILLER (163), daß kalte Knoten nur von wenigen aktiven Follikeln, aktive Knoten dagegen von vielen hyperplastischen Follikeln umgeben sind.
– Die autoradiographischen Befunde lassen keine ganz scharfe Abgrenzung der szintigraphisch kalten oder warmen Knoten zu: „In der normalen Schilddrüse ist ein Follikel in den ersten Stunden oder Tagen nach Tracer-Applikation um so dichter mit Radiojod gefüllt, je kleiner er ist. In einem warmen Knoten ist diese Regel nicht mehr gültig. Einzelne Follikel oder Gruppen von Follikeln enthalten fast kein Radiojod, während andere sehr intensiv am Stoffwechsel teilnehmen. Sogar entsprechende Follikel gleicher Größe können unterschiedliche Mengen von Jodid aufnehmen" (200).
  Auch die kalten Knoten zeigten autoradiographisch eine Heterogenität der Follikelfunktion und wiesen vereinzelt alle unterschiedlich speichernde, kleine Follikel auf.

Weitere Erkenntnisse über die *Heterogenität* der Funktion innerhalb der blanden Struma lieferten biochemische In-vitro-Studien mit operativ gewonnenem menschlichem Schilddrüsenmaterial, morphologische Untersuchungen sowie Bestimmungen des Jodierungsgrades des Thyreoglobulins.

– *Kalte* Knoten zeigen auch in vitro einen Defekt des Jodidtransports (57). Da TSH in vitro die c-AMP-Bildung des kalten Knotens stimuliert und da c-AMP in vivo den Radiojoduptake normalen Schilddrüsengewebes möglicherweise nicht stimuliert, wird im Fehlen dieses c-AMP-unabhängigen TSH-Effekts auf die Radiojodspeicherung ein wichtiger Defekt des kalten Knotens gesehen (44). Es könnte ferner aber auch eine inappropriate Stimulierbarkeit der Adenylcyclase des kalten Knotens z.B. durch andere Proteohormone, z.B. Glucagon, im Sinne der „Rezeptordegeneration" bestehen (10).
– Alle nichttoxischen Knoten (szintigraphisch kalt oder warm) zeigten in vitro einen Defekt der katabolen Phase der Schilddrüsenhormonsekretion, d.h. der Thyreoglobulinpinozytose und -hydrolyse (109, 110). Kalte Knoten weisen eine Störung in der Biosynthese des Kohlehydratanteils des Thyreoglobulins auf (166). Die Dejodinaseaktivität ist in multinösen Strumen sehr ungleichmäßig verteilt (36).
– Bei Jodmangel zeigten Ratten zwei Typen von jodiertem Thyreoglobulin, von denen der eine langsam abgebaut wird (126, 230). Bei allerdings erheblicher Streubreite ist in der Mehrzahl der Strumaknoten der *Jodierungsgrad des Thyreoglobulins* (191, 200) mit etwa 0,1% niedriger als in normalem Schilddrüsengewebe (0,2%).
– Innerhalb blander Strumen können höhergradig jodiertes Thyreoglobulin in mikrofollikulären Anteilen und jodärmeres Thyreoglobulin in makrofollikulären Anteilen gleichzeitig vorkommen (47, 51, 230).
– Konzentrationsunterschiede für verschiedene Parameter zwischen Zystenflüssigkeit und Serum wurden beschrieben (66).

Zusammenfassend muß man feststellen, daß die Einzelheiten der Entwicklung der blanden Struma nodosa mit ihren vielen morphologischen und funktionellen Spielarten und mit den Übergängen zum Beispiel zum autonomen Adenom noch nicht geklärt sind. Die Gruppe um H. STUDER folgerte: „In der normalen Schilddrüse sind die vier Prozesse: Jodidtransport, Thyreoglobulinsynthese, Thyreoglobulinpinozytose und -verdauung und schließlich Zellwachstum und -teilung genau aufeinander abgestimmt und ineinander integriert. Die einzige funktionelle Abnormität, die man in knotig veränderten Kröpfen findet, ist der *Zerfall* dieser Integration. Je nachdem, in welchem Verhältnis zueinander die einzelnen Partialfunktionen stimuliert oder gebremst sind, entstehen aktive thyreoglobulinreiche oder aktive thyreoglobulinarme, kalte thyreoglobulinarme oder kalte thyreoglobulinreiche Knoten in jeder denkbaren Kombination"; und „mit den heute zur Verfügung stehenden Methoden der Thyreoidologie dürfte es kaum möglich sein, die noch zahlreichen Probleme in der Pathogenese der euthyreoten Knotenstruma zu lösen. Es bedarf neuer Wege, vielleicht auf dem Gebiet der Onkologie, um diesem Ziel näher zu kommen." (zitiert aus RIEK u. Mitarb. [200]).

Klinik der blanden Struma

Beschwerden und Symptome

Die Schilddrüsenvergrößerung verursacht häufig keine oder nur geringe subjektive Beschwerden. Viele Patienten werden erst durch Dritte auf ihre Struma aufmerksam gemacht, einige bemerken diese selbst nur durch ein „Engerwerden der Kragen". Das häufigste subjektive Symptom ist ein wechselhaftes *Druckgefühl* am Hals, das bei physischen und psychischen Belastungen, gelegentlich auch im Liegen als besonders unangenehm empfunden werden kann. Eine häufige Beschwerde ist darüber hinaus das sogenannte *Globusgefühl*, d.h. die Patienten haben besonders auch beim Schlucken das Gefühl eines Fremdkörpers im Hals. Die vielfältige HNO-ärztliche Differentialdiagnose des Leitsymptoms Globusgefühl sollte nicht vergessen werden (116).
Schmerzen in der Schilddrüsenregion gehören nicht zum klinischen Bild der unkomplizierten blanden Struma, sondern geben Anlaß zum Ausschluß z.B. einer frischen intrathyreoidalen *Blutung*, einer akuten oder subakuten Thyreoiditis oder einer Struma maligna.
Vegetative Beschwerden und Befunde, wie gesteigerte Erregbarkeit, Schlafstörungen, verminderte Leistungsfähigkeit, uncharakteristische Herzbeschwerden, Tremor der Hände, labiles Temperaturempfinden (Wechsel von Kälteempfindlichkeit und Schweißneigung) mit kühlen Akren und orthostatische Kreislaufregulationsstörungen sind weitverbreitete unspezifische Zeichen. Diese werden von den Patienten häufig angegeben und vom Arzt im Hinblick auf die Ausschlußdiagnose Hyperthyreose (139) auch besonders beachtet. Diese Zeichen dürfen aber dem Krankheitsbild der definitionsgemäß euthyreoten blanden Struma ursächlich nicht zugeordnet werden, obwohl man immer wieder erleben kann, daß z.B. unter einer Schilddrüsenhormonbehandlung sich einige oder alle Beschwerden rasch und wesentlich bessern. Alle diese vegetativen Zeichen sind ja bekanntlich durch Placeboeffekte und Suggestion erheblich zu beeinflussen.
Spezifische Symptome des Schilddrüsenhormonmangels lassen sich bei blander Struma anamnestisch kaum oder nicht überzeugend erfragen.
Schwerwiegendere Symptome wie *Atemnot* mit und ohne *Stridor, Heiserkeit, Dysphagie,* eine *obere Einflußstauung* mit venösem präthorakalem Umgehungskreislauf oder seltener mit Ödem im Kopf und Armbereich und sehr selten ein einseitiges Horner-Syndrom entstehen als Komplikationen im allgemeinen erst dann, wenn die Schilddrüse auf Grund ihrer Größe und Lage die Nachbarorgane, wie Trachea, die Nn. laryngeus recurrentes, den Ösophagus, die großen Venen des Halses und eventuell die sympathischen Halsganglien mechanisch beeinträchtigt. Im Ausnahmefall kann eine massive Blutung im Schilddrüsenbereich zu akuter Atemnot und zu einem akuten Mediastinalsyndrom (19) führen (Nottracheotomie?).

Der historische Begriff *Kropfherz* hat heute keine Berechtigung mehr; er hat sich in zu viele Formen der Herzkrankheit auflösen lassen. Am ehesten ist noch ein chronisches Cor pulmonale bei erhöhtem Atemwegswiderstand im Zusammenhang mit einer blanden Struma als spezifisch anzusehen.

Klinische Untersuchung

Die Untersuchung eines Strumapatienten muß zum Ziel haben, alle anderen Ursachen für eine Schilddrüsenvergrößerung auszuschließen, um zur Diagnose der blanden Struma zu kommen. Die blande Struma ist per definitionem eine Ausschlußdiagnose (S. 493).
Auszuschließen sind
– die Hyperthyreose vom Typ des Morbus Basedow (S. 189),
– das autonome Adenom und andere Hyperthyreoseformen ohne endokrine Ophthalmopathie (S. 296),
– die Hypothyreose (S. 289),
– die Thyreoiditis (S. 594) und
– die Struma maligna (S. 538).
Zunächst muß bei jedem Strumapatienten der genaue *Lokalbefund* festgehalten werden, und zwar wesentlich präziser, als das durch die für epidemiologische Untersuchungen gedachte Stadieneinteilung der Strumagröße (s. Tab. 9.1) möglich ist. Die Beurteilung der Schilddrüse selbst erfolgt zunächst durch *Inspektion, Palpation* und *Auskultation* des Organs.
Schon durch die Inspektion ist bei größeren Strumen die Zuordnung zu den Stadien II und III und u.U. die Beschreibung als Struma nodosa (s. Abb. 9.8, 9.12 und 9.16) möglich. Die feinere Beurteilung erfolgt durch die *Palpation,* indem man die Finger von hinten um den Hals des sitzenden Patienten legt (Abb. 9.6). Zuerst wird der Isthmus, ausgehend vom Ringknorpel der Trachea, lokalisiert, dann werden mit den Zeigefingern die beiden oberen Pole und mit den anderen Fingern die medialen Anteile der Seitenlappen sowie die beiden unteren Pole abgetastet. Dabei lassen sich palpatorisch zunächst die *Größe* und die Konsistenz der ganzen Schilddrüse und jedes einzelnen Knotens festlegen. Tastet man auch nur einen Knoten, so handelt es sich um eine Struma nodosa (uninodosa), sonst liegt eine Struma diffusa vor. Die *Konsistenz* kann von normal-weich bis derb oder sogar hart reichen; bei prall-elastischen Knoten kann man eine Schilddrüsenzyste vermuten. Ferner kann man bei der Palpation schmerzhafte Schilddrüsenareale abgrenzen. Läßt man den Patienten schlucken, so werden die unteren Schilddrüsenpole bei allen orthotop episternal gelegenen Schilddrüsen besser abgrenzbar, das Jugulum wird frei. Kann man die unteren Pole nicht erreichen, so muß man mit einer retrosternalen Ausdehnung rechnen. Bei dieser Untersuchung wird gleichzeitig nach schlecht verschieblichen Schilddrüsenbezirken und nach vergrößerten *Lymphknoten* von den Halsdreiecken bis zum Kinn und bis zu den retroaurikulären Stationen gesucht. Selten gelingt es bereits durch lokale Hyperzirkulationszeichen, wie palpatorisches und auskultatorisches Schwirren der Schilddrüse, An-

Abb. 9.6 Technik der Schilddrüsenpalpation. Der Arzt legt von hinten die Finger um den Hals des sitzenden Patienten. Ausgehend vom Ringknorpel der Trachea wird der Isthmus lokalisiert, mit den Zeigefingern werden die oberen Pole, mit den übrigen Fingern die medialen Anteile und die unteren Pole der Seitenlappen palpatorisch beurteilt.

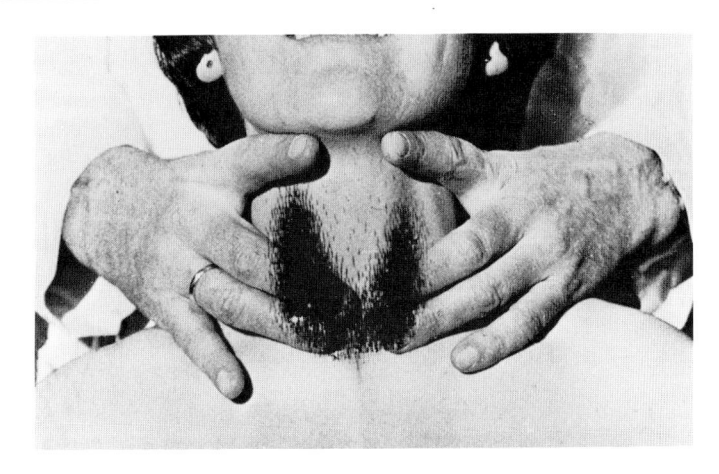

haltpunkte für eine vermehrte Durchblutung der Schilddrüse wie bei Hyperthyreose vom Typ des Morbus Basedow zu gewinnen, was bei den blanden Strumen wohl nur bei schnell entstandenen Kröpfen vor allem bei Jugendlichen oder bei nichtindizierter antithyreoidaler Therapie gesehen wird. Auch ein Stridor ist auskultatorisch u. U. sicherer zu beurteilen.

Ein besonders hochsitzender Isthmus (78) und ein vermehrt geschwungener Hals (Schwanenhals) können zu einer Überschätzung der Schilddrüsengröße führen. Vergleichende Untersuchungen zeigten, daß die Strumagröße bei Männern unterschätzt und bei Frauen überschätzt wird im Vergleich zur szintigraphischen *Größenbestimmung* (149). Die Unsitte, die Schilddrüsenlappen oder Strumaknoten durch Vergleich mit ihrerseits in der Größe stark schwankenden Vegetabilien (Pflaumen, Mandarinen, Tomaten usw.) zu beschreiben, sollte zu Gunsten der Angabe der Ausdehnung in Zentimetern verlassen werden; man kann auch das Volumen unter Benutzung des Orchidometers nach Prader schätzen.

Erhebliche Unterschiede in der Auffassung findet man bei verschiedenen Untersuchern auch bezüglich der Frage, ab wann eine Struma als nodös zu bezeichnen ist. Das Operationspräparat zeigt häufig Knoten in Strumen, die palpatorisch noch diffus waren! Unseres Erachtens sollte jedes palpatorisch hinsichtlich der Konsistenz vom übrigen Schilddrüsengewebe abgrenzbare, zusammenhängende Areal als *Knoten* bezeichnet werden. Die Bezeichnung *Struma nodosa* sollte jedoch primär einen palpatorischen Befund wiedergeben; es geht zu weit, jede Inhomogenität im Szintigramm als Knoten anzusprechen.

Als Tauchstruma (Abb. 9.7) wird ein Kropf bezeichnet, den der Patient willkürlich oder unwillkürlich, vollständig oder fast vollständig zwischen episternaler und retrosternaler Lage pendeln lassen kann. – Viele Patienten berichten über rasche Größenschwankungen ihrer blanden Struma. Ohne daß man den Mechanismus (Durchblutung??, Katecholamine??) dieser Größenänderungen kennt, muß man feststellen, daß kurzfristige, wiederholte *Halsumfangsschwankungen* von mehreren Zentimetern objektiviert wurden.

In-vitro-Parameter

Da die Diagnose einer blanden Struma eine Ausschlußdiagnose ist, müssen funktionelle Störungen, besonders die präklinischen Über- und Unterfunktionszustände, ausgeschlossen werden. Dafür ist die In-vitro-Diagnostik unentbehrlich.

In jedem Fall sollten die Bestimmung der *Gesamtthyroxinspiegel* und ein *T_3-In-vitro-Test* (102), bzw. neuerlich die radioimmunologische Bestimmung des *thyroxinbindenden Globulins* (104, 179), am Anfang der Funktionsdiagnostik stehen. Mit dieser Methoden-

Abb. 9.7 Tauchstruma. Blande Struma nodosa mit kaltem Knoten. Nach Pressen liegt der Kropf episternal, nach Schlucken retrosternal.

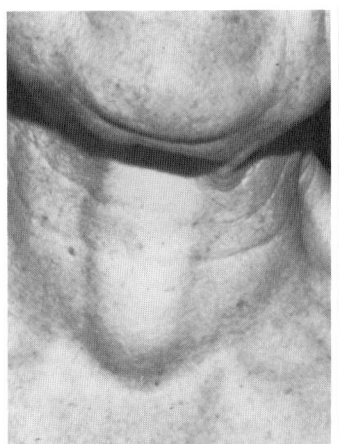

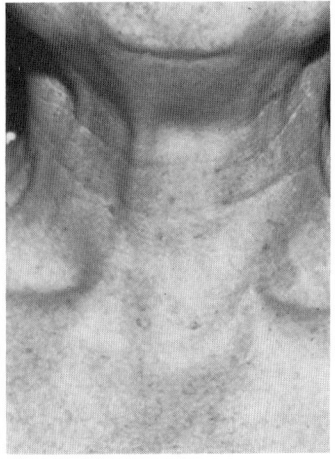

kombination lassen sich die schilddrüsenfunktionsunabhängigen Veränderungen des TBG zum Beispiel durch vermehrten Oestrogeneinfluß (S. 113) und die dadurch veränderten Gesamt-T_4-Spiegel von primären, thyreogenen Änderungen der Schilddrüsenhormonspiegel abgrenzen. Ohne Kenntnis der Werte des *Index* der freien Schilddrüsenhormone ($fT_4 = T_4 \times T_3U$) oder des T_4/TBG-Quotienten sind die anderen Schilddrüsenfunktionsparameter nur unsicher zu interpretieren. Allerdings schließt der bei blander Struma (90, 213) meist normale und nie erhöhte fT_4-Index (oder T_4/TBG-Quotient) allein zum Beispiel eine T_3-Hyperthyreose noch nicht aus (S. 310).

Die Bestimmung des *Gesamttrijodthyroninspiegels* bei der blanden Struma ist auch bei gleichzeitiger Berücksichtigung der Proteinbindung der Schilddrüsenhormone im Serum diagnostisch schwieriger zu interpretieren, da die Verschiebung des quantitativen Verhältnisses von T_3 und T_4 zu Gunsten von T_3 (erhöhter T_3/T_4-Quotient, s. S. 503) bei der blanden Struma häufig zu beobachten ist. In diesen Fällen zeigt die normale Stimulierbarkeit der TSH-Werte beim TRH-Stimulationstest das Vorliegen der kompensatorischen T_3-Mehrsekretion (s. Tab. 9.**11**) bzw. die euthyreote Hypertrijodthyroninämie (99). Mit Hilfe der radioimmunologischen T_3-Bestimmung allein wird eine T_3-Hyperthyreose bei normalem fT_4-Index (oder T_4/TBG-Quotienten) also nicht bewiesen. Im Einzelfall muß daher mit Hilfe des TRH-Stimulationstests (S. 505) eine klinisch-latente T_3-Hyperthyreose von einer kompensatorischen T_3-Mehrsekretion unterschieden werden.

Vor allem deckt der *TRH-Stimulationstest* aber bei einer erhöhten TSH-Freisetzung (auch bei erhöhtem T_3/T_4-Quotienten) die Fälle von präklinischem Schilddrüsenhormonmangel (S. 505) auf und erlaubt die Abgrenzung der Fälle von vermeintlich blander Struma, bei denen die TSH-Sekretion schon supprimiert ist (S. 506) und die daher z. B. für eine Schilddrüsenhormonbehandlung nicht in Frage kommen (49).

Praktisch ist wichtig:
- Bei kleineren diffusen Strumen und dem klinischen Eindruck einer Euthyreose kommt man zur Funktionsbeurteilung im allgemeinen mit der T_4-Bestimmung und mit dem fT_4-Index bzw. dem T_4/TBG-Quotienten aus, um die Behandlung der Schilddrüsenvergrößerung mit Schilddrüsenhormonen (S. 520) und die Dosierungskontrolle einzuleiten.
- Bei größeren (Stadium II und III) und bei rasch wachsenden Strumen sowie bei allen Rezidivstrumen empfiehlt sich jedoch schon bei der Erstuntersuchung, mit Hilfe des TRH-Stimulationstests zugleich das Ausschlußkriterium für eine klinisch noch latente Hyperthyreose oder eventuell die Bestätigung für eine vermehrte endogene TSH-Stimulation der Schilddrüse zu gewinnen.
- Nur bei TRH-refraktär supprimierten TSH-Spiegeln führt dann die radioimmunologische T_3-Bestimmung diagnostisch weiter im Sinne der Abgrenzung von T_3-Hyperthyreosen von „latenten Schilddrüsenüberfunktionszuständen" mit aktuell normalen T_4- und T_3-Werten.

Wenig hilfreich bzw. obsolet sind die unspezifischen Schilddrüsenfunktionskriterien wie Cholesterin- und Grundumsatz-Bestimmung. Auch die Bestimmung des proteingebundenen ^{127}J ($PB^{127}I$) hat heute kaum eine Berechtigung mehr; sie könnte lediglich in Einzelfällen bei einer Dissoziation zwischen der spezifischen T_4- bzw. T_3-Bestimmung und dem $PB^{127}I$-Wert auf eine unbekannte Inkorporation organisch gebundenen Jods (z.B. Kontrastmittel, Medikamente) oder auf pathologische, zirkulierende Jodproteine hinweisen.

Ebenfalls sehr selten findet man auch bei blanden Strumen klinisch nicht plausibel hohe bzw. nicht meßbar niedrige T_4- bzw. T_3-Werte bei der radioimmunologischen Bestimmung, und zwar bei extraktiven bzw. bei direkten Methoden. Wenn zugleich normale TBG- und normale TSH-Werte vorliegen, kann sich die Erklärung bei der genaueren Untersuchung (hohe unspezifische Tracer-Bindung) in zirkulierenden Antikörpern gegen Schilddrüsenhormone im Serum der Patienten finden (93).

Da bei blander Struma Schilddrüsenautoantikörper nicht vermehrt gefunden werden (S. 504), ist bei entsprechendem Verdacht die Bestimmung dieser Antikörper neben anderen Methoden zur differentialdiagnostischen Abgrenzung der Immunthyreoiditis geeignet (S. 613).

Nuklearmedizinische In-vivo-Diagnostik[*], Biopsien

Zur Schilddrüsenfunktionsdiagnostik ist das ^{131}J-Zweiphasenstudium heute nicht mehr zu empfehlen. Die indirekten Hinweise auf eine gesteigerte Schilddrüsenfunktion, wie erhöhte ^{131}J-Speicherung (Raffung und Maximum) und beschleunigter ^{131}J-Umsatz erlauben keine sichere Differenzierung zwischen Hyperthyreose und blander Struma (S. 502). Diese differentialdiagnostischen Fragen sind exakter, weniger zeitaufwendig für den Patienten und ohne Strahlenexposition des Patienten durch die In-vitro-Methoden zu klären. Die Domäne der nuklearmedizinischen In-vivo-Schilddrüsendiagnostik ist und bleibt dagegen die *Szintigraphie,* die heute bei der blanden Struma zuerst mit dem kurzlebigen ^{99m}-*Technetium-pertechnetat* (129, 174) durchgeführt werden sollte. Zu folgenden diagnostischen Fragen gibt das Schilddrüsenszintigramm, in welches prinzipiell der gleichzeitige *Tastbefund* eingezeichnet werden muß, bei der Schilddrüsenvergrößerung Antwort:
- Ist das Muster der Impulsanreicherung *homogen* bzw. sind intrathyreoidal kalte und/oder heiße Areale, besonders in palpatorischen Knotenstrumen erkennbar?

---
[*] Für die Überlassung der nuklearmedizinischen In-vivo-Befunde danken wir den Mitarbeitern, vor allen Herrn Prof. Dr. H. G. Heinze, der Klinik und Poliklinik für Radiologie (Dir. Prof. Dr. J. Lissner) der Universität München.

Abb. 9.**8 a–c** Linksseitige Lappenaplasie bei kugeliger Schilddrüse mit kaltem Bezirk. **a** Sichtbarer Schilddrüsenknoten etwa in der Mittellinie gelegen. **b** Natives ^{131}J-Szintigramm mit Speicherungsdefekt am linken Rand des eingezeichneten Knotens. Differentialdiagnostisch war an ein dekompensiertes autonomes Adenom zu denken. **c** Im ^{131}J-Szintigramm nach i. m. Injektion von 2 × 5 IE bTSH kommt kein paranoduläres Gewebe zur Darstellung. – Der funktionelle Ausschluß eines dekompensierten autonomen Adenoms erfolgte überdies bei normalem Thyroxinspiegel (6,5 μg/100 ml [83,7 nmol/l]) durch den normalen TSH-Anstieg im TRH-Stimulationstest von 1,4 auf 13,1 μE/ml (mE/l) nach 30 min. Somit handelt es sich um eine linksseitige Lappenaplasie.

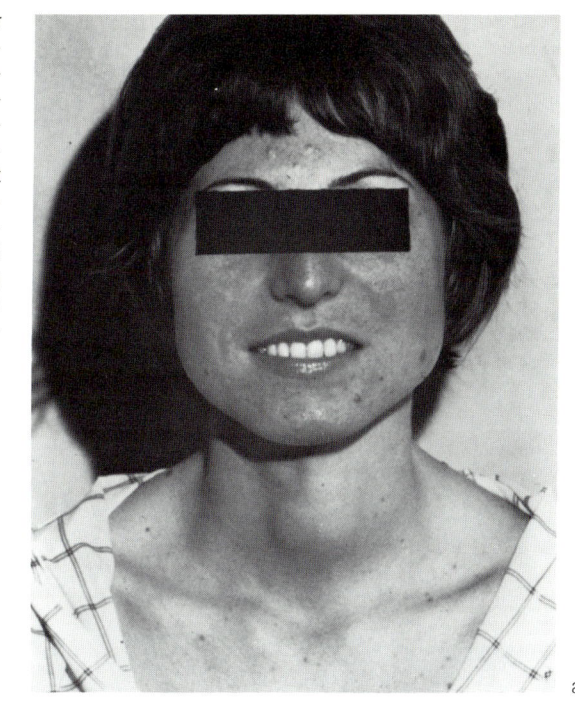

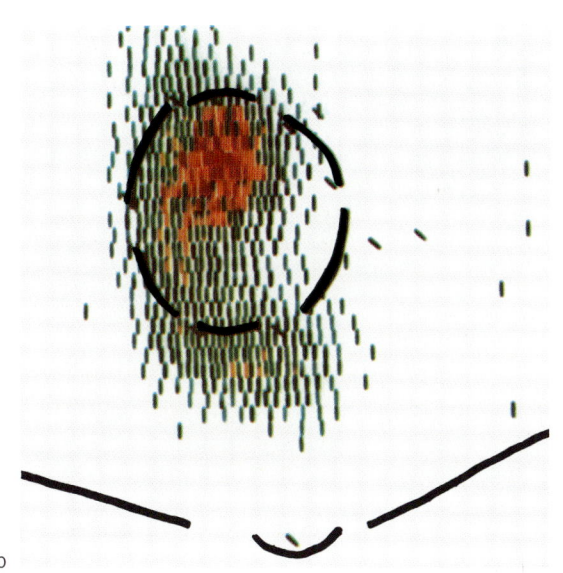

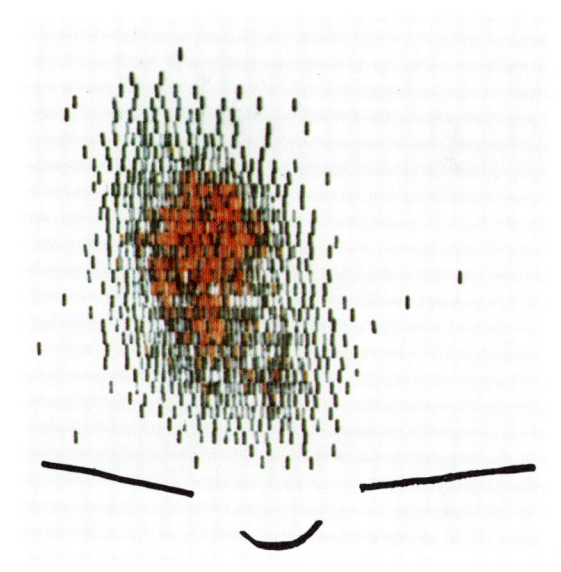

– Ist ein *dystop* gelegener Knoten – vor allem auch bei Rezidivstrumen – mit Hilfe der Radionuclidanreicherung als Schilddrüsengewebe zu identifizieren?
– Reicht eine palpatorisch nach unten nicht abgrenzbare Schilddrüse in den *Thorakalraum*?

Zur Darstellung von Zungengrundstrumen (S. 10, 147, 447, 473) und bei Verdacht auf sonstige dystope Strumen ist Technetium nicht geeignet, weil es auch in den benachbarten Speicheldrüsen angereichert wird. Daher ist hier die *spezifischere* ^{131}*J-Szintigraphie* vorzuziehen. Plant man von vornherein eine Radiojodbehandlung der blanden Struma (S. 519), so sollte der für die Berechnung der Strahlendosis erforderliche Radiojodspeicherungstest primär durchgeführt werden.

Ferner ist bei der Differentialdiagnose zwischen einer blanden Struma nodosa mit warmem Knoten und einem kompensierten autonomen Adenom das Radiojod-Zweiphasenstudium vor und unter T3-Suppression dem Technetiumszintigramm mit und ohne Suppression vorzuziehen (89), da Technetium zwar gegen ein Konzentrationsgefälle in der Schilddrüse angereichert, nicht jedoch in das Tyrosin eingebaut wird, so daß die Einhaltung standardisierter Vergleichsbedingungen für die Szintigraphie schwer zu gewährleisten ist. Die Entwicklung der Gammakamera bringt hier möglicherweise weitere Ausweitungen des Einsatzes von Technetium; weitere Fortschritte könnten auch erwartet werden, wenn kurzlebigere radioaktive Isotope des Jod verbreiteter zur Verfügung stünden.

9 Die blande Struma

Praktisch ist wichtig:
- Nur bei jugendlichen Patienten mit kleinen, palpatorisch sicher diffusen Strumen kann auf die szintigraphische Darstellung oft verzichtet werden. Bei allen größeren Strumen auch ohne palpable Knotenbildung und bei allen nodösen Veränderungen, sowie bei allen Rezidivstrumen ist die Schilddrüsenszintigraphie mit der Frage nach heißen bzw. kalten Arealen zu fordern.
- Bei warmen Arealen bzw. isoliert speichernden Schilddrüsenbezirken ist die Untersuchung zu erweitern. Es geht um die Differentialdiagnose zwischen inhomogen speichernden blanden Strumen einschließlich einseitiger Lappenaplasien (86) und kugeliger median gelegener Strumen (Abb. 9.**8a–c**), besonders aber auch blanden Rezidivstrumen einerseits und autonomen Adenomen (S. 298) andererseits: Bei Verdacht auf kompensiertes autonomes Adenom ist das ^{131}J-Zweiphasenstudium mit T$_3$-Suppressionstest notwendig (89). Bei isolierten heißen Knoten, d.h. bei Verdacht auf dekompensiertes autonomes Adenom, kann der Nachweis paranodulären Schilddrüsengewebes durch die empfindlichkeitsmodulierte Szintigraphie (262) erfolgen und kann die Autonomie der Schilddrüsenhormonproduktion durch die TRH-refraktäre Suppression der TSH-Spiegel an einem einzigen Untersuchungstag gezeigt werden.
- Die Szintigraphie ist ggf. nachzuholen, wenn bei einer vermeintlich einfachen blanden diffusen Struma Hinweise auf eine Hyperthyreose, und sei es auch nur eine isolierte Suppression der TSH-Spiegel beim TRH-Test, erhalten werden.
- Bei szintigraphisch kalten Knoten (Arealen) in der Struma, darüber hinaus aber auch bei jedem klinisch suspekten, d.h. derben, rasch wachsenden Knoten, auch wenn dieser szintigraphisch nicht kalt ist, besonders auch bei Rezidivstrumen, sollte die *Schilddrüsenpunktion* (Feinnadel- oder evtl. Stanzbiopsie) zum Nachweis einer Schilddrüsenzyste, vor allem aber mit der Frage nach einer *Struma maligna* gezielt eingesetzt werden (S. 137). Der zytologische

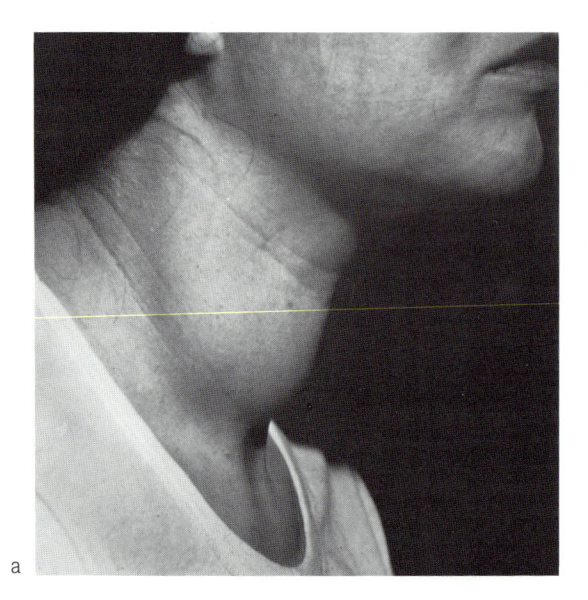

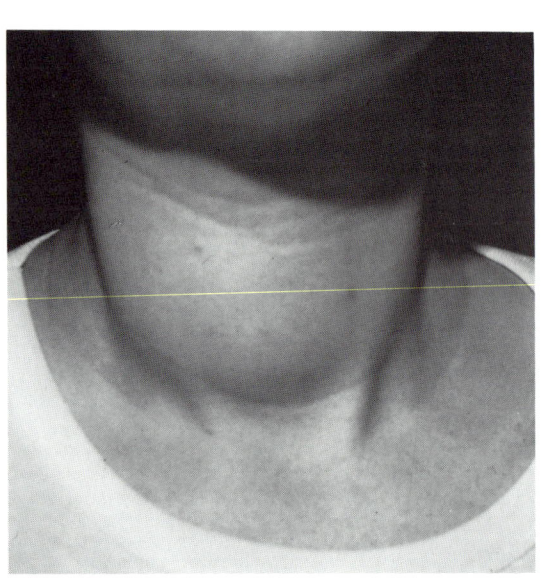

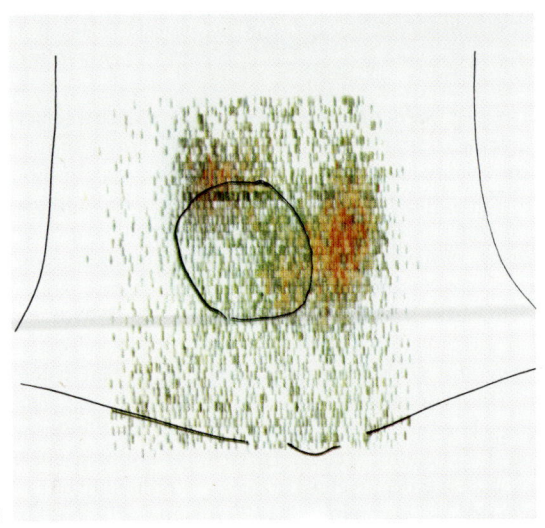

Abb. 9.**9a–c** Akut aufgetretene Blutung in das Schilddrüsenparenchym bei vorbestehender blander diffuser Struma nach körperlicher Anstrengung anläßlich eines Umzugs (**a, b**). **c** Im ^{99m}Technetium-Szintigramm erkennt man einen kalten Knoten, der im schmerzhaften Bereich liegt. Bei der Feinnadelbiopsie wurden 6 ml hämorrhagischer Flüssigkeit in 3 Portionen aspiriert. Zytologisch fanden sich degenerativ veränderte Schilddrüsenepithelien, Makrophagen und Lymphozyten.

Abb. 9.**10 a–c** Ausgeprägter präthorakaler Umgehungskreislauf bei blander epi- und retrosternaler Struma. **a** Episternal, besonders links sichtbare Struma, ausgeprägte Halsvenenstauung, präthorakaler Umgehungskreislauf. **b** Im ^{99m}Technetium-Szintigramm erkennt man episternal ein homogenes Speicherungsmuster, während in den retrosternalen Schilddrüsenanteilen beiderseits kalte Areale sichtbar werden. **c** Im Röntgenbild des Thorax im p. a. Strahlengang retrosternale Weichteilvermehrung im Bereich des szintigraphisch gesicherten Schilddrüsengewebes.

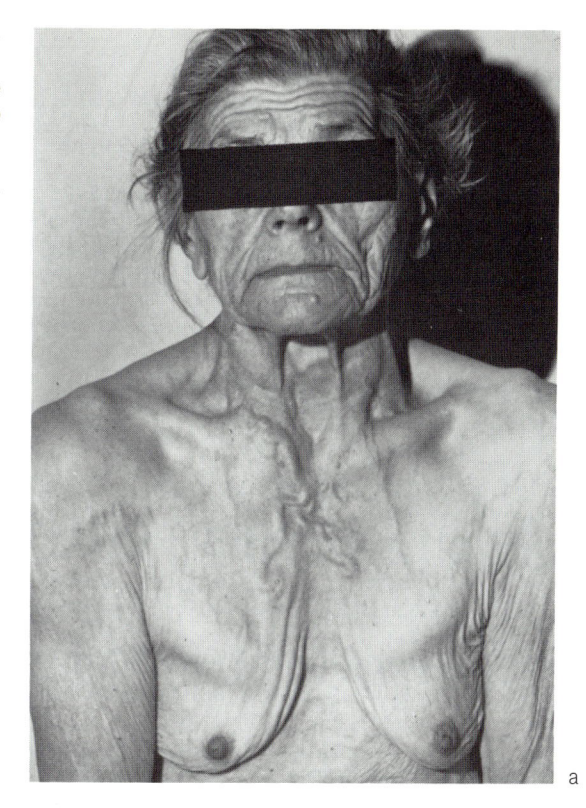

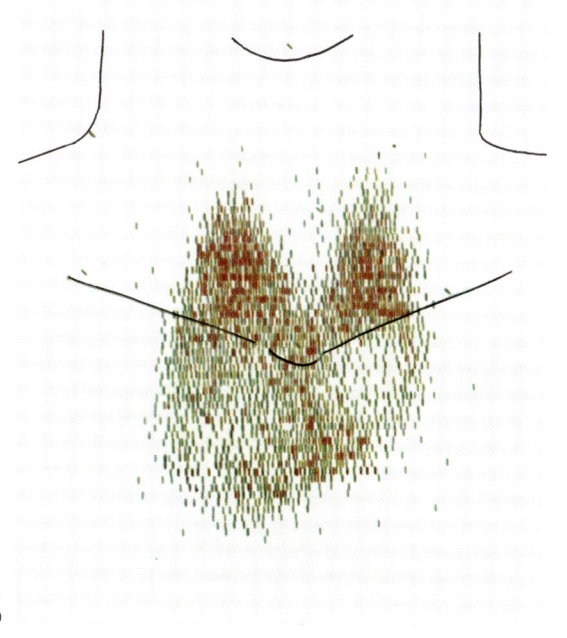

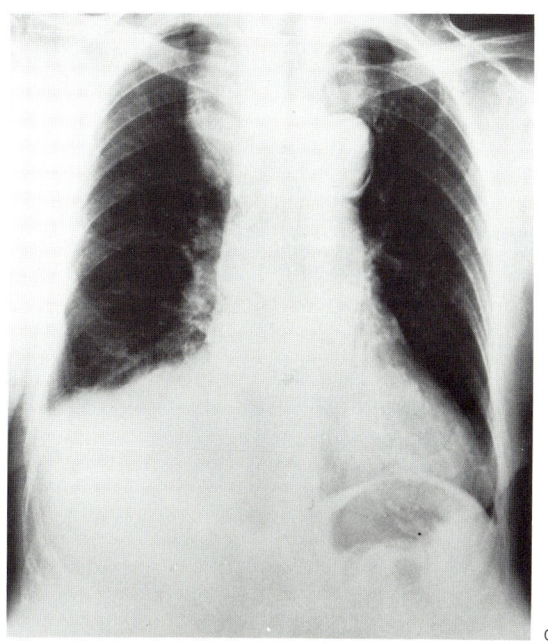

Befund ist unter Umständen richtungsgebend für die Indikation zur konservativen bzw. operativen Behandlung. Die trotz aufmerksamer Beachtung aller klinischen, szintigraphischen und bioptischen Hinweise häufig verbleibende *Unsicherheit* im differentialdiagnostischen Ausschluß einer Struma maligna, die im übrigen im Münchener Krankengut von 217 operierten Fällen nur bei 54,3% präoperativ diagnostiziert wurde (218), ist heute die zahlenmäßig überwiegende Indikation zur operativen Behandlung der retrospektiv blanden Struma (S. 519).
— In der Differentialdiagnose gutartiger Schilddrüsenvergrößerungen kann die Feinnadelbiopsie neben *Schilddrüsenzysten* auch *Schilddrüsenblutungen* (plötzlich einsetzender Schmerz, Abb. 9.**9 a–c**) diagnostizieren lassen und hilfreich für die Dia-

gnose der akuten, subakuten und chronischen *Thyreoiditis* sein (S. 137).
- Bei Rezidivstrumen, aber auch bei einer erstmals diagnostizierten Struma, findet man gelegentlich palpables, sequestriertes Gewebe außerhalb der schmetterlingsförmigen Schilddrüsenfigur, z.B. in der Mittellinie oberhalb des Isthmus den vergrößerten Lobus pyramidalis, oder z.B. oberhalb und auch lateral und vollständig getrennt von den Schilddrüsenlappen (217), ohne daß ein begründeter Verdacht auf eine Struma maligna vorliegt. Die szintigraphische Untersuchung kann derartige *dystope* Organanteile durch die Impulsanreicherung als aktives Schilddrüsengewebe erkennbar werden lassen. Von Schilddrüsendystopie also wird gesprochen, wenn Schilddrüsengewebe ohne Zusammenhang mit der Halsschilddrüse nachweisbar ist; hierfür ist u.U. die *Ganzkörperszintigraphie* mit Radiojod erforderlich. Dystopes Schilddrüsengewebe findet man außer im Verlauf des Ductus thyreoglossus z.B. im Mediastinum, in der Lunge, selten auch im Ovar (Teratom).
- Die Indikation zur Schilddrüsenszintigraphie ist weiterhin gegeben, wenn eine Struma palpatorisch gegen die obere Thoraxapertur nicht abgrenzbar ist. Das gleiche gilt bei Patienten mit einem präthorakalen Umgehungskreislauf ohne orthotop palpables Strumagewebe. In beiden Fällen können *endothorakale* Strumen oder Strumaanteile vermutet und in Lage und Ausdehnung durch die Szintigraphie (Abb. 9.**10a–c**) beurteilt werden. In diesen Fällen sind dann natürlich weitere röntgenologische Zusatzuntersuchungen notwendig.

Echte epidemiologische Daten über die Häufigkeit der verschiedenen Formen der blanden Struma fehlen. Zwar kann man die Angaben von HORSTER u. Mitarb. (108) über die Verteilung der WHO-Stadien I, II und III der Strumagröße im Rekrutenalter für repräsentativ halten; sie geben aber keinen Aufschluß über die Häufigkeit von Knoten oder Zysten usw. Das Krankengut anderer Untersucher (Tab. 9.**12**) ist zugegebenermaßen hoch selektiert. – Im Zeitraum von Oktober 1975 bis Februar 1978 wurden in der Endokrinologischen Ambulanz der Medizinischen Klinik Innenstadt der Universität München 1056 Patienten mit diffuser Struma und 1030 Patienten mit Struma nodosa durch die Diagnosendokumentation (EDV) erfaßt. Das Geschlechtsverhältnis (♀:♂) betrug 3,2 : 1 bei Struma diffusa und bei Struma nodosa 4,4 : 1. Von den Patienten mit Struma nodosa hatten 413 (40%) kalte Knoten mit einem Geschlechtsverhältnis von 3,7 : 1 und von den kalten Knoten waren nachgewiesenermaßen 70 (17%) Zysten.

Außerdem wurden in diesem Zeitraum 227 Patienten mit einer blanden Rezidivstruma mit einem Geschlechtsverhältnis (♀:♂) von 8,3 : 1 betreut. 48 Frauen, aber nur 2 Männer kamen nach vorausgegangenen mehrfachen Strumaresektionen (maximal fünffach!) in unsere Behandlung. Auch diese Zahlen entstanden natürlich durch hochgradige Selektion eines spezialistischen Krankengutes.

Tabelle 9.**12** Größe, Beschaffenheit und Sitz von 3500 blanden Strumen (einschließlich 500 Rezidivstrumen, Düsseldorf 1956-1964)

Größe (I-III), Sitz und Beschaffenheit der Struma	Total (N = 3500) %	Erststrumen (N = 3000) %	♀/♂	Rezidivstrumen (N = 500) %	♀/♂
I	16	13	5,1 / 1	36	4,3 / 1
II	75	79	5,0 / 1	51	4,1 / 1
III	9	8	3,9 / 1	13	2,8 / 1
Zusammen	100	100	4,9 / 1	100	4,0 / 1
Davon mit Komplikationen	14	9	4,4 / 1	42	3,2 / 1
Diffus	75,2	76,6		71,0	
Einknotig	10,0	10,0		7,0	
Davon szintigraphisch „kalt"	42	45		20	
„warm"	52	46		57	
„heiß"	6	9		23	
Mehrknotig	11,0	11,0		10,0	
Davon szintigraphisch „kalt"	26	27		20	
„warm"	74	73		80	
Tauchstruma	0,8	0,6		2,0	
Struma im ehemaligen Ductus thyreoglossus	0,8	0,2	4,0 / 1	4,0	4,5 / 1
Substernale Struma (mit Halsteil)	2,2	1,6	0,9 / 1	6,0	1,0 / 1
Zusammen	100	100		100	

Im gleichen Zeitraum beobachtete echte dystopische Strumen: 12 (0,34%)

Die Zahlen repräsentieren ein durch spezielle Zuweisung in eine Schilddrüsenklinik hochausgewähltes Krankengut, so daß gegenüber der Frequenz in der Gesamtbevölkerung zu viele große, knotige und mit Komplikationen behaftete Strumen enthalten sind.

Untersuchung der lokalen Komplikationen

Schilddrüsenzysten können palpatorisch auf Grund ihrer prallelastischen Konsistenz zu vermuten sein; eine sichere Diagnose ist aber palpatorisch nicht möglich. Bei Schilddrüsenzysten kann der *sonographische* Befund charakteristisch sein (164, 173, 190, 240). Die Thermographie (91) hat sich dagegen nicht durchgesetzt. Die *Punktion* allein beweist das Vorliegen einer Schilddrüsenzyste endgültig und erlaubt zugleich eine weitgehende Aspiration der Zystenflüssigkeit. Diese therapeutische Entlastung pflegt nicht von langer Dauer zu sein, so daß schon versucht wurde, in den Zystensack verödende Flüssigkeiten zu instillieren (65). Da die Sicherung einer Zyste nicht identisch mit der Sicherung der Gutartigkeit einer Struma ist, bleibt die grundsätzliche Indikation zur Operation zumindest des verdächtigen „kalten Knotens" (S. 519). Die Darstellung von Zystenräumen durch Röntgenkontrastmittel (241) ist diagnostisch wenig sinnvoll, wie überhaupt jodhaltige Röntgenkontrastmittel auch zu angiographischer Darstellung der Strumen (203) nicht benutzt werden sollten, solange erstens eine Struma maligna nicht sicher ausgeschlossen ist, zweitens eine ^{131}J-Therapie noch in Frage kommt, und drittens eine unter Umständen nur grenzwertige Hyperthyreose sich noch verschlechtern könnte.

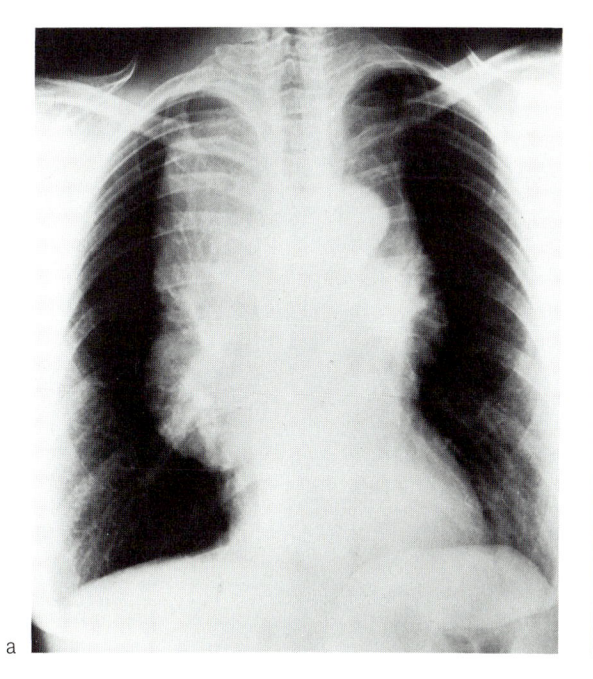

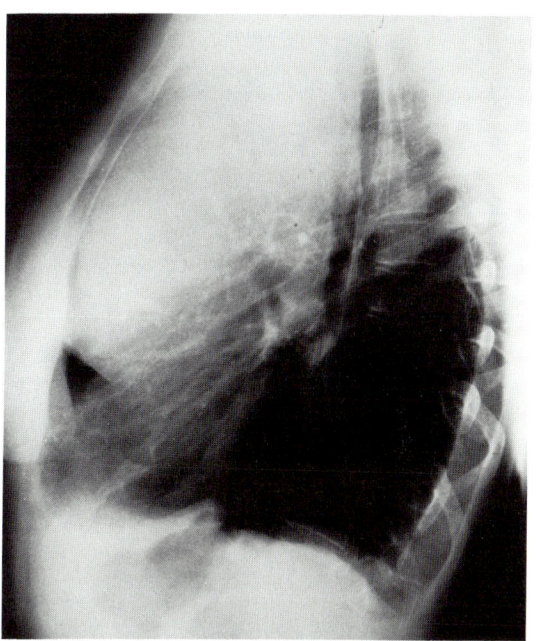

Abb. 9.**11a–c** Epi- und retrosternale Struma WHO III. Röntgenologisch fand sich ein großer Weichteilschatten mit glatter Begrenzung beidseits im Mediastinum (p. a. Strahlengang, **a**), der den Vorderherzraum vollständig ausfüllt (**b**: seitlicher Strahlengang). **c** Im Radiojodszintigramm kann dieser Weichteilschatten als speicherndes Schilddrüsengewebe identifiziert werden. Schilddrüsenfunktionsdiagnostik (44jährige Frau aus dem Landkreis Dillingen): Thyroxin: 4,3 µg/100 ml (55,3 nmol/l), T$_3$U: 37,9% (normal), fT$_4$-Index 1,63 (leicht erniedrigt), TSH basal = 0,3 µE/ml (mE/l), 30 min nach TRH-Stimulation 1,0 µE/ml (mE/l) (subnormal). Therapie: Zunächst mit Radiojod, später Operation.

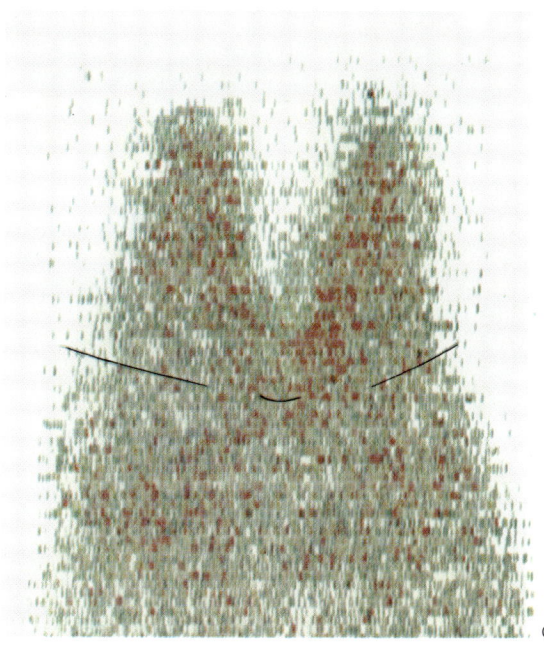

Der konventionelle Untersuchungsgang bei Verdacht auf retrosternale Ausdehnung einer Struma beinhaltet die *Röntgenthoraxaufnahme in zwei Ebenen;* die ggf. nachgewiesenen Weichteilschatten sind mit dem *Szintigramm* zu vergleichen (Abb. 9.**11a–c**). Bei positiver Radionuclidspeicherung darf auf das Vorliegen retrosternalen Schilddrüsengewebes geschlossen werden; umgekehrt schließt aber ein negative Szintigramm das Vorliegen nichtspeichernden Schilddrüsengewebes bei einem röntgenologischen Weichteilschatten nicht aus und hilft differentialdiagnostisch nicht weiter.

Verkalkte Areale (Abb. 9.**12a–c**) in einer orthotopen oder retrosternalen Struma entsprechen häufig szintigraphisch kalten Knoten, ohne daß man aus der *Verkalkung* eines Strumaknotens irgendwelche Rückschlüsse auf die histologische Beschaffenheit bzw. Gutartigkeit ziehen darf.

Schon bei Strumen des WHO-Stadiums II fand sich im Krankengut der Münchener Universitäts-Poliklinik bei 40% der Betroffenen eine *Einengung* des Tracheallumens um die Hälfte oder mehr (Tab. 9.**13**) nach der Röntgenthoraxaufnahme (61). Die röntgenologische Beurteilung der Trachea ist bei Spezialeinstellungen erleichtert, man beschreibt *Trachealverlagerungen und -pelottierungen*. Eine beim seitlichen Strahlengang sichtbare Abdrängung des *Ösophagus* von der Trachea kann auf retrotracheales Strumagewebe hinweisen.

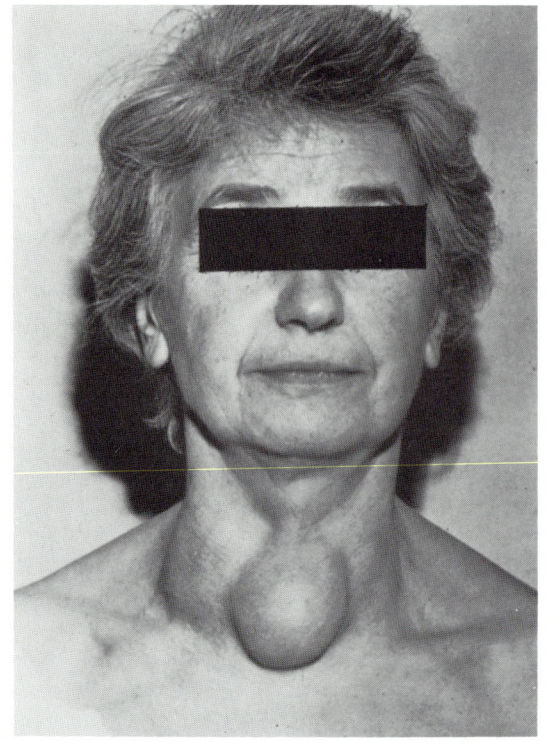

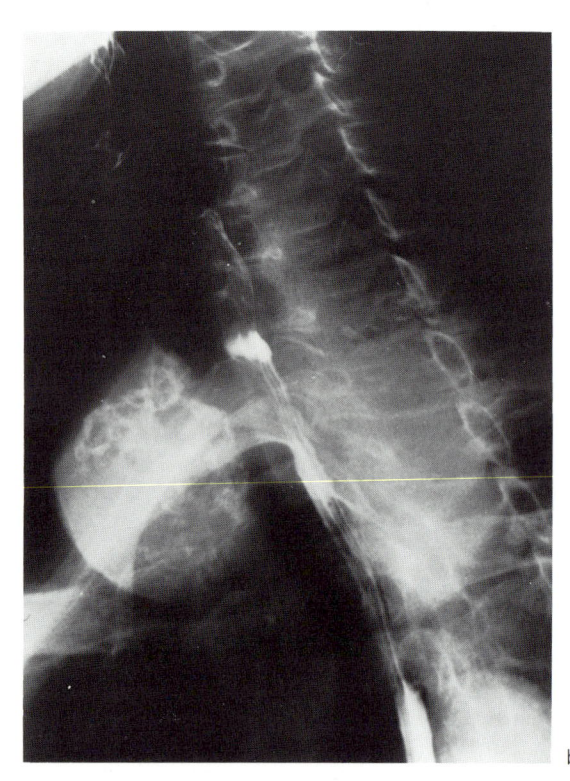

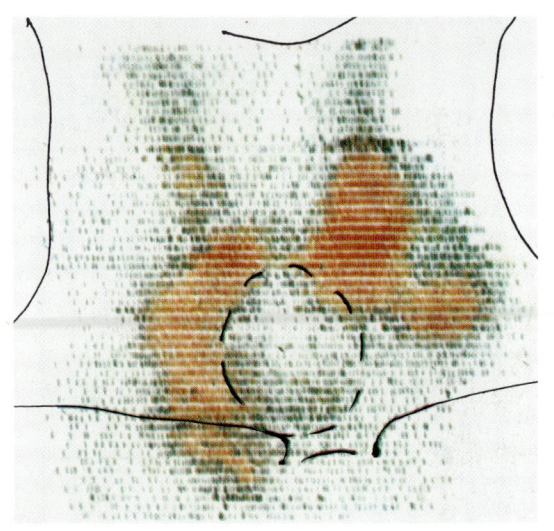

Abb. 9.**12a–c** Episternale Struma nodosa calcarea. **a** Episternal sichtbare Struma nodosa. **b** Im Röntgenbild findet sich eine grobschollige Verkalkung im Bereich des sichtbaren Strumaknotens. **c** Dieser kommt im ^{99m}Technetium-Szintigramm als kalter Knoten zur Darstellung. Operationspräparat: histologisch knotige Kolloidstruma.

Tabelle 9.13 Einengung der Trachea in der p. a. Röntgenthoraxaufnahme bei 495 nicht ausgewählten Patienten der Münchener Universitäts-Poliklinik in Prozent der Untersuchten und unter Berücksichtigung der Strumagröße nach einer älteren WHO-Klassifikation (aus K. W. Frey, M. Engelstädter [61])

Einengung der Trachea	Gesamt	Strumastadium 0	Ia	Ib	II	III
0	43	82	17	5	2,5	–
1/8	28	14	53	27	10	11,5
1/4	16,5	2,5	22,5	39	35	–
1/3	6	1	6	20	12,5	–
1/2	5	0,5	1,5	9	25	66
2/3	1,5	–	–	–	15	22,5
	100	100	100	100	100	100%

Eine *Tracheomalazie,* d. h. die pathologische Erweichung der Trachealwand durch druckbedingte degenerative Knorpelveränderungen, kann auf Grund von Lumenschwankungen der Trachea von mehr als 50% beim *Saug- und Preßversuch* vermutet werden (Abb. 9.13). Objektiver kann die plötzliche Zunahme des Atemwegswiderstands bei der Inspiration mit Hilfe der *Ganzkörperplethysmographie* (Druckströmungsdiagramm, Abb. 9.14a–c) beurteilt werden. Letztere Methode (13) wird im Hinblick auf nicht gerade seltene Diskrepanzen zwischen röntgenologischer „Tracheomalazie" und chirurgisch verifiziertem Befund empfohlen. Das bei leicht geöffnetem Mund und forcierter Atmung als Stridor wahrnehmbare Stenosegeräusch kann auch bei *fixen Stenosen ohne Malazie* beobachtet werden, die ebenfalls in der Ganzkörperplethysmographie quantitativ beurteilbar sind und von der Tracheomalazie abgegrenzt werden können. Ferner ist die Ganzkörperplethysmographie z. B. entscheidend für die mechanische Operationsindikation (S. 519), wenn der maximal erreichbare Atemfluß unter 2 l/s liegt. Mit der bodyplethysmographischen Funktionsuntersuchung lassen sich auch *funktionelle,* wirksame Stenosen sowie deren Lokalisation erfassen. Liegt die Läsion intrathorakal, so kommt es im Exspirium zur Stenose, liegt sie oberhalb des Jugulums, so findet sich eine inspiratorische Atemwegswiderstandserhöhung (s. Abb. 9.14). Bei begründetem Verdacht erfolgt die genauere Klassifizierung durch Laryngotracheoskopie und zwar nicht in Vollnarkose, sondern mit flexiblem Gerät und in Lokalanästhesie, da die Mitarbeit des Patienten erforderlich ist. Nur so lassen sich z. B. manche seltene ventilartigen Fehlfunktionen der Pars membranacea (beispielsweise Membraninvagination wie sie gelegentlich bei Patienten mit Asthma bronchiale oder chronischer Bronchitis vorkommt) bzw. malazische Abschnitte der Trachea sicher differenzieren.

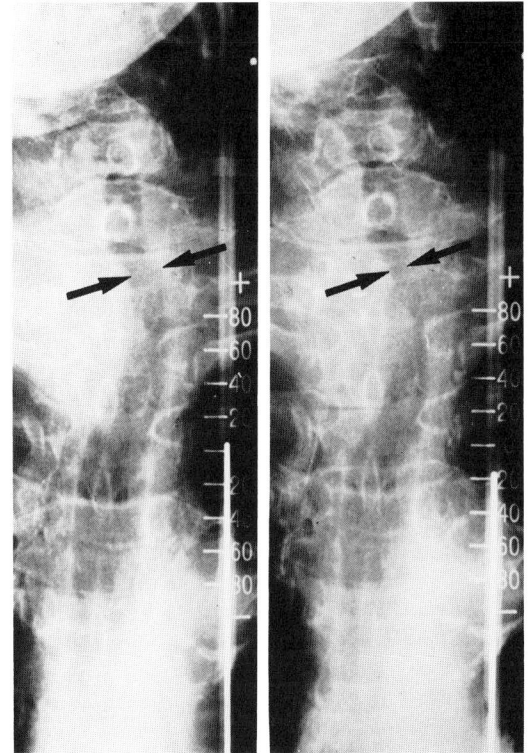

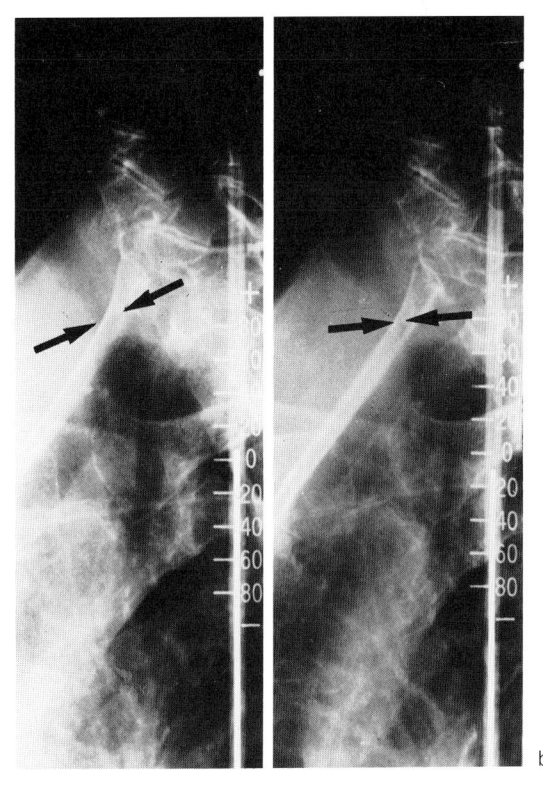

Abb. 9.13a u. b Tracheomalazie im Saug- und Preßversuch. Im posterior-anterioren Strahlengang (a) erkennt man die Linksverlagerung und die Einengung der Trachea etwa in Höhe des Manubrium sterni und eine Lumenschwankung im Saug- und Preßversuch, die im seitlichen Strahlengang (b) in Höhe der Klavikula bei einer Druckdifferenz von nur 20 mmHg (2,67 kPa) stärker ausgeprägt erkennbar wird (vgl. Ganzkörperplethysmographie, Abb. 9.14).

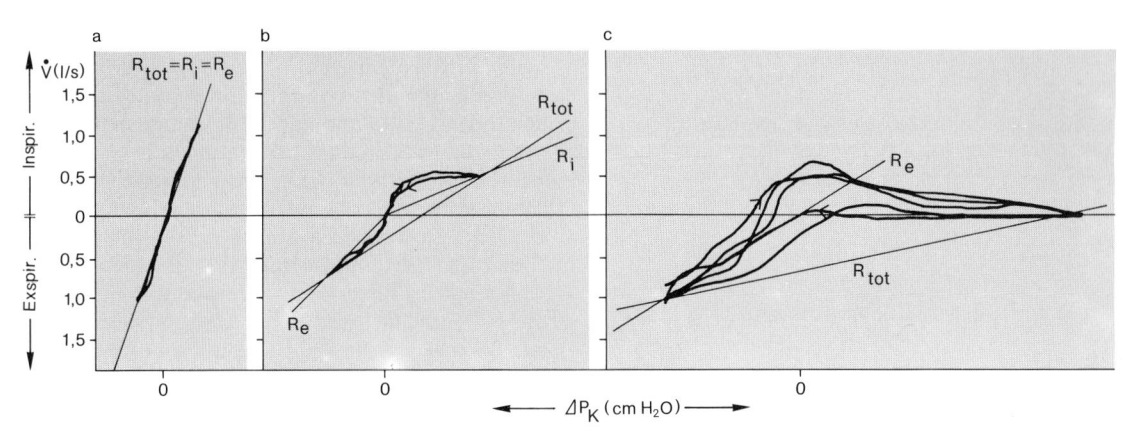

Abb. 9.**14 a–c** Ganzkörperplethysmographie. **a** Normalkurve: Der Patient führt eine In- und Exspiration aus. Der intrathorakale Druck (cm H₂O [kPa]) wird im Verhältnis zur Strömungsgeschwindigkeit am Mund gemessen (l/s). Normalerweise verhalten sich Druck und Strömungsgeschwindigkeit linear zueinander (Normalwert <3 cm H₂O/l/s [<0,3 kPa/l/s]).
b Druckströmungsdiagramme bei schwerer Tracheomalazie, Ruheatmung: Gesamtwiderstand R_{tot} = 9,5 cm H₂O/l/s (0,93 kPa/l/s), inspiratorischer Widerstand R_i = 14,2 cm H₂O/l/s (1,4 kPa/l/s), exspiratorischer Widerstand R_e = 6,1 cm H₂O/l/s (0,6 kPa/l/s). Inspiratorische Stenose bei hochgradiger Tracheomalazie (Patientin von Abb. 9.**13**) infolge extrathorakaler Struma. **c** Forciertes Atemmanöver: Gesamtwiderstand R_{tot} = 29,0 cm H₂O/l/s (2,84 kPa/l/s), inspiratorischer Widerstand R_i = geht gegen unendlich, exspiratorischer Widerstand R_e = 10,4 cm H₂O (1,02 k/Pa/l/s). Kurveninterpretation: Homogene, extrathorakal gelegene Atemwegsobstruktion. Bereits bei Ruheatmung kommt es inspiratorisch bei einer Strömungsgeschwindigkeit von 500 ml/s zu einer waagrechten Knickbildung, d. h. trotz zunehmendem negativen Intrathorakaldruck kommt es zu keiner weiteren Zunahme des Inspirationsflusses. Im Exspirium verhalten sich Druck und Strömungsgeschwindigkeit trotz zusätzlicher peripherer Bronchialobstruktion weitgehend linear. Beim forcierten Inspirium läßt sich sogar trotz massiv zunehmenden Inspirationsdrucks eine Abnahme der Strömungsgeschwindigkeit dokumentieren, d. h. nach Erreichen des maximalen Flusses von 500 ml/s kommt bei massivem Inspirationssog ein Ventilmechanismus zum Tragen, der zu einem nahezu vollständigen Verschluß der Trachea führt. Der Exspirationsfluß dagegen läßt sich linear zum ansteigenden Druck steigern (Beobachtung von *Häussinger*, Med. Klinik Innenstadt der Universität München).

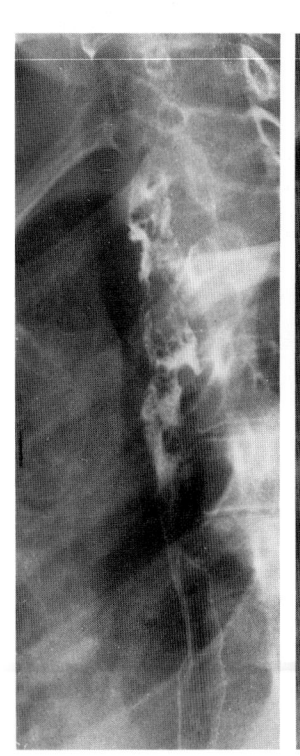

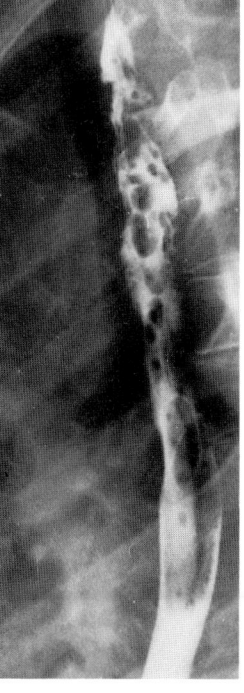

Abb. 9.**15** Röntgenologische Darstellung von oberen Ösophagusvarizen, sog. Downhillvarizen (Beobachtung von *Klemm*, Röntgenabteilung, Medizinische Klinik Innenstadt der Universität München).

Regelmäßig sollte vor jeder Strumaresektion nicht zuletzt aus forensischen Gründen durch den Hals-Nasen- und Ohrenfachärztlichen Spiegelbefund eine ggf. vorher bestehende, auch latente *Rekurrensparese* gesichert werden.

Besonders bei retrosternaler Strumaausdehnung findet man im Rahmen der *oberen Einflußstauung* (vgl. Abb. 9.**10**) nicht ganz selten als Spiegelbild des präthorakalen Umgehungskreislaufs hochsitzende, obere *Ösophagusvarizen* (Abb. 9.**15**), sogenannte Downhillvarizen (55, 206), die endoskopisch oder durch Röntgenkontrastuntersuchungen des Ösophagus gesichert werden können. Solche Varizen können seltene Ursache einer Hämatemesis sein.

Zusammenfassung. Definitionsgemäß verlangt die Diagnose „blande Struma" den Ausschluß maligner oder entzündlicher Strumen und den Ausschluß von Hypo- oder Hyperthyreoseformen. In jedem Einzelfall muß entschieden werden über den hierfür adäquaten diagnostischen Aufwand und über die eventuelle Erweiterung des diagnostischen Basisprogramms. Der empirisch-therapeutisch orientierte, praktizierende Kollege wird das junge Mädchen mit einer palpatorisch sicher diffusen blanden Struma bis zum Größenstadium WHO II sicher nicht selten ohne weitere Diagnostik mit Schilddrüsenhormonen behandeln und ex juvantibus die richtige Diagnose „blande Struma" bestätigen. Eine größere Sicherheit für den Patienten erreicht man aber zweifellos, wenn man das diagnostische Basisprogramm prinzipiell einsetzt, zu dem Thyroxinbestimmung, Schilddrüsenhormonbindungstest, Technetiumszintigramm außer bei Jugendlichen mit kleinen, sicher diffusen Strumen und heute vielfach auch der TRH-Stimulationstest gehören. Letzterer und die Feinnadelbiopsie vermögen als weitergehende Untersuchungen gerade für differentialtherapeutische Entscheidungen wichtige Informationen zu liefern.

Behandlung der blanden Struma

Die Therapie der blanden Struma ruht auf den drei Säulen der Operation, der Radiojodtherapie und der Schilddrüsenhormonbehandlung. Die Wahl des für den *individuellen* Patienten geeigneten Verfahrens hängt von Größe und Beschaffenheit der Struma und vom Alter und von den Risikofaktoren des Patienten ab.

Aus internistischer Sicht sei in aller Kürze zur *Operationsindikation* Stellung genommen. Man unterscheidet heute eine mechanisch begründete Operationsindikation bei den oben beschriebenen *mechanischen* Komplikationen von einer strenggenommen *prophylaktischen* Indikation. Eine mechanische Indikation ist z. B. häufig bei Struma permagna gegeben, die ja u. U. sogar von hinten gesehen werden kann (Abb. 9.**16a–b**). Prophylaktisch bzw. diagnostisch wird die Operation zur Vermeidung einer späteren Struma maligna bzw. zu deren sicheren Ausschluß durchgeführt, der eben endgültig nur auf Grund einer sicheren histologischen Beurteilung möglich ist. Heute wird die Strumaresektion vorwiegend prophylaktisch/diagnostisch wegen des Vorliegens kalter Knoten oder auch Zysten und wesentlich seltener aus streng mechanisch begründeter oder *kosmetischer* Indikation durchgeführt, wobei es natürlich Übergänge und Kombinationen zwischen diesen drei Indikationen gibt. Zur Illustration der „prophylaktischen" Operationsindikation sei angeführt, daß im Krankengut der Chirurgischen Universitätsklinik München 15% der operierten kalten Knoten einer Struma maligna entsprachen, daß in der gleichen Klinik in den letzten 10 Jahren bei ca. 2000 Strumaoperationen 57% aller Patienten einen kalten Knoten aufwiesen (F. Spelsberg, München, persönliche Mitteilung) und daß im Krankengut der Endokrinologischen Ambulanz der Medizinischen Klinik Innenstadt der Universität für 5,9% der kalten Knoten das Vorliegen einer Struma maligna gezeigt wurde (88, 100, 218, 250). Natürlich sind diese Zahlen durch Selektion entstanden und kontrastieren zu dem geschätzten wahren Malignomrisiko des kalten Knotens von etwa 1%. Die häufig diskutierte Frage, welche kalten Knoten operiert werden sollten, sei aber ganz allgemein dahingehend beantwortet, daß jeder anamnestisch oder palpatorisch verdächtige, kalte oder radionuclidspeichernde Knoten operiert werden sollte.

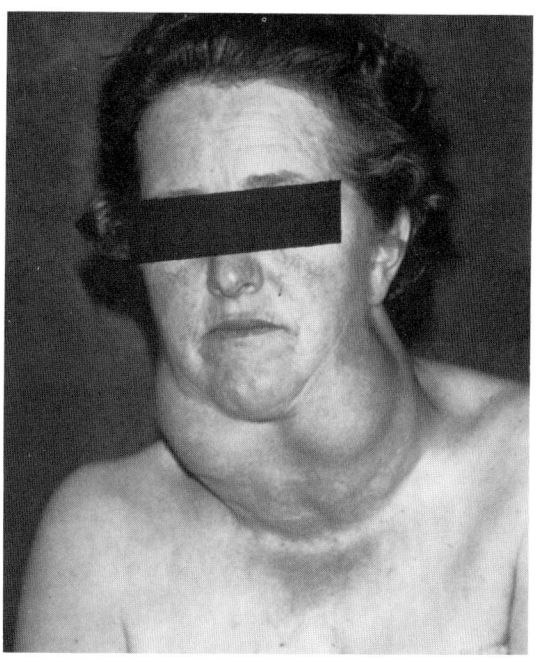

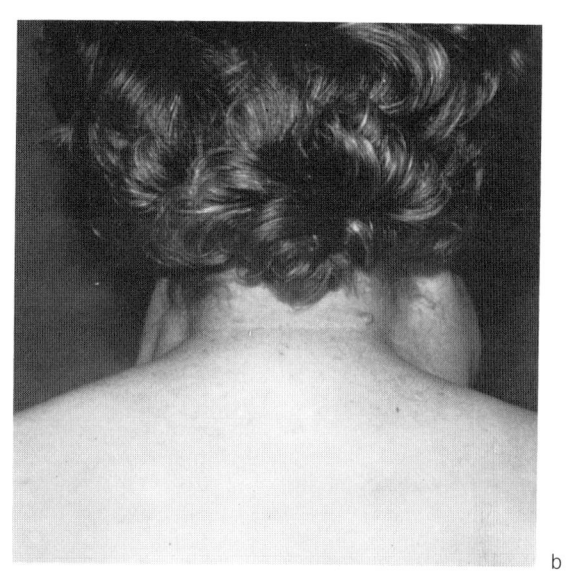

Abb. 9.**16 a** u. **b** Struma permagna. **a** Große Struma, die von weitem zu erkennen (WHO Stadium III) und schon durch Inspektion als nodös einzugruppieren ist, und die sogar schon von hinten gesehen werden kann (**b**).

Radiojodtherapie

Die Möglichkeit, die blande Struma durch Radiojodtherapie zu verkleinern, wird wohl immer noch *zu zurückhaltend* genutzt (62, 63, 105, 118, 124). Eine Nachuntersuchung von 349 behandelten Patienten des Münchener Krankengutes (63) zeigte, daß die durch die Struma bedingten mechanischen Beschwerden bei 70–80% der Patienten durch eine Dosierung von 10 000 bis 15 000 rd (100–150 Gy) wesentlich gebessert wurden. Der Halsumfang nahm im Mittel um 1,6–1,8 cm ab, die Szintigrammfläche der Struma verringerte sich um bis zu 20%. Das Durchschnittsalter dieser Patienten von 64 Jahren zeigt, daß diese Therapie besonders bei *älteren* Patienten mit hohem Operationsrisiko sehr wertvoll sein kann. Sind die lokalmechanischen Erscheinungen gebessert, so kann man im Anschluß an die Radiojodtherapie mit Schilddrüsenhormonen eine weitere Verkleinerung anstreben. Wir haben auch schon erlebt, daß nach einer ersten Verkleinerung und Besserung der oberen Einflußstauung durch Radiojod (s. Abb. 9.11) es dem Chirurgen leichter fiel, der an sich gegebenen Operationsindikation nachzukommen.

Das Hypothyreoserisiko scheint bei dieser Indikation für die Radiojodtherapie eher klein zu sein (63, 118). – Besonders empfiehlt sich diese Behandlungsform auch bei blanden *Strumarezidiven* (223), wiederum vor allem älterer Patienten, da die Rezidivoperation bekanntlich mit einem höheren Risiko einer Rekurrensparese behaftet ist. Sind die TSH-Spiegel bei vermeintlicher blander Struma supprimiert (S. 505), ohne daß eine manifeste Hyperthyreose vorliegt, so wird man sich gerade bei älteren Patienten auch dann gerne zu einer Radiojodbehandlung entschließen, wenn die Größe der Struma noch keine wesentlichen mechanischen Beschwerden verursacht.

Schilddrüsenhormonbehandlung

Schilddrüsenhormone wurden beim Kropf lange gegeben, bevor man die pathophysiologische Basis dieser Therapie kannte (20). Die Schilddrüsenhormonbehandlung der blanden Struma, also die konservative Therapie im engeren Sinne, gehört zu den dankbarsten ärztlichen Aufgaben. Besonders geeignet sind natürlich Jugendliche mit diffusen Strumen. Bei konsequenter Nutzung der Möglichkeiten der rechtzeitigen Schilddrüsenhormonbehandlung der blanden Struma im jugendlichen Alter, ja bis zum Abschluß der generationsfähigen Phase hin, wäre der Großteil der späteren Operationsindikationen zu vermeiden! Wir teilen den Standpunkt anderer, daß *jede* blande Struma diffusa eine behandlungsbedürftige Erkrankung darstellt (59, 106, 107). Die alte Unterscheidung von „Kropfträgern und Kropfkranken" verführt zu einer problematischen Bagatellisierung!

Man hat schon früher Schilddrüsenhormone in der Vorstellung gegeben, die hypophysäre TSH-Sekretion zu vermindern, um hierdurch eine Rückbildung der Struma zu ermöglichen, und hat dies anhand der Suppression der Radiojodspeicherungswerte gemessen (122). Die *Ziele* der Schilddrüsenhormonbehandlung sind:
– Bei blander Struma die TSH-Sekretion gerade eben zu supprimieren,
– bei Rezidivstruma ebenso gerade die Grenze der TSH-Suppression zu erreichen, und
– zur Rezidivprophylaxe nach Strumaresektion oder nach Radiojodtherapie der blanden Struma die TSH-Sekretion im unteren Normalbereich zu halten.

Über die für die Erreichung der genannten therapeutischen Ziele notwendige *Dosierung* von Schilddrüsenhormonen weiß man heute durch die direkte radioimmunologische TSH-Bestimmung und durch den TRH-Stimulationstest besser Bescheid. Der TRH-Stimulationstest erlaubte die Aufstellung von Dosierungsrichtlinien (Tab. 9.14), an die man sich halten kann, *ohne* für jeden einzelnen Patienten etwa auf Grund wiederholter TRH-Stimulationsteste unter Schilddrüsenhormontherapie die Dosis einzustellen, quasi titrieren zu müssen (178, 181). Geht man davon aus, daß die TSH-Sekretion durch die zugeführten Schilddrüsenhormone supprimiert werden muß, damit ein einmal entstandener Kropf wieder kleiner werden kann, so zeigt Tab. 9.14, daß man für etwa je ein Drittel der Patienten mit blander Struma eine halbe bzw. eine dreiviertel bzw. eine ganze Tablette der üblichen *Kombinationspräparate* von 100 µg (129 nmol) T4 plus 20 µg (31 nmol) T3 benötigt. Dabei entspricht eine Tablette dieser Kombinationspräparate etwa 150 µg (193 nmol) eines Thyroxin-*Monopräparates*. Der Streit darüber, ob T4-Monopräparate vorzuziehen sind, ist wahrscheinlich ziemlich akademisch.

Tabelle 9.**14** Schilddrüsenhormondosierung bei Patienten(%) mit blander Struma (N = 180), Rezidivstruma (N = 41) oder zur Rezidivprophylaxe (N = 21) (aus *C. R. Pickardt* u. Mitarb. [181])

100 µg (129 nmol) Thyroxin +20 µg (31 nmol) Trijodthyronin pro Tablette	½	¾	1	1¼	1½	Tabl.
Δ TSH Struma- normal rezidiv- prophylaxe	60	20	15	5	–	%
Δ TSH Blande suppr. Struma	30	30	30	5	5	%
Rezidiv- struma	20	25	30	15	10	%

Für T4-Monopräparate spricht:
– Thyroxin wird von den schilddrüsenhormonabhängigen Organen im wesentlichen nach Bedarf in Trijodthyronin umgewandelt.
– Bei jeder T3-Medikation ist mit flüchtigen Resorptionsgipfeln im zirkulierenden Blut zu rechnen.

Für Kombinationspräparate spricht:
– Die beobachteten T3-Spitzen spielen im Hinblick auf den trägen biochemischen Wirkungsmechanismus der Schilddrüsenhormone klinisch wohl keine Rolle.
– Die physiologische thyreoidale T3-Sekretion sollte bei der oralen Schilddrüsenhormonzufuhr nicht ganz vernachlässigt werden, weil nicht ganz sicher ist, ob nicht z.B. bei interkurrenten Erkrankungen die Konversion des T4 zu T3 insuffizient werden kann.
– Die Kontrolle der Einstellung der Patienten anhand der billigeren und zuverlässigeren Thyroxinbestimmung ist bei Kombinationspräparaten einfacher, da Strumapatienten unter T4-Monopräpara-

ten erhöhte Thyroxinwerte von 13–15 µg/100 ml (167–193 nmol/l) erreichen, ehe die gewünschte Suppression der TSH-Sekretion eintritt.

Wir stehen auf dem Standpunkt, daß man bei guten persönlichen Erfahrungen mit dem einen oder anderen Präparat keinen Grund hat, seine gewohnte Medikation zu ändern. Wenn man nur die Laborwerte und die Physiologie der Schilddrüsenhormonsekretion betrachtet, so wäre möglicherweise die Gabe von Thyroxin und Trijodthyronin im Verhältnis von 10:1 optimal.

Erwähnenswert sind noch Versuche, eine partielle Dissoziation der TSH-supprimierenden und somit antistrumigenen Wirkung einerseits von dem stoffwechselsteigernden Effekt andererseits bei D-konfigurierten synthetischen Schilddrüsenhormonen zu suchen und zugunsten der antistrumigenen Wirkung bei der Kropfbehandlung auszunützen (199). Obwohl diese Versuche, bestätigt in einer unveröffentlichten Doppelblindstudie, ermutigend verliefen, sind die Herstellungskosten für reine Präparate offenbar zu hoch im Hinblick auf die günstigen Resultate mit richtig dosierten L-konfigurierten Schilddrüsenhormonen.

Zur *Durchführung* der Behandlung mit Schilddrüsenhormonen und zur Kontrolle der Dosierung sei folgendes Schema empfohlen. Die Schilddrüsenhormone sollten nüchtern eingenommen werden wegen der besseren und gleichmäßigeren Resorption des Thyroxins (258). Beginnend mit der Hälfte der zu erwartenden Dauerdosis sollte man die Dosis in 2- bis 4wöchigen Abständen steigern. Dies erlaubt die Vermeidung initialer Überdosierungssymptome, die wegen der langen Halbwertszeit der additiv wirksamen, endogenen Schilddrüsenhormone zu erwarten sind.

Bei der *Kontrolle* der Schilddrüsenhormonbehandlung der blanden Struma bewähren sich besonders eine sorgfältige Registrierung der Änderungen der Beschwerden und des Lokalbefunds; schließlich geht es primär um die Verkleinerung der bestehenden Struma! Es ist wichtig, standardisierte Bedingungen für die Blutentnahmen bei Kontrollen festzulegen. Insbesondere sollten 12–24 Stunden, aber nicht mehr, seit der letzten Schilddrüsenhormoneinnahme verstrichen sein, um die Messung im Resorptionsgipfel zu vermeiden, aber trotzdem repräsentative T_4- und TSH-Werte zu erhalten. Etwa 4 Wochen nach Absetzen einer solchen Suppressionsbehandlung mit Schilddrüsenhormonen ist die TSH-Sekretion in der Regel durch TRH wieder stimulierbar (111, 246). Szintigraphische Kontrollen unter Schilddrüsenhormontherapie ergeben Bilder schlechter Qualität. Nach Unterbrechung der Schilddrüsenhormonbehandlung sollten szintigraphische Kontrollen nur bei spezieller Indikation (z.B. suspekter Knoten), nicht aber zur routinemäßigen Bestimmung der Größenabnahme vorgenommen werden.

Ob und wann ein T_4-Wert unter Schilddrüsenhormonbehandlung als erhöht zu betrachten ist, hängt ab von den TBG-Spiegeln, der Benutzung von T_4-Monopräparaten oder T_4/T_3-Kombinationen, der Bestimmungsmethodik usw. Hält man eine Hyperthyreosis factitia für möglich, so sollte man sich zuerst davon überzeugen, daß der TRH-Stimulationstest negativ ausfällt. Ist die TSH-Sekretion supprimiert und sprechen die klinischen Zeichen für eine *Überdosierung*, so ist die Dosis zu reduzieren. Gelegentlich erlebt man, daß sich unter Behandlung einer vermeintlich blanden Struma mit Schilddrüsenhormonen eine der Hyperthyreoseformen demaskiert. Den früher diskutierten ursächlichen Zusammenhang zwischen Schilddrüsenhormonbehandlung und Auslösung einer Hyperthyreose sui generis kann man heute nicht mehr für wahrscheinlich halten (48). In den Fällen von *demaskierter* oder *interkurrenter* Hyperthyreose persistieren Beschwerden, Symptome, erhöhte T_4-Werte und TSH-Suppression nach Absetzen der Schilddrüsenhormonbehandlung und machen natürlich eine Korrektur des Behandlungsplans erforderlich.

Für die Schilddrüsenhormonbehandlung von *Rezidivstrumen* braucht man im Mittel etwas höhere Schilddrüsenhormondosen (s. Tab. 9.**14**). Das paßt zu dem Befund, daß die TSH-Werte im Mittel bei der Rezidivstruma höher sind (70, 72, 99, 181), während von den Thyroxinwerten her gesehen blande Strumen und Rezidivstrumen im Einzelfall nicht zu unterscheiden sind (s. Abb. 9.**5** und Tab. 9.**11**).

Ganz besondere Beachtung verdient die *Rezidivprophylaxe* mit Schilddrüsenhormonen nach Resektion einer blanden Struma (141, 224). Bei konsequenter Schilddrüsenhormonbehandlung, kontrolliert z.B. mit einer Kropfkarte für den operierten Patienten (224), wird die Rezidivhäufigkeit um ein Vielfaches gesenkt. Die *lebenslange* Einnahme der richtigen Schilddrüsenhormondosis kann den Patienten wahrscheinlich weitgehend vor dem in der Größenordnung von 20–30% liegenden Rezidivrisiko schützen. Bei der Rezidivprophylaxe wird die Schilddrüsenhormondosis so gewählt, daß die TSH-Sekretion nicht supprimiert wird, sondern daß der TSH-Anstieg beim TRH-Stimulationstest im unteren Normalbereich liegt (s. Tab. 9.**14**). – Die früher geübte, auf den ersten Blick logische, alleinige Jodgabe zur Rezidivprophylaxe nach Strumaresektion war unbefriedigend (223, 224) und muß auch wenig wirksam sein in den Fällen, in denen der Jodmangel nicht die alleinige Kropfursache war.

Die *Erfolge* der Schilddrüsenhormonbehandlung der blanden Struma sind je besser, desto jünger der Patient und desto diffuser die Struma ist (59, 106, 107). Man kann allerdings auch erleben, daß sich kalte Knoten unter Schilddrüsenhormonbehandlung verkleinern lassen. In der Literatur findet man die Angabe, daß sich 60–80% der blanden Strumen bessern oder zurückbilden. Die *Dauer* der Schilddrüsenhormonbehandlung sollte allerdings nicht unter 18 Monaten liegen (59, 107).

Im Gegensatz zur Rezidivprophylaxe nach Strumaresektion muß die konservative Schilddrüsenhormonbehandlung der blanden Struma allerdings nicht notwendigerweise eine lebenslange Behandlung sein. Wenn z.B. nach 2jähriger Behandlung die diffuse Struma eines jugendlichen Patienten sich vollständig zurückgebildet hat, so ist zum Zeitpunkt des Abschlusses der körperlichen Reifung ein *Auslaßversuch* durchaus berechtigt. Man sollte das Anhalten des therapeutischen Erfolgs durch eine *Jodprophylaxe* (s. u.) z. B. durch Benützung von jodiertem Speisesalz oder auch durch Verordnung von jodhaltigen Tabletten sichern. Den Patienten muß allerdings eingeschärft werden, daß sie bei erneutem Strumawachstum, Frauen vor allem auch während einer eventuellen Gravidität, frühzeitig zur Wiederaufnahme der Schilddrüsenhormonbehandlung kommen. *Rezidive* erfordern bei der Kontrolluntersuchung eine Überprüfung der Diagnose.

Bei sogenannten *Therapieversagern* der Schilddrüsenhormonbehandlung sollte zunächst unter der Schilddrüsenhormonbehandlung mit Hilfe des TRH-Stimulationstests geprüft werden, ob die TSH-Sekretion überhaupt supprimiert ist. Erst wenn nach 1- bis 2jähriger sicher TSH-supprimierender Behandlung kein Therapieerfolg zu verzeichnen ist, oder ein, unter Umständen auch knotiger, *Rest* verbleibt, muß entschieden werden, ob weitergehende diagnostische und therapeutische Maßnahmen (Punktion?, Operation?) erforderlich sind, oder ob gerade in diesen Fällen eine lebenslange Dauerbehandlung mit einer etwas reduzierten Dosis ganz wie bei der Rezidivprophylaxe nach Strumaresektion zur Sicherung des therapeutischen Teilerfolgs sinnvoll ist.

Anhang: Struma neonatorum und kindliche blande Strumen

Dies ist nicht der Ort, das Problem der angeborenen oder frühkindlichen Struma mit Hypothyreose, in schweren Fällen auch Kretinismus, z. B. auf der Basis genetisch bedingter Jodfehlverwertungen darzustellen (S. 501).

In den endemischen Jodmangelgebieten der Bundesrepublik Deutschland (S. 497) findet man aber bei Neugeborenen Schilddrüsenvergrößerungen des Stadiums I, seltener II und III. Nach einer persönlichen Mitteilung (HOMOKI, Ulm) ist die regionale Inzidenz der Neugeborenen-Struma von 63 auf 1680 Geborenen (1970/71) um knapp die Hälfte zurückgegangen, seit die Mütter zum Teil und auf freiwilliger Basis in der Gravidität eine Jodsubstitution durch die betreuenden, kooperierenden Gynäkologen erhalten.

Bei Neugeborenen mit *Struma neonatorum* steigen die Thyroxinspiegel postnatal nicht ausreichend an, die physiologisch schon hohen, basalen TSH-Spiegel fallen nicht zeitgerecht ab, und die Gesamttrijodthyroninspiegel sind im Vergleich zu gesunden Neugeborenen normal bzw. erhöht. Nach den Kriterien der In-vitro-Diagnostik (S. 509) haben diese Neugeborenen also bereits einen Schilddrüsenhormonmangel, der über die Konstellation der Hormonbefunde bei der blanden Struma des Erwachsenen hinausgeht (85, 226). Eine stichprobenartige Überprüfung der Urinjodausscheidungen solcher Neugeborener (Zusammenarbeit mit STUBBE, Göttingen) zeigte, daß diese um eine Zehnerpotenz niedriger als bei gesunden Neugeborenen der gleichen Region liegen: Unter sofortiger Jodsubstitution bilden sich die Strumen innerhalb von etwa 9 Tagen zurück (8,4 ± 4,8 Tage) und die TSH-Spiegel fallen bereits in etwa 5 Tagen (4,7 ± 3,5 Tage) in den Normbereich zurück (85, 226). Eine andere Untersuchung zeigte, daß 58% der Neugeborenen mit einer Struma eine deutlich verzögerte röntgenologische Skelettreife, erhöhte TSH-Werte und verminderte T_4-Jod-Werte aufwiesen (98).

Es kommt also darauf an, bei Neugeborenen-Strumen die Übergänge zum *Schilddrüsenhormonmangel* in den ersten Lebenstagen zu erkennen und durch eine frühzeitige Jodsubstitution (208, 209), z. B. durch Kaliumjodidsalbe oder orale Jodzufuhr, nicht nur eine Verkleinerung der Schilddrüse zu erreichen, sondern auch die Auswirkungen des perinatalen Schilddrüsenhormonmangels auf die Reifung des Zentralnervensystems (58) und des Skelettsystems (98, 208, 209) zu verhindern.

Außerdem muß man sich darüber im klaren sein, daß das *Screening* der Neugeborenen auf angeborene Hypothyreosen mittels radioimmunologischer TSH-Bestimmung so lange überhöht häufig positive Befunde bei Jodmangel-Kindern (85) bringen wird, wie in der Bundesrepublik Deutschland keine gesetzliche allgemeine Kropfprophylaxe mit jodiertem Speisesalz durchgesetzt ist, zumindest aber die werdenden Mütter vom Beginn der Gravidität an eine Jodsubstitution erhalten (47).

Bei etwas älteren *Kindern* und Jugendlichen wird von der Mehrzahl der Pädiater zur Behandlung der blanden Struma die Therapie mit *Schilddrüsenhormonen* empfohlen. Die speziellen Dosierungsempfehlungen von z. B. 7 µg (9 nmol) Thyroxin pro kg Körpergewicht (260) sind zu berücksichtigen.

Prophylaxe

In allen Kontinenten der Erde haben viele Staaten erfolgreiche Programme zur vorbeugenden Bekämpfung der endemischen Struma realisiert (47, 220). Die Weltgesundheitsorganisation empfiehlt die Jodprophylaxe uneingeschränkt für Länder, die eine den Verhältnissen in der Bundesrepublik Deutschland entsprechende Strumahäufigkeit (S. 496) *und* gleichzeitige Jodmangelsituation (S. 498) aufweisen. Als dem zivilisatorischen Entwicklungsstand der Bundesrepublik Deutschland angemessen gilt die Kropfprophylaxe mit *jodiertem Speisesalz* (47, 220).

In den sogenannten Entwicklungsländern wird vielfach zur Strumaprophylaxe die Injektion von *jodiertem Öl*, welches eine Depotfunktion besitzt, eingesetzt (23, 38, 47, 52, 74, 150, 155, 156, 186, 219, 220). In Tasmanien hat man *Brot* als Vehikel für die Jodprophylaxe benutzt (2, 33, 34, 225, 248). Die jodhaltigen Brotsorten der Vereinigten Staaten (121) sind dagegen nicht als bewußte prophylaktische Mittel zu verstehen, der Jodatzusatz (S. 499) erfolgte hier aus backtechnischen Gründen.

In unseren Nachbarländern wie der Schweiz (128, 222, 255) und Österreich (7) hat das jodierte Speisesalz zu einer deutlichen Verminderung der Strumahäufigkeit besonders bei den Schulkindern geführt. Bei den österreichischen Rekruten *sank die Strumahäufigkeit* auf zuletzt ca. 3% (STEINER, persönliche Mitteilung, vgl. 224). Die Notwendigkeit der Jodsalzprophylaxe wird in diesen Ländern auch heute noch vorbehaltlos bejaht. Zwar ist bekannt, daß nicht alle Strumaendemien durch Jodsalzprophylaxe zu beseitigen sind (S. 500); andererseits könnte die Wirksamkeit der Prophylaxe mit jodiertem Speisesalz noch verbessert werden (79).

Gültige gesetzliche Grundlagen und geeignete jodierte Salze

Die Verordnung über diätetische Lebensmittel (Diätverordnung) vom 20. Juni 1963 (Bundesgesetzblatt I, Seite 415; vierte Änderungsverordnung vom 14. April 1975, Bundesgesetzblatt I, Seite 938) erlaubt in Paragraph 10 die Herstellung und den Vertrieb von jodierten Speisesalzen mit einem Jodgehalt zwischen 3 und 5 Milligramm pro Kilogramm. Folgende *jodierte Speisesalze* sind in der Bundesrepublik erhältlich:
– Bayerisches Vollsalz (gelbe Packung, nur in Bayern),
– Bad Reichenhaller Jodsalz (nur in Drogerien und Apotheken der Bundesrepublik Deutschland),
– Düra-Vollsalz (nur in Baden-Württemberg),
– Lüneburger Vollsalz.

Die genannten jodierten Speisesalze müssen zur Kropfprophylaxe empfohlen werden. Leider ist ihre Verbreitung völlig unzureichend. Sowohl in der Bevölkerung wie auch in der Kollegenschaft bestehen häufig Unklarheiten darüber, welche Speisesalze jodiert und als solche zur Kropfvorbeugung geeignet sind. Anlaß zu Verwechslungen geben vor allem sogenannte Meersalze. Es kann und soll nichts Negatives über die Qualität dieser Salze als Speisesalze gesagt werden. Es ist aber erforderlich darauf hinzuweisen, daß folgende *Meersalze* auf Grund des in ihnen gemessenen und in Milligramm pro Kilogramm angegebenen Jodgehalts (212) *nicht* zur Kropfprophylaxe geeignet sind:
– Südsalz
 (Dr. Ritter und Co., Köln)   0,59 (4,65 µmol/kg),
– Biomaris (Biomaris-Gesellschaft,
 Bremen)   0,26 (2,05 µmol/kg),
– Vollmeersalz (Neuform, Hage)
   0,24 (1,89 µmol/kg),
– Schneekoppe-Meersalz
 (Schneekoppe-Reform GmbH)
   0,46 (3,62 µmol/kg),
– Sel (Salz-Co., Bremen)   0,31 (2,44 µmol/kg).
Diese Meersalze enthalten also im Mittel nur knapp 10% des nach der gegenwärtig gültigen Diätverordnung zur Kropfprophylaxe zulässigen Jodgehalts. Nach dem heute gültigen gesetzlichen Stand kann man aber nur empfehlen, die Bemühungen um die *vermehrte freiwillige* Benützung der obengenannten jodierten Speisesalze zu unterstützen!

Leider ist die *Stabilität* des Jod in den mit dem zugelassenen Kaliumjodid jodierten Speisesalzen unbefriedigend. Dies zeigte eine Untersuchung der in der Bundesrepublik Deutschland und bei einigen europäischen Nachbarn erhältlichen jodierten Speisesalze (79). Daher wurde beim Gesetzgeber beantragt, entweder die Stabilität von mit Kaliumjodid jodierten Speisesalzen durch den Zusatz von Natriumthiosulfat zu verbessern oder aber das Speisesalz mit Kaliumjodat zu jodieren. Toxikologische Bedenken gegen die Verwendung von Kaliumjodat erübrigen sich wohl im Hinblick auf die Tatsache, daß in den USA, aber auch in Australien (33), dem Brot seit mehr als 15 Jahren Jodat in einer Menge zugesetzt wird, die zu einer mittleren täglichen alimentären Jodaufnahme von 500 µg (3,9 µmol) führte (121). In dem jüngsten umfangreichen Bericht der Food and Drug Administration (235) wird geschlossen, daß die zur Zeit vorliegenden Daten nicht den Schluß zulassen, daß negative Auswirkungen dieser hohen alimentären Jodaufnahme in den Vereinigten Staaten auf die Häufigkeit bestimmter Schilddrüsenerkrankungen wie Hashimoto-Thyreoiditis, jodinduzierte Hyperthyreose, jodinduzierte Struma und Struma maligna bestehen.

In der *Bundesrepublik Deutschland* wären folgende *Änderungen* der gültigen *Diätverordnung* vordringlich:
– Anhebung des zulässigen Jodgehalts, so daß pro Kopf und Tag etwa 100 µg (0,8 µmol) Jod zusätzlich mit der Nahrung aufgenommen würden.
– Änderung der Deklarierungspflicht derart, daß die vorgeschriebene abschreckende Aufschrift „Nur bei ärztlich festgestelltem Jodmangel" entfällt, da dieser in der Praxis nicht feststellbar ist.
– Zulassung von Kaliumjodat- und/oder Natriumthiosulfatzusatz.

Es hat nicht an immer wieder neuen Versuchen gefehlt, auch in Deutschland eine gesetzliche allgemeine Jodsalzprophylaxe zu schaffen (117). Die Sektion Schilddrüse der Deutschen Gesellschaft für Endokrinologie hat vor kurzem empfohlen (215), auch in Deutschland eine gesetzliche Basis für eine *allgemeine Jodprophylaxe* zu schaffen.

Zur Frage des „Jod-Basedow"

Abgesehen von der verbreiteten Unwissenheit über den Jodmangel als gewichtigste Ursache der endemischen Struma in der Bundesrepublik Deutschland stand und steht der besseren Verbreitung der jodierten Speisesalze und der Einführung einer gesetzlichen Jodsalzprophylaxe vor allem die Furcht vor dem sogenannten „Jod-Basedow" im Wege. Bedauerlicherweise werden ja in der Tat z.B. nach Röntgenkontrastmitteluntersuchungen, d. h. bei grammweiser Jodzufuhr, immer wieder schwere Hyperthyreosen beobachtet (S. 314).

Die wichtige Frage, ob die *Hyperthyreose* durch eine *Jodsalzprophylaxe häufiger wird,* kann aber nur differenziert beantwortet werden. Betrachten wir zunächst die Schilddrüsenüberfunktion vom Typ des *Morbus*

Basedow, bei dem bekanntlich die ganze Schilddrüse mehr oder weniger gleichmäßig betroffen ist. Es ist eine Erfahrungstatsache, daß man durch Jodmangel einen Morbus Basedow nicht verhindern kann. Der Morbus Basedow tritt vielmehr in Jodmangelgebieten vermehrt in Form der sogenannten T3-Hyperthyreose auf. Diese ist klinisch keineswegs gutartiger, sie hat lediglich den Nachteil, daß sie durch die Laboratoriumsdiagnostik schwieriger zu beweisen ist. Für Basedow-Kranke kann man praktisch von einem Vorteil durch die Jodprophylaxe sprechen, indem ihre Krankheit einfacher zu diagnostizieren wäre. Überdies konnte für die Hyperthyreose vom Typ des Morbus Basedow kürzlich direkt gezeigt werden, daß diese Form bei einer Strumaprophylaxe mit jodiertem Brot in Tasmanien nicht häufiger wurde (2). Bei dieser Form der Jodprophylaxe nahmen weder die endokrine Ophthalmopathie (248) noch die Nachweisbarkeit von schilddrüsenstimulierenden Antikörpern (2) zu.

Der zweiten Form der Schilddrüsenüberfunktion liegen sogenannte autonome Adenome zugrunde. Hierbei liegt im Falle eines *dekompensierten autonomen Adenoms* ebenfalls eine sicher behandlungsbedürftige Schilddrüsenüberfunktion vor, die bei Jodsalzprophylaxe, d.h. bei einer zusätzlichen alimentären Mehraufnahme von bis zu 100 µg (0,8 µmol) Jod pro Tag, lediglich etwas eher und einfacher diagnostiziert würde (230). – Für Patienten mit *kompensierten autonomen Adenomen* der Schilddrüse bzw. mit den Vorstadien derselben (16, 49, 71, 142, 232) muß man dagegen diskutieren, ob durch die Jodsalzprophylaxe eine Hyperthyreose manifest werden kann. Zu diesem Thema gibt es eine sehr interessante Beobachtungsserie aus Tasmanien (2, 34, 225, 248). Mit jodiertem Brot wurden der Bevölkerung zwischen 80 und 300 g (0,63–2,36 µmol) Jod pro Tag zusätzlich zugeführt. Im Zusammenhang mit dieser Maßnahme kam es vorübergehend zu einer Zunahme der Hyperthyreoserate in der Bevölkerung von etwa 0,03% auf maximal 0,13%. Diese Häufigkeitszunahme traf ausschließlich Patienten, die älter als 40 Jahre waren, also diejenige Altersgruppe, in der das autonome Adenom häufiger beobachtet wird. Für diese Gruppe muß man also annehmen, daß vorher noch kompensierte und nicht unbedingt behandlungsbedürftige autonome Adenome in eine Hyperthyreose übergeführt wurden. Zugleich zeigten diese Untersuchungen aber, daß die Hyperthyreosefrequenz auch in dieser Altersgruppe nach 2–3 Jahren in etwa wieder auf diejenige Frequenz zurücksank (ca. 0,05%), die man vorher, vor Einführung der Jodprophylaxe beobachtete (34, 225, 248).

Da das autonome Adenom der Schilddrüse in der ganz überwiegenden Mehrzahl der Fälle eine direkte *Folgekrankheit* der blanden endemischen Jodmangelstruma ist, zu deuten etwa im Sinne einer fehlgeleiteten Anpassungshyperplasie (49, 182), wird man das Problem der autonomen Adenome niemals in den Griff bekommen, wenn man sich nicht einmal dazu entschließt, durch eine geeignete Jodprophylaxe die Häufigkeit der blanden Struma, d.h. also der Vorkrankheit, zu senken. In der Tat wurde für Neuseeland gezeigt, daß die Jodprophylaxe zu einem „Verschwinden" der autonomen Adenome führte (248).

Betrachtet man die Frage des „Jod-Basedow" mit dieser Präzision, so erscheint der Schluß berechtigt, daß das geringe passagere Hyperthyreoserisiko auf der einen Seite durch den anderseitigen *Vorteil* der Reduktion der Häufigkeit der blanden endemischen Struma von 15% oder mehr in der Bundesrepublik auf 3% oder weniger um ein Vielfaches aufgewogen würde.

Literatur

1 Adams, D. D., T. H. Kennedy, R. D. Utiger: Serum thyrotropin (TSH) concentrations: Measurements by bioassay and immunoassay in iodine deficiency and other states. In: Further advances in thyroid research, hrsg. von K. Fellinger u. R. Höfer. Verlag der Wiener medizinischen Akademie, Wien 1971 (S. 1049)
2 Adams, D. D., T. H. Kennedy, J. C. Stewart, R. D. Utiger, G. I. Vidor: Hyperthyroidism in Tasmania following iodide supplementation: Measurements of thyroid stimulating autoantibodies and thyrotropin. J. clin. Endocr. 41 (1975) 221
3 Agerboek, H., S. E. Jensen: Quantitative studies of iodine metabolism in sporadic, non-toxic goitre. Acta endocr. (Kbh.) 76 (1974) 67
4 Astwood, E. B., M. A. Greer, M. G. Ettlinger: 1-5-vinyl-2-thiooxazolidone an antithyroid compound from yellow turnip and from Brassica seed. J. biol. Chem. 181 (1949) 121
5 Astwood, E. B., J. Sullivan, A. Bisell, R. Tyslowitz: Action of certain sulfonamides and of thiourea upon the function of the thyroid gland of the rat. Endocrinology 32 (1943) 210
6 Bansi, H. W.: Krankheiten der Schilddrüse. In: Handbuch der inneren Medizin, Bd. VII/1, hrsg. von G. von Bergmann, W. Frey, H. Schwiegk. Springer, Berlin 1955
7 Bauer, H., H. Jünger, G. Riccabona: Auswirkungen der Jodsalzprophylaxe auf den endemischen Kropf und seinen Jodstoffwechsel. Wien. klin. Wschr. 83 (1971) 73
8 Bauer, J.: Kropffibel, München, Selbstverlag.
9 Beckers, C., J. Barzelatto, C. Stevenson, A. Gianetti, A. Pardo, E. Bobadilla, M. De Visscher: Endemic goiter in Pedregoso (Chile). II. Dynamic studies on iodine metabolism. Acta endocr. (Kbh.) 54 (1967) 591
10 Benard, B., D. Bellabarba, R. Bélanger: Inappropriate response of adenyl cyclase in thyroid adenomas. 50th Meet. Amer. Thyr. Assoc., St. Louis, 1974
11 S. C. Berens, R. S. Bernstein, J. Robbins, J. Wolff: Antithyroid effects of lithium. J. clin. Invest. 49 (1970) 1357
12 Bergfeld, W.: Gesetzmäßiges Verhalten in der Verbreitung der endemischen Struma in Südbaden. Verh. Dtsch. Ges. inn. Med. 57 (1951) 138
13 Bergstermann, H., H.-P. Emslander: Hinweise auf Stenosen in den großen Luftwegen durch die Ganzkörperplethysmographie. Verh. Dtsch. Ges. inn. Med. 82 (1976) 1790
14 Bigos, S. T., E. C. Ridgway, I. A. Kourides, F. Maloof: Spectrum of pituitary alterations with mild and severe thyroid impairment. J. clin. Endocr. 46 (1978) 317
15 Birk Lauridsen, J., C. Kirkegaard, J. Nerup: Lithium and the pituitary-thyroid axis in normal subjects. J. clin. Endocr. 39 (1974) 383
16 Blichert-Toft, M., C. Christiansen, C. K. Axelson, J. Egedorf, H. Ibsen, J. Ibsen: Effect of selective goitre resection on absent thyrotrophin response to thyrotrophin releasing hormone in idiopathic euthyroid goitres. Clin. Endocr. 8 (1978) 95
17 Börner, E., K. Kammenhuber, H. P. Meissner: Renaler Thyroxin-Verlust bei nephrotischem Syndrom. Klin. Wschr. 48 (1970) 1320
18 Bray, G. A.: Increased sensitivity of thyroid in iodine-depleted rats to the goitrogenic effects of thyrotropin. J. clin. Invest. 47 (1968) 1640
19 Brühl, W., W. Küstner: Akutes Mediastinalsyndrom bei spontaner Blutung im Schilddrüsenbereich. Med. Klin. 67 (1972) 1594
20 Bruns, P.: Über Kropfbehandlung mit Schilddrüsenverfütterung. Dtsch. med. Wschr. 20 (1894) 785

21 Burger, A., D. Dinichert, P. Nicod, M. Jenny, T. Lemarchand-Béraud, M. B. Valloton: Effect of amiodarone on serum triiodothyronine, reverse triiodothyronine, thyroxine, and thyrotropin. J. clin. Invest. 58 (1976) 255
22 Bürgi, H., C. Wimpfheimer, A. Burger, W. Zaunbauer, H. Rösler, T. Lemarchand-Béraud: Changes of circulating thyroxine, triiodothyronine and reverse triiodothyronine after radiographic contrast agents. J. clin. Endocr. 43 (1976) 1203
23 Buttfield, I. H., B. S. Hetzel, W. D. Odell: Effect of iodized oil on serum TSH determined by immunoassay in endemic goiter subjects. J. clin. Endocr. 28 (1968) 1664
24 Buttfield, I. H., M. L. Black, M. J. Hoffmann, E. K. Mason, M. L. Wellby, B. F. Good, B. S. Hetzel: Studies of the control of thyroid function in endemic goiter in Eastern New Guinea. J. clin. Endocr. 26 (1966) 1201
25 Buzina, R., P. Milutinovic, V. Vidovic, H. Mayer, A. Hovat: Endemic goiter of the Island of Krk studied with I^{131}. J. Nutr. 68 (1959) 465
26 Camus, M. M., A. M. Ermans, R. D. Hesch, K. Sterling: Interaction of plasma T_3 and TBG as a possible control mechanism of thyroid hormonal activity of a peripheral level. In: Thyroid Research, hrsg. von J. Robbins, L. E. Braverman. Excerpta Medica Foundation, Oxford, Amsterdam, 1976 (S. 229)
27 Carswell, F., M. M. Kerr, J. H. Hutchison: Congenital goitre and hypothyroidism produced by maternal ingestion of iodides. Lancet 1970/II, 1241
28 Chesky, V. E., W. C. Dreese, C. A. Hellwig: Adenolipomatosis of the thyroid. Surgery 34 (1953) 38
29 Chesney, A. M., T. A. Clawson, B. Webster: Endemic goiter in rabbits: Incidence and characteristics. Bull. Johns Hopk. Hosp. 43 (1928) 261
30 Chopra, I. J., J. M. Hershman, R. W. Hornabrook: Serum thyroid hormone and thyrotropin levels in subjects from endemic goiter regions of New Guinea. J. clin. Endocr. 40 (1975) 326
31 Choufoer, J. C., M. van Rhijn, A. A. H. Kassenaar, A. Querido: Endemic goiter in Western New Guinea. Iodine metabolism in goitrous and non-goitrous subjects. J. clin. Endocr. 23 (1963) 1203
32 Clements, F. W.: Naturally occuring goitrogens. Brit. med. Bull. 16 (1960) 133
33 Clements, F. W., H. B. Gibson, J. F. Howeler-Coy: Goitre prophylaxis by addition of potassium iodate to bread. Lancet 1970/I, 489
34 Connolly, R. J.: The changing age incidence of Jodbasedow in Tasmania. Med. J. Aust. 2 (1973) 171
35 Costa, A., O. Brambati-Testori, G. Cenderelli, G. Patrito, A. Piazza: Incidence of goitre in Piedmont school-children and notes on the iodine content of certain foodstuffs. Panminerva med. 17 (1975) 107
36 Conti, A., H. Studer, F. Kneubuehl, H. Kohler: Regulation of thyroidal deiodinase activity. Endocrinology 102 (1978) 321
37 Crooks, J., M. I. Tulloch, A. C. Turnbull, D. Davidson, T. Skulason, G. Snaedal: Comparative incidence of goitre in pregnancy in Iceland and Scotland. Lancet 1967/II, 625
38 Croxson, M. S., P. D. Gluckman, H. K. Ibbertson: The acute thyroidal response to iodized oil in severe endemic goiter. J. clin. Endocr. 42 (1976) 926
39 Day, T. K., P. R. Powell-Jackson: Fluoride, water hardness and endemic goitre. Lancet 1972/I, 1135
40 DeGroot, L. J., J. B. Stanbury: The thyroid and its diseases. 4. Aufl., J. Wiley, New York, 1975 (S. 174 ff.)
41 Delange, F., M. Camus, A. M. Ermans: Circulating thyroid hormones in endemic goiter. J. clin. Endocr. 34 (1972) 891
42 Delange, F., J. M. Hershman, A. M. Ermans: Relationship between the serum thyrotropin level, the prevalence of goiter and the pattern of iodine metabolism in Idjwi Island. J. clin. Endocr. 33 (1971) 261
43 De Luca, F., L. Cramarossa, S. Tonelli, G. A. Benedetti, M. Negri, L. Baschieri, C. Cassano: Iodine deficiency in two endemic goiter areas of central and southern Italy. J. clin. Endocr. 26 (1966) 393
44 De Rubertis, F., K. Yamashita, A. Dekker, P. R. Larsen, J. B. Field: Effects of thyroid-stimulating hormone on adenyl cyclase activity and intermediary metabolism of „cold" thyroid nodules and normal human thyroid tissue. J. clin. Invest. 51 (1972) 1109
45 De Visscher, M., C. Beckers, H.-G. van den Schrieck, M. de Smet, A. M. Ermans, H. Galperin, P. A. Bastenie: Endemic goiter in the Uele Region (Republic of Congo). I. General aspects and functional studies. J. clin. Endocr. 21 (1961) 175
46 Dimitriadou, A., R. Suwanik, T. R. Fraser: Chromatographic studies on biopsy specimens from nontoxic goitres in London compared with those in Thailand. Proc. royal Soc. Med. 57 (1964) 361
47 Dunn, J. T., G. A. Medeiros-Neto: Endemic goiter and cretinism: Continuing threats to the world health. Pan American Health Organization, WHO, 1974, Scientific Publication No. 292
48 Dymling, J. F., D. V. Becker: Occurrence of hyperthyroidism in patients receiving thyroid hormones. J. clin. Endocr. 27 (1967) 1487
49 Emrich, D., M. Bähre: Autonomy in euthyroid goitre: Maladaptation to iodine deficiency. Clin. Endocr. 8 (1978) 257
50 Englund, N. E., G. Nilsson, C. v. Mecklenburg, S. Tibblin: Autoradiographic examination of iodine binding in functioning („warm") thyroid nodules by ex vivo ^{125}I-perfusion of surgical specimens. J. clin. Endocr. 39 (1974) 673
51 Ermans, A. M., P. Decostre, J. Kintheart, J. Collard: Kinetics of the synthesis of thyroid hormones in normal man and in simple goiter. In: Current Topics in Thyroid Research, hrsg. von C. Cassano u. M. Andreoli. Academic Press, New York 1965 (S. 832)
52 Ermans, A. M., C. Thilly, H. L. Vis, F. Delange: Permissive nature of iodine deficiency in the development of endemic goiter. In: Endemic Goiter, hrsg. von J. B. Stanbury. PAHO, WHO Scient. Publ. No. 193 1969 (S. 101)
53 von Fellenberg, T.: Untersuchungen über das Vorkommen von Jod in der Natur. VI. Über den Zusammenhang zwischen der Häufigkeit des Auftretens von Kropf und dem Jodgehalt der Umwelt. Biochem. Z. 152 (1924) 141
54 von Fellenberg, T.: Das Vorkommen, der Kreislauf und der Stoffwechsel des Jodes. Ergebn. Physiol. 25 (1926) 176
55 Felson, B., A. P. Lessure: „Downhill" varices of the esophagus. Dis. Chest 46 (1964) 740
56 Fichsel, H., G. Knöpfle: Die Beeinflussung des Schilddrüsenhormonsystems durch die Langzeitbehandlung mit 5,5-Diphenylhydantoin bei Kindern und Jugendlichen. Klin. Pädiat. 188 (1976) 435
57 Field, J. B., P. R. Larsen, K. Yamashita, K. Mashiter, A. Dekker: Demonstration of iodide transport defect but normal iodide organification in nonfunctioning nodules of human thyroid glands. J. clin. Invest. 52 (1973) 2404
58 Fierro-Benitez, R., J. Ramirez, E. Estrella, J. B. Stanbury: The role of iodine in intellectual development in an area of endemic goiter. In: Endemic goiter and cretinism: Continuing threats to world health. Hrsg. von J. T. Dunn, G. A. Medeiros-Neto. Pan American Health Organization WHO 1974, Scientific Publication No. 292, (S. 135)
59 Foldenauer, A.: Hormontherapie der endemischen Struma mit Novothyral. Münch. med. Wschr. 112 (1970) 1485
60 Follis, R. H.: Patterns of urinary iodine excretion in goitrous and nongoitrous areas. Amer. J. clin. Nutr. 14 (1964) 253
61 Frey, K. W., M. Engelstädter: Kropfhäufigkeit und Tracheal-Einengung im poliklinischen Krankengut Münchens. Münch. med. Wschr. 118 (1976) 1555
62 Frey, K. W., D. W. Locher, H. G. Heinze: Radiojodtherapie der Struma benigna. Münch. med. Wschr. 107 (1965) 1209
63 Frey, K. W., U. Büll, H. G. Heinze, H. Zill: Ergebnisse der ^{131}J-Verkleinerungstherapie der blanden Struma im Kropfendemiegebiet Südbayerns. Münch. med. Wschr. 116 (1974) 1037
64 Fricker, A.: Ernährungsbericht 1976. Frankfurt 1976, S. 141. Deutsche Ges. f. Ernährung
65 Galvan, G., H. Maurer: Entleerung von Strumazysten durch Feinnadelpunktion. Dtsch. med. Wschr. 102 (1977) 829
66 Galvan, G., H. J. Gibitz, D. Hauch, F. Maier: Biochemische Befunde in Zystenflüssigkeiten zystisch degenerierter euthyreoter Strumen. J. Clin. Chem. Clin. Biochem. 15 (1977) 619
67 Gaitan, E.: Water-born goitrogens and their role in the etiology of endemic goiter. Wld. Rev. Nutr. Diet. 17 (1973) 53
68 Gaitan, E., H. W. Wahner, P. Correa, R. Bernal, W. Jubiz, J. E. Gaitan, G. Llanos: Endemic goiter in the Cauca Valley: I. Results and limitations of twelve years of iodine prophylaxis. J. clin. Endocr. 28 (1968) 1730
69 Gautier, E., M. P. König: Goitre et néphrose. Helv. pediat. Acta 13 (1958) 537
70 Gemsenjäger, E.: Untersuchungen der Schilddrüsenfunktion mit-

tels TRH-Test bei blander Struma vor und nach Strumektomie. Schweiz. Med. Wschr. 106 (1976) 1084

71 Gemsenjäger, E., J. J. Staub, J. Girard, Ph. Heitz: Preclinical hyperthyroidism in multinodular goiter. J. clin. Endocr. 43 (1976) 810

72 Gemsenjäger, E., J. J. Staub, J. Girard, P. Heitz: Die hypophysäre TSH-Reserve in einem chirurgischen Krankengut von blander Struma und Rezidivstruma. Schweiz. med. Wschr. 106 (1976) 854

73 Gordin, A.: Serum thyrotrophin and circulating thyroglobulin antibodies in subjects with non-toxic goitre and in euthyroid subjects who had undergone subtotal thyroidectomy or radioiodine therapy. Acta Endocr. (Kbh.) 74 (1973) 283

74 Goslings, B. M., R. Djokomoeljanto, R. Docter, G. van Hardeveld, G. Hennemann, D. Smeenk, A. Querido: Hypothyroidism in an area of endemic goiter and cretinism in Central Java, Indonesia. J. clin. Endocr. 44 (1977) 481

75 Green, W. L.: Mechanism of action of antithyroid compounds. In: The Thyroid, 3. Aufl., S. C. Werner, S. H. Ingbar (eds.), Harper and Row, Publ., New York, Evanston, San Francisco, London (1971) S. 41

76 Greer, M. A.: The natural occurance of goitrogenic agents. Rec. Prog. Horm. Res. 18 (1962) 187

77 Greer, M. A., H. Studer, J. W. Kendall: Studies of the pathogenesis of colloid goiter. Endocrinology 81 (1967) 623

78 Gwinup, G., M. E. Morton: The high lying thyroid: A cause of pseudogoiter. J. clin. Endocr. 40 (1975) 37

79 Habermann, J., A. Jungermann, P. C. Scriba: Qualität und Stabilität von jodierten Speisesalzen. Ernährungs-Umschau 25 (1978) 45; Nutr. Metab. 21 (Suppl.), (1977) 45

80 Habermann, J., H. G. Heinze, K. Horn, R. Kantlehner, I. Marschner, J. Neumann, P. C. Scriba: Alimentärer Jodmangel in der Bundesrepublik Deutschland. Dtsch. Med. Wschr. 100 (1975) 1937

81 Hall, R., J. Amos, B. J. Ormston: Radioimmunoassay of human serum thyrotrophin. Brit. med. J. 1971/1, 582

82 Hall, R., B. R. Smith, E. D. Mukhtar: Thyroid stimulator in health and disease. Clin. Endocr. 4 (1975) 213

83 Harrower, A. D. B., J. A. Fyffe, D. B. Horn, J. A. Strong: Thyroxine and triiodothyronine levels in hyperthyroid patients during treatment with propranolol. Clin. Endocr. 7 (1977) 41

84 Haubold, H.: Kropf und soziale Struktur. Med. Klin. 45 (1950) 353

85 Heidemann, P., P. Stubbe: Serum 3,5,3'-triiodothyronine, thyroxine, and thyrotropin in hypothyroid infants with congenital goiter and the response to iodine. J. clin. Endocr. 47 (1978) 189

86 Heimann, P., A. Mortensen: Thyroid hemiaplasia. Nord. Med. 78 (1967) 1097

87 Heinze, H. G., J. R. Ebert: Schilddrüsenstörung durch Nierenerkrankung. Med. Klin. 62 (1967) 1123

88 Heinze, H. G., P. C. Scriba: Struma maligna: Endokrinologie und Diagnostik. Chirurg 47 (1976) 422

89 Heinze, H. G., C. R. Pickardt, P. C. Scriba: Das autonome Adenom der Schilddrüse. Dtsch. med. Wschr. 100 (1975) 2223

90 Heinze, H. G., J. Beckebans, K. W. Frey, H. W. Pabst, J. Richter, K. Schwarz, P. C. Scriba: Über die Schilddrüsenfunktion der endemischen Struma. Fortschr. Röntgenstr. 110 (1969) 717

91 Hempel, R. D., H. J. Polak, J. Wichmann, E. Mertens: Infrarotthermometrie und Schilddrüsenerkrankungen. Radiol. diagn. 17 (1976) 535

92 Herle, A. J. van, I. J. Chopra, J. M. Hershman, R. W. Hornabrook: Serum thyroglobulin in inhabitants of an endemic goiter region of New Guinea. J. clin. Endocr. 43 (1976) 512

93 Herrmann, J., K. H. Rudorff, H. Kroner, B. N. Premachandra: Antibody binding of thyroid hormone in juvenile goitrous hypothyroidism. Horm. Metab. Res. 9 (1977) 394

94 Hesch, R. D., D. Emrich, A. von zur Mühlen, H. P. Breuel: Der Aussagewert der radioimmunochemischen Bestimmung von Trijodthyronin und thyreotropem Hormon für die Schilddrüsendiagnostik in der Praxis. Dtsch. med. Wschr. 100 (1975) 805

95 Hettche, H. O.: Aetiologie, Pathogenese und Prophylaxe der Struma. Bergmann, München 1954

96 Höfer, R.: Die iatrogene Struma. Symposium der Deutschen Gesellschaft für Endokrinologie 13 (1968) 202

97 Hötzel, D., K. Pietrzik, M. Thomas: Jodversorgung in der Bundesrepublik Deutschland. Ernährungs-Umschau 23 (1976) 244

98 Homoki, J., J. Birk, U. Loos, G. Rothenbuchner, A. T. A. Fazekas, W. M. Teller: Thyroid function in term newborn infants with congenital goiter. J. Pediat. 86 (1975) 753

99 Horn, K.: Trijodthyronin (T3): Zur Bestimmung und pathophysiologischen Bedeutung. Urban & Schwarzenberg, München 1976

100 Horn, K.: Der solitäre Schilddrüsenknoten. Z. Allgemeinmed. 53 (1977) 1451

101 Horn, K., T. Ruhl, P. C. Scriba: Semiautomatic method for the separation and determination of total triiodothyronine and thyroxine in serum. Z. klin. Chem. 10 (1972) 99

102 Horn, K., J. Henner, O. A. Müller, P. C. Scriba: Mechanisierte Hormon-Analytik mittels simultaner Säulenchromatographie. Z. klin. Chem. 13 (1975) 173

103 Horn, K., D. Koeppen, C. R. Pickardt, P. C. Scriba: Normalisierung des T_3/T_4-Quotienten im Serum bei Struma-Patienten unter Kaliumjodid: Ein Beispiel der Autoregulation der Schilddrüse. Klin. Wschr. 53 (1975) 94

104 Horn, K., T. Kubiczek, C. R. Pickardt, P. C. Scriba: Thyroxinbindendes Globulin (TBG): Präparation, radioimmunologische Bestimmung und klinisch-diagnostische Bedeutung. Klin. Wschr. 55 (1977) 881

105 Horst, W., A. Jores, C. Schneider: Strahlenbehandlung euthyreoter Strumen mit J^{131}. Dtsch. med. Wschr. 85 (1960) 723

106 Horster, F. A., D. Reinwein: Zur Strumabehandlung mit Schilddrüsenhormonen. Münch. med. Wschr. 110 (1968) 2822

107 Horster, F. A., W. Wildmeister: Zur Therapie der blanden Struma mit synthetischen Schilddrüsenhormonen. Dtsch. med. Wschr. 98 (1973) 525

108 Horster, F. A., G. Klusmann, W. Wildmeister: Der Kropf: eine endemische Krankheit in der Bundesrepublik? Dtsch. med. Wschr. 100 (1975) 8

109 van den Hove-Vandenbroucke, M. F., M. Couvreur-Eppe, M. De Visscher: Defective thyroglobulin endocytosis and hydrolysis in thyroid cold nodules. Europ. J. clin. Invest. 5 (1975) 229

110 van den Hove-Vandenbroucke, M. F., M. De Visscher, M. Couvreur-Eppe: Secretory activity of isolated thyroid adenomas. J. clin. Endocr. 43 (1976) 178

111 Hüfner, M., M. Grussendorf, R. Wahl, H. D. Röher: Das Verhalten der thyreotropen Hypophysenfunktion bei Strumapatienten nach Absetzen einer Langzeitsuppression mit Schilddrüsenhormonen. Klin. Wschr. 54 (1976) 535

112 Ingbar, S. H.: Autoregulation of thyroid function. In: The Thyroid. 3. Aufl., hrsg. von S. C. Werner u. S. H. Ingbar. Harper & Row, New York 1971 (S. 112)

113 Ingbar, S. H.: Autoregulation of the thyroid. Response to iodide excess and depletion. Mayo Clin. Proc. 47 (1972) 814

114 Itikawa, A., J. Kawada: Role of thyroidal lysosomes in the hydrolysis of thyroglobulin and its relation to the development of iodide goiter. Endocrinology 95 (1974) 1574

115 Järvinen, K. A. J., E. Leikola: Causes of endemic goitre in Helsinki. Ann. Med. intern. Fenn. 45 (1965) 1

116 Jaumann, P., W. Steiner, H. J. Pesch: Leitsymptom Globusgefühl. Endoskopische, röntgenologische und histomorphologische Differentialdiagnose von Proliferationen in Oro- und Hypopharynx. Dtsch. Ärztebl. 75 (1978) 479

117 Kärber, G.: Zur Jodprophylaxe des Kropfes. Berl. Med. Zschr. 1 (1950) Heft 13/14

118 Keiderling, W., D. Emrich, C. Hauswaldt, G. Hoffmann: Ergebnisse der Radiojod-Verkleinerungstherapie euthyreoter Strumen. Dtsch. med. Wschr. 89 (1964) 453

119 Kelly, F. C., W. W. Snedden: Prevalence and geographical distribution of endemic goitre. In: Endemic Goitre. W. H. O., Monograph. Ser. No. 44, Genf 1960

120 Kennedy, T. H., H. D. Purves: Studies on experimental goitre. I. The effect of brassica seed diet on rats. Brit. J. exp. Path. 22 (1941) 241

121 Kidd, P. S., F. L. Trowbridge, J. B. Goldsby, M. Z. Nichaman: Sources of dietary iodine. J. Amer. diet. Ass. 65 (1974) 420

122 Klein, E.: Der endogene Jodhaushalt des Menschen und seine Störungen. Thieme, Stuttgart 1960

123 Klein, E.: Über die Heredität von Schilddrüsenkrankheiten. Dtsch. med. Wschr. 85 (1960) 314

124 Klein, E.: Hormontherapie, Operation oder Radiojod in der Strumabehandlung? Dtsch. med. Wschr. 92 (1967) 2242

125 Klein, E., J. Kracht, H. L. Krüskemper, D. Reinwein, P. C. Scriba:

Klassifikation der Schilddrüsenkrankheiten. Dtsch. med. Wschr. 98 (1973) 2249; Internist (Berl.) 15 (1974) 181

126 Kobayashi, I., M. A. Greer: Studies on the heterogeneity of labeled iodoprotein from iodine-replete and iodine-deficient rats as determined by susceptibility to proteolysis. Endocrinology 96 (1975) 261

127 Kochupillai, N., M. G. Deo, M. G. Karmarkar, M. McKendrick, D. Weightman, D. C. Evered, R. Hall, V. Ramalingaswami: Pituitary-thyroid axis in Himalayan endemic goitre. Lancet 1973/I, 1021

128 König, M. P., H. Studer, M. Riek: Prophylaxe der endemischen Struma – Erfahrungen in der Schweiz. Therapiewoche 24 (1974) 2445

129 König, M. P., H. Bürgi, H. Kohler, H. Rösler, H. Studer: Wann ist eine Radioisotopendiagnostik bei Schilddrüsenerkrankungen indiziert, wann überflüssig? Schweiz. med. Wschr. 105 (1975) 361

130 Koutras, D. A., C. A. Sinaniotis: Iodide goiter following lymphography. J. Pediat. 83 (1973) 83

131 Koutras, D. A., C. N. Tassopoulos, S. G. Marketos: Endemic goiter in Greece: Salivary iodide clearance in goitrous and non-goitrous persons. J. clin. Endocr. 27 (1967) 783

132 Koutras, D. A., M. Berman, J. Sfontouris, R. A. Rigopoulos, A. S. Konkoulomanati, B. Malamos: Endemic goiter in Greece: thyroid hormone kinetics. J. clin. Endocr. 30 (1970) 479

133 Lagasse, R., L. Ramioul, O. Yegers, C. H. Thilly: A collaborative study of geographical variations of iodine intake in Europa. Acta endocr. (Kbh.), Suppl. 204 (1976) 52

134 Lamberg, B. A., P. Wahlberg, O. Wegelius, G. Hellstrom, P. I. Forsius: Iodine metabolism of endemic goiter on Mand Islands (Finland). J. clin. Endocr. 18 (1958) 991

135 Lamberg, B. A., H. Honkapohja, M. Haikonen, R. Jussila, G. Hintze, E. Axelson, J. C. Choufoer: Iodine metabolism in endemic goiter in the east of Finland with a survey of recent data on iodine metabolism in Finland. Acta med. scand. 172 (1962) 237

136 Langer, P.: History of Goitre. In: Endemic Goitre, W. H. O., Monograph. Ser. No. 44, Genf 1960 (S. 9)

137 Langer, P.: Antithyroid action in rats of small doses of some naturally occuring compounds. Endocrinology 79 (1966) 1117

138 Langer, P., N. Michajlovskij: Studies on the antithyroid activity of naturally occuring L-5-vinyl-2-thiooxazolidone and its urinary metabolite in rats. Acta endocr. (Kbh.) 62 (1969) 21

139 Laubinger, G., R. Günther, G. Genters, A. Kern: Schwierigkeiten bei der klinischen Beurteilung der Hyperthyreose. Verh. dtsch. Ges. inn. Med. 71 (1965) 324

140 Linazasoro, J. M., J. A. Sanchez-Martin, C. Jimenez-Diaz: Goitrogenic effect of walnut and its action on thyroxine excretion. Endocrinology 86 (1970) 696

141 Linder, M. M., H. G. Voigt: Die Wirkung einer Rezidivprophylaxe nach Strumaresektion. Med. Klin. 70 (1975) 847

142 Livadas, D. P., D. A. Koutras, A. Souvatzoglou, C. Beckers: The toxic effects of small iodine supplements in patients with autonomous thyroid nodules. Clin. Endocr. 7 (1977) 121

143 London, W. T., D. A. Koutras, A. Pressman, R. L. Vought: Epidemiologic and metabolic studies of a goiter endemic in Eastern Kentucky. J. clin. Endocr. 25 (1965) 1091

144 Lotti, G., G. Delitala, L. Devilla, S. Alagna, A. Masala: Reduction of plasma triiodothyronine (T3) induced by propranolol. Clin. Endocr. 6 (1977) 405

145 McCarrison, R.: Observations on endemic goitre in the Chitral and Gilgit valleys. Lancet (1906) 1, 1110, vgl. Brit. med. J. 1937/I, 29

146 MacKenzie, C. G.: Experimental goitre. In: Endemic goitre. Fed. Proc. 17 (1958) 57

147 McLarty, D. G., J. H. O'Boyle, C. A. Spencer, J. G. Ratcliffe: Effect of lithium on hypothalamic-pituitary-thyroid function in patients with affective disorders. Brit. med. J. 1975/III, 623

148 Maisterrena, J. A., E. Tovar, A. Cancino, O. Serrano: Nutrition and endemic goiter in Mexico. J. clin. Endocr. 24 (1964) 166

149 Malamos, B., A. G. Vagenakis, P. G. Pandos, P. D. Papapetrou, J. Sfontouris, D. A. Koutras: Comparison of scanning and palpation in the assessment of the weight of the thyroid gland. Endokrinologie 56 (1970) 232

150 Malamos, B., D. A. Koutras, J. Mantzos, C. Chiotak, J. Sfontouris, S. N. Papadopoulos, G. A. Rigopoulos, A. D. Pharmakotidis, G. Vlassis: Endemic goiter in Greece: Effects of iodized oil injection. Metabolism 19 (1970) 569

151 Malamos, B., D. A. Koutras, G. A. Rigopoulos, P. D. Papapetrou, E. Gougas, H. Kelperi, C. Moraitopoulos, E. Davi, J. Leonardopoulos: Endemic goiter in Greece: Some new epidemiologic studies. J. clin. Endocr. 32 (1971) 130

152 Malamos, B., D. A. Koutras, S. G. Marketos, G. A. Rigopoulos, X. A. Yataganas, D. Binopoulos, J. Sfontouris, A. D. Pharmakiotis, R. L. Vought, W. T. London: Endemic goiter in Greece: An iodine balance study in the field. J. clin. Endocr. 27 (1967) 1372

153 Malamos, B., K. Mitas, D. A. Koutras, P. Kostamis, D. Binopoulos, J. Mantzos, G. Levis, G. Rigopoulos, N. Zerefos, C. N. Tassopoulos: Endemic goiter in Greece: Metabolic studies. J. clin. Endocr. 26 (1966) 696

154 Marschner, I., F. W. Erhardt, P. C. Scriba: Ringversuch zur radioimmunologischen Thyrotropinbestimmung (hTSH) im Serum. J. Clin. Chem. Clin. Biochem. 14 (1976) 345

155 Medeiros-Neto, G. A., M. Penna, K. Monteiro, K. Kataoka, Y. Imai, C. Hollander: The effect of iodized oil on the TSH response to TRH in endemic goiter patients. J. clin. Endocr. 41 (1975) 504

156 Medeiros-Neto, G. A., W. Nicolau, A. Takeda, A. B. Ulhoa Cintra: Effect of iodized oil on iodine content, thyroglobulin maturation and on biochemical constituents of endemic goitre in Brazil. Acta endocr. (Kbh.) 79 (1975) 439

157 Menof, P.: Sudden enlargement of thyroid gland. Lancet 1954/II, 996

158 Merke, F.: Die Eiszeit als primoridale Ursache des endemischen Kropfes. Schweiz. med. Wschr. 95 (1965) 1183

159 Merke, F.: Führt die starke Zunahme des Meerfischkonsums in der Schweiz zu einer neuen „Jod-Quelle"? Schweiz. med. Wschr. 98 (1968) 1535

160 Merke, F.: Geschichte und Ikonographie des endemischen Kropfes und Kretinismus. Huber, Bern 1971

161 Mertz, D. P., K. Tomaras: Rückgang der Kropfendemie in Südbaden. Münch. med. Wschr. 118 (1976) 497

162 Mertz, D. P., M. Stelzer, B. Meigen: Klinische Untersuchungen über zirkulierende Autoantikörper gegen Thyreoglobulin bei euthyreotem endemischem Kropf. Med. Welt (Berl.) 19 (1968) 423

163 Miller, J., R. C. Horn, M. A. Block: The autonomous functioning thyroid nodule in the evolution of nodular goiter. J. clin. Endocr. 27 (1967) 1264

164 Miskin, M., I. B. Rosen, P. G. Walfish: Ultrasonography of the thyroid gland. Radiol. Clin. N. Amer. 13 (1975) 479

165 Mohr, W., P. Merkle: Die Amyloidstruma. Med. Welt 28 (1977) 783

166 Monaco, F., G. Monaco, M. Andreoli: Thyroglobulin biosynthesis in „cold" and „hot" nodules in the human thyroid gland. J. clin. Endocr. 41 (1975) 253

167 Murray, I. P. C., R. D. H. Stewart: Iodide goitre. Lancet 1967/I, 922

168 Oddie, T. H., D. A. Fisher, W. M. McConahey, C. S. Thompson: Iodine intake in the United States: A reassessment. J. clin. Endocr. 30 (1970) 659

169 Ogihara, T., T. Yamamoto, M. Fukuchi, K. Oki: Serum thyrotropin levels of natives in Sarawak, Borneo Island. J. clin. Endocr. 35 (1972) 711

170 Patel, Y. C., P. O. D. Pharoah, R. W. Hornabrook, B. S. Hetzel: Serum triiodothyronine, thyroxine and thyroid stimulating hormone in endemic goiter: A comparison of goitrous and nongoitrous subjects in New Guinea. J. clin. Endocr. 37 (1973) 783

171 Peltola, P., F.-E. Krusius: Effect of cows milk from the goiter endemia district of Finland on thyroid function. Acta endocr. (Kbh.) 33 (1960) 603

172 Pérez, C., N. S. Scrimshaw, J. A. Muñoz: Technique of endemic goiter surveys. Endemic goiter. Monograph Series No. 44 WHO, Genova, 1960 (S. 369)

173 Petzoldt, R., H. Lutz, M. Grumeth, H. Heckhausen, F. Wopfner: Sonographische Schilddrüsen-Diagnostik. Fortschr. Med. 93 (1975) 1725

174 Pfannenstiel, P.: Die heutige Stellung des Radiojod-Zweiphasentests. Dtsch. med. Wschr. 102 (1977) 1001

175 Pflüger, H.: Die geographische Verbreitung des Kropfes in Europa. Dt. Arch. klin. Med. 180 (1937) 212

176 Pharoah, P. O. D., N. F. Lawton, S. M. Ellis, E. S. Williams, R. P. Ekins: The role of triiodothyronine (T3) in the maintenance of euthyroidism in endemic goitre. Clin. Endocr. 2 (1973) 193

177 Pickardt, C. R., P. C. Scriba: Schilddrüsenwachstum und Schild-

drüsenüberfunktion bei Hypophysenvorderlappeninsuffizienz. Dtsch. med. Wschr. 95 (1970) 2166
178 Pickardt, C. R., F. Erhardt, K. Horn, P. C. Scriba: Kontrolle der Schilddrüsenhormon-Behandlung der blanden Struma durch Bestimmung der Serum-TSH-Spiegel nach TRH-Belastung. Klin. Wschr. 50 (1972) 1138
179 Pickardt, C. R., M. Bauer, K. Horn, Th. Kubiczek, P. C. Scriba: Vorteile der direkten Bestimmung des Thyroxin-bindenden Globulins (TBG) in der Schilddrüsenfunktionsdiagnostik. Internist (Berl.) 18 (1977) 538
180 Pickardt, C. R., F. Erhardt, J. Grüner, K. Horn, P. C. Scriba: Stimulation der TSH-Sekretion durch TRH bei blander Struma: Diagnostische Bedeutung und pathophysiologische Folgerungen. Klin. Wschr. 50 (1972) 1134
181 Pickardt, C. R., F. Erhardt, K. Horn, P. Lehnert, P. C. Scriba: Therapeutische Suppression der TSH-Sekretion bei blander Struma, Rezidivstruma und zur Rezidivprophylaxe nach Strumaresektion. Verh. Dtsch. Ges. Inn. Med. 80 (1974) 1352
182 Pickardt, C. R., F. Erhardt, J. Grüner, H. G. Heinze, K. Horn, P. C. Scriba: Stimulierbarkeit der TSH-Sekretion durch TRH bei autonomen Adenomen der Schilddrüse. Dtsch. med. Wschr. 98 (1973) 152
183 Platzer, S., G. Riccabona, H. Fill, D. Ladurner, J. Glatzl, G. De Sanso, O. Brambati-Testori, A. Costa: Notes on endemic goitre and cretinism in the upper Isarco Valley. J. Nucl. Biol. Med. 19 (1975) 65
184 Podoba, L., P. Langer: Naturally occuring goitrogens and thyroid function. Publishing house of the slovak academy of sciences, Bratislava 1964
185 Podoba, J., R. Štukovský, R. Kováč: Thyroid function in sibships in endemic goiter region. J. clin. Endocr. 31 (1970) 134
186 Pretell, E. A., F. Moncloa, R. Salinas, A. Kawano, R. Guerra-Garcia, L. Gutierrez, L. Beteta, J. Pretell, M. Wan: Prophylaxis and treatment of endemic goiter in Peru with iodized oil. J. clin. Endocr. 29 (1969) 1586
187 Radvila, A., R. Roost, H. Bürgi, H. Kohler, H. Studer: Inhibition of thyroglobulin biosynthesis and degradation by excess iodide. Synergism with lithium. Acta endocr. (Kbh.) 81 (1976) 495
188 Ramalingaswami, V., T. A. V. Subramanian, M. G. Deo: The aetiology of Himalayan endemic goiter. Lancet 1961/I, 791
189 Ramey, J. N., G. N. Burrow, R. J. Polackwich, R. K. Donabedian: The effect of oral contraceptive steroids on the response of thyroid-stimulating hormone to thyrotropin-releasing hormone. J. clin. Endocr. 40 (1975) 712
190 Ramsay, I., H. Meire: Ultrasonics in the diagnosis of thyroid disease. Clin. Radiol. 26 (1975) 191
191 Rapoport, B., H. Niepomniszcze, M. Bigazzi, R. Hati, L. J. De Groot: Studies on the pathogenesis of poor thyroglobulin iodination in non-toxic multinodular goiter. J. clin. Endocr. 34 (1972) 822
192 Reinwein, D.: Über die Pathogenese der Struma. Dtsch. med. Wschr. 88 (1963) 2493
193 Reinwein, D.: Schilddrüsenfunktion bei Lithiumbehandlung. Dtsch. med. Wschr. 101 (1976) 217
194 Reinwein, D., E. Klein: Der Einfluß des anorganischen Blutjodes auf den Jodumsatz blander Strumen. Acta endocr. (Kbh.) 39 (1962) 328
195 Reinwein, D., H.-A. Durrer, H. Wiermann, J. Löhnert, A. von zur Mühlen: The thyroidal T4/T3 ratio and its regulation in non-toxic goitre. Horm. Metab. Res. 8 (1976) 394
196 Riccabona, G.: Die endemische Struma in Tirol, I. Teil. Klinische und Laborbefunde von Reihenuntersuchungen. Acta endocr. (Kbh.) 55 (1967) 545
197 Riccabona, G., P. Hess, P. Huber: Zur Histotopographie des Jodstoffwechsels in endemischen Strumen und in gesunden Schilddrüsen. Acta endocr. (Kbh.) 59 (1968) 564
198 Richter, J., J. Beckebans, K. W. Frey, K. Schwarz, P. C. Scriba: Schilddrüsenfunktion bei sogenannter euthyreoter Struma. Radiojodspeicherungstest – proteingebundenes ^{127}Jod – Schilddrüsenantikörper. Münch. med. Wschr. 109 (1967) 2625
199 Richter, J., H. Alberts, J. Beckebans, K. W. Frey, U. Haubold, K. Schwarz, P. C. Scriba: Untersuchungen der Schilddrüsenfunktion bei Strumapatienten unter Behandlung mit D-Trijodthyronin. 13. Symposium der Deutschen Gesellschaft für Endokrinologie, hrsg. von E. Klein. Springer, Berlin 1968 (S. 255)
200 Riek, M., H. Kohler, M. P. König, H. Bürgi, H. Studer: Zur Pathogenese des Knotenkropfes. Therapiewoche 24 (1974) 2332
201 Roche, J., S. Lissitzky: Etiology of endemic goitre. In: Endemic Goitre. WHO, Monograph Serie No. 44, Genf, 1960
202 Roche, M., F. De Venanzi, M. Spinetti-Berti, A. Gerardi, J. Mendez-Martinez, J. Forero: Iodine metabolism in a region of endemic goiter. Proc. Soc. exp. Biol. (N. Y.) 91 (1956) 661
203 Rossi, P., D. G. Tracht, F. F. Ruzicka: Thyroid angiography-techniques, anatomy and indications. Brit. J. Radiol. 44 (1971) 911
204 Santen, R. J., S. A. Wells, N. Cohn, L. M. Demers, R. I. Misbin, E. L. Foltz: Compensatory increase in TSH secretion without effect on prolactin secretion in patients treated with aminoglutethimide. J. clin. Endocr. 45 (1977) 739
205 Sauer, H.: Der endemische Kropf im Klimakterium und im Alter. Med. Klin. 55 (1960) 2105
206 Schmidt, K. J., H. Lindner, A. Bungartz, V. C. Hofer, K. Diehl: Mechanische und funktionelle Komplikationen bei der endemischen Struma. Münch. med. Wschr. 118 (1976) 7
207 Schoknecht, G., G. Barich: Bestimmung der Häufigkeitsverteilung von Strumen mit Röntgenschirmbildaufnahmen bei Filteruntersuchungen. Dtsch. med. Wschr. 99 (1974) 1860
208 Schreiber, R., L. Schuchmann, W. v. Petrykowski: TSH- und T4-Spiegel bei Neugeborenen mit angeborener Struma. Mschr. Kinderheilk. 126 (1975) 451
209 Schuchmann, L., R. Schreiber, W. von Petrykowski, I. Witt, H. Reinwein: Struma neonati – Diagnostik, Therapie und Prognose. Mschr. Kinderheilk. 122 (1974) 715
210 Schulz, V., W. Döhring, P. Rathsack: Thiozyanat-Vergiftung bei der antihypertensiven Therapie mit Natriumnitroprussid. Klin. Wschr. 56 (1978) 355
211 Scriba, P. C.: Struma-Prophylaxe. Internist (Berl.) 14 (1973) 330
212 Scriba, P. C.: Jodsalzprophylaxe. Therapiewoche 27 (1977) 4687
213 Scriba, P. C., K. Horn: Pathogenese und internistische Therapie der sogenannten euthyreoten Struma. Med. Klin. 64 (1969) 1737
214 Scriba, P. C., K. von Werder: Hypothalamus und Hypophyse. In: Klinische Pathophysiologie, 4. Aufl., hrsg. von W. Siegenthaler. Thieme, Stuttgart 1979 (S. 286)
215 Scriba, P. C., J. Kracht, E. Klein: Endemische Struma – Jodsalzprophylaxe. (Verhandlungsbericht). Dtsch. med. Wschr. 100 (1975) 1350
216 Siegers, C. P.: Giftung als toxisches Prinzip. Dtsch. med. Wschr. 103 (1978) 759
217 Sisson, J. C., R. W. Schmidt, W. H. Beierwaltes: Sequestered nodular goiter. New Engl. J. Med. 270 (1964) 927
218 Spelsberg, F., B. Günther, G. Heberer: Präoperative Aspekte und chirurgische Behandlung der Struma maligna. Chirurg 47 (1976) 429
219 Stanbury, J. B.: Endemic goiter. PAHO. WHO Scient. Publ. No. 193 (1969)
220 Stanbury, J. B., A. M. Ermans, B. S. Hetzel, E. A. Pretell, A. Querido: Endemic goitre and cretinism: Public health significance and prevention. WHO Chron. 28 (1974) 220
221 Stanbury, J. B., G. L. Brownell, D. S. Riggs, H. Perinetti, J. Itoiz, E. B. del Castillo: Endemic Goiter. The Adaptation of Man to Iodine Deficiency. Harvard University Press, Cambridge 1954
222 Steck, A., B. Steck, M. P. König, H. Studer: Auswirkungen einer verbesserten Jodprophylaxe auf Kropfendemie und Jodstoffwechsel. Schweiz. Med. Wschr. 102 (1972) 829
223 Steiner, H., E. Hell: Das „nichtoperationsbedürftige" Strumarezidiv. Wien. klin. Wschr. 78 (1966) 889
224 Steiner, H.: Rezidivprophylaxe nach Schilddrüsenoperationen. Wien. med. Wschr. 127 (1977) 161; vgl. 128 (1978) 476
225 Stewart, J. C., G. I. Vidor: Thyrotoxicosis induced by iodine contamination of food – a common unrecognised condition? Brit. med. J. 1976/I, 372
226 Stubbe, P., P. Heidemann: The incidence of goitrous hypothyroidism during neonatal screening. Acta endocr. (Kbh.), Suppl. 215, 1978 (S. 70)
227 Studer, H.: Die Regulation der Schilddrüsenfunktion bei Jodmangel. Schweiz. med. Wschr. 96 (1966) 711
228 Studer, H.: Pathophysiologie und Klinik der Struma. Klin. Wschr. 46 (1968) 846
229 Studer, H., M. A. Greer: Die Regulation der Schilddrüsenfunktion bei Jodmangel. Huber, Bern 1966
230 Studer, H., H. Kohler, H. Bürgi: Iodine deficiency. In: Handbook of Physiology, Bd. III, Washington 1974 (S. 303)

231 Studer, H., H. W. Iff, F. Wyss, R. Gubler: Die Pathophysiologie endokriner Störungen bei Hypoproteinämie. Schweiz. med. Wschr. 98 (1968) 180
232 Studer, H., H. Bürgi. H. Kohler, M. G. Garcia, G. Morreale de Escobar: A transient rise of hormone secretion: A response of the stimulated rat thyroid gland to small increments of iodide supply. Acta endocr. (Kbh.) 81 (1976) 507
233 Suwanik, R., A. Nondasuta, A. Nondasuta: Field studies on iodine metabolism in an endemic goiter village, Prae, Thailand. J. nat. Res. Council (Thailand) 2 (1961) 1
234 Suzuki, H., T. Higuchi, K. Sawa, S. Ohtaki, Y. Horiuchi: „Endemic coast goiter" in Hokkaido, Japan. Acta endocr. (Kbh.) 50 (1965) 161
235 Talbot, J. M., K. D. Fisher, C. J. Carr: A review of the effects of dietary iodine on certain thyroid disorders. Food and Drug Administration (1976), Washington, D. C., Report No. FDA/BF-77/17
236 Taylor, S.: An autoradiographic study of simple goitre. Bull. Wld. Hlth. Org. 9 (1953) 197
237 Taylor, S.: The evolution of nodular goitre. J. clin. Endocr. 13 (1953) 1232
238 Theilade, P., J. M. Hansen, L. Skovsted, J. Faber, C. Kirkegaard, T. Friis, K. Siersbaek-Nielsen: Propranolol influences serum T₃ and reverse T₃ in hyperthyroidism. Lancet 1977/II, 363
239 Thilly, C. H., F. Delange, A. M. Ermans: Further investigations of iodine deficiency in the etiology of endemic goiter. Amer. J. clin. Nutr. 25 (1972) 30
240 Thijs, L. G.: Diagnostic ultrasound in clinical thyroid investigation. J. clin. Endocr. 32 (1971) 709
241 Thommesen, P.: Thyreoideazystographie. Fortschr. Röntgenstr. 114 (1971) 616
242 Toft, A. D., W. J. Irvine, W. M. Hunter: A comparison of plasma TSH levels in patients with diffuse and nodular non-toxic goiter. J. clin. Endocr. 42 (1976) 973
243 Torrigiani, G., D. Doniach, I. M. Roitt: Serum thyroglobulin levels in healthy subjects and in patients with thyroid disease. J. clin. Endocr. 29 (1969) 305
244 Trowbridge, F. L., K. A. Hand, M. Z. Nichaman: Findings relating to goiter and iodine in the Ten-State Nutrition survey. Amer. J. clin. Nutr. 28 (1975) 712
245 Tunbridge, W. M. G., D. C. Evered, R. Hall, D. Appleton, M. Brewis, F. Clark, J. Grimley Evans, E. Young, T. Bird, P. A. Smith: The spectrum of thyroid disease in a community: The Whickham survey. Clin. Endocr. 7 (1977) 481
246 Vagenakis, A. G., L. E. Bravermann, F. Azizi, G. I. Portnay, S. H. Ingbar: Recovery of pituitary thyrotropic function after withdrawal of prolonged thyroid-suppression therapy. New Engl. J. Med. 293 (1975) 681
247 Vagenakis, A. G., D. A. Koutras, A. Burger, B. Malamos, S. H. Ingbar, L. E. Bravermann: Studies of serum triiodothyronine, thyroxine and thyrotropin concentrations in endemic goiter in Greece. J. clin. Endocr. 37 (1973) 485
248 Vidor, G. I., J. C. Stewart, J. R. Wall, A. Wangel, B. S. Hetzel: Pathogenesis of iodine-induced thyrotoxicosis: Studies in Northern Tasmania. J. clin. Endocr. 37 (1973) 901
249 Virtanen, A. I.: Über die Chemie der Brassica Faktoren, ihre Wirkung auf die Funktion der Schilddrüse und ihr Übergehen in die Milch. Experientia (Basel) 17 (1961) 241
250 Voigt, H. G., M. M. Linder, E. Ungeheuer: Die chirurgische Therapie der Schilddrüsenerkrankungen. Dtsch. Ärztebl. 70 (1973) 1595
251 Vought, R. L., F. A. Brown, K. H. Sibinovic: Antithyroid compound(s) produced by Escherichia coli: Preliminary Report. J. clin. Endocr. 38 (1974) 861
252 Vought, R. L., W. T. London, G. E. T. Stebbing: Endemic goiter in Northern Virginia. J. clin. Endocr. 27 (1967) 1381
253 Wagner-Jauregg, J.: Biochemische Kropfforschung und moderne Arzneibehandlung der Thyreotoxikose. Med. Klin. (1946) 430
254 Wahner, H. W., W. E. Mayberry, E. Gaitan, J. E. Gaitan: Endemic goiter in the Cauca Valley. III. Role of Serum TSH in goitrogenesis. J. clin. Endocr. 32 (1971) 491
255 Walthard, B.: Veränderungen der Schilddrüse durch Jodprophylaxe. Wien. klin. Wschr. 80 (1968) 697
256 Wayne, J. E., D. A. Koutras, W. D. Alexander: Clinical aspects of iodine metabolism. Blackwell, Oxford 1964
257 Wellby, M. L., K. Powell, M. Carman, B. S. Hetzel: Comparative studies of diiodotyrosine deiodinase activities in endemic goiter and congenital goiter. J. clin. Endocr. 35 (1972) 762
258 Wenzel, K. W., H. E. Kirschsieper: Aspects of the absorption of oral L-thyroxine in normal man. Metabolism 26 (1977) 1
259 Werle, E.: Toxikologische Aspekte der Eiweißprodukte aus Sojabohnen und Erdnußarten. I. Antitryptische und II. Antithyreoidale Substanzen. Voeding 30 (1969) 312
260 Wiebel, J., N. Kuhn, N. Stahnke, R. P. Willig: Neuere Gesichtspunkte zur Behandlung der Hypothyreose und „blanden" Struma bei Kindern und Jugendlichen. Mschr. Kinderheilk. 124 (1976) 667
261 Wiermann, H., H.-A. Durrer, A. von zur Mühlen, C. Ruppert, R. A. Schmidt, D. Reinwein: Thyroid hormone metabolism in a sporadic non-toxic goiter area. Acta endocr. (Kbh.), Suppl. 193 (1975) 7
262 Wöhler, J., H. G. Heinze, C. R. Pickardt, F. Erhardt, P. C. Scriba: Eine neue, risikolose Methode zur Diagnostik dekompensierter autonomer Adenome der Schilddrüse. Dtsch. med. Wschr. 99 (1974) 1240
263 Wolff, J., S. Varrone: The methyl xanthines – A new class of goitrogens. Endocrinology 85 (1969) 410

Chirurgie der blanden Struma, einschließlich der Rezidivstruma

Von K. Keminger und P. Fuchsig †

Indikation

Um zu einer klaren Indikationsstellung zur Strumaresektion zu gelangen, muß die Diagnose einer Schilddrüsenerkrankung von jedem Arzt, ob Praktiker, Internist, Strahlentherapeut oder Chirurg, vorurteilslos und nicht im Hinblick auf eine bestimmte, etwa gar subjektiv bevorzugte Behandlung gestellt werden.
Die Indikation zur Strumaoperation richtet sich nach klinischen und morphologischen Merkmalen und kann in drei große Gruppen zusammengefaßt werden (Behandlung der blanden Struma):
– Die aus mechanischen Ursachen begründete Indikation,
– die prophylaktisch-diagnostische Indikation, vorwiegend bei kalten Knoten,
– der kosmetisch begründete Entschluß zur Operation.
Bei der mechanischen Indikation zur Strumaoperation steht im Vordergrund die Schilddrüsenvergrößerung in ihren außerordentlich variablen Formen. Funktionelle Symptome fehlen. Das klinische Bild wird bestimmt durch mechanische Einwirkung der Struma auf die benachbarten Halsorgane: Trachea, Ösophagus und große Gefäße.
Die prophylaktisch-diagnostische Begründung für die Strumaresektion betrifft in erster Linie Patienten mit szintigraphisch kalten Schilddrüsenknoten, bei denen es darum geht, Malignität auszuschließen oder einer malignen Umwandlung vorzubeugen. Viel seltener als früher, dank der vielfach spezifisch ausgebauten Hormonbehandlung, besteht heute die Notwendigkeit, eine nicht knotige, mechanisch nicht störende Struma aus kosmetischer Indikation operativ zu verkleinern

(s. Schilddrüsenhormonbehandlung S. 520). Ist eine Operation in Aussicht genommen, so wird der Chirurg über die allgemeine und funktionelle Diagnose hinaus sein Augenmerk auf anatomische und morphologische Details der Struma richten. Hierfür sind folgende Untersuchungsmethoden wesentlich:

Röntgenuntersuchung. Neben der Durchleuchtung sind, wie schon SGALITZER (40, 41) 1918 gefordert hat, *orthograde Fernaufnahmen,* jeweils ohne und mit Kontrastmitteldarstellung der Ösophagus in zwei Ebenen wichtig.

Fernaufnahmen, d.h. aus 1,50 m Distanz exakt auf das Bildformat eingeblendet (3) erlauben vergleichbare Messungen der Trachealweite und Beurteilung eines meßbaren operativen oder medikamentösen Effekts auf das Tracheallumen. Die bei der Ausmessung der Luftröhre gewonnenen absoluten Millimeterwerte werden in Relation zum jeweiligen Normaldurchmesser gesetzt. Ergänzende Aufnahmen im halbschrägen Durchmesser lassen bei adipösen Patienten die Trachea im unteren Halsbereich darstellen und dadurch beurteilen.
Nur durch die Darstellung von Trachea und Ösophagus in *zwei Ebenen* ist es möglich, den Ausgangspunkt retrotrachealer, retropharyngealer oder intraviszeraler Strumaanteile festzustellen. Diese Kenntnis kann für das operativtaktische Vorgehen, besonders bei Vorliegen einer Rekurrensparese, von großem Nutzen sein.
Die röntgenologische Darstellung des Ösophagus gibt nicht nur über seine Verlagerung oder Einengung Auskunft, sondern auch über etwaige pathologisch-anatomische Veränderungen der Speiseröhre. So können große retroviszerale oder retrosternale Strumen Varizenbildung im zervikalen Bereich verursachen. Sie bilden sich nach Entfernung des Abflußhindernisses stets zurück und stellen eine absolute Operationsindikation dar.
Neben den Röntgenaufnahmen ist die Röntgendurchleuchtung unbedingt erforderlich. Sie läßt die Verschieblichkeit des Strumaschattens beim Schluckakt und die Elastizität der Trachealwand (Müller-Valsalvascher Preß- und Schnupfversuch) beurteilen. Es muß aber betont werden, daß die Feststellung einer Tracheomalazie im Röntgen unverläßlich ist, die Röntgenologen diese Diagnose viel zu häufig stellen. Dieser Hinweis ist wichtig, da die „echte" Tracheomalazie eine Operationsindikation für sich bildet. Unter 4309 Röntgenbefunden von Strumen fand sich die Diagnose Tracheomalazie 1050mal, tatsächlich war sie nur 24mal vorhanden (27).
Die röntgenologische Beurteilung der Größe einer Struma, insbesondere die Bestimmung ihrer kaudalen Begrenzung ist unsicher. Hier ist die Szintigraphie überlegen. Sie sollte auch zur Erkennung narbiger Trachealstenosen (FUCHSIG) herangezogen werden.

Schilddrüsenszintigramm (Thyreogramm). Die Schilddrüsenszintigraphie ist unerläßlich zur Feststellung der Strumaausdehnung und Beurteilung von „heißen" oder „kalten" Knoten. Die gezielte bioptische Abklärung der Frage nach malignen Veränderungen kann angeschlossen werden. Auch die Abgrenzung postoperativ bedingter „narbiger Trachealstenosen" von der durch ein Strumarezidiv hervorgerufenen Trachealkompression ist nur szintigraphisch möglich (S. 512).
Laryngologische Untersuchung. Sie ist nicht nur aus zivilrechtlichen Gründen, um präoperative Störungen der Stimmbandmotilität festzustellen, obligat, sondern aus Gründen der Indikationsstellung überhaupt. Atembeschwerden können durch Rekurrensparesen ebenso wie durch Anomalien der oberen Luftwege, z.B. eine Deviatio septi nasi, verursacht sein.

– *Schilddrüsenangiographie.* Die Angiographie ist als Routineuntersuchung weder erforderlich noch zu weiterer Klärung geeignet (28). Wir verwenden sie nur, um Ausdehnung der Lage intrathorakaler Strumen festzustellen bzw. zur Differentialdiagnostik gegenüber Mediastinaltumoren anderer Genese.

Methoden:

– nach BOBBIO (5, 6): durch Punktion der A. subclavia;
– nach KEMINGER und DINSTL (28): selektiv mittels Gefäßkatheters durch Freilegung der A. ulnaris im Sulcus ulnaris in der Mitte des Vorderarmes;
– *intraoperativ:* durch Katheterisierung der A. thyreoidea inferior oder des Truncus thyreocervicalis, nach der von FUCHSIG und KEMINGER (14) angegebenen Methode zur Ligatur der A. thyreoidea inferior.

Gegen die Schilddrüsenangiographie ist einzuwenden, daß von den vier Schilddrüsenarterien jeweils nur eine dargestellt werden kann und sich aus den Bildern keine bindenden therapeutischen Konsequenzen ergeben. Bei Verdacht auf Malignität hat jedenfalls eine Probefreilegung zu erfolgen. Auch ist die Methode nicht ungefährlich, da es, wie in einem eigenen Fall, zu einer tödlichen Zirkulationsstörung des Gehirns kommen kann; ein Risiko, das für eine Untersuchungsmethode kaum tragbar ist.

Zur Operationstechnik (s. auch S. 627)

An die Stelle der noch vor wenigen Jahren als unerlässlich angesehenen typischen beidseitigen Resektion (18) ist das den jeweiligen Verhältnissen angepaßte „gezielte" Verfahren getreten, darauf ausgerichtet, nur pathologisch verändertes Gewebe mit dem Lobus pyramidalis zu entfernen, das hochwertige, funktionstüchtige Parenchym aber zu schonen. Überdies entspricht es der heutigen Kenntnis von den Physiologie der Schilddrüse, bei diesen „gezielten" Eingriffen die Durchblutung dieses Organs so wenig wie möglich zu beeinträchtigen, d.h. eine Unterbindung am Stamm der vier Schilddrüsenarterien zu vermeiden.
Bei *isolierten* Knoten, in der Mehrzahl sind es zystische Adenome, ist die Indikation zur Operation in jeder Altersstufe gegeben. Die Operation ist dann nicht als typische beidseitige Schilddrüsenresektion durchzuführen, sondern als *Enukleation,* unter Belassung des unveränderten Schilddrüsenparenchyms auf der befallenen und des unveränderten Lappens an der anderen Seite (13, 17, 44).

Solitäradenome nehmen insbesondere bei Kindern und Jugendlichen wegen ihrer erhöhten Neigung zu maligner Degeneration eine Sonderstellung ein. Im Operationsmaterial des Kaiserin-Elisabeth-Spitals in Wien fand KEMINGER bei 1290 Fällen von isolierten Knoten eine doppelt so hohe Malignomfrequenz wie bei multinodulären. Die tatsächliche Frequenz einer malignen Umwandlung von isolierten Knoten ist allerdings sehr unterschiedlich und offenbar großen regionalen Schwankungen unterworfen. Auch die Selektion und Auswertung des Krankengutes spielt eine Rolle; so war im eigenen Krankengut die Malignomfrequenz von 975 szintigraphisch „kalten" Arealen 24,6%, hingegen nur 5,8% wenn alle bereits klinisch bekannten malignen Fälle ausgeschieden waren.

Nicht selten deckt sich eine medizinische Indikation zur Entfernung isolierter Schilddrüsenknoten mit der sogenannten „kosmetischen" Indikation, also dem Wunsche meist jugendlicher Patientinnen, aus „Schönheitsgründen" operiert zu werden. Man kann heute unter den genannten Voraussetzungen der schonenden Operation einem solchen Wunsch durchaus entsprechen. Ohne diese Voraussetzungen aber, also bei „typischer" ungezielter beidseitiger, noch dazu sehr ausgiebiger Resektion und ohne nachfolgende Schilddrüsenhormonprophylaxe sind, wie sich gezeigt hat (Abb. 9.17) jugendliche Patientinnen zu 50% der Gefahr eines Rezidivs ausgesetzt.

Bei *multinodulären Kröpfen* mit und ohne Beeinträchtigung der Trachea – jedenfalls unabhängig vom Ausmaß dieser Beeinträchtigung und vom Alter der Patientin –, ist die Operation durchwegs berechtigt. Eine reguläre konsequente Rezidivprophylaxe muß jedoch auch hier unbedingt angeschlossen werden (vgl. S. 521).

Einzelne Strumaformen:
– *Retroviszerale Struma.* In Endemiegebieten häufig, oft von einem sogenannten „Hinterhorn" eines Schilddrüsenlappens ausgehend, Trachea, Ösophagus oder Pharynx umfassend.
– *„Tauchkropf".* Ein Ausdruck, der im Schrifttum zwar vielfach verwendet, keine praktische Bedeutung hat. Das „Phänomen der Schluckhebung", ein diagnostisches Zeichen einer Struma ist durch Adenomknoten, die intrathorakal eintauchen, besonders sinnfällig. Bei Reklination des Kopfes tauchen sie wieder auf, können bei bestimmter Kopfhaltung eine Tracheakompression und damit Atemnot und inspiratorischen Stridor hervorrufen.
– *Intrathorakale Struma.* Seit WÖLFLER (1883) unterscheidet man;
  – die „echte" intrathorakale Struma, die eine echte Dystopie darstellt und keine parenchymatöse Verbindung mit der ursprünglichen Anlage hat. Im eigenen Krankengut unter 5125 Strumen 0,7%;
  – die „falsche" intrathorakale Struma, die eine Parenchymbrücke mit der Halsstruma verbindet.
  Die Entwicklung auch weit in den Thorax eintauchender Strumen gelingt vielfach von einer zervikalen Inzision (24, 32). Dieser Methode haftet jedoch Unübersichtlichkeit und die Gefahr der Blutung, bzw. auch der Luftembolie an, so daß wir bei intrathorakalen Strumen in den letzten Jahren immer mehr zu der schon 1897 von MILTON angegebenen medianen Sternotomie übergegangen sind.
– *Zungengrundstruma.* Außerordentlich selten, stellt sie, wie die Struma ovarii, eine absolute Operationsindikation dar.
– *Laterale aberrierende Struma.* Meist handelt es sich um Lymphknotenmetastasen eines Schilddrüsenkarzinoms. Sie sind wie ein Schilddrüsenkarzinom zu behandeln. Eine sichere Differenzierung kann auch histologisch nicht getroffen werden.
– *Intratracheale Struma.* Die erste Mitteilung über eine intratracheale Struma stammt vom v. ZIEMSSEN (1876) (43). KLEIN (29) hat bis 1964 133 Fälle der Weltliteratur zusammengestellt.
  Verglichen mit den extratrachealen Strumen sind sie selten. SCHEICHER (38) berichtet über 7 unter 18000, HUBER (22) über 1 unter 12 149 Strumektomien. Im eigenen Krankengut (9) war unter 7081 Strumektomien ebenfalls nur eine intratracheale Struma.
  Bei einem Großteil der in der Literatur dargestellten Fälle handelt es sich um Patienten, die bereits strumektomiert worden sind. Charakteristisch ist ihre Lokalisation: 2–3 cm distal der Glottis, breitbasig der mittleren oder seitlichen Trachealwand aufsitzend.
  Die Therapie der Wahl ist die transtracheale Exstirpation mit Belassung des Tracheostomas für einige Tage, um der Gefahr einer Nachblutung zu begegnen.

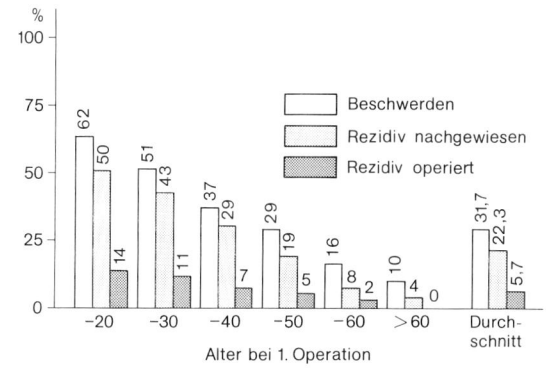

Abb. 9.17 Nachuntersuchung der weiblichen Patientin nach Strumaresektion 1935–1944 (8).

Struma und Gravidität

Von größter praktischer Bedeutung ist die Vergrößerung bestehender Strumen während der Gravidität, die ohne Therapie zu einer Trachealeinengung mit Stridor und akuter Atemnot während des Partus führen können. Solche unerwünschten, ja gelegentlich schwerwiegenden Größenzunahmen lassen sich meist durch Zufuhr von Schilddrüsenhormonpräparaten vermeiden. Bei großen Knotenstrumen oder hyperthyreoten Knotenstrumen kann wegen der bedrohlichen Atemnot die Operationsindikation auch noch in späten Lunarmonaten gegeben sein. Nach unserer Erfahrung an mehr als 50 Patientinnen mit Strumen verschiedener

Art hat sich die Operation im dritten Lunarmonat als günstiger Operationstermin erwiesen. In keinem Fall kam es zu einem Abort oder Verschiebung des Geburtstermins. Geburt sowie Stillperiode verliefen normal.

Bezüglich der operativen Technik stimmen wir mit (42) überein, der von einer Unterbindung der A. thyreoidea inferior abrät, da er bei einem Krankengut von 16 Patientinnen in einigen Fällen eine Spättetanie beobachtete. Wie wir an anderer Stelle ausgeführt haben, ist die Ligatur der A. thyreoidea inferior nur aus technischen, nie aber aus Gründen einer Rezidivverhütung oder Vermeidung einer Postoperativen thyreotoxischen Krise durchzuführen.

Rezidivstruma

Seit ihren Anfängen ist die Chirurgie der blanden gutartigen Struma, namentlich in Endemiegebieten, durch das sogenannte Rezidiv, also die neuerliche Vergrößerung verbliebener Schilddrüsenanteile belastet. Die Einstellung zu diesem Problem machte von der Resignation von ROUX alle Wandlungen bis zu der heutigen Auffassung durch, wonach als Ursache des Rezidivs in erster Linie die Persistenz von Kropfnoxen anzusehen sind (vgl. Pathophysiologie der blanden Struma, S. 496).

Erstaunlich ist, wie lange sich trotz der von REVERDIN und KOCHER als „Cachexia strumipriva" benannten schwerwiegenden Folgen einer Totalexstirpation der Schilddrüse die Vorstellung gehalten hat, daß „radikale „Resektionsmethoden, d. h. die Belassung kleinstmöglicher Reste von Schilddrüsengewebe das Rezidiv verhindern könnten. Zeigten doch zum Teil schon vor der Entdeckung des thyreotropen Hormons beschriebene Fälle von Cachexia strumipriva mit Vergrößerung der Hypophyse bzw. Adenombildung in ihrem Vorderlappen, wie sehr sich dieses Steuerungsorgan bemüht, den Ausfall der Schilddrüse durch Stimulierung auch kleinster verbliebener Reste auszugleichen (FUCHSIG). Ebenso gingen Bestrebungen, die Rezidivfrequenz durch möglichst vollständige Drosselung der arteriellen Versorgung der Schilddrüsenreste einzuschränken, an den dargelegten pathophysiologischen Zusammenhängen vorbei.

Die Unterscheidung zwischen einem „echten", d.h. von einem operierten Schilddrüsenlappen ausgehenden und einem „falschen", d.h. durch das Anwachsen eines bei der Erstoperation unberührt gebliebenen Lappens entstandenen Rezidivs hat höchstens eine operativ-technische Bedeutung hinsichtlich der bei der Zweitoperation zu erwartenden Schwierigkeiten. Sie sollte daher aufgegeben bzw. bewußt nur im Sinne der etwa zu erwartenden operativ-technischen Gegebenheiten angewandt werden. Als Rezidiv sollte eine Größenzunahme verbliebener Schilddrüsenanteile bezeichnet werden, gleichgültig ob es einen operierten oder einen nicht operierten Lappen oder den Lobus pyramidalis betrifft.

Das aus dem Lobus pyramidalis entwickelte Rezidiv, jenes sehr variabel ausgebildeten Schilddrüsenanteils, den wir bei einer Strumaresektion auch nach heutiger Auffassung entfernen, entsteht nur, wenn im Anschluß an die erste Operation versäumt worden war, die Kropfnoxen, namentlich den Jodmangel zu beheben und eine konsequente Rezidivprophylaxe mit Schilddrüsenhormonen durchzuführen (s. Schilddrüsenhormonbehandlung der blanden Struma, S. 533). Es stört kosmetisch frühzeitig, daher suchen vor allem die Trägerinnen alsbald den Arzt auf; es hat daher auch eine gute Seite: Es macht den überwachenden Arzt darauf aufmerksam, daß das betreffende Individuum unzureichend behandelt wird („Rezidivbarometer" nach FUCHSIG). Immer ist eine solche Größenzunahme ein „kompensatorischer" Vorgang, ausgelöst durch die für sekundäre ebenso wie primäre Schilddrüsenvergrößerungen maßgebende Kausalkette: Hormonmangel in der Peripherie – vermehrte Ausschüttung von thyreotropem Hormon – Stimulierung normalen Schilddrüsengewebes – schließlich Vergrößerung des Thyreoideaparenchyms. Es stünde also auch im Widerspruch zu dieser Tatsache, wenn man nur bei dem von erstmals unberührt gebliebenen Lappen ausgehenden Rezidiv von einem „kompensatorischem" spräche.

Ebenso unzweckmäßig wäre es, diese Form als „Pseudorezidiv" zu bezeichnen, ein Ausdruck, der sinnvoll höchstens für jenen Zustand angewendet werden könnte, bei dem eine röntgenologisch nachgewiesene Trachealstenose, nicht durch Vergrößerung verbliebener Schilddrüsenreste, sondern nur durch eine pathologische Veränderung der Trachealwand selbst hervorgerufen wird.

Häufigkeit von Kropfrezidiven

Diese ist bisher meistens aus dem Anteil von Rezidivoperationen im jeweiligen Gesamtkrankengut an Strumen errechnet worden, ein Verfahren, von dem stichhaltige Ergebnisse nicht zu erwarten sind. Auch die wenigen auf Nachuntersuchungen beruhenden Angaben (Tab. 9.15) sind nicht völlig verläßlich, weil sie sich nur auf Patienten beziehen, deren Erstoperation wegen Struma lediglich 10 oder höchstens 15 Jahre zurückliegt. Damit werden wie FUCHSIG u. KUMMER (15) gezeigt haben, wohl ein großer Teil der Rezidive, aber keineswegs alle erfaßt. Vor allem sind die angeführten Nachuntersuchungen an der Tatsache vorbeigegangen, daß die Rezidivhäufigkeit vom *Alter der Patienten* abhängt, in dem sie sich bei der ersten Kropfoperation befunden haben. In Abb. 9.17 und 9.18 sind graphisch

Tabelle 9.**15** Rezidivhäufigkeit nach Strumaresektionen bis 1960

Autor	Rezidive
Enderlein-Hitzler (1922)	31,5 %
Epple (Innsbruck 1950)	10,5 %
Horst (Straßburg 1953)	10,0 %
Götzinger (Salzburg 1955)	
ohne Rezidivprophylaxe	19,8 %
mit Rezidivprophylaxe	11,8 %
Steingräber (Köln 1960)	9,6 %

die Ergebnisse zusammengefaßt, die FUCHSIG und KUMMER am Krankengut von KASPAR aus der chirurgischen Abteilung des Kaiserin Elisabeth Spitals in Wien im Jahre 1960 gewonnen haben.

Die Erstoperation der nachuntersuchten Fälle lag mindstens 16, höchstens 26 Jahre zurück. Erfaßt wurden 2900 Frauen bzw. 312 Männer. In erster Linie fällt auf, daß „Beschwerden" ohne gleichzeitiges Kropfrezidiv mit einem für alle Altersklassen gleichmäßigen Anteil von rund 10% nur bei den Frauen (s. Abb. 9.17) verzeichnet sind. Sie betreffen Patientinnen, die unter der Annahme einer Überfunktion der Schilddrüse zur Operation kamen.

In zweiter Linie ist die geringe Zahl von Rezidivträgern bemerkenswert, die sich einer zweiten oder auch weiteren Operation unterzogen haben. Ihr Anteil beträgt bei den Männern nur 3,8%, bei den Frauen 5,7% aller bestätigten Rezidive; ein eindeutiger Hinweis auf den großen Irrtum, dem man, wie schon erwähnt, anheimfallen würde, wollte man die Anzahl der Rezidivoperationen allein als Indikator für die Rezidivfrequenz ansehen.

Am auffälligsten aber ist drittens die Abhängigkeit der Rezidivquote vom Alter der Betroffenen bei der ersten Operation, insbesondere bei den Frauen. Hier sind es die Patientinnen, die vor dem vollendeten 20. Lebensjahr operiert worden waren, zu 50% von einem Rezidiv betroffen. In den folgenden Altersklassen sinkt diese Frequenz nahezu linear bis auf Null bei den erst nach dem vollendeten 60. Lebensjahr operierten Fällen.

Bei den Männern (s. Abb. 9.**18**), die im Durchschnitt nur zu 12,5% Rezidive aufweisen (gegenüber 22,3% im Durchschnitt bei Frauen), sinkt die Rezidivfrequenz ebenfalls mit zunehmendem Alter, wenn auch weniger deutlich und weniger regelmäßig.

Aus diesen Nachuntersuchungen geht hervor, daß das Auftreten von Rezidiven, wenn überhaupt, so nur ganz unwesentlich von der Operationstechnik abhängt. KASPAR und seine Mitarbeiter haben sich in der Zeit von 1935–1944 – aus welchen Jahren das nachuntersuchte Material stammt – einer sehr gründlichen, um nicht zu sagen „radikalen" Operationstechnik mit Belassung kleiner Reste von beidseits etwa der Größe eines „Daumenendgliedes" befleißigt. Dabei ist zeitweise auch die vierfache Arterienligatur angewendet worden, ohne daß sich bei unseren Nachuntersuchungen auch nur der geringste Hinweis auf eine Beeinflussung der Rezidivfrequenz durch diese Maßnahmen hätte aufspüren lassen. Die Rezidiventstehung kann also nur auf *funktionelle* Momente zurückgeführt werden. Erfahrungsgemäß spielen Gravidität und Klimakterium eine gewisse, wenn auch statistisch nicht eindeutig faßbare Rolle. Im übrigen sind es die schon für die Entstehung der primären Struma verantwortlich gewesenen Kropfnoxen, denen die Patienten nach ihrer Erstoperation weiterhin ausgesetzt waren. Diesem Umstand haben eine Reihe von Chirurgen in Endemiegebieten, wie HUBER (18, 20, 21), KREINER (31), KOPF (30), DOMANIG (10) in Österreich, RICHARD (36) in der Schweiz, Rechnung getragen und in sehr verdienstvoller Weise die systematische Rezidivprophylaxe nach der Operation gutartiger euthyreoter Strumen gefordert. Einer besonderen Fürsorge und Kontrolle bedürfen strumektomierte Frauen in der Gravidität (s. auch S. 531).

Indikation zur Rezidivoperation

Abgesehen von der aus kosmetischen Gründen vorgenommenen Entfernung eines Lobus-pyramidalis-Rezidivs haben Eingriffe bei Kropfrezidiven das Ziel, die durch Rezidivknoten verursachte mechanische Beeinträchtigung der Halsorgane, in erster Linie der Luftröhre, ferner der großen Gefäße, vereinzelt auch das Ösophagus zu beseitigen, bzw. klinisch suspekte kalte Knoten zu entfernen.

Daher muß die *erste Frage* lauten: Sind die angegebenen Beschwerden auf eine solche mechanische Beeinträchtigung allein oder zumindest vorwiegend zurückzuführen oder ist ihre Ursache anderen Umständen zuzuschreiben? In Betracht zu ziehen sind hierbei:

– Von einer Struma unabhängige Erkrankungen der oberen Luftwege, beispielsweise eine Deviatio septi nasi, die wohl bei der ersten Operation schon bestanden haben mag, nun aber infolge höheren Alters, zunehmender Adipositas usw. verstärkt in Erscheinung tritt.
– Das Emphysem, Pleuraschwarten, indurative Prozesse infolge abgeheilter Lungentuberkulose und schließlich das Bronchuskarzinom.
– Kardiale Erkrankungen wie beispielsweise Myokardläsion, Koronarinsuffizienz oder auch Vitien mit zunehmendem Alter.
– Benigne bzw. maligne Prozesse im Mediastinum mit dem Zeichen der Stauung im System der V. cava superior.

Alle diese pathologischen Veränderungen können Beschwerden verursachen und werden von strumaresezierten Patienten zunächst mit einem Rezidiv in Zusammenhang gebracht. Sie müssen mit Sicherheit ausgeschlossen werden, bevor eine Rezidivoperation beschlossen wird.

Die *zweite Frage* richtet sich nach der Topographie des vorliegenden Rezidivs unter Berücksichtigung prä- und retrotracheal bzw. retroviszeral gelegener Knoten (S. 530). Nicht selten kommen Einengungen der Trachea durch retrosternal gelegene, möglicherweise bei der Erstoperation übersehene Knoten vor, die die Luftröhre von ventral her einengen. Auch ist klar zu unterscheiden, ob es sich lediglich um Verschiebungen der Luftröhre aus ihrer normalen Lage oder um deren Einengung handelt.

Steht eine Einengung des Trachealquerschnittes fest, so ist als *dritte Frage* zu stellen, ob diese Einengung durch den Druck von Rezidivknoten, also durch echte

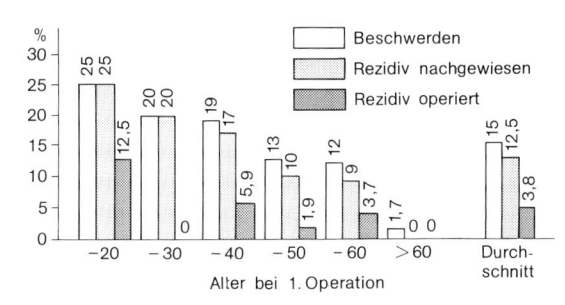

Abb. 9.**18** Nachuntersuchung der männlichen Patienten nach Strumaresektion 1935–1944 (12).

Kompression bedingt oder ob sie durch eine Veränderung der Trachealwand selbst, also durch eine *postoperative narbige Trachealstenose* verursacht ist.

Wie schon angedeutet, kann es im Anschluß an primäre Strumaresektionen aller Wahrscheinlichkeit nach durch Läsion der Tunica adventitia tracheae zu narbig-schwieligen Verdickung der Trachealwand mit Einengung des Tracheallumens im frontalen Durchmesser kommen.

Nach FUCHSIG (11) und ROTH (37) sind derartige Prozesse dafür verantwortlich, daß es bei 105 wegen eines ersten Strumarezidivs operierten Fällen nur 51mal zu einer Normalisierung des Tracheallumens gekommen ist und in den übrigen 18 bzw. 22 der nachuntersuchten Fälle das Ziel der Rezidivoperation, die Wiederherstellung des normalen Tracheallumens, nur unzulänglich oder überhaupt nicht erreicht worden ist. 14 Fälle hatten eine durch ein neuerliches Rezidiv bedingte Trachealstenose.

Hinsichtlich der Elastizität der Trachealwand bzw. ihrer Verklakung (1) ergaben die Untersuchungen eine deutliche Zunahme der Festigkeit der Trachealwand, sowie eine Zunahme der Verkalkung, wenn auch letztere möglicherweise nicht auf das Operationstrauma, sondern auf das zunehmende Alter zurückzuführen sein könnte. Die sogenannte „Tracheomalazie" spielt demgegenüber beim Rezidiv, wenn überhaupt, so nur eine ganz untergeordnete Rolle.

Die mit dieser Untersuchung zu einem klinischen Begriff gestempelte postoperative narbige Trachealstenose ist zwar vereinzelt, etwa als „Tracheopathia fibroplastica" (8, 31, 33, 39) oder als „Struma fibrosa stenosans" (31) gelegentlich beschrieben, in ihrer Bedeutung aber bisher nicht gewürdigt worden, weil ihre Diagnose durch Palpation bzw. Röntgenuntersuchung allein kaum zu stellen war. Sie läßt sich mit Sicherheit erst in Kombination mit der Szintigraphie diagnostizieren. In allen Verdachtsfällen sollte sie durch eine „seitliche" Darstellung ergänzt werden. Solche Fälle sind von einer neuerlichen Operation auszuschließen. Abgesehen davon, daß eine nochmalige „Freilegung" der Trachea deren Vernarbung und Stenosierung nur fördern würde, brächte sie auch noch die Gefahr einer Rekurrensparese mit sich, die, wie weiter unten näher ausgeführt, funktionell viel schwerer wiegt als man allgemein angenommen hat.

Kann eine narbige Trachealstenose ausgeschlossen werden, ist als *vierte Frage* zu erörtern, ob und auf welcher Seite bei dem betreffenden Patienten etwa eine von der ersten Operation herrührende Rekurrensparese besteht, bzw. ob der betreffende Patient einer weiteren und damit bilateralen Rekurrensparese ausgesetzt werden muß. Obwohl man weiß, daß bilaterale Rekurrensparesen zur Erstickung führen können und häufig auch geführt haben, betrachtete man einseitige Paresen bisher ausschließlich vom Standpunkt der Beeinträchtigung der Sprache und übersah, daß die Reduktion der Stimmritzenweite auf die Hälfte ihrer normalen Ausdehnung der Atmung eine Behinderung bereiten müßte.

In Untersuchungen am Institut für Strömungslehre an der Technischen Hochschule in Wien (Vorstand: Prof. Dr. K. OSWATITSCH) konnten FUCHSIG, BRUNIAK u. SCHNAYDER (16) experimentell bzw. auf Grund der von MEAD und WHITTENBERGER für normale Verhältnisse angestellten Untersuchungen zeigen, daß

– Trachealkompressionen sich atemphysiologisch erst dann bemerkbar machen, wenn sie den Durchmesser der Trachea in frontaler oder auch sagittaler Richtung auf weniger als 30% der Norm einschränken (Abb. 9.**19a**); daß

– die Einengung der Glottis auf die Hälfte ihrer normalen Weite durch eine einseitige Rekurrensparese einen erheblichen Strömungswiderstand hervorzurufen vermag (s. Abb. 9.**19**).

Das Diagramm läßt erkennen, daß der Strömungswiderstand bei halbierter Glottis – entsprechend einer einseitigen Rekurrensparese –, aber normal weiter Trachea einer Atembehinderungsgröße gleichkommt, wie sie einer Trachealeinengung auf 12% entspricht. Die klinische Bestätigung dieser überraschenden Ergebnisse brachten die Untersuchungen von BENZER (4) am Ganzkörperplethysmographen. Es bedeutet demnach für einen Patienten, bei dem durch eine Rezidivoperation eine geringfügige Trachealeinengung beseitigt wird, keinen Vorteil, wenn durch die Operation eine erste oder gar beidseitige Rekurrensparese entsteht, zumal die Restitution des Tracheallumens ohnehin nur in der Hälfte der Fälle von Rezidivoperationen in vollem Ausmaß gelingt.

Eine *fünfte Frage* bei der Indikationsstellung zu einer Rezidivoperation betrifft die Alternative zur konservativen Behandlung. Namentlich bei jüngeren Patienten gelingt es häufig durch eine konsequente medikamentöse Therapie nicht nur die Rezidivstruma zu verkleinern, sondern auch, Trachealkompressionen zu mindern. Im Gegensatz zu den eben angeführten „mangelnden" Indikationen sind echte, allgemeine *Kontraindikationen* zur Operation eines Rezidivs selten, beträgt doch auch deren Mortalität in unserem Krankengut nur 1,0%.

Ist schließlich der Entschluß zur Operation gefaßt, so empfehlen wir dringend, den Patienten auch noch hinsichtlich einer latenten Tetanie zu untersuchen; kommen doch derartige *Nebenschilddrüseninsuffizienzen,* auch wenn sie nach dem Ersteingriff völlig unbemerkt geblieben sind, nach Rezidivoperationen um so eher zum Ausbruch. Die Behandlung einer bestehenden Hypokalzämie erfolgt zweckmäßig durch orale Gaben von Vitamin D_3.

Die chirurgische Therapie des Strumarezidivs, wie sie von uns seit 1961 ausgeführt wird, ist in Kap. 13 ausführlich beschrieben (Die chirurgische Technik bei Schilddrüsenoperationen, S. 634).

Postoperative Komplikationen

Bei den typischen operationsbedingten Komplikationen (Tab. 9.**16**) steht die durch keine Methode mit absoluter Sicherheit vermeidbare Rekurrensparese an der Spitze. Ihre Frequenz beträgt in unserem Krankengut bei Erstoperationen gutartiger Strumen 4,4%. Bei den Operationen wegen Rezidivstrumen, die früher mit 21,6% Rekurrensparesen belastet werden, dank der auf S. 630 näher dargelegten Technik 2,7%.

Die relativ hohe Frequenz der Rekurrensparesen bei den Erstoperationen ist begründet durch die hohe Zahl von Operateuren, die in der Materie noch unerfahren sind, während Rezidivoperationen nur von einigen wenigen erfahrenen Operateuren ausgeführt werden.

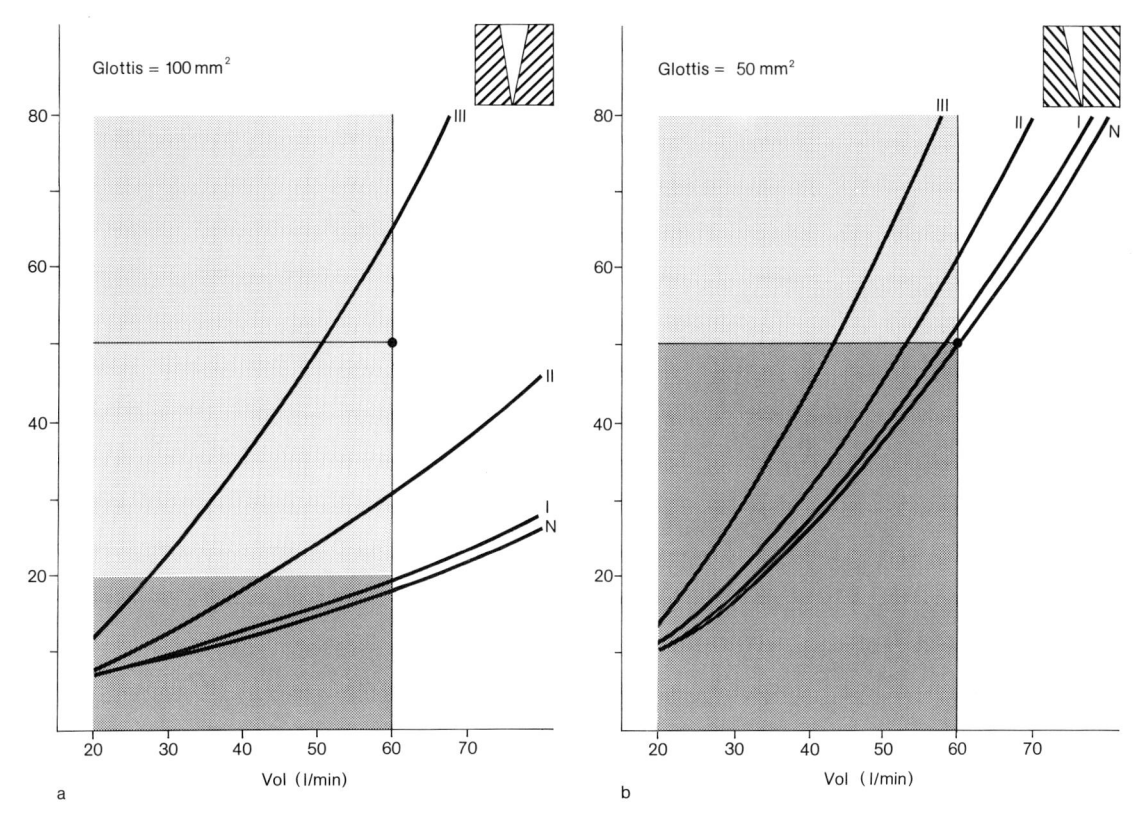

Chirurgie der blanden Struma, einschließlich der Rezidivstruma

Abb. 9.19a u. b Strömungswiderstand bei verschiedener Trachealweite mit und ohne linksseitige Rekurrensparese (9).
a Widerstandskurven bei Einengung der Trachea auf 30% (Kurve I), bei Einengung der Trachea auf 14% (II), und Einengung der Trachea auf 11% des ursprünglichen Durchmessers (III).
b Veränderungen der Widerstandskurven bei gleichzeitiger linksseitiger Rekurrensparese.

Unmittelbar nach der Operation festgestellte Rekurrensparesen bilden sich nach eigenen Nachuntersuchungen (2) in etwa einem Drittel zurück. Bleibt die Rekurrensparese über 6 Monate bestehen, so ist sie irreversibel. Ein Zeitraum, der zu berücksichtigen ist, wenn stimmbanderweiternde Operationen beabsichtigt sind. Berichte über Wiederherstellungsoperationen mit freier Nerventransplantation am durchtrennten N. laryngeus recurrens sind vereinzelt geblieben und kommen als Standardoperationen bis heute nicht in Frage (35).

Die beidseitige Rekurrensparese führt in der Regel zu einer schweren Atembehinderung und erfordert meist eine Tracheostomie.
Nachblutung bzw. Hämatom von DE QUERVAIN noch in 4,7% beschrieben, beträgt in unserem Krankengut nur mehr 1,0%. Nach unserer Erfahrung ist die Frequenz unter anderem von der Art des Nahtmaterials abhängig. Catgut schneidet schlechter ab als resorbierbares, synthetisches Nahtmaterial. Je nachdem ob es sich um ein einfaches subkutanes Hämatom (Abb. 9.20a) oder um ein tiefes, unter der Halsmusku-

Tabelle 9.16 Postoperative Komplikationen 1970-1976

Strumaarten		Rekurrensparesen einseitige		beidseitige		Nachblutung mit Wundrevision		Hämatom		Serom		Infektion	
	N	N	%	N	%	N	%	N	%	N	%	N	%
Struma multinodosa	1336	68	5,1%	–	–	13	0,9%	13	0,9%	3	0,2%	10	0,7%
Solitäradenom	468	14	2,9%	–	–	4	0,8%	4	0,8%	0	0	1	0,2%
Struma parenchymatosa	77	1	1,3%	–	–	2	2,6%	1	1,3%	1	1,3%	–	–
Rezidivstruma	36	1	2,7%	–	–	1	2,7%	1	2,7%	–	–	–	–
Gesamt	1917	84	4,4%	–	–	20	1,0%	19	0,9%	4	0,2%	11	0,6%

latur handelt, kann das klinische Bild außerordentlich verschieden sein. Akute Nachblutungen mit schwerer Dyspnoe erfordern ein beherztes, ohne Zögern vorgenommenes Eröffnen der Wunde und Ausräumen des Hämatoms. Alarmierend ist ein Verstreichen der Halskontur (Abb. 9.**20b**). Wundinfektionen sollten frühzeitig revidiert werden, damit ein Fortschreiten der Phlegmone in die Tiefe verhindert wird. Die postoperative Tetanie war in unserem Krankengut, das der Erstauflage dieses Buches zugrunde lag, 0,43%. Sie ist im Krankengut der Jahre 1970–1976 nicht mehr anzutreffen. Verzicht auf Ligatur aller vier Schilddrüsenarterien sowie Belassung von größeren Schilddrüsenresten (3,5 : 2,5 : 1,5 cm) dürften dafür verantwortlich sein. Ebenso war ein postoperatives Myxödem nicht mehr zu beobachten, während FUCHSIG und KUMMER, die das Krankengut von KASPAR nachuntersuchten, 10% feststellen konnten.

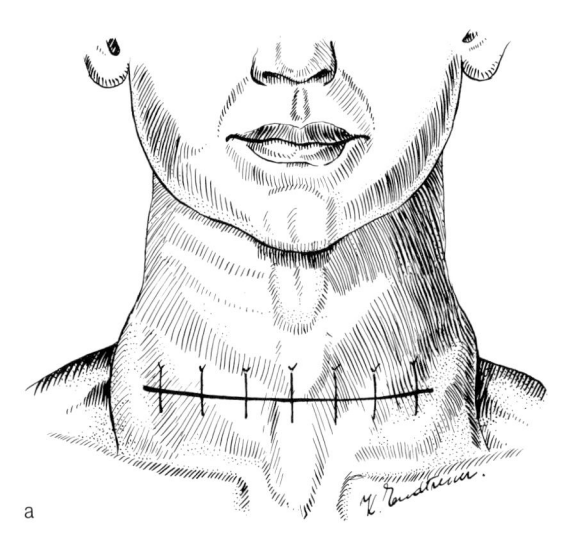

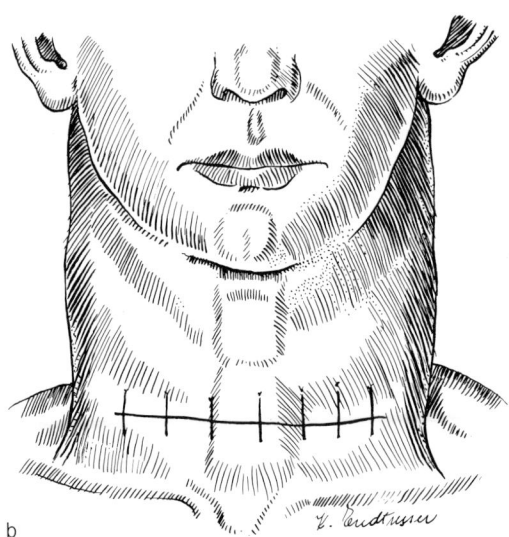

Abb. 9.**20 a** u. **b** Hämatom als postoperative Komplikation. **a** Hals bei subkutanem Hämatom. **b** Hals bei tiefem Hämatom.

Literatur

1 Aschoff, L.: Über Tracheopathia osteoplastica. Verh. dtsch. Ges. Path. 14 (1910) 125
2 Bablik, L., K. Keminger, W. Vecsei: Verlaufsbeobachtung von Recurrensparesen nach Strumaresektion. Chirurg 44 (1973) 57
3 Bartsch, J.: Zur röntgenologischen Untersuchungsmethodik bei Struma im Hals- und anschließenden Thoraxbereich. Wien. med. Wschr. 108 (1958) 1098
4 Baum, M., H. Benzer, G. Lechner u. W. Tölle: Einflüsse von Trachealstenose und Rekurrensparese auf den Strömungswiderstand der Trachea. Kongreßbericht der österr. Ges. f. Chir. 11. Tagung, 1970, Verlag der Wiener medizinischen Akademie, Wien 1971
5 Bobbio, A., E. Bezzi, E. Zanella, L. Rossi: Aspetti arteriografici della patologia tiroidea. Chir. ital. 9 (1957) 349–375
6 Bobbio, A., E. Bezzi, E. Zanella, L. Rossi: Angiographic Aspects of Disease of the Thyroid. J. int. Coll. Surg. 32 (1959) 79
7 Breitner, B.: Die Chirurgie der Schilddrüse, der Nebenschilddrüse und des Thymus. In: Die Chirurgie, 2. Aufl., Bd. IV, hrsg. von Kirschner-Nordmann. Urban & Schwarzenberg, Berlin 1944
8 Brückmann, E.: Über Tracheopathia osteoplastica. Virchows Arch. path. Anat. 200 (1910) 433
9 Depisch, D., K. Dinstl u. K. Keminger: Zur Diagnostik und Therapie intratrachealer Strumen. Wien. med. Wschr. 119 (1969) 301
10 Domanik, E.: Struma und Alter. Wien. klin. Wschr. 61 (1949) 568
11 Fuchsig, P.: Zur Klinik und Pathologie der narbigen Trachealstenose nach Rezidivoperationen. Langenbecks Arch. klin. Chir. 295 (1960) 145
12 Fuchsig, P.: Erfolge und Lücken der Kropfprophylaxe. Proph. u. Ther. 1 (1962) 1
13 Fuchsig, P., R. Höfer: Gezielte Schilddrüsenchirurgie auf Grund der Isotopenuntersuchung. Langenbecks Arch. klin. Chir. 301 (1962) 496
14 Fuchsig, P., K. Keminger: Probleme des Strumarezidivs. Chirurg 32 (1961) 156
15 Fuchsig, P., F. Kummer jr.: Über Spätergebnisse der Resektion gutartiger Strumen. Wien. klin. Wschr. 73 (1961) 451
16 Fuchsig, P., R. Bruniak, K. Schnayder: Über den Strömungswiderstand in normalen und pathologischen Tracheen. klin. Med. 18 (1962) 174
17 Heim, W.: Die „funktionskritische Operation" bei Schilddrüsenerkrankungen. Zbl. Chir. 86 (1961) 755
18 Huber, P.: Der Rezidivkropf und seine Verhütung. Wien. klin. Wschr. 62 (1950) 165
19 Huber, P.: Fünf Jahre Schilddrüsenchirurgie. Wien. klin. Wschr. 62 (1950) 647
20 Huber, P.: Die Aufgaben des praktischen Arztes vor und nach Kropfoperationen. Paracelsus (Wien) 3 (1951) 8
21 Huber, P.: Zur Kropfprophylaxe. Wien. med. Wschr. 103 (1953) 433
22 Huber, P.: Eingriffe am Hals, Ergänzungsbeitrag, Chirurgische Operationslehre, Bd. II, hrsg. von B. Breitner. Urban & Schwarzenberg, Wien 1960
23 Huber, P.: Die Nachbehandlung operierter Strumen. Wien. med. Wschr. 115 (1965) 137
24 Kaspar, F.: Zur Technik der Kropfoperation. Langenbecks Arch. klin. Chir. 256 (1942) 4
25 Kaufmann, E.: Lehrbuch der speziellen pathologischen Anatomie. Göschen, Berlin 1931
26 Keminger, K.: Über die Malignität der Solitäradenome. Klin. Med. (Wien) 12 (1957) 233
27 Keminger, K., K. Dinstl: Experimentelle Untersuchungen zur Frage der Tracheomalacie. Langenbecks Arch. klin. Chir. 308 (1964) 788
28 Keminger, K., K. Dinstl: Die Angiographie der Arteria thyreoidea inferior. Chirurg 36 (1965) 391
29 Klein, P.: Die intratracheale Struma, Zbl. Hals-, Nas.- u. Ohrenheilk. 18 (1967) 59
30 Kopf, H.: Neuere Behandlungsergebnisse kropfbehafteter Neugeborener und Schulkinder in Oberösterreich. Wien. klin. Wschr. 66 (1954) 96
31 Kreiner, W. M., J. Heschek: Strumarezidiv oder Struma stenosans fibrosa. Bruns Beitr. klin. Chir. 200 (1960) 176
32 Lahey, F. H.: The surgical management of intrathoracic goiter. Surg. 53 (1931) 346

33 Mailer, W.: Über Knochenbildungen in der Trachea. Inaug. Diss. Basel 1917. zit. nach Kaufmann, E. (25)
34 Mayer, F. O.: Ein Fibrom als Strumarezidiv. Zbl. Chir. 85 (1960) 1615
35 Miehlke, A.: Die postoperative bilaterale Stimmbandlähmung: Möglichkeiten der chirurgischen Rehabilitation, Ergänzungsbeitrag v. 8. 5. 1970 in Chirurgische Operationslehre. Bd. II, hrsg. von B. Breitner. Urban & Schwarzenberg, Wien 1960
36 Richard, M.: Rezidivstruma und Jodprophylaxe. Helv. chir. Acta 18 (1951) 505
37 Roth, V.: Änderung von Form und Lage der Trachea nach Operationen wegen Rezidivstruma. Wien. med. Wschr. 112 (1962) 957
38 Scheicher, A.: Zbl. Hals-Nas.- u. Ohrenheilk. 46 (1952) 11
39 Schnitzer, W.: Über Tracheopathia osteoplastica. Arch. Laryng. Rhin. (Berl.) 32 (1919) 236
40 Sgalitzer, M.: Die röntgenographische Darstellung der Luftröhre mit besonderer Berücksichtigung ihrer Veränderungen bei Kropfkranken. Langenbecks Arch. klin. Chir. 110 (1918) 418
41 Sgalitzer, M.: Zur Kenntnis der Lage und Formveränderungen der Luftröhre bei intrathorakalen Erkrankungen auf Grund der Röntgenuntersuchung. Langenbecks Arch. klin. Chir. 115 (1921) 967
42 Steiner, H.: Strumektomie während der Schwangerschaft. Klin. Med. (Wien) 3 (1948) 636
43 Ziemssen, H.: in Schmidt: Handbuch d. spez. Pathol. und Therapie 4 (1876) 411
44 Zukschwerdt, L., V. Bay: Die gezielte Operationstechnik im Nichtendemiegebiet. Wien. med. Wschr. 113 (1963) 823

10 Die bösartigen Geschwülste der Schilddrüse

Von E. Klein

Geschichtliches

In Ländern mit Kropfendemien sind schon vor langer Zeit bösartige Tumoren im Halsbereich beobachtet worden, ohne daß zunächst ihre Zugehörigkeit zur Schilddrüse bekannt oder gesichert war. So scheint PAULUS v. ÄGINA im 7. Jahrhundert p. Chr. bereits einen exophytisch wachsenden bösartigen Kropf operiert und die Haut darüber vernäht zu haben. Später hat PARACELSUS das progrediente Wachstum eines Kropfes als schlechtes prognostisches Zeichen eindrucksvoll beschrieben und nach 1800 ist den meisten publizierenden Chirurgen die bösartige Struma als seltenes Vorkommnis bekannt. Erste monographische Abhandlungen darüber stammen von LEBERT (1862) und LÜCKE (1875), erste wissenschaftliche Bearbeitungen von VIRCHOW (1865), MÜLLER (1870), KAUFMANN (1878), WÖLFLER (1883), CARREL (1900), v. EISELSBERG (1901) und EHRHARDT (1902). In der Folgezeit bis 1930 werden die inzwischen stark angewachsenen und umfangreichen Kenntnisse von KOCHER, LANGHANS, WILSON, BÉRARD und DUNET, BARTHEL und schließlich WEGELIN so meisterhaft zusammenfassend dargestellt, daß darauf fußend PEMBERTON (1938), de QUERVAIN (1941) und WARREN (1941) ihre heute noch gültigen und aktuellen Mitteilungen von praktischer Bedeutung erarbeiten konnten. Fast jahrzehntelange und zum Teil recht erhebliche Diskrepanzen zwischen insbesondere europäischen und angloamerikanischen Pathologen betreffend die Abgrenzung anaplastischer Karzinome von Sarkomen wurden im Rahmen eines internationalen Krebskongresses 1968 mit einer seither allerseits anerkannten und gültigen Einteilung beigelegt. Anläßlich dieser Gelegenheit sind auch umfassende internationale Erfahrungen mit den seit etwa 1960 in zunehmendem Maße überzeugenden, da erfolgreichen Therapieformen der Hochvolt- und Radiojodanwendung niedergelegt und Behandlungsrichtlinien einschließlich einer Stadieneinteilung der Tumorausbreitung (TNM-System) erarbeitet worden (194).

Definition der Bösartigkeit

Die Abgrenzung maligner Neubildungen von gutartigen Geschwülsten bereitet bei der Schilddrüse besondere Schwierigkeiten, weil ein nahezu fließender Übergang von hyperplastischen in destruktiv-atypische und angioinvasive Gewebsveränderungen gegeben ist. Das hat dazu geführt, einerseits grundsätzlich schon alle z. B. papillären Strukturen für maligne zu deklarieren, andererseits nach biologisch-funktionellen Malignomkriterien zu suchen, um eine klare Trennung leisten und eine Therapie danach ausrichten zu können. Keine dieser beiden Alternativen hat sich bewährt. Zu viele papilläre und sogar destruktive Gewebsveränderungen bleiben für den Kropfträger jahrzehntelang ohne „maligne" Wirkung oder bilden sich sogar zurück (98, 190, 367). Gelegentlich finden sich in hyperthyreotischen Schilddrüsen eng umschriebene und sklerosierende knotige Veränderungen, die histologisch sichere Malignomzeichen aufweisen (43, 120, 189), obgleich klinische Äquivalente völlig fehlen und kaum je ein manifestes Schilddrüsenmalignom eine Hyperthyreose unterhält. Ebensowenig hat sich trotz intensiver Bemühungen auch nur ein einziger funktionell-biologischer Parameter erarbeiten lassen, der ohne bereits klinische Relevanz in Form von destruktiv-infiltrativer oder metastatischer Ausbreitung eindeutig ein Malignomgeschehen belegen könnte. Noch weniger praktikabel ist in Anbetracht der Notwendigkeit einer Frühdiagnose der Vorschlag, nur solche Tumoren als bösartig zu bezeichnen, die sich ihrem Verlauf nach so erweisen (120, 477). So läßt sich immer wieder darüber diskutieren, wann eigentlich ein Schilddrüsenmalignom für seinen Träger „maligne" ist (4, 7, 253, 298, 334, 435, 477) und die Diskrepanz vieler Statistiken über Erfolge und Heilungsdauer von Therapiemaßnahmen wird schon durch Unterschiede der Definition erklärt.

Bei dieser Situation kann es sich also nach wie vor nur darum handeln, trotz aller Einschränkungen und dieser bewußt das histologische Bild als Kriterium heranzuziehen: Danach ist das Schilddrüsenmalignom eine abnorme Gewebswucherung einzelner oder aller Bestandteile des Organs, die sich durch Gefäßarrosion, Infiltration in die Umgebung (Kapseleinbruch) sowie lympho- oder hämatogene Metastasierung auszeichnet. Grundsätzlich brauchen nur ein oder können alle derartigen Kriterien nachweisbar sein und werden sie in ihrer Wertigkeit gestützt durch gleichzeitige Anhaltspunkte für ein autonomes Wachstum. Durch diese Begriffsbestimmung sind heute Bezeichnungen wie „gutartige metastasierende Kolloidstruma" oder „benignes angioinvasives Adenom" oder „wuchernde Struma Langhans" nicht nur überholt, sondern irreführend, da es sich stets um allerdings mehr oder weniger progredient verlaufende bösartige Tumoren handelt (101a, 232).

Mit Hilfe der zur Verfügung stehenden Untersuchungsmethoden einschließlich insbesondere der Zytodiagnostik und aufgrund genügender Erfahrungen lassen sich heute oft auch Frühstadien der Schilddrüsenmalignome erkennen, wenn man der hier erörterten Begriffsbestimmung folgt. Es kommt dabei sehr wesentlich darauf an, auch mögliche Vorstufen einer bösartigen Entwicklung in die kritische Beurteilung eines Einzelfalles einzubeziehen. Soweit sie sich morphologisch charakterisieren lassen, sind in erster Linie onkozytäre Konglomerate mit ihrem erhöhten Gehalt an DNA (257) verdächtig, besonders in Zusammenhang mit trabekulären oder kleinpapillären Strukturen (20, 177, 222). Darüber hinaus aber veranlassen vornehmlich anamnestisch-klinische Besonderheiten Überlegungen über das evtl. maligne Verhalten eines Schilddrüsentumors und auch seine morphologische Abklärung, so daß die endgültige Definition der Bösartigkeit stets histologische und klinische Kriterien umfaßt.

Einteilung der Schilddrüsenmalignome

Mehr als bei allen anderen bösartigen Organgeschwülsten sind bei denen der Schilddrüse Verlauf und Prognose außerordentlich verschieden und dabei in erster Linie abhängig vom Tumortyp: Papilläre Karzinome verhalten sich oft relativ benigne, anaplastische Karzinome stets schnell progredient und hochmaligne. Aus diesem Grund ist es für klinische Belange entscheidend, ein Schilddrüsenmalignom möglichst frühzeitig histologisch zu klassifizieren und dementsprechend einen Therapieplan zu erarbeiten. Einer ersten detaillierten Einteilung von LANGHANS (1907) folgten besonders gebräuchliche von GRAHAM (1924), WEGELIN (1926), DUNHILL (1931) sowie später WARREN und MEISSNER (1953) und WALTHARD (1963, 1969). Bei dem in Anbetracht der allgemeinen Häufigkeit blander Strumen weltweiten Interesse an Schilddrüsenmalignomen stellten sich zunächst erhebliche, vermeintlich regional bedingte Unterschiede dahingehend heraus, als in Zentraleuropa und vornehmlich im deutschen Sprachgebiet bis zu 30% Sarkome registriert wurden, während deren Frequenz andernorts und besonders in Übersee unter 1% lag bzw. das Vorkommen von Sarkomen überhaupt geleugnet wurde. Mit dem Ziel fundierter Vergleichsmöglichkeiten unter Krankenkontingenten bemüht sich deshalb schon seit Jahren die Weltgesundheitsorganisation (WHO) in Genf um eine international anerkannte Klassifizierung der Geschwülste und in diesem Rahmen auch der Schilddrüsenmalignome (HEDINGER 1969). Die 1974 niedergelegte histologische Einteilung (195, 317) lehnt sich an die von MEISSNER und WARREN 1969 überarbeitete (298) an und entspricht weitestgehend derjenigen, die auch die Sektion Schilddrüse der Deutschen Gesellschaft für Endokrinologie 1971 und überarbeitet 1973 publiziert hat (249). Sie weicht recht erheblich von früheren Versuchen in dieser Richtung ab und ist dadurch charakterisiert, daß auf zu detaillierte Unterteilungen verzichtet und Wert auf einfache, klare Definitionen gelegt wird. Mit Eigennamen belegte Typen fehlen völlig. Die folgende WHO-Nomenklatur hat den großen Vorteil, international anerkannt zu sein und mit bestimmten klinischen Eigenarten der Tumoren zu korrespondieren (Tab. 10.1).

Tabelle 10.1 Histologische Klassifizierung der Schilddrüsenmalignome (WHO 1974, Sektion Schilddrüse der Deutschen Gesellschaft für Endokrinologie 1973) (195, 249)

Epitheliale Tumoren
— Follikuläres Karzinom
— Papilläres Karzinom
— Pflasterzellkarzinom
— Undifferenzierte (anaplastische) Karzinome
  — Spindelzelltyp
  — Riesenzelltyp
  — Kleinzelliger Typ
— Medulläres Karzinom

Nichtepitheliale Tumoren (Sarkome)
— Fibrosarkome
— Andere Sarkome

Verschiedenartige Malignome
— Karzinosarkom
— Malignes Hämangioendotheliom
— Maligne Lymphome
— Teratome

Metastasen

Unklassifizierbare Tumoren

Tumorartige Veränderungen

Im einzelnen ist zu kommentieren, daß weltweit etwa 90–95% aller Schilddrüsenmalignome auf die epithelialen Tumoren (Karzinome) entfallen, etwaige Sarkome allenfalls 1% und die restlichen Tumoren die übrigen 4–9% ausmachen. Eine internationale Übereinkunft über die Interpretation zytologisch-histologischer Befunde hat zu einer Revision der früher in Europa als Sarkome (vorwiegend Spindelzellsarkome ohne Zwischensubstanz – nach WEGELIN) deklarierten Strukturen geführt dahingehend, daß diese zutreffender als (spindelzellartige) undifferenzierte Karzinome einzuordnen sind (193, 194). Damit erklären bzw. erledigen sich die in der einschlägigen Literatur langjährig aufgefallenen und diskutierten Unterschiede des Malignomspektrums verschiedener Krankenkontingente in den verschiedenen Erdteilen (Tab. 10.2).

Von wesentlichem Belang ist ferner, daß entgegen auch einigen neueren Einteilungen (98, 386, 502) keine speziellen Mischtypen von follikulär-papillärem Bau mehr geführt, alle derartigen Strukturen vielmehr als papillär und diese stets als karzinomatös rubrifiziert werden (es gibt keine gutartigen Papillome: nur gewisse makrofollikuläre Formationen in Kolloidstrumen oder Adenomen machen eine Ausnahme). Follikuläre Karzinome dürfen keine papillären Strukturen aufweisen, sie werden sonst den papillären Karzinomen zugeordnet. Entsprechend der früher sogenannten Langhans-Struma metastasieren sie vorwiegend hämatogen, wobei man bei hochdifferenziertem Bau ihre Malignität gelegentlich erst an einer ersten solchen Metastase erkennt. Papilläre Karzinome metastasieren vorwiegend und frühzeitig regional lymphogen, so daß zuweilen bei mikroskopisch kleinem Primärtumor eine solitäre, parathyreoidale Lymphknotenschwellung (Lymphknotenmetastase) der erste Anhaltspunkt für diesen Tumortyp ist. Das gilt insbe-

540   10 Die bösartigen Geschwülste der Schilddrüse

Tabelle 10.2 Die prozentuale Häufigkeit der einzelnen Malignomtypen in verschiedenen Regionen

Literatur	Differenzierte Karzinome			Undifferenzierte Karzinome	Sarkome und übrige	Unklassifiziert
	papillär	follikulär	medullär			
De Quervain, Bern 1941	5,0	45,0	–	16,0	17,0	17,0
Meissner u. Lahey, Boston 1948	46,2	24,6	–	24,6	4,6	–
Bertelsen, Schweden 1949	–	6,9	–	81,1	–	12,0
Crile, Cleveland 1950	61,8	–	–	27,6	10,6	–
Beahrs u. Mitarb., Rochester 1951						
1907 – 1937	30,0	38,0	–	30,4	0,8	0,8
1938 – 1947 (ohne Jodprophylaxe)	61,3	18,3	–	17,6	1,7	1,1
Dobyns u. Maloof, Boston 1951	18,5	23,5	–	47,1	–	1,7
Zaunbauer, Wien 1952	25,0	11,0	–	34,0	30,0	–
Fisher u. Fisher, USA 1952	39,5	–	–	55,0	–	5,5
Meissner u. McManus, Boston 1952	50,0	27,0	–	23,0	–	–
Cerise u. Mitarb. 1952	29,4	25,6	–	39,1	–	5,9
Saxen, Finnland 1953						
Endemiegebiet	24,0	52,0	–	24,0	–	–
Nichtendemiegebiet	45,0	20,0	–	35,0	–	–
Welti, Paris 1953	26,0	15,0	–	56,0	1,5	1,5
Paris 1963	21,0	8,0	–	63,0	8,0	–
Cattell u. Colcock, Boston 1953	47,5	5,1	–	47,4	–	–
Thalmann, Bern 1954	10,7	33,0	–	25,4	14,0	16,9
McDermott u. Mitarb., Boston 1954	47,0	24,0	–	27,0	2,0	–
Martin, New York 1954	47,0	20,0	–	26,0	–	7,0
Hazard u. Mitarb., Cleveland 1955	45,0	8,0	–	29,0	7,0	11,0
Whinship u. Chase, Washington 1955	61,0	17,0	–	21,0	–	1,0
Alexander, San Franzisko 1955	50,0	36,0	–	12,0	2,0	–
Scherer, Marburg 1956	4,6	9,1	–	40,7	16,0	29,6
Kilpatrik u. Mitarb., England 1957	45,0	23,0	–	30,0	1,0	1,0
Chesky u. Mitarb., Halstead 1959	68,1	10,2	–	20,7	–	1,0
Stoffer u. Mitarb., Halstead 1960						
vor Jodprophylaxe	23,0	56,0	–	21,0	–	–
nach Jodprophylaxe	46,0	43,0	–	11,0	–	–
Pabst u. Mitarb., München 1961	6,0	44,0	–	37,0	9,0	4,0
Walthard, Bern 1962	21,7	11,7	–	50,0	8,3	8,3
Lindsay, Los Angeles 1960	61,0	29,0	–	8,0	1,0	1,0
Parkhofer u. Karbaum, München 1963	11,0	13,0	–	57,0	19,0	–
Klein, Düsseldorf 1964	34,0	24,0	–	38,0	4,0	–
Bielefeld 1965 – 1977	37,0	28,0	3,0	25,0	6,0	1,0
Woolner u. Mitarb., USA 1969						
1926 – 1955	61,1	17,7	6,5	14,7	–	–
1956 – 1960	66,0	17,2	6,7	10,1	–	–
Dargent u. Mitarb., Lyon 1969	13,1	37,0	0,8	38,0	11,1	–
Pedersen u. Hougen, Norwegen 1969	45,3	14,3	–	17,0	23,4	–
Buckwalter, Iowa (USA) 1969	34,7	42,5	4,0	18,8	–	–
Fujimori u. Mitarb. 1969						
Argentinien – Indien – Japan	73,7	17,2	2,8	6,3	–	–
Lacour u. Mitarb., Paris 1969	33,8	34,4	7,2	20,4	4,2	–
Franssila, Finnland 1971	43,7	26,2	4,4	25,3	0,4	–
Neracher u. Hedinger, Zürich 1975						
Kontrollen 1962 – 1973	33,4	29,7	3,1	23,8	5,2	4,8
Keminger u. Mitarb., Wien 1975	14,0	31,0	–	22,0	29,0	4,0

sondere für die früher fälschlicherweise sog. „lokal aberrierte" Struma.

Das seit 1968 (192, 301, 509) als hormonproduzierend bekannte medulläre Karzinom mit Amyloidbildung wird auch als C-Zellen-Karzinom bezeichnet und ist noch nicht verbindlich gegen das medulläre Karzinom ohne Amyloidbildung abzugrenzen. Das Calcitonin produzierende C-Zellen-Karzinom ist nicht selten als Teil eines auch andere endokrine Komponenten umfassenden Syndroms kombiniert mit einem Phäochromozytom oder Neurinom oder Karzinoid. Das hat genetische Gründe, da die parafollikulären C-Zellen zur Gruppe der sogenannten APUD-Zellen gehören, die alle von der Neuralleiste abstammen (250b).

Die Anwesenheit von sog. Hürthle-Zellen (Onkozyten) ist kein Indiz für ein Malignom, sollte aber zu einer besonders sorgfältigen Beurteilung der Gewebsstruktur Anlaß geben. Sie gilt im Zweifelsfall als präkanzerös (20, 21, 293, 294). Die Malignität als biologische Beeinträchtigung des Tumorträgers nimmt von den papillären über die follikulären bis zu den undifferenzierten Karzinomen und nichtepithelialen Tumoren stark zu, und es gibt im natürlichen Krankheitsverlauf wie auch unter der Therapie von Schilddrüsenmalignomen auch einen Typenwandel sowohl von differenzierten zu undifferenzierten Tumorformen wie, seltener, auch in umgekehrter Richtung mit Auswirkungen auf den Behandlungsplan (S. 575).

Epidemiologie der Schilddrüsenmalignome

Sie ist deskriptiv in Form von Untersuchungen über die Häufigkeit von Schilddrüsenmalignomen insgesamt wie auch ihrer einzelnen Typen in verschiedenen Ländern unter verschiedenen Bedingungen mit der Frage nach Abhängigkeiten etwa von Bodenbeschaffenheit, Klima, Rassen und Ernährungsgewohnheiten. Die sich daraus ergebenden Hypothesen können im Rahmen einer analytischen Epidemiologie auf ihre Wertigkeit getestet werden, so daß sich aus den Ergebnissen kritisch pathogenetische wie klinische, etwa therapeutische Schlüsse ziehen lassen.

Zunächst sind klinisch relevante Schilddrüsenmalignome in allen Ländern gleich selten mit einer Frequenz von jeweils 10 bis 30 Fällen auf 1 Mill. Einwohner pro Jahr und bis zu 1% unter allen Malignomen (5, 6, 15, 56, 89, 124, 154, 168, 174, 331, 372, 390) (Tab. 10.3). Höher bis zu mehr als 50 pro 1 Mill. Einwohner pro Jahr ist die Inzidenz nach zur Zeit bekannten Registern in Kolumbien, Israel, Island und insbesondere Hawaii, niedriger zum Beispiel in England und Wales (71, 174, 186, 360, 377, 431). In Deutschland liegt sie nach neueren Ermittlungen für
- Hamburg bei 31,4/1 Mill. Einwohner/Jahr und 0,72% aller Malignome (236),
- Baden-Württemberg bei 31,5/1 Mill. Einwohner/Jahr und 0,87% aller Malignome (318),
- Saarland bei 24,0/1 Mill. Einwohner/Jahr und 0,49% aller Malignome (387).

Die wahre Frequenz von auch okkulten und latenten Malignombefunden in nicht selektiertem Autopsiematerial liegt indessen mit 0,01 bis 8% (Tab. 10.4) außerordentlich different und wesentlich höher als die klinische Krankheitsinzidenz, so daß ähnlich wie bei der Prostata die größte Zahl von okkulten Malignomen (fast durchwegs papillär, selten follikulär) zeitlebens nie manifest wird (159, 174, 186, 309, 388, 409). Bei Vergleichen von neueren mit älteren Zahlen fällt eine relative Konstanz der Malignominzidenz auf (71, 124, 360, 372, 377), für davon abweichende Angaben sind erhebliche Unterschiede in den Selektionsprinzipien und der statistischen Bearbeitung von Zahlenmaterial zu berücksichtigen, die grundsätzlich eine verbindliche Feststellung zum mindesten erschweren. Schon angesichts der zwischenzeitig ausgeräumten Unterschiede in der Interpretation histologischer Befunde (S. 539) sowie besserer diagnostischer Möglichkeiten war und ist zu erwarten, daß in den folgenden Jahrzehnten für Zentraleuropa zweifellos mehr als bisher differenzierte Karzinome festgestellt werden, die früher noch als benigne Tumoren in Statistiken und Übersichten eingegangen sind.

Ebensowenig wie eine absolute Zunahme läßt sich bis auf eine Ausnahme eine besondere familiäre Belastung für Vorkommen und Verbreitung der Schilddrüsenmalignome nachweisen (484). So hatten z. B. 28% von 293 Fällen krebsartige Erkrankungen in der Familie gegenüber 25% bei einem Vergleichskontingent (265). Die genannte Ausnahme betrifft das medulläre, Calcitonin produzierende Schilddrüsenkarzinom, das streng familiär bedingt in Zusammenhang auch mit anderweitigen endokrinen Anomalien vorkommt (S. 41). Bis auf eine auch statistisch besonders hohe Inzidenz von ca. 169/1 Mill. Einwohner/Jahr bei nach Hawaii eingewanderten Chinesen gegenüber der dort ansässigen Bevölkerung und anderen Zuwanderern

Tabelle 10.3 Häufigkeitsangaben über Schilddrüsenmalignome

Literatur	In der Gesamtbevölkerung		% aller Malignome
	pro 1 Mill. Einwohner / Jahr		
	Fälle	als Todesursache	
Howes u. Foote, USA 1949	–	–	0,5
Neuseeland 1951	–	9	–
Niederlande 1952	–	4	–
Registrar Gen. Report England 1954	–	6	0,4
Alexander, USA 1955	30	7	–
Mustacchi u. Cutler, USA 1955	18–23	–	–
Desaive, Lüttich 1957	22	–	0,95
Sokal, USA 1960	25	6	0,47
Gordon u. Mitarb., USA 1961	–	–	5–8
Robinson u. Kallner, Israel 1962	24	–	–
Campbell u. Mitarb., England 1963	30	–	–
Franssila, Finnland 1971	12,2	6,8	–
Saxen u. Saxen, Finnland 1954	–	4,2	–
American Cancer Soc. 1968–1974	–	4–5	0,32
Eker u. Mitarb., Norwegen 1973	32,4	–	1,1
Cutler u. Mitarb., USA 1974	36	–	–
Steinitz, Israel 1974	19	–	0,43
Choudens, Puerto Rico 1974	19,5	–	1,0
Gran Bo, Schweden 1975	35	–	0,97

10 Die bösartigen Geschwülste der Schilddrüse

Tabelle 10.4 Die Häufigkeit von Schilddrüsenmalignomen in unselektioniertem Sektionsgut

Literatur	in % aller Selektionen
Staemmler, Berlin 1814	0,09
Limacher, Bern 1898	1,1
Chiari, Prag 1910	0,22
Wegelin, Bern 1926	
1872–1897	1,3
1897–1921	0,85
Hinterstoisser, Wien 1928	0,27
Esbach, Leipzig 1938	0,21
Jaffe, USA 1937	0,20
Walther, 1948, Bern	1,04
Zürich	0,49
Dailey, USA 1950	0,09
Thalmann, Bern 1954	0,97
Mc Nealy u. Mitarb., USA 1957	
1929–1946	0,10
1947–1956	0,02
Morgenstern u. Tiber, USA 1959	1,6
Silverberg u. Mitarb., 1966	
USA u. Sammelstatistik	1,79
Sasaki u. Mitarb., Japan 1976	8*

*Grundsätzlich sind die höheren Frequenzen stichhaltiger, weil sie unter spezieller Fragestellung auf der Auswertung von Serienschnitten des gesamten Organs beruhen.

(71, 173) lassen sich keine rassisch bedingten Unterschiede des Malignombefalls in Erwägung ziehen, während durchwegs in so gut wie allen untersuchten Kontingenten das weibliche Geschlecht bis zu dreifach häufiger als das männliche, allerdings in Hawaii (mit ohnehin höchster Krankheitsziffer von Schilddrüsenmalignomen in der Welt), Jugoslawien und Deutschland (Hamburg) nur gleich häufig betroffen ist. Geschlechtsabhängige Unterschiede hinsichtlich Häufigkeit und Malignitätsrate von Schilddrüsenmalignomen gehen aus der Tab. 10.5 hervor. Mit 85% am höchsten ist der Anteil des weiblichen Geschlechts bei den undifferenzierten Karzinomen, am niedrigsten bei den papillären Adenokarzinomen (46, 71, 174). Damit stimmt auch überein, daß Schilddrüsenmalignome im Kindesalter, vorwiegend papilläre Adenokarzinome, zu 62% Mädchen und zu 38% Jungen betreffen (56, 168, 501, 503). Andere Untersucher fanden Relationen von $1/1$ (331) und $3/1$ (98, 106). Das stärkste Überwiegen weiblicher Patienten wurde mit 88% in der Altersgruppe von 25 bis 40 Jahren gefunden (71, 239b). Zusammenhänge zwischen Tumortyp und Geschlecht sind in der einen wie auch in der anderen Richtung so unterschiedlich beobachtet worden, daß bei kritischer Berücksichtigung von Auswahlprinzipien und Geschlechtsverteilung keine besonderen Korrelationen nachgewiesen werden können (71, 124, 377, 391). Dementsprechend sinken auch nach Registerdaten aus 24 Ländern völlig parallel für beide Geschlechter die Mortalitätsraten im Verlauf der Jahre von 1952 bis 1963 kontinuierlich ab (124, 174, 398). Das gilt auch für die verschiedenen Karzinomformen (391), unter denen anhand der Daten aus 9 verschiedenen Ländern die papillären überwiegen und von denen mit sehr wenigen regionalen Ausnahmen alle mit zunehmendem Alter häufiger werden, wenn die Altersschichtung der Bevölkerung berücksichtigt wird (71, 106). Relativ am häufigsten sind papilläre Karzinome um das 40., anaplastische Karzinome um das 60. Lebensjahr herum (239b).

Es fällt auf, daß in allen Ländern zunehmend papilläre

Tabelle 10.5 Häufigkeits- und Mortalitätsraten sowie deren Geschlechtsabhängigkeit in 23 Ländern (nach Sammelstatistiken von Doll u. Mitarb. 1966 und Segi u. Kurihara 1966)

Länder	Fälle pro 1 Mill. Einwohner / Jahr			
	Häufigkeit		Mortalität	
	männlich	weiblich	männlich	weiblich
Kolumbien, Cali	45	66	–	–
Hawaii	38	69	–	–
Island	18	69	–	–
Israel	21	46	8	13
Nigeria, Ibadan	8	35	–	–
USA, Connecticut	12	31	3	16
Schweden	12	30	5	11
Japan, Miyagi	11	26	2	5
USA, Staat New York	11	26	3	16
Kanada (5 Provinzen)	9	26	5	6
Uganda, Kyadondo	1	26	–	–
Finnland	8	23	5	11
Puerto Rico	7	23	–	–
Chile	9	20	–	–
Norwegen	10	20	6	9
Niederlande (3 Provinzen)	7	18	4	6
Jamaica, Kingston	9	18	–	–
Neuseeland	9	17	3	7
Dänemark	5	14	6	9
England u. Wales (4 Regionen)	5	12	3	6
Österreich	–	–	12	19
Schweiz	–	–	15	16
Deutschland (BRD)	–	–	6	9
Italien	–	–	4	7

Adenokarzinome registriert werden, während die follikulären Karzinome seltener zur Beobachtung kommen (s. Tab. 10.2). Für die Schweiz und auch in manchen amerikanischen Regionen wurde dieser Typenwandel mit der Jodprophylaxe von Strumen in Zusammenhang gebracht (434, 442) und dementsprechend sind auch in finnischen Kropfendemien follikuläre Karzinome auf Kosten der papillären Formen über doppelt so häufig wie außerhalb der Endemie (391). Andererseits nahmen im Krankengut der Mayo-Klinik (Rochester) die papillären Karzinome gegenüber den follikulären seit 1937 auch ohne Jodprophylaxe stark zu (307, 312, 361, 463) und wurden von verschiedenen Arbeitsgruppen in USA zu gleicher Zeit sehr unterschiedliche Häufigkeiten einzelner Malignomformen gefunden (6, 46, 98, 312). Von allen Bearbeitern epidemiologischer Fragestellungen wird betont, daß erhebliche regionale Unterschiede in der Intensität der Diagnostik, der Auswahl des Krankengutes, der Operationsfreudigkeit von Chirurgen und der histologischen Interpretation eine so erhebliche Rolle spielen, daß alle Schlußfolgerungen hinsichtlich regionaler Unterschiede sehr kritisch zu erwägen sind.

Pathogenese der Schilddrüsenmalignome

In engem Zusammenhang mit epidemiologischen Erhebungen stehen Fragen und Befunde zur Ätiologie und Pathogenese der Schilddrüsenmalignome. Schon lange ist bekannt, daß sich ihre Entwicklung bis zu einem gewissen Grad in Abhängigkeit von physiologischen Mechanismen vollzieht. Das geht schon daraus hervor, daß über 90% aller Malignome epithelialer Natur und über $2/3$ von geweblich differenzierter Struktur sind mit teilweise erheblichen Schwierigkeiten in der Abgrenzung gegen noch gutartige tumoröse Prozesse. Die wesentlichen, in Betracht kommenden pathogenetischen Modelle sind in Tierexperimenten bearbeitet worden und gelten als Basis für die derzeitigen Vorstellungen über die Malignomentwicklung. Alle beinhalten exogen oder auch endogen verursachte Mechanismen, die reaktiv eine *langzeitig vermehrte TSH-Einwirkung* auf die Schilddrüse zur Folge haben. Somit stellt das TSH als sog. „Promoting"-Faktor das gemeinsame Bindeglied zwischen der gutartigen Hyperplasie und der Kanzerogenese einerseits wie der Tumorentwicklung auf dem Boden unterschiedlicher sogenannter mutativer oder initiierender Faktoren – z.B. chronischer Jodmangel, antithyreoidale Stoffe, Strahleneinwirkung – andererseits dar. Zusätzliche z.B. anderweitig hormonelle, autoimmunologische oder funktionsaberrierende Komponenten sind möglich und experimentell wie klinisch in der Diskussion.

Experimentelle Befunde zur Tumorpathogenese

Bei Laboratoriumstieren, vornehmlich Ratten, sind folgende Maßnahmen geeignet, die bis zu 5% hohe spontane Frequenz von Schilddrüsenkarzinomen u.U. erheblich zu steigern:

- langdauernder Jodmangel,
- langdauernde Medikation von antithyreoidalen Substanzen, zumeist Thiouracilen,
- die Medikation von Kanzerogenen, z.B. 2-Acetamidofluoren (AAF),
- Bestrahlung mit Radiojod oder Röntgenqualitäten,
- eine Kombination der oben angeführten 4 verschiedenen Maßnahmen.

Auf einen *Jodmangel* allein reagieren zwar nicht alle Tierarten, aber doch die meisten mit neben diffus-hyperplastischen und knotigen Drüsenveränderungen auch mit einem zuweilen bis zu 10mal höher als spontanem Prozentsatz von auch in Lymphknoten und Lungen metastasierenden Karzinomen (109). Bei Ratten sind sie eher papillär, beim Goldhamster z.B. eher follikulär (148, 255). Bei gleichzeitiger Verabreichung von Jod waren die knotigen Veränderungen stets geringer und ohne Anhaltspunkte für Malignität (110). Ließ man aber Phasen von Hyperplasie (durch Thiouracile) mit Phasen von Involution (durch hohe Joddosen) abwechseln, so traten besonders zahlreich Adenome, jedoch nur ausnahmsweise papilläre Karzinome auf (404, 511). Die Tumorhistologie nach langdauerndem Jodmangel unterscheidet sich nicht von derjenigen nach Verabreichung von antithyreoidalen Substanzen oder Bestrahlungsmaßnahmen. Eine rechtzeitige Hypophysektomie verhindert das Auftreten von Karzinomen, während eine Vorbestrahlung der Schilddrüse oder die gleichzeitige Verfütterung von antithyreoidalen Substanzen unter den Bedingungen eines Jodmangels die Karzinomfrequenz unter Jodmangel allein erheblich steigert (3, 316). Als Ausdruck einer unter diesen Umständen stark vermehrten TSH-Produktion ist die erhebliche Zunahme von basophilen Zellen des Hypophysenvorderlappens anzusehen (148). Im Rahmen der homöostatischen Regulation sind diese Zusammenhänge bekannt und gesichert. Ebenso wie durch eine rechtzeitige Hypophysektomie wird durch Zusatzmedikation von Schilddrüsenhormonen die Karzinomrate reduziert oder auf das spontane Maß normalisiert.

Andererseits gelingt es auch, durch Implantation von TSH-überproduzierenden Hypophysentumoren bei den Empfängertieren Schilddrüsenkarzinome zu erzeugen (148).

Die chronische Zufuhr von *strumigenen Substanzen*, insbesondere Thiouracilen, führt zu einer erheblichen Frequenzzunahme an Schilddrüsenkarzinomen bei zugleich diffuser Hyperplasie des Organs (3, 255, 341). Die gleichzeitige Verabreichung von Oestrogenen bewirkt, allerdings erst nach längerer Dauer als 2 Jahren, bei weiblichen Tieren eine wesentlich höhere Malignomrate als bei männlichen Tieren, während Testosteron ohne solchen Einfluß ist. Auch die Malignomrate männlicher Tiere wird durch Oestrogenzufuhr gesteigert, wobei in Anbetracht von gleichzeitig vermehrt basophilen Hypophysentumoren auf eine wesentliche Verstärkung der TSH-Inkretion gegenüber einer alleinigen Thiouracilfütterung geschlossen werden kann (306). In diesem Sinne läßt sich die beim weiblichen Geschlecht stets höhere Malignomfrequenz erklären. Über viele Generationen von Ratten hin verabreichtes Methylthiouracil imitiert etwa die Situation einer Kropfendemie im humanen Bereich und führt nicht zu einer höheren Malignomrate der Tiere als bei auf eine Generation beschränkter antithyreoidaler Medikation (316, 341).

Weitere Maßnahmen, die eine vermehrte Absonderung von TSH nach sich ziehen, sind die Schädigung der Schilddrüse durch Radiojod oder Röntgenstrahlen. Appliziert man eine hohe Dosis pro Tier, so wird das gesamte Drüsengewebe zerstört und eine Hypothyreose, nie aber ein Neoplasma beobachtet (111). In Ausnahmefällen kann noch funktionierendes Schilddrüsengewebe zurückbleiben, wobei dann die Frequenz von Schilddrüsentumoren sogar niedriger ist als bei geringen Dosen. Man nimmt an, daß als Ursache dieses Phänomens das verbliebene Drüsengewebe zu stark strahlengeschädigt ist, um noch auf das wachstumsanregende TSH reagieren zu können (111, 148). Andererseits gelingt es auch durch sehr geringe *Strahlendosen* bei Ratten und Schafen, neoplastische Drüsenveränderungen zu erzeugen, ohne daß als Reaktion eine vermehrte TSH-Einwirkung herbeigeführt wurde. Dieses Vorkommnis ist bei männlichen Tieren doppelt so häufig als bei weiblichen (110, 266, 314) und wird dahingehend interpretiert, daß die Bestrahlung die Mutation einiger Schilddrüsenzellen bewirkte, die sich dann unter dem regulären TSH-Einfluß während der weiteren Wachstumszeit in Richtung eines Karzinoms entdifferenzierten. Die Beobachtung unterstreicht die Bedeutung der initial mutativen Faktoren wie hier eines Bestrahlungseffekts, ohne daß eine spezielle zusätzliche Komponente erforderlich wäre. Die geschlechtsabhängig unterschiedlichen Karzinomraten unter der Strahleneinwirkung verschwinden, wenn zuvor mit Goitrogenen behandelt worden war: Bei beiden Geschlechtern resultiert dann unabhängig von der Oestrogenkomponente des einen eine so stark vermehrte TSH-Inkretion, daß diese als wesentliche Stimulanz für die Kanzerogenese wirkt. Im übrigen erweist sich bei Tierversuchen bezogen auf die Größe der Schilddrüse das Organ während des Wachstumsalters gegenüber einer bestimmten Strahlendosis nicht empfindlicher als im Erwachsenenalter (111). Von besonderem Interesse sind Versuche, in denen es weder mit Radiojod noch mit Thiouracilen allein, wohl aber mit einer Kombination dieser Maßnahmen gelang, Schilddrüsenkarzinome zu erzeugen (266). Auch mit dem kanzerogen AAF sind nur unter den gleichzeitigen Bedingungen eines chronischen Jodmangels oder der Verabreichung von antithyreoidalen Substanzen Karzinome zu erzeugen.

Alle diese Befunde unterstützen die anfangs schon erwähnte Vorstellung, daß die Entwicklung von Schilddrüsenmalignomen beim Tier zweierlei Voraussetzungen bedarf: eines „initialen oder mutativen" Faktors (Kanzerogen, Strahleneinwirkung), der auf eine begrenzte Zellpopulation modifizierend wirkt, deren DNA-Code so verändert, daß sie auf die wachstumsfördernden Impulse von Thyreotropin oder auch nur unter normalen Wachstumsbedingungen über eine Hyperplasie hinaus mit geweblicher Entdifferenzierung reagiert (3, 124, 148). Ebenso wie das TSH sind auch andere Hormone, z. B. die Oestrogene, keine mutierenden, sondern Promotorkomponenten. Wenn bei bestimmter Versuchsanordnung unter Jodmangel oder strumigenen Stoffen allein ohne einen gesonderten „initialen" Faktor Neoplasmen provoziert werden konnten, so sind derlei Beobachtungen auf Tierversuche an Arten beschränkt, die ohnehin eine spontane Karzinomrate aufweisen und könnten zusätzlich weitere Faktoren wie unbekannte Stoffwechselprodukte als Folge eines Jodmangels, ein genetischer thyreoidaler Defekt (wie z. B. beim Pendred-Syndrom) oder auch immunologische Prozesse eine Rolle spielen. Was letztere anbetrifft, so weisen Lymphozyteninfiltrationen bei papillären Adenokarzinomen auf sie hin, wobei mit zunehmender Intensität derselben die infiltrative Progredienz der Tumoren geringer wird. Auch erhöhte Titer an mikrosomalen Schilddrüsenautoantikörpern sind bei Karzinomen nachzuweisen, jedoch sind Autoantigene keine Voraussetzung für die Tumorentstehung, sondern eher ein Ausdruck der Entdifferenzierung der Tumorzelle (12, 165).

Es fällt auf, daß die experimentell erzeugten Schilddrüsenneoplasmen fast immer differenzierte oder solide Adenokarzinome, also epitheliale Geschwülste sind. Etwa die Hälfte von ihnen nehmen, wenn auch in geringerem Ausmaße als das gesunde Schilddrüsengewebe, am Jodumsatz teil (504). Die Jodverteilung innerhalb des Tumors weicht dabei von dem des gesunden Gewebes ab (306). Darüber hinaus können sich qualitative Anomalien im Sinne einer Jodfehlverwertung des entdifferenzierten Gewebes als Folge eines enzymatischen Defekts bei der Hormonsynthese einstellen: Ein großer Teil des gespeicherten Jodid verläßt das Gewebe in unveränderter Form zusammen mit einem jodhaltigen Protein, dessen Zusammensetzung und Gehalt an Thyroxin und Trijodthyronin nicht dem Jodthyreoglobulin entspricht und normalerweise ebenso wenig wie dieses die Schilddrüse verläßt (3, 376).

Eine zusammenfassende Beurteilung der erörterten experimentellen Tumorpathogenese läßt erkennen, daß Häufigkeit und Typ der induzierten Neoplasmen sehr von Untersuchungsbedingungen und Tierspezies abhängen. Parallelen zum menschlichen Schilddrüsenkrebs sind einerseits nicht zu übersehen, andererseits mit Zurückhaltung zu bewerten. Während sich frühere Berichte über ein gehäuftes Vorkommen von Malignomen in Jodmangelgebieten mit endemischem Kropf bei genauerer Prüfung der Untersuchungsbedingungen und nach neueren Beurteilungen nicht bestätigen (S. 545), ist ein Zusammenhang zwischen der Einwirkung von Strahlen auf die noch wachsende Schilddrüse und einem 7–10 Jahre später registrierten Schilddrüsenmalignom so gut wie sicher. Andererseits besteht nach inzwischen etwa 30 Jahre langer Erfahrung mit der Radiojodtherapie von Hyperthyreosen keinerlei Anhalt dafür, daß die dabei gebräuchlichen Dosen beim Erwachsenen ein Schilddrüsenmalignom zur Folge haben könnten, obgleich gewisse konsekutive Gewebsanomalien beobachtet worden sind, die durchaus denen entsprechen, die im Tierversuch das Substrat für die Entwicklung eines Malignoms darstellen (104, 169, 403). Als gesicherte Basis der Malignompathogenese auch des menschlichen Schilddrüsenkrebses kann aber auch aufgrund aller klinischen Erfahrung gelten, daß dem TSH eine die Tumorentstehung und das Tumorwachstum fördernde Rolle zukommt, die durch hemmende Maßnahmen in Form etwa der Verabreichung von Schilddrüsenhormonen sogar zu einer Regression von Schilddrüsentumoren führen kann (S. 573).

Klinische Erfahrungen zur Tumorpathogenese

Die experimentellen Befunde haben gewisse Analoga in klinischen und anamnestischen Beobachtungen und Erfahrungen, die naturgemäß mehr oder weniger überzeugend und auch widersprüchlich sind. Das hängt u. a. mit den stets kritisierbaren Untersuchungs- und Vergleichsbedingungen zusammen. Immerhin lassen sich einigermaßen verbindliche von noch weitgehend spekulativ-theoretisierenden Feststellungen abgrenzen, so daß sich durchaus Konsequenzen für klinische und insbesondere prophylaktische Belange ergeben. Nicht in diese Reihe gehören die schon von DE QUERVAIN für bedeutungslos gehaltenen Vorstellungen über eine vermeintliche pathogenetische Rolle von Traumen einschließlich Operationsmanipulationen an der Schilddrüse selber, von allgemeinen oder lokalen Infektionen sowie pluriglandulären Störungen. Auch Zusammenhänge mit anderen Organmalignomen oder Systemkrankheiten sind bisher nie belegt worden, während die im folgenden skizzierten Faktoren von erheblicher, wenn auch unterschiedlicher pathogenetischer Bedeutung sind.

Chronischer Jodmangel und endemische Strumen einschließlich Rezidivstrumen

Aufgrund älterer Angaben über eine in Gebieten endemischer Strumen höhere Malignomfrequenz als andernorts gingen erste Erörterungen über die Pathogenese von Schilddrüsenmalignomen von der Vorstellung aus, daß die anhaltende Einwirkung strumigener Noxen über langständige Strumen zu deren „maligner Degeneration" führen könnte (11, 354, 482). In diesem Sinne gelten insbesondere Schilddrüsenkarzinome als Ergebnis eines infolge chronischen Jodmangels unter vermehrter TSH-Stimulierung sehr protrahierten phasenhaften oder kontinuierlichen Geschehens analog den tierexperimentellen Beobachtungen unter ähnlichen Bedingungen (148, 314). In der Folgezeit jedoch häuften sich bei Vergleichsuntersuchungen sehr differente Angaben über Malignomfrequenzen ohne jeden Zusammenhang mit exogenem Jodmangel oder Kropfendemien (s. Tab. 10.3). Gerade in großen Endemiegebieten mit erwiesenem Jodmangel und vermehrter TSH-Stimulierung der Strumen wie in Indien und Australien ist die Malignomfrequenz nicht erhöht, so daß sich kein Zusammenhang zwischen chronisch hyperplastischen und neoplastischen Prozessen nachweisen läßt (174, 361). Das gilt auch für dyshormogenetische Strumen, die ein dem chronischen Jodmangel ähnliches histologisches Bild mit sogar infiltrierenden epithelialen Prozessen bieten und nur außerordentlich selten eine vital maligne oder gar metastasierende Entwicklung nehmen (109). Darüber hinaus ergab sich, daß auch die hocheffektive Jodprophylaxe mit Beseitigung von Kropfendemien in verschiedenen Erdteilen keineswegs die Häufigkeit von Schilddrüsenmalignomen gleichartig beeinflußte bzw. reduzierte (92, 229, 307, 335, 463, 494). Allenfalls war ein Gestaltswandel in Richtung auf eine relative Zunahme von papillären zu Lasten der follikulären Karzinome zu konstatieren (119, 442, 473, 474). Diese Argumente sind allerdings nicht unwidersprochen geblieben mit der Begründung, daß die Jodprophylaxe zwar das frühzeitige Manifestwerden von Strumen nicht aber ein späteres Kropfwachstum verhindere, auch die Frequenz an Strumaoperationen und die Häufigkeit von Strumen im Sektionsgut in den betreffenden Gebieten nicht verändert habe (72).

Gegen Zusammenhänge zwischen Kropfendemien und Malignomfrequenz sprechen aber auch chirurgische Erfahrungen. Danach schwankt die Malignomhäufigkeit unter allen operierten Strumen zwischen 0,98 und 7,2% und sind in Kropfgebieten wie Österreich, der Schweiz oder Baden-Württemberg diese Frequenzen eher auffallend niedrig (Tab. 10.6). Überdies haben fast alle darauf achtenden Untersucher festgestellt, daß bei weitem am häufigsten ein nichttoxischer Solitärknoten und besonders selten eine diffuse hyperthyreotische Struma maligne sind. Schon weil der endemische Kropf vorwiegend mehrknotig ist, schließt dieser Sachverhalt zumindestens als Regel die Entstehung eines Malignoms auf dem Boden einer primär benignen Struma weitgehend aus. In die gleiche Richtung weist die gegenüber Erwachsenen ungleich höhere Malignomfrequenz unter den Solitärknoten von Jugendlichen (92, 212, 213, 476). In Übereinstimmung damit fanden sich im endemisch verkropften Cleveland bei 408 unmittelbar aufeinander folgenden Routineresektionen unter 195 mehrknotigen Strumen nur 2 mit einem klinisch nicht einmal relevanten papillären Karzinom (189). Hinzu kommt, daß die Angaben von Malignomkranken über die Dauer des Bestehens einer Struma vor der Diagnose enorm schwanken und somit nicht als Stütze pathogenetischer Erwägungen akzeptiert werden können: In 18–94% der Fälle war mehr als 5 Jahre lang ein Kropf bekannt gewesen, ehe erstmals ein Malignom diagnostiziert wurde. Hinsichtlich der Kropfdauer fanden sich nur belanglose oder keine Unterschiede zwischen differenzierten und undifferenzierten Krebstypen (Tab. 10.7). Selbst in relativ eng benachbarten Gebieten ohne Kropfendemie wie Paris und Lüttich, Hannover und Düsseldorf oder bei verschiedenen Autoren der gleichen Stadt (München) fanden sich erhebliche anamnestische Differenzen. Für pathogenetische Belange nicht zu verwenden sind eine Abnahme der Ma-

10 Die bösartigen Geschwülste der Schilddrüse

Tabelle 10.6 Die prozentuale Malignomfrequenz der verschiedenen Kropfformen im chirurgischen Krankengut

Literatur	Alle Strumen	Nichttoxische Knotenstrumen			Hyperthyreosen	
		insgesamt	mit multiplen Knoten	mit solitärem Knoten	mit diffuser Struma	toxisches Adenom
Fiedler u. *Menke*, Hannover 1953	3,5					
Bordasch, Hamburg 1950	1,8					
Nägeli, Baden-Württemberg 1956	2,3					
Gross u. *Mangold*, Stuttgart 1958	0,98					
Zaunbauer, Wien 1953	3,2	7,7				
Huber, Wien 1956	1,5					
Keminger, Wien 1957		1,75	1,26	2,55		
Richard, Schweiz 1953	1,1					
Welti, Paris 1953	2,9					
Cope u. Mitarb., Boston 1949	5,2	10,1	9,4	19,0	0	0,8
Lahey u. *Hare*, Boston 1951	4,4	5,5	0,68	10,04	0,6	
Cattell u. *Colcock*, Boston 1953	5,3	10,2		33,3	0	1,8
Cole u. Mitarb., Chikago 1949	4,6	17,1	9,8	24,4	0,2	1,0
Majarakis u. Mitarb., Chikago 1953	5,2	15,6	8,7	20,9	0,1	1,1
Pemberton u. *Black*, Rochester 1948		4,8		10,0	0,4	
Beahrs u. Mitarb., Rochester 1951	3,8	7,5			0,5	1,2
Ward, San Franzisko 1948, 1959	3,0	13,2		15,6		
Dailey u. Mitarb., San Franzisko 1950		4,8		13,5		
Crabtree u. *Hunter*, Ann Arbor 1953	7,2	9,0	7,5	24,3		
Crile u. *Dempsey*, Cleveland 1949	5,6	10,9		24,5		
Stubenbord u. *Nohren*, Buffalo 1952	2,1	7,0	4,7	3,9	0	1,7
Martin, New York 1954			15,0	8,0		
Miller u. Mitarb., Detroit 1959	4,3					
Hershey, Virginia 1957	2,5	3,4	1,8	4,7		
Tellem u. Mitarb., Philadelphia 1961			7,0	18,0		
Anglem u. *Bradford*, USA 1948	6,7	7,6	4,8	9,0	0	1,9
Ram, Indien 1963	8,3			21,6	0	0
Hurxthal u. *Heineman*, Boston 1958		7,8	3,7	6,6	0,35	
Keminger u. Mitarb., Wien 1975	6,4		1,26	2,55		

Tabelle 10.7 Kropfdauer und Beschaffenheit der übrigen Schilddrüse bei Schilddrüsenmalignomen

Literatur	% aller Schilddrüsenmalignome		
	in länger als 5 Jahre bestehender Struma	ohne kropfiges Vorstadium	in histologisch ansonsten normaler Schilddrüse
Pabst u. Mitarb., München 1961	81		
Parkhoffer u. *Kambaum*, München 1963	47		
Fiedler u. *Menke*, Hannover 1953	90		
Klein, Düsseldorf 1965			
Differenzierte Karzinome	46	28	
Undifferenzierte Karzinome und Sarkome	40	34	
Welti, Paris 1953	60		
Desaive, Lüttich 1957	26		
De Quervain, Bern 1941	92		
Schärer, Zürich 1955			
Differenzierte Karzinome	72		
Undifferenzierte Tumoren	50		
Crile, USA 1950	20		
Beahrs u. Mitarb., USA 1951	40		
Ward, USA 1959	94		
Horn u. Mitarb., USA 1947	42		
Sloan, USA 1954	24		71
Meier u. Mitarb., USA 1959			65
Harnett, England 1952	40	50	
Kilpatrik u. Mitarb., England 1957	18		
Fuchsig u. *Keminger*, Österreich 1972	80		

lignomfrequenz im Sektionsgut aufgrund des Rückgangs der Kropfhäufigkeit insgesamt infolge der Jodprophylaxe, während parallel dazu relativ mehr als zuvor Schilddrüsenmalignome registriert und insbesondere operiert werden: Der wichtigste Grund für diese Relationen ist die absolute Abnahme von gutartigen Knotenstrumen sowie deren zunehmend nicht chirurgische Behandlung, während gerade noch gering ausgedehnte Malignome operiert werden (98, 510). Gegen einen Übergang von benignen in maligne Prozesse spricht u. a., daß Adenokarzinome 10mal so häufig papillär differenziert sind wie benigne Adenome, die fast ausschließlich einen follikulären Bau aufweisen (267, 296). Immerhin sind Übergänge möglich, noch zumal in einem großen Untersuchungsgut bei 28% von follikulären Adenokarzinomen zugleich benigne Adenome zu registrieren waren (265). Andererseits fanden sich bei sorgfältigen systematischen histologischen Schilddrüsenuntersuchungen 65–71% aller Schilddrüsenmalignome in ansonsten unauffälligen, also nicht kropfig oder knotig veränderten Drüsen (292, 419).

Insbesondere an derartige und überzeugende Serienuntersuchungen pathologisch-anatomisch-histologischen Charakters knüpft die heute von maßgebenden Kennern der Materie vertretene Meinung an, daß sich gerade die Schilddrüsenkarzinome unizentrisch, also a priori maligne entwickeln (194, 415, 510). Grundsätzlich hatten sich schon DE QUERVAIN und insbesondere DUNHILL darauf festgelegt, daß ein Schilddrüsenkarzinom schon „im Keim" bösartig angelegt sei. Für undifferenzierte Karzinome und nichtepitheliale Malignome wurde ohnehin kein gutartiges kropfiges Vorstadium angenommen (117, 354).

Obgleich die Malignomfrequenz unter Rezidivstrumen sowohl im chirurgischen wie auch im internistischen und pathologischen Untersuchungsgut relativ groß ist (239b), kann daraus nicht geschlossen werden, eine anhaltende thyreotrope Stimulierung hätte den vorher benignen zu einem malignen Kropf entdifferenziert. Vielfach sind die histologischen Erstbefunde solcher Rezidivstrumen nicht bekannt gewesen und in einem besonders großen Operationsgut von 13 772 benignen Strumen innerhalb von 10 Jahren kamen im gleichen Zeitraum nur 0,27% maligne Rezidive gegenüber der Malignomfrequenz von 1,5% unter allen operierten Strumen (220) vor. Andererseits wurden bei 29 060 Routineautopsien mit einer Frequenz von 0,56% Schilddrüsenmalignome entdeckt, darunter in postoperativen Drüsenresten doppelt so häufig wie bei Nichtoperierten (178).

Zunächst noch isoliert sind Feststellungen, nach denen in Gebieten mit Kropfendemien auf dem Boden eines überhöhten Jodangebots mit intrathyreoidaler Hemmung der Hormonsynthese auch eine relativ hohe Malignomfrequenz registriert wurde (341). Infolge sehr unterschiedlicher Selektionsprinzipien oder auch fehlender Korrekturen in dieser Richtung sind allzu viele klinische, insbesondere chirurgische und auch pathologisch-anatomische Befunde mit von den Autoren oder Dritten gezogenen Schlußfolgerungen sehr kritisch zu beurteilen. Beispielsweise waren in verschiedenen Bostoner Kliniken mit der enorm unterschiedlichen Frequenz von 4,4–22,9% aller operierten Strumen maligne (33, 70, 253). Derlei Differenzen entsprechen denen von epidemiologischen Erhebungen (s. Tab. 10.3) und relativieren alle Diskussionen zur Malignompathogenese.

Begutachtet man unter diesen Eindrücken die einschlägige Literatur, so ergibt sich keinerlei Grundlage für die früher weit verbreitete Meinung, daß sich die Landkarten von endemischer Struma und Schilddrüsenmalignom auch nur annähernd decken. Es läßt sich vielmehr so gut wie sicher daraus ableiten, daß nur ausnahmsweise und am ehesten follikuläre Adenokarzinome auf dem Boden gutartiger Knotenstrumen entstehen können, während für die große Mehrzahl der Neoplasmen eine von vornherein maligne Determination oder zumindestens anderweitige initiale Faktoren als etwa ein chronischer Jodmangel die wesentliche pathogenetische Rolle spielen.

Strahleneinwirkung

Nachdem 1950 eine erste Mitteilung über die relativ große Häufigkeit vorangegangener Bestrahlungen der Halsregion bei Jugendlichen mit Schilddrüsenmalignomen bekannt geworden war (115), haben zahlreiche Autoren ihre einschlägigen Erfahrungen in dieser Hinsicht mitgeteilt (169, 501) (Tab. 10.**8**). Insgesamt waren bis 1969 mindestens 850 genauer untersuchte Fälle aus 34 Ländern bekannt, davon ca. 80% aus den USA (200, 503). Der Grund dafür ist darin zu sehen, daß dort früher relativ häufig und vorwiegend wegen einer Thymushyperplasie, aber auch wegen Lymphknotenschwellungen, Tonsillenhyperplasie, Hämangiom und Nävus bestrahlt worden war und man sich aufgrund der o. a. Beobachtungen später besonders um die Aufklärung eines Zusammenhangs mit der späteren Entwicklung eines Schilddrüsenmalignoms bemühte. Etwa zwei Drittel der betroffenen Fälle sind weiblichen Geschlechts, bei etwa 70% handelte es sich um ein nach der neuen Nomenklatur papilläres Karzinom. Dieser Tumortyp umfaßt auch die früher sogenannten gemischten Karzinome mit selbst überwiegend follikulären Strukturen, so daß Angaben über ein Überwiegen von follikulären Adenokarzinomen durch eine uneinheitliche Nomenklatur zu erklären und nicht als widersprüchlich aufzufassen sind. Der Rest von ca. 30% der Fälle verteilt sich auf die übrigen Tumortypen, wobei auch von Geburt an bestehende Malignome vorkommen (254, 503). Von den bis 1961 zu übersehenden Fällen waren etwa 80%, von den nach 1964 registrierten Fällen, aufgrund einer rückläufigen Behandlungspraxis, nur mehr 46% mit einer Strahlenanamnese belastet. Auffälligerweise betrifft diese so gut wie ausschließlich eine externe Röntgenbestrahlung, während nur 2 Fälle nach Radiojodapplikation bei Hyperthyreosen im Jugendalter (9 und 11 Jahre alt) bekannt geworden sind (200, 262, 403). Die verabreichten Dosen lagen zwischen 200 und 6000 R (0,052–1,55 C/kg), durchschnittlich bei etwa

Tabelle 10.8 Die Häufigkeit früherer Bestrahlungen im Halsbereich bei Jugendlichen mit Schilddrüsenmalignomen

Literatur	Schilddrüsenkarzinome bei Jugendlichen		
	Zahl der Fälle	Davon hatten früher eine Bestrahlung der Halsregion absolviert	
	N	N	%
Duffy u. Fitzgerald 1950	28	10	36
Dailey u. Lindsay 1950	23	0	0
Warren u. Mitarb. 1953	23	0	0
Clark 1955	15	15	100
Buckwalter 1955	8	3	37
Uhlmann 1956	25	4	16
Majarakis u. Mitarb. 1956	15	10	66
Fetterman 1956	10	8	80
Wilson u. Mitarb. 1958	12	6	50
Crile 1958	18	11	61
Kilpatrick u. Mitarb. 1957	8	3	37
Rooney u. Powell 1959	10	7	70
Wilson u. Asper 1960	37	16	43
Raventos u. Mitarb. (1962, korrigieren damit Horn u. Ravdin 1951)	22	11	50
McCormick u. Maus (1960) (Sammelstatistik)	356	121	34
Whinship u. Rosrott (1961) (Sammelstatistik) 1964 (1969)	562		80 46

600 R (0,155 C/kg). Die durchschnittliche Dauer von der Strahlenapplikation bis zur ärztlichen Diagnose eines Schilddrüsenkarzinoms beträgt 8,7 Jahre, ist weitgehend dosisabhängig (169, 200, 503). Die so gut wie sichere pathogenetische Bedeutung einer externen Röntgenbestrahlung im Jugendalter als „Initial"-Faktor wird auch belegt durch Erfahrungen, nach denen bei Katamnesen von 2333 bestrahlten Kindern 11 mit zwischenzeitig manifestem Schilddrüsenmalignom vorwiegend auf der stärker belasteten Seite registriert wurden, während bei keinem von 2622 nicht bestrahlten Geschwistern ein solches Ereignis auftrat (200). Demgegenüber sahen andere Autoren bei insgesamt 4840 Nachuntersuchungen bestrahlter Kinder nur 2 Schilddrüsenkarzinome (68) und waren bei zunächst 500 nachuntersuchten von 5000 im Jugendalter bestrahlten Personen 15 Jahre später gegenüber einem Vergleichskontingent zu 100–400% häufiger Anomalien, vorwiegend knotige, aber keine malignen Veränderungen zu konstatieren (172). Nur benigne knotige Veränderungen fanden sich auch nach im Jugendalter absolvierter Radiojodtherapie wegen einer Hyperthyreose (287, 403). Ähnlich stellt sich die Situation nach im Erwachsenenalter applizierter Strahlenqualitäten auf den Halsbereich oder die Schilddrüse selber, u. a. in Form von Radiojod dar. Hier bleibt aufgrund der meisten Beobachtungen die Malignomfrequenz nach früheren Bestrahlungen von etwa gleicher Größenordnung wie die spontane (40, 104, 169) und sind Berichte über Einzelfälle in diesem Sinne zu interpretieren (262, 276, 355). Globale und in Einzelheiten betreffend die damalige spezifische Indikation undifferenzierte Angaben darüber, wie häufig in größeren Kontingenten von Schilddrüsenmalignomen 5 und mehr Jahre zuvor das Organ extern oder mit Radiojod bestrahlt worden war, liegen bei 5–6% der Fälle (98, 182, 355). Unter 20 000 Japanern, die 1945 mehr oder weniger direkt betroffen den Atombombenangriff auf Hiroshima und Nagasaki überlebt hatten, fanden sich bei 15 Jahre später durchgeführten Kontrolluntersuchungen 21 Schilddrüsenkarzinome. 15 dieser Patienten waren weniger als 30 Jahre alt und 16 hatten sich damals in einem Umkreis von 2 km um das Explosionszentrum herum aufgehalten (424). 10 weitere Jahre später (1971) waren im gleichen, ärztlicherseits regelmäßig kontrollierten Kontingent ohne unmittelbarem Zusammenhang mit auch bei schilddrüsengesunden Betroffenen häufig erhöhten Serum-TSH (326), 74 Schilddrüsenkarzinome zu konstatieren, davon 34 klinisch vorher nicht relevante Fälle erst bei Autopsien. Insgesamt handelte es sich um 18 follikuläre und 56 papilläre Karzinome, wobei ca. 80% auf das weibliche Geschlecht entfielen und überwiegend Personen mit einer errechneten Strahlenexposition von vor 13 bis 26 Jahren mehr als 50 rad (0,5 Gy) belastet waren. Im einzelnen lassen sich aus der Verteilung der Malignomträger eine besondere Disposition der Schilddrüse im Wachstumsalter, mit zunehmender Beobachtungsdauer, entgegen dem 10 Jahre zuvor vertretenen Eindruck, durchaus auch eine maligne Reaktionsbereitschaft der Erwachsenenschilddrüse auf die Strahleneinwirkung sowie eine Abhängigkeit von der Strahlendosis entnehmen (327). Dem entsprechen auch die Ergebnisse einer Nachuntersuchung von 1056 Personen, die 25 bis 35 Jahre zuvor externe Strahlenapplikationen auf den Hals-Nasen-Rachen-Raum erhalten hatten (129). 27,2% von ihnen boten teils palpable, teils nur szintigraphisch darstellbare kleinknotige Drüsenveränderungen, 71% dieser Patienten wurden deshalb operiert und in 33% ergaben

sich dabei differenziert-karzinomatöse Befunde. Das entsprach mit bereinigt etwa 8% einer deutlich höheren Malignomfrequenz als in fremden Vergleichskontingenten, während andererseits okkulte Karzinome bei autoptischen Serien auch eine Frequenz von 5,7% erreichen (287). Insofern wird man bei kritischer Beurteilung des spezifisch selektionierten japanischen und amerikanischen Krankengutes dieser Art und der bekannten Altersverteilung der Malignome für Einzelfälle im höheren Lebensalter schwerlich einen pathogenetischen Zusammenhang mit mehr als 20 Jahre zurückliegender Strahleneinwirkung belegen können. Eine untere Schwelle von Strahlenverträglichkeit der Schilddrüse ohne Risiko läßt sich ebensowenig belegen wie das besondere Risiko selbst jugendlicher Schilddrüsen verbindlich kalkulieren: Unter Personen, die während der Kindheit in Utah nach einem Atombombenversuch erheblich und lange strahlenexponiert waren, ließen sich 15 Jahre später keine Schilddrüsenmalignome feststellen (485), und Nachuntersuchungen von Bewohnern der Marshallinseln, die 20 Jahre zuvor im Jugendalter bei einem schweren Atomunfall durch Fallout ungewöhnlich hohe ^{131}J-Dosen bis zu 1400 rad (14 Gy) Schilddrüsenbelastung inkorporiert hatten, ergaben eine erhöhte Frequenz von diffusen und knotigen blanden Strumen sowie auch ohne Schilddrüsenvergrößerung erhöhte TSH-Spiegel im Blut, jedoch mit ca. 2% nicht mehr als unselektioniert zu erwarten gewesen Schilddrüsenmalignome (68, 326).

In Auswertung der wesentlichen, einschlägigen Literatur bis 1977 läßt sich feststellen, daß nach therapeutischen ^{131}J-Dosen (wegen Hyperthyreose) die Risiken für die Induktion von benignen Adenomen bzw. Karzinomen bei Erwachsenen etwa 0,11 bzw. 0,05 Fälle, bei Jugendlichen etwa 0,23 bzw. 0,06 Fälle pro 1 Mill. Personen pro rem (0,01 J/kg) pro Jahr betragen. Diese Zahlen ändern sich nicht nennenswert unter Einbeziehung kritisch beurteilter Untersuchungen 20 Jahre nach Atomunfällen wie z.B. auf den Marshallinseln. Daraus ist abzuleiten, daß Jugendlichen-Schilddrüsen auf eine Strahlen*inkorporation* etwa 3mal häufiger als die von Erwachsenen mit gutartigen knotigen Neubildungen reagieren, während ein eventuelles Malignomrisiko altersunabhängig ist. Ohne Malignomrisiken sind ferner ^{131}J-Dosen von mehr als 60000 rem (600 J/kg) an der Schilddrüse wegen deren komplett destruierend-ablativer Wirkung sowie diagnostische ^{131}J-Dosen. Für externe Strahlenapplikationen auf den Halsbereich liegen die überdies dosisabhängigen Risiken etwa 50- bis 70fach höher im Jugendalter bei 12,3 bzw. 4,2 Fällen von benignen Adenomen bzw. Karzinomen pro 1 Mill. Personen pro rem (0,01 J/kg) und Jahr (287).

Alle diese Beobachtungen stimmen weitgehend mit den schon erörterten tierexperimentellen Befunden überein und sprechen dafür, daß die Schilddrüse während des Wachstumsalters besonders strahlenempfindlich und zu neoplastischen Gewebsveränderungen stärker disponiert ist als, wenn überhaupt, das Organ eines Erwachsenen. Der Grund hierfür dürfte u. a. darin zu suchen sein, daß sie stärker als eine ausgereifte Drüse unter der wachstums- und entwicklungsstimulierenden Einwirkung des endogenen TSH steht, dessen Rolle als Co-Faktor bei der Krebsentstehung und -ausbreitung als erwiesen gelten kann. Spekulativ bleibt die Überlegung, daß möglicherweise nicht die Strahlenbelastung der Schilddrüse als solche, sondern die Strahlenschädigung der Thymus im Wachstumsalter oder beide gemeinsam für die spätere Karzinomentstehung verantwortlich sein könnten (423, 424).

Medikation antithyreoidaler Substanzen

Aufgrund der tierexperimentellen Befunde bestanden zu Beginn der klinischen Verwendung von antithyreoidalen Substanzen durchaus Bedenken wegen einer möglichen Karzinominduktion. Bisher sind aber keine konkreten Fälle beobachtet worden, die einen solchen Zusammenhang wirklich belegen (273). Das ist schon deshalb kaum möglich, weil die Malignomfrequenz in unbehandelten hyperthyreoten Schilddrüsen mit bis zu 5% der Fälle durchaus höher ist, als früheren Berichten zu entnehmen war (98, 333, 425). Eine Zusammenstellung kasuistischer Berichte zeigt, daß die Malignomfrequenz in antithyreoidal behandelten hyperthyreotischen Schilddrüsen in keiner Weise höher ist als die unbehandelter, ebenfalls hyperthyreotischer Drüsen (32, 109). Auch wenn bei spezieller Berücksichtigung der Fragestellung klinische Beobachtungen und Erfahrungen gegen eine Häufung von Malignomen unter einer antithyreoidalen Hyperthyreosetherapie sprechen, wird man in Einzelfällen daran denken müssen, daß bei noch okkulten malignen Veränderungen unter einer langdauernden antithyreoidalen Medikation mit der reaktiv vermehrten TSH-Einwirkung auf die Schilddrüse eine Progredienz maligner Prozesse ausgelöst werden kann (109, 148, 255). Dies um so mehr, als eine unbehandelte Hyperthyreose entgegen früherer Ansicht aus homöostatisch-pathogenetischen Gründen nicht mit einer vermehrten TSH-Inkretion einhergeht.

Weitere pathogenetische Faktoren

Schwangerschaft oder *Stillzeit* haben keinen Einfluß auf eine Malignomentwicklung (98, 206a, 381), auch wenn nach solitären Beobachtungen etwa 10% von papillären Karzinomen während einer solchen Zeit entdeckt oder besonders schnell gewachsen waren (460). Auch ohne Gravidität sind gerade bei Karzinomen mit der genannten Frequenz quasi schubweise Größenzunahmen registriert worden (265).

Aufgrund einer Analyse der Sterblichkeiten an Hyperthyreosen und Schilddrüsenmalignomen verglichen mit dem Kropfbefall in Australien wurde geschlossen, daß für ein Endemiegebiet die Malignomentstehung über ein hyperthyreotisches Vorstadium wahrscheinlich ist (59). Auch aus den USA stammen Berechnungen, nach denen von insgesamt 1803 Schilddrüsenmalignomen der größten amerikanischen Kliniken 9,6% mit einer Hyperthyreose einhergingen (333, 335, 425). Die Häufigkeit, mit der ein Malignom in einer hyperthyreotischen Schilddrüse auftritt, wurde für eine unausgewählte Population auf 20mal höher geschätzt als die, mit der es in einer blanden Struma verborgen sein könnte. Man kann indessen davon ausgehen, daß die Mehrzahl der vor etwa 1950 diagnostizierten Hyperthyreosen aus Gründen der damals noch insuffizienten Diagnostik für wichtige Fragestellungen wie die einer Koinzidenz mit Malignomen nicht genügend gesichert bzw. durchaus fraglich war. Spätere Erfahrungen haben ergeben, daß einschließlich okkulter Karzinome die Malignomfrequenz in hyperthyreotischen Schilddrüsen bei 1–5% liegt, wobei zunächst keine Zusammenhänge zwischen der Funktionslage und der Histologie zu konstatieren und eher mit einer Präexistenz maligner Zellkonglomerate zu rechnen ist (194, 320) (s. Tab. 10.6). Nicht in Betracht zu ziehen sind für pathogenetische Erörterungen jene follikulären oder auch papillären Adenokarzinome, die trotz geweblicher Entdifferenzierung selber eine vermehrte Hormonproduktion leisten (118, 156, 223, 435, 437) und sogar eine toxische Krise herbeiführen können (25, 356). Insgesamt betrachtet lassen sich keine pathogenetischen Zusammenhänge zwischen Hyperthyreosen und Schilddrüsenmalignomen nachweisen.

Die chronische Immunthyreoiditis besonders in ihrer hypertrophischen Form als Struma lymphomatosa wurde verschiedentlich in einen pathogenetischen Zusammenhang mit Lymphosarkomen gebracht und für präkanzerös gehalten (88, 101, 166, 167, 268, 363). So fanden sich unter 335 operierten lymphomatösen Strumen 20% Malignome, unter 7423 andersartigen Kröpfen indessen nur 3% (265). Auch hatten sich 7 von 8 Lymphosarkomen als Immunthyreoiditis (268) und ein malignes Lymphom als Hyperthyreose manifestiert (405). Abweichend davon war anderenorts die Malignomfrequenz unter 78 Fällen von Immunthyreoiditis mit 3,8% deutlich geringer als mit 6,4% unter allen operierten Strumen (239a). Seitdem die Pathogenese der Immunthyreoiditis genauer bekannt ist, lassen sich diese und weitere Befunde besser als früher erklären. So gehen bis zu 30% aller Karzinome mit begleitenden lymphomatösen Infiltrationen einher, die indessen heute eher als immunologische Reaktion auf das grundsätzlich andersartig angelegte Tumorgeschehen der Drüse aufgefaßt werden (12, 165). Insofern stellen sie ein ähnliches Phänomen dar, wie die lymphozytären Infiltrate in diffus hyperthyreotischen Schilddrüsen, wobei möglicherweise ein Zusammenhang mit dem auch bei Schilddrüsenkarzinomen erhöhten Titer an stimulierenden Immunglobulinen wie anderweitigen, auch destruktiven Autoantikörpern gegeben ist (12, 109, 164). Gegen Zusammenhänge der Tumorpathogenese mit lymphomatösen Prozessen sprechen auch sehr sorgfältige Beobachtungen an 222 Kranken mit gesicherten lymphomatösen Strumen, die insgesamt über 1000 Patientenjahre beobachtet und behandelt wurden und während dieser Zeit, weder im pathologisch-anatomischen Präparat noch postoperativ noch bei bioptischen Kontrollen Anhaltspunkte für eine Malignomentwicklung boten, wenn man von 3% Mikrokarzinomen absieht, die sich in dieser Größenordnung auch in allen anderen blanden Strumen und sogar gesunden Schilddrüsen finden (86). Nur beschreibende Bedeutung hat die Feststellung, daß mit einer Frequenz von 5–8% einerseits Nebenschilddrüsenadenome mit Schilddrüsenmalignomen einhergehen, andererseits Schilddrüsenkarzinome mit Nebenschilddrüsenadenomen oder -karzinomen vergesellschaftet sind (125, 319).

Pathophysiologie der Schilddrüsenmalignome

Eine umfassende Pathophysiologie der Schilddrüsenmalignome hat sich in erster Linie am Phänomen der Bösartigkeit zu orientieren und gehört damit in den großen Rahmen allgemeiner tumorspezifischer Prozesse, die hier nicht zu erörtern sind. Schilddrüsenspezifisch jedoch sind die Auswirkungen solcher Prozesse auf Jodstoffwechsel und hormonelle Leistung des Organs, u. a. auch als Basis für diagnostische und therapeutische Folgerungen. Naturgemäß beschränken sie sich auf die Karzinome, die indessen ohnehin 90% oder sogar mehr aller Schilddrüsenmalignome ausmachen. In diesem engeren Sinn interessieren hier einerseits das funktionelle und homöostatische Verhalten der Karzinome selber, andererseits die Auswirkungen davon auf noch vorhandenes gesundes Drüsengewebe. Daß Karzinomgewebe eine sogar ausreichende Hormoninkretion leisten kann, geht schon aus einer alten Beobachtung von V. EISELSBERG (1894) hervor, nach welcher ein im Halsbereich radikal operierter und daraufhin myxödematöser Patient zugleich mit postoperativ progredientem Metastasenwachstum spontan wieder euthyreot wurde. Ob ein Schilddrüsenkarzinom Jod aufnimmt und umsetzt, hängt vom Grad seiner geweblichen Differenzierung ab: Allenfalls follikuläre, papilläre und, seltener, solide Karzinome sind dazu in der Lage, stets aber in quantitativ wesentlich geringerem Umfang als gesundes Drüsenparenchym (102, 137). Die Kinetik des Jodumsatzes wechselt erheblich und weitgehend in Abhängigkeit vom Anteil follikulärer Strukturen (144, 217, 284). Als Ausdruck davon, daß ein Karzinom der physiologischen Regulation nicht entzogen zu sein braucht, läßt sich die Jodaufnahme von karzinomatösem Tumorgewebe durch TSH steigern oder eine solche überhaupt erst induzieren (22, 217), während andererseits bei vielen Karzinomen sehr hohe TSH-Spiegel im Blut gefunden werden, die auch durch eine Medikation von Schilddrüsenhormonen nicht zu supprimieren sind (346). Bis auf seltene Ausnahmen und okkulte Karzinome in hyperthyreotischen Strumen bzw. Adenomen stellen sich jedoch neoplastische Prozesse bei Anwesenheit noch gesunden Schilddrüsengewebes nach Applikation von Radiojod szintigraphisch als sog. „kalte" Bezirke bzw. Knoten dar. Umgekehrt imponieren jodspeichernde Metastasen trotz szintigraphisch „kalten" Primärherdes gegenüber ihrer naturgemäß kein Jod speichernden Umgebung stets als Aktivitätsansammlungen (2, 10, 164, 207, 209, 336, 441).

Soweit Malignomgewebe einen Jodumsatz aufweist, kann dieser selbst bei einem quantitativ niedrigen

Ausmaß verglichen mit dem von gesundem Drüsengewebe verlangsamt oder beschleunigt sein (343, 345). Er resultiert in der Produktion von mehr oder weniger viel Thyroxin und/oder Trijodthyronin mit zuweilen zugunsten von Trijodthyronin verschobenem Mischungsverhältnis und/oder der Inkretion von Hormonvorläufern, jodhaltigen Thyroninen sowie Jodthyreoglobulin und jodhaltigen Proteinen im Sinne einer Jodfehlverwertung (215, 216, 257, 268, 272a, 281, 463a, b). Diese letztgenannten Jodproteine sind von durchwegs geringerem Molekulargewicht als Jodthyreoglobulin, bleiben bei papierchromatographischen Analysen meist am Start liegen, wandern im elektrophoretischen Feld nahe bei den Albuminen und erweisen sich nach hydrolytischer Aufspaltung als zusammengesetzt aus Mono- und Dijodtyrosin, Thyroxin und unbekannten organischen Jodverbindungen (16, 217, 457). Zum Teil kann es sich auch um in der Körperperipherie jodiertes Albumin nichtthyreogener Herkunft handeln (16, 322). Grundsätzlich lassen sich nach physikalischem Verhalten, Herkunft und Zusammensetzung 2 Typen solcher Jodproteine, S 1 und P 1, unterscheiden (357, 447), andererseits werden die Unterschiede für noch recht unsicher gehalten und nur solche hinsichtlich des Jodierungsgrades gefunden (36, 118, 270). Ähnliche Befunde werden nach mechanischer oder radiologischer Schädigung menschlicher und tierischer Schilddrüsen sowie bei experimentell induzierten Rattentumoren als thyreogenes Inkretionsprodukt im Blut registriert (376). Die immunologische Identifizierung solcher Jodproteine weist auf die Möglichkeit einer durch Autoantikörper bedingten Ursache ihres Vorkommens im Blut hin und könnte so die häufigen lymphozytären Begleitinfiltrationen im noch gesunden und karzinomatösen Drüsengewebe erklären (12, 209, 357, 461). Da die geschilderten Jodproteine nicht stoffwechselaktiv und auch im Tumor selber angehäuft sind (357), findet so eine schon ältere Beobachtung ihre zwanglose Deutung: BRANOYACKY-PELECH hatte 1926 gefunden, daß ein Extrakt aus hochdifferenzierten follikulären Adenokarzinomen (Langhans-Struma) im Tierversuch wider Erwarten nur eine schwache Wirkung ausübte und das Wachstum von Kaulquappen nicht förderte (35). Bezeichnenderweise bestehen aber keine festen Beziehungen zwischen der morphologischen Struktur eines Karzinoms und seiner Leistung im Jodstoffwechsel bzw. einer etwaigen Hormonproduktion. Allerdings finden sich erwartungsgemäß bei nichthormonproduzierenden Karzinomen allenfalls Spuren von Thyreoglobulin und die thyreoidale, karzinomatöse Funktionsstörung ähnelt der von kongenital-hereditären Strumen und einer Immunthyreoiditis. Als Ausdruck immunologischer Prozesse läßt sich in manchen Fällen auch der LATS nachweisen (12, 429).

Der Grund für die anormale Jodverwertung von Karzinomgewebe, ist in tumorös bedingten Fermentdefekten zu suchen, wie sie ähnlich bei Jodfehlverwertungen des sporadischen Kretinismus vorkommen. So ist vergleichsweise mit benignen sogenannten „kalten" Knoten und normalem Schilddrüsengewebe der Gehalt an Peroxidase bei Karzinomen wesentlich geringer (139, 461). Abweichungen von der Norm betreffen auch den Ablauf des Cyclase-AMP-Zyklus sowie dessen Ansprechbarkeit auf TSH (257). Wahrscheinlich in ursächlichem Zusammenhang damit enthalten die Proteine eines Schilddrüsenkrebses nicht, wie Thyreoglobulin, Histidin und Arginin, dafür aber besonders viel Glutamin- und Asparaginsäure sowie Leucin (357, 447). Wie in jedem Tumorgewebe sind der Phosphorumsatz und die Anreicherung an Quecksilber abweichend von benignem entdifferenziertem bzw. degeneriertem Schilddrüsengewebe erhöht (16) – ein Phänomen, das zu diagnostischen Zwecken ausgenutzt werden kann (2). Die autonome Wachstumstendenz der meisten Malignome läßt sich dadurch nachweisen, daß Stückchen von ihnen nach Transplantation in die vordere Augenkammer eines Meerschweinchens bis zu 90 Tage überleben, während normales oder gutartig hyperplastisches Parenchym schnell resorbiert wird (103).

Seit jeher ist aufgefallen, daß trotz erheblicher örtlicher Ausdehnung eines Schilddrüsenmalignoms kaum jemals eine Hypothyreose entsteht (245, 246, 354). Wenn doch, dann muß der Tumor das gesamte gesunde Gewebe befallen bzw. zerstört haben, sofern er nicht selber Hormone produziert – ein Stadium und eine Situation, die nur selten realisiert bzw. erlebt werden (17). Meistens ist ein Rest von noch gesundem Drüsengewebe vorhanden, der den Hormonbedarf des Organismus allein oder ggf. ergänzt durch die reguläre Hormonproduktion eines Tumors selber deckt. Globale Jodstoffwechseluntersuchungen wie Zweiphasenstudium mit Radiojod oder Hormonanalysen im Blut ergeben dann keine Besonderheiten (10, 215, 216, 245, 445), wobei sich neben Thyreoglobulin (31a, 272a, 463a) weitere, nichthormonelle Jodverbindungen im Blut wie stoffwechselinaktive Jodproteine oder Hormonvorläufer nachweisen (201) und als sog. Tumor-„marker" diagnostisch auswerten lassen. Eine Hyperthyreose bei Vorliegen eines differenzierten Schilddrüsenkarzinoms kann sowohl auf die hormonelle Hyperaktivität des nichttumorös befallenen Schilddrüsengewebes wie eine solche des Tumors selber oder seiner Metastasen selbst dann zurückgeführt werden, wenn etwa der Primärtumor wenig differenziert ist (25, 305). Auch Fälle mit hyperthyreotischer Hormonproduktion isolierter Metastasen nach Operation eines Primärtumors sind bekannt (435, 437). Je kleiner der noch nicht von Tumor befallene Drüsenrest ist, desto schneller setzt er unter Umständen das ihm angebotene Jod um, selbst wenn seine Hormonproduktion damit nur im unteren Normalbereich liegt. Dieses Phänomen ist eine direkte Folge des verkleinerten thyreoidalen Jodreservoirs und ebenso zu erklären wie der gleichartige Befund nach einer partiellen Schilddrüsenresektion bzw. Strumaresektion – er ist Ausdruck der örtlichen Malignomausdehnung auf Kosten des gesunden Drüsenparenchyms (215, 216, 246). Gelegentlich kann ein solcher Befund diagnostisch wertvoll sein.

Besondere Verhältnisse liegen beim medullären Karzinom mit Amyloid dahingehend vor, daß der C-Zellen-Tumor in der Regel vermehrt Calcitonin produziert, der erhöhte Serumspiegel an diesem Hormon in der Mehrzahl der Fälle jedoch klinisch stumm bleibt und auch den Calciumstoffwechsel und damit die Skelettbeschaffenheit nicht nachweisbar beeinflußt. Gelegentlich kommt es zu einer paraneoplastischen Sekretion vasoaktiver Wirkstoffe, die Durchfälle zur Folge haben kann (158, 203). Selten ist die ebenfalls paraneoplastische Bildung adrenokortikotroper Aktivitäten, so daß der Tumor Ursache eines Cushing-Syndroms sein kann. In allen diesen Fällen sind etwaige Anomalien des Jod- und Hormonstoffwechsels nur abhängig von der Ausdehnung des Tumors bzw. dem Verhalten des noch verbliebenen gesunden Schilddrüsengewebes oder von der Anwesenheit auch follikulärer Karzinomstrukturen mit etwa Sekretion von jodhaltigen Proteinen. In Anbetracht der häufig familiären Natur des C-Zellen-Karzinoms im Rahmen einer multiplen endokrinen Adenomatose (APUD-Konzept) kommen begleitende hormonproduzierende Tumoren in Hypophyse (Akromegalie, Cushing-Syndrom), Magen-Darm-Trakt (Zollinger-Ellison-Syndrom), Pankreas (Insulinom), Nebenschilddrüsen (Sipple-Syndrom) und Nebennieren (Phäochromozytom) vor, die eigene pathophysiologische Veränderungen unterhalten (107, 300).

Klinik der Schilddrüsenmalignome

Der Zeitpunkt und damit das Lebensalter, in dem sich Schilddrüsenmalignome am häufigsten manifestieren, ist keineswegs leicht zu erfassen, und Aussagen darüber hängen sehr weitgehend von diagnostischen Bemühungen ab. Obgleich diese in den letzten 10 Jahren durch Szintigraphie und insbesondere Feinnadelpunktion mit Zytologie wesentlich verbessert werden konnten, bleiben vorzugsweise das 4.–6. Lebensdezennium betroffen, und zwar ohne Unterschied für Männer und Frauen (73, 239b, 242, 274, 445, 478). In jüngeren Jahren handelt es sich überwiegend um papilläre Adenokarzinome, in höheren nimmt der Anteil an anaplastischen Karzinomen und speziellen Tumorformen zu, während sich die follikulären Karzinome relativ gleichmäßig auf alle Altersklassen verteilen (54, 94, 265, 336, 386, 419, 489).
Diese Verteilung wird ganz offensichtlich, wenn man die Malignome mit Manifestation im Jugendalter bis zum etwa 25. Lebensjahr hin betrachtet. Sie sind mit 10–15% aller Schilddrüsenmalignome häufiger, als früher vermutet (142, 203, 212). 80% und mehr von ihnen sind differenzierte, vorzugsweise papilläre Karzinome, wenn man nach der neueren Nomenklatur auch die früher sogenannten gemischten Adenokarzinome als solche klassifiziert (174, 501–503). Auch die bei Vergleichen zwischen den Fällen aus Übersee und Westeuropa früher in erheblichem Umfang registrierten Diskrepanzen hinsichtlich der Frequenz von papillären Karzinomen überhaupt erledigen sich durch die zwischenzeitig international anerkannte Definition dieses Tumortyps von selber: Es gibt keine gutartigen invasiven oder metastasierenden Adenome bzw. Papillome (101a, 267).

Probleme der Solitärknoten

Unbestritten ist die Feststellung, daß solitäre Kropfknoten bei Jugendlichen 3–5mal häufiger ein Malignom repräsentieren als bei Erwachsenen (71, 123, 187). Sie ist weitgehend darauf zurückzuführen, daß die benigne Juvenilen-Struma meistens diffus auftritt und erst im Laufe der späteren Lebensjahrzehnte die Tendenz zu knotiger Umbildung kontinuierlich zunimmt, im hohen Lebensalter fast nur mehr Knotenstrumen zu finden sind. Da für jede Therapie die Frühdiagnose von entscheidender Bedeutung ist und in einem solchen Stadium die Malignomausbreitung noch lokal begrenzt tastbar sein müßte, steht jeder Solitärknoten der Schilddrüse unter dem Aspekt einer fraglichen Malignität. Die Häufigkeit von Solitärknoten insgesamt einschließlich auch der autonomen Adenome liegt in großen Krankenkontingenten bei etwa 5% aller Strumen und bei Operationen stellt sich heraus, daß ein bis zu 50% hoher Teil davon sich als multinodös erweist (30, 31, 239, 335, 395). Allerdings sind solche Angaben infolge sehr unterschiedlicher Interpretationen und Untersuchungsmethoden weder untereinander vergleichbar noch verbindlich, denn das umgebende Drüsenparenchym enthält auch physiologischerweise mit zunehmendem Lebensalter vermehrt knotige Hyperplasien. Deren Frequenz liegt nach der Framingham-Studie bei 2% (98, 287), und umgerechnet auf den Kropfbefall der Bevölkerung geht sie mit der genannten Größenordnung in Statistiken mit operativer oder pathologisch-anatomischer Prüfung der Schilddrüse nach Operationen von Solitärknoten ein. In keiner Weise wird durch solche Feststellungen der zwangsläufig rein klinisch definierte Begriff eines Solitärknotens berührt oder relativiert: Er muß abgegrenzt in einer ansonsten unauffälligen oder allenfalls gering diffus vergrößerten Schilddrüse tastbar sein.
Angaben über die Malignomfrequenz in Solitärknoten schwanken zwischen fast 35% in einem hochselektionierten Krankenkontigent bis zu der Feststellung, daß unter 218 nicht toxischen Solitärknoten während eines Beobachtungszeitraums von 15 Jahren keine einzige Malignomentwicklung registriert werden konnte (38, 224, 239b, 371, 418, 425, 426) (s. Tab. 10.6 und Tab. 10.11). In einzelnen liegen die Zahlen für operierte Solitärknoten wegen der stärkeren Selektion zwangsläufig höher als unter nur zytologisch abgeklärten und unter diesen wiederum höher als unter nur dem weiteren Verhalten und Verlauf nach untersuchten Fällen. Trotzdem sind die Diskrepanzen selbst unter operativ entfernten Solitärknoten erheblich, sie schwanken zwischen Häufigkeiten von 1,3 bis 35% (29, 38, 113, 392, 464). Die höheren Frequenzen werden meistens in szintigraphisch kalten Knoten gefunden (224, 338, 352), doch sind auch genügend Anga-

ben über keine besonderen Unterschiede zwischen denen in szintigraphisch warmen und kalten Knoten zu registrieren (372). Im eigenen Krankengut von 2480 Solitärknoten jeder Art betrug z. B. die Malignomfrequenz 2,5%, unter den darin enthaltenen 683 szintigraphisch kalten Knoten betrug sie bei operativer und zytologischer Kontrolle 6,5% (s. Tab. 10.**11**). Grundsätzlich kann als gesichert gelten, daß szintigraphisch kalte Solitärknoten in besonderem Maße malignomverdächtig und in dieser Hinsicht abklärungsbedürftig sind. Kompetente Meinungen darüber, wie dies geschehen soll, reichen von Vorschlägen, jeden solchen Knoten operativ zu entfernen bis zur Beschränkung auf eine zytologische Klärung mittels Feinnadelpunktion (29, 98). Für den letzteren Fall kann indessen die Quote falsch negativer Resultate 10 bis 20% erreichen (250 a, 387 a).

Während sich maligne Solitärknoten auf etwa alle Altersklassen gleichmäßig verteilen, besteht für gutartige Knoten eine ungleich höhere Frequenz zwischen dem 20. und 60. Lebensjahr gegenüber früher oder später (371). Die Wahrscheinlichkeit, daß ein Solitärknoten maligne ist, erweist sich demnach am höchsten im jugendlichen und hohen Lebensalter. Der positive Fall beinhaltet aber auch jene operierten Solitärknoten, die nur bei Serienschnitten zentral oder zumindesten unilokulär einen kleinen, okkulten Malignombefund erkennen lassen. Nachdem im Sektionsmaterial bei Serienschnitten selbst unauffällige Schilddrüsen mit einer Frequenz bis zu 8% okkulte und klinisch völlig bedeutungslose Karzinome gefunden wurden (s. Tab. 10.**4**), muß die Malignomfrequenz vor diesem Hintergrund beurteilt und darüber hinaus mit der Kropfhäufigkeit einer Bevölkerung korreliert werden. Unter kritischer Beurteilung dieser und darüber hinaus noch der Selektionsprinzipien ergibt sich für Solitärknoten insgesamt eine Malignomfrequenz von entschieden unter und für kalte Solitärknoten eine solche von wenig über 2 bis 3% (31, 154, 239a, 371). Nur diese Größenordnung kann als Basis für therapeutische Erwägungen gelten. Der übrige, größte Teil der szintigraphisch kalten Solitärknoten wird ziemlich übereinstimmend in allen Krankenkontingenten zu etwa einem Drittel durch entzündliche und zystische, zu zwei Dritteln durch benigne Adenome (blande regressiv-degenerative Solitärknoten) repräsentiert. Die Verteilung der einzelnen Malignomtypen auf den malignen Solitärknoten entspricht etwa derjenigen aller Malignome, so daß die papillären Karzinome mit 40–50% weit überwiegen. Auch relativ am häufigsten manifestieren sich als Initialstadium papilläre, mit Abstand etwa gleich häufig follikuläre, medulläre und anaplastische Karzinome als Solitärknoten, in der umgekehrten Reihenfolge wachsen die Karzinome eher diffus infiltrierend und auch frühzeitig metastasierend wie die selteneren Formen der Malignome (19, 38, 352).

Sowohl vermeintliche Zunahmen als auch Abnahmen der Häufigkeit von malignen Solitärknoten sind nicht echt, sondern lediglich Ausdruck unterschiedlicher Selektionsprinzipien in Zusammenhang mit der durch Szintigraphie und Zytologie leistungsfähiger gewordenen Diagnostik.

Besonderheiten der einzelnen Tumorformen

Der Grad der Bösartigkeit nimmt von den papillären über die follikulären und medullären Karzinome zu und ist bei den undifferenzierten Karzinomen sowie übrigen Malignomen so erheblich, daß die Lebensdauer dieser Tumorträger vom Zeitpunkt selbst einer relativ frühen Diagnose an bei 1 bis 2 Jahren liegt (10, 21, 23, 98, 141, 152, 188, 194, 240, 242, 378, 385, 386, 402, 433). Etwa 50% aller Kranken sterben unmittelbar an ihrem Schilddrüsenmalignom – unter den differenzierten Karzinomen macht dieser Anteil nur ca. 25%, unter den undifferenzierten und anderen Tumorformen dagegen fast 90% aus (41, 105, 122, 147).

Papilläre Karzinome

Sie umfassen nach der hier zugrundeliegenden internationalen Nomenklatur (S. 539) auch die nicht mehr gesondert aufgeführten, früher sogenannten „gemischten" papillär-follikulären Karzinome und machen insgesamt etwa 50%, bei Jugendlichen ca. 75% aller Schilddrüsenmalignome aus (71, 502, 503). Da sie sich besonders häufig als Solitärknoten manifestieren und überdies den geringsten Malignitätsgrad aufweisen, läßt sich für sie eine Frühdiagnose noch am ehesten realisieren mit dem Erfolg einer bei 90% liegenden 15jährigen Überlebensrate (41, 153, 224, 239b, 338, 339). Die Tumorform betrifft dreimal häufiger Frauen als Männer und ihr natürlicher Verlauf ist um so langsamer und über sogar 10–20 Jahre hin völlig asymptomatisch, je früher sie sich manifestiert. Ist dies erst im etwa 5. Lebensdezennium der Fall, so kann sich ein papilläres Karzinom auch rasant und schnell infiltrierend sowie metastasierend ausbreiten, wobei dann relativ häufig zugleich anaplastische Tumorpartien mitregistriert werden (123, 144, 506). Eine anaplastische Transformation kommt gelegentlich auch unter einer Strahlentherapie papillärer Karzinome vor und die relativ seltenen Fernmetastasen erweisen sich zuweilen als vorwiegend follikulär (331, 391). Grundsätzlich sind papilläre Karzinome insbesondere bei solitärknotiger Manifestation vorwiegend unizentrisch angelegt, bei längerem Bestehen und auch bei jugendlichen Malignomträgern erweisen sich 20 und mehr Prozent mit multizentrischer Tumorlokalisation (267, 460, 506). Eine Metastasierung erfolgt nur ausnahmsweise schon frühzeitig und im übrigen vorwiegend lymphogen in die unmittelbare Nachbarschaft sowie das Mediastinum. Relativ spät kommt es zu Fernmetastasen, am ehesten in Lungen und Skelett. Vor Anwendung der Zytodiagnostik hatten zum Zeitpunkt der Diagnose etwa 50% der Kranken bereits Lymphknotenmetastasen und ca. 10% der Kranken Fernmetastasen, letztere nicht selten ohne erstere (96, 142, 144, 208, 265, 332, 334). Mit in 13–16% der Fälle recht häufig finden sich örtliche Lymphknotenmetastasen ohne tastbaren Primärtumor in der Schilddrüse selber (10, 111, 385, 386, 460). Soweit sie solitär vorkommen, wurden sie früher irrtümlicherweise für gutartiges, lateral aberriertes Schilddrüsengewebe und somit für eine kongenitale Anomalie gehalten. Inzwischen haben genaue histologische Untersuchungen auch der makroskopisch unauffälligen Schilddrüse in solchen Fällen ergeben, daß sich in ihr immer ein papilläres, seltener ein follikuläres Karzinom verbirgt (155, 171, 243, 299, 491). Etwa 10–30% der papillären Adenokarzinome speichern Jod als Ausdruck dafür, daß neben den papillären auch follikuläre und hormonell aktive Strukturen vorhanden sind (22, 216, 242, 345–347, 386). Kalkeinlagerungen im Tumorbereich sind mit etwa 15% der Fälle relativ häufig (334), und mit einer Frequenz von bis zu 47% beinhaltet das papilläre Karzinom Zysten oder repräsentiert es sich als solitäre Zyste (265, 267). Im letztgenannten Fall ist eine frühe Differentialdiagnose gegenüber den ungleich häufigeren gutartigen Zysten außerordentlich schwierig. Etwa in einem Viertel der Fälle werden begleitende lymphomatöse Infiltrationen gefunden, insbesondere bei gelegentlich hyperthyreotischem Tumorverlauf mit Anwesenheit von stimulierenden Immunglobulinen im Serum (12, 164, 165).

Follikuläre Karzinome

Sie umfassen auch die früher sogenannten invasiven oder metastasierenden, irrtümlicherweise für gutartig gehaltenen Adenome einschließlich der Struma Langhans (74, 101a, 194, 232), bevorzugen gleich häufig wie die papillären Karzinome das weibliche Geschlecht und bieten einen schnelleren und weniger günstigen Krankheitsverlauf als diese. Das liegt in erster Linie daran, daß trotz meistens nur relativ kleinen und knotigen Primärtumors schnell eine Fernmetastasierung erfolgt, die mit 30–50% der Fälle bereits bei der Erstdiagnostik zu registrieren ist und vorwiegend die Lungen betrifft (96, 102, 208, 467). Skelettmetastasen sind vorzugsweise osteolytisch und erwartungsgemäß infolge des strukturellen Baus häufiger als bei papillären Karzinomen kommen Fälle mit Überproduktion von Schilddrüsenhormonen und klinischer Hyperthyreose vor, die auch durch funktionell aktive Metastasen unterhalten sein kann (25, 156, 205, 435). Letztere sind bei szintigraphischen Untersuchungen an ihrer Jodspeicherungsfähigkeit zu erkennen und dadurch auch einer Radiojodtherapie zugängig. Die Prognose ist weniger günstig als die der papillären Karzinome, noch zumal eher das mittlere Lebensalter bevorzugt wird und nicht selten Transformationen in einen anaplastischen Tumortyp vorkommen (41, 147). Etwa die Hälfte der Patienten stirbt unmittelbar an ihrem Tumorleiden, überwiegend in Zusammenhang mit Komplikationen durch Fernmetastasen (252, 275). Bei rechtzeitiger Diagnose und Operation in einem Stadium, in dem noch keine Metastasen vorliegen, liegt die Fünfjahresüberlebensdauer bei 80–90% (54, 194), die mittlere Überlebenszeit aller follikulären Karzinome allerdings nur bei 2–3 Jahren (486, 487). Entscheidend für die Prognose des Tumorleidens ist also das Ausmaß der Fernmetastasierung, während ungleich seltener als bei papillären Karzinomen die regionalen Lymphknoten betroffen werden und im übrigen der Primärtumor wie bei jenen mikroskopisch klein sein kann.

Medulläre Karzinome (C-Zellen-Karzinom)

Dieser mit Häufigkeiten von 3 bis 10% aller Malignome früher als „solide" beschriebene und erst seit etwa 1960 mit seinen Eigenarten genauer bekannt gewordene Tumortyp kommt in ca. 20% der Fälle familiär mit dominantem Erbgang sowie gelegentlich als Syndrom kombiniert mit einem Phäochromozytom, Nebenschilddrüsenadenom, Neurofibrom oder bei multipler endokriner Adenomatose und enteraler Polyposis vor. Ursache dafür ist deren gemeinsame Entwicklung aus der letzten Kiementasche, dem seit 1905 sogenannten „Ultimobranchialkörper". Mit diesem vor 1968 noch nicht bekanntem Zusammenhang erklären sich manche früher unverständlichen Koinzidenzen von Schilddrüsenkarzinomen und anderen endokrinen Krankheiten. So gingen von 537 in der Literatur mitgeteilten Phäochromozytomen 5 zugleich mit einem damals noch nicht als C-Zellen-Karzinom diagnostizierten Schilddrüsenmalignom einher, welches somit 22% aller überhaupt bei Phäochromozytomen zugleich vorkommenden bösartigen Tumoren ausmacht. In Anbetracht der Seltenheit beider Krankheiten lag eine solche Frequenz weit außerhalb der Erwartung eines zufälligen Zusammentreffens (261, 396, 414, 509). Ähnlich stellen sich die Verhältnisse beim Hyperparathyreoidismus dar: 4 von 208 Fällen der Mayo-Klinik und 7,5% von 93 weiteren Fällen gingen mit einem Schilddrüsenkarzinom einher, während andersartige Tumoren nicht gehäuft vorkamen (125, 319). Da Calcium strumigen wirkt und 49,5% der Fälle auch Schilddrüsenandenome aufwiesen, waren mit der Entdeckung des Calcitonin schon bald Beziehungen zum System der sogenannten „hellen" Zellen zu vermuten.

Diese, durch Amyloidbildung ausgezeichneten parafollikulären C-Zellen der Schilddrüse produzieren Calcitonin und können hyperplasieren wie auch tumorös entarten. Die in diesem Fall stark vermehrte Calcitoninproduktion bleibt klinisch stumm, während eine begleitende Hyperinkretion von Prostaglandinen, insbesondere aber Serotonin und auch Histamin sich in ca. 30% der Fälle in Form von Diarrhoe und Flush äußert (283, 300). Diese Symptome sowie die Calcitoninkretion können auch durch Zufuhr von Alkohol, Calcium und Pentagastrin induziert oder aggraviert werden (62, 329, 509). Der Tumor selber wächst knotig-knollig, stellt sich szintigraphisch „kalt" dar und metastasiert relativ frühzeitig, so daß die Diagnose häufig erst anhand begleitender Lymphknotenschwellungen gestellt wird. Letztere verkalken auffallend oft und Fernmetastasen bevorzugen das Skelett. Neben den schon erörterten Symptomen können der radioimmunologische Nachweis des stark erhöhten Serumspiegels an Calcitonin sowie sein weiterer Anstieg nach Infusionen von Calcium oder Pentagastrin als „Marker" diagnostisch ausgenutzt werden (206). Beobachtet wurden auch begleitende Skelettveränderungen in Form von Osteopetrosis und Chondrokalzinose großer Gelenke (466) sowie ein tumorbedingtes Cushing-Syndrom aufgrund adrenokortikotroper Aktivitäten des medullären Karzinoms (97, 107, 306).

Undifferenzierte (anaplastische) Karzinome und seltene Karzinome

Sie sind gleicherweise durch einen schnell progredienten, besonders bösartigen Verlauf mit vorzugsweise infiltrativer und metastatischer Ausbreitung gekennzeichnet, wobei Fernmetastasen die Lungen und die Leber, nicht, wie bei differenzierten Karzinomen, das Skelett bevorzugen. Es kommt schnell zu lokalen Komplikationen im Halsbereich mit Stauungen und kollateralen Schwellungszuständen einschließlich der Notwendigkeit einer Tracheotomie (421, 471, 472). Etwa 97% der früher insbesondere in europäischen Kropfendemiegebieten für Sarkome gehaltenen Schilddrüsenmalignome sind nach der jetzt geltenden internationalen Interpretation und Nomenklatur sowie nach Revision der damaligen histologischen Präparate anaplastische Karzinome (194, 421), so daß nur ca. 1% der hier erörterten Tumoren echte Sarkome (Fibroosteosarkom), weitere nur 4–5% Hämangioendotheliome und Lymphome sind. Letztere erweisen sich in der Regel als thyreoidale Manifestationen eines generalisierten lymphoretikulären Tumorgeschehens, und die seltenen Hämangioendotheliome kommen vorwiegend in Gebieten von Kropfendemien in langständigen Strumen bei im Mittel über 60 Jahre alten Patienten vor, metastasieren dann schnell in den Brustraum und verlaufen letal (96, 193, 195). Die ganze Gruppe dieser mangels Differenzierung nicht mehr organspezifischer Tumoren verhalten sich wie jeder andere, hochmaligne Prozeß eines anderen Körperorgans und bieten auch die gleichen therapeutischen Probleme. Der natürliche Krankheitsverlauf beträgt durchschnittlich nur etwa 1–2 Jahre, die Fünfjahreüberlebensrate liegt bei 17% (52, 53, 143, 274). Am ungünstigsten verlaufen die malignen Lymphome und Hämangioendotheliome (41, 313, 506). Unter allen diesen Tumorformen gibt es indessen mit einer Frequenz von ca. 10% Ausnahmefälle, die sich durch fehlende Progredienz und relativ lange Überlebenszeiten über Jahrzehnte hin auszeichnen. Dabei handelt es sich dann um besonders frühzeitig, etwa in Form und Stadium eines Solitärknotens operierte oder durch Zufall im Operationspräparat einer vermeintlich gutartigen Struma festgestellten Malignome (98, 297).

Die erstmals von BABER (1881) beschriebenen und später so genannten Hürthle-Zell-Tumoren haben in der älteren Literatur einige Synonyma, unter anderem Struma postbranchialis, Getzowa, Baber-Zell-Tumor oder Parafollikularzelladenom. Sie stellen jedoch keine besondere Malignomform dar, weil die von HAMPERL (181) „Onkozyten" genannten pleomorphen oxy-(eosino-)philen Zellen in allen Typen von gut- und bösartigen epithelialen Schilddrüsengeschwülsten wie auch in anderen Organen vorkommen und als Ausdruck degenerativer, reaktiver oder intrazellulärer Sekretionsstörungen interpretiert werden können (51). Ihre Anwesenheit ist für klinische Belange bedeutungslos, weil das Verhalten von Tumoren nicht von dieser Zellart, sondern ausschließlich vom geweblichen Bau abhängt (194). Im Zweifelsfall kann bei klinisch und histologisch fraglicher Einordnung eines tumorösen Gewebsprozesses die Anwesenheit von Onkozyten als Tendenz nur malignen Weiterentwicklung aufgefaßt, der Befund quasi als „Vorstadium" eines Tumors beurteilt werden (20).

Ektopisch entstehende Schilddrüsenmalignome

Bei diesen seltenen Ereignissen handelt es sich vorwiegend um papillär differenzierte Karzinome am Zungengrund, im Verlauf des ehemaligen Ductus thyreoglossus sowie intratracheal, intralaryngeal, intraösophageal und herznahe gelegene Tumoren bis hinunter zum Diaphragma. Sie entstehen dort in kongenital zurückgebliebenem oder mit der Herzdrehung deszendiertem Schilddrüsengewebe und wachsen zunächst knotig-expansiv. Die örtlichen Symptome entsprechen je nach Lage denen der dort viel häufiger anzutreffenden benignen Zysten, doch können sie schon in frühen Stadien Lymphknoten- und Fernmetastasen absiedeln, obgleich die Schilddrüse unbeteiligt ist. Die Prognose hängt wie üblich von der Ausdehnung des Befundes zum Zeitpunkt der Diagnose ab. Von den bisher bekannten und weniger als 100 Fällen der Literatur waren etwa 50% am Zungengrund, 40% im Ductus thyreoglossus und der geringe Rest anderweitig lokalisiert (121, 134, 237, 288).

Noch seltener als diese Formen sind mit jeweils nur wenigen bisher bekannten Fällen maligne, teilweise metastasierende Teratome der Schilddrüse sowie insbesondere follikuläre Karzinome in Teratomen am Hals (247, 279) und im Ovar (289).

Nicht zur Kategorie ektopisch entstandener Schilddrüsenmalignome gehört ein isoliert lateral am Hals sitzender solitärer Knoten von schilddrüsenähnlicher Struktur. Völlig normales Schilddrüsengewebe ist in solchen Knoten bei einigen tausend Operationen nie gefunden worden, es handelt sich vielmehr stets um Lymphknotenmetastasen eines unter Umständen nur mikroskopisch kleinen, papillären oder follikulären Karzinoms in der Schilddrüse und nicht etwa um bösartig degeneriertes sogenanntes „lateral aberriertes Schilddrüsengewebe" (155, 171, 243, 299, 491, 507). Der letztgenannte Begriff hat sich als falsch erwiesen, noch zumal kongenital versprengte Schilddrüsenkeime sich, wie oben schon angeführt, nur in der Medianen finden.

Metastasen und Infiltrationen anderer Organmalignome in der Schilddrüse

Sie sind selten und äußern sich infolge ihrer schilddrüsenfremden Gewebsstruktur bei der szintigraphischen Lokalisation am Hals ebenso als „kalte" Knoten oder

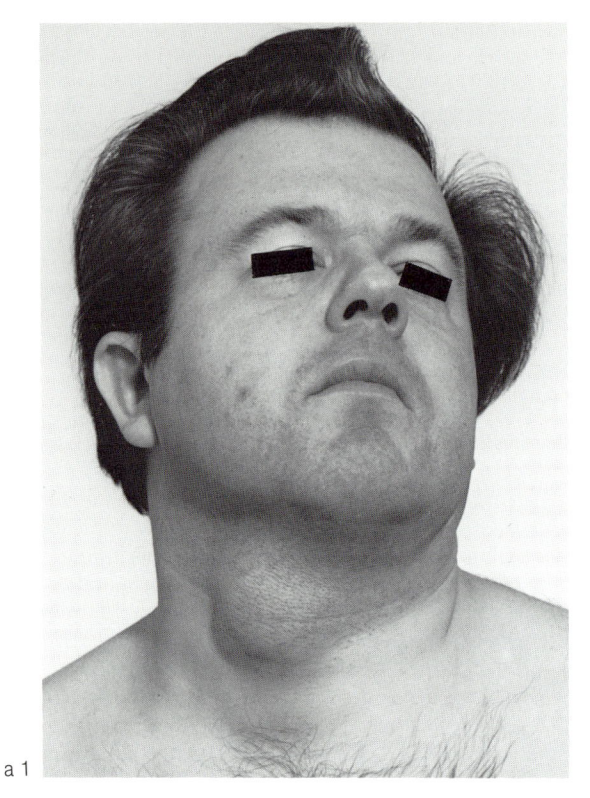

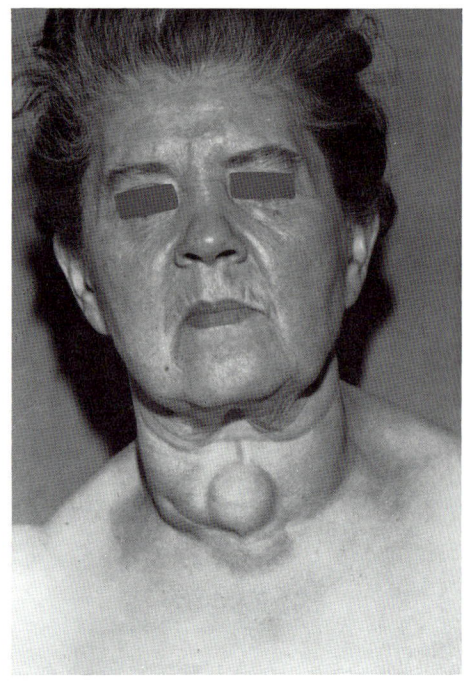

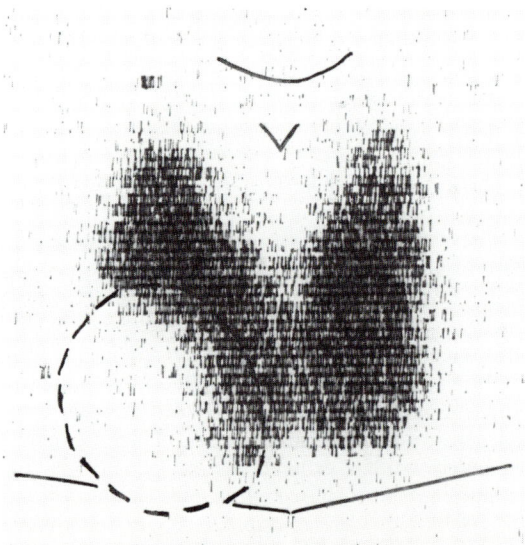

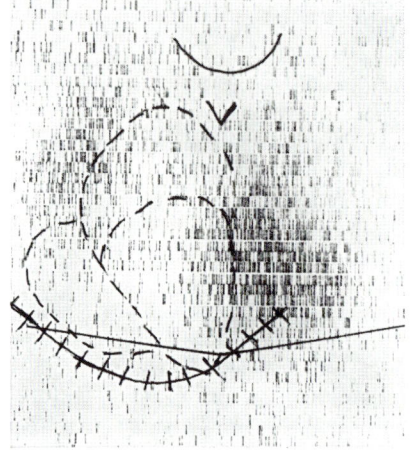

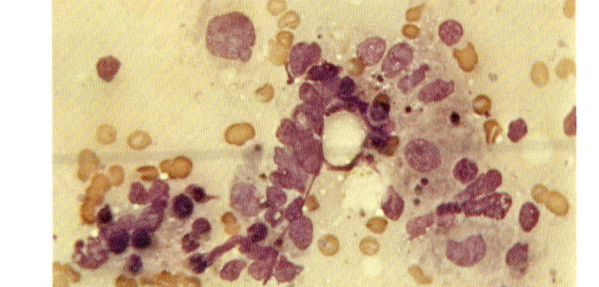

556   10 Die bösartigen Geschwülste der Schilddrüse

Abb. 10.**1a–e** Typische Tastbefunde und Szintigramm von Schilddrüsenmalignomen (Tastbefund im Szintigramm gestrichelt eingezeichnet).
a Solitärknoten der Schilddrüse, szintigraphisch „kalt", schnell gewachsen, derb, ohne begleitende Lymphknotenschwellungen. Feinnadelpunktion und Zytologie: Malignomverdacht (s. Zellbild). Thyreoidektomie: papilläres Adenokarzinom. (Weitere Therapie: Nachbestrahlung, Schilddrüsenhormone).
b Mehrknotige Rezidivstruma, szintigraphisch „kalt" (papilläres Adenokarzinom).

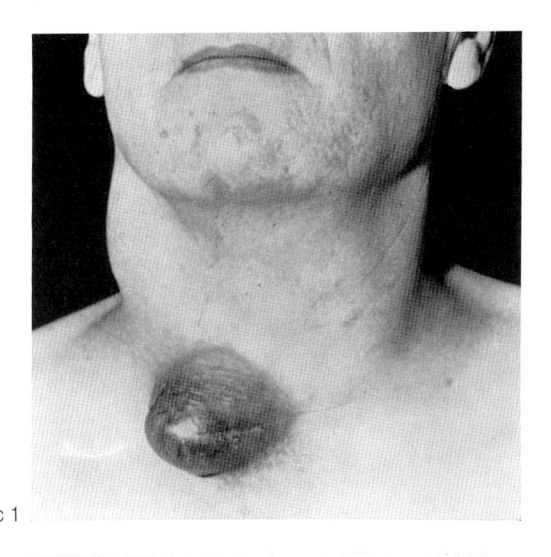

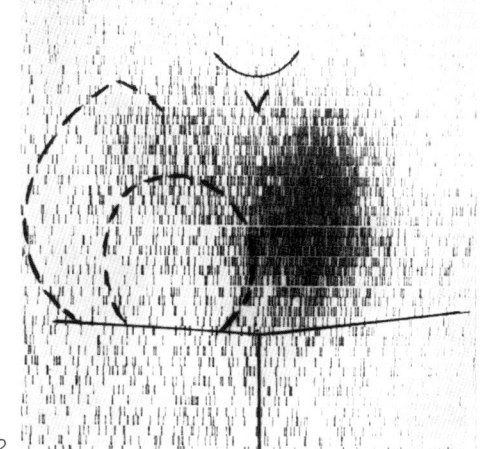

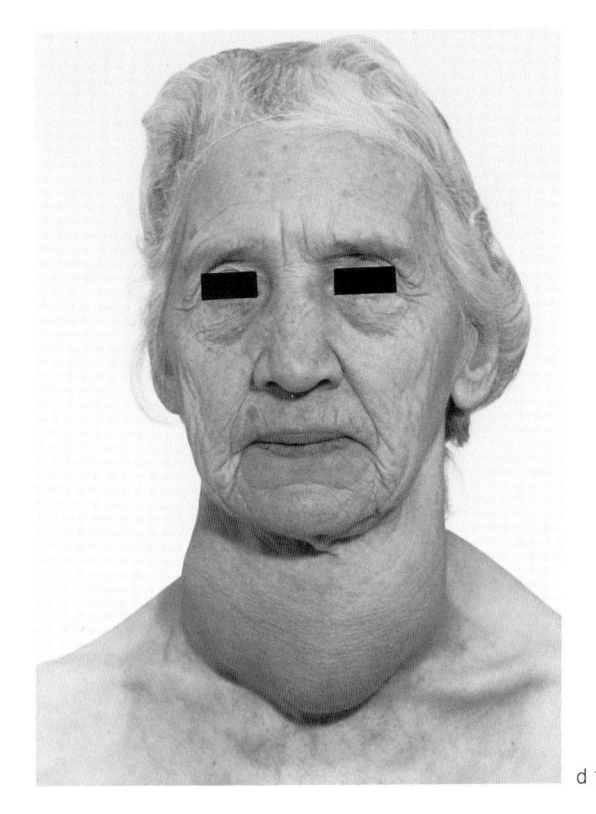

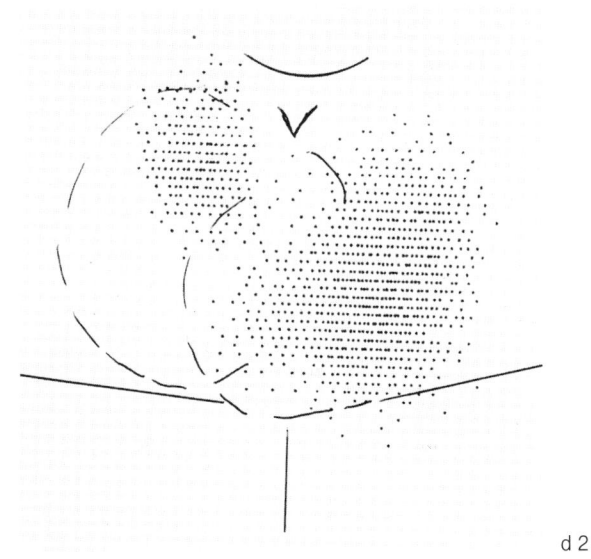

c Teilweise exulzerierende mehrknotige Struma, szintigraphisch „kalt" (kleinzelliges anaplastisches Karzinom).
d Derbe mehrknotige Struma ohne Lymphknotenschwellungen im Halsbereich, erst seit 1 Jahr bekannt und sehr schnelle Größenzunahme, begleitende hyperthyreote Schübe. Strumektomie: Lymphosarkom mit Metastasen im oberen Mediastinum.

Bezirke wie von der Drüse selber ausgehende Malignome. Bei Metastasen fehlen aber begleitende parathyreoidale Lymphknoteninfiltrationen und das Einwachsen eines vom benachbarten Gewebe ausgehenden Tumors ist im Szintigramm zuweilen daran zu erkennen, daß beide an sich normal konfigurierten Schilddrüsenlappen zusammengeschoben oder auseinandergedrängt erscheinen (Abb. 10.4, S. 569). Primärtumoren sind dann am häufigsten im Larynx und Ösophagus gelegen (70, 73, 474). Von insgesamt 142 Metastasen in der Schilddrüse fanden sich die Primärtumoren der Reihenfolge ihrer Häufigkeit nach in folgenden Organen bzw. Tumorprozessen:
– Lungen und Bronchien ca. 20%,
– Brustdrüse ca. 18%,
– Nieren (bes. Hypernephrom) ca. 10%,
– Magen-Darm-Trakt ca. 6%,
– weibliches Genitale ca. 6%,
– Melanome ca. 6%,
– selten Lymphoblastome, Prostata, Testes, Gallenblase und Haut (70, 73, 328, 488).

Die Frequenz von Schilddrüsenmetastasen bei ander-

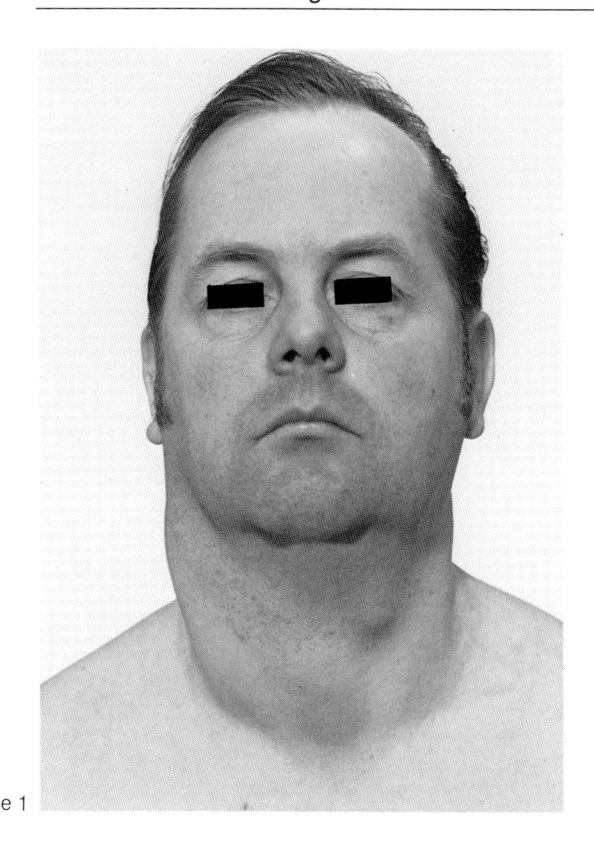

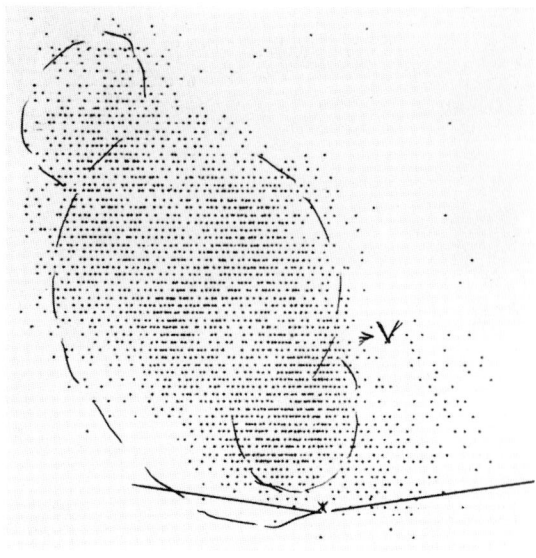

558   10 Die bösartigen Geschwülste der Schilddrüse

e 1

e 2

e Langständige Knotenstruma ohne begleitende Lymphknotenschwellungen, Größenzunahme trotz Hormonbehandlung (keine szintigraphisch kalten Bezirke oder Knoten), deshalb Operation: follikuläres Schilddrüsenkarzinom. Anschließend Hochvolttherapie, Schilddrüsenhormone – später Rezidiv mit Lungenmetastasen.

weitig Krebskranken war selbst bei systematischen Autopsien mit 1,9% unter 1000 Fällen (1), bis 9,5% unter 1980 Fällen (406) unterschiedlich hoch. Die große Mehrzahl von ihnen war ante mortem nicht palpabel, und 58% von ihnen waren sogar nur mikroskopisch feststellbar. Von schilddrüsenfremden Malignomen aus berechnet ergeben sich folgende Häufigkeiten für Metastasen in der Schilddrüse:
– 39% aller Melanome,
– 21% aller Mammakarzinome,
– 10–12% der Malignome von Lungen, Milz, Kopf und Hals sowie generalisierter Lymphome und Leukämien (406, 474).
Bei Berücksichtigung der Häufigkeiten aller genannten Erkrankungen ergibt sich, daß Metastasen in der Schilddrüse etwa 10mal so häufig sind wie primäre Schilddrüsenmalignome. Ihre Anwesenheit hat allerdings in Anbetracht des überwiegend nur diskreten Befundes und der Besonderheiten des extrathyreoidalen Tumorleidens und -verlaufs nur selten klinische oder gar therapeutische Konsequenzen.

Stadien der Tumorausdehnung

Differentialtherapeutische Überlegungen wie auch die Prognose eines Schilddrüsenmalignoms hängen einerseits vom Tumortyp, andererseits von der Ausdehnung des tumorösen Prozesses zum Zeitpunkt der Diagnose bzw. zu Behandlungsbeginn ab. Nachdem aufgrund internationaler Übereinkunft im Rahmen der UICC seit etwa 1974 eine allgemein anerkannte und praktikable Nomenklatur besteht, sind auch die Bemühungen um eine einheitliche Einteilung der Tumorstadien mit einer Klassifikation nach dem TNM-System erfolgreich abgeschlossen worden. Sie dient der objektiven Vergleichbarkeit größerer Krankenkontingente aus verschiedenen Ländern und Erdteilen, um in Anbetracht der relativen Seltenheit von Schilddrüsenmalignomen Erfahrungen hinsichtlich Therapie und Prognose überzeugender als bisher beurteilen und Vorschläge für die Krebsbehandlung und -forschung erarbeiten zu können (194). Basis der Klassifikation ist die Beschreibung der Ausdehnung des Primärtumors (T), des Verhaltens von regionalen Lymphknoten (N) und der An- oder Abwesenheit von Fernmetastasen (M). Jede dieser 3 Rubriken wird durch Zahlen oder zusätzlich noch Kleinbuchstaben unterteilt, die jeweils den verschiedenen möglichen Konstellationen entsprechen. In dieser Hinsicht ist das System offen für sowohl eine Straffung wie Ergänzungen, abhängig von der derzeitigen Haltung des Untersucherteams wie insbesondere von der in Zukunft sich ergebenden Effektivität seiner Anwendung. Gekennzeichnet wird stets der vor Therapiebeginn aufgrund der verfügbaren diagnostischen Möglichkeiten registrierte Ausgangsbefund. Hierzulande hat sich die Sektion Schilddrüse der Deutschen Gesellschaft für Endokrinologie in Orientierung an den Vorschlägen der UICC (194) 1974 festgelegt auf die folgende

Stadieneinteilung der Tumorausdehnung (249) (unabhängig vom Tumortyp):

T (Primärtumor)
  T0 nicht tastbar
  T1 kleiner solitärer Tumor, gut verschieblich
  T2 großer, die Drüse deformierender Tumor oder multiple Tumoren in beiden Lappen, gut verschieblich
  T3 in die Umgebung infiltrierter, fixierter Tumor
N (Befall regionaler Lymphknoten)
  N0 nicht nachweisbar
  N1 homolateral Lymphknoten, gut verschieblich
  N2 kontralateral oder bilateral Lymphknoten, gut verschieblich
  N3 verbackene Lymphknotenpakete
M (Fernmetastasen)
  M0 nicht nachweisbar
  M1 nachweisbar

Das Tumorstadium ist demnach zu kennzeichnen durch die Angaben 0–3 zu jeweils T und N sowie 0–1 zu M. Einige in Details abweichende bzw. ergänzende Vorschläge beinhalten z.B. nach
HARMER (185): Zusätzliche Unterteilungen von N1 und N2 in N1a, N1b, N2a und N2b, wobei a „ohne erkennbare Wachstumstendenz" und b „mit erkennbarer Wachstumstendenz" bedeutet.
JUNQUEIRA (233): Unterteilung von T und N in jeweils 4 einzelne Rubriken.
PROPP (351): Zusätzliche Unterteilung der Rubriken T2, T3 und T4 sowie N4 in nochmals a und b, je nach sehr detailliertem und deshalb auch schwer reproduzierbarem Tastbefund.
Ob es sich lohnt, aufgrund der TNM-Einteilung jeweils mehrere Konstellationen wieder in 4 Gruppen zunehmenden klinischen Schweregrades zusammenzufassen (259), muß abgewartet werden. Trotz zweifellos nahezu optimaler Voraussetzungen für die Stadieneinteilung bietet das TNM-System durchaus auch einige Schwierigkeiten: So kann bei einer schon langständigen großen und derben Knotenstruma der maligne Anteil durchaus sehr klein und begrenzt sein und bleibt bei einseitigem Tastbefund ein nicht tastbarer, aber trotzdem komplett tumorös beteiligter kontralateraler Lappen unberücksichtigt (277).

Diagnostik der Schilddrüsenmalignome

Da einerseits nur 1–2% aller Strumen in klinischem Sinne maligne sind, andererseits in etwa gleicher Größenordnung okkulte Karzinome vorkommen und ein Malignom in jeder Kropfform und trotz Metastasierung sogar in einer klinisch völlig unauffälligen Schilddrüse verborgen sein kann, bleiben Bemühungen um eine möglichst frühe Diagnose mit erheblichen Schwierigkeiten belastet. Sieht man indessen von atypischen Manifestationen in z.B. autonomen Adenomen und von Einzelberichten über z.B. eine Malignomrate von bis zu 8% selbst bei diffusen hyperthyreotischen Strumen (98, 305, 333, 335, 388) (s. Tab. 10.6) ab, so konzentriert sich die diagnostische Aufmerksamkeit auf gerade im Anfangsstadium solitärknotige, dabei allerdings nicht nur szintigraphisch „kalte" Drüsenpartien bei euthyreotischer Stoffwechsellage. Dabei ergeben sich aufgrund von Anamnese und körperlicher Untersuchung bestimmte verdächtige Befundkonstellationen, die sich durch den Einsatz von Szintigraphie und insbesondere Zytodiagnostik wesentlich verbindlicher und früher abklären lassen, als es vor diesen Möglichkeiten der Fall war. Insofern ist durchaus ein Weg für eine effiziente Frühdiagnose gegeben, auch wenn Übersichten über meist größere Zeiträume umfassende einschlägige Krankenkontingente noch für mehr als 50% der Fälle eine unter therapeutischen Gesichtspunkten zu späte Diagnose konstatieren (28, 144, 198, 199, 216, 489, 506). Dabei kann aber die wider Erwarten erst im Operationspräparat festgestellte Malignität je nach Größe der Struma und Ausdehnung des Prozesses durchaus eine Frühdiagnose sein und ergibt sich die Chance dazu wesentlich häufiger bei als Solitärknoten imponierenden differenzierten Karzinomen als bei anderen Manifestations- und Tumorformen (41, 42, 252, 279, 489).

Anamnese und körperliche Untersuchung

Sie stehen ganz im Vordergrund und ihrer Bedeutung nach im Mittelpunkt der Malignomdiagnostik, noch zumal sich sogar die Stadiendefinition nach dem *Lokalbefund im Halsbereich* richtet. Hinsichtlich der Anamnese sind Fragen nach der Geschwindigkeit eines Strumawachstums oder etwa dem Auftreten von Lymphknotenschwellungen ebenso unerläßlich wie die nach einer externen therapeutischen Strahlenapplikation auf den Hals während des Jugendalters als Hinweis auf einen möglichen pathogenetischen Faktor. Frühzeitige Lymphknotenschwellungen finden sich vornehmlich ober- und unterhalb des Isthmus in der Mittellinie sowie lateral unmittelbar parathyreoidal, während ein weiter entfernt sitzender Tastbefund selten thyreogen ist (335).
Bei mit der Hand fixierter Drüse läßt man mehrmals schlucken, um festzustellen, ob sich ein etwa nur tiefsitzender unterer Drüsenpol nach oben luxiert oder nicht, oder ob das Jugulum von unten her ausgefüllt wird. Man erhält so Hinweise auf nach substernal reichende Drüsenanteile oder Infiltrationen. Durch eine derart sorgfältige Palpation und Inspektion eruiert man örtliche, örtlich bedingte, darüber hinaus allgemeine und Fernsymptome.

Malignomverdächtige örtliche Symptome

– Ein innerhalb von Wochen schnell zunehmendes Strumawachstum, vor allem in einknotiger oder exulzerierender Form. Etwa 50–80% aller Schilddrüsenmalignome äußern sich zunächst als solitäre Knoten (224, 338, 339). 56–67% von ihnen, insbesondere die anaplastischen Formen, zeigen eine auffallend schnelle Größenzunahme, doch wurden andererseits wiederum keine wesentlichen Unterschiede des Kropfwachstums zwischen benignen und malignen Knotenstrumen gefunden (279, 371).

Das gilt besonders für Jugendliche, bei denen Knotenkröpfe seltener, aber relativ häufiger maligne sind als bei Erwachsenen (280). 35% aller von 1908–1955 in der Mayo-Klinik in den USA operierten solitären Kropfknoten von Kindern waren Malignome (187). Es ist auch zu berücksichtigen, daß bei operativer oder autoptischer Nachprüfung mehr als die Hälfte aller palpatorisch solitären Knoten in Wahrheit mit weiteren Knotenbildungen der Schilddrüse einhergehen (239, 395, 418, 425, 426). Bei genauer histologischer Prüfung geht überdies in 80–90% aller Schilddrüsenmalignome bei der Erstmanifestation die Ausdehnung des Tumors bereits über einen Lappen hinaus (24, 42, 58, 98, 208, 225, 385, 478), ohne daß dadurch zwangsläufig die Prognose schlechter würde (252, 454). Fast ebenso oft wie in Wochen vergrößert sich indessen ein maligner Knoten auch langsam oder kontinuierlich in Monaten bis Jahren, während eine plötzliche Größenzunahme innerhalb von Stunden oder Tagen eher auf eine Blutung oder Entzündung (fokale Thyreoiditis) hinweist. Beide gehen meistens mit akuten Schmerzen und ggf. Fieber oder lokaler Hautrötung einher und sind dadurch von Malignomen abzugrenzen.

– Die auffallend derbe, höckrige oder unverschiebliche Beschaffenheit einer Struma. Sie wird in der Mehrzahl aller Fälle gefunden, ist jedoch bei Solitärknoten kein spezielles Symptom (31, 376). Brettharte Schwellungen sind Anzeichen von infiltrativem Wachstum und können allenfalls durch eine chronisch-entzündliche Struma, die jedoch viel seltener als ein Malignom ist, verursacht sein. Die perithyreoiditische Form läßt sich vom malignen Kropf ohnehin nur durch den histologischen Befund abgrenzen.

– Lymphknotenschwellungen im Halsbereich, auch bei unauffälliger oder fehlender Struma. Sie sind am ehesten um den Isthmus herum, am Rand des M. sternocleidomasteoideus oder M. scalenus bzw. um die V. jugularis herum bis zum Kieferwinkel hinauf zu finden. Entgegen früheren Ansichten handelt es sich bei mit Schilddrüsengewebe durchsetzten Lymphknoten ohne Struma nicht etwa um dystopische Gewebskeime, sondern um echte Metastasen eines u.U. winzig kleinen Primärherdes in der Schilddrüse (171, 299). In bis zu 40% aller Fälle sind sie das erste Symptom eines Schilddrüsenkrebses (385, 386).

– Den soeben aufgeführten Symptomen muß besondere Beachtung geschenkt werden, wenn schon einmal eine Strumaresektion erfolgt war oder eine Rezidivstruma, ggf. mit progredienter Rekurrensparese vorliegt (220, 239b). Dies auch dann, wenn es sich um eine ursprünglich gutartige Struma und erst recht, wenn es sich um ein Papillom gehandelt hatte. Es war dann früher aus nomenklatorischen Gründen kein Malignom diagnostiziert oder im Zweifelsfall ein noch okkulter Prozeß im Strumpf belassen worden. Grundsätzlich sind Rezidivstrumen keineswegs häufiger maligne als Erststrumen (221). Nach substernal oder intrathorakal reichende Kröpfe sind durchwegs knollig-knotig und sollen mit einer Frequenz von etwa 13% der Fälle relativ häufiger maligne sein als reine Halsstrumen (227). Überzeugende weitere Feststellungen dieser Art liegen jedoch nicht vor.

Malignomverdächtige, örtlich bedingte Symptome

Sie werden durch Druck, Adhäsionen oder Infiltrationen von einem zuweilen äußerlich nicht erkennbaren oder dystopisch, z.B. substernal liegenden tumorösen Prozeß hervorgerufen. Sie sind natürlich grundsätzlich nicht von gleichartigen Symptomen benigner Tumoren zu unterscheiden, jedoch um so verdächtiger, je kleiner und unauffälliger etwa eine Struma oder je weniger eine substernale Verschattung im Röntgenbild oder ein entsprechend pathologisches Szintigramm nachweisbar sind.

– Heiserkeit kommt durch eine Parese des N. laryngeus recurrens oder ein direktes Übergreifen des Tumors auf den Kehlkopf zustande und ist in 20–50% aller klinisch diagnostizierbaren Fälle vorhanden (98, 198, 279). In dieser Frequenz stellt sie natürlich ein Spätsymptom dar, während sie als Frühsymptom mit etwa 6% doppelt so häufig ist wie bei benignen Strumen (354). Bei einem Status nach früherer Schilddrüsenoperation ist dieses Symptom natürlich nicht zu bewerten. Nach anderer Meinung deutet nur der Nachweis einer Stimmbandparese, nicht eine Heiserkeit auf einen malignen Prozeß hin (279).

– Ein Hornerscher Symptomenkomplex kann als Ausdruck einer mechanischen Beeinflussung des Halssympatikus ebenfalls ein allerdings auch unspezifisches Frühzeichen sein.

– Hals-, Ohren- und Hinterkopfschmerzen sind durch Druck auf den N. hypoglossus bedingt. Zum Unterschied von jenen bei Schilddrüsenentzündungen sind sie bei Malignomen dadurch gekennzeichnet, daß sie ohne unmittelbaren oder durch Druck auslösbaren Schilddrüsenschmerz einhergehen.

– Schluckstörungen können schon bei geringer direkter oder reflektorischer Beeinflussung der Schluckmechanik ausgelöst werden. Ein direktes Übergreifen des Tumors auf den Ösophagus ist selten und ein ausgesprochen malignes Spätsymptom.

– Lymph- oder Venenstauungen an Hals, Brust und Armen weisen auf eine ungewöhnliche Größe und Lokalisation von Tumorpartien oder auf Metastasen hin. Sie sind keineswegs immer Spätzeichen, da sich manche Malignome auch intrakapsulär mit relativ langsamer Tendenz in einer bestimmten Richtung ausbreiten können. Je größer eine Struma, um so weniger sind diese Art von Symptomen malignomverdächtig.

– Ein Stridor durch Verengung der Trachea ist wenig aufschlußreich, weil er auch bei benignen Strumen im Hals- und Brustbereich sehr häufig registriert wird.

Ein allgemeines Druckgefühl im Halsbereich, ob konstant oder inkonstant, ist ohne differentialdiagnostischen Wert, und im übrigen sind bei Solitärknoten gleicher Größe und Beschaffenheit ohne gleichzeitige Lymphknotenschwellungen keinerlei Unterschiede zwischen benigner oder maligner Beschaffenheit zu konstatieren (372).

Allgemeinsymptome

Hierunter sind ohne Spezifität alle Erscheinungen zu verstehen, die auf einen Tumorbefall hinweisen: Reduktion des Allgemeinzustandes, Leistungseinbuße, Gewichtsabnahme, Anämie, Hyposiderämie, erhöhte Blutkörperchensenkungsgeschwindigkeit bei Vermehrung der α-Globuline im Blut. Wenn sich für derlei Veränderungen bei fragwürdigem Schilddrüsenbefund keine anderweitige Erklärung findet, sollten sie Anlaß zu speziellen Schilddrüsenuntersuchungen abgeben. Allerdings kennzeichnen sie meistens ein relativ spätes Stadium der Erkrankung. Im Zusammenhang mit der Gewichtsabnahme ist ein erhöht gefundener Grundumsatz nicht selten die Ursache für die Fehldiagnose Hyperthyreose mit entsprechenden therapeutischen Fehlentscheidungen. 3–30% aller Schilddrüsenmalignome gehen mit einem vermehrten Sauerstoffverbrauch einher, der aber teils auf Störungen der Ventilation durch mechanische Veränderungen im Halsbereich und teils auf den pathologischen Tumorstoffwechsel zurückzuführen ist (245, 247). Es ergibt sich von selber, daß örtlich bedingte und allgemeine Malignomsymptome mit zunehmender Ausdehnung des Primärtumors bzw. Lokalbefundes häufiger registriert werden. Ihre Frequenz innerhalb eines bestimmten Krankengutes ist also desto geringer, je mehr durch die Zytodiagnostik oder durch den erst histologischen Befund postoperativ gesicherte Fälle berücksichtigt werden. Aus diesem Grund finden sich Angaben mit nur 5% örtlich bedingter Symptome (242), während diese und Allgemeinerscheinungen bei unseren Malignomkranken, die durch eine interne Diagnostik gesichert worden waren, eindrucksvoll häufiger vorkamen als bei blanden Strumen (Tab. 10.**9**). Bei Patienten mit multipler endokriner Adenomatose, Phäochromozytom oder Cushing-Syndrom sollte auch an ein gelegentlich damit einhergehendes medulläres Schilddrüsenkarzinom gedacht und deshalb der Halsbefund insbesondere bei Anwesenheit einer Struma speziell untersucht und abgeklärt werden.

Fernsymptome

Sie werden durch Metastasen verursacht, deren Häufigkeit und Verteilung aus Tab. 10.**10** hervorgehen. In Differenzierungsgrad und Funktion brauchen diese nicht dem Primärtumor zu entsprechen, so daß als Rarität auch hyperaktive solitäre Metastasen mit Hyperthyreose und Suppression anderweitigen Schilddrüsengewebes vorkommen (356, 435, 437). Da solitäre Absiedlungen bei follikulären Karzinomen schon sehr frühzeitig bei nur relativ geringem Schilddrüsenbefall vorkommen können und gelegentlich einer chirurgischen oder radiologischen Therapie zugänglich sind, müssen entsprechende Symptome auch erfragt und ggf. genügend beachtet werden. Es sind praktisch nur Knochenschmerzen, Auftreibungen mit kollateralen Weichteilschwellungen oder Spontanfrakturen, die in Frage kommen und rheumatischen Beschwerden ähneln. Sie finden sich als erste Symptome bei etwa 5% aller Patienten (93, 242, 386). Solitäre Lungenmetastasen sind selten und symptomenlos, erst fortgeschrittene multiple Metastasen verursachen eine Dyspnoe bzw. eine respiratorische Insuffizienz (98).

Spezialuntersuchungen

Sie sind je nach Beschwerdekomplex und körperlichem Befund mehr oder weniger vollständig durchzuführen.

Röntgenuntersuchungen

Sie erfolgen in erster Linie zur Metastasensuche und erstrecken sich, deren bevorzugter Lokalisation entsprechend, auf Thorax (Lungen, Rippen, Sternum, Mediastinum) sowie wenigstens Wirbelsäule, Schädel und Becken. Überdies sollte jeder überraschend festgestellte osteoplastische oder osteoklastische metastatische Knochenprozeß ohne bekannten Primärtumor an ein Schilddrüsenmalignom denken lassen. Dies auch bei nicht pathologischem Tastbefund am Hals: In 4–6% aller Schilddrüsenmalignome waren Skelettmetastasen der 1. Anhaltspunkt für diese Krankheit (93, 242, 401). Grundsätzlich nicht viel anders ist die Situation hinsichtlich der Lungenmetastasen, die wie jene im Skelettbereich kein irgendwie auf die Schilddrüse hinweisendes Aussehen haben, solitär, multipel, in Form größerer Rundschatten oder auch dispers wie bei einer Miliartuberkulose imponieren (Abb. 10.**2a–c**). Bei positiven Befunden sind grundsätzlich szintigraphische Untersuchungen anzuschließen. Aufnahmen der oberen Thoraxapertur mit Breischluck, ggf. auch in Schrägstellung zur genauen Trachealdarstellung sind zwar angebracht, können aber nicht zur Abgrenzung einer malignen von einer benignen Struma beitragen. U.U. ergeben sich Anhaltspunkte für tumorbedingte Ösophagusvarizen oder die Lumina einengende exulzerierende oder infiltrative Tumorprozesse. Nach vorangegangenen Schilddrüsenoperationen finden sich im Röntgenbild Verschiebungen und Verlagerungen der Trachea einschließlich narbiger Begleitschatten, die nicht etwa auf neoplastisches Gewebe bezogen werden dürfen (411). Verkalkungen in einem Bereich, der einer Struma zugeordnet werden kann, sollten an papilläre und medulläre Karzinome denken lassen (295, 399, 509). In Verdachtsfällen wird man Befunde durch Schichtaufnahmen und Tomographie weiter abklären (383).

Während einerseits die Angiographie einer malignomverdächtigen Schilddrüse bzw. Struma insbesondere bei Anwesenheit eines szintigraphisch kalten Knotens für differentialdiagnostisch besonders wertvoll gehalten wurde (10, 340), ist man heute so gut wie übereinstimmen der Meinung, daß Aufwand und Risiko die-

Tabelle 10.9 Häufigkeit von örtlich bedingten und allgemeinen Symptomen bei Schilddrüsenmalignomen und blanden Strumen (unberücksichtigt blieben alle Fälle mit substernalen Strumen und vorangegangenen Schilddrüsenoperationen)

Symptome	Schilddrüsenmalignomen								Häufigkeit in % unter blanden Strumen		
	De Quervain 1941 N=200	Lindsay 1960 N=293	Klein 1966 N=140	Klein 1977 N=352	Chesky u. Mitarb. 1959 N=206	Parhofer u. Karbaum 1963 N=162	Silliphant u. Mitarb. 1964 N=193	Franssila 1971 N=235	Majarakis u. Mitarb. 1953	Majarakis u. Mitarb. 1953	Klein 1966 N=3200
Örtlich bedingte Symptome											
Heiserkeit	13	23	36	28	3,5	16	21	–	38	21	6
Horner-Syndrom	–	–	8	5	–	–	–	–	–	–	0
Hals-, Ohren-, Hinterkopfschmerz	29	11	16	9	–	39	–	–	–	–	2
Dysphagie	16	–	18	13	1,5	–	36	–	34	29	3
Lymph- und Venenstauung	–	39	9	5	–	–	–	43	–	–	1
Stridor	38	–	12	13	–	39	42	–	–	–	10
Allgemeinsymptome											
Leistungsverlust	–	–	57	41	13	16	–	–	–	–	7
Gewichtsabnahme	6	–	62	38	22	14	–	6	–	–	4
Anämie	–	–	8	6	–	–	–	–	–	–	4
Erhöhte BSG	–	–	55	32	–	–	–	–	–	–	2

Tabelle 10.10 Lokalisation und Häufigkeit der Metastasen von Schilddrüsenmalignomen

Lokalisation	in % aller Metastasen	Häufigkeit in % aller Schilddrüsenmalignome													
	Béraud / Dunet / Simpson / Warren N=77	Wegelin 1926 N=77	Hirabashi u. Lindsay 1961 N=390	Pemberton 1938 papill. Ca.	Pemberton 1938 follik. Ca	Kilpatrick u. Mitarb. 1957 N=100 1. Untersuchung	Kilpatrick 2.	Klein 1966 N=140 (1977) N=342	Parhofer u. Karbaum 1963 N=162	Pabst u. Mitarb. 1961 N=111	Heinze u. Pabst 1970	McDermott u. Mitarb. 1954 N=190	Chesky u. Mitarb. 1959 N=206	Silliphant u. Mitarb. 1964 N=193	Bockelmann u. Mitarb. 1970 N=112	Franssila 1971 N=231
Lymphknoten (Hals und Brust)	nicht berücksichtigt	36	42	79	50	20	30	37 (41)	39	25	33	45	14	44	25	29
Lungen	10	54	16	15	28	3	18	19 (27)	28	36	36	22	3	39	27	23
Skelett	85	23				7	16	19 (24)		29	21		3	22	27	17
Schädel	20	6						7 (8)	4	5					27	
Wirbelsäule	20	10						9 (8)	10	11					27	
Sternum	9	13						3							27	
Humerus	9							2	7	3					27	
Femur	9	4							2	2					27	
Rippen	9							2	6	3					27	
Becken	9	5						5 (4)	7	4					27	
Klavikula										1					27	
Nebennieren, Leber, Trachea, Ösophagus, Zwerchfell, Herz, Nieren und andere Organe	5			6	13	1	16	4 (12)	30	15	10		1	23	27	9

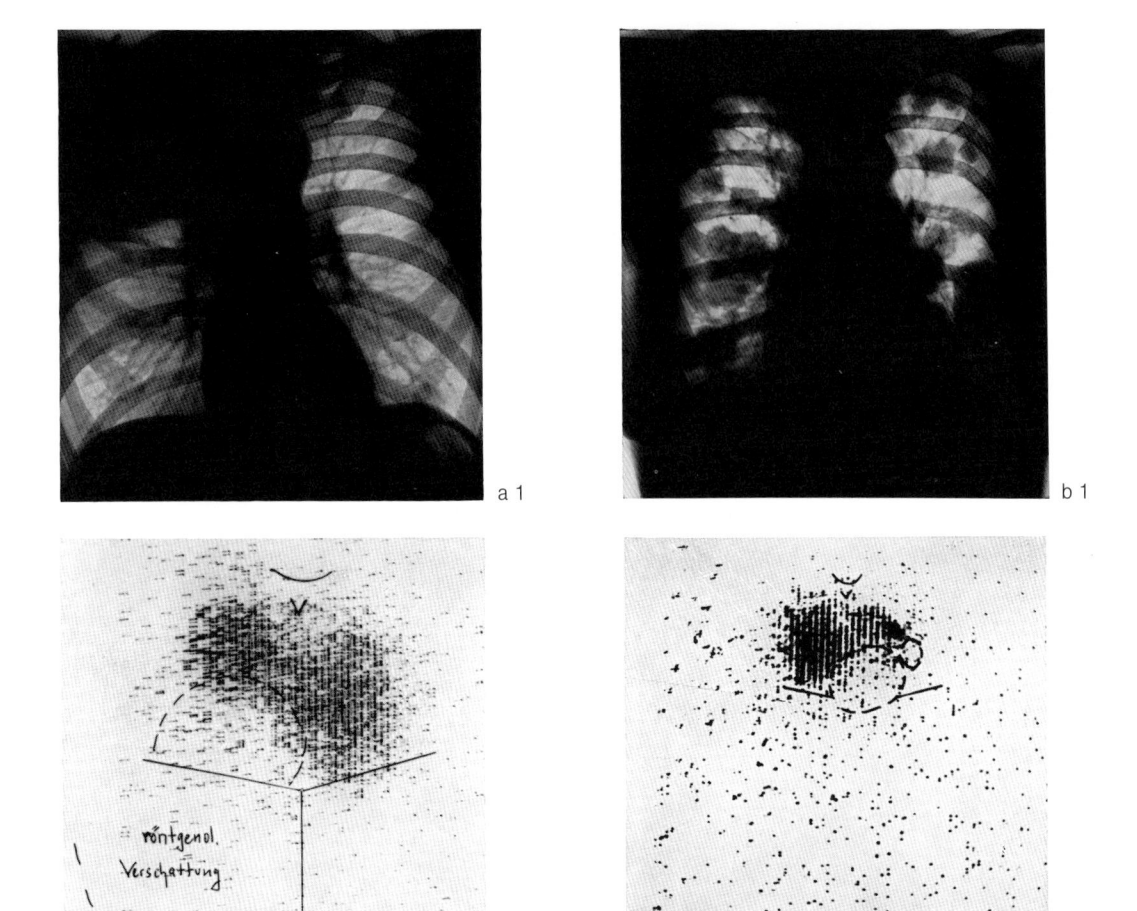

564 10 Die bösartigen Geschwülste der Schilddrüse

Abb. 10.2 a–c Lungenmetastasen von Schilddrüsenkarzinomen (Röntgenbefunde und dazugehörende Szintigramme).
a Solitärer Knoten am Hals und solitäre Lungenmetastase, keine Jodaufnahme im Tumor: großzelliges anaplastisches Schilddrüsenkarzinom (K.W., 58 J.). **b** Solitärer Knoten am Hals mit begleitenden Lymphknotenschwellungen, multiple Lungenmetastasen, keine Jodaufnahme im Tumor: kleinzelliges anaplastisches Schilddrüsenkarzinom (Erna M., 62 J.).
c Postoperatives Rezidiv eines follikulären Schilddrüsenkarzinoms mit jodspeichernden Metastasen im Bereich der Lungenwurzeln (F.A., 37 J.).

ses Verfahrens in keinem Verhältnis zur diagnostischen Aussage stehen und darüber hinaus die Zufuhr des jodhaltigen Kontrastmittels nicht nur spätere diagnostische und therapeutische Maßnahmen blockiert, sondern durch Basedowifizierung der Schilddrüse u.U. die gesundheitliche Situation erheblich zu verschlechtern droht (30, 379). Das gleiche gilt für die Lymphographie (15), die weniger einfach ist, als es von einigen Autoren angeführt wird und durch die Zufuhr großer Jodmengen die gleichen Nachteile wie die Angiographie birgt, darüber hinaus in Anbetracht weit leistungsfähigerer Verfahren keine zusätzlichen diagnostischen Vorteile bietet. Eher schon kann sich einmal die Sonographie lohnen (304).

Kehlkopfuntersuchung

Eine Kehlkopfspiegelung kann klären, ob bei verdächtiger Struma oder Heiserkeit Epithelarrosionen oder gar tumoröse Durchbrüche in das Organ hinein vorliegen.

Eine Stimmbandparalyse bei Struma weist fast immer auf ein Malignom hin (279), wobei die Prognose dann bereits relativ schlecht ist. Massivere untersuchungstechnische Manipulationen in Trachea oder Ösophagus einschließlich spezieller Endoskopien bergen die Gefahr einer Ausweitung des Prozesses und insbesondere eines Trachealkollapses bei nur sehr geringem differentialdiagnostischen Wert.

Nuklearmedizinische Lokalisationsdiagnostik (Szintigraphie)

Mit ^{131}J durchgeführt ist sie bei Malignomverdacht der wichtigste Bestandteil einer Schilddrüsenuntersuchung, und die in Form von Szintigrammen gewonnenen Ergebnisse, kombiniert mit Feinnadelpunktion und Zytologie, kommen einer effektiven Frühdiagnostik noch am nächsten. Darüber hinaus hängt von ihr weitgehend der Therapieplan ab. Man hat zu unterscheiden zwischen der Szintigraphie im Halsbereich zur Orientierung über den *Primärtumor* und derjenigen einzelner Körperpartien oder des Ganzkörpers zur Erfassung jodspeichernder *Metastasen*. Die im Rahmen der Therapie zuweilen notwendigen szintigraphischen Untersuchungen nach speziellen Maßnahmen, etwa nach Zufuhr von TSH oder antithyreoidalen Substanzen, haben keine diagnostische Bedeutung und werden deshalb hier nicht erörtert. Grundsätzlich müssen Szintigramme mit Zuhilfenahme des Tast- und Röntgenbefundes beurteilt werden, um keinen Fehlinterpretationen zu unterliegen.

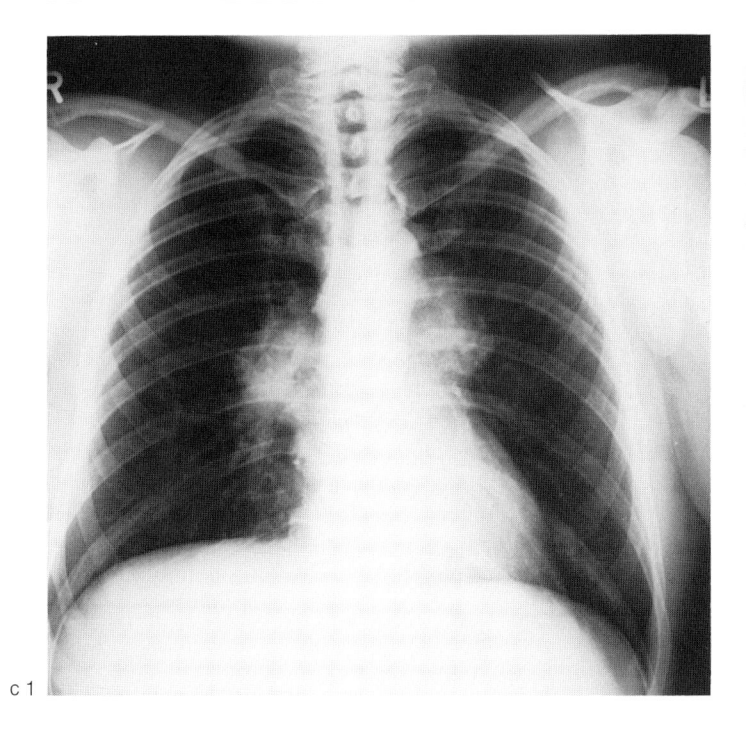

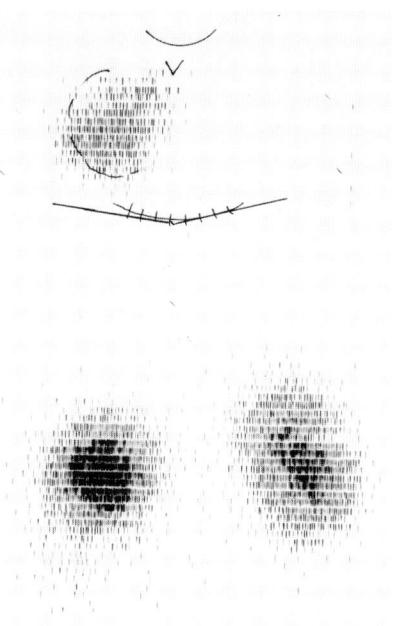

Bei der Lokalisation am Hals stellen sich ihrer Pathophysiologie gemäß fast alle Schilddrüsenmalignome als sogenannte „kalte" Knoten oder Bezirke neben noch normal Jod aufnehmenden gesunden oder kropfig vergrößerten Drüsenpartien dar (65, 216, 250, 345). Voraussetzung dafür ist eine gewisse Ausdehnung des Malignoms auf mehr als etwa 6 bis 8 mm Durchmesser, weil unterhalb dieser Größenordnung auch mit besonderen Techniken und im seitlichen Meßgang keine verbindliche szintigraphische Abgrenzung möglich ist. Das ist auch ein zumindestens partieller Grund dafür, daß relativ häufig auch szintigraphisch „warme" und mit einer Frequenz von bis zu 4% sogar „heiße" Knoten oder Bezirke Sitz von Schilddrüsenmalignomen sein können: Der wenig ausgedehnte Tumor, obgleich nicht Jod speichernd, ist szintigraphisch infolge der Überstrahlung durch das umgebende, funktionell aktive Gewebe nicht abzugrenzen. Derlei Situationen ergeben sich zumeist als Überraschungsbefunde im Operationspräparat, sofern nicht anderweitige malignomverdächtige Kriterien vorlagen. Darüber hinaus können sich aber auch große bis größte karzinomatös veränderte Drüsenpartien infolge ihrer Teilnahme am thyreoidalen Jodumsatz bzw. sogar einer Überaktivität mit der klinischen Folge einer Hyperthyreose szintigraphisch „warm" oder „heiß" darstellen (8, 217, 368, 369, 399).

Besondere, schon auf S. 507, 512 erörterte Verhältnisse gelten für den szintigraphisch „kalten" Solitärknoten. Im hochselektionierten chirurgischen Krankengut ergeben sich Malignomfrequenzen bis zu 45%, während andererseits unter Berücksichtigung der Selektion wie auch im nichtselektioniert operierten Krankengut Malignomhäufigkeiten von durchwegs unter 5% registriert werden (Tab. 10.11 und Tab. 10.6). Zweifellos sind derartige Solitärknoten im Jugendalter stärker malignomverdächtig als nach dem 20. Lebensjahr, so daß sich therapeutische Entscheidungen erst in Zusammenhang mit dem Ergebnis einer hier stets indizierten Zytodiagnostik ziehen lassen. Sie schwanken denn auch zwischen der Indikation, jeden „kalten" Solitärknoten operativ entfernen zu lassen und dem Rat, bei Abwesenheit von zytologisch oder anderweitig verdächtigen Faktoren unter einer konservativen Behandlung abzuwarten, sofern nicht der Größe und anderer Gründe wegen ohnehin eine Enukleation erfolgen sollte (31, 98, 105, 122, 453). Der sich häufenden Literatur über diese Problematik ist zu entnehmen, daß das Malignomrisiko dieser Knoten mit der Folge eines eher konservativen Verhaltens um so geringer eingeschätzt wird, je größer und längerdauernd beobachtet das von den einzelnen Autorengruppen ausgewertete Krankengut ist.

Bei der Lokalisationsdiagnostik von *Metastasen* mit ^{131}J kommt es über deren röntgenologischen Nachweis hinaus auf die differentialtherapeutische wichtige Fragestellung an, ob sie Jod speichern oder nicht. Das gilt für schilddrüsennahe wie Fernmetastasen und gelegentlich ist ein unter oder ohne Metastasenverdacht festgestelltes extrathyreoidales Aktivitätsmaximum

10 Die bösartigen Geschwülste der Schilddrüse

Tabelle 10.11 Malignomfrequenz von Solitärknoten

Autoren	Ort	Zahl der Fälle	Malignomrate in % Solitärknoten insgesamt	szint. „kalte" Solitärknoten	Bemerkungen
Hershey 1958	Virginia (USA)	431	4,8	--	operierte Fälle
Börner 1965	Würzburg	52	--	9,5	operierte Fälle
Taylor 1967	London	207	12,6	14,3	operierte Fälle
Jackson 1967	Glasgow	323	2,0	8,5	operierte Fälle
Vander u. Mitarb. 1968	USA	218	0	--	Verlaufskontrollen über 15 Jahre
Meachim 1969	Sheffield	153	5,2	--	operierte Fälle
Kambal 1969	Sudan	76	1,3	1,5	operierte Fälle
Kendall 1969	Chikago	91	20,9	13,1	operierte Fälle
Schacht u. Mannfeld 1970	Essen	105	--	5,7	operierte Fälle
Psarras u. Mitarb. 1972	Athen	692	11,7	12,8	operierte Fälle, selektioniert unter 2736 Solitärknoten
Heinze u. Pichlmaier 1972	München	304	--	12,5	
Hoffmann 1972	Ann Arbor	202	28,7	--	operierte Fälle
Galvan u. Pohl 1973	Salzburg	712	12,5	4,0	korrigiert anhand von 2523 Solitärknoten
Berchtold u. Mitarb. 1974	Bern	100	--	22,0	selektioniert, operierte Fälle
Messaris 1974	Athen	568	10,8	12,0	
Patton u. Mitarb. 1975	Tennessee	42	35,0	35,0	hochselektioniert, operierte Fälle
Brown u. Kantounis 1975	New York	651	10,4	11,8	operierte Fälle
Smejkal u. Mitarb. 1975	Prag	2000	6,6	--	teilweise operiertes Krankengut
Wang u. Mitarb. 1976	Boston	189	8,0	8,0	selektioniert, operierte Fälle
Droese u. Kempken 1976	München	509	--	3,6	teilweise operiertes Krankengut
Klein 1977	Bielefeld	2480	2,6	6,5	teilweise operiertes Krankengut
Borm u. Fleischer 1977	Hildesheim	246	--	9,7	selektioniert, operierte Fälle
Brooks 1973	USA	509	9,0	--	Frequenz 1948–1962
		191	19,0	--	Frequenz 1963–1970
Littmann u. Mitarb. 1977	Essen	133	--	2,3	operierte Fälle
Keminger u. Mitarb. 1975	Wien	377	2,55	5,8	Chir. Krankengut

auch bei völlig unauffälligem Schilddrüsenabbild und fehlender Struma der erste Anhaltspunkt für ein Schilddrüsenkarzinom. Der Primärtumor kann dabei mikroskopisch klein sein und sich deshalb dem Nachweis entziehen. Überdies ist bekannt, daß die geweblichen Strukturen von Primärtumor und Metastasen nicht übereinzustimmen brauchen und trotz fehlender Jodaufnahme im Halsbereich lebhaft jodspeichernde und sogar eine Hyperthyreose unterhaltende Metastasen vorliegen können (96, 245, 275).

Man kann sich auf die Szintigraphie eines metastasenbesetzten Körperteils beschränken oder ein Ganzkörperszintigramm bzw. sogenanntes Ganzkörperprofil anfertigen (217, 413, 453). Einige Beispiele stellen die Abbildungen 10.**3a–c** und 10.**4** dar. Da die üblichen Spürdosen bei der üblichen Anwesenheit von noch gesundem Schilddrüsengewebe zur Darstellung von Metastasen nicht ausreichen, gibt man bei gerechtfertigtem Malignomverdacht oder schon gesichertem Primärtumor 1,0 bis 2,0 mCi (37–74 MBq) ^{131}J. Durch vorherige Gaben von TSH können u. U. Absiedlungen, die infolge nur geringer Jodspeicherung unentdeckt blieben oder bleiben würden, zu einer Mehraufnahme stimuliert und so dargestellt werden (48, 217). Um die ^{131}J-Dosis bei nicht genügend gesicherter Indikation zur Untersuchung möglichst gering zu halten und überdies Zeit zu sparen, wurde ein Verfahren mit Aktivitätsmessungen lediglich über bestimmten Körperpunkten und ein rechnerisches Bezugssystem der Ergebnisse zueinander als eine Art Such- oder Kontrolltest eingeführt (63), ohne die Szintigraphie ersetzen zu können.

Neben ^{131}J kommen auch andere Radionuklide zur szintigraphischen Tumordiagnostik in Betracht. Der Anwendung von ^{123}J, welches aufgrund seiner physikalischen Eigenschaften für die Schilddrüsendiagnostik insgesamt ideal wäre, stehen zur Zeit noch Herstellungsschwierigkeiten mit hohem Verunreinigungsgrad und auch ein fehlendes Melksystem entgegen. ^{125}J ist wegen seiner geringen Halbwertsschichttiefe und langen physikalischen Halbwertzeit dem ^{131}J zweifellos unterlegen. Durchgesetzt hat sich allgemein die Verwendung von ^{99}Tc in Form des Pertechnetats wegen seiner idealen physikalischen und auch biologischen Eigenschaften insbesondere für die Schilddrüsendiagnostik. Betreffend seine Verwendung unter dem Gesichtspunkt der Malignomdiagnostik jedoch bleibt festzustellen, daß diesem Nuclid eine gewisse

Tumoraffinität eigen ist und aus diesen wie auch anderen Gründen diskrepante Ergebnisse beim Vergleich mit einem ^{131}J-Szintigramm zu registrieren sind: In solchen Fällen registriert man eine intensive Pertechnetatanreicherung im mit ^{131}J „kalt" dargestellten karzinomatösen Tumorbereich. Auch umgekehrte Diskrepanzen mit keineswegs malignomverdächtig mangelhafter ^{99m}Tc-Anreicherung im Bereich von mit ^{131}J normal dargestelltem Drüsengewebe kommen vor (30, 98, 133, 197, 198), so daß ^{131}J für die Lokalisationsdiagnostik von Schilddrüsenmalignomen auch weiterhin unersetzlich bleibt.

Da mit Radiojod festgestellte, szintigraphisch „kalte" Gebiete im Bereich der Halsschilddrüse nur für eine gewebliche Entdifferenzierung sprechen und keineswegs malignomspezifisch sind, versucht man, mit radioaktiv markierten „tumorspezifischen" Substanzen die Szintigraphie zu erweitern bzw. zu verbessern. Erste Untersuchungen in dieser Richtung betrafen die Verwendung von *^{32}Phosphor*, nachdem malignes Gewebe infolge seiner pathologischen Stoffwechsels vermehrt Phosphor umsetzt. Die Aktivitätsverteilung im Halsbereich wird 12 bis 24 Stunden nach 100 bis 500 µCi (3,7–18,5 MBq) ^{32}P als Natriumphosphat per os registriert, wobei die geringe Reichweite des β⁻-Strahlers die spezielle Meßtechnik bestimmt und zugleich die Indikation auf relativ oberflächliche Tumorpartien einschränkt. Unter gegebenen Voraussetzungen spricht eine Anreicherung von ^{32}P um 20% über das Niveau des umgebenden Gewebes für einen malignen Prozeß, doch sind sowohl falsch-positive wie falsch-negative Ergebnisse registriert worden (2, 98, 412, 451) und hat sich das Verfahren nicht durchgesetzt. Nicht viel ergiebiger und divergierend sind die Resultate der *^{67}Gallium*-Aufnahme in Schilddrüsenmalignomen. Es finden sich Versager besonders unter

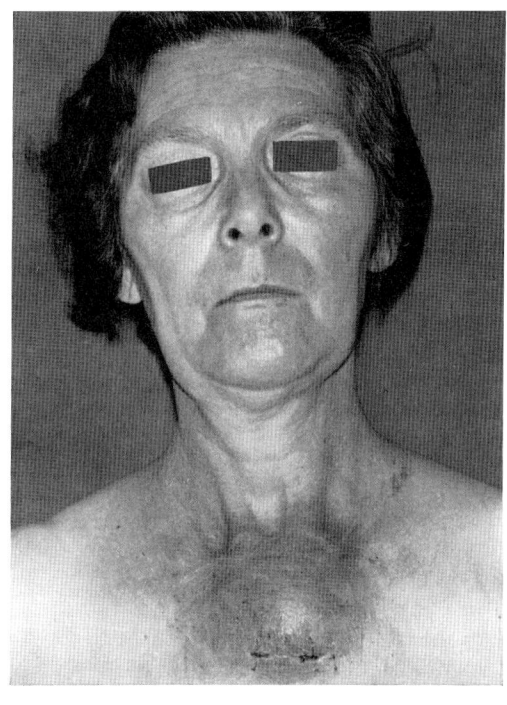

Abb. 10.**3a–c** Knochenmetastasen von Schilddrüsenmalignomen (Röntgenbefunde und Szintigramme). **a** Multiple nicht jodspeichernde Knochenmetastasen (Sternum, beide Humeri) eines papillären Adenokarzinoms der Schilddrüse (Zustand nach kompletter Operation des Primärtumors) (Else G., 54 J.). **c** Multiple jodspeichernde Metastasen eines follikulären Adenokarzinoms der Schilddrüse in Kiefer, Sternum, rechtem Schulterblatt, Becken, Mediastinum, Lungen (Zustand nach inkompletter Operation des Primärtumors, Wilhelmine H., 62 J.).
b Solitäre jodspeichernde Metastase eines follikulären Adenokarzinoms der Schilddrüse im Schädeldach (Schilddrüse funktionell und szintigraphisch unauffällig) (Elisabeth K., 77 J.).

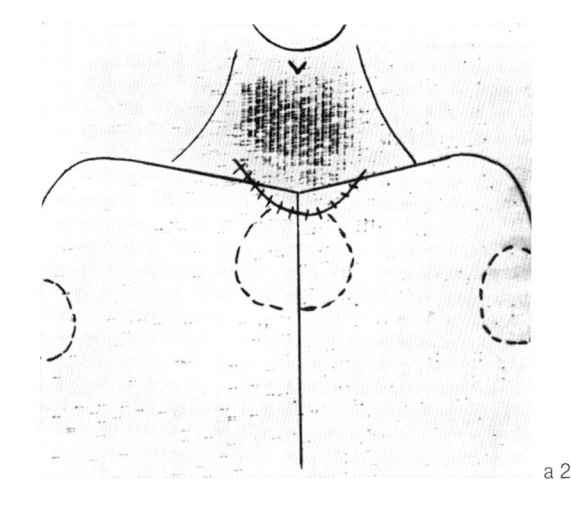

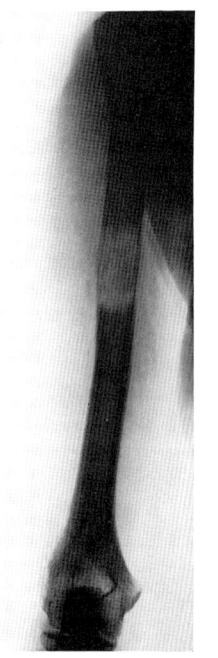

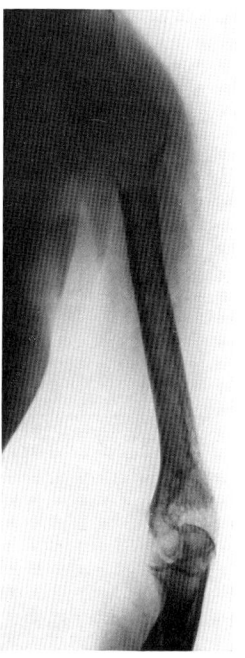

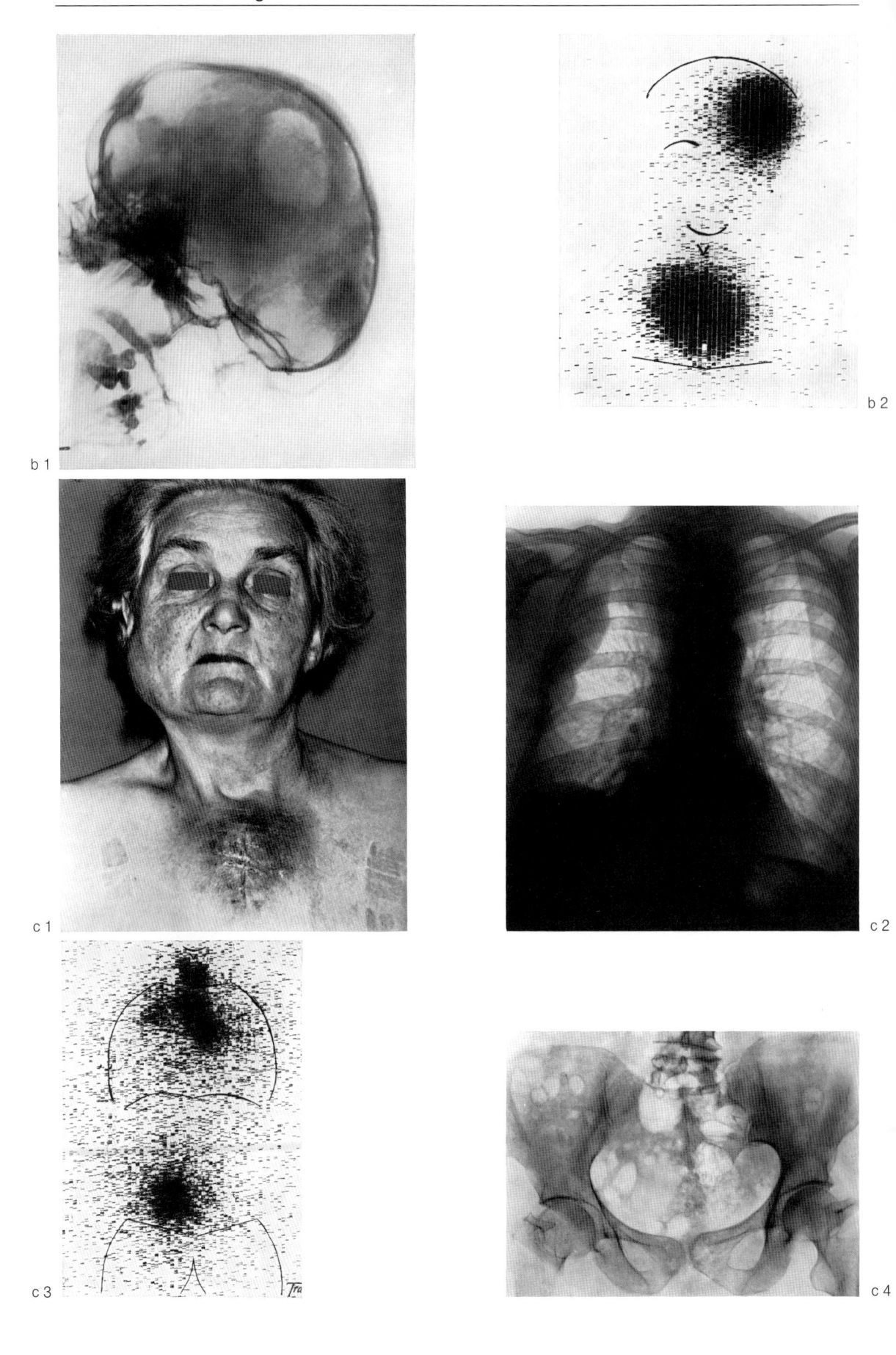

568   10 Die bösartigen Geschwülste der Schilddrüse

b 1

b 2

c 1

c 2

c 3

c 4

Klinik der Schilddrüsenmalignome 569

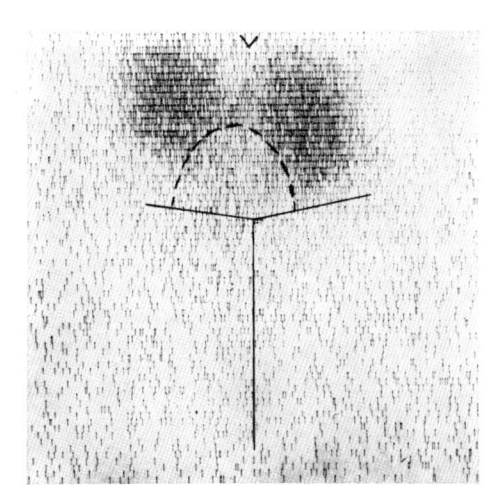

Abb. 10.4 Szintigramm bei einem die gesunde Schilddrüse verdrängenden schilddrüsenfremden Tumor mit Tastbefund am Hals (Bronchialkarzinom, Maria S., 63 J.).

anaplastischen Tumoren, während die ^{67}Ga-Anreicherung in Solitärknoten durchaus als Hinweis auf ein malignes Geschehen und damit als im Zweifelsfall für die Therapie entscheidendes Indiz gelten kann (30). Grundsätzlich ähnlich unzuverlässig sind auch die Ergebnisse der ^{75}Selen-Methionin-Szintigraphie, wobei der gesteigerte Proteinumsatz eines Neoplasmas gegenüber regressiv oder zystisch verändertem Schilddrüsengewebe ausgenutzt wird. Auch hier finden sich falsch-positive Befunde insbesondere bei Hyperthyreosen und Schilddrüsenentzündungen, falsch-negative bei papillären und follikulären Karzinomen (452). Erwähnenswert, aber als unzureichend einzustufen ist noch der Versuch einer Abgrenzung von Karzinomen gegen follikuläre und papilläre Adenome mit Hilfe von ^{113}In-Eluat, wobei der im benignen Fall positive Vaskularisierungseffekt der Verbindung ausgenutzt wird (30).

Als *Fluoreszenzszintigraphie* ist 1969 eine Methode zur weiteren Abklärung eines mit ^{131}J szintigraphisch „kalten" Bezirks eingeführt worden. Sie vermeidet eine Inkorporation von strahlendem Material und beruht auf dem Prinzip, dem gegenüber normalem, nach Möglichkeit kontralateralem Schilddrüsengewebe verminderten Jodgehalt eines malignen Drüsenknotens zu registrieren. Zu diesem Zweck wird extern die 60 keV (9,6 fJ) γ-Strahlung einer ^{241}Americum-Quelle (physikalische Halbwertszeit 458 Jahre) appliziert, wodurch Elektronen der in der Schilddrüse vorhandenen Jodatome reagieren und ein Photoelektron entstehen lassen. Durch weitere Elektronensprünge entsteht eine monochromatische Röntgenstrahlung, deren Quantität der Zahl der vorhandenen Jodatome proportional ist. Größere Erfahrungen liegen erst seit 1976 vor, reichen jedoch für eine sachgerechte Beurteilung der Leistungsfähigkeit des Verfahrens nicht aus (330).

Feinnadelpunktion und Zytodiagnostik

Sie hat nach methodischer Verbesserung und genügend Erfahrungen die Probeexzision abgelöst, die damit auf metastasenverdächtige, parathyreoidale oder weiter entfernte Lymphknotenschwellungen beschränkt bleibt. Wie letztere, wird auch die bioptische Verwendung spezieller Kanülen, Drillbohrer oder der Silverman-Nadel von den meisten Autoren mit Hinweis auf die mögliche Provokation der Tumorausbreitung abgelehnt, während sich andererseits die Feinnadeltechnik durchgesetzt hat (S. 138). Voraussetzung dafür ist allerdings eine spezielle und genügend lange Erfahrung mit der zytologischen Interpretation von nach Pappenheim oder May-Grünwald oder Giemsa gefärbten Ausstrichpräparaten, die schließlich aus tumorverdächtigen Bezirken und ggf. aus mehreren Gewebsstellen stammen müssen (Mehrfacheinstiche oder Y-Technik). Gewinnt man nur Zystenflüssigkeit, so untersucht man das Sediment auf pathologische Zellveränderungen (Zystadenokarzinom?). Komplikationen sind gerade bei malignomverdächtigen Patienten mit entschiedenem Tastbefund nicht beobachtet worden und auch nicht zu befürchten. Bei Anwendung standardisierter zytologischer Gruppierungen, wie sie heute weitgehend einheitlich vorliegen (406, 416, 496), beträgt die Trefferquote über 90% und resultieren darüber hinaus als diagnostischer Sicherheitsfaktor häufiger falsch-positive als falsch-negative Befunde, in großen Kontingenten z. B. (112a, 113, 149, 230, 352, 420, 496):
– 7,0% zu 4,0% (N = 755),
– 2,2% zu 1,5% (N = 463),
– 6,4% zu 0,7% (N = 2523),
– 7,6% zu 2,6% (N = 1376),
– 5,2% zu 1,2% (N = 671),
– 4,6% zu 2,8% (N = 2140; eigene Fälle mit D. Bock).

Bei Verdacht auf ein calcitoninproduzierendes medulläres Karzinom läßt sich das diesen Tumortyp kennzeichnende interstitielle Amyloid als Klumpen mit alkalischem Kongorot darstellen (272).

Neuerdings haben sich so entscheidende ultrastrukturelle Unterschiede zwischen den Zellen von benignen und malignen Schilddrüsentumoren erarbeiten lassen, daß mittels Elektronenmikroskop eine sichere Abgrenzung möglich sein soll (3).

Von wesentlicher Bedeutung für eine kritische und zugleich hohe Effizienz der Zytodiagnostik mittels Feinnadelpunktion ist die grundsätzliche Haltung, klinisch malignomverdächtigen Befunden hinsichtlich der therapeutischen Entscheidung stets den Vorrang einzuräumen!

Sonographie und Thermographie

Erstere wird seit etwa 10 Jahren in nur wenigen Kliniken praktiziert und ihre Ergebnisse stimmen dahin überein, daß sehr gut zwischen solidem und zystischem Schilddrüsengewebe unterschieden werden kann, nicht aber mit genügender Sicherheit zwischen benigner und maligner Beschaffenheit. Das Auflösungsvermögen reicht bis zu 1 cm Durchmesser, Knoten mit mehr als 3–4 cm Durchmesser können infolge zentraler Nekrosen als Zysten mißbedeutet werden. Immerhin ist bis zu einem gewissen Grade ein szintigraphisch „kalter" Knoten hinsichtlich seiner Gewebsbeschaffenheit noch weiter als ohne die Sonographie abzuklären und könnte sich das Verfahren als durchaus entwicklungsfähig erweisen (30, 140, 338), obgleich wenig Anhaltspunkte dafür zu erkennen sind, daß es sich durchsetzen wird.

Die Thermographie ist deshalb mit einer hohen Fehlerquelle belastet, weil die Wärmestrahlenmessung der Halsregion eher durch die hautnahe verlaufenden großen Gefäße als durch die Drüse bestimmt wird. Deren Verhalten im Thermogramm ist offensichtlich stärker von der Vaskularisierung als vom Stoffwechsel abhängig, obgleich geweblich entdifferenzierte und somit inaktive, malignomverdächtige Bezirke vergleichsweise mit einem Szintigramm zu umreißen sind. Genügend Erfahrungen fehlen, grundsätzlich ist von der Grundlage des Verfahrens her mit spezifischen Aussagen nicht zu rechnen (443, 446).

Jodstoffwechseldiagnostik und Tumormarker bei Schilddrüsenmalignomen

Da Jodstoffwechselbefunde vom Funktionszustand der Schilddrüse abhängen und in nicht desolaten Fällen stets genügend Gewebe zur Aufrechterhaltung einer euthyreoten Stoffwechselsituation vorhanden ist, kommt ihr keine besondere und schon gar keine spezielle Bedeutung zu. Die Blutwerte für Thyroxin und Trijodthyronin sind normal, bei beginnender Hypothyreose erniedrigt und bei den sehr seltenen Fällen von tumorbedingter Hyperthyreose erhöht gefunden worden (25, 118, 156, 223, 281, 356), im letztgenannten Fall mit dem Nachweis des LATS (461). Dabei ist natürlich die Ursache solcher Veränderungen nur in Zusammenhang mit dem Tast- und zytologischen Befund zu interpretieren, da z.B. erniedrigte Daten ohne erheblich pathologisch verändertes Halsrelief nicht tumorös bedingt sein können. Hyperthyreote Tumorsituationen sind bei hyperaktivem Primärtumor nur zytologisch oder durch den verdächtigen Tastbefund als maligne zu erkennen, während bei hyperaktiven Fernmetastasen zunächst der homöostatisch supprimierte Jodumsatz der Halsschilddrüse als divergent zu den serologischen Parametern auffällt und der szintigraphische Nachweis einer entsprechend stärker jodspeichernden Metastase dann ohnehin die Diagnose belegt. Eine Beschleunigung des thyreoidalen Jodumsatzes im Sinne einer erhöhten Hormonphase im ^{131}J-Zweiphasenstudium ist häufiger als durch hyperaktive Tumor- oder nichttumoröse Drüsenpartien bedingt durch eine neoplastische Verkleinerung des thyreoidalen Jodpools und in diesem Fall kombiniert mit normalen oder erniedrigten Hormonspiegeln im Blut (216, 245, 445, 457).

Sofern man sich über diese nicht anhand von direkt ermittelten Trijodthyronin- und Thyroxinwerten, sondern mit dem PBI orientiert, ist die nicht geringe Wahrscheinlichkeit von sog. Jodfehlverwertungen follikulärer und auch papillärer (dann gemischter) Karzinome zu berücksichtigen (S.480). Die dabei als hormonell inaktive Verbindungen im Blut kreisenden Jodproteine werden mit dem PBI erfaßt (16, 215, 245, 322) und eine auffällige Diskrepanz zwischen erhöhtem PBI und normalen Thyroxin- und Trijodthyroninspiegeln im Blut (mit älterer Methodik auch registriert als BEI, welches keine Jodproteine enthält) kann ausnahmsweise bei wenig verdächtigem Halsbefund ein erster Hinweis auf dessen maligne Natur sein. Man wird bei einer solchen Befundkonstellation differentialdiagnostisch auch kretinistische und lymphomatöse Strumen mit derartigen Jodfehlverwertungen in Erwägung ziehen müssen. Neuerdings lassen sich Jodproteine und auch komplexes Jodthyreoglobulin im Serum als sog. Tumormarker radioimmunologisch nachweisen, wobei insbesondere metastasierende Karzinome durchschnittlich ca. hundertfach erhöhte Spiegel gegenüber Schilddrüsengesunden (Normalbereich 0–20 ng/ml [µg/l]) aufweisen (118, 130, 204, 461). Abfall und Anstieg der Serumkonzentrationen von Thyreoglobulin bewähren sich auch in zunehmendem Maße als Anhaltspunkt für die Effektivität einer Therapie bzw. den weiteren Verlauf und können frühzeitig auf eine Progredienz oder Metastasierung hinweisen (31a, 272a, 463a, b). Weitgehend spezifisch für ein Tumorgeschehen ist auch der serologische Nachweis von Jodthyreoglobulinantikörpern, während solche gegen mikrosomale Zellbestandteile keinen wesentlichen diagnostischen Wert haben (170). Ebenso wie Thyreoglobulin bei differenzierten Karzinomen und insbesondere deren Metastasen ist beim medullären Karzinom der radioimmunologische Nachweis von Calcitonin als Tumormarker von in diesem Fall entscheidendem Aussagewert, da es keine anderen Ursachen für einen solchen Befund gibt (158, 206, 310). Im Zweifelsfall läßt sich der Anstieg durch eine Alkohol- oder Calciuminfusion provozieren (62, 329).

Diagnostik durch Verlaufskontrolle

Obgleich bei Anwendung aller bisher geschilderten Kriterien schon präoperativ mit großer Treffsicherheit zwischen benignen und malignen Strumen unterschieden werden kann, gibt es gerade bei szintigraphisch „kalten" Solitärknoten immer wieder problematische Situationen. Wenn bei ihnen wegen der Kropfgröße nicht ohnehin eine Strumaresektion indiziert ist oder wesentliche extrathyreoidal bedingte Einwände gegen einen solchen Eingriff bestehen, bewährt sich als weiteres differentialdiagnostisches Hilfsmittel die baldige Kontrolle insbesondere des Tastbefundes 3–4 Monate nach Beginn und unter der ohnehin indizierten Medikation von Schilddrüsenhormonen in Form von am besten eines Kombinationspräparates, ca. 0,1–0,2 mg Thyroxin + 0,02–0,04 mg Trijodthyronin im Sinne eines protrahierten Suppressionstestes. Zugleich mit einer bei der ^{131}J-Stoffwechseluntersuchung nachweisbaren Suppression des thyreoidalen Jodumsatzes gegenüber der Ausgangssituation werden benigne blande Kropfknoten während dieser Zeit meistens deutlich kleiner und weicher, während maligne Knoten unverändert bleiben oder infolge Schrumpfung des umgebenden, im Zweifelsfall gutartig hyperplastischen Gewebes sogar deutlicher hervortreten (407, 430). Immerhin sind aber auch Ausnahmen von diesem Verhalten insofern registriert worden, als durch eine Langzeitmedikation von Schilddrüsenhormonen sogar metastatische Tumorprozesse langzeitig an einer Progredienz gehindert, sogar regressiv werden können (S. 573). Daß sich trotz dieser Einschränkungen bei nach Ausschöpfung aller diagnostischer Maßnahmen immer noch zweifelhaftem Tastbefund, meist in Form eines Solitärknotens, diese quasi probatorische Hormonbehandlung lohnt, beruht auf der statistischen Malignomwahrscheinlichkeit von nur ca. 2% bei derart gelegenen Fällen. Sie entspricht damit einer Größenordnung, in der ohnehin grundsätzlich und ohne therapeutische Konsequenzen bei jeder vergrößerten Schilddrüse mit einem okkulten neoplastischen Prozeß zu rechnen ist (10, 20, 98, 104, 287).

Fehldiagnosen bei Schilddrüsenmalignomen

Unvermeidbare Fehldiagnosen ergeben sich allein schon daraus, daß nicht alle ansonsten unauffälligen solitären Knoten und Strumen operiert werden können, obgleich sie mit einer von der Selektion abhängigen Wahrscheinlichkeit maligne sind: Sie bleiben grundsätzlich mit wesentlich höherer Wahrscheinlichkeit gutartig. Selbst bei einer operativen oder ersten histologischen Examination werden noch bis zu 40% solitärer maligner Knoten irrtümlicherweise für unverdächtig gehalten (274). Nicht selten korrigiert dann erst ein trotz hormoneller Rezidivprophylaxe schnell wachsendes Rezidiv die Diagnose.

Eine solitäre knotige Anschwellung neben einer auch unauffälligen Schilddrüse wird immer wieder als laterale Halszyste oder lateral-aberriertes Schilddrüsengewebe für gutartig gehalten, obgleich sie die erste Lymphknotenmetastase eines nicht tastbaren Primärtumors in der Schilddrüse sein kann (231). Besonders häufig ist das bei jugendlichen Malignomträgern der Fall und nicht immer klärt die histologische Untersuchung des exzidierten Knotens die wahren Zusammenhänge auf. Bei Anwesenheit von auch vermeintlich unauffälligem Schilddrüsengewebe entspricht der Befund immer einer Karzinommetastase. Andererseits imponieren knotige Speicheldrüsenschwellungen, insbesondere bei gleichzeitiger Struma, nicht selten als Metastasen eines Schilddrüsenmalignoms. Dies um so mehr, als sie kolloidartiges Material enthalten können und auch Jodid zu speichern vermögen, so daß sie sich u. U. im Szintigramm nach Radiojod als Aktivitätsmaximum darstellen (136).

Schilddrüsenentzündungen einschließlich der Tuberkulose und auch eine Sarkoidose oder Lymphogranulomatose des Organs sind seltener als Malignome und nur nach den körperlichen Befunden und den Ergebnissen der unspezifischen Laboratoriumsmethoden von ihnen abzugrenzen, während Jodstoffwechselanalysen hierfür ohne Nutzen sind. Auch szintigraphisch stellt sich die entzündete oder granulomatös oder pseudotumorös affizierte Drüsenpartie infolge Funktionseinbuße wie malignes Gewebe „kalt" dar. Bei akuten oder subakuten Prozessen fehlen jedoch selten Fieber und erhebliche örtliche Beschwerden sowie spontane und Druckschmerzen bei relativ geringem Tastbefund – Symptome, die bei Malignomen kaum jemals vorkommen. Auch Hautrötungen über einem Tastbefund weisen eher auf eine Thyreoiditis oder eine beginnende Einschmelzung hin. Wenn dabei Lymphknoten beteiligt sind, so schmerzen sie deutlich, Lymphknotenmetastasen dagegen so gut wie nie. Bei relativ begrenztem und geringem Lokalbefund sprechen eine schnell progrediente Verschlechterung des Allgemeinzustandes, Leukozytose und stark erhöhte Blutkörperchensenkungsgeschwindigkeit gegen einen Tumor und für eine Entzündung. Die chronisch-perithyreoidale Thyreoiditis (Riedel) kann indessen nur durch zytologisch-bioptische Verfahren von einem Malignom abgegrenzt werden (80, 81), ist aber ebenfalls operativ behandlungsbedürftig.

Therapie der Schilddrüsenmalignome

Grundsätzlich ist festzustellen, daß weitestgehend unabhängig vom therapeutischen Vorgehen der Krankheitsverlauf von Schilddrüsenmalignomen in hohem und entscheidendem Maße von ihrem histologischen Typ und von ihrer Ausdehnung zu Therapiebeginn

Tabelle 10.12 Überlebensraten von Schilddrüsenmalignom-Patienten in Abhängigkeit von Lebensalter und Geschlecht bei therapeutisch vielschichtiger Versorgung in verschiedenen Behandlungszentren (nach Doll, 1969)

	Fünfjahreüberlebensrate in % der Fälle	
	registriert	zu erwarten
1059 differenzierte Karzinome Geschlecht		ohne Einfluß des Geschlechts
männlich	63,4	69,2
weiblich	79,2	77,2
Lebensalter in Jahren		ohne Einfluß des Lebensalters
0 – 24	100	84,5
25 – 34	97,6	82,7
35 – 44	91,3	73,3
45 – 54	74,3	75,3
55 – 64	59,9	67,7
über 64	29,5	63,9
175 anaplastische Karzinome Geschlecht		ohne Einfluß des Geschlechts
männlich	5,6	10,7
weiblich	12,5	19,2
Lebensalter in Jahren		ohne Einfluß des Lebensalters
0 – 44	44,5	21,2
45 – 64	18,5	16,5
über 64	4,6	13,8

abhängt (40, 58, 96, 98, 147, 239b, 252). Weitere, aufschlußreiche Faktoren sind insbesondere Lebensalter und Geschlecht (Tab. 10.**12**) sowie auch Konstitution und Disposition in Zusammenhang mit der immunologischen Abwehrlage und anderen Krankheiten, die im Zweifelsfall tumorspezifische Behandlungsmaßnahmen behindern. In Anbetracht der Vielfalt der Tumorformen, deren auch bei gleichem Typ sehr unterschiedlicher Wachstumstendenz und des nicht selten erst nach operativer Inspektion richtig einzuschätzenden Tumorstadiums sind Vergleiche im einzelnen wie auch unter größeren Krankenkontingenten auch heute noch mit erheblichen Unsicherheiten belastet. Das gilt, obgleich gerade aus diesen Gründen seit wenigstens mehreren Jahren Einteilung (nach WHO) und Stadien (nach TNM-System) international recht einheitlich angewendet werden. Die Erfahrung zeigt, daß ein nicht gerade erst im Spätstadium diagnostiziertes Schilddrüsenmalignom kaum je letal verläuft, andererseits trotz Frühstadium, papillären Tumortyps und intensiver Kombinationsbehandlung dramatisch-foudroyante Krankheitsverläufe registriert werden. Teilweise wird das Risiko spezieller und intensiver (operativer, radiologischer und zytostatischer) Therapiemaßnahmen höher eingeschätzt als ihr Nutzen – verständlich, wenn einerseits sich multiple Lungenmetastasen trotz persistierenden oder gar soliden Primärtumors unter einer alleinigen Schilddrüsenhormonmedikation dauerhaft zurückbilden, andererseits eine isolierte, chirurgisch nicht erreichbare, gut differenzierte Metastase trotz konsequenter Radiojodbehandlung und Entfernung des Primärtumors durch schnelle Progredienz tödliche Komplikationen verursacht, die u. U. noch der intensiven Behandlung angelastet werden (Pneumonitis, Hämorrhagie). Da die entscheidenden Fragen nach einem optimalen therapeutischen Vorgehen vielleicht später und nur aufgrund jahre- bis jahrzehntelanger Verlaufskontrollen zu beantworten sind, finden sich auch unter erfahrenen Kennern der Materie weit divergierende Ansichten und Praktiken, die hier übersichtsweise anzuführen sind. Sie reichen auch heute noch von einer weitgehend nihilistischen Einschätzung jeglicher intensiver Behandlung mit der daraus folgenden Beschränkung auf sparsame und weitgehend medikamentöse Maßnahmen bis zur ultraradikalen Einstellung mit entsprechenden operativen und Bestrahlungsmaßnahmen sowie den dazugehörigen aufwendigen Kontrollen selbst bei gering ausgedehnten oder gar okkulten Zufallsbefunden.

Trotz dieser relativierenden Feststellungen bleibt die Notwendigkeit, sich bei der Malignombehandlung auf einige *Prinzipien* festzulegen, die bei aller Verschiedenheit von Erfahrungen mit Risiken und Effektivität erkennbar und vertretbar sind. Sie gelten als Regel und lassen dementsprechend mehr oder weniger begründete und begründbare Ausnahmen und Abweichungen zu. So gut wie immer sind mehrere der speziell möglichen Behandlungsverfahren indiziert, als welche sich ergänzend und nicht miteinander konkurrierend zur Verfügung stehen:

– Medikation von Schilddrüsenhormonen,
– Operation,
– Strahlenbehandlung,
– Chemo- bzw. zytostatische Therapie.

Wie bei jeder Malignomtherapie gehen alle differentialtherapeutischen Überlegungen davon aus, daß ein erkennbarer Primärtumor nach Möglichkeit operativ entfernt werden sollte. Das weitere Vorgehen richtet sich nach der Realisierbarkeit einer solchen Operation und hängt von Tumortyp und -stadium ab, wobei die gleichzeitige Verabreichung von Schilddrüsenhormonen in jedem Fall (also nicht nur bei differenzierten Karzinomen!) obligatorisch und von zentraler Bedeutung ist. Jegliche weitere, also zusätzlich operative, radiologische oder chemo-zytostatische Behandlung hängt von Modalitäten ab, die bei Abschätzung von Risiken und Effektivität die Erarbeitung eines individuellen Plans erforderlich machen. Sie lassen sich den jeweiligen Abschnitten über diese Therapieformen entnehmen. Unter dieser Einschränkung ergibt sich der folgende Leitfaden für die Therapie von Schilddrüsenmalignomen (Abb. 10.**5**).

Hormonbehandlung

Entsprechend den derzeitigen Kenntnissen der Malignompathogenese und in Übereinstimmung mit tierexperimentellen Befunden stellt TSH einen das Tumorwachstum fördernden Co-Faktor dar, dessen Inkretion sich durch die Medikation genügend hoher Dosen von Schilddrüsenhormonen hemmen bzw. verhindern läßt. Daß dieser suppressive Effekt sich paralysierend auf hyperplastisch-proliferative Veränderungen der Schilddrüse auswirkt, ist für benigne Prozesse durch die Erfolge der Strumatherapie, für maligne Prozesse durch zahlreiche einschlägige Beobachtungen belegt (9, 61, 84, 98, 438, 448, 450, 470, 489). Im letztgenannten Fall gilt das sowohl für den Primärtumor wie auch für Metastasen vorwiegend differenzierter Karzinome, aber auch der übrigen Malignomformen. Wesentliche Grundlage dafür sind die bei Serienschnitten mit einer Frequenz bis zu 90% feststellbare Anwesenheit auch papillär-follikulärer Tumorpartien bei anaplastischen Malignomen sowie insbesondere die häufigen Unterschiede zwischen dem histologischen Bau von Primärtumor und Metastasen (9, 96, 194, 292, 298). Insofern stellt die Hormonmedikation eine Basisbehandlung der Schilddrüsenmalignome dar, noch zumal sie im weiteren Verlauf von operativen und Bestrahlungsmaßnahmen auch als Substitution des Hormondefizits obligatorisch ist. Nach therapeutischer Entfernung auch des gesunden Schilddrüsengewebes erreichen die TSH-Spiegel des Blutes im Stadium der primären Hypothyreose 40–60 µE/ml (mE/l) mit stimulierender Wirkung auf noch vorhandene bzw. belassene Tumor- und Parenchymreste (153, 204). Möglicherweise wirkt sich auch die im Zweifelsfall nur latent hypothyreote Stoffwechsellage als solche über eine Resistenzminderung ungünstig auf die Tendenz zur Tumorprogredienz und die Ansprechbarkeit auf intensivere Therapiemaßnahmen

Abb. 10.5 Leitfaden der Therapie von Schilddrüsenmalignomen.

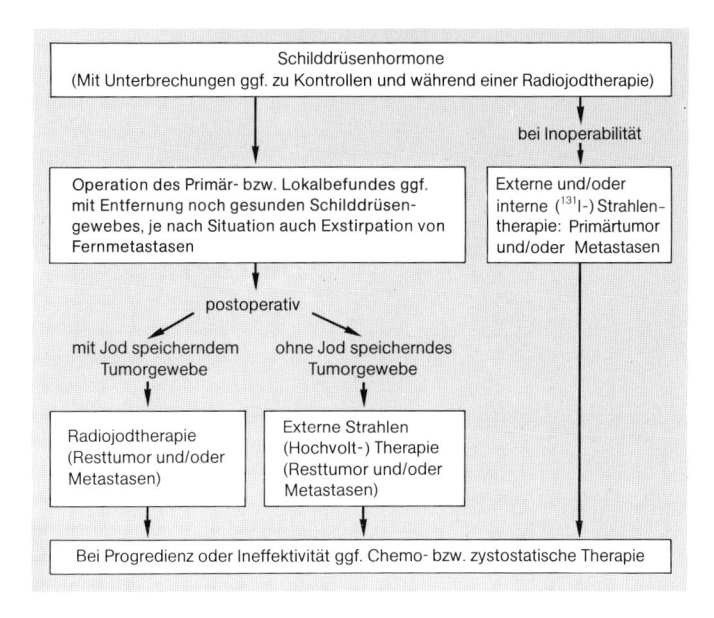

```
                    Schilddrüsenhormone
   (Mit Unterbrechungen ggf. zu Kontrollen und während einer Radiojodtherapie)
                              │
                              │                          bei Inoperabilität
                              ▼                                  ▼
   Operation des Primär- bzw. Lokalbefundes ggf.    Externe und/oder
   mit Entfernung noch gesunden Schilddrüsen-       interne (¹³¹I-) Strahlen-
   gewebes, je nach Situation auch Exstirpation von  therapie: Primärtumor
   Fernmetastasen                                   und/oder Metastasen
                              │
                         postoperativ
                ┌─────────────┴─────────────┐
      mit Jod speicherndem          ohne Jod speicherndes
         Tumorgewebe                    Tumorgewebe
               │                              │
      Radiojodtherapie              Externe Strahlen
      (Resttumor und/oder           (Hochvolt-) Therapie
         Metastasen)                (Resttumor und/oder
                                       Metastasen)

   Bei Progredienz oder Ineffektivität ggf. Chemo- bzw. zystostatische Therapie
```

aus, so daß die Hormonbehandlung unverzichtbar ist. In diesem Sinne ergänzt sie mit nachweisbarer Optimierung die operative und insbesondere Strahlentherapie (95, 105, 198, 199, 252, 312, 422, 469), während sie als alleinige Maßnahme oder zusammen mit einer zytostatischen Medikation nur nach Abschluß der intensiveren Behandlungsverfahren oder wenn diese nicht zumutbar sind, in Betracht kommt (18, 84). Letzteres gilt auch für fortgeschrittene Tumorstadien bei Gegenindikationen gegen eine zytostatische oder Chemotherapie, noch zumal sie auch in der erforderlich hohen Dosierung stets gut toleriert wird (438). Die Frequenz objektiver und jahrelang anhaltender Tumorremissionen kann 80% erreichen (61, 96, 122, 298, 448, 440). Keineswegs als Ausnahmen zu registrieren sind allein der Hormonmedikation zu verdankende und u. U. jahre- bis jahrzehntelange Regressionen solitärer und multipler Metastasen von Karzinomen mit entsprechendem Rückgang pulmonaler (Zyanose, Dyspnoe, Bronchitis) wie skelettbedingter (Schmerzen) Beschwerden. Relativ häufig betreffen solche Beobachtungen jugendliche Malignomträger, denen man z. B. eine höher dosierte Bestrahlung nicht zumuten will (122). Die TSH-supprimierende Wirkung der Schilddrüsenhormone ist so zuverlässig, daß bezeichnenderweise die früher vorübergehend praktizierten Verfahren zur operativen oder radiologischen Zerstörung des Hypophysenvorderlappens völlig verlassen sind (Hypophysektomie, Radiogold- und -yttriumimplantationen).

Als Präparate bewähren sich L-Thyroxin und Kombinationen von L-Thyroxin mit L-Trijodthyronin, denen ihrer schlechten Standardisierbarkeit wegen die galenischen Präparate unterlegen sind. L-Trijodthyronin allein ist wie bei der Substitution zur Langzeitbehandlung ungeeignet und kommt nur während einer Radiojodtherapie im Austausch gegen L-Thyroxin-Präparate zur Abkürzung der notwendigen hormonfreien 2–3 Wochen vor einer erneuten Strahlendosis zur Anwendung (S. 466). Um alle substitutiven, suppressiven und möglicherweise auch direkt tumorspezifischen Effekte der Schilddrüsenhormone auszunutzen, hat es sich bewährt, mit täglich 0,2–0,3 mg L-Thyroxin oder 0,18–0,30 mg L-Thyroxin/L-Trijodthyronin (1,5–2,5 Tabletten Novothyral oder Thyroxin-T₃ Henning) der individuellen Verträglichkeit entsprechend möglichst hoch zu dosieren. Der Behandlungsbeginn erfolgt einschleichend, aber nicht so vorsichtig wie sonst bei einer schon langständigen Hypothyreose. Unter diesen Umständen bleibt als Ausdruck einer optimalen Einstellung das Ergebnis einer TRH-Belastung negativ und ergeben sich bei den erforderlichen Kontrollen des Thyroxinspiegels im Blut Werte über 10,0 μg% (129 nmol/l) (PBI über 7,5 μg% [590 nmol/l]). Trijodthyroninspiegel sind weniger informativ (44, 75, 221, 433).

Operative Behandlung

Sie ist als wichtigste Maßnahme in jedem, wenn nicht weit fortgeschrittenen oder desolaten Krankheitsfall erstrebenswert. Ausmaß und spezielle operative Verfahren werden im chirurgischen Beitrag ausführlich dargestellt und hängen von Typ und Stadium des Schilddrüsenmalignoms, darüber hinaus vom Lebensalter des Tumorträgers ab. Nachdem im Laufe der Jahrzehnte zeitweise sehr zurückhaltende, zeitweise ultraradikale Eingriffe propagiert und praktiziert wurden, hat sich aufgrund der nur geringen und sehr fraglichen Unterschiede in der Effektivität dieser Maßnahmen betreffend Risiken und Überlebensraten seit ca. 10–15 Jahren weltweit die Devise „so schonend wie möglich, so radikal wie nötig" durchgesetzt (58, 154, 177, 248, 274, 290, 379). Während „Schonung" unmißverständlich und übereinstimmend das Vermeiden von Rekurrens- und Nebenschilddrüsenschäden sowie verstümmelnd-narbiger Destruktionen im Halsbereich, besonders von Trachea und Muskulatur bedeutet, bestehen weiterhin differente Auffassungen über das, was für notwendig erachtet wird. Infolge der seit Jahren zweifellos wesentlich effizienteren Frühdiagnostik gilt das besonders für die Anfangsstadien der Tumorausbreitung, die wesentlich stärker als früher der Tumortyp das chirurgische Engagement bestimmt.

Stadium I (T0-2, N0–1, M0). Bei einseitigem Befund dieser Art ohne, teilweise auch mit begleitend beweglicher Lymphknotenschwellung beschränken sich ebensoviele Chirurgen mit dem Erfolg einer Fünfjahresüberlebensrate um 95% auf die Lobektomie ohne oder mit Lymphapparatrevision, wie andere und zunehmend gerade europäische Operateure grundsätzlich eine totale Thyreoidektomie durchführen. Für eine Lobektomie sprechen Befunde, nach denen auch bei Serienschnitten nur in entschieden weniger als 10% der Fälle diskrete Tumorpartien auch im kontralateralen Lappen festzustellen waren und es selbst dann unter der ohnehin erforderlichen Hormonbehandlung nur extrem selten zu einem gelegentlich allerdings fatal endenden Tumorrezidiv kommt (252, 397, 454). Darüber hinaus werden insbesondere weder nennenswerte Stimmbandläsionen noch ein Hypoparathyreoidismus noch narbige Verziehungen riskiert und ist ohne Metastasen keine Indikation zur Radiojodtherapie gegeben (42, 83, 96, 122, 290, 397, 422, 444). Andererseits fanden sich bei den früher praktizierten, ultraradikalen operativen Interventionen speziell beim papillären Karzinom entgegen dem klinischen Vorabbefund doch in mehr als 50% der Fälle ein Lymphbahn- und -knotenbefall (299) sowie in bis zu 90% der Fälle eine intrakanalikuläre Tumorausbreitung in den vermeintlich gesunden Lappen hinein (42, 58, 208, 225, 385, 386). Darüber hinaus sind nicht selten diskrete, jodspeichernde Lokal- und Fernmetastasen von follikulären Karzinomen anhand dieser Eigenschaft erst zu erkennen, wenn Primärtumor und noch gesundes Schilddrüsengewebe entfernt sind (197, 198, 199). Aus diesen Gründen hat sich bis auf seltene Ausnahmen zu Recht die Tendenz durchgesetzt, insbesondere bei follikulären Karzinomen, stets eine totale (oder wenigstens nahezu totale) Thyreoidektomie mit schonender Revision der Umgebung durchzuführen (154, 194, 198, 239b, 290, 384, 469). Gegenüber einem früher sparsameren operativen Engagement haben sich in einigen Behandlungszentren die Überlebensraten auf diese Weise erheblich steigern lassen (23, 60, 199, 375, 454, 469). Im Zweifelsfall kann bei wider Absicht verbliebenem Schilddrüsengewebe dieses statt mittels Zweitoperation durch Radiojod eliminiert werden. Insofern müssen nicht unbedingt die u. U. hohen Komplikationsfrequenzen bis zu 25% für Hypoparathyreoidismus, Rekurrensschäden und Tracheotomie riskiert werden (55, 58, 248, 344, 374, 454, 469).

Stadium II (T1-2, N0-2, M0). Da es durch einen stets recht ausgedehnten und meist doppelseitigen Befall der Schilddrüse gekennzeichnet ist, muß mindestens eine Totaloperation mit weitgehender Revision erfolgen (58, 283, 453, 454). Eine ganze Reihe von erfahrenen Chirurgen bevorzugen für dieses Stadium auch weiterhin eine radikale oder wenigstens modifizierte „neck dissection" unter Schonung der Halsmuskulatur und Gefäße und erreichen damit eine ebenso Zehnjahresüberlebensrate von 95% und mehr wie beim Stadium I (24, 40, 42, 98, 290, 375). Stets schließen sich Untersuchungen unter dem Aspekt an, wenn möglich, die Operation durch eine Radiojodtherapie zu ergänzen. Anderenfalls läßt sich das Operationsergebnis durch eine externe Hochvoltnachbestrahlung optimieren (234, 239b, 456, 490).

Stadium III (T1-3, N1-3, M0). Entsprechend der größeren lokalen Ausdehnung des Tumors und lokaler Metastasen muß der Eingriff radikaler sein und u. U. auch die Resektion von Skelett- und Muskelpartien sowie Gefäßen mit betreffen, während andererseits Lebensalter und Konstitution des Patienten ebenso zu berücksichtigen sind wie die Erfahrungen des zuständigen Chirurgen. Selbst wenn Tumorreste verbleiben, ist unter den Bedingungen der obligatorischen, externen Nachbestrahlung und Hormonbehandlung gerade bei jüngeren Patienten mit hohen Überlebensraten bis zu 80% nach 10 Jahren zu rechnen (244, 453, 490). Bei gegebenen Voraussetzungen ist Radiojod indiziert. Alle Erfahrungen sprechen dafür, daß die Behandlungsergebnisse beim Tumorstadium III weit mehr durch andere Faktoren als durch das Ausmaß der Operation bestimmt sind, so daß in dieser Hinsicht eine gewisse Zurückhaltung geboten scheint (105, 122, 147, 252).

Stadium IV (T1-3, N1-3, M1). Welche und wie weitgehende operative Maßnahmen hier indiziert sind, hängt von der Ausdehnung des Lokalbefundes und der Zahl sowie dem Sitz der Fernmetastasen ab. Auch bei nur kleinem oder, nach Sicherung des thyreogenen Ursprungs von Metastasen durch etwa Feinnadelpunktion oder Jodspeicherung, nicht tast- oder darstellbarem Primärtumor ist eine totale Thyreoidektomie (ersatzweise allerdings auch eine Radioelimination der Schilddrüse) erforderlich, um die Voraussetzungen für eine ^{131}J-Therapie der Metastasen schaffen oder optimieren zu können (s. unter Radiojodtherapie). Ob man einen größeren Primärtumor bzw. Lokalbefund wie im Stadium II oder III operativ möglichst komplett oder reserviert versorgt, hängt sehr vom Allgemeinstatus des Patienten ab, im Zweifelsfall wird er nur palliativ operiert oder ausschließlich extern bzw. mit Radiojod bestrahlt. Solitäre Metastasen etwa in Skelett oder Lungen können mit noch guten Überlebensraten operativ entfernt werden (96, 98, 194, 453). Stets wird das Ergebnis einer Tumoroperation im Stadium II bis IV durch eine zusätzliche externe und/oder interne Strahlenapplikation verbessert (S. 579), während im Stadium I und insbesondere ohne begleitende Lymphknotenschwellungen die Entscheidung zu nachfolgenden radiotherapeutischen Maßnahmen eine Ermessensangelegenheit bleibt.

Undifferenzierte Karzinome und die übrigen Schilddrüsenmalignome werden unter den gleichen Gesichtspunkten operativ behandelt wie jedes anderweitige Tumorleiden: Aktive Maßnahmen hängen also vom Allgemeinzustand, der Tumorausbreitung und vom Lokalbefund ab. Im Stadium T0-2, N0-1, M0 bietet eine totale Thyreoidektomie gleich günstige Chancen wie beim differenzierten Karzinom, doch werden entgegen diesen nur höchstens 20% der Fälle in einem solchen Frühstadium diagnostiziert (98, 453). Da alle nichtdifferenzierten Malignome stärker und schneller infiltrierend wachsen und metastasieren, andererseits meistens deutlich strahlenempfindlicher als jene sind, ist stets eine Hochvolttherapie indiziert (199, 248, 456, 490) (S. 577). Ausnahmsweise können auch undifferenzierte Karzinome und ihre gelegentlich durch histologischen Typenwandel teilweise differenzierten Metastasen Jod speichern, so daß sich Untersuchungen zur Abklärung dieser Möglichkeit anbieten. Im wesentlichen gilt das aber nur für eine eventuell effektive Metastasenbehandlung, so daß eine operative Versorgung des Halsbefundes mit Entfernung noch gesunden Schilddrüsengewebes die Voraussetzung für einen derartigen Behandlungsplan darstellt (199, 344). Andererseits wird immer wieder einmal erwogen und bleibt auch weiterhin offen, ob nicht in bereits fortgeschrittenen Fällen, die operativ von vornherein nur inkomplett versorgt werden können, der Eingriff seinerseits Anlaß zu einer Progredienz und multiplen metastatischen Aussaat sein könnte und deshalb besser unterlassen werden sollte (248). Auch und gerade in diesen Fällen darf auf eine genügend hochdosierte Hormonbehandlung nicht verzichtet werden (96, 438), wobei schließlich auch eine chemo-zytostatische Behandlung in Erwägung zu ziehen ist (S. 578).

Radiojodtherapie

Sie basiert auf der Fähigkeit des Tumorgewebes, Jod zu speichern und zu retinieren. Diese Voraussetzungen liegen bei je nach Selektion des Krankengutes bis zu ca. 40% aller differenzierten Karzinome und ihrer Metastasen, zuweilen aber auch bei soliden und medullären sowie anaplastischen Karzonimen vor (161, 210, 217, 225, 248, 323, 344, 348). Für diese Fälle ist der bis heute einmalige Vorteil einer selektiven Strahlenapplikation unter weitestgehender Schonung des benachbarten Gewebes gegeben, so daß erheblich höhere und damit wirksamerere Dosen als bei einer externen Strahlenanwendung den Tumor erreichen. In Betracht kommt nur das ^{131}J mit einer Reichweite seiner wirksamen β-Strahlen von 1,8 mm, obgleich damit in Anbetracht der unterschiedlichen, von der Histologie abhängigen Jodverteilung im Tumorgewebe keine homogene Strahlenintensität erreicht wird. Diese Tatsache ist in Zusammenhang mit individuell tumoreigenen Faktoren der Strahlensensibilität ein wesentlicher Grund für viele, trotz guter oder hervorragender globaler Jodaufnahme zu registrierende Mißerfolge dieser speziellen Strahlentherapie. Andere Jodisotope mit größerer Reichweite, z.B. ^{124}J mit einer Positronenstrahlung von 11 mm, würden einerseits eine homogenere Durchstrahlung des Tumors gewährleisten, andererseits auch mehr Nebenwirkungen unterhalten und haben sich bislang nicht bewährt (162, 342, 344).

Die initiale, durch Jodstoffwechsel- und szintigraphische Untersuchungen feststellbare Jodavidität von Tumorgewebe einschließlich seiner Metastasen bedeutet deshalb leider nicht, daß die Isotopentherapie auch erfolgreich sein wird. Teils ist die Halbwertszeit von Jod in Tumorgewebe mit weniger als 3–4 Tagen so kurz, daß limitiert durch die vertretbare Ganzkörperbelastung effektive Tumordosen nicht erreicht werden, teils erweist sich die Jodavidität als nur passager in einem bestimmten Entwicklungsstadium des Tumors als ausreichend und erlischt sie definitiv ohne Zusammenhang mit einer ersten oder zweiten Radiojoddosis oder als Folge dieser Bestrahlung bei progredientem Tumorwachstum. Insofern ist grundsätzlich während einer Radiojodtherapie der Nachweis nicht mehr jodspeichernden Gewebes keineswegs zwangsläufig ein Zeichen für einen positiven Behandlungseffekt mit Tumorregression! Umgekehrt können sowohl ein medulläres oder anaplastisches Karzinom Jod speichern, solide Metastasen sich geweblich-strukturell mit konsekutiver Jodaufnahmefähigkeit umwandeln und damit die Voraussetzungen für eine Radiojodtherapie erst entwickeln (87, 199, 344, 369). Solche Vorgänge lassen sich zuweilen provozieren, zumindesten aber beschleunigen durch eine operative oder Radioelimination (40–80 mCi [1,5–3,0 GBq] ^{131}J) noch vorhandenen gesunden Schilddrüsengewebes, dessen Jodaufnahme mit der ohnehin stets wesentlich geringeren eines Karzinoms konkurriert (98, 282, 344). Auch über diese Maßnahme hinaus besteht noch die Möglichkeit, durch TSH-Injektionen eine Jodaufnahme des Tumors zu erreichen oder zu steigern (367–369, 436), während sich TRH oder eine ca. 2- bis 3wöchige Medikation antithyreoidaler Substanzen mit nach Abbruch zu erwartender Mehrinkretion von endogenem TSH für diesen Zweck als ungeeignet erwiesen haben (344, 358). TSH-Injektionen beinhalten allerdings das Risiko einer u.U. plötzlichen und dramatischen Progredienz des Tumorwachstums (282, 448, 449). Eine für die Radiojodtherapie ebenso wichtige Voraussetzung wie die genügende Jodaufnahme von Tumorgewebe ist das Vermeiden jeglicher Jodzufuhr in Form von Desinfizientien, Medikamenten oder insbesondere Röntgenkontrastmitteln, die im Zweifelsfall definitiv die gesamt interne Strahlentherapie nicht nur verzögern, sondern verhindern. Ob sich trotz fehlender Jodavidität das Tumorgewebe insbesondere beim medullären C-Zellen-Karzinom bei noch belassenem gesundem Schilddrüsengewebe postoperativ eine Radiojodtherapie lohnt (199 a), muß zunächst offenbleiben.

Grundsätzlich stellt die Radiojodtherapie eine Ergänzung der operativen Malignombehandlung und keine Konkurrenz derselben dar. Nur ausnahmsweise wird sie bei inoperablen oder älteren Patienten mit vom Tumortyp her gegebenen Voraussetzungen u.U. kombiniert auch mit einer externen Strahlenapplikation zur Anwendung kommen. In solchen Fällen sind ihre Modalitäten einfacher als in Zusammenhang mit vorangegangenen operativen Maßnahmen, weil vorbereitende oder gar die Jodaufnahme stimulierende TSH-

Injektionen nicht in Betracht kommen und Höhe wie Frequenz der Einzeldosen nur von Kontrolluntersuchungen, Reaktion des Tumors wie von der Ganzkörperbelastung mit ihren Risiken abhängen. In Zusammenhang mit einer vorangegangenen Operation, die in Anbetracht einer postoperativ geplanten Radiojodtherapie alles auch noch gesunde Schilddrüsengewebe entfernt haben sollte, ergeben sich die folgenden
Ziele der Radiojodtherapie:
- Lokale Radioelimination noch verbliebenen gesunden oder tumorösen Drüsengewebes. Zugleich können auf diese Weise nichtjodspeichernde, intrathyreoidale Mikrometastasen bzw. Herde intrakanalikulärer Tumorausbreitung mit Tumordosen zerstrahlt und extrathyreoidale Metastasen, die zuvor wenig oder kein Jod speicherten, ggf. einer weiteren Radiojodtherapie zugängig gemacht werden.
- Regression jodspeichernder Lymphknoten- und Fernmetastasen, die erst nach der oben genannten Maßnahme möglich ist, zumal sich die Jodaufnahme von Metastasen u.U. erst dann feststellen läßt.

Eine Radiojodtherapie kann nicht durchgeführt werden, wenn keine ausreichende Strahlendosis im Tumorgewebe zu erreichen ist (untere Grenze 3–5% einer Testdosis) und bei erheblichen lokalen Komplikationen, die vorrangig eine schnelle, kurative oder palliative externe Strahlenbehandlung erfordern (S. 577).
Indikationen zur Radiojodtherapie ergeben sich entsprechend diesen Grundlagen abhängig vom Ergebnis einer 2–3 Wochen ohne zwischenzeitige Hormonbehandlung postoperativ durchgeführten Jodstoffwechselkontrolle mit Ganzkörperprofil durch Szintigraphie oder Gammakamera, wozu nicht Technetium, sondern nur ^{131}J benutzt werden darf, weil
- das Speicherungsverhalten von Schilddrüsentumoren gegenüber Jod und Technetium nicht identisch ist,
- tiefer gelegene Metastasen oder Tumorreste sich im Zweifelsfall nur mit Radiojod erkennen lassen, und
- die zu registrierenden Jodaufnahmewerte für die Strahlendosierung erforderlich sind.

Einige Autoren warten nach totaler Thyreoidektomie 6–8 Wochen *ohne* Substitution bis zur Manifestation wenigstens diskreter hypothyreoter Symptome, weil in diesem Stadium mit endogenen TSH-Werten von 40–60 μE/ml (mE/l) Serum optimale Voraussetzungen für eine genügende Jodaufnahme restlichen Tumorgewebes vorliegen, die u.U. durch zwei Injektionen von je 5–10 IE TSH unmittelbar vor der Radiojodapplikation noch gesteigert werden kann (48, 49, 98, 250, 343, 344).

Einschränkungen dieser zusätzlichen Maßnahme insbesondere bei Anwesenheit noch reichlichen Tumorgewebes wurden schon erwähnt. Wird eine Jodretention von mindestens 3–5% der Dosis im noch nachweisbaren Tumorgewebe registriert, so ist die Radiojodtherapie indiziert
- bei Stadium I, wenn sich wider Erwarten nach totaler Thyreoidektomie noch Speicherungsmaxima im Operationsgebiet oder Fernmetastasen ergeben;
- bei Stadium II und III unter gleichen Umständen;
- bei Stadium I bis III, wenn aus operationstechnischen Gründen entgegen eigentlicher Absicht oder von vornherein ein Drüsenrest oder Lappen belassen wurde. In diesem Fall ist keine hypothyreote Phase zu erwarten und sollen Kontrollen und die sogenannte Eliminationstherapie mit einer Dosis von 40 bis 80 mCi (1,5–3,0 GBq) ^{131}J eher frühzeitig etwa 2–3 Wochen postoperativ absolviert werden. Dieses Vorgehen kann so geplant sein, weil etwa im klinisch-szintigraphisch unauffälligen Drüsenlappen vorhandene kleine Tumormetastasen so gut wie sicher durch Radioelimination unter Schonung einer Halsseite und ohne operativ bedingtes Ausbreitungsrisiko ebenso effektiv zu beseitigen sind, wie das chirurgischerseits möglich gewesen wäre (248, 343, 344).

Erfahrungsgemäß ist die Effektivität einer Radiojodtherapie trotz postoperativ gegebener Voraussetzungen bei Patienten mit papillär differenzierten Karzinomen jenseits des 40.–50. Lebensjahres schlecht und die Überlebensrate danach nicht höher als bei nur hormonell und durch externe Bestrahlung nachbehandelten Kranken (256, 344, 422), so daß zu überlegen bleibt, ob sich das zeit- und kostenaufwendige Isotopenverfahren lohnt. Bei follikulären Karzinomen sprechen alle Altersjahrgänge etwa gleich gut an und sind die Überlebensraten deutlich höher als ohne Radiojodtherapie (256, 344, 422, 490). Bei der *Dosimetrie* der Radiojodtherapie sind die folgenden Faktoren von Bedeutung:
- Die Höhe der ^{131}J-Speicherung pro Gramm Gewebe: Bei gleicher Speicherung von z.B. 20% in einem kleinen Herd von 10 g wird eine 4mal höhere Strahlendosis als in einem größeren Herd von 40 g erzielt.
- Die effektive Halbwertszeit des ^{131}J im zu bestrahlenden Tumorgewebe: Eine Verkürzung der Halbwertszeit um den Faktor 2 vermindert die Strahlendosis auf die Hälfte. Zusätzlich ist bemerkenswert, daß die Halbwertszeit mit einer Dosis bestimmt wird, die keinen zytoletalen Effekt hat, die Therapiedosis jedoch während ihrer Verweildauer die Thyreozyten zerstört. Als Folge davon ist mit einer entschiedenen Verkürzung der biologischen Halbwertszeit von Radiojod zu rechnen.

Die vom ^{131}J ausgehende β-Strahlen-Dosis beträgt z.B. bei einer Speicherung von 1% des ^{131}J pro Gramm Schilddrüsengewebe und einer Halbwertszeit von 7 Tagen etwa 53 000 rad pro 100 mCi (143 Gy pro GBq). Auch ein Drittel bis ein Viertel dieser Dosis wird noch für ausreichend destruktiv gehalten (174, 324). Bei einer Verkürzung der Verweildauer des ^{131}J, wie es bei Schilddrüsenmalignomen häufig vorkommt, verringert sich die Strahlendosis entsprechend. Die Dosis der γ-Strahlung des ^{131}J beträgt weniger als 25% derjenigen der β-Strahlung. Die Ganzkörperbelastung erreicht für 100 mCi (3,7 GBq) ^{131}J bei Speicherungsmaxima von 1 bis 30% eine Dosis in der Größenordnung von etwa 15 bis 35 rad (0,15–0,35 Gy).

Feste Schemata für die Durchführung der Radiojodtherapie sind nicht möglich. Nach Radioelimination der Schilddrüse erfolgt die Radiojodbehandlung von noch verbliebenem Gewebe und Metastasen in der Regel fraktioniert, wobei einzelne Behandlungszentren unterschiedlich hohe Dosen in unterschiedlichen Zeitabständen verabreichen. Die Einzeldosen liegen bei 100–200 mCi (3,7–7,4 GBq), selten werden geringere Dosen verabreicht. Die Abstände zwischen einzelnen Dosen betragen 2–6 Monate, sie sind bei geringeren Dosen kleiner als bei höheren und mehr als maximal 800–1000 mCi (29,6–37 GBq) im Verlauf von 1 bis 2 Jahren sind kaum jemals indiziert oder lohnenswert. Zu kurze Intervalle bergen kumulative Risiken hinsichtlich der Knochenmarksbelastung, zu lange Intervalle solche einer zwischenzeitigen und dann relativ plötzlichen Progredienz des Tumors.

Eine Einzeitbehandlung mit dem Ziel, alles Tumorgewebe durch eine einmalige Radiojoddosis zu eliminieren, erfordert Herddosen von 40 000 bis 100 000 rad (400–1000 Gy) und ist am ehesten bei inoperablen Patienten und dann indiziert, wenn aufgrund des bisherigen Krankheitsverlaufs mit einem wie auch immer zustandekommenden Verlust der Jodaufnahme von Tumorgewebe zu rechnen ist. Dabei müssen die Toleranzdosen für das hämatopoetische System und den Ganzkörper sorgfältig berücksichtigt werden, ist darüber hinaus mit lokalen Strahlenreaktionen in Form von u. U. fatalen ödematösen Anschwellungen oder Hämorrhagien zu rechnen.

Während der Radiojodbehandlung muß die hormonelle Basisbehandlung vor einer Dosis kurzfristig unterbrochen werden. Die Dauer der Hormonkarenz hängt vom verwendeten Präparat ab, beträgt bei Trijodthyronin 1 Woche, bei Thyroxin oder einem Kombinationspräparat ca. 3 Wochen. Bewährt hat sich bei der optimalen suppressiv-substitutiven Medikation eines Kombinationspräparates ein 2–3 Wochen langer Übergang auf ein Trijodthyronin-Präparat, welches dann 1 Woche vor der geplanten Kontrolle und neuen Dosis abgesetzt wird. Andererseits ist, wie schon erwähnt, auch eine 6 Wochen lange Hormonkarenz zur Provokation einer besonders intensiven endogenen TSH-Inkretion mit entsprechendem Anstieg der Jodaufnahme praktikabel. Allerdings kann bei einer Reihe von Patienten mit kardiovaskulären oder auch neurologischen Begleitkrankheiten die Hormonbehandlung grundsätzlich nicht unterbrochen werden. In diesen Fällen reduziert man allenfalls die Dosierung und muß man 1 und 2 Tage vor der Kontrolle und Weiterbehandlung TSH applizieren. Vorgeschlagen wird auch eine kurzdauernde diuretische wirksame Medikation, um durch Verminderung des Blutjodidspiegels eine höhere Jodaufnahme im Tumorgewebe zu erreichen (179, 180). Die Radiojodtherapie ist zunächst beendet, wenn sich mittels Szintigraph oder Gammakamera bei Ganzkörper- oder Profilmessungen keine Aktivitätsansammlungen mehr nachweisen lassen. Dazu sind Testdosen von 5 bis 10 mCi (185–370 MBq) ^{131}J nötig, ist Technetium ungeeignet. Auch Messungen der ^{131}J-Elimination im Harn oder des PB^{131}I im Plasma 5–8 Tage nach einer Testdosis werden praktiziert, um sich über den anhaltenden Effekt oder etwa Anzeichen eines Rezidivs mit dann vermehrter Radiojodretention zu informieren. Solche Kontrollen sollten in ein- bis später mehrjährigen Abständen oder je nach den Ergebnissen der mindestens jährlich notwendigen allgemein-körperlichen Überprüfung erfolgen, können durch Bestimmung des Serum-Thyreoglobulin ergänzt werden (31a, 463a, b).

Was die *Risiken* der Radiojodbehandlung anbetrifft (343), so werden im allgemeinen kumulative Ganzkörperdosen bis 500 oder auch mehr rad (5 oder mehr Gy) gut toleriert. Gefährdet sind grundsätzlich und am stärksten das Knochenmark, welches jeweils mit etwa 50–80% der Blutdosis belastet wird (344, 399). In Zusammenhang damit wird man die Komplikation einer Sepsis zu interpretieren haben (34). Regelmäßige hämatologische Kontrollen sind deshalb unerläßlich, eine nicht mehr passagere globale Markinsuffizienz limitiert definitiv die Radiojodtherapie, die Leukämierate ist 10- bis 50fach höher als bei Gesunden, trotzdem noch relativ gering (26, 176, 400). Sie muß natürlich unter dem Aspekt des behandlungsbedürftigen Tumorleidens bewertet und braucht nicht überschätzt zu werden. Bei multiplen Skelettmetastasen sollten die fraktionierten Radiojoddosen in größeren Abständen als sonst üblich und bei zu geringer Jodaufnahme die Therapie eventuell vorzeitig beendet werden (344). Im bestrahlten Tumorgebiet selber und in seiner direkten Umgebung kann es aufgrund punktuell hoher Strahlenbelastung und in Anbetracht bereits vorhandener Gefäßschäden zu ödematösen oder kollateralen Schwellungszuständen, aber auch zu tödlichen Hämorrhagien etwa aus Trachea und Bronchien bei Lungenmetastasen kommen. Darüber hinaus kann insbesondere bei multiplen Lungenmetastasen eine diffuse Pneumonitis relativ schnell in eine Strahlenfibrose mit globaler Ateminsuffizienz übergehen (343, 359). Nicht nur wegen solcher pulmonalen und markbedingten Risiken, sondern auch wegen der nicht seltenen, weniger riskanten Nebenwirkungen wie Nausea, akuten Oberbauchsensationen, Zystitis und schmerzhaften Schwellungszuständen der Speicheldrüsen (aufgrund ihres Jodspeicherungsvermögens) bewährt sich uns seit Jahren die Kombination jeder Radiojoddosis mit einem über 2–5 Wochen ausgedehnten und in der Dosierung rückläufigen Stoß von Steroidderivaten. Selbstverständlich sind auch andere symptomatisch-internistische zusätzliche Maßnahmen wie z. B. Calcium- und Vitamininjektionen, Vitamin A und bei Skelettmetastasen gelegentlich Stöße mit Vitamin D$_3$ oder Anabolika indiziert. Bemerkenswerterweise sind mit Ausnahme des Knochenmarks Spätschäden an anderen als den durch den Tumor und seine Metastasen direkt betroffenen oder benachbarten Organen nicht bekannt und nach Beendigung einer Radiojodtherapie auch gesunde Kinder geboren worden (126, 311).

Externe Strahlentherapie

Sie ist zwar durch die Radiojodtherapie mit ihrer spezifischen Möglichkeit höherer Tumordosen in den Hintergrund gerückt, hat aber wegen der mangelhaften

10 Die bösartigen Geschwülste der Schilddrüse

1.
Röntgenstrahlen bis 200 kV
(konventionelle Therapie)
Nachteil: Belastung von Haut
und Nachbarorganen

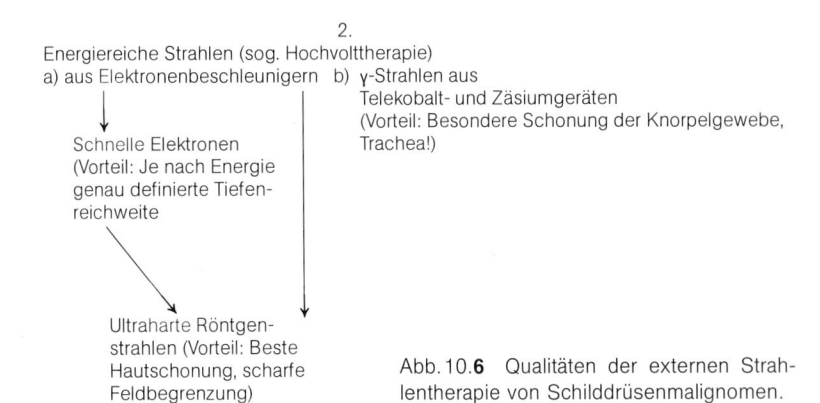

2.
Energiereiche Strahlen (sog. Hochvolttherapie)
a) aus Elektronenbeschleunigern   b) γ-Strahlen aus
↓   Telekobalt- und Zäsiumgeräten
Schnelle Elektronen   (Vorteil: Besondere Schonung der Knorpelgewebe,
(Vorteil: Je nach Energie   Trachea!)
genau definierte Tiefen-
reichweite

↓
Ultraharte Röntgen-
strahlen (Vorteil: Beste
Hautschonung, scharfe
Feldbegrenzung)

Abb. 10.6 Qualitäten der externen Strahlentherapie von Schilddrüsenmalignomen.

Jodspeicherung der meisten, auch differenzierten Schilddrüsenmalignome ihre erhebliche prinzipielle Bedeutung nicht verloren. Zur Verfügung stehen die in Abbildung 10.6 angeführten Strahlenqualitäten.

Da Schilddrüsenmalignome mit wenigen Ausnahmen relativ strahlenunempfindlich sind, müssen über 4 bis 8 Wochen verteilt Herddosen von etwa 6000 rad (60 Gy) appliziert werden, um eine ausreichende Wirkung zu erzielen. Ohne unerträgliche Begleiteffekte, die auch in sehr vielen Fällen die Dosis auf ein ungenügendes Maß limitierten, ist das erst seit etwa 10–20 Jahren mit der Hochvolttherapie möglich, so daß frühere, oft negative Erfahrungen mit Röntgenbestrahlungen überholt sind.

Während die qualitative Wirkung auf die Tumorzelle im Sinne einer letzten Endes zelletalen Ionisierung der Intrazellularflüssigkeit bei allen Strahlenarten gleich ist, können nur mit energiereichen Qualitäten gezielt tumoröse Prozesse erreicht und die umgebenden, gerade im Halsbereich eng benachbarten und empfindlichen Gewebe sowie die Haut weitestgehend geschont werden (248, 456, 499). Trotzdem müssen insbesondere bei postoperativen Bestrahlungen auf u.U. trophisch gestörte Haut- und Narbenbereiche Alterationen in Rechnung gezogen werden.

Die Applikationsweise der Hochvolttherapie ist nicht an irgendwelche Eigenarten des Schilddrüsenmalignoms gebunden, sondern unterliegt hinsichtlich Technik und Dosis den allgemeinen Richtlinien jeder Tumorbestrahlung (Stehfeld-, Pendel- oder Siebbestrahlung). Dabei werden ca. 6000 rad (60 Gy) und bei Bedarf nach 5–6 Monaten eine zweite und ggf. eine dritte Serie verabreicht. Lokale oder oberflächliche Fernmetastasen können auch mit einer Nah- oder Kurzdistanzbestrahlung oder einer Radiumspickung angegangen werden (27, 456, 499).

Stets kombiniert mit der Langzeitmedikation von Schilddrüsenhormonen und nach eigenen Erfahrungen auch mit einem auf etwa 4 Wochen begrenzten, in der Dosierung rückläufigen Stoß von Steroidderivaten ist die Hochvolttherapie grundsätzlich postoperativ mit dem Ziel einer kurativen Versorgung sowie primär als palliative Maßnahme bei inoperablen Malignomen indiziert. In letztgenannter Hinsicht bewährt sie sich besonders bei den allerdings sehr seltenen malignen Lymphomen (Lymphosarkomen) und immer wieder auch bei anaplastischen, weniger bei differenzierten Karzinomen (245, 394, 499). Kaum strahlensensibel ist das medulläre Schilddrüsenkarzinom (509). Die Indikation zur postoperativen Radiatio hängt allerdings in keiner Weise vom Tumortyp ab, ist also auch bei bekannt strahlenresistenten Primärbefunden gegeben und stellt eine ergänzende Maßnahme zur Verhütung lokaler Rezidive dar. Sie vermindert nachweislich die Frequenz von Rezidiven und verlängert die Überlebensraten (234, 456). In dieser Hinsicht kann sie wirksamer als eine Radiojodtherapie sein und sie ergänzen, weil letztere bei nicht rein follikulären Karzinomtypen trotz operativer Revision parathyreoidal im Lymphabflußbereich persistierende, diskrete Tumorzellkonglomerate nicht erreicht. War wegen der erheblichen Ausdehnung eines Lokalbefundes nur palliativ oder aus technischen Gründen bei Tumorstadien II bis IV inkomplett operiert worden, so sollte unter der gleichen, eben schon erwähnten Vorstellung auch bei gegebener Indikation zur Radiojodtherapie wenigstens mit einer, ansonsten mit zwei Strahlenserien zusätzlich behandelt werden. In etwa 50% der Fälle resultiert bei soliden und anaplastischen Karzinomen eine mehr oder weniger lange anhaltende Tumorregression (456, 499). In anderen Fällen und bei schlechtem Allgemeinzustand wiederum sollte man die Strahlenapplikation nach 2000 bis 3000 rad (20–30 Gy) abbrechen, wenn keine Rückbildungstendenz des Malignoms zu erkennen ist, um die Voraussetzungen für eine dann eventuell effektive chemotherapeutische Behandlung nicht zu verschlechtern (248). Spezielle Indikation für die Hochvolttherapie sind schließlich solitäre, auch wiederum follikuläre Skelett-, Lungen- und Hautmetastasen, noch zumal, anders als bei einer eventuellen Radiojodtherapie, keine Zeit bis nach Resektion von Primärtumor und noch gesundem Schilddrüsengewebe mit den dann noch abzuwartenden Kontrollen verlorengeht (95, 96, 248, 456).

Chemo- und zystostatische Therapie

Nach sporadischen Mitteilungen und auch eigenen Erfahrungen im Rahmen der allgemeinen Onkologie mit gelegentlich gutem Eindruck praktiziert, liegen erst seit 1970 verwertbare Berichte über eine konsequent durchgeführte und überprüfte zytostatische Therapie von Schilddrüsenmalignomen vor. Die Indikationen dazu hängen nicht vom Tumortyp ab und betreffen durchwegs Kranke, die trotz oder nach nicht weiterhin möglicher operativer und radiologischer Versorgung wie auch unter der Hormonbehandlung eine Progredienz ihres Malignomleidens vom Stadium III und IV bieten, meistens also ausgesprochene Spätfälle im Sinne einer „Negativauslese". Deshalb ist unter ihnen der Anteil an differenzierten Karzinomen mit weniger als 50% ungleich geringer als im unselektionierten Krankengut. Trotzdem werden recht übereinstimmend in etwa einem Drittel der Fälle passagere Teil- und Vollremissionen erreicht, die zu nachweisbar längerer Überlebensdauer als bei unbehandelten Vergleichskontingenten führen. Bevorzugt wird eine Polychemotherapie (18, 373, 404), während sich als alleiniges Zytostatikum allenfalls Doxorubicin (Adriablastin, Adriamycin) bewährt (163), in zunehmendem Maße aber mit wenigstens einem weiteren Zytostatikum, am häufigsten Bleomycin kombiniert wird (18). Therapieversager der einen Gruppe lohnen einen Versuch mit einer andersartigen Kombination. Im einzelnen sind z.B. die Dreijahresüberlebensraten von Patienten des Tumorstadiums IV, die weder operiert noch bestrahlt, sondern nur mehr mit einer Kombination von 6-Mercaptopurin, Procarbazine und Methylprednisolon (gelegentlich dazu noch Cyclophosphamid, 5-Fluorouracil, Amethopterin oder Vinblastin) versorgt werden konnten, von genau gleicher Größenordnung wie die von Patienten gleichen Tumorstadiums, nach externer und/oder interner (Radiojod-) Bestrahlung. Darüber hinaus lebten sie durchschnittlich noch doppelt so lange wie ein Vergleichskontingent ohne Therapie (373, 404). Auf diese Art von zytostatischer Therapie sprechen in Übereinstimmung mit älteren Einzelerfahrungen undifferenzierte Malignome besser als differenzierte Karzinome an. Auch die alleinige Verabreichung von Doxorubicin in Dosen von 50 bis 75 mg/m² i.v. in 3wöchigen Abständen bis zu Gesamtdosen von maximal 550 mg/m² reagieren offenbar wiederum differenzierte Karzinome besser als die übrigen Formen und lassen bemerkenswerterweise metastasenbedingte Knochenschmerzen schnell nach (18). Die Dosis wird begrenzt durch eine spezielle Kardiotoxizität, während die übrigen Nebenwirkungen und insbesondere die Myelotoxizität und Alopezie denen der anderen Zytostatika entsprechen. Stets bewährt sich deshalb eine Kombination mit Steroidderivaten, darüber hinaus mit den Vitaminen B und C (373). Auch mit Bleomycin allein lassen sich passagere Remissionen in 50–75% der ansonsten infausten Fälle erreichen, doch halten sie nur kurz an und begrenzen die Risiken in Form von toxischem Fieber, Haut- und pulmonalen Reaktionen den Einsatz dieses Präparates (183). Besonders aussichtsreich scheinen nach ersten Erfahrungen eine Remissionsinduktion mit Doxorubicin (75 mg/m² alle 3 Wochen i.v.) bis maximal 550 mg/m² und Bleomycin (30 mg/Woche i.m.) bis maximal 350 mg und anschließend Remissionserhaltung mit Actinomycin D (3 mg/Monat i.v.) (18). Von wesentlicher Bedeutung für einen wenigstens vorübergehend und wiederum möglichst lange anhaltenden Erfolg dieser noch jungen Behandlungsform könnte es sein, sie bei den ja schnell erkennbaren Indikationen (ansonsten therapieresistentes Spätstadium) früher als bisher einzusetzen. Im übrigen darf dieser Einsatz nicht dazu führen, die obligatorische Hormonbehandlung zu unterlassen.

Behandlungsergebnisse

Die Erfolge von Behandlungsmaßnahmen sind schwer zu beurteilen, weil sie einerseits meistens kombiniert eingesetzt werden, andererseits der Krankheitsverlauf weniger von ihnen als von Tumorstadium, Tumortyp, Lebensalter und Geschlecht abhängt (40, 199, 239b, 252, 264, 490, 506). Der Einfluß der letzteren beiden Faktoren geht eindrucksvoll aus Tab. 10.**12** (s. S. 571) hervor. Tumortyp und -stadium bestimmen zwar weitestgehend das jeweilige therapeutische Vorgehen, doch kommen bei vergleichbaren Voraussetzungen einzelne Arbeitsgruppen zu durchaus recht differenten Resultaten. Bezeichnend in diesem Sinne ist auch die Feststellung, daß Behandlungsergebnisse von 1938 bei vorwiegend chirurgischer und radiologischer Versorgung durch nur Röntgenqualitäten mit Fünfjahresüberlebensraten von z.B. 57,5% unter sämtlichen Fällen (von denen ein Viertel sogar unbehandelt blieb!) und 71% aller differenzierten Karzinome (332) den gleichen Stellenwert haben, wie solche von 1976 mit vergleichsweise 67,6% bei Einsatz der modernen Hochvolt- und Radiojodtherapie (96, 199, 490). Während sich solche Vergleiche vielfach vermehren lassen (Tab. 10.**13**) und ein Zeichen für die zahllosen, therapieunabhängigen Faktoren beim Tumorverhalten sind, häufen sich durchaus Angaben aus Arbeitskreisen, die mit Intensivierung ihrer Therapiemaßnahmen gegenüber früher zu nachweisbar höheren Überlebensraten kommen (96, 105, 199, 239b, 379, 469). Es fehlt aber auch nicht der Nachweis, daß heute selbst ohne Therapie Schilddrüsenmalignome weniger schwer und letal verlaufen als vor Jahrzehnten (122). Fast alle Erfolgsstatistiken von vor und nach 1960 mit seither entschiedener Intensivierung und Optimierung von Behandlungsmethoden (s. Tab. 10.**13**) lassen übereinstimmend erkennen:
- Differenzierte Karzinome vom Stadium I und II haben mit Fünf- und Zehnjahresüberlebensraten von 70–95% die besten Heilungsaussichten, wobei unter Berücksichtigung der früheren nomenklatorischen Differenzen die Prognose der papilären Karzinome günstiger als die der follikulären ist (28, 42, 58, 66, 147, 199, 239b). Das gilt aber nicht für den Einzelfall (145, 188, 208, 252, 456, 490, 506).
- In unmittelbarem Zusammenhang damit ist die Prognose bei jüngeren Tumorträgern ungleich besser als bei älteren, bei männlichen schlechter als bei weiblichen (58, 112, 260, 264, 456). Das gilt darüber hinaus für alle Malignomformen, obgleich die relative Häufigkeit von undifferenzierten Karzinomen mit dem Lebensalter zunimmt (S. 555).
- Medulläre und Pflasterzell- (sog. solide) Karzinome

Tabelle 10.13 Behandlungsergebnisse (als Überlebensraten) von operativ und radiologisch behandelten Krankenkontingenten in Abhängigkeit vom Tumortyp

Autoren	Zahl der Fälle	Überlebensraten in % der Patienten					
		nach 5 Jahren			nach 10 Jahren		
		Karzinome			Karzinome		
		papillär	follikulär	anaplastisch (solide u. a.*)	papillär	follikulär	anaplastisch (solide u. a.*)
Pemberton 1938	447	80		26			
Hare u. Salzman 1950	198	79	29	21			
Welti 1953	233	78	51	26 (+)			
McDermott 1954	190	73	71	17			
Windeyer 1954	92	50	61,5	28,5			
Kilpatrick u. Mitarb. 1957	100	73,5	–	16,5			
Beahrs u. Woolner 1959	136	97			88		
Welch u. Mitarb. 1959	267		80	35 (+)			
Franssila 1971	231	83	54	16			
Clark u. Mitarb. 1969	339				93		0
Tubiana u. Mitarb. 1969	167	74	58	31 (+)	53	24	26 (+)
Smithers 1969 (nur Stadium II–IV)	206		64	6,8	53		2
Eisenberg (Sammelstatistik) 1969							
männlich	236	85,5	52,9	3,6 (52)	89,1	22,6	0 (65)
weiblich	246	94,9	79,7	22,2 (49)	93,8	79,5	21,7 (44)
Buckwalter 1969	322	80	77	17	67	63	10
Fujimori u. Mitarb. (Sammelstatistik) 1969	1760	88	84	1 (62)	80	73	0 (21)
Lacour u. Mitarb. 1969	242	89	90	4	79	73	3
Welti u. Mitarb. 1969	556	68	78	10 (68)	37	51	2 (32)
Woolner u. Mitarb. 1969	851	93	78	0 (75)	84	62	0 (61)
Heinze u. Pichlmayr 1972	259	37		28	12		
Heinze u. Schineis 1976	305		67,6	21			
Russell u. Mitarb. 1975	68	94	77	43	89	72	14
Röher u. Mitarb. 1973	117	47		16			
Röher u. Mitarb. 1977	151	88		8			
Keminger u. Mitarb. 1975	603		94	48–72		90	48–72
	(Stad. 3 – 4)		44	18		34	14

* Die eingeklammert angeführten Zahlen betreffen die soliden, d. h. medullären und Pflasterzellkarzinome sowie die nicht epithelialen Malignome zusammen; letztere stets in erheblicher Minderzahl.

haben bei Behandlung im Stadium I und II fast gleich günstige Überlebensraten wie die follikulären Karzinome (40, 42, 53, 252).
- Mit den Tumorstadien III und IV nähern sich die Fünf- und Zehnjahresüberlebensraten der verschiedenen Malignomtypen mit 10–30% einander weitgehend an, wobei in Einzelfällen ein papilläres Karzinom rasant letal verlaufen und ein metastasierendes anaplastisches Karzinom unter einer Hormonbehandlung viele Jahre stationär verbleiben kann (96, 252, 260, 490).
- Die Überlebensraten verkürzen sich abhängig von Zahl und Lokalisation der Metastasen in der Reihenfolge Lymphknoten-, Skelett-, Lungenmetastasen (96, 252). Sie sind von 0 bis 2 auf 25 bis 30% nach 10 Jahren anzuheben, wenn bei gegebenen Voraussetzungen eine Radiojodtherapie durchgeführt wird, auf die wiederum Lungen- besser als Skelettmetastasen reagieren (96, 239b, 344, 506).
- Je weiter fortgeschritten ein Tumorstadium, desto weniger hängt die Überlebensrate noch vom Tumortyp und von der Intensität der Therapiemaßnahmen ab (199, 239b, 260, 490).

Für die Beurteilung eines individuellen Krankheitsfalles ist bei der Therapieplanung jedoch festzuhalten, daß trotz vermeintlich und statistisch ungünstiger Ausgangssituation immer wieder erstaunlich lange Überlebenszeiten zu erreichen und unter diesem Aspekt *kritisch alle sinnvollen Therapiemaßnahmen* auszunutzen sind. Dabei kann man davon ausgehen, daß trotz aller Skepsis die erst seit relativ kurzer Zeit praktizierten, mit Sicherheit zu optimierenden und deshalb noch auf längere Zeit hin nicht zweifelsfrei beurteilbaren Verfahren der Radiojod- und Hochvolttherapie, insbesondere aber die schon heute gegebenen besseren Möglichkeiten einer Frühdiagnose günstigere Behandlungsergebnisse als bisher erwarten lassen.

Literatur

1 Abrams, H. L., R. Spiro, N. Goldstein: Metastases in Carcinoma. Cancer (Philad.) 3 (1950) 74
2 Ackerman, N. B., J. F. Marvin: The use of radioactive phosphorus in the diagnosis of thyroid cancer. Radiology 77 (1961) 793
3 Akimova, R. N., K. P. Ganina, L. A. Zotikov, G. I. Kulic: Results of a biochemical, histochemical and ultrastructural study of the thyroid gland in the process of experimental cancerogenesis. In:

Thyroid Cancer, hrsg. von Ch. E. Hedinger. Springer, Berlin 1969
4 Albertini, A. von: Histologische Geschwulstdiagnostik. Thieme, Stuttgart 1955
5 Alexander, M. J.: Occurence of thyroid cancer in San Francisco. New Engl. J. Med. 253 (1955) 45
6 American Cancer Society: 75 cander facts and figures. Amer. Cancer Soc. Incorp. 1974
7 Astwood, E. B.: Problem of nodules in the thyroid gland. Pediatrics 18 (1956) 501
8 Attie, J. N.: The use of radioactive iodine in the evaluation of thyroid nodules. Surgery 47 (1960) 611
9 Balme, H. W.: Metastatic carcinoma of the thyroid succesfully treated with thyroxine. Lancet 1954/II, 812
10 Bansi, H. W.: Maligne Schilddrüsentumoren. In: Handbuch der inneren Medizin, Bd. VII/1, hrsg. von G. v. Bergmann, W. Frey, H. Schwiegk. Springer, Berlin 1955 (S. 827)
11 Barthels, C.: Struma maligna. Ergeb. Chir. Orthop. 24 (1931) 162
12 Bastenie, P. A., A. M. Ermans: Thyroiditis and thyroid function. Pergamon Press, Oxford 1972
13 Beahrs, O. H., E. S. Judd: Malignant lesions of the thyroid gland. Surg. Clin. N. Amer. 33 (1953) 1169
14 Beahrs, O. H., J. J. Pemberton, B. M. Black: Nodular goitre and malignant lesions of the thyroid gland. J. clin. Endocrc. 11 (1951) 1157
15 Beales, J. S. M., S. Nundy, S. Taylor: Brit. J. Surg. 58 (1971) 168
16 Beckers, C., M. De Visscher: Jodoproteins circulates dans le cancer thyroidien. Ann. Endocr. (Paris) 23 (1962) 585
17 Bell, G. O.: Cancer of the thyroid and myxedema. Lahey Clin. Bull. 7 (1952) 714
18 Benker, G., K. Hackenberg, H. G. Hoff, S. Seeber, J. Ebke, R. Windeck, D. Reinwein: Zytostatische Kombinationsbehandlung metastasierender Schilddrüsenkarzinome mit Doxorubicin und Bleomycin. Dtsch. med. Wschr. 102 (1977) 1908
19 Berchthold, R., P.-A. Gretillat, M. P. König, E. Pedrinis, H. Rösler: Die Bedeutung des sog. kalten Knotens in der Kropfchirurgie. Schweiz. med. Wschr. 104 (1974) 449
20 Berchtoldt, R., P. A. Gretillat, M. P. König, F. Pedrinis, H. Roesler, D. Allgöwer: Preliminary stages of malignant thyroid tumors. Helv. chir. Acta 40 (1973) 587
21 Bertelsen, A., E. Christensen, V. Eskelund: Carcinoma of the thyroid. Acta chir. scand. 99 (1949) 205
22 Black, B. M., L. B. Woolner, Ch. M. Blackburn: The uptake of radioactive iodine by carcinoma of the thyroid gland: A study of 128 cases. J. clin. Endocr. 13 (1953) 1378
23 Black, B. M., R. Yadeau, L. Woolner: Surgical treatment of thyroidal carcinomas. Arch. Surg. 88 (1964) 610
24 Block, M. A., R. C. Horn, B. E. Brush: The place of total thyroidectomy in surgery for thyroid carcinoma. Arch. Surg. 81 (1960) 236
25 Bloise, W., W. Nicolau, B. L. Wajchenberg, R. R. Pieroni, A. C. Toledo, E. Mattar, A. B. de Ulhoa Cintra: Thyrotoxic crisis and electrolyte disturbances in a patient with functioning metastatic carcinoma of the thyroid. J. clin. Endocr. 23 (1963) 1096
26 Blom, P. S., A. Querido, C. H. W. Leeksma: Acute leukaemia following x-ray and radioiodine treatment of thyroid carcinoma. Brit. J. Radiol. 28 (1955) 165
27 Blomfield, G. W.: Radiotherapy for malignant tumors of the thyroid. Proc. roy. Soc. Med. 51 (1958) 522
28 Bockelmann, D., D. Dörr, F. Linder, B. Oellers, H. D. Röher, H. Rudolph, F. A. Trumm: Zur Pathologie und Therapie der Struma maligna. Dtsch. med. Wschr. 95 (1970) 666
29 Borm, D., B. Fleischer: Der kalte Schilddrüsenknoten. Dtsch. med. Wschr. 102 (1977) 717
30 Börner, W.: Methoden zur Diagnostik des Solitärknotens der Schilddrüse. Med. Welt (Stuttg.) 27 (1976) 1611
31 Börner, W., D. Emrich, F. A. Horster, E. Klein, P. Pfannenstiel, D. Reinwein: Diagnostik und Therapie des Solitärknotens der Schilddrüse. Med. Welt (Stuttg.) 28 (1977) 721
31a Botsch, H., E. Schulz, B. Lochner: Serum-Thyreoglobulinbestimmung zur Verlaufskontrolle bei Schilddrüsenkarzinom-Patienten. Dtsch. Med. Wschr. 104 (1979) 1072
32 Boulet, P., J. Mirouze, P. Barjon: Cancer thyroidien découvert chez deux glandes basedowiennes apparement guéries par antithyroidiens. Ann. Endocr. (Paris) 14 (1953) 927

33 Bowens, O. M., J. B. Vander: Thyroid nodules and thyroid malignancy. Ann. intern. Med. 57 (1962) 245
34 Brands, K. H.: Auftreten einer Sepsis als Komplikation bei Behandlung mit hohen Dosen radioaktiven Jods. Ärztl. Wschr. 8 (1953) 554
35 Branoyacky-Pelech, M.: Über den funktionellen Wert der Langhansschen wuchernden Struma. Mitt. Grenzgeb. Med. Chir. 39 (1926) 609
36 Bricaire, H., J. Joly: Cancer du corps thyroide et hyperthyroidie. Ann. Endocr. (Paris) 24 (1963) 1015; 25 (1964) 13
32 Brooks, J. R.: Amer. J. Surg. 125 (1973) 477
38 Brown, L., S. Kantounis: The thyroid nodule. Amer. J. Surg. 129 (1975) 532
39 Buckwalter, J. A.: Childhood thyroid carcinoma. J. clin. Endocr. 15 (1955) 1437
40 Buckwalter, J. A.: Prognosis of thyroid carcinoma. In: Thyroid Cancer, hrsg. von Ch. E. Hedinger. Springer, Berlin 1969 (S. 313)
41 Buckwalter, J. A.: Irradiation and thyroid cancer. In: Thyroid Cancer, hrsg. von Ch. E. Hedinger. Springer, Berlin 1969 (S. 124)
42 Buckwalter, J. A., C. G. Thomas: Selection of surgical treatment for well-differentiated thyroid carcinomas. Ann. Surg. 176 (1972) 565
43 Büngeler, W., W. Dontenville: Hormonell ausgelöste geschwulstartige Hyperplasien, hyperplasiogene Geschwülste und ihre Verhaltensweisen. Dtsch. med. Wschr. 84 (1959) 1885
44 Busnardo, B., R. Vangelista, M. E. Girelli, F. Bui, C. Lazzi: TSH levels and TRH-response as a guide to the replacement treatment of patients with thyroid carcinoma. J. clin. Endocr. 42 (1976) 901
45 Campbell, H., W. R. S. Doll, J. Letchner: The incidence of thyroid cander in England and Wales. Brit. med. J. 1963/II, 1370
46 1968 Cancer Facts and Figures. New York City. The American cancer Society 1967, 6
47 Cattell, R. B., B. P. Colcock: The present-day problem of cancer of the thyroid. J. clin. Endocr. 13 (1953) 1408
48 Catz, B., D. Petit, P. Starr: The diagnostic and therapeutic value of thyrotropic hormone and haevy dosage scintigrams for the demonstration of thyroid cancer metastases. Amer. J. med. Sci. 237 (1959) 158
49 Catz, B., D. Petit, H. Schwatz, F. Davis, C. McCammon, P. Starr: Treatment of cancer of thyroid postoperatively with suppressive thyroid medication, radioactive iodine and thyroid stimulating hormone. Cancer (Philad.) 2 (1959) 371
50 Cerise, E. J., R. Spears, A. Ochsner: Carcinoma of the thyroid and nontoxic nodular goitre. Surgery 31 (1952) 552
51 Chesky, V. E., W. C. Dreese, C. A. Hellwig: Hürthle cell tumors of the thyroid gland: A report of 25 cases. J. clin. Endocr. 11 (1951) 1535
52 Chesky, V. E., W. C. Dreese, C. A. Hellwig: Hemangioendothelioma of the thyroid. J. clin. Endocr. 13 (1953) 801
53 Chesky, V. E., C. A. Hellwig, J. W. Welch: Solid large cell carcinoma of the thyroid. J. clin. Endocr. 20 (1960) 1280
54 Chesky, V. E., C. A. Hellwig, E. N. McCusker, J. W. Welch: Cancer of the thyroid. Arch. Surg. 79 (1959) 956
55 Chielmetti, C.: Über die Indikation zur Thyreoidektomie im Berner Krankengut. Helv. chir. Acta 43 (1976) 631
56 Choudens, J. A. A.: Cancer en Puerto Rico 1972. Office of information systems development staff, 1974
57 Clark, D. E.: Association of irradiation with cancer of thyroid in children and adolescents. J. Amer. med. Ass. 159 (1955) 1007
58 Clark, R. L., C. S. Hill, E. C. White: Results of treatment of thyroid cancer by radical surgery.
59 Clements, F. W.: The relationship of thyrotoxicosis and carcinoma of the thyroid to endemic goitre. Med. J. Aust. 1 (1954) 894
60 Cline, R., W. Shingleton: Long-term results in treatment of carcinoma of the thyroid. Am. J. Surg. 115 (1968) 545
61 Closon, J.: Hormone therapy in cancer of the thyroid and the mammary gland. Rev. Med. Liege 28 (1973) 671
62 Cohen, S. L., D. Grahame-Smith, I. MacIntyre, J. G. Walker: Alcohol-stimulated calcitonin release in medullary carcinoma of the thyroid. Lancet 1973/II, 1172
63 Colby, M. Y., A. L. Orvis: The part-thigh vatio: A usefull and in evaluating the uptake of I^{131} bei thyroidal cancers Radiology 72 (1959) 304
64 Cole, W. H., J. D. Majarakis, P. D. Slaughter: Incidence of carcinoma of the thyroid in nodular goitre. J. clin. Endocr. 9 (1949) 1007

65 Coliez, R., M. Tubiana, J. Dutreix, J. Guelfi: Résultats de l'exploration de 85 cas de cancer de la thyroide par l'iode radioactif. J. Radiol. Electrol. 32 (1951) 881
66 Coliez, R., M. Tubiana, J. Dutreix, J. Guelfi: Résultats du traitment de 43 cas de cancer du corps thyroide par l'iode radioactif. J. Radiol. Electrol. 34 (1953) 305
67 Collins, D. C.: A study of Hürthle cell tumors of the thyroid gland. Arch. Surg. 73 (1956) 228
68 Conrad, R. A.: A 20 year-review of medical findings in a Marchallese populatio accidentally exposed to radioactive fallout. Report No. 50424, Brookhaven National Laboratory, Upton, N. Y. 1975
69 Conti, E. A., G. D. Patton: Study of thymus in 7400 consecutive newborn infants. Amer. J. Obstet. Gynec. 56 (1948) 884
70 Cope, O., B. M. Dobyns, E. Hamlin jr., J. Hopkirk: What thyroid nodules are to be feared? J. clin. Endocr. 9 (1949) 1012
71 Correa, P., C. Cuello, H. Eisenberg: Epidemiology of different types of thyroid cancer. In: Thyroid Cancer, hrsg. von Ch. E. Hedinger. Springer, Berlin 1969 (S. 81)
72 Costa, A., G. M. Ferraris, G. Buccini, G. C. Ferrara, F. Marocco: The relationship between endemic goitre and thyroid cancer. Int. Coll. Tum. thyr. Gland., Marseilles 1964, Karger, Basel 1966 (S. 197)
73 Crabtree, H. N., D. C. Hunter: Carcinoma of the thyroid. Arch. Surg. 67 (1953) 175
74 Cresti, M., G. Manzione: Considerazioni anatomo-cliniche su l'adenocarcinoma a struttura differenziata della tiroide. Endocr. Sci. Cost. 24 (1958) 290
75 Creutzig, H., I. Kallfelz, H. Haindl, R. Schulle, H. Hundeshagen: Hormonsubstitution bei Schilddrüsencarcinompatienten. Dtsch. med. Wschr. 102 (1977) 1763
76 Crile, G.: Adenoma and carcinoma of the thyroid gland. New Engl. J. Med. 249 (1953) 585
77 Grile, G.: Papillary carcinoma of the thyroid. In: Clinical Endocrinology I, hrsg. von E. B. Astwood, Grune & Stratton, New York 1960 (S. 179)
78 Crile, G.: Lymphosarcoma and reticulum cell sarcoma of the thyroid. Surg. Gynec. Obstet. 116 (1963) 449
79 Crile, G., W. S. Dempsey: Indications for removal of nontoxic nodlar goitres. J. Amer. med. Ass. 139 (1949) 1247
80 Crile, G., J. B. Hazard: Classification of thyroidits with special reference to the use of needle biopsy. J. clin. Endocr. 11 (1951) 1123
81 Crile, G., A. L. Vickery: Special uses of the silverman biopsy needle in office practice and at operation. Amer. J. Surg. 83 (1952) 83
82 Crile, G., J. B. Hazard, R. S. Dinsmore: Carcinoma of the thyroid gland, with special reference to a clinico-pathologic classification. J. clin. Endocr. 8 (1948) 762
83 Crile, G., J. G. Suhrer, J. B. Hazard: Results of conservative operations for malignant tumors of the thyroid. J. clin. Endocr. 15 (1955) 1422
84 Crile, jr. G.: Endocrine dependency of papillary carcinomas of the thyroid. J. amer. med. Ass. 195 (1966) 721
85 Crile jr. G.: Changing end results in patients with papillary carcinoma of the thyroid. Surg. Gynec. Obst. 132 (1971) 460
86 Crile, jr. G., J. B. Hazard: Incidence of cancer in struma lymphomatosa. Surg. Gynec. Obstet. 115 (1962) 101
87 Cunningham, R. M., G. Hilton, E. E. Pochin: Radioiodine uptake in thyroid carcinoma. Brit. J. Radiol. 28 (1955) 252
88 Cureton, R. J. R., D. H. C. Harland, J. Hosford, C. Pike: Reticulosarcoma in Hashimoto's disease. Brit. J. Surg. 44 (1957) 561
89 Cutler, S. J., J. Scotto, S. S. Devesa, R. R. Conelly: Third national cancer survey – A overview of available information. J. nat. Cancer Inst. 53 (1974) 1565
90 Dailey, M. E., S. Lindsay: Thyroid neoplasms in youth. J. Pediat. 36 (1950) 460
91 Dailey, M. E., S. Lindsay, R. Skahen: Relation of thyroid neoplasms to Hashimoto disease of the thyroid gland. Arch. Surg. 70 (1955) 291
92 Dailey, M. E., M. H. Soley, S. Lindsay: Carcinoma of the thyroid gland. Amer. J. Med. 9 (1950) 194
93 Dalgard, J. B., P. Wetteland: Metastatic thyroid tissue in bones as diagnostic problem. Acta chir. scand. 112 (1956) 18
94 Dargent, H., P. Guinet: The early stages of thyroid carcinoma. Brit. med. J. 1952/II, 1122

95 Dargent, M.: Traitement du cancer thyroidien. Rev. du Prat. 11 (1961) 2723
96 Dargent, M., J. Colon, B. Lahnèche: Metastatic thyroid cancer. In: Thyroid Cancer, hrsg. von Eh. E. Hedinger. Springer, Berlin 1969 (S. 268)
97 Deftos, L. J., J. G. Parthemire: Secretion of parathyroid hormone in patients with medullary thyroid carcinoma. J. clin. Invest. 54 (1974) 416
98 DeGroot, L. J., J. B. Stanbury: The thyroid and its diseases. 4. Aufl., Wiley, New York 1975
99 Denoix, P.: Principles of TNM classification. In: Thyroid Cancer, hrsg. von Ch. E. Hedinger. Springer, Berlin 1969 (S. 244)
100 Desaive, P.: Der Krebs der Schilddrüse. Dtsch. med. J. 8 (1957) 317
101 Dinsmore, R. S., W. S. Dempsey, J. B. Hazard: Lymphosarcoma of the thyroid. J. clin. Endocr. 9 (1949) 1043
101a Dinstl, K., K. Keminger: Experimentelle Untersuchungen über das metastasierende Schilddrüsenadenom. Klin. Med. 22, (1967) 262
102 Dobyns, B. M., B. Lennon: A study of the histopathology and physiologic function of thyroid tumors, using radioactive iodine and radioautography. J. clin. Endocr. 8 (1948) 732
103 Dobyns, B. M., B. Lennow: The growth and histologic changes of human thyroidal tumors transplanted into the anterior chamber of the eyes of guinea pigs. J. clin. Endocr. 11 (1951) 1481
104 Dobyns, B. M., G. E. Sheline, J. B. Workman, E. A. Tompkins, W. M. McConahey, D. V. Becker: Malignant and benign neoplasms of the thyroid in patients treated for hyperthyroidism: A report of the cooperative thyrotoxicosis therapy follow-up study. J. clin. Endocr. 38 (1974) 976
105 Doll, R.: Summarizing statement of results of treatment. In: Thyroid cancer, hrsg. von Ch. E. Hedinger. Springer, Berlin 1969 (S. 309)
106 Doll, R., P. Payne, J. Waterhouse: Cancer Incidence on five Continents (For International Union against Cancer), Springer, Berlin 1966
107 Donahower, G. F., O. P. Schumacher, J. B. Hazard: Medullary carcinome of the thyroid – A cause of Cushing's Syndrome: Report of two cases. J. clin. Endocr. 28 (1969) 1199
108 Doniach, I.: Primary malignant disease of the thyroid. Postgrad. med. J. 36 (1960) 436
109 Doniach, I.: Aetiologic consideration in thyroid carcinoma. In: The Thyroid and its Diseases. Lippincott, Philadelphia 1963 (S. 106)
110 Doniach, I.: Correlation of thyroid cell heigh with sex difference in tumor induction: discussion on carcinogenic role of TSH. In: Thyroid Cancer, hrsg. von Ch. E. Hedinger. Springer, Berlin 1969 (S. 131)
111 Doniach, I.: Tumor production in thyroids of rats given varying doses of radioactivity iodine at birth. In: Thyroid Cancer, hrsg. von Ch. E. Hedinger. Springer, Berlin 1969 (S. 174)
112 Dreese, W. C., C. A. Hellwig: Papilloma of the thyroid: A study of 50 cases. J. Kans. med. Soc. 12 (1953) 361
112a Droese, M.: Aspirationszytologie der Schilddrüse. F. K. Schattauer Verlag, Stuttgart – New York 1979
113 Droese, M., K. Kempken: Die Feinnadelpunktion in der Schilddrüsendiagnostik. Med. Klin. 71 (1976) 229
114 Duffy, jr. B. J.: Can radiation cause thyroid cancer? J. clin. Endocr. 17 (1957) 1383
115 Duffy, jr. B. J., P. J. Fitzgerald: Thyroid cancer in childhood and adolescence: Report of 28 cases. Cancer (Philad.) 3 (1950) 1018
116 Duffy, jr. B. J., P. J. Fitzgerald: Cander of thyr thyroid in children: A report of 28 cases. J. clin. Endocr. 10 (1950) 1296
117 Dunhill, T. P.: Carcinoma of the thyroid gland. Brit. J. Surg. 19 (1931) 83
118 Dunn, J. T., S. C. Ray: Changes in iodine metabolism and thyroglobulin stucture in metastatic follicular carcinoma of the thyroid with hyperthyreoidism. J. clin. Endocr. 36 (1973) 1088
119 Egloff, B.: Bösartige Schilddrüsengeschwülste mit besonderer Berücksichtigung maligner Rezidive primär gutartiger Kröpfe. Schweiz. med. Wschr. 91 (1961) 424
120 Eickhoff, W.: Die Schilddrüse. Barth, München 1965
121 Eiselsberg, A.: Über physiologische Funktion einer im Sternum zur Entwicklung gekommenen krebsigen Schilddrüsenmetastase. Langenbecks Arch. Klin. Chir. 48 (1894) 489
122 Eisenberg, H.: Survival experience of cancer of the thyroid by va-

rious treatments as experienced in a total population group. In: Thyroid Cancer, hrsg. von Ch. E. Hedinger. Springer, Berlin 1969 (S. 305)
123 Eisenberg, H., C. Correa, C. Cuello: Incidence of specific histologie types of thyroid carcinoma. In: Thyroid Cancer, hrsg. von Ch. E. Hedinger. Springer, Berlin 1969 (S. 81)
124 Eker, R., E. Eldjarn, F. Mellbye, E. Aurbakken: Cancer registration in Norway. The Incidence of cancer in Norway 1969–1971. Landsforeningen mot Kreft, Oslo 1973
125 Ellenberg, A. H., L. Goldman, G. S. Gordan, S. Lindsay: Thyroid carcinoma in patients with hyperparathyroidism. Surgery 51 (1962) 708
126 Emrich, D., Ch. Hauswaldt, G. Hoffmann, W. Keiderling: Rezidiv einer Struma maligna in der Schwangerschaft. Med. Welt 16 (1964) 499
127 Erjavec, M., T. Mowrin, M. Auersperg, R. Golouh: Comparative accumulation of ^{99m}Tc and ^{131}I in thyroid nodules: Case reports. J. nucl. Med. 18 (1977) 346
128 Fairclough, P. D.: Serum TSH responses to intravenously and orally administered TRH in man after thyroidectomy for carcinoma of the thyroid. Clin. Endocr. (Oxf.) 2 (1973) 351
129 Favus, M. J., A. B. Schneider, M. E. Stachura, J. E. Arnold, U. Y. Ryo, S. M. Pinsky, M. Colman, M. J. Arnold, L. A. Frohman: Thyroid cancer occuring as a late consequence of head-and-nack irradiation. New Engl. J. Med. 294 (1976) 1019
130 Fenzi, G., S. Refetoff, G. Asteris, G. Vassart: Immunological abnormal thyroglobulin in thyroid cancer: A potential diagnostic marker. 7th Annual Meeting, European Thyroid Association, Abstract 63, Helsinki 1976
131 Fetterman, G. H.: Carcinoma of the thyroid in children. Amer. J. Dis. Child. 92 (1956) 581
132 Fiedler, B., H. Menke: Beitrag zur Struma maligna. Z. urol. Chir. 78 (1953) 401
133 Field, J. B., P. R. Larsen, M. Kotani, I. Kariya, M. Kerins, G. Bloom: Biochemical heterogeneity and diminished TSH responsiveness in human thyroid carcinoma. In: Thyroid Research, hrsg. von J. Robins, L. E. Braverman. Exerpta Medica, Amsterdam 1976 (S. 551)
134 Fish, J., R. M. Moore: Extopic thyroid tissue and ectopic thyroid carcinoma. Ann. Surg. 157 (1963) 212
135 Fisher, E. R., B. Fisher: Nodular goitre and carcinoma of the thyroid. Amer. J. Surg. 82 (1951) 202
136 Fisher, E. R., H. R. Hellstrom: Differential diagnosis of papillary carcinoma of thyroid and salivary gland origin. Amer. J. clin. Path. 37 (1962) 633
137 Fitzgerald, P. J., F. W. Foote jr.: The function of various types of thyroid carcinoma as revealed by the radioautographic demonstration of radioactive iodine. J. clin. Endocr. 9 (1949) 1153
138 Fitzgerald, P. J., F. W. Foote, R. F. Hill: Concentration of I^{131} in thyroid cancer shown by radioautography in 100 consecutive cases: The relation of histologic structure to function of thyroid cancer. Cancer (Philad.) 3 (1950) 86
139 Fragu, P., B. M. Nataf: Human thyroid peoxidase activity in benign and malign thyroid disorders. J. clin. Endocr. 45 (1977) 1089
140 Frank, Th., C. G. Schneekloth, C. Zollikofer, G. Albers: Zur Differentialdiagnose scintigraphisch stummer Bezirke in der Schilddrüsenregion mit Ultraschall. In: Schilddrüse 1975, Thieme, Stuttgart 1977 (S. 36)
141 Franssila, K.: Value of histologic classification of thyroid cancer. Acta path. microbiol. scand. Aection A. Suppl. 225 (1971)
142 Frantz, V. K., K. Yannopoulos: Carcinoma of the thyroid. In: Advances in thyroid research, hrsg. von Pitt-Rivers. Pergamon Press, London 1961 (S. 377)
143 Frazell, E. L., F. W. Foote: The natural history of thyroid cancer: A review of 301 cases. J. clin. Endocr. 9 (1949) 1023
144 Frazell, E. L., F. W. Foote: Papillary cancer of the thyroid. Cancer (Philad.) 11 (1958) 895
145 Fuchsig, P., K. Keminger: Struma maligna – ein Problem der Prophylaxe. Ärztl. Prax. 24 (1972) 563
146 Fujimori, M.: Clinical classification of thyroid carcinoma in Japan by TNM system. In: Thyroid Cancer, hrsg. von Ch. E. Hedinger. Springer, Berlin 1969 (S. 240)
147 Fujimori, M., D. J. Jussawalla, F. R. Pilheu, A. Rakow: Long term survival. In: Thyroid Cancer, hrsg. von Ch. E. Hedinger. Springer, Berlin 1969 (S. 315)

148 Furth, J.: Concepts of thyroidal carcinogenesis. Interpretation of events. Needed research. In: Thyroid Cancer, hrsg. von Ch. E. Hedinger. Springer, Berlin 1969 (S. 171)
149 Galvan, G., G. B. Pohl: Feinnadelpunktion und zytologische Auswertung von 2523 kalten Schilddrüsenknoten. Dtsch. med. Wschr. 98 (1973) 2107
150 Gardner, L. W.: Hürthle-Cell tumors of the thyroid. Arch. Path. 59 (1955) 372
151 Garland, L.-H.: Cancer of the thyroid and previous irradiation. Surg. Gynec. Obstet. 112 (1961) 564
152 Garnier, H., J. Reynier, J.-C. Savoie, C. Calmettes, G. Cordier: Le cancer thyroidien. Ann. Chir. 18 (1964) 251
153 Geissl, G., H. G. Heinze, C. R. Pickardt: TSH-Spiegel nach Schilddrüsenhormon-Entzug bei athyreoten Schilddrüsencarcinom-Patienten. Münchn. med. Wschr. 119 (1977) 697
154 Gemsenjäger, E.: Zur chirurgischen Therapie der differenzierten Schilddrüsencardinome. Dtsch. med. Wschr. 103 (1978) 749
155 Gerard-Marchand, R.: Inclusions thyroidiennes dans les ganglions lymphatiques du cou. Bull. Ass. franç, Cancer 49 (1962) 190
156 Ghose, M. K., S. M. Genuth, R. M. Abellera, S. Friedman, I. Lidsky: Functinng primary thyroid carcinoma and metastases producing hyperthyroidism. J. clin. Endocr. 33 (1971) 639
157 Glass, H. G., G. W. Waldron, H. C. jr. Allen, W. G. Brown: A rational approach to the thyroid malignancy problem. Amer. Surg. 26 (1960) 81
158 Goltzman, D., J. I. Potts, E. C. Ridgway, F. Maloof: Calcitonin as a tumor marker. New Engl. J. Med. 290 (1974) 1035
159 Goodmann, J. M.: Occult sclerosing carcinoma of the thyroid. J. int. Coll. Surg. 36 (1961) 663
160 Goolden, A. W. G.: Carcinoma of the thyroid following irradiation. Brit. med. J. 1958/II, 954
161 Goolden, A. W. G.: Radioiodine in the treatment of thyroid carcinoma. Proc. roy. Soc. Med. 51 (1958) 525
162 Goolden, A. W. G., J. F. Fowler, C. M. E. Matthews: Comparison of iodine 124 and iodine 131 for thyroid ablation. Brit. J. Radiol. 36 (1963) 346
163 Gottlieb, J. A., C. R. jr. Hill: Chemotherapy of thyroid cancer with adriamycin. New Engl. J. Med. 290 (1974) 193
164 Goudie, R. B.: Immune relationships of thyroid tumors. In: Thyroid Neoplasia, hrsg. von S. Young, D. R. Inman. Academic press, London 1968 (S. 363)
165 Goudie, R. B.: Immune relationships of thyroid tumors. In: Thyroid Cancer, hrsg. von C. Hedinger. Springer, Berlin 1969 (S. 183)
166 Graham, A.: Malignant tumors of the Thyroid. Epithelial types. Ann. Surg. 81 (1925) 30
167 Graham, A.: Riedel's struma in contrast to struma Hashimoto. West. J. Surg. 39 (1931) 681
168 Gran Bo: Cancer incidence in Sweden 1971. Göteborg Offset tryckari AB, Stockholm 1975
169 Greenspan, F. S.: Radiation exposure and thyroid cancer. J. Amer. med. Ass. 237 (1977) 2089
170 De Groot, L. J., K. Hoye, S. Refetoff, A. J. van Herle, G. I. Asteris, H. Rochman: Serum antigens and antibodies in the diagnosis of thyroid cancer. J. clin. Endocr. 45 (1977) 1220
171 Grosso, O. F., P. Paseyro, J. F. Cassinelli: Les métastases ganglionnaires cervico-latérales dans les carcinomes thyroidiens cliniquement inapparents. Ann. Endocr. (Paris) 18 (1957) 34
172 Guansing, A. R., N. Engbring, J. Cerletty, R. Holmes, S. Wilson, T. C. Hagen, R. Rosenfeld, R. Komorowski, K. R. Shetty: Thyroid neoplasia: A delayed complication of low-dose head and neck irradation. In: Thyroid Research, hrsg. von J. Robbins, L. E. Braverman. Exerpta medica, Amsterdam 1976 (S. 561)
173 Haber, H.: Regional differences in cancer incidence. In: Lit. Nr. 187, 123 (1969)
174 Hakama, M.: Different world thyroid cancer rates. In: Lit. Nr. 187, 66 (1969)
175 Hallerbach, H., K. Renner: Struma maligna als Strahlenschädigung? Strahlentherapie 113 (1960) 110
176 Halman, K. E.: Problems of thyroid cancer and its treatment by radioiodine. Nucl.-Med. 1 (1959) 1
177 Halnan, K. E.: Closing lecture, In: Thyroid cancer, hrsg. von Ch. Hedinger. Springer, Heidelberg 1969 (S. 332)
178 Halter, A.: Zum Problem der malignen Rezidivstruma. Schweiz, med. Wsch. 106 (1976) 210

179 Hamburger, J. I.: Diuretic augmentation of ^{131}J uptake inoperable thyroid cancer. In: Thyroid Cancer, hrsg. von Ch. E. Hedinger. Springer, Berlin 1969 (S. 233); New Engl. J. Med. 280 (1969) 1091

180 Hamburger, J., P. Desai: Mannitol augmentation of ^{131}I uptake in the treatment of thyroid carcinoma. Metabolism 15 (1966) 1055

181 Hamperl, H.: Onkocytes and the so-called Hürthle cell tumor. Arch. Path. 49 (1950) 563

182 Hanford, J. M., E. H. Quimby, V. K. Frantz: Cancer arizing many years after radiation therapy J. Amer. med. Ass. 181 (1962) 404

183 Harada, T., N. Yoshihiko, T. Suzuki, K. Ito, S. Baba: Bleomycin treatment for cander of the thyroid. Amer. J. Surg. 122 (1971) 53

184 Hare, H. F., R. V. Newcomb: Carcinoma of the thyroid in children. Radiology 54 (1950) 401

185 Harmer, M. H.: Application of the TNM classification rules to malignant tumors of the thyroid gland. In: Thyroid Cancer, hrsg. von Ch. E. Hedinger. Springer, Berlin 1969 (S. 246)

186 Harnett, W. L.: Survey of cancer in London. A. R. Brit. Emp. Cancer Campgn. 128 1952

187 Hayles, A. B., R. L. J. Kennedy, L. B. Woolner, B. M. Black: Nodular lesions of the thyroid gland in children. J. clin. Endocr. 16 (1956) 1580

188 Haynie, T. P., M. M. Nofal, W. H. Beierwaltes: Treatment of thyroid carcinoma with I^{131}. J. Amer. med. Ass. 183 (1963) 303

189 Hazard, J. B., N. Kaufman: Survey of thyroid glands obtained at autopsy in so-called goitre. Amer. J. clin. Path. 22 (1952) 860

190 Hazard, J. B., R. Kenyon: Atypical adenoma of the thyroid. Arch. Path. 58 (1954) 554. Encapsulated angioinvasive carcinoma of the thyroid gland. Amer. J. clin. Path. 24 (1954) 755

191 Hazard, J. B., G. Crile, R. S. Dinsmore, W. A. Hawk, R. Kenyon: Neoplasms of the thyroid. Arch. Path. 59 (1955) 502

192 Hazard, J. B., W. A. Hawk, G. Crile: Medullary (solid) carcinoma of the thyroid – a clinicopathologic entity. J. clin. Endocr. 19 (1959) 152

193 Hedinger, Ch.: Normale und pathologische Anatomie der Schilddrüse. Verh. dtsch. Ges. inn. Med. 66 (1960) 13

194 Hedinger, Ch. (Hrsg.): Thyroid Cancer, Springer, Berlin 1969

195 Hedinger, Ch.: Klassifizierung der Schilddrüsentumoren. Schweiz. med. Wschr. 105 (1975) 997

196 Heidendal, G. A. K., P. Roos, L. G. Thijs, J. D. Wiener: J. nucl. Med. 16 (1975) 793

197 Heinze, H. G., H. W. Pabst: Struma maligna. Strahlentherapie 139 (1970) 656

198 Heinze, H. G., H. Pichlmaier: Diagnostik und Therapie der Struma maligna. Internist 13 (1972) 148

199 Heinze, H. G., E. Scheneis: Malignome der Schilddrüse. Behandlungsergebnisse bei 305 Patienten. Strahlentherapie 152 (1976) 114

199a Hellman, D. E., M. Kartchner, J. D. van Antwerp, S. E. Salmon, D. D. Patton, R. O'Mara: Radioiodine in the treatment of medullary carcinoma of the Thyroid. J. Clin. Endocr. Metabol. 48, 451 (1979)

200 Hempelmann, L. H.: Radiation exposure and thyroid cancer in man. In: Lit. Nr. 194, 103 (1969)

201 van Herle, A. J., R. P. Uller: Elevated Serum thyroglobulin. J. Clin. Invest. 56 (1975) 272

202 Herrmann, E.: Die Bedeutung fortgesetzter Thiouracilmedikation für die Proliferation des Schilddrüsengewebes. Schweiz. med. Wschr. 81 (1951) 1097

203 Hershey, C. D.: Thyroid carcinoma and nodular goiter in a community hospital. Arch. Surg. 76 (1958) 407

204 Hershman, J. M., C. L. Edwards: Serum thyrotropin (TSH) levels after thyroid ablation compared with TBH levels after exogenous bovine TSH: Implications for ^{131}I treatment of thyroid carcinoma. J. clin. Endocr. 34 (1972) 814

205 Hertz, J.: Functioning late metastases from thyroid carcinoma. Acta path. microbiol. scand. Suppl. 105 (1955) 60

206 Hill, C. S., A. H. Tashjian, M. L. Ibanez, N. A. Saaman, R. L. Clark: Diagnostic value of plasma calcitonin levels in patients with medullary carcinoma of the thyroid. In: Further Advances in Thyroid Research. hrsg. von K. Fellinger u. R. Höfer. Wien med. Akademie 1971, S. 1245

206a Hill, C. St., R. L. Clark, M. Wolf: The effect of subsequent pregnancy on patients with thyroid carcinomas. Surg., Gyn., Obstet. 122 (1966) 1219

207 Hinterstoisser, H.: Adenom der Schilddrüse mit Knochenmetastase. Wien. klin. Wschr. 15 (1929) 496

208 Hirabayashi, R. N., S. Lindsay: Carcinoma of the thyroid gland: A statistical study of 390 patients. J. clin. Endocr. 21 (1961) 1596

209 Hjort, T.: „Thyroglobulin" in the serum. Acta med. scand. 174 (1963) 137

210 Holsti, I. R., A. Rytilä: Treatment of metastatic thyroid carcinoma with radioiodine. Ann. Med. intern. Fenn. 48, Suppl. 28 (1959)

211 Horn, R. C.: Hürthle-cell tumors of the thyroid. Cancer (Philad.) 7 (1954) 234

212 Horn, R. C., I. S. Ravdin: Carcinoma of the thyroid gland in youth. J. clin. Endocr. 11 (1951) 1166

213 Horn, R. C., R. F. Welty, F. P. Brooks, J. E. Rhoads, E. P. Pendergrass: Carcinoma of the thyroid. Ann. Surg. 126 (1947) 140

214 Horst, W.: Die diagnostische und therapeutische Anwendung des Radiojodids. Fortschr. Röntgenstr. 77 (1952) 567

215 Horst, W.: Radiojoddiagnostik von Struma und Schilddrüsenkrebs und Untersuchungen zur Frage einer Jodfehlverwertung in deren Pathogenese. Krebsforschung und Krebsbekämpfung. Strahlentherapie, Sonderband 34 (1959)

216 Horst, W.: Klinische Radiojoddiagnostik der Schilddrüsenerkrankungen. In: Strahlenbiologie, Strahlentherapie, Nuklearmedizin und Krebsforschung, hrsg. von H. R. Schinz, H. Holthusen, H. Langendorff, B. Rajewsky, G. Schubert. Thieme, Stuttgart 1959

217 Horst, W., H. Heuwieser: Radiopapierchromatographische Untersuchungen zur Frage der endocrinen Leistung des Schilddrüsencarcinoms als Basis der Radiojodtherapie. Strahlentherapie 102 (1957) 379

218 Howes, W. E., M. N. Foote: Carcinoma of the thyroid gland. Radiology 52 (1949) 541

219 Huber, P.: Über maligne Rezidive nach der Operation primär nicht maligner Strumen. Krebsarzt 11 (1956) 14

220 Huber, P.: Behandlungsergebnisse beim Schilddrüsenkarzinom, Landarzt 36 (1960) 838

221 Hüfner, M., H. Munzinger, H. Papke, D. Barwich, F. Bahner, P. Schenk, D. Röher: Prinzipien der Hormonsubstitution bei thyreoidaktomierten Schilddrüsencarcinom-Patienten. Radiologe 15 (1975) 245

222 Hull, O. H.: Critical analysis of 221 thyroid glands. Arch. Path. 59 (1955) 201

223 Hunt, W. B., K. R. Crispell, J. McKae: Functioning metastatic carcinoma of the thyroid producing clinical hyperthyroidism. Amer. J. Med. 28 (1960) 995

224 Hurxthal, L. M., A. C. Heinemann: Modular goitre and thyroid cancer. New Engl. J. Med. 258 (1958) 457

225 Iida, F., M. Yonekura, M. Miyakawa: Study of intraglandulare dissimination of thyroid cancer. Cancer 24 (1969) 764

226 Jackson, A. S.: Carcinoma of the thyroid gland. Arch. Surg. 58 (1949) 875

227 Jackson, A. S.: Intrathoracic goitre. J. int. Coll. Surg. 20 (1953) 485

228 Jacobson, F.: Treatment of carcinoma of the thyroid. Acta radiol. (Stockh.) 41 (1954) 169

229 Jaffe, R. H.: Epithelial metaplasia of the thyroid gland. Arch. Path. 23 (1937) 821

230 Janik, I.: Die Zytologie der Schilddrüse in der Diagnostik sog. „kalter Knoten". In: Schilddrüse 1973, hrsg. von H. Schleusener u. B. Weinheimer. Thieme, Stuttgart 1973 (S. 76)

231 Johnson, R. W. P., N. C. Saha: The so-called lateral aberrant thyroid. Brit. med. J. 1962/I, 1668

232 Judmaier, F.: Experimentelle Untersuchungen zur Entstehung des metastasierenden Schilddrüsenadenoms. Bruns' Beitr. klin. Chir. 190 (1955) 79

233 Junqueira, A. C.: Suggested amendments to the UICC classification of thyroid cancer. In: Thyroid Cancer, hrsg. von Ch. E. Hedinger. Springer, Berlin 1969 (S. 247)

234 Kagan, A. R., H. Nussbaum, P. Chan, R. Levin: Thyroid carcinoma: Is postoperative axternal irradiation indicated? Oncology 29 (1974) 40

235 Kainberger, F.: Die Therapie der Struma maligna mit prä- und postoperativer Strahlenbehandlung. Wien. klin. Wschr. 67 (1955) 378

236 Keding, G., Wagner, G.: Hamburger Krebsdokumentation

1956–1974. Krebsregister der Gesundheitsbehörde beim statistischen Landesamt Hamburg 1975.
237 Keeling, J. H., A. Ochsner: Carcinoma in thyroglossal duct remnants. Cancer (Philad.) 12 (1959) 596
238 Kellett, H. S., T. W. Sutherland: Reticulosarcoma of the thyroid gland. J. Path. Bact. 16 (1949) 233
239 Keminger, K.: Über die Malignität der Solitäradenome. Klin. Med. 12 (1957) 233
239a Keminger, K.: Zusammentreffen von Immunthyreoiditis und Schilddrüsenneoplasmen. Acta Chir. Austriaca 5 (1973) 2
239b Keminger, K., K. Dinstl, D. Depisch: Struma maligna. In: Krebsbehandlung als interdisziplinäre Aufgabe. Hrsg. K. H. Kärcher, Springer Verlag Berlin – Heidelberg – New York 1975
240 R. Kenyon: Neoplasms of the thyroid. Arch. Path. 59 (1955) 502
241 Keynes, W. M.: Teratoma of the neck in relation to the thyroid gland. Brit. J. Surg. 46 (1959) 466
242 Kilpatrick, R., G. W. Blomfield, F. E. Neal, G. M. Wilson: Carcinoma of the thyroid. Quart. J. Med. 26 (1957) 209
243 King, W. L. M., J. J. de Pemberton: So called lateral aberrant thyroid tumors. Surg. Gynec. Obstet. 74 (1942) 991
244 Klapp, C., R. V. Rosvoll, T. Winship: Is destructive surgery necessery for treatment of thyroid cancer in children? Ann. Surg. 165 (1967) 745
245 Klein, E.: Die malignen Schilddrüsentumoren. Verh. dtsch. Ges. inn. Med. 66 (1960) 336
246 Klein, E.: Der endogene Jodhaushalt des Menschen und seine Störungen. Thieme, Stuttgart 1960
247 Klein, E.: Frühdiagnose der Schilddrüsentumoren. In: Früherkennung des Krebses, hrsg. von A. Linke Schattauer, Stuttgart 1962
248 Klein, E., B. G. Heinze, G. Hoffmann, D. Reinwein, C. Schneider: Therapie der Schilddrüsenmalignome. Dtsch. med. Wschr. 101 (1976) 835
249 Klein, E., J. Kracht, H.-L. Krüskemper, D. Reinwein, P. C. Scriba: Klassifikation der Schilddrüsenkrankheiten. Dtsch. med. Wschr. 98 (1973) 2249; Internist 15 (1974) 181
250 Kleine, N., D. Emrich, P. Pfannenstiel, G. Hoffmann, W. Keiderling: Ein empfindliches Verfahren zum Nachweis von Schilddrüsenmalignommetastasen mit J[131]. Nucl.-Med. 2 (1961) 49
250a Koch, B., G. Simonis, E. H. Farthmann: Der kalte Strumaknoten im Endemiegebiet. Dtsch. Med. Wschr. 104 (1979) 1632
250b Kracht, J.: C-Zellen und C-Zellengeschwülste. Verhlg. Dtsch. Ges. Pathol. 61 (1977) 235
251 Kramer, S., J. P. Concannon, H. D. Evans, G. M. Clark: Thyroid carcinoma. Brit. J. Radiol. 28 (1955) 307
252 Lacour, J., M. Tubiana, J. Roujeau, R. Gérard-Marchand, J. Weiler: Long term results of treatment. In: Thyroid Cancer, hrsg. von Ch. G. Hedinger, Springer, Berlin 1969 (S. 316)
253 Lahey, F. H., H. F. Hare: Malignancy in adenomas of the thyroid. J. Amer. med. Ass. 145 (1951) 689
254 Latourette, A., F. Hodges: Neoplasia after thymic roentgen treatment. Amer. J. Roentgenol. 82 (1959) 670
255 Leathem, J. H.: Goitrogen induced thyroid tumors. In: Ciba Foundation Colloquia on Endocrinology, Bd. 12, Churchill, London 1957 (S. 50)
256 Leeper, R. D.: The effect of ^{131}I therapy on survival of patients with metastatic papillary or follicular thyroid carcinoma. J. clin. Endocr. 36 (1973) 1143
257 Lémarchand-Béraud, Th., L. Valenta, A. Vannotti: Biochemical differences between normal and cancerous thyroid tissue. In: Lit. Nr. 187, 205 (1969)
258 Lemon, H. M., I. S. Ravin, J. F. Ross, H. Sisson, T. J. Anglem, A. W. Branca: Testosteron therapy of metastatic adenocarcinoma of the thyroid, with remission. Cancer (Philad.) 4 (1951) 1176
259 Letton, A. H.: The results of the american jpint commitee's retrospective study on staging cancer of the thyroid. In: Lit. Nr. 187, 251 (1969)
260 Ley, R., E. S. Judd, O. H. Beahrs, L. B. Woolner: Anaplastic carcinoma of the thyroid: Evaluation of postoperative results. Trans. Amer. Goiter. Ass. 1954 438
261 Li, F. P., K. E. W. Melvon, A. H. Tashjian, P. H. Levine, J. F. Fraumeni: Familial medullary thyroid carcinoma and pheochromocytoma: Epidemiologic investigations. J. nat. Cancer Inst. 52 (1974) 285
262 Liechty, R. D., S. Safaic-Shirazi, R. T. Soper: Carcinoma of the thyroid in children. Surg. Gynec. Obstet. 134 (1972) 595

263 Limacher, W.: Über Blutgefäßendotheliome der Struma mit einem Anhang über Knochenmetastasen bei Struma maligna. Virchows Arch. path. Anat. Suppl. 151 (1898)
264 Lindahl, F.: Cancer 36, 540 (1975)
265 Lindsay, S.: Carcinoma of the Thyroid Gland. Thomas, Springfield/Ill., USA 1960
266 Lindsay, S.: Ionizing radiation and experimental thyroid neoplasma: A review. In: Thyroid Cancer, hrsg. von Ch. E. Hedinger. Springer, Berlin 1969 (S. 161)
267 Lindsay, S.: Papillary thyroid carcinoma revisted. In: Thyroid Cancer, hrsg. von Ch. E. Hedinger, Springer, Berlin 1969 (S. 29)
268 Lindsay, S., M. E. Dailey: Malignant lymphoma of the thyroid gland and its relation to Hashimoto disease: A clinical and pathologic study of 8 patients. J. clin. Endocr. 15 (1965) 1332
269 Lindsay, S., D. G. Potter, I. L. Chaikoff: Radioiodine induced thyroid carcinomas in female rats. Arch. Path. 75 (1963) 8
270 Lissitzky, S.: Thyroglobulin and other iodinated proteins in relation to cancerous thyroid tissue. In: Thyroid Cancer, hrsg. von Ch. E. Hedinger. Springer, Berlin 1969 (S. 217)
271 Littmann, K., J. Medrano-Heredia, W. Strötges, D. Reinwein: im Druck (Nuklearmed. Klinik, Universität Essen)
272 Ljungberg, O.: Cytologic diagnosis of medullary carcinoma of the thyroid gland. Acta cytol. (Philad.) 16 (1972) 253
272a LoGerfo, P., Stillman, T., Colacchio, D., Feind, C.: Serum thyreoglobulin and recurrent thyroid cancer. Lancet 1977/I, 881
273 Lundsgaarg-Hansen, P.: Zur Frage der Bedeutung der Thiourazilderivate für die Entstehung maligner Tumoren, insbesondere v. Schilddrüsentumoren. Oncologia 9 (1956) 33
274 McCormick, N. A., J. H. Maus: Carcinoma of the thyroid. Canad. med. Ass. J. 82 (1960) 1011
275 McDermott, W. V., W. S. Morgan, E. Hamlin, O. Cope: Cancer of the thyroid. J. clin. Endocr. 14 (1954) 1336
276 McDougall, I. R., J. S. Kennedy, J. A. Thomson: Thyroid carcinoma following Iodine-131-Therapy. Report of a case and review of the literature. J. clin. Endocr. 33 (1971) 287
277 McWhirter, R.: The value of clinical staging in thyroid cancer. In: Thyroid Cancer, hrsg. von Ch. E. Hedinger. Springer, Berlin 1969 (S. 255)
278 Mack, R. E., K. T. Hart, D. Druet, M. A. Bauer: An abnormality of thyr. horm. sec. Amer. J. Med. 30 (1961) 323
279 Majarakis, J. D., D. P. Staughter, W. H. Cole: Carcinoma of the thyroid gland. J. clin. Endocr. 13 (1953) 1530
280 Majarakis, J. D., D. P. Slaughter, W. H. Cole: Thyroid cancer in childhood and adolescence. J. clin. Endocr. 16 (1956) 1487
281 Malamos, B., K. Moiras, B. Samara, G. Levis: Serum-Thyroxin und Trijodthyronin bei funktionierendem Schilddrüsenkarzinom. Klin. Wschr. 39 (1961) 255
282 Maloof, F., A. L. Vickery, B. Razz: An evaluation of various factors influencing the treatment of metastatic thyroid carcinoma with I[131]. J. clin. Endocr. 16 (1956) 1
283 Mannin, P. C., G. D. Molnar, B. M. Black, J. T. Priestley, L. B. Woolner: Pheochromocytoma, hyperparathyroidism and thyroid carcinoma occuring coincidently. New Engl. J. Med. 268 (1963) 68
284 Marinelli, L. D., F. W. Poote, R. F. Hill, A. F. Hocker: Retention of radioactive iodine in thyroid carcinomas: histopathologic and radioautographic studies. Amer. J. Roentgenol. 58 (1947) 17
285 Martin, H.: The Surgery of thyroid tumors. Cancer (Philad.) 7 (1954) 1063
286 Massini, M.-A.: Über die Sarkome der Schilddrüse mit besonderer Berücksichtigung der Lympho- und Rethothelsarkome. Schweiz. Z. allg. Path. 19 (1956) 259
287 Maxon, H. R., S. R. Thomas, E. L. Saenger, C. R. Buncher, J. G. Kereiakes: Ionizing irradiation and the induction of clinical significant disease in the human thyroid gland. Amer. J. Med. 63 (1977) 967
288 Maxwell, W. T., F. C. Marchetta: Papillary adenocarcinoma of the thyroglossal duct. Arch. Surg. 80 (1960) 224
289 Mayberger, H. W.: Adenocarcinoma of thyroid origin in a benign cystic teratoma. Amer. J. Obstet. Gynec. 78 (1959) 817
290 Mazzaferri, E. L., L. R. Young, J. E. Oertel, W. I. Kemmerer, C. P. Page: Papillary thyroid carcinoma. The impact of therapy in 576 patients. Medicine (Baltimore) 56 (1977) 171
291 Meckstroth, C. V., G. M. Curtis: Criteria for therapy of malignant thyroid lesions with I[131]. Arch. Surg. 67 (1953) 187
292 Meier, D. W., L. B. Woolner, O. H. Beahrs, W. M. McConahey:

Parenchymal findings in thyroidal carcinoma: pathologic study of 256 cases. J. clin. Endocr. 19 (1959) 162
293 Meissner, W. A.: Undifferentiated carcinomas of the thyroid. In: Thyroid Cancer, hrsg. von Ch. E. Hedinger. Springer, Berlin 1969 (S. 39)
294 Meissner, W. A.: Pathology of the Thyroid. In: The Thyroid, 3. Aufl., hrsg. von S. C. Werner u. S. H. Ingbar, Harper & Row, New York 1971 (S. 343)
295 Meissner, W. A., F. H. Lahey: Cancer of the thyroid in a thyroid clinic. J. clin. Endocr. 8 (1948) 749
296 Meissner, W. A., R. G. McManus: A comparison of the histologic pattern of benign and malignant thyroid tumors. J. clin. Endocr. 12 (1952) 1474
297 Meissner, W. A., M. A. Legg: Persistent thyroid carcinoma. J. clin. Endocr. 18 (1958) 91
298 Meissner, W. A., S. Warren: Tumors of the thyroid gland. Atlas of tumor pathology, sec. Series Fasc. 4, Armed Forces institute of pathology, Washington D. C. 1969
299 Meissner, W. A., B. P. Colcock, H. Achenbach: The pathologic evaluation of radical neck dissection for carcinoma of the thyroid gland. J. clin. Endocr. 15 (1955) 1432
300 Melvin, K. E. W.: The paraneoplastic syndromes associated with carcinoma of the thyroid gland. Ann. N. Y. Acad. Sci. 230 (1974) 378
301 Milhaud, G., M. Tubiana, C. Parmentier, G. Coutris, J. Lacour: Thyrocalcitonin-sevreting thyroid carcinoma. In: Thyroid Cancer, hrsg. von Ch. E. Hedinger. Springer, Berlin 1969 (S. 237)
302 Miller, J. M.: Carcinoma and thyroid nodules. New Engl. J. Med. 252 (1955) 247
303 Miller, J. M., R. C. Horn, M. A. Block: The increasing incidence of carcinoma of the thyroid in a surgical practice. J. Amer. med. Ass. 171 (1959) 1176
304 Miskin, M., I. B. Rosen, P. G. Walfish: Ultrasonography of the thyroid gland. Radiol. Clin. N. Amer. 13 (1975) 479
305 Molnar, G. D., D. S. Childs, L. B. Woolner: Histologic evidence of malignancy in a thyroid gland bearing a hot nodule. J. clin. Endocr. 18 (1958) 1132
306 Money, W. L.: Chemical carcinogenesis and sex hormones in experimental thyroid tumors. In: Lit. Nr. 194 (1969) 140
307 Morgenstern, N. L., Y. L. Tiber: Carcinoma of the thyroid at autopsy Arch. intern. Med. 103 (1959) 581
308 Morris, J. H., C. A. Hardin: Thyroid cancer in adult following externalirradiation. Arch. intern. Med. 113 (1964) 97
309 Mortenson, J. R., L. B. Woolner, W. A. Bennett: Gross and microscopic findings in clinically normal thyroid glands. J. clin. Endocr. 15 (1955) 1270
310 Mulder, H., C. A. P. F. Su: Diagnostik des medullären Schilddrüsencarcinoms. Dtsch. med. Wschr. 102 (1977) 479
311 Müller, J. H., C. Brunner: Normaler Partus eines gesunden Mädchens nach erfolgreicher Behandlung einer metastasierenden Struma maligna der Mutter mittels radioaktiven Jods. Schweiz. med. Wschr. 83 (1953) 54
312 Mustacchi, P., S. J. Cutler: Some observations on incicence of thyroid cancer in United States. New Engl. J. Med. 255 (1957) 889
313 Mustacchi, P., S. J. Cutler: Survival of patients with cancer of the thyroid gland. J. Amer. med. Ass. 173 (1960) 1795
314 Nadler, N. J., M. G. Mandavia, C. P. Leblond: Influence of preirradiation on thyroid tumorigenesis by low iodine diet in the rat. In: Thyroid Cancer, hrsg. von Ch. E. Hedinger. Springer, Berlin 1969 (S. 125)
315 Naegeli, Th.: Kropf und Krebs mit besonderer Berücksichtigung der Prophylaxe. In: Krebsforschung und Krebsbekämpfung. Strahlentherapie (Sonderband) 34 (1956) 115
316 Napalkov, N. P.: Thyroid tumorigenesis in rats treated with 6-methylthiouracil for several successive generations. In: Thyroid Cancer, hrs. von Ch. E. Hedinger. Springer, Berlin 1969 (S. 134)
317 Neracher, H., Hedinger, Ch.: Klassifizierung der Schilddrüsenmalignome nach der Nomenklatur der WHO 1974. Schweiz. med. Wschr. 105 (1975) 1000
318 Neumann, R.: Krebsregister Baden-Württemberg 1974. Landesverband Baden-Württemberg zur Erforschung und Behandlung des Krebses E. V.
319 Ogburn, P. L., B. M. Black: Primary hyperparathyroidism and papillary adenocarcinoma of the thyroid. Proc. Mayo Clin. 31 (1956) 295
320 Olen, E., G. H. Klinck: Hyperthyroidism and thyroid cancer. Arch. Path. 81 (1966) 531
321 Otto, H.: Über einen Fall von Schilddrüsendoppeltumor. Frankfurt. Z. Path. 65 (1954) 314
322 Owen jr., Ch. A., W. M. McConahey, D. S. Childs, B. F. McKenzie: Serum „Thyroglobulin" in thyroidal carcinoma. J. clin. Endocr. 20 (1960) 187
323 Pabst, H. W., Ch. Strohm, J. Numberger: Klinik und Therapie der malignen Struma. Verh. dtsch. Ges. inn. Med. 66 (1960) 349
324 Pabst, H. W., Ch. Strohm, J. Numberger, S. Schendel: Klinik und Therapie der malignen Struma. Ther. Umsch. 18 (1961) 144
325 Pabst, H. W., K. W. Frey, C. Strohm, H. G. Heinze: Ergebnisse der Radiojodtherapie bei malignen Schilddrüsentumoren mit besonderer Berücksichtigung der Hormonbehandlung. Verh. dtsch. Ges. inn. Med. 70 (1964) 908
326 Parker, L. N., J. L. Belsky, I. Mandai, W. J. Blot, R. Kawate: Serum thyrotropin level and goitre in relation to childhood exposure to atomic radiation. J. clin. Endocr. 37 (1973) 797
327 Parker, L. N., J. L. Belsky, T. Yamamoto, S. Kawamoto, R. J. Keehn: Thyroid carcinoma after exposure to atomic irradiation. A continuing survey of a fixed population. Hiroshima and Nagasaki, 1958–1971. Ann. intern. Med. 80 (1974) 600
328 Parkhofer, R., S. Karnbaum: Klinik und Therapie der Struma maligna. Münch. med. Wschr. 105 (1963) 1458
329 Parthemore, J. G., D. Bronzert, G. Roberts, L. J. Deftos: A short calcium infusion in the diagnosis of medullary thyroid carcinoma. J. clin. Endocr. 39 (1974) 108
330 Patton, J. A., J. W. Hallifield, A. B. Brill, G. S. Lee, D. D. Patton: Differentiation between malignant and benign solitary thyroid nodules by fluorescent scanning. J. nucl. Med. 17 (1976) 17
331 Pedersen, E., A. Hougen: Thyroid cancer in Norway. In: Thyroid Cancer, hrsg. von Ch. E. Hedinger. Springer, Berlin 1969 (S. 71)
332 De Pemberton, J. J.: Malignant lesions of the thyroid gland: A review of 774 cases. Trans. Amer. Goiter. Ass. 154 (1938)
333 De Pemberton, J. J., B. M. Black: The association of carcinoma of the thyroid gland and exophthalmic goitre. Tans. Amer. Goiter Ass. 163 (1949)
334 De Pemberton, J. J., B. M. Black: Cancer of the thyroid. Amer. Cancer Soc. New York 1954
335 Pendergrast, W. J., B. K. Milmore, S. C. Marcus: Thyroid cancer and thyrotoxicosis in the united states: Their relation to endemic goitre. J. chron. Dis. 13 (1961) 22
336 Percy, N. M., J. E. Kearns, G. Milles, L. Seed: Carcinoma of the thyroid. In: Advances in thyroid research, hsg. von R. Pitt-Rivers. Pergamon Press, London 1961 (S. 352)
337 Perlmutter, G. S., B. B. Goldberg, N. D. Charkes: Sonografie Sem. nucl. Med. 5 (1975) 299
338 Perlmutter, M., Str. L. Slater: Which nodular goiters should be removed? New Engl. J. Med. 255 (1965) 65
339 Perlmutter, M., St. L. Slater, J. Attie: Method for preoperative differentiation between the benign and the possibly malignant solitary nontoxic thyroid nodule. J. clin. Endocr. 14 (1954) 672
340 Petracic, B., H. Schmidt, V. Weber: Langebecks Arch. klin. Chir. 328 (1967) 209
341 Petrae, I.: Experimental thyro-oncogenesis in XVII nc/ZE mice. In: Thyroid Cancer, hrsg. von Ch. E. Hedinger. Springer, Berlin 1969 (S. 154)
342 Philips, A. F.: The choice of a radioactive isotope for treatment of carcinoma of the thyroid. Brit. J. Radiol. 30 (1957) 247
343 Pochin, E. E.: Long term hazards of radioiodine treatment of thyroid carcinoma. In: Lit. Nr. 194 (1969) 293
344 Pochin, E. E.: Radioiodine therapy of thyroid cancer. In: The Thyroid, hrsg. von S. C. Werner, S. H. Ingbar. 3. Aufl., Harper & Row, New York 1971 (S. 467)
345 Pochin, E. E.: Diagnosis of thyroid cander. In: Rational Diagnosis or thyroid disease, hrsg. von R. Höfer. Egermann, Wien 1977 (S. 169)
346 Pochin, E. E., B. Thompson: Metabolic activity of tumour tissue. In: Thyroid Cancer, hrsg. von Ch. E. Hedinger. Springer, Berlin 1969 (S. 194)
347 Pochin, E. E., R. M. Cunningham, G. Hilton: Quantitative measurements of radioiodine retention in thyroid carcinoma. J. clin. Endocr. 14 (1954) 1300
348 Pochin, E. E., N. B. Myant, G. Hilton, A. J. Honour, B. D. Corbett: The indications for radioiodine treatment of thyroid carcinoma. Brit. med. J. 1952/II, 1115

349 Portman, U. V.: Experiences in the treatment of malignant tumors of the thyroid gland. Amer. J. Roentgenol. 46 (1941) 454
350 Probst, J. H., N. B. Talbot: Endocrine disorders in childhod. Practitioner 182 (1959) 305
351 Propp, R. M.: Remarks on the classification of thyroid tumours according to the TNM system. In: Thyroid Cancer, hrsg. von Ch. E. Hedinger. Springer, Berlin 1969 (S. 248)
352 Psarras, A., S. N. Papadopoulos, D. Livadas, A. D. Pharmakiotis, D. A. Koutras: The single thyroid nodule. Brit. J. Surg. 59 (1972) 545
353 Push, L. C., C. M. Nelson: Congenital teratoma of the thyroid gland. Amer. J. Cancer 23 (1935) 791
354 Quervain, F. De: Die Struma maligna. Enke, Stuttgart 1941
355 Quimby, E. H., S. C. Werner: Late radiation effects in Roentgen therapy for hyperthyroidism: Their possible bearing on the use of radioactive iodine. J. Amer. med. Ass. 140 (1949) 1046
356 Raith, L., D. Locher, D. Engelhardt, H. J. Karl: Thyreotoxische Krise bei Schilddrüsenmalignom. Internist 11 (1970) 146
357 Rall, J. E., J. Robbins, H. Edelhoch: Iodoproteins in the thyroid. Ann. N. Y. Acad. Sci. 86 (1960) 373
358 Rall, J. E., W. N. Miller, C. G. Foster, W. C. Peacock, R. W. Rawson: The use of thiouracil in the treatment of metastatic carcinoma of the thyroid with radioiodine. J. clin. Endocr. 11 (1951) 1273
359 Rall, J. E., J. B. Alpers, C. G. Lewallen, M. Sonenberg, M. Berman, R. W. Rawson: Radiation pneumonitis and fibrosis: A complication of radioiodine treatment of pulmonary metastases from cancer of the thyroid. J. clin. Endocr. 17 (1957) 1263
360 Ram, M. D.: Adenoma of the thyroid. J. int. Coll. Surg. 39 (1963) 494
361 Ramalingaswami, V.: Iodine and thyroid cancer in man. In: Thyroid Cancer, hrsg. von Ch. E. Hedinger. Springer, Berlin 1969 (S. 111)
362 Ranke, E., M. Trieloff, E. Wulsch: Intrathyreoidale Ausbreitung maligner Schilddrüsentumoren. Münchn. med. Wschr. 115 (1973) 2016
363 Ranström, S.: Malignant lymphoma of the thyroid and its relation to Hashimoto's and Brill-Symmers' disease. Acta chir. scand. 113 (1957) 185
364 Raventos, A., R. C. Horn, I. S. Ravdin: Carcinoma of the thyroid gland in youth: A second look ten years later. J. clin. Endocr. 22 (1962) 886
365 Raventos, A., D. O. Duszynski: Thyroid cancer following irradiation for medulloblastoma. Amer. J. Roentgenol. 89 (1963) 175
366 Rawson, R. W., J. E. Rall: The endocrinology of neoplastic disease. Recent Progr. Hormone Res. 11 (1955) 257
367 Rawson, R. W., J. E. Rall, W. Peacock: Limitations and indications in the treatment of cancer of the thyroid with radioactive iodine. J. clin. Endocr. 11 (1951) 1128
368 Rawson, R. W., B. N. Skanse, L. D. Marinelli, R. G. Fluharty: Radioactive iodine. Its use in studying certain functions of normal and neoplastic thyroid tissues. Cancer (Philad.) 2 (1949) 279
369 Rawson, R. W., B. M. Dobyns, R. Hill, R. G. Fluharty: Studies with radioactive iodine on certain functions of benign and malignant tumors of the thyroid. Acta Un. int. Cancr. 6 (1949) 831
370 Registrar General's Statistical Review of England and Wales for 1953. H. M. Stationary Office, 1954
371 Reinwein, D.: Der maligne Solitärknoten der Schilddrüse. Med. Welt (Stuttg.) 27 (1976) 2315
372 Reinwein, D.: Diagnostik und Therapie der Schilddrüsenmalignome. Therapiewoche 27 (1977) 4742
373 Riccabona, G., W. Zechmann, H. Fill: Cytostatic drug therapy of thyroid cancer. In: Thyroid Research, hrsg. von J. Robbins u. L. E. Braverman. Excerpta medica Foundation, Amsterdam 1976 (S. 583)
374 Richard, M.: Erfahrungen an 7000 Schilddrüsenoperationen. Helv. chir. Acta 20 (1953) 16
375 Rickey, O., R. Howard: Cancer of the thyroid. Amer. J. Surg. 112 (1967) 637
376 Robbins, J., J. Wolff, J. E. Rall: Iodoproteins in thyroid tissue and blood of rats with a transplantable thyroid tumor. Endocrinology 64 (1959) 12
377 Robinson, E., G. Kallner: Occurence of thyroid cancer in Israel. Cancer (Philad.) 15 (1962) 1125
378 Rogers, J. D., R. D. Lindberg, C. S. Hill, E. Grehan: Spindle and giant cell carcinoma of the thyroid: A different thereutic approach. Cancer 34 (1974) 1328
379 Röher, H. D., R. Nievergelt, R. Wahl: Zur Behandlung bösartiger Schilddrüsentumoren. Münch. med. Wschr. 119 (1977) 603
380 Rooney, D. R., R. W. Powell: Carcinoma of the thyroid in children after x-ray therapy in early childhood. J. Amer. med. Ass. 169 (1959) 1
381 Rosvoll, R. V., T. Winship: Thyroid carcinoma and pregnancy, Surg., Gynec. Obstet. 121 (1965) 1039
382 Roualle, H. L. M.: Malignant disease of the thyroid gland. Ann. roy. Coll. Surg. Engl. 7 (1950) 67
383 Ruckensteiner, E.: Die Röntgenuntersuchung bei Strumen. Wien. med. Wschr. 113 (1963) 817
384 Rundle, F. F., A. G. Basser: Stump recurrence and total thyroidectomy in papillary thyroid cancer. Cancer (Philad.) 9 (1956) 692
385 Russell, M. A., E. F. Gilbert, W. F. Jaeschke: Prognostic features of thyroid cancer. Cancer 36 (2) (1975) 553
386 Russell, W. O., M. L. Ibanez, R. L. Clark, E. C. White: Thyroid carcinoma. Cancer (Philad.) 16 (1963) 1458
387 Saarländische Krebsdokumentation 1972–1974. Einzelschriften zur Statistik des Saarlandes, hrsg. von Statistisches Amt des Saarlandes. Nr. 51, 1976
387a Sailer, R., G. Florack: Treffsicherheit der Schilddrüsenaspitationspunktion. Med. Welt 30 (1979) 1760
388 Sasaki, J., K. Seta, S. Takahashi, I. Murata, K. Saito, K. Yagawa: Clinicopathological studies on latent and occult carcinoma of the thyroid. In: Thyroid Research, hrsg. von J. Robbins u. L. E. Braverman. Exerpta medica Foundation, Amsterdam 1976 (S. 565)
389 Saxen, E.: Thyroid cancer as a geographical disease. Schweiz Z. allg. Path. 16 (1953) 630
390 Saxen, E. A., L. O. Saxen: Mortality thyroid diseases in an endemic goitre Area. Studies in from Finland. Docum. Med. geogr. trop. (Amst.) 6 (1954) 335
391 Saxen, E. A., K. Franssila, M. Hakama: Effect of histological typing of registry material on the results of epidemiological comparisons in thyroid cancer. In: Thyroid Cancer, hrsg. von Ch. E. Hedinger. Springer, Berlin 1969 (S. 98)
392 Schacht, U., U. Mannfeld: Über scintigraphisch kalte Knoten und die maligne Struma. Dtsch. med. Wschr. 95 (1970) 1521
393 Schärer, K.: Isotopen- und Röntgenstrahlenbehandlung der Struma maligna. Krebsforschung und Krebsbekämpfung. Strahlentherapie, Sonderband 34 (1955) 177
394 Scherer, E., H.-J. Fiebelkorn, B. Göbel: Beitrag zur Klinik, Diagnose und Therapie der Struma maligna. Strahlentherapie 100 (1956) 34
395 Schillhammer, W. R., R. I. Crone: The dilemna of the nontoxic nodular goiter. Ann. intern. Med. 45 (1956) 480
396 Schimke, R. N., W. H. Hartmann: Familial amyloid producing medullary thyroid carcinoma and pheochomocytoma. A distinct genetic entity. Ann. int. Med. 63 (1965) 1027
397 Schumann, J.: Therapeutische Grenzsituationen beim papillären Schilddrüsencarcinom. Dtsch. med. Wschr. 102 (1977) 1324
398 Segi, M., M. Kurihara: Cancer mortality for selected sites in 24 countries. Nr. 4 (1962–1963). Tohoku university school of medicine, Sendai (Japan) 1966
399 Seidlin, S. M., A. A. Yalow, E. Siegel: Blood radiation dose during radioiodine therapy of metastatic thyroid carcinoma. Radiology 63 (1954) 797
400 Seidlin, S. M., E. Siegel, A. A. Yalow, S. Melamed: Acute myeloid leukemia following prolonged iodine[131] therapy for metastatic thyroid carcinoma. Science 123 (1956) 800
401 Shafer, R. B., T. E. Tully: Thyroid carcinoma presenting as an isolated bone cyst. J. nucl. Med. 15 (1974) 50
402 Shands, W. C., R. R. Gatling: Cancer of the thyroid: Review of 109 cases. Ann. Surg. 171 (1970) 735
403 Sheline, G. E., S. Lindsay, H. G. Bell: Occurence of thyroid nodules in children following therapy with radioactive iodine for hyperthyroidism. J. clin. Endocr. 19 (1959) 127
404 Shimaoka, K., J. Reyes: Chemotherapy of thyroid carcinoma. In: Thyroid Research, hrsg. von J. Robbins u. L. E. Braverman. Excerpta Medica Foundation. Amsterdam 1976 (S. 586)
405 Shimaoka, K., A. J. Van Herle, A. Dindofru: Thyrotoxicosis secondary to involvement of the thyroid with malignant lymphoma. J. clin. Endocr. 43 (1976) 64
406 Shimaoka, K., J. E. Sokal, J. W. Pickren: Metastatic neoplasms in the thyroid gland. Cancer (Philad.) 15 (1962) 557

407 Shimaoka, K., J. Badillo, J. E. Sokal, F. E. Marchetta: Clinical differentiation between thyroid cancer and benign goiter. J. Amer. med. Ass. 181 (1962) 179
408 Silliphant, W. M., G. H. Klinck, M. S. Levitin: Thyroid carcinoma and death. Cancer 17 (1964) 513
409 Silverberg, S. G., R. A. Vidone: Carcinoma of the thyroid in surgical and postmortal material. Analysis of 300 cases at autopsy and literature review. Ann. Surg. 164 (1966) 291
410 Simpson, C. L., L. H. Hempelman: The association of tumors and roentgen-ray treatment of the thorax in infancy. Cancer (Philad.) 10 (1957) 42
411 Simpson, S. A., S. S. Gordon, J. Jorgens, L. G. Rigler: Roentgen changes following radical neck dissection. Radiology 67 (1956) 704
412 Simpson, W. J.: The failure of radio-phosphorus to identify malignant solitary thyroid nodules. J. nucl. Med. 6 (1965) 917
413 Simpson, W. J. K., A. D. Rotenberg, R. G. Baker: Whole body scanning in medicine. Canad. med. Ass. J. 87 (1962) 371
414 Sipple, J. H.: The association of pheochromocytoma with carcinoma of the thyroid gland. Amer. J. Med. 31 (1961) 163
415 Skanse, B., I. Gynning, I. Hedenskog: Significance of uptake of radioactive iodine in salivary gland in carcinoma of the thyroid. Acta radiol. (Stockh.) 56 (1961) 46
416 Skrabalo, Z., I. Crepinko, N. Dimitrov, E. Hauptmann: Die Anwendung von zytomorphologischen und zytochemischen Methoden in der Diagnostik der Struma. In: 13. Symposion der Deutschen Gesellschaft für Endokrinologie, hrsg. von E. Klein. Springer, Heidelberg 1967
417 Skrabalo, Z., I. Crepinko, Z. Grgic, E. Hauptmann: Primjena aspiracione citodijagnostike kod bolesti stitnjace. Lijecn. Vjesn. 83 (1961) 1035
418 Slater, S.: The occurence of thyroid nodules in the general population. Arch. intern. Med. 98 (1956) 175
419 Sloan, L. W.: Of the origin, characteristics und behavior of thyroid cancer. J. clin. Endocr. 14 (1954) 1309
420 Smejkal, V., E. Smejkalova, F. Schulz: Über die Bedeutung der cytologischen Untersuchung für die Diagnostik der Schilddrüsenmalignome. Endokrinologie 65 (1975) 348
421 Smith, L. W.: Certain so-called sarcomas of the thyroid. Arch. Path. 10 (1930) 524
422 Smithers, D. W.: Thyroid carcinoma treated with radioiodine. In: Thyroid Cancer, hrsg. von Ch. E. Hedinger. Springer, Berlin 1969 (S. 288)
423 Snegireff, L. S.: The elusiveness of neoplasia followin roentgen therapy for thymic enlargement in childhood. Radiology 72 (1959) 508
424 Socolow, E. L., A. Hashizume, S. Neriishi, R. Niitani: Thyroid carcinoma in man after exposure to ionizing radiation. New Engl. J. Med. 268 (1963) 406
425 Sokal, J. E.: Incidence of malignancy in toxic and nontoxic nodular goiter. J. Amer. med. Ass. 154 (1954) 1321
426 Sokal, J. E.: The incidence of thyroid cancer and the problem of malignancy in nodular goiter. In: Clinical Endocrinology I, hrsg. von E. B. Astwood, Grune & Stratton, New York 1960 (S. 168)
427 Sollberger, W.: Das großzellige Adenom der Schilddrüse. Schweiz. Z. allg. Path. 20 (1957) 286
428 Stanbury, J. B.: Endemic Goitre. Fed. Proc. 17 (1958) 98
429 Stanbury, J. B.: Thyroid-specific metabolic incompetence and tumour development. In: Thyroid Cancer, hrsg. von Ch. E. Hedinger. Springer, Berlin 1969 (S. 183)
430 Starr, P., W. Goodwin: Use of triiodothyronine for reduction of goiter and detection of thyroid cancer. Metabolism 7 (1958) 287
431 Steinitz, R.: Israel Cancer Registry. Two five-year periods of cancer in Israel (1960–1964 and 1965–1969). Israel Cancer Association. Jerusalem 1974
432 Stoffer, R. P., J. W. Welch, C. A. Hellwig, V. E. Chesky, E. N. McCusker: Nodular goiter. Arch. intern. Med. 106 (1960) 10
433 Stubenbord, J., A. H. Noehren: Carcinoma in various types of goitre: Survival following treatment. N. Y. St. J. Med. 52 (1952) 1539
434 Studer, H.: Opening Lecture. In: Lit. Nr. 194, 1 (1969)
435 Studer, H., P. Veraguth, F. Wyss: Thyreotoxicose infolge Solitärmetastase eines Schilddrüsenkarzinoms. Dtsch. med. Wschr. 87 (1962) 2676
436 Sturgeon, C. T., F. E. Davis, B. Catz, D. Petit, P. Starr: Treatment of thyroid cancer metastases with TSH and I^{131} during thyroid hormone medication. J. clin. Endocr. 13 (1953) 1391
437 Sung, L. C., R. R. Cavalieri: T3 thyrotoxicosis due to metastatic thyroid carcinoma. J. clin. Endocr. 36 (1973) 215
438 Svyatukhina, O. V., N. I. Lazarev, Y. T. Lunkova: Endocrine aspects of thyroid cancer therapy. In: Thyroid Cancer, hrsg. von Ch. E. Hedinger. Springer, Berlin 1969 (S. 266)
439 Tanekazu, H., N. Yoshihiko, N. Takuza: Bleomycin treatment of cancer of the thyroid. Amer. J. Surg. 122 (1971) 53
440 Tata, J. R.: Normal and abnormal iodinated compounds in the serum of subjects with carcinoma of the thyroid. In: Ciba Foundation Colloquia on Endocrinology, Bd. XII, Churchill, London 1958 (S. 33)
441 Tellem, M., T. Stahl, D. R. Meranze: Carcinoma of the thyroid gland. Cancer (Philad.) 14 (1961) 67
442 Thalmann: Die Häufigkeit der Struma maligna am Berner Pathologischen Institut 1910 bis 1950 und ihre Beziehung zur Jodprophylaxe des endemischen Kropfes. Schweiz. med. Wschr. 84 (1954) 473
443 Theisinger, W., H.-E. Fleige: Möglichkeiten der Thermographie in der Schilddrüsendiagnostik im Vergleich zur Schilddrüsenscintigraphie. Med. Klin. 69 (1974) 979
444 Thiel, A.: Carcinoma of the Thyroid. Proc. roy. Soc. Med. 58 (1965) 309
445 Thiemann, K. J.: Möglichkeiten und Grenzen der radiologischen Diagnostik von Schilddrüsentumoren. Strahlentherapie 129 (1966) 321
446 Tholin, B.: An ultrastructural study of human thyroid tumors. 7th Annual meating of the European thyroid association, Helsinki 1976 (Abstracts)
447 Thomas-Morvan, C., B. Nataf, M. Tubiana: Thyroid proteins and hormone synthesis in human thyroid cancer. Acta endocr. (Kbh.) 76 (1974) 651
448 Thomas, C. G.: Hormonal treatment of thyroid cancer. J. clin. Endocr. 17 (1957) 232
449 Thomas, C. G.: The use of L-triiodothyronine as a pituitary depressant in the management of thyroid cancer. Surg. Gynec. Obstet. 106 (1958) 137
450 Thomas, C. G., S. D. Burns: Studies on the dependence of thyroid cancer. In: Advances in thyroid research, hrsg. von R. Pitt-Rivers. Pergamon Press, London 1961 (S. 361)
451 Thomas, C. G., E. A. Wilson: The uptake of P^{32} as a measure of cellular metabolism on the human thyroid. J. clin. Endocr. 19 (1959) 306
452 Thomas, C. G., F. D. Pepper, J. Owen: Differentiation of malignant from benign lesions of the thyroid gland using complementary scanning with 75-seleno-methionin and radioiodide. Ann. Surg. 170 (1969) 396
453 Thomas, jr. C. G.: Thyroid Cancer: Clinical aspects. Surgical treatment of thyroid cancer. In: The Thyroid, 3. Aufl., hrsg. von S. C. Werner, S. H. Ingbar. Harper & Row, New York 1971 (S. 453)
454 Tollefsen, H. R., J. P. Shah, A. G. Huvos: Papillary carcinoma of the thyroid. Recurrence in the thyroid gland after initial surgical treatment. Amer. J. Surg. 124 (1972) 468
455 Tourneur, R.: Les goitres malins. Rev. Prat. (Paris) 6 (1956) 47
456 Tubiana, M., C. M. Lalanne, C. Bergison, J. P. Monnier, R. Gèrard-Marchand: Results obtained with radiotherapy in cases of thyroid cancer. In Lit. Nr. 187, 279 (1969)
457 Tubis, M., F. K. Bauer: Serum I^{131} fractionation in metastatic carcinoma of the thyroid. Cancer 8 (1955) 1115
458 Turner, J. W., Spencer, R. P.: Thyroid carcinoma presenting as a pertechnate hot nodule, but without ^{131}I uptake: Case report. J. nucl. Med. 17 (1976) 22
459 Uhlmann, E. M.: Cancer of the thyroid and irradiation. J. Amer. med. Ass. 161 (1956) 504
460 Underwood, C. R., L. V. Ackermann, C. Eckert: Papillary carcinoma of the thyroid. Surgery 43 (1958) 610
461 Valenta, L., T. Lemarchand-Beraud, J. Nemec, M. Griesen, J. Bednar: Metastatic thyroid carcinoma provoking hyperthyroidism, with elevated thyroid stimulators. Amer. J. Med. 48 (1978) 72
462 Vander, J. B., E. A. Gaston, Th. R. Dawler: The significance of nontoxic thyroid nodules. Ann. intern. Med. 69 (1968) 537
463 Vanderlaan, W. P.: The occurence of carcinoma of the thyroid in autopsy material. New Engl. J. Med. 237 (1947) 221
463a Van Herle, A. J., R. P. Uller: Elevated serum thyroglobulin. A

marker of metastases in differentiated thyroid carcinomas. J. Clin. Invest. 56 (1975) 272
463b Van Herle, A. J.: Serum thyroglobulin levels in patients with differentiated thyroid carcinoma. Ann. Radiol. 20 (1977) 743
464 Veith, F. J., J. R. Brooks, W. P. Grigsby, H. A. Selenkow: The nodular thyroid gland and cancer. New Engl. J. Med. 270 (1964) 431
465 Verby, J. E., L. B. Woolner, F. I. Nobrega, L. T. Kurland, W. M. McConahey: Thyroid cander in Olmstead county, 1935–1965. J. nat. Cancer Inst. 43 (1969) 813
466 Verdy, M., R. Beaulieu, L. Demers, W. C. Sturtridge, P. Thomas, M. A. Kumar: Plasma calcitonin activity in a patient with thyroid medullary carcinoma and her children with Osteopetrosis. J. clin. Endocr. 32 (1971) 216
467 De Voldere, J.: Metastatic adenoma of the thyroid gland. Arch. chir. neerl. 10 (1958) 71
468 Voster, G. V., M. B. Clark, B. M. Nathanson, D. Grahame-Smith, L. Galante, R. Horton, T. V. Gudmundsson: The diagnosis of medullary carcinoma of the thyroid by bioassay and radioimmunoassay. In: Further Advances in Thyroid Reasearch, hrsg. von K. Fellinger und R. Höfer. Verlag der Wiener medizinischen Akademie, Wien 1971 (S. 1233)
469 Wahl, R., J. Nievergelt, H. D. Röher, B. Oellers: Radiokale Thyreoidaktomie wegen maligner Schilddrüsentumoren. Dtsch. med. Wschr. 102 (1977) 13
470 Wahner, H. W., C. Cuello, F. Aljure: Homone-induced regression of medullary (solid) thyroid carcinoma. Amer. J. Med. 45 (1968) 789
471 Walt, A. J., L. B. Woolner, B. M. Black: Small-cell malignant lesions of the thyroid gland. J. clin. Endocr. 17 (1957) 45
472 Walt, A. J., L. B. Woolner, B. M. Black: Primary malignant lymphoma of the thyroid. Cancer (Philad.) 10 (1957) 663
473 Walthard, B.: Der Gestaltwandel der Struma maligna mit Bezug auf die Jodprophylaxe des Kropfes. Schweiz. med. Wschr. 93 (1963) 809
474 Walther, H. E.: Krebsmetastasen, Schwabe, Basel 1948
475 Wang, C., A. L. Vickery, F. Maloof: The role of needle biosy in evaluating solitary cold thyroid nodules. In: Thyroid Research, hrsg. von J. Robbins und L. E. Braverman. Excerpta medica Foundation, Amsterdam 1976 (S. 568)
476 Ward, B.: Cancer of thyroid. Calif. Med. 68 (1948) 170
477 Ward, R.: When is malignant goiter malignant? J. clin. Endocr. 9 (1949) 1031
478 Ward, R.: New Concepts in the treatment of carcinoma of the thyroid. J. int. Coll. Surg. 32 (1959) 186
479 Warren, S.: The classification of tumors of the thyroid. Amer. J. Roentgenol. 46 (1941) 447
480 Warren, S., M. Alvizouri, B. P. Colock: Carcinoma of thyroid in childhood and adolescence. Cancer (Philad.) 6 (1953) 1139
481 Wegelin, C.: Schilddrüse. In: Handbuch der speziellen pathologischen Anatomie und Histologie, Bd. VIII, hrsg. von F. Henke, O. Lubarsch. Springer, Berlin 1926
482 Wegelin, C.: Malignant disease of the thyroid gland and its relatives to goitre in man and animals. Cancer Rev. 3 (1928) 297
483 Wegmann, W.: Zwei Fälle von Schilddrüsensarkom nach Bestrahlung im Erwachsenenalter. Schweiz. med. Wschr. 92 (1962) 39
484 Weinstein, J. B., F. D. Kitchin: Genetic factors in thyroid Diseases. In: The Thyroid, 3. Aufl. hrsg. von S. C. Werner und S. H. Ingbar. Harper & Row, New York 1971
485 Weiss, E. S., M. L. Rallison, W. T. London, G. D. C. Thompson: Thyroid nodularity in northwestern Utah school children exposed to fallout radiation. Amer. J. publ. Hlth. 61 (1971) 241
486 Welch, J. W., V. E. Chesky, C. A. Hellwig: The malignant thyroid adenoma. Arch. Surg. 81 (1960) 14
487 Welch, J. W., C. A. Hellwig, V. E. Chesky, E. N. McCusker: Thyroid cancer and its treatment. Surg. Gynec. Obstet. 109 (1959) 27
488 Welti, H.: Malignant tumors of the thyroid: A study of 233 cases. Trans. Amer. Goiter. Ass. (1953) 313
489 Welti, H.: Das Schilddrüsenkarzinom und seine Therapie. Wien. med. Wschr. 113 (1963) 820
490 Welti, H., J. Chevalley, M. Muller: Long-term results in treatment of thyroid carcinoma by thyroidectomy and subsequent irradiation. In: Thyroid Cancer, hrsg. von Ch. E. Hedinger. Springer, Berlin 1969 (S. 322)
491 Welti, M.: A propos des adénopathies cervicales des cancers papillaires de la thyroide. Mém. Acad. Chir. 87 (1961) 788
492 Wilson, E. H., S. P. Asper: The role of x-ray therapy to the neck region in the production of thyroid cancer in young people. Arch. intern Med. 105 (1960) 244
493 Wilson, G. M., R. Kilpatrick, H. Eckert, R. C. Curran, R. P. Jepson, G. W. Blomfield, H. Miller: Thyroid neoplasms following irradiation. Brit. med. J. 1958/II, 929
494 Wilson, L. B.: Malignant tumors of the thyroid. Ann. Surg. 74 (1921) 129
495 Wijnbladh, H.: Struma maligna. Nord. Med. 68 (1962) 1295
496 Wildmeister, W.: Zytodiagnostik der Schilddrüse. Schattauer, Stuttgart 1977
497 Willis, J.: Incidence and aetiology of thyroid carcinoma. Brit. med. J. 1961/I, 1646
498 Windeyer, B. W.: Cancer of the thyroid and radiotherapy. Brit. J. Radiol. 27 (1954) 537
499 Winkel, K.: Die externe Strahlenbehandlung der Struma maligna. Verh. dtsch. Ges. inn. Med. 70 (1964) 879
500 Winship, Th., W. W. Chase: Thyroid carcinoma in children. Surg. Gynec. Obstet. 101 (1955) 237
501 Winship. T., R. V. Rosvoll: Thyroid carcinoma in children. Cancer 14 (1961) 734
502 Winship, T., R. V. Rosvoll: Papillary carcinoma of the thyroid. In: Thyroid cancer, hrsg. von Ch. E. Hedinger. Springer, Berlin 1969 (S. 32)
503 Winship, T., R. V. Rosvoll: Cancer of the thyroid in children. In: Thyroid Cancer, hrsg. von Ch. E. Hedinger. Springer, Berlin 1969 (S. 75)
504 Wollman, S. H., H. P. Morris, C. D. Green: Function of transplantable tumors of the thyroid gland in C3H mice. J. nat. Cancer Inst. 12 (1951) 27
505 Woolman, S. H.: Analysis of radioiodine therapy of metastatic tumors of the thyroid gland in man. J. nat. Cancer. Inst. 13 (1953) 815
506 Woolner, L. B., O. H. Beahrs, B. M. Black, W. M. McConahey, F. R. jr. Keating: Long-term survival rates. In: Thyroid Cancer, hrsg. von Ch. E. Hedinger 1969 (S. 326)
507 Wozencraft, P., W. J. Foote, E. L. Frazell: Occult carcinomas of the thyroid: Their bearing on the concept of lateral aberrant thyroid cancer. Cancer (Philad.) 1 (1948) 574
508 Zaunbauer, W.: Über Struma maligna. Wien. med. Wschr. 102 (1952) 993
509 Ziegler, R.: Klinik des medullären Schilddrüsencarcinoms. Therapiewoche 27 (1977) 34
510 Zimmerman, L. M., D. H. Wagner: Relation of nodular goiter to thyroid carcinoma. In: Clinical Endocrinology I, hrsg. von E. B. Astwood. Grune & Stratton, New York 1960
511 Zimmermann, L. M., P. Shubik, R. Baserga, A. C. Ritchie, L. Jaques: Experimental production of thyroid tumors by alternating hyperplasia and involution. J. clin. Endocr. 14 (1954) 1367

Die chirurgische Therapie der bösartigen Geschwülste der Schilddrüse

Von K. Keminger

Das Ziel der operativen Therapie ist die möglichst radikale Entfernung des Tumors, wobei die intraoperative Tumordiagnostik mittels Schnellschnitt ein optimales Vorgehen ermöglicht.

Die chirurgische Technik, die zwischen einem sehr konservativen (subtotale Resektion) bis zu ultraradikalen Maßnahmen variiert, ist in Kap. 13 „Die chirurgische Technik bei Schilddrüsenoperationen" (S. 624) dargestellt.

Eine enge interdisziplinäre Zusammenarbeit zwischen Internisten, Nuklearmedizinern und Strahlentherapeuten ist eine wesentliche Voraussetzung. Während die Radikaloperation gefolgt von Strahlentherapie und medikamentösen Maßnahmen, wie Schilddrüsenhormontherapie und zytostatischer Therapie heute außer Diskussion steht, bestehen Meinungsunterschiede über das Ausmaß des chirurgischen Vorgehens und den Wert einer sogenannten prophylaktischen Halslymphknotenausräumung.

Bezüglich der Halslymphknoten muß festgehalten werden, daß weder intraoperativ durch Palpation und Inspektion noch durch Schnellschnitt eine ausreichende Sicherheit über eine Karzinominfiltration möglich ist. Erinnert sei in diesem Zusammenhang an die Untersuchungen von CLARK (4), der zeigen konnte, daß bei einer systematischen Serienschnittuntersuchung in 37% der Fälle mehr Lymphknotenbefall nachgewiesen werden kann, als bei der routinemäßigen Untersuchung.

Die Struma maligna zeichnet sich dadurch aus, daß Neoplasmen hoher Bösartigkeit vorwiegend im höheren Alter auftreten, während in der Jugend benignere, da differenziertere Formen vorherrschen. Aus dieser Eigenart erklärt sich, im Gegensatz zu anderen Organkarzinomen, die Sonderstellung der Struma maligna. Je jünger der Patient, um so „gutartiger" das Karzinom!

Auffallend ist die große Anzahl potentiell maligner Strumen in unserem Krankengut (18). Die früher durch zahlreiche Eigennamen und Synonyma verwirrende Nomenklatur wird heute durch Zusammenfassung in größere Gruppen (WOOLNER 1961, UICC 1968 Lausanne) vereinfacht. Die Vielzahl der Formen in einem Endemiegebiet überfordert aber den Pathologen, der eine Zuordnung nun treffen muß, die dem klinischen Verhalten oft nicht entspricht. Erinnert sei nur an das sklerosierende Adenokarzinom Graham, das wohl morphologisch, nicht aber klinisch als Karzinom zu werten ist. Da die Histologie neben der TNM-Klassifizierung das wichtigste Kriterium für Prognose und Therapie ist, wird eine zu weit getriebene Vereinfachung, so wünschenswert dies sein mag, u. E. dem Wesen der Erkrankung nicht gerecht.

Abgesehen von der Terminologie – epithelial oder mesenchymal – fällt in unserem (17) wie im einschlägigen Krankengut anderer Autoren die wesentlich infaustere Prognose der mesenchymalen Neoplasmen auf. Für die Prognose, mehr aber noch für das chirurgische Vorgehen wäre diese heute nicht mehr gültige Unterscheidung, mag sie nach morphologischen Kriterien auch falsch sein, wünschenswert.

Vergleicht man unser Krankengut der Jahre 1965–1972 mit dem der Jahre 1957–1961, so fällt auf, daß früher weniger Fälle präoperativ erkannt wurden (Tab. 10.**14**).

Eine Verschiebung, die durch die Verbesserung und konsequentere Ausschöpfung der Diagnostik, aber auch in der Zunahme fortgeschrittener Fälle, begründet ist. Von den erst postoperativ durch die Histologie erkannten waren 72% papilläre Karzinome, die zu 62,5% in multinodulären Strumen vorkamen. Daraus wird deutlich, daß die Gefahr, ein Karzinom zu übersehen, in Knotenstrumen besonders groß ist. Jedes Resektionspräparat muß daher während der Operation durch den Operateur untersucht und im Zweifelsfall histologisch untersucht werden. Kliniken, die die Möglichkeit der histologischen Untersuchung nicht haben, können keine verantwortungsbewußte Strumachirurgie betreiben.

„Gestaltenwandel" oder Einfluß der Diagnostik?

Das eigene Krankengut der Jahre 1965–1976 wurde histologisch nochmals kontrolliert und nach der Einteilung der WHO (1974) neu klassifiziert (20). Es wurden 338 maligne Strumen nachuntersucht. Darunter fanden sich: 311 Karzinome, fünf Lymphome, zwei Osteochondrosarkome und 20 nicht klassifizierbare maligne Tumoren sowie Metastasen anderer Primärtumoren. Trotz Steigerung der Schilddrüsenoperationen während der Jahre 1965–1976 ist die Frequenz der operierten malignen Strumen annähernd konstant geblieben (Tab. 10.**15**):

46% der Karzinome waren follikulär, 25% papillär, 27,7% anaplastisch, 1% medullär und 0,3% Plattenepithelkarzinome.

Wie überall die Frequenz an follikulären Karzinomen, haben auch die sogenannten „minimal invasiven Formen" (Kapsel- oder Gefäßinvasion) zugenommen (1, 3). Die Zunahme der minimal invasiven Formen könnte vor allem auf einer besseren und genaueren histologischen Aufarbeitung beruhen, da zwischen gutartigem Adenom und hochdifferenziertem follikulären Karzinom häufig erst nach zahlreichen Schnitten der Nachweis einer Kapsel- oder Gefäßinvasion erbracht werden kann (5, 8, 11).

Das maligne Rezidiv

Hier sind zwei Gruppen zu unterscheiden:
– maligne Rezidive primär maligner Strumen,
– maligne Rezidive primär gutartiger Strumen.

Tabelle 10.**14** Zeitpunkt der Diagnosestellung

Zeitraum	Präoperativ	Intraoperativ	Postoperativ
1957 – 1961 (N = 212)	35,0 %	38,0 %	27,0 %
1965 – 1972 (N = 441)	76,3 %	5,4 %	18,3 %

Tabelle 10.**15** Karzinomhäufigkeit im Operationsmaterial

Zeitraum	Operierte Schilddrüsen	Darunter Struma maligna
1965 – 1968	939	67 (7,1 %)
1969 – 1972	1 327	98 (7,4 %)
1973 – 1976	2 253	142 (6,7 %)

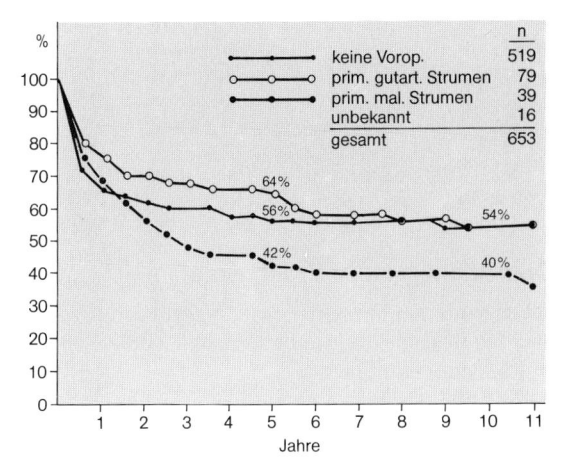

Abb. 10.7 Lebenserwartung der malignen Rezidivstrumen im Verhältnis zur Erstoperation.

1956 stellte HUBER (15) unter 225 malignen Strumen 17% Rezidive von primär gutartigen Strumen fest. Auch EGLOFF (6) fand im Sektionsgut der Universitätsklinik Zürich 18% Karzinome von primär gutartigen Strumen. Schon 1922 vertraten KLOSE u. HELLWIG (19) die Ansicht, daß der Kropfoperation eine die maligne Entwicklung fördernde Noxe zukommt. Theoretisch könnte sich jede Stimulierung der Schilddrüse, hervorgerufen durch eine vermehrte Inkretion von thyreotropem Hormon (TSH), *kanzerogen* auswirken, eine Behauptung, die sicher zu weit geht und statistisch nicht bewiesen ist. Vor allem dürften maligne Rezidive, die sehr kurz nach der Erstoperation auftreten, bereits schon primär maligne gewesen sein, ihre Malignität aber nicht erkannt, weil der Herd im Lappenrest belassen oder dem Pathologen bei der Untersuchung entgangen ist.

Im eigenen Krankengut waren 118 maligne Rezidive (18%). Von diesen entwickelten sich 12% in primär gutartigen Strumen, während 6% bereits primär malign waren. Die Überlebensrate der primär als gutartig befundeten Strumen war 64% nach 5 Jahren und 54% nach 10 Jahren. Hingegen hatten die bereits primär malignen Strumen eine schlechtere Prognose: Fünfjahresüberlebenszeit von 42% und Zehnjahresüberlebenszeit von 40% (Abb. 10.7).

Der Sekundäreingriff

Wie bereits ausgeführt wurden im eigenen Krankengut 18% der Karzinome erst nach beendeter Operation durch die Histologie erkannt. Mit anderen Worten wurde bei fast jeder sechsten malignen Struma die Diagnose erst nach der Operation gestellt. Daraus ergeben sich als zwingende Konsequenz:
– Jedes Resektionspräparat einer Struma muß histologisch untersucht werden.
– Während der Operation ist durch Lamellierung des Präparates dieses makroskopisch zu inspizieren und im Zweifelsfall einer Gefrierschnittuntersuchung zuzuführen.

Die Frage, was zu geschehen hat, wenn erst etwa 1 Woche nach der Operation, die Patienten sind zu diesem Zeitpunkt bereits entlassen, durch die Histologie die Malignität erkannt wird, ist Gegenstand zahlreicher Diskussionen. Unbestritten ist, daß wenige Tage nach der Operation der Zweiteingriff infolge Blutung, Ödem und Verklebung schwierig und die Gefahr einer Rekurrensläsion groß ist. Ist die Radikalität aber fraglich, Karzinomgewebe am Schnittrand belassen, so muß ein Sekundäreingriff erfolgen. Schließlich auch dann, wenn es sich um eine Karzinomform handelt, bei der eine Radiojodspeicherung zu erwarten ist und eine Radiojodtherapie angeschlossen werden soll. In diesen Fällen ist die Thyreoidektomie die Voraussetzung. Nach unserer Erfahrung ist bei den differenzierten Karzinomen ebenso wie bei den undifferenzierten Karzinomen, da der Herd, wenn er intraoperativ übersehen wurde, noch klein ist, die Lebenserwartung durch eine erweiterte Radikaloperation zu verbessern. Vor allem finden sich bei den differenzierten Karzinomen in einem hohen Prozentsatz schon früh regionäre Metastasen, so daß eine Revision erforderlich und wegen der anschließenden Radiojodtherapie die totale Entfernung der Schilddrüse durchgeführt werden sollte.

Bei Tumoren hoher Malignität, wie z.B. Sarkome, stellt sich in der Regel die Frage nicht, da sie infolge ihres raschen Wachstums in einem fortgeschrittenen Tumorstadium zu Behandlungsbeginn kommen und meist präoperativ, spätestens aber intraoperativ erkannt werden. Jedenfalls waren wir mit dieser Frage noch nicht konfrontiert.

Das als sklerosierendes Adenokarzinom Graham bezeichnete Schilddrüsenkarzinom ist klinisch nie maligne und bedarf keines Sekundäreingriffes.

Palliativoperationen

Vielfach wird die Frage aufgeworfen, ob ein operativer Eingriff, der nicht von vornherein eine radikale Tumorentfernung möglich macht, unterbleiben sollte, da eine multiple Metastasierung und Lebensverkürzung die Folge sein könnte und die Komplikationsrate sehr hoch ist. Schwieriger noch läßt sich die Frage der „Lebensqualität" beantworten. In diese Betrachtung werden oft Einzelschicksale für viele angeführt. Zur Beantwortung dieser Frage soll im Folgenden die Überlebenszeit herangezogen werden. Im eigenen Krankengut wurden 130 Palliativeingriffe an 92 Patienten ausgeführt. Die Art der Palliativeingriffe zeigt Tab. 10.16.

Tabelle 10.16 Art der Palliativoperationen

Art des Eingriffes	N
Tumorreduktion einseitig	19
Tumorreduktion beidseitig	30
Lobektomie	11
Lobektomie mit kontralateraler Resektion	6
Thyreoidektomie	5
RND	1
Tracheostomie	31
Gastrostomie	10
Probebiopsien mit Freilegung	17
Gesamt	130

10 Die bösartigen Geschwülste der Schilddrüse

Tabelle 10.17 Nichtletale Komplikationen

Komplikation	Resektion	Lobektomie	Thyreoidektomie	RND	Palliativeingriff
Rekurrensparesen	4,4 %	13,4 %	20,4 %	20,1 %	23,6 %
Tetanien	1,4 %	2,0 %	2,0 %	--	--
Nachblutung	10,9 %	3,1 %	2,0 %	--	4,1 %
Wundeiterung	3,3 %	3,1 %	--	2,7 %	6,9 %
Tracheostomie	--	2,0 %	4,0 %	5,5 %	5,5 %

Patienten, bei denen eine ausgedehnte Tumorreduktion möglich war, hatten eine Fünfjahresüberlebenszeit von 14%. Bei den nur „anoperierten" waren es nur 6%. Die Ergebnisse sind keineswegs ermutigend. Gelingt es aber, ein qualvolles Leben, wie es hochgradige Atemnot, Erstickungsanfälle und exulzerierter Tumorzerfall darstellen, nur etwas zu verbessern und zu erleichtern, so ist jeder Eingriff gerechtfertigt. Die Freihaltung des Atemweges durch Tracheostomie und Tumorreduktion sind hier wesentliche Maßnahmen.

Komplikationen

Nach Operationsgruppen aufgeschlüsselt stehen die Rekurrensparesen an der Spitze. Wie bereits ausgeführt (S. 631) bilden sich jedoch etwa 30% wieder zurück.
Fest steht jedenfalls, daß die Präparation des N. laryngeus recurrens, wie wir dies auf S. 630 beschrieben haben, die sicherste Gewähr für dessen Schonung bietet. Die Rekurrensparesefrequenz konnte durch die Präparation des Nerven auf 3,7% gesenkt werden, war aber je nach Operationsart ungleich höher, wenn die Darstellung nichterfolgte. Kein besonderen Schwierigkeiten bereitete der Ausfall der Epithelkörperchen, so daß wir bis jetzt eine Reimplantation auf den Unterarm nicht durchgeführt haben.
28 von insgesamt 37 tödlichen Komplikationen (Tab. 10.18) traten bei den Palliativeingriffen auf. Die Rate der tödlichen Komplikationen, die dem operativen Eingriff anzulasten war, betrug 5,6%.

Tabelle 10.18 Letale Komplikationen (N = 37)

Pulmonalembolien	4
Pneumonien	6
Asphyxie	2
Myokardinfarkt	1
Apoplexie	15
Herzversagen	8
Magenblutung	1

Operationsart und Ergebnisse

Im eigenen Krankengut von 653 malignen Strumen wurden folgende operative Maßnahmen durchgeführt:
- Radikaloperationen 429 (65,7%),
- Palliativoperationen 130 (19,9%),
- Rezidiveingriffe 52 (8,0%),
- Probebiopsien 24 (3,7%),
- kein Eingriff 18 (2,7%).

Unter den Radikaloperationen stand die Resektion, gefolgt von der Lobektomie und Radical-Neck-Dissection an der Spitze.
Die in der Literatur (2–9, 25, 29, 31) mitgeteilten Ergebnisse zeigen eine große Streuung (S. 571), sind aber kaum vergleichbar, da vielfach keine Aufgliederung nach der Histologie und der TNM-Klassifizierung erfolgt. Vergleichsuntersuchungen zwischen ausschließlicher externer Strahlentherapie und Operation können einer kritischen Analyse nicht standhalten, da weder eine exakte Tumorklassifizierung noch Stadieneinteilung möglich ist. Tumorstadium und Histologie entscheiden aber wesentlich das Behandlungsergebnis (S. 571).
Im eigenen Krankengut konnten 184 Patienten, die operiert und anschließend einer externen Strahlentherapie zugeführt wurden, ausgewertet werden. Diesem Kollektiv sind 221 Patienten gegenübergestellt, die nur operiert wurden. Beide Gruppen wurden nach dem TNM-System entsprechend dem Vorschlag von POPPE u. Mitarb. (25) in Stadien zusammengefaßt. Bei der Analyse der Ergebnisse (Tab. 10.19) gewinnt man den Eindruck, daß die externe Strahlentherapie im Stadium I und II keine signifikante Verbesserung bringt. Hingegen ist im Stadium III und IV die kombinierte Therapie der alleinigen operativen Therapie überlegen.
Nach der Histologie aufgeschlüsselt hat die Kombination von Chirurgie und externer Strahlentherapie bei den *differenzierten* Karzinomen und Neoplasmen geringer Malignität keine Verbesserung gebracht, ist aber bei den *undifferenzierten* Karzinomen und *Sarkomen* wesentlich besser als die Operation allein. Ver-

Tabelle 10.19 Fünf- und Zehnjahresüberlebenszeit nach Operation mit und ohne externe Strahlentherapie, gegliedert nach TNM-Stadien

Stadium		Operation und Rö.			Operation ohne Rö.		
		N	5 Jahre	10 Jahre	N	5 Jahre	10 Jahre
I	(T0–2, N0, M0)	81	94 %	94 %	158	94 %	90 %
II	(T0–2, N1–2, M0)	12	83 %	83 %	15	87 %	90 %
III	(T3–4, N3, M0)	47	40 %	38 %	36	28 %	17 %
IV	(T0–4, N0–3, M1)	44	39 %	36 %	12	17 %	0
		184			221		

Tabelle 10.**20** Fünf- und Zehnjahresüberlebenszeit nach Operation mit und ohne externe Strahlentherapie, gegliedert nach der Histologie (Stadium T0-2)

Histologie	Operation und Rö.		Operation ohne Rö.	
	5 Jahre	10 Jahre	5 Jahre	10 Jahre
Differenzierte Karzinome und potentiell maligne Strumen	94 %	86 %	94 %	94 %
Undifferenzierte Karzinome und Sarkome	78 %	78 %	46 %	46 %

glichen wurden hierbei Tumoren des Stadiums T0-2 (Tab. 10.**20**).

Zusammenfassung

Für ein optimales Vorgehen ist die *Tumordefinition* durch einen Schnellschnitt wesentlich. Ebenso wichtig ist die intraoperative Inspektion des Präparates durch den Operateur. Je nach Erfahrung wird ein Teil der Karzinome erst intra- bzw. postoperativ durch den Pathologen erkannt. Je geringer letztere Rate, um so geringer wird die Zahl der Sekundäreingriffe sein. Sicherlich wird der Pathologe oft überfordert und eine genaue Tumordefinition wird nicht immer möglich sein. In diesen Fällen liegt die letzte Entscheidung beim Operateur. Die *Tumorausdehnung* sollte dann das weitere Vorgehen entscheiden. Lobektomie, Thyreoidektomie und RND lösen heute immer mehr konservativere Operationsmethoden ab. Die differenzierten Karzinome neigen bei kleinen Tumorherden schon früh zu Metastasen.

Bei *Sarkomen* – in unserem Material vermutlich zu oft diagnostiziert – ist von „ultraradikalen" Maßnahmen, wie Tracheal-, Ösophagus- oder Larynxresektionen abzuraten.

Das *maligne Strumarezidiv* soll operativ angegangen werden, da eine Verbesserung der Lebenserwartung zu erreichen ist.

Die externe Strahlentherapie ist bei den undifferenzierten Karzinomen und Sarkomen, insbesondere der Stadien II bis IV der Operation anzuschließen. Die Therapie bei Karzinomen verschiedener Differenzierung hat sich nach der undifferenzierteren Komponente zu richten.

Unabhängig vom Tumortyp und Stadium ist eine Hormontherapie schon aus Gründen der Substitution in den Therapieplan aufzunehmen.

Literatur

1. Beaugie, J. M., C. L. Bown, I. Doniach, J. E. Richardson: Primary malignant tumours of the thyroid and the relationship between histological classification and clinical behaviour. Brit. J. Surg. 63 (1976) 173
2. Benua, R. S., N. R. Civale, M. Sonnenberg, R. W. Rawson: Amer. J. Roentgenol. 87 (1962) 171
3. Cady, B., C. E. Sedgwick, W. A. Meissner, J. R. Bookswalter, V. Romagosa, J. Weber: Changing clinical, pathologic, therapeutic, and survival patterns in differentiated thyroid carcinoma. Amer. Surg. 184 (1976) 541
4. Clark, R. L., C. S. Hill, E. C. White: Results of treatment of thyroid cancer by radical surgery. In: Thyroid Cancer, hrsg. von Ch. E. Hedinger. Berlin 1969
5. Crille jr. G.: Treatment of carcinomas of the thyroid. In: Thyroid Neoplasia, hrsg. von S. Young, und D. R. Inman. Academic Press, London 1968 (S. 39)
6. Egloff, B.: Bösartige Schilddrüsengeschwülste mit besonderer Berücksichtigung maligner Rezidive primär gutartiger Kröpfe. Schweiz. med. Wschr. 91 (1961) 424
7. Erdheim, S.: Anatomische und klinische Untersuchungen über Primärgeschwülste vortäuschende Metastasen, insonderheit solcher des Adenocarcinoms der Schilddrüse. Arch. klin. Chir. 117 (1921) 274
8. Franssila, K.: Value of histologic classification of thyroid cancer. Acta path. microbiol. scand. Section A, Supp. 225 (1971)
9. Fujimori, M., D. J. Jussawalla, F. R. Pilheu, A. Rakow: Long term survival. In: Thyroid Cancer, hrsg. von Ch. E. Hedinger. Springer, Berlin 1969
10. Hare, H. F., F. A. Salzman: Cancer of the thyroid. Amer. J. Roentgenol. 63 (1950) 881
11. Hazard, J. B., R. Kenyon: Encapsulated angioinvasive carcinoma (angioinvasive adenoma) of the thyroid gland. Amer. J. clin. Path. 24 (1954) 755
12. Hedinger, Ch.: Normale und pathologische Anatomie der Schilddrüse. Verh. dtsch. Ges. inn. Med. 66 (1960) 13
13. Hedinger, Ch.: Thyroid Cancer. Springer, Berlin 1969
14. Herbert, J. J.: Etude anatomo-clinique des cancers thyroidiens. J. Chir. (Paris) 47 (1936) 40
15. Huber, P.: Über maligne Rezidive nach Operation primär nicht maligner Strumen. Krebsarzt 11 (1956) 14
16. Ibanez, M. L., W. O. Russell, J. Albores-Saavedra, P. Lampertico, E. White, R. L. Clark: Thyroid carcinoma – biologic behaviour and mortality. Cancer (Philad.) 19 (1966) 1039
17. Keminger, K., K. Dinstl, D. Depisch: Struma maligna. In: Krebsbehandlung als interdisziplinäre Aufgabe, hrsg. von K. H. Kärcher. Springer, Berlin 1975
18. Kind, H. P.: Die Häufigkeit der Struma maligna im Sektions- und Operationsgut des Pathologischen Institutes der Universität Zürich von 1900 bis Mitte 1964. Schweiz. med. Wschr. 96 (1966) 560
19. Klose, H., A. Hellwig: Die Struma maligna. Klin. Wschr. 38 (1922) 1687
20. Krisch, K., D. Depisch, R. Jakesz, K. Keminger: Karzinome der Schilddrüse. Eine klinisch-pathologische Studie anhand von 311 Fällen. Verh. dtsch. Ges. Path. 61 (1977) 265
21. Lacour, J., M. Tubiana, J. Roujeau, R. Gerard-Marchand, J. Weiler: Long term results of treatment. In: Thyroid Cancer, hrsg. von Ch. E. Hedinger. Springer, Berlin 1969
22. McDermott, W. V., W. S. Morgan, E. Hamlin, O. Cope: Cancer of the thyroid. Endocrinology 14 (1954) 1336
23. McWhirter, R.: The value of clinical staging in thyroid cancer. Thyroid Cancer, hrsg. von Ch. E. Hedinger. Springer, Berlin 1969 (S. 255)
24. Nishiyama, R. H., E. L. Dunn, N. W. Thompson: Anaplastic spindle-cell and giant-cell tumours of the thyroid gland. Cancer 30 (1972) 113
25. Propp, R. M.: Remarks on the classification of thyroid tumours according to the TNM system. In: Thyroid Cancer, hrsg. von Ch. E. Hedinger. Springer Berlin 1969
26. Riccabona, G.: Die endemische Struma. Urban & Scharzenberg, München 1972
27. Russell, W. O., M. L. Ibanez, R. L. Clark, E. C. White: Thyroid carcinoma. Classification, intraglandular dissemination and clinico-pathological study based upon whole organ sections of 80 glands. Cancer 16 (1954) 473
28. Thalmann, A.: Die Häufigkeit der Struma maligna am Berner Pathologischen Institut von 1910 bis 1950 und ihre Beziehung zur Jodprophylaxe des endemischen Kropfes. Schweiz. med. Wschr. 84 (1954) 473
29. Walthard, B.: Der Gestaltwandel der Struma maligna mit Bezug auf die Jodprophylaxe des Kropfes. Schweiz. med. Wschr. 93 (1963) 809
30. Zum Winkel, K.: Die externe Strahlenbehandlung der Struma maligna. Verh. dtsch. Ges. inn. Med. 70 (1964) 879
31. Woolner, L. B., O. H. Beahrs, B. M. Black, W. M. McConabey, F. R. Keating jr.: Amer. J. Surg. 102 (1961) 354

11 Die Entzündungen der Schilddrüse (Thyreoiditis)

Von E. Klein

Der Begriff Thyreoiditis wird schon seit jeher sehr unterschiedlich definiert, so daß auch heute eine weit weniger einheitliche Auffassung zu konstatieren ist als zum Beispiel für die weitestgehend international gültige Nomenklatur von Funktionsstörungen der Schilddrüse oder von Schilddrüsenmalignomen. Versteht man unter Thyreoiditis einen auch klinisch bedeutsamen und erkennbaren Krankheitsprozeß mit mehr oder weniger eindrucksvollen Entzündungszeichen oder immunologischen Phänomenen, so ist sie mit ca. 3% aller Schilddrüsenkrankheiten relativ selten (54, 102, 134, 237). Erweitert man den Begriff durch Hinzunahme klinisch stummer, aber histologisch und immunologisch-serologisch als Begleiterscheinung von blanden Strumen, Malignomen und insbesondere Hyperthyreosen festzustellender Entzündungsphänomene wie z.B. Lymphozyteninfiltrationen in Form einer quasi asymptomatischen chronisch-lymphozytären Thyreoiditis, so ist sie ein sehr häufiges Vorkommnis. Dies um so mehr, als während der letzten 10 Jahre enge Beziehungen zwischen der Immunthyreoiditis und der Hyperthyreose nachgewiesen und auch solche zu generalisierten Gefäßkrankheiten wahrscheinlich gemacht werden konnten (17, 18, 122a). Da die letztgenannten Prozesse für sich keine spezielle Schilddrüsenkrankheit repräsentieren und am ehesten in Zusammenhang mit einem Autoimmungeschehen zu bringen sind, sollen sie hier unter diese Art von spezieller Schilddrüsenentzündung subsumiert und dabei als gesonderte Gruppe behandelt werden.

Ein weiterer Gesichtspunkt für die Definition verschiedener Krankheitsformen der Thyreoiditis ist die fragliche Abgrenzung von akuten gegen subakute Verlaufsformen. So werden zum Teil nur akute und chronische Thyreoiditiden gegeneinander abgegrenzt (54, 112, 219, 220, 237), für akut nur bakterielle Prozesse gehalten (54) oder akute Formen nicht gesondert aufgeführt, weil sie als Beginn einer subakuten oder chronischen Entzündung interpretiert werden (17). Wie bei anderen Organen kann auch an der Schilddrüse ein a priori auf längeren Verlauf angelegter Entzündungsprozeß hochfloride beginnen und als akutes Ereignis imponieren. Er beinhaltet indessen bei z.B. der granulomatösen Thyreoiditis (de Quervain) nicht die Risiken eines primär akuten Ereignisses mit unter anderem Abszedierung, freier seröser oder hämorrhagischer Exsudation oder sogar Sepsis. Aufgrund solcher klinischer und für die Therapie wichtiger Erfahrungen scheint es unangebracht, alle ätiologisch unterschiedlichen Entzündungsformen in akute und subakute – oder subchronische – Verlaufsformen zu unterteilen, sondern bewährt sich die auch durchaus diagnostisch zu belegende und praktizierende Abgrenzung primär-akuter von primär-subakuten Entzündungen. Andere Einteilungen verzichten auf die nomenklatorische Definition des Krankheitsverlaufs und damit zusammenhängende klinische Belange und orientieren sich nur am pathohistologischen Hintergrund sowie der Schilddrüsenfunktion (124, 131) oder der ätiologischen Daten (221).

In Zusammenhang mit dieser Problematik bleibt bei der Beurteilung und Abhandlung der Thyreoiditiden zu berücksichtigen, daß im Zweifelsfall jede Art von Entzündung einerseits die primäre Noxe für ein sich anschließendes Immungeschehen darstellen, sie andererseits ein genetisch in dieser Hinsicht bereits prädisponiertes Organ treffen und einen anderen Verlauf als ohne diesen konstitutionellen Hintergrund nehmen kann. Hinweise darauf sind durch in hoher Frequenz positive Immunphänomene mehr oder weniger komplizierter und kompletter Art vorhanden und bei den einzelnen Krankheitsformen erörtert.

Auf diese Weise bleibt das *Krankheitsbild* bestimmend für die Einteilung der Thyreoiditiden, die bei akuten und subakuten Formen die gesamte Schilddrüse (diffus) oder nur einen Teil von ihr (fokal) sowie eine präexistierende blande Struma betreffen können. Die dem letztgenannten Fall vorbehaltene Bezeichnung Strumitis hat sich, unter anderem aus nomenklatorischen Gründen, im internationalen Sprachgebrauch nicht durchsetzen können, ist auch mangels Konsequenzen nicht gerechtfertigt und im Zweifelsfall sogar Ausdruck einer Fehleinschätzung, weil erst die entzündete Schilddrüse sich vergrößert haben kann.

Unter Berücksichtigung dieser Vorbemerkungen und ergänzt durch die Form 3.1.3 bewährt sich die von der Sektion Schilddrüse der Deutschen Gesellschaft für Endokrinologie (123) erarbeitete

Einteilung der Thyreoiditiden
1. Akute Thyreoiditiden (diffus oder fokal)
    1.1 eitrig
    1.2 nichteitrig (bakteriell, viral, strahlenbedingt, traumatisch)
2. Subakute Thyreoiditis (diffus oder fokal)
    2.1 infektiös
    2.2 parainfektiös
3. Chronische Thyreoiditis
    3.1 lymphozytär (Autoimmunthyreoiditis)
        3.1.1 ohne Struma
        3.1.2 mit Struma
        3.1.3 begleitend-fokal (asymptomatisch)
    3.2 fibrös
    3.3 perithyreoidal
    3.4 spezifisch (Tuberkulose, Lues, Typhus)

Dabei stellt die Thyreoiditis de Quervain eine durch Riesenzellen gekennzeichnete und nicht isoliert aufzuführende Untergruppe der Form 2. dar, die Struma Riedel entspricht der Form 3.3 und die Struma Hashimoto der Form 3.1.2. (Das eigene Krankengut der letzten 20 Jahre umfaßt 184 Fälle von akuter Thyreoiditis mit 48 eitrigen und 136 nichteitrigen Formen, 198 Fälle von subakuter Thyreoiditis, 402 Fälle von Autoimmunthyreoiditis mit oder ohne Struma – asymptomatische Formen sind nicht zu registrieren –, 11 fibröse, 9 perithyreoidale und 10 spezifische Thyreoiditiden).

Grundsätzlich ist für die Diagnostik von Schilddrüsenentzündungen zu bedenken, daß die chronischen Formen als Struma oder hormonelle Funktionsstörungen oder auch klinisch asymptomatisch verlaufen und nach entzündlichen Komponenten gesucht werden muß, während die akuten und subakuten Formen in der Regel vordergründig eine Entzündungssymptomatik bieten und hormonelle wie gestaltsverändernde Vorgänge zweitrangig bleiben. Diagnostisch bedeutsam sind dabei in erster Linie anamnestische Angaben und Befunde unter dem Aspekt einer Infektion oder, bei den Unterformen 1.2, eines gleichwertigen, exogenen akuten Ereignisses. Insofern überschreiten diagnostische und demzufolge therapeutische Maßnahmen die bei Schilddrüsenkrankheiten ansonsten vorrangigen, auf Funktion und Gestalt des Organs konzentrierten Erwägungen. In allen einschlägigen Verdachtsfällen sind deshalb über die übliche Schilddrüsendiagnostik hinaus eine besonders sorgfältige Registrierung der Vorgeschichte mit Bezug auf auch spezielle Infekte, Traumata und Strahlenapplikation, eine umfassende körperliche und nicht auf den Hals beschränkte Untersuchung (generalisierte Lymphknotenschwellungen? Milz? Leber? Schleimhautveränderungen? Subfebrile oder febrile Temperaturen?) sowie mindestens folgende Laboratoriumsuntersuchungen erforderlich:
– Blutkörperchensenkungsgeschwindigkeit,
– Serumeiweißelektrophorese,
– Spektrum der Immunglobuline,
– Blutstatus mit Differentialblutbild,
– Antistreptolysintiter,
– Rheumaserologie,
– alkalische Serumphosphatase,
– Serumtransaminasen,
– evtl. Gamma-GT.

Unter speziell autoimmunologischen Gesichtspunkten müssen bei Verdacht auf chronische Krankheitsformen, aber auch bei akuten und subakuten Entzündungen soweit als möglich Schilddrüsenautoantikörper erfaßt und in Abhängigkeit vom Lokalbefund ggf. eine (oft zusätzlich kurative) Feinnadelpunktion mit Zytologie durchgeführt werden. Dieses diagnostische Arsenal wird man als Basis für eine verantwortliche Therapie kaum einschränken können, auch wenn davon auszugehen ist, daß einerseits eine immunsuppressive Therapie nicht lohnt und andererseits manche subakuten Erkrankungsformen auch ohne Behandlung und ohne Schaden im Verlauf spontaner Infekt- und anderweitiger Abwehrmechanismen abklingen können. Für den Einzelfall bleiben Prognose und das Risiko möglicher Spätfolgen unsicher. Entzündungsbedingte hormonelle Leistungseinbußen der Schilddrüse lassen sich durch die übliche Funktionsdiagnostik mit ihren In-vitro-Parametern erfassen und im weiteren Verlauf verfolgen, das lokale Ausmaß entzündlicher Prozesse szintigraphisch mit ^{131}J – unsicherer mit ^{99m}Tc – als Aktivitätsdefekte darstellen. Bei generalisiert-diffusem Parenchymbefall kann mangels Jodaufnahme eine Szintigraphie oder γ-Fotografie nicht möglich sein. Ein solcher Befund erfordert es, die Restitution des Drüsengewebes durch szintigraphische Kontrollen zu verfolgen. Andererseits gilt letzteres unter umgekehrtem Aspekt auch für anfänglich unauffällige Szintigraphiebefunde, um eine postentzündlich, unter Umständen in Zusammenhang mit erworbenen autoimmunologischen Prozessen einsetzende Gewebs- und spätere Funktionseinbuße rechtzeitig erkennen und ihr entgegenwirken zu können.

Akute Thyreoiditiden

Eigene Fälle: 184 in 20 Jahren, u.zw.
  48 akut-eitrige,
136 akut-nichteitrige Thyreoiditiden,
davon bakterielle Thyreoiditis (S. 597) 31,
    Strahlenthyreoiditis (S. 597) 47,
    akut-traumatische (S. 598) 36,
    akut-virale (S. 600) 22.

Sie zeichnen sich durch einen relativ plötzlich einsetzenden und stets lästigen, oft dramatischen lokalen Beschwerde- und weitgehend typischen Befundkomplex aus, sind kaum zu verkennen und in eine eitrige und nichteitrige Form zu unterteilen.

Akut-eitrige Thyreoiditis

Sie geht meistens von bakteriellen Infektquellen im Halsbereich, gelegentlich als postoperative Komplikation nach chirurgischen Eingriffen in dieser Körpergegend und sehr selten von halsfernen Eiterungen aus und kann dabei thrombophlebitisch, lymphogen oder auch hämatogen entstehen. Obgleich die Schilddrüse als relativ resistent gegen den letztgenannten Infektionsweg gilt (251), wird er gelegentlich realisiert. Einerseits für extrem selten gehalten (54, 219), sind in meinem Arbeitsbereich während der letzten 20 Jahre immerhin 48 typische Fälle behandelt worden. Als Erreger überwiegen Strepto-, Staphylo- und Pneumokokken sowie Escheria coli (105). Der Krankheitsbeginn ist immer hochakut mit febrilen Temperaturen, initial auch Schüttelfrösten und intensiven lokalen Beschwerden beim Schlucken, Kauen, Husten, bei Kopfbewegungen und ausstrahlend in Nacken, Kopf und Schultergürtel. Der Befund an der Schilddrüse selber hängt wesentlich davon ab, ob diese vorher unauffällig oder bereits kropfig vergrößert war. Im letztgenannten Fall ist bei auch insgesamt geringeren örtlichen Beschwerden der zusätzliche Tastbefund mehr begrenzt und eine Hautrötung häufig nur angedeutet, während

596　11 Die Entzündungen der Schilddrüse (Thyreoiditis)

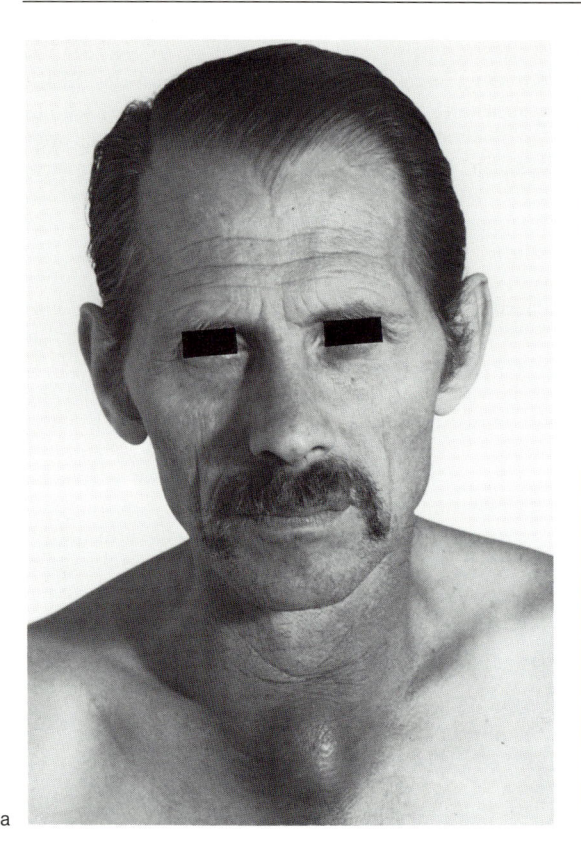

Abb. 11.1　Akut-eitrige Thyreoiditis (fokal). K.-H. R., 47 J.: Seit 12 Tagen febriler katarrhalischer Infekt der oberen Luftwege, seit 4 Tagen heftige lokale Beschwerden im Halsbereich mit Schwellung über dem Jugulum. BSG 90/120 mm, Körpertemperaturen bis 39,2°C rektal. α-2-Globuline auf 15% erhöht. PBI 5,2 μg% (410 nmol/l), T4 im Serum 13,2 μg% (170 nmol/l), T3-Index 112%. Feinnadelbiopsie: 12 cm³ eitriges Exsudat, Zytologie s. unten. Therapie: Antibiotika, Phenylbutazon, Schilddrüsenhormone, später Prednison, Kontrollpunktion. Ausheilung mit nach 1 Jahr szintigraphisch normalem Drüsenabbild.

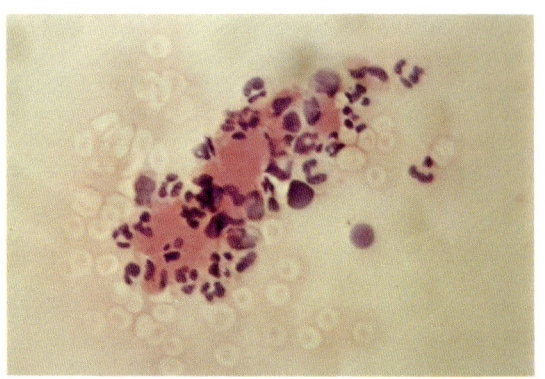

sie bei zuvor gesunder Schilddrüse wesentlich eindrucksvoller und sehr druckempfindlich in Erscheinung tritt. In der Regel ist auch dann ein Drüsenteil stärker betroffen als der Rest (219) des insgesamt derb und gespannt zu palpierenden Organs. Kollaterale Weichteilschwellungen bis in die Supraklavikulargruben hinein sind nicht selten, Lymphknotenschwellungen kommen in Abhängigkeit vom Zeitpunkt des Behandlungsbeginns bei etwa einem Drittel der Fälle vor, weniger bei schneller Abszedierung. Hier kann bei nicht eindrucksvollem Lokal- und Beschwerdekomplex oder bei Indolenz des Patienten ein Malignomverdacht u. U. nur durch eine Feinnadelpunktion abgeklärt werden, wobei ein möglichst kompletter Eiterabzug oft entscheidende therapeutische Bedeutung hat: In 31 von 32 Fällen der letzten 10 Jahre erübrigte sich auf diese Weise eine Inzision oder anderweitige chirurgische Intervention.

Als Ausdruck der entzündungsbedingten Dysproteinämie und auch abhängig vom Entzündungsursprung ist die Blutkörperchensenkungsgeschwindigkeit mittelstark bis maximal erhöht mit entsprechender Vermehrung der α-2-Globuline im Elektrophoresespektrum der Serumeiweißkörper bei unauffälligem Spektrum der Immunglobuline. Nie fehlen eine Leukozytose und Linksverschiebung im Differentialblutbild, häufig sind die alkalische Serumphosphatase erhöht, selten die Transaminasen. Anders als bei den nichteitrigen akuten und subakuten Thyreoiditiden bleibt die Stoffwechsellage euthyreot mit entsprechenden Spiegeln von PBI, Trijodthyronin, Thyroxin und TSH im Blut und werden auch bei anfangs vermeintlich diffusem Organbefall keine Hyperthyreoseschübe durch Hormonverlust der Schilddrüse beobachtet. Dementsprechend stellen sich szintigraphisch neben den entzündungsbedingten Aktivitätsdefekten stets funktionell aktive Drüsenpartien dar und ist nicht mit einem kompletten Ausfall der Jodaufnahme, also einem diffusen Drüsenbefall zu rechnen, insbesondere nicht bei vorbestehender Struma (eitrige Strumitis). In Anbetracht der bakteriellen Ätiologie und Pathogenese der Erkrankung spielen immunologische Prozesse insbesondere keine diagnostische Rolle (17, 219, 221), auch wenn grundsätzlich damit zu rechnen ist, daß bei entsprechender Disposition mit aberrierter Immunkompetenz der in der Schilddrüse enthaltenen T-Lymphozyten der Bakterienbefall wie andere Alterationen als Promovens für flüchtige Antikörperreaktionen mit Titeranstiegen wirken können. Derlei immunologische Phänomene werden als flüchtige Begleiterscheinungen beobachtet (219, 221) und haben mit der Pathogenese wie auch erfahrungsgemäß mit dem Verlauf der Erkrankung nichts zu tun. In dieser Hinsicht entspricht die Situation der bei subakuten Thyreoiditiden (S. 600).

Die *Behandlung* besteht in Bettruhe und anfangs warmen Umschlägen, um eine Abszedierung zu vermeiden. Zuweilen bewähren sich auch kühlende lokale Maßnahmen und im Zweifelsfall sollte man auf derartige, ohnehin kaum wirksame Prozeduren besser verzichten. Stets und umgehend indiziert sind genügend hoch dosiert Antibiotika. Da in der Regel die Ergebnisse etwaiger Resistenzbestimmungen nicht schnell genug zur Verfügung stehen, sind Breitbandantibiotika bzw. -penicilline Mittel der Wahl, zur Resorptionsförderung kombiniert mit Antiphlogistika wie insbesondere Salicylaten, Phenylbutazon oder Novalgin. Letztere wirken zugleich analgetisch, ggf. sollte man auf Codein nicht verzichten. Im übrigen muß mit erhöhtem Oberkörper geschlafen und regelmäßig die Körpertemperatur registriert werden. Bei einigermaßen rechtzeitiger Behandlung läßt sich eine chirurgische Intervention vermeiden, wenn abszedierungsverdächtige Prozesse punktiert und bei freien Eiteransammlungen diese u. U. wiederholt so vollständig wie möglich mittels einer gewöhnlichen Spritze mit Kanüle 1 abgezogen werden. Szintigraphische und hormonelle Kontrollen informieren über das postentzündliche Gewebsverhalten mit im allgemeinen weitestgehender Restitution oder partiellem Parenchymdefekt (Abb. 11.1). Postentzündlich können hyperplastisch-blande oder zystische Knotenbildungen persistieren, so daß man wie eine Struma mit Schilddrüsenhormonen behandelt. Das war im eigenen Krankengut in ca. 75% der Fälle erforderlich bzw. angebracht und wäre es auch nach etwa chirurgischer Intervention als Inzision oder Teilresektion entzündlicher Bezirke (17). Eine Hypothyreose als Folgezustand einer eitrigen Thyreoiditis ist bisher nicht beschrieben worden.

Akut-nichteitrige Thyreoiditiden

Sie haben eine in den meisten Fällen nachweisbare spezielle Ätiologie, werden von vielen Autoren nicht oder kaum erwähnt und von anderen als akute Phase einer subakuten Entzündung interpretiert, ohne mit der typischen granulomatösen Thyreoiditis (de Quervain) identifiziert zu werden. Dabei könnte dies allenfalls für die viralbedingte akute Thyreoiditis gelten, während sich die übrigen Formen durch unverkennbare Besonderheiten auszeichnen. Unbehandelt verlaufen sie auch keineswegs, wie oft angenommen, ohne Komplikationen bzw. vermeidbare Folgezustände.

Akut-nichteitrige, bakterielle Thyreoiditis

Ätiologie, Pathogenese und Beschwerdekomplex entsprechen sinngemäß der eitrigen Thyreoiditis, ohne daß es im weiteren Verlauf zu diffus-eitrigen oder lokal-abszedierenden Prozessen kommt. Diese Entwicklung ist wahrscheinlich auf die schon lange bekannte, relative Resistenz des Schilddrüsengewebes gegen einen Bakterienbefall bzw. darauf zurückzuführen, daß das gut durchblutete Organ besonders geeignete „bakterizide" Abwehrmechanismen besitzt (251) – vice versa läßt sich das gegenüber der nichteitrigen Form seltene Vorkommnis der eitrigen Thyreoiditis durch einen konstitutionellen oder dispositionellen Verlust solcher Mechanismen, kaum durch eine stärkere Virulenz der Erreger, erklären. Stets lassen sich benachbarte bakterielle Prozesse in Tonsillen, peritonsillär, in Nasennebenhöhlen, Ohren, Bronchien und Bronchiektasen nachweisen, die dann in erster Linie für die serologischen und hämatologischen Entzündungsphänomene verantwortlich sind. Die bakterielle Natur der Thyreoiditis läßt sich nach Feinnadelpunktion zytologisch belegen, ohne daß diese Maßnahme erforderlich ist (im Zweifelsfall müßte mit gleichen therapeutischen Konsequenzen die Thyreoiditis als parainfektiös angesehen werden).

Die klinische Symptomatik läßt insbesondere entzündliche Hautrötungen über der Schilddrüse vermissen, während in etwa der Hälfte der Fälle begleitende, parathyreoidale und dem Primärprozeß zugeordnete und schmerzhafte Lymphknotenschwellungen vorhanden sind. Anders als die eitrige kommt die nichteitrige bakterielle Thyreoiditis nur selten fokal, weit überwiegend diffus vor, auch wenn der Befund nicht symmetrisch und bei vorbestehender Struma deren Ausdehnung und Beschaffenheit entsprechend ausgeprägt ist. Gelegentlich wird bevorzugt eine Zyste betroffen, deren Funktion dann serös-entzündliches Exsudat mit Bakteriennachweis, keinen Eiter ergibt.

Die *Therapie* ist die gleiche wie bei der eitrigen Form, auf lokale Umschläge oder Wärme sollte man verzichten. Operative Maßnahmen kommen nicht in Betracht.

Strahlenthyreoiditis

Sie ist immer eine blande Binde- und Zwischengewebsreaktion auf die Verabreichung einer therapeutischen Radiojoddosis von mehr als etwa 10 mCi (370 MBq) und sehr selten bei einer aus onkologischen Gründen durchgeführten externen Bestrahlung der Halsregion wegen extrathyreoidaler tumoröser Prozesse. Bei kleineren Dosen kommt sie nicht vor, diffus-hyperthyreotische Schilddrüsen reagieren vergleichsweise bei Berücksichtigung ihrer Größe und Strahlendosis häufiger als autonome Adenome oder blande Strumen. Pathogenetisch handelt es sich um schnell und überschießend ablaufende Äquivalente des an sich erwünschten Strahleneffekts als Folge der Ionisierung von Zellinhalten und Zwischensubstanzen in Form von Follikelrupturen und serösem Ödem im Interstitium mit u. U. konsekutiver Hyalinisierung und Fibrosierung. Wenn eine solche Thyreoiditis eintritt, dann meistens in der 2. oder auch erst 3. Woche nach der Strahlenapplikation, kaum jemals früher. Die Schilddrüse schwillt innerhalb von 1–3 Tagen schmerzhaft an, bleibt relativ weich, aber druckschmerzhaft und verursacht irritative Beschwerden zu Kopf und Schultergürtel hin sowie beim Schlucken. Lymphknotenschwellungen, Hautrötungen oder Fieber fehlen selbst bei subjektiv erheblichem Beschwerdekomplex, vermißt werden auch hämatologische und serologische Veränderungen. Anders als bei der eitrigen Thyreoiditis werden aber begleitende Immunreaktionen registriert, die als erhöhte Titer von Thyreoglobulin- oder mikrosomalen Antikörpern jedoch der Grundkrankheit und nicht der Radiatio anzulasten sind: Sie begegnen bei bis zu 40% von mit ^{131}J behandelten Hyperthyreosen und nur bei maximal 10% blander Strumen (11, 220, 222). Keineswegs ist die sog. Strahlenthyreoiditis eine Voraussetzung dafür, daß nach einer Radiojoddosis durch den ionisierenden Srahleneffekt mit Kapillarrupturen ein Hormonverlust der Drüse mit Provokation eines Hyperthyreoseschubes oder Exazerbation oder Aggravierung einer Hyperthyreose erfolgt. Ein solches Ereignis kommt bei der Radiojodtherapie wesentlich öfter ohne als mit einer begleitenden Strahlenentzündung vor. Wenn, dann läßt es sich klinisch wie durch den Anstieg von Trijodthyronin und Thyroxin im Serum belegen, wobei das TSH auf nicht meßbare Werte absinkt. Da eine solche Hyperthyreose relativ flüchtig ist und sich selber begrenzt, kommt es nicht zu nennenswerten Fettstoffwechselveränderungen, auch wenn der Grundumsatz vorübergehend ansteigt.

Im eigenen Krankengut war u. a. die bei einzeitiger Radiojodtherapie in ca. 15–20% der Fälle aufgetretene Strahlenthyreoiditis der Grund dafür, daß ab spätestens 1960 diese Behandlungsform von Hyperthyreosen und blanden Strumen nur mehr fraktioniert durchgeführt und insbesondere *jede* Einzeldosis kombiniert mit einem Prednison- oder Prednisolonstoß verabreicht wurde. Schlagartig und mit sogar deutlicher Optimierung des erwünschten Strahleneffektes sank die Frequenz einer Strahlenthyreoiditis auf entschieden unter 1% ab: Sie wurde seit 1960 hier nur mehr 26mal bei insgesamt 2580 mit weit überwiegend mehr als einer ^{131}J-Dosis behandelten Hyperthyreosen und nur mehr 3mal bei über 2500 so behandelten blanden Strumen beobachtet.

Die stets effektive *Therapie* der Strahlenthyreoiditis ist durch die quasi prophylaktischen Erfahrungen mit der Steroidanwendung vorgezeichnet: Ein auf 3–6 Wochen mit rückläufiger Dosierung angelegter Stoß von Prednison, Prednisolon oder Methylprednison mit Anfangsdosen von täglich 25 bis maximal 40 mg ist immer erfolgreich, ggf. kombiniert mit kleinen Dosen von Salicylaten (1,0–1,5 g täglich) oder Oxyphenylbutazon (0,3–0,6 g täglich). Auf diese Weise werden früher beobachtete begleitende blande Thrombophlebitiden kupiert, im übrigen wirkt sich die Medikation in erwünschter Weise analgetisch und auch potenzierend auf den beabsichtigten Strahleneffekt aus, insbesondere bei Hyperthyreosen.

Akut-traumatische Thyreoiditis

Ursachen sind eine meist präzise angegebene, zuweilen aber auch während der Nachtruhe vorgekommene akute Zerrung der die Schilddrüse umgebenden Halsweichteile, eine Prellung, ein Schlag oder auch Dehnungen durch schweres Heben oder Pressen. Es kommt zu stets umschriebenen, serösen oder Lymphergüssen, die reaktiv der Resorption dienende Zellansammlungen nach sich ziehen, derentwegen solche Veränderungen als quasi blande (abakterielle) Formen zu den Entzündungen zu rechnen sind. Einerseits können sie bei gleichzeitiger Anwesenheit anderweitiger Entzündungsprozesse im Organismus schnell hämatogen oder lymphogen superinfiziert werden, andererseits sind sie von traumatisch bedingten Hämorrhagien in vorbestehende Zysten oder solides Gewebe hinein abzugrenzen. Bei natürlichem, therapeutisch unbeeinflußtem Krankheitsverlauf entwickelt sich und persistiert der lokale Prozeß als blander, zystischer (postthyreoiditischer) Solitärknoten (29).

Das Krankheitsbild ist gekennzeichnet durch einen vorher nicht vorhandenen knotigen Tastbefund am Hals, bei vorbestehender Struma eine umschriebene Größenzunahme derselben, mehr mit einem Globus- und Spannungsgefühl einhergehend als besonders schmerzhaft. Lymphknotenschwellungen fehlen, eine Druckempfindlichkeit ist vorhanden, aber mäßig. Das Allgemeinbefinden ist wesentlich beeinträchtigt, Temperatursteigerungen fehlen ebenso wie serologische Entzündungsphänomene. Auch im weiteren Verlauf ohne oder mit Behandlung kommt es allenfalls zu einem geringen Anstieg der Blutkörperchensenkungsgeschwindigkeit, elektrophoretisch nachweisbare dysproteinämische oder hämatologische Abweichungen von der Norm bleiben aus. Relativ häufig ist die Rheumaserologie positiv, woraus aber auch bei diesbezüglich leerer Anamnese eher auf eine hintergründige rheumatische Diathese als auf eine Begleiterscheinung der Thyreoiditis geschlossen werden kann. Immerhin könnte eine solche Diathese des Gefäßsystems zu entsprechenden Gefäßreaktionen im Schilddrüsengewebe auf sonst dieses Gewebe nicht beeinflussende Traumen und zu konsekutiv entzündlichen Veränderungen disponieren. Szintigraphisch imponiert eine so entstandene fokale Thyreoiditis als „kalter" Bezirk oder Knoten, nie wird eine hyperthyreote Phase registriert und sämtliche funktionellen Parameter bleiben deshalb intakt.

Therapie. Da eine traumatische Thyreoiditis nicht hochdramatisch wie eine eitrige oder febrile Form beginnt, kommen die betroffenen Patienten oft relativ spät zur Untersuchung. Trotzdem ist auch bei schon 2–6 Wochen bestehendem örtlichen Prozeß die Therapie sehr dankbar, später weniger effektiv: Möglichst umgehend sind Schilddrüsenhormone in Form von L-Thyroxin oder besser eines Kombinationspräparates von Thyroxin und Trijodthyronin wie bei einer blanden Struma und zusätzlich initial ein Stoß mit Steroidderivaten (Prednison, Prednisolon, Methylprednison) über 4–8 Wochen hin in rückläufiger Dosierung

Akute Thyreoiditiden 599

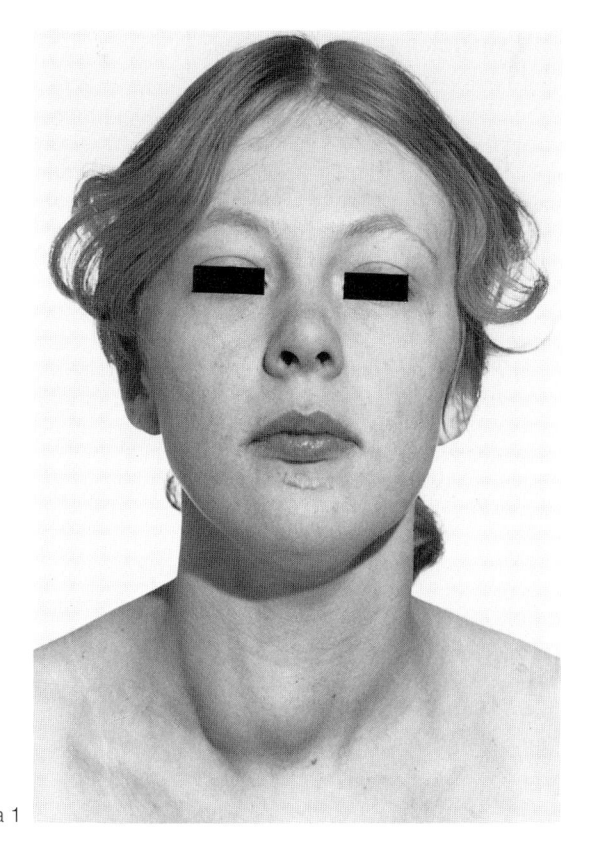

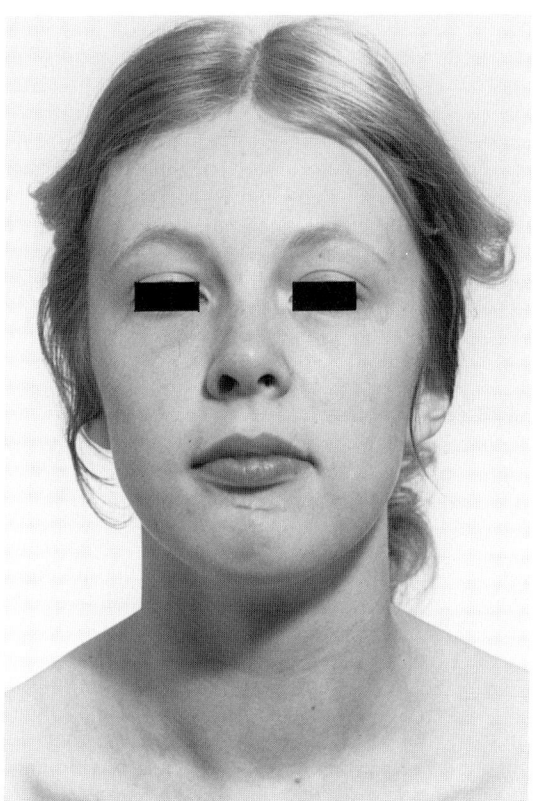

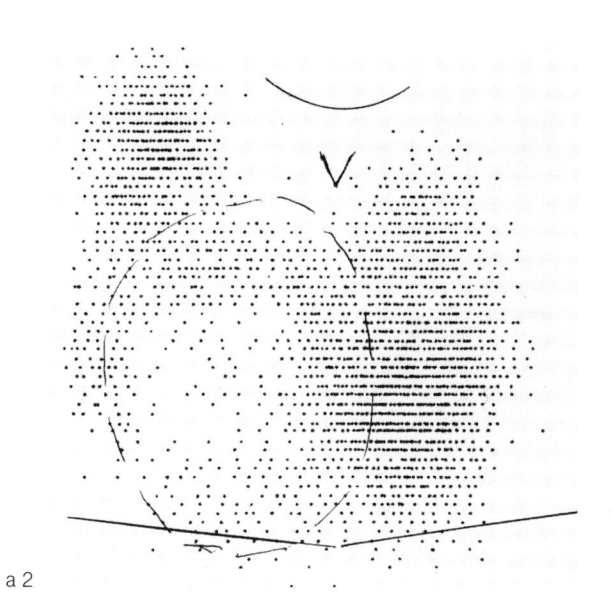

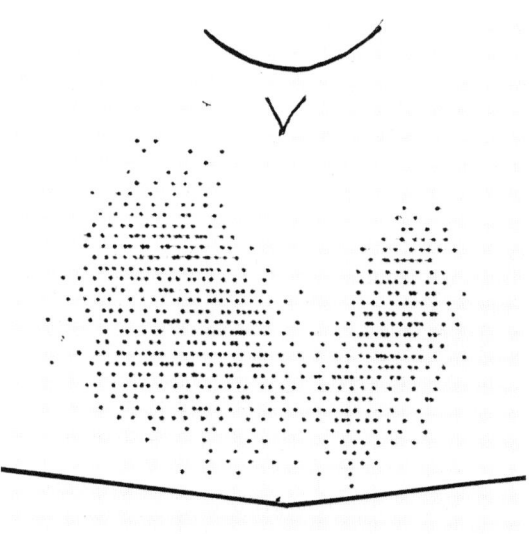

Abb. 11.**2a** u. **b** Traumatische Thyreoiditis. Gerda S., 20 J.: Vor 6 Tagen bei ruckartiger Bewegung Schwellung im Halsbereich rechts bemerkt. BSG 7/18 mm. Autoantikörpertiter nicht erhöht, Funktionsparameter euthyreot. **a** Vor Behandlung: 20 ml serös-sanguinolenter Flüssigkeit. **b** Nach Stoß mit einem Steroidderivat und unter 4 Monate langer Medikation von Schilddrüsenhormonen.

indiziert wie etwa bei einer Strahlenthyreoiditis. Entscheidend jedoch ist, daß das seröse Exsudat möglichst komplett abpunktiert wird, ggf. mehrfach im Abstand von jeweils einigen Tagen! In 48% von hier behandelten 36 Fällen war mit einem ersten, in weiteren 11% nach einem zweiten Steroidstoß ein völliger Rückgang des Tastbefunds bei weit überwiegend auch Normalisierung des Szintigramms zu erreichen. In den übrigen Fällen mit relativ spätem Therapiebeginn persistierte der Tastbefund in stets geringerer Größe als zu Beginn und wird dann wie eine blande Struma hormonell weiter behandelt.

Akut-virale Thyreoiditis

Diese Entzündungsform unterscheidet sich von der a priori mit anderem Verlauf angelegten subakuten Virusthyreoiditis Typ 2.1.1 und 2.1.2 (s. nebenan) dadurch, daß sie in unmittelbarem Zusammenhang mit einem unspezifischen, viralen Allgemeininfekt stets diffus auftritt und weder mit einer Erhöhung der Blutkörperchensenkungsgeshwindigkeit noch mit anderweitigen dysproteinämischen oder hämatologischen Veränderungen einhergeht. Auch bei wochenlangem Verlauf und ohne Therapie kommt es nie zu einem knotigen Umbau oder zu lokalen Komplikationen, so daß das Krankheitsbild dem einer Strahlenthyreoiditis ähnelt. Gerade diejenigen Entzündungsmanifestationen und Symptome, die bei der subakuten Thyreoditis eher selten vorkommen (100, 119), sind hier die Regel: Tracheobronchitis, Heiserkeit, Pleurodynie, passageres Hypotoniesyndrom, Kopfdruck, Rücken- und Muskelschmerzen. Die Schilddrüse ist schmerzhaft gespannt, begleitende Lymphknotenschwellungen fehlen, Irritationen im Kopfbereich sind von der Intensität des Lokalbefunds abhängig. In Anbetracht der unterschiedlichen Auffassungen über die Einteilung der Schilddrüsenentzündungen wird die akute Virusthyreoiditis zweifellos häufig als dann nicht typischer Fall unter die subakute Thyreoiditis subsumiert. Dies um so mehr, als sie seltener als letztere und auch seltener als alle anderen akuten Entzündungsformen ist: Im eigenen Krankengut 22 von insgesamt 184 akuten Fällen.

Die *Therapie* hat ihre Nuancen dahingehend, daß mit einem Stoß von Steroidderivaten über 3–4 Wochen hin wie bei der Strahlenthyreoiditis schnelle örtliche Beschwerdefreiheit und ein Rückgang der Schwellung zu erreichen ist, jedoch unter dieser in der Dosierung rückläufigen Medikation anfangs für ca. 10–12 Tage zur Verhütung von extrathyreoidalen Sekundärinfekten bei akutem Virusbefall zusätzlich ein Antibiotikum gegeben werden sollte. Ersatzweise oder bei erheblichen Kontraindikationen bewähren sich am besten Salicylate oder Phenylbutazon in mittleren Dosen. Schilddrüsenhormone sind nicht erforderlich. Postentzündliche Titeranstiege von Schilddrüsenautoantikörpern sind selten und ggf. wie bei der subakuten Thyreoiditis zu interpretieren, konsekutive Hypothyreosen oder auch ein knotiger Gewebsumbau kommen zumindesten bei o. g. Therapie nicht vor.

Subakute Thyreoiditis

Sie wird häufig mit dem Namen DE QUERVAIN (57) verbunden, der sie 1904 genauer histologisch beschrieben hat, obgleich das bereits 1895 auch durch MYGIND (154) schon geschehen war. Andere Synonyma sind Riesenzellenthyreoiditis, Pseudoriesenzellthyreoiditis, granulomatöse oder subakut-granulomatöse, pseudotuberkulöse, nichtinfektiöse, nichteitrige, einfache subakute oder akute diffuse Thyreoiditis (221). Anders als die akuten Schilddrüsenentzündungen und zweifellos in Zusammenhang mit ihrer besonderen Pathogenese bevorzugt sie mit einer Relation von 4 bis 6:1 das weibliche Geschlecht und eher das mittlere Lebensalter mit einem Durchschnittsalter von ca. 40–50 Jahren bei einer Häufigkeit von 0,3–2,0% aller Schilddrüsenkrankheiten (96, 102, 112, 134, 159, 219, 248). Ob sie regional mit sehr unterschiedlicher Frequenz auftritt (84), ist eher eine Frage der Diagnostik und Interpretation des Krankheitsbildes bzw. seiner Abgrenzung gegen nichteitrige akute Thyreoiditiden. Daß aber bei der subakuten Thyreoiditis besondere und von typisch akuten Thyreoiditiden abweichende Verhältnisse vorliegen, geht abgesehen von der Histologie auch aus ihrem klinischen Verlauf und insbesondere ätiologischen Gesichtspunkten hervor.

Ätiologie

Die *Ätiologie* der Erkrankung umfaßt ein virales Infektgeschehen, autoimmunologische und höchstwahrscheinlich genetische Faktoren. Mit Ausnahme von 2 Fällen mit Nachweis des Mumpsvirus im bioptischen Präparat (71) sind alle Versuche, einen Virusbefall der betroffenen Schilddrüse direkt kulturell zu belegen, bisher erfolglos verlaufen. Zunächst bleibt auch offen, ob der in 5 von 28 Fällen gelungenen Isolierung eines sog. „zytopathischen" Virus (209) pathogenetische Bedeutung zukommt. Eindeutige Indizien für eine Virusätiologie sind indessen die in der Regel infektiöse Anamnese der Patienten mit mehr multiformen Beschwerden und katarrhalischen Symptomen, die stets fehlende Leukozytose (bei allerdings immer starker Erhöhung der Blutkörperchensenkungsgeschwindigkeit), das epidemische Vorkommen der Thyreoiditis auch im Zusammenhang mit Mumps, Influenza, grippoiden Infekten, Masern, Mononukleose und Katzenkratzkrankheit (78, 110, 125, 137, 139, 213, 220). Entsprechend häufig lassen sich die dazugehörigen Antikörper, insbesondere gegen Mumps und Coxsakkie nachweisen, wobei das Titerverhalten dem Verlauf der Thyreoiditis entspricht, weniger als spezifischer Schilddrüseninfekt, sondern als anamnestische Reaktion auf die begleitend entzündlichen Veränderungen des Organs zu interpretieren sind (225). Unter diesem Aspekt kann die subakute Thyreoiditis als stereotype Antwort der Schilddrüse auf einen beliebigen Virusinfekt aufgefaßt werden. In Zusammenhang damit sind neuere Befunde über das zelluläre Immunverhalten bei dieser Erkrankung von erheblicher Bedeutung (122a). Wie bei einer ganzen Reihe anderer endokriner Krankheiten und insbesondere der Immunthyreoiditis sowie auch der Hyperthyreose lassen sich, anders als bei akuten Thyreoiditiden, in hoher Frequenz HLA-Antigene nachweisen, u. zw. vom Typ Bw 35 und Cw 4 (19, 112, 236). Die HLA-Faktoren aus dem großen Bereich des an Lymphozyten und Gewebskomponenten gebundenen Kompatibilitätssystems sind genetisch determiniert und bestimmen offenbar Form und Ausmaß der immunologischen Gewebsreaktion auf virale (oder anderweitig infektiöse?) Einflüsse. Andererseits könnte aber auch der kausal-infektiöse Mikroorganismus gleichartige HLA-Qualitäten wie der befallene Organismus besitzen, wodurch dessen Infektabwehr reduziert wird (19). Dementsprechend sind HLA-Antigene der genannten Typen gerade bei solchen Kranken mit subakuter Thyreoiditis nachgewiesen worden, die als Folge der Entzündung eine Hypothyreose entwickelten (147). Daß sich neben dem HLA-Mechanismus Autoimmunprozesse auch bei der subakuten Thyreoiditis nicht ausschließen lassen und sie dadurch gegen andere und akute Entzündungsformen abgrenzen, geht aus den in allerdings einer Minderzahl der Fälle erhöhten Titern von zirkulierenden Autoantikörpern gegen Thyreoglobulin und insbesondere das sog. 2. Kolloidantigen hervor (17, 228), und demzufolge ist auch ein Übergang von subakuter Thyreoiditis in eine Immunthyreoiditis beschrieben worden (51, 225). Während die nach subakuter Thyreoiditis seltenen definitiven Hypothyreosen keine Hinweise auf ein Immungeschehen bieten und sicherlich Ausdruck einer besonders schnellen und kompletten Destruktion des Parenchyms mit entsprechender Paralyse der immunologischen Mechanismen sein dürften (17), gehen die relativ häufigen initialen und flüchtigen Hyperthyreoseschübe mit dem Auftreten von stimulierenden Immunglobulinen (SIG) einher (211). Das Phänomen scheint mit der Restitution des entzündlich veränderten Gewebes zusammenzuhängen und nicht Ursache der hyperthyreoten Phase zu sein, wie auch das Vorkommen destruktiver Autoantikörper als Reaktion auf entzündungsbedingte thyreogene Substanzverluste mit Antikörpercharakter und nicht als Mechanismus des Virusbefalls zu deuten ist (221). Immerhin sind auch persistierende Hyperthyreosen mit beschleunigtem thyreoidalen Jodumsatz als Folge einer subakuten Thyreoiditis bekannt (168, 203), so daß eine echte autoimmunologische Weiterentwicklung in dieser Richtung ausnahmsweise möglich sein muß.

Pathophysiologie

Die *Pathophysiologie* der subakuten Thyreoiditis erklärt sich vor dem Hintergrund ätiologischer Faktoren und des Entzündungsgeschehens, sie hat unmittelbare diagnostische Auswirkungen. Die entzündlich veränderten Teile der Schilddrüse fallen funktionell aus, wobei ihr Hormonvorrat oder, bei diffusem Befall, derjenige der gesamten Drüse in Form von freien Aminosäuren oder im Thyreoglobulinverband in die Blutbahn gelangen kann. Im letztgenannten und häufigsten Fall bleibt der Komplex seiner Eiweißbindung wegen hormonell inaktiv, bleiben Trijodthyronin, Thyroxin sowie das BEI im Blut normal oder nur gering erhöht und findet sich ein stark erhöhtes PBI als Ausdruck der thyreogenen Jodproteine. Verliert die Schilddrüse jedoch ihre Hormone in Aminosäureform, so sind Trijodthyronin und Thyroxin stark erhöht und resultiert eine hyperthyreote Verlaufsphase der Entzündung. Gegenüber der genuinen oder der sehr seltenen postentzündlich-immunologisch bedingten Hyperthyreose mit beschleunigtem tyhreoidalen Jodumsatz ist sie dadurch abzugrenzen, daß die Schilddrüse im Zweiphasenstadium nur stark reduziert oder gar nicht ^{131}J aufnimmt oder umsetzt, sich dementsprechend auch szintigraphisch nicht oder nur mit Resten von nicht betroffenem Parenchym darstellen läßt (112, 124, 219, 234). Auch bei den Fällen ohne Jodverlust kann die Jodaufnahme der Schilddrüse durch das Entzündungsgeschehen reduziert oder aufgehoben sein, die hypophysäre Reaktion auf die thyreoidalen Veränderungen entspricht der Stoffwechsellage: Die TSH-Spiegel im Blut sinken während einer hyperthyreoten Phase ab, steigen während der sich anschließenden Restitutionsphase mit passager (latenter) Hypothyreose an und diesen Situationen entsprechen auch die Ausfälle einer TRH-Belastung (54, 88, 93, 112, 115, 127, 179). Solange sich nach klinischem Abklingen der Thyreoiditis das Jodreservoir der Schilddrüse noch nicht völlig wieder aufgefüllt hat, bietet sie als sog. Rebound-Phänomen einen beschleunigten thyreoidalen Jodumsatz (120, 224) bei erhöhten Spiegeln von Serum-TSH und bleiben als Ausdruck bereits maximaler Stimulierung TSH-Injektionen ohne Einfluß auf die thyreoidale Jodaufnahme (119, 125). Es sind aber auch widersprechende Befunde bekannt (17), so daß die regulative Situation im Verlauf einer subakuten Thyreoiditis weitestgehend vom Verlauf und Stadium zum Zeitpunkt der Untersuchung abhängen dürfte.

Krankheitsbild

Es ist gekennzeichnet durch einen protrahierten Verlauf nach mehr oder weniger eindrucksvoll akutem Beginn anschließend an einen meist 1–3 Wochen schwelenden Virusinfekt mit noch subfebrilen oder erneut hochfebril exazerbierten Temperaturen (infektiös), während in 10–15% der Fälle zu einem späteren Zeitpunkt nach Infektbeginn mit als zweiter Fieberperiode oder auch ohne Temperaturanstieg ein dann häufig nur gering ausgeprägter lokaler Beschwerdekomplex auftritt (parainfektiös). Typischerweise und in 60–70% der Fälle machen sich innerhalb von 2–3 Tagen schnell zunehmend und das Allgemeinbefinden drastisch reduzierend örtliche Beschwerden im Halsbereich mit Irritationen zu Ohren, Hinterkopf, Halsseiten und Schulterpartien hin bemerkbar. Die in der Regel vorher unauffällige Schilddrüse ist diffus und derb angeschwollen, sehr druckempfindlich, nicht auf purulente Prozesse verdächtig und ohne begleitende Hautrötung. Nicht selten imponiert der Tastbefund über die ganze Drüse hin oder auch nur partiell kleinknotig bei geringerer Intensität der örtlichen Beschwerden und dann mehr differentialdiagnostischen Schwierigkeiten. Fieber, z. T. intermittierend, hat nur etwa die Hälfte der Patienten, eine Gewichtsabnahme bietet ein Viertel von ihnen weitestgehend aufgrund einer mit gleicher Frequenz vorkommenden passageren Hyperthyreose durch entzündungsbedingte Hormonverluste der Drüse (100, 219), aber auch in Zusammenhang mit Appetitverlust durch Beschwerden beim Kauen und Schlucken. Natürlich sind die Intensität des Beschwerdekomplexes und damit die Frequenz von Einzelbeschwerden sehr davon abhängig, zu welchem Zeitpunkt die Diagnose gestellt wird, so daß Angaben in dieser Hinsicht weit voneinander abweichen. Etwa 10% aller Kranken haben trotz erheblichen Tastbefunds keine Beschwerden (17, 54, 112, 219), und bei einem mindestens ebensogroßen Prozentsatz sind auch vorangegangene febrile Phasen oder Infekte nicht in Erfahrung zu bringen. Lymphknotenschwellungen sind selten, Herzpalpitationen, Fingertremor, Schwitzen und Unruhe trotz Fieberfreiheit bei etwa 20–25% der Fälle auf einen initialen Hyperthyreoseschub zurückzuführen (s. Diagnostik). In letzter Zeit häufen sich Berichte über z. T. passagere, aber auch mit kardialen Komplikationen einhergehende Hyperthyreosen ohne oder mit geringer Struma bei völlig indolentem Tastbefund und ohne anamnestische Hinweise auf vorangegangenen Infekte. Die genaue Diagnostik ergab dann eine anderweitig nicht zu erklärende hohe Blutkörperchensenkungsgeschwindigkeit bei mangelhafter oder fehlender thyreoidaler Jodaufnahme mit hyperthyreoten In-vitro-Parametern und negativem Ausfall der TRH-Belastung. Die Befundkonstellation belegt auch in Zusammenhang mit flüchtigen Titeranstiegen von Schilddrüsenautoantikörpern und dem weiteren Verlauf mit Restitution der Schilddrüse und Remission der Hyperthyreose eine quasi „stille" subakute Thyreoiditis (66, 162, 204, 234).

Unbehandelt nimmt die Erkrankung einen Verlauf mit Spontanheilung in etwa zwei Drittel der Fälle, während bei den übrigen Fällen behandlungsbedürftige blande (weitgehend knotige) Strumen, in 10% eine Hypothyreose und gelegentlich echte Hyperthyreosen resultieren (17, 54, 112, 168, 203, 219).

Diagnostik

Sie stützt sich auf die Charakteristika von Krankheitsbeginn und -verlauf mit Infektanamnese, den mehr oder weniger typischen Lokalbefund, zusätzlich auf die Laboratoriumsparameter und bei Tastbefunden auf die Zytologie nach Feinnadelpunktion. Die Blutkörperchensenkungsgeschwindigkeit ist meistens stark bis maximal erhöht bei Vermehrung der α-2-Globuline (210, 206), auch wenn das Krankheitsbild nur milde ausgeprägt erscheint. Im Blutstatus fehlt in der Regel eine Leukozytose, doch sind Werte bis ca. 12 000 Zellen/mm³ bei eher relativer Lymphozytose beobachtet worden. In fast allen Fällen ist das PBI erhöht bei normalen Werten für Serumtrijodthyronin und -thyroxin, während hyperthyreote Phasen auch zusätzlich erhöhte Hormonspiegel aufweisen, eher von Thyroxin als auch von Trijodthyronin (17). Als Abgrenzung gegen eine nichtentzündlich bedingte Hyperthyreose klärt das erforderliche ^{131}J-Zweiphasenstudium in Form eines stark reduzierten oder aufgehobenen thyreoidalen Jodumsatzes bei u. U. nicht möglicher Szintigraphie oder einer nur angedeutet mit diffuser oder fleckförmiger Aktivitätsverteilung die Situation. Sie gleicht der einer Hyperthyreosis factitia, die differentialdiagnostisch durch eine normale Blutkörperchensenkungsgeschwindigkeit und klinisch fehlende Entzündungszeichen abzuklären ist und nur als Rarität könnte eine Hyperthyreose durch die funktionell aktive Metastase eines follikulären Schilddrüsenkarzinoms – abzuklären durch Ganzkörperszintigraphie – in Erwägung gezogen werden. Das Serum-TSH verhält sich entsprechend den Trijodthyronin- und Thyroxinspiegeln im Blut und ist bei deren Erniedrigung während einer klinisch asymptomatischen hypothyreoten Erholungsphase der Schilddrüse erhöht, durch TRH dann weiter stimulierbar. TSH-Tests zur Abklärung etwa vermeintlicher szintigraphischer Besonderheiten oder einer hypothyreoten Befundkonstellation sind eher kontraindiziert, weil sie das Risiko irreversibler knotiger Gewebsreaktionen oder Schwellungszustände bergen. Wenn irgend möglich und insbesondere bei Tastbefunden der Schilddrüse sollte eine Feinnadelpunktion erfolgen, da die Zytologie überzeugende Befunde bietet und die Abgrenzung insbesondere gegen andere Thyreoiditisformen erlaubt (173, 242).

Eine immunologische Diagnostik ist umstritten, weil alle in Betracht kommenden Methoden auch bei Schilddrüsengesunden in relativ hoher Frequenz positive Befunde bieten können. Das gilt für die HLA-Antigene (20, 112) wie auch den flüchtigen Titeranstieg und -wiederabfall von Autoantikörpern gegen Thyreoglobulin oder Mikrosomen (122a, 219, 221). Bei wenig ausgeprägtem oder fehlendem lokalen Beschwerdekomplex lassen ein indolenter Tastbefund und auch die hohe Blutkörperchensenkungsgeschwindigkeit u. U. an ein malignes Geschehen denken, und klärt sich die Situation durch den Verlauf unter einer antientzündlichen Therapie mit schnellen Veränderungen auch szintigraphischer Befunde, auch durch die Punktionszytologie. Insofern beruhen differentialdiagnostische Erwägungen weitestgehend auf klinischen und nicht laboratoriumstechnischen Merkmalen. Das gilt grundsätzlich für alle Formen von Thyreoiditis, weil örtliche Halsbeschwerden gerade in Anbetracht von vorhandenen oder kürzlich abgeklungenen Infekten auf die Schleimhäute und nicht auf die im Zweifelsfall nicht tastbare Schilddrüse bezogen und spezielle Untersuchungen zur Abklärung unterlassen werden.

Therapie

Sie ist dankbar, und die Berichte über relativ häufige Spontanheilungen oder das Ausreichen banaler Maßnahmen bzw. der Rat zum Abwarten sollten in Anbetracht der durchaus unsicheren Prognose nicht dazu verleiten, die fast immer und schnell effektive Medikation von Steroidderivaten zu unterlassen (17, 40, 54, 169, 219). Bei Anfangsdosen von 20 bis maximal 40 mg Prednison (Prednisolon, Methylprednisolon) in kontinuierlich rückläufiger Dosierung über 6–8 Wochen hin, ggf. auch länger, bestehen keine Risiken und sind Kontraindikationen außerordentlich selten. Salicylate oder Phenylbutazon sind als Analgetika und ergänzende Medikation, nur ausnahmsweise als Ersatz der Steroidbehandlung zu empfehlen (54, 122, 199, 214, 219). Das gilt um so mehr, je schwerer das Krankheitsbild und je eher eine begleitende Hyperthyreose damit verbunden ist. Im letztgenannten Fall sind die üblichen antithyreoidalen Medikamente ohne Effekt, weil es sich nicht um eine zu blockierende, vermehrte thyreoidale Hormonsynthese und -inkretion handelt. Allenfalls Propylthiouracil kann man in Erwägung ziehen, weil es nebenher einen peripher hemmenden Effekt auf die Umwandlung von Thyroxin zu wirksamem Trijodthyronin hat und damit die Stoffwechsellage günstig zu beeinflussen vermag. Daß antithyreoidale Medikamente die Thyreoiditis selber günstig beeinflussen, ist ebensowenig überzeugend belegt worden wie die vermeintlich durch Steroide nicht abgekürzte Krankheitsdauer (17). Seit der Verwendung von Steroidderivaten ist im eigenen Krankengut unter über 100 gegenüber früher behandelten 48 Fällen die damals relativ häufig beobachtete Exazerbation der subakuten Thyreoiditis erheblich seltener geworden, bei einer Ausdehnung über 6–8 Wochen hin praktisch immer zu vermeiden gewesen. Wird die Therapie, aus welchen Gründen auch immer, früher unterbrochen, so muß sie bei Rezidiven mit den Anfangsdosen wieder aufgenommen und sollte sie mit kleinen Dosen Salicylaten noch über 2–4 Monate hin verlängert werden. Von externen Bestrahlungen mit 600–1200 R (0,155–0,31 C/kg) (52, 105, 159, 222) macht man allenfalls noch Gebrauch bei häufiger rezidivierenden Prozessen, und operative Maßnahmen kommen nur bei persistierenden knotigen Veränderungen in Betracht, um einen im Zweifelsfall auch durch Zytologie nicht zu klärenden Malignomverdacht zu beseitigen. Anders als bei der chronisch-fibrösen oder perithyreoidalen Thyreoiditis kommt es nicht zu postoperativ narbigen Strukturen. Im übrigen wird man nach Abklingen entzündlicher Veränderungen bei persistierendem diffusen oder knotigen Tastbefund wie bei einer blanden Struma auf eine Langzeitmedikation von Schilddrüsenhormonen übergehen, diese bei ausgedehnterem Lokalbefund oder auch grundsätzlich sogar schon von Anbeginn der Thyreoiditisbehandlung praktizieren (106, 108, 145). Antibiotika sind nutzlos und kommen bei der subakuten Thyreoiditis auch unter dem Gesichtspunkt einer Verhütung von sekundären entzündlichen Komplikationen kaum jemals in Betracht. Versuche mit TSH-Injektionen (183) sind wegen Risiken und Ineffektivität (50) zu Recht eingestellt worden.

Chronische Thyreoiditiden

Sie umfassen einerseits die unter den Thyreoiditiden häufigsten, genetisch-immunologisch bedingten Entzündungsformen (s.u.) mit Beziehungen zu zahlreichen anderen Erkrankungen und andererseits die ungleich selteneren und isoliert vorkommenden fibrosierenden, invasiven und spezifischen Entzündungen ohne autoimmunologischen Charakter (3.2 bis 3.4). In vielen Fällen bestehen differentialdiagnostische Schwierigkeiten einer Abgrenzung gegen blande Strumen oder Schilddrüsenmalignome.

Lymphozytäre Thyreoiditis (Immunthyreoiditis)

In ihrer kropfigen Form als 4 Fälle von Struma lymphomatosa 1912 erstmals von HASHIMOTO (103) beschrieben, läßt sich dieser Entzündungstyp erst aufgrund der in den letzten 20 Jahren erarbeiteten pathogenetischen Erkenntnisse definieren: Er ist gekennzeichnet durch genetisch und autoimmunologisch bedingte Lymph- und Plasmazelleninfiltrate in der Schilddrüse mit u.U. konsekutiver atrophischer oder hypertrophischer Gewebsreaktion bei ausreichender, eingeschränkter und gelegentlich auch überschießender Hormonproduktion (122a). Dadurch bestehen enge Beziehungen zu erworbenen Hypothyreosen, zur Hyperthyreose vom Typ Morbus Basedow sowie zur endokrinen Ophthalmopathie. Die Entwicklung von funktionell und hinsichtlich der Drüsengestalt unterschiedlichen Verlaufsformen (3.1.1 bis 3.1.3) ist nur unter pathogenetischen Gesichtspunkten zu verstehen und bedeutet keine prinzipiell verschiedenartigen Kategorien der Erkrankung. Insofern gibt es Grenzfälle, Übergänge, und stellt der oft getrennt beschriebene sogenannte Adoleszententyp der Immunthyreoiditis keine Sonderform dar. Früher und teilweise auch weiterhin gebräuchliche Synonyma der Immunthyreoiditis sind: Hashimoto-Thyreoiditis, Struma Hashimoto, lymphoepitheliale Struma, lymphadenoide Struma, Lymphoidstruma, Struma lymphomatosa, lymphozytäre Thyreoiditis (s. Schema S.608).

Ätiologie und Pathogenese

Auf einen möglichen immunologischen Hintergrund der chronischen lymphomatösen Thyreoiditis wiesen ab 1953 erstmals die Beobachtungen hin, daß sie mit einer Erhöhung der γ-Globuline (86) und pathologischem Ausfall sogenannter Serumlabilitätsproben einhergeht (136). Nachdem von früheren Untersuchungen her die immunogene Eigenschaft von Thyreoglobulin bekannt war (17), konnten tierexperimentell insbesondere bei Kaninchen und Hunden durch Injektion von art- oder sogar tiereigenem, mit Freudschem Adjuvans behandelten Thyreoglobulin lymphomatöse Veränderungen in der Schilddrüse wie bei der von Hashimoto beschriebenen Struma und darüber hinaus spezifische Antikörper gegen Thyreoglobulin erzeugt werden (190, 245, 246).

Gleichzeitig konnten von einer anderen Arbeitsgruppe erstmals Schilddrüsenautoantikörper im Blut von Patienten mit einer lymphomatösen Thyreoiditis festgestellt (63, 186, 189) und damit die Basis für die weitere Abklärung der Pathogenese dieser Erkrankung geschaffen werden. Inzwischen ist eine ganze Reihe von aggressiv-destruktiven Schilddrüsenautoantikörpern isoliert worden, die sich gegen verschiedene Bestandteile von Kolloid und Thyreozyten als Antigene richten und mit mehr oder weniger empfindlichen und zu Routinezwecken brauchbaren Methoden zu erfassen sind (Tab. 11.1). Sie kommen u. a. in hoher Frequenz auch bei der Hyperthyreose vom Typ Morbus Basedow vor (8, 166), dort vergesellschaftet mit stimulierenden Antikörpern (sog. Schilddrüse-[thyroid-] stimulierende Immunglobuline: TSI), die gegen den TSH-Rezeptor der Thyreozyten gerichtet sind und über eine Stimulierung der Adenylcyclase die beschleunigte Hormonsynthese und -inkretion unterhalten (202, 221). Damit sind die auch klinisch engen Beziehungen zwischen der lymphozytären Thyreoiditis und der diffusen Hyperthyreose auf das gemeinsame pathogenetische Prinzip einer Immunerkrankung gebracht, die sich in verschiedener Form manifestieren kann. Grundsätzlich läßt sich das Immungeschehen auch in vivo durch eine anaphylaktische Hautreaktion auf die subkutane Applikation von menschlichem Schilddrüsenextrakt nachweisen (34), doch hat der Befund als Test wegen des Hepatitisrisikos keine klinische Bedeutung erlangt.

Die gegen Thyreoglobulin gerichteten Antikörper sind vorwiegend heterogene Präzipitine im Bereich der IgG, weniger auch IgA und IgM (104). Sie haben unterschiedliche Affinitäten für ihr Antigen mit wechselnder Bindungskapazität (67), wobei 4 Moleküle Immunglobulin mit einem Molekül Thyreoglobulin reagieren (184, 188). Diese Komplexe können von Rezeptoren der K-("Killer"-)Zellen genannten Lymphoidzellen gebunden werden und sie dadurch spezifisch auf eine Schädigung des antigenhaltigen Gewebes – in diesem Fall die Schilddrüsenzelle – ausrichten (99, 122a). Mikrosomale Antikörper sind zytotoxisch, ihr Antigen ist ein phylogenetisch spezifisches Lipoprotein in der Mikrosomenmembran, die neugebildetes Thyreoglobulin umschließt. Das sog. 2. Kolloidantigen (CA$_2$ genannt) ist ein wesentlich kleineres Protein als Thyreoglobulin und enthält kein Jod, Antikörper dagegen finden sich auch bei 50% aller Hyperthyreosen und der subakuten Thyreoiditis, bei 10% von Kontrollpersonen und haben keine diagnostische Bedeutung. Das gilt auch für die Antikörper gegen die Thyreozytenoberfläche, die nicht den TSH-Rezeptor betreffen (72). Schon bald hatte sich herausgestellt, daß die passive Übertragung von Schilddrüsenautoantikörpern für das Organ nicht pathogen und deren Titer nur ein Maßstab für die Intensität ablaufender Immunisie-

Tabelle 11.1 Schilddrüsenautoantikörper und ihre Bestimmungsmethoden

Aggressiv-destruktive Antikörper	Bestimmungsmethoden
Gegen Thyreoglobulin	Präzipitationsverfahren
	Passive Hämagglutination
	Antigenbindungskapazität
	Immunfluoreszenz (am Gewebsschnitt)
	Radioimmunologische (kompetitive) Antikörperbindung
	Latex-Test
	Bentonit-Test
Gegen eine nicht jodhaltige Kolloidkomponente (sog. 2. Kolloidantigen: CA$_2$)	Immunfluoreszenz (am Gewebsschnitt)
Gegen Mikrosomen der Thyreozyten	Komplementbindung
	Passive Hämagglutination (modifiziert)
	Immunfluoreszenz (am nicht fixierten Gewebsschnitt)
	Radioimmunologische Antikörperbindung
Gegen den Zellkern der Thyreozyten (zytotoxische Antikörper)	Immunfluoreszenz (am fixierten Gewebsschnitt)
Gegen die Zelloberfläche	Immunfluoreszenz (am fixierten Gewebsschnitt)
	Hämabsorbtionsmethode
Zytotoxische Antikörper	Zellkultur
	Komplementbindungsmethode
Stimulierende Antikörper	**(Keine Routineverfahren)**
TSI-(Thyroid-Stimulating-Immunoglobulins-)Antigen: TSH-Rezeptor der Thyreozyten	Biologische Bestimmung des LATS
	Biologische Bestimmung des LATS-Protektors
	Biologische Bestimmung von anderen Stimulatoren
	Radiorezeptor-(TSH-)Verdrängung
	Bestimmung der Adenylcyclasestimulierung

Für Routineuntersuchungen aggressiver Antikörper empfiehlt sich die passive Hämagglutination für die Thyreoglobulin- und neuerdings auch mikrosomalen Antikörper, während die Komplementbindungsmethode der letzteren wie die weiteren sehr speziellen Verfahren aufwendig und nicht viel ergiebiger sind (s. Lit.: 67, 72, 75, 85, 99, 150, 151, 166, 175, 202 und 221).

rungsprozesse ist (161, 183, 185). Das gilt für das gesamte Spektrum der heute bekannten destruktiven Autoantikörper, die zwar mit höchsten Titern und Frequenzen speziell bei der lymphomatösen Thyreoiditis, mit geringeren Häufigkeiten bei allen anderen Schilddrüsenerkrankungen, auch extrathyreoidalen Krankheiten und gesunden Menschen vorkommen (Tab. 11.2). Darüber hinaus bestehen keine festen Relationen zwischen den Titern von verschiedenartigen Antikörpern untereinander noch solche zum Ausmaß des Organschadens (54, 107). Obgleich Schilddrüsenantikörper die Plazenta passieren, sind bei Neugeborenen von Müttern mit einer lymphomatösen Thyreoiditis keine hypothyreot-kretinistischen Veränderungen registriert worden (17, 165). In Übereinstimmung damit entsteht in aller Regel auch keine lymphomatöse Thyreoiditis aufgrund einer akuten oder subakuten Thyreoiditis (225) oder nach Maßnahmen wie Radiojodtherapie oder Strumaresektion, obgleich dabei in einem Teil der Fälle Thyreoglobulin in die Blutbahn gelangt, und wie auch die schon normalerweise im Serum nachweisbaren Spuren von Thyreoglobulin als Antigen wirken müßten (17, 187).

Mit modernen Methoden lassen sich auch bei der Mehrzahl von sporadischen und in hoher Frequenz bei endemischen blanden Strumen erhöhte Spiegel von Thyreoglobulin im Blut nachweisen, ohne daß zugleich entsprechende Autoantikörper aufzufinden sind (172). Aufgrund solcher Beobachtungen können also nicht die humoralen Antikörper für die lymphozytären und parenchymdestruierenden Veränderungen in der Schilddrüse verantwortlich sein, sondern müssen andere Faktoren eine entscheidende Rolle spielen.

Die weitere Forschung ergab, daß diese Faktoren im Rahmen zellulärer Immunreaktionen (Cell-mediated immunity) angesiedelt und genetisch determiniert sind (122a). Dieses System ist u.a. zuständig für die Infektabwehr, Tumorausbreitung wie auch Gewebeverträglichkeit bei Transplantationen und umfaßt im wesentlichen 3 Spielarten von aus gleichen Stammzellen abzuleitenden Lymphozyten, die genetisch verschieden programmiert sind. Etwa zwei Drittel der Blut- und Lymphknotenlymphozyten haben vom noch intakten Thymus (deshalb T-Zellen genannt) genetisch fixiert immunologische Informationen, mit denen sie auf das System tangierende Affektionen reagieren. Sie können keine Antikörper produzieren, wohl aber von noch unbekannten Faktoren (Lymphokininen) veranlaßt werden, entsprechend ihrer anamnestischen Ingramme die sogenannten B-Zellen (Lymphozyten, die bei einigen Spezies in der sog. Bursa fabricius entstehen) zur Bildung von Immunglobulinen stimulieren. Weitere etwa 5% der Lymphozyten wie auch Makrophagen agieren wahrscheinlich als Effektor- oder sog. K-Zellen in der Auseinandersetzung zwischen Antigen und dem Gewebe, gegen das es gerichtet ist (94, 167). Als stoffliche Mediatoren sind verschiedene Substanzen wie Blastogenin, Lymphotoxin und die Bewegung von Leukozyten hemmende Faktoren bekannt, anhand derer durch fremde oder körpereigene Antigene immunsensibilisierte Lymphozyten erfaßt werden

Tabelle 11.2 Schilddrüsenautoantikörper bei Schilddrüsen- und anderen Krankheiten

Thyreoglobulin- und/oder mikrosomale Antikörper: verschiedene Methoden
Positive Befunde in % der Fälle

Krankheiten	Peake 1974	Aoki 1975	Hall 1977	Fairfax 1975	Doniach 1960	Pinchera 1977	Müller 1970	Fritzsche 1974	Hornung 1973	Irvine 1965	Andreani 1965
Immunthyreoiditis	84–100	85,2		90	93	88,9	90	81–98		89	100
Hyperthyreose Typ Basedow	87,5	66,3		1,5	34	21,6	55	43–65	65	37	64
Primäre Hypothyreose	94,4	18,2		12–15	65	69,3		56–95	82	57	69
Blande Strumen	8,0	12,9			14		21	10–28	16–29		63
Schilddrüsenmalignome	8,0	13,6		2,5	10	2,3	25				53
Gesunde Personen	4,0	5,5	2–17,6 Sammellit.				7	4–7 Sammellit.	11	9–17 altersabhängig	
Andere Krankheiten	15,0										

Perniziöse Anämie   50 % (Doniach 1965, Irvine 1965)
Gelenkrheumatismus   (Higmanns 1961)
Sjögren-Syndrom   (Block 1960)
Turner-Syndrom   (Williams 1964, Doniach 1967)
Mongolismus   (Saxena 1965)

Diabetes mellitus
Koronarangiopathie, Adipositas
Erworbene hämolytische Anämie, Lupus erythematodes, rheumatische Arthritis, aggressive chronische Hepatitis,
Sjögren-Syndrom, Myasthenia gravis, chronische Gastritis, idiopathische Nebenniereninsuffizienz
Andreani 1965, Feltkamp 1967

können. Unter den einschlägigen Methoden sind am meisten verbreitet

– der Leukozytenmigrationshemmtest (54, 122a, 197), u.a. als Mikromethode (76). Er beruht darauf, daß bei der Inkubation peripherer Leukozyten mit einem Antigen durch Lymphozyten ein Faktor abgegeben wird, der die Wanderungsgeschwindigkeit von Leukozyten hemmt (Migrationshemmfaktor). Verglichen mit der Wanderung im antigenfreien Medium kann das Ausmaß der Hemmung als Migrationsindex registriert werden. Die In-vitro-Untersuchung erfolgt auf einem Objektträger, der mit von Leukozyten gefüllten Kapillaren belegt ist. Als Antigene können je nach Plan z.B. thyreoglobulinbeladene Hammel-Erythrozyten oder eine Präparation aus hyperthyreotischem Schilddrüsengewebe (für mikrosomales Antigen) dienen.
– Der sog. Rosettentest zum Nachweis von gegen Schilddrüsenantigen sensibilisierten Lymphozyten mit Beobachtung im Phasenkontrastmikroskop (170).
– Lymphotoxintest (54). Lymphozyten des betreffenden Patienten werden mit, zur Kontrolle ohne das vermeintliche Antigen vorinkubiert, anschließend mit unspezifischen Targetzellen (z.B. vom Fibrosarkom der Maus) oder wiederum Lymphozyten inkubiert. Sensibilisierte Lymphozyten produzieren durch den Antigenkontakt ein Lymphotoxin, das die Targetzellen oder lymphozytären Testzellen im zweiten Ansatz abtötet, so daß die Zahl der noch lebenden Zellen ausgezählt und als Maß für das Toxin interpretiert werden kann.

Weitere Methoden orientieren sich an der Blastenbildung oder an der ^{14}C-Thymidin-Aufnahme in einem Antigen-Lymphozyten-Ansatz sowie an anderen Meßformen der Wanderungshemmung von Leukozyten (39, 56, 68, 122a, 126).

Bei experimentellen Untersuchungen zur Pathogenese der Immunthyreoiditis gelang es, im Gegensatz zu Versuchen mit Antikörpern, eine Immunthyreoiditis durch Lymphozyten zu übertragen (79). Die Rolle von B- und T-Lymphozyten wird dabei unterschiedlich beurteilt. Die spezielle Thyreoiditis einer bestimmten Hühnerrasse kann durch Bursektomie verhindert, durch eine Thymektomie beschleunigt werden (122a, 241). Andererseits ließen sich durch Antikörper gegen Thymozyten Zellschäden infolge sensibilisierter Lymphozyten verhindern und eine vorzugsweise pathogene Rolle eher der sogenannten T-Lymphozyten belegen (128, 191). Entzündungshemmend wirkt auch eine Vorbehandlung mit immunsuppressiven Substanzen oder Antilymphozytenserum (144, 195). Eine Splenektomie senkt die Antikörpertiter und verstärkt die Intensität einer Thyreoiditis als Ausdruck dafür, daß zirkulierende Antikörper die zellulären Immunmechanismen hemmen (6).

Wie in Tierversuchen, so ergeben sich auch bei Patienten mit einer lymphomatösen Thyreoiditis Befunde, die die Bedeutung zellulärer Immunmechanismen belegen. So läßt sich eine kutane Anaphylaxie auslösen (34) und ist der Migrationshemmtest in fast allen Fällen positiv, wobei keine Korrelation zu der Höhe der Antikörpertiter besteht (107, 126, 221). Dabei scheinen nicht, wie vorher vermutet, Verschiebungen der T- gegenüber den B-Lymphozyten vorzuliegen (223), und sind manche Befunde nicht unwidersprochen geblieben (146). In Gewebekulturen werden Thyreozyten durch Lymphozyten von Patienten mit einer Immunthyreoiditis geschädigt (192).

Obgleich die autoimmunologische Natur der lymphozytären Thyreoiditis gesichert ist, bleiben ätiologische Fragen offen. Es gibt eine Reihe von mehr oder weniger überzeugenden und belegbaren Vorstellungen über die Ursachen humoraler und zellständiger Immunisierung gegen damit zu Antigenen werdende körpereigene Substanzen. Normalerweise erwirbt der Organismus während des fetalen Lebens die Fähigkeit, die körpereigenen Antigene zu erkennen und sie durch besondere Mechanismen unter Kontrolle zu halten. Voraussetzung dafür ist ein intakter Thymus, der durch entsprechende Informationen an die ihn kontaktierenden kompetenten T-Lymphozyten eine sog. Immuntoleranz bewirkt. Ob eine Minderheit von Zellen, die diese Immuntoleranz nicht erworben hat, später eliminiert oder lediglich kontrolliert wird, bleibt offen. Für die letztgenannte Wahrscheinlichkeit spricht, daß auch bei schilddrüsengesunden Menschen ohne fehlerhafte Immunreaktionen manche Lymphozyten Thyreoglobulin binden können (12). In Zusammenhang damit und vor genetischem Hintergrund können trotz mancher Einwände das Spektrum immunologischer Reaktionen sowie experimentelle und klinische Erfahrungen mit der lymphomatösen Thyreoiditis am besten interpretiert werden durch die als erste Theorie angeführte

– gestörte Immunantwort als Folge „verbotener Klone" (Merkmale) der T-Lymphozyten (sog. „Forbidden clones"). Schon physiologischerweise können einzelne Lymphozyten durch randständige Mutationen eine immunologisch an sich „verbotene" Aggression (Eigenreaktion) gegen einen körpereigenen Stoff erwerben, die jedoch bei funktionierender Immunüberwachung durch die Mehrzahl der T-Lymphozyten supprimiert wird und damit wirkungslos bleibt. Liegt aber gerade in diesem Zuständigkeitsbereich ein spezifischer, genetisch bedingter Defekt der Immunkontrolle vor, so können die durch verbotene Klone fehlprogrammierten T-Lymphozyten mit dem Antigen der Thyreozytenoberfläche reagieren und zellbedingt daraufhin die B-Lymphozyten zur Produktion polyklonaler Antikörper anregen (1, 10, 14, 122a, 221, 220).

Es hängt dann von weiteren, in erster Linie wieder genetischen Gegebenheiten ab, ob nur autoaggressive oder auch stimulierende Autoantikörper (TSI – LATS) gebildet werden, so daß hiermit der klinisch bekannte Zusammenhang von lymphozytärer Thyreoiditis, Hyperthyreose und auch endokriner Ophthalmopathie gegeben ist (62, 221). Allerdings müssen für diesen Fall nicht nur ein, sondern verschiedene spezifische Defekte mit der Konsequenz von mehreren verbotenen Klones angenommen werden und läßt sich nur so die relativ häufige Kombination von lymphozytären Schilddrüseninfiltraten mit anderen Autoimmunkrankheiten erklären. Andererseits sprechen Untersuchungen über die Immunchemie der Antikörperwirkung auf Thyreoglobulin in der Schilddrüse dafür, daß die beteiligten Lymphozyten monoklonale Proliferationen mit Produktion von Autoantikörpern bieten und auf eine Veränderung des Kohlenhydratgehalts von Thyreoglobulin mit verminderter Sialinsäure reagieren (179, 193). Während die stets in der Schilddrüse vorhandenen und organspezifisch determinierten γ-Globuline normalerweise von Lymphozyten unter der lokal gegen Blut erhöhten Konzentration des Autoantigens Thyreoglobulin unter Kontrolle gehalten sind (194, 238), kommt es bei Toleranzverlust zur zellständigen Lymphozytenproliferation und Antikörperbildung mit Parenchymschäden (194). In jeder Hinsicht ergeben sich enge Beziehungen dieser Theorie zur Deutung der immunologischen Aberration als

– genetische Disposition. Nicht nur, daß in bis zu 50% der Fälle gehäuft Schilddrüsenkrankheiten in den Familien von Patienten mit einer Immunthyreoiditis vorkommen, es finden sich auch bei vermeintlich schilddrüsengesunden Verwandten hohe Titer an Schilddrüsenautoantikörpern und zellulären Immunreaktionen wie auch Jodproteine im Serum (54, 55, 216, 217, 221, 235).
Am ehesten liegen autosomal-dominante Erbverhältnisse vor, doch muß für die lymphomatöse Thyreoiditis offenbar zusätzlich ein spezieller Immundefekt realisiert sein. Chromosomenanomalien sind bekannt (77, 113, 235), ebenso die Häufigkeit einer asymptomatischen Thyreoiditis bei genetisch determinierten Krankheiten wie Turner-Syndrom oder Mongolismus (116, 217). Bisher haben sich keine Anhaltspunkte für Anomalien oder besondere Auffälligkeiten im HLA-System und im Blutgruppenbereich ergeben (25, 74), obgleich bei der subakuten Thyreoiditis (19) und bei der immunologisch verwandten diffusen Hyperthyreose statistisch vermehrte Frequenzen von HLA-38 und Dw 3 ohne allerdings gleichzeitige Titererhöhungen von Schilddrüsenantikörpern gefunden werden (20). Für einen gemeinsamen ätiologisch-genetischen Faktor beider Erkrankungen bei darüber hinaus aber erworbenen Manifestationskomponenten sprechen auch Beobachtungen an Zwillingen und deren Familien (41, 235).
– Abnorme Antigene könnten, kongenital präformiert oder als Folge von allergisch-rheumatischen und entzündlichen Prozessen erworben, in Form von Thyreoglobulinbruchstücken, Jodproteinen aus dem Kolloid oder Zellbestandteilen, die Immunkontrolle überfordern und zu humoralen und zellulären Immunreaktionen mit lymphozytärer Infiltration Anlaß geben. Da erfahrungsgemäß bei akuten und subakuten Thyreoiditiden trotz des Auftretens von Schilddrüsenbestandteilen im Blut allenfalls flüchtige Titeranstiege von Antikörpern und nur ganz ausnahmsweise eine lymphozytäre Gewebsinfiltration zu registrieren sind (54, 221), müssen weitere Faktoren eine Rolle spielen. Möglicherweise könnten das chemische Substanzveränderungen (233) oder erworbene Defekte der Basalmembran von Thyreozyten sein, so daß vom Schädigungszeitpunkt ab stetig Zellbestandteile das Organ in Blutbahn und Lymphe verlassen und als Antigene wirken (208, 212). Auch Membranbestandteile selber oder Komplexe mit Mikrosomen stellen Antigene dar (174). Daß sich Thyreoglobulin der lymphomatösen Schilddrüse immunologisch nicht von dem gesunder Organe unterscheidet (61, 89), ist nach neueren Befunden über Veränderungen des Kohlenhydratanteils als Ursache der immunogenen Determination zweifelhaft (193, 194).

– Als weitere ätiologische Möglichkeiten sind u.a. diskutiert worden eine immunologische Kreuzreaktion auf exogene Stoffe, die endogenen Schilddrüsenbestandteilen so verwandt sind, daß der Immunmechanismus sie nicht unterscheidet und quasi dispositionsgerecht „geschult" antwortet oder nichtspezifisch thyreogen verursachte Anomalien des Immunsystems. In diesem Sinne lassen sich die Kombination einer auch asymptomatischen lymphozytären Thyreoiditis mit anderen Erkrankungen des immunologischen Formenkreises und der Nachweis von Schilddrüsenautoantikörpern auch ohne Thyreoiditis bei diesen interpretieren: perniziöse Anämie und chronische Gastritis, chronischer Rheumatismus, Sjögren-Syndrom. Lupus erythematodes, Diabetes mellitus, Leberzirrhose und aggressive Hepatitis, generalisierte Angiopathie, Nebenniereninsuffizienz. Auch wenn die Koinzidenz als solche keinen kausalen Zusammenhang belegen kann, ist er doch in Anbetracht der Art und Häufigkeit des Zusammenhangs diskutabel. Als gemeinsamer Mechanismus kommt die Reaktion einer genetisch anormalen, aber zunächst stabilen Immunkontrolle auf körpereigene Gewebseiweißkörper in Betracht, die durch exogene Ereignisse partiell strukturverändert und dadurch potentiell Antigene werden.
Wenn sich unter einer Vielzahl von derart entstandenen Heteroantigenen auch solche finden, die Schilddrüsenbestandteilen ähneln, dann kann die Immunüberwachung entgleisen und über das T- und B-Zell-System zu den registrierten zellulären und humoralen Veränderungen führen (54). Wie andere, so kommt auch diese Erklärung der immunologischen Phänomene bei der lymphomatösen Thyreoiditis nicht ohne die Annahme eines genetisch bedingten Basisdefekts im Immunsystem aus und rückt sie damit in die Nähe der am meisten überzeugenden Theorie der verbotenen Klone (s.o.).

Zusammenfassend ergibt sich aus allen Erwägungen die in Abb. 11.3 skizzierte Pathogenese der lymphozytären Thyreoiditis, deren immunologischer Charakter durch die Gesamtheit der folgenden Feststellungen belegt ist (122a):

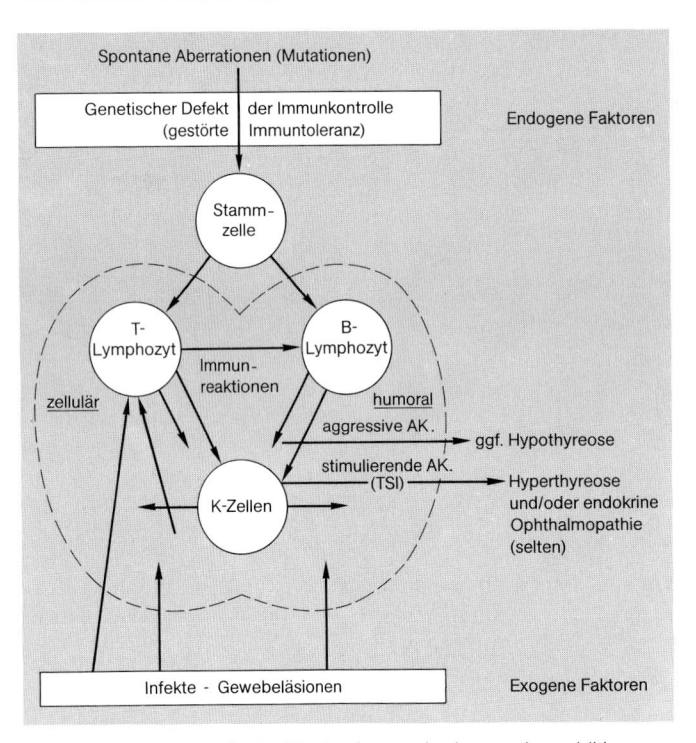

11 Die Entzündungen der Schilddrüse (Thyreoiditis)

Abb. 11.3 Pathogenetische Mechanismen der Immunthyreoiditis.

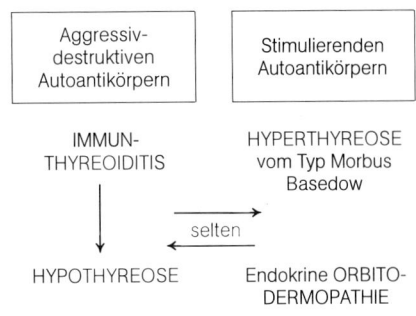

- Tierexperimentelle Befunde über die Entstehung und den Übertragungsmodus der Thyreoiditis (zelluläre und humorale Immunreaktionen).
- Das histologische Bild mit Lymphozyten- und Plasmazelleninfiltration.
- Klinische Hinweise auf zelluläre Immunreaktionen (positiver Hauttest auf Schilddrüsenbestandteile, Rosetten- und Leukozytenmigrationshemmtest).
- Erhöhte Titer von Autoantikörpern gegen Schilddrüsenbestandteile (zu 50% auch bei Verwandten, insbesondere bei der ebenfalls immunologisch bedingten Hyperthyreose).
- Hohe Koinzidenz mit anderen Krankheiten des immunologischen Formenkreises.
- Nachweis von Immunglobulinen in der Schilddrüse.
- Häufiges Vorkommen von Thymusvergrößerungen bzw. -persistenz, Hypergammaglobulinämie.
- Die Effektivität immunsuppressiver Medikamente auf den Krankheitsprozeß.

Pathophysiologie der Immunthyreoiditis

Sie ist abhängig von den Besonderheiten der Pathogenese und den verschiedenen Verlaufsformen der Erkrankung: Asymptomatische Formen bleiben sinngemäß ohne Auffälligkeiten, während atrophische und hypertrophische Formen in eine Hypothyreose, letztere gelegentlich in eine Hyperthyreose mit jeweils typischen Parametern für diese Funktionsstörungen übergehen können. Dementsprechend finden sich verminderte oder erhöhte Werte für PBI, BEI oder Thyroxin im Serum (17). Initial und bei der großen Mehrzahl der Immunthyreoiditis auf Dauer ist die hormonelle Situation gekennzeichnet durch eine euthyreote Stoffwechsellage bei in bis zu 90% der Fälle nachweisbarer *Jodfehlverwertung* (35, 36, 53, 121, 230). Am häufigsten beobachtet werden dabei die Typen:

- Jodisationsdefekt: Verstärkter Jodsog, mangelhafte Jodierungsvorgänge mit Anstieg des MIT/DIT-Quotienten in der Schilddrüse (119, 122, 153, 227);
- NBEI-Syndrom: Normale Jodination und Jodisation, jedoch zusätzlich Inkretion bzw. Verlust von hormonell inaktiven Jodproteinen (Jodalbuminen) oder Thyreoglobulin (17, 54, 160, 122);
- Wesentlich seltener sind andere Typen, die wie die o.g. Typen grundsätzlich denen des sporadischen kropfigen Kretinismus entsprechen (17, 122).

Auch ohne Jodfehlverwertung ist der thyreoidale Jodumsatz oft beschleunigt als Ausdruck eines aufgrund der lymphozytären Infiltration verkleinerten Jodpools (31, 53, 119, 230). Die Anomalien des thyreoidalen Jodumsatzes beruhen auf entsprechenden Störungen im Fermentarsenal infolge der immunologisch-lymphomatösen Zellinfiltrationen (230), wobei die gleichzeitige Produktion von Trijodthyronin und Thyroxin für eine euthyreote Stoffwechsellage mit entsprechend normalen Hormonspiegeln im Blut ausreicht. Ist das nicht der Fall, so entwickeln sich latent oder manifest eine hypothyreote Hormonversorgung der Peripherie bei reaktiv erhöhtem Serum-TSH (27, 76, 95, 132). Unter Umständen finden sich Dissoziationen im Regulationssystem, in dem einerseits die Konzentrationen an freien Hormonen zusammen mit dem Serum-TSH und seiner Reaktion auf TRH erniedrigt, andererseits alle 3 Parameter erhöht sind (59, 60).

Wahrscheinlich hängen solche Befunde unmittelbar mit immunologischen Veränderungen im geweblichen Ferment- und Bindungsverhalten der Serumeiweißkörper zusammen (176), während andererseits bei Patienten mit asymptomatischer atrophischer Thyreoiditis hohe TSH-Spiegel und ein vermehrter Gehalt des Hypophysenvorderlappens an TSH ermittelt und als Ausdruck einer intakten Regulation auf eine latente hormonelle Leistungsschwäche der immunologisch veränderten Schilddrüse interpretiert werden (28). Dementsprechend läßt sich auch eine euthyreote Immunthyreoiditis durch TSH nicht immer stimulieren (206, 234). Die Transportverhältnisse im Serum für Thyroxin sind durch eine stärkere Auslastung des thyroxinbindenden Globulins verändert (13). Die damit zusammenhängende Dysproteinämie in Form einer Vermehrung von α-2- und γ-Globulinen bei Verminderung der Albumine war als einer der ersten Anhaltspunkte für die immunologische Natur dieser Entzündungsform festgestellt und ist auch später immer wieder bestätigt worden (142).

Die immunologischen Veränderungen entsprechen den bei der Pathogenese der Erkrankung erörterten Gegebenheiten mit hohen Titern von Schilddrüsenautoantikörpern und Phänomenen einer zellulären Immunreaktion.

Krankheitsbilder (Verlaufsformen) der Immunthyreoiditis

Abhängig von speziellen Eigenarten des Immunsystems und dem dadurch bedingten Ausmaß und Verhalten der lymphozytären Gewebsinfiltration kann die Immunthyreoiditis in unterschiedlichen Formen auftreten und verlaufen. Da es sich dabei nicht um grundsätzlich verschiedenartige ätiologisch-pathogenetische Mechanismen handelt, sind Übergänge untereinander möglich und auch häufig. Das gilt insbesondere für intermittierend hyperthyreote Phasen infolge Produktion auch stimulierender Immunglobuline (TSI) wie nur vorübergehende oder endständige Hypothyreosen mit oder ohne Struma. Bevorzugt wird bei Berücksichtigung auch der immunologisch bedingten voll ausgeprägten Hypothyreose mit einer Relation von 8 bis 20 zu 1 das weibliche Geschlecht (9 : 1 unter 378 eigenen Fällen), ohne daß sich eine bestimmte Altersdisposition ergibt (17, 54, 219, 220). Es besteht kein Grund, einen sog. Adoleszententyp der Immunthyreoiditis gesondert aufzuführen. Er soll lediglich histologisch durch weniger Keimzentren sowie das Fehlen von eosinophilen Hürthle-Zellen auffallen und bis zu 40% aller Juvenilen-Strumen ausmachen (17, 157, 244). Die Häufigkeit der klinisch relevanten Immunthyreoiditis insgesamt entspricht mit 3 bis 6 auf 10 000 Einwohner etwa der der Hyperthyreose (141), deren Mehrzahl ebenfalls eine immunologische Pathogenese aufweist. Unter operierten Schilddrüsenentzündungen macht sie etwa 80% aus (17, 247, 250). Eine Prädisposition zu malignen Veränderungen oder gar die Bedeutung eines Vorstadiums von Schilddrüsentumoren (133) können ihr nicht zugeschrieben werden (47, 119a, 205), noch zumal jede Art von Schilddrüsenmalignom relativ häufig mit einer reaktiv zu interpretierenden asymptomatischen lymphozytären Infiltration einhergehen kann (219, 220).

Alle Formen der Immunthyreoiditis sind häufiger als die übrigen Schilddrüsenerkrankungen kombiniert mit anderen Immunkrankheiten wie
- perniziöse Anämie und Achylie,
- hämolytische Anämieformen,
- Hypogonadismus,
- Mongolismus,
- Morbus Addison (Schmidt-Syndrom),
- Sjögren-Syndrom,
- chronischer Rheumatismus,
- generalisierte Angiopathie,
- Diabetes mellitus,
- Lupus erythematodes,
- Myasthenia gravis,
- Leberzirrhose und aggressive Hepatitis (17, 80, 81, 109, 156, 240).

Die Koinzidenz einer Struma oder Hypothyreose mit diesen Erkrankungen müßte dann ebenso an die immunologische Pathogenese eines gleichzeitigen Schilddrüsenbefundes denken lassen, wie andererseits nach begleitenden Schilddrüsenaffektionen bei den aufgezählten Krankheiten des immunologischen Formenkreises gesucht und ggf. eine entsprechende Therapie betrieben werden sollten. In Anbetracht wenig überzeugender und widersprüchlicher Befunde (117, 148) sind Zusammenhänge der Immunthyreoiditis mit dem Mammakarzinom unwahrscheinlich.

Die *hypertrophische Immunthyreoiditis* stellt als Struma Hashimoto die häufigste Manifestationsform der Erkrankung dar und macht sich wie eine blande Struma mit häufiger Beteiligung des Lobus pyramidalis als langsame Zunahme des Halsumfangs bemerkbar. In Abhängigkeit von der Größe der Struma treten lokale Beschwerden und Mißempfindungen auf, zum Unterschied von anderen Schilddrüsenentzündungen nur ausnahmsweise regelrechte Schmerzen oder Lymphknotenschwellungen. Mit zunehmender Größe von nur selten mehr als etwa 200–300 g wird der Kropf eher derber, gelegentlich druckempfindlich und auch in sich knollig. Dabei wird in zunehmendem Maße Parenchym durch Rundzellen und Keimzentren ersetzt, so daß das Strumawachstum nur im Initialstadium unter einer thyreotropen Stimulierung stattfindet (134, 198). Eine spontane Regression ist eine Rarität, wurde am ehesten nach einer Gravidität beobachtet und mit immunisierenden Effekten der hormonellen Umstellung in Zusammenhang gebracht (3, 4, 155). In bis zu 20% der Fälle treten flüchtige oder auch anhaltende Hypothyreosesymptome mit deutlicher Einschränkung von Leistungsfähigkeit und Wohlbefinden auf (33, 82). Bei Jodstoffwechseluntersuchungen werden eine Einschränkung der Hormonsynthese und eine Stoffwechseldepression früher als klinisch registriert (153, 186, 185), und insbesondere unter einer langdauernden Jodzufuhr stellt sich auffallend schnell eine Hypothyreose ein (231). Ausnahmsweise kann die Struma als jodspeichernder Solitärknoten impo-

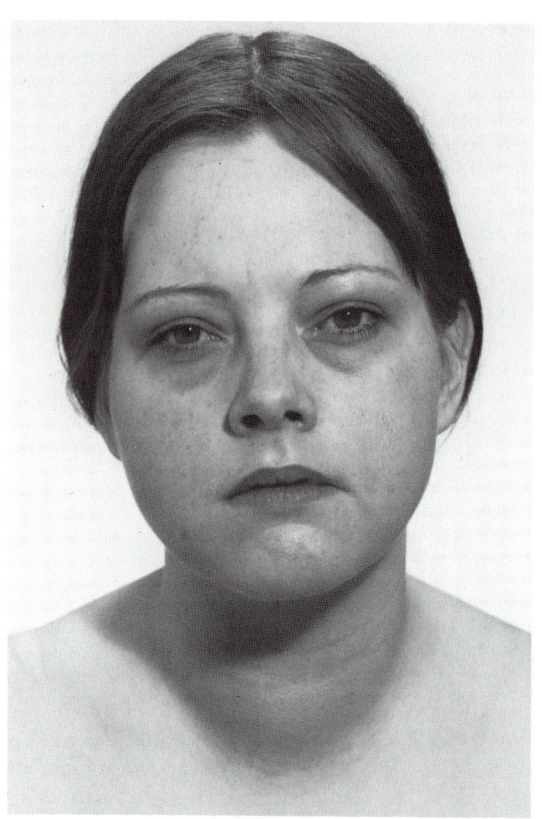

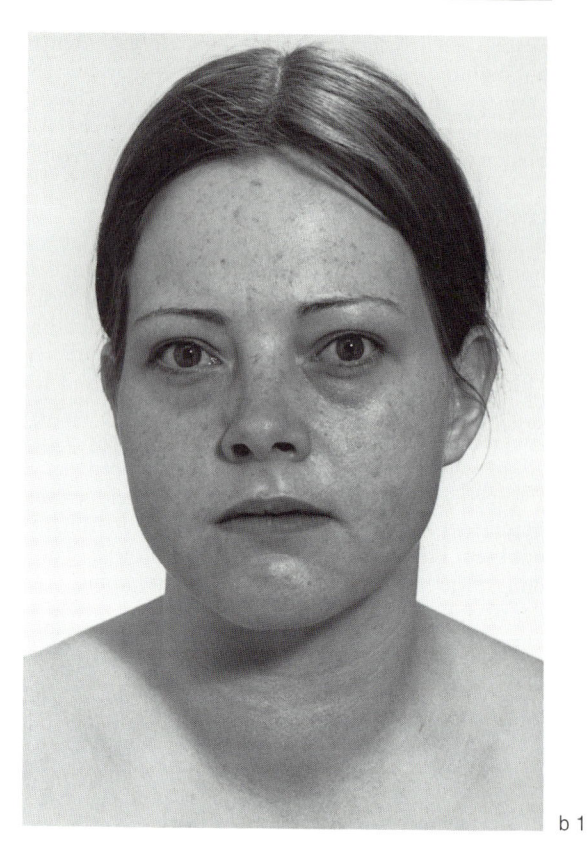

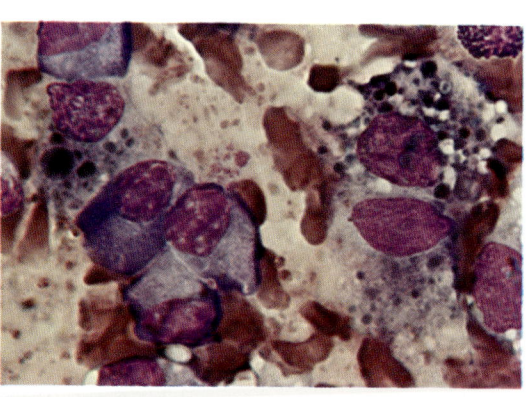

610 11 Die Entzündungen der Schilddrüse (Thyreoiditis)

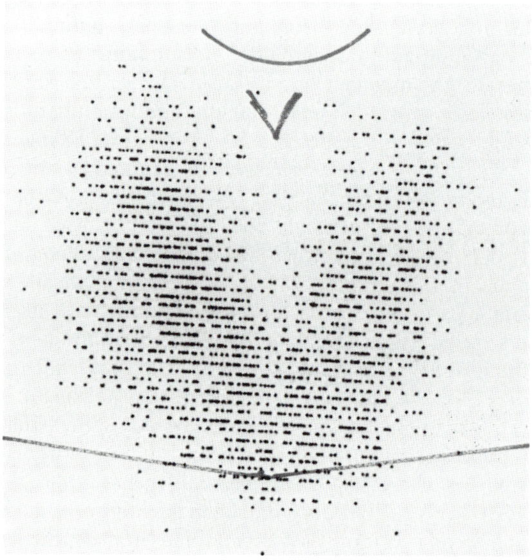

Abb. 11.**4 a–c** Immunthyreoiditis mit Übergang in eine endokrine Dermo-Ophthalmopathie und Hyperthyreose (Brigitte D., 21 J.: Seit 1 Jahr Zunahme des Halsumfangs und Lidschwellungen, generelle Retentionstendenz, Unterschenkelödeme). **a** Euthyreot (März 1974): PB^{131}I 1,43% Dos./L. PBI 8,25µg% (650 nmol/l). Thyroxin 7,2 µg% (93 nmol/l). T$_3$-Index 118%. Thyreoglobulinantikörpertiter 1 : 2 500 000. Serumcholesterin 210 mg% (5,43 mmol/l). **b** Hyperthyreot (1975): PB^{131}I 2,29% Dos./L. PBI 9,7 µg% (764 nmol/l). Thyroxin 14,8 µg% (191 nmol/l). T$_3$-Index 78%. Grundumsatz +79%. Serumcholesterin 130 mg% (3,4 mmol/l). **c** Euthyreot nach Radiojodtherapie unter Thyroxin (März 1976): PB^{131}I 0,21% Dos./L. PBI 6,1 µg% (481 nmol/l). Thyroxin 9,4 µg% (121 nmol/l). Trijodthyronin 0,19 µg%. T$_3$-Index 106%. Schilddrüsenautoantikörpertiter 1:2500. Serumcholesterin 222 mg% (5,74 mmol/l).

Anomalien (Jodfehlverwertung, beschleunigter thyreoidaler Jodumsatz, verminderte Hormonspiegel im Blut, Jodproteine im Blut), erhöhte Serumfettfraktionen und Antikörpertiter auffallen.

Nicht selten treten phasenhaft-passager oder progredient-definitiv eine Hyperthyreose mit entsprechender Symptomatik und/oder eine endokrine Ophthalmopathie auf – bei einer Kombination spricht man von „Hashitoxikosis" (Abb. 11.**4a–c**) (112, 220). Flüchtig kann eine solche Hyperthyreose insbesondere zu Beginn der Immunthyreoiditis und bei noch nicht allzu großer Struma sowohl durch einen entzündungsbedingten einmaligen Hormonverlust aus der Drüse wie bei einer akuten oder subakuten Thyreoiditis oder durch eine vorübergehend begleitende Produktion und Einwirkung auch stimulierender Immunglobuline (TSI, LATS) zusammen mit aggressiven Antikörpern zustande kommen. Mit fortschreitend destruktiver Tendenz der zellulären und humoralen Immunfaktoren lassen die stimulierenden Aktivitäten nach und begrenzen sich solche Schübe von Hyperthyreose oder milder endokriner Ophthalmopathie spontan (17, 54). Treten andererseits die stimulierenden Faktoren definitiv in den Vordergrund, so entwickelt sich aus der initialen Immunthyreoiditis eine regelrechte Hyperthyreose vom Typ Morbus Basedow mit oder ohne gleichzeitige endokrine Ophthalmopathie. Insofern unterscheiden sich die Pathogenesen beider immunologisch bedingter Erkrankungen nur durch die verschiedene Art der Störung im Bereich der Immunkontrolle (54, 219). In Einzelfällen manifestiert sich bei Eu- oder sogar leichter Hypothyreose eine endokrine Dermopathie mit oder ohne Ophthalmopathie, der später eine Hyperthyreose folgen kann, aber keineswegs muß (Abb. 11.**5**). Die betreffenden Patienten sind meist konstitutionell von pastösem Typ, jünger als 40 Jahre und bieten Hinweise auf eine Thymuspersistenz. Das Hautorgan kann generalisiert hydrophil, lokal „myxödematös" sein mit Bevorzugung von Extremitäten und Gesicht. Das Orbitagewebe kann anfangs oder erst spät, braucht auch gar nicht beteiligt zu sein, Lidschwellungen stehen im Vordergrund und ein Dalrymplesches Phänomen fehlt bei nichthyperthyreotem Verlauf immer.

Die *atrophische Immunthyreoiditis* führt, nach gelegentlich initial hyperthyreoter Phase wie bei der hypertrophischen Form, zur Parenchymdestruktion mit konsekutiv primärer Hypothyreose. Warum trotz thyreotroper Stimulierung mit erhöhtem Serum-TSH keine Hypertrophie entsteht, sondern sich eher sklerosierende und fibrosierende Veränderungen entwickeln, ist unklar und kann nur mit Besonderheiten der immunologischen Situation bei zusätzlich dispositionellen Faktoren in Zusammenhang gebracht werden. Dementsprechend finden sich auch seltener als bei der lymphomatösen Struma Jodfehlverwertungen, sondern schon bald oder von Anbeginn eine Reduktion des thyreoidalen Jodumsatzes mit Verminderung der Hormonproduktion und niedrigen Hormonspiegeln im Blut: Etwa 80% aller spontan erworbenen Hypothyreosen gelten als immunologisch bedingt (17, 54,

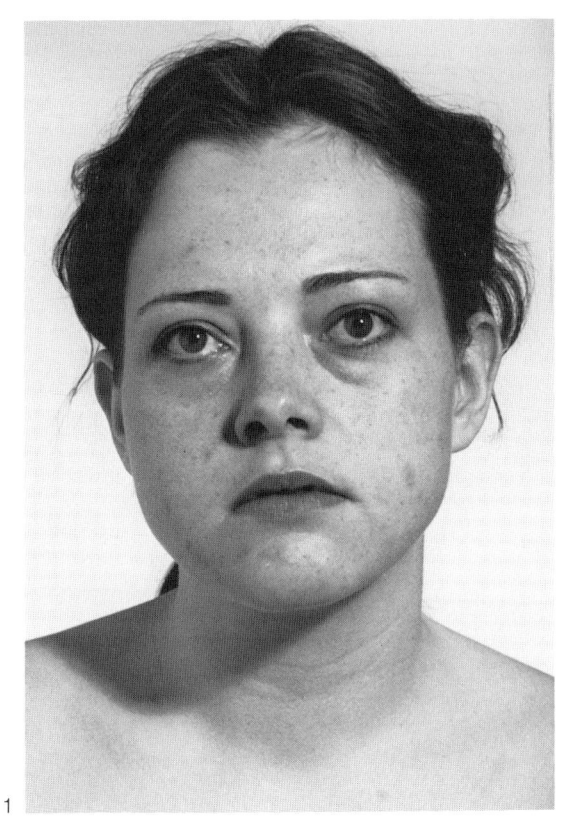

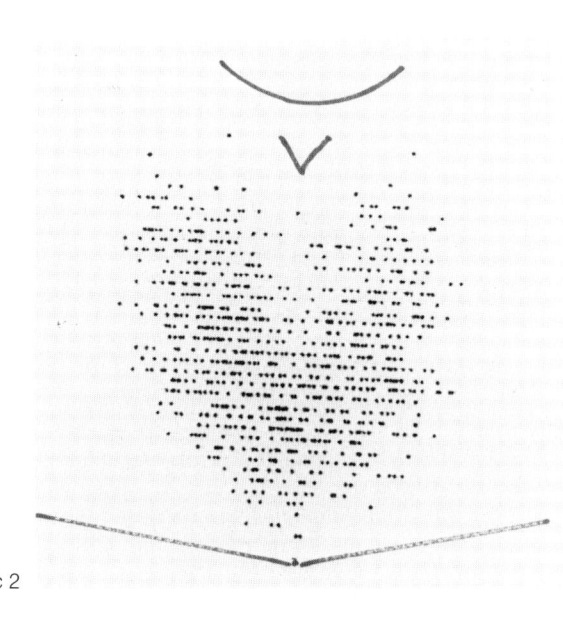

nieren (22), während sie sonst mit entsprechend den Parenchymdefekten szintigraphisch unterschiedlicher Aktivitätsverteilung imponiert (17, 30, 122). In der Regel wird die immunologische Natur einer Struma erst erkannt, wenn hypothyreote Stigmata und/oder bei Jodstoffwechseluntersuchungen entsprechende

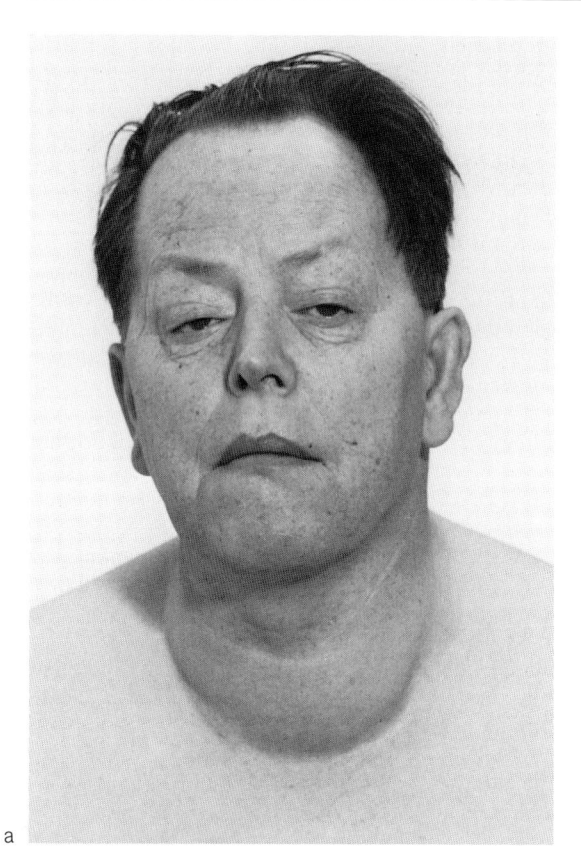

11 Die Entzündungen der Schilddrüse (Thyreoiditis)

Abb. 11.5 Hypertrophische Immunthyreoiditis mit hypothyreoter Jodfehlverwertung (Struma lymphomatosa Hashimoto). E.T., 50 J.: Seit 10 Jahren Struma, seit 1 Jahr Zunahme von Halsumfang und Körpergewicht. Klinisch: Adipositas, Gynäkomastie, Hypogonadismus, Muskelparesen (s. Augenlider). Serumcholesterin 380 mg% (9,8 mmol/l), Grundumsatz −6%. BSG 63/84 mm. Thyreoglobulinantikörpertiter 1:2500000. Szintigramm: fleckige Aktivitätsverteilung. Funktionsanalyse: hypothyreot (5,2 µg% [410 nmol/l] PBI, 3,4 µg% [44 nmol/l] T$_4$, T$_3$-Index 130%, Depletionstest: Jodisationsdefekt, s. unten). Therapie: 20,0 mCi (740 MBq) Radiojod, Schilddrüsenhormone.

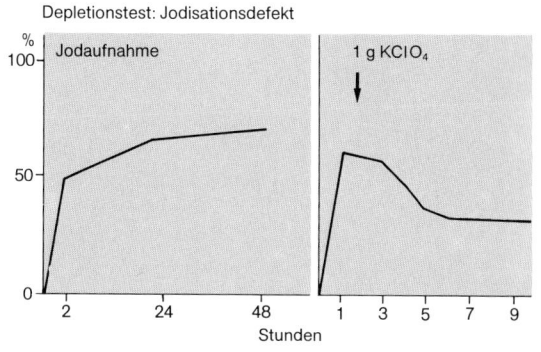

219). Noch nicht genügend geklärt sind Zusammenhänge zwischen der atrophischen Immunthyreoiditis und einer generalisierten Angiopathie mit Hypertension und koronarer Herzkrankheit. Keineswegs führen Hypothyreosen mit entsprechenden Fettstoffwechselstörungen zwangsläufig oder auch nur überwiegend zu Gefäßalterationen und -komplikationen (11, 229), während sich bei letzteren mit hoher Frequenz eine asymptomatische lymphozytäre Thyreoiditis nachweisen läßt (16–18). Die pathogenetischen Beziehungen zwischen lymphozytären Schilddrüseninfiltrationen und Gefäßbeschaffenheit sind deshalb eher auf gemeinsame immunologische Faktoren als auf eine im Zweifelsfall subklinische hormonelle Insuffizienz zurückzuführen.

Die *asymptomatische oder begleitende Immunthyreoiditis* ist als Schilddrüsenerkrankung klinisch stumm und kann nur anhand von entsprechenden Immunphänomenen und zytologischen oder histologischen Befunden in Erfahrung gebracht werden.

Als *asymptomatisch* betrifft sie nicht oder nur gering vergrößerte, hormonell genügend leistungsfähige Schilddrüsen, die nur bei speziellen Jodstoffwechseluntersuchungen unter Umständen durch Anomalien in Form von beschleunigtem thyreoidalen Jodumsatz mit oder ohne Jodfehlverwertung sowie mangelhafter Stimulierbarkeit durch TRH oder TSH auffallen. Anhand von histologischen Autopsiebefunden kommt sie in ca. 25% eines allgemeinen Sektionsgutes mit wahllosen Krankheiten, anhand von Antikörperbefunden in ca. 5–15% von anderweitig Kranken mit klinisch gesunder Schilddrüse und auch bei Blutspendern vor (16, 17), wobei häufig das Serum-TSH erhöht ist (61, 63), um die euthyreote Stoffwechsellage zu gewährleisten. Man wird bei allen extrathyreoidalen Immunkrankheiten mit einer asymptomatischen Beteiligung der Schilddrüse rechnen müssen, nachdem diese ohnehin schon häufiger als andere Krankheiten mit einer klinisch relevanten hyper- oder atrophischen lymphozytären Thyreoiditis einhergehen.

Als *begleitend* bezeichnet man pathogenetisch und klinisch irrelevante lymphozytäre Infiltrate und Immunphänomene bei anderen Schilddrüsenkrankheiten. Abgesehen von der Mehrzahl der Hyperthyreosen, die als eigenständige Erkrankung ebenfalls autoimmunologisch bedingt ist und in diesem Zusammenhang eine hier nicht zu erörternde Sonderstellung einnimmt, finden sie sich ohne besondere Auffälligkeiten im Jod- und Hormonhaushalt bei einer Minderzahl (ca. 10–20%) von blanden Strumen, differenzierten Schilddrüsenkarzinomen und Lymphosarkomen (17). In den seltenen letztgenannten Fällen könnten pathogenetische Beziehungen bestehen (49, 134), ansonsten handelt es sich nach derzeitiger Kenntnis um reaktivimmunologische Veränderungen auf anderweitig zustandegekommene gut- und bösartige hyperplastische Prozesse. Ihnen kommt keine klinische Bedeutung zu, möglicherweise können sie die gelegentlich eindrucksvolle Effektivität einer immunsuppressiven Medikation bei diesen Schilddrüsenkrankheiten erklären.

Die Häufigkeit einer lymphozytären Thyreoiditis mehr oder weniger schweren Grades bei einer Vielzahl von Schilddrüsen- und anderen Krankheiten hat dazu geführt, dem zugrundeliegenden immunologischen Geschehen die Bedeutung eines genetisch determinierten generellen Regulationsprinzips beizumessen, dessen Störungen sich am Gefäßsystem, Bindegewebe und vielen möglichen Organen, stets aber auch an der Schilddrüse (asymptomatisch oder begleitend), bei deren Bevorzugung sich als manifeste Immunthyreoiditis äußern (16, 17, 18).

Spezielle Diagnostik der Immunthyreoiditis

Bei klinischem Verdacht auf eine Immunthyreoiditis mit oder ohne Struma und am ehesten im Zusammenhang mit mehr oder weniger eindrucksvollen Hypothyreosesymptomen haben spezielle diagnostische Maßnahmen den Zweck, einerseits die immunologische Natur der Schilddrüsenkrankheit, andererseits die hormonelle Stoffwechselsituation zu belegen.

Die stets erforderliche Lokalisation des Halsbefundes erfolgt szintigraphisch und ergibt bei der asymptomatischen Krankheitsform keine Besonderheiten, bei der atrophischen Immunthyreoiditis ein verkleinertes oder noch normales, häufig asymmetrisches Drüsenabbild mit meistens ungleichmäßiger Aktivitätsverteilung und Aktivitätsdefekten entsprechend dem Ausmaß des Parenchymschwundes. Eine lymphomatöse Struma stellt sich in der Regel ebenfalls mit ungleichmäßiger Aktivitätsverteilung dar, braucht sich aber in keiner Weise vom Szintigramm einer blanden Struma ohne oder mit Aktivitätsdefekten zu unterscheiden, sie kann sogar in einknotig „heißer" Form imponieren (17, 22, 30, 54, 112, 122, 219).

Die Titer an Schilddrüsenautoantikörpern sind in 80 bis 100% der Fälle erhöht mit der größten Frequenz bei Nachweis durch ein Immunfluoreszenz, während sich für Routinezwecke die Präzipitations- und insbesondere die Hämagglutinationsmethoden bewährt haben (Titer von über 1:25 000 sind überzeugend). Insbesondere bei jüngeren Patienten und dann, wenn das Serum Thyreoglobulin enthält (111, 172), ergeben sich gelegentlich falsch-negative Resultate – relativ häufig kommen bei sporadischen blanden Strumen, seltener bei endemischen Kröpfen mehr als normalerweise nur Spuren von Thyreoglobulin im Blut vor (172). In bis zu 20% der Fälle gibt es falsch-positive Resultate mit allerdings geringer Titererhöhungen, vornehmlich bei u. U. klinisch monosymptomatischen Hyperthyreosen (54, 112, 219). Mit hoher Frequenz positiv sind auch die Tests für zelluläre Immunreaktionen, insbesondere der Leukozytenmigrationshemmtest, ohne daß bei dem genannten Spektrum von Immunreaktionen Relationen untereinander und zum Ausmaß des Prozesses sowie zu den resultierenden Funktionsstörungen nachzuweisen sind (107). In Zusammenhang mit dem Vorkommen humoraler Antikörper sind häufig die Blutkörperchensenkungsgeschwindigkeit, die α-2- oder die γ-Globuline mäßig erhöht, doch lassen sich in Anbetracht von recht häufig nicht bekannten oder erkannten Begleitkrankheiten diese Befunde selten für die Schilddrüsendiagnose verwenden. Ein negativer Immunbefund schließt bei klinisch erheblichem Verdacht eine Immunthyreoiditis nicht aus, so daß zum mindesten bei Anwesenheit einer Struma auf die zytologische Feinnadeldiagnostik mit Entnahme aus 2 verschiedenen Punktionsstellen nicht verzichtet werden darf. Sie ist stets verbindlich und dient bei differential diagnostischen Schwierigkeiten zugleich der Abgrenzung gegen eine Zyste oder ein Malignom – cave Verwechslung mit einem kleinzelligen anaplastischen Karzinom! Nur bei 4–5 eindeutig positiven Parametern einschließlich Antikörpernachweis und Depletionstest bzw. Nachweis einer Jodfehlverwertung der Schilddrüse und erhöhtem Serum-TSH bleibt eine zytologische Diagnostik überflüssig (83, 112). Ob es sich lohnt, nahe Verwandte auf das Vorkommen von Schilddrüsenautoantikörpern zu untersuchen, wird unterschiedlich beurteilt, während Anhaltspunkte für das gleichzeitige Vorkommen der vorn erwähnten anderweitigen Krankheiten des immunologischen Formenkreises einen wesentlichen diagnostischen Stellenwert haben.

Unverzichtbar sind Funktionsuntersuchungen im Rahmen der In-vitro- und In-vivo-Diagnostik. Das Zweiphasenstudium mit ^{131}J liefert Hinweise auf oder dekuvriert eine Jodfehlverwertung, für den Fall einer Jodisationsstörung ergänzt durch den Depletionstest mit Perchlorat oder Thiocyanat (83, 112, 122) – wobei andere Möglichkeiten als Ursache für einen gestörten Testausfall (z.B. Rebound-Phänomen nach Medikation antithyreoidaler Substanzen, operierte oder mit Radiojod behandelte Hyperthyreose, Kretinismus) ausgeschlossen sein müssen (93). Das Ausmaß der Jodidelimination ist um so stärker, je höher das TSH und je niedriger das Thyroxin im Serum, also in Abhängigkeit vom Schweregrad einer schon vorhandenen, u. U. nur latenten Hypothyreose (252). Die alleinige Beurteilung der Jodidphase des thyreoidalen Jodumsatzes (Jodaufnahme) ist unergiebig und irreführend, obgleich ein erniedrigter Wert insbesondere bei Anwesenheit einer Struma auf die atrophische Krankheitsform mit beginnender oder schon manifester Hypothyreose hinweisen kann und dann nach TSH-Stimulierung nicht ansteigt (83, 207). Auch das Serumthyroxin und BPI reagieren dabei nicht mit einer Zunahme bei relativ häufig vorhandener Differenz von mehr als 3,0 µg% (236 nmol/l) zwischen BEI und PBI (97, 207) – da die BEI-Bestimmung durch die Thyroxinbestimmung ersetzt ist, läßt sich die Differenz auch bei Berücksichtigung der Relation BEI : Thyroxin = 60 : 100 berechnen. Serumthyroxin, weniger Trijodthyronin, entsprechen der Stoffwechsellage bzw. Hormoninkretion. Das Serum ist normal oder, meistens, deutlich bis stark erhöht und kann eine subklinische Hypothyreose entlarven, ggf. in Verbindung mit dem überschießend positiven Ergebnis einer TRH-Belastung (112). Der Suppressionstest mit Trijodthyronin oder Thyroxin fällt positiv aus (83, 119), ebenso wird als Ausdruck einer besonders starken Jodempfindlichkeit der Immunthyreoiditis die ^{131}J-Aufnahme durch 2 mg Jodid ungewöhnlich bis maximal supprimiert (164).

Anders stellt sich die funktionelle Situation während eines Hyperthyreoseschubes oder definitiven Übergangs in eine Hyperthyreose dar. Ein initialer Hormonverlust geht mit mehr oder weniger stark vermindertem thyreoidalem Jodumsatz bei erhöhten Serumwerten für Thyroxin und BEI einher, ein dem Verlauf der Erkrankung inhärenter Übergang in eine Hyperthyreose mit oder ohne Ophthalmopathie manifestiert sich mit erhöhten Serumspiegeln für Thyroxin und Trijodthyronin bei anhaltend beschleunigtem thyreoidalen Jodumsatz ohne Jodisationsdefekt, während sehr wohl auch Jodproteine wie beim NBEI-Syndrom sezerniert werden können. Als Abgrenzung gegen einen euthyreoten Krankheitsverlauf fallen aber ein Suppressionstest und eine TRH-Belastung negativ aus und sind die Basiswerte von TSH im Blut stets niedrig bzw. unter 0,5 µE/ml (mE/l) Serum.

Therapie der Immunthyreoiditis

Sie ist ebenso unproblematisch wie einfach und sehr erfolgreich in Form einer Langzeit- bzw. Dauermedikation von Schilddrüsenhormonen wie bei einer blanden Struma. Schon die Verwendung von Thyreoidea sicca hatte sich ausgezeichnet bewährt (44, 45, 87, 143), und erwartungsgemäß sind die synthetischen L-Thyroxin- und Mischpräparate von Thyroxin und Trijodthyronin (nicht Trijodthyronin allein!) gleich oder wegen ihrer einfacheren Dosierbarkeit besser wirksam (54, 106, 121, 151, 163, 219). Diese Standardtherapie kommt bei allen Fällen von hypertrophischer und atrophischer Thyreoiditis mit eu- oder hypothyreotem, nicht aber bei hyperthyreotem Verlauf (138) kontinuierlich und nicht nur phasenweise zur Anwendung. Offen bleibt, ob man sie auch bei einer klinisch asymptomatischen Form mit erhöhten Autoantikörpertitern und ggf. erhöhtem Serum-TSH praktiziert (17) oder nicht (54). Unter Umständen und insbesondere bei gleichzeitiger koronarer Angiopathie und Fettstoffwechselstörungen bewährt sich die Verwendung von D-Thyroxin (38). Die regelrechte Hormonbehandlung führt in der Regel und besonders bei Jugendlichen zu einer schnellen Verkleinerung der Struma, sie substituiert eine latente oder manifeste Hypothyreose, so daß sich operative Maßnahmen weitestgehend erübrigen. Die Medikation muß ausreichend mit ca. 0,1–0,3 mg Thyroxin bzw. entsprechenden Mengen eines Kombinationspräparates dosiert sein und anfangs öfter, später in jährlichen Abständen durch serologische Kontrollen gesteuert werden.

Die hormonelle Behandlung kann oder muß bei unbefriedigendem Effekt oder unvorhergesehenem Krankheitsverlauf ergänzt oder auch korrigiert werden. Eine unter der Hormonbehandlung nicht genügend schrumpfende und weiterhin erhebliche lokale Beschwerden oder etwa Komplikationen unterhaltende Struma wird man subtotal beidseits (106) operieren lassen oder bei Inoperabilität auch nach eigenen Erfahrungen mit bestem Erfolg einer Radiojodtherapie unterziehen. In beiden Fällen schließt sich im Sinne einer Rezidiv- und Hypothyreoseprophylaxe die vorher schon praktizierte Hormonbehandlung als lebenslange Maßnahme an (das wäre auch ohne diese Zusatztherapie erforderlich gewesen, so daß ein postoperativ oder postradiationell hohes Hypothyreoserisiko kein Gesichtspunkt für die Entscheidung zu einer Operation oder Radiojodtherapie ist). Unter Umständen gibt auch bei kleiner oder solitärknotiger lymphomatöser Struma ein nicht auszuschließender Malignomverdacht die Indikation zur Operation ab, während das für eine initial noch vor genügend langer Hormonbehandlung festgestellte Einengung oder Verdrängung der Trachea nicht gilt.

Obgleich die lymphozytäre Thyreoiditis eine Immunkrankheit ist, haben regelrechte Immunsuppressiva (113, 118, 122) wie auch Steroidderivate keinen festen Platz in der Therapie. Erstere sind ihrer Nebenwirkungen wegen grundsätzlich zu riskant, Cortison und seine Derivate bieten die bekannten Schwierigkeiten bei einer Langzeittherapie, die mit im Zweifelsfall vertretbar kleinen Dosen dann wiederum nicht ihren Zweck erfüllt (113, 122). Sie sind allerdings hocheffektiv und führen schneller als Schilddrüsenhormone zu einer Verkleinerung bzw. Regression der Struma und zum Rückgang der Autoantikörpertiter, ggf. auch der Blutkörperchensenkungsgeschwindigkeit und Dysproteinämie (23, 118, 152). Indiziert bleiben und bewährt haben sich Steroidderivate in Form von Prednison, Prednisolon oder Methylprednison als 4–8 Wochen langer Stoß (wie bei einer subakuten Thyreoiditis) initial zusammen mit dem Beginn einer Hormonbehandlung bei sehr schnell progredienter, kropfiger Immunthyreoiditis, unverzichtbar ist der schnelle Einsatz einer solchen Maßnahme bei Manifestation einer endokrinen Dermo- und Ophthalmopathie ohne oder mit Hyperthyreose (17, 121, 122, 219). Für den letztgenannten Fall muß dann der gesamte Therapieplan überprüft und in Richtung antithyreoidaler Maßnahmen einschließlich Radiojodtherapie korrigiert werden (s. Kap. Hyperthyreose).

Fibröse Thyreoiditis

Sie ist eine Rarität und unterscheidet sich dadurch von der ebenso seltenen perithyreoidalen Thyreoiditis (Riedel), daß sie keine so flächenhaften Fibrosen wie diese unterhält und die Kapsel des Organs nicht überschreitet (201, 239). Ansonsten bestehen viele Gemeinsamkeiten. Ob der auch als produktive Thyreoiditis bezeichnete Entzündungstyp (247, 232) das ungewöhnliche Ergebnis einer nichtausgeheilten subakuten Thyreoiditis oder eines zusätzlich allergisch-rheumatischen Prozesses im Verlauf dieser Entzündungsform ist, läßt sich mangels genügend bekannter und untersuchter Fälle nur vermuten (58). Gegen eine chronisch lymphomatöse Thyreoiditis mit fibrosierender Komponente ist sie durch den histologischen Befund bzw. die Zytologie und fehlende Immunphänomene abzugrenzen. Bei atrophischen Gewebsveränderungen mit Parenchymeinbuße entwickelt sich eine primäre, nicht immunologisch bedingte Hypothyreose, so daß die fibröse Thyreoiditis als gelegentliche Ursache der idiopathischen Hypothyreose in Betracht zu ziehen ist. Bei ihrer Manifestation als Struma ist diese derb und diffus von nur geringer Größe, trotzdem von Anbeginn kombiniert mit lästigen lokalen Beschwerden und auch deutlicher Druckempfindlichkeit. Begleitende Lymphknotenschwellungen fehlen. Die hormonelle Leistung bleibt lange ausreichend, und bei Jodstoffwechseluntersuchungen ergeben sich keine Auffälligkeiten, insbesondere keine Jodfehlverwertung. Bei Verkleinerung des thyreoidalen Jodpools ist der Jodumsatz beschleunigt, das Serum-TSH erhöht. Wenn überhaupt, dann sind in geringer Intensität unspezifische Entzündungszeichen zu registrieren. Die Diagnose ergibt sich aus der Abgrenzung gegen die anderen Entzündungsformen und Schilddrüsenmalignome aufgrund einer Feinnadelpunktion und einer nicht so guten Ansprechbarkeit auf eine Hormonmedikation, wie man das bei gleicher Größe von blanden und lymphomatösen Strumen gewöhnt ist. Trotzdem kommen andere Maßnahmen als eine Dauermedikation von Schilddrüsenhormonen, bei erheblicher Größe auch eine Operation, kaum in Betracht. Eine Bestrahlung ist unangebracht und fördert die Fibrosierung, Steroidderivate sind von fraglichem Nutzen und allenfalls in Form mehrwöchiger Stöße von vorübergehendem Effekt.

Perithyreoidale chronische Thyreoiditis (Riedel)

Sie ist von RIEDEL (182) 1896 und 1910 als eisenharte Struma erstmals beschrieben worden und seither mit seinem Namen verbunden. Pathognomonisch ist eine Beteiligung der extrakapsulären, perithyreoidalen Gewebe am fibrösen Entzündungsprozeß, so daß sie auch als invasive oder aggressive fibröse Thyreoiditis geführt und nicht streng von noch intrakapsulären gleichartigen oder ähnlichen, auch sklerosierenden Prozessen abgegrenzt wird (17, 219, 247, 249). Selbst in einem großen und gut kontrollierten Krankengut von 42 000 operierten Schilddrüsenkranken sind nur 20 Fälle und im Durchschnitt dabei nur einer pro Jahr beobachtet worden (247, 249). Nicht ganz so stark wie von der Immunthyreoiditis wird mit einer Relation von 2 bis 4 : 1 das weibliche Geschlecht bevorzugt, die jüngste Patientin war mit 23 Jahren zugleich die erste von RIEDEL beschriebene (182).

Krankheitsbild

Die Struma entwickelt sich ausgesprochen langsam und bleibt klein bis mittelgroß, zeichnet sich durch ihre derbe „eisenharte" Beschaffenheit aus und kann symmetrisch oder asymmetrisch vorkommen. Sie ist schlecht verschieblich und aufgrund des Tastbefunds gelegentlich malignomverdächtig, wobei jedoch Lymphknotenschwellungen fehlen und die Progredienz der Erkrankung für ein Tumorleiden entschieden zu langsam ist. Dies auch noch dann, wenn durch kapselüberschreitende Infiltrationen und Adhäsionen der Umgebung in zunehmendem Maße hartnäckige lokale Beschwerden, Schluck- und Phonationsstörungen, Stridor, Dyspnoe und irritierende Schmerzen wie auch Fistelbildungen mit kleinen Exulzerationen auftreten (43, 105, 129, 201). Febrile Phasen fehlen, das Allgemeinbefinden ist meistens auch kaum wesentlich oder nur in Abhängigkeit von Lokalbefund und -beschwerden gestört. Das ändert sich erst bei einer, heute in Anbetracht der meist schon unter der Diagnose einer blanden Struma begonnenen Hormonbehandlung nicht mehr manifest werdenden Hypothyreose aufgrund des Parenchymschwundes. Merkwürdigerweise reicht aber auch bei viele Jahre langem Verlauf der szintigraphisch nachweisbare kleine Parenchymrest in der Regel für eine euthyreote Stoffwechsellage aus und besteht eine Tendenz zur Stagnation bzw. sogar Selbstbegrenzung in diesem Stadium (43, 91, 201), sogar zur Spontanremission (69).

Laboratoriumsdiagnostik

Eine Leukozytose oder Beschleunigung der Blutkörperchensenkungsgeschwindigkeit sind weit seltener als bei allen anderen Schilddrüsenentzündungen und gehören nicht zum Krankheitsbild, auch die Spektren an Serumeiweißkörpern und Immunglobulinen bleiben normal. Wenn überhaupt, dann finden sich nur ausnahmsweise gering erhöhte Titer von Schilddrüsenautoantikörpern (17, 215) als Ausdruck einer gelegentlich begleitenden lymphozytären Thyreoiditis. Die Stoffwechsellage erweist sich als eu- oder hypothyreot mit entsprechenden hormonellen Parametern im Blut, abhängig vom Ausmaß der homogenen Organfibrose mit Parenchymzerstörung. Der thyreoidale Jodumsatz ist regulär oder subnormal, gelegentlich als Ausdruck eines verkleinerten Jodpools beschleunigt wie bei einer rein fibrösen Thyreoiditis (140). Nie wurde auch in den eigenen 9 Fällen eine Jodfehlverwertung registriert. Das szintigraphische Drüsenabbild zeigt eine ungleichmäßige Aktivitätsverteilung, kann aber im Anfangsstadium und bei diffuser Fibrose und Euthyreose auch unauffällig aussehen (in 2 von 9 Fällen).

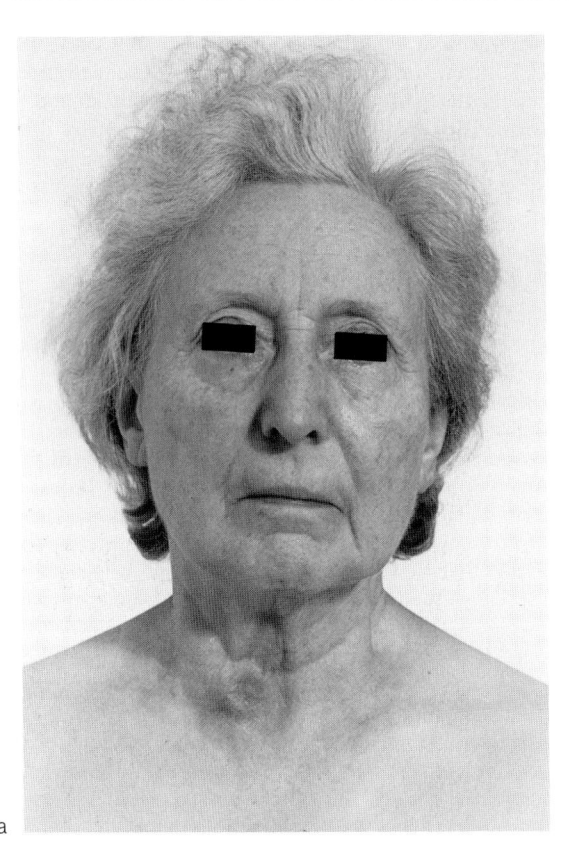

11 Die Entzündungen der Schilddrüse (Thyreoiditis)

Abb. 11.6 Tuberkulöse fokale Thyreoiditis mit Fistelbildung. Aenne D., 71 J.: Seit 2 Monaten langsam größer werdender Knoten im Bereich des rechten Schilddrüsenlappens, geringe Mißempfindungen und passager subfebrile Temperaturen. BSG 19/43 mm. Leichte Rötung des kastaniengroßen Tastbefunds, Punktion: 10,0 ml (bei Wiederholungen 3,0 und 6,0 ml) Eiter, zytologisch: akute Thyreoiditis. Unter laufender Therapie nach 3–4 Monaten Fistelbildung, Fistelexzision: verkäsende Tuberkulose.

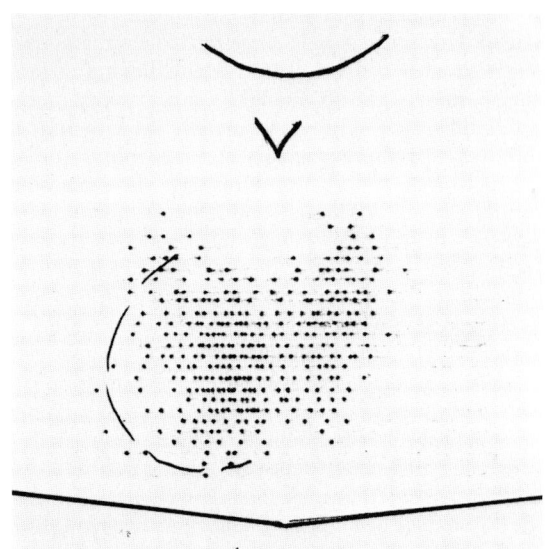

Ätiologie und Pathogenese

der perithyreoidalen Thyreoiditis sind unbekannt. Bis auf sehr wenige Ausnahmen (21, 248) ist nie beobachtet worden, daß eine lymphozytäre Struma in eine fibröse Thyreoiditis übergegangen wäre (17, 218). Im Zweifelsfall könnte es sich nur um ein Endstadium der fibrosierenden oder sklerosierenden Immunthyreoiditis handeln, denn überzeugend lassen sich weder humorale noch zelluläre Immunphänomene registrieren. Nahezu übereinstimmend wird die fibröse Thyreoiditis deshalb für eine eigenständige Erkrankung gehalten (17, 54), die auch nicht als Folge einer subakuten Thyreoiditis zu interpretieren ist (46, 105). Dagegen haben sich Anhaltspunkte für eine vaskuläre Pathogenese der Erkrankung dadurch ergeben, daß die thyreoidalen Gewebsveränderungen sehr einer allergischen Arteriitis ähneln (27, 101) und koinzidierend Fibrosen gleicher Natur in Mediastinum, Retroperitoneum, Orbita und Tränendrüsen gefunden wurden (5, 9, 15, 158, 171, 178, 200). Auch eine familiäre Häufung solcher Vorkommnisse ist festgestellt worden (42). Danach wäre die perithyreoidale Thyreoiditis (Riedel) als *eine* von mehreren Manifestationsformen eines generalisierten Kollagenprozesses am Gefäßsystem aufzufassen, wofür auch der Nachweis antinukleärer Faktoren sprechen könnte (177).

Therapie

Sie besteht wie bei jeder eu- und hypothyreoten Struma in einer Dauermedikation von Schilddrüsenhormonen, um auch bei latentem Hormonmangel die periphere Hormonversorgung zu gewährleisten. Zuweilen hat man von Stößen mit Steroidderivaten einen guten Eindruck, eine suppressive Langzeittherapie dieser Art lohnt sich jedoch nicht. Die lokal infiltrierenden und adhäsiven Prozesse geben eine Indikation zur Operation ab, die sich indessen auf eine entlastende Keilinzision vor der Trachea oder darüber hinaus ein nur geringes Ausmaß beschränkt. Subtotale Eingriffe werden wegen der Verletzungsgefahr eng involvierter Umgebungsgewebe, insbesondere Nerven und Gefäße sowie Trachea, gescheut. Im Zweifelsfall ist auch nur durch die Operation und anschließende Histologie eine Abgrenzung gegen maligne Prozesse möglich und nicht selten stagniert postoperativ das gesamte Krankheitsgeschehen. Auch eine Röntgenbestrahlung kann sich einmal günstig auswirken (48, 54).

Spezifische Thyreoiditiden

Sie umfassen die wenigen, klinisch relevanten Schilddrüsenentzündungen mit nachweisbar spezifischen Erregern oder spezieller Histologie, die auf solche Erreger schließen läßt. Dabei lassen sich schon ihrer Seltenheit wegen akute und chronische Verlaufsformen nicht grundsätzlich unterscheiden und am ehesten stellen sie auch Überraschungsbefunde bei der bioptisch-zytologischen oder histologischen Untersuchung einer nicht einmal immer entzündungsverdächtigen Struma dar. Zuweilen weisen Besonderheiten des Krankheitsverlaufs oder die zugrunde liegende manifeste und behandlungsbedürftige Grundkrankheit auf den speziellen Schilddrüsenbefund hin. In diesem Sinne sind eitrige Thyreoiditiden verursacht durch Salmonella typhi (32) und Actinomyces Naeslundi (130) eine nichteitrige akute *Syphilis* der Schilddrüse (37) sowie ein als chronische Thyreoiditis imponierender Parasiten- und Pilzbefall (54, 105) des Organs beschrieben worden. Eine Infektion durch Trypanosoma cruzi (Chagas-Krankheit) kann schon einmal eine Thyreoiditis unterhalten, doch wurde bei systematischen Untersuchungen in entsprechenden Endemiegebieten keine Beteiligung der Schilddrüse und schon gar kein Anhalt für die Infektion als Ursache der in den betroffenen Gebieten zugleich endemisch vorkommenden Struma gefunden (135). Wenn sich chronische Prozesse, wie früher häufiger als jetzt bei einer Lues als Gummata entwickeln, imponiert die betroffene Schilddrüse klinisch als blande Knotenstruma mit lokalen Beschwerden und bleibt eine Hormonmedikation unwirksam, muß ohnehin das Grundleiden behandelt werden. Relativ am häufigsten unter spezifischen Thyreoiditiden ist eine *Tuberkulose* (alle 10 eigenen Fälle waren tuberkulöser Natur), wobei die Beteiligung der Schilddrüse an einer Miliartuberkulose asymptomatisch bleibt und allenfalls bei einer Autopsie registriert wird. Bei der produktiven Verlaufsform einer Tuberkulose kann die Schilddrüse beteiligt sein und als stets euthyreote Knotenstruma mit entsprechenden Aktivitätsdefekten im Szintigramm imponieren, wobei sich klinisch keine Auffälligkeiten und nur bei zytologisch-geweblichen Untersuchungen Anhaltspunkte für die spezifische Natur ergeben. In Anbetracht der Häufigkeit einer banalen blanden und mit zunehmendem Alter auch knotigen Struma muß keineswegs der tuberkulöse Prozeß die Ursache der Struma sein, sondern braucht er nur eine Teilkomponente abzugeben und lohnt sich durchaus die übliche Behandlung mit Schilddrüsenhormonen neben der u. U. erforderlichen tuberkulostatischen Therapie. Das gilt weniger für die häufigere Manifestation einer fokal-tuberkulösen Thyreoiditis als kalter oder superinfizierter Abszeß (6 von 10 eigenen Fällen) mit Neigung zu Fistelbildung und Senkung in parathyreoidales Gewebe hinein (Abb. 11.**6**).

Im Szintigramm ist der Entzündungsbezirk „kalt" oder „warm" und nur bei einer Superinfektion geht der Prozeß mit typischen lokalen Entzündungssymptomen, Hautrötung und auch subfebrilen Temperaturen mit Beschleunigung der Blutkörperchensenkungsgeschwindigkeit und anderen hämatologischen Veränderungen einher. Der Eiter wird per punctionem entleert und untersucht (Kulturen), eine operative Intervention sollte man vermeiden und stets ist eine antituberkulös-antibiotische Therapie indiziert. Mit Rezidiven ist zu rechnen und dann ggf. eine Lappenresektion mit anschließender Dauermedikation von Schilddrüsenhormonen zu erwägen.

Literatur

1. Allison, A. C., A. M. Demman: Self-tolerance and auto-immunity. Brit. Med. Bull 32 (1976) 124
2. Altemeier, W. A.: Acute pyogenenis thyroiditis. Trans. Amer. Goiter Ass. (1952) 242
3. Amino, N., K. Miyai, M. Fukushi, Y. Kumahara: Transient hypothyroidim associated with increased anti- microsomal antibodies. Endocr. jap. 22 (1975) 141
4. Amino, N., K. Miyai, T. Onishi, T. Hashimoto, K. Arai, K. Ishibashi, Y. Kumahara: Transient hypothyroidism after delivery in autoimmune thyroiditis. J. clin. Endocr. 42 (1976) 296
5. Andersen, S. R., H. H. Seedorff, P. Halberg: Thyroiditis with myxoedema and orbital pseudotumor. Acta ophthal. (Kbh.) 41 (1963) 120
6. Andrada, J. A., E. Comini, B. N. Premachandra: Studies on thyroid immunity. VII. Splenectomy and monkey immune thyroiditis: Thyroidal function and thyroxine transport. Clin. exp. Immunol. 13 (1973) 303
7. Andreani, D., R. de Santis, S. Di Matteo, G. Badalamenti, C. Cassano: Thyroid antibodies in thyroid disorders. In: Current Topics in Thyroid Research, hrsg. von C. Cassano, M. Andreoli. Academic Press, New York 1965 (S. 781)
8. Aoki, N., G. Warikasa, T. Higashi, Y. Akazawa, I. Nagata: Clinical studies on thyroidal autoantibodies. Endocr. jap. 22 (1975) 89
9. Arnott, E. J., D. P. Graeves: Orbital involvement in Riedel's thyroiditis. Brit. J. Ophthal. 49 (1965) 1
10. Asherson, G. L., M. Zembala: Suppressor T cells in humoral immunity and tolerance. Brit. med. Bull. 32, 158 (1)
11. Attarian, E.: Myxoedema and hypertension. N. Y. St. J. Med. 63 (1963) 2801
12. Bankhurst, A. D., G. Torrigiani, A. C. Allison: Lymphocytes binding human thyroglobulin in healthy people and its relevance to toelrance for autoantigens. Lancet 1973/I, 226
13. Banos, Cs., J. Tako: Thyroxine binding of plasma proteins in auto-immune thyroiditis. Acta endocr. (Kbh.) 66 (1971) 162
14. Barnes, R. D., E. J. Wills: „Normal" elimination of aberrant auto-immune clones. Lancet 1976/II, 20
15. Bartholomew, L. G., J. C. Cain, L. B. Woolner, D. C. Utz, D. O. Ferris: Sclerosing cholangitis. Its possible association with Riedel's struma and fibrous retroperitonitis: report of two cases. New Engl. J. Med. 269 (1963) 8
16. Bastenie, P. A.: The significance of lymphonytin thyroiditis. In: Thyroidit hrsg. von A. M. Ermans. Pergamon Press, Oxford
17. Bastenie, P. A., A. M. Ermans: Thyroiditis and Thyroid function. Pergamon Press, Oxford 1972
18. Bastenie, P. A., J. Golstein, S. Vanh Punsar: Asymptomat heartdisease. Lancet 1977/II
19. Bech, K., J. Nerup, M. Thomsen, P. Platz, L. P. Ryder, A. Svejgaard, K. Siersboek-Nielsen, J. E. M. Hansen: Subacute thyroiditis de Quervain: A disease associated with a HLA-B antigen. Acta endocr. (Kbh.) 86 (1977) 504
20. Bech, K., B. Lumholtz, J. Nerup, M. Thomsen, P. Platz, L. P. Ryder, A. Svejgaard, K. Sierboek-Nielsen, J. M. Hansen, J. H. Larsen: HLA-antigens in Graves' disease. Acta endocr. (Kbh.) 86 (1977) 510
21. Beierwaltes, W.: Thyroiditis. Ann. N. Y. Acad. Sci. 124, 586 (1965)
22. Bialas, P., S. Marks, A. Dekker, J. B. Field: Hastimoto's thyroiditis presenting as a solitary functioning thyroid nodule. J. clin. Endocr. 43 (1976) 1365
23. Blizzard, R. M., W. Hung, R. W. Chandler, T. Jr. Aceto, M. Kyle, T. Winship: Hashimoto's thyroiditis: clinical and laboratory response to prolonges cortisone therapy. New Engl. J. Med. 267 (1962) 1015
24. Bloch, K. T., M. J. Wohl, I. I. Ship. L. B. Oglesby, J. M. Bunim: Sjögren's syndrome I. Serological reactions in patients with Sjögren's syndrome with and without rheumatoid arthritis. Arthrand Rheum. 3 (1960) 287

25 Bode, H. H., M. E. Dorf, A. P. Forbes: Familial lymphocytic thyroiditis: Analysis of linkage with histocompatibility and blood groups. J. clin. Endocr. 37 (1973) 692

26 Bogomoletz, W.: Aspects vasculaires de la thyroidite de Riesel. Frankfurt. Z. Pathol. 75 (1966) 237

27 Bonnyns, M., P. A. Bastenie: Serum thyrotrophin in myxoedema and in asymptomatic atrophic thyroiditis. J. clin. Endocr. 27 (1967) 849

28 Bonnyns, M., J.-L. Pasteels, M. Herlant, L. Vanhealst, P. A. Bastenie: Comparison between thyrotropin concentration and cell morphology of anterior pituitary in asymptomatic atrophic thyroiditis. J. clin. Endocr. 35 (1972) 722

29 Börner, W., D. Emrich, F. A. Horster, E. Klein, P. Pfannetsiel, D. Reinwein: Diagnostik und Therapie des Solitärknotens der Schilddrüse. Med. Welt (Stuttg.) 28 (1977) 721

30 Boyle, J. A., J. E. Thomson, W. R. Greig, I. M. D. Jackson, I. T. Boyle: The thyroid scan in patients with Hashimoto's disease. Acta endocr. (Kbh.) 51 (1966) 337

31 Bayle, J. A., J. E. Thomson, I. P. Murray, S. Fulton, J. Nicol, E. M. McGirr: Phenomenon of iodide inhibition in various states of thyroid function with observations on one mechanism of its occurence. J. clin. Endocr. 25 (1965) 1255

32 Brenizer, jr. A. G.: Suppurative strumitis caused by Salmonella thyphosa. Ann. Surg. 133 (1951) 247

33 Buchanan, W. W., R. McG. Harden: Primary hypothyroidism and Hashimoto's thyroiditis. Arch. intern. Med. 115 (1965) 411

34 Buchanan, W. W., J. R. Anderson, R. B. Goudie, K. G. Gray: A skin test in thyroid disease. Lancet 1958/II, 928

35 Buchanan, W. W., R. M. Harden, D. A. Koutras, K. G. Gray: Abnormalities of iodine metabolism in euthyroid, nongoitrous women with complement-fixing antimicrisomal thyroid autoantibodies. J. clin. Endocr. 25 (1965) 301

36 Buchanan, W. W., D. A. Koutras, W. D. Alexander, J. Crooks, M. H. Richmond, E. M. MacDonald, E. J. Wayne: Iodine metabolism in Hashimoto's thyroiditis. J. clin. Endocr. 21 (1961) 806

37 Burhans, E. C.: Acute thyroiditis. Surg. Gynec. Obstet. 47 (1928) 478

38 Calay, R., P. Kocheleff, G. Jonniaux, L. Sohet, P. A. Bastenie: Dextrothyroxine therapy for the disordered lipid metabolism of preclinical hypothyroidism. Lancet 1971/I, 205

39 Calder, E. A., D. McLeman, E. W. Barnes, W. J. Irvine: The effect of thyroid antigens on the in vitro migration of leucocytes of patients with Hashimoto's thyroiditis. Clin. exp. Immunol. 12, 429 (1972)

40 Cassidy, C. E.: The diagnosis and treatment os subacute thyroidis. In: Clinical Endocrinology, hrsg. von Grune e Strattion, New York 1968 (S. 220)

41 Chertow, B. S., W. J. Fielder, B. L. Fariss: Graves's disease and Hastimoto's thyroiditis in monocygous twins. Acta endocr. (Kbh.) 72 (1973) 18

42 Comings, D. E., K. B. Skubi, J. van Eyes, A. G. Motulusky: Familial multifocal fibrosclerosis. Ann. intern. Med. 66 (1967) 884

43 Cooke, R. V.: Riedel's thyroiditis. In: Current Topics in Thyroid Research, hrsg. von C. Cassano, M. Andreoli. Academic Press, New York 1965 (S. 944)

44 Crile, jr. G.: Thyroiditis. Ann. Surg. 127 (1948) 640

45 Crile, jr. G.: Thyroiditis and its treatment. Gen. Practit. Aust. 8 (1953) 67

46 Crile, jr. G., J. B. Hazard: Classification of thyroiditis with special reference to the use of needle biopsy. J. clin. Endocr. 11 (1951) 1183

47 Crile, jr. G., J. B. Hazard: Incidence of cancer in struma lymphomatosa. Surg. Gyn. Obst. 115 (1962) 101

48 Croft, C. B.: Riedel' thyroiditis. Lancet 1959/II, 128

49 Dailey, M. E., S. Lindsay, R. Skahen: Relation of thyroid neoplasms to Hashimoto's disease of the thyroid gland. Arch. Surg. 70 (1955) 291

59 Danowsky, T. S., F. M. Mateer, W. O. Weigle, D. C. Borecky, C. Moses: Thyroiditis following administration of thyroid stimulating hormone. J. clin. Endocr. 20 (1960) 1521

51 Decourt, J., A. Eyquem, C. Calmettes, J. Louchart: Goitre de Hashimoto consecutif a une thyroidite ourlienne: mise en evidence d'auto-anticorps. Bull. Soc. med. Hôp. Paris 75 (1959) 773

52 DeGennes, L., H. Bricaire: les thyroidites subaigües non suppurées. Presse méd. 61 (1953) 1708

53 DeGroot, L. J.: Kinetic analysis of iodine metabolism. J. clin. Endocr. 26 (1966) 149

54 DeGroot, L. J., J. B. Stanbury: The Thyroid and its Diseases. 4. Aufl., Wiley, New York 1975

55 DeGroot, L. J., R. Hall, W. V. McDermott, A. M. Davis: Hashimoto's thyroiditis, a genetically conditioned disease. New Engl. J. Med. 267 (1962) 267

56 Delespesse, G., J. Duchateau, H. Collet, A. Govaerts, P. A. Bastenie: Lymphocyte transformation with thyroglobuline in thyroid diseases. Clin. exp. Immunol. 12 (1972) 439

57 DeQuervain, F.: Die akute, nicht eitrige thyreoiditis. Mitt. Grenzgeb. Med. Chir. 13, Suppl. 2 (1904) 1

58 DeQuervain, F., G. Giordanengo: Die akute und subacute, nicht eitrige Thyreoiditis. Mitt. Grenzgeb. Med. Chir. 44 (1935/37) 538

59 Doepp, M.: Feedback mechanism in thyroiditis. In: Schilddrüse 1975, hrsg. von J. Herrmann, Krüskemper, Weinheimer. Thieme, Stuttgart 1977 (S. 314)

60 Doepp, M., S. F. Grebe: The occurence of autoimmunity in cases with dissociated Feedback mechanism. Acta endocr. (Kbh.), Suppl. 212 (1977) Nr. 286

61 Doniach, D.: Symposion on the thyroid gland. Thyroid auto-immune disease. J. clin. Path. Suppl., 20 (1967) 385

62 Doniach, D., A. Florin-Christensen: Autoimmunity in the pathogenesis of endocrine Exophthalmos. Clin. Endocr. Metabol. 4 (1975) 341

63 Doniach, D., I. M. Roitt: Autoimmune thyroid disease. In: Textbook of Immunpathology. hrsg. von P. A. Miescher u. H. J. Müller-Eberhard, Grune & Stratton, New York 1969 (S. 516)

64 Doniach, D., R. V. Hudson, J. M. Roitt: Human autoimmune thyroiditis: Clinical studies. Brit. Med. J. 1960/I, 365

65 Doniach, D., I. M. Roitt, K. B. Taylor: Auto-immunity in pernicious anaemia and thyroiditis: a family study. Ann. N. Y. Acad. Sci. 124 (1965) 605

66 Dorfman, S. G., M. T. Cooperman, R. L. Nelson, H. Depuy, R. L. Peake, R. L. Young: Painless thyroiditis and transient hyperthyroidism without goiter. Ann. intern. Med. 86 (1977) 24

67 Dussault, J. H., D. Guay: Quantitative aspects of thyroglobulin antibodies in Hashimoto's thyroiditis and Grave's disease. Canad. med. Ass. J. 111 (1974) 319

68 Ehrenfeld, E. N., E. Klein, D. Benezra: Human thyroglobulin and thyroid extracts as spezific stimulators of sensitized lymphocytes. J. clin. Endocr. 32 (1971) 115

69 Eisen, D.: Riedel's struma. Amer. J. med. Sci. 192 (1936) 673

70 Elkabir, D. J., D. Doniach, R. Turner-Warwick: Serum content of thyrotrophic hormone in human thyroiditis: low TSH levels with high radioiodine uptake in mild autoimmune thyroiditis. J. clin. Endocr. 23 (1963) 510

71 Eylan, E., R. Zmucky, C. Sheba: Mumps virus and subacute thyroiditis. Evidence of a causal association. Lancet 1957/I, 1062

72 Fagraeus, A., J. Jonsson: Distribution of organ antibodies over the surface of thyroid cells as examined by the immunofluorescence test. Immunology 18 (1970) 413

73 Fairfex, A. J., D. Doniach: Some aspects of thyroid Autoimmunity. In: Schilddrüse 1975, hrsg. von J. Herrmann, Krüskemper, B. Weinheimer. Thieme, Stuttgart 1977 (S. 160)

74 Farid, N. R., J. M. Barnard, W. H. Marshall, I. Woolfrey, R. F. C'Driscoll: Thyroid autoimmune disease in large Newfoundland family: The influence of HLA. J. clin. Endocr. 45 (1977) 1165

75 Federlin, K.: Endokrine Drüsen. In: Praxis der Immunologie. hrsg. von K. O. Vorlaender. Thieme, Stuttgart 1976 (S. 404)

76 Federlin, K., R. N. Maini, A. S. Russel, D. C. Dumonde: A micro-method for peripheral leucocyte migration in tuberkuline sensitivity. J. clin. Path. 24 (1971) 533

77 Fellinger, K., R. Höfer, G. Rothenbucher, H. Schatz, B. Schober: Chromosomal investigations in Hashimoto's disease. In: Current Topics in Thyroid Research, hrsg. von C. Cassano, M. Andreoli. Academic Press, New York 1965 (S. 767)

78 Felix-Davies, D.: Auto-Immunisation in subacute thyroiditis: associated with evidence of infection by Mumps virus. Lancet 1958/I, 880

79 Felix-Davies, D., B. H. Waksman: Passive transfer of experimental immune thyroiditis in the guinea pig. Arthr. and Rheum. 4 (1961) 416

80 Feltkamp, T. E. W., M. van Rossum: Antibodies to salivary duct cells and other auto-antibodies with Sjögren syndrome and other

auto-immune idiopathic diseases. Clin. exp. Immunol. 3 (1967) 1167
81 Fialkow, P. J., C. Zavala, R. Nielsen: Thyroid-autoimmunity: Increased frequency in relatives of insulin-dependent diabetes patients. Ann. intern. Med. 83 (1975) 170
82 Fisher, P. A., G. N. Beall: Hashimoto's thyroiditis. Pharmac. Ther. C. 1 (1976) 445
83 Fisher, P. A., T. H. Oddie, D. E. Johnson, J. C. Nelson: The diagnosis of Hashimoto disease. J. clin. Endocr. 40 (1975) 795
84 Fraser, R., R. J. Harrison: Subacute thyroiditis. Lancet 1952/I, 382
85 Fritzsche, H., R. Höfer: Die Immunfluoreszenz in der Schilddrüsendiagnostik. In: Schilddrüse 1973, hrsg. von H. Schleusener u. B. Weinheimer. Thieme, Stuttgart 1974 (S. 96)
86 Fromm, G. A., E. F. Lascano, G. E. Bur, D. Escalente: Tiroiditis cronica inespecifica. Rev. ass. Med. Argent. 67 (1953) 162
87 Furr, W. E., G. jr. Crile: Struma lymphomatosa: clinical manifestations and response to therapy. J. clin. Endocr. 14 (1954) 79
88 Glinoer, D., N. Puttemans, A. J. van Herle, M. Camus, A. M. Ermans: Sequential study of the impairement of thyroid function in the early stage of subacute thyroiditis. Acta endocr. (Kbh.) 77 (1974) 26
89 Glynn, L. E., E. J. Holborow: Auto-immunity and disease. Blackwell, Oxford 1965
90 Goldfarb, H., D. Schifrin, F. A. Graig, C. Gillman: Thyroditis caused by tuberculous abscess of the thyroid gland. Amer. J. Med. 38, 825
91 Goodman, H. I.: Riedel's thyroiditis: review and report of two cases. Amer. J. Surg. 54 (1941) 472
92 Gordin, A., B.-A. Lamberg: Serum thyrotrophic response to thyrotrophin releasing hormone and the concentration of free thyroxine in subacute thyroiditis. Acta endocr. (Kbh.) 74 (1973) 111
93 Gray, H. W., W. R. Greig, J. A. Thomson, I. McLennon: Intravenous Perchlorate Test in the diagnosis of Hashimoto's disease. Lancet 1974/I, 335
94 Greenberg, A. H., L. Shen: A class of specific cytotoxic cells demonstrated in vitro by arming with antigen-antibody complexes. Nature (Land.) 245 (1973) 282
95 Greenberg, A. H., P. Czernichow, W. Hung, W. Shelley, T. Winship, R. M. Blizzard: Juvenile chronic lymphocytic thyroiditis: Clinical, laboratory and histological correlation. J. clin. Endocr. 30 (1970) 293
96 Greens, J. N.: Subacute thyroiditis. Amer. J. Med. 51 (1971) 97
97 Gribetz, D., N. B. Talbot, J. D. Crawford: Goiter due to lymphocytic thyroiditis: its occurence in preadolescent and adolescent girls. New Engl. J. Med. 250 (1954) 555
98 Hackenberg, K., D. Reinwein: Immunologische Phänomene bei Schilddrüsenkrankheiten. In: Schilddrüse 1975, hrsg. von H. Schleusner, B. Weinheimer. Thieme, Stuttgart 1977 (S. 131)
99 Hall, R.: Thyroid antigen-antibody systems. In: Rational Diagnosis of Thyroid Disease, hrsg. von R. Höfer. Egermann, Wien 1977 (S. 43)
100 Hamburger, J. I.: Clinical Thyroidology. Greenfield, 1974
101 Hardmeier, T., C. Hedinger: Die eisenharte Struma Riedel, eine primäre Gefäßerkrankung. Virchows Arch. path. Anat. 337 (1964) 547
102 Harland, W. A., V. K. Frantz: Clinico-pathologic study of 261 surgical cases of so-called „thyroiditis". J. clin. Endocr. 16 (1956) 1433
103 Hashimoto, H.: Zur Kenntnis der lymphomatösen Veränderungen der Schilddrüse (Struma lymphomatosa) Langenbecks Arch. klin. Chir. 97 (1912) 219
104 Hay, F. C., G. Torrigiani: Clin. exp. Immunol. 16 (1974) 517
105 Hazard, J. B.: Thyroiditis: A review. Amer. J. clin. Path. 25 (1955) 289, 399
106 Heimann, P.: Treatment of thyroiditis. Acta med. scand. 187 (1970) 323
107 Helmke, K., K. Federlin: Humorale Antikörper und zelluläre Immunmechanismen bei verschiedenen Schilddrüsenerkrankungen sowie ihre Beziehungen zum klinischen Erscheinungsbild. Klin. Wschr. 52 (1974) 578
108 Higgins, H. P., T. A. Bailey, A. Doisy: Suppression of endogenous TSH: New treatment for subacute thyroiditis. J. clin. Endocr. 23 (1963) 235
109 Hihmans, W., D. Doniach, I. M. Roitt, E. J. Holboro: Serological overlap between lupus erythematosus, rheumatoid arthritis and thyroid auto-immune disease. Brit. Med. J. 1961/2, 909
110 Hintze, G., P. Fortelius, J. Railo: Epidemic thyroiditis. Acta endocr. (Kbh.) 45 (1964) 381
111 Hjort, T. U., U. B. Lawridsen, I. Persson: Thyroid antibodies and thyroglobulinlike products in serum during antithyroid therapy. Acta med. scand. 188 (1970) 431
112 Höfer, R., H. Fritzsche, M. Weissel, P. Aiginger: Diagnosis of thyroiditis. In: Rational Diagnosis of Thyroid Disease, hrsg. von R. Höfer. Egermann, Wien 1977 (S. 155)
113 Höfer, R., H. Schatz: Die Pathophysiologie der Schilddrüsenentzündungen und der Struma lymphomatosa. In: Die konservative Therapie der gutartigen Schilddrüsenkrankheiten, hrsg. von E. Klein. Schattauer, Stuttgart 1970 (S. 85)
114 Hornung, G., G. Kanzler, E. Kuwert, J.-G. Rausch-Stroomann, K. Reichel: Antikörper gegen Thyreoglobulin und Mikrosomenfraktion bei Schilddrüsenerkrankungen. Dtsch. med. Wschr. 95 (1970) 568
115 Ingbar, S. H., N. Freinkel: Thyroid function and the metabolism of iodine in patients with subacute thyroiditis. Arch. intern. med. 101 (1958) 339
116 Irvine, W. J., S. H. Davies, M. D. Sumerling: The immunopathology of thyroid Disease. In: Current Topics in Thyroid Research, hrsg. von C. Cassano, M. Andreoli. Academic Press, New York 1965 (S. 773)
117 Itoh, K., N. Maruchi: Breast cancer in patients with Hashimoto's thyroiditis. Lancet 1975/II, 1119
118 Ito, S., T. Tamura, M. Nishikawa: Effects of desiccated thyroid, prednisolone and chloroquine on goiter and antibody titer in chronic thyroiditis. Metabolism 17 (1968) 317
119 Jeffries, W. Mck., L. W. Kelly, R. P. Levy, G. W. Cooper, R. L. Prouty: The significance of low thyroid reserve. J. clin. Endocr. 16 (1956) 1438
119a Keminger, K.: Zusammentreffen von Immunthyreoiditis und Schilddrüsenneoplasmen. Acta Chir. Austriaca 5 (1973) 2
120 Klein, E.: Der endogene Jodhaushalt des Menschen und seine Störungen. Thieme, Stuttgart 1960
121 Klein, E.: Die konservative Therapie der gutartigen Schilddrüsenkrankheiten. Schattauer, Stuttgart 1970
122 Klein, E.: Die entzündlichen Erkrankungen der Schilddrüse. Therapiewoche 21 (1971) 3485
122a Klein, E., F. A. Horster: Autoimmunity in thyroid diseases. F. K. Schattauer, Stuttgart 1979
123 Klein, E.: J. Kracht, H.-L. Krüskemper, D. Reinwein, P.-C. Scriba: Klassifikation der Schilddrüsenkrankheiten. Dtsch. med. Wschr. 98 (1973) 2249
124 Labhart, A.: Thyreoiditis (Strumitis). In: Klinik der inneren Sekretion, hrsg. von A. Labhart, 2. Aufl. Springer, Berlin 1971
125 Lamberg, B. A., R. Hintze, R. Jussila, M. Berlin: Subacute thyroiditis. Acta endocr. (Kbh.) 33 (1960) 457
126 Lamki, L., V. V. Row, R. Volpé: Cell-mediated immunity in Graeves' disease and in Hashimoto's thyroiditis as shown by the demonstration of migration inhibition factor (MIF) J. clin. Endocr. 36 (1973) 358
127 Larsen, P. R.: Serum triiodothyronine, thyroxine and thyrotrophin during hyperthyroid, hypothyroid and recovery phases of subacute thyroiditis. Metabolism 23 (1974) 467
128 Laryea, E., V. V. Row, R. Volpé: The effect of blood leucocytes from patients with Hashimoto's disease on human thyroid cells in monolayer culture. Clin. Endocr. (Oxford) 2, 23 (1973)
129 Lee, J. G.: Chronic nonspecific thyroiditis. Arch. Surg. 31 (1936) 982
130 Leers, W. D., J. Dussault, J. A. Mullens, R. Volpé: Suppurative thyroiditis: an unusual case caused by actionomyces Naeslundi. Canad. med. Ass. J. 101 (1969) 714
131 Lietz, H.: Die Formen der Thyreoiditis. Dtsch. med. Wschr. 99 (1974) 1959
132 Lemarchand-Béraud, Th., B. R. Scazziga, A. Vannotti: Plasma thyrotrophin levels in thyroid disease and effect of treatment. Acta endocr. (Kbh.) 62 (1969) 593
133 Lindsay, S., M. E. Dailey: Malignant lymphoma of the thyroid gland and its relation to Hashimoto's disease: A clinical and pathologic study of 8 patients. J. clin. Endocr. 15 (1955) 1332
134 Lindsay, S., M. E. Dailey, J. Friedlaender, G. Yee, M. H. Soley: Chronic thyroiditis: A clinical and pathologic study of 354 patients. J. clin. Endocr. 12 (1952) 1578

135 Lobo, L. C. G., J. Fridman, D. Rosental, R. Ulyssea, S. Franco: Interrelation of endemic goiter and Chagas disease. J. clin. Endocr. 22 (1962) 1182
136 Luxton, R. W., R. T. Cooke: Hashimoto's struma lymphomatosa: Diagnostik value and significance of serum flocculation reactions. Lancet 1956/II, 105
137 Lyon, E.: Die subacute Mumps-Thyreoiditis und ihre Behandlung. Med. Klin. 62 (1967) 208
138 Maagoe, H., I. Reintoft, H. E. Christensen, J. Simonsen, E. F. Mogensen: Lymphocytic thyroiditis. II. The course of the disease in relation to morphologic, immunologic and clinical findings at the time of biopsy. Acta med. scand. 202 (1977) 469
139 McArthur, A. M.: Subacute giant cell thyroiditis associated with Mumps. Med. J. Aust. 1 (1964) 116
140 McConahey, W. M., F. R. Keating jr.: Radioiodine studies in thyroiditis. J. clin. Endocr. 11 (1951) 116
141 McConahey, W. M., W. R. Keating jr., O. H. Beahrs, L. B. Woolner: On the increasing occurence of Hashimoto's thyroiditis. J. clin. Endocr. 22 (1962) 542
142 McConahey, W. M., F. R. Keating jr., H. R. Butt, C. A. Owen jr.: Comparison of certain laboratory tests in diagnosis of Hashimoto's thyroiditis. J. clin. Endocr. 21 (1961) 879
143 McConahey, W. M., L. B. Woolner, B. M. Black, F. R. Keating jr.: Effect of desiccated thyroid in lymphocytic (Hashimoto's) thyroiditis. J. clin. Endocr. 19 (1959) 45
144 MacSween, R. N. M., K. Ono, P. R. F. Bell, C. M. Thomason, T. E. Starzl: Experimental allergic thyroiditis in rats: Suppression by heterologous rabbit) antilymphozyte sera to lymph node, thymic and splenic lymphocytes. Clin. exp. Immunol. 6 (1970) 273
145 Mahaux, J., J. Henry, M. Nagel, S. Chamla-Soumenkoff: Trois observations de thyroiditis subaigile. Etude de la capitation iodée et des réactions d'autoimmunité. Ann. endocr. (Kbh.) 21 (1960) 751
146 Matsui, Y., G. N. Beall, I. J. Chopra, D. H. Solomon, S. Kruger, M. Beall: Assays for antigen stimulated lymphocyte-derived migration enhancement and inhibition factors from patients with thyroid diseases and their relatives. Acta endocr. (Kbh.) 86 (1977) 733
147 Maysky, A., C. Feix: HLA-antigens and myxedema. Tissue Antigens 10 (1977) 119
148 Mittra, I., J. Perrin, S. Kumaoka: Thyroid and other antibodies in British and Japanese women: an epidemiological study of breast cancer. Brit. Med. J. 1976/I, 257
149 Morgans, M. E., W. R. Trotter: Defective organic binding of iodine by the thyroid in Hashimoto's thyroiditis. Lancet 1957/I, 553
150 Mori, T., J. P. Kriss: Mesurements by competitive binding radioassay of serum antimicrosomal and anti-thyroglobulin antibodies in Graves' disease and other thyroid disorders. J. clin. Endocr. 33 (1971) 688
151 Müller, W.: Immunogene Schilddrüsenerkrankungen. Internist (Berl.) 11 (1970) 19
152 Murray, I. P. C.: The effect of prednisolone on Hashimoto's thyroiditis. Scot. med. J. 3 (1958) 341
153 Murray, I. P. C., E. M. McGirr: Radioactive iodine studies in the diagnosis of Hashimoto's thyroiditis. Brit. med. J. 1960/I, 838
154 Mygind, H.: Thyroiditis acuta simplex. J. Laryng. 9 (1895) 181
155 Nelson, J. C., F. J. Palmer: A remission of goitrous hypothyroidism during pregnancy. J. clin. Endocr. 40 (1975) 383
156 Nerup, J., C. Binder: Thyroid, gastric and adrenal autoimmunity in diabetes mellitus. Acta endocr. (Kbh.) 72 (1973) 279
157 Nilsson, L. R., D. Doniach: Auto-immune thyroiditis in children and adolescents: I. Clinical studies. Acta paediat. (Uppsala) 53 (1964) 255
158 Ormond, J. K.: Idiopathic retroperitoneal fibrosis: Ormond' syndrome. Henry Ford Hosp. Bull. 10 (1962) 13
159 Osmond, jr. J. D., U. V. Portman: Subacute (pseudotuberculous, giant cell) thyroiditis and its treatment. Amer. J. Roentgenol. 61 (1949) 826
160 Owen, C. A., W. M. McConahey: An unusual iodinated protein in the serum of Hashimoto's thyroiditis. J. clin. Endocr. 16 (1956) 1570
161 Owen, jr. C. A.: A review of autoimmunization in Hashimoto's disease. J. clin. Endocr. 18 (1958) 1015
162 Papapetrou, P. D., I. M. D. Jackson: Thyrotoxicosis due to silent thyroiditis. Lancet 1975/I, 361
163 Papapetrou, P. D., R. N. M. McSween, J. H. Lazarus, R. McG. Harden: Long term treatment of Hashimoto's thyroiditis with thyroxine. Lancet 1972/II, 1045
164 Paris, J., W. M. McConahey, W. N. Tauxe, L. B. Woolner, R. C. Bahn: The effect of iodides on Hashimoto's thyroiditis. J. clin. Endocr. 21 (1961) 1037
165 Parker, R. H., W. H. Beierwaltes: Thyroid antibodies during pregnancy and in the newborn. J. clin. Endocr. 21 (1961) 792
166 Peake, R. L., D. B. Willis, G. K. Asimakis, W. P. Deiss: Radioimmunologic assay for antithyroglobulin antibodies. J. Lab. clin. Med. 84 (1974) 907
167 Perlmann, P., H. Perlmann, H. Wigzell: Lymphocyte-mediated cytotoxicity in vitro. Inductiv on and inhibition by humoral antibody and nature of effector cells. Transplant. Rev. 13 (1972) 91
168 Perloff, W. H.: Thyrotoxicosis following acute thyroiditis: A report of 5 cases. J. clin. Endocr. 16 (1956) 542
169 Perrault, M., B. Klotz, G. Delzant: Deltacortisono-thérapie, traitment électif de la thyroidite subaique. Bull. Soc. méd. Hôp. Paris 74 (1967) 524
170 Perrudet-Badoux, A., P. C. Frei: On the mechanism of rosette formation in human and experimental thyroiditis. Clin. exp. Immunol. 5 (1969) 117
171 Pesch, K. J., J. Kracht: Retroperitoneale Fibrose bei Myxödem. Frankfurt Z. Path. 73 (1963) 97
172 Pezzino, V., R. Vigneri, S. Squatrito, S. Filetti, M. Camus, P. Polosa: Increased serum thyroglobulin levels in patients with nontoxic goiter. J. clin. Endocr. 46 (1978) 653
173 Pfannenstiel, P., H. Wohlenberg: Value of fine-needle aspiration-biopsy in the diagnosis of thyroid disease. In: Rational Diagnosis of Thyroid Disease, hrsg. von R. Höfer. Egermann, Wien 1977 (S. 179)
174 Pinchera, A., S. Mariotti, P. Vitti, G. F. Fenzi, L. Grasso, F. Pacini, L. Baschieri, J. B. Stanbury: Studies on the nature of thyroid antigens involved in thyroid autoimmune disorders. In: Thyroid Research, hrsg. von J. Robbins, L. E. Braverman, Exerpta Medica Foundation, Amsterdam 1976 (S. 395)
175 Pichera, A., S. Mariotti, P. Vitti, M. Tosi, L. Grasso, F. Pacini, R. Buti, L. Baschieri: Interference of serum thyroglobulin in the radioassay for serum antithyreoglobulin antibodies. J. clin. Endocr. 45 (1977) 1077
176 Premachandra, B. N., H. T. Blumenthal: Abnormal binding of thyroid hormone in sera from patients with Hashimoto' disease. J. clin. Endocr. 27 (1967) 931
177 Que, G. S., E. A. Mandema: A case of idiopathic retroperitoneal fibrosis presenting as a systemic collagen disease. Amer. J. Med. 36 (1964) 320
178 Raphael, H. A., O. H. Beahrs, L. B. Woolner, D. Scholz: Riedel's struma associated with fibrous mediastinitis: report of a case. Mayo Clin. Proc. 41 (1966) 375
179 Rapoport, B., M. B. Block, P. B. Hoffer, L. J. DeGroot: Depletion of thyroid iodine during subacute thyroiditis. J. clin. Endocr. 36 (1973) 610
180 Reinlein, J.-M. A., V. N. Berastequi: Les thyroidites et les mecanismes d' autoimmunité. Rev. europ. Med. 1 (1967) 3
181 Riedel, B. M.: Die chronische, zur Bildung eisenharter Tumoren führende Entzündung der Schilddrüse. Verh. dtsch. Ges. Chir. 25 (1896) 101
182 Riedel, B. M.: Über den Verlauf und Ausgang der Strumitis chronica. Münchn. med. Wschr. 57 (1910) 1946
183 Robbins, J., J. E. Rall, J. B. Trunnel, R. W. Rawson: The effect of thyroid stimulating hormone in acute thyroiditis. J. clin. Endocr. 11 (1951) 1106
184 Roitt, I. M., D. Doniach: Human auto-immune thyroiditis: Serological studies. Lancet 1958/II, 1027
185 Roitt, I. M., D. Doniach: Human autoimmune thyroiditis: Clinical studies. Brit. med. J. 1960/I, 365
186 Roitt, I. M., D. Doniach: Thyroid auto-immunity. Brit. med. Bull. 16 (1960) 152
187 Roitt, I. M., G. Torrigiani: Identification and estimation of undegraded thyroglobulin in human serum. Endocrinology 81 (1967) 421
188 Roitt, I. M., P. N. Campbell, D. Doniach: The nature of the thyroid antibodies in patients with Hashimoto's thyroiditis. Biochem. J. 69 (1958) 248
189 Roitt, I. M., D. Doniach, P. N. Campbell, R. V. Hudson: Autoan-

tibodies in Hashimoto's disease (lymphadenoid goitre). Preliminary communication. Lancet 1956/II, 820
190 Rose, N. R., E. Witebsky: Studies on organ specifity. V. Changes in thyroid glands of rabbits following active immunization with rabbit thyroid extracts. J. Immunol. 76 (1956) 417
191 Rose, N. R., M. F. Molotchnikoff, F. J. Twarog: Factors affecting transfer of experimental auto-immune thyroiditis in rats. Immunology 24 (1973) 859
192 Rose, N. R., H. Keith, T. K. Doebler, R. C. Brown: In vitro reactions of lymphoid cells with thyroid tissue. In: Cell Bound Antibodies, hrsg. von D. Amos u. H. Koprowski. Wistar Inst. Press, Philadelphia 1963 (S. 19)
193 Salabé, G. B.: Immunochemistry of the interaction of thyroglobulin (Tg) and its auto- and hetero antibodies. Acta endocr. (Kbh.), Suppl. 196 (1975)
194 Salabé, G. B., C. Davoli: Tissue specific gammaglobulins in the human thyroid. In: Thyroid Research, hrsg. von J. Robbins, L. B. Braverman. Excerpta medica Foundation, Amsterdam 1976 (S. 384)
195 Salvin, S. B., H. L. Liauw: Immunologic unresponsiveness to allergic thyroiditis in guinea pigs. J. Immunol. 98 (1967) 432
196 Saxena, K. M., C. V. Pryles: Thyroid function in mongolism. J. Pediat. 67 (1965) 363
197 Søborg, M., G. Bendixen: Human lymphocyte migration as a parameter of hypersensitivity. Acta med. scand. 181 (1967) 247
198 Scazziga, B. R., Th. Lemarchand-Béraud, A. Vannotti: Aspects cliniques et biologiques de la thyroidite chronique autoimmunitaire. Schweiz. med. Wschr. 95 (1965) 897
199 Schatz, H.: Zur Thyroiditis de Quervain. Dtsch. med. Wschr. 100 (1975) 2377
200 Sclare, G., W. Luxton: Fibrosis of the thyroid and lacrimal gland. Brit. J. Ophthal. 51 (1967) 173
201 Schilling, J. A.: Struma lymphomatosa, struma fibrosa and thyroiditis. Surg. Gynec. Obstet. 81 (1945) 533
202 Schleusener, H., R. Finke, P. Kotulla, K. W. Wenzel, H. Meinhold, H. D. Roedler: Determination of thyroid stimulating immunglobulins (TSI) during the course of Graves disease. A. reliable indicator for remission and persistence of this disease? J. Endocr. Invest. 1 (1978) 155
203 Sheets, R. F.: The sequential occurence of acute thyroiditis and thyrotoxicosis. J. Amer. med. Ass. 157 (1955) 139
204 Singer, W., H. P. Higgins, A. Payley: Painless subacute thyroiditis. Acta endocr. (Kbh.) Suppl. 212 (1977) Nr. 197
205 Skillern, P.: Treatment of Hashimotos disease and invasive thyroiditis. Mod. Treatm. 1 (1964) 159
206 Skillern, P. G., H. G. Nelson, Crile G. jr.: Some new observations on subacute thyroiditis. J. clin. Endocr. 16 (1956) 1422
207 Skillern, P., G. Crile, E. McCullagh, J. B. Hazard, L. A. Lewis, H. Brown: Struma lymphomatosa: primary thyroid failure with compensatory thyroid enlargement. J. clin. Endocr. 16 (1956) 35
208 Sommers, S. C., W. A. Meissner: Basement membrane changes in chronic thyroiditis. Amer. J. clin. Path. 24 (1954) 434
209 Stancek, D., M. Stancekowa-Gressnerova, M. Janotka, P. Hrilika, D. Oravec: Isolation and some epidemiological data on the viruses discovered from patients with subacute Thyroiditis de Quervain. Med. microbiol. Immunol. 161 (1975) 133
210 Stemmermann, G. N.: Serum protein changes in subacute thyroiditis. J. Amer. med. Ass. 162 (1956) 31
211 Strakosch, C. R., D. Joyner, J. R. Wall: Thyroid stimulating antibodies in patients with subacute thyroiditis. J. clin. Endocr. 46 (1978) 345
212 Stuart, A. E., W. S. A. Allan: The significance of basement membrane changes in thyroid disease. Lancet 1958/II, 1204
213 Swann, N. H.: Acute thyroiditis: five cases associated with adenovirus infection. Metabolism 13 (1964) 908
214 Torikai, T., S. Kumaoka: Subacute thyroiditis treated with salicylate. New Engl. J. Med. 259 (1958) 1265
215 Turner-Warwick, R., J. D. N. Nabarro, D. Doniach: Riedel-s thyroiditis and retroperiotoneal fibrosis. Proc. roy. Soc. Med. 59 (1966) 596
216 Vanhaelst, L., M. Bonnyns, P. A. Bastenie: Thyroiditis and chromosomal anomalies. In: Thyroiditis and Thyroid Function, hrsg. von P. A. Bastenie, A. M. Ermans. Pergamon Press, Oxford 1972 (S. 289)
217 Vanhaelst, L., M. Bonnyns, A. M. Ermans, P. A. Bastenie: Heredity of autoimmune thyroiditis. In: Thyroiditis and Thyroid Function, hrsg. von P. A. Bastenie, A. M. Ermans. Pergamon Press, Oxford 1972 (S. 303)
218 Vickery, A. L., E. Hamlin: Struma lympho, atosa (Hashimoto's thyroiditis). New Engl. J. Med. 264 (1961) 226
219 Volpé, R.: Acute suppurative thyroiditis. Acute (subacute) nonsuppurative thyroiditis. Chronic thyroiditis, Lymphocytic (Hashimoto) type. Fibrous (Riedel) type. In: The Thyroid, hrsg. von S. C. Werner, S. H. Ingbar. Harper & Row, New York 1971 (S. 849, 853, 863, 873)
220 Volpé, R.: Thyroiditis: current views of pathogenesis. Med. Clin. N. Amer. 59 (1975) 1163
221 Volpé, R.: The aetiology of thyroid disease. In: Rational Diagnosis of Thyroid Disease, hrsg. von R. Höfer. Egermann, Wien 1977
222 Volpé, R., M. W. Johnston: Subacute thyroiditis: a disease commonly mistaken for pharyngitis. Canad. med. Ass. J. 77 (1957) 297
223 Volpé, R., V. V. Row: Proportion of E rosettes normal in Graves' and Hashimoto's disease: a retraction (letter) New Engl. J. Med. 293 (1975) 44
224 Volpé, R., M. W. Johnston, N. Huber: Thyroid function in subacute thyroiditis. J. clin. Endocr. 18 (1958) 65
225 Volpé, R., V. V. Row, C. Ezrin: Circulating viral and thyroid antibodies in subacute thyroiditis. J. clin. Endocr. 27 (1967) 1275
226 Volpé, R., N. R. Farid, C. v. Westarp, V. V. Row: The pathogenesis of Graves' disease and Hashimoto's thyroiditis. Clin. Endocr. Oxford, 3 (1974) 239
227 Volpé, R., V. V. Row, B. R. Webster, W. MacAllister, M. W. Johnston, C. Ezrin: Studies on iodine metabolism in Hashimoto's thyroiditis. J. clin. Endocr. 25 (1965) 593
228 Wall, J. R., S. L. Fang, S. H. Ingbar, L. E. Braverman: Lymphocyte transformation in response to human thyroid extract in patients with subacute thyroiditis. J. clin. Endocr. 43 (1976) 587
229 Watanakunakorn, E. D., R. E. Hodges, T. C. Evans: Myxoedema: A study of 400 cases. Arch. intern. Med. 116 (1965) 183
230 Wayne, E. J., D. A. Koutras, W. D. Alexander: Clinical Aspects of Jodine Metabolism. Blackwell, Oxford 1964
231 Weaver, D. K., J. G. Batsakis, R. H. Nishiyama: Relationship of iodine to lymphocytic goiters. Arch. Surg. 98 (1969) 183
232 Wegelin, C.: Die Entzündungen der Schilddrüse. Ärztl. Monatsschr. 5 (1949) 3
233 Weigle, O.: The production of thyroiditis and antibody following injection of unaltered thyroglobulin without adjuvant into rabbits previously stimulated with altered thyroglobulin. J. exp. Med. 122 (1965) 1049
234 Weihl, A. C., G. H. Daniels, D. C. Ridgway, F. Maloof: Thyroid function tests during the early phase of subacute thyroiditis. J. clin. Endocr. 44 (1977) 1107
235 Weinstein, I. B., F. D. Kitchin: Genetic factors in thyroid diseases. In: The Thyroid, 3. Aufl., hrsg. von S. C. Werner u. S. H. Ingbar. Harper & Row, New York 1971 (S. 383)
236 Weissel, M., P. Aiginger, H. Fritzsche, A. Kroiss, R. Höfer, W. R. Mayr: HLA-antigens and de Quervain's thyroiditis. Acta endocr. (Kbh.), Suppl. 212 (1977) Nr. 298
237 Werner, S. C.: Classification of thyroid disease. Report of the Commitee on Nomenclature. The American thyroid association, Part. 1. J. clin. Endocr. 29 (1969) 860
238 von Westarp, Ch., A. J. S. Knox, V. V. Row, R. Volpé: An immunological comparison of the antigens present in the thyroid glands from patients with non-toxic goiter, Grave's and Hashimoto's disease. In: Thyroid Research, hrsg. von J. Robbins, L. B. Braverman, Excerpta Medica Foundation, Amsterdam 1976 (S. 391)
239 Weyeneth, R.: Die nicht spezifischen Entzündungen der Schilddrüse mit besonderer Berücksichtigung der Riesenzellthyreoiditis Typus de Quervain. Arch. klin. Chir. 201 (1941) 457
240 Whittingham, S., U. Youngchaiyud, I. R. Mackay, J. D. Buchley, P. J. Morris: Thyrogastric autoimmune diseases: studies on the cell-mediated immune system and histocompatibility antigens. Clin. exp. Immunol. 19 (1975) 289
241 Wick, G., J. H. Kite, R. K. Cole, E. Witebsky: Spontaneous thyroiditis in the obese strain of chickens. III. The effect of bursectomy on the development of the disease. J. Immunol. 104 (1970) 45
242 Wildmeister, W.: Zytodiagnostik der Schilddrüse. Schattauer, Stuttgart 1977
243 Williams, E. D., E. Engel, A. P. Forbes: Thyroiditis and gonadal dysgenesis. New Engl. J. Med. 270 (1964) 805

244 Winter, J., W. R. Eberlein, A. M. Bongiovanni: The relationship of juvenile hypogonadism to chronic lymphocytic thyroiditis. J. Paediat. 69 (1966) 709
245 Witebsky, E.: Experimental evidence for the role of autoimmunization in chronic thyroiditis. Proc. roy. soc. Med. 50 (1957) 955
246 Witebsky, E., N. R. Rose, S. Shulman: Studies on organ specifity. IV. Production of rabbit thyroid antibodies in the rabbit. J. Immonol. 76 (1956) 408
247 Woolner, L. B.: Thyroiditis: Classification and clinicopathologic correlation. In: The Thyroid, hrsg. von J. B. Hazard, D. E. Smith. Williams & Wilkins, Baltimore 1964
248 Woolner, L. B., W. M. McConahey, O. H. Beahrs: Granulomatous thyroiditis (De Quervain's thyroiditis). J. clin. Endocr. 17 (1957) 1202
249 Woolner, L. B., W. M. McConahey, O. H. Beahrs: Invasive fibrous thyroiditis (Riedel's struma) J. clin. Endocr. 17 (1957) 201
250 Woolner, L. B., W. M. McConahey, O. H. Beahrs: Struma lymphomatosa (Hashimoto's thyroiditis) and related thyroid disorders. J. clin. Endocr. 19 (1959) 53
251 Womack, N. A.: Thyroiditis. Surgery 16 (1944) 770
252 Yamamoto, M., S. Saito, I. Sakurada, K. Yoshida, K. Kaise, N. Kaise, K. Yoshinaga: Correlation between per cent dicharge of thiocyanate test and thyroid functions in patients with Hashimoto's disease. Acta endocr. (Kbh.) 87 (1978) 61

12 Seltene Schilddrüsenkrankheiten

Von E. Klein

Sie sind keine drüseneigenen Erkrankungen mit in dieser Hinsicht endokriner, entzündlicher oder maligner Pathogenese, sondern repräsentieren die gelegentliche und auch klinisch manifeste Beteiligung des Organs an anderweitigen Stoffwechsel- oder exogenen Erkrankungen. Unter diesen Umständen gibt es auch keine ätiologisch-pathogenetischen Erwägungen, noch zumal die in Betracht kommenden Krankheiten nur ganz ausnahmsweise auch die Schilddrüse mitbetreffen und keine Anhaltspunkte für eine genetisch oder anderweitig determinierte Prädisposition der betroffenen Drüse erkennbar sind. Neben der Rarität eines Echinokokkenbefalls (14) und der klinisch asymptomatischen Beteiligung an einer Leukose oder generalisierten Retikulose oder Sarkoidose (6, 10, 16) handelt es sich im wesentlichen um die Vorkommnisse einer Lymphogranulomatose und Amyloidose der Schilddrüse.

Die *Lymphogranulomatose* beruht auf der Mitreaktion des lymphoretikulären Gewebes der Schilddrüse ohne nachweisbare Beteiligung thyreoidal autoimmunologischer Prozesse, hämatogen oder fortschreitend von insbesondere betroffenen Halslymphknoten. Die dadurch kropfig vergrößerte Schilddrüse bietet keine funktionelle Symptomatik, kann nach Tast- und Lokalbefund u. U. nur schwer gegen ein Schilddrüsenmalignom oder wegen ihrer Derbheit gegen eine fibröse Thyreoiditis abgegrenzt werden. Sie ist hinsichtlich ihrer Eigenart am ehesten in Zusammenhang mit der Grundkrankheit oder durch eine Feinnadelpunktion mit Zytologie zu erkennen. Sie wird nie so groß, daß mechanische Beschwerden auftreten, reagiert sehr gut auf eine regelrechte zytostatische bzw. onkologische wie auch Strahlenbehandlung mit Hochvoltqualitäten. Nur wenn bei erheblicher Ausdehnung der lymphoretikulären Drüsenveränderungen eine im Zweifelsfall auch nur latente Hypothyreose vorliegt, ist eine Behandlung mit Schilddrüsenhormonen wie bei einer blanden Struma erforderlich. Unter diesem Gesichtspunkt sind Kontrollen der hormonellen Situation indiziert.

Die *Amyloidose* der Schilddrüse ist bei der generalisierten Form dieser Stoffwechselkrankheit relativ häufig, dann aber überwiegend im Interstitium gelegen und ohne nachteilige Folgen für den Parenchymapparat, klinisch stumm. In der Minderzahl entwickelt sich eine Art fokal tumoröse Amyloidose mit u. U. erheblicher kropfiger Vergrößerung der Schilddrüse und sehr selten ist diese das einzige Manifestationsorgan der Amyloidose (1, 4, 7, 8, 9, 12, 13, 15). Eine solche Struma kann durch ihr sehr schnelles Größenwachstum und durch die Neigung zur Exulzeration auffallen, ist dann auch derb und knollig sowie Anlaß zu lokalen Beschwerden (2, 3, 11, 12, 13). Die Abgrenzung gegen das weichere medulläre Schilddrüsenkarzinom mit Amyloidbildung ist durch den Nachweis des von diesem im Übermaß reduzierten Calcitonin möglich. Unter allen Organamyloidosen ist aber die der Schilddrüse wiederum selten. Sie geht mit einer begleitenden leichten lymphozytären Thyreoiditis in Form von Plasmazellinfiltraten einher, so daß an immunologische Komponenten des Organbefalls gedacht wird. Dies u. a. wegen der Verwandtschaft der Aminosäuresequenzen in Amyloid und Immunglobulinen (17). In diesem Sinne ließe sich die Pathogenese der lokalen Amyloidtumoren in Form von z. B. einer Struma darauf zurückführen, daß die von den Rundzellen produzierten Immunglobuline in den Lyosomen der Zellen des retikulohistiozytären Systems durch Proteolyse in unlösliche Amyloidfibrillen übergeführt werden (5, 12).

Literatur

1 Bell, G. O., B. A. Mena: Amyloid goiter associated with the nephrotic syndrome. Med. Clin. N. Amer. 47 (1963) 385–389
2 Brandenburg, W.: Metastasierender Amyloidkropf. Zbl. allg. Path. path. Anat. 91 (1954) 422–428
3 Faßbender, H. G.: Pathologische Anatomie der endokrinen Drüsen. In: Lehrbuch der speziellen pathologischen Anatomie, hrsg. von M. Staemmler, de Gruyter, Berlin 1956
4 de Gennes, L., L. Tourneur, L. Moreau, A. Knochneviss: Maladie amyloide secondaire avec goitre. Bull. Soc. méd. Hôp. Paris 114 (1963) 159–167
5 Glenner, G. G., W. D. Terry, C. Isersky: Amyloidosis: Its Nature and Pathogenesis. Semin. Haematol. 10 (1973) 65
6 Hazard, J. B.: Thyreoiditis: A review. Amer. J. clin. Path. 25 (1955) 289, 399
7 Heyn, R.: Struma lipomatosa amyloides der Schilddrüse. Zbl. allg. Path. path. Anat. 104 (1963) 337–342
8 Hunter, W. R., C. D. M. McDougall, R. W. Evans: Amyloid Goiter. Brit. J. Surg. 55 (1968) 885–887
9 James, P. D.: Amyloid goiter. J. clin. Path. 25 (1972) 683–688
10 McGavack, T. H.: The Thyroid, Mosby, St. Louis 1951
11 Mirouze, J., J. A. Pages, C. Jaffiol: Formes endocrinniennes de la maladie amyloide. In: La maladie amyloide, hrsg. von M. Bariéty u. Mitarb. Masson, Paris 1965 (S. 262 ff.)
12 Mohr, W., P. Merkle: Die Amyloidstruma. Med. Welt 28 (1977) 783
13 Munzinger, U.: Amyloidstruma. Schweiz. med. Wschr. 104 (1974) 1131
14 Shaw, H. M.: Case of hydatid disease of thyroid gland. Med. J. Aust. 2 (1946) 413
15 Stuhlhofer, M. A., A. Urbanke, Z. Brala: Der Amyloidkropf. Klin. Med. (Wien) 18 (1963) 298
16 Werner, S. C., S. H. Ingbar: The Thyroid, 3. Aufl. Harper & Row, New York 1971 (S. 847)
17 White, G. C. R., J. Jacobson, R. A. Binder, R. P. Linke, G. G. Glenner: Immunoglobulin D Myeloma and Amyloidosis: Immunochemical and Structural Studies of Bence Jones and Amyloid Fibrillar Proteins. Blood 46 (1975) 713

13 Die chirurgische Technik bei Schilddrüsenoperationen

Von K. Keminger und P. Fuchsig, †

Die Chirurgie der Schilddrüse ist von ihrer Technik her eine Chirurgie wie jede andere. Die Operation, die unter anderem auch fundierte thoraxchirurgische Erfahrung voraussetzt, fordert, daß die Schilddrüsenchirurgie von auf diesem Gebiet gründlich, aber auch umfassend ausgebildeten Operateuren ausgeführt wird.

Anästhesie

Heute ist die Allgemeinnarkose mit Intubation der Trachea die Methode der Wahl für alle Eingriffe an der Schilddrüse. Die Intubation garantiert den freien Luftweg auch bei schwierigen Situationen, etwa bei der Entwicklung großer, retrosternal gelegener Knoten und nimmt der Strumaoperation jenen „dramatischen" Charakter, der ihr früher oft angehaftet hatte. Man verzichtet damit zwar auf eine intraoperative Stimmprüfung, auf die man früher großen Wert gelegt hat, konnte aber im Augenblick einer „belegten" Stimme nur mehr die erfolgte Schädigung des N. laryngeus recurrens feststellen. Ein Schaden, der sich nur höchst selten, etwa durch Lösung einer Ligatur, die den Nerv abschnürte, beheben ließ (32, 38, 40, 42). In einer Serie von 4342 erstmalig wegen gutartiger Struma operierten Patienten waren 2348 intubiert. Bei diesen betrug die Zahl der Rekurrensschädigungen 1,8%, während sie bei den 1994 nichtintubierten primären Strumaresektionen des gleichen Zeitraums 3,2% ausmachte.

Vor allem drückt sich die Überlegenheit der Intubationsnarkose in der Frequenz der letalen Luftembolien aus. Waren beispielsweise 15700 Strumaoperationen der Jahre 1945–1955 mit 6 letalen und 10 nichttödlichen Luftembolien belastet (37), so kam diese letale Komplikation in einer Serie von nunmehr 9200 Fällen in Intubationsnarkose nicht wieder vor.

Folgende Umstände sind hierfür maßgebend:
– Die Strumaoperation läßt sich am intubierten Patienten in völliger Ruhe und übersichtlich durchführen;
– kann bei Intubation der Druck im Bronchialsystem durch forcierte Überdruckbeatmung so angehoben werden, daß positive Drucke im System der V. cava superior entstehen, wodurch eine Luftembolie vermeidbar ist.

Eingehende eigene Untersuchungen (48) haben hierzu ergeben:
– Durch direkte Messungen des Halsvenendrucks nach der Methode von MORITZ u. TABORA konnte festgestellt werden, daß bei unregelmäßiger Atmung, Pressen oder Hustenstößen bedrohliche

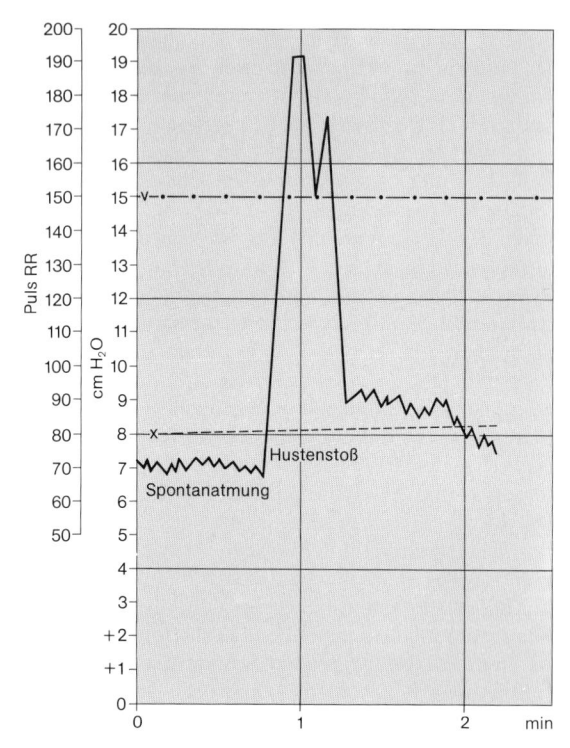

Abb. 13.1 Druckschwankung durch Hustenstoß (aus *K. Keminger, N. Maager* [48]).

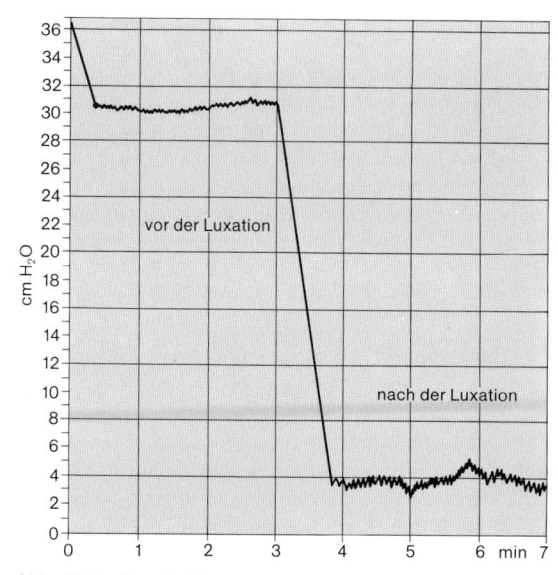

Abb. 13.2 Druckabfall in der V. jugularis im Moment der Luxation (aus *K. Keminger, N. Maager* [48]).

Abb. 13.**3** Auswirkung der forcierten Balgbeatmung auf den Halsvenendruck (aus *K. Keminger, N. Maager* [48]).

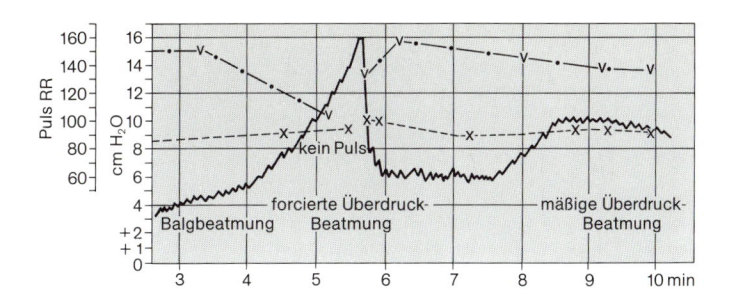

Druckschwankungen im Halsvenensystem auftreten (Abb. 13.**1**). Muskelrelaxantien und tiefe Narkose verhindern diese Störungen.
- Im Experiment ergab sich:
- daß auch bei positivem Druck in den Halsvenen eine Luftembolie bei offenen Venen entstehen kann, und zwar dann, wenn ein sogenanntes Druckgefälle eintritt, wie etwa im Augenblick der Luxation einer in der oberen Thoraxapertur eingekeilten Struma (Abb. 13.**2**).
- Der Venendruck ist von der Lagerung abhängig. Er beträgt durchschnittlich + 2,4 cm Wassersäule bei *sitzender* Position, + 8,1 cm bei *liegender* Position.
- Forcierte Überdruckbeatmung führt infolge Überlastung des rechten Ventrikels zu arteriellem Druckabfall (Abb. 13.**3**) und bei Weiterbestehen zum Herzversagen.
- In das Venensystem eingetretene Luft kann durch forcierten Überdruck ausgepreßt, ein Eintreten von Luft bei offenen Venen während des Überdrucks verhindert werden.

Wir lassen daher während der Operation in Phasen, wo mit einer Luftembolie zu rechnen ist, eine forcierte Überdruckbeatmung durchführen. Ebenso überprüfen wir am Ende der Operation durch den forcierten Überdruck die exakte Blutstillung. Abgegangene Ligaturen oder unversorgt gebliebene Venen werden dadurch erkannt und Nachblutungen vermieden.

Lagerung

Der Patient kann entweder in halbsitzender Position mit leicht rekliniertem Kopf (Abb. 13.**4a**) oder liegend, mit hängendem Kopf (Abb. 13.**4b**) operiert werden. Für die liegende Position spräche der positive Halsvenendruck. Es darf aber nicht übersehen werden, daß auch bei positivem Venendruck eine Luftembolie entstehen kann, wobei bei liegender Position das Operationsgebiet durch Blutansammlung unübersichtlich wird. Wir bevorzugen aus diesen Gründen die sitzende Position, da sie ein sauberes und übersichtliches Operieren gestattet.

Abb. 13.**4a** u. **b** Lagerung bei Strumaoperation. **a** Halbsitzende Position. **b** Liegende Position (aus *H. H. Naumann:* Kopf-Hals-Chirurgie. Thieme, Stuttgart 1972).

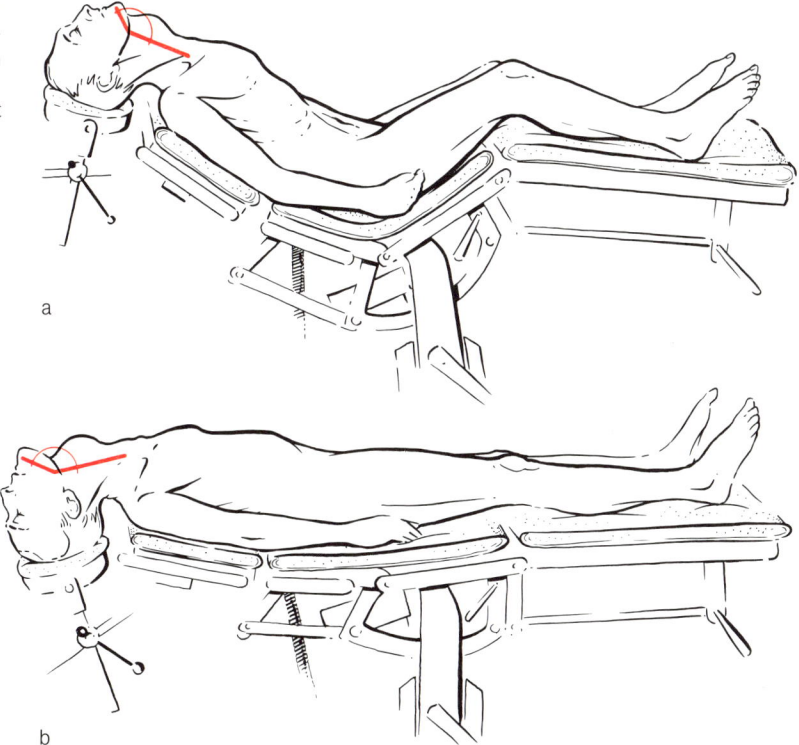

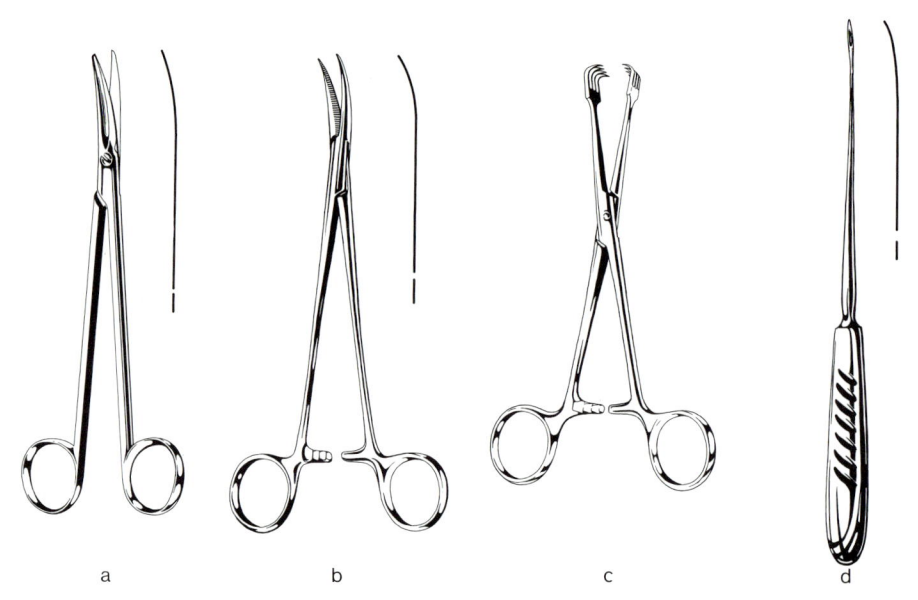

Abb. 13.**5 a–d** Instrumente. **a** Rinnenschere nach Fuchsig. **b** Zarte Arterienklemme. **c** Lahey-Zange. **d** Fadeninstrument „spitz-stumpf" (aus *H. H. Naumann:* Kopf-Hals-Chirurgie. Thieme, Stuttgart 1972).

Instrumente und Nahtmaterial

Anstelle von Fadenzügeln oder der groben Museuxschen Zangen bevorzugen wir die kleinen, zarten Laheyschen Faßzangen (Abb. 13.**5c**). Ebenso wurde die Kocher- oder Schmiedensonde durch die Rinnenschere (FUCHSIG) ersetzt, weil durch spreizende Bewegungen eine schonende Dissektion des Gewebes erfolgt (Abb. 13.**5a**). Zudem können durch die Rinne an der Schere mit einem feinen Fadeninstrument Gefäße unterfahren und ligiert werden (Abb. 13.6). Als Gefäßklemmen bevorzugen wir zarte, leicht gebogene Instrumente mit einem „durchgesteckten" Schloß (Abb. 13.**5b**).

Eine einfache und zweckmäßige Abdeckung des Kopfes kann mit dem von KASPAR eingeführten „Strumatuch" erzielt werden (Abb. 13.**7**). Als Nahtmaterial hat sich in einer Versuchsserie Dexon bewährt und ist allen bisher gebräuchlichen Materialien (Zwirn, Seide, Catgut, Mersilen, Pehafil) überlegen (Tab. 13.**1**). Vor

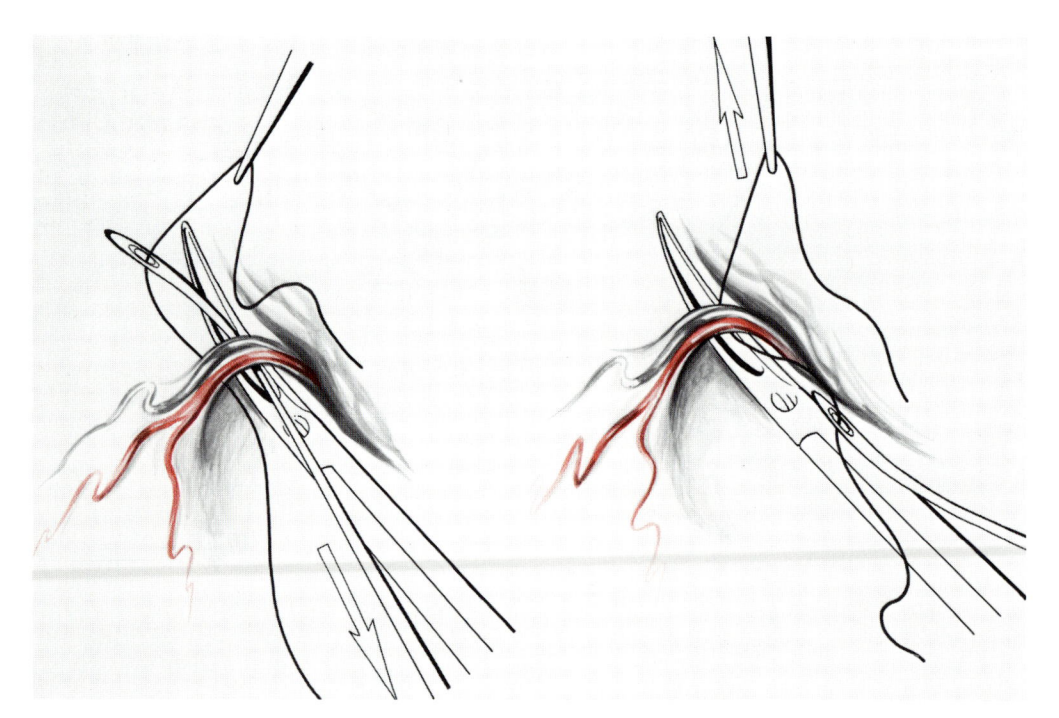

Abb. 13.**6** Unterfahren der Gefäße mit Rinnenschere und Fadeninstrument (aus *H. H. Naumann:* Kopf-Hals-Chirurgie. Thieme, Stuttgart 1972).

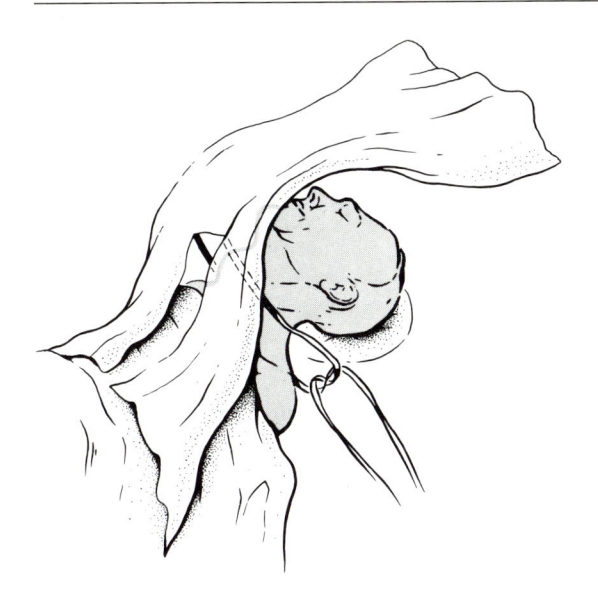

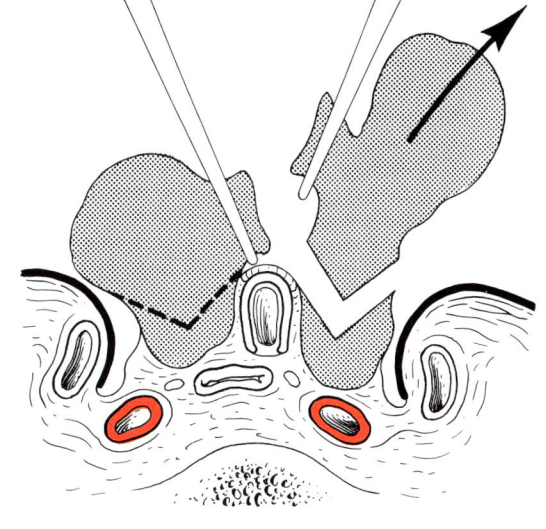

Abb. 13.**7** Strumatuch (aus *H. H. Naumann:* Kopf-Hals-Chirurgie. Thieme, Stuttgart 1972).

Abb. 13.**8** Beidseitige Resektion (aus *H. H. Naumann:* Kopf-Hals-Chirurgie. Thieme, Stuttgart 1972).

allem soll möglichst zartes Nahtmaterial (2/0, 3/0) verwendet werden. Das Platysma nähen wir nicht. Für die Haut haben sich Klammern, die nach 3mal 24 Stunden entfernt werden, bestens bewährt.

Operationen bei blanden Strumen

Beidseitige Resektion nach Mikulicz-Payr (67, 68) (Abb. 13.**8**).
Der von KOCHER (51) angegebene Kragenschnitt hat alle anderen Zugangswege verdrängt, wird aber häufig, entgegen den Richtlinien KOCHERs, nicht hoch genug angelegt (Abb. 13.**9**).
Je größer die Struma, um so mehr senkt sich die Narbe postoperativ und neigt, wenn im Jugulum oder gar über dem Sternum gelegen, zur Keloidbildung. Haut, Subkutis und Platysma sind in einem Zuge zu durchtrennen. Nach Isolierung der in der Fascia cervicalis superior verlaufenden Venen und ihrer Durchtrennung zwischen Klemmen spaltet man auch dieses Faszienblatt. Der Haut-Platysma-Faszien-Lappen wird scharf von der tiefen geraden Halsmuskulatur gelöst. Die Venen werden sodann ligiert bzw. umstochen. Die tiefe gerade Halsmuskulatur wird in der Mitte mit der Schere oder dem Skalpell *längsgespalten*. Bei großen Strumen empfiehlt sich die quere Durchtrennung der Halsmuskeln, da eine bessere Übersicht gewährleistet ist und die Muskeln bei starkem Zug zerrissen und mehr geschädigt werden als bei ihrer planmäßigen Durchtrennung.
Nach KECHT, KREINER, ARNOLD und SCHILLING (2, 42, 54, 93) sollte eine Durchtrennung womöglich unterbleiben, da eine Minderung des Stimmumfangs und rasche Ermüdung beobachtet wurde, was besonders

Tabelle 13.**1** Postoperative Komplikationen bei Verwendung verschiedener Nahtmaterialien

Zeit	1951*	1953*	XI/1959–1962**	IX/1962–1964***
Nahtmaterial	Catgut	Pehafil	Perlon	Lafil
Zahl der Fälle (nachuntersucht)	1374 (864)	1790 (1121)	1088 (881)	521 (416)
Komplikationen:				
Blutung	5 = 0,4%	6 = 0,3%	4 = 0,4%	2 = 0,4%
Hämatom	17 = 1,2%	19 = 1,1%	5 = 0,5%	8 = 1,5%
Serom	173 = 12,6%	43 = 2,4%	9 = 0,8%	7 = 1,3%
Infiltrat	38 = 2,8%	40 = 2,3%	18 = 1,6%	0 = 0%
Eiterung	30 = 2,2%	11 = 0,6%	7 = 0,6%	1 = 0,2%
Nahtfistel	44 = 3,2%	10 = 0,6%	34 = 3,1%	5 = 1,1%
Zusammen	307 = 22,4%	129 = 7,3%	77 = 7,0%	23 = 4,5%

* Chir. Abt. d. Kaiserin-Elisabeth-Spitals (damaliger Leiter Prof. Dr. *P. Huber*)
** Chir. Abt. d. Kaiserin-Elisabeth-Spitals (damaliger Leiter Prof. Dr. *P. Fuchsig*)
*** I. Chir. Univ.-Klinik (damaliger Leiter Prof. Dr. *P. Fuchsig*)

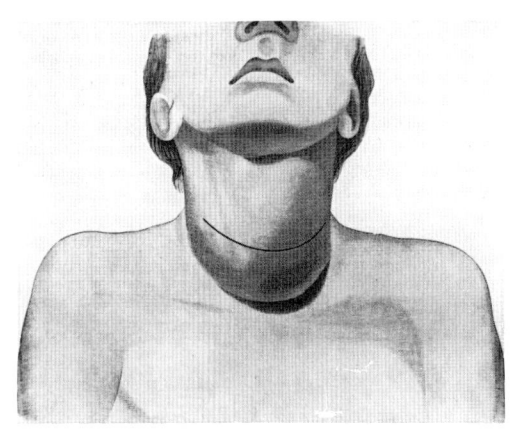

Abb. 13.**9** Kocherscher Kragenschnitt (aus *Th. Kocher* [51]).

bei Sängern und Schauspielern von Bedeutung sein kann.
Der nächste wichtige Schritt ist die Gewinnung des Spaltraums zwischen der mittleren Halsfaszie und der Capsula propria glandulae thyreoideae (Spatium chirurgicum). Außerhalb dieser „richtigen Schichte" ist eine Entwicklung der Struma schlechterdings unmöglich und würde, wenn forciert, zu Blutungen, insbesondere aber zu Rekurrensschädigungen führen. Innerhalb dieses Spaltraums geht die Entwicklung der Struma bei der Erstoperation mühelos. Das Spatium chirurgicum wird am besten durch Spreizen der Präparierschere im Sinne einer „Dissektion" eröffnet.
Der von der Mittellinie weiter lateral, dorsal vom M. sternohyoideus gelegene M. sternothyreoideus kann vor allem bei großen Strumen oder entzündlichen Prozessen an der Capsula propria adhärent sein; er ist abzulösen und nach lateral zu verlagern. Lateral wird das Spatium chirurgicum durch das sehr variable System der Vv. thyreoideae mediae, auch Kochersche Vene genannt, durchzogen. Sie ist, um den retroviszeralen Strumaanteil freizulegen, zwischen Klemmen zu durchtrennen. Nun erst ist das Gebiet der A. thyreoidea inferior freigelegt. Die Arterie wird, wenn erforderlich, medial der großen Gefäße (De Quervain'scher Punkt) aufgesucht und ligiert. Der N. laryngeus recurrens – von kaudal-dorsal nach kranial-ventral aufsteigend – wird bei seiner Präparation kaudal der Gefäßkreuzung mit der A. thyreoidea inferior aufgesucht und dargestellt.
Man entwickelt in der Regel jenen Lappen zuerst, der in erster Linie Trachea und große Halsgefäße komprimiert. Anstelle von Fadenzügeln verwenden wir kleine Faßzangen nach Lahey, die der Reihe nach an geeigneter Stelle der Struma gesetzt und damit ein wohldosierter, in die entsprechende Richtung geführter Zug ausgeübt wird. Je nach der Situation wird „schrittweise" vor oder nach Durchtrennung des Schilddrüsenisthmus der untere oder obere Pol entwickelt. Jede fixe Regel in weiterer Hinsicht ist ein Mißverständnis des Begriffs einer „sogenannten Schule" (FUCHSIG).
Die *primäre Isthmusspaltung* wie sie KASPAR (41) noch verfochten hat, ist heute dank des *durch Intubation stets freien Atemwegs* belanglos geworden. Bei großen Strumen kann sie jedoch technische Vorteile bringen.
KASPAR hatte die Durchtrennung des Schilddrüsenisthmus deshalb an den Beginn der Operation gestellt, um ggf. bei akuter Atemnot unverzüglich tracheotomieren zu können.
Bei der Spaltung des Isthmus sind folgende technische Details zu berücksichtigen:
Zunächst sind kranialer und kaudaler Rand des Isthmus und damit die Trachea zu lokalisieren, um den Isthmus mittels einer spreizend vordringenden Präparierklemme (Abb. 13.**10**) sachte von der Trachea abzuheben. Hierbei muß die zarte Bindegewebshülle der Trachea, die sogenannte Tunica adventitia tracheae (101) zur Ansicht kommen, ohne daß sie verletzt wird. Diese gefäßführende Schicht ist in mißverständlicher Auffassung der Kasparschen Forderung „die Trachea freizulegen" vielfach verletzt und bis auf die Trachealknorpel entfernt worden. Eigene experimentelle Untersuchungen (29) machten es wahrscheinlich, daß diese „Denudierung" der Trachealknorpel die von uns beschriebene schwerwiegende, da irreversible, postoperative *narbige Trachealstenose* verursacht.
Vor der Präparation des oberen Poles, der von medial aufgesucht wird, ist das Lig. thyreoideum medium zu

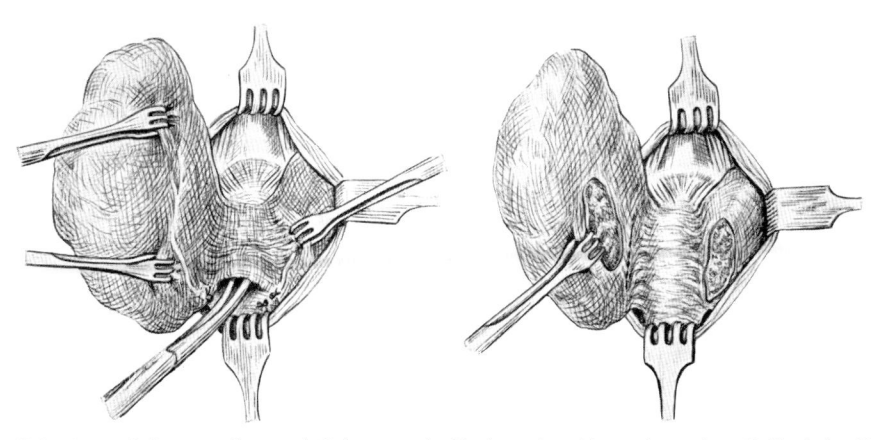

Abb. 13.**10** Isthmusspaltung mit Schonung der Tunica adventitia tracheae (aus *P. Fuchsig, K. Keminger* [30]).

durchtrennen. In Einzelfällen wird es durch Muskelbündel, den sogenannten M. levator glandulae thyreoideae verstärkt, der ebenfalls durchtrennt wird. Hierbei müssen die im oberen Schilddrüsenrand verlaufenden Aa. crico-thyreoideae ligiert werden. Ist ein Lobus pyramidalis vorhanden, wird er ebenfalls an seiner Basis durchtrennt, da er der Mobilisierung des oberen Poles im Wege steht. Seine komplette Entfernung erfolgt in der Regel am Ende der Operation. Die A. thyreoidea superior wird in ihren Ästen oder im Stamm, stets jedoch unmittelbar an der Capsula fibrosa glandulae thyreoideae, am sichersten nach doppelter Unterbindung durchschnitten. Bei der Entwicklung des oberen Poles ist auf Verletzungen des N. laryngeus recurrens sowie des N. laryngeus superior zu achten. Man vermeidet sie am besten, indem die Mobilisierung nicht höher als bis zum Ringknorpel vorangetrieben wird. Erinnert sei auch, daß bei zu starkem Zug die Venen erst an der Aufteilung des nächstgrößeren Astes, also *weiter kranial*, die Arterien hingegen an ihrer Eintrittsstelle ins Parenchym abreißen.

Erst wenn der Lappen allseits mobilisiert ist, wird mit der Resektion begonnen, die entweder mit dem Skalpell oder der Schere durchgeführt wird. Der mediale Resektionsrand soll etwa in 1 cm Abstand von der Trachea liegen. Die Finger der linken Hand drängen bei Resektion mit dem Messer das Parenchym von dorsolateral dem Skalpell gleichsam entgegen, womit das Ausmaß der Resektion und die Entfernung möglichst aller Adenome kontrolliert werden kann. Normales Schilddrüsenparenchym soll belassen werden. Blutende Gefäße werden gezielt, d. h. unter Mitnahme von so wenig Parenchym wie möglich gefaßt. Anzustreben ist eine Keilresektion, die erzielt wird, wenn auch von der lateralen Kapsel ein breiter Parenchymstreifen verbleibt. Nur dann kann mühelos die Kapsel durch „frontal" gelegte Einzelknopfnähte verschlossen werden.

Wird bei der Resektion nach der Methode von Kaspar mit der Schere vorgegangen, so beginnt man an der Innenseite des unteren Poles. Die Resektionslinie wird mit einer Klemme markiert. Die Resektion erfolgt schrittweise durch „*Klemme-Schere*" bis in Höhe des oberen Poles. Das Wesen dieser Methode besteht darin, daß nichts durchtrennt wird, was nicht vorher geklemmt war (Abb. 13.11). Sie ist, was die Blutstillung anlangt, „ungezielt" und versenkt sehr viel Ligaturmaterial.

Arterienligatur

Die Frage, ob lediglich die oberen oder grundsätzlich alle vier Schilddrüsenarterien bei der typischen beidseitigen Resektion unterbunden werden sollen, hat nur technische Bedeutung. Stichhaltige Beweise jedenfalls für die da und dort geäußerte Meinung (38), die vierfache Arterienligatur setze die Frequenz des Strumarezidivs herab, sind nie erbracht worden. Vielmehr haben eigene experimentelle Untersuchungen (44, 47) sowie die durchaus stichhaltige Statistik von HAAS (34) die Bedeutungslosigkeit der Arterienligatur für die Anzahl der Strumarezidive erbracht. Davon abgesehen bilden sich beim Menschen, wie BOPPIO u. Mitarb. (12, 13) angiographisch zeigen konnten, nach Vierfachligatur sehr bald zahlreiche über ösophageale und paratracheale Arterien gespeiste Kollateralen und Anastomosen.

Im übrigen haben ENDERLEN u. HOTZ (23, 24), die in diesem Zusammenhang immer wieder zitiert werden, ihre experimentellen Untersuchungen über die vierfache Arterienligatur keineswegs im Hinblick auf die Rezidivverhütung, sondern auf eine etwaige Schädigung der Epithelkörperchen ausgeführt und gezeigt, daß eine Tetanie aus dieser Ursache heraus nicht zu erwarten ist.

Wie bei der Besprechung der „gezielten Eingriffe" noch näher auszuführen sein wird, sind wir daher be-

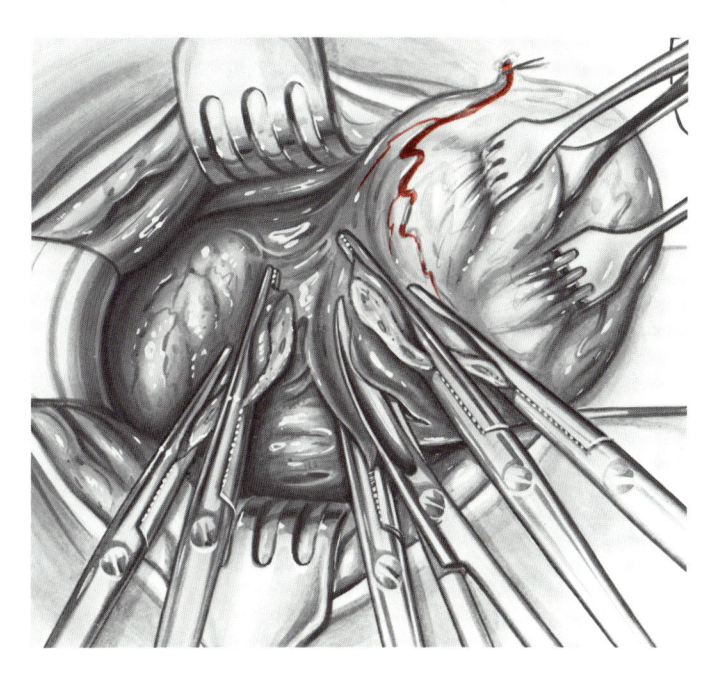

Abb. 13.**11** Resektion nach Kaspar. Die Resektionslinie ist mit einer Klemme markiert (aus *H. H. Naumann:* Kopf-Hals-Chirurgie. Thieme, Stuttgart 1972).

strebt, die Schilddrüsenarterien nur dann und dort zu ligieren, wo technische Gründe dies erfordern. Das ist bei der A. thyreoidea superior in der Regel der Fall, weil sonst die oberen Pole selbst kleiner Strumen nicht entsprechend entwickelt werden können. Hierbei sind jedoch zwei Fehler zu vermeiden:
– Die Massenligatur wegen der Gefahr des Abgleitens und der Nachblutung aus der A. thyreoidea superior oder einer ihrer Äste.
– Die Verletzung des N. laryngeus superior oder einzelner Äste dort, wo sie in den Kehlkopf eintreten.
Die oberen Polgefäße werden also je nach ihrer anatomischen Situation einzeln oder im Stamm sorgfältig isoliert und unmittelbar an der Capsula propria der Schilddrüse nach doppelter Ligatur durchtrennt.
Bei großen Strumen kann man die Ligatur der dann oft tastbaren, ja sogar unter der Haut sichtbaren, oberen Polarterie von einem gesonderten Hautschnitt aus präliminar ausführen (53).
Auf die Ligatur der A. thyreoidea inferior kann man bei den oft weitgehend regressiv veränderten gefäßarmen endemischen Knotenstrumen in der Regel verzichten. Sollte die Blutstillung im Zuge der Resektion dennoch Schwierigkeiten bereiten, so läßt sich die Unterbindung jederzeit nachholen.
Handelt es sich um einen Ersteingriff, so wird das Gefäß, das in etwa 3% der Fälle fehlt, entsprechend dem Vorschlag von De QUERVAIN (79, 80) „extrafaszial" medial der A. carotis unter deren Verziehung nach lateral aufgesucht und ligiert. Es ist dies jene Stelle, an welcher die A. thyreoidea inferior die A. carotis communis dorsal kreuzt und an ihrem medialen Rand erscheint. Vor der Ligatur soll die Adventitia der A. thyreoidea inferior und der damit sie überkreuzenden Äste des Halssympathikus abgeschoben werden, damit es nicht etwa zu einem Hornerschen Symptomenkomplex kommt.
Bei arteriosklerotischen Gefäßen besteht die Gefahr des Durchschneidens der Ligatur; in einem solchen Fall dürfte es ratsam sein, die A. bzw. den Truncus thyreocervicalis nach komprimierender Tamponade im Spatium sternomastoideum am vorderen Skalenusrand aufzusuchen und zu ligieren.
WINTERSTEIN (102) aus der Clairmontschen Klinik in Zürich hat anläßlich einer nicht beherrschbaren Blutung durch Abriß der A. thyreoidea inferior mit tödlichem Ausgang darauf hingewiesen, daß in einem solchen Fall die Ligatur im Gebiet des Truncus thyreocervicalis durchgeführt werden sollte. WINTERSTEIN (98) gibt bei dieser Gelegenheit eine ebenso knappe wie gründliche Darstellung der Geschichte der Ligatur der A. thyreoidea inferior, die wir wie folgt wiedergeben: Die erste Anregung zur Ligatur der A. thyreoidea inferior am Truncus thyreocervicalis *lateral* ihrer Karotiskreuzung stammt von RIEKE (83), der *zwischen* den beiden Portionen des M. sternocleidomastoideus einging. 1831 riet DIETRICH (18) ebenfalls diesen Zugang, allerdings mit Durchtrennung der Pars clavicularis. Diesen Weg beschreibt auch LANGENBECK 1834. WÖLFLER (104, 106) hat diese Ligatur am Lebenden durchgeführt, wobei er sich jedoch DROBNIK (21) anschloß, der aufgrund anatomischer Studien als Zugang den *dorsalen* Rand des M. sternocleidomastoideus wählte.

Diesen Zugang haben dann auch BILLROTH und RYDYGIER (87, 83) am Lebenden ausgeführt – die erste Ligatur überhaupt dürfte PORTA (75) am Lebenden vorgenommen haben. Aufgrund von Leichenuntersuchungen stellte REVERDIN fest, daß die Ligatur der A. thyreoidea inferior auch von einem Kocherschen Kragenschnitt ausgeführt werden kann, wobei er als Zugang den Vorderrand des M. sternocleidomastoideus wählte. ENOCHIN (25) und DELORE-ALAMARTINE (17) empfahlen 1911 wieder den alten Weg von DROBNIK (20) dorsal vom M. sternocleidomastoideus. ROGES, (zitiert nach GINSBURG) hat in 36 Fällen von Morbus Basedow die präliminare Inferiorligatur nach Drobnik, allerdings von einem vertikalen Hautschnitt aus ausgeführt.

De QUERVAIN (80) bespricht die Drobniksche Ligatur der A. thyreoidea inferior mit sachlicher Kritik und sagt, daß diese Methode eine besondere Schnittführung erfordere, den Nachteil einer schwierigen anatomischen Präparation, Arbeit in größerer Tiefe und Läsionsmöglichkeiten des Sympathikus in sich schließe und ein Ausnahmeverfahren bleiben werde.

Präparation des Nervus laryngeus recurrens

Der N. laryngeus recurrens wird wohl nur selten durchschnitten oder mit einer Klemme gefaßt. Die Schädigung erfolgt viel häufiger auf indirektem Wege durch Dehnung und Zerrung, weshalb, wie schon erwähnt, die brüske Luxation der Struma aus dem operativen Repertoire zu streichen und durch schrittweise Entwicklung zu ersetzen ist.

Von den *Prädilektionsstellen* für eine Läsion ist zunächst die Kreuzung des N. laryngeus recurrens mit der A. thyreoidea inferior zu nennen.

Sie erfolgt in 5% der Fälle völlig variabel, in 27% der Fälle liegt der Nerv ventral, in 36% dorsal der Arterie und in 32% durchsetzt er ihre Äste (60). Nach LURJE u. TAGUCHI (64) scheint die dorsale Kreuzung des Nerven beim weiblichen, Durchsetzen der Gefäßaufteilung beim männlichen Geschlecht etwas zu überwiegen, während anatomische Unterschiede zwischen rechts und links nicht bestehen.

Ein weiterer Bereich seiner Gefährdung – häufiger als allgemein angenommen – betrifft jenen letzten kranialen Abschnitt seines Verlaufs, in dem sich der N. laryngeus recurrens, gewöhnlich schon in Äste aufgeteilt, in den Larynx, genauer in die Pars cricopharyngea einsenkt. Ebenso können zu tiefgreifende Nähte bei der Kapselnaht oder falsch-gesetzte Klemmen bei Massenligaturen im lateralen Strumabereich eine Rekurrensschädigung bewirken. Die Frage, wie die Schädigung des N. laryngeus recurrens am besten vermieden werden kann, ist Gegenstand zahlreicher Publikationen (5–10, 21, 31, 40, 42, 52, 97, 99). Während die eine Gruppe die präparatorische Freilegung empfiehlt, ist die andere ängstlich bemüht, den Nerv während der Operation nicht zur Ansicht zu bekommen. Weder durch die grundsätzliche Freilegung des Nerven noch durch die Vermeidung jeder Präparation in der Nähe des Nerven kann mit Sicherheit eine Läsion vermieden werden. Ist aber eine Schädigung während der Operation erfolgt, so sollte die Ursache geklärt werden. Wenn es auch nur selten durch Lösen einer Ligatur zur Erholung des N. laryngeus recurrens kommen wird, so wird durch die Präparation und das Wissen der Ursache eine Verbesserung der operativen Technik erreicht werden. Es geht heute weniger um die Frage „Freilegung oder nicht", als vielmehr um die „Schonung des Gewebes" als grundsätzlichem Operationsprinzip. Gegen die prinzipielle Präparation des N. laryngeus recurrens sprechen auch anatomische Studien von PRIESCHING (77, 78, 95) nach denen sich die Topographie des Nerven mit Zunahme der Strumagröße, insbesondere mit Ausbildung von retrosternalen und retroviszeralen Knoten, außerordentlich verändert. Insbesondere breiten sich einzelne Rekurrensfasern bei tiefer Aufteilung des Nerven im Bindegewebe der „äußeren Schilddrüsenkapsel" *fächerförmig* aus, was eine Präparation schlechterdings unmöglich macht.

Bei Lobektomien oder einer Radical-neck-Dissection (S. 636), in jenen Fällen also, bei denen aus Radikalitätsgründen keine rückwärtige Parenchym- und Kapselschichte belassen werden kann, schützt allerdings die Präparation des N. laryngeus recurrens am besten vor seiner Verletzung (50).

Berichte über die Frequenz von Rekurrensparesen nach Strumaoperationen liegen in der Literatur in einer kaum mehr zu übersehenden Anzahl vor (Tab. 13.2).

Wenige Angaben (3, 6) finden sich indes über *Verlaufsbeobachtungen von Rekurrensparesen*.

Bis heute hat sich in der Literatur die Lehrmeinung gehalten, daß als Ausdruck eines totalen Rekurrensausfalls die *Intermediärstellung* des Stimmbandes mit Atrophie und Vorfall des Aryknorpels resultiert, während die *teilweise* Schädigung eine *Paramedianstellung* des Stimmbandes bewirkt.

Diese Anschauung geht auf ROSENBACH (1880 und SEMON (1884) zurück. Sie sahen in der Stimmbandlähmung einen gesetzmäßigen Vorgang: „Bei einer Rekurrensschädigung erliegen zuerst die Erweitererfasern, dann erst die Verengererfasern, so daß die beginnende Lähmung durch eine Paramedianstellung, die fortschreitende durch eine Intermediärstellung des

Tabelle 13.2 Rekurrensparesen (einschließlich Rezidivstrumen)

Autor	Anzahl der Strumektomien	Rekurrensparesen (in %)
Huber (1950)	5778	6,7
Beck (1950)	300	4,0
Fritzsche (1951)	1273	5,49
Richard (1953)	7000	5,7
Mandl (1956)	1034	2,7
Fuchsig u. Keminger (1967)	5040	4,4
Heberer (1973)	1161	2,1

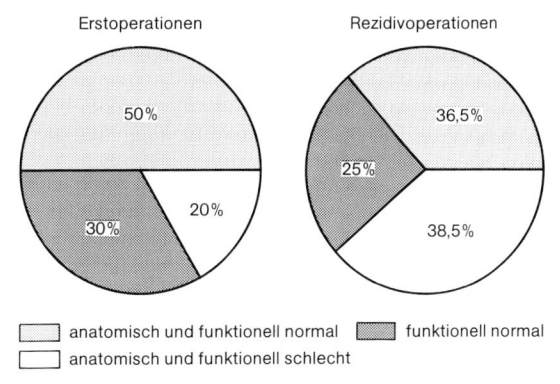

Abb. 13.12 Restitution von postoperativen Rekurrensparesen bei Erst- und Rezidivoperationen.

☐ anatomisch und funktionell normal ▓ funktionell normal
☐ anatomisch und funktionell schlecht

Stimmbandes gekennzeichnet ist. Ein Vorgang, der in der größeren Vulnerabilität der Erweitererfasern begründet sein sollte". Mit zunehmender Erfahrung wurde das Rosenbach-Semonsche Gesetz immer mehr in Frage gestellt.

Die Innervationsverhältnisse sowie die unterschiedliche Muskelbeteiligung des Kehlkopfes scheinen doch komplizierter zu sein (35, 39). So ist KRESSNER (55) der Meinung, daß die unterschiedlichen Stimmbandstellungen: Paramedian und Intermediär, in erster Linie muskulär bedingt sind. Auch will er die Innervationsausfälle nicht so verstanden wissen, daß innerhalb der Nerven entsprechende Faseranteile ausfallen, vielmehr werden durch frühe Teilung der Rekurrensfasern einzelne, bestimmte Muskeln versorgende Äste verletzt.

Nicht jede Rekurrensschädigung muß operativ gesetzt sein. Hämatome, Ödeme oder Blutungen in den Kehlkopfmuskeln können zu Lähmungen führen. Selten sind Narbenbildungen Ursache von Spätschäden (1–5, 61, 93, 97).

Nach eigenen Untersuchungen (3) bilden sich erfreulicherweise Rekurrensparesen nach Erstoperation in 50%, nach Rezidivoperationen in 36,5% zurück (Abb. 13.12). Daraus wird deutlich, daß glottiserweiternde Operationen frühestens nach einem halben Jahr durchgeführt werden sollten, und daß bei einer beidseitigen Rekurrensparese nicht immer eine Tracheotomie erforderlich bzw. keineswegs definitiv sein muß.

Wundverschluß

Nach Abschluß der Resektion wird der Kapselparenchymmantel durch Einzelknopfnähte verschlossen und damit parenchymatöse Blutungen gestillt. Ist auf diese Weise keine endgültige Blutstillung zu erreichen, so empfiehlt sich die Ligatur der A. thyreoidea inferior. Präparation und Resektion der anderen Seite erfolgen in gleicher Weise. Vor Schluß der Hautwunde empfiehlt sich eine kurze Überdruckbeatmung, womit durch Druckerhöhung im System der V. cava superior Blutungsquellen, die man sonst übersehen hätte, entdeckt werden.

Nach einem etwaigen Lobus pyramidalis oder aberrantem Adenom ist zu fahnden und ggf. zu entfernen. Die Wundhöhle wird durch ein Redonsaugdrain, das sich viel besser als die früher verwendeten Glasdrains bewährt hat, für 24 Stunden drainiert. Der Wundverschluß beschränkt sich auf die Naht der tiefen geraden Halsmuskulatur und Setzen von Hautklammern, die nach 3mal 24 Stunden entfernt werden. Als Verband hat sich uns eine mehrfache Gazelage bewährt, über die eine schalförmig gefaltete sterile Operationskompresse oder eine gesteppte Gazezellstoffbinde gelegt wird (Abb. 13.13). Die Fixierung erfolgt am einfachsten durch gekreuzte Heftpflasterstreifen. Ein Kompressionsverband ist sinnlos. Er vermag eine Nachblutung nicht zu verhindern, kann aber strangulieren.

Operation einzelner Strumaformen

Enukleation

Bei *solitärem autonomem* Adenom die Methode der Wahl, verfolgt sie unter Schonung des gesunden Parenchyms durch Inzision der Kapsel die isolierte Ausschälung des Knotens. Eine Spaltung des Isthmus oder Unterbindung der Hauptarterien – auch nur vorübergehend (109) – ist nicht erforderlich. Drainage und Wundverschluß entsprechen der bei der klassischen subtotalen Resektion beschriebenen Technik.

Ebenso können *szintigraphisch kalte* Solitärknoten oder große regressiv veränderte Adenome ausgeschält werden. Patienten mit Unterfunktion, besonders aber kindliche und jugendliche Strumaträger sollten, auch wenn *multiple Adenome* vorhanden sind, unter Schonung des Parenchyms und der Gefäßversorgung dieser *gezielten, funktionsgerechten* Methode zugeführt werden. Gerade bei Jugendlichen mit ihrer enormen Rezidivgefahr sollte möglichst viel Parenchym erhalten und bis an die Grenze des technisch Möglichen die Exstirpation der Adenome durchgeführt werden.

Operation von Basedow-Strumen

Die Operationstechnik unterscheidet sich nicht grundsätzlich von der der euthyreoten Struma (S.627). Die Ligatur aller vier Schilddrüsenarterien trägt keinesfalls zur Verbesserung der Resultate bei, wie sie ebensowenig postoperative thyreotoxische Krisen zu verhüten vermag. Die Ligatur der A. thyreoidea inferior sollte nur von der Blutstillung abhängig gemacht werden. Sie kann die Resektion des stark vaskularisierten brüchigen Parenchyms wesentlich erleichtern oder bei ungenügender Blutstillung eine Nachblutung aus den Lappenresten verhindern. Auch hat die Größe des verbliebenen Drüsenrestes keinen Einfluß auf den weiteren Verlauf. Keinesfalls sollte aber der Rest *zu klein gehalten* werden.

Struma intrathoracalis

Seit WÖLFLER (103) wird zwischen einer Struma intrathoracalis vera und einer Struma intrathoracalis falsa unterschieden. Während die echte intrathorakale Struma vollkommen von der zervikalen Schilddrüsenanlage isoliert oder nur durch einen Gefäßbindegewebsstrang in Verbindung steht, ist die falsche intrathorakale Struma durch eine „breite Brücke" aus Schilddrüsenparenchym mit der zervikalen Anlage verbunden.

Während sich für die rein intrathorakale Struma die Mediastinotomie (56) (S.633) oder Thorakotomie und nur ausnahmsweise der „zervikale Zugang" empfiehlt, läßt sich die falsche intrathorakale Struma meist von zervikal entwickeln. Keinesfalls sollte aber auch hierbei der zervikale Zugang erzwungen werden.

Kocherscher Kragenschnitt und Mobilisierung des Haut-Platysma-Lappens soll möglichst ausgiebig sein. Die tiefe gerade Halsmuskulatur ist des besseren Zugangs wegen *quer* zu durchtrennen. Mit der Freilegung und Präparation der Struma wird am oberen Schilddrüsenpol begonnen, der oft nur knapp oberhalb der oberen Thoraxapertur zu liegen kommt. Nachdem die oberen Polgefäße ligiert und durchtrennt sind, wird möglichst früh die A. thyreoidea inferior freigelegt und ligiert. Die Blutungsgefahr wird dadurch wesentlich vermindert. Voraussetzung für eine gefahrlose Freilegung vom Hals her ist die Präparation in der „richtigen Schichte" (Spatium chirurgicum De QUERVAIN). Gelingt dies nicht, sollte von einer zervikalen Mobilisierung Abstand genommen werden. Ist das Spatium chirurgicum jedoch eröffnet, kann mit dem Finger der untere Pol abgetastet und behutsam luxiert werden. Bei weit substernaler Ausdehnung – und nur solche bereiten Schwierigkeiten – kann die untere Begrenzung vorerst nicht erreicht werden. Durch vorsichtigen Zug mit Laheyschen Faßzangen, die schrittweise tiefer gesetzt werden, und dosierten Gegendruck mit den substernal liegenden Fingern gelingt es jedoch meist, den unteren Pol zu entwickeln. Führt dieses „Manöver" nicht zum Ziel, so kann, nach dem Vorschlag von LAHEY (57) und KASPAR (41) die Kapsel im oberen Polbereich inzidiert und das Parenchym per Morcellement rein intrakapsulär reduziert werden.

Unter Führung des Fingers gelingt es dann, mehrere Klemmen an die Strumakapsel zu setzen und den Rest unter dosiertem Zug langsam schrittweise vorzuziehen (Abb. 13.14). Die primäre Isthmusspaltung erleichtert hierbei wesentlich die Entwicklung der substernalen Anlage.

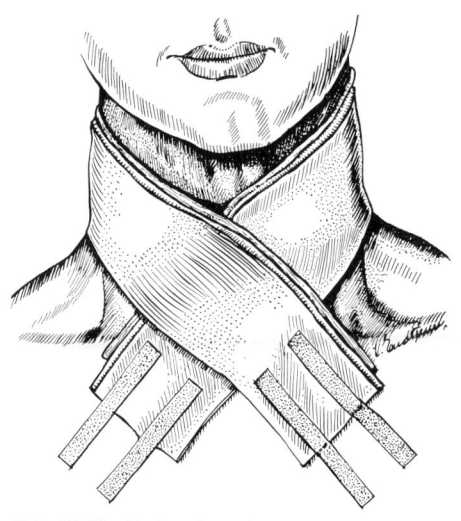

Abb.13.**13** Verbandanordnung.

Abb. 13.**14** Entwicklung einer Struma intrathoracalis nach Lahey und Kaspar (aus *H. H. Naumann:* Kopf-Hals-Chirurgie. Thieme, Stuttgart 1972).

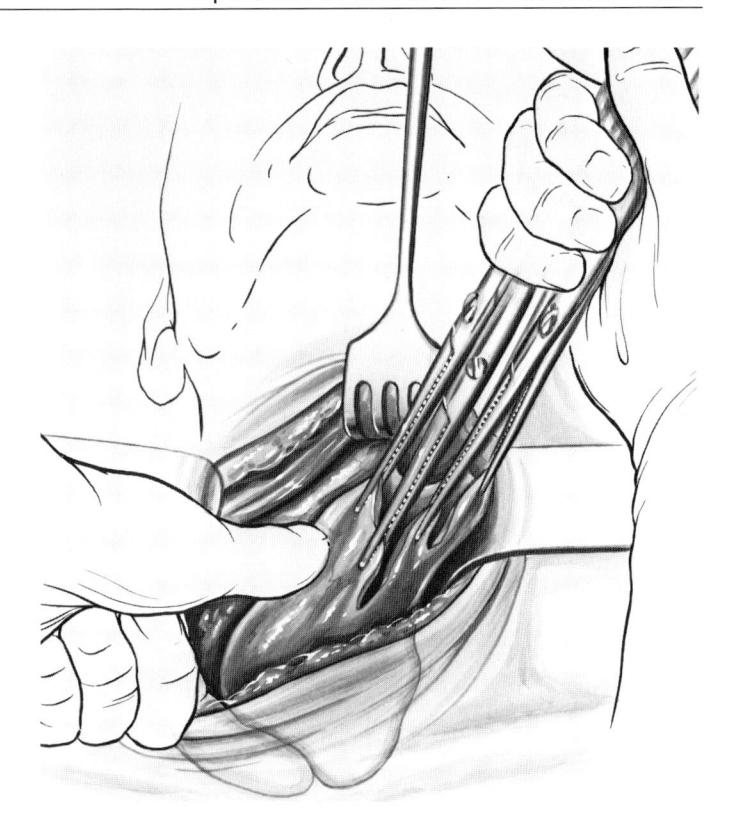

Mediane Sternofissur (Mediastinotomia longitudinalis nach Milton [69])

Die Haut wird entweder im Anschluß an einen Kocherschen Kragenschnitt oder auch ohne solchen vom Jugulum in Richtung Xyphoid durchtrennt, das Periost des Sternums freigelegt und mittels Diathermie durchtrennt. Nach Durchtrennung des Lig. intraclaviculare wird teils stumpf (Zeigefinger), teils mittels scharfer Präparation die Hinterwand des Sternums freigelegt. Zur Durchtrennung des Sternums hat sich uns der Brustbeinmeißel nach Lebsche bewährt. In Verwendung steht auch die Sternumschere nach Schumacher oder eine oszillierende Säge (Abb. 13.**15**). Eine Verletzung der Pleura läßt sich vermeiden, wenn genau in der Mittellinie in ständigem Kontakt mit dem Sternum vorgegangen wird. Ein kräftiger Sternumspreizer bringt die beiden Sternumhälften auseinander und erlaubt unter Sicht die Mobilisierung der Struma. Zur Drainage werden 1–2 Redondrains verwendet, die wir nach zervikal durch Stichinzision herausleiten. Vor dem Wundverschluß wird mittels forcierter Überdruckbeatmung der Druck im Gebiet der V. cava superior erhöht und das Ausmaß der Blutstillung kontrolliert. Die Sternofissur wird durch Drahtschlingen, die um das gesamte Sternum geführt werden, verschlossen.

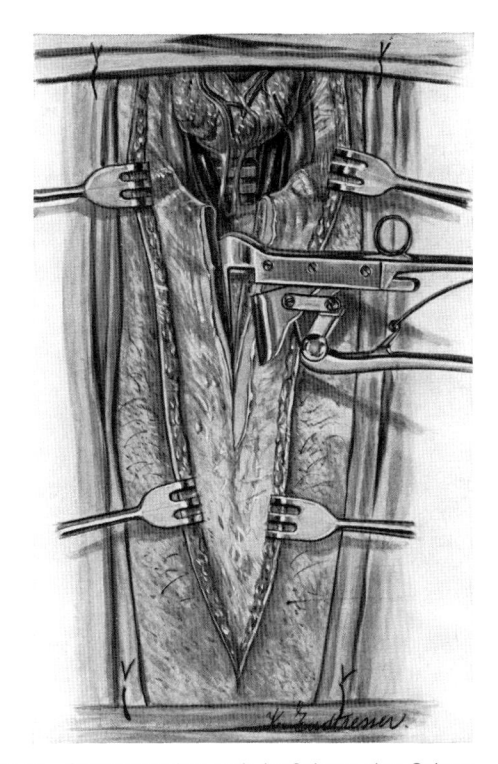

Abb. 13.**15** Sternumspaltung mit der Schumacher-Schere (aus *K. Keminger:* Klin. Med. 19 [1964] 428).

Rezidivstruma

Die Operation des Strumarezidivs ist durch die hohe Rekurrensfrequenz (20% und mehr) belastet, eine Komplikation, die nach strömungsphysikalischen Untersuchungen (4, 33) viel schwerer ins Gewicht fällt (S. 534), als man zunächst angenommen hatte. Die dargelegten Untersuchungsergebnisse (S. 532), bzw. die Tatsache, daß nur bei einem Teil der operierten Fälle eine befriedigende Restitution des Tracheallumens eintritt, beeinflussen nicht nur die Indikationsstellung zur Rezidivoperation, sondern sind auch maßgebend für die dabei einzuschlagende Operationstechnik. Zur Verfügung stehen:
– die extrakapsuläre Resektion,
– die Exkochleation (89, 96),
– die intrakapsuläre Resektion (32).

Extrakapsuläre Resektion

Sie setzt die vollständige Mobilisierung des Lappens voraus. Der Hautschnitt wird in der Regel mit der Exzision der alten Narbe begonnen, es sei denn, die alte Narbe ist in Höhe und Verlaufsrichtung nicht für die Freilegung des Rezidivs geeignet. Die quere Durchtrennung der Faszie erfordert in der Regel keine Präparation der Faszienvenen, da diese bei der Erstoperation durchtrennt wurden. Wesentlich ist die Freilegung der Trachea, die meist in derbem Narbengewebe eingelagert ist. Die quere Durchtrennung der tiefen geraden Halsmuskulatur kann dies erleichtern und schont zudem die ansonsten durch Spatelzug leicht zerreißliche Muskelschicht, die für den späteren Wundverschluß benötigt wird. Die Freilegung des Rezidivs gelingt meist *leichter in den lateralen* Anteilen, indem man schrittweise das zur äußeren Kapsel gehörige Bindegewebe ablöst. Bei dieser Präparation stellt die Verletzung der V. jugularis, die fest mit der Strumakapsel verbacken sein kann, eine Hauptgefahr dar. Nach kompletter Mobilisierung des Rezidivs erfolgt die Resektion. Während bei der Erstoperation die beidseitige Resektion in der Vielzahl der Fälle durchgeführt wird, sollte beim Rezidiv wegen der großen Gefahr der Rekurrensschädigung nur einseitig vorgegangen werden.

Intrakapsuläre Resektion

1961 haben wir (30) eine Methode vorgeschlagen, die die Umgehung der Nachteile von extrakapsulärer Mobilisierung und unkontrollierter intrakapsulärer Ausräumung zum Ziele hatte. Die Operation hat sich bestens bewährt und Eingang in chirurgische Operationslehren gefunden (38). Die Methode verzichtet auf die Mobilisierung des Rezidivs oder schränkt sie weitgehend ein und stützt sich auf die intrakapsuläre, durch Palpation vom Spatium sternomastoideum von dorsal her kontrollierte Resektion, nachdem die Parenchymblutung primär durch die Ligatur der A. thyreoidea inferior lateral der großen Gefäße (Abb. 13.16) auf ein Mindestmaß reduziert wurde.

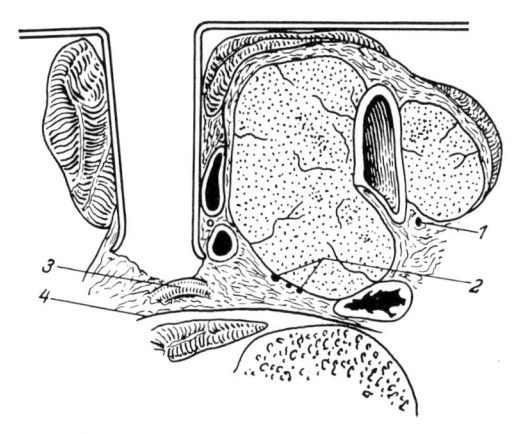

Abb. 13.**16** Lateraler Zugang zur A. thyreoidea inferior am Skalenusrand. 1 u. 2 N. laryngeus recurrens. 3 A. thyreoidea inferior. 4 Lamina praevertebralis (aus *P. Fuchsig, K. Keminger* [30]).

Technik

Nach Exzision der alten Narbe wird der mediale Rand des M. sternocleidomastoideus freigelegt und zwischen diesem und der tiefen geraden Halsmuskulatur eingegangen (Abb. 13.**17**). Man stößt zunächst auf den M. omohyoideus, der quer über die großen Halsgefäße (A. carotis communis und V. jugularis interna!) zieht. Nach Durchtrennung des Muskels werden die großen Gefäße: A. carotis communis, V. jugularis mitsamt dem N. vagus nach *medial* gezogen und das aus lockerem Fettbindegewebe ausgefüllte Spatium sternomastoideum De Quervain eröffnet (Abb. 13.**18a**). Die dorsale Begrenzung wird vom M. scalenus anterior gebildet, der an dem über ihn hinwegziehenden N. phrenicus leicht zu erkennen ist (Abb. 13.**18b**). An seinem medialen Rand liegt der Truncus thyreocervicalis, dessen stärkster Ast die A. thyreoidea inferior ist. Sie verläuft stets in einem kranial konvexen Bogen nach medial. Zu verwechseln ist das Gefäß mit der A. vertebralis, die jedoch weiter dorsal und medial verläuft, keine Äste abgibt und annähernd parallel zum Skalenusrand zieht. Die Ligatur erfolgt an der A. thyreoidea inferior oder dem Truncus thyreocervicalis, eine Durchtrennung der Gefäße erfolgt nicht. Wichtig ist eine übersichtliche Einstellung, die durch vier tiefe Langenbecksche Haken (s. Abb. 13.**18**) erfolgt. Die

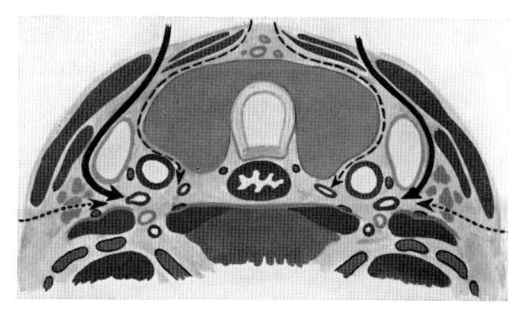

Abb. 13.**17** Halsquerschnitt. Pfeile zeigen die verschiedenen Zugangswege zur A. thyreoidea inferior. → Zugang nach Fuchsig und Keminger. – – → Zugang nach De Quervain. ····→ Zugang nach Wölfler.

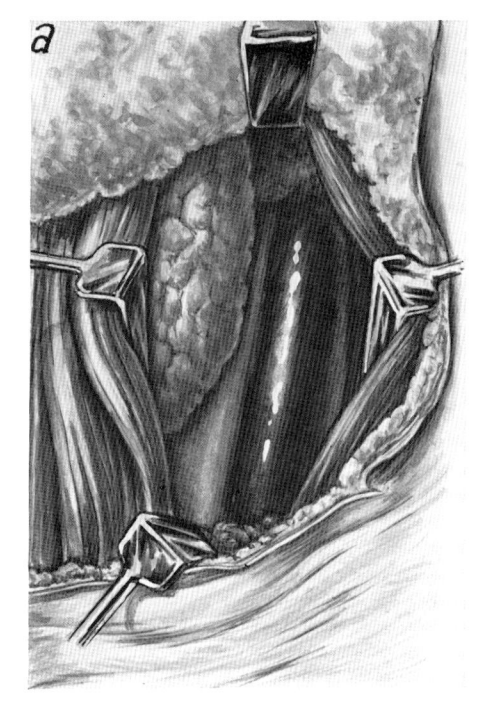

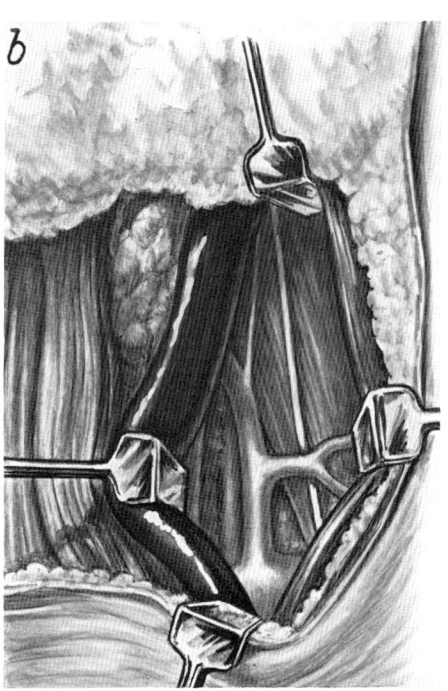

Abb. 13.**18 a** u. **b** Operationsskizze des lateralen Zugangs zur A. thyreoidea inferior (aus *K. Keminger:* Klin. Med. 19 [1964] 428).

im Spatium sternomastoideum liegenden Fingers (Abb. 13.**19a** u. **b**) die Resektion vorgenommen und das Ausmaß kontrolliert werden. Zu vermeiden ist die Bloßlegung der Knorpelringe der Trachea, da einer weiteren narbigen Stenosierung nur Vorschub geleistet wird (29).
Kapselnähte und Wundversorgung erfolgen in gleicher Weise wie bei der Erstoperation.

Operationen bei Struma maligna (35)

Lobektomie, Thyroidektomie und Radical-Neck-Dissection werden heute herangezogen, wobei infolge der Verbesserung der operativen Technik und der Intensivtherapiemöglichkeit häufiger radikalere Maßnahmen angewendet werden als früher.
Multizentrisches Wachstum, frühe Metastasierung sowie die Einbeziehung von Radiojod und Hochvolttherapie machen die totale Entfernung der Schilddrüse erforderlich.

Lobektomie

Hautschnitt und Freilegung des betreffenden Schilddrüsenlappens entsprechen der Standardoperation nach Mikulicz. Allerdings ist für einen übersichtlichen Zugang zu sorgen, der nicht nur durch einen ausgiebigen Kocherschen Kragenschnitt, sondern durch eine weite Ablösung von Hautplatysma und Faszie erreicht wird. Nachdem der Schilddrüsenisthmus durchtrennt ist, wird sofort die A. thyreoidea inferior am medialen Rand der A. carotis communis an der Stelle, an der die Arterie die Karotis dorsal kreuzt, aufgesucht, freigelegt und nach doppelter Ligatur durchtrennt. Nun wird der N. laryngeus recurrens aufgesucht. Seine Darstellung gelingt am leichtesten kaudal der Gefäßkreuzung. Meist tastet man den Nerv über der seitlichen Trachealwand als zarten Strang; gelegentlich sieht man ihn durch das lockere Bindegewebe durchscheinen. Der N. laryngeus recurrens muß in seiner gesamten Länge freigelegt werden. Kranial ist vorerst der obere Schilddrüsenpol zu entwickeln, indem man die oberen Polgefäße extrakapsulär aufsucht, ligiert und durchtrennt. Hier ist der Nerv meist in einzelne Äste aufgefächert, so daß besondere Vorsicht geboten ist. Der Schilddrüsenlappen, der durch teils lockeres, teils derberes Bindegewebe an der seitlichen Tracheal- und Ösophaguswand adhärent ist, wird schrittweise abgelöst, wobei man den Rekurrens besser schont, wenn der Lappen unter Verziehung nach medial von lateral her, also unter ständiger Sicht des N. laryngeus recurrens, gelöst wird. Wie bereits dargelegt (S. 630), verläuft der N. laryngeus recurrens in 32% *zwischen* den einzelnen Ästen der sich verzweigenden A. thyreoidea inferior. Bei der Ablösung des Lappens von der Trachea kann durch starken Zug der Nerv gezerrt oder durchrissen werden, da er wie in einer Schlinge liegt. Erfolgt aber die Präparation von *lateral,* so spannen sich die einzelnen Arterienäste an und heben den Nerv an. Diese Äste müssen unter Schonung des Nerven durchtrennt werden, da erst dann der Lappen frei wird.

Präparation in der Tiefe wird damit wesentlich erleichtert.
Anschließend erfolgt die quere Durchtrennung der tiefen geraden Halsmuskulatur, die meist in eine Narbenplatte einbezogen ist. Man stellt dann die Capsula glandulae thyreoideae dar, was lateral meist leichter als in der Nähe der Trachea gelingt. Innerhalb dieser schützenden Kapsel kann nun unter Kontrolle des

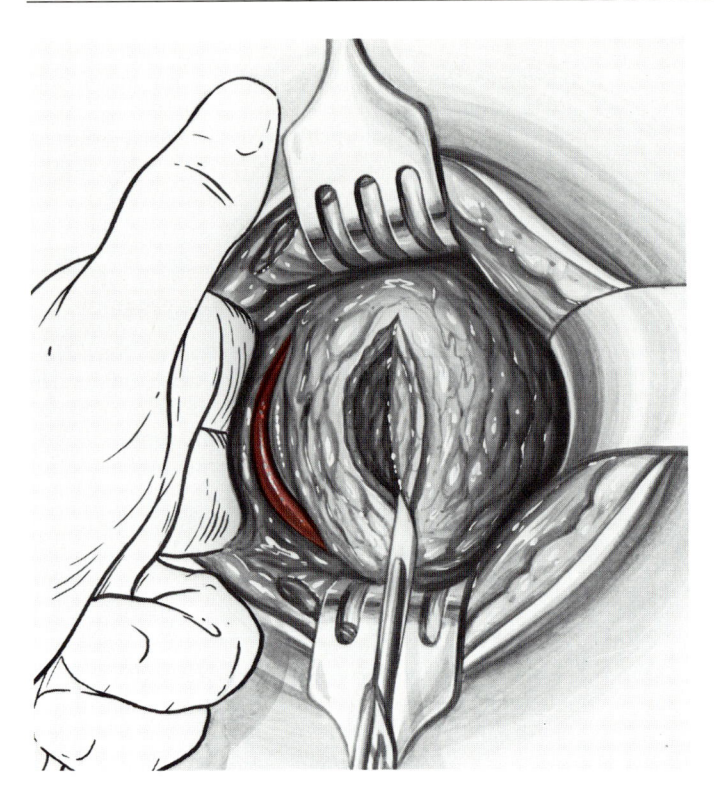

Abb. 13.**19a** Intrakapsuläre Resektion (nach *Fuchsig* und *Keminger*) (aus *H. H. Naumann:* Kopf-Hals-Chirurgie. Thieme, Stuttgart 1972).

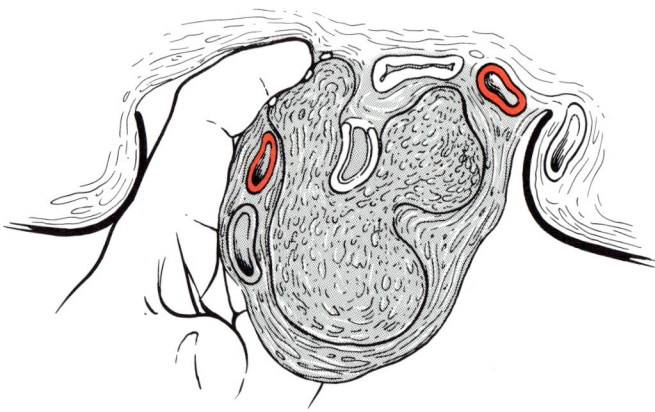

Abb. 13.**19b** Palpationskontrolle vom Spatium sternomastoideum (aus *H. H. Naumann:* Kopf-Hals-Chirurgie. Thieme, Stuttgart 1972).

Bei der *Thyreoidektomie* wird auf der kontralateralen Seite in gleicher Weise vorgegangen. Findet man, daß der Lappen frei von Karzinom ist oder besteht bereits eine Rekurrensläsion, so kann ohne Beeinträchtigung der Radikalität ein schmaler rückwärtiger Kapselrest erhalten bleiben.

Die Stimmbandmotilität kann, und das sei hier mit Nachdruck vermerkt, am narkotisierten Patienten nicht verläßlich beurteilt werden. Dies gilt vor allem bei der Intubationsnarkose, wenn zwecks Überprüfung der Beweglichkeit der Stimmbänder kurzfristig detubiert wird.

Radical-Neck-Dissection

Das wesentliche Prinzip der Radical-Neck-Dissection ist die radikale Entfernung des gesamten Lymphsystems einer oder beider Halsseiten. Der Eingriff stellt nur selten eine eigenständige Operation dar, da bei Karzinomen des Kopf-Hals-Bereiches die Radical-Neck-Dissection mit der Exstirpation des Primärtumors erfolgt.

Man unterscheidet heute zwischen der *klassischen* und der *funktionellen* Radical-neck-Dissection (65, 66). Der wesentliche Unterschied besteht darin, daß bei der funktionellen V. jugularis interna, M. sternocleidomastoideus, M. omohyoideus und die tiefliegenden Halsmuskeln erhalten bleiben. Die funktionelle Radical-neck-Dissection ist mühsamer und zeitraubender, die Gefahr, Lymphknoten zu übersehen, größer, hat aber den Vorteil, daß sie schonender ist und gleichzeitig beiderseits durchgeführt werden kann. Von den Anhängern wird angeführt, daß „*größere Radikalität nicht unbedingt mit größerer Gewebszerstörung einhergehen muß*"!

Beide Methoden erfordern eine sorgfältige Präparation entsprechend den anatomischen Schichten und

Operation einzelner Strumaformen

Nodi lymphatici jugulares superiores
Nodus lymphaticus praelaryngeus
Nodi lymphatici jugulares inferiores
Nodi lymphatici paratracheales
Nodi lymphatici mediastinales anteriores

a

Nodi lymphatici submandibulares posteriores
Nodi lymphatici cervicales superficiales
Truncus jugularis

Nodi lymphatici jugulares superiores
Nodi lymphatici submandibulares medii
Nodi lymphatici submentales superiores
Nodi lymphatici jugulares inferiores

b

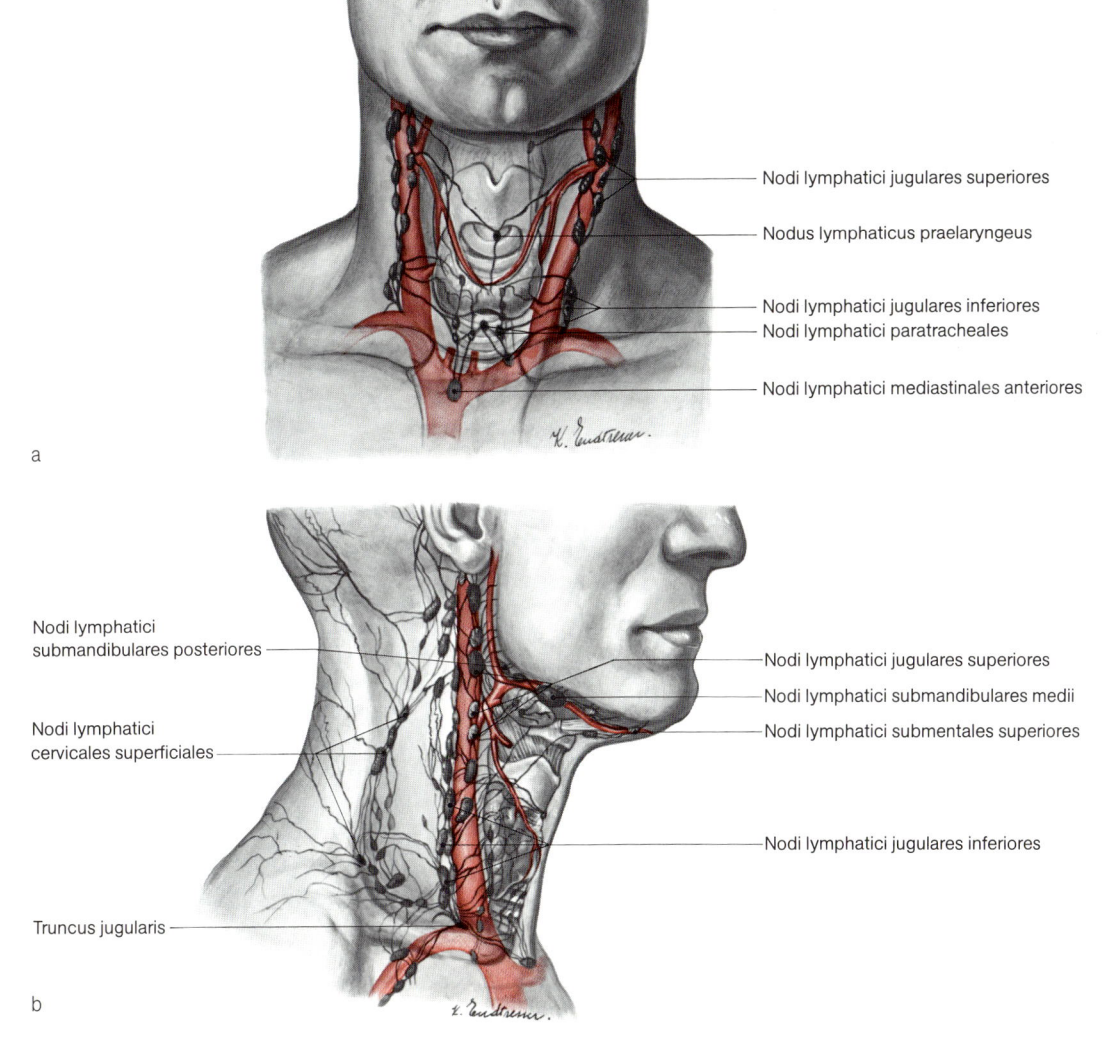

Abb. 13.**20a** u. **b** Lymphknotengruppen.

genaue Kenntnis über das Lymphsystem des Halses. In keiner Phase der Operation soll Karzinomgewebe erreicht oder durchtrennt werden.

Die durch ROUVIERS (84) erfolgte klassische Beschreibung hat auch heute noch ihre Gültigkeit. Lymphographie und Szintigraphie erbrachten allerdings weitere Erkenntnisse über den Lymphabfluß (26). Im Falle einer Blockierung des Lymphabflusses durch Karzinomgewebe, Entzündung oder Operation erfolgt der Abfluß in übergeordnete, keineswegs mehr regionale Lymphgebiete. Die intraoperative Lymphknotenbeurteilung ist problematisch und wird eine Sache der Erfahrung und des persönlichen Ermessens bleiben.

Histologische Serienschnitte von Lymphknoten haben gezeigt, daß vergrößerte Lymphknoten bis zu 58% tumorfrei sein können, klinisch unverdächtige Lymphknoten aber bis zu 75% einen Tumorbefall aufweisen können (27).

Das Lymphsystem der Schilddrüse

Die Schilddrüse ist von einem dichten Netz von Lymphgefäßen durchzogen, das an der Oberfläche die Drüse umhüllt (22). Von hier ziehen Lymphbahnen reichlich verzweigt nach kranial, kaudal, lateral und zur *Gegenseite* (60, 61) (Abb. 13.**20a** u. **b**).

Kranial ziehen Lymphgefäße entlang der Vv. thyreoideae craniales zu den Nodi lymphatici jugulares craniales. Andere wieder ziehen zum Kehlkopf und erreichen über die Nodi lymphatici praelaryngici die Nodi lymphatici jugulares craniales. In den Nodi lymphatici jugulares craniales werden alle nach kranial abfließenden Lymphe der Schilddrüse gefiltert.

Kaudal erfolgt der Lymphabluß vom Seitenlappen entlang der V. thyreoidea media zu den Nodi lymphatici jugulares Kocher und entlang der Vv. thyreoideae imae zu den Nodi lymphatici prae- und paratracheales. Von hier bestehen Abflußwege zu den Nodi lymphatici jugulares caudales, intrathoracales und mediastinales.

Vom Schilddrüsenisthmus kreuzen kranial Lymphbahnen über die Nodi lymphatici praelaryngici (Delphischer Knoten) die Seite. Ebenso kann kaudal über prätracheale und mediastinale Lymphknoten eine Metastasierung zur Gegenseite erfolgen.

Nodi lymphatici jugulares. Entsprechend ihren Einzugsgebiets wird eine kraniale und kaudale Gruppe unterschieden, die sich wieder weiter unterteilt:

– *Nodi lymphatici jugulares craniales.* Ihre Hauptmasse liegt in Höhe der Carotisgabel am Einfluß der V. facialis. Nach Lage und Einzugsgebiet können drei Gruppen unterschieden werden: Eine Knotengruppe am Zusammenfluß der Venen – Truncus thyreolingualis, V. facialis – in die V. jugularis interna, eine zweite unter dem M. sternocleidomastoideus und eine dritte entlang der V. jugularis interna selbst. Die Gruppe besteht aus etwa 15–20 Knoten. Die einzelnen Gruppen lassen sich nicht genau abgrenzen. Bei Tumorinfiltration werden frühzeitig Nachbarknoten einbezogen.

Die kraniale Gruppe erhält Zufluß von den:
– Nodi lymphatici,
– Nodi lymphatici parotidei praeauriculares,
– Nodi lymphatici para- und retropharyngei,
– Nodi lymphatici praetracheales und paratracheales.
– *Nodi lymphatici jugulares caudales.* Liegen der V. jugularis interna dorsolateral an und bestehen aus etwa 3–10 Einzelknoten. Sie sind die letzte Filterstation vor der Einmündung in die Blutbahn. Vom kaudalsten Lymphknoten zieht der Truncus jugularis als zarter Lymphstamm zum Venenwinkel.

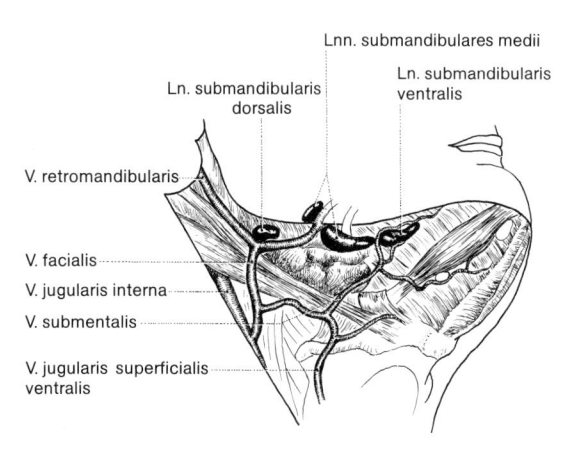

Nodi lymphatici submentales. Im Spatium submentale gelegen, variieren sie an Zahl und Lage außerordentlich. Je zahlreicher, um so kleiner sind die einzelnen Lymphknoten. Sie liegen unmittelbar unter der Faszie. Da sie mit der kranialen jugularen Gruppe kommunizieren, können sie bei fortgeschrittenen Karzinomen der Schilddrüse *retrograd* befallen werden. Ihre absteigenden Lymphbahnen überschreiten nicht selten die Mittellinie und münden in die submentale Gruppe der Gegenseite.

Nodi lymphatici submandibulares. Sie bestehen aus vier Gruppen von insgesamt 3–6 Lymphknoten: Nodi lymphatici submandibulares ventrales, medii, dorsales und paramandibulares. Die Lymphknotengruppe liegt im Trigonum submandibulare *außerhalb* der Faszie der Gl. submandibularis. Nur die paramandibulare Gruppe liegt *innerhalb* der Drüsenkapsel und wird mit der Gl. submandibularis mitentfernt (Abb. 13.**21a** u. **b**). Die submandibulare Gruppe steht ebenso wie die submentale Gruppe mit den Nodi lymphatici jugulares craniales in Verbindung.

Wegen der oft frühen Metastasierung bei noch kleinem Primärherd ist eine möglichst vollständige Entfernung dieser Lymphknotengruppen anzustreben. *Teilmaßnahmen und Kompromisse bedeuten nur eine Gefährdung des Patienten* (CRILE).

Operative Technik

Steht präoperativ die Diagnose fest und ist eine Radikaloperation wahrscheinlich, so führen wir den Hautschnitt in Anlehnung an ROUX-BERGER (86) aus, trachten aber, daß der aufsteigende Schenkel kurz ist, da er zur Keloidbildung neigt (Abb. 13.**22**). Haut, Platysma werden gemeinsam durchtrennt und abpräpariert. Es erfolgt nun die Durchtrennung der Lamina superficialis mit Präparation der darin verlaufenden Venen. Der

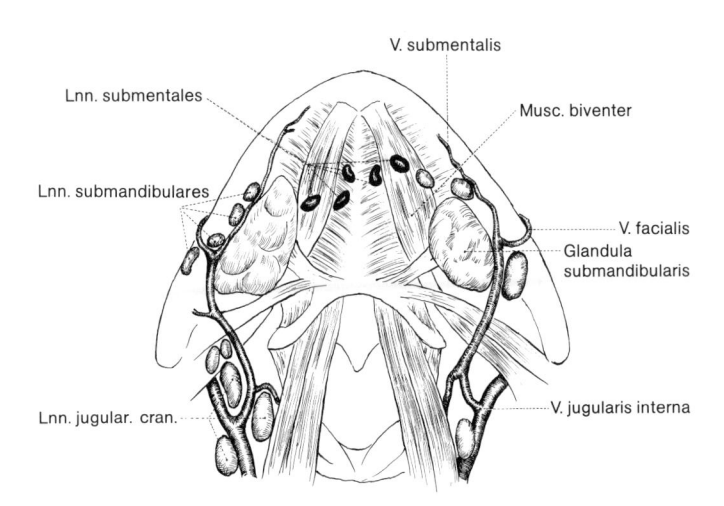

Abb. 13.**21a** Lymphsystem des Trigonum submandibulare.

Abb. 13.**21b** Lymphknotengruppen der Regio submentalis.

Operation einzelner Strumaformen 639

Abb. 13.**22** Operationsskizze der Radical-Neck-Dissection. Hautschnitt (aus K. Keminger [45]).

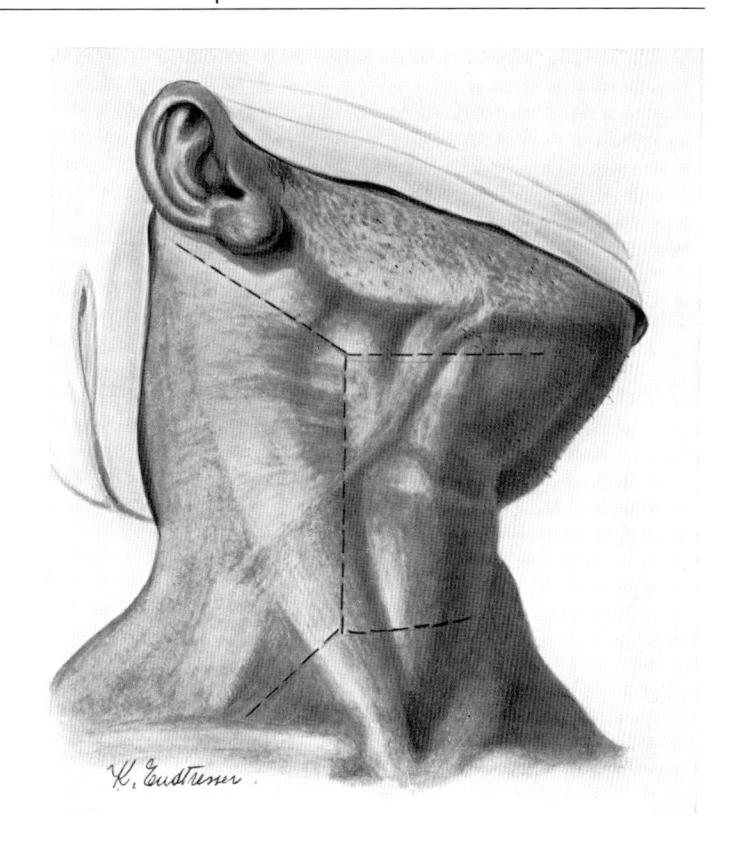

Abb. 13.**23** Operationsskizze der Radical-Neck-Dissection (aus K. Keminger [45]).

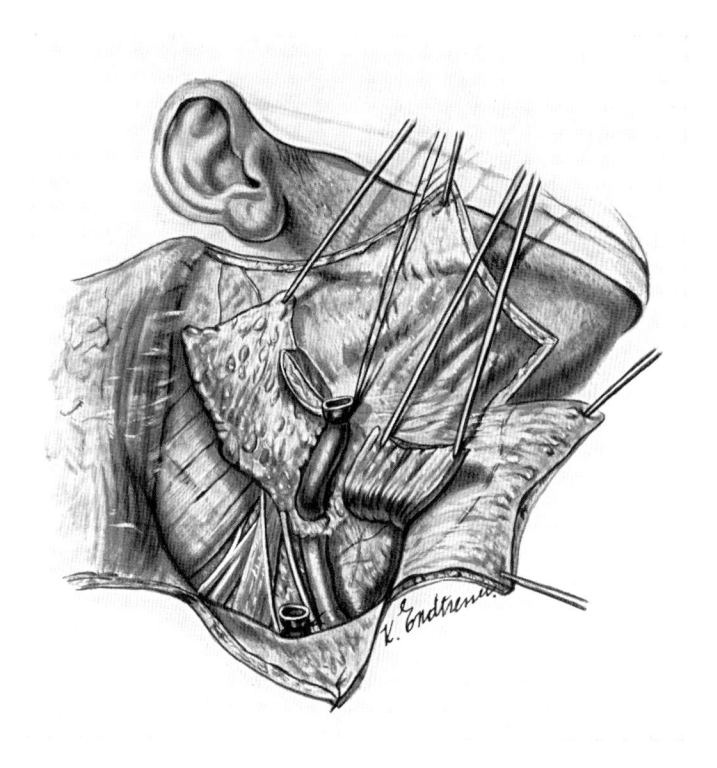

M. sternocleidomastoideus wird kaudal freigelegt und ebenfalls durchtrennt.

Ebenso wird der M. omohyoideus und die tiefe Halsmuskulatur (M. sternohyoideus und M. sternothyreoideus) durchtrennt. Die Ausräumung der Fossa supraclavicularis wird dadurch erleichtert. Die V. jugularis interna wird dargestellt und möglichst tief nach doppelter Ligatur durchtrennt. Damit ist die Gefahr einer Luftembolie für den weiteren Verlauf der Operation gebannt (Abb. 13.**23**).

Falls die tiefe gerade Halsmuskulatur am Tumor adhärent ist, wird sie mitsamt der Schilddrüse in einem Block entfernt. Der Truncus thyreocervicalis wird freigelegt und die A. thyreoidea inferior präpariert, ligiert und durchtrennt, ebenso die Aa. und Vv. transversae colli. Unter Verziehung des Schilddrüsenlappens nach medial erfolgt nun die Präparation des N. laryngeus recurrens, der dadurch am besten geschont werden kann, es sei, die Radikalität ist gefährdet (Abb. 13.**24** u. 13.**25**). Isthmusspaltung und Ablösen des Schilddrüsenlappens folgen. Der Resektionsblock wird Schritt für Schritt unter stetigem Ablösen von der A. carotis communis und N. vagus nach oben präpariert. Hat das Karzinom die Schilddrüsenkapsel bereits durchbrochen, so läßt sich der Ösophagus am besten vor Schäden schützen, wenn man ihn mit einer dicken Magensonde schient. Fett und Lymphknoten werden dorsolateral bis an die Lamina praevertebralis ausgeräumt. Plexus brachialis, N. phrenicus und A. vertebralis werden geschont. Bei der Präparation des hinteren Halsdreiecks müssen Äste des Plexus cervicalis durchtrennt werden, oft kann auch der N. accessorius nicht geschont werden, was jedoch wünschenswert wäre (Schulteratrophie). Auf der linken Halsseite ist auf den *Ductus endolymphaticus* zu achten (108). Unbemerkte Läsionen führen zu hartnäckigen Lymphfisteln. Seine Ligatur kann ohne Schaden erfolgen.

Knapp oberhalb der Karotisgabel ist die A. thyreoidea superior und der Truncus thyreo-lingofacialis zu ligieren. Die Mm. sternohyoidei und sternothyreoidei werden an ihren kranialen Ansätzen abgesetzt. Es erfolgt nun die Präparation des *Trigonum submandibulare* (Abb. 13.**26**): N. hypoglossus wird freigelegt, M. biventer und M. stylohyoideus werden dargestellt und in ihren dorsalen Anteilen durchtrennt. Damit kann die Gl. submandibularis mobilisiert und die submandibulare Lymphknotengruppe erreicht werden. Die Entfernung der Gl. submandibularis macht die Ligatur und Durchtrennung von A. und V. facialis erforderlich. Das Drüsenparenchym schiebt sich zwischen den M. mylohyoideus und M. hyoglossus. Unter Verfolgung des Drüsenkörpers kommt der Ductus subman-

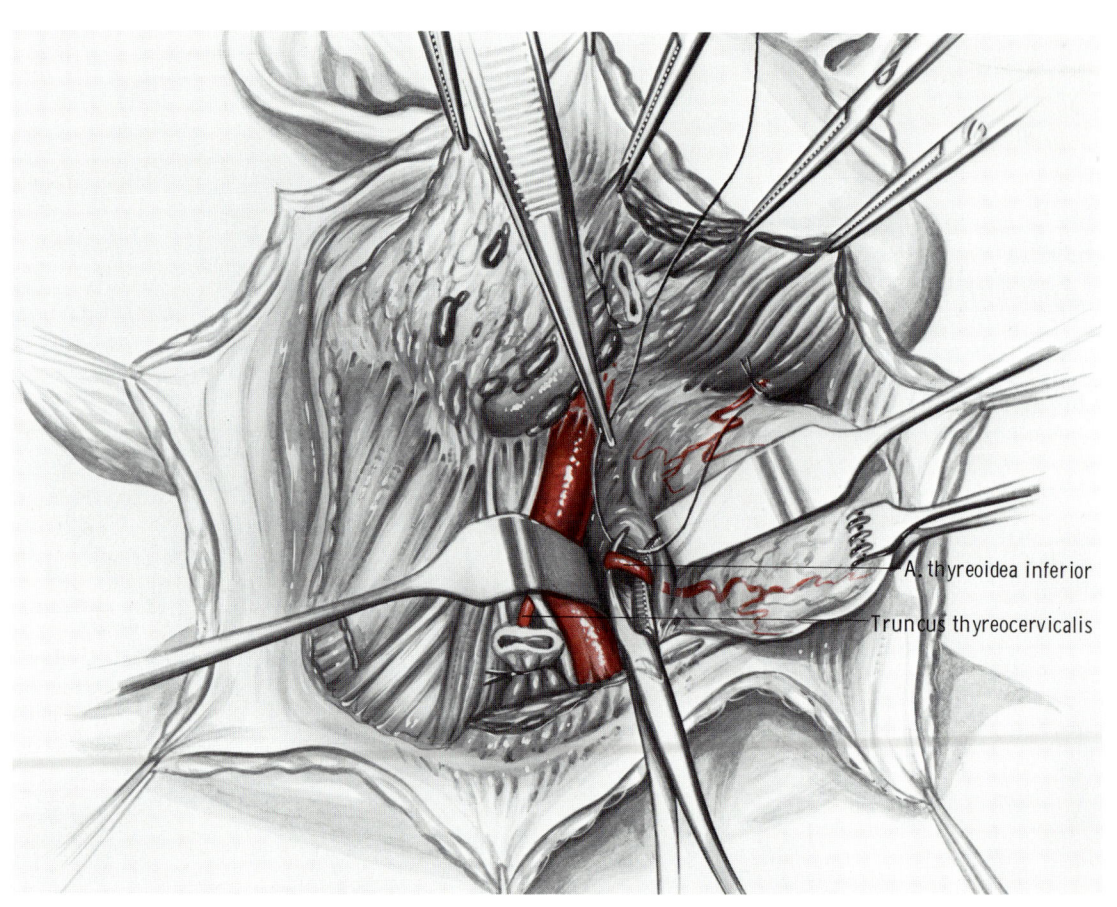

Abb. 13.**24** Radical-Neck-Dissection. Ligatur der A. thyreoidea inferior (aus *H. H. Naumann:* Kopf-Hals-Chirurgie. Thieme, Stuttgart 1972).

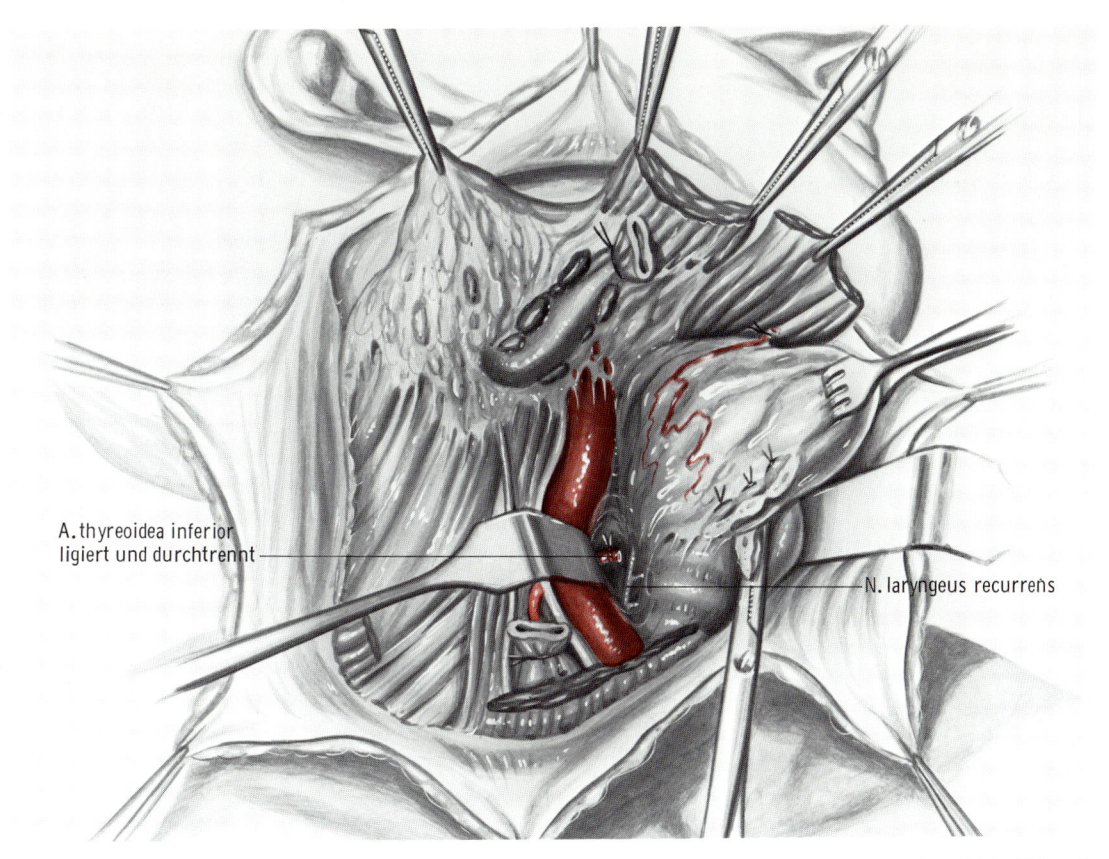

Abb. 13.25 Radical-Neck-Dissection. Präparation des N. laryngeus recurrens (aus *H. H. Naumann:* Kopf-Hals-Chirurgie. Thieme, Stuttgart 1972).

dibularis zur Ansicht, der ligiert und durchtrennt wird. Bei der Präparation des Kieferwinkels ist auf den *R. marginalis mandibulae* unbedingt zu achten. Seine Schonung gelingt am besten, indem er freigelegt wird. Man findet ihn zwischen Vorderrad der Parotis und Arteria und V. facialis. Nachdem diese Gefäße durchtrennt sind, kann er mitsamt dem Periost, gleichsam wie in einer Schlinge, nach kranial gezogen werden. Die Präparation muß Processus styloideus und mastoideus erreichen. Die V. jugularis interna wird nahe der Schädelbasis ligiert und durchtrennt. Nach Durchtrennung des M. sternocleidomastoideus am Mastoid fällt das Präparat in einem Block weg.

Das ausgeräumte Operationsgebiet liegt nun als anatomisches Präparat vor, wobei nur A. carotis, N. vagus, Trachea, Ösophagus und Hypoglossus sowie die Gebilde dorsal der Fascia cervicalis praevertebralis sichtbar sind (Abb. 13.27).

1–2 Redondrains werden gelegt, die Blutstillung durch forcierte Überdruckbeatmung kontrolliert und mit der Naht des Platysma-Haut-Lappens der Eingriff beendet.

Ist eine Radical-Neck-Dissection auch an der kontralateralen Seite erforderlich, so soll dies in einem zweiten, einige Wochen späteren Eingriff erfolgen. Einflußstauung, Gesichts- und Hirnödem können auftreten und letal verlaufen. Aber auch bei der funktionellen Radical-Neck-Dissection mit Erhalten der V. jugularis interna kann es zu einer Thrombose der Vene und gefährlichen Einflußstauungen kommen.

Funktionelle Radical-Neck-Dissection

M. sternocleidomastoideus sowie tiefe gerade Halsmuskulatur und V. jugularis interna werden, falls die Radikalität dies zuläßt, erhalten. Man erleichtert sich den Eingriff, wenn man den M. sternocleidomastoideus an seiner kaudalen Insertion durchtrennt und am Ende des Eingriffes durch Einzelnähte (Dexon) wieder fixiert. Die V. jugularis resezieren wir meist, da die jugularen Lymphknotengruppen oft mit ihr verbacken sind.

Tracheopexie bei Tracheomalazie

Große Strumen oder Kompression der Trachea durch Adenome in der oberen Thoraxapertur können zur Tracheomalazie führen, die nach Resektion beider Strumalappen infolge Wegfall der die Trachea wohl komprimierenden aber doch stützenden Schicht akut in Erscheinungen treten kann. Die Gefahr ist besonders groß bei der Intubation, da eine exakte Beurteilung vorerst nicht möglich ist. Bei Trachealeinengung auf wenige Millimeter lassen wir daher *vor* Verschluß der Wunde detubieren und überprüfen die Trachealfestigkeit.

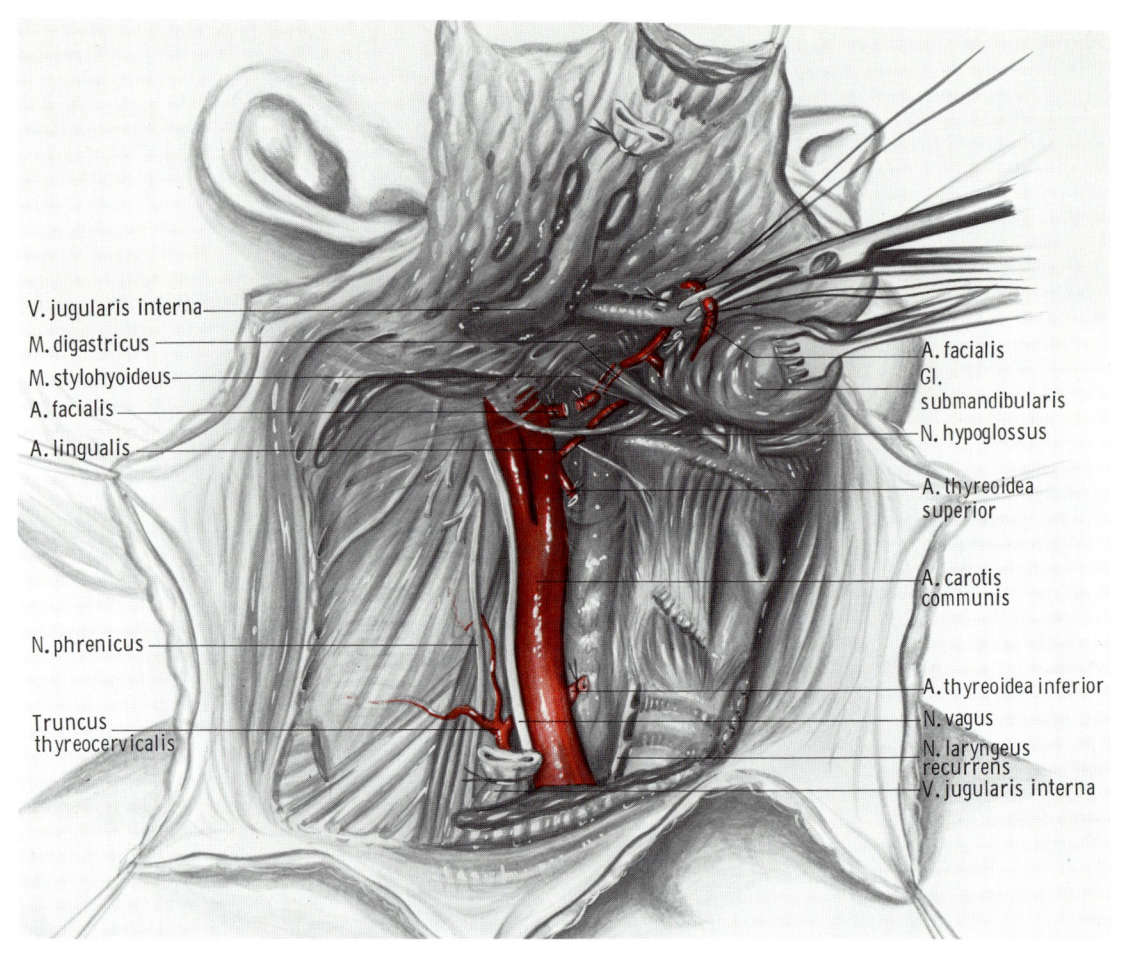

13 Die chirurgische Technik bei Schilddrüsenoperationen

Abb. 13.**26** Präparation des Trigonum submandibulare (aus *H. H. Naumann:* Kopf-Hals-Chirurgie. Thieme, Stuttgart 1972).

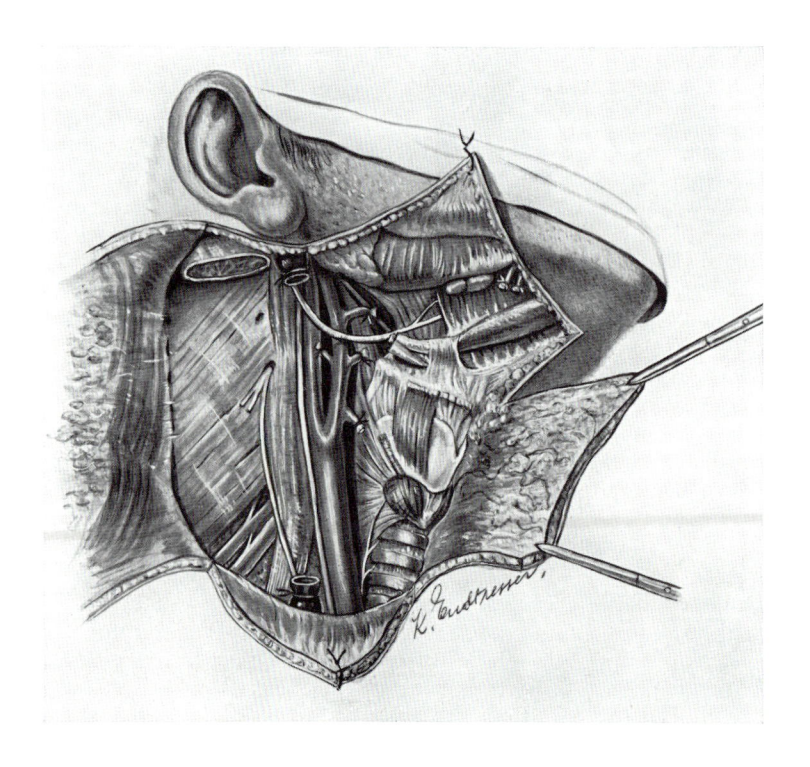

Labels (Abb. 13.26):
- V. jugularis interna
- M. digastricus
- M. stylohyoideus
- A. facialis
- A. lingualis
- N. phrenicus
- Truncus thyreocervicalis
- A. facialis
- Gl. submandibularis
- N. hypoglossus
- A. thyreoidea superior
- A. carotis communis
- A. thyreoidea inferior
- N. vagus
- N. laryngeus recurrens
- V. jugularis interna

Abb. 13.**27** Operationsskizze am Ende der Radical-Neck-Dissection (aus *K. Keminger* [45]).

1970 haben wir (19) eine Methode angegeben, die sich von der erstmals von WÖLFLER (107), BIRCHER (11) und SCHLOFFER (94) angegebenen Methode wie folgt unterscheidet:

Technik

Je nach Ausdehnung der Tracheomalazie werden beidseits 2–3 „Fadenzügel" mit Mersilen gelegt, die den Trachealknorpel möglichst ohne Verletzung Trachealschleimhaut anschlingen. Die Fäden werden dann *durch* die Haut geführt und über Gummiröllchen geknüpft (Abb. 13.**28a**). Damit läßt sich ein dosierter Zug ausüben, der auch postoperativ – im Gegensatz zur Methode nach Wölfler (107), der die Fixierung an den M. sternocleidomastoideus vornahm – variiert werden kann. Die Fäden werden, nachdem die Trachea fest ist, entfernt. Die Festigkeit der Trachealwand wird im Röntgen überprüft (Abb. 13.**28b** u. **c**). Die Methode hat den Vorteil, daß kein Nahtmaterial auf Dauer versenkt und daß der Zug dosierbar ist. Vor allem geht bei Fixierung am Muskel durch Erschlaffen des Muskels der Ausspannungseffekt verloren. Die Fäden können etwa nach 10–14 Tagen entfernt werden.

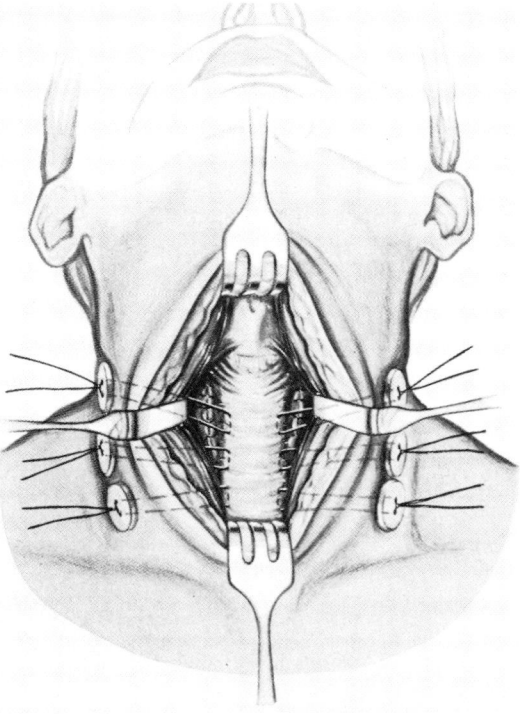

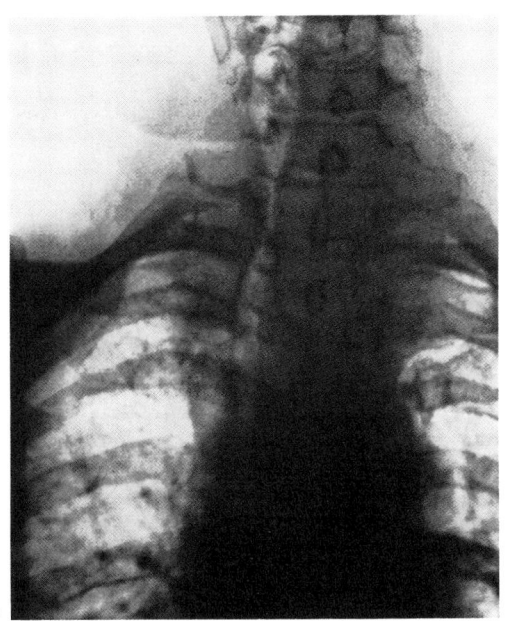

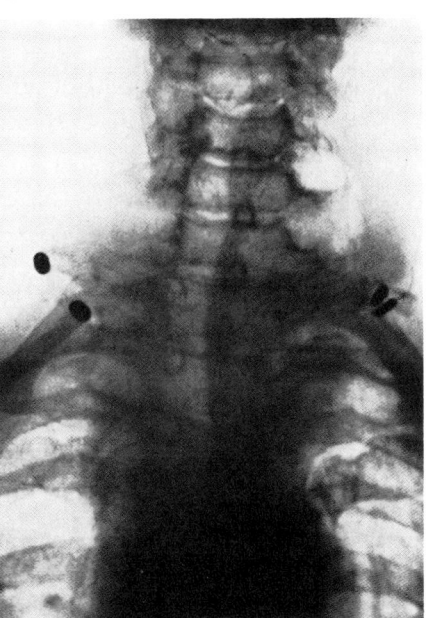

Abb. 13.**28 a–c** Ausspannung der Trachea. **a** Operationssitus nach Anlage der Fadenzügel. **b** Röntgenbild vor der Ausspannung. **c** Röntgenbild nach der Ausspannung (aus *K. Keminger:* Langenbecks Arch. Chir. 327 [1970] 925).

Tracheotomie

Sie war früher eine wichtige und oft erforderliche Maßnahme zur Freihaltung des Atemweges (43, 85). *Während* der Operation oft nur temporär, zur Vermeidung der Trachealkompression bei der Luxation, *postoperativ* meist als Folge einer beidseitigen Rekurrensparese, einer Blutung oder eines Ödems, als Nottracheotomie ausgeführt.

In der Strumachirurgie heute weniger von Bedeutung, hat ihre Indikation durch die Intensivtherapie bei Schädelhirntraumen, Intoxikation oder länger anhaltender respiratorischer Insuffizienz zugenommen. Als „Nottracheotomie" kann sie heute durch die Intubation meist rascher und ungefährlicher ersetzt werden. Je nach Lokalisation wird zwischen einer Tracheotomia superior, media und inferior unterschieden, wobei als Notfallstracheotomie die Koniotomie im Bereich des Conus elasticus hinzukommt. Bei Kindern bis zu 10 Jahren wird die untere Tracheotomie bevorzugt, weil der anatomische Abstand zwischen Schilddrüsenisthmus und Sternum noch größer ist als beim Erwachsenen, bei dem eine obere Tracheotomie angelegt wird. In der Strumachirurgie erfolgt, vor allem in einem Kropfgebiet, wo der Schilddrüsenisthmus meist adenomatös vergrößert ist, die *mittlere Tracheotomie*.

Sehr im Gegensatz zu den Laryngologen führen wir, ähnlich dem Kocherschen Schnitt, eine *horizontale* Hautinzision durch. Diese Schnittführung ist für die Isthmusresektion übersichtlicher und hat bessere kosmetische Resultate. Die Freilegung der Trachea durch Isthmusspaltung entspricht der Präparation einer blanden Struma (S. 627). Die Trachealöffnung soll der Kanülenöffnung entsprechen, wobei Kanülen vom Kaliber 5–6 Verwendung finden. Da wir heute infolge der Intubationsnarkose keine temporären Tracheotomien mehr ausführen, verwenden wir zur Vermeidung von tracheotomiebedingten Trachealstenosen eine eigene Technik, die das Einnähen der Tracheotomie als Stoma in die Haut zum Ziele hat. Der später ausgeführte plastische Trachealverschluß vermeidet die häufigen verschiedenartigen Trachealstenosen, ermöglicht ein leichtes Kanülenwechseln und Reinhalten des Stoma. Erst wenn das Stoma fertig ist, wird der Trachealtubus entfernt und eine Kanüle, für die erste Zeit am zweckmäßigsten eine Ballonplastikkanüle (Rügheimer) eingesetzt. Da der Atemweg durch die Intubation frei ist, der Patient relaxiert ist, verliert der Eingriff jene dramatische Note, die ihm früher sehr häufig anhaftete. Man braucht nur im STICH-MAKKAS (98) über Komplikationen nachlesen, um zu sehen, welche Verletzungen und Fehlleistungen vorgekommen sind.

Eigene Technik

Kleine quere Hautinzision, Präparation der Faszienvenen, Längsspaltung der tiefen geraden Halsmuskulatur und Freilegung des Schilddrüsenisthmus, der reseziert wird. Es erfolgt dann bei liegendem Tubus eine lanzettenförmige Exzision der Trachea in Höhe des 3.–4. Trachealknorpels. Eine Verletzung oder Einbeziehung des Ringknorpels ist unbedingt zu vermeiden, da eine Larynxstenose mit langwierigen Korrektureingriffen die Folge sein kann. Wir inzidieren dann je nach Höhe der Tracheotomie die Haut einige Millimeter nach kranial und/oder kaudal und nähen die Trachea in die Haut mittels Einzelknopfnähten (Dexon, 3/0) ein. Die restliche Hautwunde wird ebenfalls durch Einzelknopfnähte geschlossen, eine Redondrainage zur Ableitung des Wundsekrets für 24 Stunden eingelegt (Abb. 13.**29**).

Der *Trachealverschluß* wird nicht wie früher dem Spontanverschluß nach erfolgtem Dekanülement überlassen. Eigene Nachuntersuchungen (8) tracheotomierter Patienten haben hochgradige Trachealstenosen ergeben, die zu vermeiden sind, wenn ein *plastischer Tracheotomieverschluß* (7) erfolgt.

Aus der Haut seitlich des Stomas wird ein „Türflügellappen" gebildet, die quere Narbe wird sodann exzidiert, Haut-Platysma abpräpariert. Nun erfolgt die Mobilisierung der tiefen geraden Halsmuskulatur, die später als weitere Schicht zwischen Trachea und Haut gelegt wird. Nach Lösung der Muskeln wird die Trachealöffnung, ohne das Tracheallumen einzuengen, durch „Aufsteppen" des nach innen geschlagenen Hautläppchens verschlossen (Dexon, 5/0, Einzelknopfnähte). Als nächste Schicht – ein wichtiger Punkt der Methode – wird die tiefe gerade Halsmuskulatur in der Längsrichtung vor der Trachea vernäht. Subkutane Redondrainage und Hautnähte beenden den Eingriff. Für einige Tage wird ein Antibiotikum gegeben. Vor der Entlassung wird ein Tracheairöntgen angefertigt und der Patient laufend ambulant kontrolliert (Röntgen).

Operation bei intratrachealer Struma

Echte intratracheale Strumen sind wohl selten, werden aber sehr oft übersehen, vor allem dann, wenn auch eine extratracheale Struma vorliegt. Über das Vorkommen von echten intratrachealen Strumen wird in der Literatur (49, 38) häufiger bei einem Strumarezidiv als bei einer Erststruma berichtet. Ihre typische Lokalisation ist: linke Trachealhinterwand in Höhe des Ring- und ersten Trachealknorpels.

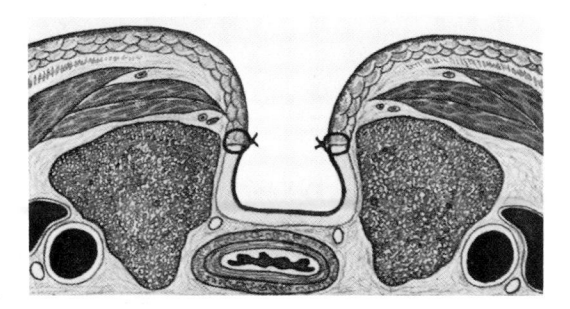

Abb. 13.**29** Querschnitt durch die Halsorgane mit schematischer Darstellung des eingenähten Tracheostomas (aus *A. Berger, K. Dinstl, K. Keminger, R. Kucher, K. Steinbereithner* [8]).

Wegen der Gefahr der Blutung und nicht vollständigen Entfernung bevorzugen wir den transtrachealen Zugang mit Spaltung der Trachea und Tracheotomie. Die Narkose – Intubation – erfolgt mittels einer Ballonkanüle, die an den Narkoseapparat angeschlossen ist. Damit ist der freie Atemweg und eine gute Übersicht während der Operation gegeben. Wichtig ist, daß bei der Entfernung des Strumagewebes der Trachealknorpel nicht verletzt und die Tracheaschleimhaut, mittels eines Dissektors gelöst, verschlossen wird.

Die Operation wird mit einer Tracheotomie beendet, da dies ungefährlicher ist als der primäre Trachealverschluß, den SCHEICHER (90) empfiehlt. Mit einem postoperativen Ödem oder einer Blutung muß man immer rechnen; bei liegender Kanüle keine ernste Komplikation.

Eine Rezidivprophylaxe mit einem Schilddrüsenhormon sollte unbedingt angeschlossen werden.

Eingriffe bei Strumitis

Neben der seltenen *akut eitrigen Strumitis* sind die *subakute* und die Formen der *chronischen Strumitis* von besonderem chirurgischen Interesse. Je nach Einschmelzung des Parenchyms wird bei der akut-eitrigen Strumitis eine ausgedehnte Inzision und Drainage, oder, wenn die Eiterung auf den Lappen beschränkt ist, eine Lappenresektion ausgeführt. Die bakteriologische Untersuchung ist nicht nur wegen der gezielten antibiotischen Behandlung, sondern auch zur Diagnose und Erkennung von spezifischen Infektionen wie Salmonellen und tuberkulösen Mischinfektionen wesentlich.

Die *subakute Strumitis de Quervain* ist gar nicht so selten von hohen septischen Temperaturen begleitet. Durch subtotale Resektion, am Schnitt an der Gewebsstruktur schon makroskopisch zu erkennen, verschwindet das Fieber schlagartig.

Die *chronische Strumitis (Hashimoto)*, heute den Autoaggressionserkrankungen zugerechnet, kann durch die Bestimmung von Autoantikörpern erkannt werden und sollte, da die Erkrankung mit einem Funktionsausfall einhergeht, nicht operiert werden. Mitunter kann aber die Abgrenzung von einer malignen Schilddrüsenerkrankung schwierig sein (16), ja es können, wie im eigenen Krankengut (46, 76), beide Formen gemeinsam vorkommen. Die chronische Strumitis wurde wegen ähnlicher Beobachtungen auch als *Präkanzerose* aufgefaßt, statistische Beweise konnten aber nicht erbracht werden (63). Läßt sich ein Schilddrüsenneoplasma nicht ausschließen, so sollte jedenfalls eine Probefreilegung und ausgedehnte Biopsie beider Lappen erfolgen. Die Hashimoto-Strumitis tritt häufig bei Frauen im Klimakterium auf. Bei der Palpation fällt die auf die gesamte Schilddrüse ausgedehnte gleichmäßige Derbheit auf. Mitunter besteht ein leichtes Gesichtsödem. Die Blutsenkung ist meist hoch.

Schwieriger als die Hashimoto-Strumitis ist die „eisenharte Struma Riedel" von einer Struma maligna abzugrenzen. Die Entzündung greift auf die Nachbarschaft über, die Struma wird dadurch „schluckunverschieblich", ist äußerst derb, meist nur auf einen Lappen beschränkt, Symptome, wie sie bei einer bösartigen Schilddrüsenerkrankung ebenfalls zu finden sind. Auch bei der Operation kann man diesem Irrtum erliegen, was im Falle einer Lobektomie mit der durch die Entzündung fast unvermeidlichen Rekurrensläsion schlecht ist. Es genügt die Freilegung der Trachea, die im Narbengewebe oft stark eingeengt ist, und eine Keilresektion des Strumalappens. Gefrierschnittuntersuchungen sind hier unumgänglich. Die eisenharte Struma Riedel ist ein typisches Beispiel dafür, daß ohne Gefrierschnitt eine Lobektomie oder Thyreoidektomie heute nicht mehr erfolgen sollte.

Literatur

1 Antoine, T.: Über Spätschädigungen des Reccurens nach Strumektomie. Langenbecks Arch. klin. Chir. 130 (1924) 323
2 Arnold, G. E.: Die traumatischen und konstitutionellen Störungen der Stimme und Sprache. Urban & Schwarzenberg, Wien 1948
3 Bablik, L., K. Keminger, W. Vecsei: Verlaufsbeobachtung von Recurrensparesen nach Strumaresektion. Chirurg 44 (1973) 57–61
4 Baum, M., H. Benzer, G. Lechner, W. Tölle: Einflüsse von Trachealstenose und Recurrensparese auf den Strömungswiderstand der Trachea. Kongreßbericht der österr. Ges. f. Chir., 11. Tagung, 1970. Verlag der Wiener Medizinischen Akademie, Wien 1971
5 Beck, E.: Strumektomie und Recurrensparese. Zbl. Chir. 75 (1950) 1255
6 Beck, E.: Spätschicksal der Recurrensparesen nach Strumektomie. Zbl. Chir. 77 (1952) 353
7 Berger, A., R. Kucher, G. Lechner, K. Steinbereithner: Anaesthesie 8 (1970) 284
8 Berger, A., K. Dinstl, K. Keminger, R. Kucher, K. Steinbereithner: Vermeidung von Tracheotomieschäden durch geänderte Operationstechnik. Langenbecks Arch. klin. Chir. 327 (1970) 922
9 Berends, J.: Funktionsstörungen des Kehlkopfes. In: Hals-Nasen-Ohrenheilkunde. Bd. II/2, hrsg. von J. Berendes, R. Link, F. Zöllinger. Thieme, Stuttgart 1964
10 Berlin, D. D., F. H. Lahey: Dissection of the recurrent and superior laryngeal nerves. Surg. Gynec. Obstet. 49 (1929) 102
11 Bircher, H. B.: zit. nach Kecht, B. 1953 (42)
12 Bobbio, A., E. Bezzi, E. Zenella, L. Rossi: Aspetti arteriografici della patologia tiroidea. Chir. ital. 9 (1957) 349
13 Bobbio, A., E. Bezzi, E. Zanella, L. Rossi: Angiographic Aspects of Disease of the Thyroid. J. int. Coll. Curg. 32 (1959) 79
14 Clark, R. L., C. S. Hill jr., E. C. White: Thyroid cancer. Springer, Berlin 1969
15 Crile, jr. G.: J. Amer. Med. Ass. 47 (1906) 1780
16 Crile jr. G., J. B. Hazard: Incidence of cancer in struma lymphomatosa. Surg. Gynec. Obstet. 115 (1962) 101
17 Delore, Alamartine: La ligature des artères thyroidiennes. Rev. Chir. (Paris) 45 (1911) 13
18 Dieterich, W.: Das Aufsuchen der Schlagader. Abhandlung der chir. Anatomie 95 (1831)
19 Dinstl, K., K. Keminger: Zur operativen Therapie der Tracheomalazie. Acta chir. austr. 2 (1970) 100
20 Drobnik, W.: Die Unterbindung der Arteria thyreoidea inferior. Wien. med. Wschr. 3 (1887) 65
21 Durham, Ch. F., T. S. Harrison: The surgical anatomy of the superior laryngeal nerve. Surg. Gynec. Obstet. 118 (1964) 38
22 Eickhoff, W.: Die Schilddrüse. Barth, München 1965
23 Enderlen, W., W. Hotz: Beiträge zur Anatomie der Struma und zur Kropfoperation. Z. angew. Anat. 3 (1918) 57
24 Enderlen, W., W. Hotz: Zur Technik der Kropfoperationen. Zbl. Chir. 47 (1920) 1365
25 Enochin, B. P.: Die Unterbindung der Schilddrüsenarterien beim Kropfe. Langenbecks Arch. klin. Chir. 80 (1906) 967
26 Fisch, U., M. S. Del Buono: Zur Technik der cervikalen Lymphographie. Schweiz. med. Wschr. 93 (1963) 994

27 Frazell, E. L., F. W. Frote: Papillary cancer of the thyroid. Cancer (Philad.) 11 (1958) 895
28 Fritsche, E.: Radikale Kropfoperation und Kropfprophylaxe. Schweiz. med. Wschr. (1951) 718
29 Fuchsig, P.: Zur Klinik und Pathologie der narbigen Trachealstenose nach Rezidivoperationen. Langenbecks Arch. klin. Chir. 295 (1960) 145
30 Fuchsig, P., K. Keminger: Probleme des Strumarezidivs. Chirurg 32 (1961) 156
31 Fuchsig, P., K. Keminger: Das Problem der Rekurrensparese bei der Operation von Rezidivstrumen. Wien. klin. Wschr. 77 (1965) 874
32 Fuchsig, P., K. Keminger: Chirurgie der Schilddrüse und der Nebenschilddrüse In: Kopf- und Hals-Chirurgie, Bd. I, hrsg. von H. H. Naumann. Thieme, Stuttgart 1972
33 Fuchsig, P., R. Bruniak, K. Schnayder: Über den Strömungswiderstand in normalen und pathologischen Tracheen. Klin. Med. 18 (1962) 174
34 Haas, P. A.: Beziehungen zwischen dem Rezidiv der Struma und dem der Hyperthyreosesymptome. Chirurg 29 (1958) 307
35 Hofer, G.: Zur motorischen Innervation des menschlichen Kehlkopfes. Mschr. Ohrenheilk. 81 (1947) 57
36 Huber, P.: Fünf Jahre Schilddrüsenchirurgie. Wien klin. Wschr. 62 (1950) 647
37 Huber, P.: Erfahrungen über Luftembolien bei 15 000 Strumaoperationen (1945–1955). Langenbecks Arch. klin. Chir. 284 (1956) 321
38 Huber, P.: Eingriffe am Hals. In: Operationslehre II, Ergänzung 16. 4. 1973, hrsg. von Breitner. Urban & Schwarzenberg, München 1970
39 Jeschek, J.: Theorie und Klinik der Stimmbandlähmung. Arch Ohr.-, Nas.- u. Kehlk.-Heilk. 162 (1953) 237
40 Just, E.: Über seltene Komplikationen nach Strumektomien. Langenbecks Arch. klin. Chir. 135 (1925) 152
41 Kaspar, F.: Zur Technik der Kropfoperation. Dtsch. Z. f. Chir. 256 (1942) 1
42 Kecht, B.: Die Behandlung der operativen Rekurrenslähmung sowie Stellung der Laryngologie zur Schilddrüsenpathologie. Maudrich, Wien 1953
43 Keminger, K.: Die Tracheotomie in der Schilddrüsenchirurgie. Klin. Med. 15 (1960) 459
44 Keminger, K.: Die Auswirkung der Ligatur der Schilddrüsengefäße auf die Schilddrüsen-Hypophysen-Funktion. Langenbecks Arch. klin. Chir. 305 (1964) 274
45 Keminger, K.: Zur radikalen Lymphknotenexstirpation bei Schilddrüsenmalignomen. Klin. Med. 19 (1964) 310
46 Keminger, K.: Zusammentreffen von Immunthyreoiditis und Schilddrüsenneoplasmen. Acta chir. austr. 5 (1973) 2
47 Keminger, K., K. Dinstl: Thyreotrope Stimulation autoimplantierter Schilddrüsen im Experiment. Langenbecks Arch. klin. Chir. 310 (1965) 229
48 Keminger, K., N. Maager: Klinische und experimentelle Untersuchungen über das Verhalten des Halsvenendruckes bei der Strumektomie. Langenbecks Arch. klin. Chir. 291 (1959) 605
49 Keminger, K., D. Depisch, K. Dinstl: Zur Diagnostik und Therapie intratrachealer Strumen. Wien. med. Wschr. 119 (1969) 301
50 Keminger, K., K. Dinstl, D. Depisch: Struma maligna. In: Krebsbehandlung als interdisziplinäre Aufgabe, hrsg. von K. H. Kärcher. Springer, Berlin 1975
51 Kocher, Th.: Chirurgische Operationslehre. Fischer, Jena 1902
52 Kocher, Th.: Die Behandlung des Kropfes. Franke, Bern 1921
53 Kopf, H.: Zur Verminderung der Gefahren bei Kropfoperationen. Chirurg 23 (1952) 1
54 Kreiner, W. M.: Zur Technik der Kropfoperation. Springer, Wien 1952
55 Kressner, A.: Beitrag zur Frage der Stimmbandlähmungsbilder und zur funktionellen Anatomie des Kehlkopfes. Arch. Ohr.-, Nas.- u. Kehlk.-Heilk. 162 (1953) 474
56 Kudasz, J., A. Kulcsar: Totale mediane Sternotomie zur Behandlung intrathorakaler Strumen. Thoraxchirurgie 6 (1958) 221
57 Lahey, F. H.: The surgical management of intrathoracic goiter. Surg. 53 (1931) 346
58 Lahey, F. H.: Operative Injuries to Recurrent Laryngeal Nerve. Surg. Clin. N. Amer. 12 (1932) 839
59 Lahey, F. H., W. B. Hoover: Tracheotomy after thyreoidectomy. Ann. Surg. 133 (1951) 65
60 Lanz, T., W. Wachsmuth: Praktische Anatomie, Bd. I/2. Springer, Berlin 1955
61 Leischner, H.: Postoperative Stimmlippenschädigungen nach Kropfoperationen. Mitt. Grenzgeb. Med. Chir. 19 (1909) 304
62 Lilienthal, L.: Zit. nach K. Vossschulte, H. Stiller (101)
63 Lindsay, S., M. E. Daily: Malignant lymphoma of the thyroid gland and its relation to Hashimoto disease. J. clin. Endocr. 15 (1955) 1332
64 Lurje, A. S.: Über einige Eigentümlichkeiten der Topographie der A. thyreoidea inferior. Langenbecks Arch. klin. Chir. 242 (1934) 812
65 Martin, H.: Radical Surgery in Cancer of the Head and Neck. Surg. Clin. N. Amer. 33 (1953) 329
66 Martin, H.: The Surgery of Thyroid Tumors. Cancer 7 (1954) 1063
67 Mikulicz, J.: Resektion des Kropfes, nebst Bemerkungen über die Folgezustände der Totalexstirpation der Schilddrüse. Zbl. Chir. 51 (1885) 889
68 Mikulicz, J.: Beitrag zur Operation des Kropfes. Wien. med. Wschr. 33 (1886) 1
69 Milton, H.: Mediastinal Surgery. Lancet 1897/I, 872
70 Moritz, F., D. v. Tabora: Die Methode der blutigen Venendruckmessung. Langenbecks Arch. klin. Med. 98 (1910) 475
71 Most, A.: Chirurgie der Lymphgefäße und der Lymphdrüsen. Neue Deutsche Chirurgie. Bd. 24. Enke, Stuttgart 1917
72 Mündnich, K., W. Mandl: Strumektomie und Stimmbandlähmung. Langenbecks Arch. klin. Chir. 283 (1956) 13
73 Payr, W.: Chirurgische Erkrankungen der Schilddrüse. In: Lehrbuch der speziellen Chirurgie, Bd. I, hrsg. von Hochenegg-Payr. Urban & Schwarzenberg, Berlin 1927
74 Porta, M.: Della malazie e della operatione della glandola tireoide. 1850
75 Porta, M.: De la ligature des artères thyroides pour cause de bronchocèle. Gaz. méd.: Paris (1852) 64
76 Piribauer, J., K. Keminger: Zur Pathologie und Klinik der Struma lymphomatosa. Dtsch. med. Wschr. 85 (1960) 1166
77 Priesching, A.: Rekurrenspräparation zur Vermeidung operativer Rekurrensverletzungen. Klin. Med. 13 (1958) 170
78 Priesching, A., L. Schönbauer: Über die Möglichkeiten einer Schädigung des Nervus recurrens bei Strumektomien. Langenbecks Arch. klin. Chir. 287 (1957) 641
79 De Quervain, F.: Zur Technik der Kropfoperation. Langenbecks Arch. klin. Chir. 116 (1912) 574
80 De Quervain, F.: Weiteres zur Technik der Kropfoperation. Langenbecks Arch. klin. Chir. 134 (1915) 475
81 Richard, M.: Über die Recurrenslähmung bei der Strumektomie. Schweiz. med. Wschr. (1949) 1184
82 Rieben, G.: Der Spätverlauf der doppelseitigen Stimmbandlähmung nach Strumektomie. Chirurg 14 (1942) 709
83 Rieke, W.: Zit. nach Wölfler, A.: In: Die operative Behandlung des Kropfes durch Unterbindung der zuführenden Arterien. Wien. med. Wschr. 36 (1886) 1013
84 Rouviere, H., G. Valette: Physiologie du système lymphatique. Masson, Paris 1937
85 Rose, E.: Über Kropftod und Radikalkur der Kröpfe. Langenbecks Arch. klin. Chir. 22 (1878) 1
86 Roux-Berger, J. J.: Des tumeurs malignes de la région carotidienne. Presse méd. 28 (1920) 827
87 Rydygier, W.: Zur Behandlung des Kropfes durch Unterbindung der zuführenden Gefäße. Wien. med. Wschr. 49 (1888) 1633
88 Rydigier, W.: Über die Endresultate nach der Unterbindung der zuführenden Arterien bei Struma. Langenbecks Arch. klin. Chir. 40 (1890) 806
89 Saegesser, M.: Spezielle chirurgische Therapie. 3. Aufl. Huber, Bern 1955
90 Scheicher, A.: Langenbecks Arch. klin. Chir. 200 (1940) 120
91 Scheicher, A.: Komplikationen bei der chirurgischen Behandlung der verschiedenen Formen des toxischen Kropfes und ihre Überwindung. Ärztl. Wschr. 10 (1955) 1021
92 Scheicher, A.: Substernale Strumen. Langenbecks Arch. klin. Chir. 287 (1957) 201
93 Schilling, R.: Arch. f. Sprach- u. Stimmheilk. 6 (1942) 1
94 Schloffer, H.: Zur Technik der Kropfoperation. Bruns' Beitr. klin. Chir. 125 (1922) 259
95 Schönbauer, L., A. Priesching: Schätzung des Rekurrensverlaufes beim Rezidivkropf. Bruns' Beitr. klin. Chir. 195 (1957) 453

96 Spath, F.: Rezidiv-Kropf. Langenbecks Arch. klin. Chir. 295 (1960) 130
97 Sterlin, R.: N. recurrens und Kropfoperationen. Langenbecks Arch. klin. Chir. 89 (1907) 78
98 Stich, R., M. Makkas: Fehler und Gefahren bei chirurgischen Operationen. Bd. I. Fischer, Jena 1958
99 Taguchi, K.: Die Lage des N. recurrens nervi vagi zur Arteria thyreoidea inferior. Arch. Anat. u. Physiol. (1889) 309
100 Tandler, J.: Topographische Anatomie dringlicher Operationen. Springer, Berlin 1916
101 Vosschulte, K., H. Stiller: Anwendung der medianen Sternotomie in der intrakardialen Chirurgie und bei Embolektomie. Thoraxchirurgie 7 (1959) 239
102 Winterstein, O.: Die Unterbindung der Arteria thyreoidea inferior am Truncus thyreocervicalis. Zbl. Chir. 54 (1927) 396
103 Wölfler, A.: Kenntnis und Einteilung der verschiedenen Formen des gutartigen Kropfes. Wien. med. Wschr. 48 (1883) 1423
104 Wölfler, A.: Die operative Behandlung des Kropfes durch Unterbindung der zuführenden Arterien. Wien. med. Wschr. 29 (1886) 1013
105 Wölfler, A.: Über den Effect der Unterbindung der Arteria thyreoidea beim Kropfe. Wien. med. Wschr. 26 (1887) 877
106 Wölfler, A.: Zur Unterbindung der Arteria thyreoidea inferior beim Kropfe. Wien. med. Wschr. 6 (1887) 159
107 Wölfler, A.: Die chirurgische Behandlung des Kropfes. Bd. I–III, Hirschwald, Berlin 1887, 1891, 1892
108 Zefas, D. G.: Die operativ entstandenen Verletzungen des Ductus thoracicus. Ihre Bedeutung und ihre Behandlung. Langenbecks Arch. klin. Chir. 113 (1912) 197
109 Zukschwerdt, L., V. Bay: Die gezielte Operationstechnik im Nichtendemiegebiet. Wien. med. Wschr. 113 (1963) 823
110 Zukschwerdt, L., V. Bay, W. Horst: Das toxische Adenom der Schilddrüse. Med. Klin. 58 (1963) 598

Sachverzeichnis

A
Acetacetat 224
Acetazolamid 126
Achillessehnenrelaxationszeit, Bestimmung 175
– Hyperthyreose 136
– Hypothyreose 401
– Neuropathie, urämische 270
– Normalwerte 136
Achlorhydrie 259
ACTH bei C-Zellkarzinom 552
– Lipolyse 221
– Thermogenese 86
Actinomycin D 79
Addison-Krankheit 113, 118, 195, 198, 276 f., 438
Adenom s. Hypophysenadenom; s. Schilddrüsenadenom
Adenomatose, multiple endokrine 552, 554
Adenosintriphosphat 49, 51, 80, 86, 239
ADH s. Antidiuretisches Hormon
Adipositas, Schilddrüsenfunktion 118, 468 f.
– Schilddrüsenhormontherapie 468 f.
Adiuretin s. Antidiuretisches Hormon
Adrenalin 112; s. auch Katecholamine
Akromegalie 119, 458
Akropachie 386 f.
Albumine 69, 213
Aldosteron 212, 257
Alkaptonurie 118
Alkoholismus 117
Alopezie 237
Altershyperthyreose 304 f.
– Therapie 305
Aminoglutethimid 501
Aminothiazole 324
Aminotriazole 324
Amiodaron 123, 501
AMP, zyklisches 50 ff., 57, 88 f., 99 f., 112 f., 199 f., 221, 239, 280 f., 297, 407
Amphenon 126, 324
Amyloid 41
Amyloidstruma 502
Anämie, hämolytische 609
– perniziöse, Hyperthyreose 195, 197, 249
– – Hypothyreose 423 f., 429
– – Immunthyreoiditis 609
– – Nebennierenrindeninsuffizienz 276
– – vitiligo 237
Androgene 165, 306
Androgenstoffwechsel 114
Androstendion 114, 274, 283, 436
Androsteron 114, 274 f., 436
Angle de fuite 152
Anilinderivate 323
Anorexia nervosa 118, 458
Anovulation 286
Antibiotika 126
Antidiabetika 125 f.

Antidiuretisches Hormon 114, 267, 432 f.
Antihistaminika 126
Antithyreoidale Substanzen s. Thyreostatika
Antithyroxinverbindungen 92 f.
α_1-Antitrypsin 213
Apomorphin 127
Apoplektischer Insult 118
APUD-System 41, 540
Arteria thyreoidea inferior 7, 630, 632
– – superior 7, 629
Arteriae crico-thyreoideae 629
Arteriosklerose 407
Arthritis, rheumatische 195
Aszites 417, 429 ff.
Askanazy-Zelle 9, 15, 21, 27
Aspirationspunktion 137 f., 512, 569
ASR s. Achillessehnenrelaxationszeit
Astatid 96
Ataxie 414
Atemnotsyndrom 118
Äther 126 f.
Athyreose, Gehirnentwicklung 84
– Hypothyreose 479
– Jodhaushalt 480
– Kretinismus 472
– pathologische Anatomie 10, 20
– Skelettentwicklung 108
Ätiocholanolol 114
Ätiocholanolon 274, 436
ATP s. Adenosintriphosphat
Augenmuskelparese 374
Autoantikörper, thyreoidale, Addison-Krankheit 276
– – Anämie, perniziöse 249
– – antimikrosomale 22, 177, 197, 604
– – Autoimmunkrankheiten 393, 605
– – Bestimmungsmethoden 176 f., 604
– – Dermatopathie 384
– – Diabetes mellitus 405
– – Einteilung 604
– – Epidemiologie 391, 394, 446, 605
– – Genetik 393
– – Häufigkeit bei Schilddrüsenkrankheiten 198, 392, 604 f.
– – Hyperthyreose 198, 331, 605
– – Hypothyreose 198, 605
– – Immunthyreoiditis 197, 321, 604, 613
– – Jodthyreoglobulin 177, 197, 604
– – Kolloidantigen 177, 604
– – koronare Herzkrankheit 394, 446
– – Myasthenia gravis 257
– – Plazentapassage 605
– – prognostische Bedeutung 210, 331
– – Schilddrüsenmalignom 298, 605
– – schilddrüsenstimulierende, s. Immunglobuline, schilddrüsenstimulierende

– – Struma, blande 198, 504, 510, 605
– – Thyreoglobulin (CA$_2$) 177, 604
– – TSH-Rezeptoren 197, 604
Autoimmunkrankheiten 393, 605
– Definition 198
– Hyperthyreose 195, 197, 237, 276
– Immunthyreoiditis 609
Autoimmunthyreoiditis s. Immunthyreoiditis
Autoregulation, thyreoidale, Jodmangel 100, 502 f.
– Jodüberschuß 100
Azathioprine 380
Azidose 269

B
B-Lymphozyten 201, 605
Back scatter 151
BAL s. Dimercaptopropanol
Barbiturate 70, 72, 76, 125 f., 234, 265
Basedow-Koma s. Thyreotoxische Krise
Basedow-Krankheit s. Hyperthyreose
Basedowifizierung 304, 314 ff.
Batten-Spielmeyer-Voigt-Krankheit 480
Becquerel 140
Begutachtung, Hyperthyreose 234 f.
BEI 157 ff.
BE ^{131}J 154
BHDB s. n-Butyl-4-Hydroxy-3,5-Dijodbenzoat
Big-TSH 99
Bilijodon 315
Bindegewebe 225
Blasenmole 318
Blutgerinnung, Hyperthyreose 250
– Hypothyreose 424
Blutvolumen 418
Bodyplethysmographie 517, 534
Boyden-Test 177
Brassica 124 f., 500
Bromid 56
Bromocryptin 127
Bromthaleintest 262
Bronchialkarzinom, Schilddrüsenfunktion 118
– TSH-Produktion 319
Bulbusluxation 374
n-Butyl-4-Hydroxy-3,5-Dijodbenzoat 92

C
C-Zellen 6, 9 f., 41, 49
C-Zellen-Karzinom, ACTH-Bildung 552, 554
– Calcitoninbildung 554
– Definition 540
– endokrine Adenomatose 552
– Klinik 554
– paraneoplastische Sekretion 551 f.
– pathologische Anatomie 41 f.
– Pentagastrintest 554

– Sipple-Syndrom 552
CA₂ s. Kolloidantigen, zweites
Calzitonin 9, 41, 253, 269, 554, 570;
s. auch C-Zellen
Calzium, Goitrogen 124
– Schilddrüsenhormone 89, 115
Calziumausscheidung 252
Calziumbilanz 89, 252
Calziumresorption 252
Calziumstoffwechsel, Hyperthyreose 252
– Hypothyreose 426, 433
– Schilddrüsenfunktion 115
– Schilddrüsenhormonwirkung 89, 115
Capsula fibrosa 629
– propria 628
Carbamazepin 126
Carbimazol, Akkumulation in der Schilddrüse 125
– Dosierung 328
– Goitrogen 125, 501
– Handelsformen 328
– Schwangerschaft 286
– Strukturformel 328
– bei thyreotoxischer Krise 294
Carbutamid 125, 160, 162, 218, 501
Carnitin-Acetyltransferase 263, 430
β-Carotin 416
Cassava 124, 500
Catgut 627
CF-Test 197
Chirurgie der Schilddrüse s. Schilddrüsenoperation; s. Strumaresektion
Chloralhydrat 127
Chlordiazepoxid 126
Chlorimipramin 126
Chlorpromazin 57
Chlorpropamid 125, 160, 162, 218, 501
Cholesterin 89, 173, 222 ff., 407 f., 418 f.
Chondroitinschwefelsäure 88, 226, 384 f., 426 f.
Chorionkarzinom 189, 318
Chorionthyreotropin 107 f., 318
Clearancerate, metabolische, rT_3 75
– Thyroxin 72 f.
– Trijodthyronin 72 f.
Clofibrat 127
Cobalt 124, 154
Coeruloplasmin 213
Colitis ulcerosa 118
Coma diabeticum 118, 216
Computertomographie 137
Cooperative thyrotoxicosis therapy follow-up study 345, 348, 354
Corticosteroide, Hypothyreoseinduktion 272
– Jodidclearance, renale 272
– – thyreoidale 272
– PBI 274
– Schilddrüsenfunktion 113, 277
– T4-T3-Konversion 113, 273, 311
– Therapieversuch, Hyperthyreose 274
– TRH-Test 113, 209, 273
– TSH 98, 273, 437
– Trijodthyronin 113, 207, 311
Corticosteroidstoffwechsel, Hyperthyreose 113, 274
Corticosteroidtherapie, Immunthyreoiditis 614
– Ophthalmopathie, endokrine 273, 379

– Strahlenthyreoiditis 598
– subakute Thyreoiditis 603
– Thyreotoxische Krise 295
Cortisol s. auch Corticosteroide
– Halbwertszeit 274
– Hypothyreose 272
– bei Hypothyreose 113, 437 f.
– Produktionsrate bei Hyperthyreose 215, 274
– Schilddrüsenfunktion 272
– Synergismus zu Thyroxin 212
Cortisolstoffwechsel bei Hyperthyreose 215, 274, 292
CPK 175
Creatinbelastungstest 256
Creatinphosphokinase 430
Creatinstoffwechsel 90, 174, 212, 256
Creatintoleranz 174, 425
Crohn-Krankheit 118
Curie 140
Cushing-Krankheit 113, 118, 275 f.
Cyanid 56, 323
Cyproheptadin 127
Cytochromoxydase 78, 87

D
D-Thyroxin
– Affinität zu TBG 70, 124
– Aktivität, relative 91
– Cholesterinsenkung 92, 124, 468
– Dosierung 92, 468
– Halbwertszeit 124, 468
– Immunthyreoiditis 614
– Jodpool 124, 468
– Kinetik 124
– Kontamination mit L-Thyroxin 92, 124, 468
– Leberbindung 92, 124
– Ophthalmopathie, endokrine 379 f.
– thyreotoxische Krise 380
– TRH-Test 124, 468
– TSH-Suppression 124
– Wirkung, kalorigene 92, 468
– – auf Schilddrüsenfunktionstests 124, 161
– – in vitro 81
D-Trijodthyronin 468
Dalrymplesches Phänomen 373
o'-DDD 70
DDIH s. Diacetyl-2,6-Dijodhydroquinon
Dejodase 66 f., 74 f., 107, 109, 123 f., 126, 266, 314, 335, 482
Dejodasedefekt 481 f.
Dentition 428
11-Deoxycortisol 275
2-Deoxy-Glucose 292
Depletionstest 168
Dermatopathie, endokrine, Häufigkeit 189, 383
– Histologie 383
– Immunthyreoiditis 611
– Klinik 383
– Pathogenese 384
– Schilddrüsenantikörper 384
– Therapie 386
– Vorkommen 383
Dermographismus 236
Desaminierung, oxidative 74
Dexamethason 113
Dexon 627 f.
Diabetes insipidus 90
– mellitus, Hyperthyreose 195, 198, 215
– – Hypothyreose 404
– – Immunthyreoiditis 321, 609

– – Nebennierenrindeninsuffizienz 176
– – rT_3-Spiegel 217
– – Schilddrüsenantikörper 405
– – Schilddrüsenfunktion 217
– – thyreoidaler 214
– – thyreotoxische Krise 216
– – Thyroxin, freies 217
– – Thyroxinspiegel 217
– – TRH-Test 217
– – Trijodthyroninspiegel 217 f.
Diacetyl-2,6-Dijodhydroquinon 93
Diaethyläther 126
Dialysebehandlung 117, 270 f.
Diazepam 126
Dibenzepin 126
2,4'-Dichlordiphenyl-Dichloräthan (o'-DDD) 70
Digitalisglycoside 56, 244, 419
3,3'-Dijodthyroessigsäure 92, 93
3,5-Dijodthyroessigsäure 92
3,3'-Dijodthyronin 58 f., 91 ff., 107
3,5-Dijodthyronin 93
3',5'-Dijodthyronin 93
3,3'-Dijodthyropropionsäure 93
3,5-Dijodtyrosin, autonomes Adenom 297
– Antagonismus zu Thyroxin 93
– Belastungstest 168, 475, 482
– Dejodierung, intrathyreoidale 56
– Glandulae thyreoideae sicc. 315
– Handelsformen 328
– als Hormonpräkursor 53
– Kopplung mit MIT 60
– Kopplungsdefekt 481
– Kretinismus 474, 481, 482
– Serumkonzentration 68
– Struktur 93
– Thyreoglobulin 58, 61
– Thyreostatika 324
DIT s. Dijodtyrosin
DIT/MIT-Quotient 64 f.
2,3-Dimercaptopropanol 127
2,4-Dinitrophenol 56, 70, 80, 86 f., 126, 223
Diphenylhydantoin 70, 126, 165, 501
2,3-Diphosphoglycerat 88, 249
Dipropylessigsäure 126
Dopaminagonisten 127
Down-Syndrom 118, 411 f., 449, 607, 609
Doxorubicin 578
Drobnikische Ligatur 630
Ductus thyreoglossus 6, 10
Dünndarmfunktion 260, 429
Dysthyreose 189
Dyshormogenese, erworbene 483
– Genetik 483
– Immunthyreoiditis 608
– Kretinismus 479
– Radiojodtest 480
– Perchlorattest 480
– Struma 484 f., 501
– Typ I, Jodinationsdefekt 480
– Typ II, Jodisationsdefekt 480
– Typ III, Kopplungsdefekt 481
– Typ IV, Dejodasedefekt 481
– Typ V, NBEI-Syndrom 482
– Typ VI, Proteasedefekt 482
– Typ VII, Endorganresistenz 482

E
v. Ebnersche Zellnester 9
EEG s. Elektroenzephalogramm
Effective thyroxine ratio 161
Effort-Syndrom 242

Eisenstoffwechsel 247
Eiweißstoffwechsel 86, 212 ff., 402
EKG s. Elektrokardiogramm
Elektroenzephalogramm,
 Hypothyreose 414, 448, 484
Elektrokardiogramm, Hyperthyreose 242
– Hypothyreose 420
Elektrolythaushalt 89, 267 f.
Elektromyogramm, Hyperthyreose 256
– Hypothyreose 425
EMG s. Elektromyogramm
Emperiopolese 15
Endorganresistenz gegen Schilddrüsenhormone 482 f.
Energiestoffwechsel 86, 172
Enteropathie, exsudative 501 f.
– gluteninduzierte 118, 260
Entkopplungstheorie 80 f., 86, 87, 213
Entwicklung, fetale 108
Enzymaktivitäten 78, 262
Eosinophilie 250
EPF s. Exophthalmus-produzierender Faktor
Epiphysendysgenesie 137, 427 f., 477, 484
Epilepsie 414
Erythematodes 197
– Immunthyreoiditis 609
Erythropoese 247, 422
Erythropoetin 248, 422
ETR 161
Exkochleation 634
Exophthalmometer, Hertelsches 374
Exophthalmus 370 ff.
Exophthalmus-produzierender Faktor 171, 377, 384
Extrasystolen 237, 242

F
Faggesche Krankheit 389
Feedback-Kontrolle,
 Angriffspunkt 96
– Glucocorticoide 98
– Jodhomöostase 100
– short-loop 100
Feinnadelpunktion 137 f., 512, 569
Felsol-Hypothyreose 396
Ferrokinetik 248, 422
Fertilität 286
Fettleber 117, 222, 262
Fettsäuren, freie 220 f., 224
Fettstoffwechsel 88 f., 112, 220 f., 406
Fetus, Jodstoffwechsel 106
– Hyperthyreose der Mutter 284 ff.
– Schilddrüse 6
– Schilddrüsenentwicklung 48, 106
– Schilddrüsenfunktion 83, 106, 282
– T_4-T_3-Konversion 107
– Thyroxin-bindendes Globulin 107
– Thyroxinspiegel 106
– Thyroxinspiegel, freier 106, 107
– Trijodthyronin 106
– TSH-Sekretion 106
Fibrosarkom 42
Filtrationsrate, glomeruläre 114, 267, 418, 431
Flavin 50, 74
Fluoreszenzszintigraphie 569
Fluoroborat 56
5-Fluorouracil 79
Foramen caecum 6
Forbidden clones 606
FT_4-Index 161

G
Galaktorrhoe 435, 448
Gallenblase 431
[67]Gallium 147, 567
Gammakamera 299
Ganzkörperplethysmographie 517, 534
Ganzkörperprofil 143
Gastrin 259
Gastrointestinaltrakt, Hyperthyreose 259 f.
– Hypothyreose 429 f.
Genetische Faktoren, Dyshormogenese 483
– Hyperthyreose 193
– Immunthyreoiditis 607
– Thyreoiditis, subakute 601
Gerinnung s. Blutgerinnung
Glandulae thyreoideae siccatae 315
Glibenclamid 218
Glibornurid 125
Globuline 213
Globusgefühl 508
Glucagon, Glycogensynthese 88
– Lipolyse 221
– synergistische Wirkung zu Thyroxin 212
– Thermogenese 86
– Wirkung auf Glucose 214
– – auf Insulin 217
Glucokinase 263
Glucosaminglucane 226
Glucose-6-Phosphatase 78
Glucose-6-Phosphat-Dehydrogenase 175
Glucosestoffwechsel 214 f., 405
Glutathion 174
Glycerin, freies 221, 224
α-Glycerophosphatdehydrogenase 78, 263, 430
Glycogenstoffwechsel 214, 263
$α_1$-Glycoprotein 213
Glycoside s. auch Herzglykoside
– zyanogene 124, 500
Goiter-Block 97
Goitrin 125, 324, 499
Goitrogene 124, 499 f., 500 f.
Gonadotropine 283
Graefesches Zeichen 373, 375
Graves' disease 189
Gray 140
Grimelius-Methode 9
Grundumsatz 86, 270, 272, 400, 454, 171 ff., 210
Gullsche Krankheit 389
Gynäkomastie 262, 287

H
Haare, Hyperthyreose 237
– Hypothyreose 416
Halothan 127
Halsfisteln 10
Halsvenendruck 624 f.
Hämangioendotheliom 43 f.
Hämoblastosen 118
Hämodialyse 117, 270 f.
Hämoglobin 248
Hamolsky-Test 165, 207
Harnsäure 432
Hashimoto-Thyreoiditis s. Immunthyreoiditis
Hashitoxicosis 611
Haut, Hyperthyreose 236 f.
– Hypothyreose 226, 415
HCG 282, 284
HCT s. Chorionthyreotropin

Helsinki-Deklaration 351
Heparin 127, 162, 294 f., 501
Hepatitis, akute 117, 159, 165, 262, 264 f.
Hepatitis, chronische 198, 265
Hertelsches Exophthalmometer 374
Herz, Hyperthyreose 22, 237 ff., 242
– Hypothyreose 20, 416 f.
– pathologische Anatomie 241, 417
– Röntgenbefund 242
– Symptome bei Schilddrüsenkrankheiten 136
Herzarbeit 240
Herzarrhythmie, absolute 231, 237, 241 ff., 244 f., 292, 294, 297, 305
– respiratorische 240
Herzauskultation 242
Herzerkrankung, myxödematöse 417
Herzfrequenz, Hyperthyreose 237 f., 240, 242
– Hypothyreose 417
Herzglycoside 56, 244, 419
Herzgröße 242, 419
Herzindex 239, 243
Herzinfarkt 118, 234, 240, 243, 418
Herzinsuffizienz, Hyperthyreose 231, 237, 243, 305
– Neugeborenen-Hyperthyreose 309
Herzminutenvolumen,
 Hyperthyreose 234, 238, 243
– Hypothyreose 417
Herzmuskel, Glycogengehalt 239
– Kontraktilität 238 f.
– Katecholaminwirkungen 279
– Morphologie 241, 417
– Phosphorylasegehalt 239
– β-Rezeptoren 279, 281
– Schilddrüsenhormone 90, 222
Herzmuskelhypertrophie 239
Herzrhythmusstörungen, Hyperthyreose 237, 242
Herzschlagvolumen 238, 240, 417
Herzsyndrom, hyperkinetisches 242
Heterogenität 98
Heterothyreotroper Faktor 49
Hexokinase 78, 430
Hibernation 294, 366
High dose tolerance 200
HLA-System, Hyperthyreose 195, 331 f.
– Thyreoiditis, subakute 601
HMG-CoA-Reductase 407
Hochvolttherapie 577 f.
Hodgkin-Krankheit 118
Höhenadaptation 121
Hormon, antidiuretisches 114, 267, 432 f.
– thyreotropes s. Thyreotropin
Hormonsynthese, thyreoidale 101, 335, 396
Hormonumsatz 166
HTACS 171, 179, 199 f.
HTS s. Human thyroid stimulator
Human thyroid stimulator 178, 199 f.
Hunger 118, 122
Hürthle-Zelle 9, 15, 27, 540
Hürthle-Zell-Tumoren 555
Hyaluronsäure 226, 373, 383
Hydrocele 430
5α-Hydrogenase 274
2-Hydroxyöstriol 274
Hydroxyprolin 89, 174, 226, 253, 427
5-Hydroxytryptamin 112
Hyperkalzämie 89, 115, 254, 433

Hyperkapnie, hypothyreotes Koma 440
Hyperkinetisches Herzsyndrom 242
Hyperlipoproteinämie 407, 468
Hyperparathyreoidismus 253, 550, 554
Hyperplasie, adenomatöse 23
Hyperplasie, lymphoide 250
Hyperthyreoid 189
Hyperthyreose, Addison-Krise 276
− Albumine 213
− Alopezie 237
− im Alter 304
− cAMP, Plasma 281
− Anamnese 277 f.
− Angina pectoris 243
− Anovulation 286
− $α_1$-Antitrypsin 213
− Ätiologie 193 ff.
− Azidose 269
− Begutachtung 234 f.
− Bindegewebe 225
− Blasenmole 318
− Blutdruck 241
− Blutgerinnung 250
− Blutzucker 216
− Bromthaleintest 262
− Calziumstoffwechsel 252
− Chirurgie 353 ff., 362 ff.
− Cholesterin 222 f., 224
− Chorionepitheliom 189, 318
− Coeruloplasmin 213
− Corticosteroidstoffwechsel 113, 274
− Cortisolstoffwechsel 113, 215, 274
− Cushing-Syndrom 274
− Definition 189
− Diabetes mellitus 215
− Diagnostik 205
− Differentialdiagnose 229, 232
− Dünndarmpassage 260
− Durstversuch 114
− Eisenbindungskapazität 247
− Eisenumsatz 247
− Eiweißstoffwechsel 212 ff.
− EKG 242
− Entwicklung 231
− Enzymaktivitäten 214
− Eosinophilie 250
− Epidemiologie 191 ff.
− Erythropoetin 248
− Erythrozytenvolumen 248
− Extrasystolen 242
− Ferrokinetik 248
− Fertilität 286
− Fettausscheidung 260
− Fettsäuren, freie 214, 220 f.
− Filtrationsrate, glomeruläre 114, 267
− Gastrinsekretion 259
− Gastrointestinaltrakt 259 f.
− genetische Faktoren 193
− Geschichte 190
− Geschlechtsverteilung 192
− Globuline 213
− Glucagonwirkung 217
− Gluconeogenese 214
− Glucoseoxidation 214
− Glucosetoleranz 216
− Glucoseumsatz 214
− Glucosurie 216
− Glycogenstoffwechsel 214, 263
− $α_1$-Glycoprotein 213
− Gonadotropine 283
− Gynäkomastie 262, 287
− Haare 237
− Hämoglobinumsatz 248
− Häufigkeit 191
− Hautbeschaffenheit 236 f.
− Hauttemperatur 236
− Heredität 193
− Herzauskultationsbefund 242
− Herzfrequenz 237 f., 240, 242
− Herzindex 239, 243
− Herzinfarkt 243
− Herzinsuffizienz 231, 237, 243, 305, 309
− Herzminutenvolumen 237, 240, 243
− Herzmuskel 22, 237 ff., 241
− Herzrhythmusstörungen 237, 242
− HLA-System 195, 331 f.
− 5 α-Hydrogenase 274
− Hydroxyprolin 226, 253
− Hyperkalzämie 252
− Hypophysentumor 22, 189, 196
− iatrogene 316 ff.
− Immunität, zelluläre 200 f.
− Immunologie 197 ff.
− Insulinabbau 214
− Insulinbedarf 215
− Insulinresistenz 217
− Insulinsekretion 214, 216 f.
− Insulinspiegel 216
− Intellekt 233
− Inulinclearance 266
− Jodidclearance 266, 340
− jodinduzierte 231, 296, 304, 314 ff., 335, 523 f.
− Jodprophylaxe 192 f., 523 f.
− kardiale Symptome 237 ff.
− Karzinomrisiko 549
− Katecholaminspiegel 280
− kindliche 305 ff.
− − Therapie 307, 333
− Klassifikation 190
− klimakterische 334
− Knochenmarksfunktion 248
− Knochenveränderungen 22, 251 ff.
− Knotenstruma 228 f.
− Kohlenhydratstoffwechsel 213
− Kolonpassage 261
− Koronarinsuffizienz 243
− Kreislauf 237 ff.
− Kreislaufzeit 240, 243
− Leber 262
− Leberenzyme 263
− Leberglycogen 214, 221
− Leberhistologie 263
− Leberkomplikationen 22, 262
− Libido 287
− Lipidstoffwechsel 220 f.
− Lipolyse 221
− β-Lipoprotein 213
− Lungenfunktion 241
− Lymphozytose 249
− Magenperistaltik 259
− Magenschleimhaut 249 f.
− maskierte 305
− Menstruationsstörungen 286
− Milz 250
− Myopathie 255 ff.
− Nägel 237
− Nebennierenrindeninsuffizienz 276
− Nephrokalzinose 268
− Neugeborenes 108, 308 ff.
− Nierendurchblutung 267
− Nierenfunktion 267
− oligosymptomatische 305
− Osteoarthropathie 22, 386 f.
− Osteopathie 251 ff.
− Östradiol 113, 274, 283
− Östrogene 283
− Ovarialtumor 320
− PAH-Clearance 267
− Pathogenese 197 ff.
− pathologische Anatomie 21 f.
− Pathophysiologie 212 ff.
− Persönlichkeitsstruktur 232
− Phosphatase, alkalische 263
− Phosphatide 221
− Phosphatstoffwechsel 252 f.
− Pigmentation 237
− Plasmafluß, renaler 114, 267
− Plasmalipide 224
− posttraumatische 234 f.
− Potenz 287
− Progesteron 283
− Psychotherapie 233
− Punktsystem 228
− Radiojodtherapie 339 ff.
− Remission 329 f.
− Remissionsrate, HLA-System 331
− − ^{132}Jod-Suppressionstest 330
− − Jodidausscheidung 326
− − Jodzufuhr 326
− − LATS 331
− − Röntgenkontrastmittel 326
− − Schilddrüsenantikörper 331
− − Thyreoglobulinspiegel 326
− − TRH-Test 330 f.
− Retikulozyten 248
− Rezidiv 330 f.
− − Thyreoglobulinspiegel 326
− Schilddrüsenkarzinom 189, 319, 551, 554, 565
− Schilling-Test 260
− Schlagvolumen 238, 240
− sekundäre 196
− Seminom 189
− Serumproteine 213
− SHBG 283, 287
− Skelettmuskel 22
− Splenomegalie 250
− Spontanheilung 323
− Steroidbehandlung 277
− STH-Sekretion 115
− streßinduzierte 121, 233 f.
− Stufendiagnostik 210 f.
− Suppressionstest 330 f.
− Symptome 227 f.
− Szintigramm 211
− temporäre 189, 306, 611
− Testosteron 114, 283
− Therapie 322 f.
− − antithyreoidale Substanzen 323 ff.
− − Hypothyreoserisiko nach Operation 354
− − − nach Radiojod 344
− − Jod 334 f.
− − operative s. Strumaresektion
− − präoperative 353, 364
− − Propanolol 339
− − Radiojod s. Radiojodtherapie
− − Remission 329
− − Reserpin 339
− − Schwangerschaft 284 f., 334
− Thymusvergrößerung 22, 250
− Thyreoiditis 194, 306, 321, 330, 333, 608
− durch D-Thyroxin 380
− Transportkapazität, tubuläre 267
− Trauma 234 f.
− Triglyceride 221
− Trommelschlegelfinger 386 f.
− TSH-bedingte 189
− Untersuchungsbefunde 228

– Verlauf 231
– Vitamin-A-Resorption 260
– Vitamin-B_{12}-Bedarf 249
– Vitiligo 237
– Vorhofflimmern 242 f.
– Wachstumshormon 115
– Wärmeintoleranz 227
– Xylose-Test 260
– Zeitintervalle, systolische 241
Hyperthyreosis factitia 189, 316 ff., 338
– – Myopathie 317
– – Propanolol 236
– – Therapie 318
Hyperurikämie 432
Hypogonadismus 436
Hyponatriämie 432, 440
Hypoparathyreoidismus 115, 118, 276
Hypophyse, Histologie 9
– Hypothyreose 20
Hypophysenadenom, TSH-produzierendes 196
Hypophysenvorderlappen, Diagnostik 455 f.
– Zytologie 452
Hypophysenvorderlappenadenom 196, 453
– chromophobes 453, 458
Hypothalamus-Hypophyse, Hyperthyreose 195
– Schilddrüsenregulation 9, 49, 95 ff.
Hypothermie 441
Hypothyreose, Achylie 429
– ACTH-Test 437
– Addison-Krankheit 276, 438
– Alter 443
– Altersgipfel 391 f.
– cAMP, Plasma 281
– Anämie 422 f.
– – perniziöse 423, 429
– – Therapie 424
– Androgenstoffwechsel 436
– angeborene s. Hypothyreose, kongenitale
– Arteriosklerose 407, 418
– Artikulationsstörungen 429
– Aszites 417, 429 ff.
– Ataxie 414
– Autoantikörper 197, 605
– Autoimmunkrankheiten 393
– Beschwerden 409, 445
– Blutdruck 418
– Blutgerinnung 424
– Blutvolumen 418
– Cholesterin 222, 224, 407 f.
– Clearance 431
– corticosteroidinduzierte 272
– Cortisolsekretion 113, 437
– Dentition 428
– Dermatopathie 383
– Diabetes mellitus 404
– Diagnostik 400 f., 448, 453
– diagnostischer Index 411
– Differentialdiagnose 411, 449
– Digitaliswirkung 419
– Down-Syndrom 118, 411, 449
– Dünndarmfunktion 429
– EEG 414, 448, 484
– Einteilung 18, 389 f.
– Eisenumsatz 247
– Eiweißstoffwechsel 402
– EKG 420
– Epidemiologie 391, 445
– Epiphysendysgenesie 427 f.
– erworbene 20, 388 ff.

– – Ätiologie 392 f., 445, 447
– Erythropoese 247
– Erythropoetin 422
– experimentelle 85
– Felsol-induzierte 396
– Ferrokinetik 422
– Filtrationsrate, glomeruläre 418, 431
– Galaktorrhoe 435
– Gallenblasenfunktion 431
– Gehirnentwicklung 84 f., 108
– Gelenksymptome 428
– Gerinnungssystem 424
– Geschichte 389 f.
– Geschmacksempfindung 414
– Gesichtsfeldausfall 457
– Glucosestoffwechsel 405
– Haare 416
– Harnsäure 432
– Haut 226, 415
– Herz 416 f.
– Herzfrequenz 417
– Herzgröße 419
– Herzminutenvolumen 417
– Hörstörungen 414
– Hydroxyprolin 226, 253
– Hydrozele 430
– Hyperkalzämie 433
– Hyperlipoproteinämie 407
– Hyperurikämie 432
– Hypogonadismus 436
– hypophysäre 388 f., 452 f.
– – Therapie 459
– Hypophysenvergrößerung 20, 457
– iatrogene 395
– idiopathische 388, 392 f.
– Immunthyreoiditis 392 f.
– Insulinsekretion 405
– Intelligenz 413
– jodinduzierte 395
– Kapillarfragilität 250
– kardiale Komplikationen 416 ff.
– – – Therapie 420, 467
– Karotinämie 415
– Katecholaminspiegel 280
– kindliche 447 f.
– Klassifizierung 389, 394
– Klinik 409, 445, 453
– Knochenentwicklung 20, 427
– Knochenhistologie 427
– Kolonbefunde 429 f.
– kongenitale, Ätiologie 478 f.
– – Definition 472, 478
– – Diagnostik 485
– – Differentialdiagnose 486
– – Gehirnentwicklung
– – Häufigkeit 479, 486
– – Hormonsynthesestörung 479
– – Klinik 483 f.
– – Laborbefunde 486
– – Leitsymptome 484
– – Pathogenese 479
– – pathologische Anatomie 20
– – Prognose 486
– – Prophylaxe 486
– – Schwerhörigkeit 480
– – Skelettreifung 484
– – Therapie 486 f.
– – Vorsorgeuntersuchungen 522, 486
– – Wachstum, pränatales 108
– Kohlenhydratstoffwechsel 405
– Körpergewicht 406
– Koxarthrose 20
– Kreislaufzeit 417

– Leber, Stauungsfibrose 431
– Leberenzyme 430
– Leukopenie 424
– Lipidstoffwechsel 406
– Lipidsynthese 88
– Liquorbefund 414
– Lithium 124, 337
– Lungenfunktion 418
– Magnesium 268, 433
– Manifestationsalter 391
– maskierte 410
– Menstruationsstörungen 435
– Megakaryozyten 424
– Metopirontest 437
– Mineralstoffwechsel 426
– Muskelhistologie 425
– Muskelhypertrophie 425
– Myopathie 425
– Myotonie 425
– Nägel 416
– Natriumhaushalt 432
– Nebennierenrindeninsuffizienz 276, 438
– Nervenhistologie 414
– neurologische Symptome 413
– Nierenfunktion 418, 431 f.
– Nierenhistologie 431
– Obstipation 429
– Ophthalmopathie 394
– Osteopathie 426
– Osteosklerose 428
– pathologische Anatomie 18 f.
– Perikarderguß 417
– Plasmafluß, renaler 418, 431
– Plasmalipide 224, 407 f.
– Pleuraerguß 430
– Polyneuropathie 414
– postoperative 231, 354 f., 395
– präklinische 388
– primäre, Definition 388
– Prolactin 435
– Pseudomyotonie 426
– psychische Symptome 412
– Psychosen 413
– Pubertätsentwicklung 435
– Pulswellengeschwindigkeit 418
– nach Radiojodtherapie 242 ff., 395
– Refraktärperiode 419
– β-Rezeptorenblocker 280
– Schilddrüsenhormonresistenz 397
– Schilddrüsenregulation, autonome 100
– Schwangerschaft 395, 434
– Schweißdrüsen 416
– Schweregrad 394
– Schwerhörigkeit 414
– Screening-Test 410, 486
– sekundäre 388 f., 452 f.
– Serumeiweiß 403
– Steroidstoffwechsel 437 f.
– STH-Sekretion 114
– Struma 410
– Stufendiagnostik 401
– subklinische 388, 394
– Symptome 409 f., 445
– durch T_3-Antikörper 398
– T_4-Resorption 76
– Terminologie 389, 394
– tertiäre 388 f., 452, 457
– Therapie 461 ff.
– – im Alter 446
– – Ergebnisse 467 f.
– – Kombinationspräparate 466
– – Präparate 462 f.
– – Schwangerschaft 434
– – Thyroxin 464 f.

– – Trijodthyronin 466
– Triglyceridspiegel 407
– Ursachen 18, 20, 388 f.
– Verlauf 409
– Vitamin B_{12} 423
– Wachstum, postnatales 84, 427
– – pränatales 84, 108
– Wachstumshormon 114
– Wasserbelastung 114
– Wasserhaushalt 432
– Xylosetest 429
– zerebrale Komplikationen, Therapie 467
Hypoventilation 440
Hypoxie 121, 440

I

Ikterus, cholostatischer 262
Immunität, zelluläre 605 f.
– – Hyperthyreose 200
Immunglobuline, schilddrüsenstimulierende s. auch LATS, LATS-Protektor
– – bei Angehörigen von Hyperthyreosekranken 108
– – Bestimmung 171, 178
– – HTACS 199, 200
– – Hyperthyreose 199
– – unter Hyperthyreosetherapie 200
– – Immunthyreoiditis 604
– – Klassifikation 200
– – Neugeborenen-Hyperthyreose 309
– – Ophthalmopathie 378
– – Plazentapassage 108
– – nach Radiojodtherapie 200
– – Schilddrüsenkarzinom 554
– – nach Strumaresektion 200
– – bei subakuter Thyreoiditis 601
– – TDA 199
– – unter Thyreostatika 200
– – Übersicht 200
– – zelluläre Immunität 201
Immunkomplexe 210
Immunorbitopathie 370
Immunthyreoiditis, Aspirationspunktion 613
– asymptomatische 612
– Ätiologie 603
– atrophische 611
– Autoantikörper 604 f.
– Autoimmunkrankheiten 609
– begleitende 612 f.
– Definition 603
– Dermatopathie 383, 611
– Diabetes bei 321, 609
– Diagnostik 613
– Down-Syndrom 607
– Genetik 607
– Hashitoxicosis 611
– HLA-System 607
– Hyperthyreose 194, 321, 608
– – temporäre 306, 611
– hypertrophische 609
– Hypothyreose 392 f., 611
– – nach Thyreostatika 330, 333
– Immungenese 198, 604 f.
– Jodfehlverwertung 608
– Myasthenia gravis 257, 609
– Nebennierenrindeninsuffizienz 276, 321, 609
– Ophthalmopathie 611
– Pathogenese 603 ff.
– pathologische Anatomie 13, 15
– Pathophysiologie 608 f.

– Schilddrüsenantikörper 197, 321, 604, 613
– Schilddrüsenmalignom 550
– Schwangerschaft 434
– Therapie 321, 614
– Turner-Syndrom 607
– Vitiligo 237
– zelluläre Immunität 200, 605
Infektionskrankheiten 118
Insulin, Glycogensynthese 88
– Kalorienproduktion 212
– Thermogenese 86, 212
Insulinabbau, Hyperthyreose 214
Insulinresistenz 217
Insulinsekretion, Hyperthyreose 214, 216
– Hypothyreose 405
Intelligenz, Hyperthyreose 233
– Hypothyreose 413
– Kretinismus 477
Intelligenzquotient 413
Inulinclearance 266
Iodide goitre 395
Isoimpulskarte 142 f.
Isothiocyanat 124
Isthmusspaltung, primäre 628

J

^{123}J 140 f., 151, 154, 206
^{125}J 140 f., 143
^{131}J, Depletionstest 168
– Entstehung 140
– Gonadenbelastung 141
– Gesamtkörperdosis 140
– Halbwertszeit
– – biologische 152
– – effektive 152
– – physikalische 140, 153
– Hormoninkretionsbestimmung 157, 166
– Jodaufnahmebestimmung 156
– Jodclearancebestimmung 156
– bei Jodfehlverwertung 163, 168
– Jodpoolbestimmung mit 157
– Jodstoffwechseldiagnostik 151 f.
– Konversionsratebestimmung 153
– Schäden 141
– Speicheldrüsenexkretionsbestimmung 156
– Strahlenbelastung 141
– Strahlenenergie 141
– Szintigraphie mit 143 f., s. a. Schilddrüsenszintigramm
– Therapie mit s. Radiojodtherapie
– Utilisationsratebestimmung 153
– Zerfall 140
– Zweiphasentest 152
^{132}J 206
– Suppressionstest 208
Jod s. auch Jodid
– aktiviertes 324
– Butanol-extrahierbares 157 ff.
– Eigenschaften, physikalische 140
– Isotope 140
– proteingebundenes, Abfall nach T_4-Entzug 317 f.
– – BEI, radioaktives 154
– – Bestimmung 158 f.
– – Butanol-extrahierbares 157 ff.
– – Cholesterin 224
– – Corticosteroide 274
– – Cushing-Krankheit 275
– – Gravidität 159, 283
– – Halbwertszeit, PB^{131}J 328
– – Hepatitis, akute 264

– – Hyperthyreose 206
– – Ikterus 159
– – nach ^{131}Jod 153
– – Jodfehlverwertung 159, 482
– – Jodkontamination 206
– – Kretinismus 475 f.
– – nephrotisches Syndrom 270
– – Niereninsuffizienz 271
– – Normalwerte 159
– – Östrogene 159, 283
– – perinatal 107, 308
– – Röntgenkontrastmittel 154, 315
– – Schwangerschaft 159, 283
– – Sinusfrequenz 242
– – Struma, blande 510
– – thyreotoxische Krise 291
– – Zusammensetzung 158
– Schilddrüsengehalt 71, 324, 336
– Vorkommen 54, 140
Jod-Basedow 314, 335
Jodaminosäuren 58 f.
Jodat 314
Jodaufnahme, thyreoidale, absolute 156
Jodausscheidung, fäkale, Neugeborenes 76
– – Niereninsuffizienz 76, 271
– renale s. Jodidausscheidung, renale
Jodavidität 152
Jodbedarf 54, 315
Jodbenzansäure 315
Jodblockade 206
Jodchlorhydroxychinolin 290
Jodclearance, renale 55
– thyreoidale 156
Jodexkretion s. Jodausscheidung; s. Jodidausscheidung
Jodfehlverwertung 159, 482 f.; s. auch Dyshormogenese
– Belastungstests 167 f.
– Diagnostik 159, 163, 167
– Differenzierung 163
– erworbene 483
– Hormonphase 153
– Immunthyreoiditis 608
– Inkretionsprodukte 163
– Karzinome 544
– Struma 501
Jodgehalt, Brot 499
– Meersalz 523
– Speisesalz 54, 523
– Trinkwasser 54, 140, 497
4-Johhistidin 58
Jodidakkumulation 56
Jodidaufnahme, thyreoidale 56, 106, 125, 152, 156, 336
Jodidausscheidung, renale
– – Altersabhängigkeit 109
– – Bestimmung 167
– – in der Bundesrepublik 167, 498 f.
– – bei Jodexzeß 395
– – bei Jodmangel 498 f.
– – bei Jodmedikation 55, 317
– – Hyperthyreose 55
– – Hypothyreose 55
– – Normalwerte 55, 167
– – osmotische Diurese 266
– – nach Perchlorat 325
– – Pubertät 306
– – Reabsorption, tubuläre 266
– – Schwangerschaft 282
– – Strumaendemiegebiete 55
– – – Schweregrad 495
– – USA 167
Jodidbestimmung 167

Jodidclearance, Brustdrüsen 55
– Magendrüsen 55
– renale, Altersabhängigkeit 109, 443
– – Corticosteroide 272
– – Inulinclearance 266
– – Normalwerte 55
– – Radiojodaufnahme, thyreoidale 154
– Speicheldrüsen 55
– thyreoidale, Altersabhängigkeit 109
– – Bestimmung 55, 156
– – Calzium 124
– – Corticosteroide 272
– – Hyperthyreose 340
– – ^{131}Jod-Aufnahme, thyreoidale 154
– – Mechanismus 56
– – Normalwerte 154, 156
– – Schilddrüsendurchblutung 340
– – Schwangerschaft 282
– – TSH 52
Jodidefflux 56
Jodidinflux 56
Jodidkonzentration 56
Jodidoxidation, thyreoidale 60
Jodidpool 71, 157, 206, 271, 395, 465
Jodidpumpe 56
Jodidresorption 54
Jodidsekretion, thyreoidale 68
Jodidserumspiegel 55, 109
– blande Struma 502
– Jodtherapie 122, 395
– Niereninsuffizienz 271
– Schwangerschaft 282
Jodidstruma 123
Jodid-Trap 56
Jodidtransport 57, 101, 122
Jodidturnover s. Jodidumsatz
Jodidumsatz 71, 109, 117, 151, 206, 264, 300, 325 f.
Jodidverteilung 55
Jodidwirkung, Dosisabhängigkeit 122, 335
– Hyperthyreoseinduktion 231, 296, 304, 314 ff., 423 f.
– Hyperthyreosetherapie 335
– Hypothyreoseinduktion 333, 395
– ^{131}Jod-Phase 154, 206, 395
– ^{131}Jod-Umsatz 152, 154
– Neugeborenenhypothyreose 397
– Radiojodtest 154, 206, 395
– Regulation der Schilddrüsenfunktion 100
– Schilddrüsensekretion 102, 123, 335, 396
– Strumainduktion 123, 333, 395
– T_3/T_4-Quotient 504
– Thyreostatikaeffekt 326
– thyreotoxische Krise 290
– TSH-Sekretion 98, 123
Jodierung s. Jodination
Jodination 60, 61; s. auch Jodidaufnahme, thyreoidale
– extrathyreoidale 62
Jodinationsdefekt 480
Jodisation 58; s. auch Schilddrüsenhormone, Biosynthese
– Jodhemmung 101
Jodisationsdefekt 480, 608
Jodkreislauf 54, 140
Jodleck 100
Jodmangel 100, 497 f.
– Schilddrüsenkarzinom 543, 545 f.
– Struma 497 f.

– T_3-Hyperthyreose 312
Jodprophylaxe 192, 315 f., 497, 522 f.
– Schilddrüsenkarzinom 542
Jodproteine 65
– abnorme 482
Jodrepletionstest 314
Jodreservoir, thyreoidales 157
Jodresorption 54
Jodstoffwechsel 53 ff.
– Altersabhängigkeit 109, 152, 443
– Diagnostik 150
– Lithium 124, 337 f.
– Niereninsuffizienz 117
– Rebound-Phänomen 127
– Schwangerschaft 110
Jodstruma 397
Jodtherapie, Bronchitis 122
– Hyperthyreose 334 ff.
– – Operationsvorbereitung 335 f., 354
– Jodidserumspiegel 122, 395
3'-Jodthyronin 93
Jodthyronine 61, 68, 74, 91, 93
Jodtyrosine 58 f., 91, 93
Jodüberschuß 100 f., 122, 335, 395
Jodumsatz, thyreoidaler 151, 206, 300, 325
– – Hormonphase 152
– – Jodidphase 152, 154
Jodzufuhr, tägliche 54, 499
– – exzessive 122 f.
– – Hyperthyreoserisiko 315
– – T_4/T_3-Quotient 312

K
K-Zellen 200
Kachexie 118
Kaliumperchlorat s. Perchlorat
Kaliumstoffwechsel 89, 267 f.
Kälteadaptation 100, 107
Kälteexposition 87, 98, 234
Kältestreß 100, 120, 121, 234
Kapillarfragilität 250
Karzinosarkom 29, 39
Katecholamine, Fettstoffwechsel 112, 221
– Glycogensynthese 88
– Herzwirkungen von Schilddrüsenhormonen 239
– Kohlenhydratstoffwechsel 214
– Metabolismus 280
– Plasmaspiegel 280
– Rezeptoren in der Schilddrüse 279
– Schilddrüsenfunktion 112, 279
– Schilddrüsenhormone 81, 87
– Sekretionsrate 280
– thyreotoxische Krise 291
– TSH-Sekretion 97
Ketoazidose 218
17-Ketosteroide 274
Klinefelter-Syndrom 118
Klone, verbotene 201
Knochenaltersbestimmung 137
Knochenmark 248, 422
Knochenstoffwechsel 115, 252, 427
Knotenstruma, Aspirationspunktion 512
– Autonomie 296, 305, 507
– Autoradiographie 507
– Basedowifizierung 304, 314 ff.
– Definition 506, 509
– Dyshormonogenese 484 f.
– Entstehung 506 f.
– Gewicht 305
– Häufigkeit 514
– Hyperthyreose 228 f., 314 ff.

– Operationsindikation 519, 531
– Strahlenexposition 547 ff.
– Untersuchung 508
Kobalt 124, 154
Kocherscher Kragenschnitt 627 f.
Kohlenhydratstoffwechsel 87 f., 213 f., 405
Kolloid 7 f.
Kolloidadenom 25
Kolloidantigen, zweites 604
Kolloidstruma 23
Koma, hypothyreotes, Auslösung 439
– – CO_2-Retention 440
– – Hyponatriämie 432, 440
– – Hypothermie 441
– – Hypoventilation 440
– – Hypoxie 440
– – Serumenzyme 441
– – Symptome 439
– – Therapie 441 f.
– – Wasserhaushalt 440
Kontrazeptiva, hormonale
  s. Östrogene
Konversionsrate 153
Kopplungsdefekt 481
Koronare Herzkrankheit, Hypothyreose 418, 446
– Schilddrüsenantikörper 394, 446
Koronarinsuffizienz 243
Koxarthrose 20
Kraniopharyngeom 458
Kreatinstoffwechsel 90, 174, 212
Krebsrisiko, spontanes 349
Kreislaufzeit 240, 243, 417
Kretinenhüfte 20, 477
Kretinismus, Anamnese 132
– Definition 472 f.
– Einteilung 473
– endemischer 472 f.
– Epidemiologie 473
– Epiphysendysgenesie 477
– Geschichte 472
– Jodfehlverwertung 167
– Jodidkonzentration 56
– Jodmangel 474
– Klinik 476 f.
– Knochenentwicklung 84, 108
– Oligophrenie 477
– Pathogenese 474
– Pathophysiologie 474
– Prophylaxe 478
– Röntgenzeichen 137
– Schilddrüsenfunktion 475 f.
– Schwerhörigkeit 477
– sporadischer 472 f.; s. a. Hypothyreose, kongenitale
– Struma 476
– Symptome 476 f.
– Therapie 478
– Thyroxindegradation 476
– TSH bei 476
– Ursache 20
– Wachstum, pränatales 84
Krise, thyreotoxische s. Thyreotoxische Krise
Kropfnoxen 124, 499 f., 500 f.
Küstenkropf 397

L
L-Dopa 127
Lactatdehydrogenase 78, 430
Lafil 627
Lähmung, periodische 255, 257
Latenzzeit 79, 212
LATS s. auch Immunglobuline, schilddrüsenstimulierende

– Angehörige von Hyperthyreotikern 194
– Bestimmung 178, 199 f.
– Chemie 199
– Dermatopathie 384
– EPF 377
– Hyperthyreose 197, 199 f.
– Nachweis 178, 199 f.
– Hyperthyreose, Pathogenese 197
– – Prognose 331
– Schilddrüsenmalignom 551
– Speziesspezifität 199
– Suppressionstest 199
– T_3-Hyperthyreose 311
– TSH-Rezeptorstimulation 171
– zelluläre Immunität 201
LATS-Protektor 171, 178, 198 ff., 309 s. auch Immunglobuline, schilddrüsenstimulierende
Leberenzyme 263, 430
Leberzirrhose, Hyperthyreose 22
– Immunthyreoiditis 609
– PBI 159
– rT_3-Spiegel 264
– Schilddrüsenfunktion 117
– Thyroxin, freies 264
– Thyroxin-bindendes Globulin 165
– – Thyroxinbindung 72, 165
– Thyroxinresorption 76
– TRH-Test 117, 264
– Trijodthyronin, freies 264
– Trijodthyroninspiegel 117, 264, 311
– TSH-Sekretion 264
Leukämie 118
Leukopenie 424
Leukozytenmigrationshemmtest 606
Libido 287
Ligamentum thyreoideum medium 628
Lipide s. Plasmalipide
Lipidstoffwechsel 88 f., 112, 220 f., 406
Lipolyse 89, 221
β-Lipoprotein 213
Lipoproteine 223
Lipoproteinlipase 222
Liquor cerebrospinalis 414
Lithium Adenylcyclaseinhibition 57
– Dosierung 329, 338
– Handelsformen 329
– Hyperthyreose, Initialbehandlung 328
– Hypothyreose 124, 337
– Jodakkumulation 337
– Jodpool 338
– Jodstoffwechsel 124
– Nebenwirkungen 338
– Protrusio bulbi 124
– Schilddrüsenveränderungen, degenerative 11
– Serumspiegel 338
– Struma 337, 496, 501
– thyreotoxische Krise 294, 338
– Thyroxindegradation 124
– Wirkungsweise 337
Lobus pyramidalis 6, 143
Luftembolie 624
Lugolsche Lösung 294
– Dosierung, Hyperthyreose 335 f.
– Jodgehalt 336
Lungenembolie 118
Lungenfunktion 241, 418
Lupus erythematodes s. Erythematodes
Lymphoide Hyperplasie 250

Lymphokinin 200
Lymphom, malignes 44, 118
Lymphotoxintest 606
Lymphozyten 199, 249
– antigenbindende 377
Lymphozytose 249

M
McKenzie Bioassay 199
Magen, Hyperthyreose 259 f.
– Hypothyreose 429 f.
Magenschleimhaut 249
Magnesiumstoffwechsel 89, 115, 268, 433
Malaria 118
Mastzellen 226
Mediastinotomia longitudinalis 633
Megakolon 448
Membranpotential 56
Menstruationsstörungen 286, 435
Meprobamat 126
2-Mercaptobenzimidazol 328
Merseburger Trias 135, 189, 237
Merthiolat 162
Metamorphose 47, 49, 74, 79, 83, 90, 212
Methimazol als Antithyroxin 125
– Dosierung, Erwachsene 328
– – Kinder 307
– als Goitrogen 501
– Handelsformen 328
– Jodausscheidung 325
– Oxidation in der Schilddrüse 324
– Schwangerschaft 286
– Strukturformel 328
– thyreotoxische Krise 294
1-Methyl-2-mercaptoimidazol s. Methimazol
Methylthiouracil 328
α-Methyl-p-Tyrosin 75
Methylxanthin 499
Metopiron 126
Metoxyfluran 127
MIF s. Migration inhibition factor
Migration inhibition factor 200, 321, 376 ff.
Mikrovilli 8
Milchglaskerne 36
Milz 250
Mineralstoffwechsel 89, 426
Minderwuchs, Kretin 476
MIT s. Monojodtyrosin
Mitochondrien 8 f., 50, 78 ff., 85 f., 90, 212, 239, 241, 263, 430 f.
Möbiussches Zeichen 374
Molybdän 124
Monojodthyronin 91, 93
Monojodtyrosin 53, 56, 58 ff., 163, 297, 315, 324
– Belastungstest 168
– Kretinismus 474, 481
Morbus s. Eigennamen
Mouse-thyroid-stimulator 199 f.
MTS s. Mouse-thyroid-stimulator
Mucopolysaccharide 88, 225 f.
Musculus levator glandulae thyreoideae 629
Muskelstoffwechsel 90, 425
Myasthenia gravis 195, 197, 255 f., 276, 426
Myokardinfarkt 118, 234
– nach Propanolol 339
Myopathie, hyperthyreote 255 ff.
– – Differentialdiagnose 256
– – Entstehung 256
– – Häufigkeit 256

– – histologische Befunde 256
– – Hyperthyreosis factitia 317
– – Kindheit 306
– – Lähmung, periodische 257
– – Myasthenia gravis 256
– hypothyreote 425 ff.
– Schilddrüsenhormone 90
Myotonie 425
Myxödem 19 f., 22, 134, 189, 289
Myxödemherz 416

N
N-Acetylneuraminsäure 51
n-Butyl-4-Hydroxy-3,5-Dijodbenzoat 92
NADP 49, 60, 66, 88
NADPH-Cytochrom-c-Reduktase 78
Narkosemittel 127
Natriumstoffwechsel 89, 267 f., 432
NBEI s. Non-butanol-extractable iodine
NBEI-Syndrom 482, 609
Nebennierenrindeninsuffizienz, Hyperthyreose 276
– Hypothyreose 276, 438
– – sekundäre 459
Nebenschilddrüsenadenom 550
Neck-dissection, Technik 636 ff.
Nephrokalzinose 268
Nephrotisches Syndrom 117, 165, 270, 502
Nervensystem, autonomes 233
Neugeborenes, freies T_3 308
– freies T_4 308
– Hyperthyreose 309
– – Mortalität 309
– Hypothyreose, jodinduzierte 397
– Hypothyreose-Screening 410, 486, 522
– Jodausscheidung 522
– PBI 107, 308
– reverse T_3 308
– Struma 522
– Thyroxin 107, 306
– Trijodthyronin 107, 306, 308
– TSH 107, 308
Neutralfette 221, 407
Nicotinsäure 221
Nierenfunktion 114, 266 ff., 271, 418, 431 f.
Niereninsuffizienz 99, 117, 271
Nierentransplantation 117
Nierenversagen, akutes 89, 114, 271
Nitrat 125
Non-butanol-extractable iodine 65, 482, 609
Noradrenalin 112; s. auch Katecholamine
NTR 161 f.
Nulldiät 122

O
o'-DDD; s. 2,4'-Dichlordiphenyl-Dichloräthan
Oberlidretraktion 273
Oddie-Modell 499
17β-Oestradiol, Hyperthyreose 283
Oestriol 274
Oestrogene, PBI 159, 283
– Schilddrüsenfunktion 113, 283
– Thyroxin 110, 112, 160, 206, 283
– – freies 283
– Thyroxin-bindendes Globulin 69, 109 f., 165, 207, 264, 283
– TRH-Test 96, 113
– TSH-Sekretion 113

Onkozyt 9, 11, 15 f., 21, 26, 540, 555
Ophthalmometer 374
Ophthalmopathie, endokrine,
   Amaurose 376
– – Azathioprine 380
– – Bindegewebe 225
– – Bulbusluxation 374
– – Computertomographie 376
– – Corticosteroidbehandlung 273, 379
– – Cushing-Krankheit 275
– – Definition 370
– – Diagnose 376
– – Differentialdiagnose 376
– – einseitige 373
– – Einteilung 370 f.
– – Geschlechtsverteilung 192
– – Glucosaminglucane 226, 376
– – Häufigkeit 189, 373
– – HLA-System 195
– – Hormonphase 376
– – Hyperthyreose 189, 229, 370
– – Hypophysektomie 379
– – Hypothyreose 611
– – Immunthyreoiditis 611
– – Kindheit 306
– – Klinik 373 f.
– – Knotenstruma 231
– – Lokalbehandlung 380 f.
– – Operation 380
– – – der Schilddrüse 356
– – Pathogenese 377
– – pathologische Anatomie 373
– – Radiojodtherapie 347
– – Retrobulbärbestrahlung 379
– – Schweregrade 370 f.
– – Sekundärglaukom 376
– – Sonographie 376
– – Suppressionstest 376
– – Symptome 373 f.
– – Therapie 378 f.
– – Thyreoidektomie 367, 380
– – TRH-Test 376
– – Trijodthyronin 207, 312, 376
– – TSH-Wirkung 226
– – Untersuchung 136
– – Vitiligo 237
Orbitopathie s. Ophthalmopathie, endokrine
Osteoarthropathie, hypertrophische 22
Osteogenesis imperfecta 254
Osteomalazie 22
Osteoporose 22
Osteosklerose 428
Osteopathie, hyperthyreote 251 f.
– – Calziumbilanz 252
– – Klinik 254
– – Knochenhistologie 253
– – Phosphatase, alkalische 253
– – Phosphatase–Isoenzyme 253
– – Röntgenbefund 254
– – Therapie 254
– hypothyreote 426 f.
Ovulationshemmer s. Oestrogene
Oxazole 125

P
PAH-Clearance 267
Papillarmuskel 238
Paraaminobenzoesäure 126
Paraaminosalicylsäure 126, 154, 501
Parabromylaminmalleat 126
Parathormon 115, 253, 269
PBI s. Jod, proteingebundenes
   PB^{131}I 152, 156, 157

Pehafil 627
Pendred-Syndrom 167, 478, 480
Penicillin 126
Pentagastrintest 554
Pentosephosphatzyklus 88
Perchlorat, Antagonismus zu Jodid, Schilddrüsensekretion 102
– Depletionstest 168, 336, 395, 475 f., 480 f.
– Dosierung, Erwachsene 328, 337
– – Kinder 307
– als Goitrogen 125, 499
– Handelsformen 328
– Indikationen 337
– Jodausscheidung 325
– Jodidaufnahme, Speicheldrüsen 55
– Jodidtransport, Schilddrüse 56 f., 338
– Nebenwirkungen 337
– Strukturformel 328
– Wirkungsweise 336
Perikarderguß 417
Peritonealdialyse 367
Peroxyd 60, 324, 480, 551
– Schilddrüse 60
Perrhenat 56, 336
Pertechnetat 56, 142, 156, 205 f., 230, 298 f., 336
Phagolysosomen 66
Phäochromozytom 42, 479
Phenobarbital s. Barbiturate
Phenothiazine 126, 501
Phenoxybenzamin 112
Phentolamin 126
Phenylbutazon 127, 154, 160, 162
Phenylharnstoff 323
Phenylketonurie 118
Phenylthiocarbamid 194
^{32}Phosphat, Erythrozytenaufnahme 174 f.
– Szintigraphie 147
Phosphatase, alkalische 263, 333, 426
Phosphatbelastung 253
Phosphatbilanz 253
Phosphatstoffwechsel 89, 252 f., 433
Phosphodiesterase 51, 57
Phosphoenolpyruvat-Carboxykinase 263, 430
Phosphoglucomutase 263
Phosphokinase 51
Phospholipide 223 f.
Phosphorylierung, oxydative 80 f., 86 f., 213
PIF s. Prolactin inhibitory factor
Plazentapassage, Immunglobuline 108, 605
– Jod 108
– Schilddrüsenhormone 108
– Thyreostatika 108
– TSH 108
Plasmafluß, renaler 114, 267, 418, 431
Plasmalipide, Hyperthyreose 224
– Hypothyreose 224, 407 f.
Plasmapherese 295
Pleuraerguß 430
Plummer's nail 237
Plummersche Lösung 336
Pneumomediastinographie 137
Pneumoradiographie 137
Poloniumjodid 328
Polyensäuren 223
Polyneuropathie, Hypothyreose 414
P/O-Quotient 78, 80 f.
Porphyrie 118, 165
Prä-Basedow 189

Präeklampsie 284
Primidon 126
Progesteron 212
Prolactin 97, 127, 273, 435
– inhibitory factor 97
– releasing hormone 97
Propanolol als Goitrogen 501
– Herzinsuffizienz, Neugeborenes 309
– Hyperkalzämie 254
– Hyperthyreose-Symptome 126, 221, 236
– – kardiale 239, 279
– Hyperthyreosetherapie 339
– Hyperthyreosis factitia 236
– Hypoglykämie, postoperative 339
– Lipolyse 221
– Myokardinfarkt 339
– Nebennierenrindenfunktion 339
– Operationsvorbehandlung 339, 364 f.
– Osteopathie 254
– PBI 112
– periodische Lähmung 258
– reverse T_3 126
– Schwangerschaft 286, 339
– Stickstoffbilanz 254, 280
– T_4-T_3-Konversion 112, 126, 207
– thyreotoxische Krise 294, 339
– Thyroxin 112, 126
– Trijodthyronin 126, 207
– zyklisches AMP 112
Propylthiouracil, Dejodasehemmung 75, 125
– Dosierung 328
– – Kindesalter 307
– als Goitrogen 501
– Handelsformen 328
– Jodutilisation 125
– Muttermilch 286
– Oxidation in der Schilddrüse 324
– Plazentapassage 108
– Schwangerschaft 286
– Strukturformel 328
– T_4-T_3-Konversion 73, 75, 125, 262, 326
– thyreotoxische Krise 294
Prostaglandine 41, 51, 126
Proteasedefekt 482
Proteasen 67
Proteinstoffwechsel 86, 212 ff., 412
Prothrombin 263
Protrusio bulbi 124, 374
Psammomkörper 11, 36
Pseudohypoparathyreoidismus 118
Pseudomyotonie 426
Pseudoxanthoma elasticum 237
Psychopharmaka 126
Psychose 413
Psychotherapie 233
Pteroylmonoglutaminat 423
Pubertas praecox 448
Pulswellenerscheinungszeit 241
Puromycin 79, 96

R
Radical-neck-dissection 631, 636 ff.
Radioaktivität 140
Radiojod s. ^{123}J, ^{125}J, ^{131}J, ^{132}J
Radiojodtest, Corticosteroide 272
– Durchführung 152 ff.
– Dyshormogenese 480
– Hyperthyreosis factitia 317
– Hypothyreose 401
– Immunthyreoiditis 613
– Indikation 206

- Jodexzeß 395
- Jodinationsdefekt 480
- Jodisationsdefekt 480
- Knotenstruma 231
- Kretinismus 475 f.
- nephrotisches Syndrom 270
- Ophthalmopathie, endokrine 376
- Schilddrüsenkarzinom 551
- Schwangerschaft, Gefahr 285
- Struma, blande 502
- Thyreoiditis, schmerzlose 321
- – subakute 601
Radiojodtherapie, Adenom, autonomes 302
- Altersgrenze 348 f., 352
- Augensymptome 347
- Dosis 340 ff.
- Erfolge 344 f.
- fraktionierte 342, 347
- Frühhypothyreose 344
- genetisches Risiko 350 f.
- Halbwertszeit, effektive 341
- Hyperthyreose 339 ff.
- Hypothyreose 342 ff.
- – kongenitale 479
- ^{125}Jod 350, 351
- ^{131}Jod, Dosierung 340 ff.
- Immunglobuline, schilddrüsenstimulierende 200
- Indikationen bei Hyperthyreose 352
- – bei Schilddrüsenkarzinom 576
- Initialerfolg 343
- Intervalltherapie 343
- Karzinomrisiko 348, 544
- Kontraindikationen 352
- – Schwangerschaft 285
- Kontrolluntersuchungen 343
- Kretinismus, kindlicher 472
- Leukämieinduktion 350
- Nachteile 352
- Ophthalmopathie 347
- Risiken 307, 348 ff., 577
- Schilddrüsenkarzinom 575 f.
- Schilddrüsenknoten 348
- Späthypothyreose 344 f.
- Spätrezidiv 345
- Strahlenfibrose 577
- Struma, blande 519
- – hyperthyreote 347
- T_3-Spiegel 207
- Thyreoiditis 343
- Thyreokardiopathie 245
- thyreotoxische Krise 340
- Vorteile 352
- Wirkungsmechanismus 339 f.
Radiophosphor s. ^{32}Phosphat
Reaktionstyp, akuter exogener 232
Rebound-Phänomen 127, 154, 221
5 α-Reductase 113 f.
Regulation, hypothalamisch-hypophysäre 49, 95
- Jodidtransport 57
- neuroendokrine 96
- Schilddrüse, Diagnostik 168 f.
- Schilddrüsenfunktion 49, 95
- – autonome 100
- – extrathyreoidale 102 f.
- – TSH 98 f.
- – Schilddrüsenhormonwirkung 81
- T_4-T_3-Konversion 103
- TRH-Sekretion 97
- TSH-Sekretion 98 f.
- Temperatur 86 f., 120
Rektalprolaps 448
Rektusdiastase 448

Rekurrensparese 518, 534 f.
Rekurrensschädigung, Anästhesie 624
- Häufigkeit 631
- Lobektomie, Struma maligna 635
- Präparation des Nerven 630 f.
- Thyreoidektomie 636
- Verlaufsbeobachtung 631
Reserpin 126
Resochin 126
Resorcin 154, 324, 501
Retikulozyten 248
Retrobulbärbestrahlung 379
Reverse T_3 s. 3,3',5'-Trijodthyronin
Rezeptoren, adrenerge, thyreoidale 279
- Schilddrüsenhormone 79, 91
- – Endorganresistenz 482
- – nukleäre 80
- – Struktur-Wirkungsbeziehung 91
- – T_3 73, 237
- – TSH 96, 171
- – – Alter 449
- – – Autoantikörper gegen 197
- – – Immunglobuline 199
- – – Oestrogene 96
β-Rezeptorenblocker s. Propanolol
Rheuma, Hypothyreose 428
Rhodanid s. Thiocyanat
Rhythmik, zirkadiane 273, 275
Riedel-Struma 13, 16 f.
Riesenzellthyreoiditis 13
RNS-Polymerase 78
Röntgenkontrastmittel 123, 154, 157, 290, 293, 296, 304, 314, 396, 501
Röntgenspektrophotometrie 157
Rosettentest 606
rT$_3$ s. 3,3',5'-Trijodthyronin

S
Salicylate 70, 87, 126, 160 f., 165
Salz, Jodgehalt 54
Schilddrüse, Anatomie 6 ff.
- – pathologische 6 ff.
- Aspirationspunktion 137 f., 512, 569
- Atmung, mitochondriale 50
- Autoregulation 49, 95 f., 502
- Blutdurchfluß 326
- Blutversorgung 7
- Computertomographie 137
- DNS-Stoffwechsel 50
- Eiweißstoffwechsel 213, 403
- Elektronenmikroskopie 8
- Embryologie 48, 106
- Energiestoffwechsel 49
- fetale 6, 83, 106, 282
- Funktionsdiagnostik 132 ff., 150
- Histologie 7
- Jodgehalt 71, 109
- kindliche 6
- Kohlenhydratstoffwechsel 49
- Kolloidgehalt 7
- Lage 6
- Lokalisationsdiagnostik 132 ff., 142, 206
- Medikamenteneinfluß 122
- Nerven 7
- Ontogenese 48 f.
- oxidative Phosphorylierung 50
- Pathophysiologie 212 ff.
- Phylogenese 48 f.
- Physiologie 47 ff.
- – Geschichte 47
- Pigmentablagerungen 11
- Pneumoradiographie 137

- Regulation 95 f.
- – extrathyreoidale 102 f.
- – durch TSH 98 f.
- – ohne TSH 100
- Riesenzellen 11
- RNS-Stoffwechsel 50
- Röntgenuntersuchung 137
- Sonographie 147, 230, 515, 569
- Stufendiagnostik 179 f.
- Thermographie 232, 569
- Untersuchungsmethoden 132 ff., 179 ff.
- Zytodiagnostik 137, 569
Schilddrüsenadenom, atypisches 29, 33
- autonomes 296 ff.
- – Ätiologie 296
- – Diagnostik 298 ff.
- – Definition 296
- – Dekompensation, jodinduzierte 296, 524
- – dekompensiertes 298
- – Differentialdiagnose 301
- – – zur Hyperthyreose 231
- – Entwicklung 300, 506 f.
- – Enukleation 302, 632
- – Häufigkeit 296
- – Histologie 363
- – Jodidwirkung 296, 524
- – Klinik 297
- – kompensiertes 298
- – Manifestationsalter 192
- – Operation 302, 363
- – Operationsvorbereitung 364
- – Prognose 300 f.
- – Radiojodtherapie 302
- – Stoffwechsellage 299 f.
- – Szintigraphie 147, 297 f.
- – Therapie 301 f.
- – Thyroxingehalt 297
- – Übergangsformen 300
- – Zytologie 139
- Differentialdiagnose 24
- einfaches 25
- Einteilung 25
- embryonales 25
- fetales 25
- hellzelliges 25, 28
- klarzelliges 25, 28
- makrofollikulär-papilläres 29
- makrofollikuläres 25 f.
- mikrofollikuläres 25 f.
- oxiphiles 25 f.
- papilläres 25, 28 f., 147
- proliferierendes 29
- Szintigraphie 147
- toxisches 22, 296
- trabekuläres 25
- tubuläres 25
Schilddrüsenamyloidose 11
Schilddrüsenangiographie 515, 530, 561
Schilddrüsenantikörper s. Autoantikörper, thyreoidale
Schilddrüsenaplasie 10
Schilddrüsenatrophie 11, 20
Schilddrüsenautonomie 507
Schilddrüsenchirurgie s. Schilddrüsenoperation; s. Strumaresektion
Schilddrüsendegeneration 11, 139
Schilddrüsendiagnostik 132 ff., 179 ff.
Schilddrüsendystopie 10, 20, 479, 514
Schilddrüsenektopie 10, 20, 479, 514
Schilddrüsenentwicklung 106, 308

Schilddrüsenentzündung
  s. Thyreoiditis
Schilddrüsenfehlanlage 10
Schilddrüsenfeinnadelpunktion
  137 f., 512, 569
Schilddrüsenfibrosarkom 42
Schilddrüsenfluoreszenzszintigraphie
  569
Schilddrüsenfollikel 7
Schilddrüsenforschung, Zeittafel 1
Schilddrüsenfunktion, Addison-
  Krankheit 277
– Adipositas 118
– Akromegalie 119
– Alter 110
– Anästhetika 127
– Androgene 114
– Anorexia nervosa 118, 458
– Antibiotika 126
– Antidiabetika 125 f.
– Antiphlogistika 127
– Bronchialkarzinom 118
– Corticosteroide 113, 277
– Colitis ulcerosa 261
– Cushing-Krankheit 275
– Dopaminagonisten 127
– Eiweißmangel 122
– Erwachsene 109
– fetale 106
– Hämoblastosen 118
– Höhenadaptation 121
– Hunger 122
– Hypophysenerkrankungen 458
– Hypoxie 121
– Kälte 120 f.
– Katecholamine 112
– kindliche 109
– Krankheiten, hypophysäre 458
– – hypothalamische 458
– – konsumierende 118
– Leberkrankheiten 117, 264
– Leberzirrhose 264
– Leukosen 118
– Mastkur 122
– Medikamente 122 ff.
– menstrueller Zyklus 114
– Nebennierenrindenhormone 113,
  277
– Nebennierenrindeninsuffizienz 277
– nephrotisches Syndrom 270
– Nierenfunktion 114
– Niereninsuffizienz 117, 270
– Nulldiät 122
– Operation 118
– Oestrogene 113
– perinatale 107
– Präeklampsie 284
– pränatale 106
– Psychopharmaka 126
– Regulation 95 f.
– – Diagnostik 168
– Rezeptoren 112
– β-Rezeptoren 112
– Röntgenkontrastmittel 123, 314
– Schwangerschaft 110, 282
– Streß 121
– Temperatur 120
– Thyreostatika 125
– Thyroxinanaloga 124
– Training 122
– Unterernährung 118
– Vasopressin 114
– Wachstumshormon 114
Schilddrüsengefäße 7
Schilddrüsengewicht 7, 109, 203, 304
– Berechnung 143, 341

Schilddrüsengröße 6
Schilddrüsenhämangioendotheliom
  43 f.
Schilddrüsenheterotopie 10
Schilddrüsenhormonabsorption 54,
  76
Schilddrüsenhormonanaloga 90 f.,
  468
Schilddrüsenhormonausscheidung
  76, 125 ff.
Schilddrüsenhormonbestimmung,
  biologische 90
– chemische 159
– radioimmunologische 160, 162
Schilddrüsenhormonbindung,
  zelluläre 72
Schilddrüsenhormone s. auch Thyroxin, Trijodthyronin
– Autoantikörper 197, 398, 510
– Basalproduktion 400
– Bindungsproteine 69, 71, 102, 165
– Biosynthese 58
– Clearance, hepatische 75 f.
– Clearancerate, metabolische 72 f.
– Interaktionen
– – mit ACTH 86, 221
– – mit Androgenen 114, 283
– – mit Corticosteroiden 113, 212,
  248, 272, 292
– – mit Glucagon 86, 88, 212, 214,
  221
– – mit Insulin 86, 88, 212
– – mit Katecholaminen 81, 87 f.,
  112, 214, 221, 239, 279 f., 291
– – mit Oestrogenen 113, 248, 283
– – mit Parathormon 115, 253
– – mit Vasopressin 114, 267
– – mit Vitamin D 115
– – mit Wachstumshormon 114,
  212, 221
– Jodgehalt 53
– Kälte 87
– Leberspeicherung 71, 264
– Niere 266
– Plazentatransfer 84, 108
– Proteinbindung 69, 71, 102, 165
– Resistenz 397
– Serumspiegel s. Thyroxin, Trijod-
  thyronin
– Stoffwechsel 71 f., 74 f., 113
– – enterohepatischer 75, 264 f.
– Struktur-Wirkungsbeziehung 91
– Verteilungsraum 71, 217, 270
– Wirkung, Adrenozeptoren 279
– – Albumine 213
– – Arteriosklerose 243, 407, 418
– – Bindegewebe 225 f.
– – biologische 83
– – Blutzucker 216
– – Calciumstoffwechsel 89, 115,
  252, 426, 433
– – Cholesterin 222, 407 f.
– – Cholesterinoxidation 89, 407
– – Corticosteroidstoffwechsel 274
– – Cortisolstoffwechsel 215
– – Creatinstoffwechsel 90, 174,
  212
– – Diabetes insipidus 433
– – diabetogene 213
– – diuretische 267
– – Eiweißstoffwechsel 86, 212 f.,
  402
– – Elektrolyte 267 f.
– – Energiestoffwechsel 86, 172
– – Entkopplungstheorie 80
– – Entwicklung 83 f., 108

– – Enzyminduktion 262
– – auf Enzymsysteme 78, 85, 214,
  430
– – Erythropoese 247, 422
– – Fettsäuren, freie 214, 220 f.
– – Fettstoffwechsel 88 f., 112,
  220 f., 407 f.
– – Fettsynthese 88
– – Gastrointestinaltrakt 259 f.
– – Gehirnentwicklung 84, 108
– – Globuline 213
– – Gluconeogenese 212, 214, 403
– – Glucoseoxidation 214
– – Glucoseresorption 87, 215
– – Glucosetoleranz 216, 404
– – Glucosurie 216
– – Glycogen 87
– – Glycolyse 88
– – Gonadotropine 283
– – Grundumsatz 172
– – Hämoglobinsynthese 248
– – Herzmuskel 238 f., 417
– – Hydroxyprolin 226
– – Insulinabbau 214
– – Insulinsekretion 214, 216 f.,
  404 f.
– – Insulinspiegel 216, 405
– – Kaliumhaushalt 89, 268
– – kardiale 238 f., 417
– – katabole 212
– – Katecholaminstoffwechsel 280
– – Knochenmark 247, 422
– – Knochenstoffwechsel 115, 252,
  427
– – Krämpfe 414
– – Latenzperiode 79, 212
– – Leberglycogen 214, 221
– – Lebermorphologie 263
– – Leberverfettung 262
– – Lipidoxidation 88
– – Lipolyse 89, 221, 407
– – Lipoproteine 223, 407
– – Magnesiumhaushalt 89, 115,
  268, 433
– – Mastzellen 226
– – metabolische 85
– – mikrosomale 81
– – Mineralstoffwechsel 89, 426
– – Mitochondriale 80
– – Mucopolysaccharide 88, 225 f.
– – Muskelstoffwechsel 90, 425
– – Natriumhaushalt 89, 268, 432
– – Nebennieren 274
– – Nierenfunktion 114, 271
– – Nierenversagen, akutes 271
– – nukleäre 80
– – Organunterschiede 78
– – Oestrogenstoffwechsel 283
– – permissive 212
– – pharmakologische 83
– – Phosphathaushalt 89, 252
– – Phosphatide 221
– – Phospholipide 223
– – physiologische 83
– – Plasmalipide 224, 407 f.
– – Polyensäuren 223
– – Progesteron 283
– – Proteinsynthese 79, 87
– – Regulation 81
– – renotrope 431
– – Retikulozyten 247
– – Rezeptoren 79 f., 91
– – β-Rezeptoren 279
– – – myokardiale 281
– – RNS-Synthese 79
– – SHBG 283

- – Speziesunterschiede 78
- – Steroidstoffwechsel 113, 437 f.
- – Stickstoffhaushalt 212
- – Stuhlgewichte 260
- – subzelluläre 80
- – Testosteron 283
- – Thermogenese 86
- – Thermoregulation 86
- – Thyroxinumsatz 317
- – Transportkapazität, tubuläre 432
- – Triglyceride 221, 407
- – Vitamin B_{12}-Resorption 423
- – Wachstum 83 f., 108, 212, 402, 427
- – Wärmeregulation 86 f.
- – Wasserhaushalt 89 f., 114, 267, 431 f.
- – Wirkungsangriff 80
- – Wirkungsweise 78 f.
- Schilddrüsenhormoninkretion 166
- Schilddrüsenhormonkinetik 72 f.
- Schilddrüsenhormonmißbrauch 316 ff.
- Schilddrüsenhormonresorption 54, 76
- Schilddrüsenhormonrezeptoren 80, 91
- Schilddrüsenhormonsekretion 66 f.
- Schilddrüsenhormonspeicherung 264, 266
- Schilddrüsenhormonsynthese 53
- – gestörte s. Dyshormogenese
- Schilddrüsenhormontherapie, Erwachsene 464, 520 f.
- – Hypothyreose 462 ff.
- – Kinder 450, 488
- – Neugeborenes 487
- – Struma, blande 520 f.
- Schilddrüsenhormontransport 69, 165
- Schilddrüsenhormonumsatz 71 f., 114, 166 f., 273, 306
- Schilddrüsenhyperplasie s. Struma
- Schilddrüsenhypoplasie 10
- Schilddrüseninnervierung 7
- Schilddrüsenkapsel 7
- Schilddrüsenkarzinom, Allgemeinsymptome 561
- – Altersabhängigkeit 30
- – anaplastisches 29, 39 f., 139, 554 f.
- – Aspirationspunktion 569
- – nach Bestrahlung 37, 141, 348, 544, 547
- – Bestrahlung, externe 574, 577 f.
- – Calcitoninerhöhung 570
- – Diagnostik 559
- – Doxorubicin 578 f.
- – Dyshormogenese 544, 550 f., 570
- – Einteilung 29, 539
- – ektopisches 555
- – Epidemiologie 541
- – Fehldiagnosen 570
- – Feinnadelpunktion 569
- – Fernsymptome 561
- – follikuläres 29, 30 f., 139, 554
- – Gestaltwandel 590
- – großzellig-eosinophiles 33
- – Häufigkeit 30, 32, 541 f.
- – hellzelliges 33 f.
- – Hochvolttherapie 577 f.
- – Hormonbehandlung 572 f.
- – Hyperparathyreoidismus 550
- – Hyperthyreose 549 f.
- – Hyperthyreose 319, 551, 554, 565
- – Immunthyreoiditis 550
- – Jodfehlverwertung 544, 550 f., 570
- – Jodmangel 543
- – Jodumsatz 550
- – kleinzelliges 40
- – Klinik 552 ff.
- – Lokalsymptome 560
- – Malignitätsgrad 553
- – medulläres 29, 41 f.; s. auch C-Zellen-Karzinom
- – Metastasen 563
- – – jodspeichernde 550
- – Mortalitätsrate 542
- – Nebenschilddrüsenadenom 550
- – nichtepitheliale 29
- – Operation 573 f., 589 ff.
- – Operationstechnik 635 ff.
- – Palliativoperation 591
- – papilläres 29, 35 f., 553 f.
- – Pathogenese 543 f.
- – Pathophysiologie 550
- – pathologische Anatomie 30 ff.
- – pflasterzelliges 29, 37
- – Prognose 579 f., 592
- – Radiojodtherapie 544, 575 f.
- – nach Radiojodtherapie 348
- – in Rezidivstrumen 545 f.
- – riesenzelliges 40
- – Röntgenbefund 561
- – Schilddrüsenhormontherapie 572 f.
- – Schwangerschaft 549
- – solides 554
- – Solitärknoten 552 f.
- – spindelzelliges 39
- – Struma 545 f.
- – Symptomhäufigkeit 562
- – Szintigramm 147, 564
- – Therapie 571 ff.
- – Thyreoglobulinerhöhung 570
- – tierexperimentelles 543
- – TNM-System 558
- – TSH 543, 573
- – Tumormarker 570
- – Tumorstadien 558
- – Überlebensrate 571
- – undifferenziertes 29, 39 f., 139, 554 f.
- – WHO-Klassifikation 29, 539
- – Zytodiagnostik 139, 569
- – Zytostatika 578 f.
- Schilddrüsenkarzinosarkom 42, 539
- Schilddrüsenknoten, autonomer s. Schilddrüsenadenom, autonomes
- – Entstehung 506 f.
- – Enukleation 530, 632
- – heißer 147, 149
- – Inspektion 144 f.
- – Jodidtransport 507
- – kalter 142, 147, 211, 230, 507, 550
- – Malignom 552 f., 559
- – Punktion 137 f.
- – nach Radiojodtherapie 348
- – solitärer 142, 144 f., 552 f.
- – Strahlenexposition 547 ff.
- – Untersuchung 135
- – warmer 147, 149
- – Zyste 138, 147
- – Zytologie 137 f.
- Schilddrüsenkonsistenz 7
- Schilddrüsenlappenaplasie 143, 148, 301
- Schilddrüsenlipomatose 502
- Schilddrüsenlymphgefäße 7, 637 f.
- Schilddrüsenlymphom, malignes 44
- Schilddrüsenmalignom s. Schilddrüsenkarzinom; s. Schilddrüsentumor
- Schilddrüsenmetastasen 44, 555 f.
- Schilddrüsenmißbildung 10
- Schilddrüsenoberfläche 7.
- Schilddrüsenoperation, Anästhesie 624 f.
- – Arterienligatur 629
- – Enukleation 632
- – Exkochleation 634
- – Hyperthyreose s. Strumaresektion, Hyperthyreose
- – Instrumente 626 f.
- – Kocherscher Kragenschnitt 627
- – Komplikationen
- – Lagerung 625
- – Lobektomie 635
- – Luftembolie 624
- – Nachblutung 630
- – Nahtmaterial 626 f.
- – Nervus recurrens, Präparation 630 f.
- – radical neck dissection 637 ff.
- – Rekurrenspare 624
- – Resektion, blande Struma s. Strumaresektion, blande Struma
- – Resektion, extrakapsuläre 634
- – – Hyperthyreose s. Strumaresektion, Hyperthyreose
- – – intrakapsuläre 634
- – – nach Kaspar 629
- – – nach Mikulicz-Payr 627 f.
- – Rezidivstruma 634 f.
- – Schilddrüsenmalignom 635 f.
- – Sternofissur, mediane 633
- – Struma, blande s. Strumaresektion, blande Struma
- – – hyperthyreote s. Strumaresektion, Hyperthyreose
- – – intrathorakale 632
- – – intratracheale 644 f.
- – – maligna 635 f.
- – Technik, chirurgische 624 ff.
- – Thyreoidektomie 624
- – Tracheopexie 641 ff.
- – Trigonum submandibulare, Präparation 642
- – Überdruckbeatmung 625
- – Wundverschluß 631 f.
- Schilddrüsenprobeexzision 137
- Schilddrüsenpunktion 137 f., 512, 569
- Schilddrüsenrezeptoren, adrenerge 279
- – TSH 96, 171
- Schilddrüsensarkom 42, 539
- Schilddrüsensekretionsprodukte 68, 163
- Schilddrüsensolitärknoten 142, 144 f.
- – Ätiologie 552 f.
- – Jugendalter 565
- – Malignität 552 f.
- – Malignomfrequenz 566
- Schilddrüsenstoffwechsel 49 f., 213, 403
- Schilddrüsenszintigramm 148 f.
- – Aktivitätsverteilung 147
- – Fehlinterpretationen 143
- – Ganzkörperprofil 143, 566
- – Hyperthyreose 211
- – Malignom 564 f.
- – Normalbefund 143, 148
- – Schilddrüsengewichtsberechnung 143 f., 341
- – Schilddrüsenkarzinom 564 f.
- – Struma, blande 510 f.
- – Thyreoiditis 565, 566
- – übersteuertes 147, 211, 299

Sachverzeichnis

Schilddrüsenszintigraphie 143 ff.
- ^{131}Caesium 147
- Durchführung 143
- ^{67}Gallium 147, 567
- Indikation 512, 514
- Isoimpulskarte 142 f.
- Isotope 140, 142 f.
- Jod, Vorteile 142, 511, 566
- Jugendalter 142
- ^{32}Phosphor 147, 567
- Schwangerschaft 285
- ^{75}Selen-Methionin 567
- Strahlenbelastung 141
- Strahlendosis 151
- ^{99}Technetium 142

Schilddrüsenteratom 42 f.
Schilddrüsentumoren s. auch Schilddrüsenkarzinom
- benigne 24 f.
- Chirurgie 589 ff.
- Definition 538
- Differentialdiagnose 24
- Einteilung 25, 29, 539
- Epidemiologie 541
- Fibrosarkom 42
- Geschichte 538
- Hämangioendotheliom 43 f.
- Häufigkeit einzelner Formen 540
- Karzinosarkom 42, 539
- Klassifikation 29, 539
- Lymphom, malignes 44
- maligne 24, 29 ff., 538 ff.
- metastatische 44
- Sarkom 42, 539
- strahleninduzierte 544, 547 f.
- Szintigramm 147
- Teratome 42 f.
- Schilddrüsentumorstadien 558

Schilddrüsenvaskularisierung 230
Schilddrüsenveränderung, altersabhängige 106 f.
Schilddrüsenvergrößerung s. Struma
Schilddrüsenzyste 138, 147, 513, 515, 554
Schilling-Test 260
Schmidt-Syndrom 277, 438, 609
Schreckbasedow 234 f.
Schreckthyreotoxikose 234 f.
Schwangerschaft, Hyperthyreose 108, 284 f.
- Hypothyreose 395, 434
- Jodidausscheidung 282
- Jodidclearance, thyreoidale 282
- Jodidspiegel 282
- Jodstoffwechsel 110
- Propanolol 286
- Radiojod 285
- Schilddrüsenkarzinom 549
- Struma 282
- Strumaoperation 285, 531 f.
- Thyreostatika 285 f.
- Thyroxin, freies 110
- Thyroxin-bindendes Globulin 110, 282
- TRH-Test 110, 209, 283
- Trijodthyronin, freies 127

Schwerhörigkeit 414
Sekundärglaukom 376
Selencyanat 56
Seminom 189
Serumproteine 213, 403
Sexualhormon-bindendes Globulin 283, 287
SHBG s. Sexualhormon-bindendes Globulin
Sheehan-Syndrom 400, 458

Sipple-Syndrom 42, 552, 554
Sjögren-Syndrom 197, 259, 609
Skelettmuskulatur 90, 222
Sojabohnen 124 f., 499
Sokoloff-Faktor 80, 212
Sonographie 147, 230, 515, 569
Spatium chirurgicum 628
Splenomegalie 250
Steatorrhoe 260
Stellwagsches Zeichen 374
Sternofissur, mediane 633
Steroidstoffwechsel 113, 273 f., 437 ff.
STH s. Wachstumshormon
Stickstoffhaushalt 212
Stimmbandintermediärstellung 631
Stimmbandparamedianstellung 631
Streß 121
Struma, Akromegalie 497
- Anamnese 132
- Ätiologie 496
- Autonomie 507
- Autoradiographie 507
- Basedow 21
- basedowificata 21, 314 ff.
- Beschwerden 508
- blande, Definition 493
- – Therapie, chirurgische 519, 529 ff., 627 ff.
- – – mit Radiojod 519
- – – mit Schilddrüsenhormonen 520 f.
- colloides 506
- Diagnostik 509 f.
- Differentialdiagnose 508
- diffuse 23, 144 ff., 148, 506
- Dyshormogenese 484 f.
- Einflußstauung 518
- eisenharte 13, 16 f., 615 f.
- endemische 494
- – Schweregrade 495
- Epidemiologie 494 f.
- Ernährungsfaktoren 496
- euthyreote 23
- Geschichte 493
- Goitrogene 499 ff.
- Größeneinteilung 134, 144 ff., 494
- Häufigkeit 495
- hyperthyreote 228 f., 505 f.
- Hypothyreose 410, 504
- iatrogene 325
- intrathorakale 11, 147, 514, 531, 632 f.
- intratracheale 531, 644
- Jodfehlverwertung 484 f.
- Jodidspiegel 502
- jodinduzierte 333, 395, 501
- Jodmangel 497
- Karzinomhäufigkeit 545 f.
- Klinik 508
- knotige 22 ff., 144 ff., 149, 506; s. auch Knotenstruma
- Konsistenz 508
- Laboratoriumsdiagnostik 509 f.
- durch Lithium 337, 499
- lymphomatosa Hashimoto 13 f.
- Malignomfrequenz 546
- Manifestationsfaktoren 496
- mediastinale 147
- medikamenteninduzierte 501
- Morphogenese 506
- Nebennierenrindeninsuffizienz 276
- bei Niereninsuffizienz 271
- Operationsindikation 519, 529 f.
- Operationskomplikationen 534 f.
- Operationstechnik 530 ff., 627 ff.
- Ösophagus 516
- Ösophagusvarizen 518
- ovarica 11, 320
- Palpation 508 f.
- parenchymatose 506
- permagna 146, 519
- Prophylaxe 522 f.
- Pubertät 496
- Radiojodtest 502
- Radiojodtherapie 519
- Rekurrensparese 518, 534
- retroviszerale 531
- Rezidiv 532
- – Therapie 520 f., 533, 634 f.
- Riedel 13, 16 f., 615 f.
- Röntgenbefund 516
- Schilddrüsenhormontherapie 520 f.
- Schwangerschaft 282, 496
- sporadische 494
- Stadieneinteilung 134, 494
- substernale 147 f., 513
- Symptome 508
- Szintigramm 510 f., 530
- Tauchstruma 146, 148, 509, 531
- Therapie 519 ff.
- Trachea 516 f.
- Tracheomalazie 517, 641 ff.
- TSH 497, 504 f.
- Untersuchung 134, 144 ff., 228, 494
- Untersuchungstechnik 509
- Ursachen 496 ff.
- Verkalkung 516
- Zungengrundstruma 148, 447, 486, 511, 531
- zystische 138, 147, 149, 513, 515, 554

Strumaresektion, blande Struma, Kocherscher Kragenschnitt 627 f.
- – – Operationsindikation 519, 529
- – – Operationskomplikationen 534 ff.
- – – Operationstechnik 627 f.
- – – Rezidivstruma 634 f.
- Hyperthyreose, Augensymptome 356
- – – Einfluß auf TSI 200
- – – Ergebnisse 367
- – – Hypothermie 365 f.
- – – Hypothyreoserate 354
- – – Indikationen 356
- – – Jodbehandlung, präoperative 335 f., 354
- – – Kindesalter, Risiken 307
- – – Komplikationen 367 f.
- – – Kontraindikationen 356
- – – Letalität 368
- – – Nachteile 356
- – – Plummerung 354, 364
- – – Propanolol, präoperativ 339, 353, 364
- – – Rezidivrate 354
- – – Schwangerschaft 285
- – – Technik 632
- – – Vorbehandlung 333, 353 f., 364
- – – Vorteile 356
- nach Kaspar 629

Strumatuch 626 f.
Strumigene Substanzen s. Goitrogene
Strumitis 12 f.
Stufendiagnostik 210 f., 401
Subunits 98
Sulfaguanidin 499
Sulfaguanin 323
Sulfonylharnstoffe 125 f.

Sachverzeichnis

Suppressionstest, Adenom,
  autonomes 298
– nach Alexander 208
– Bedeutung, prognostische 208, 330
– Durchführung 169, 207 f.
– Euthyreose 208
– Hyperthyreose 197, 208
– Indikation 208
– ^{123}Jod 154
– ^{132}Jod 208
– Jodmangelgebiet 298
– Kindesalter 308
– Knoten, heißer 147
– Mechanismus 123, 207 f.
– Ophthalmopathie, endokrine 376
– nach Radiojodtherapie 344
– Struma, blande 208, 506
– Technetium 298
– nach Thyreostatikatherapie 330
Synostosen 309
Systolic time 241
Szintigraphie s. Schilddrüsen-
  szintigraphie
Szintillationskamera 143

T
T_3 s. Trijodthyronin
rT_3 s. 3,3′,5′-Trijodthyronin
T_4 siehe Thyroxin
T_3-Hyperthyreose, Definition 311
– durch gesteigerte periphere
  Konversion 312
– Hyperthyreoserezidiv 331
– Jodmangel 312
– Kindheit 306
– Klinik 311
– Pathogenese 311
– reverse T_3-Spiegel 311
– scheinbare, beim Neugeborenen
  308
– T_3-Spiegel 311
– T_4-Gehalt der Schilddrüse 312
– T_4-Spiegel 311
– Therapie 312 f.
T-Lymphozyten 200 f., 605 f.
T_3-in-vitro-Test 161, 165 f., 207
T_7-Wert 161
T_4-T_3-Konversion, Alter 305, 444
– Amiodaron 123
– Bedeutung 75, 81
– Bestimmung 73
– Blasenmole 318
– Corticosteroide 113, 273, 311
– Dexamethason 113, 311
– fetale 107
– Fieber 118
– hepatische 262
– Hepatitis, akute 265
– Hunger 118, 207, 310
– Jodbenzamsäure 123, 315
– Kohlenhydrate 311
– Krankheiten, schwere 118, 310
– in der Leber 262
– Lebererkrankungen 117, 264, 311
– Leberzirrhose 264
– nephrotisches Syndrom 270
– Nierenerkrankungen 117, 270 f.
– Niereninsuffizienz 271
– Propanolol 112, 126, 207, 240,
  279, 311
– Propylthiouracil 73, 75, 125, 262,
  326
– Regulation 75, 103
– Röntgenkontrastmittel 123, 315
– T_3-Hyperthyreose 312
– T_4-Therapie 465

– T_4-Pseudotoxikosis 466
– Unterernährung 118, 207, 310
T_3/T_4-Quotient 65, 73, 101, 217,
  264 f., 270, 279, 300, 311 f., 324 f.,
  376, 444, 503 f.
T_4/TBG-Quotient 110, 165 f., 207,
  264
Tauchstruma 146, 148, 509, 531
TBG s. Thyroxin-bindendes Globulin
TBPA 69, 71, 102, 103, 126, 306
TDA 171, 199 f.
Technetium 141 f.
Temperaturregulation 87 f., 120
Teratom, ovarielles 320
Testosteron 283, 436
Tetrac s. Tetrajodthyroessigsäure
3,5,3′,5′-Tetrachlorthyronin 91
Tetrafluoroborat 336
3,5,3′,5′-Tetrajodthyroameisensäure
  91
3,5,3′,5′-Tetrajodthyrobrenz-
  traubensäure 91
3,5,3′,5′-Tetrajodthyroessigsäure
  (Tetrac) 70, 74 f., 81, 91 f.
3,5,3′,5′-Tetrajodthyropropionsäure
  91
3,5,3′,5′-Tetramethylthyroxin 91
3,5,3′,5′-Tetranitrothyronin 91, 93
Thermogenese 80, 86
Thiazole 125
Thiobarbital 323
Thiocarbamid 125
Thiocarbamide s. Thyreostatika
Thiocyanat 55 ff., 108, 124 f., 336,
  499 f.
Thiodiazole 125
Thioglycoside 125, 500
Thioharnstoff 125, 323, 499
Thionamide 125
Thiooxazolidone 124, 500
Thiopentol 127
2-Thiouracil 125, 323
Thymushyperplasie 198, 250
Thymuspersistenz 22
Thyralbumin 65
Thyreoglobulin als Antigen 201
– Biochemie 64
– Corticosteroide 272
– Eigenschaften 64
– Glycosylierung 64
– Hyperthyreoserezidiv 326
– unter Lithiumtherapie 337
– Ophthalmopathie 377
– nach Radiojodbehandlung 340
– Schilddrüsenmalignom 570
– Serumspiegel, Hyperthyreose 326
– – postoperativer 326
– Spaltung 67
– Speicherung 65
– Struma, blande 504, 605
– – colloides 505
– Subunits 64
– Synthese, TSH-Wirkung 213
– Synthesestörung 482
– Zusammensetzung 64
Thyreoidektomiezellen 20, 324
Thyreoiditis s. auch Immun-
  thyreoiditis
– akute 595
– atrophische 16 f.
– bakterielle 595, 597
– Cholangitis, sklerosierende 616
– chronische 603
– Definition 594
– diffuse 12
– eisenharte 13, 16, 17, 615

– eitrige 13, 139, 595, 645
– fibröse 615
– fokale 12
– granulomatöse 13, 14, 600 f.
– Hashimoto 13, 15, 645 s. auch
  Immunthyreoiditis
– herdförmige 12
– Histologie 12 f.
– Jodfehlverwertung 167, 608
– Laboratoriumsuntersuchungen
  565
– lymphomatöse 13, 139
– nichteitrige 13 f., 597
– Ormond-Syndrom 616
– pathologische Anatomie 12 f.
– pseudotuberkulöse 600
– de Quervain 13, 600 f., 645
– radiojodinduzierte 343, 597
– Riedel 13, 16 f., 615, 645
– riesenzellige 13, 14, 600 f.
– Schilddrüsenantikörper 604
– schmerzlose 321
– spezifische 616
– Strahlenthyreoiditis 597
– subakute, Ätiologie 600
– – Diagnostik 602
– – HLA-System bei 601
– – Immunglobuline, schilddrüsen-
    stimulierende 601
– – Klinik 601 f.
– – Laboratoriumsbefunde 602
– – pathologische Anatomie 13 f.
– – Pathophysiologie 601
– – Spontanverlauf 602
– – Therapie 603
– syphilitische 617
– traumatische 595
– tuberkulöse 17, 617
– virale 600
Thyreoidose 37
Thyreokardiopathie 192, 231, 238,
  244 f., 301, 297, 327
– Therapie 245, 334
Thyreostatika, Äquivalenzdosen 329
– Auswahlkriterien 330
– Begleittherapie mit Schilddrüsen-
  hormonen 329
– Cholostase 262
– Dauerdosis 328
– Dosierung, Kindesalter 307
– Geschichte 323
– Handelsformen 328
– Hormonsynthese der Schilddrüse
  324
– Hypothyreoserate 330
– Ikterus 262
– Indikationen 327, 332 ff.
– Initialdosis 328
– Initialbehandlung 327
– INN 328
– Jodbehandlung 326
– Jodgehalt der Schilddrüse 324
– Jodumsatz 325 f., 328
– Karzinomrisiko 549
– Kontraindikationen 333 f.
– Konzentration in der Schilddrüse
  125
– Kosten 333
– in der Muttermilch 286
– Nebenwirkungen 332
– Pharmakokinetik 125
– Plazentatransfer 108, 308
– Remissionsrate 329 ff.
– Schilddrüse, mikroskopisches Bild
  19, 22
– Schilddrüsendurchblutung 326

– Schwangerschaft 285 f.
– Stoffwechsel 125
– Struktur 125, 328
– T_4/T_3-Quotient 331
– Wirkungsmechanismus 125, 324 f.
Thyreotoxikose s. Hyperthyreose
Thyreotoxische Krise, Abdominalschmerz 261
– – Auslösung 290
– – entgleister Diabetes mellitus 216
– – Hypothermie 366
– – Ikterus 262
– – Jod 294
– – jodinduzierte 290, 315
– – Klinik 292
– – Letalität 289, 293
– – Lithium 294, 338
– – Pathogenese 289, 290, 366
– – PBI 291
– – Peritonealdialyse 367
– – Plasmapherese 295
– – postoperative 290
– – Prognose 293
– – Propanolol 294
– – Prophylaxe 293
– – nach Radiojod 290, 340
– – Symptome 292
– – Therapie 293 f.
– – durch D-Thyroxin 380
– – Thyroxin, freies 291
– – Thyroxin-bindendes Globulin 291
– – Thyroxinspiegel 291
– – Trijodthyronin, freies 291
– – Trijodthyroninspiegel 291
– – TSH-induzierte 290
– – Vorkommen 289
– – Wärmeproduktion 87
Thyreotropes Hormon s. Thyreotropin
Thyreotropin, Bestimmungsmethoden
– – biologische 98
– – radioimmunologische 98, 170
– – Rezeptortest 98
– – zytochemische 98, 170
– Blasenmole 319
– Bronchialkarzinom 319
– ektopisches 319
– Halbwertszeit 99
– Heterogenität 98
– Hyperthyreose 196
– Ophthalmopathie 377
– Rhythmik, jahreszeitliche 121
– – zirkadiane 97, 273, 457
– Schilddrüse 51 f.
– Schilddrüsenkarzinom 542, 549, 573
– Sekretionsrate 99
– Stimulationstest 169 f.; s. auch TSH-Test
– Struktur 98
– Strumabildung 497
– Subunits 98, 377
– thyreoidale Effekte 51 f.
Thyreotropin-Releasing-Hormon 96 f.
– Degradation 99
– Halbwertszeit 96
– Inaktivierung 97
– Mangel, isolierter 456
– Plasmakonzentration 97, 456
– Prolaktinwirkung 97
– Regulation 97
– Sekretionsrate 97
– Struktur 96

– TSH-Wirkung 96
– Urinausscheidung 97
– Vorkommen 97
– Wirkungsmechanismus 99
Thyreotropinbildung, ektopische 319
Thyreotropindegradation 99
Thyreotropinmangel, isolierter 456
Thyreotropinpool, endogener 99
Thyreotropinrezeptoren 96, 171, 199
Thyreotropinsekretion, Addison-Krankheit 277, 438
– Adrenalektomie 98
– Androgene 114
– Bromokryptin 97
– Corticosteroide 98, 273, 437
– Dexamethason 437
– fetale 106, 282, 308
– Glucocorticoide 98, 273, 437
– Hepatitis, akute 265
– Hyperthyreose 97, 196
– – postoperative 334
– Hypophysenerkrankungen 97
– Hypothyreose, primäre 97, 394
– – sekundäre 97, 454
– Hypothyreosetherapie 465
– Hypoxie 121
– Jodexzeß 101
– Jodid 98, 123, 396
– Jodmangel 98, 100
– Kälte 87, 98, 121
– Katecholamine 97, 112
– Kontrazeptiva 113
– Kretinismus 476
– Leberzirrhose 264
– Lithium 337
– Medikamente 122 ff.
– menstrueller Zyklus 113
– nephrotisches Syndrom 270
– NNR-Insuffizienz 277, 438
– Neugeborenes 109, 121, 286, 308, 522
– normale 99
– Operation 121
– Oestrogene 113
– perinatal 107, 308
– postoperativ, Hyperthyreose 335
– Röntgenkontrastmittel 123
– Schilddrüsenhormone 96
– Serotonin 97
– Somatostatin 97
– Streß 121
– Struma, blande 497, 504 f.
– Temperatur 120, 121
– T_3-Therapie 466
– Thyreoiditis, asymptomatische 612
– Thyreoiditis, subakute 601
– D-Thyroxin 124
– TRH-induzierte 96; s. auch TRH-Test
Thyreotropinwirkung, Bindegewebe 229
– Hormonsynthese 52
– Jodidtransport 57
– Proteinsynthese 406
– Schilddrüse 51 f.
– Schilddrüsendurchblutung 326
– Strumabildung 497
Thyreozyten 15, 139
Thyrotropin displacement activity 171, 199 f.
Thyroxin, Dosierung 464, 488
– – Kinder 450, 488
– – Neugeborene 487
– – Rezidivstruma 521
– Endorganresistenz 482 f.
– freies, Altersabhängigkeit 109

– – Bestimmung 160 f.
– – Diabetes mellitus 217
– – Diphenylhydantoin 126
– – fetales 106, 107
– – Fruchtwasser 107
– – Heparin 127
– – Hepatitis, akute 264
– – Hyperthyreose 206
– – Index 161 f., 449, 510
– – Kinder 449
– – Leberzirrhose 264
– – Niereninsuffizienz 271
– – Normalwerte 161, 206
– – Oestrogene 283
– – Penicillin 126
– – Phenobarbital 127
– – Phenylbutazon 127
– – Plasmapherese 295
– – Präklampsie 284
– – Schwangerschaft 110
– – T_3-Hyperthyreose 311
– – thyreotoxische Krise 291
– – Transportproteine 71
– Fruchtwassergehalt 107
– Halbwertszeit 217, 264, 270, 396
– Jodgehalt 53
– Kinetik 72 f.
– Konversion nach T_3 s. T_4-T_3-Konversion
– Lebergehalt 71, 264
– Medikamentenwirkung 122 f.
– Muttermilchgehalt 107, 436
– Plazentatransfer 84, 108
– Resistenz 482 f.
– Serumkonzentration
– – Alter 109, 306, 444
– – Corticosteroide 272
– – Diabetes mellitus 217
– – Erwachsene 74, 109 f., 206
– – fetale 106
– – Fruchtwasser 107
– – Heparin 295
– – Hepatitis, akute 264
– – Hyperthyreose 311
– – Hypothyreose 401
– – Jodgaben 335, 396
– – Kinder 449
– – Leberkrankheiten 117, 160, 264
– – Nabelschnur 107
– – Neugeborenes 107
– – nephrotisches Syndrom 270
– – Nierenkrankheiten 117, 160, 270 f.
– – Osteogenesis imperfecta 254
– – Oestrogeneinfluß 110, 112, 160, 283
– – perinatale 107, 306
– – Plasmapherese 295
– – Präklampsie 284
– – Pubertät 109
– – Röntgenkontrastmittel 123
– – Streß 121
– – Struma, blande 503
– – nach Strumaresektion, Hyperthyreose 354
– – T_3-Behandlung 123
– – T_3-Hyperthyreose 311
– – thyreotoxische Krise 291
– Urinausscheidung 76, 266, 270
– Utilisationsrate 74
– Verteilungsraum 71, 217, 270
– Wirkung s. Schilddrüsenhormone, Wirkung
– Wirkungsweise 78 f.
Thyroxinabsorption 54, 76
Thyroxinantagonisten 92 f.

Thyroxinantikörper 197, 398, 510
Thyroxinausscheidung 76, 125 ff.
Thyroxinaustausch 72
Thyroxinbestimmung, biologische 90
– Proteinbindungsverfahren 160
– Radioimmunoassay 160
Thyroxin-bindendes Globulin,
Altersabhängigkeit 109, 207
– – Anabolika 165
– – Androgene 69, 114, 165
– – Bedeutung 70, 102
– – Bestimmung 165
– – Bindungskapazität 69, 71, 165
– – Corticosteroide 165
– – Diphenylhydantoin 126, 165
– – Exzeß 501
– – Fehlen, angeborenes 70, 486
– – Fetus 107
– – Fruchtwasser 107
– – Hepatitis, akute 117, 165, 264
– – Hyperthyreose 207
– – Kindheit 306, 449
– – Kontrazeptiva 207, 283
– – Leberzirrhose 165, 264
– – Mangel 70, 165, 207, 486
– – nephrotisches Syndrom 165, 270
– – Oestrogene 69, 113, 165, 207, 264, 283
– – perinatales 207
– – Porphyrie 165
– – Salicylate 126, 165
– – Schwangerschaft 110, 165, 282, 434
– – Serumkonzentration 69, 102, 165, 207
– – Struma, blande 503
– – Synthese 69
– – thyreotoxische Krise 291
– – Überschuß 501
– Präalbumin 69, 71, 102 f., 126, 306
Thyroxinbindung, intestinale 76, 125 f., 326
– zelluläre
Thyroxinbindungsproteine 69, 71, 102, 165
Thyroxinbiosynthese 58
Thyroxinclearance, hepatische 75 f.
Thyroxinclearancerate, metabolische 72 f., 114, 444
Thyroxindesaminierung, oxidative 74
Thyroxinmangel 83 f.; s. auch Hypothyreose
Thyroxinnachweis, biologischer 90
Thyroxinpool 217, 270
Thyroxin-pseudotoxicosis 466
Thyroxinresorption 54, 76
Thyroxinrezeptor 80, 91
Thyroxinsekretion 66 f.
Thyroxinspeicherung 264, 266
Thyroxinstoffwechsel 71 f., 74, 113
– enterohepatischer 75, 264
Thyroxintransaminierung 76
Thyroxintransport 69, 102, 165
Thyroxintranslokation 80
Thyroxinumsatz 71 f., 114, 166, 270, 273, 306, 317
Thyroxinverteilung 72 f., 109
TNM-System 558
Tolbutamid 125, 160, 162, 218, 501
Trachealeinengung, Operationsindikation 533 f.
Trachealstenose, narbige 628
Tracheomalazie 517
– Tracheopexie 641 ff.
Tracheopexie 641 ff.
Tracheotomie 644

Training 122
Transaminierung 76
Transferrin 213
Transportproteine s. TBPA; s. Thyroxin-bindendes Globulin; s. Sexualhormon-bindendes Globulin
TRC-Test 197
TRH s. Thyreotropin-Releasing-Hormon
TRH-Test 170
– Addison-Krankheit 113, 276
– Adenom, autonomes 298
– – – postoperativ 356
– Akromegalie 119
– Alter 110, 443 f.
– Androgene 114
– Apomorphin 127
– Blasenmole 318
– Bromokryptin 97, 127
– Corticosteroide 113, 209, 273
– Cushing-Krankheit 113, 273, 276
– Cyproheptadin 127
– D-Thyroxin 124
– D-Trijodthyronin 124
– Dexamethason 113
– Diabetes mellitus 217
– Dosisabhängigkeit 96
– Down-Syndrom 119
– Durchführung 170, 208
– Fehlerquellen 209
– Geschlechtsunterschiede 96
– Glucokortikoide 113
– Hepatitis, akute 264
– Hyperthyreose 96, 196, 209
– – Behandlung 209
– – postoperativ 354
– Hypothyreose, primäre 97, 209
– – sekundäre 97, 449, 455 f.
– Indikation 97
– Jodmangelgebiet 298
– Jodtherapie 396, 504 f.
– Katecholamine 112
– Kontrazeptiva 113
– L-Dopa 127
– Leberzirrhose 117, 264
– Lithium 337
– Niereninsuffizienz 271
– Normalwerte 208
– Ophthalmopathie, endokrine 376
– oraler 96, 210
– Oestrogene 96, 113
– postoperativer 354, 356
– Prednison 113
– prognostische Bedeutung 330
– Prolactin 273
– Propylthiouracil 326
– nach Radiojodtherapie 344
– Röntgenkontrastmittel 123, 315
– Salicylate 126
– Schwangerschaft 110, 209, 283
– Struma, blande 298, 504 f., 510
– Thyreoiditisverlauf 601
– Thyreostatikatherapie 330
– Wachstumshormon 97
Triac s. Trijodthyroessigsäure
Triglyceride 221, 407
3,5,3'-Trijodthyroameisensäure 91
3,5,3'-Trijodthyrobrenztraubensäure 91
3,5,3'-Trijodthyroessigsäure (Triac) 74 f., 81, 91 ff., 124
Trijodthyronin s. auch Schilddrüsenhormone
– Absorption 55
– Austausch 73
– Autoantikörper 197, 398, 510

– Bestimmung
– – chemische 159
– – Proteinbindungsverfahren 163
– – Radioimmunoassay 162
– Bindung, zelluläre 72
– Biosynthese 56
– Clearancerate, metabolische 72, 273
– Desaminierung, oxidative 74
– Dosierung 466
– – Kindesalter 488
– Entstehung aus T$_4$ siehe T$_4$-T$_3$-Konversion
– freies, Altersabhängigkeit 109, 444
– – Bestimmung 163
– – fetales 308
– – Heparin 127
– – Hyperthyreose 207
– – Kinder 449
– – Leberzirrhose 264
– – Niereninsuffizienz 271
– – perinatales 308
– – Präeklampsie 284
– – Pubertät 109
– – Röntgenkontrastmittel 315
– – Schwangerschaft 127
– – Serumkonzentration 69, 163, 207
– – T$_3$-Hyperthyreose 311
– – thyreotoxische Krise 291
– Fruchtwassergehalt 107
– Indikator, Hyperthyreoserezidiv 331
– Jodmangel 65, 100
– Kinetik 72 f.
– Lebergehalt 72
– Medikamenteneinfluß 122
– Proteinbindung 71, 102, 165
– Resorption 55
– Rezeptoren 73, 79, 91
– – nukleäre 80
– Sekretion 66 f., 73
– Serumspiegel, Adenom, autonomes 297, 312
– – Alter 109, 444
– – Coma diabeticum 311
– – Corticosteroide 207, 311
– – Diabetes mellitus 217 f.
– – Erwachsene 74, 109 f., 162
– – fetaler 106
– – Hyperthyreose 311
– – Hyperthyreoserezidiv 331
– – Hypothyreose 401
– – Hunger 207, 311, 469
– – Jodbehandlung 335, 504
– – Jodmangel 207
– – Ketoazidose 218
– – Krankheiten, konsumierende 310, 398
– – Leberzirrhose 117, 264, 311
– – Mastkur 469
– – Nabelschnur 107
– – Niereninsuffizienz 271
– – Ophthalmopathie, endokrine 376
– – perinataler 107, 306, 308
– – postoperativer 207, 354
– – Präeklampsie 284
– – Pubertät 109
– – nach Radiojodtherapie 207
– – Struma, blande 503
– – T$_3$-Hyperthyreose 311
– – T$_3$-Therapie 207
– – nach Thyreostatikatherapie 331
– – thyreotoxische Krise 291
– Stoffwechsel 71 f., 74 f.

- Transport 71, 102, 165
- Umsatz 72f.
- Urinausscheidung 76, 266
- Verteilungsraum 72f.
- Wirkung s. Schilddrüsenhormone, Wirkung
- Wirkungsweise 78f.

3,3',5'-Trijodthyronin, Alter 444
- Antagonismus zu T_4 74, 92f.
- Bedeutung 81, 92
- Bestimmung 75, 163
- Biosynthese 58f.
- Clearancerate, metabolische 75
- Entstehung aus T_4 75, 103
- Inhibition von T_4 74, 92f.
- Rezeptoraktivität 91
- Schilddrüsenregulation 81, 92
- Serumkonzentration, Altersabhängigkeit 109
- – Diabetes mellitus 217
- – Erwachsener 68, 163
- – fetale 107
- – Fruchtwasser 107
- – Hepatitis, akute 265
- – Hyperthyreose 311
- – Kinder 449
- – Leberzirrhose 264
- – Nabelschnurblut 107
- – nephrotisches Syndrom 270
- – Neugeborenes 308
- – Propanolol 126, 279
- – Propylthiouracil 326
- – Röntgenkontrastmittel 123
- – T_3-Hyperthyreose 311
- Stoffwechsel 75
- T_3/rT_3-Verhältnis 310

- Wirkung 92f.

3,5,3'-Trijodthyropropionsäure 70, 91, 93, 124
Triosephosphatdehydrogenase 430
Trommelschlegelfinger 386
TSH s. Thyreotropin
TSH-Reservetest 170, 454
TSH-Test, Adenom, dekompensiertes 298
- Aussage 169f.
- Durchführung 169f.
- Gefahren 293, 298
- Hyperthyreosis factitia 317
- Hypothyreose, sekundäre 454
- Kretinismus 475f.
- thyreotoxische Krise 290
TSI s. Immunglobuline, schilddrüsenstimulierende
Tuberculum thyreoideum 6
Tunica adventitia tracheae 628
Turner-Syndrom 607
Turnoverrate 167
Tyrosin 59, 107, 175, 237
Tyrosinbelastung 175

U
Ultimobranchialkörper 6, 554
Ultimobranchialzellen 49
Unterernährung 118, 122
Uracil 125
Urämie 117, 270f.
Urethan 127

V
Vasopressin 114, 267, 432, 433
Verschlußikterus 117, 159

5-Vinyl-thio-oxazolidon 125, 499
Vitamin-A-Toleranztest 260
Vitamin B_{12} 249, 423
Vitamin D 115
Vitiligo 237
Vorhofflimmern 231, 237, 241ff., 244f., 292, 294, 297, 305

W
Wachstum 83f.
Wachstumshormon 84, 86, 114, 212, 221, 402, 476
Wärmehaushalt 87, 120
Wasserhaushalt 89, 267f., 432
Wickham-Studie 391
Wolff-Chaikoff-Effekt 100ff., 315, 335, 396, 501
Wölflersche Herde 10

X
Xanthelasmen 237
Xylosetest 260, 429

Z
Zeitintervalle, systolische 241
Zentralnervensystem, Entwicklung 84f.
Zungengrundschilddrüse 148
Zungengrundstruma 148, 447, 486, 511
Zytodiagnostik 137ff., 569
Zytostatika 578f.
Zweiphasenstudium 152ff.
Zwergwuchs 20